U0886683

中華仙學養生全書

陈撄宁先生对健康长寿学说作出的独特贡献

上册

陈撄宁 / 原著　胡海牙 / 总编　武国忠 / 主编

華夏出版社
HUAXIA PUBLISHING HOUSE

图书在版编目(CIP)数据

中华仙学养生全书.上册/陈撄宁原著，胡海牙总编，武国忠主编.
—北京：华夏出版社，2006.1
(2023.7 重印)

ISBN 978-7-5080-3898-8-01

Ⅰ.①中… Ⅱ.①陈… ②胡… ③武… Ⅲ.①道教-养生(中医)
Ⅳ.R212

中国版本图书馆 CIP 数据核字(2005)第 147320 号

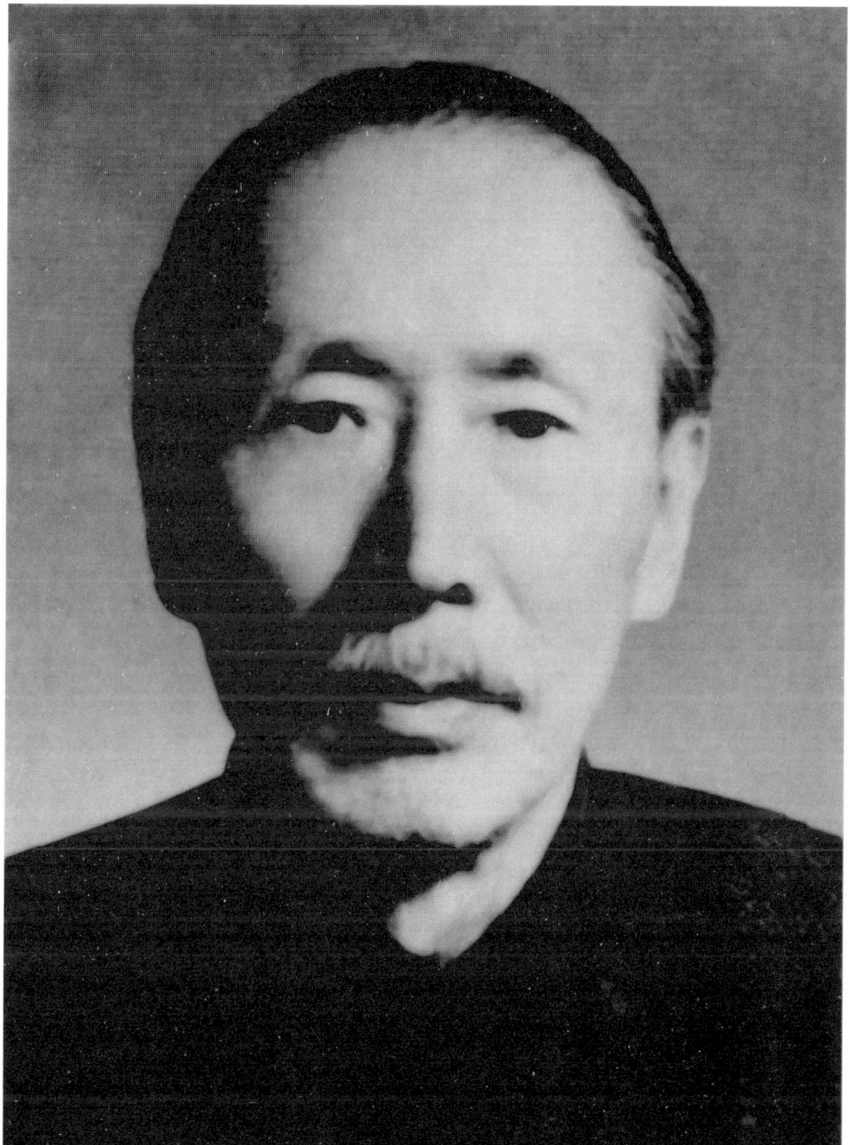

陈撄宁先生像

总 目

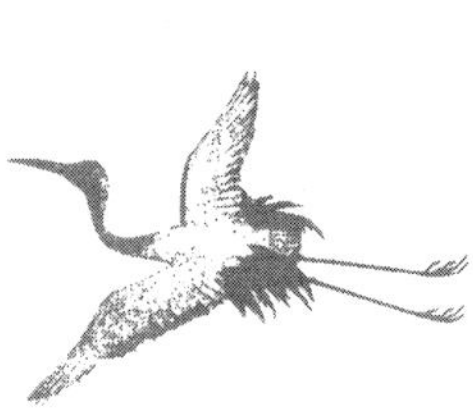

目 录

卷一 性命修炼经典

参同契讲义

黄庭经讲义

口诀钩玄录（初集）

楞严经释要

最上乘天仙修炼法

金丹三十论

仙学必成

卷二　丹书校注厘定

丘长春真人秘传《大丹直指》

道窍谈

琴火重光

三一音符

序 一

先师陈撄宁，一生致力于仙学学术的研究与倡导，并用自己的身体力行来实践这门学问，生前有许多仙学方面的学术论著。近十数年来，虽然有不少先师仙学方面的著作出版，但大多都失于片面，故将先师的著作全面出版，这也是愚这些年来的一个心愿。然而由于年代关系，除了愚自己收藏的先师的大部分著作外，尚有一部分著作或尘封于馆藏，或流落于民间，或收藏于方家。虽然这些年也做过不少的工作，但由于各种原因，未能尽如人愿。思及吾人之寿命，虽有必然的延生之法，然难防意外的事故之变。虽先师著作集之未十分完备，惟将手边已整理完成之文稿及时出版，亦颇有必要。

愚早年即随先师陈撄宁学习，新中国成立后，愚又将先师接到家中同住。1957年先师要来京任职，吾亦随师进京，临行前与先师商定：以后在仙学上，只能讲清静方法，绝口不言南宗功夫。近年来，有人用房中术的方法去曲解南宗功夫，并以此质疑先师陈撄宁的仙学学术；也有人将先师与吾的著作断章取义，认定先师陈撄宁所得之南宗功夫就是房中术，以混淆读者之视听。这不仅是对先师的谤毁，而且也破坏了仙学学术的纯净。故希望这套书的出版，能让更多关心仙学的同道，更正确地了解这门学术。

先师陈撄宁的著作是我们研究中华仙学学术的主要参考资料。这几年，社会上出版的部分有关先师的著作，由于各种各样的原因，有的在某种程度上对先师撄宁夫子的思想有所偏离，有的甚至与先师提倡仙学、研究仙学之初衷相左。为了正本清源，现将先师公开出版过的著作、未公开出版过的秘本，以及仙学方面以前不允许公开的口诀，先师批注过的经典、著作和谈论仙学以外学问的文章著述，一并公诸同好，以正视听。

本书在整理中，力求陈撄宁先生仙学方面的内容相对完整，对先师有关外丹方面的著作如《外丹实验笔记》、佛学著作如《楞严经评注》等，其他如《大六壬评注》等未予收录，以后或可做补集出版。

先师尝言：学仙第一要义，在于读书穷理。愚多年的经验亦认为，无论做什么事，读书明理是非常重要的，仙学尤其如此。自古没有不读书的神仙，愿此书的出版，能给仙学爱好者、养生爱好者，以及道家、道教的研究者，提供一些有益的参考，如此余愿足矣。是为序！

胡海牙

乙酉仲春序于北京

序　二

本书是继《仙学必读》《仙学辑要》二书出版后，奉献给广大仙学爱好者的又一部力作。本书包括影印版《扬善半月刊》《仙道月报》合集与《陈撄宁仙学养生全书》文字版。此次胡海牙先生将珍藏多年的文稿无私地奉献出来，实乃仙学界的一大幸事，亦使仙学的后来者有了许多可靠翔实的理论依据。

全书中之内容，连新近出版的最权威的道教专著《中华道藏》与《道书集成》中也未见收藏，故此亦愈加显得十分珍贵。其中，《周易参同契讲义》是首次在大陆出版。《乐育堂语录分类合编》又名《口诀钩玄录全集》，是陈撄宁先生在作《口诀钩玄录初集》后，嘱其学生缪德俊先生对其进行分类合编，即将《乐育堂语录》与《道德经讲义》原书拆开，按照陈撄宁先生的仙学学术思想指导进行了重新分类整理。重新编排后，陈撄宁先生在每册书的封面上均加上了按语，使后学者读起来更加条理清晰。本书由胡海牙先生珍藏了半个多世纪，今首次公开，以飨读者，相信每一个仙学爱好者都会从中受益。

中国古代仙学遗产是十分丰富的，但长期以来，只有少数学者在这块土地上辛勤耕耘，做着拓荒的工作。近年来，国内仙学学术的研究发展正在迅速升温中，然苦于资料的匮乏，也只是以文论居多，系统的专题研究较少。虽有不少涉猎我国古代仙学思想的研究成果，但能否运用现代科学的立场、观点、方法加以整理和总结，是当代仙学研究者面临的一个重要课题。因此，胡海牙先生在耄耋之年为我们提供这一份宝贵资料，是非常及时的，其在学术界的贡献及影响将是深远的。希望此书的出版能使众多的仙学爱好者学习、研究、受益，也希望仙学研究者能珍惜这份宝贵的仙学文化遗产！

霍震寰
乙酉年夏于香港

序　三

仙学学术，是中华民族传统文化的精髓，自轩辕时代已有记载，迄今已有五千余年矣。然由于历史的局限，这门学术未能得到相应的发展。特别是东汉至“民国”初的近两千年间，仙学呈现有仙无学的局面。那时的学仙者，或隐身于三教名下，或委托于巫术，或寄身于其他，晦其名，而务其实，使仙学没有其真正独立的学术地位。中华卓绝之仙学学术，几成绝响。

迨至二十世纪二十年代，一代仙学大师陈撄宁先生，不忍坐视中华民族传统文化为外来文化所侵袭的现状以及中华仙学学术濒临绝迹的局面，遂迫不得已，首次将仙学学术从三教理义的圈子中单独提取出来，把它作为一专门的学科来进行研究，以扶助仙学独立自由地发展，从而摆脱其他宗教教理教义对仙学的束缚。

一个人，只有以他一生的全部力量和精力致力于某一事业时，才能成为一个真正的大师，陈撄宁先生正是这样一个人。作为仙学的开拓者，陈撄宁先生穷其毕生精力，以自己的才能，为仙学的研究与发展创立了坚实的理论基础，并给这门由来已久的特殊学科赋予了新的生命活力，使其能更好地顺应时代的发展需求。首先，陈撄宁先生为我们提出了仙学的命题，并对仙学的主要内涵“三元丹法”进行了深入的学术挖掘工作，拈出了许多以往我们不了解、不熟悉的人物、著作和理论观点，拓宽了仙学的研究领域，开辟了仙学研究的新天地；其次，陈撄宁先生为我们指明了方向，确立了仙学研究的四大原则：“第一，务实不务虚；第二，论事不论理；第三，贵逆不贵顺；第四，重诀不重文。”正是这种务实精神与理论思想，使仙学不仅成为我中华民族的精神财富，而且也成为全人类的文化宝藏。

陈撄宁先生的仙学魅力在于以一个仙学实践者的身份，用自身的感知与体认来论述仙学，用自己的实际行动证明了仙学养生存在的实用价值。故其被同道誉为“仙学的开拓者”“科学的神仙家”“当代的太上老君”。

仙学修炼可以使我们的生命更健康、更长久、更有意义，同时让我们在更深的层次上明了宇宙人生的真谛。当今的时代是一个飞速发展而又异常浮躁的时代，要想跟上时代的步伐必须有一个健康的身体，所以，从某种意义上讲，掌握健康比掌握物质财富更重要。有了健康的身体才能成就伟大的事业，而仙学的修炼恰恰是强健身心的最佳方法之一。面对快节奏的现代社会，我们要在积极入世为社会做贡献的同时，亦要保持高层次的身心健康，为人类千百年来对长寿的渴求做出独特的贡献。仙学修养具有利国利民的社会属性，是利人利己的性命之学；其道法自然、太和万物、崇尚自然、平衡和谐的思想及其实践的现实意义将是深远的。

仙学的修养，首先要读书明理，学理不明则无异于抱石卵而盼司晨，俟学理透彻之后，方法一说便知。同时须立德立品，品学兼优，遇机缘凑和，自可得口诀之精要。然口诀的传授亦是活泼自在的随机说法，非只言片语即可得诀速成。仙家之学是讲科学、重实践、看实效的实学。故仙学修炼，须重其本、顾其末、察其源、问其流，方可避“盲人骑瞎马，夜半临深池”之殃。陈撄宁先生的著作是我们研究中华仙学的主要参考资料，希望此次全书的出版，能够为学术界、宗教界、医学界全面学习、研究陈撄宁仙学提供一个最佳版本，同时供有志于仙学的修炼者参考、学习。

武国忠（东方道人）
乙酉立秋于北京听息雅室

陈撄宁自传

我是安徽省怀宁县人，生于清光绪六年（1880年）十二月，旧法算七十四岁，新法算七十三岁（以后年龄按新法计算）。父亲以教书为职业，家中设馆授徒，我自幼即受家庭私塾教育。三岁时，开始读书，到六岁时，已读完《三字经》《四字经》《百家姓》《千字文》《论语》《孟子》《大学》《中庸》。

七岁至十一岁，读《诗经》《书经》《易经》《礼记》《左传》。

十二岁至十四岁，学作诗文。读古文、古诗、八股文、试帖诗（以上皆是父亲自己教读，没有第二个老师）。

十五岁，患极度的衰弱病症，医生说是童子痨，无药可治。那时读书最苦，既要多读多记，又要背诵得出，昼夜用功，无星期假，无寒暑假，无体操运动，终日伏在书桌上，脑筋用个不停，食物又缺乏营养，当然要弄出这样的病来。因此父亲不敢教我再读书，我自己也极怕苦读，遂改学中医，想从古代医书里面寻出一个治童子痨的方法。

十六岁至十九岁，从叔祖父学中医。他的医书很多，我都看过，于普通病症是有办法，但是我自己的病治不好。偶然看到一部医书上谈到仙学修养法，我甚感兴趣，姑且试做。起初毫无效验，颇觉灰心。只以自己生命已经绝望，除此别无良法，勉强继续再做下去。后来身体渐渐好转，生命方能保全。此时就是我平生研究仙学修养法之起点（修养法有各种不同，有儒教的修养法，有佛教的修养法，有哲学的修养法，有仙学的修养法。后来我都研究过，只有仙学修养法合于我的宗旨，所以后来我专门研究这一法）。

二十岁至二十七岁，除研究中医学理及仙学修养法外，又兼看各种科学书。那时尚无所谓教科书，凡是讲科学的书都是上海江南制造局译学馆翻译的，字大，版本又大，和旧式线装书一样。我兄平日研究物理、化学，尤精于高深的数学，更善于绘制机械图画。我的普通科学知识，皆是由兄处得来。他因为勤学过度，三十八岁时得吐血症而亡，故我对于专门科学书不敢再用心研究。后来考入安徽高等学堂，时候不久，因旧症复发，半途退学，未能毕业。

二十八岁至三十一岁，因为旧症复发，心中恐慌，知道自己所学的修养方法尚不够用，需要再求进步，遂离开家庭，到各处求人指寻（从二十八岁起，即不靠家庭生活）。先寻访佛教中有名的高僧，如九华山月霞法师、宁波谛闲法师、天童山八指头陀、常州冶开和尚等。但嫌佛教的修养法都偏重心性，对于肉体仍无办法，不能达到祛病延年之目的。因此又寻访道教中人，如苏州穹窿山、句容县茂山，都是香火地方，道士们不懂得修养。又如湖北均州武当山、山东即墨县崂山，虽有少数做修养功夫的人，他们所晓得的方法，尚不及我，有许多问题不能回答。其他不出名的地方，如安徽怀远县涂山、浙江湖州金盖山等处，都是空跑，并无结果。我想，这样的寻访，白费光阴，还不如自己看书研究，因此遂下决心阅览《道藏》。（以上皆是清朝光绪、宣统时代，之后即“民国”时代。）

三十二岁至三十五岁，《道藏》全书遍中国不过七部，都在各省有名的道观内，如沈阳太清宫、北京白云观、南阳玄妙观、武昌长春观、成都二仙庵、上海白云观，各有此书一部（其余一部或在陕西省某道观内）。“民国”初年，姊夫乔种珊在上海行医，他劝我来上海与他同住，因此有机会于壬子、癸丑、甲寅这三年，长久在上海老西门外白云观阅览《道藏》。这书共计5480卷，是明朝正统年间刊版，流传到今约五百余年。向来没有人把这部书看完过，只有我一人费了三年光阴，从头到尾看过一遍，此后即无人再看，放在藏经楼上六个大橱中，封锁三十七年之久，书多霉烂破损。前年上海市人民政府拨款一千几百万元，雇工将全部《道藏》修补完整，移交上海文化机关保管，不在白云观内。《道藏》看完后，我又想研究佛学，乙卯年，在杭州城外海潮寺佛教所办的华严大学住过一时期。乙卯秋季，又往北京寻访专门做修养功夫的人，惜无所遇，遂暂住北京。（我离开家庭之后，在外面旅行的费用，是姊夫乔种珊接济，他身体也坏，希望我寻访得有效的方法，转教给他。）

三十六岁至五十五岁（丙辰至乙亥），丙辰年秋季，由北京回上海，与妻吴彝珠同居。她此时已不在医院服务，自设诊所于上海民国路，执行医师业务，我帮她照顾一切琐事，有空闲时，即阅览各种书籍。这二十年，生活安定，尚能容许我多研究学术，每天看两三卷书，并不困难，所看的书，大半和修养有关，同时亦兼看文学、史学、哲学、医学、佛学等书（书的来源：或自己购买，或向人家借看，或到图书馆阅览）。二十年中所看的书，实在不少，我妻常笑我是书呆子。我因为上海环境太坏，若不把精神寄托在书上，就难免受到外界诱惑，动摇自己的身心，所以看书也算是我修养之一法。有些时候，看书仍不能制伏妄念，就出门游历，住到山里去。庚申年住九江庐山，甲子年住北京西山，其余苏、浙、皖三省名山，或久住，或暂住，所以住山也算是我的修养法，能够安定身心。

五十六岁（丙子），乙亥年，我正住在徽州黄山，我妻患乳癌症，无药可治，她也想学修养法以延长寿命，写信催我返沪，勉强度过冬天。到了丙子年春天，妻病更重，只得和她迁居上海西乡，她用我教她的修养法自己治疗，大有效验。因此我对于仙学上的修养法增加信仰，凡是人家寄来种种复杂的问题，无论此人我认识或不认识，皆详细地写信答复他们。因为我想把自己由《道藏》全书中研究出来的高深修养法让群众咸知，不愿矜为独得，所以一面答复人家问题，一面又将信稿连问题公开发表，毫不隐藏，破除古代保守的旧思想，直到丁丑年秋季，方告一段落，这也是我为社会尽的一点义务。（以上是抗日战争以前事。）

五十七岁至六十四岁（丁丑至甲申），丁丑秋季，上海四郊已在抗战，我们住在乡间，尚无所闻，临危机时，匆忙逃出，所有书籍、衣服、器具、食物、药品等，完全牺牲。此时已无力成家，我一人住在外甥女乔馥玖处（即上海泰兴路538弄3号），后来彼处避难的人多，屋小不能容纳，张嘉寿为我设法租住别处（乔馥玖即张嘉寿之妻）。那时各地方避难的人都集聚在上海，房租及物价飞涨，嘉寿个人之力不能负担，由几个朋友共同帮助，后来帮助之人逐渐减少，难以维持，仅靠张嘉寿、张竹铭两人照顾。那时我妻住在尚贤妇孺医院，仍带病服务。后来她病势逐渐加重，蒙该医院念她往日服务之勤劳，特别优待，许她住院养病，不收一切费用。我也陪她同住医院，经过长久的时间。（此段所说，皆在抗日战争期内。）

六十五岁至七十岁（乙酉至庚寅），乙酉春季，我妻因得乳癌症，殁于上海东湖路尚贤妇孺医院。她自甲戌年得病至临终，经过十年之久，别人患真乳癌（乳癌有真假之分），不过三四年即死，从来没有活到十年者，因为她在病中常做修养功夫，增加身内抵抗之力，所以寿命多延长了六七年。我们无家庭、无子女，全靠亲戚朋友等共同帮助，料理丧事。妻死后，我离开尚贤医院，和张嘉寿等同住在东湖路浦东中学内。乙酉年冬季，迁移到上海铜仁路257号史剑光家中。（以上在抗日战争胜利之后。）己丑年冬季，由铜仁路史剑光家迁移到上海华山路1461弄6号张竹铭医师家中。（以上在上海解放之后。）

七十一岁至七十三岁（辛卯至癸巳），以往我常常代人家做世俗应酬文字，或为讲解历史、国文、哲学，以及仙学上的修养法、医学上健康法之类的书籍，实际上等于家庭教师，但不拿薪金，只由他们照顾我的生活。外甥女乔馥玖屡次劝我年老体衰，不宜再费脑力做文字工作。当时我尚不注意此话，到了七十岁后，自己感觉有时用脑过度，即头痛心跳，眼昏耳鸣，胃病大发，始信她劝我的话不错。遂于辛卯秋季，1951年8月15日，由上海华山路1461弄6号张竹铭处迁移到上海泰兴路538弄3号乔馥玖家，闲住两年。但若从此无所事事，仍然消磨老年有限的光阴，亦非素愿，所以仍想做我的文字工作。杭州中医师胡海牙，于庚寅年冬季，请我讲过古医书《素问》《灵枢经》，本年4月，他又写信邀我来杭，共同研究针灸科书上高深的学理，预备编辑《针灸学辞典》。因此由上海来杭，于1953年6月下旬，从上海泰兴路538弄3号楼下厢房乔馥玖家中，迁移到杭州市银洞桥29号胡海牙家中。后来省政府秘书厅有一位同志晓得我对于中国古代学术颇有研究，尤其对于《道藏》全书曾经用过三年心力，而且我的资格又和中央所规定的文史馆馆员资格相符，他就把我的名字提出，经审查委员会通过，由省政府正式聘请为浙江省文史研究馆馆员之一。为工作上便利起见，我的上海户口迁移到杭州。

陈撄宁写于杭州市银洞桥二十九号慈海医室

一九五三年十月二十八日即农历癸巳年九月廿一日

自传附编

1956年秋，沈阳太清宫方丈岳崇岱等创议成立中国道教协会，陈先生被邀请为筹备委员之一，并于初冬之际，到北京与诸名山宫观代表磋商成立中国道教协会事宜。

1957年4月，陈先生七十七岁。第一届中国道教徒代表会议在北京召开，陈先生由于胃溃疡卧病于杭州，未能亲自与会，但大会仍选举先生为副会长兼秘书长。

1957年冬，陈先生携弟子胡海牙至北京，住中国道教协会所在地白云观。

1958年，陈先生被全国政治协商会议吸收为列席委员，参与议政。

1960年，陈先生担任全国政协委员职务。时年八十岁。

1961年，陈先生当选为中国道教协会会长，并于是年成立道协研究室，推动道教研究及培养道教知识分子的计划。此外，创办了《道协会刊》以及道教知识进修班。如上举措，对于日后中国道教的发展，皆产生极为深远而重大的影响。

1966年，“文革”爆发，中国道教协会被迫停止运作，陈先生遂闭门隐修，不问世事。

1967年，写下遗嘱，并将自己多年的积蓄上交中国道教协会，将自己所藏部分图书与手稿交由胡海牙先生收藏。

1969年5月25日下午七时，陈撄宁先生仙逝于北京，享年八十九岁。

胡海牙简介

胡海牙，中国农工民主党北京市委员会委员，著名中医师。北京大学第一附属医院主任医师、教授，兼中国道教协会理事，中国道教文化研究所顾问。

1914年出生，浙江绍兴人。

1927年，师从绍兴名医邵佐卿先生学习中医针药。

1933年起，寻师访友于名山道观，潜心研究中国道家学术。

1934年，从孙孟山先生学习古琴及金石书画。

1944年，行医于金华、蒲江一带，并得道教北七真之一马丹阳针法之心法。

1945年，于杭州银洞桥开设“慈海医室”。

1946年，于杭州拜一代道学大师、仙学的倡导者陈撄宁先生为师，成为其入室弟子，并于1953年将陈撄宁先生接至杭州家中，照顾其饮食起居，开始学习道家仙学学术。

1948年，取得了当时国民政府卫生部颁发的“中医师证”。

新中国成立后，于1953年取得中央人民政府卫生部颁发的“中央人民政府卫生部中医证”。

1954年，在杭州从黄元秀等学习内家拳。

1955年，加入中国农工民主党。

1957年，随陈撄宁先生进京，陈撄宁任中国道教协会副会长兼秘书长，胡海牙任中国道教协会研究人员。

1959年，调入北京医科大学第一附属医院（即今北京大学第一附属医院）任主任医师、教授。

1986年，担任中国农工民主党北京市委员会文史资料委员会委员。同年，获高级专业技术职称。

先生在临床中善治疑难杂症，根据“先治未病，兼治已病”的治疗原则，每以治命为主，而使病人痊愈。并将仙学养生方法有机地融于中医治疗的临床实践中，深入研究针灸学中经络穴位与针刺手法的奥妙。在武学上先生亦深谙内家拳法真谛，倡拳道合一之旨。

胡海牙先生前后跟随陈撄宁先生学习仙学二十余载，认为仙学可以使人类超越西方进化论，唯我中华民族独有。

先生曾数次赴中国香港、美国、澳大利亚等地讲授中医针药及道家仙学方面的知识。先生年近八旬时，每星期仍要做多次专家门诊，为患者祛除疾苦。

主要著述论文有：《晚婚与养生》《论仙学与气功养生》《师古人心，无袭古人迹——针灸的奥妙》（系列）、《论太极拳是高级气功》《欲保长寿，先补亏损》《陈撄宁先生仙学妙笔》（系列）、《仙学大义》等四十余篇。其中《师古人心，无袭古人迹》一文，荣获“世界华人知名医家卓越科研金奖”。

1988 年，专著《仙学指南》一书由中医古籍出版社出版发行。

2004 年，香港天地图书公司出版《陈撄宁先师仙学研究系列》，即《仙学必读》一册、《仙学辑要》三册。

2005 年，将珍藏多年的由陈撄宁先生圈点的《扬善半月刊》及《仙道月报》全集献出，由在北京的全国图书馆缩微复制中心正式影印出版。

武国忠简介

武国忠，字至初，号涵真子。1968 年生于北京，执业中医师。师从著名道教学者、北京大学第一附属医院胡海牙教授学习中医针灸与丹道仙学，为胡海牙先生的主要学术继承人。

在胡海牙先生的教导下，坚持修习传统丹道医学的多种法门，始终在临床中实践、验证着丹道医学的种种神奇效果，对多种疑难杂症的诊治能够溯本求源，疗效显著。

近年编著有《黄帝内经使用手册》（系列一、二）、《一通百通治百病》《活到天年》等图书，并主编《中华仙学养生全书》，负责编辑整理《扬善半月刊·仙道月报合集》，点校整理《伤寒集注》《本经疏证》《治病法轨》等中医典籍。

现任中国道教协会常务理事、北京理工大学生命学院下属的传统医药研究中心主任等职。

卷二

性命修炼经典

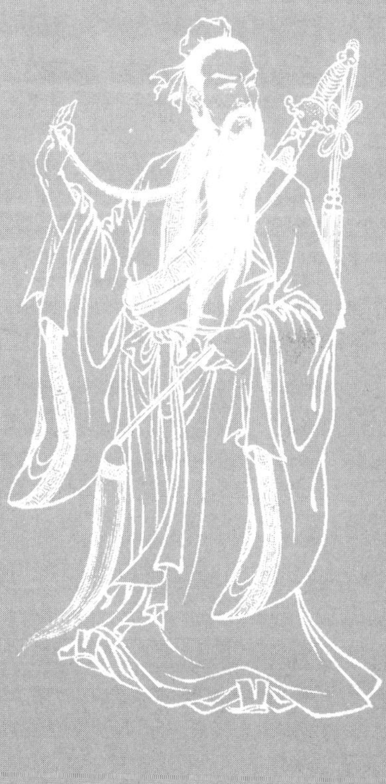

参同契讲义

陈撄宁 / 讲解　胡海牙 / 校订

周易参同章 第一

乾坤者，易之门户，众卦之父母，坎离匡廓，运毂正轴。

乾坤，两卦名。乾为天，坤为地；乾属阳，坤属阴。两卦乃是易道的门户。易，一日一月也。故云：日月交光谓之易。又云：阖户为坤，辟户为乾，能阖能辟，所以称门户。盖单扇者为户，双扇者为门。门字即两个户字相合而成。户，为奇为阳，属乾家；门，为偶为阴，属坤家。

众卦，包括六十四卦，除去乾坤两卦为父母不算。父母者，乾生三男：震、坎、艮；坤生三女：巽、离、兑。于是阴阳相交，生子生孙，变成六十二卦，皆以乾坤为本，故曰众卦之父母。

坎离，亦是两卦名称，坎是水是月，离是火是日。坎离两卦，阳包阴，阴包阳，如匡廓然。盖水和月，均是外阴而内阳；火和日，均是外阳而内阴，如匡廓。匡廓者，匡与筐同，廓与郭同。坎，外阴而内藏阳；离，外阳而内藏阴。如筐中藏物，郭中藏城之义。又，门框之框字，古时亦作匡，亦如城之有郭。故《契》云：坎离匡廓。

又如运动车毂者，必先置正毂中的车轴。车轮中心小圆孔，曰毂；横木作杆，两端穿入毂中者，曰轴。此处毂譬犹身，轴譬犹心，谓要运用人身之水火、阴阳、日月，必须安正人心，不得稍存邪念。

又仇注谓："毂轴二字与门户、橐籥例看，亦取牝牡之意。"盖车上轴头正固，方能运毂，犹人身剑峰刚健，方能御鼎。轴指下峰昆仑，不指中心主宰，下文"处中制外"方言及正心。

牝牡四卦，以为橐籥，覆冒阴阳之道，犹工御者，准绳墨，执御辔，正规矩，随轨辙，处中以制外。

乾坤，鼎器也，在人即为人之身体也；坎离，药物也，在人则为神气也；橐籥，喻阴阳之门户。上阳子曰：橐象坤门，籥象乾户。

覆冒，即包括也。又云：盖于上面曰覆冒。《中庸》云："譬如天地之无不持载，无不覆帱。覆冒之义，与覆帱同。"阴阳之道者，《易·系辞上传》曰："一阴一阳之谓道。"程子曰："离了阴阳便无道。"阴阳，气也。所以阴阳者，道也。气是形而下者，道是形而上者。

犹工御者，准绳墨，执御辔，又作：犹御者之执御辔，有准绳。御者，马口铁也；辔者，马缰也；准者，验平之器也；绳者，验直之器也；规者，为圆之器也；矩者，为方之器也；轨者，两车轮中间之距离也；辙者，两轮行地之迹也。

中者，即规中。规中不单指清净言，南派丹法在阴阳接触，小往大来时，亦须知雄守雌，存无守有，恍惚杳冥，念念规中，使真人潜深渊，自优游而舒适。

一牝一牡，一阴一阳，四个卦象，作彼此相通、往来不穷的橐籥，用以包括一切。凡合于阴阳之道者，犹之乎御马者执着御辔，有一定的准绳，正一定的规矩随着所行的轨辙，处其中以制其外。这是譬喻修道的人，只要一心不乱，念念规中，结果自有神妙不测之变化，不必去注意功夫的效验而效验自来。亦犹御马，不必去细看马的走法，只要执御辔、准绳，正着规矩，随着轨辙，则马之行也，自会达到目的地。《庄子》云："枢得其环中，以应无穷。"亦是此意。

数在律历纪，月节有五六，经纬奉日使。

律者，十二律也。律有十二，黄帝时伶伦所造。截竹为筒，阴阳各六。筒有长短，则声音有清浊高下之分。阳律者六，即黄钟、太簇、姑洗、蕤宾、夷则、无射；阴律亦六，即大吕、夹钟、仲吕、林钟、南吕、应钟。

修丹之道，与天运循环、阴阳往复之例是相同的，所以它的气数在律正合十二管，在历正合十二月。而每月的节令以五日为一候，正是六候。六候之中，前三候为金，后三候为水，用以调合营卫补气补血，为之经。而一日之中，朝进阳火，暮退阴符，自屯蒙需讼以至既未，为之纬。如此逢月逢日，有经有纬，好像每日奉着值符使者的命令。

兼并为六十，刚柔有表里。朔旦屯直事，至暮蒙当受。昼夜各一卦，用之依次序。既未至昧爽，终则复更始。

六十者，谓行火候，除去鼎器药物四卦，故只算六十卦。

屯直事者，震下坎上䷂，为屯卦。震为长男，而能复坎中之阳，以行温养之功，施生育之德故谓屯直事。

蒙当受者，艮上坎下䷃，为蒙卦。艮为少男，而能聚坎中之阳，以行温养之功，故谓蒙当受。

昧爽，一作晦爽，即次月之初也。

一月三十日，一日一夜共两卦，兼并共计六十卦。刚是阳，柔是阴；刚是金，柔是水；刚是铅，柔是汞；刚是气，柔是神；刚是命，柔是性；刚为表卫，柔为里卫，所以刚柔有表里。而自初一之旦辰始则进阳火，为屯卦直事，到暮晚时退阴符，则蒙卦当受。至明日（初二日）之旦辰，进阳火则需卦直事，暮晚退阴符则讼卦当受。如此依次挨排，计日用卦，朝师暮比，昼夜各用一卦，直到月晦日，则正值朝既济暮未济，以至次月之朔，再复朝屯暮蒙，所以说终则复更始。然这不过《易经》上的卦名如此，其实没有什么深意。所以张紫阳真人云："此中得意休求象，若究群爻漫役情。"又说："卦中设象本仪形，得象忘言意自明；后世迷途惟泥象，却行卦气望飞升。"

日辰为期度，动静有早晚。春夏据内体，从子到辰巳。秋冬当外用，自午讫戌亥。

辰，一作月；期度，即规则及法度也。春夏内体，秋冬外用者，朱夫子云“春夏为朝，秋冬为暮”；内体谓前卦，外用谓后卦。彭真一子云：阳火自子进符，至巳纯阳用事，乃内阴求外阳也。阴符自午退火，至亥纯阴用事，乃外阳附内阴也。由内至外谓之内体，由外至内谓之外用。

此是申言修炼的火候。一日、一辰、一月、一年，其阴阳、进退、消息、升降的道理，完全是相同的。一日一辰有四时可以用子、午、卯、酉等地支相计算，而一月一年亦有四时可以用子、午、卯、酉等地支相计算，所以可用日辰作为期度，而年月可以类推。动属阳，是早；静属阴，是晚。春夏则由内阴而求外阳，进阳火也，是以从子到辰巳，谓之据内体；秋冬则由外阳而附内阴，退阴符也，是以自午讫亥戌，谓之当外用。一年如此，一月如此，一日、一辰亦无不如此。

赏罚应春秋，昏明顺寒暑。爻辞有仁义，随时发喜怒。如是应四时，五行得其理。

赏应春，罚应秋；昏顺寒，明顺暑。细玩爻辞，有仁有义。爻有奇偶，奇爻为—，属阳，阳为仁；偶爻为--，属阴，阴为义。仁为赏，义为罚，功夫亦准此。随其时候发喜发怒，这都是合乎一阴一阳的性质。理，一作序。

陆注云：“此乃总结，明丹道与天道、易道，无不相准，盖赏罚喜怒者，火候文武惨舒之用也。”天道，春一嘘而万物以生，秋一吸而万物以肃。《易》书卦爻，喜而扶阳，怒而抑阴，莫非消息自然之理。丹法进火退符，一准是道。故昏则宜寒，为罚，为怒；明则宜暑，为赏，为喜。一日之中而四时之气俱备，皆要顺其自然，非有所矫柔造作于其间者。如是则身内之五行各得其序，而丹道可冀其成矣。

乾坤二用章第二

天地设位，而易行乎其中矣。天地者，乾坤之象也；设位者，列阴阳配合之位也。易谓坎离。坎离者，乾坤二用。二用无爻位，周流行六虚，往来既不定，上下亦无常。

上天下地，既定其阴阳之位，而日月即往复回环，运行乎其中。天地，即是乾鼎坤炉的大象。乾鼎为阳，坤炉为阴，故乾坤亦列有阴阳配合之位。日月为易，易为坎离者，盖坎离为人身之日月，而日月为天地之坎离。又日月为天地之易，坎离为人身之易；日月为天地之二用，坎离为人身之二用（即指乾鼎坤炉）。日月二用，在天地间，固无定位，而周流行乎六虚之间；坎离二用，在乾鼎坤炉之中，恍惚杳冥，亦无一定爻位，而周流乎人身之六虚，以补气补血。然坎离二气之运用，但觉融快乎身心，而其往来则不定，是以上下亦无常。此盖形容离家之汞与坎家之铅，一交之后，先天之炁即源源而入我身中，自有周流六虚、往来不定、上下无常之景象。

幽潜沦匿，变化于中。包裹万物，为道纪纲。以无制有，器用者空。故推消息，坎离没亡。

先天一炁，幽玄而深潜；杳冥恍惚，没藏而不得见。然及其时至机动，一阳爻生，则自然变化于中，生天生地，生人生物生仙，皆赖此一炁。故云包裹万物，而为道纪纲。

然此先天一炁，若有心求之，则必不能得，必须以无心求之，藉象罔而得玄珠，非离朱吃诟之所能求也。故云以无制有，器用者空。盖谓器若实者，则不能得其用，惟中空者，乃能受物而得用。此无论清静、阴阳皆如此。

清净功夫，若不能虚极静笃，则一阳不生；阴阳功夫，若离器不空，则坎宫之气，安能默运过来？然空之与气本不相离。关尹子云：衣摇空得风，气嘘物得水。摇空得风，则鼓物可以生气；嘘物得水，则积炁可以化精。是气水炁精，盖本是一物之变化，可分可合者也。

消息者，诸家皆云进火为息，退符为消，一消一息，其阴阳升降进退之时，自有一种融和温薰之景象，不识不知，顺帝之则，尚安知有坎离二爻存乎其间哉！

又一说：息则朔旦至望，震兑乾为阳火；消则望后至晦，巽艮坤为阴符。一日两卦，始自屯蒙，终则既未，皆六十卦爻之妙用，并无坎离可见，是坎离没亡也。亦通。

中宫土德章第三

言不苟造，论不虚生。引验见效，校度神明。推类结字，原理为征。坎戊月精，离己日光。日月为易，刚柔相当。土旺四季，罗络始终。青赤白黑，各居一方。皆禀中宫，戊己之功。

魏公，真人也，真实而无妄，所以言语不肯苟造，议论不肯虚生，况且引验而能见效，测量合乎神明。又推类古圣作字之意，即原其理以为征。彼坎家之戊土，实含月之精；我离家之己土，实藏日之光。彼之坎月，我之离日，互为交易，方得铅汞之刚柔相当，阴阳之情性和合。然所以能如此者，必须用土。

观乎五行之土，分旺四季，而罗络乎终始，万物生成，皆不能外之，则知作丹之道，亦同此理。

丹家之土谓何？即真意也。彼之金水，我之木火，若无真意去融会贯通，而混一之，则木魂之青，火神之赤，金魄之白，水精之黑，各居一方，分离散失，永无成丹之望。若欲成丹，必须坎离两家，都用中宫的真意，寂然不动，感而遂通，自然两而化者，变一而神，岂非坎戊离己二土妙用之功哉？《悟真篇》云："坎离若也无戊己，虽含四象不成丹；只缘彼此怀真土，遂使金丹有返还。"

引验见效，谓引证事实和经验，以见其功效；推类结字，谓古人作字之意，合日月而为明，而成易，而成丹者，皆是。

日月神化章第四

> 易有象也，悬象著明莫大乎日月。穷神以知化，阳往则阴来，辐辏而轮转，出入更卷舒。

易，即日月。日月者，象也。悬象于太空，最为显著，而明白者莫大乎日月。

穷者，推也。推日月交易生养万物之神，以知化理；亦即可推离己日光与坎戊月精彼此相射交易而生人生仙之神，以知化理。盖均不外阳往则阴来，此往则彼来，小往则大来，如辐之辏毂，轮转不停之理耳。

出入更卷舒者，知几子所说“炼己纯熟，温养火符，出入有度，操纵由己”是也。然此但就阴阳派而言，范围似乎狭小。存存子云：日月行于黄道之上，一出一入，迭为盈亏，互为卷舒。则其理包罗万象矣。

朔受震符章第五

> 易有三百八十四爻，据爻摘符，符谓六十四卦。铢有三百八十四，亦应卦爻之数。晦至朔旦，震来受符。当斯之时，天地媾其精，日月相撢持，雄阳播玄施，雌阴统黄化，浑沌相交接，权舆树根基，经营养鄞鄂，凝神以成躯。众夫蹈以出，蠕动莫不由。

易有三百八十四爻，谓易共六十四卦，每卦六爻，共合三百八十四爻，正合药重一斤，三百八十四铢。知几子云：大药重一斤，计三百八十四铢。易有三百八十四爻，其数适相当也。

除去牝牡四卦，四六二十四爻，则三百六十爻。据其爻象而摘采其符，则以一爻当一时，一日十二时，一月则三百六十时，则三百六十爻。尽矣！

符指六十四卦爻中之符。抱一子云：“符即爻画也，非别有符也。”据易言之，谓之卦；据丹言之，谓之符。故曰：符谓六十四卦也。惟存存子则云：“一卦有六爻，一爻有三符。”此则与抱说不同。

按：一爻三符之说，本上阳子。上阳子云：一爻有三符，一日两卦，两卦共有三十六符。

由三十日晦至初一日朔旦，乃阴极生阳之时，故震卦来受符。震卦，一阳生于二阴之下。故当此之时，正天地媾精、日月撢持之候。

雄阳之虎，播其玄施；雌阴之龙，统其黄化。混沌交接，权舆树根。经营以养其命蒂，凝神以成其圣躯。此论仙家作丹之道也。然而生人生物之道，亦由乎此，不过顺逆、动静之异耳。所以凡众之夫亦蹈此以出，而蠕动之物亦莫不由之。

天地媾精者，《易·系辞·下传》曰：“天地絪缊，万物化醇，男女媾精，万物化生。”

今按：“男女”二字可作雌雄解，不必限定于人类之男女。若专指人类之男女，则下文当曰人乃化生，不能曰万物化生。

日月撢持者，撢与探同。探者，自远处而取之也。日月二体在天空中相距甚远，而月能感受日之阳光而生明，又能遮蔽日体而为日蚀。并且，日光复能将月球之形体隐藏而不使人见。此即所谓日月相撢持也。

玄施、黄化者，《易·坤卦》文言传曰：“夫玄黄者，天地之杂也。”天玄而地黄。

权舆者，万物始生之义。

鄞鄂，此处谓边际也。

按：本节之“符”字，颇难解，亦大堪研究。今将本书中所有的“符”字汇集一处，比较而观之。第五章：据爻摘符、震来受符；第六章：上观显天符、天符有进退；第十一章：元精妙难睹，推度效符征；第十七章：金本从日生，朔旦受日符；第二十二章：写情著竹帛，又恐泄天符；第二十八章：晦朔之间，合符行中；九三夕惕，亏折神符；第四十章：得其节符；第四十二章：各得其和，俱吐证符。照以上各句所用符字，并无定义，看其用在何处，即作何解释。据“爻摘符”之“符”字，可以作时候解，盖谓依据卦爻以定时候也；“显天符”之“符”字，可作天象或天运解，盖谓天象之运动也；“效符征”之“符”字，可以作效验与信征解，盖谓元精虽不可见，而其效验与信征则可推度也；“震来受符”及“朔旦受符”之“符”字，可以作阳气解，盖谓受日之阳气也；“泄天符”可以作泄天机解；“合符行中”，谓合两方之符而行乎中道也；古人用圆竹一段剖为两半，各执其半边，临有事时则取而合之，以为凭信，此物即名为符；“亏折神符”，谓十五月圆之后，盛极必衰，须防亏损神光；“得其节符”，谓得其节制，自然合拍之意；“俱吐证符”，谓彼此俱吐露其证据与符信也。

天心建始章 第六

于是仲尼赞鸿蒙，乾坤德洞虚。稽古当元皇，关雎建始初。冠婚相纽，元年乃芽滋。

赞乾坤，德洞虚，此《易》也，无极也；稽古元皇者，此《书》也，无极生太极也；关雎者，《诗》也，太极生阴阳也；冠婚者，《礼》也，阴阳相交也；芽滋者，《春秋》也，阴阳交而生万物也。

因此之故，孔夫子所以称赞乾坤，以形容鸿蒙之德，洞然而虚空；稽古则思元皇之至治，关雎遂咏夫妇之始。初冠婚，后其自相纽结；元年届，则事物均得芽滋。

按：五经原非炼丹之用，魏公盖借此以发明丹道，犹之借纳甲之象以显示火候，同为比喻而已。《参同契》将此五项连串成文，借喻阴阳造化之神妙也。

故易统天心，复卦建始初。长子继父体，因母立兆基。

易即日月，日月一交，天心即现，故易统天心。

复卦☷，即月与日交，阴与阳交，晦复之朔，坤中之震，以六爻之剥极，则谓之复。此中有先天一炁，谓之天心，生人、生物、生仙，莫不由之。故云：“复卦建始初。”

长子继父体，即震卦代乾；因母立兆基，谓由坤得体。存存子云：以丹法言震为龙，龙即长子，即《悟真》所言“家臣继者代”也。长子代父之体，乘其活子时至，投入母怀（按：母怀即指坤鼎而言），气精交感，先天真铅之兆基，于此而立，即丹经所谓太阳移在月明中也。

圣人不虚生，上观显天符，天符有进退，诎信以应时。消息应钟律，升降据斗枢。

天符，即天机也。经云：观天之道，执天之行，尽矣。今夫天地之阴阳升降，日月之晦朔盈亏，岁序之寒暑往来，日辰之昏明早晚，莫非天符之显然者。陶云：月行于天，一月一度与日交合，谓之天符。

进退者，自朔至望，进也；自望至晦，退也。诎信，即屈伸也。

钟律者，十二律是以黄钟为首，故谓之钟律，亦即十二律是也。阴阳各六，六阳律为黄钟、太簇、姑洗、蕤宾、夷则、无射也；六阴律为林钟、南吕、应钟、大吕、夹钟、中吕也。

圣人不是虚生者，故上观显然之天符，则天符有进有退，自当顺其诎信，以应其时。而作丹之道，其火候消息，当应阴阳钟律之数，其火候升降当据北斗之枢机。

按：钟六阳六阴，一进一退，故像火候之消息。

而斗枢者，即北辰，亦即天心也。孔子云：为政以德，譬如北辰。居其所，而众星拱之，盖谓其能端拱无为，无为而无不为也。今作丹之斗枢，盖谓人身之斗柄亦当端居不动，守雌不雄，专其气而致柔，则火候之升降，自然合度矣。

附注：黄钟律吕，每月换一管，一岁换尽十二管；北斗枢机，每时移一位，一日移遍十二辰。

日月始终章 第七

日含五行精，月受六律纪。五六三十度，度竟复更始。原始要终，存亡之绪。

日乃太阳元精，中含五彩五行之精，所化万物得之而成五色，以丹道言之，则火是也。

月乃太阴，其体白而无光，必借光于日，晦、朔、弦、望皆以去日之远近为标准。月晦之日，与日合璧，一年之中十二月，与日会者十二度。圣人以六律、六吕纪之。以丹道言，则药也。

日则含五行之精，月则受六律之纪。五行与六律相乘，正合三十度数，度竟则日月合璧，晦也；更始则合璧之后，月光复苏也。终而复始，始而复终，存而复亡，亡而复存，故原始要终为存亡之绪。

药生象月章 第八

> 三日出为爽，震庚受西方。八日兑受丁，上弦平如绳。十五乾体就，盛满甲东方。蟾蜍与兔魄，日月炁双明。蟾蜍视卦节，兔者吐生光。七八道已讫，屈折低下降。

盖月自三十日晦后，至初三日生明，新月阳光出而为爽，见于西方庚位，象一阳起于二阴之下，故云："震庚受西方。"

西方者，庚金也。初八日象兑卦☱，由一阳进为二阳，兑卦纳丁为南方火位，正值上弦，月光其平如绳。

至十五则三阳盛满，乾体就矣。乾纳申，申属木，在五行之方位为东方。盖蟾蜍月精与兔魄月体，必待望日，日月之气双对而始明。故阴阳必须合而离坎必须交也。

至蟾蜍之所以生，惟视乎卦节下之阳渐长，则蟾蜍之精渐生，然后兔魄者吐之，以至光明。

按：此节诸家皆谓象鼎中药生之候也。盖以一月而论，则当由初三以至十五。然一候之中、一日之中、一时之中、一刻之中，皆有初三至十五之象。所谓簇月于日、簇日于时、簇时于片刻。此则在临炉时善于体会与运用耳，不能以笔墨宣也。先哲云：月之圆存乎口诀，时之妙在乎心传，即指此一时半刻之火候也。七者少阳之数，八者少阴之数，七八即十五之代表。月之十五为望，阳气盛极，盛极必衰，以比丹道之阳火，既极必换阴符，此一定之理。故云：七八道已讫，屈折低下降。讫者，终也，至也。

仇注："此由前章朔旦震符释经文震出为征，阳气造端一章之意。"此一节言上半月之三候，乃昏见者。

阴符转统章 第九

十六转受统，巽辛见平明。艮直于丙南，下弦二十三。坤乙三十日，东方丧其明。节尽相禅与，继体复生龙。

十六，则阳道屈折下降，转受阴符统制，一阴生于二阳之下，于象为巽，平明见于西方之辛位。

艮卦☶，则一阴进为二阴，二阳退为一阳，平明见于南方之丙位，正是下弦二十三之时。

坤乙三十日，则三阴俱全，三阳俱退，卦为纯阴，月为全晦，故于东方乙位丧其光明，盖日月合璧之时。

然合璧之后，卦节虽尽，而阴极阳生，相与禅代，复由晦至朔旦，震来受符矣。

震为长男，长男属木，为青龙，故云继体复生龙。

按：此节合上节之上下弦有两说。据仇等所云，上下弦皆属于彼。上弦在前三候，属金；下弦在后三候，属水。进阳退阴，皆属彼家鼎中之事。而陆西星注，则据《参同契》本文上弦兑八，下弦艮八，两弦合精，乾坤体成之意，谓上下两弦，分属彼我。上弦象虎，先天之铅也；下弦象龙，后天之汞也。象虎，故采彼之铅，以进阳火；象龙，故养我之汞，以退阴符。二说孰是孰非，或皆是皆非，姑不具论，惟望研究者自己参证可耳。

壬癸配甲乙，乾坤括始终。

此节陆注颇明，姑照原注录下：

“月现之方，震下纳庚，巽下纳辛，兑下纳丁，艮下纳丙，乾下纳甲，坤下纳乙，卦节即周，而十干尚余壬癸，则以壬癸而配甲乙，复分纳于乾坤之下，是乾坤括纳甲乙终始也。夫乾纳甲，而复纳壬，则盛于甲者，未始不盛于壬；坤纳乙，而复纳癸，则丧于乙者，未始不丧于癸矣。然而不言离纳己，坎纳戊者，何也？土居中央，流行则无定位，故不言耳。”

七八数十五，九六亦相当。四者合三十，易象索灭藏。

七八之数是十五，九六之数亦是十五。四者为易中之四象，正合三十而成晦，日月合璧，易象索然而灭藏矣。

七八者，少阳数七，少阴数八；数，易之策数也。九六者，太阳数九，太阴数六。

又，易中通揲蓍策数，余三奇之数则为九；余三偶之数则为六；二偶一奇则为七；二奇一偶则为八。

或又云：七八九六，金木水火之成数也，故为四象，亦通。

象彼仲冬章 第十

象彼仲冬节，草木皆摧伤。佐阳诘商旅，人君深自藏。象时顺节令，闭口不用谈。天道甚浩广，太玄无形容。虚寂不可睹，匡廓以消亡。谬误失事绪，言还自败伤。别叙斯四象，以晓后生盲。

象彼仲冬节，十一月中，阳气闭藏，草木皆已摧伤，于是养其微阳，同先王至日闭关之诘商旅。人君深自藏于内，犹真人之潜深渊。象其时以顺其节，闭其口而不用谈。盖天道甚为浩广，太玄眇无形容，虚寂者不可睹，匡廓是以消亡。此盖在故推消息、坎离、没亡之候。若或谬误失其事绪，多言还自败伤。故别叙此老阴、老阳、少阴、少阳之四象，以晓后生之盲者。

佐阳，养阳也。佐有扶助之义，即扶助人身中阳气而使其生长也。诘商旅者，谓先王以至日闭关，盘诘商旅，使不得行，以养微阳也。

推度符征章 第十一

八卦布列曜，运移不失中。元精眇难睹，推度效符征。

八卦虽分布于列曜之方位，然其山泽通气、水火相射、地天交泰、雷风相搏之时，彼此运移，实不能失其中心之枢机。天地如此，人身何独不然，欲一身之精神魂魄、水火木金之周流旋运，安能不藉夫中枢？中枢者，虚无之窍也，即玄关也。玄关若开，则元精可睹。惟玄关不易开，故元精妙难睹，必须推之度之。如何推度？即专心致志，纯一不二，无欲观妙，谨候其时，久之，则眇难睹者，自然忽而开关。玄窍之内，效验之符候，先天一炁之苗征，应而发生矣。至其景象，则阴阳与清净，皆属相同，惟一则在神气交媾之中，一则在龙虎相合之中。

居则观其象，准拟其形容。立表以为范，占候定吉凶。发号顺时令，弗（一作勿）失爻动时。

居者，静也。静则观八卦列曜（以做功夫论，则此八卦列曜，但指人身之中；若以广义论，则指天象矣），玄精符征之象，准拟仿佛其形容，盖人身本无所谓八卦列曜，惟以人合天，人在天中，则自其天象之八卦相应，而仿佛想象其形容。立表为范者，因天时人事，实有相通之处，故天之子时为正子时，人之子时为活子时，则在人身可觉，一日内，十二时，意所到，皆可为。正子时则有一定之时，如一日之子时为半夜，一月之子时为晦朔，一年之子时为冬至。此则须立表为范。惟古时只有日圭刻漏，至今日则可以钟表代之矣。

《参同发挥》云：“大丹火候，不用时辰，何必立表占候，所以立表占候者，恐失天人合发之机也。”天人合发之机，即以活子时当正子时也。

占候者，占气候。吉凶者，和气为吉，戾气为凶；清气为吉，浊气为凶；纯粹先天为吉，夹杂后天为凶。即以立表为范，又复占定吉凶，如是则时弗可失也。故宜发号顺时令，弗失爻动时。发号，即发刚柔相交、阴阳互战之号。顺时令，即顺天人合发之时令，静极而动，一战而天下平。先哲云：君子有不战，战必胜矣。此言虽论军事，可喻丹道。

爻动时，即恍惚杳冥中，一阳爻动之时也。恍惚中有精，杳冥中有信，即静极而动，虚中之一觉也。《百字歌》云："此中真有信，信至君必惊。"

又陆西星云：象以凝形，则知药材之老嫩；表以测候，则知火候之消息。吉凶者，火候中之休咎也，如隆冬、大暑、盛夏、霰电之类。

上察河图（一作天河）文，下序地形流，中稽于人心，参合考三才。动则依卦爻（一作变），静则循彖辞。乾坤用施行，天下然后治。

河图文，或作天河文；心，或作情。

上察先天河图之卦文，下序大地形质之源流，中稽人心七情之变化。天地与人，谓之三才。故参考而合此三才，皆是动则依其卦变（由坤而复，由阴变阳，听其自然耳），而静则顺其彖辞。于是乎天则资始，地则资生（资始资生，皆是彖辞），以行乾坤之二用。乾坤之二用既已施行，则致中和，位天地，育万物矣。故云：天下然后治。此论天地之象也。

今以人身论之，则阳性为乾，阴性为坤。阴中之阳为坎（即所谓虎之弦气），阳中之阴为离（即所谓龙之弦气），是乾坤之二用。此二用施行，则以致中致和，人身同天地一般而治矣。

御政之首章 第十二

可不慎乎？御政之首，鼎新革故。管括微密，闿舒布宝。要道魁柄，统化纲纽。爻象内动，吉凶外起。五纬错顺，应时感动。四七乖戾，誃离仰俯。文昌统录，诘责台辅。百官有司，各典所部。

可不谨慎乎？御政的起初，应当有鼎新的气象，革去故旧陈腐的政治。而知几子以为，此喻修道者革去故鼎，而易发新鼎也。上阳子则以为，迁善改过谓之鼎新革故。存存子则曰：鼎新，一阳初动，药苗正新也；革故，阳火忽萌，改革重阴也。

管括微密，管，是管理；括，是约束；微，是隐微；密，是严密。或云指地宜谨严，或云指鼎防破真。或云管括微密者，耳目口三宝，固济勿发通，凝神以固气也。

阖舒布宝者，是开诚布公之义。或云，即对鼎而言，须待以诚心，而施以恩惠。如是，则药真意投，可以有求必获。

要道者，阴阳交接之要道也。是全在乎魁柄，谓下昆仑也，以统制造化纲纽。旧解魁柄作辰极，但斗柄乃外指者，辰极乃居中者，有上下表里之辨。

纲纽，谓如网之有纲，衣之有纽，谓关键处也。

爻象内动，即活子时在内发动。惟是爻象内动，则吉凶即应之而外起。以清净而论，爻象内动，即自身中的先天一炁发动。当此之时，能至诚专密，精心不二，毫无妄念，则其自能转折上行，所谓由夹脊河车而直上昆仑，所谓气之轻清上浮者为天。又云：气之至而伸者为神，此则吉也。若当爻象内动，自己心中不清，夹涉后天，或生淫念，则其气变而为后天浊气，所谓气之重浊下凝者为地。又云：气之返而归者为鬼，此则凶也。盖当此子爻发动之时，一转念间，即为神鬼生死之关，吉凶变化之地也。若以阴阳而论，则于坎离交接之时，则此爻象动于鼎中，其适应到吾人之身，与清净法同一道理。

五纬错顺者，五行纬星不顺而逆行也；盖丹道用逆而不用顺，感动作用也；应时，临期也。

四七，二十八宿也。乖戾，东南西北易位也，陆云：子南午北，龙西虎东，一时璇玑，皆为逆转，故曰乖戾。

诿，改移也。诿离仰俯者，柔上而刚下，是皆丹法逆用也。谓改移其仰俯之姿势也。盖本则坎仰而离俯，今则离仰而坎俯，所谓地天泰也。

文昌，喻临炉之人；统录，谓总持大纲；台辅，谓道侣；诘责台辅，谓凡纠察之权，归责任于道侣；百官有司，指供应任使之人；各典所部，谓各司其执事也。

或君骄溢，亢满违道。或臣邪佞，行不顺轨。弦望盈缩，乖变凶咎。执法刺讥，诘过贻主。辰极处正，优游任下。明堂布政，国无害道。

君是乾，臣为坤。故或乾卦骄盈，亢满违道，而恣行野战；或坤卦邪佞不顺正轨，而搅动丹心。于是弦望盈缩，不能得其一定步骤，则乖变凶咎立见矣。

执法者，谏诤之官，此喻明理而能开道临炉之主者。及至君骄臣佞，以致乖变凶咎，为执法者，自不得不诘过于其主矣。盖明告其不合于道。

辰者，北辰也。极者，北辰中至中至小之一星，以比人静定之心也。吾人静定之心，处乎大中至正之地，而优游自适，则人身之气机流畅，关窍开通。任下者，不愿为上而为下。经云：夫江海能为百谷王者，以其善下。又云：大国以下小国，则取小国；小国以下大国，则取大国。又云：以贵下贱，大得民也。盖世间惟下者乃能虚，虚者乃能受。虚心下气，则先天自来，即知白守黑，则神明自来。此理推之，修身，齐家，治国，平天下，皆可相通，不仅指炼丹一端而言也。

明堂布政，国无害道者，即心正身修，家齐国治，而天下平矣。明堂，即天子所居之正殿。

内以养己章第十三

内以养己，安静虚无。原本隐明，内照形躯。闭塞其兑，筑固灵株。三光陆沉，温养子珠。视之不见，近而易求。黄中渐通理，润泽达肌肤。初正则终修，干立末可持。一者以掩蔽，世人莫知之。

兑者，凡有缺口之处均是，如耳、目、口、鼻等，因兑卦☱口缺之故。

灵株者，陆云：“灵株，即灵根。”引《黄庭经》：“玉池清水灌灵根。”

三光者，仇云：“天有三光，日、月、众星；人有三光，两目一心。”或云即耳、目、口也。陆沉者，以土沉水，谓之陆沉。此喻人之性光下照气海。性光，真土所生；气海，人身真水之源。气海，即气穴，孤修双修均有之。孤修气海在自己脐下，双修气海在既济之中心，皆先天一炁发生之所。

温养，即用文火静养也。子珠，玄珠也，陆云："神为气子，得阳火以炼之，则子母相抱而成玄珠。"

理，即气也。一，即先天一炁，隐藏而不见，盖即坎中之一阳爻也。

内以养自己之真性，则当安静而虚无，其原初的本来面目，隐藏其外耀之明，回其光以内照自己之形躯，是故闭塞其兑。筑固灵株，三光陆沉于气海，以温养其子珠。然此子珠视之虽不可见，实则近在身心，只要阴阳一交，极易寻求。于是吾身黄中之道，渐通其理，施化润泽而达于肌肤。盖其初能正其身心而合乎至道，则其终必能享受修龄；其干本能卓然树立，则其枝末亦必能自持而不倒也。此盖勖修道之人，宜慎其始而固其本也。然正者何？干者何？一即是也。惟此一者，掩蔽而不能明，故世人莫能知之。

知白守黑章 第十四

上德无为，不以察求。下德为之，其用不休。上闭则称有，下闭则称无。无者以奉上，上有神德居。此两孔穴法，金气亦相须。

上德者，不识不知，混沌未破，毫无奢欲，纯乎先天也。先天者，无为，故不以察求。下德者，知识已开，纯乾已破，奢欲多端，落于后天。既入后天，则当用返还之道，渐渐补养，故云其用不休。

上闭者，坎也。称有者，坎中满也。下闭者，离也。称无者，离中虚也。以离中之虚无处下，恭敬以迎奉其上，因其上有神妙之德（即谓坎中先天之铅），居于坎中之故。

上则为坎，下则为离；上则为玄，下则为牝，乃是两个孔穴。夫此两孔之穴法，若一交合，则自有金气相须乎其中矣。两孔穴，即玄关一窍。《悟真》云："此窍非凡窍，乾坤共合成；名为神气穴，内有坎离精。"须，或作胥。此处两孔穴法，即男女雌雄生人生物之世间法也。此处金气亦相须，即逆行造化，取水中金之法。亦不离乎男女，亦不外乎两孔穴也。

知白守黑，神明自来。白者金精，黑者水基。水者道枢，其数名一。阴阳之始，玄含黄芽。五金之主，北方河车。故铅外黑，内怀金华。被褐怀玉，外为狂夫。

倘能知其坎中之白，而守其坎体之黑，则上有之神明神德，自然而来矣。盖白者为金精，居于坎中；黑者为水基，即是坎体。陆云："奉坎者，但守其黑，盖晦尽之期，朔当自来，守之既久，自尔震来受符，而神明之德见矣。"

夫水者，为道之枢机，其生数名一，为阴阳之原始；一者，天一生水也；水在色为玄，玄即黑也；玄含黄芽，是五金之主，乃北方之河车；黄为土色，黄芽者，土之所生，五行土能生金，则金即黄芽也；五金，金银铜铁锡也；北方，水之方也；河车，言能生阴生阳，可循环运转流通于一身者，阴真人云："北方正气为河车。"

铅外黑者，即云坎水之体本黑也；内怀金华，言水中有金也；被褐者，外黑也；怀玉者，内白也。内怀玉而外被褐，故云外为狂夫。

又按：北方河车者，盖坎卦属水，位在北方。以外丹法象而言，黑铅属水，属坎卦；朱砂属火，属离卦。车能载物，又能转运。先天真一之炁隐藏于黑铅中，譬如车之载物。及至临炉烧炼，则此先天真一之炁流转运行于铅池之上下四方，有种种变化，如外丹书所言：红霞缥缈笼秋月，锦浪翻腾浴太阳。迨到退火寒炉，则此物复凝结成一饼块，如外丹书所言：面似绛桃酣降日，心同金橘裹金砂；中含真土精神足，内隐阳华气味佳。此即所谓河车是也。凡世间五金之类，以此河车炼养多日，皆能改变其本性，故此物名为五金之主。若以后升前降解释此处所谓河车，恐非魏公之本义也。

又：婴儿胞胎所以名为河车者，即取象于外丹之原理。盖谓其中包裹先天真一之炁，而变化成人形也。所以名为紫河车者，因胞衣多血，其色紫也。

金为水母，母隐子胎。水者金子，子藏母胞。真人至妙，若有若无。仿佛太渊，乍沉乍浮。进退分布，各守境隅。

五行之中，金本为水之母，而今则母反隐乎子胎之中，金在水内，是水生金矣。盖先天之五行本颠倒，丹道宜逆用也。后天则不然，五行顺行，金生水矣，故水为金子。子藏母胞，修道之人宜用先天，故采水金。金生水，水生金，本循环互拥者，譬之月晦者，水也，朔旦则水生金矣。望者，金也，既望，则金生水矣。水金金水，循环不息也。

真人者，即先天一炁，水中金也；至妙者，不可测也。真人至妙而不可测，故既恍惚若有，而又杳冥若无，仿佛如太渊之乍沉乍浮耳。此演临炉交接之景象也。太渊，大海也。

及其交接既已，则进退布分，各守境隅，不相涉矣。

采之类白，造之则朱。炼为表卫，白里真居。方圆径寸，混而相扶。先天地生，巍巍尊高。旁有垣阙，状似蓬壶。环匝关闭，四通踟蹰。守御固密，阏绝奸邪。曲阁相连，以戒不虞。可以无思，难以愁劳。神气满室，莫之能留。守之者昌，失之者亡。动静休息，常与人俱。

采取鼎中的先天一炁，即是水中金也。金在五行之中其色主白，故云类白。及采得之后，入我身而为丹，丹之色则赫赤而朱矣。何故色朱？火色本赤也。盖以火温养，炼为表里之故。然外虽为朱，里则仍白。真居者，如真人之居于中也。中在何方？即方圆径一寸之地，今之所谓方寸也。径，即近也。方寸之间，混混沌沌似相扶持，而其实中藏之物，乃先天地生，巍巍尊高，无与伦比者也。《道德经》云："有物混成，先天地生，独立而不改，周行而不殆，可以为天下母。"此即先天地生巍巍尊高之意。旁则似有垣阙，其状好似蓬壶，回环周匝，关闭四通，均须踟蹰。

垣，墙垣也；阙，宫阙也；蓬壶者，外丹地元术有蓬壶等物，此处亦可形容坤鼎四周景象；踟蹰，谓房室相连之状。或谓：阁旁小室，亦曰踟蹰。注家有以行走徘徊、不进不退为说者，于本文之义不合。

守御更当固密，尤宜阏绝奸邪。阏，遏也；奸邪，即不明道之门外汉也。曲阁相通，以戒不虞，或指一时恐有奸人入内，修丹者可以随时见机走避，以防万一也。盖谓虽以环匝关闭，四通踟蹰，守御固密，阏绝奸邪矣，犹恐万一有不测之事发生耳。谨之至，慎之至也！可以无思，难以愁劳，又指内养之事矣。然而神气满室，莫之能留者，盖不知守之者昌，失之者亡，动静休息，常与人俱之道理耳。

勤而行之，夙夜不休。伏食三载，轻举远游。跨火不焦，入水不濡。能存能亡，长乐无忧。道成德就，潜伏俟时。太乙乃召，移居中州。功满上升，膺箓受图。

辛勤而行之，昼夜不休，至诚无息也。此节指道成上升，功行圆满之时。本文颇显，不必细解。

伏食三载，即后代丹经所谓三年乳哺也。知几子谓："伏食者，乃伏先天真炁，非指天元神丹。"太乙者，指天上至尊之神，即玉皇也。

道术是非章 第十五

是非历藏法，内视有所思。履斗步罡宿，六甲次日辰。阴道厌九一，浊乱弄元胞。食气鸣肠胃，吐正吸外邪。昼夜不卧寐，晦朔未尝休。身体日疲倦，恍惚状若痴。百脉鼎沸驰，不得清澄居。累土立坛宇，朝暮敬祭祀。鬼物见形象，梦寐感慨之。心欢而意悦，自谓必延期。遽以夭命死，腐露其形骸。举措辄有违，悖逆失枢机。诸术甚众多，千条有万余。前却违黄老，曲折戾九都。明者省厥旨，旷然知所由。

内视有所思者，此言存想。履斗步罡宿，六甲次日辰者，陆云此法无考。陶云："即选时日以行子午也。"

阴道厌九一者，此言采战。九一，即九浅一深。陶云："分上、中、下三峰，采人精气，托号泥水金丹也。"《玉房秘诀》云："凡施泻之后，当取女气以自补复，建九者，内息九也；厌一者，以左手杀阴下，还精复液也；施泻，即施泄；内息，即纳息。"厌一，即压一；杀阴下，即用手指紧按阴窍穴，此穴在肛门之前，阴囊之后。

浊乱弄元胞者，即服紫河车也。食气鸣肠胃，吐正吸外邪者，此言吐纳。

昼夜不卧寐，晦朔未尝休；身体日疲倦，恍惚状若痴；百脉鼎沸驰，不得清澄居。此皆今之炼魔法。

累土立坛宇，朝暮敬祭祀；鬼物见形象，梦寐感慨之；心欢而意悦，自谓必延期；遽以夭命死，腐露其形骸。此皆汉武祷祀之法。

前却违黄老，曲折戾九都者，前却曲折，皆做功夫之姿势，违背黄帝、老子之道。《玉房秘诀》云："今陈八事，其法备悉，伸缩俯仰，前却屈折，帝审行之，慎莫违失。"戾，亦违背之意。九都，诸家皆谓九幽、酆都。道藏清字号《张真人金石灵砂论》中《黑铅篇》引《九都丹经》云："修炼九光神丹，将铅抽作，千变万化，不失常性，惟铅与汞。"据此可知，九都乃书名。戾九都，众谓获戾于九幽、酆都，其实非是，乃指古有《九都》仙经，谓曲折的姿势，不合古时《九都》仙经也。

按："戾九都"三字，以前从未有人解出，乃吾师撄宁夫子独到之见，可谓别具只眼者。

按：此章辟一切旁门外道，不合魏公之法者也。

二八弦气章 第十六

偃月作鼎炉，白虎为熬枢。汞日为流珠，青龙与之俱。举东以合西，魂魄自相拘。上弦兑数八，下弦艮亦八。两弦合其精，乾坤体乃成。二八应一斤，易道正不倾。

偃月者，仰而倒曰偃。半弦之月，其形半偃，名曰偃月。此处以象坎卦也。前文有：坎戊月精。

鼎炉，一物也。或云二物，鼎指乾，炉指坤。鼎炉者，谓鼎下之炉也。

白虎，即炉中应时产生之先天炁也。熬者，以火烧物曰熬。枢，动机也，此即指炉中暖气发动之机。

流珠者，丹经中水银名汞，以象我家之真精，水银、真精皆流动，如珠走盘而不定，故曰流珠。

青龙者，五行汞为木，木属青龙，即我家之真火。其实青龙、流珠一物也。

东家者，青龙、汞、木，皆在东方，道书云：东方甲乙木。故我家为东家。西邻者，白虎、铅、金，皆在西方，道书云：西方庚辛金。故彼为西邻。

魂魄相拘者，《悟真》云：但将地魄擒朱汞，自有天魂制水金。即魂魄相拘意。

乾坤体，即圣胎。

上下弦者，此上下弦有两种解释：一专指坤炉之中前半月、后半月，前金后水，进阳火，退阴符而言；一谓上弦兑是少女，下弦艮是少男，上弦、下弦乃指彼我而言。

以偃月作为鼎炉，鼎炉之中有白虎，以为熬枢。离之汞日，名曰流珠。流珠之中，常有青龙与之相俱，故举我东家，以合彼西邻，则乾之天魂，与坤之地魄，自相拘恋。

夫以太阴月象论，自朔旦至初八是乃上弦兑数之八日，自既望至二十三，是乃下弦艮数之八日，上下两弦，共合其精，乾坤之体，于是乃成。而上八下八,二八十六，正应一斤之数，则大易日月相交之道，合乎中正而不倾颓矣。

金火含受章第十七

金入于猛火，色不夺精光。自开辟以来，日月不亏明。金不失其重，日月形如常。金本从日生，朔旦受日符。金返归其母，月晦日相包。隐藏其匡廓，沉沦于洞虚。金复其故性，威光鼎乃熺。

朔旦，即初一也；日符，即太阳光；金返归其母，金即月魂月光，母即母家，指月体当晦之时，好像月中的金性已离月他往，所以光重现说返归其母；鼎，指坤鼎；熺，谓光明貌。

金放在猛火中锻炼，其精光之色，不为火所夺去，只有愈炼而愈精光。自从开辟到今，太阳太阴，仍是如此，不亏其本体之光明，所以金则不失其重量。日月之形，依旧如常。

夫月体为水，就是月魄；月光为金，就是月魂。然而月光月魂，却是得到太阳光的反射而生出，所以说金本从日生。朔旦受到日符，月中的金性，正如重返归到母家来了。当月晦之日，月中的光明被日体相包，隐藏在太阳的匡廓之中，沉沦于洞然虚空之际，日月合璧，所以一点也看不出来，然而并不是没有，乃是隐藏在里边而不现。若等到朔旦为复、三日生明之后，则月中之金光又复其故性矣。于是威光之鼎，乃熹然而炽盛，可以供离家之采取矣。

或又云："金复其故性者，乃金来归性初，是取坎填离之意。威光鼎，指离非指坎也。"但与《参同契》本文似不甚相合，至道理亦可相通。

二土全功章 第十八

> 子午数合三，戊己数居五。三五既和谐，八石正纲纪。土游于四季，守界定规矩。呼吸相含育，伫息为夫妇。黄土金之父，流珠水之子。水以土为鬼，土填水不起。朱雀为火精，执平调胜负。水盛火消灭，俱死归厚土。三性既会合，本性共宗祖。

子为坎水，其数一，即天一生水；午为离火，其数二，即地二生火。一加二合为三。戊为坎土，己为离土，数居五，即天五生土。合子午之三，与戊己之五，三五既得和谐，即水火土三者调和之意也。而三与五为八，正如外丹中八石之得正纲纪也。

八石，乃外丹炉火中所用者。有二说：一说即朱砂、雄黄、雌黄、硫黄、空青、云母、硝石、戎盐（即青盐）为八石；另一说则将云母、硝石、戎盐改硼石、胆矾、信石，其余五种不变。

八石正纲纪者，等于下文"土游于四季，守界定规矩"之意。土既是喻言，则八石亦未尝不是喻言。盖中央之气，既已和谐，因此八方之气，亦各正其位矣。

夫土为人身之真意，故在彼为戊，在我为己。四季在一年为春、夏、秋、冬，在五行为水、火、木、金，在人身为精、神、魂、魄也。

游于四季者，犹真意周流乎一身精神魂魄（水、火、木、金；冬、夏、春、秋）之中，倘将真意收在戊己之中宫，守其界限，定其规矩。

守界定规矩，上阳子谓："东有氐土，能守青龙之界；西有胃土，能规白虎之威；南有柳土，能矩离火之户；北有女土，能定坎水之门。"

呼吸顺自然之真息，绵绵若存，由粗入细，驯至神依息而凝，息恋神而住。一收一放，呼吸调和，摄取外来真一之炁，入吾戊己之宫，与我久积阴精，两相含育，而精神魂魄，亦归于中。呼吸渐次伫定，阴阳结合，成为夫妇矣。

然何以能如此哉？盖黄土为坎中之戊，戊土为先天乾金。先天乾金生于戊之中，故黄土为土之父（土生金也）。流珠为离家木汞，木汞生于水，故为水之子；而土能克水，故水则以土为鬼。

克我者为鬼，《悟真》云："真土擒真铅，真铅制真汞；铅汞归真土，身心寂不动。"鬼，即归之意。木为水子，自亦从母而归土矣。水木俱于土，则土势太盛矣。土势太盛则水无所用，故土填水不能起。然五行阴阳，当以调和为贵，不可有太过不及。今土势太过矣，故须以朱雀之火精，执其平衡，以调其胜负。

按：调和铅汞要成丹，大小无伤两国全。大国指坎，小国指离。

夫朱雀火精，在人为心神，即以心君之神火，下照于水土泛滥之处（水土泛滥，即喻一身之浊阴太盛，而致气机不运，或生痞胀等症）。于是乎火为水灭，水不泛滥，水火调和，阴阳既济，而俱归于中宫之厚土（此节当参看外丹书），则水、火、土之三性，俱归而合一。于是乎知本来之原性，实共一宗祖也。

金丹妙用章 第十九

巨胜尚延年，还丹可入口。金性不败朽，故为万物宝。术士服食之，寿命得长久。金砂入五内，雾散若风雨。熏蒸达四肢，颜色悦泽好。发白皆变黑，齿落生旧所。老翁复丁壮，耆妪成姹女。改形免世厄，号之曰真人。

此节言效验，本文已显，不必再解。惟“老翁复丁壮，耆妪成姹女”一节颇堪研究，今遂略作探讨。

老翁、耆妪者，古人七十岁曰老，六十岁曰耆；丁壮者，汉朝法制，男子满二十岁为丁；姹女即少女之意。

耆妪用何种方法可以变为少女，所有数十家《参同契》注解皆不言及于此。或谓是服食外丹所致，然《参同契》第二十章有云：“欲作服食仙，宜以同类者。”炉火烧炼之外丹，非人之同类，窃恐不合《参同契》本意。

除去炉火烧炼之外丹，则本章所谓“金砂入五内，熏蒸达四肢”者，金砂果为何物乎？陆先生《测疏本·内以养己第十三章》注解中有云：“果能收视返听，闭口勿谈，则心息相依，神炁相守，自然打成一片。而和顺积中，英华外鬯矣。故曰黄中渐通理，润泽达肌肤。不言老翁丁壮，耆妪成姹者何？非阳丹故也。”可知陆先生之意，认金砂为阳丹。

然则阳丹又是何物？陆先生又引上阳子之言曰：“一者坎之中爻也。一之为妙，非师莫传。世人不知一者掩蔽之妙，执言内炼可以成道，而独修孤阴一物。至论药自外来，又认为房中采战之术，岂不误哉？”据此，可知陆先生所谓阳丹者，即坎卦之中爻。

夫坎卦之阳丹既已具足，果能保守此中爻之一而炼养之，留为自用，则可以成己。若以其有余者，转而布施与人，又可以利人，岂不两全其美乎？

若问坎卦中爻之一从何而来，则仍从乾卦而来，盖乾坤二卦，彼此以中爻互换之后，乾方变而为离，坤方变而为坎。乾不与坤交，虽破体之后，不能算是离卦，纵到衰老，只可算是残缺不完之乾卦而已。坤不与乾交，虽二七之期已过，不能算是坎卦，至老仍是坤卦。

同类相从章 第二十

胡粉投火中，色坏还为铅。冰雪得温汤，解释成太玄。丹以砂为主，禀和于水银。变化由其真，终始自相因。欲作服食仙，宜以同类者。

胡粉，铅所造之粉也。若投入火中熔化，色虽变坏，还复凝结为铅。冰雪已成为质，若得温汤解释，仍然化为太玄。太玄者，水也。盖谓理有其本性，总可还元。

丹，或作金。夫金者，铅也，炁也，坎中之戊，阴中阳也；砂者，汞也，神也，离中之己，阳中阴也。铅之所以能来者，必须以汞迎之。铅外来是为客，汞在内是为主。铅以汞为主，即金以砂为主也。

禀，或作面。水银，则玉池金鼎也，彼此两家均有之，在彼家或称神水，有时则直称之为水银，如《悟真篇》谓“玉池先下水中银”；在我家有时亦或以汞名之，惟有真汞假汞之分。此所谓禀和于水银者，当是真汞。真汞神水，盖能调和阴阳者。故云：禀和于水银。

金砂之所以能变化者，由其有神水与真汞也。然此神水、真汞究是何物?则只能意会，难以言宣。盖称神称真，均是微妙而不可测者。是在学者于恍惚杳冥中去领悟之耳。若能悟得此真，则知始终，终始皆须相因此真而成变化，故知欲作服食之仙，宜以阴阳之同类为之。

植禾当以黍，覆鸡用其卵。以类辅自然，物成易陶冶。鱼目岂为珠，蓬蒿不成檟。类同者相从，事乖不成宝。是以燕雀不生凤，狐兔不乳马，水流不炎上，火动不润下。

此篇无甚深意，不必细解。

背道迷真章 第二十一

世间多学士，高妙负良才。邂逅不遭遇，耗火亡资财。据按依文说，妄以意为之。端绪无因缘，度量失操持。捣治羌石胆，云母及礜磁。硫黄烧豫章，泥汞相炼飞（一作治）。鼓铸五石铜，以之为辅枢。杂性不同类，安肯合体居。千举必万败，欲黠反成痴。侥幸讫不遇，圣人独知之。稚年至白首，中道生狐疑。背道守迷路，出正入邪蹊。管窥不广见，难以揆方来。

邂逅，即不期而遇，邂逅不遭遇者，即言未能不期而遇真师传授炼丹正法；耗火亡资财者，言白费炉火烧炼之资，而无所得；端绪无因缘者，言对于丹法之首尾始末，无因缘而知；度量失操持者，言度数之长短，剂量之轻重，亦没有把握。

羌石胆，即胆矾，此物产于西羌。礜磁者，礜，音遇，即砒石之类；磁，即磁石。豫章者，木名，用以烧火炼药，如用桑柴火之意。泥汞者，泥如六一泥之类，汞即朱砂中炼出之水银，泥汞即泥包水银也。五石铜，即以五色石和入铜内，铸各种器具，取其美观，汉时颇为风行。

欲黠反成痴，即弄巧反成拙之意；侥幸讫不遇，即妄想非分，终无所遇。

三圣前识章 第二十二

若夫至圣，不过伏羲，始画八卦，效法天地。文王帝之宗，循而演爻（一作象）辞。夫子庶圣雄，十翼以辅之。三君天所挺，叠兴更遇时。优劣有步骤，功德不相殊。制作有所踵，推度审分铢。有形易忖量，无兆难虑谋。作事令可法，为世定此书。素无前识资，因师觉悟之。皓若褰帷帐，瞋目登高台。《火记》不虚作，演易以明之。《火记》六百篇，所趣等不殊。文字郑重说，世人不熟思。寻度其源流，幽明本共居。窃为贤者谈，曷敢轻为书。若遂结舌喑，绝道获罪诛。写情著竹帛，又恐泄天符。犹豫增叹息，俯仰辄思虑。陶冶有法度，未忍悉陈敷。略述其纲纪，枝叶（一作条）见扶疏。

庶圣雄者，在众圣中为最杰出者；天所挺者，即天之所特产也。

优劣有步骤，制作有所踵等六句，言作《参同契》之由来。

皓若褰帷帐者，皓然若褰开帷帐，忽觉一室生明。言因遇师觉悟之后，彻底明白矣。

瞋目登高台者，张开两目，登在高台上，则一览无余，远近皆见矣。

《火记》者，丹经也。六百篇者，谓古有《火记》六百篇。此喻言也，非实有此数。存存子说：“《火记》演于易卦，六百篇，十个月之候，朝屯暮蒙，一月六十卦，十月六百卦，卦相同，较以六百，篇篇相似。”

幽明本共居者，言显明之法，即有隐秘之玄机。

金火铢两章 第二十三

以金为堤防，水入乃优游。金计有十五，水数亦如之。临炉定铢两，五分水有余。二者以为真，金重如本初。其三遂不入，火二与之俱。三物相含受，变化状若神。

以金为堤防者，金，即铅也；堤防，即筑土以制水也。铅能防汞，使汞不飞也。

水入乃优游者，谓庚金所生之壬水也。此皆指彼鼎中之物。盖金者刚气，太刚必折，故须得柔和之水气相并入内，乃得优游而闲暇，从容而不迫。

金计十五者，悟元子谓：“先天真金自一阳复，而渐至于纯全，圆陀陀，光灼灼，通幽达明，如十五之月，光辉盈轮，无处不照。”取数为十五，此金之本数也。有一分金，即生一分水；有十分金，即生十分水。如月十六，一阴潜生，至三十日，光辉尽消，复为黑体，取数亦为十五。故曰：水数亦如之。此言人身之中，阴阳必须平均也。

然临炉以定铢两，则金数虽是十五，水数则不得用十五，非但不得用十五，即五分之水，已为有余。何以故？盖金为先天之金，其初生一二分之水，有水之气而无水之形，谓之先天真一之壬水。因其接近乎先天之金，故此水至真。是曰：二者亦为真。惟真金能生真水，亦惟真水能生真金。真者不增不减，不败不坏，故金之重如本初。

虽然假者亦真之所化，真者即假之还元。真金生水，在一二分之际，则有气无形，恍惚杳冥，此为壬水。若渐到三分，则气已化液，落于后天，即为癸水矣。癸水气浊，不可入也。故云：其三遂不入。

夫当壬水生到二分之际，既知其为真，则亟须以丙火二分与气相俱。然后金水与火，三物在鼎炉之间，互相含受，其变化之状自尔若神矣。丙火，即真汞也。与之俱者，即运汞迎铅，凝神入气穴之法也。

下有太阳气，伏蒸须臾间。先液而后凝，号曰黄舆焉。岁月将欲讫，毁性伤寿年。

上文三物既相含受，变化状已如神，然终须赖有太阳之气，伏蒸于下，方能须臾之间熏腾，由河车载而逼之上升。当其升之时也，先是液体，及其继也，降下而至丹田，乃凝而为丹，号之曰黄舆。所以名黄舆者，因其上升之时，兀兀腾腾，如车舆行于黄道之上也。陆云："此明以汞求铅之义。"

太阳气，离宫火也。须臾间，一时半刻也。作丹之法，乘其爻动之期，运一点真汞以迎之（按：运汞迎铅，须先将汞炼好，炼汞即炼己之神也），则火蒸水沸，其金丹随水而上矣。尔其贯尾闾，上泥丸，下重楼，入紫庭。先则气化为液，而有醍醐甘露之名；后则液凝为丹，乃有黄舆之号。黄舆者，以其循河车而逆上，行于黄道之中，如车舆然，故以名之。到此则金公归舍，还丹始成。

岁月者，攒年成月，攒月成日，攒日成时。而一时之中，分为三符，求铅之候只用一符。所以如此之速者，知止足也。故攒簇之岁月欲讫之时，不能持盈守满。忽尔姹女逃亡，是谓毁性。金汞归性，性即毁矣。

金液何附？所谓藏锋之火，祸发必克，年寿之伤，无足异者。

形体为灰土，状若明窗尘。捣合并治之，驰入赤色门。固塞其际会，务令致完坚。炎火张于下，昼夜声正勤。始文使可修，终竟武乃陈。候视加谨慎，审察调寒温。周旋十二节，节尽更须亲。气索命将绝，休死亡魂魄。色转更为紫，赫然成还丹。粉提以一丸，刀圭最为神。

灰土，外丹中名目；尘，因日光而显。

形体乃渣浊的东西，是后天，终须为灰，为土。惟其状若明窗之尘，光明而有耀，为先天之炁也。此炁能生金生水，伏铅伏汞。若捣合而并治之，即驰入赤色之门。

捣合，即阴阳交合也；赤色门，即种入乾家交感宫之意，因乾为火赤故也。又曰赤色门，离宫也，亦通。

驰入之后，即当固塞其交际会合之窍，务令它完固坚凝。然欲如此，必须使炎火伏蒸于下，亦即神光下照之意。

炎火者，或云离宫火，即太阳气伏蒸之意。如此，方能使气水上腾。朝暮如此，则昼夜有河车转运之声，似极辛勤。盖始则用文以修之，恍惚杳冥，混混沌沌也；终则以武而锻炼，载金上升，驱逐阴邪也。

文武者，文武火也。陆云："文火为先天，武火即固际、守御等火。"如此一文一武，即所谓一爻刚兮一爻柔也。

候视加谨慎者，防临炉时走丹也。即依时加减定浮沉，进火须防危甚之意。审察调寒温者，即审察自己之精神气血，有否太过不及之处。若觉其人体肥多湿，阴盛阳衰者，当以武火锻炼，即专气存神，使浊阴气化为清阳也；若或体瘦多火，阳亢阴虚者，当以文火温养为重。如何温养？即致柔守静，使亢阳化为和阴也。

阴化为阳，为调其寒；阳化为阴，为调其温。此之谓调寒温。又养丹之时，须要念不可起，念起则火燥；意不可散，意散则火寒。此亦是调寒温。又性功主养，属阴，而阴性寒；命功主炼，属阳，而阳性温。性命双修，阴阳互济，是亦是调寒温之例。

十二节者，即卦节也。由复而剥，由剥而复，阴极则阳，阳极则阴，六阴六阳，循环周流，终而复始，故曰节尽更须亲。

此循环之道无端，丹道、人道、天道、地道、一年、一月、一日、一时均不能外，此卦节之周旋也。是以神气索然，命似将绝，休息而死，亡其魂魄矣。

索，尽也；休死，当作体死。

不料绝后重苏，大死再活。且道貌盎然，色更转而为紫，赫然成为还丹矣。

紫者，戊土为灰色，己土为紫色。紫为木火，合色青与赤也。有道之人必有紫色，故道祖过函谷，文始真人望见有紫气东来矣。

提者，以甲撮物曰提也；刀圭者，十分之一方寸匕也。粉提刀圭者，小而少也。言还丹虽是至微至小，而其用至神，故曰最为神。

水火情性章 第二十四

推演五行数，较约而不繁。举水以激火，奄然灭光明。日月相薄蚀，常在晦朔间。水盛坎侵阳，火衰离昼昏，阴阳相饮食，交感道自然。名者以定情，字者缘性言。金来归性初，乃得称还丹。

因炼丹与五行甚有关系，故须推演五行之数理，即推演五行生成之数。然其数理亦极较约而并不繁，不过举彼铅水，以激我汞火，则能奄然消灭我汞火妄动之光明。

水者，铅水也，即彼之真水，当于杳冥中求之。火者，汞火也，即我之欲火。然光明的本性，并非永灭也，亦不过如日月之互相薄蚀，常在晦朔间合符之时，暂时淹灭耳。若到初三之后，则重复光明，金复其故性矣。

薄，迫近之义；蚀者，日蚀月蚀也（日蚀大抵总在初一日，因日月立在同一条线上；月蚀总在望日，因日、月、地球三者同立在一条线上）。是以水盛者，则坎宫之水必来侵阳；火衰，则离日之光必致昼昏。盖阴阳相射之道，如彼此互相饮食，其交感之道实自然而然也。

名字者，本为一人有名有字，名属于情，字属于性。寂然不动，曰性；感而遂通，曰情。名者定情，离欲求坎；字者缘性，坎愿嫁离。无名，天地之始；有名，万物之母。名者，以定彼情之动。字者，则缘我性而言。仇注：一说古人缔婚有纳彩问名，女子许嫁，则笄而加字。名者，以定情，男求婚于女也，此喻以性摄情；字者以性言，女作配于男也，此喻情来合性。借婚姻之事，以喻阴阳交感之道，名字皆就女家言。以相对而论到，彼为金情，我为木性，彼之金情，来归我之木性。《西游演义》谓："金来归性还同类，木去求情亦等伦。"

性初者，谓我原初之木性，本与金合，及情窦既开之后，乾金方破而为离。今仍得彼之金情，来还我原初之木性，故为归性初。金木既合，返本还原，故称还丹。

古今道一章 第二十五

吾不敢虚说，仿效古人文。古记题龙虎，黄帝美金华。淮南炼秋石，玉阳嘉黄芽。贤者能持行，不肖无与俱。古今道由一，对谈吐所谋。学者加勉力，留念深思惟。至要言甚露，昭昭不我欺。

古题龙虎记者，真一子彭晓《周易参同契通真义·序》中言魏伯阳真人得古文《龙虎经》，尽获妙旨，乃约《周易》撰《参同契》三篇。愚按：今世所传《龙虎上经》题轩辕黄帝著，其作用是讲神丹，其文义颇有几分类似《参同契》，是否魏真人当日见之《龙虎经》虽未敢断定，若竟谓《龙虎经》是后人伪作，亦无确据，存而不论可也。

金华者，兑也；秋石者，艮也；黄芽者，水火二者相合而生成者也。淮南王，汉刘安，厉王之子，封于淮南，因号淮南王。性好道，感八公授道。王弃位，随八公往寿州修炼，丹成而去，今八公山现在。玉阳，或作王阳，汉时有益州刺史，常好道，以作金救人，故阳贵此，立号黄芽，但此均外丹名也。

乾坤精气章 第二十六

乾刚坤柔，配合相包。阳禀阴受，雄雌相须。偕以造化，精气乃舒。

此章即乾坤为鼎器，坎离为药物之意。

乾是天，坤是地；乾是男，坤是女；乾是刚，坤是柔；乾是阳，坤是阴。天地配合，即是男女配合；男女配合，即是刚柔配合；刚柔配合，即是阴阳配合。

相包者，天之形包乎地外，而天之气入乎地中。入乎地中是地包天，故曰相包。至世间男女之交合，其象亦仿佛如此。盖总不外乎阳则禀与（即上文“雄阳播玄施”意），阴则接受（即上文“雌阴统黄化”意），一雄一雌，彼此之相须耳。

相须，即相交往之意，上文有“此两孔穴法，金气亦相须”。然徒然相须不生作用，必须合以太空中先天一炁为造化之本，然后阳之精、阴之气，乃得舒畅而流行。

按：先天一炁为造化之本，不特逆则生仙之出世法须此物来，即顺则生人之世间法，亦须此物来。但此物不能目睹，非人力所能谋而致之，只在阴阳相交，一呼一吸，则此物自在不知不觉有意无意中摄受得来，至为神妙不可测者。今科学家谓此物为原始之电子。而佛家论生人之道，则曰凭父精母血与前生之识神（即灵魂）三者交相和合而成。

又按：父精母血相合者，即雄雌相须也；与前生之识神者，即偕以造化也。

又李文烛注：“雌雄相须，乃物性之自然，但坤中造化未到，虽合不成胎；必待先生造化将至，然后元精流布，因气抱神而胎始凝焉。”

又知几子注：“癸水到后六十时辰，坎宫机动，即其造化也，布种结丹在此时，采药成丹亦在此时。”

又陆西星注曰：“朱子谓：阴精阳气聚而成物。”盖精者，阳中之阴气者。阴中之阳精，先至而气后来，则阳包阴，而成女；气先倡而阴后随，则阴裹阳，而成男。

又《易》曰：“精气为物，游魂为变，故知鬼神之状。”夫为物则鬼也，为变则神也。上阳子曰：“为物者，顺行而生人生物也；为变者，逆用而成仙成佛也。”

坎离冠首，光耀垂敷。玄冥难测，不可画图。圣人揆度，参序立基。

坎为月，离为日，不曰离坎，而曰坎离者，日月交光，颠倒而为月日也。以天地为乾坤，则以日月为坎离；以男女为乾坤，则以精（阳中阴也）气（阴中阳也）为坎离。天地为体，若无日月，不生作用，必须藉日月，冠首光耀，交垂而敷布，方能生人与生万物；男女为体，若无精气，亦不生作用，必须藉气精冠首，雄雌相须。其理亦同日月之光耀交垂敷布。然后顺而行之，则为世间之生男育女；逆而用之，则为出世之作祖成仙。

然其生之原，却是空洞无凭，玄冥难测，不可以画图形容之。惟圣人能揆度其本元，知其配合交光之理，参其次序，知其往来消息之时，于是用之，而立为丹基。

立基者，一作元基，一作元模，今从朱本。

又知几子云：“玄冥属坎宫水位，此指先天真一之炁。”李注：“玄冥内藏，有气无质，恍惚杳冥，乌从摹写其形似哉？”

四者混沌，径入虚无。余六十卦，张布为舆。龙马就驾，明君御时。

四者，乾、坤、坎、离也。乾为男，坤为女，坎为阴中阳精，离为阳中阴精。混沌者，坎离交媾时之景象也。

乾坤本不能混沌，藉坎离之交，于是乾坤亦随之而混沌。既混沌矣，自不知不觉，而径入乎虚无。夫丹道合乎易道，易道有六十四卦，丹道亦然。今除去乾、坤、坎、离四卦为体为用外，余之六十卦，则张布以为车舆。

舆，或云坤为大舆，或云以为周天火候。因舆之辐有三十,一月亦三十日，故曰为舆。

然后龙马则就而驾之，明君则以时御之。龙马皆乾家之物，盖龙为阳物，《周易》谓之能潜能现，能耀能飞，能进能退，能屈能伸。

又云乾为龙为马，明君则我之心神也。以我之心神，驾我之龙马，而御彼之坤舆，必须依时消息，随彼六十卦气次序自然之变化，不容预存成见于胸中也。

又，或作六十卦，用乾坤配合，等于龙马之御车舆，或云龙马负图而出，盖瑞物亦灵物也，明君则圣君也。修丹之道，既当如龙马之就驾，又当如明君之御时也。

和则随从，路平不邪。邪道险阻，倾危国家。

驾驭之法，当以和为贵。然则如之何为和？即以我之心神，调和我之龙马，然后就而驾彼之车舆。则彼之车舆，自然随我之龙马，而从我心之所欲。如行在大路上，平而不陂，坦荡舒适，我心神自然宽和畅快矣。

李文烛注："御鼎（鼎即指坤舆）以和为贵，和则上下之情得以相通，上随下之所好，下从上之所命，斯得心而应手矣。"知几子云："和有二义，一是情意协和，一是水火调和。"协情意，须养鼎有恩；调水火须炼已纯熟。此平易中正之大道也，舍正道而涉旁门，佳兵轻敌，小人得之轻命矣。若行于邪道，而不以和平为贵，则险阻横生，必致倾危国家而丧失生命也。国家，即喻一身也。

入室休咎章 第二十七

君子居其室，出言其善，则千里之外应之，谓万乘之主，处九重之室，发号施令，顺阴阳节，藏器待时，勿违卦日。

陶注："此《易传》释鹤鸣子和之词。"《易》曰："同声相应。"又曰："鹤鸣在阴，其子和之。"引之以明入室火候。亦有母气先倡，子气后和之意。《易》曰："君子居其室，出其言善，则千里之外应之，况其迩者乎！"谓感应之道，虽远能通，何况在近？

按：出其言善，千里之外应之，尚恐别有用意。泥丸翁云"言语不通非眷属"，与此节恐有关系。

今炼丹之君子，在丹房中临炉，犹万乘之主处九重之室，其驱龙就虎，发运汞迎铅之号，施进退屈伸之令，宜如大帅用兵，必须老成持重，务要顺阴阳之卦节，沉机观变，不可孟浪轻举，致败乃公事也。所以藏器待时，能勿违值卦之日（或云卦月勿违卦日，诸家没有定论，再当请教，详细讨论），是为至要。

万乘之主，至尊也；九重之室，至尊所居之处也。

器，济一、知几均谓即鼎器也。惟济一则言此器是先天鼎；知几则谓是后天炉药之鼎。故云：每鼎月凡六候，欲行火六十卦，恐轩辕九鼎（此以轩辕之九鼎，亦指人元之鼎）犹未为敷，况有潮汐同期者？朝暮两度，未必金水适均，则藏器非大有力者不能也。是云鼎器要多也。

屯以子申，蒙用寅戌。六十卦用，各自有日。聊陈两象，未能究悉。

接上言，弗违卦日，卦日又作卦月。但卦日一日两卦，一月六十卦。卦月，则一日一爻，一月五卦，一年六十卦。

总之，卦爻可以活用，由小至大，则一时可推一日，一日可推一月，一月可推一年。由大返小，则一年可推一月，一月可推一日，一日可推一时。由小至大，谓之推广；由大返小，谓之攒簇。盖时间问题，本来可以伸长，可以缩短，万劫即刹那，刹那即万劫。达者皆可随时运用，心领神会。

今若按卦而言，则屯䷂乃坎震合卦，坎为水，震为雷，雷在水中，阳动于阴中也。屯以子申者，坎在子为水，水生于申，旺于子，阳气至子而升，阳用事也。蒙䷃乃艮坎合卦，艮为山，坎为水，水在山下，阳气止于阴中也。蒙用寅戌者，艮在寅藏火。火生于寅，库于戌，阳气至戌而藏，阴用事也。屯主生阳，蒙主养阳，修丹之道，藏器于身，待时而用

按：以上均悟元子语。其所谓藏器者，指炼已筑基言。器，则斗柄也。所谓待时者，或指待坎宫爻动而言，故云雷动水中。

当进阳而阴中返阳以进火，当阳足而阳中运阴以退火。此阳中运阴，是休息之意。盖阳足者，阳盛极矣。盛极必衰，阴气自然来承，来承之时，刚返为柔，直返为曲，伸返为屈，不能再进火矣。自当休息致柔，以天一真水养之。如炼铁然，进阳火，譬如将铁放在火中猛锻，及锻得通红，则取出，向水中一浸，即是退火，亦叫阴符。如此一烧一浸，火水交炼，经过几次后，结果自能炼成纯钢，丹道亦是此意。如蒙阳止阴中也，即谓阳在阴中自然缩小也。

六十卦用，即屯、蒙、需、讼、师、比、小畜、履、泰、否、同人、大有、谦、豫、随、蛊、临、观、噬嗑、贲、剥、复、无妄、大畜、颐、大过、咸、恒、遁、大壮、晋、明夷、家人、睽、蹇、解、损、益、夬、姤、萃、升、困、井、革、鼎、震、艮、渐、归妹、丰、旅、巽、兑、涣、节、中孚、小过、既济、未济。以日算，则一日两卦，一月六十卦。以月算，则五日一卦，一月六卦，一年六十卦。照卦次序，依次挨排，故云各自有日。

聊呈两象，未能究悉者，盖谓这个卦气乃是自然经过的历程，只要顺时听天，依法行功，则身中的阴阳变化，营卫升降，自然会暗合六十个卦气。不必

一定要去细细推求，徒费笔墨唇舌，倘若愿意去研究它，可去观《周易》六十卦的象爻可也，兹不赘述。

在义设刑，当仁施德。按历法令，至诚专密。谨候日辰，审察消息。

在义设刑，就是用武火封固之法，严密谨守，静养浩气，使刚大充塞乎天地，则邪魔鬼怪不敢相乘，杂念游思消除净尽。好像用一种严肃威猛的手段、大义凛然的设刑罚折摄群小（即六根六尘之类），使群小不敢弄权，一听主君（即心君）号令。

当仁施德，就是当鼎中阳气发生的时候，宜应时采取。采取之法，当优游闲暇，从容不迫，则鼎中仁德，自然柔软布施；坎宫铅气，不劳你去如何用心，它自会输送过来。这便是当施仁德，属外药，坎离两方面事。在义设刑，属内药，离卦一方面事。

按历法令，至诚专密，即顺阴阳之自然，不可妄用心机，只要至诚不息，专心严密，则丹道之运用，自合一年春夏秋冬四季之升降。

谨候日辰者，谨候坎宫爻动之日辰也；审察消息者，审察坎宫爻动之消息也。盖消者亏也，息者为盈也。

知几子注："六时退符，此在义也；六时进火，此当仁也。进火用阳金，以发生为德；退符用阴水，以收敛为刑。金水得宜，则顺而成吉；金水误用，则逆而成凶。故当按历法令，至诚专密，以候爻动之日辰，以察火符之消息。"

陶云："按历者，按历数以排火候；法令者，法时令以还抽添。"

纤芥不正，悔吝为贼。二至改度，乖错委曲。隆冬大暑，盛夏霰雪。二分纵横，不应刻漏。风雨不节，水旱相伐。蝗虫涌沸，山崩地裂。天见其怪，群异旁出。

纤芥，即一些；悔，不当也；吝，啬滞也；二至，冬至夏至也。冬至一阳生，子时宜进阳；夏至一阴生，午时宜退阴。此言人身之冬夏二至，譬喻也。

改度，即应进火而反退符，应退符而反进火。

隆冬大暑者，以比适在阳足之时，正宜运用阴符，以退火性，然后可以保藏真精，坚固不泄。今乃不然，反恣情纵欲，以竭其精，使阳气亢甚，而外强中干。

盛夏霰雪者，以比阴寒适盛之时，正宜进以阳火，代其阴精。今乃反盖以阴寒，使浊邪更甚，如此则安能望育婴儿而结圣胎哉?

二分，春分秋分也，亦喻人身之中也。丹家火候，有一日之分至。萧廷芝曰：子时象冬至，阴极阳生；午时象夏至，阳极阴生；卯时象春分，阳中含阴；酉时象秋分，阴中含阳，人身之中各有分至。

纵，直也；纵横者，离坎也，一直一横也。

若有一些不正，即悔吝来为贼害。譬如二至，乖逆差错，而委曲不能顺阴阳之节，于是乎隆冬大暑，万物不得封固闭藏；盛夏霰雪，五谷不得开花结实。二分纵横，不顺自然之节度。故陆潜虚谓之君骄臣佞也，不应刻漏，不能静调呼吸，不肯轻运默举；驯致水溢火燥，多寡不匀，正如风雨之不节，而水旱之相伐。

李文烛云："金水错投，即二至改度；情性不合，即二分纵横。火盛则伤于旱，如蝗虫涌沸；水盛则伤于滥，如山崩地裂。水火不调，阴阳失应，则灾害交作，如日星雷雹之怪异。"如上种种，皆临炉时，不诚不敬之故也。

孝子用心，感动皇极。近出己口，远流殊域。或以招祸，或以致福。或兴太平，或造兵革。四者之来，由乎胸臆。

必当如孝子之用心，光明磊落，爱敬慈仁，至诚无间，纯一不二，自然能感动彼鼎中之皇极（皇极，即喻动爻也）。《易》不云乎，"寂然不动，感而遂通"。是近出己口，尚能远流殊域，盖感应之道使然也。或以招祸，此心之存乎邪也；或以致福，此心之念乎正也；或兴太平，此心之存乎仁也；或造兵革，此心之念乎暴也。潜虚子曰：丧宝为祸，得宝为福；为而不为，曰兴太平；轻敌强战，曰造兵革。四者皆由于心之诚与不诚、正与不正而已。

动静有常，奉其绳墨。四时顺宜，与气相得。刚柔断矣，不相涉入。

五行守界，不妄盈缩。易行周流，屈伸反复。

陆西星说："动静，谓火候之早晚；绳墨为卦爻也；四时为寒、热、温、凉；气谓阴阳二气。早屯为动，暮蒙为静，卦中爻动，有一定之绳墨，如阳极必生阴，阴极必生阳，藏器于身，待时而动，盖丝毫不爽者也。"

知几子解此节则曰："鼎中气机，各有动静，丹家依其常度，当如匠者之奉绳墨，方静而翕也。先调鼎以养其气，及动而辟也，则按候以采其真。按候须乘四时，子寅在朝，宜进阳火，得其金气（癸后半月谓之金，象朔旦至望也），以固内体；申戌在暮，宜退阴符，得其水气（癸前半月谓之水，象既望至月晦也），以培外用。"此四时顺宜之法也。

刚柔断矣，指六候火符，朝以刚为里，里即内体之意，取诸震兑乾（震兑乾，即朔旦至望），用刚而不涉于柔；暮以柔为表（表即外用之意），取诸巽艮坤（巽艮坤即既望至晦），用柔而不涉于刚也。又须五行守界，使两相配当。金水戊土，为坎之界，守之于坎，不使此盈彼缩，而水至于乾。此犯轻狂粗暴阳亢烁阴之病也。木火己土，为离之界，守在于离，不使彼盈此缩，而火至于寒。此乃铅动而汞失应，离家不知按候探求以进阳火也。

易行周流者，即坎离交媾，像日月之运行周流也；屈伸者，阴阳消长之机；反复者，屯蒙颠倒之象。

晦朔合符章 第二十八

晦朔之间，合符行中。混沌鸿蒙，牝牡相从。滋液润泽，玄（一作施）化流通。天地神明，不可度量。利用安身，隐形而藏。

晦朔之间，即日月合璧，乃天地、阴阳两性交会之时。

夫阴阳两性之交会，在人身，则有神气合一；在卦象，则有水火既济；在时日，则亥子之半（亥时阴之终，子时阳之始，半则阴阳交会）；在气运，则曰贞元之会（元亨利贞为四德，元为德之始，贞为德之终。贞下起元，终则复始，是谓贞元之会）。以性情而言，则曰动而未形，有无之间（人性本寂然不动，而静感乎物，遂动而通，曰情动而未形。盖静极将感而动，正在动静之间，亦即有无之间也）。天地于此乎开辟，日月于此乎合璧，人身之阴阳于此乎交会，乃天、地、人之至妙。至妙者，神仙于此时盗其机而作丹，则内真外应，若合符节矣。

混沌鸿蒙者，陆氏云："鼎中氤氲之气也。其时天机已动，阴阳有相求之情，而雄阳播施，雌阴统化，滋液润泽，自相流通，即所谓混沌相交接，权舆树根基也。"知几子注谓："此论鼎上火符，先从晦朔序起者，合璧之后，方有震兑诸候也。"盖晦朔之间，日月并行于天中，是谓合符行中。合符，即合璧也。此时月为日掩，不露其光，自朔以后，方得生明。鼎中癸尽铅生而药苗新苗，候亦如之。

混沌鸿蒙，乃先天真一炁乘此牝牡交接，其气之滋液润泽（陆注：滋液润泽，乃阴阳交会之真景象，一气流通无所不通，如烟、如雾、如露、如电也）者，能施化于吾身，而遍体为之流通矣。

又云："混沌鸿蒙，应指首经元炁；下文始于东北方，指每月初铅。若以此一条就当六候之震庚，在下文为重复。且后天铅生，焉能混混蒙蒙，常如先天炁之淳厚哉。"

夫混沌鸿蒙之炁，乃人身活子时，难以窥测，虽天地鬼神，亦不能度量。故丹士只能静以密俟之。

度量，谓不能以智虑谋。天地鬼神犹不能以智谋，况于人乎？静即诚也，即寂然不动也。既不能以智谋，是只有以诚感。

安身者，安静虚无，炼己待时也；隐藏者，闭塞三宝，韬光养晦也。如是则可以失至静之原而不失乎爻动之机。

又上阳子注："晦、朔、弦、望，一年十二度，天上太阴与太阳合璧，常在晦朔之间。人间少阴，即兑卦也，亦有十二度，以隐形而看经，故混沌鸿蒙之时，经罢而符至也。"

济一子注："隐形看经，这经是不可见之经，故曰隐形看之。此处十二度者，谓女子月事亦是一月一来，一年十二次也。"

按：晦朔之间，若专就先天鼎而论，则必坤之二七十四，两卦气已足，阴气已纯，乃谓之晦然。阴极必生阳，乃造化不易之序。故《内经》云："女子二七而天癸至。"癸至者，即朔也。晦朔之间者，谓二七之期已届，而天癸则在将萌未萌之际。于时乾卦乃与坤卦接触，迎神以入彼气穴，以合其符苗，而共行中央戊己之功，是谓晦朔之间合符行中。此即天人合发，可以采药归壶之时。邵子云："一阳初动处，万物未生时；此际宜得意，其间难下辞。"又曰："冬至子之半，天心无改移；一阳初动处，万物未生时。"

始于东北，箕斗之乡。旋而右转，呕轮吐萌，潜潭见象，发散精光，昴毕之上，震出为征，阳气造端，初九潜龙。

上文隐形而藏，虽指修丹，然以月为喻，谓晦朔之时，月形隐藏而不见。然阴极必阳，故晦后即朔，乃始于东北方箕斗之乡。

箕者，东方七宿之尾；斗者，北方七宿之首。

陆西星云："正谓亥子之交，其实按时纳宿，当在丑寅之界。"

知几子云："晦朔后，新月初出，东北正值箕斗之乡，但月升在日间，故不见其景色耳。旋而右转，向牛女虚危一带，呕其月轮，吐其萌蘖，如龙潜在深潭者，现出景象，发散其精光，移至西方酉申之界，昴毕之上。"

陆注：呕、轮、吐、萌四字要有分晓。呕者，尽出；吐者，微出；轮者，全月之水轮；萌者，轮下之微光，如草之萌孽然。

悟元子云："毕昴西南坤地，坤中孕震，现蛾眉之光，是谓震出为征。"知几子谓："至黄昏之候，则吐萌散光，移在潜潭西方昴毕之上矣。所谓初三月出庚也。"又云："见象于水轮中，微见金光也。"

震卦出而为征者，即前文所谓震庚受西方也。是乃阳气之初造其端，象易乾爻之初九潜龙也。

震☳者，一阳为震。陆注：卦象震雷出地，一阳起于重阴之下，爻应乾之初九，如龙之潜伏于渊下也。此时阳火起绪，药则可用，而火宜微调者也。

又按：药则可用，即当运汞迎铅；火宜微调，即是轻运默举，调其天然之神息也。

阳以三立，阴以八通。三日震动，八日兑行。九二见龙，和平有明。

初三日昏，月光出庚（为西方），故云阳以三立；初八丁（为南方），故云阴以八通。陆注：三乃阳数，八乃阴数，至此则阳与阴相和通矣。

三日震动，即前云震庚受西方；八日兑行，即前云八日兑受丁。兑☱者，二阳为兑。盖震为一阳，兑则二阳矣。爻应乾之九二，龙德正中也。喻人身阳火用功之半，和平有明，言火力均调之意。陆云：身中药物均平，始当利见，采则已老，而火宜沐浴者也。按《易传》："见龙在田，天下文明。"

三五德就，乾体乃成。九三夕惕，亏折神符。

陆注：三五十五，即望也。德就，功德圆满也。月廓盛满，乃成乾体，此时阳升已极，屈折当降。象乾方阳火已足，采药已毕，则动而直者，自转为静而屈矣。乾爻则当九三夕惕之爻。乾☰者，三阳为乾。《易·乾》之九三曰："君子终日乾乾，夕惕若厉，无咎。"是宜持盈守满，不得怠纵。盖谓即宜虚心下气，速行致柔之道，急流勇退，切勿仍居鼎中，如驽马之恋栈而不休，则必致有铅飞汞走之危也。《悟真篇》云："依时采取定浮沉，进火须防危甚。"即勖人宜知持盈守满之道也。神符者，神火有符信之谓。其名见《铜符铁券》中。此处以喻坎鼎中之火符。

盛衰渐革，终还其初。巽继其统，固济操持。九四或跃，进退道危。

陆注：十六则盛极当衰，渐亏渐减，终当成晦，故曰还初。于时阳亏阴长，于象为巽卦继统。然而阳退一符，则阴进一符。当此进退改革之际，正应乾爻之九四，或跃在渊，可以进而不遽以进，是以固济操持，当使阴符包裹阳气。

固济，即封固也，外丹语。此则言以神合气，以气合神，神气相依，以坚固其窍道也。悟元子云："此谓修道者，刚气进添至极，须当以柔按之，固济操持，保养其刚。在乾卦为九四之或跃。或云者，疑之也，疑其进退，于道有危。谨慎之至也。

或问：火为神火，吾固知矣。阴符何物，亦可言乎？曰：凡人一身之中，皆后天阴气也。阳退一分，则阴自进一分，正如月廓之亏，阳自亏耳。白者岂别有物？即本体也。按：其意若曰阳火，则于坤鼎中求之，阴符则只须安静虚无，内以养己之法耳。

但知几子之意则不然，谓阳火阴符，皆在坤鼎中求之，惟有前半月，后半月之分耳。按《易传》九四有："或跃在渊，乾道乃革。"又："上下无常，非为邪也。"谓上下易位，非为邪道。又："进退无恒，非离群也。"进退道危，谓在进退维谷，阴阳交界之间，最宜谨慎小心，不然其道甚危，难免烹走之虞。丹经常谓防危虑险者，于此际极宜注意。又巽☴者，一阴为巽。

艮主进止，不得逾时。二十三日，典守弦期。九五飞龙，天位加喜。

艮☶卦，为一阳止于二阴之上，阴符进而止其阳。盖阳精内隐而阴气外承，进火宜止，不得逾时过份。因是时正为二十三日，典守下弦之期，阴阳各半，金水又平。其在乾爻则当九五飞龙，位乎天位，以正中也。《易》曰："飞龙在天，乃位乎天德。"又云："同声相应，同气相求；水流湿，火就燥；云从龙，风从虎；圣人作而万物睹；本乎天者亲上，本乎地者亲下。则各从其类也。"丹药至此可庆圆成矣，故云加喜。

六五坤承，结括终始。韫养众子，世为类母。上九亢龙，战德于野。

此处六五非指卦爻，勿误会。陆注：六五三十日也，阳尽阴纯，于卦象坤。承者，坤承艮后也。即坤☷卦继在艮☶卦之后。此时大功已罢，神气归根，寂然不动。少焉则晦去朔来（在人体则静极而动），复生庚月（在人体则药苗又萌，虚室生白），又为药火更始之端，故曰结括终始。

坤☷，三阴为坤。以三画论，则坤下孕震；以六画论，则坤下孕复。积阴之下，纯韫养诸阳，为众子之母。盖阳不生于阳，而生于阴，古人称十月为阳月，亦取此义。

韫，一作韬；类者，万类，即万物也；类母，即万物之母也。知几子谓：

同类众生之母也。爻应乾之上九，乾为龙亢。《易》曰：“亢龙有悔，盈不可久也。”又曰：“亢龙有悔，穷之灾也。”又曰：“亢之为言也，知进而不知退，知存而不知亡，知得而不知丧。”盖谓阳太过而无阴以制之也。

坤为龙战。《易》曰：“龙战于野，其血玄黄。”又曰：“龙战于野，其道穷也。”又曰：“阴凝于阳，必战，为其嫌于无阳也。”夫坤为纯阴，乾为纯阳。然纯阴无阳则为孤阴，孤阴不生；纯阳无阴则为亢阳，亢阳不长。故必乾坤相合，方足为纯。今坤为龙战者，即阴承阳也。《内经》云：“亢则害，承乃制。”今非亢矣，故上九亢龙，必须战德于野。阴阳相敌，有战象焉。太阴太阳，于斯合璧，其诸均敌者乎。均敌者，即取和之象也。

用九翩翩，为道规矩，阳数已讫，讫则复起。推情合性，转而相与。循环璇玑，升降上下。周流六爻，难以察睹。故无常位，为易宗祖。

用九者，用乾卦之全爻也。又，九者，阳数也。乾为阳，故称九焉。用九者，即用阳之道也。

翩翩者，鸟飞貌，谓从容不迫，优游闲暇，进退自如，从心所欲。

我能用阳，而不为阳所用；我能用九，而不为九所用，如此故能为道的规矩。有心则助，失念则忘。绵绵若存，顺其自然。但至诚法自然，自然之道静，故天地万物生。天地之道浸，故阴阳胜。阴阳相推而变化顺，真火无候，大药无斤。不刻时中分子午，无爻卦里别乾坤。盖权操于己，可圆可方，方圆无碍，则飞藏潜跃，可以待时而动矣。

《易》曰：“乾元用九，天下治也。”修丹之士约天下于一身，则一身治矣。阳数已讫，讫者终也。终则阴复起，而承之阴进阳退，阴极则阳复进。故推彼之金情，以合我之木性，转辗而相与循环。陆注：“即以气合神，以神驭炁，以成其岁功而已。”

上据璇玑，同斗枢之升降；中参易数，符卦爻之动静。上下周流，前后往返，视之不见，一炁流通，听之弗闻，一灵恍惚，至刚至大，至微至幽，玄冥莫测，神妙难名。其将若之何？察睹之乎？故《易》曰：“大哉乾元！”岂非其以无有常位而为易之宗祖乎？

按璇玑者，即浑天仪，我国古代用以测天文之仪器。《尚书》有："璇玑、玉衡，以齐七政。"

卦律火符章 第二十九

朔旦为复，阳气始通。出入无疾，立表微刚。黄钟建子，兆乃滋彰。播施柔暖，蒸黎得常。

朔为一月之始，旦为一日之始，而此章以一年十二月之律卦序之，则复为十二律卦之始。故日月之朔旦，正合十二律中之复卦。

朔旦为复䷗，则阳气始通，盖阴极生阳也。在人身则为静极而动，阳气虽通而尚微，故运火之时，务宜出入无疾。

出入无疾，言和平也。即从容不迫之貌。故《易》曰："出入无疾，朋来无咎，若疾则朋来有咎矣。"陆西星云："呼吸出入乃用火之橐籥也，疾则火燥，散则火冷，暖则火调，自然之理也。"陆又云："出入者，呼吸之义，乃乾坤阖辟，日月运行之象。"此乾坤、日月均指人身言。《黄庭经》云："出日入月呼吸存。"今夫一阳来复之时，含光默默，真息绵绵，出入以踵，则一身之中一万三千五百气息，三百六十骨节，八万四千毛窍，得此柔暖播施，自然融和顺适，而得其常道矣。

立表以测其微刚，刚者，阳也；微刚，即微阳也。上阳子则曰："立表微刚，乾动而直也。立表者，即立现也。"

黄钟之气建子者，以十一月斗杓建子，律始于黄钟也。陆注："钟者踵也，又种也。言中黄之气，踵踵而生以种万物。"

兆者，众也。在天地则生机之发现，在人身则代表生炁之始萌，而今科学家所谓原子电子也。滋彰者，滋化而彰布，由微而至著也。

播施柔暖者，象一阳生后有柔和之暖气，然后众庶乃得安然而不失其常。至于修丹之士，若感觉鼎中生气已萌，则接触之时，自有柔暖之气播施于营卫，而遍体得以常温矣。上阳子曰："出入相通，行炼已功，柔暖播施，微温直透。"

蒸黎，即众庶也，精气也。丹法以身为国，以精气为民。

又李注：“一阳始生之顷，乾坤一合，乾宫一点阴火精光，射入坤腹，即是朔旦为复，阳气始通。”炼士下手追摄，不疾不徐，自然出坎无滞，入离无碍，何疾之有？此时阳气始生，药苗正新，有气无质，有象无形，故谓之微。

又上阳子注：“阳伏于五阴之下，先复而后能伏也。”《卦辞》曰：“入无疾。”言阳之始，气出入往来，大小无伤也。曰：“朋来无咎。”言得同类之朋，有益无损也。曰：“反覆其道。”言丹道用逆，颠倒而行也。曰：“七日来复。”言得药大醉七日复苏也。曰：“利有攸往。”言逐月阳生，皆可往取也。

临炉施条，开路生光。光耀渐进，日以益长。丑之大吕，结正低昂。

在易卦地泽为临☱☷，由复卦一阳，进为二阳矣，故文有光耀渐进之说。而此文之临炉施条者，临字乃是双关。上阳子云：“临驭丹炉，施条接意，开辟道路，不僭不狂，分彩和光，愈低愈下。”知几子注：“北方炉用煤火，以铁为通条，插入炉口，下穿灰土，火气方得上升。”此临炉施条，开路生光之象也。若炼士临炉，其施条而开路者，可以意会矣。盖阳气之道路既以开通，而生光明。光明者，阳也。由复之一阳进而为临之二阳，故曰光耀渐进，合乎时日，则圭影益长。其月建丑，为十二月，在律则为大吕。或曰：“吕者，侣也。”又曰助也，太阳得侣相助以进也。

结正低昂者，互相交结，以正其低昂之位。结，参看第四十章：刚柔相结，而不可解。又按第四十章有：“观夫雄雌交媾之时，刚柔相结，而不可解。”此即结之意也。低昂者，柔上而刚下，子南而午北即颠倒是也。又低昂者，谓处低下，而昂然直竖也。

仰以成泰，刚柔并隆。阴阳交接，小往大来。辐辏于寅，运而趋时。

上文低昂之位既正，则乾卦仰乎下，坤卦覆乎上。二卦相合，本为天地之否，今成地天之泰☰☷，地上于天，天下于地，一刚一柔，并宜承重。盖乾卦三阳为刚，坤卦三阴为柔。隆即承重意。又按：隆者，注重也，亦平和也。

于是阴阳交接，此则小往，而彼却大来。小往大来，即凝神入彼气穴，运火而迎合其就近便处，运一点真汞以迎之。陶注：“阴阳之气，两相交接，小往则前行须短，大来则后行正长，乃汞迎铅入之意，如车辐之来辏车毂。”

今云：“辏于寅。”寅，三阳也。三阳为乾卦，是坤之辐来辏乾之毂也。又正月为宜月，律逢太簇。簇者，凑也，言万物至此，辐辏而生也。陆西星云：“乘此辐辏之时，是宜进火，与时偕行。”

运而趋时者，河车不敢暂留停，运入昆仑峰顶（仇云：此指下峰）。又谓：“运火而迎合其时也。”

渐历大壮，侠列卯门。榆荚随落，还归本根。刑德相负，昼夜始分。

渐历大壮☳，四阳二阴，斗杓建卯，律应夹钟，为二月。陆注：“荚者，侠也。侠列卯门，则生门之中已含杀气。”按：卯为木，木属青龙，有生发之气。然生者死之根，故生门之中已含杀气。生于彼者，必死于此；益其子者，必损其父。故二月榆落叶归本根。

榆，大树也；落，叶落也。夫春主生物，而榆荚反落者，德中有刑故也。

德中有刑，即《阴符经》之恩中有害。又刑德者，即《悟真》之恩害也。于时阴阳气平，刑德相负。相负者，相平均也。是故昼夜始分长短，正相平衡，盖二月春分之时也。故作丹者，立为卯酉沐浴之法。

因渐到大壮，故宜沐浴洗濯，即洗心濯虑意。知几子注：“卯酉沐浴。”《参同契》所未言，此说正须善参（卷上册卅二页）。又陶存存子《火候歌》云：“忆我仙翁道法……在识其窍妙而已。”（中卷七页）又吕祖《沐浴诗》云：“卯酉门中二八时，赤龙时醮玉清池；云薄薄，雨微微，看取娇容露雪肌。”又伍冲虚《论沐浴法》亦宜参考。

夬阴以退，阳升而前。洗濯羽翮，振索宿尘。

泽天为☱，夬卦则阴气渐以退位。五阳一阴，于卦为夬。夬云决也，犹祛也。以五阳祛一阴，阴无以自存，阳气升腾而前矣。其象如大鹏之洗濯，其羽翮而振索其宿尘。

陆注："三月始洗司律。"洗者，有洗濯之意焉，洗濯谓沐浴，象丹士之洗心濯虑也。

又："三月斗杓建辰。"辰者，振也，有振索宿尘之义焉。仇云：振索犹云摆落，宿尘谓羽翮上宿有之灰尘也。以比丹士阳气充足，升腾将至乎顶，快达纯阳之位，而所有身中尘浊之阴邪，及旧染之污垢，可以一概驱除消灭矣。

又存存子曰："丹经沐浴一阴宿垢，振索立尽，喻身中阳火即盛，大鹏将徙天池，势当奋发也。"

又悟元子曰："此节指刚气旺盛，阴气微弱，从此可以洗濯一身积习之旧染，抖去人心平生之宿尘，振羽翮而一往直前矣。"

又曰："振者，振发道心之刚气也；索者，索求人心之秽污也。"

乾健盛明，广被四邻。阳终于巳，中而相干。

乾卦☰，六爻皆阳，其象至健，光耀盛明，能广被于四邻。陆云："阳火盛明一身之中，圆满周匝，故曰广被四邻。"

健，谓刚健也。四邻者，仇云："四邻，指同类之人，亦取仲侣为侣也。"

彭注："四月斗杓建巳，律应仲吕。"然阳终于巳月，巳过则午，阳极即阴，巳午之间，阳阴之界，谓之天中。中而相干者，谓至天中之时，则阳终而阴相干也。修丹之士阳火退而阴符进，亦同此理。

乾，一作终。

姤始纪绪，履霜最先。井底寒泉，午为蕤宾。宾服于阴，阴为主人。

天风为姤☴。夫阳气既已盛极，不能再盛，则姤卦一阴始纪其绪，实为履霜之最先。

《易》曰："履霜坚冰至。"盖既履霜，则必至于坚冰。此时序之自然，无可更改者。然履霜之最先，实为一阴之姤卦。若无姤卦纪绪，则阳极无阴，安有履霜之时？而当此之时，井底之泉水已寒。盖五阳在上，而一阴在下。若论鼎中，则此时亦外阳而内阴，阳火退而阴符进矣。

按：又悟元子曰："阴符之符，非外客气之阴，乃阳气收敛退出之真阴。"这边真阳退，那边真阴生，真阴生而假阴自消自化。若阳不退，真阴不现，阳极必阴，一阴潜生，客气又来，得而复失，大事去矣。故阳刚进至于纯，阴符所必用。又按：进阳火，则退阴符；进阴符，则退阳火。

其时为午月，即五月。蕤宾司律，宾者，客也。宾服于阴，阴为主人者，谓阳气退而为客，及宾服于阴，而使阴为主人也。以丹道而论，则《悟真篇》曰："饶他为主我为宾。"此语虽其作用之时间不同，而其宾主之取义无异。

遁世去位，收敛其精。怀德俟时，栖迟昧冥。

天山为遁卦䷠，二阴进矣，斗杓建未时，为六月，律应林钟。

夫遁者，喻君子见小人过长，遂避尘遁世，辞职退位，作明哲保身之举。比修道之人以阴符进至二分，阳火自宜退守，阴进阳退，收敛其精神，深藏乎密处，怀至德以俟明时，栖幽境而游昧冥。若以时而论，则为六月，亦是阴将进，而阳将退，寒欲来而暑欲往之候。寒欲来者，阴气逐也；暑欲往者，阳内敛也。盖天时人事，出世世间，丹道易道，皆不能外此自然之阴阳也。是以古昔圣哲，要与天地合德，与日月合明，与四时合序，与鬼神合吉凶者，职此故也。鬼神，即代表幽明，代表阴阳也。

否塞不通，萌者不生。阴信阳诎，没阳姓名。

信，音伸；诎，同屈；没阳，一作毁伤。

彭注："三阴三阳，于卦为否䷋，斗杓建申，律应夷则。"

陆注："乾上坤下，二气相隔，否塞不通之象也。万物至此，不生萌孽。七月建申，申者阴之伸也，阴伸则阳屈，律应夷则，夷者伤也。阳屈则没其姓名。"

观其权量，察仲秋情。任蓄微稚，老枯复荣。荠麦芽蘖，因冒以生。

四阴二阳，风上地下，于卦为观䷓，斗杓建酉，律应南吕。

陆注：“观者，观也。观其权量，以察仲秋（八月）之情，阴阳之气至此又平（在节令为秋分，日晷亦昼夜相平均）。八月南吕司令，南者，任也，万物至此有妊娠之义焉。谓阳气隐藏于内，如妇人之怀胎也。任蓄微稚，谓如蓄养微嫩幼稚之生气，则虽已年老，然保护丹体则要如保赤子之状，则老枯得以复荣，有返老还童之象。观夫荠麦芽蘖，可见刑中有德。刑中有德，有害中有恩也。按卯酉二门，在人身为生死关头，其实即玄牝之门也，可生可死，可死可生。愚者则以生为死，达者则反死为生，不过一转念之间耳。故凡能生我者，即能死我；亦惟能死我，便能生我。生者死根，死者生根，生死之间，其惟智者能神而明之耳。”

又李注：“观者，有省方观民之义。民为精气，丹道以精气为民。权者，权叒铢之斤量。察者，察药材之老嫩。秋杀之时，而荠麦芽蘖，即转杀为生，老枯复荣之象。”

仇注：“王者省方所至，则审律度量衡。八月金精壮盛，故察仲秋之情。”

任蓄，谓倚任而蓄养之，藉此少稚以济老枯。犹言枯杨生稊，老夫得其女妻。冒者，受也。冒生者，因蒙秋气，而荠麦发生也。细玩本文，初无沐浴停火之说。《淮南子》云：“麦秋生而夏死，荠冬生而仲夏死。”即谓：麦，金王而生，火王而死；荠，水王而生，土王而死。

剥烂支体，消灭其形。化气既竭，亡失至神。

五阴一阳，于卦为剥䷖，斗杓建戌，律应亡射。

陆注：“五阴剥一阳，阳气受剥，枝头之果熟烂而堕。形体消灭，造化之气于此竭穷。且时当九月，火库归戌，物皆内敛，不露精之至神。”或曰：失当作佚，亡佚即亡射也。

仇注：“凡物形毁则神离，故炼士须神驭气，而气留形。”

《易传》：“剥，烂也。”

道穷则返，归乎坤元，恒顺地理，承天布宣。玄幽远渺，隔阂相连。

应度育种，阴阳之原。寥廓恍惚，莫知其端。先迷失轨，后为主君。

坤者，为纯阴之卦☷，六爻皆偶。《易》曰：“坤为地。”又曰：“坤至静而德方。”元者，谓一炁混元，上下、左右、前后皆属乎阴之时也。故《易》曰：“至哉坤元。”

阳道既已穷尽，则返而归乎纯阴无阳之☷卦。于是恒顺大地至静之理，寂然不动，以俟天机之至。即感而遂通，静极生动之际，易道谓之一阳来复，又曰天地之心。盖亥子之交，即天入地中，地炁将上于天之时也，乃即承之，而敷布宣化，使阳气又复流畅。惟此天地之机、阴阳之气，虽云变化不测，玄幽而远渺，然而隔阂相连，而能应度育种，实为阴阳之本原。

阂，丹碍。阂字，有用意。相连，即相通意。度，度数也，即时刻之意。应度育种，谓应其时刻而生育种籽。

存存子谓：“取十月斗杓建亥，律应应钟之义。”又曰：“钟者，种也。”《道德经》云：“天地万物生于有，有生于无。”有者，阴阳之象也；无者，阴阳之原也。坤为至阴，实无象可见，惟能滋生万物。万物不出乎阴阳，故曰阴阳之原。惟其寥廓恍惚，莫知其端倪，是以至于先迷而失其轨。然能谨候其时，知白守黑，则神明自来复，又后为主君矣。主君者，指阴中之阳，即震卦复卦之类。丹道所谓先天一炁，杳冥恍惚中之真种籽也。

无平不陂，道之自然。变易更盛，消息相因。终坤始复，如循连环。帝王乘御，千载常存。

有平则有陂。陂者，陷也，即不平也。仇云：“地卑，蓄以为陂。”无平则不陂。盖平与陂相对待者，有平则有不平，无平则亦无不平矣。《易》曰：“无平不陂，无往不复。”此道之自然变化，易更为盛衰，一消一息，一去一来，相因互换，故在易道则终于坤阴即始于复阳，如循连环，川流不息。帝王若能乘御此炁，即同此炁之终则复始，循环往复，川流不息，无有穷期，而千载常存矣。

陆注云：“此总结上文，提出自然二字，以见造化消息相因之妙，乃无心而成化者。"《易》曰："无平不陂，无往不复。"此天道之自然也。丹家观天运之变易盛衰，而知消息之相因，按卦图之，终坤始复，而识火候之循环。能法此以乘时御天，则立命在我，可以千载常存矣。

又上阳子注："帝王乘御，千载常存者，黄帝炼九还大丹，丹成之后，乘龙上升也。"

性命根宗章 第三十

将欲养性，延命却期。审思后末，当虑其先。人所秉躯，体本一无。元精流布，因炁托初。

吾人将欲修养其性，延长其命，而却退其死期者，则细思其后末，当穷究其始先。

后末，即将来之事也；虑，即穷究也；思后末者，即欲却死也。欲却死，则必须穷取生身受炁之初，以修性命，然后可以不死。孔子云："原始反终。是故知死生之说。"

始先何如？则人所秉之躯体，本来是一是无。一者何？先天一炁，太极也。无者何？无名，天地之始，无极也。无极即道，无极生太极，即道生一。一者既生，于是乎元精流布，即因此一炁，而托初矣。托初者，即托初生之种籽。

阴阳为度，魂魄所居。阳神日魂，阴神月魄。魂之与魄，互为室宅。

《道德经》云："道生一，一生二。"道生一，即无极生太极。一生二，即太极生两仪。两仪，即阴阳也。夫一炁不可见，是谓先天。曰一炁而生阴阳，乃有性命、神气、魂魄、水火、木金之分，是谓后天。后天者，以阴阳为度，乃魂魄之所居。以一身而论，则肝藏魂，肺藏魄；以离坎而论，则离藏魂，坎藏魄。离为日，日为阳，故曰阳神日魂；坎为月，月为阴，故曰阴神月魄。然日魂阳中含阴，月魄阴中含阳，因此魂魄可以相通，彼此可以互御。

魂能御魄，魄可钤魂。魂御魄者，即魂入魄里，以阳化阴也；魄钤魂者，即魄来魂中，以阴和阳也。魂入魄，则魄为魂之室；魄入魂，则魂为魄之宅。故曰："魂之与魄，互为室宅。"

潜虚云：所谓托初之炁者，乃先天之物，有气无质，魂之谓也；所秉之躯者，乃后天之物，有气有质，魄之谓也。魂即人之阳神也，魄即人之阴神也。阳神日魂，阴神月魄，此日魂常居月魄之中，故月借日则明，魄附魂则灵，而魂之与魄，互为室宅也。

又《集注》云："阴阳二度，直指男女二体，故以阳神阴神，分配日魂月魄。若就一身言，则魂为气之灵，魄为精之灵。"另是一义矣。

性主处内，立置鄞鄂。情主营外，筑完城廓。城廓完全，人物乃安。于斯之时，情合乾坤。

性主处内，立置鄞鄂者，谓炼已养性之功也。鄞鄂，谓边际也，此处即谓神室也。

情主营外，筑完城廓者，筑基保命之功也。情者，金情也，以金情来归木性也。夫性在内，故云处内；情在外，故云营外。

城廓完全，人物乃安者，即筑基之功已毕也。

按：《悟真篇》云："先且观天明五贼，即性主处内，立置鄞鄂也；次须察地以安民，即情主营外，筑完城廓也；民安国富方求战，即城廓完全，人物乃安也。"

于斯之时，情合乾坤也。盖情合乾坤者，即采大药之时也。夫此情非寻常之情，非普通之情，乃天地间阴阳两性中之至情也。一得此情，则还丹结矣。丹入身中，则战罢而见圣人矣。圣人者，喻丹也。

乾动而直，炁布精流。坤静而翕，为道舍庐。刚施而退，柔化以滋。九还七返，八归六居。

《易》曰："夫乾，其静也专，其动也直；坤，其静也翕，其动也辟。乾动而直，则炁布精流矣；坤静而翕，则为道舍庐矣。”

夫炁布精流，即汞往求铅也，所谓运一点真汞以往迎也；为道舍庐，谓坤静晢为乾道之舍庐。及乎刚施而退，即柔化以滋，铅气满炉，源源大来。

夫乾为刚、为阳、为小；坤为柔、为阴、为大。乾之炁精，流布往坤，坤之柔化，即来滋乾。即前文所谓刚柔交接、阳往阴来、小往大来也。

九还者，金还也；七返者，火返也；八归六居者，木与水皆归舍而居也。《集注》云：“河图之数，天一生水，而地六成之；地二生火，而天七成之；天三生木，而地八成之；地四生金，而天九成之，专言九七八六者，合丹以后，取其成数，如金来伐木，是九与八合；水能灭火，是六与七合也。”

又，此节诸家多以顺则生人解之，但对于九还、七返、八归、六居等文义似乎不顺。

男白女赤，金火相拘。则水定火，五行之初。上善若水，清而无瑕。道之形象，真乙（一作一）难图。变而分布，各自独居。

以人道而论，则男之天癸白，女之天癸赤；以丹道而论，则男白为坎中之水金，女赤为离中之木火。水金为婴儿，故称男白；木火是姹女，故云女赤。水金与木火相拘，则以水金来定木火。盖以五行之最初，则天一生水。天一为先天，含至善之炁，绝无混浊之渣质，故云：“上善若水，清而无瑕。”即《悟真》所谓“华池神水”也。其实此五行之初之水，即是道也。

道之形象，至真至一，如赤水之玄珠，难以智虑寻图。及其变而分布，则一阴一阳，又各自独居矣。陆西星则云：“一变水居北，二化火居南，三生木居东，四化金居西。不相涉入，故云各自独居。”但《集注》不然此说。《集注》云：“初出之水，质清而气纯，故称之为上善，亦可名为道枢，实则先天真一之炁耳。”

夫道无形象，何从窥其真一？曰：“水中之金，外无形象而内有气机。”《道德经》曰：“杳杳冥冥，其中有精，其精甚真，其中有信。”苟能至诚以待之，专密以伺之，自可探应星应潮之初候，而采白虎首经之至宝矣。

类如鸡子，黑白相扶。纵广一寸，以为始初。四肢五脏，筋骨乃俱。弥历十月，脱出其胞。骨弱可卷，肉滑若饴。

其和合为一也，则类如鸡子，黑白相扶，纵广不过一寸，以为始初之象。及其继也，则四肢而五脏筋骨亦完俱。满至十月乃脱出其胞，肉滑若饴，胎仙已成矣。

弥者，满也；历者，至也；饴，糖也，形容其绵软也。

或云："凡胎为肉体，仙胎为炁体；凡夫有形，仙躯无质，今何以亦有四肢、五脏、筋骨等类乎？"曰："不过异于凡夫耳，并非没有筋骨脏腑也。"故仙家只言脱胎换骨。脱者，脱凡胎，结圣胎；换者，换俗骨，为仙骨。《翠虚篇》云："透体金光骨髓香，金筋玉骨尽纯阳。"虽然顺则成人，逆则成仙，其分别不过在清浊之间，若其形象，则初无二致也。故本文所言圣胎，若与凡胎相似。

二气感化章 第三十一

阳燧以取火，非日不生光。方诸非星月，安能得水浆。二气至悬远，感化尚相通。何况近存身，切在于心胸。阴阳配日月，水火为效征。

阳燧者，铜做之镜，只能照一面，因其不是透明体故，今则用火镜代之矣；方诸，前人说是阴燧，但唐时试用不灵，故今说是大蛤。

阳燧取火，非当日而照，不能生光；方诸若无星月，安能得有水泉。夫阳燧与日，方诸与月，两种气可谓玄远矣，然而感化尚能相通，何况近存于身（指坎），切在于心（指离）胸乎？故以离中之阴配日，坎中之阳配月，日月颠倒，即水在上，火在下，水火既济，则可以推度效符征矣。

或云："水火为效征者，是以水火既济为证据也。"亦通。

关键三宝章第三十二

耳目口三宝，闭塞勿发通。真人潜深渊，浮游守规中。旋曲以视听，开阖皆合同。为己之枢辖，动静不竭穷。

耳目口为外三宝，精神气为内三宝。外三宝能闭塞勿发通，则内三宝自固济不渗漏。于是真人潜乎深渊，浮游守其规中。

真人，元神正念也；深渊即气穴，又谓元海，然无论是阴阳清净，均是指坎宫而言；浮游，即优游之意，谓自然也；规中二字，或谓坎宫，或谓离宫，或谓中丹田，或谓下丹田，其实所谓规中，乃规圆之中道，即玄关也。三丰真人云："黄庭一路皆玄关。"玄关宜活用，则规中亦宜活用，不当指定一处。总之，规中玄关皆是随至妙之处，而不能执著死守，故曰浮游守规中。

旋曲者，盘旋屈曲，象真人在内，似游龙也。以视听者，谓收视返听，即用元神正念，回光默照也。

开阖皆合同者，仇云："呼吸绵绵，其一开一阖，尝与真人合同而居也。"盖即谓神气相恋之状也。

为己之枢辖者，谓坎中之气，能管束离己之汞也。己，即修丹之人也；枢为枢纽，辖为管辖，枢辖，为能管束之物。

动静不竭穷者，谓一动一静，坎中之气，绵绵密密，无有枯竭穷尽之时也。此即是指做得好时，则先天一炁由虚无中来。虚无中之先天炁则取之无尽，用之不竭，任君要取多少，只要取得其法耳。

离炁纳营卫，坎乃不用聪。兑合不以谈，希言顺鸿蒙。三者既关键，缓体处空房。委志归虚无，无念以为常。

离炁，即目光。离炁纳营卫者，知几子云："离主目光言，即经言内照形躯。"营卫者，周身之血气。医书谓："营主血，卫主气"。又云："营行脉中，卫行脉外。"

坎者，耳也。不用聪者，即不用聪于外，而返听于内也。

兑者，口也，此与前文闭塞其兑稍异。前文之兑，乃广义的口，此处之兑乃狭义的口。兑合不以谈者，即闭口不谈也。故又云：希言顺鸿蒙。顺鸿蒙者，顺元气自然之升降也。

目也，耳也，口也，三者既以皆用关键闭住，则使和缓之体，处于空房之中，而委其志以归于虚无之境，绝无一毫念虑，以此为恒常之功作。

此节为得药后之事，即太上所谓长生久视之功，道书所谓抱元守一、三年九载面壁之功夫也。

> 证验自推移，心专不纵横。寝寐神相抱，觉寤候存亡。颜色浸以润，骨节益坚强。排却众阴邪，然后立正阳。

从此之后，则证验自步步推移，心专志一，不得有纵横杂乱之念。寝寐则神气相抱，觉寤则候其存亡。常常如此，自然颜色浸以润泽，骨节日益坚强，排却众阴之邪，乃立正阳之体。

不纵横者，陆注云："不纵横者，心无出入驰骛也；寝寐神相抱，即行时卧时神气皆要合一也；众阴邪，即身中一切病痛等。"

> 修之不辍休，庶气云雨行。淫淫若春泽，液液象解冰。从头流达足，究竟复上升。往来洞无极，拂拂被容中。

庶气，即众气也，盖庶即众也，如众庶、庶民之类；拂，一作沸，一作怫；容，一作谷。或谓："容作谷也，谷中为谷神之所，亦通。"

陆注云："此证验之见于内者。"盖得药之后，丹降中宫，于时众气自归，河车自转，蒸蒸然如山云之腾于太空，霏霏然如春雨之遍于原野，淫淫然如春水之满四泽，液液然如河水之将欲解。往来上下，洞达无穷。百脉冲融，和气充足，满怀都是春，而状如微醉也。此非亲造实诣，难以语此。

李注云："阴邪排尽，周身脉络无一不通，五脏六腑之气尽化为金液。前降后升，一身流转，再无穷极。神光瑞气，郁郁浓浓，披于空谷而不散。"

反者道之验，弱者德之柄。芸锄宿污秽，细微得调畅。浊者清之路，昏久则昭明。

《集注》谓："《道德经》云反者道之动，谓一阳来复，乃道之动机；又云弱者道之用，谓懦弱不争，乃道之妙用。"此以反为道之验者，真气返还，自有效验也；以弱为德之柄者，弱入强出，操柄在我也。反乃得药之功，弱乃临炉之法。老圣又言："专气致柔，知雄守雌。"此皆所谓弱也。

芸锄宿秽，言排阴之功；细微调畅，言阳立之效。陆云：至此，则真气充裕，百脉归源，如所谓气索命将绝，体死亡魄魂者。故昏昏默默，莫知其然，久之则神气自清明，无更虑其昏浊矣。《经》又云："孰能浊以静之徐清，众人昭昭，我独若昏。"意亦若此。

陆又云："道德二字，要有分别。无为者曰道，有为者曰德；自然者曰道，返还者曰德。"

陶注："如醉如痴，有似乎昏浊者。然浊而徐清，昏而复明，如大死方活也。"

旁门无功章 第三十三

世人好小术，不审道浅深。弃正从邪径，欲速阏不通。犹盲不任杖，聋者听宫商。没水捕鸡兔，登山索鱼龙。植麦欲获黍，运规以求方。竭力劳精神，终年不见功。欲知服食法，事约而不繁。

此章无甚深旨。

珠华倡和章 第三十四

太阳流珠，常欲去人。卒得金华，转而相因。化为白液，凝而至坚。

太阳为离，流珠为离宫真汞，因其流转不定，如珠之走盘，故名称珠。其性好动，常欲离人而去，卒得金华之气，转而与真汞相因相结。卒者，忽然也。金华，即坎宫之真铅。

陆潜虚曰："金华者，金之精华，水中之金，号曰真铅。"真铅一合真汞，即有恍惚杳冥，混混沌沌，如痴如醉之象，《四百字》云"真铅制真汞"，即指此也，遂化而为洁白之液，凝而为至坚之丹。

因，作依解。白液者，陆谓："白液象金，得金华相因而化，故为白液。"至坚者，谓坚而韧也，非坚而刚也。坚而韧，则能小大变化，忽有忽无，忽液忽凝；若坚而刚，则如石矣，顽而不能化，岂神仙之道哉？又液与凝，即前文先液后凝意。

金华先倡，有顷之间。解化为水，马齿阑干。阳乃往和，情性自然。

然当铅汞相因之际，则须待金华先倡，于爻动之顷，阳即往和，以迎其真一之炁。斯时渡于鹊桥，转于昆山，解化为水，乃有甘露之名。下于重楼，降于黄宫，结而成丹，则有马齿阑干之象。

陆又曰："古歌云：好丹砂，白马牙；《承志录》云：灵铅凝并簇金华，干脆敲来似马牙。故色如马齿，状若阑干。"阑干，美珠名，即琅玕。盖借外丹法象而言，非真有是物也。然而金华倡矣，阳乃和之。何谓之阳？乾也，男也。阳不主倡，而乃往和者，饶他为主我为宾也。一倡一和，则木性爱金，金情恋木，欢欣交通，自然感应，而丹道成矣。

迫促时阴，拘畜禁门。慈母育养，孝子报恩。遂相衔咽，咀嚼相吞。严父施令，教敕子孙。

迫，逼迫；促，催促；迫促者，迫促静中之生气也。

陆注："时阴，阴极之时。阴极则阳将复生，故当此之时，迫之促之，以感其气。及夫一阳来复，得药归鼎，则又拘之畜之于禁密之门，所谓环匝关闭，守御固密，即此意也。"

禁门，大抵属命门地位。拘畜禁门，即吸抵撮闭之意。

慈母者，坤母也；育养者，坤母中坎宫之气，能资生长养也；孝子者，震卦也，震为龙，属于离方，观下文“衔咽相吞”句可见；报恩者，驱龙就虎，运汞迎铅，慈母在外，孝子迎归奉养，以报其恩也。

遂相衔咽，咀嚼相吞者，形容子母相恋之情，即临炉之际神气相交，如下文云：龙呼于虎，虎吸龙精也。

严父者，乾父也；施令者，发号施令也。谓全藉乾父执阳刚中正之道，一而不二，诚而无邪，方得发号施令，教敕龙子龙孙，准时行潜藏飞跃之功也。又谓：“以元神运元气，是严父教敕子孙。”

五行逆克章 第三十五

五行错王，相据以生；火性销金，金伐木荣。三五与一，天地至精；可以口诀，难以书传。

五行者，水、木、火、土、金也；错王者，相错而旺也，如水旺后则木旺，木旺后则火旺，火旺后则土旺，土旺后则金旺，金旺后则又水旺。

相据者，凭借也。相据以生者，即水生木，木生火，火生土，土生金，此世间顺行之常道也。今丹道逆用，则离火生木汞，往销其坎中之金，金气伐木，而不致太过，于是离家之木气反得欣欣向荣矣。

销者，熔也。存存子曰：“五行各旺一方，相对则相克，南火、北水、东木、西金是也；相依则相生，兑金生坎水，坎水生震木，震木生离火，离火生坤土是也。其在丹道以火炼铅，是火性销金，不知金中含水，火被水制，反化为土，而金愈旺，不止不能伤金已也；以铅制汞，是金伐木荣，不知木中含火，金受火制，反化为水，而木愈荣，不但不能克木已也。”又按：此往则火性销金，彼来则金伐木荣。

三五者，东三南二，一五也；北一西四，又一五也；中央戊己，亦自为一五。三五共合于中央，而归于一，谓之三五与一。此为天地之至精，只能以口诀之，而不能以书显然而传也。

龙虎主客章 第三十六

子当右转，午乃东旋；卯酉界隔，主客二名。龙呼于虎，虎吸龙精；两相饮食，俱相贪并。

陆注：“子当右转，金公寄体于西邻；午乃东旋，离火藏锋于卯木。子转于西，虎向水生；午旋于东，龙从火出。”《契赋》云：“青龙处房六兮，青华振东卯；白虎在卯七兮，秋芒兑西酉。”如此龙东虎西，界隔卯（木龙）酉（金虎），分为主客，则酉者为主，东则为客。《道德经》云：“吾不敢为主而为客。”《悟真篇》云：“饶他为主我为宾。”足以相发明矣。

仇注：右转东旋，就方位上取义，不在时辰上用功。所云主客，与常道不同。常道以卯为主，丹道则以酉为主，乘坎宫爻动，而离方与之交接，全以在彼者为主也。若非时妄作，则阳骄阴佞而致凶矣。

龙呼虎，即火往销金；虎吸龙，即是金来伐木。两相饮食，俱相贪并者，乃金木交合，子母相恋之象也（按：此处似含有人己两利之意）。

荧惑守西，太白经天。杀气所临，何有不倾。狸犬守鼠，鸟雀畏鹯，各得真性，何敢有声。

荧惑，火星；西者，金方。荧惑守西者，即火往销金也。

太白金星经天者，白日之中，有星现于天上也（按：白日星不可见，惟金星最明，故有时可见）。

金星现于天之何处，识天象者即知该处有兵革之事。故云：杀气所临，何有不倾。

陆潜虚注：金来伐木，则为太白经天；凡杀气所临之处，则战无不克，故以象之。盖谓汞即见铅，自不敢飞。汞在乾方，故以象天。铅为金，在坤方；

太白者，即金星。故曰：太白经天。

狸犬守鼠，陆云："象汞之求铅。"鸟雀畏鹯，陆云："象铅之伏汞。"铅汞皆归真土，是谓各得真性。

真性者，静而不动，相敬如宾，则安得有声耶。仇注："何敢有声，所谓禽之制在气也。"

不得其理章 第三十七

不得其理，难以妄言；竭殚家产，妻子饥贫。自古及今，好者亿人；讫不谐遇，希能有成。广求名药，与道乖殊。如审遭逢，睹其端绪。以类相况，揆物终始。

此章与二十一《背道迷真章》意同。

父母滋禀章 第三十八

五行相克，更为父母。母含滋液，父主禀与。凝精流形，金石不朽。审专不泄，得成正道。

五行相生，为顺行世间法，则乾为父，坤为母；五行相克，为逆用之出世法，则坤为父，乾为母矣。故曰更为父母。

夫世间法，则此主禀与，彼含滋液，则凝精流形，而结凡胎；出世法则反复其道，雄里怀雌，则金石不朽，而成圣胎。是故能审专不泄，则自得成正道。

陆云："审专，即至诚专密之意；不泄，即关键三宝之意。"仇云："审专者，至诚专一，候其药符也；不泄者，蒂固根深，守其命宝也。"

药物至灵章 第三十九

立竿见影，呼谷传响。岂不灵哉，天地至象。

夫此道如立竿见影，呼谷传响，岂不灵且妙哉！盖天地之至象也。

若以野葛一寸，巴豆一两，入喉辄僵，不得俯仰。当此之时，虽周文揲蓍，孔子占象，扁鹊操针，巫咸扣鼓，安能令苏，复起驰走。

野葛，一名水蔓草。

野葛、巴豆，皆毒药；周文、孔子，皆圣人；扁鹊为名医，即秦越人，著《难经》者；巫咸，神巫也，《列子》云："郑有神巫，自齐来，曰季咸，知人生死、存亡、祸福、寿夭。"

此节盖言人服毒药，则必然致死，虽圣哲无法使之复生；若服大药，则必定长生，而造化亦不能使之死亡也。

天元配合章 第四十

河上姹女，灵而最神；得火则飞，不见埃尘。鬼隐龙匿，莫知所存；将欲制之，黄芽为根。

河者坎象，姹女为离中汞。常道交感，离处坎上，故离汞称为河上。夫此坎上离汞，至灵而又最神，一得欲火之动，则飞而不见埃尘，如鬼之隐，如龙之匿，莫知其所存。若欲制之伏之，必用戊己真土黄芽，以为其根。

真土黄芽，即真意也。盖即绵绵密密，混混沌沌，不以心感，而以气感也。陆潜虚云："黄者，中黄之气；芽者，爻动之萌。"究其实，则真铅而已。以此为根，则情来归性，而丹基于斯立矣。

物无阴阳，违天背元；牝鸡自卵，其雏不全。夫何故乎？配合未连；三五不交，刚柔离分。

故若物无阴阳，则违造化之天道，而背生物之元始，此牝鸡自卵之所以其雏不全也。夫何以故乎？盖因配合未连，水、火、木、金、土三五不相交，阳刚阴柔，彼此相离分故也。

施化之道，天地自然。火动炎上，水流润下。非有师导，使其然也。资始统正，不可复改。

观夫雄雌交媾之时，刚柔相结而不可解，得其节符，非有功巧以制御之。若男生而伏，女偃其躯，禀乎胞胎，受气元初，非徒生时著而见之。及其死也，亦复效之。此非父母教令其然，本在交媾定制始先也。是以施化之道，乃天地之自然，犹火动而炎上，水流而润下，并非有老师指导使其如此，盖其本性然也。故乾元则资始，坤阴则统正，不可复为改变。

请观雌雄交媾之时，刚柔相结而不可解，则自会得其节符，并非有良功巧象以制御之。是故男生而伏，女偃（仰也）其躯，乃禀乎胞胎之中，受元初之气使然。且非徒生时著而见其如此，即其溺水而亡也，男浮必伏，女浮必仰，亦复效初生之时。此非父母教令其如此，其本在伏仰交媾受初时元炁之际，即定位置于始先矣。人道如此，丹道亦如此，不过一顺一反耳。故前文云：自然之所为兮，非有邪伪道。

日月含吐章 第四十一

坎男为月，离女为日。日以施德，月以舒光。月受日化（一作日改月化），体不亏伤。阳失其契，阴侵其明。晦朔薄蚀，掩冒相倾。阳消其形，阴凌灾生。

坎男为月者，阴中有阳精也；离女为日者，阳中有阴精也。夫月，外阴而内阳，其体黑；日，外阳而内阴，其体红。日以施外象之阳德于月，月遂得以舒其光明而变其黑体。月受日德之化，而其体乃不亏伤，而有十五日之金精壮盛，光明圆满。迷失日之外阳与月之内阳，失其契照，则金逢望后，阴侵其明。由下弦而至晦朔薄蚀（日蚀常在朔，月蚀常在望），则月为日掩，日为月冒，相倾相轧。月体之阳先尽消其形，阴气凌而灾害生矣。

按：此章完全借日月之光以喻丹道也。盖丹道，则坎上离下，月受日化，体不亏伤，而为望；常道则离上坎下，阳失其契，掩冒相倾，而为晦。又离德施于坎体，当其金精吐盛，蟾照西川，月受日化，体不亏伤之时，正宜进火采药。若阳失其契，金逢望远，药度后天，渣质相乘，则不可复尝矣。当此之时，屈折下降，阴符自然继统矣。此又一解也。

男女相须，含吐以滋；雄雌错杂，以类相求。金化为水，水性周章；火化为土，水不得行。男动外施，女静内藏；溢度过节，为女所拘。魄以钤魂，不得淫奢；不寒不暑，进退合时。各得其和，俱吐证符。

男女相须，即互相为用之意；以类相求，谓在同类中相求异性也。

金化为水者，陆注："金化为水者，爻动之时，金初生水也。"

周章者，《楚辞》云："聊遨游以周章。"注云：周章犹周流也。

火化为土，即以离家之真意摄之，使水不滥行，此为己土，即真土擒真铅也。又知几子云：真土擒真铅者，采药之时，离能取坎，而尚有真铅制真汞者，则得药之后，坎能填离也。

证符者，陆云："药生曰符，药成曰证，皆自和气中来。"

男女相须，则含吐以滋矣；雄雌错杂，则以类相求矣。此皆阴阳两性之交感也。不论丹道、世道、人类、物类，均如此。若讲丹道，则火往销金，金为火熔而化为水。但水性则周流泛滥，横溢无极，故必火化为土，使水不得行，而自为我制。若男动而施精于外，女静而藏气于内，则每致溢度过节，而为女所拘，戕其命宝，受害不浅矣。苟能用坎魄以钤离魂，使金情来归木性，不许邪淫骄奢，自然不寒不暑，进退合时，各得其和，而俱吐证符矣。

上阳注：周章溢度，淫奢过节，则阴凌而灾生。修丹者必使一寒一暑，得进退之宜，则和合有时，火不热而符不冷矣。

四象归土章 第四十二

丹砂木精，得金乃并；金水合处，木火为侣。四者混沌，列为龙虎；龙阳数奇，虎阴数偶。

丹砂为赤色，赤色属火，木能生火，故为木精。木与火，性皆属阳，而好动，惟得金之制，乃能相并。金水二者，皆合处于坎；木火为侣，皆发生于离。金、水、木、火四者混沌，而列为龙虎。龙在五行为木，木之生数三，故龙阳数奇；虎在五行为金，金之生数四，故虎阴数偶。仇注：四者混沌，契文两见，前指乾坤坎离，取先天卦位之四正；此指金水木火，取后天卦位之四正，其实一也。盖以乾坤为鼎器，则乌兔乃药材；以水火为男女，则龙虎乃弦气。读者当善参会耳。

肝青为父，肺白为母；肾黑为子，心赤为女；脾黄为祖，子五行始。三物一家，都归戊己。

肝属木，象青龙，青龙属乾，为阳为父；肺属金，象白虎，白虎属坤，为阴为母。肝木能生心火，心色赤，象朱雀，属离，离为中女；肺金能生肾水，肾色黑，象玄武，属坎，坎为中男，男即子也。肝肺心肾，皆归于中央脾土，故脾黄为祖。黄者，中央脾土之色（载于医书）。然以先天五行论之，则天一生水，而子又为五行之始矣。

三物者，即木火、金水、戊己也；一家者，即都归于戊己一家也。故有："五行金藉土，三元八卦岂离壬。"

好古注："木生火女，阳中之阴，是曰己土；金生水子，阴中之阳，是曰戊土。金木二者，俱从土生，故土又为水火之祖。此后天五行之相生者。"

阴阳反复章 第四十三

刚柔迭兴，更历分部。龙西虎东，建纬卯酉。刑德并会，相见欢喜。

刚柔者，乾刚坤柔也；迭兴者，阳往阴来，小往大来也。

更历分部者，即龙西虎东也。部，一作布。盖龙本在东，今往西而建纬于酉；虎本在西，今来东而建纬于卯。卯酉者，二八之门也。

若行世法，则似德而实刑；若用丹法，则似刑而实德。德与刑，当作生死解。行世法则似生实死；用丹法，则似死实生。刑中有德，德中有刑，刑德并会，性情相见，刚柔和合，如夫妻相得，而欢喜矣。

悟元子曰："龙性属木为德，居东卯阳位，建纬于酉，是以性求情也；虎情属金为刑，居西酉阴位，建纬于卯者，是以情归性也。"

刑主杀伏，德主生起。二月榆落，魁临于卯。八月麦生，天罡据酉。

伏与杀，皆静而不动之象；生与起，则动而非静也。刑本主伏与杀，德本主生与起。

二月为卯月，生之月也。而榆荚反落者，盖河魁之凶星临于卯位，煽动木气太旺，龙性难驯，遂致为金所克、为虎所伤也。落，一作死。悟元子曰："二月万物生，榆荚反落。"

魁星辰时指卯，罡星辰时指酉，此生中有杀也。

八月为酉月，杀之月也。而荞麦反生者，盖天罡之吉星据于酉位，当俟金气先动，虎情来归，自得木气向荣，龙德正中矣。

上阳注：世人但闻沐浴为卯酉，岂能明刑德之故？德与生，即半时得药之比；刑与杀，即顷刻丧失之喻。德中防刑，害生于恩也；刑中有德，害里藏恩也。

仇注：卯酉沐浴，丹家皆云：卯酉两月，停火不用。据《参同》刑德并会、相见欢喜，即《悟真篇》刑德临门所自来也。夫春和秋爽，正当温养之际，岂可云停炉息火乎？上阳子以半时得药为德生，顷刻丧失为刑杀，其于卯酉沐浴之法，洞然明白，兼可知沐浴在时不在月也。

子南午北，互为纲纪。一九之数，终而复始。含元虚危，播精于子。

子为水，为精，为坎，为铅，本在于北；午为火，为神，为离，为汞，本在于南。今则子南午北者，水火既济，精神混一，坎离颠倒，铅汞相投也。

互为纲纪者，陆云："常道以阳为纲，阴为纪，今皆反之，故曰互为纲纪。"又曰："一九之数，水中金是也。水之生数为一，金之成数为九，惟此金水，互相含蓄，遍历诸辰，循环卦节，莫非真炁之妙用。"故一九之数，终而复始。其交会之际，则含元于虚危，而播精于子矣。

虚危者，二宿名，在北方，在人身则阴极为虚危穴；子者，亥子之间，贞元之会，时至机动，正在于此。陶注："虚危二宿，当子位之中。"

子时，一阳初动处也；含元，属先天寂然不动、杳杳冥冥、太极未判之时，日月合璧虚危度是也；播精，属后天感而遂通、恍恍惚惚、太极已判之时，雪山一味好醍醐是也。先天惟有一炁，后天始化为真精，而雄阳播施，乃在于子。

牝牡相须章 第四十四

关关雎鸠，在河之洲；窈窕淑女，君子好逑。雄不独处，雌不孤居。玄武龟蛇，蟠虬相扶。以明牝牡，意当相须。假使二女共室，颜色甚殊。苏秦通言，张仪合媒。发辩利舌，奋舒美辞。推心调谐，合为夫妻。弊发腐齿，终不相知。若药物非种，名类不同。分剂参差，失其纲纪。虽黄帝临炉，太乙执火，八公捣炼，淮南调合。立宇崇坛，玉为阶陛。麟脯凤腊，把籍长跪。祷祝神祇，请哀诸鬼。沐浴斋戒，妄有所冀。亦犹如胶补釜，以硇涂疮。去冷加冰，除热用汤。飞龟舞蛇，愈见乖张。

此章无甚深旨，不过明修道之必须藉同类阴阳耳。

继往开来章 第四十五

惟昔圣贤，怀玄抱真；伏炼九鼎，化迹隐沦。含精养神，通德三元；精溢腠理，筋骨致坚。众邪辟除，正气长存；累积长久，变形而仙。忧悯后生，好道之伦；随傍风采，指画古文。著为图藉，开示后昆；露见枝条，隐藏本根。托号诸名，覆冒众文；学者得之，韫椟终身。子继父业，孙踵祖先；传世迷惑，竟无见闻。遂使宦者不仕，农夫失耘，商人弃货，志士家贫。吾甚伤之，定录此文；字约易思，事省不繁。披列其条，核实可观；分两有数，因而相循。故为乱辞，孔窍其门；智者审思，以意参焉。

此章，古本称《后序孔窍章》，亦无甚深旨，不必细究。

丹法全旨章 第四十六

法象莫大乎天地兮，玄沟数万里。河鼓临星纪兮，人民俱惊骇。晷影妄前却兮，九年被凶咎。皇上览视之兮，王者退自改。关键有低昂兮，周天遂奔走。江河无枯竭兮，水流注于海。天地之雌雄兮，徘徊子与午。寅申阴阳祖兮，出入终复始。循斗而招摇兮，执衡定元纪。升熬于甑山兮，炎火张于下。白虎唱导前兮，苍龙和于后。朱雀翱翔戏兮，飞扬色五彩。遭遇罗纲施兮，压止不得举。嗷嗷声甚悲兮，婴儿之慕母。颠倒就汤镬兮，摧折伤毛羽。刻漏未过半兮，龙鳞甲鬣起。五色象炫耀兮，变化无常主。潏潏鼎沸驰兮，暴涌不休止。接连重叠累兮，犬牙相错距（一作拒）。形如仲冬冰兮，阑干吐钟乳。崔巍而杂厕兮，交积相支拄。阴阳得其配兮，淡泊自相守。青龙处房六兮，春华振东卯。白虎在昴七兮，秋芒兑西酉。朱雀在张二兮，正阳离南午。三者俱来朝兮，家属为亲侣。本之但二物兮，末乃为三五。三五并危一兮，都集归一所。治之如上科兮，日数亦取甫。先白而后黄兮，赤色通表里。名曰第一鼎兮，食如大黍米。自然之所为兮，非有邪伪道。若山泽气蒸兮，兴云而为雨。泥竭遂成尘兮，火灭化为土。

若蘖染为黄兮，似蓝成绿组。皮革煮为胶兮，曲蘖化为酒。同类易施功兮，非种难为巧。惟斯之妙术兮，审谛不诳语。传于亿后世兮，昭然而可考。焕若星经汉兮，昺如水宗海。思之务令熟兮，反复视上下。千周灿彬彬兮，万遍将可睹。神明或告人兮，心灵忽自悟。探端索其绪兮，必得其门户。天道无适莫兮，常传与贤者。

法象之至大者，莫如天地。法象，即许多代名词；天地，即是乾坤，乾坤即是男女。玄沟，天河也，指坎方。《易经·说卦传》云："坎为水，为沟渎。玄武为北方水神，坎卦位在北方，又为水。"玄，即黑色。水之色黑，故以玄沟比喻坎卦。又，玄字含有幽深之意，沟字则形容流通之状。又沟者，象形也。数万里，形容其长也，指彼此往来之道路也。

河鼓，谓牛郎也，象乾卦。《尔雅》云："河鼓，谓牵牛"。《古乐府》云："黄姑织女时相见。"盖黄姑与河鼓音韵相同，遂混用之耳。《天文志》云："河鼓三星在牵牛北。"据此河鼓与牵牛原非一物，但此处宜从《尔雅》为是。星纪者，谓天河。在各家注解，都说是天盘丑位。盖即天盘十二个星次之一。《尔雅》云："星纪斗，牵牛也。"言其部位在斗宿与牵牛星之间。仇氏《集注》云："星纪在王氏本作天纪。"《天文志》云："织女三星在天纪东端。"《岁时纪》云："天河之东有织女，天帝怜其独处，许嫁河西牵牛郎，嫁后遂废织纴。天帝怒，责令归河东，使其一年一度相会。"据此，则天纪即是天河。河鼓临星纪者，谓牛郎与织女驾鹊桥而相会于天河也（按：世俗七月七日，牛女鹊桥相会。盖七月七日暗含二七之意）。人民俱惊骇者，身为国家，心为君主，精气为人民。阴阳交感，则其中精气不免激动，而现非常之状态。俱者，指坎离两方而言。

晷影者，即日影。又为测日影以定时之器具，器面有针，比喻离卦之作用。前却者，前为进，却为退。妄前却者，妄有所动作而进退，而进退不以矩，不合度也。离卦既妄有所动作，进退不肯以矩，则不免有洪水泛滥之灾。即木液飞扬，金精湮灭也。象尧之九年，被其凶咎。咎，盖谓咎由自取。

当此之时，必用元神正念观察觉照，以象皇上之览视。妄动之人心，则当退后而改悔其以前之错误，以象王者之退自后。《书》云："惟皇上帝降衷于下民。"盖皇上者，指道心也；王者，象人心也；改字，上阳本、《阐幽》本、《集注》本皆作改字，潜虚本、《脉望》本、《发挥》本、抱一本皆作后字。按文义，似用改字较优。

关键既正其低昂兮，则一身之周天自然循环。关者，要路口之门也；键者，关牡也，又名门牡，用直木为之，双关宜低而插，键宜昂。前云：丑之大吕，结正低昂，亦是此意。此处之低昂可作俯仰讲。周天，又作害炁，又作周炁。俞琰《参同契释疑》云害炁，周本皆作周炁。朱子疑周炁二字无义理，遂改为害气，亦非是。盖害字与周字相似，炁字与天字颇相近也。今按：俞氏《发挥》、陶氏《脉望》、仇氏《集注》皆作周天；上阳本、潜虚本皆作害气。然宜从周天二字为是。奔走江河之所以无枯竭者，因先天之水常流注于元海故也。

江河，即指河车运行之处。按：此则江河与海，皆当指离。又按：江河无枯竭之“无”字，上阳本、阐幽本作“之”字，诸本皆作“无”字。《释疑》云：旧本“无”作“之”，非是。然“之”字理较优。盖谓江河指坎，而海指离，谓坎宫之所以枯竭者，因坎水流注于离海故也。然坎水流离，倘致枯竭，则非大小无伤矣。故尚宜斟酌。又仇注：江河无枯竭，常资神水以灌灵根，上自天河而来，下从昆仑而入。

夫天为雄，地本为雌。今天地之雌雄者，是以天为雌，以地为雄，反其道而行之，是丹道之逆行造化，颠倒阴阳也。徘徊者，不进不退，亦进亦退之象。子者，阴极一阳生也；午者，阳极一阴生也。又子与午，言坎离两方，非指时辰。纵谓时辰，亦是活子时、活午时，而非每日昼夜之时辰。

寅申阴阳祖者，子水生于申，午火生于寅，故曰阴阳；出入终复始者，子进阳火，午退阴符，徘徊出入，退而后进也。又，寅时之后四刻至卯时之前四刻，申时之后四刻至酉时之前四刻，方有出入之象。所谓终复始者，盖出为终，而入复为始也。后来丹经都说卯酉不讲寅申，只有《龙眉子金丹印证诗》云“兔遇上元时便止，鸡逢七月半为终”，是以寅申为用。盖以由子到巳，由午讫亥，上下各六个时辰，当以寅卯申酉之交界时，最为中心也，故不宜单提卯酉。又按：此皆是人身上的时刻，不是钟表上的时刻。

然当此之时，宜循其斗柄；而招摇摄取，尤须执其平衡，以定其元纪。《集注》云：“斗为众纪，故曰元纪。”又云：“招摇乃斗柄，比采药之剑，取其能招摄也。斗柄起自衡星，有平衡之象焉，喻剑锋之横指也。临时交接，凡浅深颠倒，前短后长，顺去逆来，皆系此一衡，故执衡所以定丹法之纲纪。”又云：“北斗七星，自一枢二璇至三机四权为斗魁；自五衡至六开七摇为斗杓，杓即招摇星。”又《测疏》云：“执衡招摇，执其杓而转之也。”《无根树》云：“运转天罡斡斗杓。”又云：“槎影横空须斗杓。”《丽春院词》云：“半夜开丹灶，三更运斗杓。”《金丹诗》云：“逆回海水流天谷，侧转风帆运斗杓。”《金液还丹破迷歌》云：“点开透地通天眼，斡转天关斗逆行。”（以上自《无根树》下，皆在《玄要篇》中）

于是升熬于甑山之上兮，离家之炎火则张于其下。熬，为熬火之枢机，即白虎为熬枢之熬；甑山，离峰也。

候白虎唱导于前兮，即金华先倡意。苍龙乃和之于后，即阳乃往和之意。

朱雀则翱翔以戏兮，其飞扬之色具五彩。朱雀，为姹女，即汞火也；翱翔，谓能飞也。

遭遇先天一炁之网罗来施功兮，遂压汞性之飞阳，使不得伸举。

嗷嗷之声似甚悲哀兮，好像婴儿之慕母。盖谓神气相合，铅汞相投，如子母相恋之状。嗷嗷甚悲，乃形容其恋慕之情，非真有什么声音也。

颠倒以就离家之阳镬兮，遂摧折以伤其毛羽。盖汞为铅伏，不得复飞扬也。此以外丹喻人元也，即朱砂入铅之时也。外丹书中有句云：“朱雀炎空飞下来，摧折羽毛头与脚，水银从此不能飞。”即摧折伤羽毛之说也。

刻漏未过半，龙鳞甲鬣起者，谓不到半个时辰也，即如龙鳞之甲鬣，纷纷而起。甲鬣，又作狎猎，即重叠相接之意。《玄要篇·大道歌》云：“一个时间辰六候，只于二候金丹就。”吕祖《敲爻歌》云：“一时辰内金丹就，上朝金阙紫云生。”

于时有五色之象，炫耀夺目，变化之状，神妙无常。《敲爻歌》云：“一派红光列太清，铅池迸出金光现。”《道情歌》云：“霞光万道笼金鼎。”又云：“一颗红光似至真。”又云：“远似葡萄近似金。”《打坐歌》云：“神光照耀遍三千。”又云：“半夜三更现红莲。”《金丹歌》云：“一颗红光似月明。”《固漏歌》云：“浑身一片霞光照。”又云：“紫气红光常晃耀。”此皆五色炫耀变化，无常之象。

潏潏然在乾鼎中沸驰，暴涌而不休止。于是逆行而上，火逼金行，接连重叠，由河车、夹脊而至泥丸，再累累然下降绛宫、黄庭而入丹田。其时内视所觉之形象，既似犬牙之互相错距，一升一降，若有所磨擦也。又如仲冬之寒冰片片，色白而有光也。而阑干吐钟乳，崔嵬而杂厕交积，相支拄等说，皆形容其身中奇异之景象也。《测疏》谓："是乃大药还丹之验。钟乳，中空而透明之石。崔嵬，土山之戴石者。"《测疏》又作："崔，巍巍高峻貌；交积，即渐凝渐钟也。"总之形容其各种景象之不同也。

但所以能如此者，盖由阴阳得配，然虽有种种景象，而不可着相生心。若一着相，便落在后天，故只能淡泊相守，则自有神妙不可测之变化。

所谓青龙处房六者，青龙与房宿，皆位于东也。然《河图》之数，东方乃三与八，不是六。此云六者，因为水之成数，木生于亥故耳。故云：春华（一作花）震东卯。春、震、卯皆属木，在东方。

白虎在昴七者，白虎与昴宿，皆位于西也。然《河图》之数，西方乃四与九，不是七。此云七者，因七乃火之成数，金生于巳故耳。故云：秋芒兑西酉。秋、兑、酉皆属金，为西方。秋芒者，秋谷垂芒也。

朱雀在张二者，朱雀与张宿，皆位于南也。故云：正阳离南午。夏、离、午皆属火，为南方；二，为火之生数；正阳，即夏令。

金、木与火三者，俱来朝宗，如家属之为亲侣，本来只水火之二物，其结果乃成为三五。按："三五者，有三说：（一）三五即十五，房六、昴七、张二，共为十五数；（二）子午数合三，戊己号称五,三五既和谐，八石正纲纪，乃水一火二，连土五在内，合称三五；（三）东三南二一个五，北一西四一个五，戊己中央一个五，也是三五。"

三五并于危宿水一之处，即北方虚危穴，为先天一炁发生之所。故云：都集归一所。此即混为一也。但《集注》谓："危一，指真一之炁；一所，指黄庭神室。"此又是一说。又按："从《集注》似文义较顺，盖谓金、木、火三五并危宿水一，都集归于黄庭中央之土，为一所也。"

所谓治之如上科者，谓大药已得之后，当从事温养功夫，亦如前筑基固命之法，惟日数则当从此处起头。故云：日数亦取甫。取者，资也；甫者，始也；取甫，犹言资始。

先白者，陶注云："采之类白，金液之色。"后黄者，凝而至坚，号曰黄舆。

赤色达表里者，造之则朱，火色内外也。

所谓第一鼎者，陆云："先天之物。"食黍米者，陆云："初得之丹。"经云："元始有一宝珠，悬于虚空者，盖是物也。"此皆是自然之所为，并非有邪伪之道故。若山泽之气自然相通，兴云自然为雨，泥竭自然成尘，火灭自然化土，蘗染自然为黄，蓝染自成绿组，皮革久煮自能成胶，曲蘗作酵，自酿成酒。此皆因同类之易于施功，非种则难以为巧也。蘗，音柏，俗名黄柏，可作黄色染料；蓝，即今之靛青；绿组，即绿丝绳也。又《测疏》云："炎火下张，升熬甑山，即山泽之蒸气也，化为玉浆，降下重楼，滋液润泽，和通表里，即兴云为雨，洗濯乾坤，皆成明润也。故蒸气，则白云朝于顶上；化雨，则甘露洒于须弥。及乎铅为火锻，则日以渐抽，化为窗尘，片片飞浮而去，是泥竭而成尘。汞为铅擒，死归厚土，烟消烬灭，冷于寒灰，是火灭化为土也。"又《集注》引："或云染黄成绿，于色相中求药也；皮革煮胶，火候欲其完足也；曲化为酒，得气者常似醉也。"此说亦牵强支离，不合本意。

惟如斯之妙术审谛，不稍妄语，传于亿万世后，昭然自可考据。焕然若星之经汉，众目共睹；昺然如水之宗海，万古不移。只要思之务令详熟，反复环视上下，千周万遍，彬彬可睹，精诚感通，神明造人，心灵自悟。探端索绪，必能得其门户也。盖天道并无适莫，常传与有贤德之人。审谛，细考根蒂也；汉，天河也；探，以手摸物也；端，头也；绪，丝端也；端绪皆言纲领；门户，即坎离；适，音的，适莫，谓一定也。《论语》云："无适也，无莫也，惟义之比。"

又《集注》谓："此章举《参同契》而约言之。"法象天地，是刚柔配合乾坤，为鼎器也。河鼓临纪，是男女相须，坎离为药物也。玄沟取象于坎门，关键取象于离户，晷影则离之神火，江河则坎之神水。王者退改，以中心为主宰也。雌雄者，人身之天地。低昂者，颠倒之阴阳。子午寅申，指火符之进退。循斗执衡，以魁柄为纲纽，出入终始，筑基而温养，首尾运火之功也。白虎唱而苍龙和者，原金华唱而阳往和乎。朱雀翔而五彩飞其河上，姹女得火则飞乎。纲罗施而不得举者，其魄以钤魂，不得淫奢乎。刻漏未半而龙鳞狎猎，是盖簇年月于一时，簇时刻于一符，凝精流形其在斯乎。此条皆借外丹景象以形容内丹之神妙，即谓滋液润泽，施化流通，各得其和，吐证符邪。震东兑西，乃龙呼而虎吸，正阳离南，殆守西之荧惑邪。分之为三五，合之皆归一，斯即三五与一，天地至精，九还七返，八归六居耶。白黄与赤，盖采之类白，造之则朱，得黄舆而成丹矣。象且白赤，为金火之色。金火相交，不离戊己者，玄牝之门，天地之根，真铅真汞于此而生，成人成圣由此而出。经云："孔窍其门。"此云："得其门户。皆此物也。天地之法象雌雄，篇中频露意矣。"而又云："山泽通气，何也？山泽之咸，兑艮合体。"《易》曰："柔上而刚下。"上而悦男下女，二气感应以相与，其于丹法，尤为显著。柔上刚下，象其颠倒低昂也。止而悦者，艮性欲其专一，兑情欲其和谐，以此男求于女，则有感而必应矣。（下略）

鼎器歌 第四十七

圆三五，径一分。口四八，两寸唇。长尺二，厚薄匀。腹齐三，坐垂温。阴在上，阳下奔。

圆，一作围；径，一作寸；齐，一云即脐；齐三，一作三齐，一作三正；垂，作待字解。

圆为乾鼎，方为坤炉。算术上公式，圆形三寸，径长一寸；圆形三五，径长一五，故云："圆三五，径一分。"方形八寸，则径长两寸，而四围适有四个两寸，二四得八，故云："口四八，两寸唇。"又三五一为奇，故象乾；二四八为偶，故象坤。长尺二者，比十二月，十二时，十二律，卦气循环无参差也。厚薄匀者，即调停火候，配合均匀，念不可起，意不可散，念起则火燥，意散则火寒也。腹齐三者，外丹鼎炉腹下三足，人元亦象之也。坐垂温者，坐待其气之温暖也，即吕祖《沁园春》词云："七返还丹，在人须先炼己待时；正一阳初动，中宵漏永，温温铅鼎，光透帘帏。阴在上，阳下奔者，坤炉之坎卦在上，而坎中之一阳爻（即水中金），望下而奔入乾家也。"亦即取坎填离、水火既济之义。

首尾武，中间文。始七十，终三旬。二百六，善调匀。阴火白，黄芽铅。

两七聚，辅翼人。

首尾武，中间文者，此言下手及末后皆用武火，中间则用文火。外丹烧炼，凡拉动风箱，加足煤炭，火力盛强者，即算武火；不动风箱，火力平和者，即算文火。内丹文武火如何解释，则人各一说。或云："先天丹母为文火，后天药符为武火。"或云："呼吸有数而繁重为武火，无数而轻微为文火。"或云："打起精神驱除杂念为武火，温温不绝绵绵若存为文火。"或云："文火乃发生之火，求铅之时用之；武火乃结实之火，结丹之时用之。"或云："后天鼎中筑基与温养之火为武火；先天鼎中大药还丹之火为文火。"如此种种，莫衷一是，惟在修炼者自己把握矣。然遇真师传诀者又当别论。

始七十，终三旬，二百六，善调匀者，即七十日、三十日、二百六十日，共计三百六十日，即是十二个月，亦即一年一周天也。但此亦是比喻。若缩短而言，则一月三十日，共计三百六十时辰，未尝不可代替三百六十日。倘再缩短言之，则一日十二时辰，未尝不可代替十二个月。再以攒簇火候而言之，则一刻之中，亦备一年之气候。因一刻之中有一个周天，一个周天等于一年故也。此四句，各注家无一合原书之本意者，大概都属牵强附会。

阴火白，黄芽铅者，阴火，即白雪，故云阴火白；白雪属阴火，则黄芽当属阳火，故曰黄芽铅。

两七聚，辅翼人者，青龙七宿与白虎七宿，阴阳二火聚在一处，以辅翼行功之人也。陆注："铅汞之气同聚中宫，辅翼人身以成仙体。"《集注》又云："两七者，或云十四以下之鼎器，取其气旺而药真。运火须九鼎，故曰聚也。"

赡理脑，定升玄。子处中，得安存。来去游，不出门。渐成大，情性纯。却归一，还本元。善爱敬，如君臣。至一周，甚辛勤。密防护，莫迷昏。途路远，极幽玄。若达此，会乾坤。

赡理脑，定升玄者，即目视顶门，赡顾其脑，久之则自能药气升顶。顶者，玄宫也；赡理，即赡养修理之义。此即丹法所谓移炉换鼎也。

子者，婴儿也。婴儿处于玄宫之中，得以安存。

来去游，不出门者，只能优游于一身之中，不能出神于玄门之外，盖婴儿幼小未成人也。及乎渐凝渐大，情性日纯，再退归元海，还于本原，用抱元守一之功，要善事爱敬如君臣之间。若是者，至一周年之久甚为辛勤，严密防护，切莫迷昏。

如是之后，方可阳神透顶，来往自如途路。远则放之弥乎六合也，极幽玄则卷之潜藏深渊也。若能达此，则宇宙在手，万化生身，会通乾坤之理矣。会通者，即融会贯通也。

刀圭沾，净魄魂。得长生，居仙村。乐道者，寻其根。审五行，定铢分。谛思之，不须论。深藏守，莫传文。御白鹤，驾龙麟。游太虚，谒仙君。受图箓，号真人。

刀者，撇为戊土，折为己土，乃戊己二土。刀圭者，二土成真也，金丹大药也。既沾刀圭，魄魂自净，于是得长生而居仙村。沾，当“得”字解。魄魂净，即身心大定，烦恼全无，六根清净，寝无梦，觉无忧也。若欲如此，惟乐道者能寻大道之根宗。以先天一炁为之本，审五行之顺逆，使生克制化得其宜（按：即火往销金，金伐木荣之类），定药物之铢分（按：即二者以为真，其三遂不入，火二与之俱之类），使铅汞抽添合度。此等至理，但可审思密藏，难以口谈文述。惟默默行之，三年九载，道成德就，则身外有身，驾鹤骖龙而神游乎寥廓之表；膺箓受图，而天赐以真人之号，是谓圣修之极功，丈夫之能事毕矣。

按：此节为潜虚语，其注解本文已极明显，不必再注，故录之。

又，麟，一作鳞。

序 第四十八

《参同契》者，敷陈梗概。不能纯一，泛滥而说。纤微未备，阔略仿佛。今更撰录，补塞遗脱。润色幽深，钩援相逮。旨意等齐，所趣不悖。故复作此，命三相类，则大易之情性尽矣。大易情性，各如其度。黄老用究，较而可御。炉火之事，真有所据。三道由一，俱出径路。枝茎华叶，果实垂布。正在根株，不失其素。诚心所言，审而不误。

《参同契》者，敷陈梗概，不能纯一。敷，即宣布也；陈，告也；梗概，大略也；不能纯一，谓不能纯粹精一，完全宣露也，即前文所谓写情著竹帛，又恐泄天符也；泛滥而说者，广说，不说一件也，如有时说天地，有时说人类，有时又说物类，用种种譬喻也；阔略仿佛者，辽阔而约略，仿佛似之也。

今更撰录，补塞遗脱者，谓更撰录歌赋序文，以补塞本文之遗脱也。

润色幽深，钩援相逮者，即润色幽玄深邃之文章，钩之援之，使相连也。钩援，攻城器；逮，作连字解，即指歌赋之类。

旨意等齐，所趋不悖者，谓所作之歌赋等，其宗旨之意与原文相同。所趋之途，并不悖谬也。

故复作此者，因补塞遗脱之故，复作此。命三相类者，命其名为三相类，即大易、黄老、炉火三道由一之意。则大易之情性尽矣者，谓虽可分而为三，实不能出大易情性之外，能明此三者相类，则大易之情性无不尽矣。

大易情性，各如其度者，谓大易情性，不外乎一阴一阳耳。阴之度数若干，阳之度数亦若干，盖阴阳之数必须相配也。故云：大易情性，各如其度。

黄老用究，较而可御者，言黄帝、老子发明之妙理，应当用作研究，且较然可以运用而乘御。

炉火之事，真有所据者，炉火即地元黄白术，天元神丹也。学者得诀之后，依法实行，按程修炼的，有成就之可能。古仙都有服之而飞升者，故云真有所据。

三道由一者，谓大易、黄老、炉火表面虽可分而为三，然皆不出阴阳配合各如其度耳。故云：三道由一。

俱出径路者，谓三道若能明理得诀，而具足机缘，皆是至简至易之事，并非繁难也。径路者，谓路极近也。

枝茎花叶，果实垂布，正在根株，不失其素者，谓有枝茎与花叶果实自然垂布，然其正则在根株之不失其素。以喻修道者之能由结丹而脱胎神化。推其所以能如此者，则在绵绵呼吸调养元神，正心诚意不失其根本之朴素也。

诚心所言，审而不误者，谓此皆魏公诚心所言，苟能细审其理而行之，决不误人也。

郐国鄙夫，幽谷朽生。挟怀朴素，不乐权荣。栖迟僻陋，忽略利名。执守恬淡，希时安平。宴然闲居，乃撰斯文。歌叙大易，三圣遗言。察其旨趣，一统其伦。务在顺理，宣耀精神。施化流通，四海和平。表以为历，万世可循。叙以御政，行之不繁。

郐国鄙夫者，郐国在河南，会稽在浙东，借郐国以寓会稽；鄙夫者，自谦也，谓处边鄙之夫，亦谓鄙陋之人也。幽谷朽生者，幽谷，山谷中；朽生，谓无用于世也。

挟怀朴素，不乐权荣者，谓心中怀着朴素之念，不喜争权夺利富贵荣华也。

栖迟僻陋，忽略利名者，谓栖迟于僻陋之处，忽略货利声名。

执守恬淡，希时安平者，即执守恬淡生活，只希时局安平。

宴然闲居，乃撰斯文者，谓方可宴然闲居，乃得撰作斯文。

歌叙大易，三圣遗言者，谓所做者诗歌之文，所叙者大易之道。三圣，即伏羲、文王、孔子也；遗言，即遗传之言。

察其旨趣，一统其伦者，盖谓三圣之遗言，若察其宗旨与趣向，实一统其伦而无殊，皆不出一阴一阳之道也。

务在顺理，宣耀精神者，谓其所务者，在乎顺自然之理，而宣化光耀吾人之精神。

施化流通，四海和平者，谓若能顺自然之理，以宣耀精神，而施化流通于宇宙之间，自然能四海和平，而万国咸宁。《尧曲》云："光被四表，格于上下。"亦同此理。

表以为历，万世可循者，即表明大易阴阳消长之道以为历，则虽万世可以遵循。故《易传》云："君子以治历明时。"

以御政，行之不繁者，即叙大易之道，以御政治，则亦可以端拱无为，行之简易而不繁，所谓道无为而无不为也。

引内养性，黄老自然。含德之厚，归根返元。近在我心，不离己身。抱一无舍，可以长存。配以伏（一作服）食，雌雄设陈。四物念护，五行旋循。挺除武都，八石弃捐。审用成物，世俗所珍。罗列三条，枝茎相连。同出异名，皆由一门。

引内养性，黄老自然者，谓用大易之道，引之于内，以养心性，即黄老自然之道也。盖黄老养性，亦不外乎大易之阴阳也。

含德之厚，归根返元者，含德，即含受先天一炁也。盖道德皆本乎一炁也。广义的谓道，狭义的谓德；普遍在宇宙间的谓道，寄存在人身中的谓德；统而言之谓道，分而言之谓德。所谓德者，即一炁在乎人身也。今含受先天一炁，使之深厚，自然能归根返元（按：含德之厚句，本《道德经》）。

近在我心，不离己身，抱一无舍，可以长存。盖谓此等道理，皆近在我心，并不离乎己身，苟能抱元守一，而无舍弃，则自可以永远长存矣。《集注》云："此即久视长生之道也。"又《道德经》云："含德之厚，比于赤子。"又云："归根曰静，静曰复命。"又云："载营魄抱一，能无离乎？"又《孟子》亦云："操则存，舍则亡。"亦此同理。

配以伏食，雌雄设陈，四物含护，五行旋循者，以天、地、人三元皆可作注。盖天元本讲伏食，而地元则天元之初步；人元之伏食，则伏先天一炁。然皆须雌雄设陈，用阴阳相配合，龙虎雀龟之四象为念护，加戊己二土为五行，以周旋而循环其间，方可成丹。

挺除武都者，挺除，犹云排却；武都，山名，产二黄之地。《集注》云："炼药封口，用武都山紫泥。"八石弃捐者，《集注》："朱砂、硼砂、硇砂、雌黄、雄黄、硫黄、砒霜、胆矾谓之八石。"三元之道，均不须如此繁杂，故皆在挺除弃捐之例。

审用成物，世俗所珍者，存存子注："能审其作用而成物，则九年成白雪，十二年成神符，白日飞升，枯骨生肉，为希世之珍。此炉火伏食之道也。"

罗列三条，枝茎相连，同出异名，皆由一门者，谓大易、黄老、炉火，今虽罗列为三条，然其枝茎实相连络，道理可以一贯，同出于一途而异其名耳。若论归根返元，皆由一门也。

非徒累句，谐偶斯文。殆有其真，砾硌可观。使予敷伪，却被罪愆。命《参同契》，微览其端。辞寡意大，后嗣宜遵。

非徒累句，谐偶斯文者，谓并非徒然累叠成句，和谐排偶，而为斯文。

殆有其真，砾硌可观者，谓殆有其至真之理，明白显露，而可以观也。砾硌，明白貌。

使予敷伪，却被罪愆者，即假使予宣布的道理是虚伪的，却要受一种过愆。

命《参同契》，微览其端，辞寡道大，后嗣宜遵者，谓所以命名为《参同契》者，盖微览金丹大道之端也，言辞虽寡，而其道实大，后嗣应当遵循。

委时去害，依托丘山。循游寥廓，与鬼为邻。化形为仙，沦寂无声。百世一下，遨游人间。敷陈羽翮，东西南倾。汤遭厄际，水旱隔并。柯叶萎黄，失其华荣。各相乘负，安稳长生。

此魏伯阳歌四字隐语也。俞琰注："委时四句藏魏字，化形四句藏伯字，敷陈四句藏阳字。委邻于鬼，魏也；百去其一，下乃白字，合于人，伯也；汤与厄遭，隔去其水，而并以厄傍，阳也。"陶注："柯叶四句藏歌字。柯失其荣，去木成可；乘者加也，两可相乘，为哥；负者欠也，哥旁附欠为歌。"

知几子云："有韵之文，谓之歌，即所谓歌叙大易也。"又云："此节文义亦可顺解，委弃时俗，以避物害，身居寥廓之境，几与山鬼为邻矣。意在韬声学仙，百世重游，如丁令威化鹤归来也。敷陈羽翮者，羽化之后，四方任其翱翔矣。东西南倾者，缺北方之水，则火木旺而销金，故喻汤年大旱，柯叶萎黄，水枯不能生木也。神仙则身外有身乘鸾跨鹤，不受侵陵生灭矣。"故曰："各相乘负，安稳长生。"

黄庭经讲义

陈撄宁 / 讲解

题辞

丹经之古者，《参同契》而外，其《黄庭》乎？人人读《黄庭》，视《黄庭》与《参同契》不相符者，此不足以读《黄庭》也，道无不一贯也。视《黄庭》与《参同契》即一事者，亦不足以读《黄庭》也，立言有专属也。是说也，余向者微窥之，今读陈撄宁先生讲义而信乃坚矣。

又《黄庭》有内外篇。余幼习吾家《右军黄庭帖》，玩其辞而爱之，久之乃知有《内景篇》焉。故疑其文之不类，或出于伪托，今读撄宁先生之讲义而疑乃释矣。撄宁先生于丹经无不读也，无不解也。其讲《黄庭》盖有得于《黄庭》之先者，而《黄庭》皆为之注脚，必如是以读《黄庭》，而后《黄庭》之义始了然以解也。

吾知是篇出，人之有志丹经者，皆将奉若秘玩，知所从事焉，无俟余之赘陈也。

潜道人王聘三识

辛酉孟夏

王君，蜀人，清光绪年间翰林，官御史。“民国”十年前，居上海，与沉寐叟、朱古微等往还甚密。一日，余偕王君访寐叟，谈及修养术，沉言：“道家谓人之命根在下丹田，真实不虚，过去已有经验。”余曰：“功夫证到此步，定享期颐之寿。”沉曰：“我的经验是从病中得来，未尝做功夫。某岁患伤寒，势及危殆，鼻无息，口难言，眼耳不能视听，手足不能运动，僵卧在床，仅自觉小腹中央有一丝游气，其长不过数寸，若断若续，几次欲脱离而去，又似有物牵住。其他身体各部全无感觉，心中亦不起念，如此若干时，及至醒来，据家人云，已昏绝半日之久，苏醒实出意外，后用药调理而愈。自今思之，当时若非下丹田一线生机未绝，早已魂销魄散，哪有今日？故道家之说非虚，惟自愧习性疏懒，不肯刻苦用功，于老子深根固蒂之道实未曾入门，不敢妄想长生久视，只求终其天年而已。”王君曰：“疏懒我亦不免，伤寒病尚有治法，疏懒病则无药可医，我们这般人都是不可教者，只好终身屏在门墙之外耳。”时有另一座客微吟曰：“生存华屋处，零落归山村；先民谁不死，知命便何忧。”王君曰：“达观达观。”满座大笑。

这回事不计年月，约距王君作序之后不久。客所吟是曹子建《箜篌引》末四句，但记不清吟者是否彊村词人。

撄宁补记

乙未十二月下旬（即公元一九五六年二月）

弁言

《黄庭经》，不著撰人名氏及时代，惟陶隐居《真诰》云：“上清真经，晋哀帝兴宁二年，南岳魏夫人授其弟子，使作隶字写出。数传而后，为某某窃之。因济浙江，遇风沦漂，惟《黄庭》一篇得存。”

然考魏夫人为晋之任城人，司徒魏舒之女，名华存，字贤安，幼而好道，摄心夷静。年二十四，适太保掾刘文，字幼彦，生二子，长曰璞，次曰瑕。其后幼彦物故，夫人携二子渡江，璞为温太真司马，至安成太守。瑕为陶太尉从事，至中郎将。夫人在世八十三年，晋成帝咸和九年化去。

以时代推之，兴宁二年，较此尚后三十年，则魏夫人辞世久矣。《真诰》所谓授其弟子者，或是夫人生时诸弟子得其口授，后始笔录。否则早有隶字写本秘藏，至兴宁二年，方传于世耳。

《黄庭》旧有内景外景二篇，《真诰》所指，殆“内景篇”也。晋王右军有《黄庭经》楷书，历代传刻，以为珍宝，即“外景篇”也。当右军时代，内景尚未行世，自无所谓《外景》之名，故右军所写，只称《黄庭》。后人据《真诰》之言，遂滋疑义。盖未知此经原有先后之分，内外之别也。

两篇之字，不必出于一手，而精理贯通，体用相备，真知个中消息者，当不复存歧视。故吕纯阳真人《题宿州天庆观诗》云：“肘传丹篆千年术，口诵《黄庭》两卷经；鹤观古坛槐影里，悄无人迹户常扃。”又陆放翁《道室杂兴诗》云：“身是秋风一断蓬，何曾住处限西东；棋枰窗下时闻雹，丹灶崖间夜吐虹；采药不辞千里去，钓鱼曾破十年功；白头始悟颐生妙，尽在《黄庭》两卷中。”又《书怀》诗云：“早佩《黄庭》两卷经，不应灵府杂膻腥；凭君为买金鸦嘴，归去秋山劚茯苓。”所称“两卷经”者，非即“内景”与“外景”乎？东坡居士尝书《黄庭》“内景”，复仿其文体，而为之赞，备极推崇。世儒狃于晋贴，漫谓“内景”非真，其识解讵出苏、陆二公上耶？又从来著丹经者，多言男子之事，女丹诀自有别传，而《黄庭经》则历代女真以之得道者，如鲁妙典、崔少玄、薛玄同之流，具见载籍，颇不乏人。是尤属丹家之要旨，为玄门之总持矣。

第是经文义漫衍，多立名词、设譬语，虽无奥颐隐密之谈，然学者读之，罕能知味。余承同志之勖，就两篇义蕴，沉潜探索，择其精要，分类诠释，务使辞皆能解，理尽可通。庶几玄圃丹台，资为先路云尔。

黄庭 第一

欲读《黄庭经》，必先知“黄庭”二字作何解说。黄乃土色，土位中央，庭乃阶前空地，名为“黄庭”，即表中空之义。

吾人一身，自脐以上，为上半段，如植物之干，生机向上；自脐以下，为下半段，如植物之根，生机向下。其生理之总机关，具足上下之原动力者，植物则在根干分界处，人身则在脐。婴儿处胎，鼻无呼吸，以脐带代行呼吸之功用。及出胎后，脐之功用立止，而鼻窍开矣。

神仙口诀，重在胎息。胎息者何？息息归根之谓。根者何？脐内空处是也。脐内空处，即“黄庭”也。

【引证《黄庭经》本文】

上有魂灵下关元，左为少阳右太阴，后有密户前生门，出日入月呼吸存（《内景经·第二章》）。上有黄庭下关元，前有幽阙后命门（《外景经·第一章》）。黄庭真人衣朱衣，关门牡龠阖两扉。幽阙夹之高巍巍，丹田之中精气微（《外景经·第二章》）。

【解释】

魂灵即心神，关元在脐下三寸，左阳右阴，言其理耳。若必求脏腑经络部位以实之，恐近于穿凿。密户，在身后腰部。生门即脐。

涵虚子云：合上下前后左右，暗藏一个“中”字。此“中”乃“虚无窍”也。外日月一往一来，内日月一颠一倒，绵绵呼吸，均在此虚无窍中。

今按呼为出，吸为入，出为辟，入为阖，辟为阳，阖为阴，阳为日，阴为月，故曰：“出日入月呼吸存。”

黄庭之下，即是关元。关元之上，即为黄庭。故曰：“上有黄庭下关元。”《内景经》云“上有魂灵下关元”，则谓黄庭之上有心神，黄庭之下有关元耳。辞虽异而义同。

幽阙即生门，生门即脐，针灸家名为神阙，又名气舍。命门即密户，在背脊骨第十四椎下，即第二腰椎骨之部。

修炼家以心神注守黄庭，名曰“黄庭真人”。心色本赤，故曰“衣朱衣”。神入气中，气包神外，如牝牡之相衔，故曰“牡龠”。阖两扉者，喻阴阳相纽。高巍巍者，即《参同契》所云先天地生，巍巍尊高之意。

丹田者，乃结丹之所，如播种籽于田中，自然生苗结实，成熟可期，故名“田”。“精气微”之“微”字，最宜领会。必如《易》教之洁净精微，老氏之微妙玄通，方尽其用。盖丹道虽不外乎积精累气而成，然徒知执著精气之粗迹，将何以臻神化哉?

（附注：后世丹书所言黄庭之部位，与本经微有不同。）

泥丸 第二

泥丸即上丹田，在头顶中，针灸家名百会穴，乃脑也，为修炼家最重要之关键。当行功时，运周天火候，必后升前降，升到泥丸终，降自泥丸始，所谓还精补脑是也。

夫脑髓之体极精，脑髓之用至灵。其成也，乃间接由元炁化生；其亏也，非物质直接所能补足。人当中年以后，每患脑力薄弱，常欲求助于药，然药无补脑之效。

惟有仙家妙术，藉阴阳升降之机，化生灵质，日积月累，方可使脑髓渐充，回复原状，或更觉超胜。于是性有所寄，命有所归。虽不仙，不远矣。

【引证《黄庭经》本文】

至道不烦诀存真，泥丸百节皆有神。一部之神宗泥丸，泥丸九真皆有房，方圆一寸处此中。但思一部寿无穷，非各别住居脑中（《内景经·第七章》）。琼室之中八素集，泥丸夫人当中立（《内景经·第二十一章》）。保我泥丸三奇灵，恬淡闭观内自明（《内景经·第二十一章》）。问谁家子在我身，此人何去入泥丸（《内景经·第十九章》）。

【解释】

道法简要为贵，口诀虽多，重在存真。存即存想，真即真人，言存想吾身真人之所在也。真人，即神。虽周身百节皆有神，惟泥丸之神为诸神之宗。泥丸一部，有四方四隅，并中央共九位，皆神之所寄，而当中方圆一寸处，乃百神总会。修炼家不必他求，但存思一部之神，已可享无穷之寿。因此一部之神，非散居别处，而总居脑中。脑为人身主宰，得其主宰，则易为功也。

琼室即脑室；八素即四方四隅之神；泥丸夫人，即脑室中央之神。名为夫人者，谓脑属阴性，宜静不宜动，静则安，动则伤。本于老子守雌之义也。

三奇，即三元。三元，即元精元气元神。恬淡，谓节嗜欲，少谋虑。闭观，谓闭目返观。此言存养脑中精气神之法，惟在返观内照也。

谁家子，乃内丹之喻名。内丹既结于下田，是不可不迁。迁将何去？即上入泥丸。盖返观内照，乃静以养性之功；丹成上迁，乃动以凝命之术。作用虽异，道理则同。

魂魄 第三

自来言魂魄者，理论至赜，不可毕陈，挈其大纲，约有十说：

（一）以阴阳论魂魄者：陈氏《礼记注》曰："魂者阳之灵而气之英，魄者阴之灵而体之精。"高诱《淮南子注》曰："魂者阳之神，魄者阴之神。"

（二）以五行论魂魄者：《朱子全书》曰："魂属木，魄属金。"所以说三魂七魄，是金木之数也。

（三）以五藏论魂魄者：《内经》云："心藏神，肝藏魂，肾藏精，肺藏魄。"又曰："随神往来者谓之魂，并精出入者谓之魄。"此言魂与神为一家，魄与精为一家。正合丹道"东三南二，木火为侣，西四北一，金水同宫"之说。

（四）以鬼神论魂魄者：《礼·祭义》曰："气也者，神之盛也；魄也者，鬼之盛也。"气即魂意，魂与气，古人常合为一谈。如延陵季子"骨肉归于土，魂气无不知"之语可见。

（五）以动静论魂魄者：《性理大全》引宋儒说云："动者，魂也；静者，魄也。动静二字，括尽魂魄。凡能运用作为，皆魂使之尔，魄则不能也。"

（六）以升降论魂魄者：《朱子全书》曰："人将死时，热气上出，所谓魂升也；下体渐冷，所谓魄降也。"

（七）以志气论魂魄者：《朱子全书》引苏氏《易解》曰："众人气胜志而为魄，志胜气而为魂。"

（八）以思量与记忆论魂魄者：宋儒黄勉斋曰："人只有个魂与魄，人记事自然记得的是魄，如会恁地搜索思量的便是魂。魂主经营，魄主受纳。"

（九）以知觉与形体论魂魄者：《礼·祭义》陈氏注曰："人之知觉属魂，形体属魄。如口鼻呼吸是气，那灵处便属魂；视听是体，那聪明处便属魄。"

（十）以生成先后论魂魄者：《春秋左氏传》云："人生始化曰魄，即生魄，阳曰魂。"后儒为之解曰："始化是胎中略成形时，人初间才受得气，便结成个胚胎模样是魄。既成魄，便渐渐会动，属阳曰魂。"

以是诸说，各有不同，合而观之，或可于中取得一较为明确之印象。至其相互关系，则犹有说焉。

《内经》曰："魂魄毕具，乃成为人。"薛生白注曰："气形盛则魂魄盛，气形衰则魂魄衰。魂是魄之光焰，魄是魂之根柢。魄阴主藏受，故魄能记忆在内。魂阳主运用，故魂能动作发挥。二物本不相离，精聚则魄聚，气聚则魂聚，是为人物之体。至于精竭魄降，则气散魂游，而无所知矣。"

又朱子曰："无魂，则魄不能以自存，今人多思虑役役，魂都与魄相离。"老氏便只要守得相合。老子云："载营魄，是以魂守魄。"盖魂热而魄冷，魂动而魄静。能以魂守魄，则魂以所守而益静，魄以魂而有生意。魂之热而生凉，魄之冷而生暖；惟二者不相离，故其阳不燥，其阴不滞，而得其和矣。不然，则魂愈动而魄愈静，魂愈热而魄愈冷，二者相离，则不得其和而死矣。

水，一也；火，二也。以魄载魂，以二守一，则水火固济而不相离，所以永年也。

愚按：朱说颇有合于丹家魂魄相拘之旨。徒知炼魂，不知炼魄，死为鬼仙；徒知炼魄，不知炼魂，则尸居余气耳。

【引证《黄庭经》本文】

百谷之实土地精，五味外美邪魔腥，臭乱神明胎气零，那从返老得还婴？三魂勿勿魄糜倾，何不食气太和清，故能不死入黄宁（《内景经·第三十章》）。玄元上一魂魄炼，一之为物景罕见。须得至真乃顾盼，至忌死气诸秽贱（《内景经·第二十七章》）。魂欲上天魄入渊，还魂返魄道自然（《外景经·第十五章》）。垂绝念神死复生，摄魂还魄永不倾（《内景经·第十一章》）。和制魂魄津液平（《内景经·第十一章》）。高拱无为魂魄安（《内景经·第二十三章》）。

【解释】

人赖百谷以养身，调五味以悦口，而大患即由此而生。荤腥臭气足以秽乱吾人之神明，致使胎中所受之先天元炁凋零殆尽，如何能得返老还童之效？魂飘魄丧，后悔何及？若能渐绝俗食，专心食气，存养太和，则可长生。

然修炼之道，至为玄妙，阴阳不可偏胜，魂魄必宜合炼。魂魄合炼者，即是由后天之阴阳，复归于先天之一炁。但此一气，最不易得，有真有伪。真者，纯是清灵生气，可用；伪者，中含秽质死气，乃大忌也。

道家所以贵乎魂魄相拘者，因魂之性每恋魄，魄之性每恋魂，不忍分离。不幸以人事之逼迫，使魂不能不升，魄不能不降，魂魄分离，则人死矣。返还之道，亦是顺其魂魄自然相恋之性而已。

夫人当生命垂绝之时，苟一念至诚，存想吾人身中元神，尚可多延残喘。况如魂魄相拘之道者，岂有倾危之患乎？夫摄魂还魄，虽有作用，惟贵在和平，而不可偏激。偏则不和，激则不平。苟魂魄能和，则气可化津，津亦可化气，周身津气，润泽流通，自无不平之患矣。

修炼之术，先有为而后无为，和平之极，归于静定，魂魄自然安宁矣。

呼吸 第四

第三节虽略具理论，尚未言明学者致功之方。丹诀数十家，深浅各别，而其下手之诀，皆不外呼吸作用。盖婴儿呼吸，呼短吸长；中年人呼吸平；老年人呼长吸短；老年临终时奄奄一息，只出不进。是气盈则人生，气竭则人死。呼吸所关，顾不重欤？

普通之人，徒知以口食谷，不知以鼻食气，虽终日呼吸不断，然此等呼吸，大都出多入少。粗而短，不能细而长；急而浅，不能缓而深。乃修炼家之大忌也。

仙道贵在以神驭气，使神入气中，气包神外，打成一片，结成一团，扭成一条，凝成一点，则呼吸归根，不至于散漫乱动，而渐有轨辙可循。如是者久之，即可成胎息。何谓胎息？即呼吸之息，氤氲布满于身中，一开一阖，遍身毛窍，与之相应，而鼻中反不觉气之出入，直至呼吸全止，开阖俱终，则入定出神之期不远矣。

今《黄庭经》所论之呼吸，乃胎息以前之初步，学者习之既久，可以却病延年。若仙道全部功夫，尚未论及。

【引证《黄庭经》本文】

仙人道士非有神，积精累气以成真。人皆食谷与五味，独食太和阴阳气（《外景经·第十八章》）。嘘吸庐间以自偿，保守完坚身受庆；方寸之中谨盖藏，精神还归老复壮（《外景经·第四章》）。肺部之宫似华盖，下有童子坐玉阙。七元之子主调气，外应中岳鼻齐位。素锦衣裳黄云带，喘息呼吸体不快。急存白元和六气，神仙久视无灾害，用之不已形不坏（《内景经·第九章》）。呼吸虚无入丹田，玉池清水灌灵根（《外景经·第一章》）。

【解释】

修仙学道之人，非有别种神奇手段，不过积精累气而已。常人皆食五谷与五味，道人独食阴阳之气。《黄帝内经》云："食谷者，智慧而夭；食气者，神明而寿。"亦此意也。

夫人在世俗，无论如何安闲，总不免有劳心劳力之事。一有所劳，其精神即不免损失，是必用方法以补偿其损失。其法如何？即呼吸也。但呼吸往来，必有定所。扼要乃在庐间。

庐间亦名规中，即黄庭也。如能常用调呼吸之功，而又能保守身内精神不使外漏，则身有余庆矣。日积月累，回环于方寸之中，以立命根。藉身内之元炁，以招摄虚空之精神，则自有生以来，历年损失之精神，皆可还归于我身，何患老乎？

人身脏腑，肺部最高，形如华盖。肺属金，其色白，故曰玉阙。肺之下有心，心属火，其数七，故曰"七元之子"。肺藏气，心藏神，道家贵在以神驭气，故曰："七元之子主气调。"肺开窍于鼻，人面分五岳，鼻为中岳，故曰：

"外应中岳鼻齐位。"

素者，纯洁之义；黄者，中和之义。心要纯洁，气要中和，故曰："素锦衣裳黄云带。"身体偶有小恙，则呼吸不能调匀而喘息，此时极宜存神以调和病气。

六气者，风寒暑湿燥火之气。偶有偏胜，则足以致病。苟能和之，则病愈矣。道书凡一身头面脏腑骨节，皆有神名。

白元者，肺神也。存白元者，即是凝神以合于气也。

道家功夫，视不用目，听不用耳。久视者，非谓眼向外看，乃神向内视。内视又名返观，人能常用返观内照之功，自然灾害不侵。用此功夫，永久不已，其形可常存矣。

但调呼吸之最要口诀，即不可滞于有象，又不可浮泛无根。能合虚无，则不着相；能入丹田，则非无根。不色不空，勿忘勿助，是真口诀。

学者当呼吸调和之候，口中必有甘凉之津液发生。顺而吞之，以意直送下降，复得神火炼之，使津化为气，润泽周身，而后归纳于下田，以培植命蒂。故曰："玉池清水灌灵根。"

漱津 第五

人口中之津液，譬如山中之泉水。水性本就下，而泉水能至山顶者，何也？地下水气循土脉透石隙而上蒸也。水气何以上蒸？则以地中含蓄之热力使然。吾人静坐功夫已久，口中自然发生一种甘津，清凉爽淡，异乎常时。此亦因身中团聚之热力，蒸动下焦之水气，循经络之路而上升，至口中遂化为津。此津由炼气而生，与常津不同。吞入腹中，大有补益。果能勤加修炼，勿稍间断，则第一次吞入腹中之津，又为热力蒸动，化气上升，仍至口中，复还为津，此为第二次所化，比第一次更觉甘美，其补力亦更大。如是循环不休，直至百千万次，功同乳转醍醐，而古人所谓"玉液还丹"不外是矣。

【引证《黄庭经》本文】

口为玉池太和官，嗽咽灵液灾不干，体生光华气香兰，却灭百邪玉炼颜（《内景经·第三章》）。舌下玄膺生死岸，出清入玄二气焕（《内景经·第六章》）。存嗽五芽不饥渴（《内景经·第二十二章》）。闭口屈舌食胎津（《内景经·第二十七章》）。取津玄膺入明堂，下溉喉咙神明通（《内景经·第三十三章》）。三十六咽玉池里（《内景经·第三十四章》）。玉池清水上生肥，灵根坚固老不衰（《外景经·第二章》）。

【解释】

常人口中储满浊气，皆由不知升降吐纳之法，以致上下失其轻重之机，故下焦之清气不能升，而上焦之浊气不能降。兹谓口为玉池，言其清洁；官为太和，言其调适。果能时刻用功，吐浊纳清，降浊升清，往复循环，酿造灵液，则百病不侵。而肌肤光泽，气如兰香，颜如玉润矣。

舌下有生津之窍，名“玄膺”，所关于人者至要。试观病人，若舌卷、齿槁、津涸、液干者必死，可知其故也。且津液从气化，气有出入，其上出于口鼻无不清，其下入于丹田无不深。玄即深意。

存者存神，嗽者嗽津，五芽者，东、西、南、北、中五方之生气。虽曰存嗽，实兼吐纳功夫。《道藏》另有食五芽气之法，烦琐无当，今不具论。

又凡呵浊时，必开口，吞津时，必闭口。屈舌者，舌抵上颚。胎津者，言生自丹田中，胎息熏蒸所化生之津液。上溢于口，取而咽之，下喉咙，过明堂，复化为气。气足则神灵，故曰“神明通”也。三十六咽之数乃旧习，今可不拘。

灵根，乃人身脐下之命根也。常人此根不固，易为情欲疾病所摇动。日衰一日，而人死矣。修炼家运用升降吐纳之功，使口中津液源源而来，汩汩而吞，如草木得肥料之培养，而根自固矣。

存神 第六

神者，乃最不可思议之物，变幻无方，出入无时，谁得而拘之？所谓“存神”者，岂非徒托空言乎？然苟知其法，亦不难为。存神之义，即神自存耳，非依他力而后存也。

存神与存想不同。存想者，如《大洞经》存想百神之衣裳、冠带、形容、动作；又如《龙虎九仙经》存想黄云撞顶；《中黄经》存想五方五色之气出于身中等法皆是。若夫存神，则无所想，不过将神光聚于一点，不使散漏之谓也。存神，不限于身中一处，亦不限于身内，有时亦存神于身外。丹道步步皆以存神为明，《黄庭经》所云，尚未尽其量，惟示学者以梗概而已。

【引证《黄庭经》本文】

六腑五脏神体轻，皆在心内运天经，昼夜存之可长生（《内景经·第八章》）。心部之宫莲含花，调血理命身不枯。外应口舌吐五华，临绝呼之亦登苏，久久行之飞太霞（《内景经·第十章》）。肾部之宫玄关圆，主诸六腑九液源，百病千灾当急存，两部水主对生门，使人长生升九天（《内景经·第十二章》）。穷研恬淡道之圆，内视密眄尽睹真，真人在己莫问邻，何须远索求因缘（《内景经·第二十三章》）。三光焕照入子室，能存玄冥万事毕，一身精神不可失（《内景经·第二十五章》）。

【解释】

人身脏腑所以能有功用者，皆神为之宰也。心与神共为一物，其静谓之心，其动谓之神。五脏六腑，自具天然运动之能力，而无丝毫差忒，故曰：“心内运天经。”常人脏腑之运动，昼夜不休，终于疲劳之日，亏损之时。

修道者，先守静以制动，复存神以安心，再虚心炼神。互相为用，则脏腑气血之循环，可以缓和而得养，免致外强中干、急促失调、浮躁不宁之弊，自可长生。

吾人腔内，肺脏之下有心脏，其形如未开之莲花，其功用主调血。血调则命理，而身体光润，无枯槁之容。口中有舌，为心之苗，心动则气泄于舌。若人老病垂危，魂欲离体，一意存神于心，不惊不恐，不乱不摇，则必能延命于俄顷。况当少壮之时，习此定心存神之法，久久行之，有不飞腾霞路者乎？

肾属水，故为六腑九窍津液水源，肾气衰则百病丛生。修炼家常以心火下交肾水，使火不上炎，水不下漏，水火既济而结丹。肾有二枚，故曰两部。肾为水之主，故曰“水主”。

对生门者，前对脐也。人能常以不动之神，藏于脐肾两者之间，以立命基，则长生不难致矣。

玄门功法，虽云奇妙，若尽力研究，仍旧于恬淡无为之域，大道本如是也。内视密眄，自见其真，方知真人近在身中，何必他求远索哉？

三光在天为日月星，在人乃耳目口。《参同契》云："耳目口三宝，闭塞勿发通。"又云："三光陆沉，温养子珠。"盖谓耳不外听，目不外视，口不开言，则此五窍之神光，闭而不用，潜入混沌之渊，返照黄庭之室。

玄冥属水，象坎；神光属火，象离。存神于玄冥，则坎离交合，水火既济，自然一身之精神凝结不散矣。

致虚 第七

前言呼吸嗽津存神诸作用，法良意美，效验计日可期。然恐学者不察，执著太过，非徒无益，且有损害，故继之以致虚。

致虚者，非枯坐顽空也，乃动中之静也。非一切不依也，乃心依于息，息依于心，浑然而定，寂然而照也。

医家用参术补气，而惧其滞，必佐陈皮以疏之；用地黄补血，而嫌其腻，必佐当归以行之。修炼家以风火之力，锻炼出饮食精华。盖培养吾身之亏损，必顺乎自然之理，合乎虚无之妙，以调和其太过，而制限其有余，方可归于纯和之域。是犹医家陈皮当归之作用也。否则，执著成法，不知变通，刻意猛进，反使阴阳有偏胜之虞。乃悍然谓世无神仙，书皆诬罔，岂其真耶？

【引证《黄庭经》本文】

物有自然事不烦，垂拱无为体自安。体虚无物身自闲，寂寞旷然口不言（《外景经·第十一章》）。眉号华盖覆明珠，九幽日月洞虚无（《内景经·第六章》）。呼吸虚无入丹田（《外景经·第一章》）。虚中恬淡自致神（《内景经·第二十九章》）。正室之中神所居，洗心自治无敢污，历观五脏视节度，六腑修持洁如素，虚无自然道之故（《外景经·第十章》）。作道优游身独居，扶养性命守虚无，恬淡无为何思虑，羽翼已成正扶疏，长生久视乃飞去（《外景经·第十二章》）。

【解释】

天下事物，皆有自然之理。顺自然之理而行，则事不烦；若逆之，则生荆棘矣。身无为而身自安，心无物而心自闲。寂寞者静，旷然者虚。《参同契》云："内以养己，安静虚无。"又云："象时顺节令，闭口不用谈。"又云："兑合不以谈，希言顺鸿蒙。"正是口不言之意。

眉如华盖，下覆明珠。明珠者，目也。目之光最易外耀，如日月然。日月沦于九幽者，即二目神光下藏于气海之中，于是呼吸亦随之而入丹田。呼吸者，气也。气既归根，神亦恬淡，皆不离乎虚无作用，然亦非枯坐顽空也。李涵虚曰：正室者，中央神室，不偏不倚，洗心退藏，自勤修治，无敢垢污。由是而内观五脏，历历如烛照，一身节度，皆可审视；由是内观六腑，一一修治，洁然如素，并无浊秽。虚无自然之道，本如是也。

修道之士，或在人间，或入山林，须优游自适，守吾身而独居，先修玉炼以明性，后修金炼以立命，其秘要只是内守虚无耳。仙家以炼气为炼羽翼，神定气足，则羽翼已成。

扶疏者，神气条茂也。以此内全性命，外固形躯，隐显人间，长生久视，厌居尘寰，乃脱壳飞去。

断欲 第八

仙家初步功夫，贵在返老还童。若身中精气亏损，肌髓不充，必渐用功修炼培补，使其固复原状。

培补之道路有三：（一）饮食滋养从口入；（二）空气呼吸从鼻入；（三）元炁阖辟从毛孔入。三者荟萃积蓄蕴酿于一身，渐采渐炼，渐炼渐结，内实骨髓，外华肌肤，灵府神清，丹田气满，至此方证长生之果，远离老病之乡。

然欲得如是功效者，非断绝房事不可。若古今养生家所言节欲者，非神仙家本旨。徒曰节制，于事无济，必使断绝，方获全功。且不仅禁男女之合，又用法闭精窍之门，待其永不漏泄而后已。

或曰：然则何以解于彭祖之说乎？曰：彭祖所行，本非仙道，不过以房中术延其年耳，似未可相提并论。夫淫机之动，乃身中一种潜蓄之力，为欲念所感，及外景所摄，不得不随机发现。然吾人潜蓄之力有限，丰于此必俭于彼。假令人之生活与禽兽等，除饮食男女，别无所事，则任其纵欲而已。奈人事万变，学业多端，感咸身中潜蓄之力以肆应。倘此力消耗于淫欲者多，则能运用于他处者必少，无论何事，难以成就，岂独修炼为然哉！

或又问：《悟真篇》云“休妻谩遣阴阳隔”，此语对于断欲之义，是否冲突？曰：吾所谓断欲者，指世俗男女媾精之事而言。为普通说法，为初学立基，必不可无此一戒。若《悟真》所传，乃金液大还丹之妙道。神仙眷属，迥异尘凡，非常情所能测也。

【引证《黄庭经》本文】

长生至慎房中急，何为死作令神泣，忽之祸乡三灵灭，但当吸气炼子精，寸田尺宅可治生。若当海决百渎倾，叶落树枯失青青。气亡液漏非己行，专闭御景乃长宁，保我泥丸三奇灵（《内景经·第二十一章》）。急守精室勿妄泄，闭而宝之可长活（《内景经·第二十二章》）。长生要妙房中接（《外景经·第七章》，此句含有深意）。

【解释】

欲修长生之术，最宜戒慎者，房中之事也。奈何世人冒死而作，致令精枯气竭，神无所依，能勿泣乎？

精气神乃人身三灵物，彼此有连带之关系。试以灯油为喻：人身所藏之精，譬如盏中所贮之油，油量充足则火焰炽盛，火焰炽盛则光亮倍明；反之，则油干火息而光灭矣。火譬如人之气，光譬如人之神，精满则气旺，气旺则神全。今因贪欲之故，使精枯竭，精枯则气散，气散则神亡，而祸不旋踵矣。然人苟能痛改前非，断绝淫欲，加以吸气炼精之术，则事尚可为。虽曰“寸田尺宅”，其细已甚。能保守之，而扩充之，尽力图谋，未尝不可立百世之基业。

若夫房中之事，气亡液漏，其趋势如海决渎倾，其现象如树枯叶落，大非吾辈所宜行也。必使专闭交接之路，乃可长享康宁之福。

泥丸得养，则脑髓盈，精气常凝，则神魂定。故修炼家所最急者，在于闭精勿泄。如是则生命可长存矣。

按：永久闭精勿泄，虽是修仙者第一要义，然在已破体之人，实行此事，每感受极端之困难。服药无效，运动无效，独身禁欲无效，正身诚意无效，参禅打坐无效，信仰各种宗教无效。甚至于六字气、八段锦、易筋经、开三关、转河车、小周天、大周天，种种功夫用尽，仍属无效。有时遗精或反而加剧。若听其自然，不加遏止，一月泄漏数次，或数月泄漏一次，固无妨于身体之健康，所惜者，修仙之志愿，付诸流水矣。

当知此事，要量体裁衣，因人说法，不可执一以概其余。传道者，须有超群之学识；受道者，须有天赋之聪明，然后循循善诱，由浅而深，历尽旁门，终归正路。不废夫妻，偏少儿孙之累；不离交合，能夺造化之权。道书所谓“男子茎中无聚精，妇人脐中不结婴”“男子修成不漏精，女子修成不漏经”，的确具此功效。

世有豪杰，不甘为造物阴阳所播弄者，倘有味于斯言乎？

口诀钩玄录（初集）

（《黄元吉先生学说钩玄录》）

第一章　学说之根据

本集内容，概依清朝光绪时代江西丰城黄元吉先生所撰《道德经讲义》并《乐育堂语录》二书为根据，不掺杂别家学说，以免混淆。此二书虽曾经好道之士捐赀刊印，惜流传不广，甚难购置。至于坊间通行之道书，名目虽多，然言理者不言诀，言诀者不言理。学者观之，或感觉空泛无入手处；或执著死法而不知变化，以致皓首无成。故黄先生昔日教人，理与诀并重。学者先明其理，而后知其诀乃无上妙诀，与旁门小术不同。既知其诀，更能悟其理乃一贯真理，与空谈泛论不同。余所以亟为介绍于今世好道之士。

第二章　书名之意义

此书原拟名《黄元吉先生学说钩玄录》，因嫌其太长，故省去五字。又因学说二字不足以包括此书之优点，且易于令人误会为虚浮之言论，非实行之方法。所以改名为“口诀”，要使人明白此书中有历代圣哲口口相传之秘诀。学者果能按其所说，见诸实行，则了道成真，自信当有几分把握。从此以后，不必累月经年，搜神语怪，乃知正道本属平淡无奇；不必千山万水，访友寻师，乃知真诀即在人生日用。岂非一大幸事乎？

昔贤读书治学，都有一种研究的功夫。唐《韩昌黎先生文集》有云："记事者必提其要，纂言者必钩其玄。"今按提要就是挈其纲领，钩玄就是取其精华。余细察黄元吉先生所传《讲义》《语录》二书，皆当时黄先生口授，而门弟子笔录。其初意本不要著书传世，故其书无次序先后，无纲领条目，东鳞西爪，不易贯穿。而且文笔亦不整齐，烦冗琐屑处甚多。虽有最上乘修炼口诀包含在内，但初学观之，亦难领会。今为学者便利计，故提要钩玄之法不能不用。

况本书全部精华，就在"玄关一窍"。二书论玄窍之文字，皆散见于各处，而不成系统。今为之聚其类别，比其条文，删其繁芜，醒其眉目，当较原书为易于入门矣。学者果能将玄窍之理论，一一贯通，玄窍之功夫，般般实验，何患不能籍天地于壶中，运阴阳于掌上？功成果证，可与三清元始并驾齐肩，岂区区玉液、金液、长生、尸解之说所能尽其量哉？此《钩玄录》所由作也。

第三章　应具之常识

第一节　道家与道教之异同

提及儒释道三教，凡是中国读书人都能领会。在昔明清之际，曾有倡为三教一家之说者。盖以道的本体而论，三教原无分别。若依事实而论，则不可混为一谈。

中国自轩辕黄帝而后，经过许多朝代，直到周朝李老子，皆属于道家一派，其学说是有系统的。用于外，可以治国齐家；用于内，可以修身养性。古时读书人，皆能运用此学说以处世；在位则帝王将相不以为荣，在野则陋巷布衣不以为辱，所谓"达则兼济天下，穷则独善其身"，无往而不自在，无时而不安乐。这个就叫做道学。汉时的张良，三国时的孔明，亦是此道中人物。

至于寇谦之之科诫、符箓，张天师之正一派五雷法，丘长春之全真派经忏、斋醮、祈祷等类，这些都叫做道教。虽各派之中，也有修养的方法，但其宗旨与作用，比较古代的道家，完全不同。

学者须要认识清楚，不可张冠李戴。

第二节　道家与儒家之异同

儒家学说，出于孔子。孔子以前，只有道家而无儒家。孔子当时曾受教于老聃，又自称“述而不作，信而好古”，可知儒家亦发源于道家。至于儒道二家学说异同，前人议论，甚为详尽，今日不必赘言。

读者需知：儒家缺点，就是把人事看得太重，毕世讲究做人的方法，没有了期。设若一旦我们感觉人生若梦，人寿短促，人之能力薄弱，人之范围窄狭，生不愿意做人，死不愿意做鬼。既不欲为肉体所拘，又不甘偕肉体同归于尽，是必求超人之学术，然后才能达到我们的目的。

此等超人学术求之儒家，颇不易得。当年孔子赞《易》，亦深悉此中玄妙。但是他对于门弟子不肯显言，除颜、曾而外，得传者甚少。因此后来儒家仅知世间法，而不知出世法。只有山林隐逸之士，如陈希夷、邵康节辈，尚私相授受耳。黄元吉先生所传之道，就是此一派。

第三节　道家与佛家之异同

道家是中国古来所独有的，佛教是汉朝由印度传到中国来的，在历史上根本就不相同。

魏晋六朝时代，士大夫崇尚清谈，翻译佛书者，不觉将老庄一部分之玄义，混融于佛教经典之内。故佛说与道家言偶有可以相通处。唐时佛学家，尝以八卦之理，解释佛教《华严经》，因此可知道通于佛。近代学者，又以内典之理解释《庄子·齐物论》，因此可知佛即是道。

愚见认为，佛家与道家在理论源头上，本无不同。其所以不同者，乃在下手修炼的方法。道家功夫，初下手时，与肉体有密切之关系；佛家功夫，专讲明心见性，不注意肉体上之变化，遂令人无从捉摸。印度本有小乘坐禅法，亦颇注意身内之景象，并不限定日期，证某种果位，获某种神通。无奈中国佛教徒专喜空谈，不肯拼苦用功实行修炼，故大乘之说最为投机，而小乘功夫无人过问矣。

第四节 道家与神仙家之异同

出家人光头无发者，名为和尚；头上蓄发挽髻者，名为道士。凡有眼者，皆能分别。若一问及彼等修行方法其不同之处何在，非但普通人不能回答，即彼和尚道士自己，亦莫名其妙。

吾尝见和尚庵中供吕祖像，道士观中供如来像；又尝见某老僧精神矍铄，问其坐功，乃丘祖小周天口诀；某老道化缘，口中声声念的乃是无量佛。出家人尚且如此，何怪一般在家人认识不清？遇见吃斋诵经拜偶像者，不管他是佛是道，是出家，是居俗，总而言之，送他一个修行人的雅号。至于修些什么，行些什么，现在的效验如何，将来的成就如何，都不愿去研究。

当今之世，论及佛道之异同，已属多事。若再提起学道与学仙之分别，更觉曲高和寡，知音者稀。虽然，吾人求学，当以真理为依归，不可随世俗相浮沉。况且此等学问，本是对上智之人说法，不是拿来普度一般庸愚之士。因为此事非普通人所能胜任，试观历史传记，每一个时代，数百年间，修行人何止千万，结果仅有少数人成就。可以想见此事之困苦艰难，谈何容易？读者诸君若有大志者，不妨先下一番研究功夫。把这条路认识清楚，然后再讲实行的方法，幸勿河汉斯言。

古时道家与神仙家，本截然两事。在《汉书》中，道家列为九流之一，神仙列为方技之一。何谓九流？曰道家、曰儒家、曰阴阳家、曰法家、曰名家、曰墨家、曰纵横家、曰杂家、曰农家，共为九家。后世俗语，有谓九流三教者，三教人人皆知，九流则知者甚少，其实即发源于此。何谓方技？曰医经、曰经方、曰房中、曰神仙，共分四种。考其类别之意，九流大都关于治术，方技则偏重于养生。治术是对人的，养生是为己的。其宗旨自不同也。

老子为道家之祖，凡讲道无有过于老子者。一部《道德经》中，有讲天道的，有讲人道的，有讲王道的，皆是杂记古圣哲之精义微言，并非专指某事某物而作此说。至其最上一层，乃是讲道之本体。其言曰："有物混成，先天地生。寂兮寥兮，独立而不改，周行而不殆，可以为天下母。吾不知其名，字之曰道。"其意盖谓道是宇宙万物之根源，无名无形，绝对不二，圆满普遍，万古常存。所谓修道者，就是修这个道，读者须要认识清楚。

今再论仙字的解释。仙字又可以写作僊，《字书》谓：人年老而不死者曰仙；仙者迁也，谓迁入山中也。古代传记，凡记载神仙历史者，其末后一句，大半是入山不知所终，决不似普通人老死于牖下。至于学道者则不然，《论语》曰："朝闻道，夕死可矣。"《中庸》曰："道也者，不可须臾离也，可离非道也。"又曰："君子之道，造端乎夫妇。及其至也，察乎天地。"《易经》曰："一阴一阳之谓道。"据此可知学道不必定要长生不死，只求能闻道悟道证道，虽死无妨，不必一定要入山苦炼。虽伦常日用之间，何处非道之所在，所患者人不能参透阴阳之消息耳。故凡种种奇怪骇俗之事，皆学仙者所必有，而为学道者所厌闻。其不同如此。

再者，学道与学仙，前人意见，常有冲突处。唐白居易诗云："皇皇道祖五千言，不言药，不言仙，不言白日升青天。"此盖据老子之说以谤仙也。又《抱朴子》云："五千言虽出老子，然皆泛论较略耳，其中不肯首尾全举其事。至于文子、庄子、关令尹喜之徒，虽祖述黄老，但永无至言。或复以存活为徭役，以殂殁为休息，其去神仙已千亿里矣，岂足耽玩哉？"此又据神仙之说，以谤道也。

历代以来，如此类者，数不胜数，皆是己而非人，党同而伐异，其实皆搔不着痒处。亦犹之乎佛教中性宗与相宗对立，净土与参禅互讦，徒费唇舌而已。至于后世之性相融通，禅净双修等法门，若可以调和于二者之间矣，然不免骑墙之诮。道之与仙，亦犹是也。

人生斯世，资质本至不齐，境遇又不一律。能学佛者，未必能学道；能学道者，未必能学仙。此言其人之才力有胜任与不胜任之分。凡好学佛者，未必好道；好道者，未必好仙。此言其人之性情有相近与不相近之别。既不能舍己以从人，又何能强人以就我？只要大体无差，不妨各行其是，毋庸彼此互相攻击，徒见其器量之小耳。

第四章 口诀之来源

上古时代，没有纸笔墨砚，若想做几部书，流传于世，供大家阅看，是一件最困难的事。故凡有玄微的理论，切实的功夫，以及普通处世的格言，都是师以口讲，弟以耳听。犹恐语句太多，不能记忆，遂将其中最关紧要者，摘出几句，编成简括有韵的文章，便于使人背诵不忘，临时即可应用。其例如后：

《曲礼》曰："坐如尸，立如齐；礼从宜，事从俗。将上堂，身必扬；将入户，视必下。游毋倨，立毋跛；坐毋箕，寝毋伏。傲不可长，欲不可纵；志不可满，乐不可极。"以上皆言做人的道理。

《书经》曰："人心惟危，道心惟微；惟精惟一，允执厥中。"此十六个字，将修养的道理，已包括尽了。

《易经·系辞》曰："天地氤氲，万物化醇；男女媾精，万物化生。"后世丹经所言阴阳的道理，不能外此。

《庄子·在宥篇》引广成子教黄帝之言曰："至道之精，窈窈冥冥；至道之极，昏昏默默。无视无听，抱神以静，形将自正。必静必清，无劳汝形，无摇汝精，乃可以长生。目无所见，耳无所闻，心无所知，汝神将守形，形乃长生。慎汝内，闭汝外，多知为败。我为汝遂于大明之上矣，至彼至阳之原也；为汝入于窈冥之门矣，至彼至阴之原也。天地有官，阴阳有藏。慎守汝身，物将自壮。我守其一，以处其和。故我修身千二百岁矣，吾形未尝衰。"

撄宁按：这段文章，把长生不死的道理，合盘托出，玄妙无伦。凡后世丹经所言，炼己筑基，周天火候之说，无不在此。黄帝为道家之祖，而广成子又是黄帝之师，其言如此显露，如此切实。奈何后世学道者，不于此寻一个出路，反去东摸西撞，七扯八拉，真所谓盲人骑瞎马，愈来愈错，越弄越糟。

《列子·天瑞篇》引《黄帝书》曰："谷神不死，是谓玄牝；玄牝之门，是谓天地之根。绵绵若存，用之不勤。"这六句古语，本在《道德经》内，读者必认为老子自己做的。今观《列子》所引，明明说是黄帝之书，可见此语乃自黄帝以来历代相传的口诀，不是老子自造的。传至于今，已经过四千六百余年矣。

以上数条，略见一斑。诸如此类，皆可名为口诀。秦汉以前的古书，常有此种口诀，隐藏在里面，后人往往忽略过去。《钩玄录》非考古之文章，亦不必详征博引，仅使学者心知其意而已。

第一节　传口诀之慎重

道书丹经，所习用的口诀二字，其初盖出于《参同契》书中。其言曰："三五与一，天地至精；可以口诀，难以书传。"据此可知魏伯阳真人之意，就是不愿把口诀写在书上，所以满纸都是引证。

读《参同契》者，莫想在书中寻出一个法子来，他自己已经说过，其言曰："窃为贤者谈，曷敢轻为书。若遂结舌喑，绝道获罪诛；写情著竹帛，又恐泄天符。犹豫增叹息，俯仰缀斯愚。陶冶有法度，安能悉陈敷？"照他的意思看起来，若完全写出，则恐泄天符；若闭口不谈，又恐绝道脉。弄得他说也不好，不说也不好，真是进退两难。到了结果，下两句断语，就是："天道无适莫兮，常传于贤者。"呜乎！魏祖之用心，亦良苦矣。

《参同契》既如此隐秘，试再求之于《黄庭经》，看其如何：《黄庭经》之言曰："授者曰师受者盟，云锦凤罗金纽缠；以代割发肌肤金，携手登山歃液丹，金书玉景乃可宣。"据此可知黄庭一派传授，亦极端慎重，口诀亦不易得闻。

《参同》《黄庭》，皆如此隐秘矣。试再求了于《抱朴子》，一则曰，"不得名师口诀，不可轻作"（《黄白篇》第十六）；再则曰，"此法乃真人口口相传，本不书也"（《释滞篇》第八）；三则曰，"至要之言，又多不书，登坛歃血，乃传口诀。苟非其人，虽裂地连城，金璧满堂，不妄以示之"（《明本篇》第十一）。诸如此类，不可胜数。考《抱朴子·内篇》，本专讲神仙之术者，其重视口诀也，较之《参同》《黄庭》，若出一辙。

以上三种古籍，如《参同契》，如《黄庭经》，如《抱朴子》，皆仙道门中最有价值之书。其作书时代，距今已在一千五百年以上。后来所出各种内外丹法，以及符咒禁术等类，大半是由此三部书脱化而出。纵偶有轶出范围之外者，其宗旨仍复相同。所以历代以来，凡传授丹经法术，莫不以口诀为重。盖千载如一日也。

第二节　口诀不肯轻传之理由

余昔年访道，执定一个见解，就是虚怀若谷。不管所遇之人，是正道、是旁门、是邪术、是大乘、是小乘，总以得到口诀为最后之目的。故凡关于口诀一层，耳中所闻者，实在多得无以复加。虽不能说白费光阴，徒劳心力，然在我所得的口诀中，百分之五十，都是怪诞鄙陋，不能作用的。又有百分之二十，虽然能用，而无大效验。其可以称为真正口诀者，仅百分之三十而已。

仅此百分之三十，尚有上中下三等之不同，难以一概而论。现在我对于口诀二字，着实有点厌闻。但因多年阅历，刻苦研求，遂发现口诀不肯轻传之理由如下。

（一）造化弄人，要人有生有死，有死有生。而修道者，偏要长生不死，或永死不生，以与造化相反抗。设若你没有超群的毅力，绝顶的聪明，深宏的德量，结果定归失败。到了失败以后，不咎自己资格欠缺，却怪为师者妄语，口诀不灵。是多收一个徒弟，就多一层烦恼。因此非遇载道之器，不肯轻传。此为第一种理由。

（二）凡事若得来容易，在自己心目中，看得就不十分贵重。一旦实行，必以游戏之态度处之。世上人情，大都如此。

修道是一种最高尚之事业，若视同游戏，请问能有好结果否？因此传道者，常故意使学道者受过相当之困难，以观察其人是否有诚恳之心志，所以不肯轻传。此为第二种理由。

（三）道是宇宙万物所共有的，法是人类智慧所发明的，术是依法证道或护法行道之种种手段。道只有一，法则有上中下三等之差别，术更有古今邪正巧拙利害之不同。

道可以公开宣讲，与千万人听闻；著书立说，与全世界相见。法当按三等之阶级，选择上中下三等根器而授之，不可以一法教多人，免致扞格不通。术更须择时择地择人择社会环境，而酌量其可传与不可传。有几种秘术，虽能速获神效，而未免惊世骇俗，易招毁谤。若一显扬，必生反动，对于实行上大有障碍，宁可秘而藏之，免致门外汉乱加批评，因此不肯轻传。此为第三种理由。

（四）为传道之师者，亦有三等资格。第一等是已经完全修炼成功的人，或是古代圣真之化身。第二等是一半修炼成功的人，其肉体上之生理，与凡夫绝不相同。这两等人，传道即传道而已，没有什么交换条件，亦无须要凡人去帮助他。第三等的是已经千辛万苦，得授口诀，但因环境不佳，经济困难，未能实行用功修炼，只得根据人类互助之原则，寻觅一个有财力可以帮助自己修道的人，而后传之。但其人虽有财力可以助我，而品德欠优，不足为载道之器者，照例亦不许传授。此为第四种理由。

附告：读者至此，不要误会，以为作书者心中想人帮助，故意造出许多谣言。老实说一句，我现在的程度，虽然不敢与第二等资格并肩，但可以凭我个人的力量，赶上前去，尚不十分困难，毋须要人帮助。我现在所做的事，都是为人，不是为己。若欲独善其身，自然有我份内应该进行之事，何必在此舞文弄墨，惹许多麻烦？读者须要把市侩的习气除脱，然后看我的书，方没有障碍。

（五）为师者当日学得口诀时，必定要发一种誓词，如“不许妄传匪人，若妄传者，必遭灾祸”等语，此乃最平常之誓词。尚有比这个更厉害的，如“生受人天之诛，死受地狱之苦”等语。既然发过这许多誓，自己总不免忐忑于心。因此为师者，日后传人，都是战战兢兢，恐怕自己偶不小心，犯了誓语，所以不肯轻传。此为第五种理由。

（六）为师者自己当日得传口诀，很不容易。或经过许多岁月，或历过许多艰辛，或受过许多磨折，最后方能得诀归来。从此他就认定了自己生平所经历之过程，就是普通一般初学人的榜样。设若你所经历者，不合于他自己当日之过程，他以为太便宜于你，非普通学人之本份，因此不肯轻传。此为第六种理由。

（七）地元丹诀，黄白点金术，自古至今，皆守秘密，不肯公开。但每一个朝代，总有几人承受此法。

从前生活程度，比较起现代是很低。他们修道的人，本不想发财，只要一个月炼出几两银子，就可过生活，不是隐于山林，就是混于城市。彼既无求于人，人亦不能识他。

像这一类的口诀，也是不易得闻。设若公开宣布，大家都会炼，银子生产过剩，必要扰乱全国金融，又恐匪人得之藉此作威作福，所以不肯轻传。此为第七种理由。

（八）剑术，也是极端秘密之一种。上等的名为剑仙，次等的叫做剑客。他们的戒律：不许管国家大事。现在常听人说，彼等为何不替国家出力？这都是门外话，决不可拿看小说的眼光去猜想。

究竟他们费二十年光阴，牺牲一切，专炼此术，作什么用处呢？因为中国自古以来，就有这一派，乃地仙门中之旁支。他们修炼，是要跑到悬崖绝壑，采取灵药，服食辟谷，吐纳呼吸，翕受日精月华。各种功夫与金丹法门隐居城市修炼者不同。假使在深山中，遇到毒蛇猛兽，肉体无力抵抗之时，就用剑气去降伏。待到二三百年以后，道成尸解，肉体既不要保存，剑术遂归于无用。

他们若有不甘于小成者，半途上再求进一步的功夫，参透造化阴阳之消息，拿出旋乾转坤之手段，将后天金气变而为先天金气，于是又走向金丹大道正路上来了。这种人性情甚为固执而冷僻，若是你的资格不合于他的条件，无论如何，他决不肯相传。此为第八种理由。

按：前几年在四川重庆一带，传授剑术的那位先生，难免带点江湖上的习气。他收了许多徒弟，弄了不少金钱，在他自己，甚为得计；可惜剑仙名誉，被他丧尽。西北几省，也有人在制造剑仙的神话，完全与真实剑仙事迹不同。吾恐又是一种欺诈手段，好道诸君，切切不可入其圈套。

（九）符咒祭炼，遣神役鬼，降妖捉怪，搬运变化，三跷五遁，障眼定身，拘蛇捕狐，种种奇怪法术，十分之九都是假的。然而真假是对峙的名词，有假必有真。其真者若误传匪人，则国家社会皆受其影响，传者受者同遭灾害。如昔日白莲教之类皆是。所以不肯轻传。此为第九种理由。

（十）祝由医病，符水救急，运气按摩，针灸点穴，这都是他们一生衣食之资，你若没有相当的报酬，决不能得到他们的口诀。其中也有专以救济为怀，不靠此谋生者，虽不吝于传人，但学者亦不许营业。若私自收人家报酬，又违背他们的戒律，连累师父，所以不肯轻传。此为第十种理由。

（十一）内家外家两派武术入门的架子，以及普通的拳脚，虽可以公开传人，稍为深一点的，就要正式拜师父，才肯指示其中奥妙，不能随便乱说。尚有家传绝艺，只传儿子不传徒弟者，亦常有之。一者恐怕徒弟学会了要打师父，二者徒弟不能担负养活师父一家的重大责任。

若拜访方外人做师父，就没有第二个问题。你若是运气好，非但师父不要你养活，并且师父还可供给你的用度。然第一个问题仍不能免，总要稍微留点秘密本领，防备徒弟倒戈。所以中国武术，愈传愈劣，一代不如一代。此为第十一种理由。

（十二）佛教耶教，是世界性，道学仙术，是种族性。凡含有世界性的宗教，无论你们是什么种族，总普遍欢迎你们加入他们的教团。你不信，劝你信；你既信，拉你进。

至于道学仙术，恰好立在反对的地位。设若你不是中华民族黄帝子孙，你就莫想得他丝毫真诀。我当日学道时，曾经照例发过誓语，永不公开。就是怕让外国人得着，去拼命死炼。假使他们一旦炼成功，真似虎之添翼，我们中华民族，更要望尘莫及了。不如保留这点老祖宗的遗传，尚有几分希望。将来或可以拿肉体炼出的神通，打倒科学战争的利器，降伏一般嗜杀的魔王。因此不肯轻传。此为第十二种理由。

或问佛教重慈悲，耶教讲博爱，就算老氏之教，与佛耶二教不同。然观《道德经》所云，“清净无为”“退让不争”“柔弱者生之徒”“强梁者不得其死”等语，皆是老子的本旨。外国人果真信仰道教，决不至于恃强凌弱，以侵略为能事。此条所言不敢公开之理由，未免过虑。答曰：请观东方之佛教国，慈悲何在？欧洲各国，大半信仰耶稣教，博爱又何在？

这些都是空谈。在实际行为上，极端相反。况且我等今日所研究者，乃中华民族自古相传之仙术，不是宗教，不是道德，更不是专讲心性的功夫。圣贤君子学此术，固不失为圣贤君子，强盗小人学此术，仍旧是一个强盗小人，甚至于增加其作恶之能力。历代仙师所以严守秘密，不肯轻传，确是理由充足，非过虑也。

（十三）神仙家的思想理论与方术，综合而观，可以称为超人哲学。虽其中法门，种种不同，程度有深浅之殊，成功有迟速之异。然其本旨，总在乎改变现实之人生，不在乎创立迷信之宗教。后世一般宗教家，常感觉自己教义之空疏，不足资以号召，每每利用神仙之学说，混合于其教义内，以装饰自己之门庭。

试看各处秘密小教，以及某会某坛某社某院等等，遍布全国。你若加入彼等团体之内，即可以窥见一鳞半爪，若隐若现，似乎真有神仙降世，暗作主持。及考察彼等全部之理论，对于古代神仙家之学说，大都隔膜而不能贯通，并且将圣贤仙佛菩萨鬼神，夹杂一处，七扯八拉，于是乎神仙本来面目遂无人认识。

幸而彼等未窥堂奥，仅仅涉及皮毛，故关于神仙家根本学说，尚不至被彼等摇动。假使今日毫无疑虑，将天元神丹，地元黄白，并《参同》《悟真》之秘诀，完全公开，让彼等得知。其合意者，则作为彼等资以号召之材料；其不合意者，则假借仙佛名义，胡乱批评，贻误后学。是未见公开之利，而先受公开之害。因此不肯轻传。此为第十三种理由。

（十四）上条所言，乃过去与现在之流弊，尚有将来之隐患，亦不可不防。盖旧式教徒，志在保守，故对于非彼教所有者，概目为外道，神仙亦在彼等排斥之列。虽嫌其气量狭隘，不能容人，亦喜其界限分明，各存真相。所患者就是新式教徒，志在侵略，每欲将他教之特长，以及神仙家之秘术，尽收摄于己教范围之内，以造成他们的新教义。显宗能容纳者，即入于显宗；显宗不能容纳者，概归于密宗。其手段譬如商家之盘店，把我们店面的招牌取下，又把我们店中存货搬到他们店中，改换他们的招牌，出售于市，并且大登广告，说是他们本厂制造的。假使此计一朝实行，中华民族自古相传之道术，就要被他们消灭干净。吾辈忝为黄帝子孙，不能不努力保存先代之遗泽。因此不肯轻传。此为第十四种理由。

楞严经释要

陈撄宁

序

佛说无所不通，故用三观六即以为修习之法于此；经亦无所不通，用十玄六相以为修习之法于此。经亦无不通，又佛语不相因袭，故《法华》有《法华》之矩，《华严》有《华严》之矩，《楞严》有《楞严》之矩。是编专以此经本来面目为主，故不敢多著一义，又恐注解多，则读者势将认注为经也。

总之，此经专重初心及因地心。何谓初心？必真知真觉，方能得因地心。得因地心，方能有果地觉。此三大事不明，则虽记其条文，稽其义类，而于经此真旨未能闻达，则条文义类，皆属众枝众叶，而非根本也。

因本慎经尊经之义，将经中应机说法之脉络列科判于左。

陈撄宁[1]

[1] 原无署名。为校订者加。

大佛顶[1]如来[2]密因[3]修证[4]了义诸菩萨[5]万行首楞严[6]经

唐天竺[7]沙门[8]门般剌蜜帝译

乌苌[9]国沙门弥伽释迦译语

菩萨戒弟子前正议大夫同中书门

下平章事清河房融笔受

明雎陵王应乾参标

陈撄宁讲解

卷一

如是我闻：一时佛[10]在室[11]罗[12]筏[13]城，祇[14]桓[15]精舍，与大比丘[16]众千二百五十人俱，皆是无漏[17]大阿罗汉[18]，佛子住持[19]。善超[20]诸有，能于国土成就[21]威仪，从佛转轮[22]，妙堪[23]遗嘱，严净毗尼[24]，弘范[25]三界。应身[26]无量，度脱众生，拔济未来，越诸尘累[27]。其名曰：大智[28]舍利弗[29]，摩诃目犍连[30]，摩诃拘絺罗[31]，富楼那弥多罗尼子，须菩[32]提，优波尼沙陀[33]等而为上首。

［1］佛顶：佛乃至极之圣，顶乃最尊元上之顶，佛相好中名为无见顶，相喻最尊也。密因拣非事相修行，显因之可见者了义，谓一切诸佛，乘此一心以跻极果，究竟无余。首楞严此云一切事究竟坚固，明其彻法底源不动不坏。

［2］如来：如是不变，来是随缘。

［3］密因：成佛以此为初因。

［4］修证：一切圣人皆依此而证果。

［5］菩萨：觉有情。

［6］首楞严：一切事究竟坚固，即一经理行之本，圣凡依正之体也。以未明此体，一切事法，宛尔差殊，为法所缚。得此体时，山河大地，明暗色空，圣凡染净，一切事法，当处寂灭，即是常住心性。故云“一切事究竟坚固”。

［7］天竺：五即度。

［8］沙门：勤息。

［9］乌苌：北天竺。

［10］佛：觉。

［11］室：丰德。

［12］罗：好道。

［13］筏：闻物。

［14］祇：梵语祇陀。华言战胜，即波斯匿王太子名。

［15］桓：林中，祇陀太子与给孤长者布金建造精舍，诸佛说法。初度陈如五人，次度三迦叶弟兄，兼徒一千。次度舍利弗目犍连，各兼徒一百。次度耶舍长者等五十人。此皆常随众。

［16］比丘：乞士，破恶，怖魔。

［17］无漏：不漏落二边。

［18］阿罗汉：应供，应受人天供养。

［19］佛子主持：佛子即无漏义；住持指住于中道，任持不失。

［20］善超：不漏于有。

［21］成就：不漏于空。

［22］转轮：转法轮也。

［23］妙堪：因其能不滞空有。

［24］毗尼：律法。毗尼此云善治，亦即律戒之总名。应身缘感则应，随类化身，如观音三十二应。

［25］弘范：弘是弘扬，范是师范。

［26］应身：应化之身，有感即应。

［27］累：系缚。

［28］大智：慧解过人。

［29］舍利弗：舍利，此云鹙；弗即子，其母名舍利，以其眼黑白分明，转

动流利如之，故连母名。

［30］目犍连：姓也。此云采菽氏，其名为拘律陀，此云无节树。

［31］摩诃拘罗：此云大膝。

［32］须菩：须，空生；菩，善吉。

［33］优波尼沙陀：波尼，近少；沙陀，尘性空。

复有无量辟支[1]、无学[2]并其初心，同来佛所，属诸比丘，休夏[3]自恣[4]。十方菩萨[5]咨决心疑，钦奉[6]慈严[7]，将求密义。即时，如来敷座[8]宴安，为诸会中宣示深奥。法筵清众[9]得未曾有。迦陵[10]仙音遍十方界，恒沙菩萨来聚道场。文殊师利[11]而为上首。

［1］辟支：独觉、缘觉。具云辟支迦罗，此云缘觉。以观十二因缘而觉悟，故出有佛世即缘觉。出无佛世即独觉。

［2］无学：第四果罗汉位。

［3］休夏：一夏九旬安居，七月十五日乃夏安居之终了日。休夏者，佛制夏月，护生避嫌，九旬禁足，安居不令乞食，自恣者期满解制，即孤山所指七月十四、十五、十六日也。考劾九旬德业，自疑已过者，自请问佛；自不知过者，恣任僧举也。

［4］自恣：自过不知，一任僧举。律开三日，七月十四、十五、十六日也。

［5］菩萨：具名菩提萨埵，译为觉有情。又萨埵、勇猛之义，勇猛求菩提，故云。

［6］钦奉：恭敬、承受。

［7］慈严：恩威。

［8］敷座：展开坐具。

［9］清众：清净梵行。

［10］迦陵：迦陵频伽，仙禽。

［11］文殊师利：妙吉祥，文殊此云妙德表根本智。

时波斯匿[1]王为其父王讳日营斋，请佛宫掖[2]，自迎如来[3]，广设珍羞无上妙味，兼复亲延诸大菩萨。城中复有长者[4]、居士同时饭僧，伫佛来应。佛敕文殊分领菩萨及阿罗汉，应诸斋主。唯有阿难[5]先受别请，远游未还。不遑僧次[6]，既无上座[7]及阿阇黎[8]，途中独归，其日无供，即时，阿难执持应器[9]，于所游城，次第循乞。心中初求最后檀越[10]以为斋主。无问净秽刹利[11]尊姓及旃陀罗[12]。方行等慈，不择微贱，发意圆成一切众生，无量功德。

阿难已知如来世尊诃须菩提[13]及大迦叶为阿罗汉，心不均平。钦仰如来开阐无遮，度诸疑谤。经彼城隍[14]，徐步郭门，严整威仪，肃恭斋法。

尔时，阿难因乞食次，经历淫室，遭大幻术。摩登[15]伽女以娑毗迦罗[16]先梵天[17]咒，摄入淫席，淫躬抚摩，将毁戒体。

[1] 波斯匿：此云胜军舍卫国王。

[2] 宫掖：内庭。

[3] 如来：乘真如之道，由因来果，而成正觉，是真身如来也。又乘真如之道，而来三界乘化，亦曰如来，是应身如来也。法性之理体，平等不二谓之如，彼此诸法皆如，谓之如如。

[4] 长者：德财俱备之积。

[5] 阿难：阿难此云庆喜，佛成道日，净饭王弟斛饭王复报生子，净饭王赐名庆喜，是佛堂弟。

[6] 僧次：谓次第差僧受请。

[7] 上座：即上首。

[8] 阿阇黎：轨范师。

[9] 应器：钵多罗，戒僧盛食之器。

[10] 檀越：施主。最后檀越谓尚未饭僧者。

[11] 刹利：国王种族。

[12] 旃陀罗：屠脍淫酒家，此云杀者，即屠脍也。

[13] 须菩提：舍贫乞富，为富者易施，大迦叶舍富乞贫，为贫者植因。如来诃之，欲其心无遮限，而息不均评之疑谤。如来诃之，欲令其心无遮限，息不均之疑谤，故曰开阐无遮，度诸疑谤。

[14] 隍：无水池。

[15] 摩登：淫女名。

[16] 娑毗迦罗：黄发外道。

[17] 梵天：幻咒名。

如来知彼淫术所加，斋毕旋归。王及大臣，长者、居士，俱来随佛，愿闻法要。于时世尊顶放百宝无畏光明，光中出生千叶宝莲，有佛化身结跏趺坐，宣说神咒，敕文殊师利将咒往护。恶咒消灭，提奖阿难及摩登伽归来佛所。（以上此经缘起）

阿难见佛，顶礼悲泣。恨无始来，一向多闻，未全道力。殷勤启请十方如来得成菩提[1]，妙奢摩他，三摩禅那[2]，最初方便[3]。于时，复有恒沙菩萨及诸十方大阿罗汉，辟支佛等，俱愿乐闻。退坐默然，承受圣旨。

佛告阿难：汝我同气[4]，情均天伦[5]。当初发心，于我法中见何胜相，顿舍世间深重恩爱？阿难白佛：我见如来三十二相[6]胜妙殊绝，形体映彻，犹如琉璃。常自思惟，此相非是欲爱所生，何以故。欲气粗浊，腥臊交媾，脓血杂乱，不能发生胜净妙明紫金光聚。是以渴仰从佛剃落。

佛言：善哉阿难。汝等当知，一切众生从无始来，生死相续，皆由不知常住真[7]心性净明[8]体。用诸妄想，此想不真，故有轮转[9]。汝今欲研无上菩[10]提，真发明性[11]，应当直心酬我所问。十方如来同一道故，出离生死，皆以直心。心言直故，如是乃至终始地位，中间永无诸委曲相。

阿难，我今问汝。当汝发心缘于如来三十二相，将何所见？谁为爱乐[12]？阿难白佛言：世尊，如是爱乐，用我心目。由目观见如来胜相，心生爱乐，故我发心愿舍生死。佛告阿难：如汝所说，真所爱乐，因于心目，若不识知心目所在，则不能得降伏尘劳。譬如国王，为贼所侵，发兵讨除，是兵要当知贼所在。使汝流转，心目为咎。吾今问汝，唯心与目，今何所在。

[1] 十方如来得成菩提妙奢摩他：是全经总纲。菩提此云觉道，是佛三智圆满无上究竟之果。奢摩他本不动摇不生灭之真心，开解照了为义，乃正因佛性，略兼了因即定之慧也。三摩即契入真性行起，解绝寂定为义，亦即正因佛

性，略兼缘因，乃即慧之定也。禅那即正因佛性，略兼缘了二因，乃定慧双融之性体也。最初方便四字，则由此直摄至三卷之末。问如来密因，即自性首楞严也。

［2］奢摩他：止、空、不变。三摩：观、幻有、随缘。禅那：即空、即假、即中。录《圆觉经》。奢摩他、三摩、禅那合为三观，修得奢摩他成，即能断烦恼障，证生空理，入信心住；修得三摩观成，即伏我法二执，证相似觉，入三贤四加行位；修得禅那观成，即断无明，证随分觉。以上三种观行，皆是亲近随顺之方便，所谓因地法行也。正宗文分五：一、见道分，二、修道分，三、证果分，四、结经分，五、助道分。一、见道分，阿难首问三观，如来不答。而诘问发心出家之由，先讨他病根所在，然后对症施药。

［3］最初方便：法界性中，尚绝修证，何假密因。今云得成善提，明自性，皆方便耳。

［4］同气：共宗族。

［5］天伦：兄弟行。

［6］三十二相：1. 足下安平立相，2. 足下二轮相，3. 长指相，4. 足跟广平相，5. 手足指缦网相，6. 手足柔软相，7. 足趺高满相，8. 伊泥延相，9. 正立手摩膝相，10. 阴藏相，11. 身广长等相，12. 毛向上相，13. 毛孔一毛相，14. 金色相，15. 大光相，16. 细薄皮相，17. 七处隆满相，18. 两腋下隆满相，19. 上身如狮子相，20. 大直身相，21. 肩圆好相，22. 四十齿相，23. 齿齐相，24. 牙白相，25. 狮子颊相，26. 味中得上味相，27. 大舌相，28. 梵声相，29. 真青眼相，30. 牛眼睫相，31. 顶髻相，32. 白毛相。

［7］常住真：常，不变；住，不动；真，非幻妄。

［8］净明：净，不染污；明，不昏。

［9］有轮转：流入无明。是经由此起首处至三卷之末，阿难大众自获真心，是为第一大关节，前三卷所说专为使获真心也，共为一大节，中分五小段。

开卷用三番提挈，阿难问妙奢摩他是总起处，佛说生死相续，皆由不知常住真心，是经总挈处。下文有大佛顶首楞严王是佛重为提挈。总之此三番所提之实际，只一真心而已。

［10］菩：觉道。

[11] 真发明性：不为世间法所扰，了悟真理者，即发明性，乃对无明性而言。

[12] 谁为爱乐：阿难见如来胜相，心生爱乐，此便是病根所在。心目二字，是通部血脉。目即眼根，心即意识，根识虚妄，犹如空华。既执有体，能见能乐，即是不知真，而用妄想。

阿难白佛言：世尊，一切世间[1]十种异生[2]，同将识心[3]居在身内。纵观如来青莲[4]花眼，亦在佛面。我今观此浮根四尘[5]，只在我面。如是识心，实居身内[6]。佛告阿难：汝今现坐如来讲堂，观祇陀林今何所在？世尊，此大重阁清净讲堂在给孤园[7]，今祇陀林实在堂外。阿难，汝今堂中先何所见？世尊，我在堂中先见如来，次观大众，如是外望，方瞩林园。阿难，汝瞩林园，因何有见？世尊，此大讲堂户牖开豁，故我在堂得远瞻见。

尔时世尊，在大众中，舒金色臂摩阿难顶[8]，告示阿难及诸大众：有三摩提[9]，名大佛顶首楞严王，具足万行，十方如来一门超出妙庄严路，汝今谛听。阿难顶礼，伏受慈旨[10]。

佛告阿难：如汝所言，身在讲堂[11]，户牖开豁远瞩林园。亦有众生，在此堂中不见如来，见堂外者。阿难答言：世尊，在堂不见如来，能见林泉，无有是处。阿难，汝亦如是。汝之心灵一切明了，若汝现前所明了心，实在身内，尔时，先合了知内身。颇有众生，先见身中，后观外物，纵不能见心肝脾胃，爪生发长，筋转脉摇，诚合明了。如何不知？心不内知，云何知外？是故，应知汝言觉了能知之心，住在身内，无有是处[12]。

[1] 世间：情世间、器世间。

[2] 十种异生：本经卷七有十二类生，卵、胎、湿、化、有色、无色、有想、无想、若非有色、非无色、非有想、非无想，除去无色之空散销沉，及无想之土木金石则只有十种。

[3] 识心：意识。

[4] 青莲：即优钵罗，其叶青白分明。

［5］浮根四尘：即浮尘四根，眼耳鼻舌也。详见本经卷四后段。浮根，又名扶尘根。眼如葡萄，耳如卷叶。为外形者，曰浮根。浮尘，一切有为法，浮而不实，尘翳真性，曰浮尘。

［6］如是识心，实居身内：意识存心内，要知一徵心，实不在身内。

［7］给孤园：乃舍卫城长者之号，长者欲买地供养佛，祇陀太子戏谓以金布地则卖之，长者如命。祇陀太子遂施其林木以供佛。二人并举，则称祇树给孤独园。

［8］摩阿难顶：上爱下之表情。

［9］三摩提：亦云三摩地，亦云三昧正定也。此云等持，既是诸定共名，亦是全定总名。不比阿难所请三名中之三摩，乃总中之别。

［10］伏受慈旨：此仍是全经总挈处。

［11］身在讲堂：身在堂中，未有不先见堂内，而后见堂外者。则心在身中，岂有不先见身内而先见身外者乎。既不见身内，心非在内可知。

［12］住在身内，无有是处：二徵心不在身外。

阿难稽首而白佛言：我闻如来如是法音，悟知我心实居身外。所以者何？譬如灯光燃于室中，是灯必能先照室内，从其室门后及庭际。一切众生不见身中，独见身外，亦如灯光居在室外，不能照室。是义必明，将无所惑。同佛了义，得无妄耶？

佛告阿难：是诸比丘，适来从我室罗筏城，循乞抟食，归祇陀林，我已宿斋。汝观比丘，一人食时，诸人饱不[1]？阿难答言：不也，世尊。何以故。是诸比丘，虽阿罗汉，躯命不同，云何一人能令众饱？

佛告阿难：若汝觉了知见之心，实在身外，身心相外，自不相干，则心所知，身不能觉，觉在身际，心不能知。我今示汝兜罗绵手，汝眼见时，心分别不？阿难答言：如是，世尊。佛告阿难：若相知者，云何在外？是故，应知汝言觉了能知之心，住在身外，无有是处[2]。

阿难白佛言：世尊，如佛所言，不见内故不居身内，身心相知不相离故不在身外。我今思惟，知在一处。佛言：处今何在？阿难言：此了知心，既不知内，而能见外，如我思忖，潜伏根里。犹如有人，取琉璃椀[3]，合其两眼，虽有物合，而不留碍。彼根随见，随即分别。然我觉了能知之心，不见内者，为在根故。分明瞩外，无障碍者，潜根内故。佛告阿难：如汝所言，潜根内者，犹如琉璃[4]，彼人当以琉璃笼眼，当见山河，见琉璃不？如是，世尊，是人当以琉璃笼眼，实见琉璃。佛告阿难：汝心若同琉璃合者，当见山河，何不见眼？若见眼者，眼即同境，不得成随。若不能见，云何说言此了知心潜在根内，如琉璃合？是故，应知汝言觉了能知之心潜伏根里，如琉璃合，无有是处[5]。

阿难白佛言：世尊，我今又作如是思惟。是众生身，腑藏在中，窍穴居外，有藏则暗，有窍则明。今我对佛，开眼见明，名为见外，闭眼见暗，名为见内[6]，是义云何？佛告阿难：汝当闭眼见暗之时，此暗境界为与眼对？为不对眼？若与眼对，暗在眼前，云何成内？若成内者，居暗室中，无日月灯，此室暗中皆汝焦腑。若不对者，云何成见[7]？

若离外见，内对所成，合眼见暗，名为身中，开眼见明，何不见面？若不见面，内对不成[8]。

见面若成，此了知心，及与眼根，乃在虚空，何成在内？若在虚空，自非汝体。即应如来。今见汝面，亦是汝身，汝眼已知，身合非觉。必汝执言身眼两觉，应有二知，即汝一身，应成两佛。是故，应知汝言见暗名见内者，无有是处。

[1] 彼食不能饱，此不相干也。不相干，则不相知，今眼见心便分别相知也。相知岂不相干，既相干，岂得在外。

[2] 住在身外，无有是处：三徵心不在眼根。

[3] 椀：他本作盌。

[4] 琉璃：琉璃合眼，必先见琉璃。若心潜伏眼根里如流璃合，则心既见山河，亦当先见眼。若见眼，则眼同境不成随。若不见眼，则心非在根里矣。

[5] 潜伏根里，如琉璃合，无有是处：四徵心非两在。此复计心在内，故以见暗为见腑藏。

[6] 开眼见明，名为见外，闭眼见暗，名为见内：见明为见外，义可无辨。故单辨见暗为见内句。

[7] 若不对者，云何成见：未有境不对眼而称见物者，既不成见，云何成内。眼前之境名外见，身内之境名内对，假使说不是，由内向外者，是由外向内看。

[8] 若不见面，内对不成：反复辨明，眼无反观理也。

阿难言：我常闻佛，开示四众[1]，由心生故，种种[2]法生[3]，由法生故，种种[4]心生。我今思惟，即思惟体[5]，实我心性。随所合处，心则随有。亦非内外中间三处。佛告阿难：汝今说言，由法生故，种种心生。随所合处，心随有者。是心无体则无所合。若无有体而能合者，则十九界，因七尘合[6]。是义不然。若有体者，如汝以手自挃其体，汝所知心[7]为复内出？为从外入？若复内出，还见身中。若从外来，先合见面。阿难言：见是其眼，心知非眼，为见非义[8]。佛言：若眼能见，汝在室中，门能见不[9]？则诸已死，尚有眼存，应皆见物。若见物者，云何名死？阿难，又汝觉了能知之心，若必有体，为复一体？为有多体？今在汝身，为复遍体？为不遍体？若一体者，则汝以手挃一肢时，四肢应觉[10]。若咸觉者，挃应无在。若挃有所，则汝一体[11]，自不能成。若多体者，则成多人，何体[12]为汝？若遍体者，同前[13]所挃。若不遍者，当汝触头，亦触其足，头有所觉，足应无知，今汝[14]不然。是故，应知随所合处，心则随有，无有是处[15]。

阿难白佛言：世尊，我亦闻佛与文殊等诸法王子，谈实相时，世尊亦言：心不在内，亦不在外。如我思惟，内无所见，外不相知。内无知故，在内不成。身心相知，在外非义。今相知故复内无见，当在中间。佛言：汝言中间。中必不迷，非无所在。今汝推中，中何为在？为复在处？为当在身？若在身者，在边非中，在中同内。若在处者，为有所表[16]？为无所表？无表同无，表则无定。何以故？如人以表，表为中时，东看则西，南观成北。表体既混，心应杂乱。阿难言：我所说中非此二种。如世尊言，眼色为缘，生于眼识。眼有分别，色尘无知。识生其中，则为心在。

佛言：汝心若在根尘之中，此之心体，为复兼二？为不兼二？若兼二者[17]，物体杂乱[18]。物非体知[19]，成敌两立，云何为中？兼二不成[20]，非知不知[21]，即无体性，中何为相？是故应知当在中间，无有是处[22]。

［1］四众：发起众、当机众、响应众、结缘众。又，比丘、比丘尼、优婆塞、优婆夷。又，常随众、影响众、随缘众、发起众。

［2］种种：境从心起。

［3］法生：一切相，皆是色法。能分别者，即是心法。

［4］种种：心逐境迁。

［5］我今思惟，即思惟体：详明思惟心无体。

［6］则十九界，因七尘合：十九界七尘，无此理也。在佛法中，只有十八界六尘。

［7］汝所知心：《大涅槃经·卷三十六》第五页云：魔王化作佛像，语首罗长者，我先所说四真真谛者，是说不真。今当为汝更说，五谛、六阴、十三入、十九界，长者闻已，寻观法相，都无此理。是故坚持其心不动。

［8］见是其眼，心知非眼，为见非义：能见是眼，能知是心而不是眼。心知不可为见，以为心能见者非也。阿难分心、眼为二，佛约眼见归心，微露其端，后方点明。

［9］汝在室中，门能见不："汝"喻心，"室中"喻身，"门"喻眼。眼若能见物者，门应当能见物。盖室之有门，譬如身之有眼。汝在室中，譬如心在身中。

［10］则汝以手挃一支时，四支应觉：挃，音质，触也，撞也。挃一支而四支不觉，则非一体可知。知非一体，则知非遍体矣。并触而并知，则非不遍体可知，知非不遍体，则知非多体矣。互文也。既已无体，安能有合。

［11］一体：非一体。

［12］何体：非多体。

［13］同前：非遍体。

［14］今汝：非不遍。

［15］随所合处，心则随有，无有是处：六徵心非在中间。

［16］表：表者，标示也。

［17］若兼二者：破兼二不得为中，兼二不成下，破不兼亦不得为中也。兼

二，谓双即根尘，则物体杂乱矣。不兼二，谓双离根尘，则物体俱无矣。二义既非，中无可定。不兼根，则非知。不兼尘，则非不知。

［18］物体杂乱：物，尘根；体，指心。即尘根杂乱，亦即无知与知杂乱。纵使不杂，物与心体相对立，如何为中。

［19］体知：体，指心。物无知，心有知，两相对立。

［20］兼二不成：谓不兼二。

［21］非知不知：非，指眼根；不，指色尘。

［22］当在中间，无有是处：七徵心非无著。

阿难白佛言：世尊，我昔见佛与大目犍连、须菩提、富楼那、舍利弗四大弟子，共转法轮。常言觉知分别心性，既不在内，亦不在外，不在中间[1]，俱无所在，一切无著[2]，名之为心。则我无著，名为心不？佛告阿难：汝言觉知分别心性俱无在者。世间虚空水陆飞行诸所物象，名为一切。汝不著者，为在为无[3]。无则同于龟毛兔角，云何不著？有不著者，不可名无。无相则无，非无则相，相有则在，云何无著？是故，应知一切无著名觉知心，无有是处[4]。

尔时，阿难在大众中，即从座起，偏袒右肩，右膝著地，合掌恭敬而白佛言：我是如来最小之弟，蒙佛慈爱，虽今出家，犹恃怜，所以多闻未得无漏，不能折伏娑毗罗咒，为彼所转，溺于淫舍，当由不知真际所诣。惟愿世尊，大慈哀愍，开示我等，奢摩他路[5]，令诸阐提[6]，堕弥戾[7]车。作是语已，五体投地，及诸大众，倾渴翘伫，钦闻示诲。

尔时，世尊从其面门放种种光[8]，其光晃耀如百千日，普佛世界[9]六种震动[10]，如是十方微尘国土[11]，一时开现佛之威神[12]，令诸世界合成一界[13]。其世界中，所有一切诸大菩萨，皆住[14]本国，合掌[15]承听。

［1］既不在内，亦不在外，不在中间：在内、在外、在根，两在在合，在中无在。

［2］无著：是无流连、无罣碍、无恐怖、无粘滞意，若训无所在，则非矣。

［3］汝不著者，为在为无：无则实无，不可言无著。在则有相，亦不可言

无著。

［4］名觉知心，无有是处：自起首至此为一段，七处徵心而不得，而后下文再另求之，直至三卷之末，始得真心。迷其真心，则不能无所，有所则处处迷执，处处虚妄。迷者以俗谛答佛所问，佛即以俗谛破之。而答者遂一语不能成立，非对真谛不能成立也，乃俗谛中自无可以成立之地耳。

［5］奢摩他路：奢，指定；摩，指止。理明路正，恶见自灭。

［6］阐提：信，不具足信。提，不具。

［7］堕弥戾：堕，破除，坏也。弥戾，即恶见。

［8］从其面门放种种光：示此本明于诸根门，无所不现也。以无所不现，故齐彰并照，如百千日。

［9］普佛世界：即法界。

［10］六种震动：表破六识无明妄境，动踊震起吼击。

［11］十方微尘国土：本明洞照，妄尘不隔。

［12］开现佛之威神：了兹光瑞，即悟自性，而知妙庄严路矣。

［13］令诸世界合成一界：智境圆现情量不碍。

［14］皆住：心量本周。

［15］合掌：心闻本洞。

佛告阿难：一切众生从无始来[1]，种种颠倒，业种[2]自然，如恶叉[3]聚。诸修行人不能得成无上菩提。乃至别成声闻[4]缘觉[5]，及成外道。诸天魔[6]王及魔眷属，皆由不知二种根本[7]，错乱修习，犹如煮沙欲成嘉馔，纵经尘劫，终不能得。云何二种？阿难，一者无始生死根本，则汝今者，与诸众生用攀缘心为自性者。二者无始菩提涅槃[8]元清净体，则汝今者识精元明[9]能生诸缘[10]，缘所遗者[11]。由诸众生遗此本明，虽终日行而不自觉，枉入诸趣。

阿难，汝今欲知奢摩他路，愿出生死，今复问汝，即时，如来举金色臂，屈五轮指，语阿难言：汝今见不？阿难言：见。佛言：汝何所见？阿难言：我见如来举臂屈指，为光明拳，曜我心目。佛言：汝将谁见？阿难言：我与大众同将眼见。佛告阿难：汝今答我，如来屈指为光明拳，曜汝心目[12]，汝目可见？以何为心，当我拳曜？阿难言：如来现今征心所在，而我以心推穷寻逐[13]，即能推[14]者，我将为心。佛言：咄！阿难，此非汝心[15]。阿难矍然，避座合掌，起立白佛：此非我心，当名何等？佛告阿难：此是前尘、虚妄相想，惑汝真性。由汝无始至于今生，认贼为子，失汝元常，故受轮转。

阿难白佛言：世尊，我佛宠弟[16]，心爱佛故，令我出家，我心何独供养如来，乃至遍历恒沙国土，承事诸佛，及善知识，发大勇猛，行诸一切难行法事，皆用此心。纵令谤法，永退善根，亦因此心。若此发明不是心者，我乃无心[17]同诸土木，离此觉知，更无所有，云何如来说此非心？我实惊怖。兼此大众，无不疑惑。惟垂大悲，开示未悟。

[1] 从无始来：参看《圆觉经》首章文殊师利菩萨问。

[2] 业种：苦谛，三界六趣之苦报；集谛，贪瞋等烦恼及善恶诸业，能集起三界六趣之苦报；灭谛，真空寂灭，离生死苦；道谛：八正道能涅槃，一、正见，二、正思惟，三、正语，四、正业，五、正命，六、正精进，七、正念，八、正定。

[3] 恶叉：此云线贯珠，乃西域果名，三颗同蒂，喻惑业苦三不相离也。

[4] 声闻：悟明四谛，厌有为法。

[5] 缘觉：观十二因缘，而得之者。一、无明，二、行，三、识，四、名色，五、六入，六、触，七、受，八，爱，九、取，十、有，十一、生，十二、老死、忧悲、苦恼。

[6] 魔：即魔罗，翻译为杀者。

[7] 二种根本：一、生死根本，真元有二,二元清净体，性元也。二、善提涅槃，识精元明，见元也。性元属心，见元属目。总是一元，非有二体，如下文所云，如第二月，非月影也。

[8] 菩提涅槃：菩提真性，菩提涅槃，义翻译圆寂，真本圆而妄本寂。

[9] 识精元明：即真精本明。

[10] 能生诸缘：依本明而起根身器界等诸缘，所谓元明照生所也。

[11] 缘所遗者：诸缘既立，本明即失，故缘所遗者，即元清净体，所谓所

立照性亡也。

[12] 心目：唤起心目二字，令阿难推寻，阿难但解所推是妄，而不悟能推亦非真心，故叱破之。

[13] 推穷寻逐：推，推测；穷，穷究；寻，即觅；逐，追逐。

[14] 能推：能推者非心。

[15] 此非汝心：七处徵心，既皆非心，示拳时总指出此非汝心，此段提出非心亦直摄至三卷之末，必使知生平自以为心者，实非心。而后可引之使别求心也。

[16] 宠弟：阿难仍认攀缘分别心为自性，故有此问。

[17] 无心：通润云：如如不动了，常知方是心体。无心之疑。

尔时，世尊开示阿难及诸大众，欲令心入无生法忍[1]，于师子座，摩阿难顶而告之言：如来常说诸法[2]所生，唯心[3]所现，一切因果世界微尘，因心成体。阿难，若诸世界一切所有，其中乃至草叶缕结，诘其根元，咸有体性。纵令虚空，亦有名貌。何况清净妙净[4]明心，性[5]一切心，而自无体？若汝执吝，分别觉观[6]，所了知性必为心者。此心[7]即应离诸一切色、香、味、触诸尘事业，别有全性。如汝今者承听我法，此则因声而有分别[8]。纵灭一切见闻觉知，内守幽闲，犹为法尘[9]分别影事。我非敕汝执为非心，但汝于心微细揣摩。若离前尘有分别性，即真汝心[10]。若分别性离尘无体，斯则前尘分别影事[11]。尘非常住，若变灭时，此心则同龟毛兔角，则汝法身同于断灭。其谁修证无生法忍[12]？即时，阿难与诸大众，默然自失。佛告阿难：世间一切诸修学人，现前虽成九次第定[13]，不得漏尽，成阿罗汉，皆由执此生死妄想，误为真实[14]。是故，汝今虽得多闻，不成圣果。”

阿难闻已，重复悲泪，五体投地，长跪合掌而白佛言：自我从佛发心出家，恃佛威神。常自思惟，无劳我修，将谓如来惠我三昧[15]。不知身心本不相代，失我本心。虽身出家，心不入道。譬如穷子[16]舍父逃逝[17]。今日乃知，虽有多闻，若不修行，与不闻等。如人说食终不能饱。世尊，我等今者二障[18]所缠。良由不知寂常[19]心性。惟愿如来，哀愍穷露[20]，发妙明心，开我道眼。

即时，如来从胸卍[21]字，涌出宝光。其光晃昱[22]有百千色，十方微尘，普佛世界，一时[23]周遍，遍灌十方所有宝刹，诸如来[24]顶，旋至阿难及诸大众[25]。告阿难言：吾今为汝[26]建大法幢，亦令十方一切众生，获妙微密[27]性净明心[28]，得清净眼[29]。阿难，汝先答我见光明拳。此拳光明[30]，因何所有？云何成拳？汝将谁见？阿难言：由佛全体阎浮檀[31]金，赩[32]如宝山，清净所生，故有光明。我实眼观五轮指端，屈握示人，故有拳相。

［1］无生法忍：即空其所空，而双空又皆灭也。各宗阶位所判不同，详见五卷、八卷、十卷。五卷解结次第说至无生忍而止，至八卷三渐次始重提出曰：是人即获无生法忍。

［2］诸法：万法唯识。

［3］唯心：三界唯心。

［4］清净妙净：清净，本自无染；妙净，染而不染。

［5］性：常住真心，能为一切万法之本性，岂无自体乎。心有自体。

［6］觉观：即能推之心。

［7］心：言分别心，离尘无体，终归断灭。阿难认为真心，所以不成圣果。

［8］因声而有分别：分别声尘是动，内守幽闲是静。动属前尘，静属法尘，若离动静二尘，毕竟无有自性，故皆为分别影事。内守幽闲，即住著静境也。与灭一切见闻觉知二者，虽似不同，皆见闻未能离尘也。无声无色，即无声无色之尘也。须知世之言主静者只此耳。

［9］法尘：生法尘、灭法尘。

［10］真汝心：真心离尘。

［11］前尘分别影事：六尘如形，分别如影。影由形有，故无自体；心因尘有，岂有体乎。

［12］无生法忍：无生法，即无生无灭之理体。忍者，安住于此理体而不动也。

［13］九次第定：色界四禅定，无色界四定，灭爱想定。另注：九次第定谓

四禅定，四空定加减受想。

［14］执此生死妄想，误为真实：妄想误修。阿难求认真心，然而尚以见属眼，心属分别，有此一疑关在，故如来先破之。

［15］三昧：即三摩提。通润云三昧即大光明藏。三昧心定一处不动。

［16］穷子：未曾修行之人之心。

［17］舍父逃逝：父，指道；逃，喻不入。

［18］二障：所知障有二。一取境所知，此即分别法执。二法爱所知，此即俱生法执。烦恼障，即作意分别之见惑。及任运俱生之思惑，皆因我执而起。一、缘尘分别之心，随境生灭，如客之有去来者，此即所知障也（理障）。二、性中流动之心，起灭不停，如空中摇动之尘，此即烦恼障也（事障）。

［19］寂常：寂，不动；常，不生灭。

［20］穷露：无法之故。

［21］卍：彼方万字，如来胸前万德，吉祥故也。

［22］其光晃昱：表妙心照用具足万德。

［23］一时：示清净本然。

［24］诸如来：表极果所同。

［25］及诸大众：示群灵共有。

［26］为汝：摧伏邪异，得正知见。

［27］妙微密：生佛等有，而不可测知。

［28］性净明心：垢不能染，暗不能昏。

［29］清净眼：见离眚病，廓然照了。

［30］光明：十番显见。

一、显见是心。

［31］阎浮檀：阎浮，树名；檀，洲名。此洲有河，底生金砂，其色赤焰。另注：阎浮此云胜金须弥，南方有此檀树，果汁入水沙石成金，此金一粒置常金中，悉皆失色，佛之身色似之。

［32］赩：赤色。许力切，大赤色，音细。

佛告阿难。如来今日实言告汝，诸有智者，要以譬喻而得开悟。阿难，譬如我拳，若无我手，不成我拳。若无汝眼，不成汝见。以汝眼根，例我拳理，其义均不。阿难言：唯然，世尊。既无我眼，不成我见。以我眼根，例如来拳[1]，事义相类。佛告阿难：汝言相类[2]，是义不然。何以故？如无手人，拳毕竟灭。彼无眼者，非见全无。所以者何？汝试于途，询问盲人：汝何所见？彼诸盲人，必来答汝：我今眼前，唯见黑暗，更无他瞩。以是义观，前尘自暗，见何亏损。阿难言：诸盲眼前，唯睹黑暗，云何成见？佛告阿难：诸盲无眼，唯观黑暗，与有眼人，处于暗室，二黑有别？为无有别？如是，世尊，此暗中人与彼群盲，二黑校量，曾无有异。阿难，若无眼人，全见前黑，忽得眼光，还于前尘见种种色，名眼见者。彼暗中人，全见前黑，忽获灯光，亦于前尘见种种色，应名灯见。若灯见者，灯能有见，自不名灯。又则灯观，何关汝事。是故，当知灯能显色。如是见者，是眼非灯。眼能显色，如是见性，是心非眼[3]。

阿难，虽复得闻是言，与诸大众，口已默然，心未开悟[4]。犹冀如来慈音宣示，合掌清心，伫佛悲诲。

尔时，世尊舒兜罗绵网相光手，开五轮指，诲敕阿难及诸大众：我初成道，于鹿园[5]中为阿若多五比丘[6]等，及汝四众言，一切众生，不成菩提[7]及阿罗汉[8]，皆由客尘烦恼[9]所误。汝等当时，因何开悟，今成圣果？

时憍陈那[10]，起立白佛：我今长老，于大众中独得解名。因悟客尘二字成果。世尊，譬如行客[11]，投寄旅亭[12]，或宿或食，宿食事毕，俶装[13]前途，不遑安住[14]。若实主人[15]，自无攸往。如是思惟，不住名客，住名主人，以不住[16]者，名为客义[17]。又如新霁[18]。清旸升天，光[19]入隙中，发明空中诸有尘相。尘质摇动，虚空寂[20]然。如是思惟，澄寂名空，摇动名尘。以摇动者，名为尘义。

[1] 拳：此拳字当作手字解。

[2] 相类：以手例目，以拳例见。无手则无拳，无目非无见。故不相类。使离尘得见，亦非易事，故举例问之，待其自失，而后可以引而知。拳之于眼，

即尘之于根尘与根非一例，眼与心非一例。不明主客，故谓一例耳。

［3］如是见性，是心非眼：此以上明见性是心，心眼为二之疑破矣。见性即心，故下文即见明心。

二、显见不动。

［4］众生失之于动。客尘二字，动之义也，故先点出，而下文遂明之。

［5］鹿园：如来垂化之地，在波罗奈国（中天竺），又名鹿野苑、仙人园、施鹿林，佛初成道，于此说四谛法。

［6］五比丘：父族三：一、阿鞞，二、跋提，三、拘利；母族二：一、阿若多，二、迦叶。

［7］菩提：大乘。

［8］阿罗汉：小乘。

［9］客尘烦恼：客尘指外境，烦恼指内心。拳与眼、眼与心，主客不明，则自失其主。故唤起罗汉，为说主客以开其心。

［10］憍陈那：即阿若多陈如，最初受度五比丘之上首也。

［11］行客：生灭幻妄之身。

［12］旅亭：三界。

［13］俶装：动也，作也。

［14］不遑安住：遑，暇。报尽则迁。

［15］实主人：常住不动之真心。

［16］不住：迁流不息。

［17］名为客义：以上明客尘是动，意显主空常住不动，已答阿难所向寂常心性矣。下约手见，又约头见，由境至身，皆所以明寂常不动心性也。

［18］霁：雨止。

［19］光：喻慧光。

［20］寂：不动。

佛言：如是。即时，如来于大众中，屈五轮指，屈已复开，开已又屈。谓阿难言：汝今何见。阿难言：我见如来百宝轮掌[1]众中开合。佛告阿难：

汝见我手众中开合。为是我手有开有合。为复汝见有开有合。阿难言：世尊宝手，众中开合。我见如来手自开合[2]，非我见性[3]有开有合。佛言：谁动谁静？阿难言：佛手不住。而我见性尚无有静[4]，谁为无住[5]？佛言：如是。

如来于是从轮掌中飞一宝光在阿难右，即时，阿难回首右盼。又放一光在阿难左，阿难又则回首左盼。佛告阿难，汝头今日因何摇动？阿难言：我见如来出妙宝光来我左右，故左右观，头自摇动。阿难，汝盼佛光左右动头，为汝头动？为复见动？世尊，我头自动，而我见性尚无有止，谁为摇动？佛言：如是。于是如来，普告大众，若复众生，以摇动者名之为尘[6]。以不住者，名之为客[7]。汝观阿难头自动摇，见无所动[8]。又汝观我手自开合，见无舒卷[9]。云何汝今以动为身[10]，以动为境[11]。从始洎终，念念生灭，遗失真性，颠倒行事。性心失真，认物为己[12]。轮回是中，自取流转[13]。

[1] 百宝轮掌：百宝者，贵重之称；轮掌者，佛之手足中心，各有一千辐轮相，故云耳。

[2] 手自开合：摇动之尘。

[3] 见性：见性不动。

[4] 尚无有静：静相尚不可得。

[5] 谁为无住：何来动相。

[6] 名之为尘：见性非动摇。

[7] 名之为客：见性无来去。明客尘虽动，而见性不动，众生以动迷不动，故念念生灭，遗失真性，颠倒行事。

[8] 见无所动：见性无动止。

[9] 见无舒卷：见性无开合。

[10] 以动为身：不识不动之心。

[11] 以动为境：不识寂然之空。

[12] 认物为己：以外物为自己。

[13] 流转：于此指明流动生灭，只属尘而真性本无动，勿认物为己也。

卷二

尔时，阿难及诸大众闻佛示诲，身心泰然。念无始来，失却本心。妄认缘尘，分别影事[1]。今日开悟，如失乳儿，忽遇慈母。合掌礼佛，愿闻如来显出身心，真妄虚实，现前生灭与不生灭二发明性。

时波斯匿王，起立白佛：我昔未承诸佛诲敕，见迦旃延、毗罗胝子[2]，咸言此身死后断灭，名为涅槃。我虽值佛，今犹狐疑，云何发挥证知此心不生灭地。今此大众，诸有漏者，咸皆愿闻。

佛告大王。汝身现在。今复问汝。汝此肉身，为同金刚常住不朽？为复变坏[3]？世尊，我今此身，终从变灭。佛言：大王，汝未曾灭，云何知灭？世尊，我此无常变坏之身，虽未曾灭，我观现前，念念迁谢，新新不住，如火成灰，渐渐销殒。殒亡不息，决知此身，当从灭尽。佛言：如是，大王。汝今生龄，已从衰老，颜貌何如童子之时。世尊，我昔孩孺，肤腠润泽，年至长成，血气充满，而今颓龄，迫于衰耄[4]，形色枯悴，精神昏昧，发白面皱，逮[5]将不久，如何见比充盛之时。佛言：大王，汝之形容，应不顿朽。王言：世尊，变化密移[6]，我诚不觉。寒暑迁流，渐至于此。何以故？我年二十，虽号年少颜貌已老初十岁时，三十之年，又衰二十。于今六十，又过于二，观五十时，宛然强壮。世尊，我见密移，虽比殂落，其间流易，且限十年。若复令我微细思惟，其变宁唯一纪二纪，实为年变。岂唯年变，亦兼月化。何直月化。兼又日迁。沉思谛观，刹那刹那[7]，念念之间，不得停住。故知我身，终从变灭。

佛告大王：汝见变化，迁改不停，悟知汝灭。亦于灭时，汝知身中有不灭耶？波斯匿王合掌白佛：我实不知。佛言：我今示汝不生灭性。大王，汝年几时见恒河水？王言：我生三岁，慈母携我谒耆婆天[8]，经过此流[9]，尔时即知是恒河水。佛言：大王，如汝所说，二十之时，衰于十岁，乃至六十，日月岁时，念念迁变。则汝三岁见此河时，至年十三，其水云何？王言：如三岁时宛然无异，乃至于今，年六十二，亦无有异。佛言：汝今自伤发白面皱。其面必定皱于童年。则汝今时观此恒河与昔童时观河之见有童耄不？王言：不也，世尊。

佛言：大王，汝面虽皱，而此见精性未曾皱[10]。皱者为变，不皱非变。变者受灭。彼不变者，元无生灭。云何于中受汝生死，而犹引彼末伽梨[11]等，都言此身死后全灭？王闻是言，信知身后舍生趣生[12]。与诸大众，踊跃欢喜，得未曾有。

阿难即从座起，礼佛合掌，长跪白佛：世尊，若此见闻必不生灭，云何世尊，名我等辈遗失真性，颠倒行事[13]？愿兴慈悲，洗我尘垢。

即时，如来垂金色臂，轮手下指[14]，示阿难言：汝今见我母陀罗手[15]，为正为倒[16]？阿难言：世间众生以此为倒，而我不知谁正谁倒。佛告阿难：若世间人，以此为倒，即世间人，将何为正？阿难言：如来竖臂，兜罗绵手，上指于空[17]，则名为正。佛即竖臂，告阿难言：若此颠倒，首尾相换[18]。诸世间人，一倍[19]瞻视，则知汝身与诸如来清净法身，比类发明：如来之身，名[20]正遍知。汝等之身号性[21]颠倒。随汝谛观。汝身佛身[22]，称颠倒者，名字何处号为颠倒。

三、显见不灭。

案：前文称不住名客，住名主人，住即不动之义。无手则拳灭，无眼而见精不灭。又左右顾盼，头自动摇。见无动摇则主客，已显二卷再申明之。

［1］妄认缘尘，分别影事：问真妄生灭。

［2］迦旃延、毗罗胝子：俱外道名。皆断见外道。迦旃延此云剪发，计一切发亦有亦无；毗罗胝此云不作计，诸法自然。外道六师之二说，道不同皆以断见为主。

［3］汝此肉身，为同金刚常住不朽，为复变坏：明妄身有生灭。

［4］耄：七十、八十、九十。

［5］逮：及。

［6］王言：世尊，变化密移：匿王与琉璃王时期不同，然废父王以至入地狱，不过十数日之事。而此经前后浅深悬殊，其问答非一时所能了解，故非一时所说也。余详四卷。

［7］刹那：一念具九十刹那，以利刃透九十纸为一念。

［8］耆婆天：长命天神。

［9］经过此流：明真见无生灭。

［10］性未曾皱：未尝变迁。

［11］末伽黎：末：迦旃；伽黎：毗罗。末伽黎此云不见道。

［12］舍生趣生：随善恶业转生。

四、显见不失。

［13］遗失真性，颠倒行事：承上问遗失真性，颠倒行事。意以匿王见闻，既无生灭。而我见闻，宁有异同。云何遗失颠倒耶。观河之见，既无生灭，则前见佛手开合之见，亦不生灭矣。

［14］下指：顺垂。

［15］母陀罗手：母陀罗，此云印。谓手能结印。

［16］为正为倒：云何名我等遗失真性，颠倒行事耶。然上依性示，此就相执。即其所认，具二颠倒，以如来所示不变灭性，为缘尘分别之见，是迷真为妄。如以正为倒，既认缘尘分别之见不生灭，是认妄为真。如以倒为正，此即性颠倒也。如来则以性为真，以相为妄。如以正为正，以倒为倒，故名正遍知。

［17］上指：逆竖。

［18］首尾相换：如以首为尾，以尾为首。

［19］一倍：倍加倒见。

［20］名：正见。

［21］号性：由于倒见。

［22］汝身佛身：汝身与佛身比较。

于时，阿难与诸大众，瞪瞢[1]瞻佛，目睛不瞬，不知身心，颠倒所在[2]。

佛兴慈悲，哀愍阿难及诸大众。发海潮音，遍告同会诸善男子：我常说言：色[3]心[4]诸缘[5]，及心所使[6]诸所缘法[7]，唯心所现。汝身汝心，皆是妙明真精[8]妙心中所现物，云何汝等遗失本妙[9]，圆妙明心[10]？宝明妙性[11]。认悟中迷。晦昧为空[12]。空晦暗中，结暗为色，色杂妄想，想相为身。聚缘内摇，趣外奔逸，昏扰扰相。以为心性，一迷为心，决定惑为色身之内。不知色身，外洎山河虚空大地，咸是妙明真心中物。譬如澄清百千大海弃之[13]，唯认一浮沤体，目为全潮[14]，穷尽瀛渤。汝等即是迷中[15]倍人。如我垂手等无差别[16]。如来说为可怜愍者[17]。

阿难承佛悲救深诲。垂泣叉手[18]而白佛言：我虽承佛如是妙音，悟妙明心，元所圆满，常住心地。而我悟佛现说法音，现以缘心[19]，允所瞻仰，徒获此心，未敢认为本元心地。愿佛哀愍，宣示圆音，拔我疑根，归无上道。

［1］瞪瞢：瞪（音蹬）用力挣大眼睛直视，瞢（音萌）目不明，不知貌。

［2］颠倒所在：悟则识妄知真，迷则遗本认妄。今既认妄为真，即是认悟中之迷，此即颠倒所在。

［3］色：总举五根六尘。

［4］心：总举六识八识。

［5］诸缘：即根识所缘诸法。

［6］心所使：依正二报，善恶二果。即五十一心所法。

［7］诸所缘法：广举山河大地、明暗、色空、真妄、性相、邪正、因果、悉无自体，惟心所现。

［8］妙明真精：谓心所现物如镜。此方揭出妙明真心真性以解阿难等颠倒见也。

［9］本妙：本来自妙，不假修为。

［10］圆妙明心：因圆而妙，从妙起明言其用。心则从妙，起明圆融照了如镜之光。

［11］宝明妙性：如宝之明，即明而妙言其体。性则而明而妙，凝然湛寂，如镜之体。迷真逐妄，正犹弃海取沤，认妄为真，亦如目沤为海，以正为倒，以倒为正，首尾翻覆，故曰如我垂手无别，汝寔。

［12］晦昧为空：晦昧为空者，由不了真如法一，遍迷法界而成顽空。即《下经》云：迷妄有虚空也。空晦暗中，结暗为色者，所变顽空，与能变无明，二法和合，变起四大，为山河依报外色，即想澄成国土也。以四大色，杂妄想心，变起众生正报内色，故曰色杂妄想，想相为身。想阿难不敢认妙明真心为己心，

犹然攀缘之心也。盖无始熏习妄根，剧难拔去如此，谓妄心，相谓妄色，色心和合，五阴备矣，即知觉乃众生也。聚缘内摇等者，谓妄有缘气于中积聚，内则随想摇荡，外则逐境奔逸。既迷此昏扰之相为心，决定以心为在幻质之内，则不言缘心难以听法，当有域外之观可也。

五、显见不还。

[13] 譬如澄清百千大海弃之：背真逐妄，如弃海认沤，早是迷矣。

[14] 目为全潮：执妄为真，如认沤为海，又一迷也。

[15] 迷中：两重迷。

[16] 如我垂手等无差别：与以正为倒，以倒为正者，无异。

[17] 如来说为可怜愍者：自七处徵心之末，至此可为第二段。此段之初破其尘心非心，欲求其心须分主客，及知其有主体，仍系推测倒知至此，示以正知之心境，则尘影之外别有心体矣。总之是求心，而知有此心也。一倍颠倒，迷中倍人，谓不知正又不知倒。自我常说言色心，诸缘起至可怜愍者，只一百七十二字，最当谛观此是佛法至宝。由此可以得正知离倒见也。惟乍闻之者，闻所未闻，未敢认为己心，以其缘心，未破故也。

[18] 叉手：十指交叉。

[19] 缘心：攀缘之心。

佛告阿难，汝等尚以缘心听法，此法亦缘[1]，非得法性。如人以手指月示人，彼人因指[2]当应看月[3]。若复观[4]指以为月体，此人岂唯亡失月轮，亦亡其指。何以故？以所标指为明月[5]故。岂唯亡指。亦复不识明之与暗。何以故？即以指体为月明性。明暗二性无所了故，汝亦如是。

若以分别我说法音为汝心者。此心自应离分别音，有分别性。譬如有客[6]寄宿旅亭，暂止便去，终不常住。而掌亭[7]人，都无所去，名为亭主，此亦如是。若真汝心，则无所去，云何离声无分别性？斯则岂唯声分别心[8]。分别我容[9]，离诸色相，无分别性。如是乃至分别都无，非色非空[10]，拘舍离等昧为冥谛[11]。离诸法缘，无分别性则汝心性，各有所还，云何为主？

阿难言：若我心性各有所还，则如来说，妙明元心，云何无还？惟垂哀愍，为我宣说。

佛告阿难：且汝见我，见精明元，此见虽非妙精明心，如第二月，非是月影[12]。汝应谛听。今当示汝无所还地。阿难，此大讲堂，洞开东方，日轮升天，则有明耀。中夜黑月，云雾晦暝，则复昏暗。户牖之隙，则复见通。墙宇之间，则复观壅。分别之处，则复见缘。顽虚之中，遍是空性。郁埻[13]之象，则纡[14]昏尘。澄霁敛氛。又观清净。

[1] 此法亦缘：我说之妙法，即变为汝所缘之境，而失法之本性。

[2] 因指：喻法音。

[3] 看月：喻见性。

[4] 观：喻缘心。知“虚空世界皆真心所现”之广大心矣。

[5] 所标指为明月：以为指即是月，而亡其指。

[6] 客：喻妄心。

[7] 掌亭：喻真心。

[8] 唯声分别心：唯，不但；因声而有分别之心。前真心离尘一段有云：如汝今者承听我法，此则因声而有分别，纵灭一切见闻觉知，内守幽闲，犹为法尘分别影事。言分别心有还。

[9] 分别我容：即因容貌而有分别之心；离了容貌亦不能分别。

[10] 至分别都无，非色非空：纵使做到无可分别之境，如非色非空，仍然有个前境在，尚非离尘之真心也。

[11] 冥谛：外道立二十五谛，首号冥谛，彼谓冥初生觉是万法之元始，尊为极则之理，今非色非空正齐此见矣。

[12] 妙精明心，如第二月，非是月影：精明（譬如真月），第二月（见分，喻见精），是月影（相分，喻缘尘）。心不可见，而见于见，故即见以明心。二月虽非真月，然离真月必无二月可得；见精虽非真心，然离真心必无见精可得。何则从真所起，全体即真故也。另注：捏目观月，成两月轮，不离月体，但多一捏，放之即净。

[13] 埻（音伯）：尘土飞扬。

[14] 纡（音迂）：萦绕。

阿难，汝咸看此诸变化相，吾今各还本所因处。云何本因？阿难，此诸变化，明还日轮，何以故？无日不明，明因属日，是故还[1]日。暗还黑月，通还户牖，壅还墙宇，缘还分别，顽虚还空。郁还尘，清明还霁，则诸世间一切所有，不出斯类。

汝见八种见精明性，当欲谁还，何以故？若还于明，则不明时，无复见暗。虽明暗等种种差别，见无差别。诸可还者[2]，自然非汝，不汝还者，非汝而谁？则知汝心，本妙明净，汝自迷闷，丧本受轮，于生死中[3]，常被漂溺。是故如来，名可怜愍。

阿难言：我虽识此见性无还，云何得知是我真性[4]？

佛告阿难。吾今问汝。今汝未得无漏清净。承佛神力，见[5]于初禅[6]，得无障碍。而阿那律[7]见阎浮提[8]，如观[9]掌中庵摩罗果[10]。诸菩萨等见[11]百千界十方如来，穷[12]尽微尘清净国土，无所不瞩。众生[13]洞视，不过分寸。阿难，且吾与汝，观四天王[14]所住宫殿，中间遍览水陆空行，虽有昏明种种形象。无非前尘，分别留碍。汝应于此，分别自他。今吾将汝，择于见中[15]，谁是我体[16]，谁为物象[17]？阿难，极汝见源，从日月宫，是物非汝。至七金山[18]，周遍谛观，虽种种光，亦物非汝。渐渐更观，云腾鸟飞，风动尘起，树木山川，草芥人畜，咸物非汝。

[1] 还：所谓还者，就是还他一个所以然的理由。

[2] 还者：言凡物有还，惟见性无还。前七处徵心，阿难摸索不着。此云：不汝还者，非汝而谁，便已和盘托出矣。

[3] 丧本受轮，于生死中：丧失本妙明净之心，而受生死轮回之苦。

[4] 真性：见性即是真性。纂注：常人偶闻山河大地，皆是真心必不敢认，虽取还与不还二义开之，必仍不敢认，此无他心之自认未明也。故下文再使自认何者为物，何者为己。

初禅能见一（声闻）、四（如来）天下，阿那（如意）律此云无灭，昔因其施供受福不灭。是佛从弟昼眠，被诃精进失目，遂证四果得天眼，见大千如观掌果。

六、显见不杂。

[5] 见：慧眼。

[6] 初禅：色界三天：梵众天、梵辅天、大梵天。

[7] 阿那（如意）律：佛十六弟子之一。

[8] 阎（树洲）浮提：即南赡部洲。亦名剡浮赡部，须弥山南面有此树，故以名洲。

[9] 观：天眼。

[10] 庵摩罗果：形如橄榄。

[11] 见：法眼。

[12] 穷：佛眼。

[13] 众生：肉眼。

[14] 四天王：帝释之外臣，持国天管领东方，广目天管领西方，增长天管领南方，多闻天管领北方。

[15] 择于见中：是物非见。

[16] 我体：能见之体。

[17] 为物象：所见之物。

[18] 七金山：一、双持山，二、持轴山，三、檐木山，四、善见山，五、马耳山，六、象鼻山，七、持地山。此七山，七重环绕于须弥山之外，此皆有金色光明。纂注：七金山皆以纯金为体，此中光明最多，故言种种光。

阿难，是诸近远诸有物性，虽复差殊，同汝见精，清净所瞩。则诸物类，自有差别，见性无殊。此精妙明，诚汝见性。

若见是物[1]，则汝亦可见吾之见[2]。若同见[3]者，名为见吾。吾不见时[4]，何不见吾不见之处[5]？

若见不见[6]，自然非彼不见之相。若不见吾不见之地[7]，自然非物[8]，云何非汝之真性乎[9]？

又则汝今见物之时[10]，汝既见物，物亦见汝，体性纷杂[11]，则汝与我，并诸世间不成安立。

阿难，若汝见时[12]，是汝非我[13]，见性周遍，非汝而谁？云何自疑汝之真性？性汝不真，取我求实[14]？

阿难白佛言：世尊，若此见性，必我非余[15]。我与如来观四天王胜藏宝殿[16]，居日月宫，此见周圆遍娑婆国[17]，退归精舍，只见伽蓝[18]，清心户堂，但瞻檐庑。世尊，此见如是，其体本来周遍一界。今在室中，唯满一室，为复此见缩大为小？为当墙宇夹令断绝？我今不知斯义所在，愿垂弘慈，为我敷演。

佛告阿难：一切世间[19]大小内外[20]，诸所事业[21]，各属前尘，不应说言见有舒缩[22]。譬如方器[23]，中见方空[24]，吾复问汝，此方器中所见方空，为复定方？为不定方？若定方者，别安圆器，空应不圆。若不定者，在方器中，应无方空。汝言不知斯义所在。义性[25]如是。云何为在？

[1] 若见是物：是见非物。

[2] 吾之见：我的见性。

[3] 同见：依物之迹。

[4] 不见时：离物之体。

[5] 何不见吾不见之处：吾当离物不见之时，其体何在，既无处可见，定不是物。

[6] 不见：若能见他人所不见之处，自然不是他人所不见之相。愚意若见不见至之相，这十二字宜删去，为易于明了。

[7] 不见之地：真性本体。

[8] 自然非物：不能见则非物。

[9] 之真性乎：原著无，为陈撄宁所加。

[10] 又则汝今见物之时：再者若见性是物，则凡物皆应有见性。

[11] 体性纷杂：又约自他纷杂，辨见非物。若能于此了见与物，皆即狂劳空花，则直不见真性矣。

[12] 若汝见时：当汝行见之时。

[13] 是汝非我：见源由汝而发，与我无涉。

[14] 取我求实：既不是物，自当是己，使之不认为己而不得。然而尘心

未破之时，认不动之真为己，而不真之尘，仍觉立于相对之境，故有夹断缩小之疑。

[15] 若此见性，必我非余：阿难以见为是，而不知即心即见，可见前疑未释，是钝根汉。

[16] 胜藏宝殿：天王殿中众宝俱在，故称胜藏日月宫，皆摩尼宝成，娑婆国指一小刹言，非大千也。

七、显见无碍。

[17] 娑婆国：忍土大千界之都名。

[18] 伽蓝：众园。

[19] 一切世间：根身器界。

[20] 大小内外：一界一室。

[21] 诸所事业：舒缩夹绝之类。

[22] 言见有舒缩：与见性无涉。

[23] 方器：喻前尘。

[24] 方空：喻见体。

[25] 义性：缘尘辨见，见性似有大小之形。若复欲使见无大小，但离前尘而见即无大小。不应更说除见，以见本无大小也。古云：离尘观性，自得本真。心为物转则见，有伸缩心能转物，则遍合无碍，明则心即见之义也。

阿难，若复欲令虚空[1]入无方圆[2]，但除器方，空体无方。不应说言，更除虚空[3]方相所在。若如汝问，入室之时，缩见令小。仰观日时，汝岂挽见齐[4]于日面？若筑墙宇，能夹见断。穿为小窦，宁无续迹[5]？是义不然。一切众生，从无始来，迷己为物[6]，失于本心，为物所转[7]，故于是中，观大观小。若能转物[8]，则同如来身心圆明，不动道场，于一毛端，遍能含受十方国土。

阿难白佛言：世尊，若此见精[9]，必我妙性[10]。今此妙性，现在我前[11]，见必我真[12]。我今身心，复是何物[13]？而今身心分别有实[14]。彼见无别[15]分辨我身。若实我心[16]，令我今见[17]。见性实我[18]，而身非我[19]。何殊如来先所难言，物能见我[20]？惟垂大慈，开发未悟。

佛告阿难：今汝所言，见在汝前，是义非实。若实汝前，汝实见者，则此见精，既有方所，非无指示。且今与汝坐祇陀林，遍观林渠及与殿堂，上至日月，前对恒河。汝今于我师子座前举手指陈，是种种相。阴者是林，明者是日，碍者是壁，通者是空，如是乃至草树纤毫，大小虽殊，但可有形，无不指著。若必其见，现在汝前。汝应以手确实指陈，何者是见？阿难当知，若空是见，既已成见，何者是空？若物是见，既已是见，何者为物？汝可微细披剥万象，析出明精，净妙见元，指陈示我，同彼诸物，分明无惑。

[1] 虚空：原著无，为陈撄宁所加。

[2] 方圆：方圆由器，不在虚空。大小由尘，何关见性。

[3] 更除虚空：空本无方圆，故但除器，不应除空。

[4] 岂挽见齐：既不可拉长，自不可缩短。

[5] 宁无续迹：既不可续，自不可断。

[6] 迷己为物：迷性为尘。

[7] 失于本心，为物所转：因而颠倒妄想，如空随器变。

[8] 若能转物：除器观空。

八、显见不分。

[9] 见精：若谓见精是我。

[10] 必我妙性：问见精实我，而身非我，如何能见见性耶。意言在前之见，若实我心，是物能来见我，而我不能去见物矣。故下令离物推以明色空非见，令即物推以明色空真见，而佛俱印可者。盖以妙明体中，弥满清净，更不容他，故引文殊与月喻无是非可得也。

[11] 现在我前：与身心有异。

[12] 见必我真：见即是真性。

[13] 我今身心，复是何物：能见复是何物。

[14] 而今身心分别有实：若谓身无见性，而实有分别之能力。纂注：身心

实有其体，而又能分别也。若失彼见则无分别者也，而却能分辨我身。若彼之无分别实我之心，则有分别之身心，别是一物，而有分别之身心，又能见彼无分别之见精，则是物能见我矣。以有分别之身心，当属物故也。

[15] 彼见无别：所见之物，别无能力分辨我身。

[16] 若实我心：若彼外物实是我心。

[17] 令我今见：使我今时可见。

[18] 见性实我：则外物是我。

[19] 而身非我：而我之身心反不是我。

[20] 物能见我：汝既见物，物亦见汝。

阿难言：我今于此重阁讲堂，远洎恒河，上观日月，举手所指，纵目所观，指皆是物，无是见者。世尊，如佛所说，况我有漏初学声闻，乃至菩萨，亦不能于万物象前，剖出精见，离一切物，别有自性。

佛言：如是，如是。佛复告阿难：如汝所言。无有见精，离一切物，别有自性。则汝所指是物之中，无是见者。今复告汝。汝与如来，坐祇陀林，更观林苑，乃至日月，种种象殊，必无见精，受汝所指。汝又发明此诸物中，何者非见？阿难言：我实遍见此祇陀林。不知是中何者非见。何以故？若树非见，云何见树？若树即见，复云何树？如是乃至若空非见，云何见空？若空即见。复云何空？我又思惟，是万象中，微细发明，无非见者。

佛言：如是，如是。于是大众非无学者，闻佛此言，茫然不知是义终始[1]，一时惶悚，失其所守。如来知其魂虑变慑，心生怜愍。安慰阿难及诸大众：诸善男子，无上法王是真实语，如所如说，不诳不妄。非末伽梨[2]，四种不死，矫乱论议[3]。汝谛思惟，无忝[4]哀慕。

是时，文殊师利法王子愍诸四众，在大众中，即从座起，顶礼佛足，合掌恭敬，而白佛言：世尊，此诸大众，不悟如来发明二种精见色空，是非是义。世尊，若此前缘色空等象，若是见者，应有所指。若非见者，应无所瞩。而今不知是义所归，故有惊怖。非是畴昔善根轻鲜。惟愿如来大慈，发明此诸物象与此见精[5]，元是何物。于其中间无是非是。

佛告文殊及诸大众：十方如来及大菩萨，于其自住三摩地[6]中，见与见缘[7]，并所想相[8]，如虚空华，本无所有。此见及缘，元是菩提妙净明体。云何于中有是非是[9]？文殊，吾今问汝。如汝文殊。更有文殊？是文殊者，为无文殊？

如是，世尊。我真文殊，无是文殊，何以故？若有是者，则二文殊。然我今日非无文殊[10]，于中实无是非二相。

佛言：此见妙明与诸空尘，亦复如是。本是妙明无上菩提净圆真心，妄为色空及与闻见，如第二月，谁为是月？又谁非月？文殊，但一月真，中间自无是月非月[11]。

是以汝今观见与尘，种种发明，名为妄想，不能于中出是非是[12]。由是精真妙觉明性，故能令汝出指非指[13]。

阿难白佛言：世尊，诚如法王所说[14]：觉缘遍十方界，湛然常住，性非生灭，与先梵志娑毗迦罗[15]所谈冥谛，及投灰[16]等诸外道种说有真我，遍满十方，有何差别？世尊亦曾于楞伽山[17]为大慧等敷演斯义。彼外道等，常说自然。我说因缘，非彼境界。我今观此觉性[18]自然，非生非灭，远离一切虚妄颠倒，似非因缘，与彼自然。云何开示不入群邪，获真实心妙觉明性？

[1] 茫然不知是义始终：前云何者为见使离尘也，至此乃忽转至何者非见，是佛乘机使更转见归性也。先离尘后转见，是大转关，是由浅入深。

[2] 末伽梨：迦旃毗罗之徒。

[3] 四种不死，矫乱论议：见《本经·第十卷》第五外道之论。一种论：我今亦生亦灭，亦有亦无，亦增亦减。二种论：有人来问，但言其无，除无之余，无所言说。三种论：有人来问，但言其是，除是之余，无所言说。四种论：有人来问，答言：亦有即是亦无，亦无之中，不是亦有。纂注：此外道谓有不死天，一生不乱。答人者当生彼天四种矫乱论议，谓亦变亦恒，亦生亦灭，亦有亦无，亦增亦减，皆持两可，终无决定。

[4] 忝：辱也。

[5] 见精：标出主旨，又直缩至三卷之末，而主旨之要诀，则在“见非是

见”一语，文殊特略启此旨耳。

[6] 三摩地：即三昧，即正定。

[7] 见缘：即色空等。

[8] 想相：意识。

[9] 有是非是：明见性即是真性，无是无非，如何可见，又如何可指耶。

[10] 非无文殊：既无是文殊，亦非无文殊。

[11] 中间自无是月非月：从文殊说至此，是此卷及三卷主旨，亦是总挈。

若未见性，性在见中，同名见精。种种妄想分别，岂能超出是与非是。若已见性，性脱于见，不名见闻觉知，一切分别都无，故能超出指于非指。

纂注：不可依妄想而生出是与非是。由是故此妙觉明性，能令汝离是指非指。

自得闻妙明真心之后，而未敢认为本元、心地至此可为第三段，未敢自认佛以有还无，还晓之遂疑。纵然无还，何必是我之性，佛又晓以绝不属物，非已而谁，然既知非物矣，固当属心矣。惟此心与平素之身心，二而对存。则平素之身心，复是何物，至此转之。使身心外尘，同时迹化而为性，则略见无畔无对之心体矣。由不认已心，而认知有此已心矣。

下一段则由知心体，而未离计执之想，遂觉此心体为最死最实之体，而与外道之真我遍满无分也。

菩提妙明真心无方无朕，阿难领色空见闻，只是真心之说，而执着之见未销，故所拟真心不离朕迹与外道真我，遍满十方之说相混。

[12] 于中出是非是：不能超出是非两途，如第二月，谁为是月，又谁非月。

[13] 令汝出指非指：超出有所指，及无所指。但一月真，中间自无，是月非月。有所指即物，无所指即见。

九、显见超情。

[14] 法王所说：问见性近于外道之自然。

[15] 梵志娑毗迦罗：梵志此云净裔，谓是梵天苗裔，即婆罗门。又注：即是净裔，婆罗门四时期中之第二，受师修学之时也。

[16] 投灰：若行外道。

[17] 楞伽山：或云即锡兰岛。
[18] 觉性：阿难认觉性为自然。

佛告阿难：我今如是开示方便，真实告汝。汝犹未悟，惑为自然。阿难，若必自然，自须甄明有自然体。汝且观此妙明见中，以何为自？此见为复以明为自？以暗为自？以空为自？以塞为自？阿难，若明为自，应不见暗。若复以空为自体者，应不见塞[1]。如是乃至诸暗等相以为自者，则于明时，见性断灭，云何见明？

阿难言：必此妙见性非自然[2]。我今发明是因缘生，心犹未明，咨询如来。是义云何合因缘性？

佛言：汝言因缘，吾复问汝。汝今因见，见性现前。此见为复因明有见？因暗有见？因空有见？因塞有见？阿难，若因明有，应不见暗，如因暗有，应不见明。如是乃至因空因塞，同于明暗。

复次阿难，此见又复缘明有见？缘暗有见？缘空有见？缘塞有见？阿难，若缘空有，应不见塞。若缘塞有，应不见空。如是乃至缘明缘暗，同于空塞。当知如是精觉妙明[3]，非因非缘，亦非自然，非不自然，无非不非，无是非是[4]，离一切相，即一切法。汝今云何于中措心，以诸世间戏论名相而得分别？如以手掌撮摩虚空，只益自劳，虚空云何随汝执捉？

阿难白佛言：世尊，必妙觉性非因非缘[5]，世尊云何常与比丘宣说见性具四种缘[6]？所谓因空[7]、因明[8]、因心[9]、因眼[10]，是义云何？佛言：阿难，我说世间诸因缘相，非第一义。阿难，吾复问汝。诸世间人说我能见。云何名见？云何不见？

阿难言：世人因于日月灯光见种种相，名之为见。若复无此三种光明，则不能见。

阿难，若无明[11]时，名不见者，应不见暗。若必见暗，此但无明，云何无见？阿难，若在暗时，不见明故，名为不见。今在明时，不见暗相，还名不见。如是二相，俱名不见。

若复二相自相陵夺，非汝见性于中暂无。如是则知二俱名见，云何不见。

是故，阿难，汝今当知，见明之时，见非是明[12]。见暗之时，见非是暗。见空之时，见非是空。见塞之时，见非是塞，四义成就。

汝复应知，见见之时，见非是见。见犹离见，见不能及[13]，云何复说因缘自然及和合相？汝等声闻，狭劣无识，不能通达清净实相[14]。吾今诲汝，当善思惟，无得疲怠妙菩提路。

阿难白佛言：世尊，如佛世尊为我等辈，宣说因缘及与自然，诸和合相，与不和合，心犹未开。而今更闻见见非见，重增迷闷。伏愿弘慈，施大慧目，开示我等觉心明净。作是语已，悲泪顶礼，承受圣旨。

尔时，世尊怜愍阿难及诸大众。将欲敷演大陀罗尼[15]，诸三摩提妙修行路。告阿难言：汝虽强记，但益多闻，于奢摩他微密观照[16]，心犹未了。汝今谛听，吾当为汝分别开示。亦令将来诸有漏者，获菩提果。阿难，一切众生轮回世间，由二颠倒分别见妄，当处发生，当业轮转[17]。云何二见，一者，众生别业妄见[18]。二者，众生同分妄见[19]。

[1] 见塞：非自然。

[2] 性非自然：问见性合因缘性。阿难意谓，非自然即是因缘。假物为因，循物为缘；资始为因，助因为缘。

[3] 精觉妙明：总明精觉妙明，非因缘，亦非自然。

[4] 无非不非，无是非是：是非等相，皆是妄情遍计分别，妙明本体，原无是事。故曰：离一切相，遍计既离，则圆成实体，触处现前。故曰：即一切法。但离妄缘，即如如佛。纂注：有自而然是心有朕迹，妄意一实体而计之者也。因缘云者在权小，则只用俗谛，因彼缘此因前缘，后之计执说也。佛云：无非不非，无是非是，乃离计执而无朕计之真心也。下文见见之时，见非是见与此同。

十、显见离见。

[5] 非因非缘：阿难直穷到底，毕竟惑于因缘之说。此复计和合因缘也。

[6] 四种缘：四缘可以生识，而不能生妙觉性。妙觉性，离空明心眼四缘，而实有不变之真体。仅假四缘而显露见精之作用。

［7］因空：而有。

［8］因明：而显。

［9］因心：而知。

［10］因眼：而见。

［11］若无明（光）时，名不见者：见性不因缘无。无光明时，眼前变成黑暗。若名为不见，则此黑暗，亦应当看不见。

［12］见非是明：见性不因缘有。能见非是所见。可谓妄见矣。

［13］见（真见，妙觉）见（见精）之时，见（真见，妙觉）非是见（见精），见（真见，妙觉）犹离见（见精），见（见精）不能及：见见非见，云何复说因缘，自然及和合相。又注：真见照了见精是妄之时，即照而寂，则真见无见。故云：见非是见，真见犹离见相，见相尚不能及。

见见之时，见非是见。二句下见字，是常人之见。上见字是能看破常人之有见耳，上见字是能看破也。此是真心，无翳而能看破常人之有翳，乃能谓实相也。尘见虽名为见，尚不能知性见之见，此即见不能及也。何况因缘自然和合，皆称尘见。所见之尘更何能滥及性见哉。

问：见精属妄，何以真见复见于妄？答：见精者，映色之性也。见虽属妄，其性原真，当知见见之时，别无所见，只是见于见中之性耳。若未见性，性在见中，同名见精。若能见性，性超于见，方名见见。

问见见非见之说：阿难初认眼根为见，意识为心。故世尊先破识心无处，次破识心无体。阿难既知缘心是妄，遂问寂常心性。世尊指出见性是心非眼，又恐阿难执着妄心，故飞光以显不动之见，观何以验不灭之见，垂手以明不失之见，八还以显不还之见，历观周遍以明不即不离，无是无非之见。阿难遂执定见精不放舍，以为此即是真见之体。故佛又告之曰见非是见。盖前文皆言第二月之见分，不与相分和合。此云妙觉真智，尚不与八识（妙觉性八识：见分、相分，八识精明之体，即由最初一念认明而立。所以生灭与不生灭和合）精明之体和合，何况第二转相之见分，相分由见分而显，见分由业识而转。若彼业识，当下即妙觉性矣。

［14］实相：实相有二说：一说诸相非相，方为实相。一说山河全露法身，万相当体真实。前说是离一切妄，乃得真实。后说是相只是性，性外无相，故

皆真实，语异而实一也。

[15] 大陀罗尼：通润云：陀罗尼总持也，谓圆觉体中，具足恒沙，称性功德故。

陀罗尼此云总持，谓总一切法，持无量义，即圆湛不生灭根性也。诸三摩提总目二十五圆通妙修行路密指耳门，将欲敷衍者，谓将于初心说完之后而演讲此也。

一卷徵心之后，将逐层开示真心，乃先提起佛欲大众得无生法忍，意谓欲令其得五卷、六卷、八卷之无生法忍。故必先开显三卷末之真心也。此处亦谓欲令知诸圆通法，与观音妙法。故须将三卷末之初心，逐层开示。

[16] 观照：寂而常照，故能照了见精是妄。照而常寂，故见非是见。

[17] 由二颠倒分别见妄，当处发生，当业轮转：一念心动，即为分别。动故有见，由无实体，故云见妄。众生及世间相，皆由分别见妄而生，故云当处发生。轮回亦由分别动念而生，故云当业轮转。

[18] 别业妄见：一人独有之见。

[19] 同分妄见：多人共见。

两种妄见，一别业妄见，明灯影虚妄，皆见精之病，彼见性原不病也。

云何名为别业妄见？阿难，如世间人目有赤眚[1]，夜见灯光别有圆影[2]，五色重叠于意云何？此夜灯明所现圆光，为是灯色？为当[3]见色？阿难，此若灯色，则非眚人何不同见？而此圆影唯眚之观[4]？若是见色，见已成色[5]，则彼眚人见圆影者，名为何等[6]？复次，阿难，若此圆影离灯别有[7]，则合[8]傍观屏帐几筵有圆影出，离见别有，应非眼瞩，云何眚人目见圆影？是故当知色实在灯[9]，见病为影[10]，影见俱眚[11]，见眚非病[12]，终不应言是灯是见[13]，于是中有非灯非见。如第二月[14]，非体非影[15]。何以故？第二之观，捏所成故。诸有智者，不应说言，此捏根元，是形非形。离见非见[16]，此亦如是。目眚所成，今欲名谁是灯是见？何况分别非灯非见。

云何名为同分妄见[17]？阿难，此阎浮提除大海水，中间平陆有三千洲，正中大洲，东西括量，大国凡有二千三百。其余小洲，在诸海中，其间或有三两百国。或一或二，至于三十四十五十。阿难，若复此中有一小洲，只有两国。唯一国人，同感恶缘，则彼小洲，当土众生，睹诸一切不祥境界，或见二日，或见两月，其中乃至晕适佩玦，彗孛飞流，负耳虹蜺[18]，种种恶相。但此国见，彼国众生，本所不见，亦复不闻。

［1］赤眚：喻业识。

［2］圆影：喻根身器界。

目喻真见，赤眚喻业相，夜喻妄见，灯光喻法性，圆影喻妄境。此谓目有赤眚，于灯见重叠之色。以喻见因业识，于境见差别之相。

［3］当：是。

［4］影唯眚之观：仅有眚者，能见以影。

［5］成色：谓成影。

［6］名为何等：即不得名为见。

［7］离灯别有：上即灯与见以推，此离灯与见以推。即灯见，既无实体，离灯见，又无定处。则知妄见差别之境，皆由业识，不即见境，亦不离见境。

［8］合：应当。

［9］色（灯色）实在灯：境不离真。

［10］见病为影：因眚成影。

［11］影见俱眚：谓所见之影，能见之见，俱眚所成，皆为眚病。即下文因觉明成见所缘眚也。

影见俱眚，觉知其为眚，此觉知不得谓之病也，见眚之见非同常人之见，是性之觉知也。

［12］见眚非病：即下文本觉明心觉缘非眚也。

［13］是灯是见：圆影既因眚有，不应以灯见而论是非。

［14］如第二月：实际并无第二月，有何是非可说。

［15］非体非影：非真月体，非水中月影。

［16］是形非形，离见非见：智者不应言，此月生处，是形是见，离形离见。

［17］同分妄见：二同分妄见，明共感恶缘，则同睹不祥，彼见性不随缘者，无不详也。

［18］晕适佩玦，慧孛飞流，负耳虹蜺：晕：恶气环日，适（音摘）日食，

佩：杂佩有各状，玦：如环而缺，晕适佩玦谓日月灾象。彗：星芒指一面，孛：星芒四射，飞：横飞、绝迹，流：下注、相连，谓星辰灾象。负：背日，耳：夹日，虹：明，蜺：暗，负耳虹蜺谓阴阳灾象。详参书中音释。

阿难，吾今为汝，以此二[1]事，进[2]退[3]合明。

阿难，如彼众生别业[4]妄见，瞩灯光中所现圆影，虽似前境[5]，终彼见者，目眚所成。眚即见劳，非色[6]所造；然见眚者，终无见咎[7]。例汝今日，以目观见山河国土[8]。及诸众生，皆是无始见病所成[9]。见[10]与见缘[11]，似现[12]前境；元我觉明，见所缘[13]眚[14]。觉见即眚[15]；本觉明心[16]，觉缘非眚[17]。觉所觉眚[18]，觉非眚中[19]，此实见见[20]，云何复名觉闻[21]知见？是故，汝今见我及汝，并诸世间十类众生，皆即见[22]眚，非见眚者[23]。彼见真精，性非眚者，故不名见[24]。

阿难，如彼众生同分妄见[25]，例彼妄见别业一人。一病目人，同彼一国，彼见圆影，眚妄所生。此众同分所现不祥，同是[26]见业中，瘴恶所起，俱是无始见妄所生。例阎浮提三千洲中，兼四大海、娑婆世界，并洎十方诸有漏国及诸众生，同是觉明无漏[27]妙心，见闻觉知虚妄病缘[28]，和合妄生，和合妄死。若能远离诸和合缘[29]及不和合[30]，则复灭除诸生死因，圆满菩提，不生灭性，清净本心，本觉常住。

[1] 二：别业同分。

[2] 进：进别合同。

[3] 退：退同合别。即进退合明。

[4] 别业：以别业例一人，示真觉不随妄见。即别业合明。

[5] 虽似前境：圆影无实，似境而已。别本作“呈现似境”。

[6] 非色：非灯色之所造。

[7] 然见眚者，终无见咎：有智之眚，人知因目眚，终不为过。

[8] 山河国土：瞩灯光中所现圆影虽似前境。

[9] 是无始见病所成：终彼见者目眚所成。

一念见明，结成无明业相。业相妄立，即生妄能，遂有第二之能见，而成所见。能见、所见，皆是见病。

[10] 见：见分，谓能见。

[11] 见缘：相分，谓所见。

[12] 似现：非实有。

[13] 元我觉明，见（能见）所（所见）缘：原是我本觉明心，为见相所缘之病。

[14] 眚：眚即见劳非色所造。

觉名无端，生见而与物缘，此即眚也。若能觉其为缘，则非眚矣。此本觉明心之觉也。

[15] 觉见即眚：觉上起见即是病。

[16] 本觉明心：然见眚者。

[17] 觉缘非眚：觉知所缘是妄即非病，终无见咎。

[18] 觉所觉（第二见）眚：下觉字即由见而觉之见觉，上觉字即能了此见觉之为眚耳。此上一觉者，即见见之上一见字也，超乎见闻觉知之上者也。真见能知所见是眚。

[19] 觉非眚中：此真见不堕入眚中。

[20] 此实见（本觉）见（见精）：见见之时。

[21] 何复名觉闻：见非是见。

[22] 皆即见：皆是见病所成。

[23] 非见眚者：不是能知"见病"之真见。

[24] 故不名见：见非是见。

[25] 同分妄见：以同分例一国，示大众同熏妄见。同分合明。

[26] 是：原著无。为陈撄宁所加。

[27] 觉明无漏：即第一种真见。

[28] 虚妄病缘：即第二种妄见。若能离诸妄见，自得常住真体。

[29] 若能远离诸和合缘：发业、润生二种无明，与外境相缘，和合而起，即六粗识相，为分段生死因。

凡圣同居土——见思惑

方便有余土——尘沙惑

实报无障碍土——无明惑

常寂光土

三细：业相、转相、现相。

六粗：智相、相续、执取、计名、造业、受苦。

[30] 不和合：根本无明，因背觉突然而起之最初一念，名不和合，即三细业相，为变易生死因。

此转见入性也，纯由见非是见一语转成。

阿难，汝虽先悟本觉妙明，性非因缘[1]，非自然性。而犹未明如是觉元，非和合生及不和合。阿难，吾今复以前尘问汝。汝今犹以一切世间妄想和合，诸因缘性，而自疑惑证菩提心和合起者。则汝今者妙净见精[2]为与明和？为与暗和？为与通和？为与塞和？若明和者，且汝观明，当明现前。何处杂见[3]？见相可辨[4]，杂何形像？若非见者[5]，云何见明？若即见者[6]，云何见见？必见圆满[7]，何处和明[8]？若明圆满[9]，不合见和，见必异明，杂则失彼性明名字。杂失明性，和明非义。彼暗与通及诸群塞亦复如是。

复次阿难，又汝今者妙净见精，为与明合？为与暗合？为与通合？为与塞合？若明合者，至于暗时，明相已灭，此见即不与诸暗合，云何见暗？若见暗时，不与暗合，与明合者[10]，应非见明。既不见明，云何明合。了明非暗，彼暗与通及诸群塞，亦复如是。

阿难白佛言：世尊，如我思惟，此妙觉元与诸缘尘，及心念虑，非和合耶[11]。佛言：汝今又言觉非和合。吾复问汝，此妙见精非和合者，为非明和[12]？为非暗和？为非通和？为非塞和？若非明和，则见与明，必有边[13]畔。汝且谛观，何处是明？何处是见？在见在明，自何为畔？阿难，若明际中必无见者，则不相及[14]，自不知其明相所在，畔云何成？彼暗与通及诸群塞，亦复如是。

又妙见精非和合者，为非明合[15]？为非暗合？为非通合？为非塞合？若非明合，则见与明性相乖角。如耳与明了不相触。见且不知明相所在，云何甄明合非合理[16]？彼暗与通及诸群塞，亦复如是。

阿难，汝犹未明一切浮尘，诸幻化相，当处[17]出生，随处[18]灭尽。

幻妄称相，其性真为妙觉明体。如是乃至五阴[19]、六入[20]，从十二处[21]至十八界[22]，因缘和合，虚妄有生；因缘别离，虚妄名灭。殊不能知，生灭去来，本如来藏[23]、常住[24]、妙明[25]、不动[26]、周圆[27]、妙真如性[28]。性真常中，求于去来，迷悟生死，了无所得。

[1] 性非因缘：恐阿难虽明见性，而尚未明见精，故详示之。

[2] 妙净见精：此下论见精不与诸相混杂。

[3] 何处杂见：何处杂有见精。

[4] 见相可辨：以下谓能见之见精，与所见之明相，了然可以辨别，并无混杂之形象。当前之明相，若谓不是见，何以知其为明耶，似相杂矣。若谓明相即是见，如何知明相之外，尚有见精耶。

[5] 若非见者：若明相不是见。

[6] 若即见者：若明相即是见，如何得之明相之外，尚有能见之见精。

[7] 必见圆满：若见精必为圆满。

[8] 何处和明：何处能容明相参和。

[9] 若明圆满：若明相亦为圆满，则不应该有见精参和，见精必定异于明相。若见精与明相混杂，则失却见精之本性，不能名之为见，又失却当前之明相，亦不能名之为明。

[10] 与明合者：则见明时，亦不与明合。见明既不与明合，则与明合者，未必是见明。既不见明，如何可以说见精与明合，即能了知是明非暗耶。

以上明见精非和合。

[11] 及心念虑，非和合耶：前疑是和合，此疑不是和合。

[12] 为非明和：此段破非和。

[13] 边：界限。

[14] 则不相及：见与明不相及。

[15] 为非明合：此段破非合。

[16] 甄明合非合理：以上明见精非非和合。

[17] 当处：生无来处。

[18] 随处：灭无去处。

[19] 五阴：色、受、想、行、识。又作五蕴。

[20] 六入：眼耳鼻舌身意。

[21] 十二处：眼色耳声鼻香舌味身触意法。

[22] 十八界：十二处加六种识。

[23] 如来藏：依果而称曰如来，含摄众德曰藏。

[24] 常住：未尝去来曰常住，本无去来。

[25] 妙明：暗不能昏，本无迷悟。

[26] 不动：不随生灭，本无生死。

[27] 周圆：无不遍足，本无方所。

[28] 妙真如性：妙万物而至神性，一切而不异。

总明一切幻化相，皆如来妙明真性。真性中求于去来生死迷悟，了不可得，而何见见之能见耶。

阿难，云何五阴[1]本如来藏妙真如性？阿难，譬如有人以清净目[2]，观晴明空[3]，唯一晴虚[4]，迥无所有[5]。其人无故[6]，不动目睛，瞪以发劳[7]，则于虚空别见[8]狂华。复有一切狂乱非相，色阴[9]当知亦复如是。阿难，是诸狂华，非从空来，非从目出。如是，阿难，若空来者，既从空来，还从空入。若有出入，即非虚空[10]。空若非空，自不容其华相起灭。如阿难体，不容阿难。若目出者，既从目出，还从目入。即此华性从目出故，当合[11]有见。若有见[12]者，去既华空，旋合见眼[13]。若无见者，出既翳空，旋当翳眼。又见华[14]时，目应无翳。云何晴空，号清明眼？是故，当知色阴虚妄，本非因缘，非自然性。

阿难，譬如有人，手足宴安，百骸调适，忽如忘生[15]，性无违顺[16]。其人无故，以二手[17]掌，于空相摩，于二手中，妄生[18]涩滑冷热诸相。受阴[19]当知亦复如是。

阿难。是诸幻触，不从空来，不从掌出。如是，阿难，若空来者，既能触掌，何不触身？不应虚空选择[20]来触？若从掌出，应非待合[21]。又掌出故，合则掌知，离则触入，臂腕骨髓，应亦觉知入时踪迹。必有觉心，知出知入。自有一物身中往来。何待合知，要名为触？是故，当知受阴虚妄，本非因缘，非自然性。

［1］五阴：五阴即五蕴。阴者盖覆，蕴者积聚。谓积聚一切有为法，盖覆真如。以下破因缘自然之说明，五阴本如来藏妙真如性。

［2］以清净目：喻真智。

［3］观晴明空：喻真理。

［4］唯一晴虚：喻理智一如。

［5］迥无所有：绝一切妄色。

［6］无故：喻迷真起妄。

［7］瞪以发劳：喻不觉动念。

［8］虚空别见：喻色境妄现。

［9］色阴：色相幻成，心主幻受，领纳外境。或顺或逆，随起缘思，是为幻想。缘思相续，流变无尽，一微涉动，三界全牵。幻行既作，幻识繁兴。盖障功成，业用坚立，五阴具足，一切众生，一切诸法，皆由此缘起，迷则有生死去来，悟则即是不动妙真如性。

［10］虚空：若有出入，即有内外，既有内外，即不可名为虚空。空若非空，即是实体，既是实体，自不能容纳华相。

［11］当合：应当与眼同性。

［12］有见：眼能有见，若从眼出，其性不能与眼相反。故此华亦当有见，有见则还入眼时，此华当能见眼。若谓此华无见，则出眼之从，固能翳空而蔽之矣，及其入眼亦应蔽眼也。又人之见，此华时是华，已出眼之外，则目应无所翳矣。何待眼外，空中无华，而后号清明眼乎。

［13］旋合见眼：回来眼中时，当能看见眼。

［14］华：若从目出，既见华于空，目应当无翳。无翳之眼，即是好眼。何以必见晴空无华，方称为好眼乎。

［15］忘生：忘其身。

［16］性无违顺：未有感触之故。

［17］二手：能造。

［18］妄生：所造。

［19］受阴：受以领纳为义，受阴无触离二种感觉不显，根境相接曰触受，根境离开曰离受，喜怒哀乐为能受，冷暖涩滑为所受。身受为有形之受，心受为无形之受。

［20］不应虚空选择：空无分别之意，不应有选择、选掌而触。

［21］应非待合：不必待二掌相合而后生。

阿难，譬如有人谈说酢梅，口中水出。思踏悬崖，足心酸涩。想阴[1]当知，亦复如是。阿难，如是酢说，不从梅生，非从口入。如是，阿难，若梅生者，梅合自谈，何待人说？若从口入，自合[2]口闻，何须待耳？若独耳闻，此水何不耳中而出？想踏悬崖，与说相类。是故，当知想阴虚妄，本非因缘，非自然性。

阿难，譬如暴流，波浪相续，前际后际，不相逾越。行阴[3]当知，亦复如是。阿难，如是流性，不因空生[4]，不因水有[5]，亦非水性[6]，非离空水[7]。如是，阿难，若因空生，则诸十方无尽虚空成无尽流，世界自然俱受沦溺。若因水有[8]，则此暴流，性应非水，有所有相，今应现在。若即水性[9]，则澄清时，应非水体。若离空水，空非有外，水外无流[10]。是故，当知行阴虚妄，本非因缘，非自然性。

阿难，譬如有人[11]取频伽瓶[12]，塞其两孔[13]，满中擎空[14]，千里远行[15]，用饷他国[16]。识阴[17]当知亦复如是。阿难，如是虚空，非彼方来[18]，非此方入。如是，阿难，若彼方来，则本瓶中既贮空去，于本瓶地，应少虚空。若此方入，开孔倒瓶，应见空出。是故，当知识阴虚妄，本非因缘，非自然性。

［1］想阴：意识作用。想以缘虑为义，记与忘是想之边际，有念为记，无念为忘。想阴离记与忘不显，依尘而想曰缘境，离尘而想曰缘影。如是思蹋，非悬崖来，非足心入。若从崖来，崖合自想，何待人思；若从足入，足合自思，何待心想；若独心思，何故足心觉有酸涩。思悬崖而足酸，此酸又从何来。若云从崖来，则足未至崖；若云从足来，则未思崖时，足何不酸耶。

［2］合：当。

[3] 行阴：与第七识大有关系。

行以迁流为义，行阴不假生灭不显。外相之生灭，为色尘生灭；内相之生灭，为法尘生灭。流非空生易知，流非水有难辨。盖能有是水，所有是流，如树能生果，而所生之果，则不是树。有处所，有形相，确然可指，今流与水不能划分为二，则非因水有矣。

[4] 不因空生：空无流性。

[5] 不因水有：因风，不因水。

[6] 亦非水性：水是湿性，非波浪性。

[7] 离空水：离空离水，不能见波浪。

[8] 若因水有：若说波浪因水而有，则波浪必另有一物，不过因水所激，动而有波浪，应不是水。应另有波浪之处所形状。

"因水有"与下文即水性不同，因甲有乙二相自有可分之处。

[9] 若即水性：若瀑流即是水性，则当澄清无瀑流时，应非水之本体矣。

[10] 空非有外，水外无流：此言不能离空离水。

[11] 人：人喻业。喻业行。

[12] 瓶：瓶喻身。频伽瓶喻胜义根。

[13] 塞其两孔：喻烦恼障、所知障，障塞我法二空，喻死时诸根不通。喻二障。

[14] 满中擎空：生死妄色中，本无实我实法。空喻识。

[15] 千里远行：不悟真空，起我法二执，将真空局于方所，往来六道受生。

[16] 用饷他国：他国喻六道依报，即身识所依止一切之山河大地及事物。

[17] 识阴：人擎瓶空而行，犹业持身识而走。若执有识，随身往来者，则彼处识阴灭，往此处生时，如将彼方虚空远至此方。若彼阴实、灭于本瓶地，应少虚空。若此阴复生，如开孔倒瓶，应见空出。故知虚空不动，识无去来，则知识阴虚妄也。

识以了别为义，湛入合湛，皆是识之边际。出流分湛之识易知，返流合湛之识难知。

[18] 非彼方来：喻识虽为业牵，实无往来相。

案：自徵心破见至此，皆破妄显真，欲人悟真以成最初方便也。原夫真心无在，靡所不在，真际无缘，离能所推，以阿难妄执心有所在，又计心为能推，故致重重破斥。因破虚妄缘心，复问寂常真性，故引盲人瞩暗，示根虽灭而性不灭。屈指飞光，显身境动而见不动，观河则颜貌变而见不变，垂手则见闻遗而性不遗，缘心去而主不去，相虽还而性不还，物虽殊而见不异，相虽局而见性周。尘有大小，见无舒缩；迹分物我，体无是非。以至真见见而无见，真觉觉而无知，斯则所破灭等诸法皆妄，而所显不灭等性皆真也。然又明因缘自然合与非合皆妄，本非因缘自然合与非合皆真，斯则破有生之见皆妄，显无生之性即真，故云破妄显真。苟能知真本净，达妄本空，则最初方便得矣。上虽破妄显真，岂妄外有，真惟拂人之情执耳。即所谓但除其病而不除法，故下会通藏性以会妄归真也。

又案：如来藏总目众生本觉性体，言众生心中隐覆如来，故名如来藏，即起信论中之一心也。妙真如性者，一心开二门，一者心真如门，二者心生灭门，众生顺生死流，故生灭全显。而真如全隐。然生灭无体，而其体全是真如，故佛明此生灭去来，即众生如来藏中妙真如性，随缘诈现而已。自疑与外道真我相混之问，至此可为第四段。佛破其疑，仍用转化之法见非是见，则因缘自然俱销化矣。见眚销则妄相妄，计俱泯矣。末复泯和合之有无，而归于幻化，其性真为妙觉明体。总之是自然因缘和合，本无迹而转入体性也。下文即大泯一切之迹泯，诸迹而显其体性焉。前文说非自然、非因缘，已将见妄唱破，加以非和合非不和合，则见妄破尽，破尽即显真性，故五阴、六入、十二处、十八界，直用本如来藏妙真如性领起。若仍用见妄推求，则不能读矣。

卷三

复次，阿难，云何六入[1]本如来藏妙真如性？阿难，即彼目睛瞪发劳者[2]，兼目与劳，同是菩提瞪发劳相。因于明暗二种妄尘[3]，发见居中，吸此尘象，名为见性。此见，离彼明暗二尘[4]，毕竟无体。如是，阿难，当知是见非明暗来，非于根出，不于空生。何以故？若从明来，暗即随灭，应非见暗。若从暗来，明即随灭，应无见明。若从根生[5]，必无明暗[6]。

如是见精，本无自性[7]。若于空出，前瞩尘象归当见根。又空自观，何关汝入[8]？是故当知眼入虚妄，本非因缘，非自然性。

阿难，譬如有人以两手指急塞其耳，耳根劳故，头中作声[9]，兼耳与劳同是菩提瞪发劳相。因于动静二种妄尘，发闻居中，吸此尘象，名听闻性。此闻离彼动静二尘，毕竟无体。如是，阿难，当知是闻非动静来，非于根出，不于空生。何以故？若从静来，动即随灭，应非闻动。若从动来，静即随灭，应无觉静。若从根生，必无动静。如是闻体，本无自性。若于空出，有闻成性，即非虚空。又空自闻，何关汝入？是故，当知耳入虚妄。本非因缘，非自然性。

阿难，譬如有人，急畜其鼻，畜久成劳，则于鼻中闻有冷触[10]，因触分别，通塞虚实，如是乃至诸香臭气，兼鼻与劳，同是菩提瞪发劳相。因于通塞二种妄尘，发闻居中，吸此尘象，名嗅闻性。此闻离彼通塞二尘，毕竟无体。当知是闻，非通塞来，非于根出，不于空生。何以故？若从通来，塞则闻灭，云何知塞？如因塞有，通则无闻，云何发明香臭等触？若从根生，必无通塞。如是闻机，本无自性。若从空出，是闻自当回嗅汝鼻。空自有闻，何关汝入？是故，当知鼻入虚妄。本非因缘，非自然性。

阿难。譬如有人，以舌舐吻，熟舐令劳[11]。其人若病，则有苦味。无病之人，微有甜触。由甜与苦，显此舌根。不动之时，淡性常在。兼舌与劳，同是菩提瞪发劳相。因甜苦淡二种妄尘，发知居中，吸此尘象，名知味性。此知味性，离彼甜苦及淡二尘，毕竟无体。如是，阿难，当知如是尝苦淡知，非甜苦来，非因淡有，又非根出，不于空生。何以故？若甜苦来，淡则知灭，云何知淡？若从淡出，甜即知亡，复云何知甜苦二相？若从舌生，必无甜淡及与苦尘，斯知味根，本无自性。若于空出，虚空自味，非汝口知。又空自知，何关汝入？是故，当知舌入虚妄。本非因缘，非自然性。

阿难，譬如有人以一冷手触于热手。若冷势多，热者从冷[12]。若热功胜，冷者成热。如是以此合觉之触[13]，显于离知[14]。涉势若成[15]，因于劳触[16]。兼身与劳同是菩提瞪发劳相。因于离合二种妄尘，发觉居中，吸此尘象。名知觉性。此知觉体，离[17]彼离合违顺二尘，毕竟无体。如是，阿难，当知是觉，非离合来，非违顺有，不于根出，又非空生。何以故？

若合时来，离当已灭，云何觉离？违顺二相，亦复如是。若从根出，必无离合违顺四相。则汝身知，元无自性。必[18]于空出，空自知觉，何关汝入？是故，当知身入虚妄。本非因缘，非自然性。

[1] 六入：六入注重在破六根。六入本如来藏妙真如性。

[2] 即彼目睛瞪发劳者：此句下依真起妄。目，目入，因尘发见，由根吸尘，故名眼（目）入。

[3] 因于明暗二种妄尘：以下辨妄无实。

[4] 离彼明暗二尘：前文如来因阿难认定缘心不舍，遂云缘心离尘无体，欲其缘心而认见性。今欲阿难即见性而认真如性，故云见性离明暗二尘毕竟无体。

[5] 从根生：明暗属前尘。

[6] 无明暗：根中无明暗。

[7] 如是见精，本无自性：俗谛着迹，反复究诘，必皆不通。以迹属后起，皆有对待，无法独成，受他方牵引，故更无法对成二相反，故此尚是以俗谛驳俗谛也。若依真谛，则对待相依，各无自体，只是空花也。

[8] 何关汝入：与眼根无关。

[9] 头中作声：耳入。

[10] 闻有冷触：鼻入。

[11] 熟舐令劳：舌入。

[12] 热者从冷：身入。

[13] 此合觉之触：因合方觉有触。

[14] 显于离知：因离方知有合。

[15] 涉势若成：冷热相涉，使二相相成。

[16] 因于劳触：因触久成劳，妄生斯相。

[17] 离：除。

[18] 必：若。

阿难，譬如有人，劳倦则眠[1]，睡熟便寤[2]，览尘斯忆[3]，失忆为忘[4]，是其颠倒[5]生住异灭，吸习[6]中归，不相逾越[7]，称意知根[8]。

兼意[9]与劳，同是菩提瞪发劳相。因于生灭二种妄尘[10]，集知[11]居中，吸撮内尘[12]，见闻逆流[13]，流不及地[14]，名觉知性[15]。此觉知性，离彼寤寐生灭二尘[16]，毕竟无体。如是，阿难，当知如是觉知之根[17]，非寤寐[18]来，非生灭有，不于根出，亦非空生。何以故？若从寤来[19]，寐即随灭[20]，将何为寐？必[21]生时有，灭即同无，令谁受灭[22]？若从灭有，生即灭无[23]，谁知生者？若从根[24]出，寤寐二相，随身开合[25]，离斯二体，此觉知者，同于空华，毕竟无性。若从空生，自是空知，何关汝入？是故，当知意入虚妄。本非因缘，非自然性。

[1]劳倦则眠：句下言意入：含初忆为生，正忆为住，始忘为异，忘尽为灭。意不缘时，本无寤寐，意劳形倦，始有眠睡。

[2]睡熟便寤：睡久劳解即醒。

[3]览尘斯忆：醒时缘尘思虑。

[4]失忆为忘：览忆即生，昏睡时。

[5]是其颠倒：无所缘虑，失亿即灭。住异在生灭之中，迷妄而有，故曰颠倒。

[6]吸习：吸，摄取；习，习气。

[7]逾越：生、住、异、灭四相，如浪逐浪，浪后不至前。

[8]意知根：谓第七末那识，以恒审思量为体相，兼摄第八阿赖耶识。

[9]意：意根。

[10]生灭二种妄尘：生，兼住；灭，兼异。忘则昏住不及之境，逆流即生尘，不及即灭尘。《释要》：忆则逆缘，谢落五尘，忘则昏住不及之境，逆流即生尘，不及即灭尘。

[11]集知：聚缘内摇之义。

[12]吸撮内尘：揽取五尘落谢影子。内尘，即法尘。

[13]逆流：缘内尘。

[14]流不及地：不能自缘其根（《直解》）。

[15]名觉知性：昏寐时根不缘尘，则无外尘流及意地，而意亦无所缘，即是寐则失忆而忘为灭也（《纂注》）。

[16] 寤寐生灭二尘：寤寐以显根身，是亲相分；忆忘以显器界，是疏相分。此识由妙真如性转为生灭业识，能缘根身器界，故谓颠倒。

[17] 觉知之根：眠寤忆忘为意根之劳相，意根为菩提之劳相。意根别无自体，因生灭妄尘，黏湛发知，知精映法，揽法成根。即前五现前分别。

同时意识缘外尘，独头意识缘内尘，缘外为顺流，缘内为逆流。

[18] 寤寐：寤，醒；寐，睡。

[19] 若从寤（醒）来：若谓从寐中来，醒时即非寐，寐中之性已灭，将以何者为醒时之用。

[20] 寐即随灭：睡即非醒，醒时之性已灭，将以何者成其寐。

[21] 必：若。

[22] 灭即同无，令谁受灭：若从生时有，则灭之中即无性，而受灭者是谁。

[23] 若从灭有，生即灭无：若从灭时有，则生之中即无性，而知生者是谁。

[24] 根：此处所谓根者，即意知根，亦即生住异灭四相。

[25] 寤寐二相，随身开合：寤即为开，开则揽尘斯忆为生；寐即为合，合即失忆为忘，即合则不缘法尘为灭。

案：从对待之一面，均不能证其由来，又此六入专从是之一面破之耳。若反之再从非之一面求之，亦皆破也。若更进而尽取是非之两面，总言之则愈无可立。故知此六节皆省文，以前卷既已反正言之，六入只是菩提瞪发劳相，离尘无体。此后十二处处皆不成，实无处所可得也。

复次，阿难，云何十二处[1]本如来藏妙真如性？

阿难，汝且观此祇陀树林及诸泉池，于意云何。此等为是色生眼见？眼生色相[2]？阿难，若复眼根生色相者，见空非色，色性应销。销则显发，一切都无[3]。色相既无，谁明空质？空亦如是。若复色尘生眼见者，观空非色[4]，见即销亡。亡则都无，谁明空色？是故，当知见与色空，俱无处所。即色与见，二处虚妄。本非因缘，非自然性。

阿难，汝更听此祇陀园中，食办击鼓，众集撞钟，钟鼓音声，前后相续，于意云何？此等为是声来耳边？耳往声处？阿难，若复此声来于耳边？如我乞食室罗筏城[5]，在祇陀林，则无有我，此声必来阿难耳处，目连迦叶，应不俱闻。何况其中一千二百五十沙门，一闻钟声。同来食处。

若复汝耳往彼声边，如我归住祇陀林中。在室罗城[6]则无有我。汝闻鼓声，其耳已往击鼓之处，钟声齐出，应不俱闻。何况其中象马牛羊，种种音响，若无来往，亦复无闻。是故，当知听与音声俱无处所，即听与声，二处虚妄。本非因缘，非自然性。

阿难，汝又嗅此炉中旃檀[7]，此香若复燃于一铢，室罗筏城四十里内，同时闻气，于意云何。此香为复生旃檀木[8]，生于汝鼻，为生于空。阿难，若复此香，生于汝鼻，称鼻所生，当从鼻出。鼻非旃檀，云何鼻中有旃檀气。称汝闻香，当于鼻入。鼻中出香，说闻非义。若生于空，空性常恒，香应常在，何藉炉中，爇此枯木。若生于木，则此香质，因爇成烟。若鼻得闻，合蒙烟气[9]。其烟腾空，未及遥远，四十里内，云何已闻？是故，当知香鼻与闻，俱无处所。即嗅与香，二处虚妄。本非因缘，非自然性。

阿难，汝常二时，众中持钵，其间或遇酥酪醍醐[10]，名为上味[11]，于意云何。此味为复生于空中，生于舌中，为生食中。阿难，若复此味，生于汝舌，在汝口中，只有一舌，其舌尔时已成酥味，遇黑石蜜[12]，应不推移。若不变移，不名知味。若变移者，舌非多体，云何多味？一舌之知。若生于食，食非有识，云何自知？又食自知，即同他食，何预于汝，名味之知？若生于空，汝啖虚空，当知何味？必其虚空若作咸味，既咸汝舌，亦咸汝面，则此界人，同于海鱼。既常受咸，了不知淡。若不识淡，亦不觉咸，必无所知，云何名味？是故，当知味，舌与尝俱无处所。即尝与味，二俱虚妄。本非因缘，非自然性。

阿难，汝常晨朝以手摩头[13]，于意云何？此摩所知，谁为能触？能为在手？为复在头？若在于手，头则无知，云何成触？若在于头，手则无用，云何名触？若各各有，则汝阿难，应有二身。若头与手，一触所生，则手与头，当为一体。若一体者，触[14]则无成。若二体者，触谁为在？在能非所，在所非能，不应虚空与汝成触。是故，当知觉触与身，俱无处所。即身与触，二俱虚妄。本非因缘，非自然性。

阿难，汝常意中所缘善、恶无记[15]三性，生成法则[16]。此法为复即心所生，为当离心，别有方所。阿难，若即心者，法则非尘。非心所缘，云何成处。若离于心，别有方所，则法自性，为知非知。知则名心，异汝非尘，同他心量[17]。即汝即心，云何汝心，更二于汝。若非知者，此尘既非色声香味，离合冷暖，及虚空相，当于何在。今于色空，都无表示，不应人间，更有空外。心非所缘，处从谁立。是故，当知法则与心，俱无处所。则意与法，二俱虚妄，本非因缘，非自然性。

复次，阿难，云何十八界[18]，本如来藏妙真如性？

阿难，如汝所明，眼色为缘，生于眼识[19]。此识为复因眼所生，以眼为界？因色所生，以色为界？阿难，若因眼生，既无色空，无可分别，纵有汝识，欲将何用？汝见[20]又非青黄赤白，无所表示，从何立界。若因色生，空无色时，汝识应灭，云何识知是虚空性？若色变时，汝亦识其色相迁变，汝识不迁，界从何立？从变则变，界相自无。不变则恒，既从色生，应不识知虚空所在。若兼二种眼色共生，合则中离[21]，离则两合，体性杂乱，云何成界？是故，当知眼色为缘，生眼识界，三处都无。则眼与色，及色界三，本非因缘，非自然性。

[1] 十二处：本如来藏妙真如性，十二处注重在破六尘。

[2] 色相：眼色。

[3] 销则显发，一切都无：销则从根显发之一切色相都无。

[4] 非色：空非色尘，不能生见。

[5] 乞食室罗筏城：喻声来耳边，则他处无声，不应同时他人亦闻。喻声来耳边，则他处无声。

[6] 在室罗城：喻耳往声处，则他处无耳，不应同时闻他处之声。

[7] 旃檀：鼻香。

[8] 旃檀木：一说为沉香木之根。

[9] 合蒙烟气：余疑世间无此种香，能散布四十里之远。

[10] 酥酪醍醐：生酥，即酪上所结之皮。熟酥，用生酥再制造。酪，牛马乳做成，经过炒熬之火候。醍醐，从熟酥出。

[11] 上味：舌味。

[12] 石蜜：沙糖。

［13］手摩头：身触。

［14］触：有二物方能成触。

［15］善恶无记：意法。

［16］生成法则：即法尘，乃前五根所取现行落谢影子。

［17］异汝非尘，同他心量：法之体既异于汝，而且非尘，则同他人之心矣。

［18］十八界：本如来藏妙真如性。重在破六识。

［19］眼色为缘，生于眼识：眼色识。

［20］见：能见之见性。

［21］眼色共生，合则中离：眼是根，色是尘。根尘若合在一处，则其中间之识，无地可容，而离开矣。根尘若离而不合，则其中之识，亦当分作两处，一合根而一合尘矣。

根尘若合一处，其间自无空隙，容识而中界之识，即应离而在旁，何成中界，又此根尘若离在两处，则所生之识亦当分在两处，而与之各合。

将谓合眼与色生乎，以有知合无知，必扞格不相入，故曰中离。将谓离眼与色生乎，离根则合境，离境则合根，识将谁属，故曰杂乱。(《宗通》)

若谓此识从根境二法共生，则根境中实寻不出识性在何处。若以为合，则根境实各各不相知不相到，中间本离，若以为离，则开眼即有对待之境。又现见两合，根境体性尚无标准，又从何立此兼二之识界也。(《直解》)

若眼色兼合，共生识界，当半有知，半无知，故曰中离。若中离者，半合根，半合境，故曰两合。两合若成，有杂乱过，故不成识界也。(《纂注》)

根尘若合一处，其间自无空隙容识，而中界之识，即应离而在旁，何成中界，又此根尘若离在两处，则所生之识，亦当分在两处，而与之各合。(《释要》)

阿难，又汝所明，耳声为缘，生于耳识。此识为复因耳所生，以耳为界？因声所生[1]，以声为界？阿难，若因耳生[2]，动静二相，既不现前，根不成[3]知。必无所知，知尚无成，识何[4]形貌？若取耳闻[5]，无动静故，闻无所成。云何耳形，杂色触尘[6]，名为识界。则耳识界，复从谁立？若生于声，识因声有，则不关闻[7]，无闻则亡声相所在。识从声生，许声因闻而有声相，闻应闻识[8]，不闻非界[9]。闻则同声[10]。识已被闻，谁知闻识[11]？若无知者，终如草木。不应声闻杂成中界[12]。界无中位[13]，则内外相复从何成？是故，当知耳声为缘，生耳识界，三处都无。则耳与声，及声界三。本非因缘，非自然性。

阿难，又汝所明，鼻香[14]为缘，生于鼻识。此识为复因鼻所生，以鼻为界。因香所生，以香为界。阿难，若因鼻生，则汝心中以何为鼻？为取肉形双爪之相[15]，为取嗅知[16]动摇之性。若取肉形，肉质乃身，身知即触，名身非鼻，名触即尘。鼻尚无名，云何立界？若取嗅知，又汝心中以何为知？以肉为知，则肉之知，元[17]触非鼻。以空为知，空则自知，肉应非觉。如是，则应虚空是汝，汝身非知。今日阿难应无所在。以香为知，知自属香，何预于汝。若香臭气，必生汝鼻，则彼香臭二种流气，不生伊兰[18]及旃檀木[19]，二物不来，汝自嗅鼻，为香为臭？臭则非香，香应非臭。若香臭二俱能闻者，则汝一人应有两鼻。对我问道有二，阿难，谁为汝体？若鼻是一，香臭无二，臭既为香，香复成臭。二性不有，界从谁立？若因香生，识因香有。如眼有见[20]，不能观眼。因香有故[21]，应不知香。知即非生[22]，不知非识[23]，香非知有[24]，香界不成。识不知香，因界则非从香建立。既无中间，不成内外。彼诸闻性，毕竟虚妄。是故，当知鼻香为缘，生鼻识界，三处都无，则鼻与香，及香界三。本非因缘，非自然性。

[1] 因声所生：耳声识。

[2] 若因耳生：此就胜义根破之。胜义根在内不可见。

[3] 不成：无所闻。

[4] 识何：无闻则无识。

[5] 若取耳闻：此就浮尘根破之。浮尘根在外可见。

[6] 杂色触尘：言无知之根，不能生有知之识。

[7] 则不关闻：不假借能闻之耳根。

[8] 闻应闻识：闻声时应当闻识。

[9] 不闻非界：若不闻识，则无识界。

[10] 闻则同声：若果闻识，则识亦同声之无知。此无知之识，既被耳闻。

[11] 谁知闻识：则能知闻识者又是谁。

[12] 不应声闻杂成中界：单是声，单是闻，既不能生识界，更不应声闻杂乱而成立中界。

案：声因闻而有声相，则识亦当因闻而有识相，于闻声时更应闻识。若不闻识，则识界之说非矣。

[13] 界无中位：中界既无，即边界亦不成立。

[14] 鼻香：鼻香识。

[15] 肉形双爪之相：浮尘根。

[16] 嗅知：胜义根。

[17] 元：元是身之触。

[18] 伊兰：臭者。

[19] 旃檀木：香者。

[20] 眼有见：因眼有见。

[21] 香有故：因香有识。

[22] 知即非生：若知香，即非从香生。

[23] 不知非识：若不知香，即非识之性。

[24] 香非知有，香界不成：香不因知而有，则香与识无关，不成其为香界。

阿难，又汝所明，舌味为缘，生于舌识[1]。此识为复因舌所生，以舌为界。因味所生，以味为界。阿难，若因舌生，则诸世间甘蔗[2]、乌梅[3]、黄连[4]、食盐[5]、细辛[6]、姜、桂、都无有味。汝自尝舌，为甜为苦[7]？若舌性苦，谁来尝舌。舌不自尝，孰为知觉？舌性非苦，味自不生，云何立界。若因味生，识自为味[8]，同于舌根[9]，应不自尝[10]，云何识知是味非味？又一切味，非一物生。味既多生，识应多体。识体若一，体必味生[11]。咸淡甘辛，和合俱生[12]，诸变异相[13]，同为一味，应无分别。分别既无，则不名识[14]，云何复名舌味识界？不应虚空生汝心识。舌味和合，即于是中元无自性，云何界生？是故，当知舌味为缘，生舌识界，三处都无。则舌与味，及舌界三，本非因缘，非自然性。

阿难，又汝所明身触为缘[15]，生于身识。此识为复因身所生，以身为界。因触所生，以触为界。阿难，若因身生，必无合离，二觉观缘，身何所识[16]？若因触生，必无汝身[17]，谁有非身，知合离者？阿难，物不触知[18]，身知有触[19]。知身即触[20]，知触即身[21]。即触非身[22]，即身非触[23]。身触二相，元无处所。合身[24]即为身自体性。离身[25]即是虚空等相。内外不成，中云何立？中不复立，内外性空，则汝识生，从谁立界？是故，当知身触为缘，生身识界，三处都无。则身与触及身界三，本非因缘，非自然性。

［1］舌识：舌味识。

［2］甘蔗：甜。

［3］乌梅：酸。

［4］黄连：苦。

［5］食盐：咸。

［6］细辛：辣。

［7］汝自尝舌，为甜为苦：世味既无，必须自尝其舌，苦舌之本性是苦，则不自觉其苦，谁为能尝舌味者。舌既不能自尝其苦，孰为能知其苦者。苦舌性本是淡而非苦，则味无所生，无味又从何立界耶。

［8］识自为味：识即是味。

［9］同于舌根：舌不自尝舌，味不自尝味。

［10］不自尝：既不自尝，云何知味。若不知味，则无识矣。

［11］体必味生：若识体必因味而生。

［12］和合俱生：众味共成。

［13］诸变异相：烹调各异。

［14］则不名识：无分别则非识，非识则无界。

［15］身触为缘：身触识。

［16］二觉观缘，身何所识：身识缘于合离二相，单根不生识。

［17］必无汝身：触若无身，则不知合离，单境亦不生识。

［18］物不触知：单物不能自触生知。徒物不能自触而知也。身知有触，身

因有知而即有触也。

[19] 身知有触：因合身方知有触。

[20] 知身即触：知有身者即是触。身知即因触而显也，知触即身知触，即因身而显，是则身触不相离也。

[21] 知触即身：知有触者即是身。

[22] 即触非身：此知非从身生。若即触则非身矣。即身非触，若即身则非触矣。

[23] 身非触：此知非从触生。

[24] 合身：此知若合身。

[25] 离身：此知若离身。

阿难，又汝所明，意法[1]为缘，生于意识。此识为复因意所生，以意为界，因法所生，以法为界。阿难，若因意生，于汝意中必有所思，发明汝意。若无前法，意无所生。离缘无形[2]，识将何用。又汝识[3]心与诸思量[4]，兼了别性，为同为异？同意即意[5]，云何所生？异意不同，应无所识[6]。若无所识，云何意生[7]？若有所识，云何识意[8]？唯同与异，二性无成，界云何立？若因法生，世间诸法，不离五尘。汝观色法及诸声法、香法、味法及与触法，相状分明，以对五根，非意所摄，汝识决定依于法生[9]。今汝谛观，法法何状[10]。若离色空[11]、动静[12]、通塞[13]、合离[14]、生灭[15]，越此诸相，终无所得。生则色空诸法等生，灭则色空诸法等灭[16]。所因既无，因生有识[17]，作何形相？相状不有，界云何生？是故，当知意法为缘，生意识界，三处都无。则意与法及意界三，本非因缘，非自然性。

阿难白佛言：世尊，如来常说和合因缘[18]。一切世间种种变化，皆因四大和合发明。云何如来因缘自然，二俱排摈[19]。我今不知斯义所属。惟垂哀愍，开示众生，中道了义，无戏论法。

[1] 意法：意法识。

[2] 离缘无形：离所缘之法尘，则意根无形。

［3］识：意识。

［4］思量：兼了别性，指七识意根。而略带八识了别之性。

［5］同意即意：若识同于意，则识即是意。

［6］云何所生，异意不同，应无所识：云何谓识乃意之所生，若谓识异于意，则识亦不成其为识。

［7］云何意生：如何谓识从意生。

［8］云何识意：如何有识与意之二名，如何能自识其意。

［9］汝识决定依于法生：若谓识从法尘生。

［10］今汝谛观，法法何状：法法，法尘之法。作何相状，以法尘乃五尘谢落之影子，故约五尘对辩无体。

［11］色空：色尘。

［12］动静：声尘。

［13］通塞：香尘。

［14］合离：味触二尘。

［15］生灭：法尘。

［16］生则色空诸法等生，灭则色空诸法等灭：生灭离五尘则无体，故生则诸法生，灭则诸法灭。

［17］所因既无，因生有识：所因者，法尘。既无实相，则从因而生之识，复作何状耶。

［18］如来常说和合因缘：以下破和合不和合之说，明七大本如来藏妙真如性。

［19］因缘自然，二俱排摈：阿难执昔所谈，疑今第一义谛，将恐众生闻昔和合，则滞于有闻，今排摈则溺于空不达中道，动成戏论，故请开示。

尔时，世尊告阿难言：汝先厌离声闻缘觉诸小乘法，发心勤求无上菩提。故我今时为汝开示第一义谛。如何复将世间戏论，妄想因缘，而自缠绕。汝虽多闻，如说药人，真药现前，不能分别。如来说为真可怜愍。汝今谛听，吾当为汝分别开示。亦令当来修大乘者，通达实相。阿难默然，承佛圣旨。

阿难，如汝所言，四大和合，发明世间种种变化。阿难，若彼大性体非和合[1]，则不能与诸大杂和。犹如虚空，不和诸色。若和合者，同于变化。始终相成，生灭相续。生死死生，生生死死，如旋火轮，未有休息[2]。阿难，如水成冰，冰还成水[3]。汝观地性，粗为大地，细为微尘[4]。至邻虚尘，析彼极微色边际相[5]，七分所成[6]。更析邻虚，即实空性。阿难，若此邻虚析成虚空[7]，当知虚空出生色相[8]。汝今问言，由和合故，出生世间诸变化相。汝且观此一邻虚尘，用几虚空和合而有。不应邻虚合成邻虚。又邻虚尘析入空者，用几色相合成虚空。若色合时，合色非空。若空合时，合空非色[9]。色犹可析，空云何合？汝元不知如来藏中，性色真空[10]，性空真色[11]，清净本然[12]，周遍法界。随众生心[13]，应所知量[14]，循业发[15]现。世间无知，惑为因缘及自然性[16]，皆是识心分别计度。但有言说，都无实义。

［1］若彼大性体非和合：若彼大性下意谓四大之性，不和四大之相，斯则性居相外，此约真如随缘，不同顽空之性也。若和合下，既破非和，恐计和合。故复破之，此约真如不变，不同变化等相也。

［2］如旋火轮，未有休息：表始终相成相续之状态，其实乃虚妄之相。

［3］如水成冰，冰还成水：若执着一边，不能融通，则如水成冰。若能彻悟，则冰还成水。

［4］粗为大地，细为微尘：地大一。大地微尘极微邻虚空。

［5］色边际相：过此将无色相。

［6］七分所成：析极微作七分，即成邻虚。

［7］邻虚析成虚空：色相既能析成虚空。邻虚者，与空为邻也。极微色边际相，言此极欲乃色法之边际，遇此将无色相。取一极微，又析七分，方成邻虚。

［8］当知虚空出生色相：则虚空亦当合成色相。

［9］若空合时，合空非色：无论许多空，合并起来仍是空，不是色。

［10］真空：色即是空，色不异空。

［11］真色：空即是色，空不异色。

案：性具之色，即真体之空；性具之空，即真体之色。系如来藏中浑涵未发，即色空融一如此也。

［12］清净本然：法身。

［13］生心：染净之心。

［14］知量：大小之量。

［15］业发：善恶之业。

［16］惑为因缘及自然性：不明清静本然，周遍法界之理，则惑为因缘，不明随心应量，循业发现之理，则疑为自然。

阿难，火性无我[1]，寄于诸缘。汝观城中未食之家，欲炊爨时，手执阳燧。日前求火。阿难，名和合者，如我与汝，一千二百五十比丘，今为一众。众虽为一，诘其根本，各各有身，皆有所生氏族名字[2]。如舍利弗，婆罗门种。优卢频螺，迦叶波种。乃至阿难，瞿昙种姓。阿难，若此火性，因和合有。彼手执镜于日求火，此火为从镜中而出？为从艾出？为于日来？阿难，若日来者，自能烧汝手中之艾，来处林木皆应受焚。若镜中出，自能于镜出燃于艾。镜何不镕。纡[3]汝手执，尚无热相，云何融泮。若生于艾，何藉日镜光明相接，然后火生。汝又谛观，镜因手执，日从天来，艾本地生，火从何方游历于此？日镜相远，非和非合，不应火光无从自有。汝犹不知[4]如来藏中，性火真空，性空真火，清净本然，周遍法界，随众生心，应所知量。阿难，当知世人一处执镜，一处火生。遍法界执，满世间起。起遍世间，宁有方所，循业发现。世间无知，惑为因缘及自然性。皆是识心分别计度。但有言说，都无实义。

阿难，水性不定[5]，流息无恒。如室罗城迦毗罗[6]仙，斫迦罗[7]仙，及钵头摩诃萨多等，诸大幻师，求太阴精用和幻药。是诸师等，于白月昼[8]，手执方诸[9]，承月中水，此水为复从珠中出？空中自有？为从月来？阿难，若从月来，尚能远方令珠出水，所经林木皆应吐流。流则何待方诸所出。不流明水非从月降。若从珠出，则此珠中，常应流水，何待中宵承白月昼？若从空生，空性无边，水当无际，从人洎天，皆同滔溺。云何复有水陆空行？汝更谛观，月从天陟[10]。珠因手持，承珠水盘，本人敷设，水从何方流注于此？月珠相远，非和非合，不应水精无从自有。汝尚不知如来藏中，性水真空，性空真水，清净本然，周遍法界。随众生心，应所知量。一处执珠，一处水出。遍法界执，满法界生。生满世间，宁有方所，循业发现。世间无知，惑为因缘，及自然性。皆是识心，分别计度。但有言说，都无实义。

阿难，风性无体[11]，动静不常。汝常整衣入于大众，僧伽梨[12]角动及傍人，则有微风拂彼人面。此风为复出袈裟角，发于虚空，生彼人面。阿难，此风若复出袈裟角，汝乃披风，其衣飞摇，应离汝体。我今说法，会中垂衣。汝看我衣，风何所在？不应衣中有藏风地。若生虚空，汝衣不动，何因无拂[13]？空性常住，风应常生。若无风时，虚空当灭。灭风可见，灭空何状？若有生灭，不名虚空，名为虚空，云何风出。若风自生被拂之面，从彼面生，当应拂汝。自汝整衣，云何倒拂[14]？汝审谛观，整衣在汝，面属彼人，虚空寂然，不曾流动，风自谁方鼓动来此？风空性隔，非和非合，不应风性，无从自有。汝宛不知如来藏中，性风真空，性空真风，清净本然，周遍法界，随众生心，应所知量。阿难，如汝一人微动服衣，有微风出。遍法界拂，满国土生，周遍世间，宁有方所，循业发现。世间无知，惑为因缘及自然性，皆是识心分别计度。但有言说，都无实义。

[1] 火性无我：火大二。
[2] 皆有所生氏族名字：如此方可名为和合。
[3] 纡：屈。
[4] 汝犹不知：此乃火之来源。
[5] 水性不定：水大三。
[6] 迦毗罗：此云青色。
[7] 斫迦罗：此云鸳鸯。
[8] 白月昼：望前为白月，月当顶时，为白月昼。
[9] 方诸：阴燧，水晶球。
[10] 陟：升。
[11] 风性无体：风大四。
[12] 僧伽梨：此云大衣。

[13] 汝衣不动，何因无拂：当汝衣不动之时，空中何以无风拂彼人面。

[14] 云何倒拂：欲面生风，还拂彼面，是为倒拂。

阿难，空性无形[1]，因色显发。如室罗城，去河遥处，诸刹利[2]种及婆罗门[3]、毗舍[4]、首陀[5]、兼颇罗堕[6]、旃陀罗[7]等，新立安居，凿井求水。出土一尺，于中则有一尺虚空。如是乃至出土一丈，中间还得一丈虚空。虚空浅深，随所[8]出走[9]多少，此空为当因土所出，因凿所有，无因自生。阿难，若复此空无因自生，未凿土前，何不无[10]碍？唯见大地迥无通达。若因土出，则土出时，应见空入。若土先出无空入者，云何虚空因土而出？若无出入，则应空土元无异因。无异则同，则土出时，空何不出？若因凿出，则凿出空[11]，应非出土[12]。不[13]应凿出，凿自出土，云何见空？汝更审谛，谛审谛观，凿从人手，随方运转，土因地移，如是虚空，因何所出？凿空[14]虚实，不相为用，非和非合，不应虚空，无从自出。若此虚空，性圆周遍，本不动摇。当知现前地水火风，均名五大。性真圆融，皆如来藏，本无生灭。阿难，汝心昏迷[15]，不悟四大元如来藏。当观虚空，为出？为入？为非出入？汝全不知如来藏中，性觉真空[16]，性空真觉[17]，清净本然，周遍法界。随众生心，应所知量。阿难，如一井空，空生一井。十方虚空，亦复如是。圆满十方，宁有方所，循业发现。世间无知，惑为因缘及自然性[18]，皆是识心分别计度，但有言说，都无实义。

[1] 空性无形：空大五。

[2] 刹利：此种族在婆罗门之次，即刹帝利，为印度王、武士之种族。

[3] 婆罗门：印度四姓中最高之僧侣阶级，自称是梵天苗裔。

[4] 毗舍：又作吠舍，即印度四姓之一，译作商人。

[5] 首陀：又作首陀罗，为农人奴隶之种族。

[6] 颇罗堕：华言利根，即婆罗门中之哲慧者。

[7] 旃陀罗：在四姓之外，业屠杀者。

[8] 所：原著无，为陈撄宁所加。

[9] 走：原著无，为陈撄宁所加。

[10] 无：空。

[11] 凿出空：凿乃专为出空。

[12] 应非出土：不应该去凿土。

[13] 不：若。

案：空性无形，岂有出入，但因色显发，知有空耳。有色非空，无色即空，色有去来，空无起灭，非但地能障空，即水火风皆色也。非但凿地可以见空，即去水灭火息风皆可以见空。故当四大之生也，空未尝无。当四大之灭也，空非始有，四大有去来，而空无出入。

空性周围，容易了解，四大真空亦犹是也。当未随业之时，清净本然，同遍法界，本未尝无。及既发现之后，随感随应，充满世间，亦非始有。相有生灭，性无生灭。有生灭者，必不周遍，唯周遍者，自无生灭。谓之如来藏者，来无所从，去无所至，岂容生灭于其间。若论顽空，虽无出入，亦有生灭。如后云，空生大觉中。又云，十方虚空，悉皆销殒。

真空即真觉，原无生灭。前四大曰真色、真火、真水、真风，皆以真言、皆以性言，不取于相。若诸相有形，安能圆融。融之云者，即色即空，即空即色，不见五大之迹，惟是一空。圆之云者，空不碍色，色不碍空，五大迭出不穷，不离一真。前以四大融会真空，此以真空销归真觉。明所谓真空即是真觉，非顽空可比。

[14] 凿：实；空：虚。

[15] 昏迷：谓迷四大与空异也，空性觉故。

[16] 性觉真空：觉即是空。

[17] 性空真觉：空即是觉。

[18] 因缘及自然性：世人大概以四大为因缘生，以虚空为自然生。

阿难，见觉无知[1]，因色空有。如汝今者在祇陀林，朝明夕昏。设居中宵，白月则光，黑月便暗。则明暗等，因见分析。此见为复与明暗相并太虚空，为同[2]一体。为非[3]一体。或同非同[4]，或异非异[5]。阿难，此见若复与明与暗及与虚空元一体者，则明与暗，二体相亡。暗时无明，明时无暗。若与暗一[6]，明则见亡。必一于明[7]，暗时当灭[8]。灭则云何见明见暗？若明暗殊，见无生灭，一云何成[9]？若此见精，与暗与明，非一体者。汝离明暗，及与虚空，分析见元，作何形相。离明离暗，及离虚空，是见元同，龟毛兔角。明暗虚空，三事俱异，从何立见明暗相背，云何或同？离三元[10]无，云何或异？分空分见，本无边畔，云何非同？见暗见明，性非迁改[11]，云何非异？汝更细审微细审详，审谛审观，明从太阳，暗随黑月，通属虚空，壅归大地，如是见精，因何所出？见觉空顽[12]，非和非合，不应见精，无从自出。若见闻觉[13]知，性圆周遍，本不动摇。当知无边不动虚空，并其动摇地水火风，均名六大。性真圆融，皆如来藏，本无生灭。阿难，汝性沉沦[14]，不悟汝之见闻觉知[15]本如来藏。汝当观此见闻觉知为生为灭？为同为异？为非生灭？为非同异？汝曾不知如来藏中，性见觉明[16]，觉精明见[17]，清净本然[18]，周遍法界。随众生心，应所知量。如一见根，见周法界。听、嗅、尝触、觉触、觉知[19]，妙德[20]莹然，遍周法界，圆满十虚。宁有方所，循业发现[21]。世间无知，惑为因缘，及自然性。皆是识心，分别计度[22]。但有言说，都无实义。

[1] 见觉无知：见大六。

[2] 同：同。

[3] 非：异。

[4] 或同非同：亦同亦异。

[5] 或异非异：非同非异。

评注：前地水火风空五大，即具有色声香味触法六尘，所谓相分也。今见闻觉知六根，亦由清净四大合成。夫因色空现前，对境即觉，未入分别，乃前五识，所谓见分地，故以见大总括之。

此见无体，但因境有。前境若无，见亦不生，岂有一体多体或同或异之论。

[6] 若与暗一：若此见与暗为一体。

[7] 必一于明：若此见与明为一体。

[8] 暗时当灭：暗则见亡。

[9] 一云何成：不能说是一体。

[10] 三元：明、暗、空。

[11] 见暗见明，性非迁改：明暗虽有变，见性不变。变者与不变者其性异。

[12] 见觉空顽：见是觉，空是顽。

[13] 觉：原著无，为陈撄宁所加。

[14] 汝性沉沦：谓逐尘流转而不返也，见觉而不动故。

[15] 见闻觉知：见，眼根；闻，耳根；觉，鼻舌身；知，意。

评注：明暗通塞，相代乎目前，犹地水火风迭现于空中。境有生灭，见无生灭，境有动摇，见无动摇。其周遍法界，与空无二。

然见觉空顽，不可和合。觉即是空，谓之真空。顽空有生灭，真空无生灭。顽空生灭于真觉之中，犹四大起灭于虚空之内。

[16] 性见觉明：性上之见，即是本觉之明。性见觉明者，谓性之见，即觉上之明。

[17] 觉精明见：觉精是体，明见为用。觉精明见者，谓真觉之精，即性明之见。

性见明见，犹言性色真色，以性融大之词。

觉明觉精，犹言真空性空，直目性体之意。

[18] 清净本然：未感之时。

[19] 听、嗅、尝触、觉触、觉知：听，指耳；嗅，指鼻；尝触，指舌；觉触，指身；觉知，指意。

[20] 妙德：既应之后，有形即见，有声即闻。非由拟议，不假安排，故谓之妙。

[21] 循业发现：背尘合觉，故发真如；背觉合尘，故发烦恼。

[22] 皆是识心，分别计度：合而言之，不遇性见相，即而已此乃如来藏中未发真体，此觉明非指妄明。

评注：但于境中辨，不于性上辨，皆为戏论。若于性上辨，此见缘性境，如第二月，不离真月。故性发而为见，即真觉发而为明，觉者其见之精，明者其见之用。如灯有光，灯者其照之精，光者其照之用。即见即觉，即觉即空。本无染污，故曰清净，本无造作，故曰本然。本无方所，故曰周遍。

阿难，识性无源[1]，因于六种根尘妄出。汝今遍观此会圣众，用目循历。其目周视，但如镜中，无别分析[2]。汝识于中次第标指，此是文殊，此富楼那，此目犍连，此须菩提，此舍利弗。此识了知，为生于见？为生于相？为生虚空？为无所因突然而出？阿难，若汝识性，生于见中如无明暗及与色空，四种必无，元无汝见。见性尚无，从何发识？若汝识性，生于相中，不从见生，既不见明，亦不见暗，明暗不瞩，即无色空，彼相尚无，识从何发？若生于空，非相非见，非见无辨[3]，自不能知明暗色空，非相灭缘[4]，见闻觉知，无处安立。处此二非[5]，空则同无，有非同物。纵发汝识[6]，欲何分别？若无所因，突然而出，何不日中[7]，别识明月。汝更细详，微细详审，见托汝睛[8]，相推前境[9]，可状成有[10]，不相成无[11]，如是识缘，因何所出？识动见澄[12]，非和非合。闻听觉知，亦复如是，不应识缘，无从自出。若此识心[13]，本无所从。当知了别[14]见闻觉知[15]，圆满湛然，性非从所。兼彼虚空[16]地水火风，均名七大[17]。性真圆融，皆如来藏[18]，本无生灭。阿难，汝心粗浮[19]，不悟见闻，发明了知，本如来藏。汝应观此六处识心，为同为异？为空为有？为非同异？为非空有[20]？汝元不知如来藏中，性识明知[21]，觉明真识，妙觉湛然[22]，遍周法界。含吐十虚[23]，宁有方所，循业发现。世间无知，惑为因缘，及自然性，皆是识心，分别计度，但有言说，都无实义。

尔时，阿难及诸大众，蒙佛如来微妙开示，身心荡然，得无挂碍。是诸大众，各各自知[24]心遍十方。见十方空，如观手中所持叶物。一切世间诸所有物，皆即菩提妙明元心。心精遍圆，含裹十方。反观父母所生之身，犹彼十方虚空之中，吹一微尘，若存若亡，如湛巨海，流一浮沤，起灭无从。了然自知，获本妙心，常住不灭。礼佛合掌。得未曾有，于如来前，说偈赞佛。

[1] 识性无源：识大七。

案：地水火风，而依于空，为器界五大性，所谓相分也。见闻觉知而依于识，为根身五大性，所谓见分也。见相二分，均从第八识生起，故八识湛然，即谓妙觉，即谓如来藏。

[2] 境中，无别分析：根但照镜，故如镜鉴物，识有分别，故能标指。

［3］非见无辨：非见则无可分辨。

［4］非相灭缘：非相则前缘消灭。

［5］处此二非：处此非相非见之中。

［6］汝识：识若空，则等于无；识若有，亦不同于根尘。纵于空中发出汝识，既无相无见，识又从何而有分别之用。

［7］何不日中：在日中时，不能识月，以无所因也。

［8］汝睛：根。

［9］前境：尘。

［10］有：色。

［11］无：空。

［12］识动见澄：识，第六识；见，前五识，识有分别，故曰动；见无分别，故曰澄。

［13］识心：识大。

［14］了别：识大。

［15］见闻觉知：见大。

［16］虚空：空大。

［17］均名七大：此了明分别本识，与见相二分均名七大。识归湛然，是六识与八识合，故曰如来藏。若六识合于尘者，为同为有。离于尘者，为异为空，非合非离，无踪可觅，乃名湛然。

［18］如来藏：如来藏中，不生不灭，与生灭和合，而成第八识。能究竟归不生灭者，名第九识，即识即性。不能究竟，犹存生灭者，虽湛然不波，是识非性也。见性者不迷于识，妙在于悟。

［19］粗浮：谓识精内潜，浮则但认浮根，粗则不达识精。

［20］为同为异？为空为有？为非同异？为非空有：若为同，则诸根不能互换而用；若为异，则眼耳鼻舌同属一知；若为空，则俨然有分别；若为有，则本体又无形状；若非同，何以六识同属一知；若非异，何以六识各有各用；若非空，何以无形状；若非有，何以有分别。

［21］性识明知：性中之识，即是妙明之知。本觉之明，即是真性之识。

性真之色，即妙明之知，本觉之明，即性真之识。

谓性之识，全是明知真体。

［22］觉明真识，妙觉湛然：谓识乃觉明真识，岂可谓之因缘自然。

从明起知，不于情起，从觉生明，不于境生。此识从真性真觉中流出，即性即觉，所谓转第八识为大圆境智此也。此性识之明知，即是觉明之真识，犹云妙明明妙。

［23］含吐十虚：前六云：圆满十方，似称性义。此独云：含吐十方，似发起义。识性无源，能为万法之源。凡前所云如来藏者，皆归于此也。于空则曰：汝心昏迷，谓迷四大与空异也，空性觉故。于见则曰：汝性沉沦，谓逐尘流转而不返也，见觉而不动故。于识则曰：汝心粗浮，谓但认浮根，不违识精故。

［24］知：悟。

案：如上微妙开示，自决择心见，以至发明五阴、六根、六尘、六识、七大皆即如来藏心。因此了知自心常住不灭，诚悟此常住真心不动法身。则识心都无实义。不复更认六尘缘影，四大幻聚，如彼一尘一沤之身心矣。故得与大众荡然无碍，遍圆十方。故说偈发心，皈依圣谛，回入尘劳也。

妙湛总持不动[1]尊，首楞严王世希有[2]。
销我亿劫[3]颠倒想[4]，不历僧祇获法身[5]。
愿今得果成宝王，还度如是恒沙众，
将此深心奉尘刹[6]，是则名为报佛恩。
伏请世尊为证明，五浊[7]恶世誓先入。
如一众生未成佛，终不于此取泥洹[8]。
大雄大力大慈悲[9]，希更审除微细惑。
令我早登无上觉，于十方界坐道场。
舜若多[10]性可销亡，烁迦罗[11]心无动转。

偈赞发愿

［1］妙湛总持不动：妙湛：不染，清净；觉海圆澄，物不能汩。总持：不遗，周遍；藏心遍圆，含裹十方。不动：不变，本然；体寂如空，常住不灭。

妙湛赞赞真谛般若德也，总持赞俗谛解脱德也，不动赞中谛法身德也。又即三而一，故曰妙湛。即一而三，故曰总持，非三非一，故曰不动。

湛有圆湛、有妙湛、有觉湛、有精湛、有湛入、有黏湛。所谓圆湛者，清净本然周遍法界不分为六则湛圆矣。所谓妙湛者，以妙力总持不动则湛妙矣。所谓觉湛明性者，觉合识精，如日合水，而有明性也。所谓精湛圆常者，即圆湛识精也。已灭生灭，故曰为常。所谓此湛非是不流，如急流水，望如恬静者，经云识动见澄，则识有动性，名为想元。是非妙湛总持，则念念受薰，习气暴流，成诸行矣。经于诸行喻如流者，以此然识比诸行，犹名为湛，所谓湛入合湛者。如波澜灭，化为澄水，名行阴尽，内内湛明入无所入，名识阴区宇。则所谓湛入者，识阴也。湛入为识阴，则湛为性识明知，明知即智，智之与识是边际，故说五阴而曰湛入合湛，归识边际。性识不名湛入者，周遍法界，无出入故，所谓内内湛明，入无所入者，湛出为行，行如水流，湛入为识。识灭行阴，则内内湛明，入至想元，更无所入矣。所谓识精者，即阿陀那识也。所谓黏湛者，黏此识精也。此识精如水清洁，本无黏性，妄起分别，与色合故，水土离矣，乃能成黏。若识此识者，如水清洁，本无黏性，能不合色，脱黏内伏矣。

［2］首楞严王世希有：楞严大定，十地菩萨亦能得之，而佛则为王也。

［3］劫：人寿自十岁起，每过一百年增一岁。增到人寿八万四千岁时，已经过八百三十九万九千年矣。从此时起每过一百年减一岁，减到人寿十岁时，又经过八百三十九万九千年，如是一增一减共计一千六百七十九万八千年，名为一小劫，合二十小劫为一中劫，共计三万三千五百九十六万年。第三中劫名成劫，第二中劫名住劫，第一中劫名坏劫，第四中劫为空劫。合四中劫共计十三万四千三百八十四万年为一大劫。

［4］颠倒想：颠倒想者，谓我法二执分别也。如执缘尘分别以为心相，计五蕴四大以为身相，迷心为在色身之内，认物为己，迷己为物，身心万法，谓为各有自体性相，四大悉疑和合因缘等类。

［5］不历僧祇获法身：阿僧祇劫，即无量数劫。了然自知，获本妙心。

《唯识》云：地前历一僧祇，初地至七地满二僧祇，八地至等觉是三僧祇，然后获究竟法身。

［6］奉尘刹：微尘数国土。

［7］五浊：谓劫浊、见浊、烦恼浊、众生浊、命浊与此经后所说者不同，意独指于娑婆世界，苦秽浊恶刚强难化也。

五浊，本经第四卷另有解说与后说不同。一、众生浊：谓多作恶事，不孝敬父母，不畏恶业果报，不作功德。二、见浊：谓正法已灭，像法渐起，邪见转盛，不修善道。三、烦恼浊：谓多爱欲，悭贪，争斗，谄曲，虚诳，摄受邪法，恼乱心神。四、命浊：恶业自增，寿命日减。五劫浊：人寿减至三十岁时，饥馑灾起。减至二十岁时，疾疫灾起。减至十岁时，刀兵灾起。

［8］泥洹：涅槃灭度圆寂，此云灭度。

［9］大雄大力大慈悲：大雄：降魔无畏；大力：拔除业障；慈：与乐；悲：救苦。

［10］舜若多：虚空。

［11］烁迦罗：坚固。

案：自一卷之初至此，为一至大之关节，前四段随破随示泯见相，而归真性。四段之后至此，为第五段，大并五阴、六入、十二处、十八界、七大皆如来藏无相之性体。故自开卷至此一切俗谛妄见，无一不泯而宝明妙性全彰。闻者逐皆获真心，以其泯妄相而尽归一心故也。至此则三卷经文非为徒劳，俾得此真心以为初心也。

读者须知山河大地，应念化为无上知觉，是未起修时已获之心境也。观此三卷之末，阿难大众均未起修，而已获此法身，明明云是诸大众，各各自知心遍十方，一切世间诸所有物，皆即菩提妙明元心，此当作何解哉。惜乎经文甚明，而读经者不知未起修时，须先得此初心。于是使前三卷，我佛说法徒劳，而最初用功无有初心之可依，则五十五位未起修之初心更不可得也。何者此心虽妙，尚非五十五位前之初心也，必须依此三卷末之初心用功，以脱六根。六根既脱之后，并脱法执而所得之真心，乃为最初乾慧，名曰初心，亦名因地心。

附注：意法识

此意法界，乃第六识，了别性也。既以了别为性，离法无缘，意即不生，离缘无形，识将安用，是识缘法显，非生于意也。若谓意能分别，为生识根。是七识思量，为染净依，八识之心，为根本依。与前六识了别性，同乎！异乎！《楞伽》云："心能积集业，意能广积集。"了别性名识，对现境说五。《论》云：

"集起名心，思量名意，了境名识。"一法异名耳。既唯一法，俱可谓之心，俱可谓之意，俱可谓之识，而微有辨者，就分数多者得名耳。

在八识意识俱泯，但可曰心。在七识非心非识，但可曰意。在六识心意俱与境对，故曰分别事识，其实一物也。如海起波浪，非异非不异。六识逐尘生境界风，即鼓动七识波浪，终不离乎八识湛湛藏海也。是六、七、八识，非同非异，姑不论且以意生识界言之。若谓识同于意，识即意也。何得谓意为能生，识为所生，谓之同不可也。若谓识异于意迥然不同，则一属有情，一属无情，应无所识，谓之异不可也。若无所识，必非意生，意能分别，所生者必有识也。若有所识，当意生时，无法可缘，但有意耳。云何自识其意，若能识意，则意反为境，不得为根。若不识意，又同无识，非意所生矣。离法求识，最难描模，故谓之同，则不得名生。谓之异，则不得名识。是同异二性，俱无成就，识无定所，界云何立，故谓从根生者妄也。若谓缘法而显，即系因法而生，必有可状之法，然后成生识之因。

今世间诸法，不离色空等相，以对五根。唯五根能摄之，是五识之所因也。意能离此五尘外别有法法相状，而为所因乎。意所自缘内境，虽不外藉五根，终不出色空生灭影子等法。即能缘出世间法，有所谓非色非空、不生不灭者，然非色非空，由色空显，不生不灭。由生灭显，卒不能离生灭色空外，另有所谓法尘为生识因，将即五尘而为法乎。是五根因，非意因也，将离五尘而求法乎。则无法可得。既无可得，是无因也。既无所因，其何能生。若谓无因能生有识，其识必非分别色空等法。果分别何法作何相状乎，相状不有，识其不生。故谓因法生者妄也。既非意生，又非法生，而意识有何处所，无处斯为真处也已。

注评：五阴须只从无体看破，六入须从只是菩提瞪发劳相看破，十二处须从不能立看破，十八界须从界非真有看破。总之皆以如来藏妙真如性开示之，而显真之说则多在七大，七大本赅摄一切者也。故就赅摄一切者，以显遮体纯真而真性自豁然呈露，然非先将五阴、六入、十二处、十八界之真妄说明，又何能显七大皆性哉。

卷四

尔时，富楼那[1]弥多罗尼子在大众中即从座起，偏袒右肩，右膝著地，合掌恭敬而白佛言：大威德世尊，善为众生敷演如来第一义谛，世尊常推说法人中，我为第一。今闻如来微妙法音，犹如聋人逾百步外聆于蚊蚋[2]，本所不见，何况得闻？佛虽宣明，令我除惑，今犹未详斯义究竟无疑惑地。世尊，如阿难辈，虽则开悟，习漏未除。我等会中登无[3]漏者虽尽诸漏，今闻如来所说法音，尚纡[4]疑悔。世尊，若复世间一切根尘、阴、处、界等，皆如来藏清净本然，云何忽生山河大地诸有为相[5]次第迁流[6]，终而复始？又如来说地水火风，本性圆融，周遍法界，湛然常住。世尊，若地性遍，云何容水？水性周遍，火则不生，复云何明水火二性俱遍虚空[7]？不相陵灭？世尊，地性障碍，空性虚通，云何二俱周遍法界？而我不知是义攸往。惟愿如来宣流大慈，开我迷云及诸大众。作是语已，五体投地，钦渴如来无上慈诲。

尔时，世尊告富楼那及诸会中漏尽无学、诸阿罗汉：如来今日普为此会宣胜义中真胜义性[8]，令汝会中定性声闻[9]，及诸一切未得二空回向上乘阿罗汉[10]等，皆获一乘[11]寂灭场地，真阿练若[12]，正修行处。汝今谛听，当为汝说，富楼那等钦佛法音，默然承听。

佛言：富楼那，如汝所言，清净本然，云何忽生山河大地[13]？汝常不闻如来宣说性觉妙明[14]，本觉明妙[15]。富楼那言：唯然，世尊，我常闻佛宣说斯义。佛言：汝称觉明，为复性明，称名为觉[16]？为觉不明，称为明觉？富楼那言：若此不明名为觉者，则无所明。佛言[17]：若无所明，则无明觉[18]。有所非觉[19]，无所非明[20]。无明[21]又非觉湛明性。性觉必明[22]，妄为明觉。觉非所明，因明立所[23]。所既妄立，生汝妄能。无同异中，炽然成异，异彼所异，因异立同，同异发明，因此复立无同无异。如是扰乱，相待生劳，劳久发尘[24]，自相浑浊，由是引起尘劳烦恼，起为世界。静成虚空。虚空为同，世界为异，彼无同异，真有为法。

[1] 富楼那：此富楼那蹑前阿难偈云：希更审除细惑，复请决通。盖为未达

如来藏中根尘万法，循业发现，性本圆融，故有二问，佛以山河不复，生水火不相陵。乃至以非遣即，以即遣非。双遮双照，结归禅那，并答中道了义之问。

［2］蚊蚋：蚋，同蜹，音内。小蚊也。

［3］无：二乘。

［4］纡：盘曲。

［5］何忽生山河大地诸有为相：既是清净，如何有色相。

二种疑问

一疑循业发现之义。清净本然，既如来藏性也；山河大地，即世界及虚空也；诸有为相，即众生及业果也。即清净本然，则宜无诸相迁流。故问云：何忽生诸相，次第迁流。

［6］次第迁流：既谓本然，如何要迁流。

［7］何明水火二性俱遍虚空：一疑周遍圆融之义。地水火风，其性既各周遍，则宜不相容而相陵矣。故云何以俱周遍无碍。

［8］真胜义性：宣说胜义。第一义谛。

［9］定性声闻：止于声闻，不肯进修佛乘。

［10］二空回向上乘阿罗汉：人空、法空为二空，阿罗汉仅得人空，未得法空。

［11］一乘：佛乘。

［12］阿练若：无喧杂。

［13］何忽生山河大地：答循发之义，明山河大地所由生。

［14］性觉妙明：其体本自妙而常明，不因他以有明，即妙而明，非不明也。

［15］明妙：明知有此性觉之妙，即明而妙，又不滞于明也。

［16］汝称觉明，为复性明，称名为觉：若谓性体本明，即以昭昭虚虚者而名之为觉，则堕在明边。若谓觉体有不明处，持加一明字称为明觉，则堕在不明边。富楼那不能以无所明而名之为觉，故言若此不明之体，亦名为觉。既无能明，则无所明。意谓必是性体本明，方名为觉也。然明既有所，便是背觉合尘，而非性觉离尘之妙矣。盖性觉妙明非不明。本觉明妙则又非明。离明与不明二途，方名性觉。(《宗通》)

［17］佛言：以下皆《宗通》。

若汝执言必有所明，方称明觉：原著无，为陈撄宁所加。

若无所明，则无明觉：富楼那意言：必有所明，而后称觉也。佛意谓：汝谓无所明，则无明觉，似必有所明，而后称觉矣。不知觉无而有所非觉，明有而无所非明，觉虽无明，而又未尝不明，故无明非觉，性觉必明，以为有明觉者非也。

［18］则无明觉：是觉以明不明为存亡也，岂知真觉独立远离能所者乎。

［19］有所非觉：明若有所，已离觉位，而不得谓之觉矣。

［20］无所非明：若执觉为无所，则观照安施，而不得谓之明矣。

［21］无明：若一切不明，则是无记性，又不是觉性。

［22］性觉必明：性中之觉，必然是明。若执定必明，妄生分别。计著不舍即为明觉，觉必因明，非妙明也。有所无所，总未离所，无明必明，总未离能，皆非性觉之妙。

［23］觉非所明，因明立所：觉湛明性，不动周遍，岂有方所。不落方所，既无同异，此无同异，真无为法也。一念妄动，认明立所，所立而真觉隐矣。所既妄立，因分别之曰：此是所，然能为此者，则能也。其分别者所，而能分别者又能也。

［24］如是扰乱，相待生劳，劳久发尘：清净觉心，因认明一念，遂成为业识，又转而为见分。因有对照，而又有相分，故曰相待生劳，劳久发尘，此皆自相浑浊也。

注评：能所既安，同异即形，能必异所，所必异能，本一真觉，本无同异，而炽然成异若此，则因明立所之故也。岂但成异而已，欲异乎所异之相，则又立同名。以动则有异，静唯一同，异者异此无同。异之觉也，同者同此无同异之觉也，于中发明以为异，则又同，以为同，则又异，因此复立无同无异，由不生不灭与生灭和合，而成阿赖耶识，非一非异。若以为同，则五识揽境，六识分别，七识染污。若以为异，则五识乃其相分，六识非相分不立，七识非分别无有。此无同无异，纯是识，与前无同异迥别。前无同异，非有立也。乃不生不灭真性。此无同异，见所立也。乃生灭种子。唯有能所同异影子含藏其中，使为世界众生业果胚胎，故有同相、有异相，有无同无异相。如是扰乱，能所相待，同异相形，不得清净，故三种相续。

世界相续

有劳相。劳相即无明，劳久发尘，自相浑浊，混杂真性曰浑，汩清净体曰浊，由是引起尘劳烦恼见思二惑。由烦恼故，变起依正二报，动成世界，静世虚空。虚空即上之因异立同，虽无能所，却是顽空。世界即上之炽然成异，动为世体，异为界体，有能有所，纯是动境，此有因有异，指依报也，固是有为粗迹。彼众生正报，以有心性故，非如世界之异，以有色相故，非如虚空之同，然所有生灭，能无生灭，究竟能有生灭，而离能所者无生灭，至无生灭，无同无异，亦皆有为法也。识有分别，故有为。智无分别，故无为。有为，故有业果诸有为相；无为，即无业果诸有为相。山河大地本自不生，只因明立所，从妄见有尔。(《宗通》)

世界以空昧为体，想澄成国土是也。众生以觉明为性，知觉乃众生是也。空昧因觉明而显，故世界由众生业力而成。二者相续，皆觉明为咎。是因明立所之妄，非他四大等生，只因认觉为明，遂有所明。所属相分，能属见分。四大在器界，为疏相分，四大在根身，为亲相分。所妄既立，遂使六根隔碍，而见分中明理不相逾越，本一圆融宝觉，分为见觉闻知，根尘识三，引起妄业，于是同业相缠，因父母己三者业同，而成卵胎有情之物，合离成化，不由父母，但由己业而成，合湿离化之物，其所以吸引同业者，皆见明为之祟也，以妄心见妄境，而色由见发，无见则无色矣。以妄见逐妄色，而想由见成，无见则无想矣。见结为想，识已成情。故同业相引之际，异见成憎，父为所憎境也。同想成爱，母为所爱境也。女人托胎者反是。想流为爱，爱则不离，种于是乎生焉，故爱为轮回之本。母既纳想、想结为气，胎于是乎成焉，故想为传命之源。

觉明空昧，相待成摇，故有风轮执持世界。因空生摇，坚明立碍，彼金宝者，明觉立坚，故有金轮保持国土。坚觉宝成，摇明风出，风金相摩，故有火光为变化性。宝明生润，火光上蒸，故有水轮含十方界。火腾水降，交发立坚，湿为巨海，干为洲滩。以是义故，彼大海中火光常起，彼洲滩中江河常注。水势劣火，结为高山。是故山石击则成焰，融则成水。土势劣水，抽为草木，是故林薮遇烧成土，因绞成水。交妄发生，递相为种。

以是因缘，世界相续。

复次，富楼那。明妄非他，觉明为咎。所妄既立，明理不逾。以是因缘，听不出声，见不超色。色香味触，六妄成就，由是分开见觉闻知。同业相缠，合离成化。见明色发，明见想成。异见成憎，同想成爱。流爱为种，纳想为胎。交遘发生，吸引同业，故有因缘，生羯罗蓝、遏蒲昙[1]等，胎、卵、湿、化随其所应。卵唯想生，胎因情有，湿以合感，化以离应。情想合离，更相变易，所有受业，逐其飞沉。以是因缘，众生相续。

富楼那，想爱同结，爱不能离，则诸世间父母子孙，相生不断。是等则以欲贪为本、贪爱同滋，贪不能止，则诸世间卵、化、湿、胎随力强弱，递相吞食，是等则以杀贪为本。以人食羊，羊死为人，人死为羊，如是乃至十生之类，死死生生，互来相啖，恶业俱生，穷未来际，是等则以盗贪为本。汝负我命，我还汝债，以是因缘，经百千劫，常在生死。汝爱我心，我怜汝色，以是因缘，经百千劫，常在缠缚。唯杀、盗、淫三为根本，以是因缘，业果相续。

富楼那，如是三种颠倒相续[2]，皆是觉明，明了知性。因了发相，从妄见生。山河大地诸有为相，次第迁流。因此虚妄，终而复始。

众生相续

注评：地水火风空五大，皆如来藏，清净本然，周遍法界，循业发现，宁有方所。众生业力由无明始，为无妙湛总持之故。一念忽动，觉既离空而生明，空亦离觉而生昧，觉明发识，识精湛不摇处，即水也。空昧结色，即土也。相待成摇，为风为木，即土克水而成木也。因空昧之土，生摇为木，而觉明不摇，便成坚碍，即木克土而生金也。金与木合生火，故曰风金相摩，则有火光，火与金合生水，故曰火光上蒸，则有水轮。水与火合生土，火腾水降，而洲滩生焉。土与水合复生木，木劣水强，而草木滋焉。前云风轮，乃木之性，至柚为草木，则居然有形之木矣。五行以相克为夫妇，以相生为母子，子由妇生，必夫劣然后阴阳和而生子，子生而父母之气存焉。故山石可以成焰，可以成水，由水克火之所成也。草木可以成土，可以成水，由土克水之所成了。

以《易》理配之，觉明发识，为最初湛元，其天一生水之义乎。水生东方震巽之木，木生南方离火，火生西南土，土生西方兑金。而西北乾金复生北方坎水，如环无端，遞相为种，故曰帝出乎震。齐乎巽，震动也。巽为风，非相待成摇之旨乎。震木兑金，东西相对而为夫妇，火于是乎生焉。非即风金相摩之旨乎。离为火，坎为水，南北相对而为夫妇，土于是乎生焉，非即交发立坚之旨乎。坤为地，艮为山，均属土，万物所以成始而成终也。

如此世界最下，依风轮住。大地最下，依金轮住。土与金同是坚性，俱属地大。火不言轮，而言变化性者，在外界则诸大为所迁革，在内界则诸大随之生灭，火能镕散，成熟万物，故曰为变化性。《俱合论》谓：有情业增上力，先于最下依止虚空，有风轮生。风轮之上有水轮，水轮之上方有金轮，与此稍异。彼约安立，自下升上，以成其次，此约生起，不妨错综言之。

业果相续

无明为风轮种，执心为金轮种，知见为火轮种，爱心为水轮种。由此四轮，交妄发生，遞相为种，复生四大，而器界安立，于是世界成住坏空，始终相续。无明破则风轮息，坚执消而金轮坏，知见空而火轮灭，爱心枯而水轮涸，则器世界化成无边法性上。(《真解》)

众生之根身，穷其源流，亦是明妄所成。其明妄实非他物，亦由妙明觉心最初一念认明，转为觉明而成所妄。所妄既立，于是湛圆妙明觉性，分成六根处所，有此处所局碍，故不复周遍圆通，以是因缘于器世界不能超越，故见性闻性不能周遍，妄所中色声香味触法，六妄成就。由是分开妄能，而为见闻尝嗅觉知六根，此即前文结暗为色，后文见精映色，结色成根也。既有此虚妄六根，则念念执之为我，如频伽瓶满中擎空，遂为生死轮回之本。于是根尘各有定处，情想合离，各有定业，胎卵湿化，各有定报。其同业者，则一处相缠；业不同者，则或离或合也。成化者或合湿而成形，或离异而托化，此不因父母之生，但由己业所感也。见明色发，明见想成者，以人之投胎时，无缘处暗，有缘处明，既见明色，即趋明所，其想遂成就也。胎卵湿化四生，随其所感业缘而随应之。乱思不定曰想，钟爱不舍曰情，亲附不变曰合，舍此趋彼曰离，由此四心感召，而四生亦以类应。应亦无定，随其心而变易，或情变为想，或想变为情，或合化为离，或离化为合。故其受报亦不定，或变飞为沉，如雀之化蛤，或沉变为飞，如鱼之化龙。善恶皆由心造，心之所变者，故业果亦随之变易也。

[1] 羯罗蓝、遏蒲昙：传统佛教对于胎儿自母体中受胎，至出生之266日间依次分五个阶段，一、羯罗蓝：意译为凝滑、杂秽，指初受胎七日间。二、遏蒲昙：意译为疱、疱结，指第二个七日间。此后尚有三七软肉，四七坚肉，五七形位之说。

[2] 三种颠倒相续：三种颠倒，皆是觉明为咎。相续即相续通结。

富楼那言：若此妙觉[1]本妙觉明，与如来心不增不减，无状忽生山河大地诸有为相，如来今得妙空明觉，山河大地有为习漏，何当复生？佛告富楼那：譬如迷人，于一聚落，惑南为北，此迷为复因迷而有？因悟而出？富楼那言：如是迷人，亦不因迷，又不因悟[2]。何以故？迷本无根，云何因迷？悟非生迷，云何因悟？佛言：彼之迷人，正在迷时，倏有悟人指示令悟。富楼那，于意云何。此人纵迷，于此聚落，更生迷不？不也，世尊。富楼那，十方如来亦复如是。此迷无本，性毕竟空。昔本无迷，似有迷觉，觉迷迷灭。觉不生迷，亦如翳人见空中华[3]，翳病若除，华于空灭[4]。忽有愚人于彼空华所灭空地，待华更生。汝观是人为愚为慧。富楼那言：空元无华，妄见生灭。见华灭空，已是颠倒。敕令更出，斯实狂痴。云何更名如是狂人为愚为慧？佛言：如汝所解，云何问言，诸佛如来妙觉明空，何当更出山河大地？又如金矿杂于精金[5]，其金一纯，更不成杂[6]。如木成灰，不重为木[7]。诸佛如来菩提涅槃，亦复如是。

富楼那，又汝问言，地水火风本性圆融[8]，周遍法界。疑水火性不相陵灭。又征虚空及诸大地，俱遍法界，不合相容。富楼那，譬如虚空体非群相[9]，而不拒彼诸相发挥。所以者何？富楼那，彼太虚空，日照则明，云屯则暗，风摇则动，霁澄则清，气凝则浊，土积成霾，水澄成映。于意云何？如是殊方诸有为相，为因彼生？为复空有？若彼所生，富楼那，且日照时，既是日明，十方世界同为日色[10]，云何空中更见圆日？若是空明，空应自照，云何中宵云雾之时，不生光耀[11]？当知是明，非日非空，不异空日[12]。观相元妄[13]，无可指陈。犹邀空华，结为空果。云何诘其相陵灭义？观性元真[14]，唯妙觉明。妙觉明心，先非水火。云何复问不相容者？真妙觉明，亦复如是。

汝以空明，则有空现，地、水、火、风，各各发明，则各各现。若俱发明，则有俱现。云何俱现？富楼那，如一水中现于日影。两人同观水中之日，东西各行，则各有日随二人去。一东一西先无准的。不应难言此日是一，云何各行？各日既双，云何现一？宛转虚妄，无可凭据。

富楼那，汝以色空相倾相夺于如来藏，而如来藏随为色空，周遍法界，是故于中，风动，空澄、日明，云暗。众生迷闷，背觉合尘，故发尘劳，有世间相[15]。我以妙明不灭不生合如来藏。而如来藏唯妙觉明，圆照法界。是故于中，一为无量，无量为一，小中现大，大中现小。不动道场遍十方界。身含十方无尽虚空。于一毛端现宝王刹，坐微尘里转大法轮。灭尘合觉，故发真如妙觉明性。而如来藏本妙圆心，非心，非空[16]，非地，非水，非风，非火。非眼，非耳、鼻、舌、身、意，非色，非声、香、味、触、法。非眼识界，如是乃至非意识界。非明、无明[17]、明、无明尽，如是乃至非老，非死，非老，死尽。非苦，非集[18]，非灭，非道。非智，非得。非檀那，非尸罗[19]，非毗梨[20]耶，非羼提[21]，非禅那[22]，非般剌若[23]，非波罗蜜多[24]，如是乃至非怛闼阿竭[25]，非阿罗诃[26]，三耶三菩[27]。非大涅槃，非常，非乐[28]，非我，非净。以是俱非世出世故，即如来藏元明心妙，即心，即空[29]，即地，即水，即风，即火。即眼，即耳、鼻、舌、身、意，即色，即声、香、味、触、法。即眼识界，如是乃至即意识界。即明、无明，明、无明尽，如是乃至即老，即死，即老。死尽。即苦，即集，即灭，即道。即智，即得，即檀那，即尸罗，即毗梨耶，即羼提，即禅那，即般剌若，即波罗蜜多，如是乃至即怛闼阿竭，即阿罗诃、三耶三菩，即大涅槃，即常，即乐，即我，即净。以是俱即世出世故，即如来藏妙明心元，离即，离非[30]，是即，非即。如何世间三有[31]众生，及出世间声闻、缘觉，以所知心测度如来无上菩提，用世语言入佛知见。譬如琴、瑟、箜篌、琵琶，虽有妙音，若无妙指，终不能发。汝与众生，亦复如是。宝觉真心各各圆满。如我按指[32]，海印[33]发光。汝暂举心，尘劳先起。由不勤求无上觉道，爱念小乘，得少为足。

［1］妙觉：问如来妙觉，何当忽生山河大地。

［2］不因迷，又不因悟：破迷开悟。

［3］亦如翳人见空中华：若在灭处寻迷之根。

［4］翳病若除，华于空灭：翳灭不重生华，金成不重为矿，木灰不重为木。如来妙觉，悟不再迷，亦复如此。翳病若除，空中华灭：第一喻。

［5］金矿杂于精金：无明和合，觉性。

［6］其金一纯，更不成杂：第二喻。

［7］如木成灰，不重为木：第三喻。所言如木成灰，木喻烦恼；灰喻涅槃。

［8］本性圆融：答遍融之义。性相参观。

［9］虚空体非群相：虚空，比喻真如性。明性体虚空，不拒诸相。

［10］日照时，既是日明，十方世界同为日色：明空中诸相，无自虚妄。若云明相为日所生，十方世界应当同是日色，而无须要虚空方显露也。

［11］中宵云雾之时，不生光耀：即无日之时。

［12］不异空日：即日即空。

［13］观相元妄：观相既妄，妄本无体，如何得相陵灭。

［14］观性元真：真非滞象，云何复不相容。

注评：观相元妄至不相容者，此一段宜在无可凭据之下。

真妙觉明至无可凭据，此一段当在不异空日之下。

［15］背觉合尘，故发尘劳，有世间相：背觉合尘，故见诸相相拒。

注评：倾夺藏心。

离尘合觉，故见太虚融通。

注评：妙合藏心。

［16］非心非空：非心非空等，约非相以明真谛。

案：藏心俱非。

非心非空以下七大、六根、六尘、六识。

十二因缘：或译作十二缘起。一、无明：为过云世无始烦恼。二、行：依过去世之烦恼，所作善恶之行业。三、识：依过去世之行业，而受现世受胎之一念也。四、名色：在胎中渐有心身发育之位，名为心法。心法不能以体示之，但以名诠之。色者即眼等之身也。五、六入：即六根具足，为将出胎之位也。六、触：由触而生受，对境而生领纳、感受。七、受：为自六七岁后，渐次对于事物有识别苦乐感受之位也。八、爱：从十四五岁后，生有种种强盛爱欲之位。九、取：为成人之后，爱欲愈盛，驰驱诸境，取求所欲之位也。十、有：由有而有生，生谓受生于三界六道。十一、生：即依现在之业，受生未来之位。十二、老死：为于来世老死之位。

［17］非明、无明：以下圆觉法十二因缘。

［18］非苦、非集：以下声闻法四谛。

［19］非檀那、非尸罗：以下菩萨法六度，布施、持戒。

［20］毗梨：精进。

［21］羼提：忍辱。

［22］禅那：禅定。

［23］般剌若：智慧。

［24］波罗蜜多：到彼岸。

［25］怛闼阿竭：（如来）如来三号。

［26］阿罗诃：应供。

［27］三耶三菩：正遍知。

［28］非常、非乐：涅槃四德。

［29］即心、即空：即心即空等，约即相以明俗谛。

四谛法：又名四圣谛。一、苦谛：三界六趣之苦报也。二、集谛：贪瞋等烦恼及善恶诸业，能集起各种苦报，故名集。三、灭谛：涅槃也。灭惑业、离生死之苦，真空寂灭，乃悟之果也。四、道谛：八正道也。能通涅槃，故为道，是悟之因也。正见、正思惟、正语、正业、正命、正精进、正念、正定。前二谛为世间流转因果，后二谛为出世间还灭因果。

［30］离即、离非：离即离非等，约遮照以明中谛。

案：即非圆融。

［31］三有：即三界。

［32］按指：喻举心。

［33］海印：即宝觉真心。佛所得三昧之名，如大海中能印象一切事物。

四德：常、乐、我、净，为如来法身四德之究竟处，四德为大乘之般若涅槃所具之法。一、常德：涅槃之体恒不变而无生灭，又随缘化用常不绝。二、乐德：涅槃之体寂灭永安，又运用自在，适所为心。三、我德：体自实，用自在。四、净德：解脱一切垢染，随缘化处无污。

富楼那言：我与如来宝觉圆明，真妙净心，无二圆满。而我昔遭无始妄想，久在轮回。今得圣乘，犹未究竟[1]。世尊，诸妄一切圆灭[2]，独妙真常[3]。敢问如来，一切众生何因有妄[4]，自蔽妙明，受此沦溺。

佛告富楼那：汝虽除疑，余惑未尽。吾以世间现前诸事，今复问汝。汝岂不闻室罗城中演若达多。忽于晨朝以镜照面，爱镜中头眉目可见，瞋责己头不见面目，以为魑魅，无状狂走。于意云何？此人何因无故狂走？富楼那言：是人心狂，更无他故。佛言：妙觉明圆[5]本圆明妙[6]，既称为妄，云何有因？若有所因，云何名妄[7]？自诸[8]妄想，展转相因。从迷积迷[9]，以历尘劫。虽佛发明，犹不能返。如是迷因，因迷自有[10]。识迷无因[11]，妄无所依。尚无有生，欲何为灭？得菩提者[12]，如寤时人说梦中事，心纵精明，欲何因缘取梦中物？况复无因，本无所有。如彼城中演若达多，岂有因缘，自怖头走。忽然狂歇，头非外得。纵未歇狂，亦何遗失？

富楼那，妄性如是，因何为在？汝但不随分别世间、业果、众生三种相续[13]，三缘断故，三因不生，则汝心中演若达多狂性自歇，歇即菩提[14]。胜净明心，本周法界，不从人得，何藉劬劳肯綮[15]修证？譬如有人于自衣[16]中系如意珠，不自觉知[17]。穷露[18]他方，乞食驰走，虽实贫穷，珠不曾失。忽有智者指示其珠，所愿从心，致大饶富，方悟神珠非从外得。

即时，阿难在大众中，顶礼佛足，起立白佛：世尊现说杀、盗、淫业，三缘断故，三因不生，心中达多狂性自歇，歇即菩提，不从人得。斯则因缘皎然明白[19]，云何如来顿弃因缘？我从因缘心得开悟。世尊，此义何独我等年少有学声闻。今此会中，大目犍连及舍利弗、须菩提等，从老梵志[20]闻佛因缘，发心开悟，得成无漏。今说菩提不从因缘。则王舍城拘舍梨等所说自然，成第一义。惟垂大悲，开发迷闷。

[1] 未究竟：无明未尽。

[2] 一切圆灭：极果断德。

[3] 独妙真常：究竟智德。

[4] 何因有妄：问众生同此妙觉，何因有妄，犹然因缘之见也。故如来将因字破之，言妄不因因生也。

[5] 妙觉明圆：指众生共具之性。

[6] 本圆明妙：本来如此，不假修成。

[7] 云何有因，若有所因，云何名妄：妄无所因。

[8] 自诸：论及现在。

[9] 从迷积迷：究其原始。

[10] 因迷自有：从迷积迷。

[11] 识迷无因：最初之迷乃无因。

[12] 得菩提者：成佛之后。

[13] 众生三种相续：如达多但不随分别境中影子，狂性自歇，头非外得。

[14] 狂性自歇，歇即菩提：一歇便得，何必枝枝节节而为之。

[15] 肯綮：身中筋骨聚会之处。

[16] 自衣：喻五阴。

[17] 如意珠，不自觉知：如意珠，喻真如性。因缘断则妄灭真现。

[18] 穷露：喻流转轮回。

[19] 因缘皎然明白：阿难仍执定因缘自然，无始妄根，顿难拔去如此，何况末学。

[20] 老梵志：译作净裔。婆罗门四时期中之第二，即受师修学之时。

佛告阿难：即如城中演若达多[1]，狂性因缘若得灭除，则不狂性自然而出，因缘自然，理穷于是。阿难，演[2]若达多头本自然，本自其然。无然非自[3]，何因缘故，怖头狂走[4]？若自然头，因缘故狂，何不自然？因缘故失，本头不失，狂怖妄出，曾无变易，何藉因缘？本狂自然[5]，本有狂怖，未狂之际，狂何所潜？不狂自然[6]，头本无妄，何为狂走？若悟本头，识知狂走[7]，因缘自然，俱为戏论[8]。是故我言三缘断故，即菩提心。

菩提心生，生灭心灭，此但生灭，灭生俱尽，无功用道。若有自然，如是则明自然心生，生灭心灭，此亦生灭。无生灭者，名为自然。犹如世间诸相杂和，成一体者，名和合性。非和合者称本然性。本然非然，和合非合，合然俱离，离合俱非，此句方名无戏论法。菩提涅槃尚在遥远，非汝历劫辛勤修证。虽复忆持十方如来十二部经、清净妙理如恒河沙，只益戏论。汝虽谈说因缘自然[9]，决定明了。人间称汝多闻[10]第一，以此积劫多闻熏习，不能免离摩登伽难。何须待我佛顶神咒，摩登伽心淫火顿歇，得阿那含，于我法中成精进林，爱河干枯，令汝解脱。是故，阿难，汝虽历劫忆持如来秘密妙严，不如一日修无漏业[11]，远离世间憎、爱二苦。如摩登伽宿为淫女，由神咒力销其爱欲，法中今名性比丘尼，与罗睺母耶输陀罗[12]同悟宿因，知历世因贪爱为苦，一念熏修无漏善故，或得出缠[13]，或蒙授[14]记。如何自欺，尚留观听[15]。

阿难及诸大众闻佛示诲，疑惑销除，心悟实相[16]。身意轻安，得未曾有[17]。重复悲泪，顶礼佛足，长跪合掌而白佛言：无上大悲清净宝王，善开我心，能以如是种种因缘，方便提奖，引诸沉冥出于苦海。世尊，我今虽承如是法音，知如来藏妙觉明心遍十方界，含育如来十方国土，清净宝严妙觉王刹。如来复责多闻无功，不逮修习，我今犹如旅泊之人，忽蒙天王赐与华屋，虽获大宅，要因门入。惟愿如来不舍大悲，示我在会诸蒙暗者，捐舍小乘，毕获如来无余涅槃[18]，本发心路。令有学者从何摄伏畴昔攀缘，得陀罗尼[19]，入佛知见。作是语已，五体投地，在会一心伫佛慈旨。

[1]演若达多：明演若达多之狂，非因缘，亦非自然。喻妄本无根，人自为妄耳。

案：开释迷闷。

[2]演：若谓。

[3]本自其然。无然非自：本自天然，不假因缘。若本自然，则或狂或不狂，无所然而非自然矣。应当无一处一时不自然。

[4]何因缘故，怖头狂走：何故以照境因缘，而后始狂走耶。若谓本是自然之头，以照镜因缘而后发狂，何不以照镜因缘而失其自然头耶。

［5］本狂自然：若谓此狂本出于自然。

［6］不狂自然：若谓此狂不出于自然。

［7］若悟本头，识知狂走：悟得本头未失，而知狂走是妄。

［8］因缘自然，俱为戏论：因缘自然和合等说，俱为戏论。合然俱离，离合俱非，此句方名无戏论注。阿难多闻，只益戏论。所以不能免于摩登伽之难也。故如来深警之。

［9］因缘自然：因缘自然，有益于辩，无益于道。

［10］多闻：有益于名，无益于实。

［11］修无漏业：首楞严大定。

注评：初果须陀洹（入流），二果斯陀含（一来），三果阿那含（不还），四果阿罗汉（不生）。阿那含断尽欲界之烦恼，将来只生于色界，不再来欲界。

［12］耶输陀罗：乃世尊未出家时之正妃，即罗睺罗之母，世尊成道五年，妃出家为尼。罗睺罗，世尊之子，后出家为世尊十大弟子之一，密行第一。

［13］出缠：指摩登伽。

［14］授：耶输。

［15］尚留观听：尚留恋于见闻而不肯进修。

［16］疑惑销除，心悟实相：一修道分。

［17］身意轻安，得未曾有：问修习法门。

案：求无余涅槃。

［18］无余涅槃：涅槃：亦作泥洹。意即灭度、寂灭、不生、无为、安乐、解说，新译作圆寂。

有余涅槃：亦作有余依涅槃，谓尚余有漏依身之苦果也。

无余涅槃：亦作无余依涅槃。谓更灭依身之苦果，而无所余也。

［19］陀罗尼：总持诸善，能遮诸恶。又咒。

尔时，世尊，哀愍会中缘觉、声闻于菩提心未自在者。及为当来佛灭度后末法众生，发菩提心，开无上乘妙修行路，宣示阿难及诸大众：汝等决定发菩提心，于佛如来妙三摩提不生疲倦，应当先明发觉初心二决定义[1]。

云何初心二义决定？

阿难，第一义[2]者，汝等若欲捐舍声闻，修菩萨乘，入佛知见，应当审观因地发心，与果地觉，为同为异[3]？阿难，若于因地，以生灭心为本修因，而求佛乘不生不灭，无有是处[4]。以是义故，汝当照明诸器世间可作之法，皆从变灭。阿难，汝观世间可作之法[5]，谁为不坏，然终不闻烂坏虚空[6]。何以故？空非可作[7]，由是始终无坏灭故。则汝身中坚相为地，润湿为水，暖触为火，动摇为风[8]。由此四缠[9]分汝湛圆妙觉明心。为视为听，为觉为察，从始入终[10]，五叠浑浊。

云何为浊？

阿难，譬如清水，清洁本然，即彼尘土灰沙之伦，本质留碍。二体法尔[11]，性不相循。有世间人取彼土尘，投于净水，土失留碍，水亡清洁，容貌汩然，名之为浊。汝浊五重[12]，亦复如是。

阿难，汝见虚空遍十方界，空见不分，有空无体，有见无觉，相织妄成，是第一重，名为劫浊[13]。汝身现抟四大为体，见闻觉知，壅令留碍，水、火、风、土，旋令觉知，相织妄成，是第二重，名为见浊[14]。又汝心中忆识诵习，性发知见，容现六尘，离尘无相，离觉无性，相织妄成，是第三重，名烦恼浊[15]。又汝朝夕生灭不停，知见每欲留于世间，业运每常迁于国土，相织妄成，是第四重，名众生浊[16]。汝等见闻元无异性，众尘隔越，无状异生，性中相知，用中相背，同异失准，相织妄成，是第五重，名为命浊[17]。

阿难，汝今欲令见闻觉知，远契如来常、乐、我、净，应当先择死生根本。依不生灭圆湛性成，以湛旋其虚妄灭生，伏还元觉，得元明觉无生灭性，为因地心[18]，然后圆成果地修证[19]。如澄浊水，贮于静器，静深不动，沙土自沉，清水[20]现前，名为初伏客尘烦恼。去泥纯水，名为永断根本无明[21]。明相精纯，一切变现，不为烦恼，皆合涅槃清净妙德[22]。

[1] 发觉初心二决定义：二修习二决定义。

[2] 第一义：第一义在不坏真心为进修因。

案：修因同果。

[3] 因地发心，与果地觉，为同为异：若在相上起修，则不生灭法即成生

灭法。若在性上起修，则生灭法即成不生灭法。悟则相即是性，迷则性变为相。悟则清净真心，迷则生灭妄识。

［4］无有是处：因地与果地为异。

［5］可作之法：喻生灭法。

［6］终不闻烂坏虚空：喻真性不坏。

［7］空非可作：喻不生灭法。

［8］坚相为地，润湿为水，暖触为火，动摇为风：由四大分真性为六根，由六根起五阴，以浊真性。

［9］四缠：此即众生相，续一段中所云，明理不逾，听不出声，见不超色。

四缠分隔妙心，犹之器世间分隔虚空。器世间可坏，而虚空终不可坏。世界在虚空之内，四缠亦不出妙心之外，若悟性色真空性空真色之理，则七大皆如来藏。

［10］为觉为察，从始入终：五叠浑浊。

［11］法尔：其性本来如此。

［12］汝浊五重：详五阴虚妄，浊坏真性。

［13］一、劫浊：即色阴。在减劫中饥荒、瘟疫、水火、刀兵，灾难迭起。

注评：色属相分，识属见分。识水也，色土也。见空相织，如水土合，故名为浊。见初动时，唯见一空。有空无体，即是顽空。有见无觉，即是无明。既有虚空遍十方界，成住坏空，皆由此始，故谓之劫。空见不分，是见分与器界疏相分淆而为浊，故名劫浊，属色阴。

［14］二、见浊：即受阴。正法已灭，像法渐起。邪见转盛，不修善道。

注评：见闻觉知，本无留碍，因四大所壅，而有留碍。水火风土，本无觉知，因六根所旋而有觉知。是见分与身中亲相分淆而为浊也，故名见浊。属受阴。前摄六根为见大，此亦总六根为见浊。

［15］三、烦恼浊：即想阴。多爱欲，贪瞋争斗，谄曲，虚诳，摄受邪法，恼乱心神。

注评：见境领纳，属前五识，忆识诵习属第六识。是知见由真性发起，神发知矣，不可谓之性矣。是意想中容现六尘显现其中，是谓内尘，亦可谓之想。离六尘之外，别无实相。离知觉之外，别无真性。尘劳烦恼，汩乱湛觉，是知见与法尘淆而为浊，故名烦恼浊。属想阴。

[16] 四、众生浊：即行阴。作恶多端，不作功德，不畏恶业果报，不孝父母。

注评：意想知见，每欲留于世间，恋着三界，犹可知也。轮回业运，每常迁于国土，变化密移，不可知也，总不离众生因，亦不离众生果，是知见与众生相流转而为浊也，故名众生浊，属行阴。

[17] 五、命浊：即识阴。恶业日增，寿命日减。

注评：行阴属第七识，其浊易辨；识阴属第八识，其浊难晰。故见闻觉知，自湛元而分，元无异性，六尘不同，牵生六识，眼不别声，耳不别色，不相互用，故异生。唯无异性，故性中相知，唯众尘隔越，故用中相背，性本不生不灭，故同，用处与生灭和合，故异，未转第八识即无后得智，于前五识不得圆妙。故性中离了了相知，及至用时，与如来用中相背，转不尽，故失准而名识，转尽即不失准，而均谓之性矣。如来藏一性无二，如来准此灭生灭心，二乘见自共相，即于同失准。如来藏随为色空，如来准此种类俱空，二乘取真证灭，即于异失准也。丝毫未化，命蒂犹存，来先去后，作主人公，是性与识，相织成妄，而为浊也，故名命浊，属识阴。此五浊皆非实有，故曰妄成。如水清洁，原非有土，如土留碍，原非有水，二性本不相循，心境不相到故。若知湛无黏性，知妄即离，离妄即觉。但一湛圆妙觉明心，不落视听觉察，如水自莹然，何浊之有，必须悟知本来无浊者，然后可为不生不灭之根因也。

诸法中有自共二相，属于自体之相，谓之自相；通于他相，谓之共相。例如五蕴之中，五蕴各事是自相，生住异灭是共相。

[18] 元明觉无生灭性，为因地心：能以真性，灭妄还元，以进修因，则可以成果地修证。

[19] 后圆成果地修证：澄浊复湛，如澄浊水。于静气，即知止而后有定。

[20] 清水：定而后能静。

[21] 永断根本无明：静而后能安。

[22] 清净妙德：虚而后能得。

第二义[1]者，汝等必欲发菩提心，于菩萨乘生大勇猛，决定弃捐诸有为相。应当审详烦恼根本，此无始来发业润生，谁作谁受。

阿难，汝修菩提，若不审观烦恼根本，则不能知虚妄根尘何处颠倒。处尚不知，云何降伏，取如来位。阿难，汝观世间解结之人，不见所结，云何知解[2]？不闻虚空被汝隳裂。何以故？空无形相，无结解故，则汝现前眼耳鼻舌及与身心，六为贼媒[3]，自劫家宝。由此无始众生世界，生缠缚故，于器世间不能超越。

阿难，云何名为众生世界？

世为迁流，界为方位。汝今当知东、西、南、北、东南、西南、东北、西北，上、下为界，过去、未来、现在为世。方位有十[4]，流数有三[5]。一切众生织妄相成，身中贸迁，世界相涉。而此界性设虽十方，定位可明。世间只目东、西、南、北，上下无位。中无定方。四数[6]必明，与世[7]相涉，三四四三，宛转十二，流变三叠，一十百千[8]，总括始终。六根[9]之中，各各功德有千二百。

阿难，汝复于中克定优劣。如眼观见，后暗前明。前方全明，后方全暗，左右旁观三分之二，统论所作功德不全[10]，三分言功，一分无德，当知眼唯八百功德。如耳周听，十方无遗[11]，动若迩遥，静无边际，当知耳根圆满一千二百功德。如鼻嗅闻，通出入息，有出有入，而阙中交[12]，验于鼻根，三分阙一，当知鼻唯八百功德。如舌宣扬尽诸世间出世间智，言有方分，理无穷尽[13]，当知舌根圆满一千二百功德，如身觉触。识于违顺。合时能觉，离中不知，离一合双，验于身根[14]，三分阙一，当知身唯八百功德。如意默容十方三世一切世间出世间法，唯圣与凡无不包容，尽其涯际，当知意根圆满[15]一千二百功德。

阿难，汝今欲逆生死欲流[16]，返穷流根，至不生灭，当验此等六受用根[17]，谁合[18]谁离[19]，谁深[20]谁浅，谁为圆通[21]，谁不圆满[22]。若能于此悟圆通根，逆彼无始织妄业流，得循圆通与不圆根，日劫相倍[23]，我今备显六湛圆明，本所功德，数量如是，随汝详择其可入者，吾当发明，令汝增进。十方如来于十八界一一修行，皆得圆满无上菩提，于其中间，亦无优劣，但汝下劣，未能于中圆自在慧。故我宣扬，令汝但于一门深入，入一无妄，彼六知根一时清净。

阿难白佛言：世尊，云何逆流深入一门[24]，能令六根一时清净？

佛告阿难：汝今已得须陀洹果[25]，已灭三界众生世间见所断惑[26]，然犹未知根中积生无始虚习[27]，彼习要因修所断得[28]，何况此中生、住、异、灭，分剂头数[29]。今汝且观现前六根[30]，为一为六。阿难，若言一者，耳何不见？目何不闻？头奚不履？足奚无语？若此六根决定成六。如我今会与汝宣扬微妙法门，汝之六根，谁来领受？

[1] 第二义：第二义在审烦恼根本为解结处。

[2] 知解：第二决定义，解结从根。

[3] 六为贼媒：详六根与世界相涉。

案：众生世界。

[4] 有十：十方。

[5] 数有三：三世。

[6] 四数：即四方。

[7] 世：三世。

[8] 一十百千：在此四位之中，流变三叠，即三次以十进。

[9] 六根：六根功德，详六根优劣，以备选择。

[10] 功德不全：一、眼根缺劣。

[11] 耳周听十方无遗：二、耳根具优。

[12] 阙中交：三、鼻根缺劣，出入交替之时，没有作用。

[13] 方分，理无穷尽：四、舌根具优。方分，即方所；分际，即限量之意。

[14] 离一合双，验于身根：五、身根缺劣。合时能觉，或违或顺，故曰合双。

[15] 意根圆满：六、意具优。

[16] 汝今欲逆生死欲流：此即答前阿难所问“从何摄伏畴昔攀缘，得陀罗尼，入佛知见”。

注评：四流有见流：三界之见惑。欲流：欲界一切诸惑。有流：色界、无色界一切诸惑。无明流：三界之无明也。最初一念，认明堕所，有所明即有所不明，故名无明。又名痴惑，因此流转生死不能出三界，故名流也。

［17］六受用根：能于六根中择一深入，则六根一时清净。

［18］合：舌身。

［19］离：眼耳。

［20］深：意。

［21］圆通：耳舌意。圆通者，悟圆通根。

［22］不圆满：鼻眼身。

［23］与不圆根，日劫相倍：眼虽离而不圆，舌虽圆而不离，意虽圆深而有所缘，不能离。

［24］云何逆流深入一门：问选根深入。

［25］须陀洹果：初果。

［26］见所断惑：即八十八使见惑，此惑断尽，即证初果。

注评：见所断惑即八十八使。贪、瞋、痴、慢、疑、身见、边见、邪见、见取见、禁戒取见，此十惑，名本惑，贪瞋痴慢，须见修二断。疑与五见唯见断就此见断之十惑，所迷之谛理而差别之，有八十八使，欲界苦谛下十惑如上述。集灭二谛下各七惑，除身边戒三惑，道谛下八惑，除身边二惑，色界与无色界各二十八惑，苦下九惑，集下六惑，灭下六惑，道下七惑。盖于欲界四谛之惑中，各除一瞋也。

［27］无始虚习：修断虚习。即八十一品思惑，此惑断尽，即证四果。

［28］修所断得：即修所断惑。即八十一品思惑。欲界为一地，色界四禅为四地，无色界四处为四地，共九地。每地各具九品之思惑，从上上品、上中品、上下品，乃至中上品、中中品、中下品及下上品、下中品、下下品，故有九九八十一品。

欲界具九品，贪瞋痴慢、色界、无色界，各有九品贪痴慢，但无瞋恚。

注评：十种惑。一、贪：贪著自心顺情之境，而起种种之妄见。二、瞋：使身心热恼而起诸恶业，瞋譬如火能烧尽一切功德。三、痴：即无明。谓心性暗昧，迷于事理，一切烦恼由此而起。四、慢：计己为胜，视他为劣。五、疑：于诸事理犹豫而无决定之见。六、身见：即我见。七、边见：如断常有无之见，执着一边。八、邪见：违背正道之见，不信因果之见。九、见取见：于非真妙法中，谬计涅槃，心生取著，心所得为胜。十、戒取见：于非戒之中，谬以为戒，强执胜妙，希取进行如外道苦行之类。

[29] 分剂头数：分剂之轻重，等级之差别。

[30] 现前六根：明真体圆湛，无一六相。

阿难言：我用耳闻。

佛言：汝耳自闻，何关身口？口来问义，身起钦承，是故应知，非一终六，非六终一。终不汝根元一元六。阿难，当知是根非一非六，由无始来，颠倒沦替，故于圆湛一六义生。汝须陀洹[1]，虽得六销，犹未亡一，如太虚空参合群器，由器形异，名之异空，除器观空，说空为一。彼太虚空，云何为汝成同不同？何况更名是一非一？则汝了知六受用根[2]，亦复如是：

由明暗等二种相形，于妙圆中黏湛发见[3]，见精映色[4]，结色成根[5]，根元目为清净四大[6]。因名眼体，如蒲萄朵[7]，浮根四尘[8]，流逸奔色。由动静等二种相击。于妙圆中粘湛发听，听精映声[9]，卷声成根，根元目为[10]清净四大，因名耳体，如新卷叶，浮根四尘，流逸奔声。由通塞[11]等二种相发。于妙圆中粘湛发嗅。嗅精映香[12]，纳香成根，根元目为清净四大，因名鼻体，如双垂爪，浮根四尘，流逸奔香。由恬[13]变等二种相参，于妙圆中黏湛发尝[14]，尝精映味，绞味成根，根元目为清净四大，因名舌体，如初偃月，浮根四尘流逸奔味。由离合[15]等二种相摩，于妙圆中黏湛发觉[16]，觉精映触，搏触成根，根元目为清净四大，因名身体，如腰鼓颡[17]，浮根四尘，流逸奔触。由生灭等二种相续。于妙圆中黏湛发知[18]，知精映法，揽法[19]成根，根元目为清净四大，因名意思，如幽室见[20]。浮根四尘，流逸奔法。

阿难，如是六根[21]由彼觉明[22]，有明明觉[23]，失彼精了，黏妄发光[24]。是以汝今离暗离明，无有见体。离动离静，元无听质。无通无塞，嗅性不生[25]。非变非恬，尝无所出。不离不合，觉触本无。无灭无生，了知安寄？汝但不循[26]动静、合离、恬变、通塞、生灭、明暗，如是十二诸有为相。随拔一根，脱黏内伏[27]，伏归元真，发本明耀。耀性发明，诸余五粘应拔圆脱。不由前尘所起知见。明不循根，寄根明发。由是六根互相为用。

阿难，汝岂不知今此会中，阿那律陀无目而见[28]。跋难陀龙无耳而听，殑伽[29]神女非鼻闻香，骄梵钵提[30]异舌知味。舜若多[31]神无身觉触，如来光中映令暂现[32]。既为风质，其体元无，诸灭尽定得寂声闻，如此会中，摩诃迦叶久灭意根，圆明了知，不因心念。

[1] 须陀洹：入流，即初果。

[2] 六受用根：因色成见。详六根黏湛而发。眼耳鼻舌名浮根，色声香味名四尘，在浮根四尘之中。眼根则专奔色尘。

[3] 明暗等二种相形，于妙圆中黏湛发见：色尘，即自心之相分，圆湛之性，随缘而有六根，即前所谓虚空参合群器，妄生异空之义，即入自心之相分。

[4] 映色：照境发识。

[5] 结色成根：即胜义根。

[6] 清净四大：乃染中说净，非无漏妙明之净。

[7] 蒲萄朵：即浮尘根。

[8] 浮根四尘：此用能造所造八法为体。今言四尘，但举所造耳。能造者地水火风，所造者色香味触。

案：八法，地水火风名为四大，以其无处不有故也。色香味触名为四微，以其体性微细故也。人身因四大假合而有，而四大亦由四微所成，故总称八法。

[9] 听精映声：因声成闻。

[10] 目为：即称为。

[11] 通塞：通，指虚空；塞，色相。

[12] 嗅精映香：因香成嗅。

[13] 恬：淡味。

[14] 妙圆中黏湛发尝：因味成尝。

[15] 由离合：有能所即有合离。

[16] 妙圆中黏湛发觉：因触成觉。

[17] 如腰鼓颡：腰鼓，即细腰鼓。

[18] 妙圆中黏湛发知：因法成知。

[19] 法：法尘。

[20] 如幽室见：如处密室而见外物。

[21] 六根：惟六根虚妄，故离尘无体。但能随拔一根归真，则六根互相为用。

[22] 觉明：性觉妙明。

[23] 明觉：妄为明觉。

[24] 黏妄发光：由尘黏湛，成此妄明。

[25] 嗅性不生：脱黏尘妄。

[26] 不循：不随尘转。

[27] 脱黏内伏：离尘，不向外奔逸。

[28] 无目而见：天眼通。

[29] 殑伽：河名，即恒河。

[30] 骄梵钵提：人而牛嚼。

[31] 舜若多：空。

[32] 映令暂现：本句以上言六根互用。

阿难，今汝诸根若圆拔已，内莹发光。如是浮尘及器世间诸变化相[1]，如汤销冰，应念化成无上知觉。

阿难，如彼世人聚见于眼。若令急合，暗相现前[2]。六根黯然[3]，头足相类[4]，彼人以手循体外绕，彼虽不见，头足一辨[5]。知觉是同，缘见因明，暗成无见[6]，不明自发，则诸暗相永不能昏。根尘既销，云何觉明不成圆妙。

阿难白佛言：世尊，如佛说言因地觉心，欲求常住[7]，要与果位名目相应。世尊，如果位中，菩提[8]、涅槃[9]、真如[10]、佛性[11]、庵摩罗识[12]，空如来藏[13]，大圆镜智[14]，是七种名，称谓虽别，清净圆满，体性坚凝，如金刚王常住不坏。若此见听，离于明暗、动静、通塞，毕竟无体。犹如念心，离于前尘，本无所有。云何将此毕竟断灭以为修因[15]，欲获如来七常住果？世尊，若离明暗，见毕竟空，如无前尘，念自性灭。进退循环，微细推求，本无我心及我心所，将谁立因，求无上觉？如来先说湛精圆常，违越诚言，终成戏论，云何如来真实语者？惟垂大慈，开我蒙悕[16]。

佛告阿难：汝学多闻[17]，未尽诸漏，心中徒知颠倒所因。真倒现前[18]，实未能识。恐汝诚心犹未信伏，吾今试将尘俗诸事，当除汝疑。即时，如来敕罗睺罗击钟一声。问阿难言：汝今闻不[19]？阿难大众俱言：我闻，钟歇无声。佛又问言：汝今闻不？阿难大众俱言：不闻。时罗睺罗又击一声。佛又问言：汝今闻不？阿难大众又言：俱闻。佛问阿难，汝云何闻？云何不闻？阿难大众俱白佛言：钟声若击，则我得闻，击久声消，音响双绝，则名无闻。如来又敕罗睺击钟。问阿难言：尔今声不？阿难大众俱言：有声。少选声消。佛又问言：尔今声不？阿难大众答言：无声。有顷，罗睺更来撞钟。佛又问言：尔今声不？阿难大众俱言：有声。佛问阿难：汝云何声？云何无声？阿难大众俱白佛言：钟声若击，则名有声，击久声消，音响双绝，则名无声。

佛语阿难及诸大众：汝今云何自语矫乱？大众阿难俱时问佛：我今云何名为矫乱？佛言：我问汝闻，汝则言闻，又问汝声，汝则言声。唯闻与声，报答无定。如是云何不名矫乱？阿难，声销无响[20]，汝说无闻。若实无闻，闻性已灭，同于枯木，钟声更击，汝云何知？知有知无，自是声尘，或无或有，岂彼闻性为汝有无？闻实云无[21]，谁知无者？是故，阿难，声于闻中自有生灭，非为汝闻声生声灭。令汝闻性为有为无，汝尚颠倒，惑声为闻，何怪昏迷，以常为断。

终不应言，离诸动静，闭塞开通，说闻无性。如重睡人眠熟床枕，其家有人于彼睡时，捣练舂米。其人梦中闻舂捣声[22]别作他物，或为击鼓，或为撞钟，即于梦时自怪其钟为木石响。于时，忽寤，遄知杵音。自告家人，我正梦时，惑此舂音将为鼓响。阿难，是人梦中，岂忆静摇、开闭、通塞，其形虽寐，闻性不昏。纵汝形消，命光迁谢，此性云何为汝销灭[23]？以诸众生从无始来，循诸色声，逐念流转，曾不开悟性净妙常。不循所常，逐诸生灭。由是生生杂染流转。若弃生灭，守于真常，常光现前，根尘识心应时销落，想相为尘，识情为垢，二俱远离。则汝法眼应时清明。云何不成无上知觉？

[1] 诸变化相：根尘俱销。

[2] 暗相现前：即真见不假于缘，以例六根，故根尘既消，觉明圆妙。

[3] 六根黯然：六根无辨。

[4] 头足相类：头足不分。

[5] 头足一辨：而头与足一一能辨别。

[6] 缘见因明，暗成无见：普通所谓见，必因明而有见，暗则不能见，若不藉外明，而自发本明。

[7] 因地觉心，欲求常住：阿难疑真常为断灭，故发此问。

[8] 菩提：断障证智。

[9] 涅槃：不生不灭。

[10] 真如：不妄不变。

[11] 佛性：离过绝非。

[12] 庵摩罗识：第九白净识分别一切，而无染着。

[13] 空如来藏：一法不立，烦恼荡尽。

[14] 大圆镜智：洞照万法，而无分别。

[15] 以为修因：误认断灭。

[16] 蒙悕：蒙受悲伤。

[17] 多闻：即耳根以喻六根，见有超于闻声者在。

[18] 真倒现前：即执常为断。

[19] 汝今闻不：击钟验常。

[20] 声销无响：声自生灭，闻非有无。以闻为声，必惑当为断矣。故复验生不昏，死不灭，以显性净妙常。

[21] 闻实云无：若闻性实随声灭。

[22] 梦中闻舂捣声：引梦验常。

[23] 此性云何为汝销灭：闻性不灭，余可类推。

卷五

阿难白佛言：世尊，如来虽说第二义门[1]，今观世间解结之人[2]，若不知其所结之元，我信是人终不能解。世尊，我及会中有学声闻亦复如是。从无始际与诸无明，俱灭俱生。虽得如是多闻善根，名为出家，犹隔日疟[3]。惟愿大慈，哀愍沦溺，今日身心，云何是结[4]？从何名解[5]？亦令未来苦难众生，得免轮回，不落三有。作是语已，普及大众五体投地，雨泪翘诚，伫佛如来无上开示。

尔时，世尊怜愍阿难及诸会中诸有学者，亦为未来一切众生，为出世因，作将来眼，以阎浮檀[6]紫金光手摩阿难顶[7]。即时，十方普佛世界六种震动[8]，微尘如来住世界者，各有宝光从其顶出，其光同时于彼世界来祇陀林灌如来顶[9]。是诸大众得未曾有。于是，阿难及诸大众俱闻十方微尘如来，异口同音[10]告阿难言：善哉，阿难！汝欲识知俱生无明，使汝轮转生死结根，唯汝六根[11]，更无他物。汝复欲知无上菩提，令汝速证安乐解脱寂静妙常，亦汝六根，更非他物。

阿难虽闻如是法音，心犹未明。稽首白佛：云何令我生死轮回，安乐妙常，同是六根，更非他物？

佛告阿难：根尘同源，缚脱无二，识性虚妄，犹如空华。阿难，由尘发知，因根有相，相见无性，同于交芦。是故，汝今知见立知，即无明本。知见无见，斯即涅槃[12]无漏真净，云何是中更容他物？尔时，世尊，欲重宣此义而说偈言：

真性有为空，缘生故如幻[13]。无为无起灭，
不实如空华。言妄显诸真[14]，妄真同二妄[15]。
犹非真非真，云何见所见。中间无实性[16]，
是故若交芦。结解同所因[17]，圣凡无二路。
汝观交中性，空有二俱非。迷晦即无明，
发明便解脱。解结因次第，六解一亦亡。
根选择圆通，入流成正觉。陀那[18]微细识，
习气成暴流。真非真恐迷，我常不开演。

自心取自心，非幻成幻法。不取无非幻，

非幻尚不生。幻法云何立，是名妙莲华[19]。

金刚王宝觉，如幻三摩提[20]。弹指超无学，

此阿毗达磨[21]。十方薄伽梵[22]，一路涅槃门。

于是阿难及诸大众，闻佛如来无上慈诲，祇夜伽陀[23]，杂糅精莹，妙理清彻，心目开明，叹未曾有。

[1] 说第二义门：第四卷所谓详审烦恼根本。

[2] 今观世间解结之人：问成结解结根因。

注评：前富楼那问一切众生何因有妄，自蔽妙明。今阿难问，今日身心云何是结，从何名解，皆欲穷极妄根，细研俱生无明。庶知所结之元，而被除之也。

[3] 犹隔日疟：时悟时迷，病根未除。

[4] 云何是结：结在何处。

[5] 从何名解：从何方法入手而后得解。

[6] 阎浮檀：阎浮提，亦名剡浮，或名赡部。须弥南面有此树，故以名洲，即南赡部洲也。阎浮檀，金阎浮树名檀洲，名此洲河中出金沙。

[7] 手摩阿难顶：表无上开示。

[8] 六种震动：表破六根妄结。

[9] 陀林灌如来顶：示共同发明大佛顶法。

注评：第一卷中云：阿难见佛顶礼悲泣。限无始来一向多闻，未全道力。殷勤启请十方如来得成菩提妙奢摩他、三摩、禅那最初方便。

[10] 俱闻十方微尘如来，异口同音：示诸佛脱生死证菩提皆由斯要，所证是同，故所说不异。

[11] 轮转生死结根，唯汝六根：明成结解结总惟六根。

注评：《指月录・二十三卷》金陵清凉泰钦法灯禅师，性豪迈，不事事，众易之，法眼独契重，眼一日问众："虎项金铃，是谁解得？"众无对。师适至，眼举前语。师曰："系者解得。"法眼谓众曰："汝辈轻渠不得。"（法眼于后周显德五年戊午入灭）

［12］知见立知，即无明本。知见无见，斯即涅槃：知见立知即是结，知见无见即是解。

附：温州瑞鹿寺上方遇安禅师于此读为“知见立，知即无明本，知见无，见斯即涅槃”。人谓师曰：“破句了也。”师曰：“此是我悟处，毕生不易。”时谓之安《楞严》，至道元年春，将示寂，作偈已，澡身易衣，安坐令舁棺至室，良久自入棺，经三日，门人启棺，睹师右胁吉祥而卧，四众哀恸。师乃再起，升堂说法，呵责垂诫：“此度更启吾棺者，非吾之子。”言讫复入棺，长往。（《指月录·第二十四卷》）

注评：根属见分，尘属相分，皆由一念无明，黏湛发起，故曰同源。但自源头观之，见、相未形，根尘何有。自根合尘而逐流，则谓之缚；自根背尘而返源，则谓之脱。缚与脱，皆此六根，而非他物，以无二体故缚不为垢，脱不为净。于无二之体曾无加损，是根尘本同源也。缚脱本无二也，所以分别其间者识也，此识虚妄分别，犹如捏目，妄见空华，本无根尘。妄见根尘，本无缚脱，妄见缚脱，知此识性犹如捏目，转识归源，即清明眼。故速证安乐解脱，寂静妙常，非从根上返，犹系于识上转也，非谓离识性、虚妄，而别有所谓寂静妙常，但信识性之为虚妄，而妙常即在于识性矣。但信空华之无自性，而清明即在于空华矣。故由尘发识，识不自生，因根有相，相不自有，是根尘识三者相交而立，同于交芦，本无自性，以为交性是有，未交之时，何为无也。以为交性是无，既交之时，何为有也，既非空性，又非有性，故曰无性。相分见分，二俱无性，当体即是无生，故知生死结根之中，自足寂静妙常也，可信缚脱之无二矣。

［13］真性有为空，缘生故如幻：真性本空，何得幻生。由第八识内缘真如，外生有为法，故如幻耳。

［14］言妄显诸真：妄，生灭；真，涅槃。

［15］妄真同二妄：真妄相对。

［16］中间无实性：能见与所见之中间。

［17］结解同所因：结，成结；解，解结。

［18］陀那：执持谓执持种子，发起现行，即第八识。

［19］妙莲华：不染污。

[20] 三摩提：正受、正定。

[21] 阿毗达磨：大法、无比法、又论部总名。旧称阿毗昙 。

[22] 薄伽梵：即如来之尊称。第一卷云：有三摩提，名大佛顶首楞严王，具足万行，十方如来一门超出妙庄严路。

[23] 祇夜伽陀：祇夜，重颂、应颂，与长行相应而重颂之也；伽陀，孤起颂，立曰讽。

阿难合掌，顶礼白佛：我今闻佛无遮大悲[1]，性净妙常真实法句，心犹未达六解一亡，舒结伦次[2]。惟垂大慈，再愍斯会及与将来，施以法音，洗涤尘垢[3]。

即时，如来于师子座，整涅槃僧[4]，敛僧伽梨[5]，揽七宝机，引手于几，取劫波罗天所奉花巾[6]，于大众前绾成一结，示阿难言：此名何等？阿难大众俱白佛言：此名为结。于是，如来绾叠花巾，又成一结，重问阿难？此名何等？阿难大众又白佛言：此亦名结。如是伦次绾叠花巾，总成六结。一一结成，皆取手中所成之结，持问阿难：此名何等？阿难大众亦复如是次第酬佛：此名为结。佛告阿难：我初绾巾，汝名为结，此叠花巾先实一条，第二、第三，云何汝曹复名为结？阿难白佛言：世尊，此宝叠花缉绩[7]成巾，虽本一体，如我思惟，如来一绾得一结名，若百绾成，终名百结。何况此巾只有六结，终不至七，亦不停五，云何如来只许初时，第二、第三不名为结？佛告阿难：此宝花巾，汝知此巾元止一条，我六绾时，名有六结。汝审观察，巾体是同，因结有异。于意云何？初绾结成，名为第一，如是乃至第六结生，吾今欲将第六结名成第一不？不也，世尊。六结若存，斯第六名终非第一，纵我历生尽其明辨，如何令是六结乱名？佛言：如是，六结不同，循顾本因[8]，一巾所造，令其杂乱终不得成，则汝六根亦复如是。毕竟同中[9]，生毕竟异[10]。佛告阿难：汝必嫌此六结[11]不成，愿乐一成，复云何得[12]？阿难言：此结若存，是非蜂起，于中自生此结非彼，彼结非此，如来今日若总解除，结若不生，则无彼此，尚不名一,六云何成？

佛言：六解一亡亦复如是。由汝无始心性狂乱，知见妄发[13]发妄不息，劳见发尘[14]。如劳目睛，则有狂华于湛精明无因乱起。一切世间山河大地，生死涅槃，皆即狂劳颠倒华相。

[1] 无遮大悲：即无隐藏。

[2] 六解一亡，舒结伦次：问六解一亡伦次。

[3] 尘垢：除惑破障。明真性元空由六根依尘成结。

[4] 整涅槃僧：里衣。

[5] 敛僧伽梨：大衣、袈婆衣。

[6] 劫波罗天所奉花巾：时分天，即夜摩天，乃欲界第三天。

[7] 缉绩：组织之义。

[8] 循顾本因：六根因一直心而结成。

[9] 毕竟同中：未结之先。

[10] 生毕竟异：既成结后。

[11] 必嫌此六结：必，若；六结，六根结解则真性，又自如如。

[12] 复云何得：用何法可得。

[13] 心性狂乱，知见妄发：清净心中，一念妄动，遂成业识，转成见分。

[14] 劳见发尘：由见分生相分。

注评：有为随缘起灭，是生死法。无为起灭俱无，是涅槃法。真性中本无生死涅槃之相。结从何起，解从何名，故有为如幻，无为如空华。此颂根尘同源，缚脱无二，于同源无二处，见得有无皆为虚妄。

言生灭之妄，可以显涅槃之真。既有真与妄对，真亦成妄，故曰二妄，以尚有真可得故。盖真性中，真与非真，俱不可得。云何更有能见之根与所见之境乎。见有者固是见幻，见无者亦是捏目，凡有见者，即落方所，故见有涅槃可成，即谓之妄。

中间，指见所见之中间。由尘发知，知即识也，属能见。因根有相，相即尘也，属所见。根尘识，相藉而有，本无实性，如交芦然。相依而立，原无自性。试观交中之性，以为空，则相依似有。以为有，则不依本无，非有性，非空性，是谓无性。结者此六根，非有所损。解者此六根，非有所益。何以解之即名圣，而结之即名凡。为不达无生之旨，一念自迷。内有能见，外有所见。为根尘所缚，无自由分，是晦昧即无明之本，结之所由起。若真见无性之妙，脱黏内伏，发本明耀，明不循根，见不藉缘，六根互用，超越世间，是发明即解脱之因，解之所由明也。结则俱生无明，生死结根，故谓凡夫。因此六根非他物也，解则速证安乐寂静妙常，故谓圣人。因此六根非他物也，同此六根，更无二路。彼缚于有为者，犹以交芦为性有，而实未尝有。彼缚于无为者，犹以交芦为性空，而实未尝空。非空非有，无圣无凡，乃可语真性矣。

发明便解脱，此是顿门。何为有解结次第之说，顿不废渐，所以为圆顿法门也。若是大根大器，一悟便至佛地，更不假于修证。其次莫若选择耳根圆通，一根返元，六根解脱。先销六根，次亡其一，此观世音入流亡所，乃至寂灭现前，而成正觉之次第也。即如顿门，大悟小悟，不记其数，何尝无次第哉。

六根非能为凡为圣，所以主之者识也。六识既销，我见犹存，是第七识境界。六解一亡，归于如来藏海，是第八识境界。马鸣曰：依如来藏有生灭心，转不生灭与和合，非一非异，名阿赖耶识，此识最微细，含藏种子为习气，菲知其所藏。积生识浪成暴流，莫知其所生，故曰微细。依不生灭，则谓之出缠如来藏，似乎真矣。依生灭则谓之在缠如来藏，又似乎非真矣。真与非真，总是这个识，所以难辨。谓之真恐认贼作子，谓之非真恐认子作贼，世尊所以不轻谈。若能转第八识为大圆镜智非真非非真，乃可语无上菩提真如佛性也。后来性宗不明，只缘相宗不彻。以第七识中我见为佛性，以第八识刹那中生灭为真如，故谓之颟顸佛性，笼统真如。认定湛不摇处，以为究竟，故知其一未亡也。

《深密经》云：阿赖耶识甚微细，一切种子如暴流。我于凡愚不开演，恐彼分别执为我，此自心取自心，正是分别执为我也。一执为我，子非幻中生起幻法，湛由是生，结由是始，此六根所以逐尘而轮转也。不执为我，则非幻尚无，幻从何立，湛入合湛，同源无二，此六根所以清净，而并亡其一也。六根属幻，一属非幻，一六俱亡，故曰非幻尚不生，幻法云何立，此转识成智在取不取之间耳。

阿难言：此劳同结，云何解除？

如来以手将所结巾偏掣其左，问阿难言：如是解不？不也，世尊。旋复以手偏牵右边，又问阿难：如是解不？不也，世尊。佛告阿难：吾今以手左右各牵，竟不能解[1]，汝设方便，云何解成？阿难白佛言：世尊，当于结心解即分散。佛告阿难：如是如是，若欲除结，当于结心[2]。阿难，我说佛法从因缘生，非取世间和合粗相。如来发明世、出世法，知其本因[3]，随所缘出[4]。如是乃至恒沙界外一滴之雨亦知头数，现前种种松直、棘曲、鹄白、乌玄，皆了元由。是故，阿难，随汝心中选择六根[5]，根结若除[6]，尘相自灭[7]，诸妄消亡[8]，不真何待[9]？阿难，吾今问汝，此劫波罗巾，六结现前，同时解萦[10]，得同除不？不也，世尊。是结本以次第绾生，今日当须次第而解[11]。六结同体，结不同时，则结解时，云何同除？佛言：六根解除[12]亦复如是。此根初解，先得入空[13]，空性圆明，成法解脱[14]，解脱法已，俱空不生[15]，是名菩萨从三摩地得无生忍。

阿难及诸大众蒙佛开示，慧觉圆通[16]，得无疑惑。一时合掌顶礼双足而白佛言：我等今日身心皎然，快得无碍，虽复悟知一六亡义，然犹未达圆通本根。世尊，我辈飘零积劫孤露[17]，何心何虑预佛天伦，如失乳儿忽遇慈母，若复因此际会道成，所得密言，还同本悟[18]，则与未闻无有差别[19]，惟垂大悲惠我秘严[20]，成就如来最后开示。作是语已，五体投地，退藏密机[21]，冀佛冥授。

尔时，世尊普告众中诸大菩萨及诸漏尽大阿罗汉：汝等菩萨及阿罗汉，生我法中，得成无学，吾今问汝最初发心悟十八界，谁为圆通，从何方便入三摩地[22]？

憍陈那五比丘即从座起顶礼佛足而白佛言：我在鹿苑及于鸡园，观见如来最初成道[23]，于佛音声悟明四谛[24]。佛问比丘，我初称解，如来印我名阿若多妙音密圆[25]，我于音声得阿罗汉。佛问圆通，如我所证，音声为上。

优波尼沙陀即从座起顶礼佛足而白佛言：我亦观佛最初成道，观不净相，生大厌离，悟诸色性以从不净[26]、白骨、微尘归于虚空，空色二无，成无学道。如来印我名尼沙陀[27]。尘色既尽，妙色密圆，我从色相得阿罗汉。佛问圆通，如我所证，色因为上[28]。

香严童子即从座起顶礼佛足而白佛言：我闻如来教我谛观诸有为相，

我时辞佛宴晦清斋，见诸比丘烧沉水香，香气寂然[29]来入鼻中，我观此气非木非空，非烟非火[30]，去无所著[31]，来无所从，由是意销，发明无漏[32]。如来印我得香严号。尘气倏灭，妙香密圆，我从香严得阿罗汉。佛问圆通如我所证，香严为上。

[1] 手左右各牵，竟不能解：然解结非左右边见能解，心中道当心始解。

[2] 当于结心：由中道入手，不落二边。或云结心指六根言。

[3] 知其本因：皆由于一心。

[4] 随所缘出：染缘、净缘。

[5] 选择六根：择圆通根。

[6] 根结若除：所谓当心者，非六结齐解之谓，选一根修三观，则六解一亡，妄销真现矣。

[7] 尘相自灭：一门深入。

[8] 诸妄消亡：五根同时解脱。

[9] 不真何待：妄尽还元。

[10] 萦：盘曲、旋绕。

[11] 次第而解：解结次第。

[12] 六根解除：迷以积迷，由精而粗，悟以入悟，由粗而精，是总举六根。随一深入，而渐次一解全解，非谓先解一根，而渐次再解其他之一根，直至六根渐次解尽也。

示三观修证，始从初结六根而获入空，从入空而证法空，从法空而证俱空，此楞严三昧渐次之义也。

[13] 先得人空：即六解。

[14] 成法解脱：即一亡。

[15] 俱空不生：二空亦无。

[16] 慧觉圆通：问圆通根本。

[17] 我辈飘零积劫孤露：无明师益友谓之孤，无福德智慧谓之露。

[18] 所得密言，还同本悟：若如来不说圆通本根，则我虽得密言，仍旧同本来所已悟者无别。

［19］则与未闻无有差别：因未这圆通本根，不能进修之故。

［20］秘严：秘者，不轻易得闻；严重紧要之义。

［21］退藏密机：息心、止念。

［22］谁为圆通，从何方便入三摩地：圆通方便。

［23］我在鹿苑及于鸡园，观见如来最初成道：谓如何是苦，是苦集、是苦灭、是苦灭道。劝修者，谓若应知，乃至道应知。作证者谓苦我已知，不复更知，道我已修，不复更修。

［24］于佛音声悟明四谛：六尘圆通。一、声尘圆通：三转四谛法轮，一示相转，二劝修转，三作证转。示相者，示其相状。

四谛：苦谛：三界六趣之苦报。集谛：贪瞋等烦恼及善恶诸业，以其能集起三界六趣之苦报故。灭谛：涅槃也，离生死之苦，真空寂灭。道谛：八正道也，能通涅槃，故为道。八正道：一正见，二正思惟，三正语，四正业，五正命，六正精进，七正念，八正定。

［25］阿若多妙音密圆：音声是生灭，而真性非生灭，或者音声即生灭而非生灭，故谓妙圆。只能自证，而难以告人，故谓之密。

［26］悟诸色性以从不净：二、色尘圆通。种子不净，生处不净，身体不净（可分内部外部）。死后不净有九想，一胀，二青瘀，三坏，四血涂，五脓烂，六啖，七散，八骨，九烧。

［27］尼沙陀：尘性空。

［28］色因为上：九想成，色性毕竟归空，空无所空，是为色空二无。尘色既尽，妙色密圆，岂离尘色而别有所谓妙色者乎，岂空其色相而能空者即妙色乎，岂色相有生灭，而色性无生灭，即为妙色乎，岂心无贪著，而一切色皆妙色乎。

［29］香气寂然：三、香尘圆通。

［30］非木：非自生；非空：非无因；非烟非火：非他生。

［31］去无所著：诸相非相，本自无生。

［32］由是意销，发明无漏：意根未销，故著有为，落于生灭，不能无漏。

附：黄山谷乞晦堂和尚指径捷处，堂曰：“如仲尼道：‘二三子以我为隐乎，吾无隐乎尔。’如何理论？”公拟对。堂曰：“不是不是。”公迷闷不已。一日从晦堂山行，时岩桂盛放。堂曰："闻木樨花香么？"公曰："闻。"堂曰："吾无隐乎尔。"公释然，即拜之曰："和尚得恁么老婆心切。"堂笑曰："只要公到家耳。"

药王、药上二法王子，并在会中五百梵天即从座起，顶礼佛足而白佛言：我无始劫为世良医，口中尝此娑婆世界草木金石[1]，名数凡有十万八千，如是悉知苦、醋、咸、淡、甘、辛等味。并诸和合俱生变异[2]，是冷是热，有毒无毒，悉能遍知。承事如来，了知味性，非空非有[3]，非即身心[4]，非离身心[5]，分别味因，从是开悟。蒙佛如来印我昆季药王、药上二菩萨名，今于会中为法王子。因味觉明[6]，位登菩萨。佛问圆通，如我所证，味因为上。

跋陀婆罗并其同伴十六开士[7]即从座起顶礼佛足而白佛言：我等先于威音王佛闻法出家，于浴僧时，随例入室，忽悟水因，既不洗尘[8]，亦不洗体[9]，中间安然，得无所有。宿习无忘。乃至今时从佛出家，令得无学。彼佛名我跋陀婆罗[10]，妙触宣明[11]，成佛子住。佛问圆通，如我所证，触因为上。

摩诃迦叶及紫金光比丘尼等即从座起顶礼佛足而白佛言：我于往劫于此界中，有佛出世，名日月灯，我得亲近闻法修学[12]，佛灭度后，供养舍利，燃灯续明，以紫光金涂佛形像。自尔已来，世世生生身常圆满紫金光聚。此紫金光比丘尼等，即我眷属，同时发心。我观世间六尘变坏，唯以空寂修于灭尽，身心乃能度百千劫犹如弹指。我以空法成阿罗汉，世尊说我头陀[13]为最，妙法开明[14]，消灭诸漏。佛问圆通，如我所证，法因为上。

阿那律陀即从座起顶礼佛足而白佛言：我初出家，常乐睡眠，如来诃我为畜生类。我闻佛诃，啼泣自责，七日不眠，失其双目。世尊示我乐见照明金刚三昧[15]，我不因眼观见十方，精真洞然，如观掌果。如来印我成阿罗汉。佛问圆通，如我所证，旋见循元，斯为第一。

周利槃特迦即从座起顶礼佛足而白佛言：我阙诵持，无多闻性。最初值佛，闻法出家，忆持如来一句伽陀[16]，于一百日，得前遗后，得后遗前。佛愍我愚，教我安居调出入息[17]。我时观息微细穷尽，生住异灭诸行刹那，其心豁然得大无碍。乃至漏尽成阿罗汉，住佛座下，印成无学。佛问圆通，如我所证，反息循空[18]，斯为第一。

梵钵提即从座起顶礼佛足而白佛言：我有口业，于过去劫轻弄沙门，世世生生有牛呞病[19]。如来示我一味清净心地法门[20]，我得灭心入三摩地，观味之知非体非物[21]，应念得超世间诸漏[22]。内脱身心[23]。外遗世界[24]，远离三有，如鸟出笼。离垢消尘，法眼清净[25]，成阿罗汉。如来亲印登无学道。佛问圆通，如我所证，还味旋知[26]，斯为第一。

毕陵伽婆蹉即从座起顶礼佛足而白佛言：我初发心从佛入道，数闻如来说诸世间不可乐事。乞食城中，心思法门。不觉路中毒刺伤足，举身疼痛。我念有知，知此深痛[27]，虽觉觉痛[28]，觉清净心无痛痛觉[29]。我又思惟，如是一身宁有双觉[30]？摄念未久，身心忽空。三七日中，诸漏虚尽，成阿罗汉，得亲印记，发明无学。佛问圆通，如我所证，纯觉遗身[31]，斯为第一。

须菩提即从座起顶礼佛足而白佛言：我旷劫来，心得无碍，自忆受生如恒河沙。初在母胎，即知空寂，如是乃至十方成空，亦令众生证得空性。蒙如来发性觉真空[32]，空性圆明[33]，得阿罗汉，顿入如来宝明空海，同佛知见，印成无学，解脱性空，我为无上。佛问圆通，如我所证，诸相入非[34]，非所非尽，旋法归无[35]斯为第一。

[1] 口中尝此娑婆世界草木金石：四、味尘圆通。
[2] 和合俱生变异：诸味共成本有味，制造而成。
[3] 非空非有：舌味相交，中无自性。
[4] 非即身心：身心不生味。
[5] 非离身心：离身心无知味者。
[6] 因味觉明：因味开悟，觉明自性。
[7] 开士：自己开悟，又能使人开悟，故曰开士。
[8] 既不洗尘：尘无情，不能生触。
[9] 亦不洗体：四大无情，何能知触。

［10］跋陀婆罗：贤守、贤护。

［11］妙触宣明：五、触尘圆通。宣明者，触处无非道场。

［12］闻法修学：六、法尘圆通。

［13］头陀：抖擞。

［14］妙法开明：微妙之法性，现前显露。

［15］乐见照明金刚三昧：五根圆通。一、眼根圆通。

注评：明属所，照属能，明之所在，照能照之，照之所在，见能见之。照从何起，见从何来。至于见无所见，照无所照，即得金刚三昧，金刚能摧坏故，见照俱亡。三昧即正定，乃寂照本体，乐此观照，即是旋见循元。

［16］伽陀：偈子。

［17］教我安居调出入息：二、鼻根圆通。

［18］反息循空：穷究此息到极处，亦成空。

［19］牛呞（音诗）病：三、舌根圆通。牛嚼食物之状。

［20］一味清净心地法门：即念佛法门。

［21］非体非物：非体，不于根生；非物，不于境有。

［22］应念得超世间诸漏：味有多味，知无两般，此知未旋，心即未灭，即为有漏。旋知归无，知无所知，故得无漏。

［23］内脱身心：非体故。

［24］外遗世界：非物故。

［25］法眼清净：有内眼、天眼、慧眼、法眼、佛眼，色界天人之眼修禅定者亦能得之为二乘，见真空属菩萨，为度众生照见一切法门之智慧。

［26］还味旋知：还味，脱尘味；旋知，伏知见。

［27］我念有知，知此深痛：为有知故，知此深痛，虽有能觉之觉，觉于所觉之痛，反觉清净之心，曾无痛觉，然此犹存能所，其觉未纯，故又思而进之。至于身触皆亡，心相亦灭，而诸漏虚尽。

［28］虽觉觉痛：虽有觉能觉我身之痛。

［29］无痛痛觉：无有痛能痛我本来之觉。

［30］我又思惟，如是一身，宁有双觉：正痛之时，有知痛者，有痛所不及者，一身岂有双觉耶。

［31］纯觉遗身：四、身根圆通。唯一清静觉心而无身相。

注评：虽有能觉，觉于所痛，觉乃清静心，离于我所，非痛所及。痛是所觉，觉能觉之，觉是能觉。痛不能痛之，一痛一不痛，既觉痛，又觉不痛，岂一身而有双觉耶。觉唯一真，觉痛是妄，由是摄念，外忘其身。所觉既泯，内忘其心，能觉亦化。

［32］性觉真空：真空非偏空。

［33］空性圆明：五、意根圆通。非偏空故园。

［34］诸相入非：初以空观，空诸相。

［35］非所非尽，旋法归无：次以重空，空其空相，始则旋相归无。既则旋法归无，人法双空。

附：僧志常初参大通和尚，问："如何是本性？"大通曰："汝见虚空否？"对曰："见。"曰："虚空有相貌否？"对曰："无。"大通曰："汝见本性，犹如虚空，了无一物可见，是名正见。无一物可知，是名真知。无有青黄长短，但见本源清净，觉体圆明，即名见性成佛，亦名如来知见。"志常虽闻此说，犹未决了，六祖示僧志常偈曰："不见一法存无见，大似浮云遮日面。不知一法守空知，还如太空生闪电。此之知见瞥然兴，错认何曾解方便。汝当一念自知非，自己灵光常显现。"

志常自作偈曰："无端起知见，著相求菩提。情存一念悟，宁越昔时迷。自性觉源体，随照枉迁流。不入祖师室，茫然趋两头。"

舍利弗即从座起顶礼佛足而白佛言：我旷劫来，心见[1]清净，如是受生如恒河沙，世出世间种种变化，一见则通，获无障碍。我于路中，逢迦叶波兄弟相逐，宣说因缘，悟心无际。从佛出家，见觉明圆，得大无畏，成阿罗汉，为佛长子[2]，从佛口生[3]，从法化生。佛问圆通，如我所证，心见发光[4]，光极知见[5]，斯为第一。

普贤菩萨即从座起顶礼佛足而白佛言：我已曾与恒沙如来为法王子，十方如来教其弟子菩萨根者，修普贤行，从我立名。世尊，我用心闻[6]，分别众生所有知见，若于他方恒沙界外，有一众生心中发明普贤行者，我于尔时，乘六牙象，分身百千皆至其处。纵彼障深，未得见我。我与其人暗中摩顶，拥护安慰，令其成就。佛问圆通，我说本因，心闻发明[7]，分别自在，斯为第一。

孙陀罗难陀即从座起顶礼佛足而白佛言：我初出家，从佛入道，虽具戒律，于三摩地，心常散动，未获无漏。世尊教我，及俱絺罗，观鼻端白。我初谛观，经三七日，见鼻中气出入如烟。身心内明，圆洞世界，遍成虚净，犹如琉璃。烟相渐消，鼻息成白。心开漏尽，诸出入息化为光明，照十方界，得阿罗汉，世尊记我当得菩提。佛问圆通，我以消息[8]，息久发明[9]，明圆灭漏[10]，斯为第一。

富楼那弥多罗尼子即从座起顶礼佛足而白佛言：我旷劫来，辩才无碍，宣说苦空，深达实相，如是乃至恒沙如来秘密法门。我于众中，微妙开示，得无所畏。世尊知我有大辩才，以音声轮教我发扬。我于佛前，助佛转轮，因师子吼成阿罗汉，世尊印我说法无上。佛问圆通，我以法音[11]降伏魔怨，消灭诸漏，斯为第一。

优波离即从座起顶礼佛足而白佛言：我亲随佛逾城出家，亲观如来六年勤苦，亲见如来降伏诸魔，制诸外道，解脱世间贪欲诸漏。承佛教戒，如是乃至三千威仪[12]。八万微细性业遮业[13]，悉皆清净，身心寂灭，成阿罗汉。我是如来众中纲纪，亲印我心，持戒修身，众推为上。佛问圆通，我以执身，身得自在[14]，次第执心，心得通达[15]，然后身心一切通利，斯为第一。

大目犍连即从座起顶礼佛足而白佛言：我初于路乞食。逢遇优楼频螺、伽耶、那提[16]、三迦叶波[17]，宣说如来因缘深义，我顿发心，得大通达。如来惠我袈裟著身，须发自落，我游十方，得无挂碍，神通发明，推为无上，成阿罗汉。宁唯世尊，十方如来叹我神力圆明清净，自在无畏。佛问圆通，我以旋湛，心光发宣，如澄浊流，久成清莹，斯为第一。

乌刍瑟摩于如来前合掌顶礼佛之双足而白佛言：我常先忆久远劫前，性多贪欲，有佛出世，名曰空王，说多淫人成猛火聚，教我遍观百骸四肢诸冷暖气，神光内凝，化多淫心成智慧火，从是诸佛皆呼召我，名为火头。我以火光三昧力故，成阿罗汉，心发大愿，诸佛成道，我为力士，亲伏魔怨。佛问圆通，我以谛观身心暖触，无碍流通，诸漏既消，生大宝焰[18]，登无上觉[19]，斯为第一。

持地菩萨即从座起顶礼佛足而白佛言：我念往昔，普光如来出现于世，我为比丘，常于一切要路津口，田地险隘，有不如法妨损车马，我皆平填，或作桥梁，或负沙土，如是勤苦，经无量佛出现于世。或有众生于阛阓[20]处，要人擎物，我先为擎，至其所诣，放物即行，不取其直。毗舍浮佛现在世时，世多饥荒，我为负人，无问远近唯取一钱。或有车牛被于泥溺，我有神力为其推轮，拔其苦恼。时国大王筵佛设斋。我于尔时，平地待佛，毗舍如来摩顶谓我，当平心地，则世界地一切皆平。我即心开，见身微尘与造世界所有微尘等无差别。微尘自性不相触摩，乃至刀兵亦无所触。我于法性悟无生忍，成阿罗汉，回心今入菩萨位中，闻诸如来宣妙莲华佛知见地[21]，我先证明而为上首。佛问圆通，我以谛观身界二尘等无差别，本如来藏，虚妄发尘，尘销智圆[22]，成无上道，斯为第一。

月光童子即从座起顶礼佛足而白佛言：我忆往昔恒河沙劫，有佛出世，名为水天。教诸菩萨修习水观，入三摩地。观于身中水性无夺[23]，初从涕、唾，如是穷尽津、液、精、血、大、小便利，身中旋复水性一同，见水身中与世界外浮幢王刹诸香水海[24]等无差别。我于是时初成此观，但见其水，未得无身[25]，当为比丘室中安禅。我有弟子窥窗观室，唯见清水遍在室中，了无所见。童稚无知，取一瓦砾投于水内，激水作声，顾盼而去。我出定后，顿觉心痛。如舍利弗遭违害鬼[26]，我自思惟，今我已得阿罗汉道，久离病缘。云何今日忽生心痛，将无退失？尔时，童子捷来我前，说如上事，我则告言：汝更见水，可即开门入此水中，除去瓦砾。童子奉教，后入定时，还复见水，瓦砾宛然，开门除出。我后出定，身质如初。逢无量佛，如是至于山海自在通王如来，方得亡身，与十方界诸香水海性合真空，无二无别。今于如来得童真名，预菩萨会。佛问圆通，我以水性一味流通[27]，得无生忍，圆满菩提，斯为第一。

[1] 心见：眼识。

[2] 佛长子：智慧第一。

[3] 从佛口生：闻佛说法而证果法身。

［4］心见发光：六识圆通。一、眼色识圆通。眼识发智慧光。

［5］光极知见：即第四卷根尘俱销一节，所谓今汝诸根，若圆拔已，内莹发光，如是浮尘及器世间诸变化相，如汤销冰，应念化成无上知觉。

［6］心闻：耳识。

［7］心闻发明：二、耳声识圆通。

［8］消息：烟相渐消。

［9］息久发明：三、鼻息识圆通。息化光明。

［10］明圆灭漏：照十方界，心开漏尽。

注评：前之调出入息，依于鼻根。此之观鼻端白，依于鼻识。

朱子调息箴曰：鼻端有白，我其观之，随时随处，容与猗移，静极而嘘，如春沼鱼，动极而翕，如百虫蛰。氤氲开阖，其妙无穷，孰其尸之，不宰之功，云卧天行，非予敢议。守一处和，千二百岁。

［11］法音：四、舌辩识圆通。

［12］三千威仪：行、住、坐、卧、律仪，各二百五十，共成一千。对三聚戒，则成三千。配身三口四之七种恶业，则成二万一千。即七支复配贪瞋痴慢四烦恼，则成八万四千。

［13］性业遮业：性业，杀盗淫妄犯即有罪；遮业，未制定戒律以前犯者无罪。

［14］身得自在：身清净无恶习。

［15］心得通达：五、身触识圆通。心清净无妄念。

［16］优楼频螺、伽耶、那提：均为人名。

［17］三迦叶波：兄弟共三人皆事火外道，后归佛。

［18］生大宝焰：七大圆通。六、意法识圆通。一、火性圆通，即火光三昧。

［19］登无上觉：二、地性圆通。

［20］阛阓：阛，市垣；阓，市门。

［21］佛知见地：即诸佛心地法门。

［22］尘销智圆：二、地性圆通。

［23］水性无夺：三、水性圆通。不相倾夺。

［24］香水海：华藏海中有大莲华，其莲华中有诸香水，一一香水海，为诸

佛刹世界之种，华藏世界在香水中，故曰浮幢王刹。华藏二十重，累高如幢，最为高大，故称王。

[25] 未得无身：有我见在。

[26] 舍利弗遭违害鬼：舍利弗于恒河岸入定，遭违害鬼所击，故出定头痛。

[27] 水性一味流通：三、水性圆通。

琉璃光法王子即从座起顶礼佛足而白佛言：我忆往昔经恒沙劫，有佛出世，名无量声。开示菩萨本觉妙明，观此世界及众生身，皆是妄缘风力[1]所转。我于尔时，观界安立，观世动时，观身动止，观心动念，诸动无二，等无差别。我时觉了此群动性，来无所从，去无所至，十方微尘颠倒众生同一虚妄，如是乃至三千大千一世界内所有众生，如一器中贮百蚊蚋，啾啾乱鸣，于分寸中[2]鼓发狂闹。逢佛未几，得无生忍，尔时心开，乃见东方不动[3]佛国，为法王子，事十方佛，身心发光，洞彻无碍。佛问圆通，我以观察风力无依[4]，悟菩提心，入三摩地，合十方佛传一妙心[5]，斯为第一。

虚空藏菩萨即从座起顶礼佛足而白佛言：我与如来定光佛所，得无边身[6]，尔时，手执四大宝珠[7]，照明十方微尘佛刹，化成虚空。又于自心现大圆镜[8]，内放十种微妙宝光[9]，流灌十方，尽虚空际，诸幢王刹来入镜内，涉入我身。身同虚空，不相妨碍[10]。身能善入微尘国土[11]，广行佛事，得大随顺。此大神力，由我谛观四大无依[12]，妄想生灭[13]，虚空无二，佛国本同[14]，于同发明，得无生忍。佛问圆通，我以观察虚空无边[15]入三摩地，妙力圆明[16]，斯为第一。

弥勒菩萨即从座起顶礼佛足而白佛言：我忆往昔经微尘劫，有佛出世，名日月灯明。我从彼佛而得出家。心重世名，好游族姓[17]。尔时，世尊教我修习唯心识定，入三摩地。历劫已来，以此三昧事恒沙佛，求世名心歇灭无有[18]，至燃灯佛出现于世。我乃得成无上妙圆识心[19]三昧。乃至尽空如来国土。净秽有无，皆是我心变化所现[20]。世尊，我了如是唯心识故，识性流出无量如来[21]。今得授记，次补佛处。佛问圆通，我以谛观十方唯识[22]，识心圆明，入圆成实，远离依他，及遍计执[23]，得无生忍，斯为第一。

大势至法王子，与其同伦五十二菩萨即从座起，顶礼佛足而白佛言：我忆往昔恒河沙劫，有佛出世，名无量光。十二如来相继一劫，其最后佛名超日月光。彼佛教我念佛三昧。譬如有人，一专为忆，一人专忘，如是二人若逢不逢，或见非见，二人相忆，二忆念深，如是乃至从生至生，同于形影，不相乖异。十方如来怜念众生，如母忆子，若子逃逝，虽忆何为？子若忆母如母忆时，母子历生不相违远。若众生心忆佛念佛，现前当来必定见佛。去佛不远，不假方便，自得心开。如染香人，身有香气。此则名曰香光庄严。我本因地，以念佛心入无生忍，今于此界，摄念佛人归于净土。佛问圆通，我无选择，都摄六根，净念相继[24]，得三摩地，斯为第一。

［1］风力：风性动。

［2］分寸中：即小器中。

［3］不动：即动而静，性觉妙明，非动；本觉明妙，即动而无动。总一妙真如性。

［4］观察风力无依：四、风性圆通。

［5］传一妙心：不但自证，且令众生凡有此动性者共证。

［6］边身：法身。

［7］手执四大宝珠：清净四大犹如宝珠。

［8］大圆镜：转第八识成智。

［9］十种微妙宝光：十法界，十波罗密。

附：十波罗密，一施，二戒，三忍，四精进，五静虑，六般若，七方便，八愿，九力，十智。

［10］身同虚空，不相妨碍：即四大为虚空，即虚空为法身。惟身是智，故同虚空而不碍。

［11］身能善入微尘国土：惟智是身，故善入国土而随顺。

［12］无依：虚妄。

［13］妄想生灭：即是虚空。

［14］佛国本同：佛性国土无别。

[15] 虚空无边：五、空性圆通。

[16] 妙力圆明：身刹互入证理事无碍法界。

[17] 心重世名，好游族姓：即虚荣心，为境所缚，是粗惑名遍计执。

[18] 求世名心歇灭无有：未免法缚，是细惑，是依他执。

[19] 识心：转识成智。

[20] 我心变化所现：是干相分，证无生忍。

[21] 识性流出无量如来：乃圆成实性，是于见分证无生忍，理即法身，智即报身，行即化身。

[22] 谛观十方唯识：六、识性圆通。

[23] 依他及遍计执：依他，细惑，法缚如麻绳。如麻绳所成之蛇形状遍计。凡夫妄情遍计度诸法也，又名遍计所执性。依他，不依自然之法，而依他因缘所起之法，又名依他起性。圆成实性，空烦恼所知二障，而显真理，为诸法真实之体性，又名真如实相法界法性。涅槃圆满成就诸法功德之实性。

注评：麻与绳本一，有结即名绳，无结即名麻，以喻性与识本一。有缚即名识，无缚即名性，若了唯识，识外无性，识即是性，乃第八识如来藏妙真如性也。既离依他及遍计二执，则销去生灭种子，而依不生灭性，故得无生忍。

[24] 净念相继：七、念性圆通。

案：以上六尘、五根、六识、七大共二十四位。

注评：本经卷第五第六页解结次第云：此根初解，先得人空，即此处所谓“入流亡所”至“闻所闻尽”六句，彼处云：空性圆明，成法解脱。即此处所谓“尽闻不住，觉所觉空”。彼处云：解脱法已，俱空不生，即此处所谓“空觉极圆，空所空灭”。彼处云：是名菩萨从三摩地得无生忍，即此处所谓“生灭既灭，寂灭现前。”

所谓“从闻思修，入三摩地”者，即是从返闻而思，从返闻而修，从返闻而入。至于不生不灭，正定之地，此三摩地本无动摇，湛然常寂。但以声尘感之，闻根黏湛而出，遂至闻声逐声流而忘返，云三摩地远矣。惟“从闻思修”而入者，闻性即理，思即智，修即行，理智行三德圆通，一返闻而思与修皆在其中。步步归真地地增进，如下文所言即入三摩地之次第也。初于闻中返流而入不入乎，声尘而入乎圣流，即与自性相依外亡其所。凡声尘之感必有其所，今虽亡所犹未能寂，当声动时，见有动相而欲亡之；当声静时，见有静相而欲趋之。二相历然，故未得寂，惟从亡所而入。至于寂然之地，则动者自动，吾不知其动静者自静，吾不知静，动静二相何自而生亡所之极。不但动相不可得，虽静相亦不可得矣。动静二相闻根所缘，固是所闻之境，二相不生了然明白，亦是能闻之根亡，所闻易亡，能闻难，如是渐渐增进，既亡其所，复忘其能，则能闻与所闻而俱尽，盖所闻是声尘自亡所。至于所闻尽更无可闻者，则声尘泯，能闻是耳根，自入流而渐至于能闻尽，更无能闻者，则闻根泯，根尘俱尽。若有尽相可得，即是着空；若住于空，虽得所觉空，未得能觉空。今外尽其尘，内尽其根，如是尽闻，亦不住着，则不但所觉空而能觉，亦空所觉空，即人无我能觉空，即法无我证，人无我易证，法无我难。必以大乘真空，空之而后能觉，可空有空以空乎，觉而空不得圆，有觉以觉乎，空而觉不得圆，唯以空空觉并忘，其为空以觉觉空，并忘其为觉，可谓之圆矣。尚未极也，极之空即是觉，求空相不可得，觉即是空，求觉相不可得，觉而无觉，空而无空，乃为圆极。唯觉极圆，无觉相可得，则所空灭。唯空极圆，无空相可得，则能空亦灭，所空灭即法空能空灭，即空空俱空不生，然后可谓之生灭。既灭也，有声在则声生声灭，有闻在则闻生闻灭，有觉在则觉生觉灭，有空在则空生空灭，皆未离乎生灭。今人空法空，而又空空，凡属生灭者，皆已灭尽，则不生不灭一真如性，乃得现前。夫一真如性，所以不现前者，皆为生灭法之所覆，今则纤毫荡尽，真体呈露，本自然寂然，本无可灭，故谓之寂灭。是寂灭之性随处显现，不必离闻、离觉、离空，而一切自寂灭也。此三摩地，即首楞严大定，故返闻法门为此经之纲领。

卷六

尔时，观世音菩萨即从座起，顶礼佛足而白佛言：世尊，忆念我昔无数恒河沙劫，于时有佛出现于世，名观世音。我于彼佛发菩提心。彼佛教我从闻思修，入三摩地。初于闻中，入流亡所[1]，所入既寂，动静二相，了然不生[2]。如是渐增，闻所闻尽，尽闻不住，觉所觉空[3]，空觉极圆。空所空灭，生灭既灭，寂灭现前，忽然超越世出世间。十方圆明，获二殊胜。一者上合十方诸佛本妙觉心，与佛如来同一慈力，二者下合十方一切六道众生，与诸众生同一悲仰。

世尊，由我供养观音如来，蒙彼如来授我如幻闻熏闻修金刚三昧，与佛如来同慈力故，令我身成三十二应，入诸国土。世尊，若诸菩萨，入三摩地，进修无漏，胜解现圆。我现佛身而为说法，令其解脱。若诸有学，寂静妙明[4]，胜妙现圆。我于彼前，现独觉身[5]，而为说法，令其解脱。若诸有学，断十二缘[6]，缘断胜性，胜妙现圆。我于彼前现缘觉身[7]，而为说法，令其解脱。若诸有学，得四谛空，修道入灭，胜性现圆。我于彼前，现声闻身，而为说法，令其解脱。若诸众生，欲心明悟，不犯欲尘，欲身清净。我于彼前，现梵王身[8]，而为说法，令其解脱。若诸众生，欲为天主，统领诸天。我于彼前现帝释身[9]，而为说法，令其成就。若诸众生，欲身自在游行十方。我于彼前现自在天身[10]，而为说法，令其成就。若诸众生，欲身自在飞行虚空。我于彼前现大自在天身[11]，而为说法，令其成就。若诸众生，爱统鬼神，救护国土[12]。我于彼前现天大将军身[13]，而为说法，令其成就。若诸众生，爱统世界，保护众生。我于彼前现四天王身[14]，而为说法，令其成就。若诸众生，爱生天宫，驱使鬼神。我于彼前现四天王国太子身，而为说法，令其成就。若诸众生，乐为人王[15]。我于彼前现人王身，而为说法，令其成就。若诸众生，爱主族姓，世间推让。我于彼前现长者身[16]，而为说法，令其成就。若诸众生，爱谈名言，清净自居。我于彼前现居士身[17]，而为说法，令其成就。若诸众生，爱治国土，剖断邦邑。我于彼前，现宰官身，而为说法，令其成就。若诸众生，爱诸数术，摄卫自居。我于彼前现婆罗门身[18]，而为说法，令其成就。若有男子，好学出家，持诸戒律。我于彼前现比丘身[19]，而为说法，令其成就。若有女人，好学出家，持诸禁戒。我于彼前现比丘尼身，而为说法，令其成就。若有男子，乐持五戒。我于彼前现优婆塞身[20]，而为说法，令其成就。若有女子，五戒自居。我于彼前现优婆夷身，而为说法，令其成就。若有女人，内政立身，以修家国。我于彼前现女主身及国夫人命妇大家，而为说法，令其成就。若有众生，不坏男根。我于彼前现童男身，而为说法，令其成就。若有处女，爱乐处身，不求侵暴。我于彼前现童女身，而为说法，令其成就。若有诸天，乐出天伦。我现天身[21]而为说法，令其成就。若有诸龙，乐出龙伦。我现龙身而为说法，令其成就。若有药叉[22]，乐度本伦。我于彼前现药叉身，而为说法，令其成就。若乾闼婆，乐脱其伦[23]。我于彼前，现乾闼婆身，而为说法，令其成就。若阿修罗，乐脱其伦。我于彼前现阿修罗身[24]，而为说法，令其成就。若紧那罗[25]，乐脱其伦。我于彼前现紧那罗身，而为说法，令其成就。若摩呼罗伽，乐脱其伦。我于彼前现摩呼罗伽身[26]，而为说法，令其成就。若诸众生，乐人修人。我现人身，而为说法，令其成就。若诸非人，有形、无形[27]，有想、无想[28]，乐度其伦。我于彼前皆现其身，而为说法，令其成就。是名妙净三十二应[29]入国土身。皆以三昧闻熏闻修，无作妙力[30]，自在成就[31]。

案：《金刚经》云：须陀洹名为入流，而无所入。今云入流忘所，是此菩萨亦自初果修来，故曰初于，其后以次升进。闻中入流者，闻谓声尘，流谓法性，谓初以声尘，入吾法性之中，而实无所入，亡所入则外境不入矣。入有能所，此但亡所，然而法性之中体自常寂，本无动尘，安有静相，既亡所入，则见动静二相，了解不生。了然者觉也，觉其不生，尚有觉在，有入有亡，有寂有觉，未为究竟。

[1]入流忘所：不流逸奔声，而返流旋一。以能入之根逆流，故所入之尘得寂。

[2]动静二相，了然不生：闻性不与外尘相涉，织妄不成，脱黏内伏。了然，即觉。有入、有亡、有寂、有觉。

[3]尽闻不住，觉所觉空：此段文以亡尽空灭为义，而工夫有浅深，尽者

尽其所亡也，空者空其所尽也，灭者灭其所空也。灭有二义，有对生而言灭者，有以无生而言灭者。故云生灭既灭，寂灭现前，即《涅槃经》所谓生灭灭已，寂灭为乐也。

注评：大士耳根圆通，故上获如来慈力，下获众生悲仰，更获不思议妙德。

圣人设教或以佛光觉树，或以楼台虚空至无说示而作佛事者，盖为随方逗机故也。今观二十五圣圆通本无优劣，而大士耳门独胜者，正以此方迷本循声，设教心藉音闻，取定必由闻入，故特广陈殊胜，欲入以闻熏闻修反闻自性也。入流忘所四字，诸说不同，大都顺闻奔声为出流，逆闻照性为入流。奔声则存所，照性则忘所，与经中反闻自性颇合。

申上合如来慈力，故能应诸国土。三摩地中，根尘万法，悉皆如幻，以此如幻法门，始于闻中熏习，终于闻中修证，无作为作，以幻销幻，故曰如幻熏修金刚三昧也，就出世国土。

附：七佛偈

毗婆尸佛：身从无相中受生，犹如幻出诸形象。
　　　　　幻人心识本来无，罪福皆空无所住。

尸弃佛：起诸善法本是幻，造诸恶业亦是幻。
　　　　身如聚沫心如风，幻出无根无实性。

毗舍浮佛：假借四大以为身，心本无生因境有。
　　　　　前境若无心亦无，罪福如幻起亦灭。

拘留孙佛：见身无实是佛身，了心如幻是佛幻。
　　　　　了得身心本性空，斯人与佛何殊别。

拘那含牟尼佛：佛不见身知是佛，若实有知别无佛。
　　　　　　　智者能知罪性空，坦然不怖于生死。

迦叶佛：一切众生性清静，从本无生无可灭。
　　　　即此身心是幻生，幻化之中无罪福。

释迦牟尼佛：幻化无因亦无生，皆即自然见如是。
　　　　　　诸法无非自化生，幻化无生无所畏。

□［4］［5］缺失。

［6］十二缘：迷胜性由于十二缘，缘断则胜性现：

无明——一念妄动昧其本明。

行——造作诸业。

识——业力牵八识投胎。

名色——胎中五蕴全具，一属色，四属名。

六入——六根已成，具入世之体。

触——出胎后六根对六尘。

受——领受世间善恶等境。

爱——贪染五欲。

取——境上求取。

有——造因将复报果。

生——受未来世之身。

老死——未来复归变坏。

注评：熏者，熏习。谓身口所现之善恶行法，或意所现之善恶思想，其气分留于真如或阿赖耶识。如香之熏于衣，身口意所现者，曰现行法。气分留于真如或阿赖耶者，谓之种子或习气，现行法能留种子或习气之作用，谓之熏习。

一、无明熏习，无始无明，熏习真如，遂生妄心业识。

二、妄心熏习，业识妄心还熏无明，使增不了之念，更转而使现妄境。

三、妄境熏习，此妄境还熏动妄心以起诸浪，造业受苦，因此染法相续。

四、净法熏习有二：一真如熏习，以众生具真如之法，冥熏无明，以此因缘，使忘心厌生死之苦，而乐求涅槃。二妄心熏习，以此厌与求之妄心，还熏习于真如，增加其势力，而起种种方便随顺之行而灭无明，得涅槃而成净业，因此净法不断。

[7] 缘觉身：禀佛之教，观缘悟道。

[8] 梵王身：色界初禅共三天，梵众梵辅大梵。

[9] 帝释身：欲界第二天忉利天王。

[10] 自在天身：欲界第六天，即他化自在天，或名魔王天。

[11] 大自在天身：色界顶摩醯首罗天。

[12] 救护国土：应天臣国土。

[13] 天大将军身：帝释之天将。

［14］四天王身：帝释之外臣。东方持国天，西方广目天，南方增长天，北方多闻天。四天王身：法华普门品，作毗沙门身。乃四天王之一，亦名北方天，又名多闻天。

［15］乐为人王：应世间国土。

［16］长者身：长者具十德：姓贵、位高、大富、威猛、智深、年耆、行净、礼备、上叹、下归。

［17］居士身：有道艺之处士，及在家修行不贪名利者。

［18］婆罗门身：婆罗门法，七岁以上，在家学问，十五已去，游方学问。年至四十，归家聚妻。年至五十，入山修道。西域记二云：婆罗门学四吠陀论，一曰寿，谓养生缮性。二曰祠，谓享祭祈祷。三曰平，谓礼仪占卜，兵法军阵。四曰术，谓异能伎数，禁咒医方。意译为净裔，自称是梵天苗裔，印度四姓中最高之僧侣阶级，崇拜大梵天王，喜研究术数。

［19］比丘身：译音。出家受具足戒者。

［20］优婆塞身：近事男，近善男，清信士，受五戒者。

［21］天身：应鬼神国土。

［22］药叉：即夜叉，意为勇健、暴恶，有三种，在地、在空，在天。

［23］乾闼婆，乐脱其伦：意译寻香与紧那罗同供奉帝释，司奏伎乐者。

［24］阿修罗身：女美男丑，好瞋，鬼畜人天中皆有。有福报无福德。《法华·普门品》在阿修罗下有迦楼罗，此处缺之，迦楼罗译作金翅鸟。

［25］紧那罗：形似人，头有角，天帝奏乐之神。

［26］摩呼罗伽身：大蟒神，愿永久不脱人身。

［27］有形、无形：有形，色相羯南，休咎精明。无形，无免羯南，空散镇沉。

［28］有想、无想：有想，想相羯南，神鬼精灵。无想，无想羯南，土木金石。

［29］妙净三十二应：总缴上文。

［30］无作妙力：无造作。

［31］自在成就：随缘泛应。

世尊，我复以此闻熏闻修金刚三昧无作妙力。与诸十方三世六道一切众生，同悲仰故[1]，令诸众生，于我身心，获十四种无畏功德。一者由我不自观音[2]，以观观者[3]。令彼十方苦恼众生，观其音声，即得解脱[4]。二者，知见旋复[5]。令诸众生，设入大火，火不能烧。三者，观听旋复。令诸众生，大水所漂，水不能溺。四者断灭妄想，心无杀害[6]。令诸众生，入诸鬼国，鬼不能害。五者熏闻成闻[7]，六根销复[8]，同于声听[9]。能令众生，临当被害，刀段段坏，使其兵戈，犹如割水[10]，亦如吹光[11]，性无摇动。六者闻熏精明[12]，明遍法界，则诸幽暗性不能全[13]。能令众生，药叉、罗刹[14]、鸠槃茶鬼[15]及毗舍遮[16]、富单那[17]等，虽近其傍，目不能视。七者音性圆销[18]，观听返入[19]，离诸尘妄。能令众生，禁系枷锁，所不能著。八者灭音圆闻[20]，遍生慈力[21]。能令众生，经过险路，贼不能劫。九者熏闻离尘[22]，色所不劫，能令一切多淫众生[23]远离贪欲。十者纯音无尘[24]，根境圆融[25]，无对所对。能令一切忿恨众生[26]离诸瞋恚。十一者销尘旋明[27]，法界身心，犹如琉璃朗彻无碍。能令一切昏钝性障诸阿颠迦[28]，永离痴暗。十二者融形复闻[29]，不动道场，涉入世间[30]。不坏世界[31]，能遍十方供养微尘诸佛如来，各各佛边为法王子。能令法界无子众生欲求男者，诞生福德智慧之男。十三者六根圆通，明照无二[32]，含十方界[33]，立大圆镜空如来藏[34]，承顺十方微尘如来秘密法门，受领无失。能令法界无子众生欲求女者，诞生端正福德柔顺，众人爱敬，有相之女。十四者此三千大千世界百亿日月[35]，现住世间诸法王子，有六十二恒河沙数[36]，修法垂范，教化众生，随顺众生，方便智慧各各不同，由我所得圆通本根，发妙耳门，然后身心微妙含容，周遍法界。能令众生持我名号，与彼共持六十二恒河沙诸法王子。二人福德正等无异。世尊，我一名号与彼众多名号无异。由我修习得真圆通，是名十四施无畏力[37]，福备众生[38]。

[1] 同悲仰故：由上合众生悲仰故，令众生获十四种无畏功德。悲者，悲已沉沦；仰者，仰他救度，菩萨以万物为一体。故众生悲菩萨与同悲；众生仰，菩萨与同仰也。不自观音，谓不独观所观之音，而复观其能观者，此正旋倒闻机反照自性也。

[2] 不自观音：不随声尘起知见。

[3] 以观观者：返照自性。

[4] 音声，即得解脱：称名时一心不乱。

[5] 知见旋复：旋六根复圆通，无有水火之相。

[6] 心无杀害：杀害之心起于妄想。

[7] 熏闻成闻：熏妄闻而成真闻性。

[8] 六根销复：根销复元。

[9] 同于声听：无有形碍。

[10] 割水：无损。

[11] 吹光：不动。

[12] 闻熏精明：返闻自性，始觉熏本觉之明，内莹发光。

[13] 则诸幽暗性不能全：鬼神于幽暗成性，于幽暗则得其便，不能于光明显其迹。

[14] 罗刹：食人鬼，义即可畏。

[15] 鸠槃茶鬼：魇魅鬼。

[16] 毗舍遮：啖精气鬼。

[17] 富单那：热病鬼。

[18] 音性圆销：内无所系。

[19] 观听返入：外无所缚。

[20] 灭音圆闻：音尘已尽，闻性已圆。

[21] 遍生慈力：内外融通，无有敌对。

[22] 熏闻离尘：熏于闻根，脱黏内伏，远离前尘，根境不偶。

[23] 令一切多淫众生：二法相待，妄生贪染皆是淫。

[24] 纯音无尘：音性纯净。

[25] 根境圆融：无能所对待，无违。

[26] 一切忿恨众生：瞋由违情而起，无违无对则无瞋。

[27] 销尘旋明：销尘，即无蔽；旋明，指无暗。痴由妄尘所蔽，无明所覆。销尘则无蔽，旋明则无覆，外之法界，内之身心，自朗彻矣。

[28] 阿颠迦：无善心。

［29］融形复闻：无碍，性真。

［30］涉入世间：以无碍故。

［31］不坏世界：以性真故。

［32］六根圆通，明照无二：六根脱出六尘，同一圆通性，故无二。

［33］含十方界：以圆通故。

［34］立大圆镜空如来藏：以明照故，以无二故。

［35］百亿日月：十万、百万、千万、万万皆为亿，太阳系中共有二十七个月。

［36］恒河沙数：一千六百八十公里。

［37］十四施无畏力：总缴上文。

［38］福备众生：《法华经·普门品》《心法》《大悲咒》《白衣咒》《十句经》《名号》。

注评：距地球最近恒星之里数：四十万六千八百一十四亿四千万公里。

天空恒星如太阳者，肉眼能见者八千余，望远镜所见者十三万万。最近恒星距离地球约四点三光年，远者数十倍或数百倍于此。一光年即九万四千六百零八亿公里。天体有恒星、行星、卫星、彗星、流星、星云。

太阳直径一百三十九万一千公里，约当地球一百零九倍，质多金属元素，表面温度达摄氏七千度故，皆为气体状态。

火星二月、木星九月、土星十月、天王四月、海王一月。

太阳距地九千二百八十九万英里，光到地要经过八分钟余。

小世界以须弥山为中心，七山八海交互绕之，更以铁围山为外廓，是为一小世界。

须弥译意为妙高，译音为苏迷卢。

器世界之下为风轮，上为水轮，再上为金轮，即地轮上有九山八海，其中心之山即须弥山，入水八万，由旬出水八万，由旬其顶上为帝释天，山腰为四王天周围有七金山，外有咸海，再外有铁围山，又有四大洲在此，咸海流四方，又云须弥高三百三十六万里。

一千个小世界为一小千世界，一千小千世界为一中千世界，一千中千世界为一大千世界，三千大千世界即是一大千世界之异名，因其有小千中千大千三种千数合成之故。即十万万小世界，十亿小世界为一佛所化之国土。

八转（即行星之年）：水星八十七日，金星二百二十四日，地球三百六十五日，火星六百八十六日，木星四百三十三日，土星一万零七百五十九日，天王三百零六万，海王六万零一百八十日。

流星常隔数分钟发现一次，所在无定，其现也无声，不坠地面，仅为一缕光，非若陨星之为实体，天文家谓是彗星放射物质。或谓宇宙间，任何天体其来源总不出流星之外，若恒星、行星为流星之凝固物质，若星云、若极光则系流星之散漫组织，又如彗星及土星光环皆流星所成，《申报》一月八日（星期二）有雪梨专电云，南威尔斯天空流星爆炸，在地球之上六七十公里。八万四千烦恼，八万四千尘劳，八万四千法门，八万四千岁，八万四千由旬，八万四千律仪，八百四千相好，八万四千光明。

世尊，我又获是圆通[1]，修证无上道故。又能善获四不思议无作妙德。一者由我初获妙妙闻心[2]，心精遗闻[3]，见闻觉知[4]不能分隔，成一圆融[5]清净宝觉。故我能现众多妙容，能说无边秘密神咒。其中或现一首、三首、五首、七首、九首、十一首，如是乃至一百八首、千首、万首，八万四千烁迦罗[6]首。二臂、四臂、六臂、八臂、十臂、十二臂，十四、十六、十八、二十至二十四，如是乃至一百八臂、千臂、万臂，八万四千母陀罗[7]臂。二目、三目、四目，九目，如是乃至一百八目、千目、万目，八万四千清净宝目。或慈、或威、或定、或慧。救护众生，得大自在。二者由我闻思脱出六尘，如声度垣不能为碍。故我妙能现一一形，诵一一咒。其形其咒，能以无畏施诸众生。是故十方微尘国土，皆名我为施无畏者。三者由我修习本妙圆通清净本根。所游世界，皆令众生舍身珍宝，求我哀愍。四者我得佛心[8]，证于究竟，能以珍宝种种，供养十方如来，傍及法界六道众生。求妻得妻，求子得子，求三昧得三昧，求长寿得长寿，如是乃至求大涅槃得大涅槃。佛问圆通，我从耳门圆照三昧[9]，缘心自在[10]，因入流相，得三摩提，成就菩提[11]，斯为第一。

世尊，彼佛如来叹我善得圆通法门，于大会中授记我为观世音号。由我观听十方圆明，故观音名，遍十方界。

尔时，世尊于师子座，从其五体同放宝光[12]，远灌十方微尘[13]如来及法王子诸菩萨顶[14]。彼诸如来亦于五体同放宝光[15]，从微尘方来灌佛顶，并灌会中诸大菩萨及阿罗汉[16]。林木池沼，皆演法音[17]。交光相罗，如宝丝网[18]，是诸大众得未曾有。一切普获金刚三昧[19]。即时天雨百宝莲华，青黄赤白，间错纷糅[20]。十方虚空，成七宝色[21]，此娑婆界，大地山河俱时不现[22]。唯见十方微尘国土合成一界[23]。梵呗咏歌自然敷奏[24]。

于是如来告文殊师利法王子：汝今观此二十五无学诸大菩萨[25]及阿罗汉，各说最初成道方便，皆言修习真实圆通。彼等修行实无优劣，前后差别。我今欲令阿难开悟，二十五行谁当其根？兼我灭后，此界众生入菩萨乘，求无上道，何方便门得易成就？

[1]圆通：更获不思议妙德。

[2]妙妙闻心：妙，指亡所；妙闻心，指动静二相不生。

[3]心精遗闻：闻所闻尽。

[4]见闻觉知：觉所觉空。

[5]圆融：空觉极圆。

[6]烁迦罗：坚固。

[7]母陀罗：印。

[8]我得佛心：即前文云上合诸佛本妙觉心。

[9]耳门圆照三昧：即耳根圆通。圆照，谓真实圆通；缘心，谓应化无碍；入流，谓反闻照性；三摩提，即阿难所问，十方如来得成菩提三观，如来所答有三摩提，名大佛顶首楞严王，具足万行者也。诸罗汉多得奢靡，诸菩萨或得三摩，或得禅那，唯大士得此独超余者，故下文殊选为第一云。

[10]缘心自在：脱离系缚，通达无碍曰自在。

[11]菩提：菩，觉；提，道。

[12]五体同放宝光：表十八界无一不是圆通法门。

[13]微尘：如来密因。

[14]法王子诸菩萨顶：菩萨万行。

[15]同放宝光：圆通瑞应。佛佛道同。

[16] 并灌会中诸大菩萨及阿罗汉：因果一致二十五圣所证实无优劣。

[17] 林木池沼，皆演法音：无情与有情具同一圆通性。

[18] 交光相罗，如宝丝网：一一圆通法门，各各互遍互摄。

[19] 一切普获金刚三昧：十八界七大皆是不可坏之如来藏金刚三昧能破惑障。

[20] 间错纷糅：表一位圆即诸位皆圆。

[21] 十方虚空，成七宝色：虚空顽暗之情执销殒，七大妙性周遍法界。

[22] 俱时不现：狂劳颠倒华相皆灭。

[23] 合成一界：性真圆融惟一常寂光土。

[24] 自然敷奏：具足法乐。

[25] 二十五无学诸大菩萨：译圆通方便。

文殊师利法王子，奉佛慈旨，即从座起，顶礼佛足，承佛威神，说偈对佛：

觉海性澄圆，圆澄觉元妙。元明照生所，
所立照性亡。迷妄有虚空，依空立世界。
想澄成国土，知觉乃众生。空生大觉中，
如海一沤发。有漏微尘国，皆依空所生。
沤灭空本无，况复诸三有。归元性无二，
方便有多门。圣性无不通，顺逆皆方便。
初心入三昧，迟速不同伦。色想结成尘[1]，
精了不能彻[2]。如何不明彻，于是获圆通。
音声杂语言，但伊名句味[3]。一非含一切，
云何获圆通？香以合中知[4]，离则元无有。
不恒其所觉[5]，云何获圆通？味性非本然，
要以味时有。其觉不恒一，云何获圆通？
触以所触明[6]，无所不明触。合离性非定[7]，
云何获圆通？法称为内尘[8]，凭尘必有所。
能所非遍涉[9]，云何获圆通？见性虽洞然[10]，

明前不明后，四维亏一半，云何获圆通？
鼻息出入通[11]，现前无交气。支离匪涉入[12]，
云何获圆通？舌非入无端[13]，因味生觉了。
味亡了无有，云何获圆通？身与所触同[14]，
各非圆觉观。涯量[15]不冥会，云何获圆通？
知根杂乱思，湛了终无见[16]。想念不可脱，
云何获圆通？识见杂三和[17]，诘本称非相[18]。
自体先无定，云何获圆通？心闻洞十方[19]，
生于大因力[20]。初心不能入，云何获圆通？
鼻想本权机，只令摄心住[21]。住成心所住，
云何获圆通？说法弄音文，开悟先成者[22]。
名句非无漏，云何获圆通？持犯但束身[23]，
非身无所束。元非遍一切[24]，云何获圆通？
神通本宿因，何关法分别。念缘非离物[25]，
云何获圆通？若以地性观，坚碍非通达[26]。
有为非圣性，云何获圆通？若以水性观，
想念非真实[27]。如如非觉观[28]，云何获圆通。
若以火性观，厌有非真离[29]。非初心方便，
云何获圆通？若以风性观，动寂非无对[30]。
对非无上觉[31]，云何获圆通？若以空性观，
昏钝先非觉[32]。无觉异菩提，云何获圆通？
若以识性观，观识非常住[33]。存心乃虚妄[34]，
云何获圆通？诸行是无常，念性元生灭。
因果今殊感[35]，云何获圆通？我今白世尊，
佛出娑婆界。此方真教体，清净在音闻。
欲取三摩提，实以闻中入。离苦得解脱，
良哉观世音。于恒沙劫中，入微尘佛国。
得大自在力，无畏施众生。妙音观世音，
梵音海潮音。救世悉安宁，出世获常住。

［1］色想结成尘：色尘。色能起想结成内尘。

［2］精了不能彻：使真精明了之性不得透彻。

［3］音声杂语言，但伊名句味：声尘。一落言诠即属名句，耽着文字之味，即有所依托，而不能遍含。悟声尘与耳根入者不同，认尘则著他名句，返闻则了己性源，名句常于一端性源无不该遍。

［4］香以合中知：香尘。合于鼻则知香。

［5］不恒其所觉：味尘。觉性不常。

［6］触以所触明：触尘。触必有所己非圆义。

［7］合离性非定：合则有触，离则无触，而触以离知，其性非定。

［8］法称为内尘：法尘。

［9］能所非遍涉：有能所即不能遍。

［10］见性虽洞然：眼根。见性非眼可比，何以亦亏一半，因一落见分，即失圆常。

［11］鼻息出入通：鼻根。出则取香，入则闻香，而缺中交。

［12］支离匪涉入：支离间断，不能遍涉。

［13］舌非入无端：舌根。非无端而有者。

［14］身与所触同：身根。

［15］涯量：涯，边际；量，限量。

［16］湛了终无见：意根。不能见湛了之性。

［17］识见杂三和：眼识。根尘识三和合而生。

［18］诘本称非相：无自体可得。

［19］心闻洞十方：耳识。

［20］生于大因力：有大因方证大果。

［21］心住：鼻识。暂住非无住，不住亦非无住。

［22］开悟先成者：舌识。开悟在光，非待言而悟。

［23］持犯但束身：犯，戒。身识。

［24］元非遍一切：不能及于法身。

［25］念缘非离物：意识。

［26］坚碍非通达：地大。

［27］想念非真实：水大。

［28］如如非觉观：如如，真如性；觉观，知觉观想。

［29］厌有非真离：火大。

［30］动寂非无对：寂，静。

［31］对非无上觉：风大。有对待即非。

［32］昏钝先非觉：空大。定是晦昧所成之顽空。

［33］观识非常住：识大。非常，有生灭。

［34］存心乃虚妄：离根尘无本体。

［35］因果今殊感：以无常生灭之因，求常住不生灭之果。

注评：以上二十四圣虽名得圆通本根，然非此方教体，故皆拣去，而独选大士以耳根圆通，真实诸根不及故也。

案：六根都摄归念佛。

我今启如来，如观音所说。譬如入静居，
十方俱击鼓。十处一时闻，此则圆真实。
目非观障外[1]，身以合方知[2]。口鼻亦复然，
心念纷无绪。隔垣听音响，遐迩俱可闻。
五根所不齐[3]，是则通真实。音声性动静，
闻中为有无。无声号无闻，非实闻无性。
声无既无灭，声有亦非生。生灭二圆离，
是则常真实[4]。纵令在梦想，不为不思无[5]。
觉观出思惟，身心不能及。今此娑婆国，
声论得宣明[6]。众生迷本闻，循声故流转[7]。
阿难纵强记，不免落邪思[8]。岂非随所[9]沦，
旋流获无妄[10]。阿难汝谛听，我承佛威力。
宣说金刚王[11]，如幻不思议。佛母真三昧[12]，
汝闻微尘佛。一切秘密门，欲[13]漏不先除。
畜闻成过误，将闻持佛佛。何不自闻闻[14]，

闻非自然生。因声有名字[15]，旋闻与声脱[16]。
能脱欲谁名[17]，一根既返源。六根成解脱，
见[18]闻如幻翳。三界[19]若空花，闻复翳根除[20]。
尘消觉圆[21]净，净极光通达[22]。寂照含虚空，
却来观世间。犹如梦中事，摩登伽在梦。
谁能留汝形，如世巧幻师。幻作诸男女，
虽见诸根动。要以一机抽，息机归寂然。
诸幻成无性[23]，六根亦如是。元依一精明[24]，
分成六和合[25]。一处成休复[26]，六用皆不成[27]。
尘垢应念消，成圆明净妙。余尘尚诸学[28]，
明极即如来。大众及阿难，旋汝倒闻机[29]。
反闻闻自性，性成无上道[30]。圆通实如是，
此是微尘佛。一路涅槃门，过去诸如来。
斯门已成就，现在诸菩萨。今各入圆明，
未来修学人。当依如是法，我亦从中证。
非唯观世音，诚如佛世尊。询我诸方便，
以救诸末劫。求出世间人，成就涅槃心。
观世音为最，自余诸方便。皆是佛威神，
即事舍尘劳。非是长修学，浅深同说法。
顶礼如来藏，无漏不思议。愿加被未来，
于此门无惑。方便易成就，堪以教阿难。
及末劫沉沦，但以此根修。圆通超余者，
真实心如是。

[1] 目非观障外：有隔膜障碍即不能见。

[2] 身以合方知，口鼻亦复然：身与触合，舌与味合，鼻与香合，方能知离，则不知意根散乱。

[3] 五根所不齐：其他五根所不能比。

注评：声有动静，故闻有闻无，闻性常在。不因声有而生，不因声无而灭。

即如前第四卷末所言，虽在梦中，亦能闻舂捣声，其形虽寐，闻性不昏，不借思惟，此与不恒其所觉者异。

其他五根，在梦虽亦有作用，但未必皆对前境而知，或别有思惟所结。故思惟则有，不思惟则无，觉时对境则有，梦时对境则无。滞在身心，为根尘所缚，独耳识性不以觉时思惟而有，不以梦时不思而无，其性已超于思不思之表，故返闻之觉观，非思不思，与寻常观照用思惟者不同，其他根识所不能及。

[4] 是则常真实：生灭俱离，寤寐恒一。

[5] 不为不思无：不因不思惟而遂无闻也。

[6] 声论得宣明：心性不明，依声论而明，欲人达本忌言，而人迷本而循声。

[7] 循声故流转：流逸奔声。

[8] 不免落邪思：以循声流转之故。

[9] 所：声尘。即亡所之所。

[10] 旋流获无妄：旋流，即入流；无妄，真性。

[11] 金刚王：即前所谓如幻闻熏闻，修金刚三昧。

[12] 佛母真三昧：诸佛皆从此三昧而生。

[13] 欲：缘心。

[14] 佛佛，何不自闻闻：佛佛，即微尘佛记持佛佛之言教；闻闻，即闻自己之闻性。

[15] 有名字：有“闻”之名。

[16] 旋闻与声脱：旋，即返；脱，即离。

[17] 脱欲谁名：不可复名为“闻”将谁名乎，但可喻之为“源”。

[18] 见：能见。

[19] 三界：所见。

[20] 闻复翳根除：幻翳空华原非自有，逐流忘返不觉是妄。

[21] 觉圆：觉性。

[22] 净极光通达：如净琉璃内含宝月。

注评：阿难见佛三十二相而生爱欲，见摩登伽亦生爱欲，如来与他徵心辨见，则宜选眼根矣。乃选耳根者何以故？不观欲漏，不先除畜闻成过误句耶。

盖阿难之欲漏不除者，以畜闻成过也。其误处皆从累劫多闻不达真性，六根原自互用，既在闻迷闻，必在见迷见是。以如来直于一机所抽处，使之息机归寂一处，休复六用不成此，所谓密因缘证了义也。

[23] 幻成无性：即不能自动。

[24] 一精明：譬喻一机抽。

[25] 六和合：每一处根、尘、识三种和合。

[26] 休复：即息机归寂然。

[27] 六用皆不成：即诸幻成无性。

[28] 尚诸学：尚居有学之位。

[29] 旋汝倒闻机：闻机外逸，迷本循声，故曰倒闻。

[30] 性成无上道：即此性以成无上道。

于是，阿难及诸大众身心了然[1]，得大开示，观佛菩提及大涅槃。犹如有人因事远游，未得归还，明了其家所归道路。普会大众，天龙八部[2]，有学二乘，及诸一切新发心菩萨，其数凡有十恒河沙，皆得本心，远尘离垢，获法眼净。性比丘尼[3]闻说偈已，成阿罗汉。无量众生，皆发无等等[4]阿耨多罗三藐三菩提[5]心。

阿难整衣服，于大众中合掌顶礼。心迹圆明，悲欣交集。欲益未来诸众生故[6]，稽首白佛：大悲世尊，我今已悟成佛法门，是中修行，得无疑惑。常闻如来说如是言：自未得度先度人者，菩萨发心。自觉已圆，能觉他者，如来应世。我虽未度，愿度末劫一切众生。世尊，此诸众生去佛渐远，邪师说法如恒河沙。欲摄其心入三摩地[7]，云何令其安立道场，远诸魔事，于菩提心得无退屈。

尔时，世尊于大众中，称赞阿难：善哉！善哉！如汝所问安立道场，救护众生末劫沉溺。汝今谛听，当为汝说。阿难大众唯然奉教。佛告阿难：汝常闻我毗奈[8]耶中，宣说修行三决定义，所谓摄心为戒，因戒生定，因定发慧[9]。是则名为三无漏学。阿难，云何摄心？我名为戒。若诸世界六道众生，其心不淫[10]，则不随其生死相续。汝修三昧，本出尘劳。淫心不除，尘不可出。纵有多智，禅定现前。如不断淫，必落魔道。上品魔王、中品魔民、下品魔女，彼等诸魔亦有徒众。各各自谓成无上道。我灭度后，末法之中，多此魔民，炽盛世间，广行贪淫，为善知识，令诸众生落爱见坑，失菩提路。汝教世人修三摩地，先断心淫，是名如来先佛世尊第一决定清净明诲。是故，阿难，若不断淫，修禅定者，如蒸砂石欲其成饭，经百千劫，只名热砂。何以故？此非饭本，砂石成故。汝以淫身求佛妙果，纵得妙悟，皆是淫根，根本成淫，轮转三途，必不能出。如来涅槃何路修证？必使淫机身心俱断，断性亦无，于佛菩提斯可希冀。如我此说，名为佛说，不如此说，即波旬说。

阿难，又诸世界六道众生，其心不杀[11]则不随其生死相续。汝修三昧，本出尘劳。杀心不除，尘不可出。纵有多智，禅定现前。如不断杀，必落神道。上品之人，为大力鬼。中品则为飞行夜叉诸鬼帅等。下品当为地行罗刹。彼诸鬼神亦有徒众，各各自谓成无上道。我灭度后，末法之中，多此鬼神炽盛世间，自言食肉得菩提路。阿难，我令比丘食五净肉[12]。此肉皆我神力化生，本无命根。汝婆罗门地多蒸湿，加以砂石，草菜不生。我以大悲神力所加，因大慈悲，假名为肉，汝得其味。奈何如来灭度之后，食众生肉，名为释子。汝等当知。是食肉人，纵得心开似三摩地，皆大罗刹，报终必沉生死苦海，非佛弟子。如是之人，相杀相吞相食未已。云何是人得出三界？汝教世人修三摩地，次断杀生，是名如来先佛世尊第二决定清净明诲。是故阿难，若不断杀修禅定者，譬如有人自塞其耳高声大叫，求人不闻，此等名为欲隐弥露。清净比丘及诸菩萨于岐路[13]行，不踏生草，况以手拔。云何大悲，取诸众生血肉充食？若诸比丘，不服东方丝绵绢帛，及是此土靴履裘毳[14]，乳酪醍醐[15]。如是比丘，于世真脱酬还宿债，不游三界[16]。何以故？服其身分，皆为彼缘。如人食其地中百谷，足不离地。必使身心于诸众生。若身身分、身心[17]二途，不服不食，我说是人真解脱者。如我此说，名为佛说。不如此说，即波旬说。

阿难，又复世界六道众生，其心不偷[18]，则不随其生死相续。汝修三昧，本出尘劳。偷心不除，尘不可出。纵有多智，禅定现前。如不断偷，必落邪道。上品精灵、中品妖魅、下品邪人，诸魅所著。彼等群邪亦有徒众，各各自谓成无上道。我灭度后，末法之中，多此妖邪炽盛世间，潜匿奸欺，称善知识，各自谓已得上人法。诙[19]惑无识，恐令失心[20]，所过之处，其家耗散[21]。我教比丘循方乞食，令其舍贪，成菩提道。诸比丘等，不自熟食。寄于残生，旅泊三界，示一往还，去已无返。云何贼人？假我衣服，裨贩[22]如来，造种种业，皆言佛法[23]，却非出家[24]具戒比丘。为小乘道。由是疑误无量众生堕无间狱。若我灭后，其有比丘发心决定修三摩地，能于如来形像之前，身燃一灯，烧一指节及于身上爇一香炷。我说是人，无始宿债，一时酬毕，长揖世间，永脱诸漏。虽未即明无上觉路，是人于法，已决定心。若不为此舍身微因，纵成无为，必还生人，酬其宿债。如我马麦[25]，正等无异。汝教世人修三摩地，后断偷盗，是名如来先佛世尊第三决定清净明诲。是故阿难。若不断偷修禅定者，譬如有人，水灌漏卮，欲求其满，纵经尘劫终无平复。若诸比丘，衣钵之余，分寸不畜，乞食余分，施饿众生。于大集会合掌礼众。有人捶詈，同于称赞。必使身心二俱捐舍。身肉骨血与众生共，不将如来不了义说，回为己解，以误初学。佛印是人，得真三昧。如我所说。名为佛说。不如此说，即波旬说。

［1］身心了然：大众领解获益。

［2］天龙八部：佛经中所说天、龙等八种常来听释伽牟尼说法的鬼神：一、天，二、龙，三、夜叉，四、乾闼婆，五、阿修罗，六、迦楼罗，七、紧那罗，八、摩睺罗伽。

附注

肉眼：肉体所有之眼。

天眼：色界天人所有之眼，修禅定者亦能得之。

慧眼：二乘之人照见真空无相之理。

法眼：菩萨为度众生照见一切法门佛眼。

［3］性比丘尼：即摩登伽女。

［4］无等等：佛道超绝无与等者，唯佛佛自相等。

［5］阿耨多罗三藐三菩提：无上正等觉，无上正遍知。

［6］欲益未来诸众生故：阿难发愿度生。

［7］摄其心入三摩地：又问摄心远魔之法，为末劫众生虑也。

[8] 毗奈：毗，律；奈，藏。

[9] 摄心为戒，因戒生定，因定发慧：三无漏学。答摄心远魔四戒三决定义指戒定慧，律明决定戒最先，决定定依戒生，决定慧依定生也。

[10] 不淫：四种律仪，一戒淫心。

[11] 其心不杀：二戒杀心。

[12] 五净肉：一、不见，二、不闻，三、不疑，四、自死，五、鸟残。

三净肉：即五净之前三种。

[13] 岐路：岐同歧，两路并出之义。

[14] 毳（音翠）：细毛。

[15] 乳酪醍醐：一、乳，二、酪，三、生酥，四、熟酥，五、醍醐。

[16] 酬还宿债，不游三界：此二句是颠倒文法。

[17] 身身分、身心：身，血肉；身分，皮毛乳；身心，服食、贪求。

[18] 其心不偷：三戒偷心。

[19] 诙：诱诈。

[20] 恐令失心：恐吓他人使人失其正念。

[21] 其家耗散：使人破财。

[22] 裨贩：裨同稗。买贱卖贵，以自裨益，即小贩之流。稗，小也。

[23] 皆言佛法：皆说是真佛法。

[24] 非出家：轻视他人之守戒者，以为是小乘。此“非”字乃不赞成之意。

[25] 马麦：即马粮之麦，佛有一夏三月受阿耆达王之请，安居彼园与五百比丘共食三月马麦，是佛十难之一。《智度论九·经释异相五》《大方便佛报恩经》中《本起经》因宿世诟骂比丘可食马麦。

阿难，如是世界六道众生，虽则身心无杀盗淫，三行已圆。若大妄语[1]，即三摩提不得清净，成爱见魔[2]，失如来种。所谓未得谓得，未证言证。或求世间尊胜第一。谓前人言，我今已得须陀洹[3]果，斯陀含[4]果，阿那含[5]果，阿罗汉[6]道，辟支佛[7]乘，十地地前诸位菩萨[8]。求彼礼忏，贪其供养。是一颠迦，消灭佛种。如人以刀断多罗木[9]。佛记是人，永殒善根，无复知见，沉三苦海[10]，不成三昧。我灭度后，敕诸菩萨及阿罗汉，应身生彼末法之中，作种种形，度诸轮转。或作沙门、白衣、居士、人王、宰官、童男、童女，如是乃至淫女，寡妇，奸偷屠贩，与其同事，称赞佛乘，令其身心入三摩地。终不自言我真菩萨、真阿罗汉，泄佛密因，轻言于[11]未学。唯除命终，阴有遗付，云何是人。惑乱众生，成大妄语。汝教世人修三摩地，后复断除诸大妄语。是名如来先佛世尊第四决定清净明诲。是故阿难。若不断其大妄语者，如刻人粪为旃檀形，欲求香气，无有是处。我教比丘直心道场，于四威仪一切行中，尚无虚假。云何自称得上人法？譬如穷人妄号帝王，自取诛灭。况复法王，如何妄窃。因地不真，果招纡曲，求佛菩提，如噬脐[12]人，欲谁成就。若诸比丘心如直弦，一切真实，入三摩提永无魔事。我印是人成就菩萨无上知觉。如我所说，名为佛说，不如此说，即波旬说。

[1] 若大妄语：四戒妄语。

[2] 成爱见魔：句中“爱”指贪求；“见”指邪见。

[3] 须陀洹：入流、逆流、预流，断尽三界见惑。

[4] 斯陀含：一来，尚须欲界受生一次，断欲界九地思惑前六品。

[5] 阿那含：断尽欲界后三品之残余，不还、不来，生色界、无色界、不生欲界。

[6] 阿罗汉：杀贼、应供、不生。

[7] 辟支佛：独觉、缘觉，三乘中之中乘。

[8] 地前诸位菩萨：菩萨从初发心一大阿僧劫之闻为地前，即十住十行十回向之三十位，谓之三贤位，即一阐提初地已上为地上、地前者，凡夫之菩萨，地上者法身之菩萨。

[9] 人以刀断多罗木：多罗树以刀断之则不能活。

[10] 三苦海：三途也。

[11] 于：原无。为陈撄宁补入。

[12] 噬脐：谓终不能及。《左传·庄王六年》云：若不早图后君噬齐。注云：若啮腹脐，喻不可及。

附注

僧文通慧者，河南开封府白云寺僧也。其师令掌盥盆，偶有市鲜者濯于盆，文恚击之遽陨，因潜奔华州总持寺，久之为长老，盖二十余年矣。一日忽语其徒曰："二十年前一段公案，今日当了。"众问故，曰："日午自知。"遂趺坐以俟时。张浚统兵至关中，一卒持弓矢至法堂，瞪目视文，将射之，文笑曰："老僧相待久矣。"卒曰："素未相面，今见而恚心不可遏，即欲相戕何耶？"文语以昔故。卒遽说偈曰："冤冤相报何时了，劫劫相缠岂偶然。不若与师俱解释，如今立地往西天。"视之已立化矣。文即索笔书偈曰："三十三年飘荡，做了几番模样。谁知今日相逢，却是在前变障。"书毕泊然而化。

又附

二十四祖师子比丘皈依二十三祖鹤勒那尊者，时见东北方有气，如白虹贯天地，复有黑气五道横亘其中。尊者问："其兆如何？"师子云："不知。"尊者曰："我灭后五十年北天竺国当有难起，应在汝身。"比丘未晓将罹何难，尊者密示之后，师子比丘传法于婆舍斯多二十五祖，并言吾师密有悬记，罹难非久，即以僧伽黎密付斯多，俾之他国，随机演化。斯多受教，直抵南天，师子独留本国。时有外道二人欲谋乱，诡为释子，潜入王宫，其王弥罗崛遂灭毁释教，秉剑至师子比丘所，问："师得蕴空否？"曰："已得。"又问："离生死？"曰："已离。"王曰："可施我头？"师子曰："我身非我有，何吝于头。"王即挥剑断师子首，白乳涌高数尺。王之右臂亦堕地，七日而终。太子叹曰："吾父何故自取其祸延。"众忏悔时，象白山有仙人言："师子与弥罗崛往世皆为白衣，以嫉法胜，故阴戕崛，今乃偿焉。"时当中国三国之末（弥罗崛乃罽宾国王）。

东土二祖慧可付衣法于三祖后，并云："吾有宿累，今往酬之。汝受吾教宜处深山，勿罹世难，俟时传付。"二祖乃往邺都，化导四众。后至筦城匡救寺说法，有辨和法师正于其寺讲《涅槃经》，其徒多去之，而从二祖。和嫉之谤于邑宰，邑宰翟仲侃加祖以非法祖，怡然委顺。识真者，谓是偿债，时年一百七岁。当隋文帝开皇十三年，癸丑三月十六（筦城即今河南省郑县）。

宋湖州安吉县沈某者，常金寇将至，时梦一僧曰："汝前生所杀，怨报至矣。有一人长大以刀破门入者，可即问是燕山府李立否？但延颈爰刃不必逃也。"数日寇至，果如梦言，其人问："何故得悉我姓名乡里？"沈告以梦，李方叹息，见案上有《金刚经》，询知沈已持诵二十年，即解衣出一竹筒，中藏细书《金刚经》曰："我已诵五年。"因结为兄弟，赠以资粮金帛而去（见宋何薳所作《春渚纪闻》）

《已求书》云：清初程伯麟，商于扬，事大士虔，乙酉夏兵破扬州（即顺治二年，公元一六四五年），程祷大士垂救，梦大士云："汝家十七口，十六口可免，惟汝一人不可逃，汝前生杀王麻子二十六刀，今当偿债。可令家人住东厢，汝独在堂中俟之，勿被株累。"及兵叩门，程迎问："汝是王麻子否？"兵问："何知我姓名？"程以梦告。兵叹曰："汝前生杀我，今生受报；我今生杀汝，来生不又受报乎。"乃以刀背击程二十六下而宥之。携其眷属至南京，为至好友。

卷七

阿难，汝问摄心。我今先说入三摩地修学妙门，求菩萨道。要先持此四种律仪[1]，皎如冰霜，自不能生一切枝叶。心三口四[2]，生必无因。阿难，如是四事，若不遗失，心尚不缘色香味触，一切魔事，云何发生？若有宿习[3]不能灭除，汝教是人一心诵我佛顶光明摩诃萨怛多般怛啰无上神咒[4]。斯是如来无见顶相无为心佛从顶发辉，坐宝莲华所说心咒[5]。且汝宿世与摩登伽历劫因缘，恩爱习气，非是一生及与一劫。我一宣扬，爱心永脱，成阿罗汉。彼尚淫女无心修行。神力冥资，速证无学。云何汝等在会声闻，求最上乘决定成佛。譬如以尘扬于顺风，有何艰险。若有末世，欲坐道场，先持比丘清净禁戒。要当选择戒清净者第一沙门[6]以为其师。若其不遇真清净僧[7]，汝戒律仪必不成就。戒成已后，著新净衣，燃香闲居，诵此心佛所说神咒一百八遍，然后结界，建立道场[8]。求于十方现住国土无上如来，放大悲光，来灌其顶。阿难，如是末世，清净比丘、若比丘尼，白衣檀越，心灭贪淫，持佛净戒，于道场中发菩萨愿。出入澡浴，六时行道，如是不寐，经三七日。我自现身至其人前，摩顶安慰，令其开悟。

阿难白佛言：世尊，我蒙如来无上悲诲，心已开悟，自知修证，无学道成。末法修行建立道场[9]，云何结界？合佛世尊清净轨则。

佛告阿难：若末世人愿立道场，先取雪山大力白牛，食其山中肥腻香草。此牛唯饮雪山清水，其粪微细，可取其粪和合旃檀，以泥其地[10]。若非雪山，其牛臭秽，不堪涂地。别于平原，穿去地皮五尺已下，取其黄土和上旃檀、沉水、苏合、薰陆、郁金、白胶、青木、零陵、甘松及鸡舌香。以此十种细罗为粉，合土成泥，以涂场地，方圆丈六，为八角坛。坛心置一金银铜木所造莲华。华中安钵，钵中先盛八月露水，水中随安所有华叶。取八圆镜，各安其方，围绕华钵。镜外建立十六莲华。十六香炉[11]，间花铺设庄严香炉纯烧沉水，无令见火。取白牛乳，置十六器。乳为煎饼，并诸砂糖、油饼、乳糜、苏合、蜜姜、纯酥、纯蜜[12]。于莲华外，各各十六围绕华外，以奉诸佛及大菩萨。每以食时，若在中夜，取蜜半升，用酥三合。坛前别安一小火炉，以兜楼婆[13]香，煎取香水，沐浴其炭，燃令猛炽，投是酥蜜于炎炉内，烧令烟尽，享佛菩萨。令其四外，遍悬幡华。于坛室中，四壁敷设十方如来及诸菩萨所有形像[14]。应于当阳，张卢舍那[15]、释迦、弥勒、阿閦[16]、弥陀诸大变化观音形像。兼金刚藏安其左右，帝释、梵王、乌刍瑟摩[17]、并蓝地迦[18]，诸军茶利[19]与毗俱胝[20]、四天王等，频那夜迦[21]，张于门侧，左右安置。又取八镜覆悬虚空[22]，与坛场中所安之镜，方面相对，使其形影重重相涉。于初七中，至诚顶礼十方如来，诸大菩萨，阿罗汉号。恒于六时诵咒围坛，至心行道[23]。一时常行一百八遍。第二七中，一向专心发菩萨愿，心无间断，我毗奈耶[24]先有愿教。第三七中，于十二时，一向持佛般怛罗咒。至第七日，十方如来一时出现[25]。镜交光处，承佛摩顶。即于道场修三摩地，能令如是末世修学，身心明净犹如琉璃。阿难，若此比丘本受戒师，及同会中十比丘等，其中有一不清净者，如是道场多不成就。从三七后，端坐安居，经一百日[26]。有利根者，不起于座，得须陀洹。纵其身心圣果未成，决定自知成佛不谬。汝问道场，建立如是。

阿难顶礼佛足而白佛言：自我出家，恃佛憍爱[27]。求多闻故，未证无为[28]，遭彼梵天邪术所禁，心虽明了，力不自由，赖遇文殊，令我解脱。虽蒙如来佛顶神咒，冥获其力，尚未亲闻，惟愿大慈重为宣说，悲救此会诸修行辈，末及当来在轮回者，承佛密音，身意解脱。

于时会中一切大众普皆作礼，伫闻如来秘密章句。尔时，世尊从肉髻中涌百宝光，光中涌出千叶宝莲。有化如来坐宝华中，顶放十道百宝光明。一一光明皆遍示现。十恒河沙金刚密迹[29]，擎山持杵遍虚空界。大众仰观，畏爱兼抱，求佛哀祐，一心听佛。无见顶相放光如来宣说神咒：

［1］要先持此四种律仪：能持四戒（即戒淫、杀、偷、妄语，亦即四种律仪）自远魔事。

［2］心三口四：心三，指贪、瞋、痴；口四，妄言、绮语、两舌、恶口。

［3］宿习：现业易制，自行可违。宿习难除，必假神力。凡人好正而固邪，欲洁而偏染，不教而能，不愿而为，隐然若有驱策而不能自已者，宿习之使也。德隆而福薄，行善而身凶，多障多冤，数病数恼，绵然若有机缄而不能自释者，宿习之召也。兹非一生一劫之缘，乃无始来念念受熏者，自非神力莫能脱之。

［4］摩诃萨怛多般怛罗无上神咒：大白伞盖真言。

［5］所说心咒：持咒。

［6］沙门：乃出家人之通称。佛徒与非佛徒，俱可称沙门。

［7］僧：即僧伽。比丘四人以上和合为僧。戒和同修，见和同解，身和同住，利和同均，口和无诤，意和同悦。《智度论·三十四》云：一声闻僧，修小乘三学，剃头染衣，出家沙门之形相。二菩萨僧，修大乘三学，有发俗衣，在家之形相。

［8］建立道场：建场结界。

［9］末法修行建立道场：问建场结界。

［10］以泥其地：一、筑基。即香土涂地。

［11］十六香炉：二、规制。坛式庄严。

［12］砂糖、油饼、乳糜、苏合、蜜姜、纯酥、纯蜜：三、供养。诸时奉享。

［13］兜楼婆：又云妒路婆，是西方苜蓿香。

［14］四壁敷设十方如来及诸菩萨所有形像：四、设像仪轨。

［15］卢舍那：即毗卢遮那佛。密宗称大日如来。

注：台宗以毗卢舍那为法身佛，译曰遍一切处。卢舍那为报身佛，译曰净满，释迦为应身佛。

旧《华严经》译为卢舍那，新《华严经》译为毗卢遮那。

[16] 阿閦（音怵）：《法华经》中有佛阿閦，住东方妙喜世界。

[17] 乌刍瑟摩：火头，或秽迹或除秽金刚，即前二十五圣之一。

[18] 蓝地迦：青面金刚。

[19] 军荼利：明王，现忿怒身，降伏诸恶魔。

[20] 毗俱胝：三目四手忿怒形之天女。

[21] 频那夜迦：即欢喜天或毗那夜迦。欢喜天双身合抱，乃退治法。频那夜迦又名毗那夜迦，译云长随魔障碍神，人身象鼻。

[22] 八镜覆悬虚空：八镜交光。

[23] 恒于六时诵咒围坛，至心行道：五、顶礼。三七持咒。

[24] 毗奈耶：戒律。意即调伏。

[25] 一时出现：镜中佛现。

[26] 端坐安居，经一百日：百日证果。

[27] 憍爱：憍（音郊）同骄。即怜爱。

[28] 未证无为：求宣神咒。

[29] 金刚密迹：密中之密。大宝积住四十九会中第三会有密迹金刚力士会。

南无萨怛他　苏伽多耶　阿啰诃帝　三藐三菩陀写。萨怛他　佛陀俱知瑟尼钐。南无萨婆　勃陀勃地　萨跢鞞弊。南无萨多南　三藐三菩陀　俱知喃。娑舍啰　婆迦　僧伽喃。南无鸡阿罗汉　跢喃。南无苏卢多　波那喃。南无娑羯唎陀伽弥喃。南无卢鸡　三藐　伽跢喃。三藐　伽婆啰　底波　多那喃。南无提婆　离瑟赧。南无悉陀耶　毗地耶　陀啰离瑟赧　舍波奴揭啰诃　娑诃娑啰　摩他喃　南无跋啰诃　摩泥。南无因陀啰耶　南无婆伽婆帝。陀啰耶。乌摩般帝。娑醯夜耶。南无婆伽婆帝。那啰野　拏耶。槃遮摩诃　三慕陀啰。南无悉羯唎多耶。南无婆伽婆帝。摩诃迦啰耶。地唎　般剌那伽啰。毗陀啰　波拏　迦啰耶。阿地目帝。尸摩舍那泥　婆悉泥。摩怛唎伽拏。南无　悉羯唎多耶。南无婆伽婆帝。多他伽跢俱啰耶。南无般头摩俱啰耶。南无跋阇啰俱啰耶。南无摩尼俱啰耶。南无伽阇俱啰耶。南无婆伽婆帝。帝唎荼　输啰西那。波啰诃啰拏啰阇耶。跢他伽多耶。

南无婆伽婆帝。南无阿弥多婆耶。跢他伽多耶。阿啰诃帝。三藐三菩陀耶。南无婆伽婆帝。阿刍鞞耶。跢他伽多耶。阿啰诃帝。三藐三菩陀耶。南无婆伽婆帝。鞞沙阇耶　俱卢吠柱唎耶。般啰婆啰阇耶跢他伽多耶。南无婆伽婆帝。三补师毖多。萨怜捺啰剌阇耶。跢他伽多耶。阿啰诃帝。三藐三菩陀耶。南无婆伽婆帝。舍鸡野母那曳。跢他伽多耶。阿啰诃帝。三藐三菩陀耶。南无婆伽婆帝。剌怛那鸡都啰阇耶。跢他伽多耶。阿啰诃帝。三藐三菩陀耶。帝瓢南无萨羯唎多。翳昙婆伽婆多。萨怛他伽都瑟尼钐。萨怛多般怛。南无　阿婆啰视耽。般啰帝　扬岐啰。萨啰婆　部多揭啰诃。尼揭啰诃　揭迦啰诃尼。跋啰毖地耶　叱陀你。阿迦啰　密唎柱。般唎　怛啰耶　佇揭唎。萨啰婆　槃陀那　目叉尼。萨啰婆　突瑟吒。突悉乏　般那你　伐啰尼。赭都啰失帝南。羯啰诃　娑诃萨啰若阇。毗多崩娑那羯唎。阿瑟吒冰舍帝南。那叉刹怛啰若阇。波啰萨陀那羯唎。阿瑟吒南。摩诃揭啰诃若阇。毗多崩萨那羯唎。萨婆舍都　你婆啰若阇。呼蓝突悉乏　难遮那舍尼。毖沙舍　悉怛啰。阿吉尼　乌陀迦啰若阇。阿般啰视多具啰。摩诃般啰战持。摩诃叠多。摩诃帝阇。摩诃税多阇婆啰。摩诃跋啰槃陀啰　婆悉你。阿唎耶多啰。毗唎俱知。誓婆毗阇耶。跋阇啰摩礼底。毗舍多。勃腾罔迦。跋阇啰制喝那阿遮。摩啰制婆　般啰质多。跋阇啰擅持。毗舍啰遮。扇多舍　鞞提婆　补视多。苏摩波。摩诃税多。阿唎耶多啰。摩诃婆啰阿般啰。跋阇啰商揭啰制婆。跋阇啰俱摩唎。俱蓝陀唎。跋阇啰喝萨多遮。毗地耶　干遮那　摩唎迦。啒苏母婆羯啰跢那。鞞遮那　俱唎耶。夜啰菟　瑟尼钐。毗折蓝婆摩尼遮。跋阇啰迦那迦波啰婆。阇那跋阇啰顿稚遮。税多遮　迦摩啰。刹奢尸　波啰婆。翳帝夷帝。母陀啰　羯拿。娑鞞啰忏。掘梵都。印兔那么么写。乌唎瑟揭拏。般剌舍悉多。萨怛他　伽都瑟尼钐。虎。都瓮。瞻婆那。虎。都瓮。悉耽婆那。虎。都瓮。波啰瑟地耶三般叉拿羯啰。虎。都瓮。萨婆药叉　喝啰刹娑。揭啰诃若阇。毗腾崩萨那羯啰。虎。都瓮。者都啰　尸底南。揭啰诃　娑诃萨啰南。毗腾崩萨那啰。虎。都瓮。啰叉。婆伽梵。萨怛他　伽都瑟尼钐。波啰点　阇吉唎。摩诃娑诃萨啰。勃树娑诃萨啰　室唎沙。俱知娑诃萨泥帝。阿弊提视婆唎多。吒吒罂迦。摩诃跋阇陀啰。帝唎　菩婆那。曼茶啰。乌。娑悉帝　薄婆都。么么。

印兔那么么写。啰阇婆夜。主啰跋夜。阿袛尼婆夜。乌陀迦婆夜。毗沙婆夜。舍萨多啰婆夜。婆啰斫羯啰婆夜。突瑟叉婆夜。阿舍你婆夜。阿迦啰　密唎柱婆夜。陀啰尼部弥剑　波伽波陀婆夜。乌啰迦婆多婆夜。剌阇坛茶婆夜。那伽婆夜。毗条怛婆夜。苏波啰拏婆夜。药叉揭啰诃。啰叉私揭啰诃。毕唎多揭啰诃。毗舍遮揭啰诃。部多揭啰诃。鸠槃茶揭啰诃。补丹那揭啰诃。迦吒补丹那揭啰诃。悉干度揭啰诃。阿播悉摩啰揭啰诃。乌檀摩陀揭啰诃。车夜揭啰诃。醢唎婆帝揭啰诃。社多诃唎南。揭婆　诃唎南。嚧地啰诃唎南。忙娑　诃唎南。谜陀诃唎南。摩阇诃唎南。阇多诃唎女。视比多诃唎南。毗多诃唎南。婆多　诃唎南。阿输遮诃唎女。质多诃唎女。帝钐萨鞞钐。萨婆揭啰诃南。毗陀耶阇嗔陀夜弥。鸡啰夜弥。波唎跋啰者迦　讫唎担。毗陀夜阇嗔陀夜弥。鸡啰夜弥。茶演尼　讫唎担。毗陀夜阇嗔陀夜弥。鸡啰夜弥。摩诃般输般怛夜。陀啰讫唎担。毗陀夜阇　嗔陀夜弥。鸡啰夜弥。那啰夜拿　讫唎担。毗陀夜阇　嗔陀夜弥。鸡啰夜弥。怛埵伽茶西　讫唎担。毗陀夜阇　嗔陀夜弥。鸡啰夜弥。摩诃迦啰　摩怛唎伽拿讫唎担。毗陀夜阇　嗔陀夜弥。鸡啰夜弥。迦波唎迦讫唎担。毗陀夜阇　嗔陀夜弥。鸡啰夜弥。阇夜羯啰摩度羯啰。萨婆啰他娑达那　讫唎担。毗陀夜阇　嗔陀夜弥。鸡啰夜弥。赭咄啰婆耆你　讫唎担。毗陀夜阇嗔陀夜弥。鸡啰夜弥。毗唎羊讫唎知。难陀鸡沙啰　伽拿般帝。索醢夜　讫唎担。毗陀夜阇　嗔陀夜弥。鸡啰夜弥。那揭那舍啰婆拿　讫唎担。毗陀夜阇　嗔陀夜弥。鸡啰夜弥。阿罗汉　讫唎担。毗陀夜阇　嗔陀夜弥。鸡啰夜弥。毗多啰伽　讫唎担。毗陀夜阇　嗔陀夜弥。鸡啰夜弥。跋阇啰波你。具醢夜具醢夜。迦地般帝讫唎担。毗陀夜阇　嗔陀夜弥。鸡啰夜弥。啰叉罔。婆伽梵。印兔那么么写。婆伽梵。萨怛多般怛啰。南无粹都帝。阿悉多那啰剌迦。波啰婆　悉普吒。毗迦萨怛多。钵帝唎。什佛啰什佛啰。陀啰陀啰。频陀啰　频陀啰。嗔陀嗔陀虎。虎。泮吒。泮吒泮吒泮吒泮吒。娑诃。醢醢泮。阿牟迦耶泮。阿波啰提诃多泮。婆啰波啰陀泮。阿素啰　毗陀啰　波迦泮。萨婆提鞞弊泮。萨婆那伽弊泮。萨婆药叉弊泮。萨婆乾闼婆弊泮。萨婆补丹那弊泮。迦吒补丹那弊泮。萨婆突狼枳帝弊泮。萨婆突涩比　讫瑟帝弊泮。萨婆什婆利弊泮。萨婆阿播悉摩弊泮。萨婆舍啰婆那弊泮。萨婆地帝鸡弊泮。萨婆怛摩陀继弊泮。萨婆毗陀耶啰誓遮弊泮。阇夜羯啰 摩度羯啰。萨婆啰他娑陀鸡弊泮。毗地夜 遮唎弊泮。者都啰 缚耆你弊泮。跋阇啰 俱摩唎。毗陀夜 啰誓弊泮。摩诃波啰丁羊叉耆唎弊泮。跋阇啰商羯啰夜。波啰丈耆啰阇耶泮。摩诃迦啰夜。摩诃末怛唎迦拿。南无娑羯唎多夜泮。毖瑟拿婢曳泮。勃啰诃牟尼曳泮。阿耆尼曳泮。摩诃羯唎曳泮。羯啰檀迟曳泮。蔑怛唎曳泮。唠怛唎曳泮。遮文茶曳泮。羯逻啰怛唎曳泮。迦般唎曳泮。阿地目质多 迦尸摩舍那。婆私你曳泮。演吉质。萨埵婆写。么么印兔那么么写。突瑟吒质多。阿末怛唎质多。乌阇诃啰。伽婆诃啰。地啰诃啰。婆娑诃啰摩阇诃啰。阇多诃啰。视毖多诃啰。跋略夜诃啰。乾陀诃啰。布史波诃啰。颇啰诃啰。婆写诃啰。般波质多。突瑟吒质多。唠陀啰质多。药叉揭啰诃。啰刹娑揭啰诃。闭隶多揭啰诃。毗舍遮揭啰诃。部多揭啰诃。鸠槃茶揭啰诃。悉乾陀揭啰诃。乌怛摩陀揭啰诃。车夜揭啰诃。阿播萨摩啰揭啰诃。宅袪革 茶耆尼揭啰诃。唎佛帝揭啰诃。阇弥迦揭啰诃。舍俱尼揭啰诃。姥陀啰 难地迦揭啰诃。阿蓝婆揭啰呵。乾度波尼揭啰诃。什伐啰 堙迦醯迦。坠帝药迦。怛隶帝药迦。者突托迦。尼提什伐啰毖钐摩什伐啰。薄底迦。鼻底迦。室隶瑟密迦。娑你般帝迦。萨婆什伐啰。室嚧吉帝。末陀鞞达制剑。阿绮钳。目怯钳。羯唎突钳。揭啰诃 揭蓝。羯拿输蓝。惮多输蓝。迄唎夜输蓝。末么输蓝。跋唎室婆输蓝。毖栗瑟吒输蓝。乌陀啰输蓝。羯知输蓝。跋悉帝输蓝。邬输蓝。常伽输蓝。喝悉多输蓝。跋陀输蓝。娑房盎伽般啰丈伽输蓝。部多毖跺茶。茶耆尼 什婆啰，陀突迦 建咄吉知 婆路多毗。萨般 诃凌伽。输沙怛啰 娑那羯啰。毗沙喻迦。阿耆尼乌陀迦。末啰鞞啰 建跺啰。阿迦啰密唎咄 怛敛部迦。地栗剌吒。毖唎瑟质迦。萨婆那俱啰。肆引伽弊 揭啰唎药叉 怛啰刍。末啰视 吠帝钐 娑鞞钐。悉怛多钵怛啰。摩诃跋阇 瑟尼钐。摩诃般赖丈耆。夜波突陀舍喻阇那。辫怛隶奴。毗陀耶 槃昙迦弥。帝殊 槃昙迦弥。般啰毗陀槃昙迦弥。姪跺他。唵。阿那隶。毗舍提。鞞啰 跋阇啰 陀唎。槃陀槃陀你。跋阇啰谤尼泮。虎都瓮泮。莎婆诃。

附意生身

佛告大慧：有三种意生身。云何为三？所谓三昧乐正受意生身，觉法自性性意生身，种类俱生无行作意生身。修行者了知初地上增进相得三种身。大慧，云何三昧乐正受意生身？谓第三第四第五地三昧乐正受故，种种自心寂静安住、心海，起浪识相不生知自心现境界性非性，是名三昧乐正受意生身。大慧，云何觉法自性性意生身？谓第八地观察觉了如幻等法，悉无所有身心转变，得如幻三昧，及余三昧门无量相力自在，明如妙华庄严迅疾如意。犹如幻梦水月镜像，非造非所造，如造所造一切色，种种支分具足，庄严随入。一切佛刹大众通达自性法故，是名觉法自性性意生身。大慧云何种类俱生无行作意生身，所谓觉一切佛法缘自得乐相，是名种类俱生无行作意生身。大慧，于彼三种身相观察觉了应当修学。

以上见四卷《楞伽经》第三卷一切佛语心品之三，宋天竺三藏求那跋陀罗译。

佛告大慧：有三种意生身，何等为三？一者得三昧乐，三摩跋提意生身；二者如实觉知诸法相意生身；三者种类生无作行意生身。菩萨从于初地，如实修行得上上地证智之相。大慧，何者菩萨摩诃萨得三昧乐三摩跋提意生身。谓第三第四第五地中，自心寂静，行种种行，大海心波转识之三摩跋提乐，名意识生，以见自心境界故，如实知有无相。大慧，是名意生身相。大慧，何者如实觉知诸法相意生身，谓菩萨摩诃萨，于八地中观察觉了，得诸法无相。如幻等法悉无所有，身心转变得如幻三昧，及余无量三摩跋提，乐门无量相身自在神通，妙华庄严迅疾如意，犹如幻梦水中月镜中像，非四大生似四大相，具足身分一切修行得如意自在，随入诸佛国土大众。大慧，是名如实觉知诸法相意生身。大慧，何者种类生无作行意生身，谓自身内证一切诸法如实乐相法相乐故。大慧，是名种类生无作行意生身。大慧，汝当于彼三种身相观察了知。

以上见十卷《楞伽经》第五卷、佛心品第四。元魏天竺三藏菩提流支译。

佛言：大慧，意成身有三种，何者为三？谓入三昧乐意成身，觉法自性意成身，种种俱生无作行意成身，诸修行者入初地已，渐次证得。大慧，云何入三昧乐意成身？谓三、四、五地入于三昧，离种种心，寂然不动，心海不起转识波浪，了境心现皆无所有，是名入三昧乐意成身。云何觉法自性意成身？谓八地中了法如幻，皆无有相，心转所依住如幻定，及余三昧，能现无量自在神通。如花开敷，速疾如意，如幻如梦，如影如像，非造所造，与造相似。一切色相具足庄严，普入佛刹，了诸法性，是名觉法自性意成身。云何种类俱生无作行意成身？谓了达诸佛自证法相，是名种类俱生无作行意成身。大慧，三种身相，当勤观察。

以上见七卷《楞伽经》第四卷，无常品第三。大唐三藏实义难陀译。

注：全咒共计 480 句，别本作 427 句，共 2620 字。

阿难，是佛顶光聚，悉怛多般怛啰，秘密伽陀，微妙章句[1]，出生十方一切诸佛。十方如来因此咒心[2]，得成无上正遍知觉。十方如来执此咒心[3]，降伏诸魔，制诸外道。十方如来乘此咒心[4]，坐宝莲华，应微尘国。十方如来含此咒心[5]，于微尘国转大法轮。十方如来持此咒心[6]，能于十方摩顶授记。自果未成，亦于十方蒙佛授记。十方如来依此咒心[7]，能于十方拔济群苦。所谓地狱、饿鬼、畜生、盲、聋、喑、哑[8]，怨憎会苦，爱别离苦[9]，求不得苦，五阴炽盛、大小诸横[10]同时解脱。贼难、兵难、王难、狱难、风火水难、饥渴贫穷，应念消散。十方如来随此咒心[11]，能于十方事善知识，四威仪中供养如意。恒沙如来会中推为大法王子。十方如来行此咒心[12]，能于十方摄受亲因[13]，令诸小乘闻秘密藏，不生惊怖。十方如来，诵此咒心，成无上觉，坐菩提树，入大涅槃。十方如来，传此咒心[14]，于灭度后付佛法事，究竟住持，严净戒律，悉得清净。若我说是佛顶光聚般怛罗咒，从旦至暮，音声相联，字句中间，亦不重叠，经恒沙劫终不能尽[15]。亦说此咒名如来顶。汝等有学，未尽轮回，发心至诚取阿罗汉，不持此咒而坐道场，令其身心远诸魔事，无有是处。

阿难，若诸世界，随所国土所有众生，随国所生桦[16]皮、贝叶、纸素、白氎[17]书写此咒[18]，贮于香囊，是人心昏，未能诵忆，或带身上，或书宅中，当知是人尽其生年，一切诸毒所不能害[19]。

阿难，我今为汝更说此咒，救护世间，得大无畏，成就众生出世间智。

若我灭后，末世众生，有能自诵，若教他诵，当知如是诵持众生，火不能烧，水不能溺，大毒小毒所不能害[20]。如是乃至龙天鬼神，精祇[21]魔魅，所有恶咒，皆不能著。心得正受，一切咒诅，厭蛊毒药，金毒银毒，草木虫蛇，万物毒气，入此人口成甘露味，一切恶星并诸鬼神，磣心毒人于如是人，不能起恶。频那、夜迦诸恶鬼王并其眷属，皆领深恩，常加守护[22]。

阿难当知是咒常有八万四千那由他[23]、恒河沙、俱胝[24]、金刚藏王菩萨种族，一一皆有诸金刚众而为眷属，昼夜随侍。设有众生于散乱心，非三摩地，心忆口持，是金刚王常随从彼诸善男子。何况决定菩提心者，此诸金刚菩萨藏王，精心阴[25]速发彼神识，是人应时心能记忆八万四千恒河沙劫周遍了知，得无疑惑，从第一劫[26]乃至后身，生生不生[27]药叉罗刹，及富单那[28]，迦吒富单那[29]，鸠槃茶[30]，毗舍遮等，并诸饿鬼，有形无形，有想无想，如是恶处。是善男子，若读若诵，若书若写，若带若藏，诸色供养，劫劫不生贫穷下贱不可乐处[31]。此诸众生，纵其自身不作福业，十方如来所有功德悉与此人。由是得于恒河沙阿僧祇，不可说不可说劫，常与诸佛同生一处。无量功德，如恶叉聚，同处熏修，永无分散。是故能令破戒之人戒根清净，未得戒者令其得戒，未精进者令得精进，无智慧者令得智慧，不清净者速得清净，不持斋戒自成斋戒。

[1] 悉怛多般怛啰，秘密伽陀，微妙章句：诸佛用咒。

[2] 因此咒心：因地修行。

[3] 执此咒心：如有权柄。

[4] 乘此咒心：如乘车船。

[5] 含此咒心：含蓄。

[6] 持此咒心：把握。

[7] 依此咒心：依靠，倚仗。

[8] 所谓地狱、饿鬼、畜生、盲、聋、喑、哑：八难有地狱、饿鬼、畜生、北拘洲、长寿天、聋、盲、喑、哑、世智辩聪、佛前佛后，此八种皆难闻佛法。

[9] 怨憎会苦，爱别离苦：八苦中尚有生老病死四苦。

[10] 诸横：《药师经》九种横死：一、有病无医，二、王法诛戮，三、鬼

怪夺其精气，四、火焚，五、水溺，六、恶兽啖，七、堕崖，八、毒药咒咀，九、饥渴所困。

[11] 随此咒心：随顺不背。

[12] 行此咒心：应用于事物。

[13] 摄受亲因：接引有缘。

[14] 传此咒心：相续不绝。

[15] 经恒沙劫终不能尽：心性妙理，不可穷尽，所以密咒功德亦无尽。

[16] 桦（音化）：落叶乔木，树皮色白，有多层，易剥离如纸。

[17] 氎（音迭）：细毛布。

[18] 桦皮、贝叶，纸素白氎，书写此咒：明诵持功德。众生奉咒。

[19] 一切诸毒所不能害：一、书写功德。

[20] 火不能烧，水不能溺，大毒小毒所不能害：二、诵读功德。

[21] 祇：指地神。祇：恭敬，又适也。

[22] 皆领深恩，常加守护：三、持护功德。

[23] 那由他：又作那庾多，数目之名。等于中国所谓亿，但中国之亿，有各种不同，多少无定。

[24] 俱胝：亦数名。《华严经阿僧祇品》云：十万为一洛义，一百洛义为一俱胝，或云百亿为俱胝，万亿为那由他。

[25] 心阴：于暗中。

[26] 第一劫：最初发心时。

[27] 不生：不堕落。

[28] 富单那：秽形饿鬼。富多那、富陀那、布单那布怛那，饿鬼中之最胜者，惟身形臭秽耳。

[29] 迦吒富单那：奇臭鬼。

[30] 鸠槃茶：瓮形鬼、冬瓜鬼。

[31] 劫劫不生贫穷下贱不可乐处：四、供养功德。

阿难，是善男子，持此咒时，设犯禁戒于未受时，持咒之后，众破戒罪，无问轻重，一时销灭[1]。纵经饮酒，食啖五辛，种种不净，一切诸佛菩萨、金刚、天仙、鬼神不将为过。设著不净破弊衣服，一行一住悉同清净。纵不作坛，不入道场，亦不行道，诵持此咒，还同入坛行道功德无有异也。若造五逆无间重罪[2]，及诸比丘比丘尼四弃八弃[3]，诵此咒已，如是重业，犹如猛风吹散沙聚，悉皆灭除，更无毫发。

阿难，若有众生，从无量无数劫来，所有一切轻重罪障，从前世来未及忏悔，若能读诵书写此咒，身上带持，若安住处，庄宅园馆。如是积业，犹汤销雪，不久皆得悟无生忍。复次，阿难，若有女人，未生男女，欲求孕者，若能至心忆念斯咒，或能身上带此悉怛多般怛罗者，便生福德智慧男女。求长命者，即得长命，欲求果报速圆满者，速得圆满[4]。身命色力，亦复如是。命终之后，随愿往生十方国土。必定不生边地下贱，何况杂形。

阿难，若诸国土州县聚落，饥荒疫疠，或复刀兵贼难斗诤。兼余一切厄难之地，写此神咒，安城四门，并诸支提[5]，或脱阇上[6]令其国土所有众生奉迎斯咒，礼拜恭敬，一心供养，令其人民各各身佩，或各各安所居宅地。一切灾厄悉皆消灭[7]。阿难，在在处处国土众生，随有此咒天龙欢喜，风雨顺时，五谷丰殷，兆庶安乐。亦复能镇一切恶星，随方变怪。灾障不起，人无横夭，杻械枷锁不著其身。昼夜安眠，常无恶梦。

阿难，是娑婆界有八万四千灾变恶星，二十八大恶星而为上首，复有八大恶星以为其主，作种种形，出现世时，能生众生种种灾异。有此咒地，悉皆消灭。十二由旬[8]成结界地，诸恶灾祥永不能入。是故如来宣示此咒，于未来世，保护初学诸修行者，入三摩提，身心泰然[9]，得大安隐。更无一切诸魔鬼神及无始来冤横宿殃，旧业陈债，来相恼害。汝及众中诸有学人及未来世诸修行者，依我坛场，如法持戒。所受戒主，逢清净僧，持此咒心，不生疑悔。是善男子于此父母所生之身，不得心通[10]，十方如来便为妄语。

说是语已，会中无量百千金刚[11]，一时佛前合掌顶礼而白佛言：如佛所说，我当诚心保护如是修菩提者。尔时，梵王并天帝释，四天大王，亦于佛前同时顶礼而白佛言：审有如是修学善人，我当尽心至诚保护，令其一生所作如愿。复有无量药叉大将，诸罗刹王，富单那王，鸠槃荼王，毗舍遮王，频那夜迦诸大鬼王及诸鬼帅亦于佛前合掌顶礼：我亦誓愿护持是人，令菩提心速得圆满。复有无量日月天子，风师[12]、雨师，云师、雷师并电伯等，年岁巡官，诸星眷属，亦于会中顶礼佛足而白佛言：我亦保护是修行人，安立道场，得无所畏。复有无量山神、海神，一切土地水陆空行，万物精祇，并风神王[13]，无色界天，于如来前，同时稽首而白佛言：我亦保护是修行人得成菩提，永无魔事。尔时八万四千那由他恒河沙俱胝金刚藏王菩萨，在大会中即从座起，顶礼佛足而白佛言：世尊，如我等辈所修功业，久成菩提，不取涅槃，常随此咒，救护末世修三摩提正修行者。世尊，如是修心求正定人，若在道场及余经行，乃至散心游戏聚落，我等徒众，常当随从侍卫此人。纵令魔王大自在天求其方便，终不可得。诸小鬼神去此善人十由旬外，除彼发心乐修禅者，世尊，如是恶魔若魔眷属，欲来侵扰是善人者，我以宝杵殒碎其首犹如微尘，恒令此人所作如愿[14]。

阿难即从座起，顶礼佛足而白佛言：我辈愚钝，好为多闻，于诸漏心未求出离，蒙佛慈诲，得正熏修，身心快然，获大饶益。世尊，如是修证佛三摩提，未到涅槃[15]。云何名为乾慧[16]之地？四十四心至何渐次[17]，得修行目？诣何方所名入地中？云何名为等觉菩萨？作是语已，五体投地。大众一心伫佛慈音，瞪瞢[18]瞻仰。

尔时，世尊赞阿难言：善哉，善哉。汝等乃能普为大众及诸末世一切众生，修三摩提求大乘者，从于凡夫终大涅槃，悬示无上正修行路。汝今谛听，当为汝说。阿难大众，合掌刳心[19]，默然受教。

佛言：阿难，当知妙性圆明，离诸名相，本来无有世界众生，因妄有生，因生有灭，生灭名妄，灭妄名真[20]。是称如来无上菩提[21]及大涅槃[22]，二转依号。阿难，汝今欲修真三摩地，直诣如来大涅槃者，先当识此众生世界二颠倒因[23]。颠倒不生，斯则如来真三摩地。阿难，云何名为众生颠倒？阿难，由性明心，性明圆故[24]，因明发性，性妄见生[25]，从毕竟无，成究竟[26]有，此有所[27]有，非因所因[28]，住所住相[29]，了无根本[30]，本此无住[31]，建立世界及诸众生。迷本圆明[32]，是生虚妄[33]，妄性无体，非有所依[34]，将欲复真[35]，欲真已非真真如性[36]。非真求复，宛成非相[37]。非生非住，非心非法[38]，展转发生，生力发明。熏以成业同业相感。因有感业，相灭相生[39]。由是故有众生颠倒。

［1］众破戒罪，无问轻重，一时销灭：五、灭罪功德。

［2］五逆无间重罪：五逆，又名五无间业，乃感无间地狱苦果之恶业也。一、杀父，二、杀母，三、杀阿罗汉，四、出佛身血，五、破和合僧。

［3］四弃八弃：比丘戒四弃：杀、盗、淫、妄，八弃比丘尼于前四弃外，又加四弃，即触、入、覆、随。

［4］欲求果报速圆满者，速得圆满：六、随求功德。

［5］支提：塔，集聚土石成高堆处。

［6］脱阇上：幢。

［7］一切灾厄悉皆消灭：七、息灾功德。

［8］由旬：亦作逾缮那，大概等于三十华里有余。

［9］身心泰然：八、感通功德。

［10］心通：一得须陀洹果，二决定自知成佛不谬，三能知宿命。

［11］无量百千金刚：总显护持之力。会众密护。

［12］风师：行风者。

［13］风神王：主风者。

［14］所作如愿：以上修道分已竟。三证果分。

［15］修证佛三摩提，未到涅槃：问修证地位。求示修路。

［16］乾慧：初因。

附录：位有果因，证有分满。或有粗细，断有浅深。

［17］渐次：第一渐次除其助因，第二渐次刳其正性，第三渐次违其现业。初乾慧地。

［18］瞪瞢（音萌）：瞪，凝视；瞢，冥心，目不明。

［19］刳心：除杂想。

附注

十信：信心住、念心住、精进心、慧心住、定心住、不退心、护法心、回向心、戒心住、愿心住。

十住：发心住、治地住、修行住、生贵住、方便具足住、正心住、不退住、童真住、法王子住、灌顶住。

十行：欢喜行、饶益行、无瞋恨行、无尽行、离痴乱行、善现行、无著行、尊重行、善法行、真实行。

十回向：离众生相回向、不坏回向、等一切佛回向、至一切处回向、无尽功德藏回向、随顺平等善根回向、随顺等观一切众生回向、真如相回向，无缚解脱回向、法界无量回向。

[20] 本来无有世界众生，因妄有生，因生有灭，生灭名妄，灭妄名真：明真体本无修证，由妄乃有修证。

[21] 无上菩提：转烦恼。

[22] 大涅槃：转生死。

附注

四加行：暖地、顶地、忍地、世第一地。

十地：欢喜地、离垢地、发光地、焰慧地、难胜地、现前地、远行地、不动地、善慧地、法云地。

[23] 二颠倒因：故欲修真，当先除众生世界二颠倒因。详众生颠倒妄因。性明心指真如体；性明圆，谓真体虽绝名相，而能现万法。如明镜虽无影像，而能现众容也。

[24] 由性明心，性明圆故：性，本觉。真本无生，本无世界众生，不落方所，故谓明圆。其所一立，明即不圆。依无相之真，成有相之妄。本觉之体妄动而有无明，因无明而转成业识。因业识而有见分，因见分而有根身器界。

[25] 因明发性，性妄见生：因明即有分别，有分别即落识情。识情无根，故谓之妄。因迷本明，即无相处，妄见有相，故因妄有生，明即转相，所发世界众生之性，即是现相。

[26] 竟：相分。

[27] 有所：有，无明；所，诸法。

[28] 非因所因：本无有因，为其所因。

[29] 住所住相：句中第一字“住”喻“无明”；第三字“住”喻“诸法”。

[30] 了无根本：能住所住皆无本。

[31] 本此无住：从无住而立一切法。若了此无住，当体无生，不说是无，即是无住。本此无住，立一切法，不妨世界众生色色建立，于本性圆明原无障

碍。一即一切，一切即一，觅真且不可得，况有妄耶。唯迷此圆明，分别妄生，将谓依真而生，真非妄之媒，将谓依境而生，境非心之病。了无所依，即是无体，即妄即真，真下便是真心，更不须除妄以求真。若妄分别，将欲复真，即此复真一念，便即是妄。真真如性，本自无心，真岂可得而欲乎？所欲之真，已非真矣。非真而求复之，岂不宛然成非真之相乎？有妄有真，真与妄对，是真即妄也。可求可复，属于造作，是造作亦非真也。本无生住心法，而有生住心法，是四非相，展转相生。依法生心，即境界为缘，生智相，相续相。由心住法，即由上二相，复起执取相，计名字相。心法相生，即是生力发明，此四皆惑，重以成业，即起业相，因有同业相感，生灭相续，即业系苦相。以有惑业苦三，故成众生颠倒。若不迷本圆明，即无住而非真也。

[32] 迷本圆明：无明业相。

[33] 是生虚妄：依真起妄。

[34] 妄性无体，非有所依：妄无实体，若了无依无体，直下便是真心。

[35] 将欲复真：因其不了，欲于妄外寻真。

[36] 欲真已非真真如性：即此欲真之一念，已属妄想。

[37] 非真求复，宛成非相：此念既非真，而必欲求复，见妄而又妄。

[38] 非生非住，非心非法：依法生心，由心住法，展转发生，生住心法皆妄，故皆云非。依法生心，即境界为缘，生智相、相续相，由心住法，复起执取相，计名字相。

[39] 因有感业，相灭相牛：即业系苦相。

阿难，云何名为世界颠倒[1]？是有所有，分段妄生[2]，因此界立[3]。非因所因[4]，无住所住[5]，迁流不住[6]，因此世成。三世四方和合相涉，变化众生成十二类。是故世界因动有声[7]，因声有色，因色有香，因香有触，因触有味，因味知法。六乱妄想成业性故，十二区分[8]由此轮转。是故世间声香味触[9]穷十二变[10]为一旋复[11]。乘此轮转颠倒相故，是有世界，卵生、胎生、湿生、化生、有色、无色、有想、无想、若非有色、若非无色、若非有想、若非无想。

阿难，由因世界虚妄轮回[12]动[13]颠倒故，和合气[14]成八万四千飞沉[15]乱想。如是故有卵羯逻蓝[16]流转国土，鱼鸟龟蛇其类充塞。由因世界杂染[17]轮回欲颠倒故，和合滋成[18]八万四千横竖[19]乱想。如是故有胎[20]遏蒲[21]昙流转国土，人畜龙仙其类充塞。由因世界执著[22]轮回趣[23]颠倒故，和合暖[24]成八万四千翻覆[25]乱想。如是故有湿[26]相蔽尸[27]流转国土，含[28]蠢蠕动其类充塞。由因世界变易[29]轮回假颠倒故，和合触[30]成八万四千新故[31]乱想。如是故有化[32]相羯南[33]流转国土，转蜕飞行[34]，其类充塞。

[1] 世界颠倒：详世界颠倒妄因。

[2] 是有所有，分段妄生：因能有无明，故有东西南北之分段。

[3] 因此界立：指此分段名之为界。

[4] 非因所因：界相既从妄立，何有所因。

[5] 无住所住：住惟妄住。

[6] 迁流不住：既非真性常住，则有三世迁流。

附注

根本无明（三细）：一无明业相（动作、业），二能见相（转），三境界相（所见、现）。

枝末无明（六粗）：一智相（惑因）不了幻妄而生分别，二相续相（惑因）依分别续起不断，三执取相（惑因）不了细妄生取着念，四计名字相（惑因）计量分别假名，五起业相（业缘）依惑起善恶业，六业系苦相（苦果）以业感生死苦。

[7] 因动有声：动为业本。一切诸法，本自寂灭；一念心动，六乱横生。所谓因动有声六句，意即一涉于有，则法法皆有。

[8] 十二区分：即十二类众生。

[9] 声香味触：即六乱妄想。

[10] 穷十二变：即十二区分。

[11] 旋复：即轮转。

[12] 虚妄轮回：虚妄，指惑，卵惟想生。详世界轮转变化，众生成十二类。

[13] 动：业。

［14］气：报。

［15］飞沉：上下。

［16］卵羯逻蓝：卵，卵生；羯逻蓝，凝滑。一、卵生：一念之动，始于虚妄分别。既生爱取，则为杂染。渐染渐深，便乃执着。世未有常，执而不舍者，终从变易，此情念轮转自然之趋势。

［17］杂染：胎因情有。

［18］欲颠倒故，和合滋成：无缘处暗，有缘处明，欲心盛而乱求配偶，得精水滋润，又贪爱同滋。

［19］横竖：横，龙畜；竖，人仙。

［20］胎：二、胎生。

［21］蒲：疱。

［22］执著：惑。湿以合感。

［23］趣：业。

［24］暖：报。得暖而生。

［25］翻覆：无定之义。

［26］湿：三、湿生。

［27］蔽尸：软肉。

［28］含：含灵、含识、含类。

［29］变易：惑。化以离应。喜怒无常，“好、恶”不定。

［30］触：报。有所感触，即变其本心。

［31］新故：厌故喜新。

［32］化：四、化生。

［33］羯南：硬肉。

［34］转蜕飞行：以不同形而相禅。

由因世界留碍[1]轮回障[2]颠倒故，和合著[3]成八万四千精耀[4]乱想。如是故有色相[5]羯南流转国土，休咎精明[6]，其类充塞。由因世界消散[7]轮回惑[8]颠倒故，和合暗[9]成八万四千阴隐[10]乱想。如是故有无色[11]羯南流转[12]国土，空散消沉，其类充塞。由因世界罔象[13]轮回影[14]颠倒故，和合忆[15]成八万四千潜结乱想[16]。如是故有想相[17]羯南流转国土，神鬼精灵，其类充塞。由因世界愚钝[18]轮回痴[19]颠倒故，和合顽[20]成八万四千枯槁[21]乱想。如是故有无想[22]羯南流转国土。精神化为土木金石，其类充塞。由因世界相待[23]轮回伪[24]颠倒故，和合染[25]成八万四千因依乱想。如是故有非有色[26]相成色羯南流转国土，诸水母等以虾为目，其类充塞。由因世界相引[27]轮回性[28]颠倒故，和合咒[29]成八万四千呼召乱想。由是故有非无色[30]相无色羯南流转国土，咒诅[31]厌生，其类充塞。由因世界合妄[32]轮回罔颠[33]倒故，和合异成[34]八万四千回互乱想。如是故有非有想[35]相成想羯南流转国土，彼蒲卢[36]等异质相成，其类充塞。由因世界怨害[37]轮回杀[38]颠倒故，和合怪成[39]八万四千食父母想。如是故有非无想[40]相无想羯南流转国土，如土枭[41]等附块为儿，及破镜鸟[42]以毒树果抱为其子，子成父母皆遭其食，其类充塞。是名众生十二种类。

[1] 留碍：惑于妄想坚执。

[2] 障：业。阻滞不通。

[3] 著：报。显明。

[4] 精耀：有色者，着于色也。其想已结成精耀，故但有色而已。精耀生于明，明生于觉，觉无住相，而精耀有丽，故名留碍。无色者，着于空也，迷漏无闻，故名曰惑。

[5] 色相：五、有色。

[6] 精明：日月星。

[7] 消散：惑。厌有着空，灭身归无。

[8] 惑：业。

[9] 暗：报。晦昧为空。

[10] 阴隐：入无色界。

[11] 无色：六、无色。

[12] 羯南流转：有想无色，而不无业体。

[13] 罔象：惑。依稀仿佛似有若无，如祷祀祈求，依附影像，志慕灵通。但有忆想，潜结状貌，非有实色。

［14］影：业。

［15］忆：报。心念守于一处。

［16］潜结乱想：由潜结乱想，故于罔象中潜结貌状，其神不明而幽为鬼，精不全而散为灵，无有实色，但有想相。

［17］想相：七、有想。

［18］愚钝：惑。不明事理。

［19］痴：业。

［20］顽：报。冥顽不灵。

［21］枯槁：以看话禅立场，谓放下一切而无为无待之绝对坐禅。

［22］无想：八、无想。

［23］相待：惑。假托之义。

［24］伪：业。

［25］染：报。

［26］非有色：九、非有色。因其无目之故。

［27］相引：邪业相引，使性情颠倒，而乘咒抡识，不由生理，妄随呼召。

［28］性：业。

［29］咒：报。

［30］非无色：十、非无色。既感而成形，则非无色。不由生理，本自无色。

［31］咒诅：即祝诅。以言告神曰祝，请神加殃于人曰诅。

［32］合妄：二妄相合。

［33］罔颠：虚假欺罔。

［34］异成：报。非同类而相合。

［35］非有想：十一、非有想。以异质故，非有想；以相成故，成想羯南。

［36］蒲卢：细腰蜂，又蛤类。

［37］怨害：惑。

［38］杀：业。

［39］怪成：报。恩将仇报，不近情理故曰怪。

［40］非无想：十二、非无想。土槐树果皆无想。

［41］枭：恶鸟。

［42］破镜鸟：各注皆云是兽类食父，又名獍或云食母。

附注

胎内五位：一、羯罗蓝，译言和合、杂秽、凝滑膜。二、頞部昙，译言疱，经二七日渐渐增长而为疮疱形。三、闭尸，译言血肉，三七日渐为血肉形。四、健南，译言坚肉，凝厚、肉团，经四七日渐至如此。五、钵罗奢佉，译言支节、形位。

卷八

阿难，如是众生一一类中，亦各各具十二颠倒。犹如捏目，乱华发生，颠倒妙圆真净明心，具足如斯虚妄乱想。汝今修证佛三摩提，于是本因元所乱想，立三渐次[1]，方得除灭。如净器中除去毒蜜，以诸汤水并杂灰香，洗涤其器，后贮甘露。云何名为三种渐次？一者修习，除其助因；二者真修，刳其正性；三者增进，违其现业[2]。

云何助因[3]？阿难，如是世界十二类生，不能自全，依四食住。所谓段食、触食、思食、识食[4]。是故佛说一切众生皆依食住。阿难，一切众生，食甘故生，食毒故死。是诸众生求三摩提，当断世间五种辛菜[5]。是五种辛，熟食发淫，生啖增恚。如是世界食辛之人，纵能宣说十二部经，十方天仙，嫌其臭秽，咸皆远离。诸饿鬼等，因彼食次，舐其唇吻。常与鬼住，福德日销，长无利益。是食辛人修三摩地，菩萨天仙，十方善神不来守护。大力魔王得其方便，现作佛身来为说法，非毁禁戒，赞淫怒痴。命终自为魔王眷属，受魔福尽，堕无间狱。阿难，修菩提者，永断五辛，是则名为第一增进修行渐次。

云何正性[6]？阿难，如是众生入三摩地，要先严持清净戒律，永断淫心。不餐酒肉，以火净食，无啖生气。阿难，是修行人，若不断淫及与杀生，出三界者，无有是处。当观淫欲，犹如毒蛇，如见怨贼。先持声闻四弃八弃，执身不动。后行菩萨清净律仪，执心不起。禁戒成就，则于世间永无相生相杀之业，偷劫不行，无相负累，亦于世间不还宿债。是清净人修三摩地，父母肉身，不须天眼自然观见十方世界，睹佛闻法，亲奉圣旨。得大神通，游十方界，宿命清净，得无艰险。是则名为第二增进修行渐次。

云何现业[7]？阿难，如是清净持禁戒人，心无贪淫，于外六尘不多流逸。因不流逸，旋元自归。尘既不缘，根无所偶。反流全一，六用不行，十方国土皎然清净，譬如琉璃，内悬明月，身心快然，妙圆平等，获大安隐，一切如来密圆净妙皆现其中。是人即获无生法忍。从是渐修，随所发行，安立圣位。是则名为第三增进修行渐次[8]。

阿难，是善男子欲爱干枯[9]，根境不偶[10]，现前残质[11]，不复续生。执心虚明[12]，纯是智慧[13]，慧性明圆[14]，莹十方界。乾有其慧[15]，名乾慧地[16]。欲习初乾，未与如来法流水接，即以此心中中流入。圆妙开敷，从真妙圆，重发真妙，妙信常住，一切妄想灭尽无余，中道纯真，名信心住[17]。真信明了，一切圆通，阴处界三不能为碍，如是乃至过去未来无数劫中，舍身受身一切习气，皆现在前，是善男子皆能忆念，得无遗忘，名念心住[18]。妙圆纯真，真精发化，无始习气通一精明[19]，唯以精明进趣真净，名精进心[20]。心精现前，纯以智慧，名慧心住[21]，执持智明，周遍寂湛，寂妙常凝，名定心住[22]。定光发明，明性深入，唯进无退，名不退心[23]。心进安然，保持不失，十方如来气分交接，名护法心[24]。觉明保持[25]，能以妙力回佛慈光[26]，向佛安住[27]，犹如双镜，光明相对，其中妙影重重相入，名回向心[28]。心光密回，获佛常凝无上妙净，安住无为，得无遗失，名戒心住[29]。住戒自在，能游十方[30]，所去随愿，名愿心住[31]。

[1] 三渐次：欲除众生世界二颠倒因，须循三种渐次。

[2] 一者修习，除其助因；二者真修，刳其正性；三者增进，违其现业：详三种渐次。

[3] 何助因：第一渐次除五辛助因。助音者，谓五辛发淫增恚，当先除也。

[4] 段食、触食、思食、识食：段食，口食；触食，触境；思食，希望；识食，执持。欲界人天及畜生等，具足四食。鬼及色界灭无段食，具足三食；空处、识处、无所有处，无段触二食；惟有思识二食，非非想处及无想天，无想定等，并无思食；惟有识食，无间狱亦唯识食。二乘入灭尽定，便断识食，若

入此定七日，则起定时，必舍身命。又说：段食者，如刀段食，饭菜面等有形段故，人间食也；触食者，根境识触之而成，但触其气而已，鬼神食也。禅天无段食，但有思食，故云思食得食，识无边处，无思食，但有识食，识取法味，亦有以自养，如段食，故曰皆依食住。

[5] 五种辛菜：又名五辛、五荤。五种有辛臭味蔬菜，据《梵网经》，为大蒜、茖葱（薤）、葱（荵）、兰葱（小蒜）、兴渠（洋葱）。一般说葱、韭、薤、蒜、兴渠或葱、韭、薤、蒜、小蒜。

[6] 正性：第二渐次持清静律戒刳其正性，淫等四惑初渐次中已伏不起，此则求断是故说，名刳其正性。

[7] 现业：第三渐次违根尘现业妄销真全，可证圣位矣。

[8] 三增进修行渐次：由三渐次入干慧地。

[9] 欲爱干枯：心无贪淫。

[10] 根境不偶：尘既不缘，根无所偶。

[11] 现前残质：违其现业。

[12] 执心虚明：返流全一。

[13] 纯是智慧：六用不行。

[14] 慧性明圆：十方国土皎然清静。

[15] 乾有其慧：欲于发慧。

[16] 乾慧地：又因心未与果智相接。由于慧地入四十四心。

先十信。

[17] 信心住：一、信根。

[18] 念心住：二、念根。

[19] 习气通一精明：习气消尽，融通为一精明之体。

[20] 精进心：三、进根。

[21] 慧心住：四、慧根。

[22] 定心住：五、定根。

[23] 不退心：六、进力。

[24] 护法心：七、定力。

[25] 觉明保持：所护之法，能护之心。

[26] 以妙力回佛慈光：以自己妙力，回佛之慈光，向自己心佛安住，四果向因。

[27] 向佛安住：四因向果。

[28] 回向心：八、慧力。

[29] 戒心住：九、信力。

[30] 能游十方：不肯永住无为，故发心度生，而起有为之用。

[31] 愿心住：十、念力。

阿难，是善男子，以真方便发此十心[1]，心精发晖，十用涉入，圆成一心，名发心住。心中发明，如净琉璃内现精金，以前妙心履以成地，名治地住[2]。心地涉知[3]，俱得明了，游履十方，得无留碍，名修行住。行与佛同，受佛气分，如中阴[4]身自求父母，阴信冥通，入如来种，名生贵住。既游道胎，亲奉觉胤，如胎已成，人相不缺，名方便具足住。容貌如佛，心相亦同，名正心住。身心合成，日益增长，名不退住。十身[5]灵相，一时具足，名童真住[6]。形成出胎，亲为佛子，名法王子住。表以成人，如国大王以诸国事分委太子，彼刹利王世子长成陈列灌顶，名灌顶住。

阿难，是善男子成佛子已，具足无量如来妙德，十方随顺，名欢喜行[7]。善能利益一切众生，名饶益行[8]。自觉觉他，得无违拒，名无瞋恨行[9]。种类[10]出生，穷未来际，三世平等，十方通达，名无尽行[11]。一切合同种种法门，得无差误，名离痴乱行[12]。则于同中，显现群异。一一异相，各各见同，名善现行[13]。如是乃至十方虚空满足微尘，一一尘中现十方界，现尘现界不相留碍，名无著行[14]。种种现前，咸是第一波罗蜜多，名尊重行[15]。如是圆融，能成十方诸佛轨则，名善法行[16]。一一皆是清净无漏，一真无为，性本然故，名真实行[17]。

阿难，是善男子满足神通，成佛事已，纯洁精真，远诸留患，当度众生，灭除度相，回无为心，向涅槃路，名救护一切众生离众生相回向[18]。坏其可坏[19]，远离诸离[20]，名不坏回向[21]。本觉湛然，觉齐佛觉，名等一切佛回向。精真发明[22]，地如佛地[23]，名至一切处回向。世界如来互相涉入，得无挂碍。名无尽功德藏回向。于同佛地地中各各生清净因，依因发挥，取涅槃道，名随顺平等善根回向。真根既成，十方众生皆我本性，性圆成就，不失众生，名随顺等观一切众生回向。即一切法，离一切相。唯即与离二无所著，名真如相回向。真得所如，十方无碍，名无缚解脱回向。性德圆成，法界量灭，名法界无量回向。

阿难，是善男子尽是清净四十一心[24]，次成四种妙圆加行[25]，即以佛觉用为已心，若出未出，犹如钻火欲燃其木[26]，名为暖地。又以已心成佛所[27]履，若依非依，如登高山，身入虚空，下有微碍，名为顶地。心佛二同，善得中道，如忍事人，非怀非出[28]，名为忍地。数量消灭，迷觉中道二无所目，名世第一地[29]。

[1] 十心：次十住。

[2] 治地住：如筑室必光治地。

[3] 心地涉知：心地即理，妙行能涉，妙智能知。

[4] 中阴：已舍现阴，未取后阴者，谓中阴。

[5] 十身：菩提身、愿身、化身、住持身、相好庄严身、势力身、如意身、福德身、智身、法身。

[6] 名童真住：具体而微，故以童称。

[7] 欢喜行：施度。

[8] 饶益行：戒度。

[9] 无瞋恨行：忍度。

[10] 种类：众生。

[11] 无尽行：进度。

[12] 离痴乱行：禅度。

[13] 善现行：理事无碍智。

[14] 无著行：事事无碍智。

[15] 尊重行：究竟彼岸智。

[16] 善法行：说法度生智。

[17] 真实行：不违实相智。

[18] 回向：次十回向前十住多是出俗自行为体，十行多是入俗利他为用。

今中道观中，真俗相回，理事相向，故名回相。

[19] 坏其可坏：灭诸度相。

[20] 远离诸离：离相亦离。

[21] 名不坏回向：虽不著众生相，仍不坏度生事业。

[22] 精真发明：本觉体。

[23] 地如佛地：句中“地”指因地；“佛地”指果地。

[24] 清净四十一心：干慧、信、住、行、回向。

[25] 次成四种妙圆加行：由四十一心加四种圆行。

[26] 钻火欲燃其木：钻喻加行，火喻果觉，木欲因心。

[27] 所：即十地。

[28] 非怀非出：不怀于心，不出于口。

[29] 名世第一地：世第一地，乃世间第一。若圆满菩提，归无所得，乃出世第一也。

阿难，是善男子，于大菩提善得通达，觉通如来，尽佛境界，名欢喜地。异性入同，同性亦灭，名离垢地。净极明生，名发光地。明极觉满，名焰慧地。一切同异所不能至，名难胜地。无为真如性净明露，名现前地。尽真如际，名远行地。一真如心，名不动地。发真如用，名善慧地。

阿难，是诸菩萨从此已往修习毕功，功德圆满，亦目此地名修习位。慈阴妙云，覆涅槃海，名法云地[1]。如来逆流，如是菩萨顺行而至，觉际入交，名为等觉。

阿难，从乾慧心至等觉已[2]，是觉始获金刚心中初乾慧地，如是重重单复十二[3]，方尽妙觉，成无上道。是种种地皆以金刚观察如幻十种深喻。奢摩他中，用诸如来毗婆舍那，清净修证，渐次深入。

阿难，如是皆以三增进故，善能成就五十五位真菩提路。作是观者名为正观，若他观者名为邪观。

尔时，文殊师利法王子在大众中，即从座起，顶礼佛足而白佛言：当何名是经[4]？我及众生云何奉持？

佛告文殊师利，是经名大佛顶悉怛多般怛罗[5]无上宝印，十方如来清净海眼。亦名救护亲因度脱阿难，及此会中性比丘尼得菩提心入遍知海，亦名如来密因修证了义，亦名大方广妙莲华王；十方佛母陀罗尼咒，亦名灌顶章句诸菩萨万行首楞严，汝当奉持。

说是语已，即时阿难及诸大众，得蒙如来开示密印般怛罗义[6]，兼闻此经了义名目，顿悟禅那修进圣位。增上妙理，心虑虚凝，断除三界修心六品[7]微细烦恼。即从座起，顶礼佛足，合掌恭敬而白佛言：大威德世尊慈音无遮[8]，善开众生微细沉惑。令我今日身心快然，得大饶益。世尊，若此妙明真净妙心，本来遍圆，如是乃至大地草木，蠕动含灵，本元真如，即是如来成佛真体。佛体真实，云何复有地狱、饿鬼、畜生、修罗、人、天[9]等道？世尊，此道为复本来自有，为是众生妄习生起？世尊，如宝莲香比丘尼，持菩萨戒，私行淫欲，妄言行淫非杀非偷，无有业报。发是语已，先于女根生大猛火，后于节节猛火烧燃，堕无间狱。琉璃[10]大王，善星比丘[11]。琉璃为诛瞿昙族姓，善星妄说一切法空，生身陷入阿鼻地狱。此诸地狱为有定处[12]？为复自然彼彼发业，各各私受[13]？惟垂大慈，发开童蒙，令诸一切持戒众生闻决定义，欢喜顶戴，谨洁无犯。

佛告阿难：快哉此问，令诸众生不入邪见。汝今谛听，当为汝说。阿难，一切众生实本真净[14]，因彼妄见，有妄习生，因此分开内分外分。阿难，内分[15]即是众生分内。因诸爱染发起妄情[16]，情积不休，能生爱水[17]。是故众生心忆珍羞，口中水出；心忆前人，或怜或恨，目中泪盈；贪求财宝，心发爱涎，举体光润；心著行淫，男女二根，自然流液。阿难，诸爱虽别，流结是同[18]。润湿不升，自然从坠，此名内分。阿难，外分[19]即是众生分外。因诸渴仰，发明虚想，想即不休能生胜气[20]。是故众生，心持禁戒，举身轻清；心持咒印，顾盼雄毅；心欲生天，梦想飞举；心存佛国，圣境冥现；事善知识，自轻身命。阿难，诸想虽别，轻举是同。飞动不沉，自然超越，此名外分。

[1]地：由圆行入十地。十地者，蕴积前法，至于成实。一切佛法依此发生，故谓之地也。

[2]从乾慧心至等觉已：前乾慧以未与如来法流水接，此乾慧以未与如来

妙庄严海接，名虽乍同，义实迥异。

钝根单修，利根复修，十二谓干、信、心、住、行、向、暖、顶、忍世地等也，十二为因，妙觉为果。

修证总结。

［3］单复十二：始从乾慧，终至妙觉，单复相兼，总有十二。单则有七，谓乾慧，暖顶忍世第一。等觉、妙觉，复则有五，谓十信、十住、十行、十四向、十地，以一一位中自具于十，故名为复。

另有一解，从初乾慧至等觉，此觉只获金刚心中初乾慧地。从此金刚乾慧重历信、住、行、向加行地等，凡有两重十二，方尽妙觉而成无上道。

附注

十喻：一切业如幻，一切法如焰，一切身如水月妙色，如空华妙音，如谷响，诸佛国土如乾城。

佛事如梦，佛身如影，报身如像，法身如化，乾城即乾闼婆城，蜃楼之意。

［4］何名是经：说经明义。四结经分。此经发起为救阿难故，先开圆解，次显圆行，行成入位，极乎妙觉，垂范来世，有始有终，故文殊请名及奉持法也。

［5］悉怛多般怛罗：白伞盖。

［6］般怛罗义：五助道分。

［7］六品：大概说欲界前六品、后三品，约为二品。色界、无色界亦然，一界有二品，三界则六品也。

欲界为一地，色界四禅为四地，无色界四空处为四地，共为九地。

每一地有九品思惑，九地共有八十一品思惑。

欲界一地，具九品贪瞋痴慢四惑，色界、无色界亦各有九品贪痴慢三惑，但除瞋。

初果须陀洹（入流），断尽三界之见惑。

二果斯陀含（一来），断欲界九品思惑中前六品，尚余后三品，当一次受生于欲界天或人间，故谓之一来。

三果阿那含（不来），断尽欲惑后三品之残余，再不还来欲界，以后受生必于色界、无色界。

四果阿罗汉（不生），一世报尽永入涅槃，再不来生三界，故谓之不生。

[8] 无遮：遍布各处。

[9] 地狱、饿鬼、畜生、修罗、人、天：为六趣，又称六道。加神仙或仙谓七趣之由。

[10] 琉璃：乃匿王太子废父自立，挟宿嫌，诛释种。佛言七日后当堕地狱，王恐怖，乘船入海，水中自然出火烧灭（《琉璃王经》）。

[11] 善星比丘：见《涅槃经》：善星比丘为佛未出家时所生之长子，后得四禅定，以亲近恶友，退失四禅。谓为无涅槃，无法，无佛，见佛起恶心，生身堕阿鼻地狱。

[12] 有定处：同报。

[13] 各私受：别报。

[14] 实本真净：实本清净，妄生内分外分。

[15] 内分：即分内之事，内分属妄情，情为爱囿下而不扬。

[16] 发起妄情：即生死根本。

[17] 能生爱水：润业润生。

[18] 流结是同：皆能感水结业。

[19] 外分：外分属虚想，想超情囿上而不沉。

[20] 胜气：胜气者，犹如浩然之气希望胜境，为渴仰神游天外为虚想。

阿难，一切世间生死相续[1]，生从顺习，死从变流[2]。临命终时，未舍暖触，一生善恶俱时顿现。死逆生顺，二习相交[3]，纯想即飞[4]，必生天上。若飞心中，兼福兼慧，及与净愿，自然心开，见十方佛，一切净土，随愿往生。情少想多[5]，轻举非远，即为飞仙[6]，大力鬼王[7]、飞行夜叉[8]、地行罗刹[9]，游于四天[10]，所去无碍。其中[11]若有善愿善心，护持我法，或护禁戒，随持戒人，或护神咒，随持咒者，或护禅定，保绥法忍[12]，是等亲住如来座下。情想[13]均等，不飞不坠，生于人间[14]，想明斯聪[15]。情幽斯钝[16]。情多想少[17]，流入横生，重为毛群，轻为羽族。七情三想，沉下水轮，生于火际，受气猛火[18]，身为饿鬼，常被焚烧，水能害己[19]，无食无饮，经百千劫。九情一想，下洞火轮，身入风火二交过地[20]。轻生有间，重生无间[21]，二种地狱。纯情[22]即沉，入阿鼻狱[23]。

若沉心中，有谤大乘，毁佛禁戒，诳妄说法，虚贪信施[24]，滥膺恭敬[25]，五逆[26]十重[27]，更生十方阿鼻地狱。循造恶业[28]，虽则自招，众同分中[29]，兼有元地[30]。阿难，此等皆是彼诸众生自业所感，造十习[31]因，受六交报。

［1］生死相续：临命终时，一切善恶，随其情想轻重感变。

临终现相。

［2］生从顺习，死从变流：从顺，爱生，生存故顺习；从变，恶死，死变故逆习。生时恣情纵欲，谓之顺习；若克制情欲，则是逆习。

［3］二习相交：方死方生之间。生时造恶业则顺习，死后受恶报则逆习，生时造善业则逆习，死后受善报则顺习。

生时十分顺其习，死时必十分逆其习；生时不甚顺其习，死时亦不甚逆其习；生时无丝毫顺习，死时则无丝毫逆习。

［4］纯想即飞：想，无情。想多即升。

［5］情、想：情可以表现于人的面部，使他人一望而知。故做戏者，最重表情。想则不能表现，所以世间俗语，只听说某人善于表情，不说某人善于表想，因为想不能表也。

［6］飞仙：九想一情。

［7］大力鬼王：八想二情。

［8］飞行夜叉：勇健，七想三情。

［9］地行罗刹：暴恶，六想四情。

［10］游于四天：暂游不能久住。

［11］其中：指上四种。

［12］保绥法忍：安得无生法忍之人。

［13］情想：五情五想。

［14］生于人间：总报。

［15］想明斯聪：魂升魄降，魂聪明，魄愚昧。日进高明。

［16］情幽斯钝：别报。日趋幽暗。

［17］情多想少：情多即沉，六情四想。

［18］受气猛火：受火气以为身。

［19］水能害己：水化为火。

［20］风火二交过地：风火交盛之地。

［21］轻生有间，重生无间：八情二想生有间，九情一想生无间。

［22］纯情：无想。

［23］阿鼻狱：大无间。

［24］虚贪信施：无功受施。

［25］滥膺恭敬：无德受敬。

［26］五逆：杀父、父母、杀罗汉、出佛身血、破合和僧。

［27］十重：即十恶。罪加重一杀、二盗、三邪淫、四妄语（虚诳之言）、五两舌（离间之言）、六恶口（粗恶之言）、七绮语（语含淫亲）、八贪欲、九恚、十邪见。

一、地狱趣

十恶重罪，在《如来秘密藏经》中，另有解说。

［28］循造恶业：纯情以造。

［29］众同分中：同业所感。

［30］有元地：有定处，别造同受。

［31］十习：本于十惑，以习成恶业。六交因乎六根，而交起恶报。

十习皆先言所感之境，次言所报之事。《涅槃经·十一》曰：八种寒冰地狱，所谓阿波波地狱、阿吒吒地狱、阿罗罗地狱、阿婆婆地狱、优钵罗地狱、波头摩地狱、拘物头地狱、分陀利地狱。

云何十因[1]？阿难，一者，淫习[2]交接，发于相磨，研磨不休，如是故有大猛火光于中发动，如人以手自相摩触，暖相现前。二习相燃[3]，故有铁床铜柱诸事。是故十方一切如来，色目[4]行淫，同名欲火，菩萨见欲，如避火坑。二者，贪习交计[5]，发于相吸，吸揽不止。如是故有积寒坚冰于中冻冽[6]，如人以口吸缩风气，有冷触生。二习相陵[7]，故有吒吒[8]、波波[9]、罗罗，青赤白莲[10]、寒冰等事。是故十方一切如来，色目多求，同名贪水。菩萨见贪，如避瘴海。三者，慢习交陵[11]，发于相恃[12]，驰流[13]不息。如是故有腾逸奔波，积波为水，如人口舌自相绵味，因而水发。二习相鼓，故有血河、灰河、热沙、毒海、融铜灌吞诸事。是故十方一切如来，色目我慢，名饮痴水。菩萨见慢，如避巨溺。四者，瞋习交冲[14]，发于相忤，忤结不息，心热发火，铸气为金。如是故有刀山铁橛，剑树剑轮，斧钺枪锯，如人衔冤，杀气飞动[15]。二习相击，故有宫、割、斩、斫、剉[16]、刺、槌、击诸事。是故十方一切如来，色目瞋恚，名利刀剑。菩萨见瞋，如避诛戮。五者，诈习交诱[17]，发于相调[18]，引[19]起不住。如是故有绳木绞校[20]，如水浸田，草木生长[21]。二习相延，故有杻械枷锁，鞭杖楇[22]棒诸事。是故十方一切如来，色目奸伪，同名谗贼。菩萨见诈，如畏豺狼。六者，诳习交欺[23]，发于相罔，诬妄不止，飞心造奸。如是故有尘土屎尿，秽污不净，如尘随风，各无所见。二习相加，故有没溺腾掷，飞坠漂沦诸事。是故十方一切如来，色目欺诳，同名劫杀[24]，菩萨见诳，如践蛇虺[25]。七者，怨习交嫌[26]，发于衔恨。如是故有飞石、投砺[27]、匣贮车槛、瓮盛、囊扑，如阴毒人，怀抱畜恶[28]。二习相吞，故有投掷擒捉击射抛撮诸事。是故十方一切如来，色目怨家，名违害鬼[29]。菩萨见怨，如饮鸩酒[30]。八者，见习交明[31]，如萨迦耶[32]见戒禁取，邪悟诸业，发于违拒[33]，出生相反，如是故有王使主吏证执文籍，如行路人，来往相见[34]。二习相交，故有勘问、权诈、考讯、推鞫、察访、披究、照明、善恶童子，手执文簿，辞辩诸事。是故十方一切如来，色目恶见，同名见坑。菩萨见诸虚妄遍执，如入毒壑。九者，枉习交加[35]，发于诬谤。如是故有合山合石，碾硙耕磨，如谗贼人，逼枉良善。二习相排[36]，故有押捺搥按，蹙漉衡度[37]诸事。是故十方一切如来，色目怨谤，同名谗虎。菩萨见枉，如遭霹雳。十者，讼习交喧[38]，发于藏覆[39]。如是故有鉴见照烛，如于日中不能藏影。二习相陈[40]，故有恶友业镜、火珠、披露、宿业，对验诸事。是故十方一切如来色目覆藏，同名阴贼。菩萨观覆，如戴高山[41]，覆于巨海[42]。

［1］十因：详十习因。

［2］一者，淫习：一、淫习。

［3］二习相燃：生顺死逆，燃烧。

［4］色目：色目二字连用，成一名词，犹云各种名目，乃唐人习惯语。《纂注》及《直解》恐不合经义，《正脉》之意可采。《通鉴》唐德宗建中元年“改作两税法，比来新旧，徵科色目，一切罢之”。

［5］二者，贪习交计：二、贪习。交计，持筹握算。

［6］冽（音列）：寒也。

［7］陵：侵侮，逾越。

［8］吒（音查）：神话中人名。

［9］波波：忍寒之声。

［10］青赤白莲：寒冰之色。青莲华，即优钵罗，严寒逼迫，身分折裂如青莲也。红莲华，即波头摩，身分折裂如红莲也。赤莲华即拘物头，白莲华即分陀利。

［11］三者，慢习交陵：三、慢习。交陵，陵人傲众。

［12］相恃：修恃己长。

［13］驰流：以骄纵故驰流。

［14］四者，瞋习交冲：四、瞋习。

［15］飞动：怒形于外。

［16］剉（音错）：折伤，斩截。

［17］五者，诈习交诱：五、诈习。诱惑他人，机巧变诈，引诱彼人入其彀中，并使人心服情愿。

［18］相调：调戏。

［19］引：勾引。

［20］校：枷也。

［21］草木生长：渐渐滋蔓。

［22］杻（音抓）：箠也。

［23］六者，诳习交欺：六、诳习。蒙蔽他人。

［24］劫杀：欺其不见。

［25］如践蛇虺：蛇虺亦伤人于不见。

［26］七者，怨习交嫌：七、怨习。瞋发于外，怨结于内。

［27］砺（音立）：农具以坚木为之有齿。或释为小石，则同砾字义。

［28］怀抱畜恶：怨藏于中。

［29］违害鬼：阴害。

［30］饮鸩酒：阴毒。

［31］八者，见习交明：八、见习。

见习有五：一身见，执身有我；二边见，执断执常；三邪见，不信因果；四见取，非果计果；五戒禁取，非因计因。

［32］萨迦耶：身见。

［33］发于违拒：见解不同，是非相反。

［34］来往相见：无可逃避。或注：一来一往，所见相反。

［35］九者，枉习交加：九、枉习。冤屈他人。

［36］相排：挤。

［37］蹙漉衡度：蹙其体，漉其血，或称量其体如牲畜。

［38］十者，讼习交喧：十、讼习。

［39］发于藏覆：攻发人之隐事。

［40］相陈：显现，列布。

［41］如戴高山：自压。

［42］覆于巨海：自坠。

附注

十习：淫、贪、慢、瞋、诈、诳、怨、见、枉、讼。

六报：见（眼）、闻（耳）、嗅（鼻）、味（舌）、触（身）、思（意）。

云何六报？阿难，一切众生，六识造业，所招恶报，从六根出。云何恶报从六根出？一者见报[1]招引恶果。此见业交，则临终时，先见猛火[2]满十方界。亡者神[3]识飞坠乘烟入无间狱。发明二相[4]：一者明见，则能遍见种种恶物，生无量畏。二者暗见，寂然不见，生无量恐。如是见火[5]，烧听，能为镬汤洋铜；烧息，能为黑烟紫焰；烧味，能为焦丸铁糜；烧触，能为热灰炉炭；烧心，能生星火迸洒，煽鼓空界。二者闻报[6]招引恶果。此闻业交，则临终时，先见波涛没溺天地，亡者神识，降注乘流入无间狱。发明二相：一者开听，听种种闹，精神愗乱；二者闭听，寂无所闻，幽魄沉没。如是闻波，注闻，则能为责为诘；注见，则能为雷为吼，为恶毒气；注息，则能为雨为雾，洒诸毒虫，周满身体；注味，则能为脓为血，种种杂秽；注触则能为畜为鬼，为粪为尿；注意，则能为电为雹，摧碎心魄。三者嗅报[7]招引恶果。此嗅业交，则临终时，先见毒气充塞远近。亡者神识，从地踊出，入无间狱。发明二相：一者通闻，被诸恶气熏极心扰；二者塞闻，气掩不通，闷绝于地。如是嗅气，冲息，则能为质为履；冲见，则能为火为炬；冲听，则能为没为溺[8]为洋为沸；冲味，则能为馁为爽[9]；冲触，则能为绽为烂，为大肉山，有百千眼，无量食；冲思，则能为灰为瘴，为飞砂，击碎身体。四者味报[11]招引恶果。此味业交，则临终时，先见铁网，猛焰炽烈，周覆世界。亡者神识，下透挂网，倒悬其头，入无间狱。发明二相：一者吸气，结成寒冰，冻裂身肉；二者吐气，飞为猛火，焦烂骨髓。如是尝味，历尝，则能为承为忍[12]，历见，则能为然金石[13]；历听则能为利兵刃；历息，则能为大铁笼，弥覆国土；历触，则能为弓为箭，为弩为射；历思，则能为飞热铁，从空雨下。五者触报[14]招引恶果。此触业交，则临终时，先见大山[15]四面来合，无复出路，亡者神识，见大铁城，火蛇火狗，虎狼狮子，牛头狱卒，马头罗刹，手执枪，驱入城门，向无间狱。发明二相：一者合触，合山逼体，骨肉血溃；二者离触，刀剑触身，心肝屠裂。如是合触。历触，则能为道、为观[16]、为厅、为案[17]；历见，则能为烧、为爇；历听，则能为撞、为击，为剚为射；历息，则能为括、为袋、为考、为缚[18]；历尝[19]，则能为耕、为钳[20]、为斩、为截；历思，则能为坠、为飞[21]，为煎、为炙。六者思报[22]，招引恶果。此思业交，则临终时，先见恶风吹坏国土，亡者神识，被吹上空，旋落乘风，堕无间狱。发明二相：一者不觉，迷极则荒，奔走不息；二者不迷，觉知则苦，无量煎烧，痛深难忍。如是邪思，结思，则能为方为所[23]；结见，则能为鉴为证；结听，则能为大合石，为冰为霜，为土，为雾；结息，则能为大火车[24]，火船火槛；结尝，则能为大叫唤，为悔为泣；结触，则能为大为小，为一日中万生万死，为偃为仰[25]。

［1］一者见报：报，标示。一见报。

极善极恶，皆无中阴，故真堕入。《周易》说卦传，离为火。虞氏《逸象》离为见。

［2］见猛火：见，现报；少，见觉属火。

［3］神：生报。

［4］发明二相：以下就眼根明反对之二相。

［5］如是见火：以下对诸根明交报。

［6］二者闻报：二闻报。坎为耳为水。

［7］三者嗅报：三嗅报。巽为风，为木为臭。

［8］为没为溺：坎为耳为水。

［9］为馁为爽：馁，鱼败；爽，羹败。

［11］四者味报：四味报。

［12］为承为忍：承，承受；忍，忍耐。

［13］为然金石：离火克兑金。

［14］五者触报：五触报。

［15］山：艮为山，为门厥，为指，为狗，为黔喙之属。

虞氏《逸象》艮为道，为城，为门庭，为宫室，为庐，为牖，为居，为鼻，为肱，为背，为腓，为皮，为肤，为豹，为狼。

［16］为道、为观：狱路、狱门。

［17］为厅、为案：审判罪犯之所。

［18］为考、为缚：击也。

［19］历尝：兑为口舌为毁折。

［20］为耕、为钳：犁也，拔也。

［21］为飞：离为火、为飞。

［22］六者思报：六思报。

只此六根，菩萨以证圆通，众生以受业报，正如垂手颠倒，首尾旋换耳。

［23］为方为所：真心本无方所，邪思一结则为方所所迷。

［24］则能为大火车：巽为木。

［25］为偃为仰：偃，俯也，反覆无定。

阿难，是名地狱十因六果[1]，皆是众生迷妄所造。若诸众生，恶业同造[2]，入阿鼻狱[3]，受无量苦，经无量劫。六根各造[4]及彼所作兼境兼根，是人则入八无间狱。身口意三[5]作杀盗淫。是人则入十八地狱。三业不兼，中间或为一杀一盗[6]，是人则入三十六地狱。见见一根，单犯一业[7]，是人则入一百八地狱。由是众生别作别造，于世界中入同分地[8]。妄想发生，非本来有。

复次，阿难，是诸众生，非破律仪[9]，犯菩萨戒[10]，毁佛涅槃[11]，诸余杂业[12]，历劫烧燃，后还罪毕，受诸鬼形[13]。若于本因贪物为罪[14]，是人罪毕，遇物成形，名为怪鬼。贪色为罪[15]，是人罪毕，遇风成形，名为魃鬼[16]。贪惑为罪[17]，是人罪毕，遇畜成形，名为魅鬼。贪恨为罪[18]，是人罪毕，遇虫[19]成形，名蛊毒鬼。贪忆为罪[20]，是人罪毕，遇衰成形[21]，名为厉鬼。贪傲为罪[22]，是人罪毕，遇气成形[23]，名为饿鬼。贪罔为罪[24]，是人罪毕，遇幽为形[25]，名为魇鬼。贪明为罪[26]，是人罪毕，遇精为形，名魍魉鬼。贪成为罪[27]，是人罪毕，遇明为形[28]，名役使鬼。贪党为罪[29]，是人罪毕，遇人为形，名传送鬼。阿难，是人皆以纯情坠落，业火烧干，上出为鬼[30]。此等皆是自妄想业之所招引。若悟菩提，则妙圆明，本无所有。

［1］地狱十因六果：总结地狱十因六果皆由迷妄所造。

地狱总结

［2］恶业同造：十因具足，六根同造。

［3］阿鼻狱：又作阿鼻旨，或云阿毗至。译曰无间：一、身无间，二、苦无间。

［4］六根各造：此亦各具十因，惟前后异时，或一根各造，而兼三根四根。

［5］身口意三：此只造三业。

［6］一杀一盗：三业阙一。

［7］单犯一业：三业阙二。

［8］入同分地：各从其类。

二、鬼趣

情沉业果罪毕受鬼胎，饿鬼所自来，非本来有也。

［9］非破律仪：非，谛也；破，犯也，无正轨。

［10］犯菩萨戒：无正因。

［11］毁佛涅槃：无正果。

［12］余杂业：即十因。恶业皆由于情，情皆由于贪。

［13］历劫烧燃，后还罪毕，受诸鬼形：在狱受报者，是业识身，直待业尽，方受鬼身。

［14］贪物为罪：贪习为因。

［15］贪色为罪：淫习为因。

［16］魃鬼：《诗经》：有“旱魃为疟”之文。

［17］贪惑为罪：诈习为因。

［18］贪恨为罪：瞋习为因。

［19］虫：毒虫。

［20］贪忆为罪：怨习为因。

［21］遇衰成形：人气衰。

［22］贪傲为罪：慢习为因，陵人傲物。

［23］遇气成形：以气用事，并无实德实学。

［24］贪罔为罪：诳习为因，暗地作恶，欺人不知。

［25］遇幽为形：幽暗境界。

［26］贪明为罪：见习为因，自作聪明。

［27］贪成为罪：枉习为因，以造成他人之罪过。

［28］遇明为形：遇明显境界。

［29］贪党为罪：讼习为因，牵引他人为己党羽。

［30］纯情坠落，业火烧干，上出为鬼：情业积水，下坠烧干，则情业已尽，复乘想业上出。

鬼形总结

附注

地狱总结

八大地狱：重重竖立。《俱舍论·八》云：一等活地狱，彼有情遇种种斫刺磨捣，被凉风所吹则苏如故，等于前活，故名等活。二黑绳地狱，先以黑绳秤量支体而后斩锯，故名黑绳。三众舍地狱，众多苦具，俱来逼身，合党相害，故名众合。四嚎叫地狱，逼于众苦，发悲嚎怨叫之声，故名嚎叫。五大嚎叫地狱，逼于剧苦，更发大哭声，故名大嚎叫。六炎热地狱，火随身起，炎炽周围，苦热难堪，故名炎热。七大热地狱，为热中之极，故名八大热。八无间地狱。

以上又名八热地狱，对于八寒地狱而言。

又有十八地狱。第一地狱，受苦一百三十五万万年；第二地狱，一苦当前二十，受苦之年数，当前之四倍，即五百四十万万年；第三地狱，一苦当第二地狱之二十，受苦之年数，亦当第二地狱之四倍，即二千一百六十万万年。第四地狱，直到第十八地狱，皆依前之比例，挨次照加。第十八狱比较第一狱受苦之程度之倍数一百三十一垓零七百二十京。第十八地狱年数为二垓三千一百九十三京零二百三十三兆九千八百四十亿。

复次，阿难，鬼业既尽，则情与想二俱成空[1]，方于世间与元负人怨对相值身为畜生，酬[2]其宿债。物怪之鬼，物消报尽，生于世间，多为枭类。风魃之鬼，风消报尽，生于世间，多为咎徵[3]，一切异类。畜魅之鬼，畜死报尽，生于世间，多为狐类。虫蛊之鬼，蛊灭报尽，生于世间，多为毒类[4]。衰疠之鬼，衰穷报尽，生于世间，多为蛔类。受气之鬼[5]，气消报尽，生于世间，多为食类[6]。绵幽之鬼[7]，幽消报尽，生于世间，多为服类[8]。和精之鬼[9]，和消报尽，生于世间，多为应类[10]。明灵之鬼[11]，明灭报尽，生于世间，多为休徵[12]一切诸类。依人之鬼[13]，人亡报尽，生于世间，多为循类[14]。阿难，是等皆以业火干枯，酬其宿债，傍为畜生。此等亦皆自虚妄业之所招引。若悟菩提，则此妄缘本无所有。如汝所言宝莲香等，及琉璃王，善星比丘，如是恶业，本自发明，非从天降，亦非地出，亦非人与，自妄所招，还自来受。菩提心中皆为浮虚妄想凝结。

复次，阿难，从是畜生，酬偿先债，若彼酬者分越所酬，此等众生，还复为人，反徵其剩。如彼有力兼有福德，则于人中不舍人身，酬还彼力。若无福者，还为畜生，偿彼余直。阿难，当知若用钱物，或役其力，偿足自停。如于中间杀彼身命，或食其肉，如是乃至经微尘劫，相食相诛，犹如转轮，互为高下，无有休息。除奢摩他[15]及佛出世[16]，不可停寝。汝今应知，彼枭伦者，酬足复形，生人道中，参合顽类[17]。彼咎征者，酬足复形，生人道中，参合愚类[18]。彼狐伦者，酬足复形，生人道中，参于庸类[19]。彼毒伦者，酬足复形，生人道中，参合很类。彼蛔伦者，酬足复形，生人道中，参合微类[20]。彼食伦者，酬足复形，生人道中，参合柔类[21]，彼服伦者，酬足复形，生人道中，参合劳类[22]。彼应伦者，酬足复形，生人道中，参于文类[23]。彼休徵者，酬足复形，生人道中，参合明类[24]。彼诸循伦，酬足复形，生人道中，参于达类[25]。阿难，是等皆以宿债毕酬，复形人道。皆无始来业计颠倒，相生相杀，不遇如来，不闻正法，于尘劳中，法尔轮转。此辈名为可怜愍者。

三、畜生趣

鬼业既尽，为畜还债，答畜生所自来，非本来有也。

[1] 鬼业既尽，则情与想二俱成空：狱报情业，鬼报想业，二报既毕，复偿负业，以业火干枯之故，情想暂时不生，如负重行远，气消力竭，万虑俱空，非真空也。

[2] 酬：还。

[3] 咎徵：咎，遇恶；徵，应。

[4] 毒类：蛇蝎之属。

[5] 受气之鬼：饿鬼。

[6] 食类：供人食之家畜。

[7] 绵幽之鬼：魇鬼。

[8] 服类：牛马驴等为人服务，皮毛供人衣服之兽类。

[9] 和精之鬼：魍鬼。

[10] 应类：社燕寒鸿，应节气之动物。

[11] 明灵之鬼：役使鬼。

[12] 休徵：祥瑞，如麟凤。

[13] 依人之鬼：传送鬼。

[14] 循类：猫犬之类。

畜类总结

四、人趣

畜业既尽，复生人道，总是无始来，业计颠倒也。

[15] 奢靡他：修定破惑。

[16] 佛出世：见佛得解脱。

[17] 参合顽类：参合者，参杂于原从人道而转世之人类也。带畜生之余习，参合于人中，无礼仪廉耻。

[18] 参合愚类：愚或作异，妖异也。

[19] 参于庸类：庸材没有气节。

[20] 参合微类：轻微卑贱。

[21] 参合柔类：柔弱无能。

[22] 参合劳类：劳苦工作。

[23] 参于文类：文人雅士。

[24] 参合明类：精明。

[25] 参于达类：通达人情世故。

阿难，复有从人，不依正觉修三摩地，别修妄念，存想固形，游于山林人不及处。有十种仙。阿难，彼诸众生，坚固服饵[1]而不休息，食道圆成，名地行仙。坚固草木[2]而不休息，药道圆成，名飞行仙。坚固金石而不休息，化道圆成，名游行仙。坚固动止[3]而不休息，气精圆成，名空行仙。坚固津液而不休息，润德圆成，名天行仙。坚固精色而不休息，吸粹圆成，名通行仙。坚固咒禁而不休息，术法圆成，名道行仙。坚固思念而不休息，思忆圆成，名照行仙。坚固交遘而不休息，感应圆成，名精行仙。坚固变化而不休息，觉悟圆成，名绝行仙。阿难，是等皆于人中炼心，不修正觉，别得生理，寿千万岁。休止深山，或大海岛，绝于人境，斯亦轮回妄想流转。不修三昧，报尽还来，散入诸趣。

阿难，诸世间人，不求常住[4]，未能舍诸妻妾恩爱，于邪淫中，心不流逸，澄莹生明，命终之后，邻于日月[5]。如是一类名四天王天[6]。于己妻房淫爱微薄，于净居时不得全味[7]，命终之后，超日月明，居人间顶[8]。如是一类名忉利天[9]。逢欲暂交，去无思忆，于人间世，动少静多，命终之后，于虚空中[10]朗然安住，日月光明，上照不及，是诸人等自有光明。如是一类名须焰摩天[11]。一切时静，有应触来，未能违戾[12]，命终之后，上升精微[13]，不接下界诸人[14]天境，乃至劫坏三灾[15]不及。如是一类名兜率陀天。我无欲心[16]，应汝行事。于横陈时，味如嚼蜡[17]，命终之后，生越化地[18]。如是一类名乐变化天。无世间心，同世行事。于行事交，了然超越[19]，命终之后，遍能出超化无化境[20]。如是一类名他化自在天[21]。阿难，如是六天，形虽出动，心迹尚交，自此已还，名为欲界。

五、仙趣

仙道，此十种仙，存想长生，坚固幻质，所修虽异，总属有漏妄想也。进不如天，退又胜人，故居山林，名为仙趣。

[1] 服饵：服制造之药，如丸散膏丹，一切饮食补品。

[2] 草木：服草木之药，大概单服或生服诸多。

[3] 止：静。

案：《宗通》谓：存想世间，皆成变化。惟空寂不变，遂一味清净，灰心槁形，其行绝世，有似二乘缘觉，故以觉悟名之。西域习此者多，生非非想天《纂注》亦同此。《直解》谓：观变化转移以固其形也，通悟化理，所行无碍，故曰绝形仙。此盖不知幻化皆自己出，无方所，绝对待，方是真正绝行也。

六、天趣

案：欲界天，此六天虽出尘扰，而未能绝欲，故通名欲界。

[4] 不求常住：不求常住于世间。

[5] 命终之后，邻于日月：所居报土在须弥山腰邻于日月。

[6] 如是一类名四天王天：须弥山腰四面，有四王各主一方。

[7] 于净居时不得全味：清净安居时，未能完全得清净之味。

[8] 超日月明，居人间顶：超出须弥山腰，此天在须弥山顶。

[9] 如是一类名忉利天：离地八万四千由旬，四方各有八天，此天居中，总为三十三天。

[10] 于虚空中：高出须弥一倍。

[11] 须焰摩天：又名时分天。

[12] 未能违戾：虽能少欲，未能无心。

[13] 上升精微：指弥勒内院。

[14] 下界诸人：通指外院而言。

[15] 三灾：指内院。

[16] 我无欲心：前天尚有应心，此则应心亦无。

[17] 味如嚼蜡：欲味甚淡薄。

[18] 生越化地：超越下天，自化乐具。

[19] 了然超越：心不着境。

[20] 化无化境：化，第五天；无化，下四天。

[21] 如是一类名他化自在天：诸欲无境，不劳自化，皆由他化，而能自在受用。

附注

灭淫六要：一、正淫未断，邪淫已断；二、正淫亦不贪，但未全能；三、逢欲暂交，事后无念；四、平时不起欲念，但有时为被动的，或不能无念。五、虽为被动，亦不感觉有味；六、虽同世事，全无心想。

五字诀：交：四王，忉利；抱：焰摩；挚：兜率；笑：乐变化；视：他化自在。

六欲天皆以十善为本，若兼护法心是四天王天业，若兼化人是忉利天业，若兼不恼众生善巧纯熟是焰摩天业，若兼修禅定，粗住细往是兜率天业。欲界定是变化天业，未到定是他化天业。（天台宗说《宗通》）

《直解》云：欲界诸天同以上品十善为因，今独举邪淫事，言此淫欲正是生死根本，此念不断，终不能出生死也。欲界天自须弥腰顶以至空居，具有饮食淫欲睡眠三欲，欲曰欲界天。其男女嫁娶亦如人间，惟欲天无血肉躯，亦无大小便利不净事。身放光明，无别昼夜，报得五通，形无障碍。前二名地居天，后四名空居天，不须日月而常明，以莲花开合而分昼夜，故名时分。

生兜率天者七日后弥勒放光雨花，引入外院小摩尼殿，寻为说法，俾发起精进力故，然后引之入内院。二院外，又有总报天，乃有漏业果所成，修十善业者得生彼处，三灾可坏。此云三灾不及者，盖指弥勒所居，乃诸圣者后得智所变之宫也。以总报望外院，当若仙凡之隔，况内院乎。(《宗通》)

忉利天：译言三十三天。欲界六天第之第二，在须弥山顶，阎浮提上八万由旬之处。天上人身长一由旬，衣重六铢（即一两之四分之一），寿一千岁，以世间百年为一昼夜。

不知此天以多少昼夜为一岁，假定如人间三百六十五日为一年，则忉利一年等于人间三万六千五百年。天上一千年，即人间三千六百五十万年。

七火次第过，然后一水灾。七七火七水，复七火后风。

火水大灾劫，经过六十三次后，方有一次大风灾，坏三禅。禅之义为静虑，即静止其思虑，有四种浅深。

初禅天：不须分段食，故无鼻舌二识，唯有眼耳身意四识，乐受与三识相应，喜受与意识相应，具有觉观之二用。

粗住：气息调和，心不散乱。

细住：澄静更胜。

欲界定：已见虚清，犹有身心之相（如云如影）。

未到定：不见身体及物，而性障犹在。

八触：动、痒、轻、重、冷、暖、涩、滑，或以软、粗代动痒，此种感觉与出入息有关。

十功德：空、明、定、智、善心、柔软、喜、乐、解、脱。

五支：觉支又名寻支，观支又名伺支，喜支、乐支、一心支又名定支。

诸天寿命：四天王天，九百万岁；忉利天，三千六百万岁；焰摩天，十四千四百万岁；兜率天，五亿七千六百万岁；化乐天，二十三亿零四百万岁；他化自在天，九十二万一千六百万岁。梵众、半劫，梵辅、一劫，大梵一劫半，少光四劫，无量光六劫，光音八劫，少净十六劫，无量净三十二劫，遍净六十四劫，福庆百二十五劫，福光二百五十劫，广果、无想五百劫，无烦、千劫、无热二十劫，善见四千劫，善现八千劫，色客竟一万六千劫，空处二万劫，识处四万劫，无所有处六万劫，非非想处八万劫。劫，除增减算法而外，尚有磐石劫、芥子劫二说。

诸天身长：四天王身长一拘留舍四分之一（约一华里），忉利半拘留舍，帝释一拘留舍，焰摩一拘留舍四分之三，兜率一拘，化乐一拘又四分之一，他化一拘又半。梵众半由延，梵辅一由延，大梵一由延半。少光二由，无量光四由，光音八由，少净十六由，无量净三十二由，遍净六十四由延。福庆百二十五由，福生二百五十由，广果、无想五百由，无烦千由，无热二千由，善见四千由，善现八千由，色究竟一万六千由。

诸天衣服：欲界六天，皆着天衣，飞行自在。看之似衣，光色具足，不可以世间缯彩比之。色界诸天，衣如非衣，光明转胜转妙。四天王衣重半两，忉利天衣重六铢，焰摩三铢，兜率一铢半，化乐一铢，他化半铢。

色界诸天，不着衣服，与着无异，头虽无髻，如戴天冠，无男女相。

诸天业因：持不杀戒，得生四天王。持不杀、不盗，得生忉利天。不杀、不盗、不邪淫，得生焰摩天。不杀、盗、淫，不两舌、妄语、恶口、绮语，得生化乐、他化天，修有漏十善，与定相应，得生色界。

诸天受生：四天王天，皆有婚嫁，行欲如人，然后化生。初生如五岁小儿，在父母膝上，未久便知饥渴，自然宝器盛百味食。福多者，饮食白色；中者，青色；下者，赤者。初生出，忆往昔业，戏已忘念。忉利天受生者，见彼天子天女在树林中同一处坐，心生爱乐，速生彼处。彼天女手华忽生，彼女见已，自知有儿，即以此华授与夫言，若今得子，可生欢喜。生七日中，忆念我某处退，生此天中，身体香洁，天衣具足，善知天法，身无病故。于宫殿中次第渐行，见无主天女，悉来围绕，作如是言：圣子善来，此汝宫殿，我无夫主，应相供养。彼三十三天有善法堂天众集处，有八万四千柱，皆众宝所成。初生时有自然饮食，饮食既讫，身便长大，与原男女无异。初生时忆宿世事，见天女后，迷诸色故，即失前念。

欲界诸天，身皆有光，天身有四种色，绀、赤、黄、白。初受生时，见某色之华，即成某色身，发青齐整，齿白方密，眼视无瞬。腾虚飞行，无大小便，不患疲劳。

帝释有九十二亿那由他天女，其天人最少者亦有一万天女。欲界天及初禅三天，皆色界天。此十八天虽离欲染，尚有色质，故通名色界。

卷九

阿难，世间一切所修心人，不假禅那[1]，无有智慧，但能执身不行淫欲[2]，若行若坐，想念俱无，爱染不生无留欲界。是人应念身为梵侣[3]。如是一类，名梵众天。欲习既除，离欲心现[4]，于诸律仪，爱乐随顺，是人应时能行梵德，如是一类，名梵辅天。身心妙圆，威仪不缺，清净禁戒，加以明悟[5]。是人应时能统梵众，为大梵王，如是一类，名大梵天。阿难，此三胜流，一切苦恼[6]所不能逼。虽非正修[7]真三摩地[8]，清净心[9]中，诸漏不动[10]，名为初禅[11]。

阿难，其次梵天统摄梵人，圆满[12]梵行，澄心[13]不动，寂湛生光，如是一类，名少光天。光光相然，照耀无尽，映十方界，遍成琉璃，如是一类，名无量光天[14]。吸持圆光[15]，成就教体，发化清净，应用无尽。如是一类，名光音天[16]。阿难，此三胜流，一切忧悬所不能逼[17]。虽非正修真三摩地，清净心中，粗漏已伏[18]，名为二禅[19]。

阿难，如是天人，圆光成音[20]，披音露妙[21]，发成精行，通寂灭乐[22]，如是一类，名少净天[23]。净空现前，引发无际[24]，身心轻安，成寂灭乐，如是一类，名无量净天。世界身心，一切圆净，净德成就，胜托现前[25]，归寂灭乐[26]，如是一类，名遍净天。阿难，此三胜流，具大随顺[27]，身心安隐，得无量乐[28]。虽非正得真三摩地，安隐心中，欢喜毕具[29]，名为三禅[30]。

案：初禅三天：有君臣民贵贱之分，自此以上，更无贵贱。

天人将命终，光有二种五衰相现。小五衰：一者乐声不起；二者身光微暗；三者浴水著身；四者专着一境，多时不舍；五者身力虚弱，眼常数瞬。大五衰：

一衣服今秽；二华冠光萎；三腋汗；四体臭；五不乐安住本座。

此天以寻伺觉观不净，慈悲，治欲界粗障，离欲生喜，名离生喜乐地。

寻伺即觉观，粗思名觉，细思名观。二者皆妨定心，因此觉观之有无，而判定心之深浅。《智度论·二十三》曰："是觉观挠三昧，故说此二事虽善，而是三昧贼，难可舍离。粗心相名觉，细心相名观。"

《维摩经·弟子品》："法无有说，离觉观故。"肇注：觉观粗心，言语之本。初二天寻伺皆有，三天无寻有伺。寻者，寻求事理之粗性作用。伺者，伺察事理之细性作用（见七十五法）。

[1] 不假禅那：非真正三摩地。

[2] 执身不行淫欲：戒胜。

[3] 人应念身为梵侣：命终时，应念而生。

[4] 离欲心现：定心。

[5] 明悟：慧心。

[6] 苦恼：欲界烦恼。

[7] 虽非正修：离欲生喜。初禅名离生喜乐地。

[8] 真三摩地：此天虽离欲火，然内有觉观挠乱，故外感火灾，火灾能坏初禅。

[9] 清净心：戒心清静。

[10] 诸漏不动：不为欲习所动，尚未能伏。

[11] 初禅：指初禅三天。

[12] 圆满：戒定慧全故曰圆满。

[13] 澄心：已无觉观，不起现行。

[14] 无量光天：虽多光尚未成音。

[15] 圆光：此天已无寻伺，故无语言。惟以光明发清净化，以表言诠。

[16] 光音天：以光为音。又名极光净天。此天绝音声，欲语时自口发光而为语言。大火灾坏初禅时，下界众生尽集此天，待世界再成，至成劫之初，自此天起金色之云，而注大洪雨，以造初禅天以下至地狱之世界。待世界已成，此天众之福薄者，渐渐下生。劫初，光音天下至阎浮提地，食地肥故，失神，足不能复还天王（《增一阿含经》）。

［17］一切忧悬所不能逼：灭世间一切烦恼。

［18］粗漏已伏：以定力伏前五识，故无寻伺超过初禅。

［19］二禅：指二禅三天。二禅名定生喜乐地，因有喜乐未能伏识，内有喜水扰动，故外感水灾。二禅以上无言语。

［20］圆光成音：指光音天。

［21］披音露妙：显露妙理。

［22］通寂灭乐：因伏六识，故似二乘之寂灭。离喜之故，通而未成。

［23］少净天：定乐初通，净空初显。

［24］引发无际：扩而充之，喜心愈寂，净空愈广。

［25］胜托现前：胜妙寄托。

［26］归寂灭乐：认为皈依之处。

［27］随顺：随心顺意。

［28］得无量乐：身心皆受妙乐。

［29］安隐心中，欢喜毕具：心已离喜，而喜乐自具。他《经》云：二禅有喜受，三禅已伏意识无喜受，然此处又言欢喜毕具。

［30］三禅：指三禅三天。

阿难，复次天人，不逼身心，苦因已尽，乐非常住，久必坏生。苦乐二心，俱时顿舍，粗重相灭，净福性生。如是一类，名福生天。舍心圆融[1]，胜解清净[2]，福无遮中[3]，得妙随顺[4]，穷未来际[5]。如是一类，名福爱天。阿难，从是天中[6]，有二歧路[7]。若于先心[8]，无量净光[9]，福德圆明，修证而住，如是一类，名广果天[10]。若于先心[11]，双厌苦乐，精研舍心，相续不断，圆穷舍道[12]，身心俱灭，心虑灰凝[13]，经五百劫，是人既以生灭为因，不能发明不生灭性。初半劫灭[14]，后半劫生[15]。如是一类，名无想天。阿难，此四胜流，一切世间诸苦乐境所不能动。虽非无为真不动地。有所得心[16]，功用纯熟。名为四禅[17]。

阿难，此中复有五不还天。于下界中九品习气[18]俱时灭尽，苦乐双亡，下无卜居[19]，故于舍心众同分中安立居处。阿难，苦乐两灭，斗心不交[20]。如是一类，名无烦天[21]。机括独行[22]，研交无地。如是一类，名无热天[23]。十方世界，妙见圆澄，更无尘象[24]一切沉垢[25]。如是一类，名善见天[26]。精见[27]现前，陶铸[28]无碍。如是一类，名善现天[29]。究竟群几[30]，穷色性性[31]，入无边际。如是一类，名色究竟天[32]。

案：初禅离苦受，有忧受；二禅离忧受，有喜爱；三禅离喜受，有乐受；四禅苦乐俱舍，内心湛然。

不苦不乐，名舍念清净地。心住无动，粗重相减，寻伺苦忧喜乐及出入息皆断。

初禅戒胜，二禅、三禅定慧胜，四禅福德胜。

[1] 舍心圆融：乐念全舍。

[2] 胜解清净：不为异缘所转。

[3] 遮中：无碍无限。

[4] 得妙随顺：无不如意。

[5] 穷未来际：三灾不到，受报无穷。

[6] 天中：即福爱天。

[7] 二歧路：一趣广果，一趣无想。

[8] 先心：即舍心。

[9] 无量净光：定中之光。

[10] 广果天：证广大之果。乃厌苦乐而增修福慧，无想天则厌苦乐而精研舍心。

案：无想定与灭尽定之别，无想仅灭第六识分别见，第七识染分尚在，灭尽定已灭尽七识。

无想天与无色界天之别，无想天出定则有身，无色界天在一切时皆无身。

初禅伏鼻舌二识，二禅伏眼耳鼻舌身五识，三禅伏意识分别现行。四禅伏意识分别种子。

[11] 若于先心：指福爱天之舍心。

[12] 相续不断，圆穷舍道：舍而复舍，由粗至细，由身至心，一切皆舍。

[13] 心虑灰凝：入无想定。

[14] 初半劫灭：第一劫之前半。

［15］后半劫生：四百九十九劫半以后。

［16］得心：非无所得。

［17］四禅：指四禅四天。

五不还天

三界九地：五趣：天、人、畜、鬼、狱。

九地：一、欲界五趣杂居地，二、色界离生喜乐地（初禅），三、色界定生喜乐地（二禅），四、色界离喜妙乐地（三禅），五、色界舍念清净地（四禅），六、无色界空无边处地，七、无色界识无边处地，八、无色界无所有处地，九、无色界非想非非想处地。

［18］九品习气：欲界思惑种子。

［19］下无卜居：初果断见惑八十八使，二果破思惑六品，三果破思惑九品，故不来欲界，即住色界五不还天，再断色界、无色界七十二品，即出三界，名四果。断欲界一地九品，故苦亡而欲界无卜居。复断色界三地各九品，故乐亡而色界三地无卜居，惟四禅是其同分。

［20］斗心不交：无厌欣二心之交战。

［21］如是一类，名无烦天：断离生喜乐地九品思惑。烦：极热。

［22］机括独行：机，发；括，收。心无系著常行于独前尚有交地，今则交地亦复研尽。

［23］如是一类，名无热天：断定生喜乐地中九品思惑。热，微烦。

［24］尘象：外境。

［25］沉垢：内惑。

［26］如是一类，名善见天：断离喜妙乐地中九品思惑。

［27］精见：无尘垢。

［28］陶铸：陶，土制；铸，金制。纯智无习。

［29］如是一类，名善现天：断舍念清净地中九品思惑。

［30］群几：群：众；几：微。

［31］性性：微之本。

［32］如是一类，名色究竟天：断无色界四地三十六品思惑。

阿难，此不还天，彼诸四禅四位天王，独有钦闻，不能知见[1]。如今世间旷野深山，圣道场地，皆阿罗汉所住持故，世间粗人所不能见。

阿难，是十八天，独行无交[2]，未尽形累[3]，自此已还，名为色界。复次阿难，从是有顶色边际中，其间复有二种歧路。若于舍心发明智慧，慧光圆通，便出尘界，成阿罗汉，入菩萨乘，如是一类，名为回心大阿罗汉。若在舍心，舍厌成就，觉身为碍，消碍入空[4]，如是一类，名为空处。诸碍既消[5]，无碍无灭[6]，其中唯留阿赖耶识，全于末那半分微细[7]，如是一类，名为识处。空色既亡，识心都灭[8]，十方寂然迥无攸往，如是一类，名无所有处。识性不动，以灭穷研，于无尽中发宣尽性，如存不存，若尽非尽，如是一类名为非想非非想[9]处。此等穷空不尽空理，从不还天[10]圣道穷者，如是一类名不回心钝阿罗汉[11]。若从无想诸外道天穷空不归，迷漏无闻，便入轮转。

阿难，是诸天上各各天人[12]，则是凡夫业果酬答，答尽入轮。彼之天王，即是菩萨游三摩提，渐次增进回向圣伦所修行路。阿难，是四空天，身心[13]灭尽，定性现前[14]，无业果色[15]，从此逮终，名无色界。此皆不了妙觉明心。积妄发生[16]，妄有三界，中间妄随七趣沉溺，补特伽罗[17]各从其类。

复次阿难，是三界中，复有四种阿修罗类。若于鬼道，以护法力，成通入空，此阿修罗从卵而生[18]，鬼趣所摄。若于天中降德[19]贬坠，其所卜居邻于日月，此阿修罗从胎而出[20]，人趣所摄。有修罗王执持世界，力洞[21]无畏，能与梵王及天帝释四天争权，此阿修罗因变化有，天趣所摄。阿难，别有一分下劣修罗，生大海心，沉水穴口，旦游虚空，暮归水宿。此阿修罗因变化有[22]，畜生趣摄。

阿难，如是地狱、饿鬼、畜生、人及神仙，天洎[23]修罗，精研七趣，皆是昏沉诸有为相。妄想受生，妄想随业，于妙圆明无作本心，皆如空华，元无所著[24]。但一虚妄，更无根绪[25]。

阿难，此等众生，不识本心，受此轮回，经无量劫，不得真净，皆由随顺杀盗淫故。反此三种，又则出生无杀盗淫，有名鬼伦，无名天趣，有无相倾，起轮回性。若得妙发三摩提者，则妙[26]常寂，有无[27]二无，无二亦灭。尚无不杀不偷不淫，云何更随杀盗淫事。

阿难，不断三业，各各有私[28]，因各各私。众私同分，非无定处[29]。自妄发生生妄无因无可寻究[30]。汝勖修行[31]，欲得菩提，要除三惑。不尽三惑[32]，纵得神通，皆是世间有为功用。习气不灭，落于魔道，虽欲除妄，倍加虚伪。如来说为可哀怜者，汝妄自造，非菩提咎。作是说者名为正说。若他说者即魔王说。

九品惑：贪、瞋、慢、无明四种之修惑，就粗细而分为九品。三界九地之俱生烦恼，各有九品，其中欲界九品之修惑，有润七生之作用。

上上品二生，上中品一生，上下品一生，中上品一生，中中品半生，中下品半生，下上品半生，下中、下下合为半生。

所谓一生者，人天各一生；半生者，人或天之一生。故七生者，实为十四生。

问：第六识相应俱生之烦恼，自无始即在一切有情身中，润生无穷，何限七生耶？答：是仅谓已入圣位者所余之烦恼，非泛言凡情。

[1] 不能知见：同在四禅境界，何以不能知见？因彼修有漏。此修无漏，何为无漏？无一切惑故。

[2] 独行无交：无情欲故。

[3] 未尽形累：尚有色质。

案：色界通结。无色界天，此四天虽有定果色，已无业果色，故通名无色界。

[4] 消碍入空：灭身归无。

[5] 诸碍既消：不依于色。

[6] 无碍无灭：不依于空，无碍之无亦灭。

[7] 全于末那半分微细：伏第七识之半，留其半分。

[8] 识心都灭：半分末那亦灭。

[9] 非想非非想：非想，离粗想；非非想，非真无想。

[10] 不还天：五不还天。

［11］如是一类，名不回心钝阿罗汉：俟八万劫满，断尽思惑，而出三界，生方便有余土。

［12］天人：天上人民。

案：四空天通结。

［13］身心：身，前二天；心，后二天。

［14］定性现前：有定果色。

［15］无业果色：无业报所感根身器界之色。

［16］积妄发生：总答三界由积妄阿修罗，此四修罗，福力等天，而行所不及，故云非天，随业轻重，而有四生之不同也。

［17］补特伽罗：旧译曰：众生，新译曰：数取趣，谓数数往来诸趣。造业不息，而数数取苦果也。或曰：中有身。

七、阿修罗趣

［18］从卵而生：即从想而生。

［19］降德：德有亏损。

［20］从胎而出：胎生。

［21］洞：作“通”字义。

［22］因变化有：化生。

案：七趣总结

总名七趣，皆是昏沉诸有为相，不识本心，故欲证菩提，在除三惑。

［23］洎（音济）：同“及”。

［24］元无所著：不碍本心。

［25］无根绪：根，根本；绪，头绪。无非本有。

［26］妙：妙性。

［27］有无：有，恶业；无，善业，无恶业。

［28］各各有私：各各，各有各的罪恶；有私，别业。

［29］非无定处：受报则有定处。

［30］无可寻究：不能觅起处。

［31］勖修行：努力勉力修行。

[32] 三惑：见思惑、尘沙惑、无明惑，或作贪瞋痴解。

意根对法尘起诸邪见，名见惑；五根贪爱五尘而起想著，名思惑，众生见思之惑，多如尘沙，菩萨之行，专为化他。若令众生断见思惑者，在菩萨即是断尘沙惑、无明惑，乃业识之种子，烦恼之根本。二乘不知其名，大乘菩萨定慧双修，万行具足，方断此惑，故亦名别惑。

前法已尽，无问自答者，以止观中细微尘事，能隳宝觉，破法王家，非一切知莫能深辨，故须特言之。

即时如来将罢法座，于师子床揽七宝[1]几回紫金山，再来凭倚。普告大众及阿难言：汝等有学缘觉声闻，今日回心趣大菩提无上妙觉。吾今已说真修行法。汝犹未识修奢摩他[2]，毗观[3]舍那，微细魔事，魔境现前，汝不能识，洗心非正，落于邪见。或汝阴魔[4]，或复天魔[5]，或著鬼神，或遭魑魅[6]，心中不明，认贼为子。又复于中得少为足。如第四禅无闻比丘[7]，妄言证圣。天报已毕，衰相现前。谤阿罗汉身遭后有，堕阿鼻狱。汝应谛听，吾今为汝仔细分别。

阿难起立，并其会中同有学者，欢喜顶礼，伏听慈诲。

佛告阿难及诸大众：汝等当知有漏世界十二类生，本觉妙明[8]觉圆心体，与十方佛无二无别。由汝妄想迷理[9]为咎，痴爱发生，生发遍迷[10]，故有空性。化迷不息，有世界生，则此十方微尘国土非无漏者，皆是迷顽妄想安立。当知虚空生汝心内[11]，犹如片云点太清里，况诸世界在虚空耶。汝等一人发真归元，此十方空皆悉消殒[12]。云何空中所有国土而不振裂？汝辈修禅饰[13]三摩地。十方菩萨，及诸无漏大阿罗汉，心精通溜[14]，当处湛然。一切魔王及与鬼神诸凡夫天，见其宫殿无故崩裂，大地振坼[15]，水陆飞腾，无不惊慑[16]。凡夫昏暗，不觉迁讹。彼等咸得五种神通，唯除漏尽。恋此尘劳[17]，如何令汝摧裂其处。是故鬼神及诸天魔、魍魉[18]、妖精，于三昧时，佥来恼汝。然彼诸魔虽有大怒。彼尘劳内，汝妙觉中。如风吹光，如刀断水，了不相触。汝如沸汤，彼如坚冰，暖气渐邻，不日销殒。徒恃神力[19]，但为其客[20]，成就破乱，由汝心中五阴主人，主人若迷，客得其便[21]。当处禅那，觉悟无惑，则彼魔事无奈汝何。阴消入明[22]，则彼群邪咸受幽气。明能破暗，近自销殒，如何敢留，扰乱禅定。若不明悟，被阴所迷。则汝阿难必为魔子，成就魔人。如摩登伽殊为眇劣，彼唯咒汝，破佛律仪，八万行中只毁一戒，心清净故，尚未沦溺。此乃隳汝宝觉全身，如宰臣家，忽逢籍没，宛转零落，无可哀救。

阿难当知，汝坐道场[23]，销落诸念，其念若尽，则诸离念一切精明[24]，动静不移[25]，忆忘如一[26]，当住此处[27]入三摩地[28]，如明目人处大幽暗[29]，精性妙净，心未发光，此则名为色阴区宇[30]。若目明朗[31]，十方洞开，无复幽黯，名色阴尽[32]。是人则能超越劫浊[33]，观其所由[34]，坚固妄想[35]以为其本。

总示魔境

[1] 七宝：金、银、琉璃、砗磲、玛瑙、真珠、玫瑰、玻璃、珊瑚、琥珀，以上十种之内任取七种，皆可称七宝。

[2] 奢靡他：止。

[3] 观：原作“婆”，陈撄宁据理校改。

[4] 汝阴魔：自心所现。

[5] 或复天魔：以下皆外魔。

[6] 魑魅：山泽之神。

[7] 如第四禅无闻比丘：误认四禅定为真涅槃，遂有如是过；无闻，不乐闻法。

[8] 本觉妙明：明本觉湛然，因迷妄有虚空成国土，故魔有所依。

[9] 迷理：背真。

[10] 生发遍迷：遍迷法界。

[11] 虚空生汝心内：断迷妄，则虚空消，国土裂，魔自无依。

[12] 十方空皆悉消殒：前言不闻烂坏虚空，今云虚空消殒。何也？前以万物对虚空，则万物皆妄；今以虚空对真如，则虚空亦妄。迷妄有虚空，复真无虚空，故知虚空亦可消殒也。

[13] 饰：庄严。

[14] 淴（音呼）：陈撄宁注：“合也”。与他书注不同，当以陈注为是。

［15］坼（音彻）：裂也。

［16］慑（音涉）：惧也。

［17］恋此尘劳：魔恨其无依，故欲加害，然邪终不能胜正。

［18］魍魉：山川之精物。

［19］神力：指魔言。

［20］客：魔为客。

［21］主人若迷，客得其便：心为主，魔为客。主人无惑，邪魔自然消殒。阿难堕魔，亦心魔招之，倘戒体一毁，宝觉全隳，故当识认。

［22］阴消入明：即还本觉。

色阴十魔

身体异常：一、身能出碍，二、身内拾出蛲蛔，七、火烧刀斫无所觉，十、形体变迁。

见闻异常：三、空中闻说法声，四、见一切种类皆成佛形，五、见虚空成七宝色，六、暗室见物，八、见佛国地狱天宫，九、中夜见远方街市、人物，或闻人语。

辨色阴十魔

案：若静时有工夫，而动时无工夫。或有时记得做工夫，有时忘记做工夫，非为正定。

［23］道场：有事理二种道场。

［24］离念一切精明：离念，止，得无明觉无生灭性为因地心，惺惺不昧，了了常知；精明，观。

［25］动静不移：卷六耳根圆通有动静二相了然不生，动静之境无干。

［26］忆忘如一：卷三意入有觉尘斯忆，失忆为忘，忆忘之识无预。

［27］当住此处：不昏不散，住离念精明之处。

［28］入三摩地：依此境可入正定。

［29］明目人处大幽暗：初得离念，尚为色阴所覆。明色阴所自处。

［30］色阴区宇：色阴未破时。阴以覆蔽为义，故名区宇。区者各别，宇者盖覆。

［31］目明朗：心光已发。

［32］色阴尽：已破时。

［33］是人则能超越劫浊：色阴，本以空晦暗中，结暗所成。暗色蔽锢真性，便成劫浊，此浊离色阴无体。色阴尽相，非灭身归元，乃观力洞照，不为身境色法之所迷碍耳，故曰十方洞开。破色阴，超劫浊。

［34］观其所由：色阴之由。

［35］妄想：坚执根身为外我，缘影为内我。

附注：劫浊（色），见浊（受），烦恼浊（想），众生浊（行），命浊（识）。本经卷四云："汝见虚空，遍十方界，空见不分，有空无体，有见无觉，相织妄成，是第一重名为劫浊。"

阿难，当在此中[1]，精研妙明[2]。四大不织，少选[3]之间，身能出碍。此名精明流溢[4]前境。斯但功用暂得如是，非为圣证。不作圣心，名善境界，若作圣解，即受群邪。

阿难，复以此心[5]精研妙明，其身内彻，是人忽然于其身内，拾出蛲[6]蛔，身相宛然，亦无伤毁，此名精明流溢形体[7]。斯但精行暂得如是，非为圣证。不作圣心，名善境界，若作圣解，即受群邪。

又以此心内外精研[8]，其时魂魄意志精神[9]，除执受[10]身，余皆涉入，互为宾主[11]，忽于空中闻说法声[12]，或闻十方同敷密义[13]，此名精魄递相离合[14]。成就善种，暂得如是，非为圣证。不作圣心，名善境界，若作圣解，即受群邪。

又以此心，澄露皎彻[15]，内光发明，十方遍作阎浮檀色。一切种类化为如来。于时忽见毗卢遮那[16]踞天光台，千佛围绕，百亿国土，及与莲华，俱时出现。此名心魂灵悟所染[17]。心光研明，照诸世界，暂得如是，非为圣证。不作圣心名善境界。若作圣解，即受群邪。

又以此心，精研妙明，观察不停，抑按降伏、制止[18]、超越，于时忽然十方虚空[19]成七宝色，或百宝色，同时遍满，不相留碍，青黄赤白，各各纯现，此名抑按功力逾分。暂得如是，非为圣证。不作圣心，名善境界，若作圣解，即受群邪。

又以此心，研究澄彻，精光不乱[20]，忽于夜合，在暗室内，见种种物，不殊白昼，而暗室物亦不除灭[21]，此名心细，密澄其见。所视洞幽[22]，暂得如是，非为圣证。不作圣心，名善境界，若作圣解，即受群邪。又以此心圆入虚融，四体忽然同于草木，火烧刀斫，曾无所觉。又则火光不能烧爇，纵割其肉，犹如削木，此名尘并排四大性一向入纯[23]，暂得如是，非为圣证。不作圣心，名善境界，若作圣解，即受群邪。

又以此心成就清净[24]，净心功极，忽见大地十方山河[25]，皆成佛国，具足七宝，光明遍满。又见恒沙诸佛如来遍满空界，楼殿华丽。下见地狱，上观天宫，得无障碍，此名欣厌凝想日深[26]，想久化成[27]。非为圣证。不作圣心，名善境界，若作圣解，即受群邪。

又以此心研究深远，忽于中夜，遥见远方市井街巷，亲族眷属，或闻其语，此名迫心逼极飞出[28]，故多隔见[29]，非为圣证。不作圣心，名善境界，若作圣解，即受群邪。

又以此心研究精极[30]，见善知识[31]，形体变移，少选无端种种迁改。此名邪心含受魑魅[32]，或遭天魔入其心腹，无端说法，通达妙义，非为圣证。不作圣心，魔事销歇。若作圣解，即受群邪。

[1] 当在此中：止观不二之中。

[2] 精研妙明：妙体本融，由妄质成碍。

[3] 少选：即少时。

（一）精明于外暂彻，执之成魔

[4] 精明流溢：即精明外溢。精明，心光；流溢，外无所隔。

[5] 此心：此观之心。

（二）精明于内暂彻，执之起魔

[6] 蛲：蛲，寸白虫。

[7] 精明流溢形体：精明内溢。

（三）精明内外暂彻，执之成魔

[8] 内外精研：初能外虚，次能内彻，此复内外精研，俱虚彻故。

[9] 魂魄意志精神：魂，肝；魄，肺；意，脾；志，胆；精，肾；神，心。

［10］执受：第八识。执是慑义、持义，受是领义、觉义，摄为自体，持令不坏，安危共同，能生苦乐等等觉受。

［11］余皆涉入，互为宾主：皆离其本位，一为主，余为宾。

［12］闻说法声：一处闻。

［13］十方同敷密义：遍处闻。

［14］精魄递相离合：精魄离合。

（四）精明灵悟暂染神光，执之成魔

［15］澄露皎彻：止观。

［16］毗卢遮那：如来名遍照报身佛，于色界顶第四禅，色究竟天，成等正觉（见般若理趣释上）。

又：在密教或翻天日、或翻遍照或翻最高显广眼藏，谓理智不二之法身佛也。

［17］心魂灵悟所染：心魂染悟。心魂被灵悟所染，佛境遂于心光中发现。

案：若念三昧，见净土境，心境相应，又当别论。

（五）精明抑按暂现诸色，执之成魔

［18］抑按、降伏、制止：抑按，过去；降伏，现在；制止，未来。

［19］于时忽然十方虚空：抑按逾分。妙明逼极涣散，而现诸境相。

［20］精光不乱：心光凝定，明暗不移。

（六）精明澄细，暂洞幽暗，执之成魔

［21］暗室物亦不除灭：此有两解，一解谓此是实境、实物，故室内物不能除灭。又一解谓所见种种物，非室中原有之物，是鬼神之物，从暗中发现。而人间之物，同时亦存在其间，各不相碍。前所见者幻境，此所见者实境。

［22］洞幽：密见洞幽。

（七）精明虚融，暂觉遗身，执之成魔

［23］尘并排四大性一向入纯：排，排除。四大入纯。定力虚融，则五尘并消，四大排遣，纯觉遗身。

案：四大色尘并合而排除之。

（八）精明凝久，暂见无碍，执之成魔

［24］成就清净：凝想日深。

[25] 忽见大地十方山河：境随心化。

[26] 欣厌凝想日深：厌粗浊之质碍，欣净妙之虚融。

[27] 想久化成：凝想化成。

（九）精明迫越，暂能隔见，执之成魔

[28] 迫心逼极飞出：用功过切，逼极心飞。

[29] 隔见：虽障隔能见。

（十）色尽受现精明，内含魔种，暂现魔众，执之成魔

[30] 研究精极：穷其精而至于极。

[31] 见善知识：谓行人自己在静定中所见。

[32] 邪心含受魑魅：今受魑魅。

附录

问：如现佛菩萨像，说甚深法，或是宿世善根所发，云何拣别，定其邪正？

答：此事甚难，若是魔所作，误认善相，而心生取著，则堕邪网。若实善根所发，误为魔事，心疑舍离，则退善根，当于终发相时，深入定中，不取不舍，安住平等。若是善根，定力愈深，善根愈显。若是魔为，不久自隐。

第二依本修观禅，仍旧进修，境界增明，则非伪，渐渐减者，知是邪。第三以智慧观所发相，深达空寂。心不住著，邪当自灭，正当自现。如烧真金，益增光彩。若是伪金，即变坏矣。以上所现十境，皆是行人自己禅观，与坚固妄想交攻互战，或胜或负，故现斯境。每一善境现，即是观力胜妄想。若有所贪爱，即是妄想胜观力。

阿难，如是十种禅那现境，皆是色阴用心交互[1]，故现斯事。众生顽迷，不自忖量，逢此因缘，迷不自识，谓言登圣。大妄语成，堕无间狱。汝等当依如来灭后，于末法中宣示斯义，无令天魔得其方便，保持覆护，成无上道。

阿难，彼善男子，修三摩提，奢摩他中，色阴尽者，见诸佛心[2]，如明镜中显现[3]其像。若有所得而未能用[4]，犹如魇人，手足宛然，见闻不惑，心触客邪而不能动，此则名为受阴区宇。若魇咎歇[5]，其心离身[6]，返观其面，去住自由，无复留碍，名受阴尽。是人则能超越见浊[7]，观其所由，虚明妄想以为其本。

阿难，彼善男子，当在此中得大光耀[8]，其心发明，内抑过分[9]，忽于其处发无穷悲。如是乃至观见蚊虻[10]，犹如赤子，心生怜愍，不觉流泪。此名功用抑摧过越，悟则无咎，非为圣证。觉了不迷，久自消歇。若作圣解，则有悲魔入其心腑，见人则悲，啼泣无限，失于正受，当从沦坠。

阿难，又彼定中诸善男子，见色阴消，受阴明白[11]。胜相现前[12]，感激过分[13]，忽于其中生无限勇，其心猛利，志齐诸佛。谓三僧祇[14]，一念能越，此名功用陵率[15]过越。悟则无咎，非为圣证，觉了不迷，久自销歇。若作圣解，则有狂魔入其心腑。见人则夸，我慢无比。其心乃至上不见佛，下不见人，失于正受，当从沦坠。

又彼定中诸善男子，见色阴消，受阴明白，前无新证[16]，归失[17]故居，智力衰微[18]，入中隳地，迥无所见，心中忽然生大枯渴，于一切时沉忆[19]不散，将此以为勤精进相。此名修心无慧自失，悟则无咎。非为圣证。若作圣解，则有忆魔入其心腑，旦夕撮心，悬在一处，失于正受，当从沦坠。

又彼定中诸善男子，见色阴消，受阴明白，慧力过定，失于猛利。以诸胜性怀于心中，自心已疑是卢舍那[20]，得少为足。此名用心亡失恒审[21]，溺于知见[22]。悟则无咎，非为圣证，若作圣解，则有下劣易知足魔入其心腑，见人自言我得无上第一义谛，失于正受，当从沦坠。

又彼定中诸善男子，见色阴消，受阴明白，新证未获，故心已亡，历览二际[23]，自生艰险[24]，于心忽然生无尽忧，如坐铁床，如饮毒药，心不欲活，常求于人令害其命，早取解脱。此名修行失于方便。悟则无咎，非为圣证。若作圣解，则有一分常忧愁魔入其心腑，手执刀剑，自割其肉，欣其舍寿，或常忧愁，走入山林，不耐见人，失于正受，当从沦坠。

又彼定中诸善男子，见色阴消，受阴明白，处清净中，心安隐[25]后，忽然自有无限喜生，心中欢悦，不能自止。此名轻安无慧自禁[26]。悟则无咎，非为圣证，若作圣解，则有一分好喜乐魔入其心腑，见人则笑，于衢路[27]傍自歌自舞，自谓已得无碍解脱，失于正受，当从沦坠。

又彼定中诸善男子，见色阴消，受阴明白，自谓已足[28]，忽有无端大我慢[29]起，如是乃至慢[30]与过慢[31]，及慢过慢[32]，或增上慢[33]，或卑劣慢[34]，一时俱发[35]，心中尚轻十方如来，何况下位声闻缘觉。此名见胜无慧自救。悟则无咎，非为圣证，若作圣解，则有一分大我慢魔入其心腑，不礼塔庙，摧毁经像，谓檀越言，此是金铜，或是土木，经是树叶，或是氎华[36]，肉身真常，不自恭敬，却崇土木，实为颠倒。其深信者，从其毁碎，埋弃地中，疑误众生入无间狱，失于正受，当从沦坠。

[1] 色阴用心交互：色阴通结。色阴与止观之心彼此交战。

案：辨受阴十魔。

[2] 见诸佛心：妙觉明心，观中显露。

[3] 显现：色阴尽。

[4] 有所得而未能用：领纳之身心未忘，为受阴所覆。

[5] 魔咎歇：受阴已破。

[6] 心离身：如仙家之出神。

[7] 是人则能超越见浊：受阴为身见之本，身见又为诸见之本，受尽离身，身见解脱，得超见浊。破受阴，超见浊。

明受阴所自起。本经卷四云：“汝身现抟四大为体，见闻觉知，壅令留碍，水火风土旋令觉知，相织妄成，是第二重名为见浊。”

附注：见浊依六根得名，受以根尘相偶，领纳为义。今受阴尽，则于根尘无所领纳，故超之也。因违顺之幻境，生损益之妄受，则受阴无体，虚有所明，故曰虚明妄想。

（一）由功用自抑过分，而致悲魔

[8] 在此中得大光耀：在受阴定中，十方洞开无复幽暗，知受阴为咎。

[9] 内抑过分：过抑生悲。

[10] 虻：飞虫大寸许。

附注：受阴十魔：一悲、二狂、三忆、四知足、五忧愁、六喜乐、七我慢、八好清轻、九空、十欲，皆是心病。与色阴十魔不同，故曰入其心腑。入即受之义，以下十魔皆同。

（二）由功用自胜过分，而致狂魔

［11］受阴明白：心地明白。

［12］胜相现前：色尽受明。

［13］感激过分：过激生狂。

附记

十信、十住、十行、十回向，为第一阿僧祇劫，初地至七地为第二阿僧祇劫，八地至十地为第三阿僧祇劫。

［14］三僧祇：即三大阿僧祇劫，无量数之长久时间。

［15］陵率：陵，陵蔑；率，轻率。

（三）由功用无依过忆而致忆魔

［16］新证：受阴未破。

［17］归失：色阴已消。

［18］智力衰微：定力胜过智力，智衰困忆，无慧自失。

［19］沉忆：无智照故。

（四）由功用过猛易足，而致易足魔

［20］卢舍那：即毗卢遮那佛，或谓毗卢遮那为法身佛。卢舍那为报身佛。

附注

法身、报身、化身：小乘以戒定慧解脱，解脱知见之五品功德为法身，王宫所生相好之形为报身，为化众生示现佛形为应身，示现种种六道之形为化身。

［21］恒审：恒，常；审，推求。审，安定也。《庄子·徐无鬼篇》水之守土也审，影之守人也审，物之守物也审，忘失恒审即忘失定功之意。

慧胜易足，忘失恒审。

［22］知见：执性废修。

（五）由功用失守自忧，而致忧魔

［23］二际：前后际。

［24］艰险：艰险生忧，失于方便。

（六）由自喜而致喜魔

［25］安隐：即安稳，稳隐二字相通。

［26］轻安无慧自禁：轻安成喜，无慧自禁。此有二解，一解欢悦不能自止，由于无慧。二解因无慧故，自以为足而不求前进。

［27］衢路：四出之路。

（七）由自慢而致慢魔

［28］自谓已足：见胜成慢，无慧自救。

［29］我慢：恃已凌他。

［30］至慢：同德相傲。

［31］过慢：于同争胜。

［32］慢过慢：于胜争胜。

［33］增上慢：未得谓得。

［34］卑劣慢：以劣自矜。

［35］一时俱发：诸慢俱发。

［36］氎（音迭）华：棉布，一说细毛布；华，疑原是“桦”字。

附注

七慢：一、慢：即同类相傲，于相似法中，执已相似，于下劣中执已为胜。又解：于劣而谓己胜，于等而谓己等者，是于境虽称而以以心高举，故名为慢也。

二、过慢：如同类相似法中，执己为胜，或复他人胜于已处，执为相似。又解：于等而谓己胜，于胜而谓己等者。

三、慢过慢：即于胜争胜，如他本胜于己，而执己为胜。又解：于他胜中，而谓己更胜。

四、我慢：即恃己之所能，欺凌于他。又解：执有我有我所有而使心高举者。

五、增上慢：即未得谓得，未得上圣之法，自谓已得，未证上圣之理，自谓已证。又解：未证得圣道，自谓已证得者。

六、卑劣慢：即以劣自夸，如己但有少分之能，反自矜夸，以为彼多分之能不及我。又解：于他多分胜中，而谓己少分劣者。

七、邪慢：无德妄谓有德，执著邪见。又解：成就恶行，恃恶高举。

又彼定中诸善男子，见色阴消，受阴明白，于精明中，圆[1]悟精理，得大随顺，其心忽生无量轻安，已言成圣得大自在。此名因慧获诸轻清。悟则无咎，非为圣证，若作圣解，则有一分好轻清魔入其心腑，自谓满足，更不求进。此等多作无闻比丘，疑误众生，堕阿鼻狱，失于正受，当从沦坠。

又彼定中诸善男子，见色阴消，受阴明白。于明悟中得虚明性。其中忽然归向永灭，拨[2]无因果，一向入空，空心现前[3]，乃至心生长断灭解。悟则无咎，非为圣证，若作圣解，则有空魔入其心腑。乃谤持戒，名为小乘，菩萨悟空，有何持犯[4]。其人常于信心檀越，饮酒啖肉，广行淫秽。因魔力故，摄其前人[5]不生疑谤。鬼心久入，或食屎尿与酒肉等。一种俱空[6]，破佛律仪，误入人罪[7]，失于正受，当从沦坠。

又彼定中诸善男子，见色阴消，受阴明白。味其虚明深入心骨。其心忽有无限爱生[8]，爱极发狂，便为贪欲。此名定境安顺入心，无慧自持，误入诸欲。悟则无咎，非为圣证，若作圣解，则有欲魔入其心腑，一向说欲为菩提道，化诸白衣，平等行欲，其行淫者，名持法子。神鬼力故，于末世中摄其凡愚，其数至百，如是乃至一百二百，或五六百，多满千万。魔心生厌，离其身体，威德既无，陷于王难，疑误众生，入无间狱，失于正受，当从沦坠。

阿难，如是十种禅那现境，皆是受阴、用心交互，故现斯事。众生顽迷，不自忖量，逢此因缘，迷不自识，谓言登圣。大妄语成，堕无间狱。汝等亦当将如来语，于我灭后传示末法，遍令众生开悟斯义，无令天魔得其方便，保持覆护，成无上道。

阿难，彼善男子修三摩提，受阴尽者，虽未漏尽，心离其形，如鸟出笼[9]，已能成就，从是凡身上历菩萨六十圣位[10]，得意生身[11]，随往无碍，譬如有人，熟寐寱[12]言，是人虽则无别所知，其言已成音韵伦[13]次。令不寐者，咸悟其语，此则名为想阴区宇。若动念尽，浮想消除，于觉明心，如去尘垢[14]。一伦生死，首尾圆照，名想阴尽[15]。是人则能超烦恼浊[16]，观其所由，融通妄想以为其本。

阿难，彼善男子，受阴虚妙[17]不遭邪虑[18]，圆定发明[19]，三摩地中，心爱圆明[20]，锐其精思贪求善巧[21]。尔时，天魔候得其便，飞精附人[22]，口说经法，其人[23]不觉是其魔著，自言谓得无上涅槃。来彼求巧善男子处，敷座说法。其形斯须或作比丘，令彼人见，或为帝释，或为妇女，或比丘尼。或寝暗室，身有光明，是人[24]愚迷，惑为菩萨，信其教化，摇荡其心，破佛律仪，潜行贪欲。口中好言灾祥变异[25]，或言如来某处出世，或言劫火，或说刀兵，恐怖于人，令其家资，无故耗散。此名怪鬼年老成魔[26]，恼乱是人[27]，厌足心生，去彼人体[28]，弟子与师[29]，俱陷王难。汝当先觉，不入轮回，迷惑不知，堕无间狱。

（八）轻清自满好轻清魔

[1] 圆：原作“玄”，《纂注》《宗通》《直解》皆作“圆”字，据改。

（九）由虚明向灭以空而致空魔

[2] 拨：主张。

[3] 空心现前：着空破戒。

[4] 持犯：持戒犯戒。

[5] 前人：即信徒。

[6] 一种俱空：即一切俱空。

[7] 误入人罪：因自误而又误人。

（十）由虚明生爱以欲而致欲魔

[8] 心忽有无限爱生：爱极生欲，无慧自持。

注评：受以领纳为义，众生无始以来，无明覆心，烦恼障意，不了诸法如幻，于违顺等境。念念取著，发生苦乐忧喜舍等受，积集喜怒哀惧爱恶欲七情种子，于第八藏识中。今被定力所逼，忽起现行，正是魔佛交战之时。若能觉悟，不生取舍，魔境自消，故于十境皆云悟则无咎。若作圣解，则魔得其便矣，咎在定慧不均。

附注

见惑是受阴根本，故前十种，皆言见色阴消。思惑是想阴根本，故下十种皆由贪爱而起。

案：总申受阴十魔当辨。

附注

受阴十魔

一、内抑过分，悲魔入心；二、感激过分，狂魔入心；

三、无慧自失，忆魔入心；四、忘失恒审，知足魔入心；

五、失于方便，忧愁魔入心；六、无慧自禁，喜魔入心；

七、无慧自救，我慢魔入心；八、因慧自满，轻清魔入心；

九、生断灭解，空魔入心；十、无慧自持，欲魔入心。

案：辨想阴十魔

明想阴所自来

［9］心离其形，如鸟出笼：即前文所谓其心离身。返观其面，去住自由，无复留碍，未脱根尘，为根尘所碍。如鸟在笼，根尘消落，寄根明发，如鸟出笼。

［10］六十圣位：三种渐次，干慧地、十信、十住、十行、十回向、四种加行、十地、等觉、妙觉，意生身详见本《经》卷七第六页上横头引《楞伽经》文，本《经》卷四论烦恼浊一段，抄于卷九第二十八页后半上横。

［11］意生身：摩奴末耶，诸佛菩萨及诸天等，从自意化生之身。

［12］寱（音义）：同“呓”，梦话。

［13］伦：类也。一伦生死，谓生死不二。另有一解谓三界一类分段生死，皆能知其生从何来，死从何去，故曰首尾圆照。伦，序。

［14］尘垢：浮想。

［15］想阴尽：破想阴，超烦恼浊。

［16］烦恼浊：想阴为烦恼根本。

（一）以贪求善巧而遭善巧魔

［17］受阴虚妙：心离其形，得意生身。去住自由，随住无碍。

［18］不遭邪虑：无受魔。

［19］圆定发明：在想阴定中，受阴已破，见惑消于前尘不起分别。

［20］心爱圆明：想阴未尽，于觉明心犹有尘垢，未得圆明。故于圆明境，心生爱乐。

［21］贪求善巧：因虚妙生爱，思于圆明之体，以发善巧之用。

［22］飞精附人：速遣精灵附他人之身。

［23］其人：即所附之人。

[24] 是人：行人。

[25] 口中好言灾祥变异：魔附之人所说法。

案：潜行贪欲

[26] 怪鬼年老成魔：即贪习为因，遇物成形之鬼，被天魔所使以惑人者。

[27] 是人：求巧之人。

[28] 去彼人体：魔所附之人。

[29] 弟子与师：弟子，即求巧者；师，即说法者。

附注

色阴十魔：乃自己身体或见闻有异乎寻常。

受阴十魔：乃自己知解上的病态。

想阴十魔：皆以心爱贪求，而召外魔。

行阴十魔：皆以妄生计度，而成外道。

识阴十魔：皆以妄生胜解，而堕妄执。

受阴尽者，已得历圣位，何故下文说堕无间狱。盖别教经劫历位，克定取证，一证即无堕落，圆顿不历僧祇一超直入，中间更不取证，直以初住为第一峰头，方名不退。今言从是凡夫上历圣位，但是历过，非一一取证也。在识阴未破以前，未入圆通，故不能保无堕。

阿难，又善男子，受阴虚妙，不遭邪虑圆定发明。三摩地中心爱游荡，飞其精思贪求经历。尔时，天魔候得其便，飞精附人，口说经法，其人亦不觉知魔著，亦言自得无上涅槃。来彼求游善男子处，敷座说法，自形无变[1]。其听法者忽自见身坐宝莲华，全体化成紫金光聚，一众听人各各如是，得未曾有。是人[2]愚迷，惑为菩萨。淫逸其心，破佛律仪，潜行贪欲。口中好言诸佛应世，某处某人，当是某佛化身来此，某人即是某菩萨等，来化人间。其人见故，心生倾渴，邪见密兴，种智消灭。此名魃鬼[3]年老成魔，恼乱是人。厌足心生，去彼人体，弟子与师，俱陷王难。汝当先觉，不入轮回，迷惑不知，堕无间狱。

又善男子，受阴虚妙[4]，不遭邪虑，圆定发明，三摩地中，心爱绵[5]，澄其精思，贪求契合[6]。尔时，天魔候得其便，飞精附人，口说经法。其人实不觉知魔著，亦言自得无上涅槃。来彼求合善男子处，敷座说法，其形及彼听法之人外无迁变，令其听者，未闻法前，心自开悟，念念移易[7]，或得宿命，或有他心[8]，或见地狱，或知人间好恶诸事，或口说偈，或自诵经，各各欢娱，得未曾有。是人愚迷，惑为菩萨，绵爱其心，破佛律仪，潜行贪欲，口中好言佛有大小，某佛先佛，某佛后佛，其中亦有真佛假佛，男佛女佛，菩萨亦然，其人见故，洗涤本心[9]，易入邪悟。此名魅鬼[10]年老成魔，恼乱是人。厌足心生，去彼人体，弟子与师，俱陷王难。汝当先觉，不入轮回，迷惑不知，堕无间狱。

又善男子，受阴虚妙，不遭邪虑，圆定发明，三摩地中心爱根本[11]，穷览物化性之终始，精爽其心[12]，贪求辨析。尔时，天魔候得其便，飞精附人，口说经法。其人先不觉知魔著，亦言自得无上涅槃。来彼求元[13]善男子处，敷座说法，身有威神，摧伏求者，令其座下，虽未闻法，自然心伏。是诸人等，将佛涅槃菩提法身，即是现前我肉身[14]上，父父子子，递代相生，即是法身常住[15]不绝，都指现在即为佛国[16]，无别净居及金色相[17]。其人信受，亡失先心，身命归依，得未曾有。是等愚迷，惑为菩萨，推究其心，破佛律仪，潜行贪欲，口中好言，眼耳鼻舌，皆为净土，男女二根，即是菩提涅槃真处。彼无知者，信是秽言。此名蛊毒魇胜恶鬼年老成魔，恼乱是人。厌足心生，去彼人体，弟子与师，俱陷王难。汝当先觉，不入轮回，迷惑不知，堕无间狱。

又善男子，受阴虚妙，不遭邪虑，圆定发明，三摩地中，心爱悬应，周流精研，贪求冥感。尔时，天魔候得其便，飞精附人，口说经法，其人元不觉知魔著，亦言自得无上涅槃，来彼求应善男子处，敷座说法，能令听众暂见其身，如百千岁[18]。心生爱染，不能舍离，身为奴仆，四事[19]供养，不觉疲劳，各各令其座下人心，知是先师本善知识，别生法爱，粘如胶漆，得未曾有。是人愚迷，惑为菩萨，亲近其心，破佛律仪，潜行贪欲。口中好言，我于前世于某生中，先度某人，当时是我妻妾兄弟，今来相度，与汝相随归某世界，供养某佛。或言别有大光明天，佛于中住，一切如来所休居地。彼无知者，信是虚诳，遗失本心。此名疠鬼[20]年老成魔，恼乱是人。厌足心生，去彼人体，弟子与师，俱陷王难。汝当先觉，不入轮回，迷惑不知，堕无间狱。

又善男子，受阴虚妙，不遭邪虑，圆定发明，三摩地中，心爱深入，克己辛勤，乐处阴寂，贪求静谧。尔时，天魔候得其便，飞精附人，口说经法，其人本不觉知魔著，亦言自得无上涅槃。来彼求阴善男子处，敷座说法，令其听人各知本业[21]，或于其处语一人言，汝今未死，已作畜生，敕使一人于后踏尾，顿令其人起不能得，于是一众倾心钦伏。有人起心，已知其肇[22]，佛律仪外[23]，重加精苦。诽谤比丘，骂詈徒众，讦露人事，不避讥嫌。口中好言未然祸福，及至其时，毫发无失。此大力鬼年老成魔，恼乱是人。厌足心生，去彼人体，弟子与师，俱陷王难。汝当先觉，不入轮回，迷惑不知，堕无间狱。

又善男子，受阴虚妙，不遭邪虑，圆定发明，三摩地中，心爱知见，勤苦研寻，贪求宿命。尔时，天魔候得其便，飞精附人，口说经法，其人殊不觉知魔著，亦言自得无上涅槃。来彼求知善男子处，敷座说法。是人无端于说法处得大宝珠，其魔或时化为畜生，口衔其珠及杂珍宝，简策符牍[24]诸奇异物，先授彼人，后著其体，或诱听人藏于地下，有明月珠照耀其处。是诸听者得未曾有。多食药草，不餐嘉馔，或时日餐一麻一麦，其形肥充，魔力持故。诽谤比丘，骂詈徒众，不避讥嫌，口中好言，他方宝藏，十方圣贤潜匿之处，随其后者，往往见有奇异之人。此名山林土地城隍川岳鬼神，年老成魔，或有宣淫，破佛戒律，与承事者。潜行五欲，或有精进，纯食草木，无定行事[25]，恼乱是人。厌足心生，去彼人体，弟子与师，俱陷王难。汝当先觉，不入轮回，迷惑不知，堕无间狱。

又善男子，受阴虚妙，不遭邪虑，圆定发明，三摩地中，心爱神通，种种变化，研究化元[26]，贪取神力。尔时，天魔候得其便，飞精附人，口说经法，其人诚不觉知魔著，亦言自得无上涅槃。来彼求通善男子处，敷座说法。是人或复手执火光，手撮其光，分于所听四众头上。是诸听人顶上火光皆长数尺，亦无热性，曾不焚烧。或水上行，如履平地，或于空中安坐不动，或入瓶内，或处囊中，越牖透垣，曾无障碍，唯于刀兵不得自在。自言是佛，身著白衣，受比丘礼，诽谤禅律，骂詈徒众，讦露人事，不避讥嫌。口中常说神通自在，或复令人傍见佛土。鬼力惑人，非有真实。赞叹行淫，不毁粗行，将诸猥媟以为传法。此名天地大力山精、海精、风精、河精、土精，一切草木积劫精魅，或复龙魅，或寿终仙，再活为魅，或仙期终，计年应死，其形不化，他怪所附，年老成魔，恼乱是人。厌足心生，去彼人体，弟子与师，多陷王难。汝当先觉，不入轮回，迷惑不知，堕无间狱。

又善男子，受阴虚妙，不遭邪虑，圆定发明，三摩地中，心爱入灭，研究化性，贪求深空。尔时，天魔候得其便，飞精附人，口说经法。其人终不觉知魔著，亦言自得无上涅槃，来彼求空善男子处，敷座说法，于大众内，其形忽空，众无所见，还从虚空突然而出，存没自在，或现其身，洞如琉璃，或垂手足，作旃檀气，或大小便如厚石蜜。诽毁戒律，轻贱出家，口中常说，无因无果，一死永灭，无复后身，及诸凡圣。虽得空寂，潜行贪欲，受其欲者，亦得空心，拨无因果[27]。此名日月薄蚀[28]精气，金玉、芝草、麟凤、龟鹤，经千万年不死为灵，出生国土，年老成魔，恼乱是人。厌足心生，去彼人体，弟子与师，多陷王难。汝当先觉，不入轮回，迷惑不知，堕无间狱。

（二）以贪求游荡而召游荡魔

案：行人若悟惟心妙理，则无边刹土不隔毫端。不动道场周游法界，何须起贪求游历之想。

［1］自形无变：不自己变形，而使他人变化庄严之身。

［2］是人：即心爱游荡之修行人。

案：潜行贪欲。

［3］魃鬼：淫习为因，遇风成形之鬼。

（三）以贪求契悟而召契悟魔

本经卷六观音耳根圆通章云："忽然超越世出世间，十方圆明，获二殊胜。"一者上合十方诸佛本妙觉心，与佛如来同一慈力；二者下合十方一切六道众生与诸众生同一悲仰。

此乃证得者，非贪求所能得。

［4］受阴虚妙：受阴已尽故，已无受阴中各种心病，受阴破见惑消，于诸前尘不起分别。

［5］绵（音稳）：密合。

［6］贪求契合：谓以此心上契诸佛下合众生。

［7］移易：转变不同。

［8］他心：他心通。

潜行贪欲

［9］本心：丧心正定之心。

［10］魅鬼：诈习为因遇畜成形之鬼。

（四）以贪析化元而致析元魔

三界唯心，万法唯识，若能识心达本，则世法出世法，无不了其元由。今不求诸心而求诸物，故魔得其便。

［11］心爱根本：万物之根本。

［12］精爽：精神清爽。

［13］元：根源。

［14］是现前我肉身：认肉身为法身。

［15］是法身常住：以幻生为常住。

［16］即为佛国：人间即是佛国。

［17］无别净居及金色相：别无净土及报身佛。

潜行贪欲

（五）以贪求冥感

悬应在圣，冥感在己。

［18］百千岁：寿者相。

［19］四事：衣、食、住、药。

潜行贪欲

［20］疠鬼：怨习为因，遇衰成形之鬼。

（六）以贪求深知而致深知魔

《楞严直解》将下第七章贪求宿命一段移在此处，将此处贪求静谧一段移到第七之首比较合理。

［21］本业：即夙业。

［22］已知基肇：似有他心通。

［23］佛律仪外：在佛律仪之外，另立不合情理之苦行。

重加精苦

（七）以贪求异知而召异知魔

［24］简策符牍：策，原作册。陈撄宁改"策"。简册同简策。简策竹片上写字，符牍于木板上写字。陈又注：策，连编诸简乃名为策。又与册通。符，符箓之类。

潜行五欲：色、声、香、味、触。

［25］无定行事：无一定之方式。

（八）以贪取神变而致神通魔

［26］化元：万化之本元。

赞叹行淫

（九）以贪求深空而致深空魔

潜行贪欲

［27］无因果：即空心。

［28］薄蚀：薄，逼迫；蚀，亏损。

又善男子，受阴虚妙，不遭邪虑，圆定发明，三摩地中，心爱长寿，辛苦研微[1]，贪求永岁，弃分段生，顿希变易[2]细相常住。尔时，天魔候得其便，飞精附人，口说经法。其人竟不觉知魔著，亦言自得无上涅槃。来彼求生善男子处，敷座说法。好言他方往还无滞，或经万里，瞬息再来，皆于彼方取得其物，或于一处，在一宅中，数步之间，令其从东诣至西壁，是人急行累年不到。因此心信疑佛现前。口中常说：十方众生皆是吾子，我生诸佛，我出世界，我是元佛，出世自然，不因修得。此名住世自在天魔，使其眷属如遮文茶[3]及四天王毗舍童子[4]，未发心者[5]，利其虚明，食彼精气。或不因师，其修行人亲自观见，称执金刚与汝长命。现美女身，盛行贪欲，未逾年岁，肝脑枯竭。口兼独言[6]，听若妖魅，前人未详，多陷王难，未及遇刑，先已干死。恼乱彼人，以至殂殒，汝当先觉，不入轮回，迷惑不知，堕无间狱。

阿难，当知是十种魔，于末世时，在我法中，出家修道，或附人体[7]。

或自现形[8]，皆言已成正遍知觉，赞叹淫欲，破佛律仪，先恶魔师，与魔弟子，淫淫相传。如是邪精魅其心腑，近则九生[9]，多逾百世[10]，令真修行总为魔眷。命终之后，必为魔民，失正遍知，堕无间狱。汝今未须[11]先取寂灭，纵得无学，留愿入彼末法之中，起大慈悲，救度正心深信众生，令不著魔，得正知见。我今度汝已出生死。汝遵佛语，名报佛恩。阿难，如是十种禅那现境，皆是想阴用心交互，故现斯事。众生顽迷，不自忖量，逢此因缘，迷不自识，谓言登圣，大妄语成，堕无间狱。汝等必须将如来语，于我灭后，传示末法，遍令众生开悟斯义，无令天魔得其方便，保持覆护，成无上道。

（十）以贪求变易而致变易魔

[1] 微：原作"几"，陈撄宁改作微。

[2] 变易：即所谓意生身、变易身，乃三乘圣人于界外净土所受之正报。

附注：想阴十魔所由来

一、心爱圆明，贪求善巧；

二、心爱游荡，贪求经历；

三、心爱绵合，贪求契合；

四、心爱根本，贪求辨析；

五、心爱悬应，贪求冥感；

六、心爱深入，贪求静谧；

七、心爱知见，贪求宿命；

八、心爱神通，贪取神力；

九、心爱入灭，贪求深定；

十、心爱长寿，贪求永岁。

常住真心，元无生灭。以见思惑，故有三界内分段生死。以无明惑，故有三界外变易生死。二惑若除，即超二种生死，而证涅槃。今不断惑复真，遽欲弃分段粗身之短命，而希变易细相之长年，故魔得其便。

[3] 遮文荼：即起尸鬼，或名役使鬼。旧云嫉妒女，又曰怒神。

[4] 天王毗舍童子：此等魔鬼隶属于四天王管辖之下，即毗舍遮鬼、啖精

气鬼也。

［5］未发心者：已发心则护人，来发心者则害人。

盛行食欲

［6］口兼独言：行人与魔对语时，他人不闻，只听行人独言。

［7］附人体：附于出家人体。

［8］自现形：自现出家之形。

［9］九生：九百年。

［10］百世：三千年。

［11］未须：不必。

附注

分段生死：诸有漏善不善业，由烦恼障助缘所感之三界六道果报也。其身果报，有分分段段之差异，故曰分段，具见思惑之一切凡夫是也。

不思议变易生死：诸无漏之善业，依所知障助缘所感之界外净土果报也。为断见思惑之阿罗汉以上上圣者之生死，不思议者以常用之神妙不测而名，变易者无色形之胜劣，寿期之短长，但迷想渐灭，证悟渐增，此迷悟之迁移，谓之变易。以上天台宗说。

圣者改易分段之身，而得不可思议殊妙之好身，故曰变易。以上法相宗说。

心神念念相传而前后变易，故名变易。又诸圣在得之法身神化自在能变能易，故名变易。以上三论宗说。

《唯识论·八》云："三界粗异熟果身命短长，随因缘力有定齐限故名分段。"殊胜细异熟果，由悲愿力故转身命无定齐限，故名变易，或名意生身，随意愿成就故，亦名变化身，无漏定力转令异本，如变化故。

本经卷四云："又汝心中忆识诵习、性发知见，容现六尘，离尘无相，离觉无性，相织妄成，是第三重，名烦恼浊。""又汝朝夕生灭不停，知见每欲留于世间，业运每常迁于国土，相织妄成，是第四重，名众生浊。""汝等见闻，元无异性，众尘隔越，无妆异生，性中相知，用中相背，同异失准，相织妄成，是第五重，名为命浊。"

转第六识成妙观察智，转第七识成平等性智，转第八识成大圆镜智。

卷十

阿难，彼善男子，修三摩提，想阴尽者，是人平常梦想[1]销灭，寤寐恒一。觉明虚静，犹如晴空，无复粗重前尘影事。观诸世间大地山河，如镜鉴明[2]，来无所黏[3]，过无踪迹。虚受照应，了罔[4]陈习，唯一精真[5]。生灭根元[6]，从此披露，见诸十方十二众生[7]，毕殚[8]其类。虽未通其各命由绪[9]，见同生基，犹如野马[10]，熠熠清扰[11]，为浮根尘[12]究竟枢穴。此则名为行阴[13]区宇。若此清扰熠熠元性，性入元澄，一澄元习[14]，如波澜灭[15]，化为澄水，名行阴尽，是人则能超众生浊[16]。观其所由，幽隐[17]妄想，以为其本。

阿难当知是得正知奢摩他中[18]诸善男子，凝明正心[19]，十类天魔不得其便[20]，方得精研[21]，穷生类本[22]。于本类中生元露，观彼幽清圆扰动元[23]。于圆元中起计度者，是人坠入二无因论[24]。一者，是人见本无因[25]。何以故？是人既得生机全破[26]，乘于眼根八百功德，见八万劫所有众生，业流湾环[27]，死此生彼[28]，只见众生轮回其处。八万劫外，冥无所[29]观，便作是解，此等世间十方众生，八万劫[30]来无因自有[31]。由此计度，亡正遍知，堕落外道，惑菩提性。二者，是人见末无因[32]。何以故？是人于生既见其根，知人生人，悟鸟生鸟，乌从来黑，鹄[33]从来白，人天本竖，畜生本横，白非洗成，黑非染造。从八万劫无复改移，今尽此形亦复如是，而我本来不见菩提，云何更有成菩提事。当知今日一切物象皆本无因。由此计度，亡正遍知，堕落外道，惑菩提性。是则名为第一外道，立无因论[34]。

辨行阴十魔

明行阴所自起

[1] 梦想：昼想夜梦皆独头意识为主（独头者谓不与其他五识俱起）。

[2] 粗重前尘影事，观诸世间大地山河，如镜鉴明：想为能缘，境为所缘，想阴既空，前境自寂，经日缘境而无所住，故如镜。

[3] 黏（音年）：同粘。

［4］了罔：了，毕竟；罔，无。

［5］精真：八识。

［6］生灭根元：行阴之本。

［7］从此披露，见诸十方十二众生：粗重既减，幽隐者露，故知三界生死根元，非关意识。皆是八识中含藏无量劫来之种子，故曰陀那微细识，习气成暴流。既见此根元，故能尽见十二类众生，皆由此而生生灭灭。

［8］殚：尽。

［9］虽未通其各命由绪：由，识也。虽未能通十二类生受命元由，已能见彼生类俱由行起。

［10］野马：空中浮动微尘。

［11］熠熠（音易）清挠：熠熠同煜煜。闪烁有光，乍起乍减，微细扰动不停，以无想阴尘垢，故名清扰。无复粗影，故曰清；尚有微细流溢，故曰扰。

［12］浮根尘：浮尘，一切有为法，如浮尘不实，尘翳真性，故曰浮尘。浮根，又曰扶尘根。五根有二种，在内正有发识取境之用者名胜义根，外形眼如葡萄，耳如卷叶等。名浮根、或扶根、或扶尘根。可参考本经卷四浮根、四尘之说。

［13］行阴：行阴为万化生灭之元，以迁流造作故，尽此十二类生，皆从行出。以行是业体故，而未知众生别种在识阴中，此即本识业苦种子，是众生各别性命因由端绪。想阴如大流，行阴如细流，识阴如无波之流。前想阴尽，如大流息，此行阴现，如细流生。若将此细流元性元习，反入无波元澄之体，则此细流皆为澄清之水。

［14］性入元澄，一澄元习：归入藏识海，一时澄清，原来的习气。

［15］波澜灭：细流灭。

破行阴，超众生浊

［16］超众生浊：生灭不停，业运常迁，名众生浊，本乎行阴。

［17］幽隐：粗心不知。

（一）于圆元中起计度堕二无因魔

［18］得正知奢摩他中：梦想消灭，寤寐恒一。

［19］凝明正心：凝，不动；明，不惑；正心，不偏。

［20］十类天魔不得其便：欲界贪爱不生，故魔无可乘之隙。

［21］方得精研：因无想阴盖覆。

［22］穷生类本：即同生基。

［23］于本类中生元露者，观彼幽清圆扰动元：于同生基中，见己之行元，因作观以观之。

［24］是人堕入二元因论：以不知善恶因由差别种子在识阴。

［25］见本无因：观前际无因。本经卷四云："汝今欲令见闻觉知，元契如来常乐我净，应当先择死生根本，依不生灭圆湛性成，以湛旋其虚妄灭生，伏还元觉，得元明觉无生灭性，为因地心，然后圆成果地修证。如澄浊水，贮于静器，静深不动，沙土自沉，清水现前，名为初伏客尘烦恼。去泥纯水，名为永断根本元明，明相精纯，一切变现，不为烦恼，皆合涅槃清净妙德。"

［26］生机全破：行阴披露。

附注

隐密难见曰幽扰，微波轻动曰清扰，十二同基曰圆扰，合而言之曰动元。

［27］业流湾环：相续不断。

［28］死此生彼：正是同生之基。

［29］冥无所：冥谛、浑沌、自然。

［30］八万劫：以未见藏识中异熟种子。

［31］无因自有：妄计无因。

［32］末无因：观后际无因，盖以前际无因，而推之后际无因。

［33］鹄：又名天鹅，体长三尺，形状似鹅，全体白色，繁殖寒地，栖于水滨。

［34］无因论：是断见。

注评：观八万劫前本来不见有生类从菩提性起，云何后际有成菩提之事。此由只见同生之基，而未见识阴，不能别见各命由绪，故起自然之计度。若证到四果，行开识现，便能别见各命由绪，即不执自然矣。既执无因，即非正知，观前后止八万劫，即非遍知，不达善恶循业发现，妄计自然而有，自然而无，故成外道邪见。

阿难，是三摩中诸善男子，凝明正心，魔不得便，穷生类本，观彼幽清常扰动元。于圆常[1]中起计度者，是人坠入四遍常论。一者，是人穷心境[2]性，二处无因[3]。修习能知二万劫中，十方众生，所有生灭，咸皆循环，不曾散失，计以为常。二者，是人穷四大元，四性常住[4]，修习能知四万劫中，十方众生所有生灭，咸皆体恒[5]，不曾散失[6]，计以为常。三者，是人穷尽六根，末那执受[7]，心意识中本元由处[8]，性常恒故，修习能知八万劫中一切众生，循环不失本来常住[9]，穷不失性，计以为常。四者，是人既尽想元，生理更无流止运转[10]，生灭想心今已永灭[11]，理中自然成不生灭[12]。因心所度计以为常。由此计常，亡正遍知，堕落外道，惑菩提性。是则名为第二外道，立遍常论[13]。

又三摩中诸善男子，坚凝正心，魔不得便，穷生类本，观彼幽清常扰动元，于自他中起计度者，是人坠入四颠倒见。一分无常，一分常论。一者，是人观妙明心，遍十方界，湛然以为究竟神我[14]。从是则计我遍十方，凝明不动，一切众生，于我心中自生自死，则我心性，名之为常，彼生灭者，真无常性。二者，是人不观其心，遍观十方恒沙国土。见劫坏处[15]，名为究竟无常种性，劫不坏处[16]，名究竟常。三者，是人别观我心，精细[17]微密，犹如微尘，流转十方，性无移改，能令此身即生即灭，其不坏性，名我性常，一切死生[18]从我流出[19]，名无常性。四者，是人知想阴尽，见行阴[20]流，行阴常流，计为常性，色受想等，今已灭尽，名为无常。由此计度一分无常一分常[21]故，堕落外道，惑菩提性。是则名为第三外道，一分常论。

又三摩中，诸善男子，坚凝正心，魔不得便，穷生类本，观彼幽清常扰动元，于分位中生计度者，是人坠入四有边论。一者，是人心计生元流用不息，计过未者，名为有边，计相续心，名为无边[22]，二者，是人观八万劫则见众生八万劫前，寂无闻见，无闻见处，名为无边，有众生处，名为有边。三者，是人计我遍知，得无边性，彼一切人现我知中[23]，我曾不知彼之知性[24]，名彼不得无边之心[25]，但有边性[26]。四者，是人穷行阴空[27]，以其所见[28]心路筹度，一切众生[29]一身之中，计其咸皆半生半灭，明其世界[30]一切所有，一半有边[31]，一半无边[32]。由是计度有边无边，堕落外道，惑菩提性。是则名为第四外道，立有边论。

又三摩中诸善男子，坚凝正心，魔不得便，穷生类本，观彼幽清常扰动元，于知见中生计度者，是人坠入四种颠倒，不死矫乱遍计虚论。一者，是人观变化元，见迁流处，名之为变。见相续处，名之为恒[33]。见所见处，名之为生。不见见处，名之为灭。相续之因，性不断处，名之为增。正相续中，中所离处，名之为减。各各生处，名之为有。互互亡处，名之为无。以理都观[34]，用心别见[35]。有求法人，来问其义。答言：我今亦生亦灭，亦有亦无，亦增亦减。于一切时皆乱其语，令彼前人遗失章句[36]。二者，是人谛观其心，互互无处，因无得证。有人来问，唯答一字，但言其无。除无之余，无所言说。三者，是人谛观其心，各各有处，因有得证。有人来问，唯答一字，但言其是。除是之余，无所言说。四者，是人有无俱见，其境枝故[37]，其心亦乱[38]。有人来问，答言：亦有即是亦无，亦无即是亦有，亦有之中不是亦无[39]，亦无之中不是亦有[40]，一切矫乱，无容穷诘。由此计度矫乱虚无，堕落外道，惑菩提性。是则名为第五外道四颠倒性，不死矫乱，遍计虚论。

（二）于圆常中起计度堕四遍常处

［1］圆常：行阴生灭相续不失，故名常；计四种遍一切法，故名圆。

［2］心境：研究心与境从何而有。

［3］无因：见量有限，二万劫外，则无所知，故曰无因。不计劫外无因为断灭，唯计劫内相续为遍常。即心境常。

［4］四性常住：四大常。

［5］所有生灭，咸皆体恒：众生虽有生灭，四大体性常恒。

［6］不曾散失：此亦仅限于劫内。

［7］末那执受：末那，第七识；执受，第八识。

［8］由处：行阴。

注释：集起名心，谓第八识；相续名意，谓第七识；了别名识，谓前六识。

［9］循环不失本来常住：无此生彼，本性常住。六识、八识，皆依七识为生灭，故计此生灭根元为常住性，此还是细流之行阴。

［10］既尽想元，生理更无流止运转：妄谓流转生灭，皆属想阴。今想心已由定力永灭，则不生不灭之理，自然属行。

［11］生灭想心今已永灭：想尽常。

［12］理中自然成不生灭：意谓不必再研究，即可推之行阴是不生灭，而不知行阴正是生灭根元。

［13］遍常论：遍，原为“圆”，据理校改。遍常论是常见。

（三）于自他中起计，受堕四倒见魔

［14］神我：神我是常，众生无常。

［15］见劫坏处：自三禅天以下。

［16］劫不坏处：自四禅天以上。劫不坏处为常。劫坏处无常。

［17］我心，精细：我心是常，我身无常。精，不杂；细，不粗。

［18］一切死生：自己之身。

［19］从我流出：从我心性流出。

［20］行阴：行阴是常，色受想无常。

［21］一分常：是亦常亦无常。

（四）于分位中起计度堕四有边魔

此就常无常例，起边无边论，常无常以心性言，边无边以分位言。一、三际分位，二、见闻分位，三、彼我分位，四、生灭分位。

［22］流用不息，计过未者，名为有边，计相续心，名为无边：过，已过；未，未来。以其流用，成三际，故名有边。以其不息而相续，故名无边。

［23］现我知中：现在我所知之中。

［24］曾不知彼之知性：彼之知性，遍与不遍，我则不知。

［25］名彼不得无边之心：故谓彼不得无边。

［26］但有边性：但可名为有边性。

［27］是人穷行阴空：观此行阴始有而后空。

［28］以其所见：遂推及一切皆然。

［29］众生：正报。

［30］明其世界：依报。由众生推及世界，亦是半生半灭。

［31］一半有边：以半生故。

[32] 一半无边：以半灭故。

案：前常无常属见分，此边无边属相分。

(五)于中见中起计度堕四矫乱魔

注评：外道计天常住，名为不死。计不乱答，得生彼天。若实不知而辄答者，恐成矫乱，故有问时，答言秘密言辞，不应皆说。或不定答，佛法呵云：此真矫乱，故名不死矫乱遍计虚论。

强词夺理曰矫，心无定见曰乱。

[33] 恒：常。

[34] 以理都观：总观行阴。

[35] 用心别见：妄生八计。

[36] 前人遗失章句：前人指来问之人，遗失章句指无定义可寻。

[37] 其境枝故：所见之境不定。

[38] 其心亦乱：能见之心亦不定。

[39] 亦无即是亦有，亦有之中不是亦无：此处省文，当补入"亦无即是亦有，亦有之中不是亦无"二句。

[40] 亦无之中不是亦有：前言亦有亦无，乃两端并陈，不能决定。此但举一端，而两端具在。又言：亦有即是亦无，不专言无，亦无之中不是亦有，不专言是。

案：上言常无常，边无边，尚有区别，未至溷淆，此则即常即无常，即边即无边，一切矫乱。

又三摩中诸善男子，坚凝正心，魔不得便，穷生类本，观彼幽清常扰动元。于无尽流生计度者[1]，是人坠入死后有相发心颠倒。或自固身，云色是我[2]，或见我圆，含遍国土[3]，云我有色[4]。或彼前缘[5]随我回复[6]，云色属我[7]。或复我依行中相续，云我在色[8]。皆计度言死后有相[9]。如是循环有十六相[10]。从此或计毕竟烦恼，毕竟菩提，两性并驱[11]，各不相触。由此计度死后有故，堕落外道，惑菩提性[12]。是则名为第六外道，立五阴中死后有相，心颠倒论。

又三摩中诸善男子，坚凝正心，魔不得便，穷生类本，观彼幽清常扰动元，于先除灭色受想中，生计度者，是人坠入死后无相，发心颠倒。见其色灭[13]，形无所因。观其想灭，心无所系[14]。知其受灭[15]，无复连缀[16]。阴性消散[17]，纵有生理，而无受想，与草木同。此质现前[18]犹不可得，死后云何更有诸相。因之勘校死后相无，如是循环，有八无相[19]。从此或计涅槃因果，一切皆空。徒有名字，究竟断灭[20]。由此计度死后无故，堕落外道，惑菩提性。是则名为第七外道，立五阴中死后无相[21]，心颠倒论。

又三摩中诸善男子，坚凝正心，魔不得便，穷生类本，观彼幽清常扰动元，于行[22]存中，兼受想[23]灭，双计有无，自体相破[24]，是人坠入死后俱非，起颠倒论。色受想中，见有非有，行迁流内，观无不无[25]。如是循环，穷尽阴界，八俱非相，随得一缘[26]，皆言死后有相无相。又计诸行性迁讹[27]故，心发通悟，有无俱非，虚实失措[28]。由此计度死后俱非，后际昏瞢[29]无可道[30]故，堕落外道，惑菩提性。是则名为第八外道，立五阴中死后俱非[31]，心颠倒论。

（六）以无流起计度堕死后有相魔

[1] 无尽流生计度者：即行阴相续不断，迁流无尽。

[2] 自固身，云色是我：坚持固守自身，谓四大之色皆是我。一、色即是我，二、色在我中，三、我外有色，四、我在色中。

[3] 我圆，含遍国土：我大色小。

[4] 云我有色：色在我身之内。

[5] 前缘：即目前之色。

[6] 随我回复：我之外有色。

[7] 云色属我：色但是我所。

[8] 云我在色：我在色中，色大我小。

[9] 死后有相：属常见。

[10] 十六相：色受想行，各有四相，共计十六相。

[11] 两性并驱：谓烦恼善提，不相陵灭。

[12] 惑菩提性：以为圣则决定圣，凡则决定凡，无转凡成圣之事。

注评：前五所计，或有、或无、或亦有亦无，不出三句。未见双非，尚滞在行阴中，今计反死后有相、无相，及有无俱非。又于后后有起涅槃见，后后无想断灭见，则是行阴几空，窥见识阴矣。

（七）于除三阴中生，计度堕死后无相魔

［13］色灭：形因色有。

［14］观其想灭，心无所系：心因想系。

［15］受灭：有受则连持色心。

［16］无复连缀：无受则无缀。

［17］阴性消散：色、受、想三阴既消，纵有行阴，亦归断灭。

［18］质现前：物质、现在、目前，即是肉体。

［19］八无相：色、受、想、行四阴，现在无因，将来无果，四因四果俱无，故曰八无。

［20］从此或计涅槃因果，一切皆空。徒有名字，究竟断灭：行阴灭则归，藏识海。然藏识非可灭者，若以为究竟断灭，则不合理。

［21］死后无相：属断见。

（八）于行存受想灭中生计度，堕死后有无俱非魔

［22］行：有。

［23］想：无。

［24］自体相破：以行阴之现有，而破前三之无。以前三之已无，而破行阴之有，非有非无。

［25］见有非有，行迁流内，观无不无：虽见行有，亦同前三阴之灭而非有。虽见三无，亦同行迁流之存而不无，穷四阴而遍计，皆是非有非无。

［26］一缘：即一阴。

［27］迁讹：变易不定曰迁，有无皆非曰讹。

［28］虚实失措：非无不可言虚，非有不可言实，由生存而推测死后。

［29］昏瞢：渺茫。

［30］道：言说。

［31］死后俱非：属非有非无见。

又三摩中，诸善男子，坚凝正心，魔不得便，穷生类本，观彼幽清常扰动元，于后后[1]无生计度者，是人坠入七断灭论。或计身灭[2]，或欲尽灭[3]，或苦尽灭[4]，或极乐灭[5]，或极舍灭[6]。如是循环，穷尽七际[7]，现前消灭，灭已无复。由此计度死后断灭，堕落外道，惑菩提性。是则名为第九外道，立五阴中死后断灭，心颠倒论。

又三摩中，诸善男子，坚凝正心，魔不得便，穷生类本，观彼幽清常扰动元，于后后有[8]生计度者，是人坠入五涅槃论[9]。或以欲界为正转依[10]，观见圆明生爱慕故。或以初禅性无忧故。或以二禅心无苦故；或以三禅极悦[11]随故。或以四禅苦乐[12]二亡，不受轮回生灭性故。迷有漏[13]天，作无为解。五处[14]安隐，为胜净依，如是循环五处究竟。由此计度五现涅槃，堕落外道，惑菩提性。是则名为第十外道，立五阴中五现涅槃，心颠倒论。

阿难，如是十种禅那狂解，皆是行阴用心交互，故现斯悟。众生顽迷，不自忖量，逢此现前，以迷为解，自言登圣。大妄语成，堕无间狱。汝等必须将如来语，于我灭后，传示末法，遍令众生觉了斯义，无令心魔[15]自起深孽，保持覆护，消息邪见，教其身心，开觉真义。于无上道不遭枝歧[16]，勿令心祈[17]得少为足，作大觉王清净标指。

阿难，彼善男子修三摩提，行阴尽者，诸世间性[18]，幽清扰动同分生机[19]，倏然隳裂沉细纲纽[20]。补特伽罗[21]，酬业深脉，感应悬绝[22]。于涅槃天将大明悟。如鸡后鸣，瞻顾东方，已有精色[23]。六根虚静，无复驰逸[24]。内外湛明[25]，入无所入。深达十方十二种类[26]，受命元由[27]。观由执元[28]，诸类不召[29]。于十方界已获其同[30]。精色不沉[31]，发现幽秘[32]。此则名为识阴区宇。若于群召已获同中，消磨六门，合开成就[33]，见闻通邻互用清净。十方世界，及与身心，如吠琉璃，内外明彻，名识阴尽[34]。是人则能超越命浊。观其所由，罔象虚无，颠倒妄想，以为其本。

（九）于后后无生计度，堕七断灭魔

［1］后后：生而复灭。

［2］计身灭：欲界人天二处。

［3］欲尽灭：初禅离欲。

［4］苦尽灭：二禅。

［5］极乐灭：三禅，三禅得无量乐。

［6］极舍灭：四禅四空，四禅，苦乐二心，俱时顿舍。

［7］七际：四大洲六欲天、初禅、二禅、三禅、四禅、无色界，前死后无相但属身灭一际身，此则穷尽七际。

（十）于后后有生计度，堕五涅槃魔

［8］于后后有：见行阴灭而复生，名后后有。

［9］坠入五涅槃论：妄于五处计涅槃之果。

［10］欲界为正转依：《纂注》谓：转生死依涅槃。《宗通》谓：欲界有六天，《直解》专指忉利天而言，谓“行人因此天澄莹生明，超过日月，便计此为转依处，为现涅槃”。此解恐不合经旨，于欲界悟圆明之理，遂以欲界为转依处。

《宗通》曰：既云后后无已，何以复后后有。盖此动元是减不得者，非得真寂灭场地，妄于灭处见有可证，故云后后有。盖行阴刹那暂停，圆明略现，便谓此无生灭，即是涅槃。乃于五处计涅槃果，使涅槃而有五也，可谓之真涅槃乎。即前七际灭尽，立五涅槃，爱慕圆明，人天所共，苦乐二亡，不受生灭，四禅与无色天同。此皆不出三界、欲漏、有漏、无明漏，依然潜伏。本于有为功用纯熟成就，彼唯证无想定，便谓得无为果，迷于有漏之中而不自觉。

［11］极悦：极乐。

［12］苦乐：极舍。

［13］有漏：欲界天、色界天、无色天、皆名有漏。

［14］五处：以此为极果。欲界、初禅、二禅、三禅、四禅，共为五处。乃最胜清净，可以依托之地。

总行阴十魔当辨。

［15］心魔：到此程度，已无外魔，只有自己心魔。

［16］枝歧：枝，枝叶；歧，歧路。

［17］心祈：祈，作求字解。《庄子·天地篇》：“予虽有祈响，不可得也。”注谓虽我有求响至道之情，而终不可得。

辨识阴十魔

案：涅槃性天，为五阴所覆，昏如长夜。每一阴现，如鸡一鸣，至第五识阴现，如鸡最后鸣。

明识阴所自起

[18] 世间性：十二类异生性。

[19] 同分生机：即所谓同生基。

[20] 沉细纲纽：沉细，幽隐；纲纽，总机关。

[21] 补特伽罗：旧译曰：人、或众生。新译曰：数取趣，谓数数往来诸趣也。

[22] 酬业深脉，感应悬绝：中有身，受生偿业之牵系，一向是此感彼应，至此时遂悬远隔绝矣。

[23] 已有精色：天将晓。

[24] 无复驰逸：动扰相。

[25] 内外湛明：外，指内。碛砂本作“内外湛明”，《宗通》作“内内”解。《纂注》云“内内湛明之说，解自长水，至于环师，皆以内内为止观洊入之效。因吴兴某解谓内内或作内外，然亦未敢妄改圣经，厥后不知何人妄改，故遵经语及《义海》正之。”

[26] 深达十方十二种类：行阴灭，识阴现。

[27] 受命元由：识阴也。

[28] 观由执元：无枢穴，故可观；无迁流，故可执。

[29] 诸类不召：不作业，故不召，即不受十二类生。

[30] 十方界已获其同：断异生性障，证遍行真如，入初地。即庄子所谓天地与我并生，万物与我为一之义。

[31] 精色不沉：不昏沉。

[32] 发现幽秘：不隐藏。

[33] 若于群召已获同中，消磨六门，合开成就：若于十二类生受命元由已获同中，能以定慧之力，消磨六门，使其分者可合，壅者可开，开合自由，明不循根，其见其闻，与圆通邻，则六根清净而能互用。即前所云：返流全一，六用不行，于是十方国土皎然清净，譬如琉璃，内悬明月。

另注：摄用归体，反流旋一，曰合；从体起用，顺流成六，曰开。合开自在，曰成就也。

此段可参看本经卷八，第三增进修行渐次。

[34] 识阴尽，是人则能超越命浊，观其所由，罔象虚无，颠倒妄想：即初干慧地，识阴微细难断，即是命根，受命元由，皆基于此。识阴尽，则根元俱尽，诸类不召，并其不召者而忘之，十方皆同。并其同者而泯之，故能超越命浊，息暖识三，和合成命，受生之际，识阴为先。若本识既离则息终，人皆如此，不可谓超命浊也。所谓识阴尽者，已无去后来先之识。所云超命浊者，已证阿罗汉，不受后有也，前数取趣身，各从其类。行阴尽者，已绝此脉，若此识阴，命脉更为微细，故谓罔象虚无。罔者若无，象者苦有，若有若无，毕竟虚无。虚无者，不生不灭，真如体也。罔象者，八识中生灭影子也，故依真如，即名正觉。依八识，即系妄想，背觉合尘，故名颠倒。识阴尽者，则是转识成智，转生灭而依不生灭也。

阿难，当知是善男子，穷诸行空，于识还元[1]，已灭生灭，而于寂灭精妙未圆[2]。能令已身根隔合开[3]，亦与十方诸类通觉，觉知通[4]，能入圆元[5]。若于所归，立真常因，生胜解者，是人则堕因所因执。娑毗迦罗所归冥谛[6]，成其伴侣。迷佛菩提亡失知见。是名第一立所得心[7]，成所归果[8]。违远圆通，背涅槃城，生外道种。

阿难，又善男子，穷诸行空，已灭生灭，而于寂灭精妙未圆。若于所归[9]，览为自体，尽虚空界十二类内所有众生，皆我身中一类流出。生胜解者，是人则堕能非能执。摩醯首罗[10]，现无边身，成其伴侣。迷佛菩提亡失知见。是名第二立能为心，成能事果。违远圆通背涅槃城，生大慢天[11]我遍圆种。

又善男子，穷诸行空，已灭生灭，而于寂灭精妙未圆。若于所归，有所归依，自疑身心从彼流出，十方虚空咸其生起。即于都起所宣流地[12]，作真常身无生灭解。在生灭中[13]，早计常住。既惑不生[14]，亦迷生灭[15]。安住沉迷，生胜解者。是人则堕常非常执[16]。计自在天[17]成其伴侣。迷佛菩提，亡失知见。是名第三立因依心[18]，成妄计果，违远圆通，背涅槃城，生倒圆[19]种。

又善男子，穷诸行空，已灭生灭，而于寂灭精妙未圆。若于所知[20]，知遍圆[21]故，因知立解。十方草木皆称有情，与人无异。草木为人，人死还成十方草树，无择遍知[22]，生胜解者，是人则堕知无知执[23]。婆吒霰尼[24]，执一切觉成其伴侣。迷佛菩提，亡失知见。是名第四计圆知心，成虚谬果。违远圆通，背涅槃城[25]生倒知[26]种。

（一）于圆元生胜解堕因所因魔

［1］于识还元：识由行流，行空则识还元。

［2］已灭生灭，而于寂灭精妙未圆：行阴既空，流注之相已灭，尚依识元湛不流处，犹有所覆，故曰未圆。

［3］根隔合开：六根间隔者令其互用。

［4］亦与十方诸类通觉，觉知通：诸类之觉，即我之觉；我之觉即诸类之觉。觉知相通而合。

［5］圆元：即诸类受命之元，亦即诸类发觉之元，命由此立，觉由此起。所谓织元，乃觉所自出，而识元本体则不见有知觉之相，是觉者非常，而无觉者为常，故觉归无觉，即是真常之因。此特于八识未形以前，冥然罔觉者，认为归宿之地，即外道所谓冥谛。

［6］冥谛：冥谛者，数论师所立二十五谛之第一谛也。又云冥性、又云自性、又云本性、胜性、胜因，为万物之本源，诸法由此生出。外道修禅，得五神通，能知前后八万劫内事，八万劫外，不能了知，故曰冥。《智度论》云：觉谛者，此是阴中识，外道思惟此识为从因缘得，为不从因缘。若从因缘，因缘是何物？若不从因缘，此识何来？既思惟不能了知，便计此识从前冥漠处生，故称冥谛，亦名世性。一切世间，以此为其本性也。

［7］立所得心：心有所得。

［8］成所归果：果有所归。

（二）于自体生胜解，堕能非能魔

此于行阴中，一分常论，因而不同。彼云：一切众生，于我心中自生自死。此云：所有众生，皆我身中一类流出。但彼见其行，故计生灭，此见其元，故计能为。执我能生彼，彼不能生我，故曰能非能执。

［9］所归：前认识阴为归托处，此即以前所归托处揽为自体。

［10］摩醯首罗：色界顶天王。

［11］大慢天：即首罗天。

附注

数论外道所立二十五谛：神我——自性——大——我慢——五唯（色声香味触）——五知根（眼耳鼻舌身）——五作业根（口手足男根女根）——心根（末那识）——五大（空风火水地），五唯生五大。神我虽有智的作用，然不能动，自性虽有活动作用，然不自生动机。盖神我为能使自性有活动者，自性为能使活动动机实现者。《楞严》长水疏二曰：我思胜境，冥性却变二十三谛为我受用，我既受用，为境缠缚，不得解脱。我若不思，冥谛不变，既无缠缚，我即解脱，名为涅槃。

（三）于常位生胜解堕常非常魔

前云：若于所归，立真常因，归既有所，是我有所归。我所归者，实能生我，于是自疑身心从彼识元流出。未有我时，先有此识，不但生我，能生一切。已知神我无常，识元是常，神我犹属七识，识元纯是八识未动之初，即以此为无生无灭，作真常之身。是以非常为常，如彼计自在天能生我者，而以为常，不知自在天亦非常住天也。

［12］都起所宣流地：都起，不自我起；宣流，不自我流。

［13］生灭中：于此识阴湛不摇处微细生灭中。

［14］既惑不生：既不见真不生灭性。

［15］亦迷生灭：亦迷现在生灭法。

［16］常非常执：以非常为常。

［17］计自在天：大自在天即摩醯首罗天。

［18］因依心：因依识元能生我，妄计常住非由我。

［19］倒圆：前计我圆生物，此计彼圆生我，故曰倒圆。虽欲忘我忘能，而不能尽泯其生相。

（四）于遍知生胜解堕知无知魔

《提婆涅槃论》外道摩醯首罗论师谓果是那罗延所作，梵天是因，摩醯首罗一体三分。所谓梵天，那罗延、摩醯首罗，地是依处地，主是摩醯首罗天。三界中所有一切，命非命物，皆是摩醯首罗所生。摩醯首罗身者，虚空是头，地是身，水是尿，山是粪，一切众生是腹中虫，风是命，火是暖，罪福是业，又有日月为眼之说。

［20］所知：即所观识阴。

［21］知遍圆：谓识有知，而一切法由知起，因计知体圆遍诸法，遂立异解。

［22］无择遍知：谓草木遍皆有知，无所别择。

［23］知无知执：以无知为知。

［24］婆吒霰尼：婆吒，亦名婆私吒，误作私婆吒。译曰最胜，乃梵志名，外道之一。执涅槃无常，计草木有命。霰尼，一作先尼，又作西你迦。译曰有军，外道梵志之名。参考《涅槃经·卷三十九》。

［25］涅槃城：《涅槃经》十九卷云：一切众生，悉是自在天之所作。自在天喜，众生安乐；自在天瞋，众生苦恼。一切众生若罪若福，乃自在天之所作，云何当言人有罪福。

［26］倒知：以无知为有和，曰倒知。

又善男子，穷诸行空，已灭生灭，而于寂灭精妙未圆。若于圆融根互用中已得随顺，便于圆化，一切发生[1]。求火光明，乐水清净，爱风周流[2]，观尘成就，各各崇事。以此群尘发作本因，立常住解。是人则堕生无生执[3]。诸迦叶波[4]并婆罗门，勤心役身，事火崇水，求出生死，成其伴侣。迷佛菩提，亡失知见，是名第五计著崇事，迷心从物[5]，立妄求因，求妄冀果[6]。违远圆通，背涅槃城，生颠化种。

又善男子，穷诸行空，已灭生灭。而于寂灭精妙未圆。若于圆明[7]，计明中虚[8]，非[9]灭群化，以永灭依[10]，为所归依[11]，生胜解者。是人则堕归无归执[12]，无想天中，诸舜若多[13]，成其伴侣。迷佛菩提，亡失知见。是名第六圆虚无心，成空亡果。违远圆通，背涅槃城，生断灭种。

又善男子，穷诸行空，已灭生灭，而于寂灭精妙未圆。若于圆常[14]，固身常住，同于精圆[15]。长不倾逝，生胜解者，是人则堕贪非贪执[16]。诸阿斯陀求长命者，成其伴侣。迷佛菩提，亡失知见。是名第七执著命元，立固妄因，趣长劳果。违远圆通，背涅槃城，生妄延种。

又善男子，穷诸行空，已灭生灭，而于寂灭精妙未圆。观命互通，却留尘劳[17]，恐其消尽。便于此际坐莲华宫，广化七珍，多增宝媛。纵恣其心生胜解者，是人则堕真无真执[18]，吒枳迦罗[19]，成其伴侣。迷佛菩提，亡失知见。是名第八发邪思因，立炽尘果。违远圆通，背涅槃城，生天魔种。

又善男子，穷诸行空，已灭生灭，而于寂灭精妙未圆。于命明中，分别精粗，疏决真伪[20]，因果相酬，唯求感应，背清净道[21]。所谓见苦、断集、证灭、修道，居灭已休，更不前进，生胜解者，是人则堕定性声闻。诸无闻僧，增上慢者，成其伴侣。迷佛菩提，亡失知见。是名第九圆精应心[22]，成趣寂果。违远圆通，背涅槃城，生缠空种[23]。

又善男子，穷诸行空，已灭生灭，而于寂灭精妙未圆。若于圆融清净觉明[24]，发研深妙[25]，即立涅槃而不前进，生胜解者，是人则堕定性辟支[26]。诸缘独伦，不回心者，成其伴侣。迷佛菩提，亡失知见。是名第十圆觉心[27]，成湛明果。违远圆通，背涅槃城，生觉圆明不化圆种[28]。

（五）于四大常住生胜解堕生无生魔

［1］若于圆融根互用中已得随顺，便于圆化，一切发生：识阴尽者，消磨六门，诸根互用。今虽未得互用，已得随顺，变化而无碍。便于圆化之中，妄计一切皆能发生胜果。

［2］乐水清净，爱风周流：现前地水火风，虽迁变无常，而成就清净光明周流之本性。则常住不坏，于此各各崇事，求出生死，非徒崇事其相，欲因相而得其性也。

［3］堕生无生执：执为能生胜果，而实不能生。

［4］迦叶波：事火外道。

附注

拜火教：波斯及印度古代宗教多崇拜火神，其教义以为有阴阳二神。阳神为善，阴神为恶，以火代表阳神而崇拜之。唐朝与摩尼教及景教业传入中国，当时称为祆（音仙）教，波斯之琐罗亚斯德创立祆教尚在西历纪元之前一千年，比佛教早五百年。

［5］迷心从物：即背觉合尘。

［6］立妄求因，求妄冀果：外道崇奉四大之意，盖欲与四大之性合而为一，常住世间。此非所求而求，谓之妄求；非所冀而冀，谓之妄冀。四大能生有为之生者，四大能化有为之化者，四大为所生所化，而非能生能化，执此不能生化者，而以为生化，故曰颠化。盖不知心为万化之原，迷心从物妄矣。

（六）于四大求灭生胜解堕归无归魔

前妄计四大为不生灭，是堕常见。此毁灭群化，依于永灭，是堕断见。

［7］圆明：识阴。

［8］计明中虚：计圆明中虚无之相，以为毕竟为空。

［9］非：毁。

［10］永灭依：依于永灭。

［11］为所归依：以永灭为涅槃。

［12］归无归执：归于无所归处。

［13］舜若多：空性。本经卷三云："舜若多性可消亡。"又卷四云："舜若多神无身觉触，如来光中，映令暂现。"

附注

阿私陀：译曰：无比端正。《因果经》中释迦初生时，阿私陀仙人相之曰："若在家者，年二十九为转轮圣王。若出家者，成一切种智，广济人天。"

（七）于固身生胜解堕贪非贪执魔

窥见圆明，便计明中虚相；窥见圆常，便计常不倾逝。然圆明未尝不虚，而虚不可执，执虚则落空；精圆未尝不常，而常不可执。执常则长劳。

［14］圆常：识阴。

［15］同于精圆：欲使肉身常存，同于精圆不坏之体。

［16］贪非贪执：贪其非可贪者。

（八）于留尘生胜解堕真无真魔

［17］观命互通，却留尘劳：识阴为十二类众生之命元，识阴若尽则谁证真常，故不舍尘劳。彼我之命互通，识阴尽，十方众生命即皆尽，我命亦尽。

［18］真无真执：妄计此是真行，而实非真行。

［19］吒枳迦罗：即欲界顶之他化自在天。

附注

四谛（谛即真理）：一苦谛是三界六趣的苦报；二集谛由贪瞋痴等烦恼与善恶等行业，召集三界六趣的苦报，所以集谛为苦因；三灭谛即涅槃、即灭除惑业，出离生死；四道谛即趣向涅槃之道路。道谛是灭谛之因。

有八正道：一正见，二正思维，三正语，四正业，五正命，六正精进，七正念，八正定。

（九）于居灭生胜解堕下乘魔

《心经》云："无苦集灭道。"

［20］命明中，分别精粗，疏决真伪：即识阴显露，其中藏有漏与无漏种子。无漏者精真，有漏者粗伪。

［21］唯求感应，背清净道：修道为所感之因，证灭为所应之果，守于灭而便休，不复更进，有欣厌之解。落于二边，故曰背清净道，所谓不回心钝阿罗汉。法界平等，离二边垢，名清净道。

［22］圆精应心：圆满其专精求应之因地心。

［23］生缠空种：被空所缠缚。此与前第六条断灭种稍异，前一句归无，属无想天。此有灭可证，属四空天。

（十）于觉明生胜解堕下乘魔

声闻缘觉，已属圣果，何为亦与魔列耶。盖为舍有趣空违远中道，故等之以魔，而实与前之魔异。经云：外道邪魔所感业终，堕阿鼻狱，其在声闻缘觉，则但曰不成增进而已。

［24］圆融清净觉明：圆融清净，则非背清净道，但嫌其滞于觉明耳。

［25］发研深妙：发深妙之悟，开深妙之理。不堕于有，故不著于因果感应，不堕于无，故不限于居灭已休。

［26］辟支：具云：辟支迦佛陀，新翻，钵喇翳迦佛陀。三乘中之中乘也，有独觉及缘觉二义。

［27］圆觉心：圆满其求合于觉之因地心。

［28］生觉圆明，不化圆种：但觉字尚未能除，滞于圆明一路，坚执不化。即不能圆化之意。

阿难，如是十种禅那，中途成狂，因依迷惑[1]，于未足中，生满足证，皆是识阴，用心，交互，故生斯位[2]。众生顽迷，不自忖量。逢此现前，各以所爱先习[3]迷心，而自休息，将为毕竟所归宁地。自言满足无上菩提，大妄语成，外道邪魔[4]，所感业终，堕无间狱。声闻缘觉[5]，不成增进。汝等存心秉如来道，将此法门，于我灭后，传示末世，普令众生觉了斯义。无令见魔[6]自作沉孽，保绥哀救，消息邪缘，令其身心入佛知见[7]。从始成就，不遭歧路。如是法门，先过去世恒沙劫中微尘如来，乘此心开，得无上道。识阴若尽，则汝现前诸根互用。从互用中，能入菩萨金刚乾慧，圆明精心，于中发化，如净琉璃[8]内含宝月。如是乃超十信、十住、十行、十回向、四加行心，菩萨所行金刚十地，等觉圆明，入于如来妙庄严海。圆满菩提，归无所得。此是过去先佛世尊奢摩他中毗婆舍那[9]觉明分析微细魔事。魔境现前，汝能谙识，心垢洗除，不落邪见，阴魔消灭，天魔摧碎。大力鬼神，褫魄逃逝。魑魅魍魉，无复出生。直至菩提，无诸少乏，下劣增进，于大涅槃，心不迷闷。若诸末世，愚钝众生，未识禅那[10]，不知说法，乐修三昧，汝恐同邪，一心劝令持我佛顶陀罗尼咒[11]。若未能诵，写于禅堂，或带身上，一切诸魔所不能动。汝当恭钦十方如来究竟修进最后垂范。

阿难即从座起，闻佛示诲[12]，顶礼钦奉，忆持无失。于大众中，重复白佛：如佛所言，五阴相中，五种虚妄，为本想心。我等平常，未蒙如来微细开示。又此五阴，为并消除，为次第尽。如是五重，诣何为界？惟愿如来发宣大慈，为此大众清净心目。以为末世一切众生作将来眼。

佛告阿难：精真妙明，本觉圆净[13]，非留死生及诸尘垢。乃至虚空，皆因妄想之所生起。斯元本觉妙明真精，妄以发生诸器世间。如演若多[14]，迷头认影，妄元无因。于妄想中立因缘性。迷因缘者，称为自然。彼虚空性，犹实幻生。因缘自然，皆是众生妄心计度。

阿难，知妄所起，说妄因缘。若妄元无，说妄因缘元无所有，何况不知，推自然者。是故如来与汝发明，五阴本因，同是妄想：

汝体先因父母想生[15]。汝心若[16]非想，则不能来想中传命。如我先言，心想醋味，口中涎生。心想登高，足心酸起。悬崖不有，醋物未来。汝体必[17]非虚妄通[18]伦，口水如何因谈醋出。是故当知，汝现色身，名为坚固第一妄想。

即此所说临高想心[19]，能令汝形真受酸涩。由因受生[20]，能动色体[21]。汝今现前顺益、违损，二现驱驰[22]，名为虚明[23]第二妄想。

由汝念虑[24]，使汝色身[25]，身非念伦，汝身何因随念所使。种种取像，心生形取，与念相应。寤即想心，寐为诸梦，则汝想念，摇动妄情，名为融通第三妄想。

化理不住，运运密移[26]。甲长发生[27]，气消容皱[28]。日夜相代，曾无觉悟[29]。

阿难，此若非汝，云何体迁？如必是真，汝何无觉？则汝诸行，念念不停，名为幽隐第四妄想。

又汝精明湛不摇处[30]，名恒常者。于身不出见闻觉知[31]。若实精真，不容习妄，何因汝等曾于昔年睹一奇物，经历年岁，忆忘俱无，于后忽然覆睹前异，记忆宛然，曾不遗失。则此精了湛不摇中，念念受熏，有何筹算[32]。

总识阴十魔当辨

[1] 因依迷惑：因其依于无明妄想。

[2] 故生斯位：已证小乘果位。

[3] 所爱先习：无始以来的习气，总不外乎一个爱字。

[4] 外道邪魔：前八种。

[5] 声闻缘觉：后二种。

[6] 见魔：前云心魔，此云见魔，心尚流动兼六识，见唯执持兼七识。

[7] 佛知见：已至八识湛不摇处，不能转识成智，故十种皆云："迷佛菩提，妄失知见。"此"知见"即佛知见，非实亡也，为识阴所覆耳。八识即如来藏性，悟之则能转识而成圣果，迷之则为识转而入轮回，故能悟入佛之知见，则从始入门，即得成就，不为歧见所惑。

附注

十二因缘：一无明惑（过去），最初一念妄动；二行业（过去），过去世无量之行业；三识（过去因、现世果），含藏识依业受报；四名色（过去因、现世果），名即心，色即身，尚在胎中；五六入（过去因、现世果），即六根，尚未出胎；六触（过去因、现世果），出胎后六根六尘接触；七受（过去因、现世果），美恶苦乐之领受；八爱惑（现在世惑因），十几岁后之贪恋；九取惑（现在世惑因），因贪爱便欲取得；十有业（现在世惑因），有即业；十一生（未来），未来世受生；十二老死（未来），未来世之苦果。《心经》云："无无明，亦无无明尽，乃至无老死，亦无老死尽。"

案：前云受因，若尽上历六十圣位，此云识阴。若尽能入金刚干慧，乃超妙庄严海，其意各别。盖从下望上之谓历，和身已到之谓。入禅宗所谓一超直入如来地，正此意耳。

总结五阴之魔当辨

《金刚经·第十》佛告须菩提，于意云何？如来昔在燃灯佛所，于法有所得否？不也，世尊如来在燃灯佛所，于法实无所得。又十七，须菩提实无有法，如来得阿耨多罗三藐三菩提。又第二十二，我于阿耨多罗三藐三菩提，乃至无有少法可得，是名阿耨多罗三藐三菩提。

［8］净琉璃：可参看本经卷八，第三增进修行渐次。本经前云，有三摩提，名大佛顶首楞严王，具足万行，十方如来，一门超出妙庄严路。

琉璃：《汉书·西域传》："罽宾国出珠玑、珊瑚、琥珀、璧琉璃。"孟康注："琉璃青色如玉，"师古引《魏略》云："大秦国出赤白黑黄青绿缥绀红紫十种琉璃"，王先谦补注引徐松曰："璧琉璃梵书作吠琉璃，或云毗琉璃。"

［9］奢靡他中毗婆舍那：奢摩他，止；毗婆舍那，观。本经卷八五十五位真菩提路一章云，奢靡他中，用诸如来毗婆舍那，清净修证，渐次深入。

［10］未识禅那：本经卷一，阿难殷勤启请十方如来得成菩提，妙奢摩他、三摩、禅那，最初方便。

［11］陀罗尼咒：此又提起神咒，可见神咒之力最初究竟皆得其力。《心经》云："无智亦无得。"

［12］闻佛示诲：问五阴灭起之因。

［13］本觉圆净：本觉原无妄因，妄想故生五阴。

［14］演若多：可参看卷四，演若达多。

［15］汝体先因父母想生：明色因由妄想生。

［16］若：原无，为陈撄宁所加。

［17］必：若。

［18］通：同。

［19］临高想心：明受阴由妄想生。

［20］受生：受阴。

［21］能动色体：即形受酸涩。

［22］今现前顺益、违损，二现驱驰：由违顺之幻境，受损益之幻觉，两种相反之性，感受未有停止。

［23］虚明：虚故能容纳，明故有感觉。

［24］念虑：念，虚情；虑，意识。明想阴由妄想生。

［25］色身：实质。

［26］运运密移：明行阴由妄想生。

［27］甲长发生：就生之一面说。

［28］气消容皱：就灭之一面说。

［29］日夜相代，曾无觉悟：吾人肉体经过一昼夜，其中已有变化，而自己不知。此“代”字即新陈代谢之代，新陈代谢即是生灭。

［30］湛不摇处：第八识，明识阴由妄想生。

［31］见闻觉知：即识之用。

［32］有何筹算：八识恒而不审。

阿难当知此湛非真，如急流水，望如恬静，流急不见，非是无流。若非想元宁受妄习。非汝六根互用开合，此之妄想无时得灭。故汝现在见闻觉知中串习几[1]，则湛了内罔象[2]虚无，第五颠倒微细精想。

阿难，是五受阴，五妄想成。汝今欲知因界浅深[3]，唯色与空，是色边际。唯触及离[4]，是受边际。唯记与忘，是想边际。唯灭与生，是行边际。湛入合湛[5]，归识边际[6]。

此五阴元，重叠生起。生因识有，灭从色除。理则顿悟，乘悟并消[7]。事非顿除，因次第尽。我已示汝劫波巾结，何所不明，再此询问。汝应将此妄想根元心得开通，传示将来末法之中诸修行者。令识虚妄。深厌自生，知有涅槃，不恋三界。

阿难，若复有人，遍满十方所有虚空盈满七宝，持以奉上微尘诸佛，承事供养，心无虚度，于意云何？是人以此施佛因缘，得福多不[8]？

阿难答言：虚空无尽，珍宝无边，昔有众生施佛七钱，舍身犹获转轮王[9]位。况复现前虚空既穷，佛土充遍，皆施珍宝。穷劫思议，尚不能及。是福云何更有边际？

佛告阿难：诸佛如来语无虚妄。若复有人，身具四重[10]，十波罗夷[11]，瞬息即经此方他方阿鼻地狱，乃至穷尽十方无间[12]，靡不经历。能以一念将此法门，于末劫中开示未学。是人罪障，应念消灭。变其所受地狱苦因成安乐国。得福超越前之施人，百倍千倍千万亿倍，如是乃至算数譬喻所不能及。

阿难，若有众生，能诵此经，能持此咒[13]，如我广说，穷劫不尽[14]。依我教言，如教行道，直成菩提，无复魔业。佛说此经已。比丘、比丘尼、优婆塞、优婆夷，一切世间天、人、阿修罗，及诸他方菩萨[15]、二乘[16]，圣仙童子[17]，并初发心大力鬼神，皆大欢喜，作礼而去。

[1] 中串习几：习气，几微。如串珠相似。

[2] 罔象：似无，若有。

[3] 欲知因界浅深：明五阴所起边际。

此以渐入微，由五尘五识六识七识而至八识，乃五阴浅深之界。

[4] 唯触及离：根尘相对曰触，根尘不相对曰离。

[5] 湛入合湛：上湛字，言生灭；下湛字，言不生灭。

[6] 归识边际：识称湛了，已灭生灭，性入元澄，而合乎湛，有入有合，即有边际，乃识界也。盖湛入为识阴，真性不名湛入，以周遍法界，无出入故。湛出为行，湛入为识，内内湛明，入无所入，即至不生灭地。

[7] 理则顿悟，乘悟并消：明五阴所灭渐次顿悟之理，是即事之理，非二乘断空之理，渐除之事，是即理之事，非凡夫著有之事。

附注：一念无明，即为识本；此识动相，即为行本；动必取境，即为想本；

能取之见，即为受本；所取之相，即为色本。如耳根圆通工夫，动静二相，了然不生，即色阴尽；闻所闻尽，即受阴尽；觉所觉空，即想阴尽；生灭既灭，即行阴；忽然超越世出世间，十方圆明，即识阴尽。

［8］是人以此施佛因缘，得福多不：明财施福德多。

［9］转轮王：此王身具三十二相。即位时，由天威得轮宝，转其轮宝而降伏四方，故曰转轮王，又曰转轮圣帝。以能飞行空中，故又曰飞行皇帝。在增劫，人寿至二万岁以上时，即出世，在减劫，人寿自无量岁至八万岁时乃出世，其轮宝有金银铜铁四种。金轮王领四大洲，银轮王领东西南三大洲，铜轮王领东南二大洲，铁轮王领南阎浮提一洲。转轮王于轮宝外尚有六宝，曰象宝、马宝、珠宝、女宝，主藏臣宝，主兵臣宝，复有千子。

以上见《涅槃经·十二》《长阿舍经·六》《俱舍论·十二》。

［10］四重：又名四弃、又名四波罗夷。犯淫、盗、杀人、妄语四重罪。

［11］十波罗夷：又名十重戒。四重加酤酒、说四众过、自赞毁他、悭惜加毁、瞋心不悔、谤三宝。

［12］十方无间：即无间地狱。

［13］能诵此经，能持此咒：以诵持此经、咒，即得正觉故也。

［14］如我广说，穷劫不尽：诵经持咒之人所得之福报，比前更多。

［15］一切世间天、人、阿修罗，及诸他方菩提：通结一部。

［16］二乘：即小乘中之声闻辟支二种。

［17］圣仙童子：或谓即天仙类，或谓是仙趣修内教者。

附注

湛字各说：

当知了别见闻觉知，圆满湛然，性非从所（见本经卷三）。

汝元不知如来藏中性识明知，觉明真识，妙觉湛然，遍周法界（见本经卷三）。

妙湛总持不动尊（本经卷三）。

则汝身中坚相为地，间湿为水，暖触为火，动摇为风。由此四缠，分汝湛圆妙觉明心，为视，为听，为觉，为察，从始入终，五叠浑浊（本经卷四）。

若无所明，则无明觉。有所非觉，无所非明，无明又非觉湛明性（卷四）。

汝今欲令见闻觉知，远契如来常乐我净。应当先择死生根本，依不生灭圆湛性成，以湛旋其虚妄灭生伏还元觉。得元明觉无生灭性为因地心，然后圆成果地修证（卷四）。

我今备显六湛圆明，本所功德，数量如是，随汝详择其可入者（卷四）。

当知是根非一非六，由无始来颠倒沦替，故于圆湛一六义生（卷四）。

由明暗等二种相形，于妙圆中黏湛发见，由动静等二种相击，于妙圆中黏湛发听（共有六黏湛，卷四）。

如来先说湛精圆常（卷四）

如劳目精，则有狂华，于湛精明，无因乱起（卷五）。

我以旋湛，心光发宣，如澄浊流，久成清莹（卷五）。

执持智明，周遍寂湛，寂妙常凝，名定心住（卷八·十信）。

本觉湛然，觉齐佛觉，名等一切佛回向（卷八）。

澄心不动，寂湛生光，如是一类，名少光天（卷九）。

内外湛明，入无所入（卷十）。

是名第十圆觉心，成湛明果（卷十）。

又汝精明湛不摇处，则此精了湛不摇中，此湛非真如急流水（卷十）。

则湛了内罔象虚无第五颠倒微细精想。湛入合湛，归识边际（卷十）。

附一 弁言

观世音菩萨耳根圆通法门浅释

陈撄宁

此稿成于己丑年秋季，当时是为极少数人研究《楞严经》中反闻功夫而作。起初并无公开发表之意，后被陈叔平君所见，欲送《觉有情》杂志刊登，征余同意未决。今春王元章君又欲携往南通，刊印成小册子，分赠与人。奈何忘记原稿放置何处，仓促间难以寻觅，故未能带去。盛君寿君在某处听讲《楞严》，欲将此稿油印，散给一般到会听讲诸公，余恐引起别种误会，亦未许可。近日见沈敬仲君来寓，阅之数遍，认为于学者有益，应与众共见，勿任其埋没在旧书堆中。余以为愚见较各家注解不无异同，免惹是非之争，故不愿于刊物上发表。沈则谓："出世之学，见仁见智，有何妨碍。况各家《楞严》注解，阐明教义与发挥玄谈者，堪称完备，独惜功夫实际下手之法皆未曾显说，今得此篇以补其不足耳，正是学者所急需者，云云。"昨晤陈叔平君，谈及此事，彼仍劝我将稿送《觉有情》登出，并言本刊编者常望来稿。余甚愧久无以报命，遂不再坚执。

此稿外面传抄者业已数起，恐其辗转流布，渐次失真。如能在刊物上发表，彼等抄本，当有所依据，校补其错误和遗漏。因此将旧稿整理一遍。凡往日所得之实验，能用文字表述者，亦直说无隐，力求减少专门名词及晦涩的语句。除正确的解释经义而外，尚有不能用文字形容之境界，只得从略，阅者谅之。

关于佛法修证上几项重要的意见，附带说明于后。

一、反闻功夫是六度中之禅定法，较宗门下所谓参话头者不同，宗门用的是六度中之般若法。般若本不立一法而破一切法，参话头只好说是方便而已。反闻法从耳根入流，到后来功夫得到进步，渐次地脱离耳根而获证圆通。参话头是从意根逆转，到后来机缘成熟，顿然地截断意根而得大自在。

这两种法门，皆可以“不历僧祇护法身”，所以说“归元性无二”。但初下手用功的路径各别，所以说“方便多法门”，近代学人于反闻法不得其门而入，遂谓参话头即是反闻闻自性。我认为半对半不对。

又有相信念佛的人们，一面口中诵佛号，一面用耳听自己口中持诵之声，也说是反闻法这个更不对。因为反闻工夫初步就要达到“入流忘所”的境界。若口中持诵不停，如何能够忘所。若暂时停止不诵，耳中即无声可闻，外界杂乱之声立即乘隙进攻，如何能够忘所。其他如各种观想法，皆有所想之对象，观照法皆有所照之前境，亦皆不能忘所。

二、大乘门中，如天台宗之一心三观（注：空观、假观、中观，一空一切空，假中亦空；一假一切假，空、中亦假；一中一切中，空、假亦中。是谓一心三观），法相宗之五重唯识观（注：一遣虚存实，二舍滥留纯，三摄末归本，四隐劣显胜，五遣相证性，是谓五重唯识观），华严宗之三重法界观（注：一真定观，即理法界观，二理事无碍观，三周遍含容观，即事事无碍法界观，是谓华严三观），皆有极繁杂之理解，学者必先要懂得他们的理解，然后才能入门。可惜那些理解许多人一生弄不明白，纵或勉强能够明白，仍旧是个理解，实证功夫尚谈不到。

独有中国式的祖师禅，毅然扫除一切理解，下手即从第七识逆转，跳过半垢半净的第八识，直证无垢无净的第九识，真可谓“截断众流”“函盖乾坤”的大手段（此两句是云门宗语）。但如近代通行的“念佛是谁”那一类话头，却于我不适用，因为我提不起那种疑情。为什么没有疑情，因为当初从理解入门，已经窥破那种作用，心中毫无疑惑，话头不生效力，只好选择别种法门而为方便。

密宗要即身成佛，我现在尚未发成佛之大愿。净宗要往生西方，我暂时尚不欲横超三界。行十善道求生天吧，我并不希望来生的福报。任其自然随法轮转吧，我又不甘心。到底用何种法门才可以配合自己的志趣，选来选去，只有耳根圆通一法最为当机。但本经中观音虽宣示入流，却未曾说怎样入法。文殊虽赞扬反闻，亦未曾说如何反法。历代注家更无特别的发明，千言万语徒乱人意。学者竟无下手处，此法妙法弃置而不顾，甚为遗憾。

本篇刊布以后，凡与我有同样志趣的人们皆不妨一试，初步“入流忘所”的境界必能达到。第二步“了然不生”的境界，少数人也许能够证入，此后是否再有进步，就要看各人的因缘。

三、佛家教义，凡世间一切罪恶，皆归咎于无明，即如本经中世界、众生、业果三种相续，亦说因无明而起。若问“无明因何而起”，则言“因妄而起”。再问“一切众生何因有妄”，则言“既谓为妄，云何有因；若有所因，云何名妄”？这个答语不能令我满意，其他经论所言大概相同，都不彻底。

我的见解是无明因“觉、空”分裂而起。若问“觉、空”因何而分裂？我的答语是：既称为觉，不知是活，而非死物；因为是活，它就要动。因为妄动，就要分裂。因为分裂，就有能所，分觉作能，裂空成所。有能有所，即是无明，乃必然性，不可避免，虽称为妄，但非无因。又因它本体即觉，决不会永久地迷妄下去，总有自觉的时候，一朝觉悟，就要修复，经过修复的工夫，又可以还原，“觉、空”仍旧合而为一，因此无明就消灭了。若问何时再起无明？答曰：永不再起。若问觉性将来是否再有动的时候？答：自然要动，不动就是死的。但修复以后之动，和最初之动不一样。最初是觉空分裂的妄动，以后是觉不离空、空不离觉的如理而动，因此无明就不会再起。譬如我们当初做一件事，因为没有经验，糊里胡涂地妄做，因此上了当、吃了亏，等到上当吃亏之后，有了经验。因此，痛自悔改，下次再做，就不会再上当再吃亏了，这样说法岂非人人皆能解悟，何必说那许多费解的话使人纳闷。已往的佛家著作，都是因为“众生本来是佛”一句话而纠缠不清。佛者觉也，众生本来是觉，云何忽然是觉？这个问题把他们弄苦了（请参看后面空觉极圆句下的诠释）。

四、全部佛法，不出“空”“有”二字。而空、有之事，在印度永远得不到解决，传到中国以后，方把这个争端调和下去，所以中国的佛学比较印度算是更进一步，现代学者尚要追求原始的佛教，可谓开倒车了。

虽然空有之争在中国得到协调，而天台、唯识、贤首、禅宗诸师已不知费了多少心力，初学仍是莫测高深。因为“空”“有”二字的涵义未曾弄明白，今为之再进一解。

所谓“空”者，乃最稀薄最微细的本体之代名词。无边际，无方所，无始终，无内外，非人类的思想所能推测，非科学的仪器所能测量。但不可认为绝对的“无”，若把“空”字作“无”字解，即是大大的错误。

所谓“有”者，就是这个本体从稀薄而浓厚，从微细而积聚，成为无量数的形态。可以使我们的眼、耳、鼻、舌、身直接或间接地觉知，但非一成不变，将来仍要还归于空。若把“有”字认作固定的实质，更是错误。

因为“有”不能永久存在，所以说“有”是无常。因为“空”可以变成“有”，所以“空”也是无常。“空”与“有”虽可以互相变换，但其本体决定不会消灭，所以无常即是真常。这几句话，把大小乘全部佛法包括已尽。学者先要明白这个根本原理，然后再去实行修证，就不至于盲人骑瞎马，乱跑乱撞，坠于深渊了（请参看后面寂灭现前句下的诠释）。

五、前面第二条所说无垢无净的“第九识”，乃法性宗所立之名词，就是指这个本体而言，华严宗谓之“一真法界”，天台宗谓之“诸法实相”，禅宗谓之“本来面目”，唯识宗之“圆成实性”，净土宗谓之“阿弥陀佛”（此就弥陀法身上说），起信论谓之“真如”，大乘经论中尚有许多名词，皆同此义。此外，老子所谓“道”，庄子所谓“宗”（如：不离于宗，及未始出吾宗之类），孔子所谓“易”（易无思也，无为也，寂然不动，感而遂通，天下之故），周子所谓“无极”，也是这个的代名词。密教注重事修，不像显教那些千言万语的理论，但也有一个代名词，就是所谓“菩提心”。仙家更是注重功夫，不讲道理，而且偏向唯物，所以没有这个代名词。若说他们都不认识这个，那也未必尽然。记得仙学书中有两句云：“本来真性即金丹，四大为炉炼作团”，可见他们用“金丹”二字作为这个的代名词。

到此地步，可以说“心物一如，即事而真”。但是他们仍就“有”的一面说，所以云“炼作团”。若就“空”的一面说，即无“团”可炼了。学者如果把“空”“有”二字的涵义弄清楚，把以上所举的各种名词参透，无论用什么法门皆可以成就。显、密、禅、净、儒、释、道、仙，随便走哪一条路，皆可以深入。诸法平等，没有高下。各宗各派，为门庭设施计，未免有抑扬之说，学者若执着不化，平地遂起波澜，于实际修证功夫毫无关系。

六、世人引用《楞严经》：“归元性无二”一句，每将“性无二”三字改作“无二路”，可谓文理欠通。经文本义是说归元之后证得法性无二，不是说“归元”只有一条路可走。如果真是“无二路”，何以下文又说：“方便有多门”，岂非自语相违？况且二十五种法门，分明是二十五条路径，如果能说无二路。譬喻东西南北四方起脚，会归中央。中央虽无二，而来路则有四，不能只许一方来人到达而拒绝其他三方。世法与出世法同此一理。

惟平日用功，须要一门深入，不宜夹杂，免致多学无成。

七、《楞严经》真伪问题，佛学考据家常有论及，余不甚注意此事。愚见认为《楞严》是集合各种佛教经论之精华，由后世的佛学家自出炉编辑而成。因此，字句特别的凝炼，结构特别的整齐，先后顺序，有条不紊，首尾脉络，一线穿通，似乎是有意做文章，不像是随问随答随时记录的口气。又如本经中将地、水、火、风、空、见、识列为七大，将天、仙、人、修罗、畜生、饿鬼、地狱名为七趣，皆非其他佛经所习见者，不能令人无疑。或梵本已然如此，或译者有所增加，或完全是中土著述，亦复难言。

据而开悟者不少，真伪问题可置之勿论。况且释迦佛在世时未曾亲手著成一部书。所有佛经，概由后人追忆旧闻而记录之作，不能说印度有原本的都是真的，无原本的都是伪书。也许当初有原本后来失传，也许连原本亦不可尽信。佛入灭后四百年间，因为结集《三藏》之故，印度佛教徒早已闹过不少的意见，孰为佛说，孰非佛说，聚讼纷纷，何况二千五百年后之中国。

吾人今日读佛经，大乘只求其合于一实相印，小乘只求其合于无常、无我、涅槃三法印，即可信受。今观《楞严经》全部所说，并不违背此根本原则。其余枝节，自毋须十分苛求。中土现行的佛法，不外禅、净、密、律、教，而《楞严》一经则兼赅此五事，比较其他诸经，甚为稀有，可谓是学佛者一大总持。

此经纵非译本，在佛法亦自有它的地位。从印度原本翻译过来的都好，吾国人自己著作的都不好，那也未免有点偏见。或问：既属自作，何故要托名佛说？答：篇中结构是中国人的手笔，而经大义仍不出佛法的范围。谓是译本，则信仰者多；谓是自作，则信仰者少，此不过一种权巧方便而已。非但《楞严》，即真由梵本翻译的经典，亦可作如是观。须知释迦佛在世的时候未曾亲手著过一部书。

八、《梁启超文集》中曾言：“神仙之说，是道教的主张，佛教本无神论，然《楞严经》中不少谈及神仙的话，遂令道佛的界线弄不清了。”又言：“《楞严经》充满了长生神仙的荒诞的话（愚按：除十种仙一章外，别处不见有长生神仙之说，‘充满’二字，言之太过），显然是受了道教的暗示，因为十种仙人长生不老都是道教的最高企冀。佛教却看轻神仙灵魂生命，二者是绝对不相容的，真正佛经并没有《楞严经》一类的话，可知《楞严经》是假书。”

以上梁氏所说，都是盲目的武断，不可不辩。第一辩，佛教不是无神论。因为神之卑劣者已纳入鬼道，神之尊胜者已纳入阿修罗道，似乎是无神，然如天龙八部中之乾闼婆译为乐神或香神，紧那罗译为疑神或歌神，并不在天、人、鬼、修罗四道之内，非神而何。又如《华严》善财五十三参中就有一位天神，一位地神，八位夜神，如何能说无神。

第二辩，仙佛并非不相容。释迦佛初次入山修道时，先依之师就是跋迦仙，后依之师就是阿罗逻仙。释迦佛自己于往劫中曾为独角仙人、螺髻仙人、忍辱仙人，释迦牟尼佛又称牟尼仙，阿尼陀佛又称阿尼陀仙，《华严经》五十三参中有毗目上瞿沙仙，《法华经》中有善于说法之阿私陀仙，《涅槃经》中大神通力之阿羯多仙。又如数论之祖称迦毗罗仙，胜论之祖称羯拿仆仙，尼犍子之祖称勒沙婆仙，吠陀典之祖称羯罗迦仙，因明派之祖称目足仙。其他所谓某某仙人者，名号甚多，难以备举。

至于密部经典中所谓持明仙者，更多得不计其数，如何能说仙佛二者绝对不相容。

第三辩，佛教未尝看轻仙人，只有《楞严经》看轻仙人。故意把仙的资格降低，列在天道之下，人道之上，不惜破坏自己的教义，于六趣外多添一趣，遂弄出七道轮回之异说，似乎是有心和道教为难，如何反说受了道教的暗示。

观以上三辩，可知梁任公之说没有价值，但《楞严经》是真是伪与修证功夫无甚关系。余不欲置辩，纵然把《楞严经》全部推翻，未必就能成仙成佛。留得此经在世，或许多培养几个仙、佛种子。

九、全部佛教经书连中土著作在内，其间有精深的学说，有肤浅的论调，有哲学的研究，有宗教的设施，有功夫的实证，有意识的幻想，有方便的妄语，有荒诞的神话，有真确的记录，有虚伪的记载，有见地的偏执，有门庭的夸张。学者读之，如扁舟泛于大海，茫无津涯，既不能不信，又不可尽信，每感觉极端苦闷，纵让你读遍《三藏》，只可称得起一个理解的佛家，别无其他效果。

理解既无补于实际，当然要注重事修。小乘修法，极有次第，极有把握，世人畏其繁难，不愿尝试，都倾向于大乘。大乘佛果须经三阿僧祇劫方能修成，世人又畏其程途遥远，不敢承担，都想走捷径，于是禅宗之顿悟成佛，密宗之即身成佛，净宗之生西见佛，最为世人所欢迎。

但以学者根器不同，导师弘扬偏执，彼此又互相批评，批评之说亦颇能切中对方的弊病，可惜明于观人，昧于观己，把本身的弊病竟忽略过云。我认为禅、密、净三种法门都是对的，成于不成，乃人的问题，与法无关。拙作此篇问世以后，或亦不免要引起多少的批评。世间无论何种道理，有相信的就有不信的，有不信的就有笃信的，今只勉从少数同志的意见，将此篇贡献于世，尽我一份义务。好的批评我不敢接受，因为这个法门是《楞严经》作者所发明，非自我创始。坏的批评我亦不接受，因为这个法门在今日很少有人修证。纵然批评，未必能中肯綮。

十、耳根反闻法，是要现世获证圆通，不是修来生的福报。世人根基不同，未必人人皆能由此路进修，只求极少数的人得入此门，已不算辜负。愚料此后二百年内必有用此法门得证果者，故不惜层层次次恳切言之。

没有人信仰别种法门者，自宜从其性之所近，亦同样的能够成就，不必定要修反闻法，但请勿任意曲解是幸。余以窗隙之微明，管窥之末见，诠释此一法门，侥幸句句有了着落，步步划清界线，使粗知教义者都能领会，这也是不可思议的事，若非佛力加被，别无理由可说。

后之学者倘由此得到证悟，当誓发大愿，以报佛恩。余个人不敢自居其功，无足称念。

撄宁子曰：佛字指人人自己本有的佛性而言，即所谓“本觉”，不是指偶像佛及神话佛，读者勿笑我迷信。

十一、无论修哪一种法门，必须环境适宜，进行方为顺利。即如耳根反闻工夫，亦要在山林寂静之处，才可以得到证验。若在闹市，恐难见功效。世人为生活所困，不能离开尘俗，切勿勉强去做，须防意外的惊扰，甚至于做出病来。

唱高调的人们常言：“只要心中能够静定，虽居闹市，无异深山。”又言：“闹中之静方是真静，动中之定方是真定。”这些话仍偏于唯心的空谈，不合于唯物的实际。请问释迦佛当年为什么要逃出王宫而深入雪山，六年苦行，是否他老人家心中尚不够静定？中国禅宗诸祖为什么都喜欢住在山中？净土宗慧远大师为什么要结莲社于庐山？天台宗智者大师为什么要讲教于天台山？贤首宗清凉国师为什么要作《华严疏》于五台山？律宗道宣律师为什么要开派于终南山？这许多祖师是否心中都够不上真静真定，而要借助于外境？再者，强烈的光波，可以使人眼瞎。猛烈的声浪，可以使人耳聋。蒙药入鼻，可以使人昏迷。毒物沾舌，可以使人丧命。极热极冷的刺激，可以使人皮肉筋骨溃烂或冻结。身体起了非常的变化，不能不影响到意识。意识感受极端的痛苦，不能不连累到心性。当此情状，若说："痛苦由他痛苦，静定我自静定。"岂非笑话。

到了结局，科学战胜玄学，唯心论遂屈服于唯物论。

十二、有人怀疑我往年曾排斥《楞严经》，现在又弘扬《楞严·耳根圆通法》，似乎前后矛盾，彼等不知我今昔立场不同。已往我提倡仙学，当然对于《楞严》所谓"十种仙"之说表示异议。即如显密之作风各别，禅、净之见地不同，佛教本身且多争论，何况仙佛两家宗旨相违，岂能默尔。推彼时所驳诘者，乃交光大师《楞严正脉疏》中批评十种仙。那一部分的文章，纵交光大师复生，亦无开口处，但不关全部《楞严经》之事。

往年我已见到仙佛两家虽有矛盾之处，但非不能调和，况且今日又共同遇到一个难关，需要合力应付。难关何在？就是科学，科学上只承认我们的肉体。至于我们的意识作用，不过肉体中一部分物质在那里运动。等到肉体毁坏，物质发生变化，不能继续运动时，意识也就随之消灭。谈到肉体以外还有灵魂，他们笑你是梦话。意识都消灭了，何处觅心性？灵魂尚无，是谁成仙佛？你说天眼通，他们大的有望远镜，小的有显微镜，透视的有艾克斯光。你说天耳通，他们有电话，远隔重洋，俨如晤对。你说神足通，他们有新式飞机，云来雾去，日行万里。六通中他们已经得了三通，我们一通也不通，真叫惭愧。

空谈理论，没有用途，因为不是事实。宣传已往仙佛的灵迹，没有用处，因为缺乏证据。制造现在个人的神话，也没有用处，因为与群众不能共见。

我历年来都是以科学的眼光和哲学的思想，研究仙佛两家实修实证的功夫，故以与宗教家观念不同。佛门有一句口头语："直心是道场"，所以讲出世法者，切戒贡高我慢，又不宜虚伪的自谦，以上各条所说，皆从直心中流出，未能顾到一切忌讳，只求于人有益，别无其他作用，请读者诸君原谅。

节录《楞严经·第六卷》原文

彼佛教我，从闻思修。入三摩地，初于闻中。入流忘所。所入既寂。动静二相，了然不生。如是渐增，闻所闻尽。尽闻不住，觉所觉空。空觉极圆，空所空灭。生灭既灭，寂灭现前。

解释经义并说明证验次第如下：

从闻思修："闻"是能闻之性；"思"是正念思惟。思惟与思想不同，思想是杂乱的，思惟是单纯的；思想是浮动，思惟是沉静的；思想是永远攀缘前境不肯放弃的，思惟是暂借前境系心一处，不久即须脱离的。所以禅家功夫名曰"思惟修"。

入三摩地："三摩地"是译音，不是译义。"三"不作数目解，"地"不作方所解。"三摩地"之义即是"定"，入三摩地即是入定。定的程度有浅深之不同。此处所谓定者，当超出四禅定及四空定以上，而近乎首楞严三昧（三昧即三摩地。词章家常言"游戏三昧"，或言深得其中三昧，皆不合三昧的本义）。闻思是禅，是修；三摩是定，是证。此二句经文，言由禅的功夫，而得定的效果。从禅入定，有修证，是总说。以后再分说（此是如来禅，不是祖师禅，宗门工夫只讲参，不讲定）。

初于闻中：初步下手，专从耳根能闻之功用上做起，不涉及其他眼、鼻、舌、身、意五根。若兼用他根者，即非"反闻"法。

入流忘所：常人以耳闻声，都是把自己的觉性粘滞在耳根上，作为追求外面声尘之用，本经卷四所云"浮根四尘，流逸奔声"是也。做禅定功夫，要反其道而行之，正当闻声的时候，只不过听到这个声音而已。对于声之大小长短，音之高低清浊，好听不好听，皆不去分别，听到后来，连声音也忘记了，各种杂念也都停止不起了，这样就叫做忘所。觉性附在耳根上，向外奔逸是流出。觉性由耳根收回，向内反转是入流，故曰："入流忘所。"但初步功夫，须选择几种声音而听之，不可随便乱听，选择之条件如次：

一、声音平和无刺激性；

二、声音前后一律无变化；

三、声音日夜不断；

四、近处无别种声音扰乱。

要合于以上的条件，只有山岩前瀑布声，或山溪旁流泉声，久听可以使人入定。瀑布声宜远听，近则喧闹。流泉声宜近听，远则不闻，故结茅须在远近适宜处。

若茅蓬左右无水声者，可于室内安置大自鸣钟一座，用功时可听钟摆声，但嫌敲打报时之铜铃声颇有妨碍，在空中容易受惊，最好只开一边的发条，将报时的发条作废，则钟摆虽日夜走动，而钟铃可以不响。尚有松树林中之松涛声，虽亦悠扬悦耳，但嫌其声或大或小，时断时续，未能前后一律，故不合用。

皖南多山，松树成林，往往绵亘数里，微风鼓荡，如天乐鸣空，余慕陶弘景故事，尝于光绪末年，赴彼处松林中静坐，实验半月之久，方知其不合用，仅可供诗人雅士之怡情而已。

听瀑布声及流泉声，乃“民国”己未年，在九江庐山实验多时，奈何听之处皆无适当的房屋可住，只能席地而坐，天雨不能往听，天晴常有大风，亦不能露坐山地上用功。为防感冒风寒，遂于无办法中想得听自鸣钟一法，在室内即可用功，毋须出门有数次静坐，恰到好处，忽被钟声打失。从头再坐，颇费工夫，后将敲打报时的发条停止不开，方免此弊。

以上办法，乃实地试验之谈，非理想可比，如果依法做去，决能达到“入流忘所”的境界。否则这道门槛很难跨进。若用别种法门，虽亦可得证，但于耳根反闻没有关系，不能混为一谈。

所入既寂：假使吾人常听一种和平无变化的声音，听长久了，虽实际有声，而听者自不觉其有声，此时外面声尘之动相既已消失，同时遂现出无声之静相。寂即是静，静相虽比动相有幽闲之感，然静亦属前尘，不可死守在这个静上（普通修士，平日于动中求静，颇不容易，一朝静相显露，认为目的达到，生欢喜心，遂在其中盘桓留恋，销磨光阴，以后永无进步）。

动静二相：静与动是相对的，是两边的，是比较的。如何是静，虽动即是静，先动后不动即是静，彼动此不动亦是静。

了然不生：有动才有静，无动即无静，动相既遣，静相亦难以独存，只要不去贪着，静相在某一时期中忽然消失，此时仅剩得一个“了然”的境界。凡做功夫，先听到有声，这是动相。但因所听之声平和而不刺激，后到后来，虽有声亦不觉有其声，心中并无妄念杂念，这是静相。再到后来，耳根与声尘脱离关系，心必散乱，亦必昏沉，耳根亦不起有声无声之感。不昏沉，故说了然。不起动静二相，故说不生。合而言之，就是了然不生。

这种境界，虽是初步效验，然未造高深。但条件若不适宜，方法若不善用，即很难达到目的。况且动相虽除，静相难除，去了静相，便落昏沉，及至振作精神，由昏沉中提拔起来，仍是个静相挡在面前，稍微浮躁一点，便立刻听到外界的声响。非但不能前进，反致后退而出，下次再做，其弊依旧如此。

许多人讲功夫，总嫌妄想杂念是功夫的障碍，等到费去多少的功力，过了第一道“动”关，又遇到第二道“静”关不能通过，才晓得无妄想无杂念时，仍有很大的障碍。假使钻进一步，弄的不好就陷于昏沉的坑坎，距离“了然不生”的境界还是遥远。要想达到那个目的地，须要定力与慧力互相为用，轻重浮沉之间善于协调，方有接近的可能。

如是渐增：先除动相，次除静相，再次若不陷于昏沉，即达到“了然不生”的境界，这是第三道关口，最难过去。但不可畏难中止，须要渐渐地向前增进。

闻所闻尽：“闻”是耳根，所闻是“声尘”，耳根虽与声尘脱离关系，此时闻性尚粘滞在耳根上，并未与耳根脱离关系，虽已忘所，犹未能忘。须知根与尘亦是相对的，尘即不缘，根无所偶，自不能永久的被它缠缚。只要不死守在“了然”的境界上，总有一个时期，闻性与耳根脱离，而能闻与所闻俱尽矣。

知“尽”者谁？就是自己的觉性。觉性粘滞在耳根上，叫做闻性、闻声。觉性粘滞眼根上，叫做见性、见色。觉性粘滞在鼻根上，叫做嗅性、嗅香。觉性粘滞在舌根上，叫做尝性、尝味。觉性粘滞在身根上，叫做感性、感触。觉性粘滞在意根上，叫做辨性、辨法。身、意二根，佛书未明言其所在。余认为身根在神经末稍，意根在神经中枢，其他眼、耳、鼻、舌四根，亦不离乎神经系统。所谓根者，原有浮尘根与胜义根二种名称。

《楞严经·卷四》云：“因名耳体，如新卷叶”，即是耳尘根。近代生理学家云：“脑神经第八对分出者，名听神经”，即是耳之胜义根。浮尘根在外，人人可见；胜义根在内，非专家不知。旧注或将“新卷叶”属胜义根，或将胜义根说过分的玄妙，皆不合理。

尽闻不住："尽闻"即是上句"闻所闻尽"之义。工夫做到尽闻的程度，觉性已暂与耳根脱离，此时只剩得一个"觉"在，这种境界虽好，亦不可久住，若住在觉上，觉即是病。

觉性本是一，分出则有六，收回仍是一。虽已由各处集中于一处，但嫌其尚局促于脑壳之内，未能大而化之，故以为病。功夫做到"听觉"由"听神经"上收回时，其他视觉、嗅觉、味觉、触觉等，皆各由专司之神经上收回，而集中于脑部，不受专司的神经所拘束，故曰："一根既返源，六根成解脱。"

"了然不生"与"闻所闻尽"这两种境界，判若鸿沟，古今注解《楞严》者，皆不能明白指出其间重要的区别，仅搬弄许多经典上的名词，如在"了然不生"句下，即说：断"分别我执"，断"灭相无明"，破"色阴"，超"劫浊"等语。在"闻所闻尽"句下，即说：断"俱生我执"，断"异相无明"，破"受阴"，超"见浊"等语。更有教相夹杂于注解之中，请问这些名词对于实际工夫有什么益处。就算佛学知识有相当的程度，名词义解都能领会，并且记得烂熟，历历如数家珍，及至实行下功，还是莫明其妙。用尽九牛二虎之力，撞过第一道"动"字关口，到了第二道"静"字关口，即被缠住，不得过去，始终抱着"寂而常照，照而常寂"两句话，在那里打滚，距"了然不生"的境界，尚隔一层玻璃墙壁。

或问："照"是"了然"，"寂"是"不生"。寂照同时并用，岂非就是"了然不生"？这种说法，在理论上似乎不错，实际上未免毫厘之差。须知"寂而常照"是静相，"照而常寂"仍是静相，弄来弄去，总不离乎静相。如何能得动静二相俱不生？或问：这也不是，那也不是，怎样才是？答曰：照即不是，不照即是。

耳根离动、静二尘，即是"了然不生"的境界。觉性离浮尘、胜义二根，即是"闻所闻尽"的境界。两种境界，如何分别？假使未曾实行做这种功夫，简直无从说起。普通人于离尘的境界尚不能领会，更谈到离根。须知离尘与离根中间有一个阶段，必要经过。过了这个阶级以后，就发生一种特别的现象，即是觉性离根的证据（虽已离根，尚未真到"尽闻"的程度）。

功夫做到觉性脱离耳根之时，按理想推测，应该是一切声音都无所闻，方合于"闻所闻尽"之义，然实际上则完全相反，非但能闻，而且所闻声音之来源，十分遥远，又喧闹异常，这是第四道关口，尤其是功夫上的障碍。若要消除这个障碍，须将定力加重，渐渐地远方喧闹声音就变成轻微声音，然后暂借这个轻微声音，再做深一层的“入流忘所”功夫，再到深一层的“了然不生”境界，方可谓“闻所闻尽”。

觉性离根，粗的“能所”已尽。后来发现远方声音，乃细的“能所”，不在耳根范围之内。余往年初次听到远方喧闹之声，无法应付。下次做功夫，预先用棉花团子把两耳塞起，近处声音，毫无所闻。及至做到相当的程度，复又觉得喧闹。余疑干棉花有弹性，松而漏气，乃用水将棉花湿透，挤去水，把棉花团紧，再塞入耳孔，仍然不能避免喧闹，方知此声不是由耳孔传进，塞耳无济于事。

既不知闹声发于何处，相隔多少路程，又不能辨别是何种声音，试于定中稍用觉察之力，慢慢追寻，则人语声、犬吠声、歌唱声、锣鼓声，混杂并起，欲专听一种声音而消除其他混杂之声，当时尚未能如愿。不用觉察之力，仅闻得喧闹而已，不能辨别为何声。试将定力加重，沉压下去，喧闹声音则减轻不少。更就定力深入一层，忽然不知不觉，及至醒来，将塞耳之棉团取出，两耳功用又回复原状，与常人相同。数日之后，有人上山，谈及某处农村迎神赛会，正是我听到的那种声音，但来源相距有几十里之遥，若说居高则听远，何以近处之声反而不闻？又何以上座时塞耳能闻，下座时开耳不闻？又何以声音之高低、大小、清楚、模糊，能自由听取？这个问题，非生理学所能解决，因为是觉性上的事，不属于耳根的功用。

多次试验之后，悟得一种应付之法，当听到远方喧闹声音时，不用觉察之力去追寻辨别，若嫌声音太扰乱，只将定力稍为加重，喧闹声音即觉减轻，此时不宜再加定力。宜借着这个轻微的声音仍旧听下去，即可到“尽闻”的程度。

觉所觉空：觉是能觉之智力，所觉是“尽闻”之境界。粗的“能所”已除，细的“能所”尚存，觉性虽脱离耳根，但犹局于脑部，未能完全离开躯壳。如果不住在“尽闻”上，则所觉之境界空。“所”既去了，“能”并不立，于是所觉之智力亦空。觉性不为肉体所束缚，自无身内与身外之分，此时只剩得一个空在，设若心中知道有空，而住于空上，空亦是病（假使永久地住于空上，即滞于无色界之“空处定”而不能出）。

空觉极圆：觉与空并非不好，但觉要觉得究竟，空要空得彻底。觉不究竟，则是众生的明觉，而非菩萨的慧觉（慧觉即是妙觉，但在教义上惟佛称妙觉，所以菩萨只好称慧觉）。空不彻底，则是小乘的偏空，而非大乘的真空。如何是慧觉？觉即是空，非觉外别有空。如何是真空？空即是觉，非空外别有觉。明觉未尝不是觉，偏空未尝不是空，但嫌其滞于局部而不圆满，必到慧觉真空之地步，方可称为极圆。

觉与空是一，是绝对的，是整个的，不可分裂为二。觉离了空，即变作无明。空失去觉，即陷于顽空，于是乎“觉明空昧，相待成摇”，世界轮回，从此而起，这是全部《楞严经》的根本大义。但因本经卷四“清静本然云何忽生山河大地”一段文字费解，而注家都是牵丝攀藤，不肯斩钉地说一句痛快话，遂令学者如坠入五里雾中。觉明是阳，阳性动。空昧是阴，阴性静。证到了空觉极圆，则非阴非阳，还为中性。即动即静，归于平性。无去来今，复其常性。无生住灭，唯一本性。所以法曰圆通，理曰圆融，教曰圆教，修曰圆修，以及圆空、圆觉、圆悟、圆妙、圆成、圆满、圆寂等语，多至不可胜数。

佛学的人只要懂得一个“圆”字，就够他永远受用。道家所谓“道”，佛家所谓“无极”，数学家所谓“无限大”“无限小”，皆画圆圈子代表之，禅宗的沩仰宗，亦常常画许多“圆相”示人，其实这个“圆相”是立体，不可画的，若画在纸上，就变为平面了。虽说“圆相”是立体，但也不可常常把这个立体影相记在心中，因为这是理解一方面的事。正当做工夫的时候，切忌执着理解，若有理解作障，功夫一定做不好。

以上所说，皆逆流返还之事。至于顺流生化，除本经三种“相续”而外，如道家所谓：道生一,一生二,二生三,三生万物，万物负阴而抱阳。儒家所谓：无极而太极，太极动而生阳，静而生阴，二气交感，化生万物。科学家所谓：阴阳电子构成九十几种元素，而动物、植物、矿物、气体、液体、固体等类，又是各种元素所构成。以上诸说，皆可与《楞严》大义合参。

或谓：佛书不说阴阳，何故用阴阳二字来谈佛法？答：大千世界本来有两个反对性所建立，阴阳二字就是代表这两个反对性，无阴阳即无世界，无世界即无众生。佛书虽不说阴阳，但常说“二边”，或说“相待”，这都是两个反对性，乃广义的阴阳，和数学中“正”“负”两个符号相同。若狭义的阴阳，如男女雌雄等类，佛家故意的避免不谈，因为他们厌恶这件事。尽管厌恶而避免之，然而他们没有一个人不是从阴阳中生出来的，这件事极为矛盾和可笑。

空所空灭：有所空之境，必有能空之心，能与所对，心与境对，只要去了这一边，那一边也就随之而去。学者证到空境以后，而又不住于空，则所之境与能空之心俱灭矣（此时已出无色界）。

生灭既灭：凡是相对的，都不出生灭法。动与静对，动相虽去，静相犹存，耳根尚未离尘，此时须要不住在静上，则动静二尘俱灭矣。尘与根对，声尘虽去，闻根犹存，觉性尚未离根，此时须要不住在闻上，则根与尘俱灭矣。根与觉对，闻根虽脱，知觉犹存，自性尚未离觉，此时须要不住在觉上，则觉与所觉俱灭矣（这个觉，是有“所”之觉，与圆觉不同，不可混作一义）。觉与空对，觉境虽遣，空境犹存，自性尚知有空，此时须要不住在空上，则空与所空俱灭矣（这个空，是偏空，不是圆空）。一切俱灭，而又不住在灭上，方可谓生灭既灭（小乘抱厌世之心，只以灭尽为极果。菩萨发度生之愿，故以无住为涅槃）。

寂灭现前：有生有灭，叫做生灭。无生无灭，就是寂灭。凡是可以灭的境界，都将它一概灭却，最后证得这个无始终、无内外的本体，因为本自无生，何处有灭？到此地步，方可谓寂灭现前。

一切俱灭，还有不可灭者在，“现前”二字，就是表示不可灭之义。因为有这个不可灭者在，所以本经下文即接上一句云：“忽然超越世出世间”，此时十法界平等一如，无所谓出与不出矣。小乘入灭尽定，只能超越“世间”，而不能超越“出世间”，此乃大小二乘分界处。

中国佛教只讲大乘，无修小乘者，未尝不是美事。但不可排斥小乘，须知小乘功夫并不容易做到，何况大乘。徒唱高调，人己两误。

以上几层功夫，步步前进，一步深似一步，须按着先后次序做去，不可躐等而求。自初步“入流忘所”做起，以后每逢变换一个境界，只以“不住”二字应付，即可通过，再向前去。若住在那个境界上面，则难以进步。程度虽有浅深不同，功夫却是先后一贯，并要老老实实地用功，丝毫不能取巧。

关于工夫先后浅深之程度，试用普通常识作为譬喻，说明如下：

第一步入流忘所，譬喻水山推倒，碎为水块。

第二步了然不生，譬喻水山消融，烊为清水。

第三步闻所闻尽，譬喻清水蒸发，散为水气。

第四步觉所觉空，譬喻水气化解，分为氢氧。

第五步空所空灭，譬喻氢氧分子，析为原子。

第六步寂灭现前，譬喻原子打破，变为能力。

物质还源，能力不可思议。觉性归元，灵力不可思议。一切神通妙用，皆归元以后之事（中途亦有少量发现之可能）。世人并未曾做这种归元功夫，遂武断地斥为迷信，似非学者实事求是的态度（另有一种人，喜欢说神话，实际并无此事，浅识者以耳为目，不辨真假，瞢瞢然从而信之，这才是迷信）。须知佛法专重在破除迷信，迷信不破，就根本不认识佛法，彼斥人为迷者，自己又何尝觉悟耶。

凡关于物质上的问题，在往昔难以解决者，按今日科学理论，大概都能回答，所以世人每夸张科学万能，但是有几个问题科学至今尚未能解决。人类及万物皆依地球而生，地球及星球皆依太空而生，可知太空是万物之祖宗。今试问：太空依何而生？是物非物？有边无边？若说有所依而生。生太空者是何物？若说无所依而生。既无所依，如何能生？若说空亦是物，此说又不合物理学之定义。若说空不是物。如何在非物的空间而能生出物来。若说太空有边，边是何物所构成，是何形状，几何厚薄，几何大小，边以外又是什么？若说无边，太空范围之扩展，在意识中是如何印象？无论世间何种科学哲学，皆不能解决以上几个问题。纵然使尽聪明，还是坠在迷津，而未能登觉场。若肯虚心研究佛学，当可得到一点影响的认识，比量的觉悟。至于亲切的认识，现量的觉悟，全靠自己依法用功，实修实证，非语言文字所能形容，非念虑思想所能测度，说易固不易，说难亦不难，在乎各人自己的根基。

附录问答各条

一问：此种禅定功夫，比较宗门下所用的功夫如何？

答曰：那是顿法，这是渐法。那种功夫名为祖师禅，这种工夫名为如来禅。

二问：初做功夫，要求进步，当然不可住在半途。但到了最后一步，进无可进，灭无可灭的境界，是否能够常住？

答曰：不能常住，一者佛法上不容许，二者业识上不容许。因为大乘佛法都讲无所住，若有所住，便不合大乘的修法。况且你就勉强要住，而你自己历劫以来的业识，已成习惯，你要收，他要放；你要入，他要出。定力胜不过业力，刹那间你的觉性又奔逸到六根门头上来了。功夫浅的，一奔就要和外尘相接触，如劣马溜韁，滑车下坡，不到尽头不止。功夫加深以后，虽仍旧不易奔逸，但有时亦可半途停顿在“了然不生”的境界上，此时若挽得住，又可多延长些时间。工夫再深，奔逸的历程更短，或者在“闻所闻尽”的境界上就能挽住了。

三问：半途挽住之后如何？

答曰：若不再向前进，定力难以维持长久，稍微放松一点，便立即趣外奔逸，逐尘而去。

四问：既然如此，功夫岂不是白做吗？

答曰：不是白做，你做一遍就有一遍的效力。初次做到那个地步，虽不能常住，路程总算经过，境界总算认得。下次再去时，总比上次要熟悉一点。

五问：下次再到那个境界，能常住否？

答曰：仍不可能。

六问：既然不能常住，又何必再去呢？

答曰：这句话不是有大志有决心做功夫的人所应该说的。请看世间各种技艺，如拳术、戏剧、音乐、书画琴棋等类，就算你是天才，不下一番苦功夫是学不好的。纵然愚笨，只要肯下十年、二十年，仍至数十年苦功夫，谁又敢说他永远学不会。这条路你要是走上千百次，已经走的烂熟，那个目的地又被你认得十分真切，业力渐渐地消除，定力渐渐增长，到了相当时期，自然能够常住。

七问：常住岂不又违背佛法吗？

答曰：起心作意，勉强要住，佛法虽不容许，任运无为，安稳而住，在佛法上是讲得通的。否则，本经如何有十住十地之位次，他经如何又有“阿鞞跋致”之名称。

“阿鞞跋致”译为“不退转”，既非退转，岂非常住。又各经中多说“无生法忍”，亦是安住于无生之理体而不动之义。

八问：证到这个无生寂灭的境界，有什么好处呢？

答曰：小乘功夫，到此境界，即可灭识归尽，脱离三界轮回，永不再来受苦。大乘功夫，到此境界，即可转识成智，体上起用，广度众生，圆成佛果。

九问：既然有这很多好处，为什么现代学佛的人，不做这种功夫？

答曰：他们避难就易，皆是到念佛生西一条路上去了。

十问：避难就易，按事理本应该如此做法，为什么我们偏要舍易图难呢？

答曰：事在人为，说难说易，皆非确论。实际上观音大士专从耳根，圆照三昧，与势至菩萨兼摄六根，净念相继，乃同等的作用，两种法门，并无难易差别。这件事要看学人前生的根基如何。若是念佛的根基，则宜于净土法门。若是坐禅的根基，则宜于反闻法门。所谓轻车熟路，顺水行舟，事半而功倍。

设所取法门，不适合机宜，则事倍而功半，甚至于不能接受。又如某人前生做过仙道功夫者，今生对于净土法门必格格不入，而于禅定法门，虽不大欢迎，却有几分接近。像这种人，即不必勉强教他念佛，纵然说的舌敝唇焦，亦无济于事。只有观世音菩萨之反闻法，周利盘特迦之调出入息法，孙陀罗难陀之观鼻端白法，尚属契机（反闻用耳根，调息用鼻根，观鼻端用眼根，仙道初下手时，亦有这一类的法门）。所以本经中文殊菩萨说偈云："归元性无二，方便有多门。"

再者，世人说念佛最易，皆指口中持诵佛号一事而言。若要念到心口一如，现前亲证念佛三昧，未必敢说是易。况且事至念佛，兼摄六根。观音反闻，仅摄六根。虽说"六结不同，一巾所造"，六即是一,六不嫌多。"一处休复，六用不成"，一即是六,一不嫌少。亦只难易相等而已，何尝有此难彼易之分？假使我们用反闻之法，仅用耳朵听听声音，不求以后的进步，我说比念佛更易。因为念佛尚要开口动舌，反闻连口舌都不要动，更觉省事。所以说事在人为，难易皆非确论。

十一问：虽说反闻与念佛两种法门难易相等，我仍旧抱定念佛宗旨永不改变，你看如何？

答曰：能有这样定见最好，但要晓得所谓诸经念佛，都是指心中忆念而言。世人以口中诵念为念佛，恐不合经旨。《弥陀经》上虽有执持名号之说，但要一日至七日一心不乱，方得往生，仍是注意在心的作用，修净土者不可不知此义。

十二问：念佛不难，若要一心不乱，确是难事，如何能做到呢？

答曰：要求一日、二日以至四、五、六、七日一心不乱，大难大难。若求一秒钟至七秒钟一心不乱，人人都可以做到。再进一步，由一分钟至七分钟，亦非难事。能得七分钟，就不怕没有一刻钟。能得一刻钟，就不怕没有一小时。能得一小时一心不乱，大功造成矣。

十三问：经中只言一至七日，未必有一小时之说。一小时比较一日，相差太远，如何能说成功？

答曰：普通念佛之人，未能离俗，充乎其量，只可以做到这个地步，已算是难能可贵了。若要做到一日至七日，必须抛弃家庭，脱离社会，在山林寂静之处，专修念佛三昧。礼拜、持名、观想、禅定，轮流做去，继续不断，方有希望，谈何容易。

果真做到，已是上三品资格。往生与否，自不成问题。一小时一心不乱，虽比不上一日、七日，但亦可望中品往生，故说他是成功。

附记

耳根反闻法门，是现世获证圆通的大法。不是修来生的福慧，世人根基不同，未必人人皆能由此路进修，只求极少数的人得入此门，已不算辜负。愚料数十百年后必有用此法门证果者，故不惜层层次次恳切言之。设有信仰别种法门者，自宜从其性之所近，亦同样地能够成就，反闻法可以置而不论，但请勿任意曲解是幸。

余以窗隙之明，管窥之见，实不配诠释此种极玄奥的大法。今者步步划清界线，句句有了着落，使粗知道义者人人都能领会，也是不可思议的事，若非佛力加持，别无理由可说。后之学者设因此得到证悟，当誓发大愿感报佛恩。余个人无足道也。

附二

辩《楞严经》十种仙

陈撄宁

附告：《楞严》十种仙说，自唐至今，约一千二百三十年。历代以来，仙学中人读《楞严》而灰心变志者，当不可胜计。凡夫俗子更因此轻视仙道，而偏赞佛法之无边。其对于仙佛二门略有所得者，亦仅认仙道为学佛的一种方便之过渡，最后仍当以归佛为究竟，如《性命圭旨》等书，即其代表之作。目下全国居士界，嗜仙学者颇不乏人，屡被浅识的佛教徒所呵斥，每借《楞严经》为泰山压顶之神威，而居士辈遂噤若寒蝉，不敢抗辩矣。

余纳闷已久，亟欲一吐为快，因作此篇，聊伸己见。即脱稿后，删之又删，改之又改，理论虽不妨驳诘，辞气则倾向和平。盖已预留仙佛两家将来妥协之余地，故未忍出全力以相搏，免致佛教学理上基础之动摇。世倘有得"他心通"或"宿命通"之大善知识乎，畏前因而泯后果，必能深谅于愚衷。

楞严正脉云：夫仙道起于众生厌惧无常，想身常住，妄设多途，无非志于长生不死，不知此身乃真心中颠倒错认。（略）今因怖死而又妄修长生，是错之又错，展转支离，迷不知返，可胜惜哉。

圆顿按：世上人都是醉生梦死，很少有志于长生不死之人。吾国四万万同胞，心中真正希望达到长生之地步者，全国至多不满一千人。就算他们是妄想，何故普通人连这点妄想也没有？难道除却一千人而外，其余三万九千九百九十九万九千人，都成了正觉吗？都把妄想消除净尽吗？老实说一句，这般无志气无魄力可怜的群众，他们认为有生必有死，是天经地义，非人力所能反抗，老早就服服帖帖，心甘情愿，听宇宙定律所支配。问到他们的结局，若不是追随释迦牟尼同入大涅槃，便是被阿弥陀佛把他们全数接引到西方极乐世界，用不着大和尚为他们担忧。

再按：释迦牟尼当年出家修行之动机，何尝不是因为厌惧无常而起？出东门在路上遇着一个老朽，出西门在路上遇着一个病夫，出南门在路上遇着一个死尸，然后才发心入山，勤修苦行。可惜他老人家鸿运欠佳，不投生于中国，而投生于印度，所遇到的两位导师，学问不见得怎样高明，故对于免除老病死三苦实修实证的工夫，尚未能十分彻底。他老人家一出拿手好戏，摇旗纳喊，鸣锣击鼓，整整唱了四十九年，就是一个“觉”字。我并非说人生不应该有“觉”，所引为遗憾的，就是除了一“觉”以外，没有丝毫免除老病死的方法，参禅吧？修观吧？诵经吧？持咒吧？都不能达到这个目的。徒然一觉，又有什么用处呢？现在的人们，更来得干脆，索性连“觉”也不要了，一声阿弥陀佛，就立刻把你送上西天。

楞严正脉云：西竺上古外道宗，摩醯首罗天为主。及佛出世，号一切智人，随机权立，尚列人乘，岂无仙道？亦闻观音为仙乘教主也。

圆顿按：摩醯首罗天，即所谓大自在天，乃印度民族所崇拜之神，与中国人不相干涉。佛虽然号一切智人，亦只能了解印度事情，而不能了解中国事情。佛教人乘，比较儒教，欠缺实多，而且佛并不知道有仙道，观其结局，生老病死四件事，亦无异于常人，岂不与当年出家修行之初心相违悖吗？若说这些现象都是示现，而非真实，请问世间事哪一件不是示现？只许佛教示现无生，不许仙教示现长生？吾人说到长生，就要受佛教徒种种批评，“守尸鬼”“未出三界”“终堕轮回”，这些恶语，未免太不公平。

观音在这个世界，无历史可考。民间传说是妙庄王第三女，名曰妙善，在汝州龙树县白雀寺为尼，死而复活，又到惠州澄心县香山隐身修炼等语，尽属无稽。非但我们不信，连佛教自己人也不信此说。观音只可以为一般念佛善女人的教主，不可以为仙乘教主。因仙乘教主要有历史可考，又要有仙学著作流传，我们方能承认，不是随便就能做的。

《楞严正脉》云：顾此方大乘机纯，小乘犹不传习，岂务杂乘？故藏教未闻其至也。

圆顿按：吾国人性习，喜空言而畏实践，故特别欢迎大乘而厌恶小乘。因为小乘佛教虽不敢说决定能免除老病死诸苦，却也要做一番功夫。懒惰的人们，只晓得唱高调，而不肯下苦功，所以到今日样样事都落了后尘。试观魏晋之间，何晏、王弼、王衍诸公，放弃世务，专谈玄理，寝成风气，遂以清谈误国，此即大乘佛教之前驱。

宋儒虽极力排佛，但说到心性二字，总与佛教纠缠不清，甚至堕入佛教大乘经义圈套中而不自觉，明排之，适以暗助之，而大乘佛教遂俨然把握着吾国人心性界无上之权威。所最不可解者，秦汉以前，佛教未入中国，唐虞三代之政治淳良，民情敦厚，远非后世所能及，而且版图一统，无河山破碎之羞。自佛教东来以后，将如此大乘高深之哲理，熏陶全国亿兆之人心，更应该功迈唐虞，德超三代。何故国步日益艰难，民俗日益浇薄，民生日益憔悴，民气日益衰颓？而有五胡十六国之乱华，有南北朝之分裂，有后五代之割据，有辽金辱国之耻，有元清灭汉之痛，有列强侵略之虞？所谓此方大乘机纯者，亦不过如此而已。

《楞严正脉》云：此方仙道与儒同源，而老庄皆儒之太上清净者也，学仙者附会及之。

圆顿按：吾国仙道，始于黄帝，乃是一种独立的专门学术，对于儒教无甚关系，而比较老庄之道，亦有不同。后来仙学书籍，固不免有附会老庄之处，但只采取老庄一部分修养方法，而非全部接受他们的教义。老子“大患有身”“绝学无忧”之旨，庄子“谬悠曼衍”“荒唐淑诡”之辞（见《庄子·天下篇》），对于后世制造佛经的工作，其助力实非浅鲜。本是舶来，偏称土产，于是释迦文佛遂成为老子之化身；本是国货，冒列洋装，于是《起信》《楞严》遂高踞丛林之讲座（《大成起信论》《楞严经》二书，在今日佛学研究家多数人眼光中，认为二书都是中国人自己制造的）。

《楞严经》本文云：阿难，复有从人不依正觉修三摩地，别修妄念，存想固形，游于山林人不及处，有十种仙。

正脉云：从人者，但从人身修，即人身证，非局前十类之人。正觉即本觉真心，三摩地即首楞正定。不如是正觉正修，而邪悟五蕴身中有性命可修养之使长生不死。所谓存想固形，十类修法不同，而存想固形乃总妄念也。

圆顿按：世上人们，不想靠自己力量，实修实证，而妄念西方有个极乐世界，妄念死后阿弥陀佛来接引我去，妄念往生净土求免轮回。把自己死后杳无凭据之妄念认作实事，把别人生前实修实证之功行当作妄念，何其颠倒是非乃尔？

《楞严经》本文云：阿难，彼诸众生，坚固服饵而不休息，食道圆成，名地行仙。

正脉云：此言饵者，盖炮炼和合为丸作饵之意，于此服食而得功效，故曰食道圆成。地行仙者，但百体康壮，寿年延永，而未得轻飞，止于地上行者也。

圆顿按：果如《正脉》所言，有此功效，亦不过像世上人吃几料膏丹丸散大补药，使身体强健，多活几年而已，充乎其量，不过到百岁左右，名之为仙，未免过分。此种人只能安居于城市山林，不能如后文所言休止深山或大海岛，绝于人境，亦不能有千万岁之寿命。做《楞严经》的人，是门外汉，遂致理想与事实不合。

《楞严经》本文云：坚固草木而不休息，药道圆成，名飞行仙。

正脉云：草木，如紫芝、黄精、菖蒲、松柏之类，久服身轻，行步如飞。

圆顿按：这一类是吃生药而不吃烟火食的人，几百岁寿命，不成问题，若如后文寿千万岁之说，却非事实。

《楞严经》本文云：坚固金石而不休息，化道圆成，名游行仙。

正脉云：坚固金石，如烹煎铅汞、炼养丹砂，号九转大还者是也。化道游行者，化销凡骨而成轻妙之身，瞬息万里，周行不殆者也。

圆顿按：这一种可以算是真正地仙，今世很少得见。而佛教净土宗死后生西者，则多至不可胜数。

《楞严经》本文云：坚固动止而不休息，气精圆成，名空行仙。

正脉云：坚固动止者，如抚摩搬弄、运气调身、动静以时、起居必慎者也。气精圆成者，所谓炼精还气、炼气还神、炼神还虚也。空行者，方是羽化飞升，虚空游行也。

圆顿按：果如《正脉》所云，亦不过按摩导引搬运之类，仅能达到卫生却病之程度，谈不到炼精还气、炼气还神。若根据此等方法，希望羽化飞升、虚空游行，何异于痴人说梦？此等功夫果能成仙，空中早有仙满之患，可见《楞严经》作者对于仙道完全不懂。

《楞严经》本文云：坚固津液而不休息，润德圆成，名天行仙。

正脉云：此是吐故纳新，如环师所谓鼓天池咽玉液是也。能令水升火降而结内丹，故曰润德圆成。此复超空行而至天上，故号天行仙也。

圆顿按：经文仅有“津液”二字，注文又添出“吐故纳新”四字，未免蛇足。须知吐故纳新是指呼吸而言，不是指津液而言。而且徒恃鼓天池咽玉液，没有别种功夫帮助，亦不能结内丹，更不能超空行而至天上。作者把这件事看得太容易，的确是个外行。

又按：《正脉》在此处已经承认仙能上天，故云“超空行而至天上”，而在后文又说：“天趣与仙趣迥然不同，世人仙天不分，而学仙者滥附于天，且谓诸天皆彼祖仙。今略辩之：仙以人身而恋长生，最怕舍身受身；诸天皆舍前身而受天身，岂其类哉？又仙处海山，如蓬莱昆仑，皆非天上，四王忉利尚无卜居，况上界乎？况色界乎？是知天趣最为界内尊胜之流，迥非仙与鬼神之类也。”据此一段议论，仙又不能上天矣，前后见解，自相矛盾，可笑之至！

《楞严经》本文云：坚固精色而不休息，吸粹圆成，名通行仙。

正脉云：朝闭目以向东方而采日精饮之，夜采月华，乃至服五星等，是谓精色。而言通行者，亦以精神流贯而与造化交通也。

《楞严经》本文云：坚固咒禁而不休息，术法圆成，名道行仙。

正脉云：此专持咒自成仙道，内教持准提等亦许成仙道是也。兼以咒枣书符以愈疮病，禁毒驱魅以利群生等，有济世道心，故名道行仙也。

圆顿按：持咒之功效，只能愈病或禁毒驱魅，然亦是偶中，难保必验。对于自己肉体亦不起变化，老病死三个字，仍不能避免。持咒若能成仙，则仙人满街走矣。诸君若不信余言，何妨牺牲几年光阴，自己试一试看。

《楞严经》本文云：坚固思念而不休息，思忆圆成，名照行仙。

正脉云：环师所谓澄凝精思，久而照应，或存想顶门而出神，或系心脐轮而炼丹，皆思忆圆成也。（略）予又见仙书，初系心脐下，透尾闾，升夹脊，乃至达泥洹，方以冲顶出神，皆思忆所谓也。

圆顿按：徒恃精思存想等功夫，在仙道中亦不能有大成的希望。至于冲顶出神，就像一粒种子放在土中，经过相当的时期，自然会破土而出芽，自然会开花而结果，并不是由思忆上得来的；又像女人十月怀胎，自然就会生出小儿，也用不着什么思忆。若徒恃思忆工夫，将自己的神搬弄出来，那个神没有同物质在一处锻炼过，是个无影无形的东西，仙家名之为阴神，毫无用处，亦不能冲顶而出。

《楞严经》本文云：坚固交遘而不休息，感应圆成，名精行仙。

正脉云：环师谓内以坎男离女匹配夫妻是也。所谓婴儿姹女，即坎离交遘，而取坎填离以结仙胎之谓也。（略）道教末流顺人之欲，故人易从；内教本来夺人之欲，故人难奉。今夫财色长寿，人之大欲也，道者以铅汞泥水二种金丹投其财色之欲，又以精气内丹顺其恋生之心，谁不乐从？至于内教檀度梵行逆其财色之心而又令观身如毒蛇，弃身如涕唾，苟不达其深故，谁不难之？

圆顿按：《正脉》所言道教顺人之欲，故人易从；佛教夺人之欲，故人难奉，其言与事实不符。即以现代而论，全国僧尼约有七八十万人，全国佛教居士约有三四百万人，何能算少？若问真正炼丹的同志全国中有几个人？说出来诸君不要失笑，炼外丹点金术的，全国寻不出二十个人；炼内丹长生术的，全国寻不出一千人。比较佛教徒人数，相差太远。所谓夺人之欲故人难奉之佛教，信仰者如此之多，所谓顺人之欲故人易从之金丹，信仰者如此之少，是什么缘故？莫非这几百万人都是离欲阿罗汉吗？否则如何肯信仰夺人欲之佛教，而不肯信仰顺人欲之金丹呢？或者西方极乐世界之可欲，更甚于神仙世界吗？

《楞严经》本文云：坚固变化而不休息，觉悟圆成，名绝行仙。

正脉云：此悟通化理，能大幻化，如刘根左慈之类，甚至移山倒水，妙绝一世者，故称绝行仙也。此中觉悟如庄子观化、谭子达化之悟，非正觉中真悟。

圆顿按：刘根左慈之变化，是功夫到了那种程度，自然就会运用那种神通，并不是凭空觉悟出来的。学仙的人们，只讲功夫，不讲觉悟，决不会单由觉悟上就能得到神通变化，因为神通变化是与物质有密切关系，而觉悟则离开物质境界太远，就让你觉悟到极顶，而身外之物质仍旧一丝一毫不能改变，移山倒水，谈何容易？据余所知，只有大地震的威力可以移山，只有月球的吸力可以倒海。古今修炼成功的仙人，未必有这样大的法力，纵然有之，亦等于魔术或催眠术一类的障眼法而已，非真能使“器世间”改变其位置。

“觉”“悟”两个字，已是捕风捉影之谈，水月镜花之比，何必于其中尚有正觉、非正觉与真悟、非真悟这许多糊涂印象。仙家只讲功夫，不讲觉悟，作者把佛家帽子戴在仙家头上，可谓冤哉枉也！

《楞严经》本文云：阿难，是等皆于人中炼心，不修正觉，别得生理，寿千万岁，休止深山，或大海岛，绝于人境，斯亦轮回妄想流转，不修三昧，报尽还来，散入诸趣。

圆顿按：此段乃《楞严经》十种仙之结论，学佛的人往往根据此等见解而轻视仙道，学仙的人亦常有听讲《楞严》或阅诵《楞严》而受其愚弄，遂至自己不敢相信自己，是与吾辈所提倡之学说大有妨害，故不能不辩：

第一辩：炼心与修正觉二者，其中界限，颇难划清。如何是心？如何是觉？如何叫做炼？如何叫做修？心与觉其不同处何在？炼与修其不同处又何在？如何可以断定十种仙只会炼心而不会修正觉？或者只肯走炼心这条路而不肯走正觉这条路？是不是一修正觉就把仙人的资格丧失了？一方面修正觉，同时一方面做仙人，又有什么冲突？这些问题，表面上看来很容易回答，实际上并不怎样容易。

第二辩：寿千万岁之说，意义亦不明显。究竟是千岁呢？是万岁呢？还是一千个万岁呢？这三种寿命之长短相差太远，须要分析清楚，不可含糊其辞。

第三辩：十种仙中如第一种坚固服饵，是吃熟药的；第二种坚固草木，是吃生药的；第四种在动止上施功；第五种在津液上运用；第六种坚固精色；第九种坚固交遘。他们都是有肉体留存于世，并且都是在肉体上做功夫，那些功夫的效力，仅能延长寿命，未必就能得到什么神通。假使能够活到千万岁，总不能躲过世间人的耳目，他们决不会隐身术障眼法一类的把戏，何以世间人丝毫没有闻见？现今环球交通，极其便利，倘若深山海岛之间，有这许多拖着死尸走路的仙人，老早就被那班探险家拍出照片，传播全球了，何以除却生番、人猿、猩猩、狒狒，这些人不像人兽不像兽的动物而外，没有一个半个千万岁仙人出现呢？

第四辩：佛经中常喜用“轮回”二字概括六道众生，如天上、人间、修罗、畜生、饿鬼、地狱，名为六道，又叫作六凡。以为这些众生都不免轮回之苦，都是凡夫境界，只有声闻、缘觉、菩萨、佛这四种圣界，方能永远脱离轮回。彼等制造佛经的诸位沙门不认识“有世界即有轮回，无轮回即无世界”这个根本原理，遂以私意安排，把六凡界放在轮回之中，把四圣界放在轮回之外。俨如秦楚交兵，诸侯皆作壁上观的态度。又若苏俄之共产，欧洲各国闭关自守的政策。又若中国各省起革命，租界居民置身事外的心理。请问结果能幸免否？亦不过暂时苟安而已，终究是要波及的。无论他们入涅槃也罢，生净土也罢，都不能迷信这个轮回公例。

第五辩：假使成仙是妄想，我们也可以说成佛是妄想；假使休止深山海岛是妄想流转，我们也可以说往生西方净土是妄想流转。大家都是一样的妄想，请免开尊口罢。

第六辩：“三昧”之义，即是禅定。“不修三昧”，即是不做禅定的功夫，而做别种功夫，遂招惹佛教徒的批评。其实此等批评也是一偏之见，就等于拿外国法律来裁判中国人民，那是永远行不通的。

第七辩：“报尽还来，散入诸趣”二句，只可以说六道众生，不可以说十种仙。彼十种仙所用十种不同样的方法，是否就能够成仙？这是专门仙学上的问题，暂置不论。今姑且依《楞严经》之说，一概承认他们都有仙人资格。但这种资格是由功夫上得来的，不是由福报上得来的，比较佛书所说生前修十善业，死后投生天界，报得天福者，大大不同。譬如甲乙二人，各有财产万元，甲之财产自父母遗传，不劳而获。乙之财产得自本人储蓄，积少成多，经过数年之后，甲必定贫穷，而乙必定巨富。因为不劳而获者，由于前生修善之福报；积少成多者，由于今生勤俭之功夫。福报有尽时，何况加之以挥霍，故贫穷立待；功夫无止境，何况用之于勤俭，故巨富可期。所以五戒十善，死后生天，报尽则堕，即甲之类也。坚固不息，仙道圆成，永不退转，即乙之类也。须知仙道门中只讲功夫，不讲福报，讲福报者，是门外汉。“报”之一字，尚不欲闻，“报尽”之说，更无着落矣。升天与成仙，本是截然两事，未容混作一谈。

楞严正脉云：上之十种，乃修门各别。此种炼心，乃操行总同。如持戒积德、救济累功，而言不修正觉者，以不达本心真常、万形自体，又不了死因生妄生死二非，顾乃怖死留生。长生为号，岂觉言长仅以胜短，说生终以待灭，讵识无生之至理，本常之妙体哉？故云不修正觉也。别得生理者，谓于正觉外别得延生妄理。寿千万岁者，妄修功满，妄理相应也。

圆顿按：“炼心”二字之义，若果如《正脉》云所谓持戒积德救济累功，是不仅图一己之长生，而且兼能利人济物，岂不甚善？何必故意鄙视长生，而别唱无生之高调？寿千万岁之说，亦不过一种希望而已，未必真能办到，就让他们真能达到这个地步，也不能算是犯罪的行为。宇宙之大，何所不容？短命众生，数量已非微尘所能计算，仅此区区十种仙人号称长寿，然比较无量众生，已如沧海之一粟，听其隐藏在深山海岛中自生自灭可矣，而必欲一网打尽，使这班长寿仙人都变成短命而后快。天下最不近情理之事，尚有甚于此者乎？

交光大师既不达万化从心我命由我，又不了生因灭起生灭互根，顾乃怖生趋灭，短命为荣，岂觉言短已不敌长，说灭终以待生，讵识长生之至理，神仙之妙体哉！

楞严正脉云：问：世无不贪生为乐，恶死为苦，今罗汉菩萨动经累劫方成。纵一生得归净土者，亦不免于现死，忽闻仙道现世寿千万岁，志见不定者多兴苟就之心，何以示之？

圆顿按：世上人都是醉生梦死，并无真正贪生恶死之人。若果贪生，决不肯纵戕生之嗜欲；若果恶死，决不敢启自杀之战争。然而人类事实所表现者，每每与此相反，他们无所谓志见，更无所谓苟就，只认定生老病死是人之常理，做一日和尚撞一日钟，几时死，几时算了。不管什么罗汉、菩萨、净土、仙道，他们眼光中看来并没有分别。像这样人在世上占绝对的多数。

楞严正脉云：答：妙哉问也，谁不为斯言所误哉！盖彼言现世长生者，亦约多生功满，至末后一生，方见其现得也。若推彼前身，其苦修不得而死者不知其几世也，岂人人初修而即现得哉？若但观其果之现成，而不推其因之久积，则佛惟六年成道，而佛会闻法者，立谈之间，证果入位，不可胜数，岂独神仙现世可成哉？

圆顿按：仙道之方法，就是今生现得。学仙者立志愿，亦希望今生现得。以现得之希望，行现得之方法，总不能说他们是错误。至于前身究竟修过几世，似无讨论之必要。今生能否一定成功，亦看各人努力与否以为断。徒有希望而不实行，或虽实行而不努力，亦属无济。譬如我们有一处目的地，相距百里之遥，走得快，一日可到。走得慢，二三日或四五日可到。修仙原不限定一世成功，所怕的就是南辕北辙。仙佛两家之争论，盖为彼此目的之背驰，非因成功时间之快慢。

楞严正脉云：问：初修可知必不现得？答：初修者，前生已成短寿定业因种，或数世仙业未圆，则无生成仙骨，故不现得。必宿世仙道染心，生生苦积功力，乃成长寿定业因种，方得生有仙骨，自然现求现得矣。是知末后成仙，必不易形方得长生。纵令尸解，亦是隐形而去，非真死也。吴兴谓其命终转生，非是。

圆顿按：交大师能见到此，其学识亦自不凡。普通佛教徒常将死后生天之说解释仙道，故有命终转生之笑话。果真是命终转生者，与凡夫何异，尚配称为仙人乎？虽然，交大师亦只能识得长寿定业生成仙骨之仙，而不晓得尚有金丹换骨转移定业之仙，毕竟不能脱离佛教的窠臼。学仙者若果为定业所拘，仙亦不足贵矣。

楞严正脉云：休止下，明其不杂人居，亦非天上，宛然自为同分耳。斯亦下，方是正判轮回。是知神仙千万岁满，但是后死，非真不死。譬如松柏，但是后凋，非真不凋。第以过人之寿，人不见其死而已矣。

圆顿按：人生寿命，有长有短，平均计算，不满五十岁。在一千年中，可容纳五十岁的二十倍，在一万年中，可容纳五十岁的二百倍。如此看来，仙人的一世，足抵凡人的二十世或二百世。我们自然愿意做仙人不愿意做凡人。无论将来后死与否，但求在这个一千年或一万年中，免却许多投胎转世的麻烦，生老病死的痛苦，余愿已足。世有不厌麻烦不畏痛苦的人，尽管随着大造化轮转去，我们决不来强迫你们定要走仙道这条路，彼此各行其志可矣。

楞严正脉云：妄想流转者，以身中本无性命主宰，而迷执为有，生死俱如寿幻，而妄生爱憎，非妄想而何?

圆顿按：妄想流转者，以西方本无极乐世界，而迷执为有。净秽二土俱如梦幻，而妄生爱憎，非妄想而何?

楞严正脉云：不修三昧者，不习住楞严定也。报尽受轮者，以仙劣于天，天尚不出轮回，况于仙乎?

圆顿按：修行法门，千差万别，岂但仙佛两家法门不同。就以佛教本身而论，亦复分裂十宗，各执一说。自己教内尚且不能统一，如何能统一教外之思想?不习住楞严定，未必就犯了什么罪过，请问全国佛教徒有几个住楞严定的?不去警告自己，偏要警告别人，可谓多管闲事。论及仙劣于天，不过一句空谈，并无实在证据，吾等亦可说佛劣于仙，闹到结果，不过彼此互相轻视而已。总而言之，仙有仙的世界，佛有佛的世界，有世界即有轮回，无轮回即无世界。若要免除轮回，必先毁灭世界，世界如果毁灭，仙佛众生，同归于尽，则轮回不出而自出矣。请问佛教徒愿意照办否?哈哈!

楞严正脉云：夫初修不能现得，得之不出轮回，何如念佛求生西方，一生即得，金身浩劫，永出轮回，而无缘不信者，痛哉痛哉!

圆顿按：以前费了九牛二虎之力，做出五百七十余字的大文章，和仙道争论不休。我起初认为交大师当真有什么高见，谁知仍旧是老僧常谈，到此处方才露出马脚，简直像一般市侩拉生意的口吻。其意若曰：你们仙道门中的货色，初买不能现得，得之又不耐用，何如我佛门西方老店，价廉物美，一求即得，坚固耐用，永不变坏，但是你们无福消受，可痛呀！可痛呀！像这种论调，我们学仙的人要同他辩论，可谓浪费笔墨，只有请基督教徒对付他们，堪称半斤八两。今试模仿基督教口吻如下：夫念佛不能得救，得救不能升天，何如信主耶稣，祷告上帝，求生天国！一生即得，永享快乐，不堕地狱，而愚迷不信，痛哉痛哉！

楞严正脉云：问：修仙者妄谓"释教修性不修命，万劫阴灵难入圣"。惑此言者甚多，请此附辩，以觉深迷。

圆顿按："只修性，不修命，此是修行第一病；只修祖性不修丹，万劫阴灵难入圣。"这几句是吕纯阳真人《敲爻歌》中之语。此歌是否吕祖所作，我们也不能判断，但是这几句话却未曾说错。说者本非妄，听者亦不惑，斥为妄讥为惑者，彼等自己已不免妄且惑矣。

楞严正脉云：答：彼所说性命，二俱非真，盖指身中神魂为性，身中气结命根为命。故说单修性者，但得阴魂鬼仙，无长生身形；兼修命者，方得轻妙长生之身，而夸形神俱妙。

圆顿按：极端唯物派的科学家只承认我们一个肉体，至于人类的意识作用，不过肉体中一部分物质在那里冲动，并无所谓灵魂。等到肉体毁坏，物质分解，不能团结时，人类的意识也就随之消灭。谈到肉体以外还有性命，他们笑你是说梦话。我们仙学家想争这口气，必定要下一番苦功，实实在在做到"形神俱妙"的地步，方能令科学家折服。须知仙学家的劲敌是科学家，而宗教的敌人也是科学家，但是将来世界上足以同科学家对抗的，独许仙学家有这个希望。

楞严正脉云：安知佛所说性，是人人本有真如性海，乃无量天地无量万物之本体。证此性者，岂惟但能现无量妙身，兼能现无量天地万物。其所现者，岂惟但能令住百千万岁，虽尘沙浩劫亦可令住。且欲收即收，一尘不立，欲现即现，万法全彰，得大自在，得大受用，方谓真如佛性。斯言信不及者，请细阅前文显性处，自然悟彼无知而妄谤矣。

圆顿按：仙家所谓“只修性，不修命，万劫阴灵难入圣”是指做功夫的流弊而言，意欲调和于性命二者之间，不欲有所偏执，反惹起此处一大段啰嗦。要晓得这是做功夫，不是做文章，何必卖弄笔尖儿，把一个“性”字讲得天花乱坠。我似乎看到《老子》《庄子》《淮南子》书上讲“道”字之全体妙用处，其广大精微，胜过此段文章百倍。吕纯阳是唐朝进士，未必没有读过《老》《庄》《淮南》等书，倘若他要做起文章来，恐怕比交大师更加玄妙。交大师除了把“道”字改作“性”字而外，尚有何新发明呢？佛教徒既可以改“道”为“性”，仙学家自然不妨改“性”为“命”。彼等安知仙所说“命”，是人人本有“生长命蒂”，乃无量天地无量万物之本体。修此“命”者，岂但能现无量妙身，兼能现无量天地万物……方谓“长生仙命”。斯言信不及者，请细阅仙经论“命”处，自然悟彼浅识之徒无知而妄谤矣。

神仙一派，极端自由，早已跳出佛教六道轮回之外，《楞严经正脉》所谓“不杂人居，亦非天上”，却是实情。若将神仙判同人道，一则生活状况不同，二则寿命长短不同，三则明明说是“绝于人境”，如何能再以普通人类的眼光看待？若将神仙判归天道，亦有困难之点。因佛教中所谓天道者，都是死后投生，命终转世，而神仙家永远不肯命终，绝对不说死后，并且不一定希望上天。虽偶有白日飞升或阳神冲举之现象，似乎可以承认他们是上登天界，然而飞升乃肉体腾空，冲举是阳神脱壳，虽同为升天，又不合佛教天道中转世投生之原则。可见仙家所向往之天决非佛教天道所能统摄，弄得这班中国的印度思想家进退失据。既不能将仙道判同人道，又不能将仙道判归天道。设若于六道之外，别立仙道，则六道变成七道，显然有破坏自己教义之嫌。若将仙道纳入四圣道内，则不免认凡作圣。佛教徒又不甘心，他们素来以“圣”自命，而以“凡”视人。如何肯与人平等？况仙佛两家，宗旨相反，很难觅得调和之机会。到此地步，伎俩已穷，无可奈何。只有将仙道痛骂一顿，稍泄气愤而已。所以历代佛教徒批评仙道，总是隔靴搔痒并无学理可言，盖在印度民族脑筋中根本就没有中华民族的神仙思想。释迦当年创教，只有六道轮回，而无七道轮回之说。于是中国神仙遂享有治外法权，而不受佛教法律之裁判矣。这个缺点，只能怪彼自己的教义组织颇欠完密，致中国一般漏网的神仙，逍遥法外，不能怪我辈仙学家手段太滑，野性难驯也。余观历代谤仙之书，当推《楞严经》为巨擘。因其不动声色，淡淡而叙，款款而谈，能使学者于无形中改变其思想，而不觉察经文理论之错误。加之法师们到处演讲，全国从风，而仙家资格因此坠地。修出世法者，遂鄙弃仙道，视为畏途，不敢涉足，除却保持宗教迷信，聊以安慰自心而外，毫无他策。追原祸始，《楞严》十种仙之流毒最深，则知余今日之辩实非得已。贤哲君子，尚其鉴诸！

附三

《楞严》百伪

吕澄

唐代佛典之翻译最盛，伪经之流布亦最盛，《仁王》伪也，《梵网》伪也，《起信》伪也，《圆觉》伪也，《占察》伪也。实叉重翻《起信》，不空再译《仁王》，又伪中之伪也。而皆盛行于唐。至于《楞严》一经，集伪说之大成，盖以文辞纤巧，释义模棱，与此土民性喜骛虚浮者适合，故其流行尤遍。贤家据以解缘起，台家引以说止观，禅者援以证顿超，密宗又取以通显教。宋明以来，释子谈玄，儒者辟佛，盖无不涉及《楞严》也。一门超出而万行俱废，此笼统颟顸之病，深入膏肓，遂使佛法奄奄欲息，以迄于今，迷惘愚夫坚执不化者犹大有人在。邪说不除，则正法不显，辞以辟之，亦不容已也。唯此经流传既久，附会滋多，辨析披陈，遽难周尽。今先举经文伪撰之证百条，以备论列，余则待师友之补正焉。

《楞严经》题下原注云："一名中印度那烂陀大道场经，于灌顶部录出别行。"此窃取《陀罗尼集经序》"从金刚大道场经出"之语而臆改之。金刚道场，谓菩提金刚座，佛于彼说《一字顶轮王经》等者是也。改"那烂陀"则不可通。其伪一。

密部经轨有灌顶曼荼罗作法乃称"灌顶部"，如《大日经》《金刚顶经》等是。《楞严》全经无入灌顶坛之说，而杜撰为灌顶部出。其伪二。

智升《续译经图记》录传闻之辞，《楞严》是神龙元年五月二十三日极量所译，房融笔授。按融以神龙元年二月甲寅（四日）流高州，州去京师六千二百余里（《旧唐书》四十一），关山跋涉，日数十里，计百数日，几不达贬所，安能从容于广州笔授而即成其所译耶？其伪三。

智升又谓怀迪证译，怀迪曾预《大宝积经》之证文（《开元录》），按徐锷

《大宝积经》述译场证文有慧迪而无怀迪。又《开元录》谓怀迪于《宝积》译毕南归，乃译《楞严》。《宝积》竣事在先天二年，《楞严》译于神龙元年，前后相去八载，又安得为之证耶？其伪四。

《楞严经序》，先出阿难堕摩登伽咒术一事，此窃取《摩邓经》而撰之。据《楞严》卷二，波斯匿王自说年六十二。佛与王同岁（《毗奈耶杂事》二十等），当亦为六十二。阿难于佛满六十岁时，已为佛侍者（《中阿含》卷八等），此时何得离佛远游致遭魔难？其伪五。

《楞严经序》又云："属诸比丘休夏自恣"，按诸律文，安居之时，不得离界，何况远游？如其受日未还，亦应于异界内共行自恣。何能独行乞食？此全不明僧制妄为之说。其伪六。

经言："自恣会讫，即赴王斋"。然依律制，自恣后当作衣，作讫，乃得他去，何得即受王请？此亦不明僧制妄说。其伪七。

印俗：旃陀罗等"贱族"，屏居城外。律制，比丘不得入舍，故佛经中只说入城乞食，不闻郊游。阿难何得过淫女之居，自取烦恼？此亦杜撰。其伪八。

《楞严经序》列众云："比丘千二百五十人，皆阿罗汉。"而下又云："应身无量，度脱众生。"此与菩萨何殊？又列众中，有辟支无学，辟支正以不值佛为名，既同来会，又何异于声闻？不明三乘异同。其伪九。

经说："摩登伽女用《娑毗迦罗先梵天咒》。"按此娑毗迦罗，即经卷二、卷十所谓先梵志说冥谛者。印度外道惟迦毗罗说冥谛，今此杜撰娑毗迦罗以凑字句。其伪十。

经云："阿难问佛妙奢摩他三摩禅那最初方便。"按奢摩他等三法并举，乃窃取《圆觉》之文，《圆觉》则本诸《智论》。《智论》卷五分别三昧，有定、有禅、有三昧。此中定谓三摩多与三摩钵底，《圆觉》改为奢摩他三摩钵底与禅那，已是杜撰，今经又略三摩钵底为三摩，愈见支离。且三昧中岂有但止无观而称奢摩他者？其伪十一。

阿难共诸释种出家，由于王命，时犹童稚，本无发意（《中阿含》三等），今经中乃有见佛三十二相渴仰剃落等语，发生七处征心一大段，岂非杜撰？其伪十二。

经说："众生轮回皆由不知常住真心，性净明体。"此常住心，即后所云如来藏心妙真如性，实则法性假名心也（《庄严论》卷三）。法性之常，谓无我理，有佛无佛，恒不变易，岂别有体堪言住耶？臆想立言，其伪十三（此常住真心说，为后世误解佛法之本，应辨）。

“佛告阿难，有三摩提名大佛顶首楞严王。”按大佛顶是密法尊相，如何连首楞严以成一词（首楞严，意云健行。不可云佛顶健行也）？又首楞严三昧是十地菩萨所得（见《首楞严三昧经》卷上），岂为最初方便？问答不符。其伪十四。

经说：“无始菩提涅槃元清净体，则汝今者识精元明能生诸缘，缘所遗者。”按佛法有自性涅槃而无自性菩提，无始之言，实为臆造。元清净体，应指法性，法性为法所依，非能生法。今说能生诸缘（经卷二，诸缘谓色心），亦出杜撰。其伪十五。

经云：“执分别所了为心。”又云：“若分别性离尘无体，斯则前尘分别影事。”按此分别影事，窃取《深密》分别所缘影像所缘境事之名，原意谓识所缘唯识所现也。佛法说境从心，不闻说心从境，如何分别离尘无体？其伪十六。

经云：“纵灭一切见闻觉知内守幽闲，犹为法尘分别影事。”按见闻觉知乃六根功能，根尘相对而有分别，既灭意根（知），何有法尘分别？若犹有知内守幽闲，徒成戏论。其伪十七。

经云：“若离前尘有分别性即真汝心。”按心有真妄，为此经得意之笔。寻其本意，真心谓法性心，此即假称为心，非亦有分别也。且法性与法不得相离，即法性心亦应为法所依（如“中边”空性为虚妄分别所依），如何得离前尘独有此性？其伪十八。

经解客尘：“不住名客，摇动名尘。”按突如其来为客（藏文译为突然），尘为尘垢，状其不净，岂是动摇（经后文因动摇生出动久发劳一段妙文，更觉支离）？望文生义。其伪十九。

经言：“迦旃延毗罗胝子咸言，此身死后断灭。”又言：“末迦黎等都言此身死后断灭。”按伽旃延等，是六师外道，通途皆说（《沙门果经》等）伽旃延与末伽黎俱说自然解脱，岂是断灭？毗罗胝子立不死矫乱论，亦不执一边。经文杜撰。其伪二十。

经说：“身心真妄，生灭与不生灭，即于生灭心有不生灭地。”按此全抄《起信》一心二门之说。实则身心法与法性，虽有生灭，中见不生灭之意，但生灭与不生灭，事仍不类。法云生灭者，谓其有为念念不住也；法性云不灭者，谓有为无我之理不变也。此非别有坚固安住之法与生灭相并。撰经者不解此义，乃谓见精性未曾皱元无生灭，似于见道外别有此一法者。其伪二十一。

经云："诸所缘法，唯心所现。"按此窃取《楞伽》唯心之心，应指八识，而经撰者误为妙明真心。其伪二十二。

经云："拘舍离等昧为冥谛。"按拘舍离即前所云末伽黎，不计冥谛。说冥谛者，数论外道，与拘舍离何涉？其伪二十三。

经说八还辩见，以见还尘，仍属倒心从境，佛无此说。其伪二十四。

经云："明暗差别，见无差别。"又云："物类差别，见性无殊。"按此欲以见性为我体。然云见者，本属眼根，对尘鉴照，眼识据以种种分别，设于明暗见无差别，眼识行相复于何有见性之说？（经又云见精）如指法性，则属空无我等，岂见之所以为见者，其伪二十五（经又以见属识、见性属觉性、根识不分、法与法性亦不能别，仍为伪说）。

经云："坐祇陀林，遍观林渠，前对恒河。"按祇陀之距恒河，在三百里以外，坐于林中云何观见？此由不明印度山川形势，妄为之说。其伪二十六。

经云："此见及缘元是菩提妙净明体。"又云："本是无上菩提净圆真心，妄为色空及与闻见。"按《大般若经》等以无明法性与菩提法性等同一味，故说烦恼即是菩提（见《庄严经论》卷六及同论安慧《释》），非谓烦恼以菩提为体，更非菩提能生烦恼。且菩提是果，必见佛性乃得（见《涅槃经》卷七等）。安有本来菩提真心妄为闻见者？其伪二十七。

经云："阎浮提州大国，二千三百。"按印度旧说阎浮，以其本土为准，故通说大国十六或三十六，至于小国乃二千余（见《十二游经》《楼炭经》等），今误读旧典，颠倒大小。其伪二十八。

经说："五阴六入十二处，本如来藏妙真如性。"按入之与处，本是一法，旧译为入，新译为处，如何分成两句？亦犹旧译为阴，新译为蕴，岂可说一阴五蕴耶？其伪二十九。

经于十八界中辨识与意同异云："又汝识心与诸思量兼了别性。"按意界之意本说意根，应是无间灭识。今乃专指思量末那，亦为误会。其伪三十。

经说："如室罗城迦毗罗仙。"按迦毗罗仙印度传说居迦毗罗卫（见《本行集经》卷五），今乃撰为室罗。其伪三十一。

印度种族与姓氏有异，刹利等为族，颇罗堕等为氏。今经以颇罗堕与刹利等并举，不知分别。其伪三十二。

六大之说源于六界，谓士夫色心之所本也。今经益以见大为七。见本属根，根即清净四大为性，安有别法？且大谓周遍，本经后说六根功德，三根不遍，安得为大？其伪三十三。

识大中有见相之说，而以瞩见明暗为见，与通途所说见分不同，此乃不辨根识差别而然。其伪三十四。

经说富楼那问如来藏清净本然，云何忽生河山大地。按如来藏之名出于佛性。佛性谓如来种姓（玄奘译《大论》中如来种姓，真谛皆译为佛性），如来藏谓如来胎藏，皆从净法因边立称，其实则法性也。生死轮回固亦同依此性，如《胜鬘》说生死依如来藏等。然依与因异，为生死因者，别有法在。《楞伽》所说"如来藏名藏识为善不善因"是也。故说山河大地依如来藏，理尚无妨，说如来藏生山河大地，则成颠倒。不知此义，故有富楼那问答一段。其伪三十五。

《胜鬘》说生死本源无明住地。今经乃云："性觉必明妄为明觉。"实则无明之迷，非以明彼觉而成迷，彼觉之明亦不能自明自觉，法性无我，无明我痴，岂为明彼无我？无我理待般若而明，又岂自明觉者？徒弄文字，愈说愈迷。其伪三十六。

世界成劫之次第，大小通说，风依空，水依风，地依水（见《楼炭经》《智度》七、《瑜伽》二等），地性坚凝，故称金性地轮，本非别有金轮也。今经误说金轮依风轮等。其伪三十七。

五浊本就世界而言，故有劫浊，众生浊等。今经纳诸有情于恶慧为见者，误解为觉知相识寿命为命者，亦误为见闻失准，种种乖违。其伪三十八。

经云："世为迁流，界为方位。"又云："过去未来现在为世。"按以此释世界，纯依译家错解。实则世间之名出于破坏，何关迁流？又过未三世，原系三时，译人改作世字，岂即世间？其伪三十九。

六根功德，或则八百，或千二百，此出《法华》。然据《圣陀罗尼大自在王经》，六根功德，亦得俱为一千二百，《庄严经论》即本此说。无性《释》云：“因六根有执，则对境成碍，若清净互用，无彼过失，即为功德。”是则六根之功德，由于六根之清净互用。而八百或千二百，本指成数，不可拘泥。今经乃附会三世四方流变三迭，曲为之解。其伪四十。

经说“诸根非一非六，但于圆湛黏发见闻。”按此即本经四缠分妙明心为视听等之意，背觉合尘，说之为黏（下文云拔，更属离奇）。实则妙圆明心六根法性，说为一味则可，说为一体则不可。岂有一浑沌心，可以剖六？圆明周遍，又何可黏？徒有空言，其伪四十一。

经说眼体如蒲萄朵等，此窃取《俱舍》而改之。《俱舍》本说根极微之形，今乃以扶尘臆改（如眼微本云香菱花，臆改为蒲萄朵）。至于身根，本云如身，其中女根，乃如鼓颡，今经作误读文句，竟以身根究作鼓颡，岂人以女根成身耶？又意根本属心法，而亦言有浮根四尘，种种乖违。其伪四十二。

经云：“果位七名：菩提、涅槃、真如、佛性、庵摩罗识、空如来藏、大圆镜智。”按如来藏、佛性，本就因位得名（《胜鬘》说在缠如来藏，出缠法身；《涅槃》二十七说，佛性是诸佛无上菩提中道种子），而并列为果。其伪四十三。

经云：“使汝生死，唯汝六根，令证解脱，亦唯六根。”按此说染净根本皆在六根，佛无此说。五根是无记法，且不能造业，何得为生死本？五根清净，随圆镜智而转，又何得为解脱本？至谓由尘发知，因根有相，相见杂说，亦无凭依（经前亦说见托于根，相推前境）。其伪四十四。

经说“真性有为空”一颂，窃取《掌珍论》而臆改之。《掌珍》本云：“无为无有实，不起似空华。”今乃改“无为无起灭，不实如空华”。宗因倒置，固不必论。且无有实者，谓实无其法，是有之对。不实者，谓虚妄有，是真之对。两者意殊，何可改易？又梵文颂法，此颂是属庐迦体，每句八韵，改不起为无起灭，多出三韵，则不成句。凡此皆撰经者所不知，故成谬失。其伪四十五。

经说“陀那微细识”一颂，窃取《深密》经文，亦加臆改，《深密》本云：“恐彼（凡愚）分别执为我。”今经改“真非真恐迷”，既识为真，何迷之有？其伪四十六。

旧译烦恼亦曰尘劳，取譬为名，非必劳动为劳也。今经取此译名以意诠释，既云："目瞪发劳，菩提亦有劳相。"又云："劳久发尘，引起烦恼。"又云："发妄不息，劳见发尘。"然则瞪而未劳，劳而未久，将无尘惑而不害明净耶？此亦不应理。其伪四十七。

憍陈如自陈圆通，谓在鹿苑鸡园见佛成道。按诸史乘，于伽耶（金刚灯）成道，鹿苑转轮，讵可相混！又王舍鸡园，阿育王后始著（《西域记》八），佛之成道与彼地何关？种种臆造。其伪四十八。

优波尼沙陀是数量极少之称，故经中较量常云优波尼沙陀分不及一。佛弟子并无此号（勘《中阿含弟子品》等皆不见此名），今杜撰以说色因圆通。其伪四十九。

药王、药上，原系长者，施僧众药，发心成道，故以药为号（《观药王药上经》）。今乃说为世间良医，口中尝药。其伪五十。

跋陀婆罗十六开士，《宝积》《大集》皆说为在家菩萨。今经乃云"于威音王佛所闻法出家"。又云："今时从佛出家。"显与教违。其伪五十一。

舍利弗遇马胜比丘说因缘偈发心出家，目连后因舍利弗而剃度，此为大小共说（《本行集经》四十一、《智论》十一等）。今乃撰为逢迦叶兄弟说偈出家。其伪五十二。

优波离从诸释子出家，亦为诸部共说（《本行集经》卷五十三）。今乃随佛逾城，观佛成道。其伪五十三。

观世音菩萨三十二应一段，经文窃取《法华普门品》加以开合。《普门品》但举应身种类，不释其义。今悉妄解，触目乖违。如原云辟支，今分为独觉、缘觉、又不似部行麟角。又自在天，原谓乐变化天，今乃释为游行自在，又原云小王，系人中王对轮王而则言者，今乃错解为四天王太子。至于人非人，原为八部总名（见《舍利弗问经》），今乃错解为有形无形，有想无想，诡异莫名。其伪五十四。

观世音本为观世自在之误译，自在，梵文云伊蘁伐罗，旧误为娑伐罗，遂云音矣。然《普门品》中解释名义，犹谓观世人称名之音（梵无此语，但译人解之耳），尚与本名不相背谬。今经改为不自观音。又云："今彼众生观其音声即得解脱。"是则应称世观音，何得为观世音耶？其伪五十五。

观音之名，既是误译，耳门圆通，当然无据。且其重颂圆通云："声无无灭，声有非生。”又云：“声性动静，非实闻无。”宛然通于外道声论，岂是佛说。其伪五十六。

安立道场，先说四戒，全同小乘，固无论矣。杀戒之中，佛本说三净肉，而撰为五比丘食有五，嚼食根茎叶花果，其类繁多。此即蔬菜而撰为婆罗门地草菜不生。至说比丘不服乳酪醍醐，《涅槃》卷七明言此是魔说，今乃诬为佛说。其伪五十七。

盗戒中说修定人于佛前燃身烧指，可酬宿债，此正唐人陋习，律家所痛非者（《寄归传》四）。今乃撰为佛说。其伪五十八。

建立道场一段，窃取《陀罗尼集经·佛顶法》之文，恣意改窜，纰缪尤多（日本另有《大佛顶别行法》伪书一种，即合《集经》《楞严》而一之）。如云：“于道场中出入澡浴，六时不寐，经三七日。”按《集经》本说日日洒沐，坐卧净草，岂是不寐。今经杜撰，乃同邪道。其伪五十九。

又云：“先取雪山白牛之粪以泥其地。”实则道场泥地，以不食糟豆犊粪为第一，无取雪山白牛，如必雪山，则他处道场，何缘建立？其伪六十。

又云：“别穿平原五尺取土涂地。”实则应于道场本地掘去恶土，以好土填，乃合净地仪轨，岂唯掘他处哉？其伪六十一。

又云：“方圆丈六为八角坛。”实则曼荼罗通式，外方内圆（外方便于结绳。并辟四门），有八叶莲形，安得为八角？又坛量有八时、十二时法，何谓丈六？其伪六十二。

又云：“坛心置莲花，安钵盛水。”实则坛心应安尊像（经下有悬像说。则是大曼荼罗，即应中安佛顶像）。今改置水，宛同水坛，亦非轨式。其伪六十三。

又云：“八方八镜，十六莲华香炉十六器乳以为供养。”实则佛顶法，二七日中倍增供养，乃安十六华鬘，十八瓦水，八瓦牛乳，其数参差，非均十六。恣意改式。其伪六十四。

又云：“中夜食时，焚烧酥蜜于小火炉以为供养。”实则中夜非行道时（见《大日经》卷七等）。又焚酥蜜应是二七日作法讫时，护摩仪式，今乃误为先设。其伪六十五。

又云：“坛室四壁设佛菩萨像。”坛在室中（经云围坛行道，四周应有隙地），像悬坛外，此经忏坛式耳，安有如此曼荼罗耶？且云“十方如来”而止有东（阿閦）西（弥陀）二佛，余方名字，撰者盖不能举之也。其伪六十六。

又云：“当阳张释迦等像，观音、金刚藏安其左右。”实则佛顶另有尊像，不可但云释迦。又观音在右，金刚藏在左，乃是通式，今乃恣意颠倒。其伪六十七。

又云：“从三七日后端坐百日得须陀洹。”按陀罗尼所求悉地，有世出世，此下咒文全是世间悉地所用（参照《集经》《大日经》卷七及《疏》），郑重说为成佛不谬，已为矛盾。至云“百日得须陀洹”，仍属小果，又何益于成佛？盖撰经者于此等分别全不明晰也。其伪六十八。

《白伞盖陀罗尼》一篇系撰者别有所受，杂抄入经，较之当时流行之梵字本音译本（旧传为不空译，但《贞元录》记不空译籍最详，并无此种，殆系后人误归之不空耳），又较之西藏译本，讹略既多，句读尤谬（另有考证），本不堪持颂也。且就咒文音译观之，与经大有出入（如咒译路他伽多而经译怛闼阿竭；咒译婆伽婆，而经译薄伽梵；咒译萨怛多，而经译悉怛多；咒译勃地，而经译菩提；咒译阿刍鞞，而经译阿閦等）。可证经咒之文非出一手。如认咒文有据，即可反证经文之出撰述，今乃有人以咒成经，谓其俱实，诚颠倒矣。其伪六十九。

咒文有意义可寻者，为陀罗尼楞严经咒是也，今乃谓为伽陀（颂）。又佛顶心咒谓短咒，大咒乃谓长咒（见《集经》。又一般通例如是），今乃混称为咒心。又建坛结界，供养祈求，咒本有别，今亦混为一谈。至于结界之法，较为繁杂，作者不能详知，遂使阿难有问，佛无其答。其伪七十。

经说修行渐次，乾慧之地四十四心。按乾慧本是三乘共地之初地，正译应云净观，旧读净字修伽为修佉，故云乾矣。《智论》七十四说，大乘乾慧从初发心迄于顺忍（地前），小乘乾慧亦迄暖法。今乃撰为十信之前，非小非大。其伪七十一。

经云：“妙性本无，世界众生，因妄生灭，灭妄为真。”按此种真妄之谈，全不知有幻义佛法，遂说成死相世界。众生若本来无，岂非有始？众生妄生真灭，岂非量有增减？世界众生灭已为真，诸佛功德尽未来际，又复何说（或解此本无世界众生者，乃假说名耳，然上下文义不符也）？其伪七十二。

经说众生有十二类，此由《金刚经》三番解说一切一切众生改窜成文。《金刚经》说卵生等四，以受生区别一切众生；又说有色无色二，以依止区别一切众生；又说有想、无想、非有想非无想三，以境界所摄区别一切众生。三番迭说，本非并列（详无著《金刚经论》）。又非有想非无想亦止一种，即非想非非想处也。今经乃割裂为非有想及非无想，又妄增非有色及非无色。其实非有色即无色，非无色即有色，反复立名，适成戏论。其伪七十三。

羯逻蓝等胎藏五位，乃由有色根次第增长而分，无色有情，既无色根执受（《深密·心意识品》），则化生顿起（《瑜伽》卷二）。今经于有五位次第者，随意说为卵羯蓝胎遏蒲昙，岂有胎生不从羯逻蓝起耶？又化相以下悉称羯南，岂无第五钵罗赊佉位耶？至于无色无想，本无五位，亦概称羯南，种种颠倒。其伪七十四（土枭破镜，明明有色，乃说为无想，更属杜撰，不值一辨）。

四十四位中，初列十信，窃取《璎珞经》文。《璎珞》又从《梵网》杜撰。《璎珞》十信名字，前后互异，自无定说。如初五名用：信、进、念、定、慧。五根即应从其次第，乃错乱为信、念、进、慧、定（唐译《仁王》即取此文改易旧译）。今经抄袭其文，强为之解，以为智明遍寂，故先慧后定。然则五根、五力皆诬说耶？其伪七十五。

十地最后金刚喻心，刹那断证，更无渐次（《成唯识》卷九等）。今乃说有金刚心中初乾慧地重重十二。其伪七十六。

结出经名一段，模仿《圆觉》。《圆觉经》末云："三世如来所守护，十方菩萨所归依，十二部经清净海眼。"今经遂名十方如来清净海眼。《圆觉》名大方广圆觉陀罗尼，今经亦名大方广佛母陀罗尼。《圆觉》名修多罗了义（此名实不可通），今经亦名修证了义。《圆觉》名秘密王三昧，今经亦名灌顶首楞严（三昧）。抄袭之迹，一望而知。其伪七十七。

经说琉璃王诛释种生身入狱。按琉璃王事，在弑波斯匿王自立之后，与佛灭同年，今经序分既说波斯匿王在众会，安得有此？或解此经非一时说，然佛说琉璃王事，不应更在舍卫（《琉璃王经》等即说佛在迦维）。说既异处，经亦异会，安得集为一篇？其伪七十八。

经说众生升沉以情想区分情类。爱欲是生死因，固无轮回不涉于情，想为遍行，无心不具，亦何能有外于想者。今乃说为纯想即飞，纯情即堕。其伪七十九。

经说十因六报。按淫贪实一烦恼而分二习诈讼诸名，亦为臆造。生死业因，贪瞋痴三，不可缺一。今说十习，独遗愚痴。其伪八十。

经说众生恶业同造，入阿鼻狱，六根各造，八八无间。按此说六根造业，固是创闻，而阿鼻音译，无间义译，实是一法，妄分为二。又八大地狱，第八即为无间，亦不容异说。其伪八十一。

旧说八大热狱，十大寒狱，故称十八地狱。然本狱外，增狱各有十六，则新旧无异辞。今经取十八地狱旧说，而一再倍之为三十六狱，百八狱，臆造无据。其伪八十二。

鬼趣即是饿鬼，《正法念处经》卷九，说有三十六种，皆以饥渴自烧。今经乃于鬼中别出怪鬼、魃鬼、饿鬼等，以总为别，固已无据。至云饿鬼遇风成形，鬼有形质，四大毕具，岂但风耶？其伪八十三。

印度外道，苦行有得，亦称仙人，然属人类，不为异趣也。今经于六趣外，别立十种仙趣，趣谓所至，是业所招，若诸仙人，借修习成无生具者，何关业感而亦称趣耶？其伪八十四。

六欲天中乐变化天，本谓自乐变化五尘受欲。今经撰为生越化地，何得名化？又他化自在天者，自变尘外，亦令他变，故称自在。今经乃谓超化无化，亦为不伦。其伪八十五。

又色界天，旧称光音，本是误译（正译光净）。今经沿用之而不知其非，又妄解言：吸持圆光（此解光字），成就教体（此解音字）。又无想天，除初后念，悉无粗想。今经又杜撰为初半劫生，后半劫灭。又有顶之称，谓三有顶，应属无色。今经乃称色边际为有顶，皆是杜撰。其伪八十六。

又无色天识无边处仍系意识分别，论说五位无心，不闻除此（《成唯识》卷七等）。今经乃撰为唯留赖耶于末那半分微细，此则与灭尽定有何异耶？其伪八十七。

修罗惟通三趣，今经乃说亦通畜生。又鬼趣但有化生或兼胎生（《婆沙》一百二十，又《智论》八），今经乃谓卵生是鬼。其伪八十八。

经总说止观魔事为阴魔、天摩，次第而尽，按《涅槃》二、《智论》五，菩萨得法身故，乃破五魔，安有止观初修即得阴尽。其伪八十九。

经说“空生心内”，又说“一人发真归元，此十方空皆悉销殒”。按众生心法性虽是一味，然非一体，故非一人成佛，一切解脱。安有心内虚空十方同殒？且经文前云“空非所作，无坏灭故”。然终不闻烂坏虚空，则此销殒，又复谓何。其伪九十。

五蕴是积聚总略之义，旧译为阴，旁解为覆，本为不当。今经独取其意以为阴宇幽暗，阴锁入明，愈说愈远。其伪九十一。

世界五浊本不可配五蕴，今经说一阴尽各超一浊，漫无依据。劫为时分，与行阴相关，如何色尽无劫。彼无色天八万劫，非劫耶？受归烦恼，想属有情，同此颠倒。其伪九十二。

经说：“色阴销者，大我慢起，慢与过慢。乃至卑劣慢，一时俱发。”按此七慢境所缘不同，本难全起（见《俱舍》十九、《杂集》六）。今经次言心中尚轻十方如来，复对何人而有卑慢？其伪九十三。

经说：“受阴尽者，上历六十圣位，得意生身。”按变易身，地上所受，与六十位岂悉有关？受是遍行，圣位有心，安得无受？虽变化身，又岂能外？其伪九十四。

经说：“想阴尽者，生灭根元，从此披露。”按生灭根元，应以佛眼方见，禅定灭想，何得至止？经前文云：“九次第定不得漏尽。”是灭尽定，细想虽灭，犹是有漏，不能洞达生灭根元，舍是而外，禅定灭想，复如何等？其伪九十五。

行阴十魔，经依六十二见，总为十类。实则见各不同，非一人所计，今合二无因等为一外道，则不可通。又即二无因论中说得眼根八百功德，见八万劫。眼根功德，必待无漏转依（《庄严经论》卷三）。既已转依，何称外道？其伪九十六。

四遍常论前际见，均于生灭不如实知而有妄执。今经乃说不生灭见以为遍常。又一分常，本就能所生处，不如实知而生妄执。今经乃说五阴或尽或灭以为一分。至于有边，本指世间，乃说众生半生半灭。皆不可解。其伪九十七。

后际五类见中，四死后有想论，乃执我有色无色等，故通三界。今经改为我在色中四句，则不通无色，又本系有想，解作有相，亦属杜撰，所余无想俱非等论，亦俱出臆解，无所依据。其伪九十八。

经云：“已灭生灭，而于寂灭，精妙未圆。”按此文句出于《涅槃》“生灭灭已，寂灭为乐”一颂，此颂本义，指有漏诸行，生已则灭，生灭是苦，彼寂则乐（《瑜伽》十八）。此乃以生灭与寂灭相形，本无灭已方乐之渐次，故《瑜伽》译为“由生灭故”（勘梵本此句，亦云“生已则灭”，无灭已之意），又安有已灭生灭寂灭未圆之境界？即如《涅槃》旧译，灭生灭已，即应寂灭，又安有未圆之说耶？其伪九十九。

经云：“从诸根互用中能入菩萨金刚乾慧，如是乃超十信等入如来海。”按六根互用，必需转依（《庄严论》卷三），此金刚心以后事。今乃说由互用入金刚心，斯颠倒矣。金刚心刹那断惑，次念即证菩提，安乾慧等次？达金刚心本自究竟，又安有超？惟由止观得金刚心是疑问耳。其伪一百。

经云：“五阴迭起。”又云：“理则顿悟，事则渐尽。”按五阴法，色心相依，起则俱起。又受想三俱是遍行，亦无次第，何谓迭起？至于五阴渐尽，事理所无。岂能一一拔彼遍行，使其不相应耶？禅家北宗有顿悟渐修之说，作者窃取其意以撰经耳。其伪一百一。

最上乘天仙修炼法

陈撄宁 / 著

此法以真心为主，以真炁为用，以三宝为基。外三宝（耳目口）不漏，内三宝（精气神）自合，始得天人（外内）感应，先天一炁自然摄入身中。

吾人肉体所有物质，皆属后天阴浊，不能超凡入圣。惟先天纯阳之炁，至灵至妙，杳冥莫测，恍惚难图。虽曰外来，实由内孕。先天（元动力）若不藉后天（物质），将何以招摄？后天若不得先天，亦不起变化。此乃无中生有，有里含无；无因有孕之而成象，有因无点之而通灵。

仙家妙用，虽着重采取先天一炁以为金丹之母，点化凡躯而成圣体，须知道法自然，非勉强作为可致也。

第一步

神不离气，气不离神；呼吸相含，中和在抱。不搬运，不可执著；委志清虚，寂而常照。

第二步

神守坤宫，真炁自动；火入水中，水自化炁。热力蒸腾，周流不息；恍恍惚惚，似有形状。此是药物初生，不可遽采；倘或丝毫念起，真炁遂丧。

第三步

神守乾宫，真炁自聚。始则凝神于坤炉，锻炼阴精，化为阳炁上升；次则凝神于乾鼎，阳炁渐积渐厚，晶莹晃耀，上下通明。此时内真外应，先天一炁从虚无中自然而来。非关存想，不赖作为。当先天炁来之候，泥丸生风，丹田火炽，周身关窍齐开，骨节松散，酥软如绵，浑融如醉。

第四步

一神权分二用，上守玄关，下投牡府。杳杳冥冥之中，红光闪烁，由脑部降落下丹田，自己身内真炁，立刻起而翕引，波翻潮涌，霞蔚云蒸，甘露琼浆，滴滴入腹。即此便是金液还丹。须要身如磐石，心若冰壶，方免走失。

第五步

神守黄庭，仙胎自结。朝朝暮暮，行住坐卧，不离这个。十月胎圆，玄珠成象，三年火足，阴魄全销。身外有身，显则神彰于气；形中无质，隐则气敛于神。九载功完，形神俱妙；百千万劫，道体长存。

此篇不过五百四十字，包括全部丹法在内。无论南派、北派、东派、西派、陈希夷派、张三丰派，皆不出此范围。只有其他下品、旁门小术、江湖邪教等等，才与此法不符。

余观前人所著丹经，多用喻言，满纸异名，读者头昏脑胀；而且条理不清，程序错乱，使人无从下手。往年阅过《道藏》五千四百八十卷，又道外的杂书、道书数千卷，共计约近万卷，皆未见有如此直截了当、简易明白者。

此篇口诀，虽昔由师授，而纸笔记载者，则始于今日。凡我同志，以夙世因缘，方能遇此，幸勿轻视。永宜珍藏爱护，切不可妄传与人。

一九五五年乙未立秋日

陈撄宁抄给胡海牙于慈海医室

海牙按：诚如师言，此篇为修仙之全部口诀，其中东、西、南、北、三丰、希夷诸派心法无不包括在内。然并非人人能明了其所言，须通晓东西诸派之真义者，方能窥其堂奥。恩师传我此篇已近半个世纪，今首次公开，以飨诸同道。

金丹三十论

陈撄宁

（此三十篇，乃撄宁子昔日所收藏，系专讲点金术之书，虽借用内丹名词，切不可猜到人身上去。）

简易论 第一

孔子系易曰:《易》简而天下之理得矣。今夫天之生物，人之生人，欲各使有形有气有声有色，亦如何其难且繁也。天不劳其力，人无所用其智巧，而生生不穷，形气声色无不各肖，又如何其易且简也。

我以为丹道亦然，不外乎阴阳五行，不外乎生克制化。虽有制戊死己，流戊就己，去戊存己，炼精化气，炼气化神，炼神化虚之次第，不过无中生有以成其始，有中取无以成其终，而大法遂已无余矣。人谓非常之举，必有非常之功。钩深索隐，愈艰苦而愈远，愈穿凿而愈离。累月经年，迄无成就，乃以为宇宙本无是事也。则化醇化生，亦几乎息，岂其然哉?

夫有物必有则，心与理融，事与法合，未有不易且简者。假使天之生物，人之生人，必待委曲繁难为之，无论日不暇给，且见天地父母之气尽力竭，先就枯槁矣，尚何生育之有?

水火论 第二

五行不可缺一，而所重则为水火。水者，铅也；火者，砂也。水中自有金，火中自有木，而土乃孕乎其内。

盖水之数一，其中之金为四，则成五。此五之中，有精曰气。火之数二，其中之木为三，则成五。此五之中，有精曰神。神气一交，灵苗立结，所谓二五之精妙合而凝也。

铅体属阴，内有真阳，曰婴儿；砂体属阳，内有真阴，曰硫女。欲使婴儿出现，须将姹女诱之。故投砂入铅，则黑脱其袍，白升于上，谓之抽坎，而有先天之一矣，是名死铅。以此铅死砂中之硫，谓之填离，而一生二矣。以此硫死朱里之汞，而二生三矣。汞死则点铜开缺脱皂缩货无所不可，所谓三生万物无休歇也。

世间之凡银，乃顽形浊质，并非能生物者，一用水火，在水火中造出先天白金，方为有一。一为祖，又为父，又称万物之母。经云：识得一,万事毕。以万事莫不从一而始也。不明理者，举火便要死砂，谓之以先死铅。非茫然不知所为，即哗然笑以为迂。呜乎！铅不死而要死砂，是无父而望生子也。或将砒硫草木等物死砂，是驱禽兽与人交，而望生人也，不亦可嗤之甚哉！

顺逆论 第三

无极而太极，太极而两仪，两仪而四象，顺也；四象而两仪，两仪而太极，而无极，逆也。

顺则生人，逆则成丹，此就通体言之，当用逆法也。至其造端时，不在金中求水，而使水中生金；不在木中求火，而使火中生木。则金中生水，乃后天之水；木中生火，乃后天之火。后天无变化，故逆取其先天。先天得而左之右之，无不宜之矣。

白金者，水中之先天金，火中之先天木，交结而成之者也。有白金后，乃用顺法。盖白金能生神水，以神水制死砂火，曰神火。火既神，而干汞如风灭灯；汞实死，而开点如米炊饭。顺风而呼，顺流而下，无须乎智者之用其谋，强者之用其力也已。

生杀论 第四

《阴符经》云：天发杀机，星辰陨伏；地发杀机，龙蛇起陆；人发杀机，天地反复。丹灶家但知以生为生，而不知以杀为生，宜其皓首无成也。

夫以生为生者，后天之事也，所以日趋于凡者也；以杀为生者，先天之理也，所以日进于圣者也。故河图为丹门之正宗，而洛书乃下手之先务，以其以杀为生耳。

水土旺而金死，金死则金常存而生矣；火土旺而木死，木死则木常存而生矣。木旺则水土死，水土死则水土常存而生矣；金旺而火土死，火土死则火土常存而生矣。此所谓害里生恩者也。

形气论 第五

至顽者形，至灵者气；有尽者形，无尽者气。天下古今无一物而不然者也。混沌分而轻清之气上浮而成天之形，重浊之气下沉而成地之形。天地皆气之所成，则凡天之下地之上者，何一非气之所成乎？

姑就金石言之，地非金石质也，何由而产金石？即曰地主受，天主施，其产由天之故。然而天亦非金石质也，何由而使地产金石耶？盖天之阳气结而为日，而真阴蕴于其中；天之阴气结而为月，而真阳蕴于其中。日月照临，则阴阳真气注射于地，与地之阴阳真气，相搏相激相摩相荡，而金石于是乎生焉。诸金中惟铅肖天之月，诸石中惟砂肖天之日。圣祖取此二者而用之，亦但取其真阴真阳之气而已矣。

铅中有黄有白，砂中亦有黄有白。其始也，黄与黄交感，谓之金种金；白与白交感，谓之银种银。黄气不能自立，附于白以成形，名曰坤辛，又名活水银。其色白亮，是为真铅。其继也，真铅作鼎，水火交炼，白变为黄，则名死庚，又谓死水银。其体轻松，是谓真汞，且曰真砂。斯时铅汞结为刀圭，可令凡汞凡砂，闻气而死，常存至宝。其砂汞并能投胎夺舍，令他物改形换质，尽成至宝。不过止此灵气相为变化耳。

浮沉论 第六

金情重而沉，火性轻而浮，一炎上，一润下。合不以法，交不以时，而求沉者变而为浮，浮者变而为沉，难矣。古人所以颠倒取之，逆顺炼之也。以沉重压轻浮，追金作用也；以轻浮吸沉重，采金作用也；先既济，后未济，合体之法也；天应星，地应潮，交光之时也。金升浮作离中汞，火降沉为坎里铅，则大药成焉矣。将药干汞而日朗无烟之物出焉，则谓之丹。丹，沉者也。以此制轻浮而亦使之沉重，则天硫产于金中矣。

真假论 第七

戊已、铅汞、天硫、真土、黄芽、白雪俱有真假，犹世俗所称好人通人，其中之等级各大不同也。

砂铅气结，而产出先天白宝，名曰戊土，即名真铅。将此死硫，名曰己土，亦名真铅。以死硫干汞，亦名已土，亦名真铅。以汞死砂，砂晚龙衣，其子银又名真铅，亦名真汞。而起手时砂铅气结之白金，遂有称之为真汞者。龙衣才见真天硫，又名真土。而《黄白镜》即名始初造出之黄药为天硫，为真土，炉火第三子号黄芽，神丹九年而有白雪。又《水心篇》云，已汞始死称白雪，朱砂初结即黄芽。陈自得先生称蔗色之金英为黄芽。彭太华先生以造戊土之金胎为黄芽，且称未成宝之白粉为白雪。

盖丹道以渐而入圣，俱属由假而得真，故名虽同而实则异也。若不洞明其高下次第，则心胸眩惑，作为亦必至于乖违矣。

聚散论 第八

天硫为干汞之圣药，先欲其聚，后欲其散。不聚则无形，不散则无神。真火遇金则伏，故每岁三伏，皆始于庚。

仙师观天之道，以三次水金，擒砂换体，而难聚者聚矣。然有形未有神也。其所以未有神者，阴锢之也。阴尽则自散，而形化为神焉。犹内修之以金制火，结胎炼养，身外有身，面壁九年，虚空粉碎，即本来之五官百体，亦聚成形而散成气也。世人以生砂栽种水铅之内，求其结胎，纵或坚固成团，而汞体铅质，混杂交固。程古痴云：胎中带得毛病，到后分不出，此所以无超凡出世之天硫也。

古圣之取火，先去其木，而采金时又不使之啖水，则胎本无阴，锻炼易燥。燥极则不假人为，自然返粉而形神俱妙焉矣。

庚辛论 第九

经云：庚金不与辛金合，费尽家财枉劳心。夫所谓辛金者，壬水与丁火妙合而结成之形也；若夫庚金者，神水与神火妙合而露出之色也。

辛金虽有质而有气，庚金则有气而无质。以洁白晃耀之辛金，用作鼎器，红黑间投，谓之：朱雀炎空飞下来，摧折羽手头与脚。又谓：朱雀奋翼火烧空，真铅海底金光喷。又云：玄关一窍种流珠，拍手呵呵真至妙。又云：太阳移在月明中。又云：朱雀投江。又云：阴壳含阳花。白变为黄，则水还黄液金精结，火吐红璃木气融。乃可以云庚辛合一。砂见之立死，汞见之而立干矣。

其实造辛时，赖有庚金结撰，故黄倡而白随，盖无庚攒不出辛也。然既成白宝，则名辛金耳。其后取庚金时，实以辛金诱会，故白吞而黄吐，盖无辛收不住庚也。然既成黄舆，则但名庚金耳。

太上《金谷歌》云：庚为表，辛为里。不刊之论欤！

炉鼎论 第十

《金谷歌》云：此药无炉只有鼎。炉非贮炭之具，鼎非磁铁等罐也。炉乃是药，其种籽则为鼎。一鼎化为千万鼎，而药不与焉。故曰无炉只有鼎也。

可作鼎器者有三：最上山泽，其中半金半水，三池采炼，便立丹基；次则铅中有银液，以砂搅成一块，腾出洁白之宝，谓之造成山泽；再次则洗净凡银，配对圣材，阴池炼形养气，谓之铅炼母，阳池感气吞精，谓之母炼铅，二九功完，就中升出之灵芽，虽未成宝，实是养砂妙药。《渔庄录》《秋日中天》《洞天秘典》《黄白破愚》《金丹直指》《琴火重光》《承志录》等书，其法大同小异，然总不以庶母为真母也。

学者误解“铅炼凡银作药王”之句，屡将银铅同煎，鸿蒙退火，投硫发松，号为酥母。养砂煎银，诩诩自得，而不悟其即所盗之凡银也。劳力费财，终归无益，可悲也夫。

老嫩论 第十一

嫩则无药，老则气散，采金之贵及时也。夫人而知之矣，外此则无一不贵乎老焉。以造硫论，进阳退阴，历遍诸辰，非三进三退而遂止也。

《黄白镜》“照火符”云：周而复始，始而复终。其“照清真”云：砂中黄硫不可令其存性，若有纤毫生意，终属凡质，难以通灵。其“照点化”云：黄硫实死，才能点得水银而成金丹。竹泉陈仙云：大都两物精神老，能使贫家作富家。彭太华云：两物直须齐耄耋，刀圭次第荫儿孙。则知二土之宁老毋嫩矣。初子出世，制度多端，二子三子，亦极周至。盖恐功夫稍欠，即不免于细褪也。

古人云：假为君家心太急，金丹大药恐难成。可不慎欤！

橐龠论 第十二

《道德经》云：天地之间，其犹橐龠乎？盖指阴阳呼吸而言也。《参同契》谓：牝牡四卦，以为橐龠。观吾陈师注云：橐属坤，龠属乾，动辟动直，小往大来。盖指真气流注而言也。修炼外丹，可但营心于鞲囊气管乎？砂铅为阴阳，其中又各有阴阳。以阳中之真阴，激发阴中之真阳，片晌之间，真人出现。斯时龙呼虎吸，虎呼龙吸，如橐龠然。爰结黍珠，藉为造端托始之物。池池铅硫颠倒，金火相乘，彼此吐啖，互滋互益，犹内丹之"一粒复一粒，由微而至著"。即附余诗所云"微微腾到纯阳体，橐龠机关莫乱言"者也。若但以鞲囊气管为橐龠，失其旨矣。

攒铅论 第十三

木载金浮，去癸留壬，自古丹书皆言之，游方术士皆道之。及至临炉，则且无法以使之浮，而又何法以使之留也哉！紫阳真人云：池中先立地中天，用铅浇淋厚且坚。砂在下，铅在上，不令合体，但使交光，猛烹极炼，火气升腾，金即踊跃奋迅而出，池中潮涌，若微风吹水浪焉。攀辕乏术，立化云烟耳。唯及时以法留之，俾上浮者返而下沉，再上则再下，循环旋转，状若河车。爻珠累积，金火相滋，癸水尽成炉底，而存于池面者，乃壬金矣。五百七十六两，攒簇仅存半斤，然后投硫合体，吸取精华，锻作紫粉，斯为干汞。死砂之至药也。

采金论 第十四

丹虽金火并重，而不先取金，断无别物以制火。先圣所以重采金也。《采金歌》谁不熟读？而造硫者不概见。一在乎无金而遽欲采之，一在乎有金而不善采之耳。

买得凡铅，即付灰池煎炼，红黄气浓，以砂投于其面，谓砂已吸金。岂知未投砂之前，铅乃寡铅也；既投砂之后，铅仍寡铅也。盖砂中之液，遇热即飞，安能制玄武以擒朱雀哉？此无金而遽欲采之病也。

既知木火以追金矣，而金铅又入池中烹炼之时，或一阳未来，或三阳已过，砂铅虽合，断不结胎。此有金而不善采之病也。

认得西方金佛祖，阳乌衔出价如珠，其在五色云中月弄影之候乎？至于硫珠既死，赖母乳哺，亦犹采金之义。《渔庄录》云：浮沉谁识真铅体，开阖忙铺得气砂。此真铅谓真金也。真金浮于母面，而以未成宝之死硫汞吸之，三次啖血，体老形坚，较之灰缸温养者，功效独捷。天台老人之伏气，亦斯之谓欤？

火候论 第十五

药物、配合、火候，此三者修炼之纲领也。而仙人传药不传火，非不欲传，不可传耳。盖药中有内火，炉中有外火，察内火而存其外火，乃谓之候。开炼者尚有花色之可观，封炼者一无所见。是在乎因时制宜，意想默会，变而通之，神明而用之。使拘成说，何异胶柱而鼓琴哉？！故《火记》六百篇，亦不能尽其奥，而髯痴道人谓铢铢两两是愚人也。

要而言之，火有上有下，有浅有深，有远有近，有重有轻。药生时，宜上、宜浅、宜远、宜轻；药熟时，宜下、宜深、宜近、宜重。当文而武，则所谓“冥寞重泉吾欲死，六丁逼我走阳关”也；当武而文，则所谓“寂寞洞房春信隔，翠被生寒眠不得”也。先用文以伏其性，后用武以绝其命，此为至当不易之语。谚云：火小再养，火大莫想，宁过其期，勿先之躁。至若明炉烹炼，但可行之于实死之丹，而不可行之于实死之药，前哲俱未显言。后人轻用明炉，而废药者不可胜数也。

更当知者，药有升降，而升降则必以其时也；药有去取，而去取则必以其时也。或视乎其体，或视乎其色，恰当其可，云火候也。

若夫内丹，则有五千四八之首经，有每月金水之六候，皆在真师之传授焉耳。

黄婆论 第十六

孤修独坐之黄婆，一己之意也；坎离颠倒之黄婆，两家之意也。以外事言之，砂铅中各自有黄婆。二气结成之白金，亦曰黄婆。而炉火则更以炼黄之凡银为黄婆也。

砂汞初结灵胎，未能住世，欲其体坚成宝，全赖先天金气。但嫩胎不可以见水铅，合炼则胎化，熏蒸则盗阴，故仙师借凡银为庶母，收摄铅中之金而吐于胎内，谓之乳哺。若母不黄，则乳娘无乳，将何以益其子而作骨乎？必使之黄，方能传递消息，故亦称为黄婆。

然黄之者，铅中之金；而所以黄者，不仅在乎铅中之金也。月不得日则无光，金不得火则不黄，而又非以凡铅煎之，生砂熏之也。始同圣材久炼，消其阴而使成戊土；继同死硫互烹，炼其阳而使成己土。则银亦体凝金液，色晕紫霞，而似红绫饼矣。此之谓三家同成正果也。

细玩《琴火重光》及《承志录》，余书可以类推矣。

杂类论 第十七

生初只有天地，生人只有父母，禽兽虫鱼之孕育，不过雌雄牝牡，则大道于砂铅之外，岂有别物哉！

药既灵圣，而后六神可以伏尸，八石于焉听令，非起首时事也。或以倭铅代砂，南北交媾，明火候，善攒簇，亦可造白金以死砂汞，不得以杂类目之。有将砒硫雄硇制长生匮者，汞亦可干，但成宝不免细褪，此则神人共忿之茅法也。

戊子冬，余计偕入都，有同袍教作此砒匮，不五旬而白镪果出。谓后此可常继，且为欲递速，驯至朝种暮收，不必苦诵丹经也。余恐或有损坏，屡煎试之，每次十存其九，而色皎如故。虽不敢以分厘害人，犹意其事可为，特法有未备耳。于是卑礼厚币以求其法者十余载，遇人甚多，取造杂匮甚伙，究无一全美者。始终弃之，专肆力于砂铅。方外之士，视余家为利薮，络绎奔赴。七载而赀竭，独自励志于书，广稽博考，温故知新。时以承乏一郡，公私不能兼营，以计旋里而致力焉。寒暑无间，寝食俱忘，循其所当然，原其所以然，理明而火候难以中窍。苦试数年，神明若告，而益见大道之愈于杂类万万也。

夫骗财者必以速效近身，受欺者每以速效堕计，抑知杂类似易成，成则必有病。纵治其病，断不开点。苟砂铅得诀，则期月之功，一劳永逸，似迟而实速也。人何役役于小法哉!

金精阳气论 第十八

金精与阳气，一而二,二而一者也。

金蕴于铅，为阴中之阳气，及被凡铅招摄，即名金精。以汞入黄母之中，封养打开，盗夺其所招之金气，则谓之烹；随以砂入金汞之中，封养打开，吸收其所盗之金气，则谓之炼。盖水银须烹之以金精，朱砂须炼之以阳气也。所以然者，因砂中有木有火，木败于水土，而胎于酉金；火败于卯木，而胎于水土。

阳气者，铅中壬水戊土也。又为凡银招摄而成金精，乃吐入水银之内，则此水银为有金有水土之木矣。以此抱煮朱砂，则火木俱败，火木俱胎，而后以午火凝其质，酉金坚其体，有不骨肉胥成者乎?

梦觉道人《十七照》中，较此论稍异，亦各行其见而矣。

阳火阴符论 第十九

进阳退阴，制硫以造土之作用也。水中发火名阳火，以黄庶母抱养初死之硫，谓之进阳；砂中之火曰阴火，以生黄硫拌养初死之硫，谓之退阴。进阴火以符合阳火而使硫干松也。

进一阳以象震，进二阳以象兑，进三阳以象乾；进一阴以象巽，进二阴以象艮，进三阴以象坤。交互反复，历遍诸辰，每行进火，三日六次，共二百一十六时。使硫尽成紫粉，无纤毫生意，拈拈红炭，不起微烟方止。

玄痴生之“九九更烹炼”，太华山人谓“九九烹来转转灵”，同一义也。

圣灰神火论 第二十

方士取炼凡银铅销与生砂同为细末，文火炒枯，谓之圣灰；将生砂研末，加火硝熏升黄硫，谓之神火。何谬妄之甚也！

夫曰圣曰神，俱超凡离俗之物。圣灰者，如粉如尘，脱然无累之死天硫也。经云：圣胎圣灰不可缺。圣胎系实死真金，则圣灰岂非实死真火乎？若夫熏出之黄硫，有形可见，神岂有形可见者耶？生砂中有丁火丙火，无神火也。丁壬结形成宝，铅硫投炼，而变为黄，其中之火乃神矣。犹生铅但有壬水癸水，既成白金，其中方有神水耳。神火招摄而死之火为神火，然究不能取出神火而见之也。

以炒枯者为圣灰，熏升者为神火，安有不伤财旷日哉？

先后分合论 第二十一

兵家有分合，丹家亦有分合。当分时不可使之合，当合时不可使之分。

朱砂中有水银、黄硫、砂皮三种，起初造药，断断不可令合；及药就而养粒砂，又断断不可令分。李晦卿先生云：“岂有一黑铅而能令水银、黄硫、砂皮一并全死之理？盖铅内之水，克火而生木，若以之养砂，则生克分用，其力不专。且水生木以生火，火其可得而死耶？”仙师所以取硫而去汞也。迨硫受制于水，然后将汞败之，所谓“取出砂中汞，还将汞补砂”也。既未三十六时，而硫焰绝灭。《渔庄录》云：水火烹调三昼夜，方知此着妙如神。非此之谓欤？

粒砂之衣，玄元火也；其中之汞，龙雷火也。河车一破，将何以为双生圣嗣之地乎？惟温温静养，俟砂体露出黄金之色，则玄元既死，龙雷不能奔逸。乃渐加火，使丙成土而丁成金，才行脱衣养炼之法。轻罗为天硫，子银为仙母，彼此相资，而化育无穷焉。

造药，则木火先分而后合；养砂，则木火先合而后分。此历圣之心传，而未尝明示其所以然之故者也。

追魂插骨论 第二十二

天魂地魄，言之各殊，有指铅为魂而砂为魄者，有指砂为魂而铅为魄者。以余论之，则砂铅中各有魂魄，亦如男女之各自有魂魄焉。

铅内之黄金为魂，白金为魄；砂中之丙火为魂，丁火为魄。追魂者，追砂铅之魂，而入凡铅之内也。砂汞成胎，有魄无魂，犹婴儿之在母腹时也。魂入于魄，则婴儿产，以收金火气之庶母乳新胎，则白宝方结。三收三乳，结者坚焉，坚者完焉，犹婴儿之骨肉坚强，故名插骨。《养道策》云：更有阴阳池秘诀，追魂插骨妙如神。在开炼之阳池中，簇金火于银内；在封炼之阴池中，吐金火于胎内，但非初下手时之事。故三山师谓"追魂插骨两池金"，此是丹成事也。

至若渔庄先生、祝云鹤、灵阳子、雷一阳、陈竹泉、吴国士、彭紫玄诸仙之造药，将凡银对配圣材，生寅库戌，熏取戊土，亦曰追魂。《承志录》长子脱胎，制成仙母，又同圣材封养半月，寒声玉漏，升出灵英，亦曰追魂。子银归根复命，又与圣硫合炼一日，使之刚脆，亦曰插骨，均当详考而备志之。

熏取戊土时，亦有阴阳池，但作用不同。其阳池之开炼，不过洗尽银中所吸之癸水，为时无几；其阴池之封炼，则将洁白起狮头之银，再配圣材而吸其癸水，须要九时。所以《渔庄录》云，阳池只在片时间，入了阴池不等闲也。冲虚道人云：阳池三翻，各分爻投炼九次，为造土真天硫而然。此乐仙师之阳池九次，各配火封炼九时，欲其吞精感气而然，又不可一例而论耳。

筑基炼己论 第二十三

《渔庄录》云：筑基炼己与沐浴，超脱过关并过渡；般般都会才炼丹，若还不会休自误。夫筑基者，造药之始功也；而炼己者，筑基之始功也。

内丹先筑基而后炼己，外丹先炼己而后筑基。以水伏砂飞扬之性，制成坚老圣材，谓之炼己；看火候而攒出白金，谓之筑基。此金虽系汞宝，其实铅金作主，故福塘陈仙云“认得半斤饼，唤做水中金”也。饼作鼎器，加铅四斤煎之，以为采金造硫之池，即越松道人所谓“七十二数，合金水同宫之妙”也。

未通玄者，泥定炼己在筑基之后，盍思不先炼己，则基且无由而筑？而祝仙谓“六十四两，乃四九铅中之机”，其何所指耶？要之追金即是炼己，己炼才可筑基，有基而后采金，采金始可灭硫，硫死方能干汞，汞死乃云得丹。执此说以博考群经，何一非若合符节者哉？！

卯酉沐浴论 第二十四

内外二丹，大略相同，惟沐浴则有异。

内丹之沐浴，不进阳不退阴耳。卯月之卯时，酉月之酉时，法当防危虑险，故须安静停炉，不使金木太旺，伤损嫩胎，以至风雷忽动而已。

外丹之沐浴，则如有药物存焉。火败于木，故造药时以水银烹硫，养子时以水银烹砂，皆所以去其垢而绝其焕也；火死于金，故硫伏后以黄母炼阳，砂熟后以黄母乳哺，皆所以坚其形而足其神也。卯木酉金，先后节制，非此则硫与砂俱不成真，沐浴之为功巨矣哉！

汞超砂脱论 第二十五

内丹至虚空粉碎，方为炼神还虚。终南道人云：汞死必超，超则不止于伏火；砂死必脱，脱则不止于去皮。既云“不止”二字，其意已在乎炼神还虚而已矣。

仙家不论内外，俱以精气神为三宝，最重在神，而形非所贵也。盖形为魄，神为魂，魂与魄不相入。投胎夺舍，惟魂之功。故起初造药，先须投魂结魄；

砂汞既死，又须化魄成魂。若汞死而止于伏火，砂死而止于去皮，犹然形耳。

《清真论》云：升药为第三策，取真气以离形也；超者，纷纷白雪满晴空；脱者，滚滚红尘弥法界耳。范尧夫云：接至清真不受煎，自然点化无休歇。不受煎者，见火难化也。是可以悟超脱之法也。

过关过渡论 第二十六

砂汞必须实死，方能变化，而不过关过渡，虽死究不免于返还也。返还则有细褪之病，且无生育之功。经云：朱砂不过关，如隔万重山；水银不过渡，神仙迷了路。其所系不甚重乎？

范尧夫云：过关全赖周天火，过渡须寻渡海船。夫周天之火，非特将砂空炼也；渡海之船，非于同类外别有宝筏也。砂熟脱胎，其龙衣再见嫡庶二母，则成圣硫。其子银亦再将二母盖炼过，还归老祖之炉成真铅，乃复将灵硫真铅，同封入罐，武炼十二时，魂魄互相制伏，即是硫过关而汞过渡，均可作长生涌泉匮矣。

若夫硫所干出之汞，乳哺后再与死硫合炼一日，亦犹过渡之义焉。然此皆三转以前之事，而不概施于四子后也。

三家相见论 第二十七

以铅汞土为三家，由来久矣。夫铅含戊，汞含己，可知土不能离铅汞而自成一物也。起首先攒铅，谓之制戊，将此铅死砂，则流戊以就己，而无戊矣。己成虽是土，然既称之为土，则又无己矣。故《劝莫吟》云：三家原是两家物，两家须将并一家。丹经混云“铅汞土三家相见”。

余恐后学之泥于相见而多误也，尝统诸书而会通之，且原始要终而计之，则所谓三家相见者，盖有五焉。

其初也，水火成团，白金立体，犹内丹之坎离交，而经营养鄞鄂也。采之以硫，则龙虎入汞，而三元聚于一堂。

其继也，男女同衾，红颜怀孕，犹内丹之乾坤交，而凝神以成躯也。乳之以银，则金火作骨，而三才汇于一室。

至于银铺池底，土中隔宫，砂安土内，此三丰祖师养砂之法也；银硫与汞共和匀，送归土釜牢封固，此渔庄先生干汞之法也；实死之天硫，成宝之水银，乳过新胎之庶母，同养七日，此慈乌反哺之法也。

五者，均谓之三家相见而已矣。

成宝点化论 第二十八

《黄白破愚》云：神仙之道，不成宝不足以为指归，不点化不足以为至道。迂儒见说开点，窃窃然惊，更纷纷然疑而议之也。抑知天下之物，或触草木，或感金石，顷刻变色换形者，不可枚举，岂其遇丹药而不然？

《列仙传》云：仙犹人耳。何以人有死而仙不死，人无变化而仙能变化哉？神仙本无种，天又未尝生而使仙，除内修得道而外，其服药而成仙者，亦止服此金火之灵气耳。药尚可以变凡为圣，而况于五金八石耶？砒、硇、胆、雄、雌等，沾药之气，尚能转使他物变银变金，而况灵药耶？特虑砂汞不先成宝，则诸事俱属虚花，一成宝而开点可以计日而待矣。

盖大丹之节次有五：一追金以筑基，二采金以火硫，三干汞以成宝，四养砂而转接，五点化而生生不竭。点化者不过使现成之物变色换形耳，较之无中生有，孰难孰易？论及外丹作用，只怕不清真，不怕不开点，而又何惊何疑也哉！

言理不言论诀 第二十九

道也者，理以明之，诀以成之者也。古圣不言诀，而详言其理者，救世之婆心也；古圣详言理，而不详言诀者，爱世之苦心也。何则？性命之道，非有大力不成，故藉外丹为内修之助，若并其理而秘之，则斯道泯灭，内修无所倚赖，古圣其愀然矣。财能生人，亦能杀人，是道也，虽云夺天地之造化，非可妄求幸获，而既得真诀，则如猫捕鼠，如鹰攫兔，盖百不失一。假使血气未定，志行未纯之时，于焉辄就，保无有荡其心而丧其身者乎？保无有越于礼而害于家者乎？

且比屋而修，则士弃诗书，工废操作，农也悬耒而嬉，女也投杼而卧，商旅不行阛阓之市，而衣者食者，凡所资以利其用者，皆无从而取给焉，其流弊可胜道哉？惟秘其诀，以俟笃信好学者之自悟，则畏难者各安其业。间有百折不回之士，必至苦心志，劳筋骨，饿体肤，少年刚锐之气，喜功好大之情，消磨殆尽，然后潜启默佑，酬其数十载之辛勤，俾得安然双修其性命，此仙师所以深爱之也。

夫是之谓苦心，亦善全其婆心而已矣。

撄宁按：世人妄谓东方点金术不成，遂变而为西方之化学，此乃局外人之言。谁知其中有不成而谬说已成以骗人，如江湖方士者；亦有已成而仍说不成以自晦，如道门高士者。外丹书，有真者，有假者，有半真半假者；有上等诀，有下等诀，更有不成其为诀而自命得真诀者。烟幕重重，普通之科学家，诚无从问津也。请观此论，即知古人所以隐秘不传之理由。

传贤不传子论 第三十

官天下，家天下，圣人非有成心也，亦视乎其贤焉耳。大道非天下比，而择人则无异。

张紫阳未成道时，急求外护，而取友不端，三遭谴责。内事且然，况于外事乎？人情之喜外也，更甚于内。其未得而求传，莫不指天日、出肺肝、誓守玄律、不背师训；一授诀，而权即操之于彼矣，或矜名、或炫能、或尚意气、或溺亲爱、或施济而动猜疑、或放恣而干罪戾。究所从来，玉石俱焚。呜乎！可不惧哉！！

古仙成功以后，每不肯泄，以无所求于世也。惟彼历尽艰辛，幸得真诀，有法无财，难以独造者，则安危祸福之关在乎此矣。子啼饥而妻号寒，情不忍恝视也；去日多而来日少，势不能久待也。急欲一试其技，而择侣不得其人，安未几而危继至，受福小而得祸烈。虽泣血痛悔，夫何及乎？

古仙云：享道更难于成道，择弟更难于寻师。信哉！天下之亲，莫父子若，苟不至德，不世其家。有道之士，亦可深长思矣。

撄宁按：何人为贤，何人非贤，若不经过长时期之审察，决难断定，甚至有终身相交，结果仍自悔无知人之明者，此论所云"择弟更难于寻师"确是实情。若问如何资格方为载道之器，颇不易言。倘能得英雄气魄与菩萨心肠兼而有之者，最合资格；不得已而思其次，亦要当得起"君子人"三个字的名称，否则恐于仙道无缘矣。或问：果如此者，岂不违背普度之意？答曰：仙学与宗教不同，只能接引上智，若彼老氏三宝、孔门八德、佛教五戒、耶教十诫等，方能普度耳。·

仙学必成

陈撄宁 / 著　胡海牙 / 校订

诫条

（后列诸条，宜写在封面，今姑且录于篇端。）

一、此书只许本系统内诸友抄录，不可让外人抄录。

二、非本系统诸友及功夫已有程度立志上进者，可先看余已经出版各书及《扬善》杂志、《仙道月报》等。俟其对于余之学说有相当之认识，遇有机会，或可将此书给他一观。但只能来家中阅览，不可借出门，更不可抄录。

三、若其人确属至诚君子，阅此书后必欲再求深造者，须正式归入本系统之内，方许为他详细说明。否则，不负解释之责。

四、关于实行功夫，先天、后天各种作用，余遵守师诫，未曾详细写出，况且此等作用亦非笔墨所能形容。望诸友严守秘密，勿忘当日各人自己之誓辞。

五、若其人自尊自满，不屑谦下，不肯虚心，只想得便宜，此种人即非载道之器，虽十分好道，亦不可给他看。

六、若其人有江湖习气，与我辈气味不投，虽表示谦虚之态，亦不可给他看，更不可让此种人混入本系统之内，庶免败坏名誉。

七、此书慎防无意中被他人窃取或窃抄而去，改头换面出版卖钱，并防落到江湖传道的手中，加添枝叶，当生意做。余往日已有经验，此后望诸君勿重蹈覆辙。

八、此书抄本，不可从邮局寄递，防他人拆阅窃抄。

九、此书附录中“祛病延龄方便法”，本系诸友若自愿抄录几份，赠送至亲好友者，听便。但《仙学必成》本文要语不可抄赠。

十、每一抄本必须将前列各诫条写在封面。

序

余往年认为大道贵在公开，不懂古人严守秘密是何用意，后来阅世既深，遂知此道实有秘密之必要。即如佛教，总算公开普渡，尚且有密宗，而孔教中亦有性与天道不可得闻之叹，不仅仙道为然。设若完全公开，则此道失其尊崇之价值，人将视为无足轻重，言者谆谆，听者藐藐。公开之意本欲普渡，结果适得其反。

此道虽与宗教、哲学、科学皆有关系，然而非单纯劝善的宗教，非空谈理论的哲学，非偏向物质的科学，研究起来简直是一种超人的学术，实行起来可称为人类中最高尚的事业。既称为事业，当然非一人之力所能包办，所以要有团体组织。若要成就一个集团，必须先能自成一派，要独立自成一派，必须本派中具有特长与优点而非其他各道门所能知所能言者，然后本派方有独立之资格。若完全公开，则他人之秘密我不能知，我等之特长与优点他人都已明了，本派失其凭借，即不能成立，而诸君修炼之目的，亦难以达到。因此，要守秘密。

诸君或疑：古人修仙并无集团之说。须知古人有几种办法，今人皆不能仿效：一、投入僧道门中，藉彼宗教原有团体作安身之所；二、虽不出家，而能在山林中做隐士，有田地可够生活，不问国家社会之事，过他的清闲岁月；三、有大富贵人作护法，一切不须自己劳心劳力去营谋。这三种办法，在今日之下皆难做到，不得已才有团体之计划耳。

篇前语

仙学乃超人之学，非一般人所能奉行，余往日注解几种道书，乃专为少数同志而作，原无普遍流传之意，与宗教家传教的性质绝不相同，本篇亦然。

浮生若梦，聚散无常，未知何日方能再见。因特写此篇留赠，聊以笔墨代口授耳。

此篇约计万余言，虽为余四十载研究之结晶，但限于篇幅，未能将半生所学尽量宣布。惟其中论述各节，皆余平日所不欲轻易对人言者，在以前诸家道书上亦无此说。今以入山在即，恐世间无人明白仙学之真相，致为江湖术士所欺，故留此篇在世，接引有缘。得者宜慎密之。

肉体凡夫要修成气体神仙谈何容易，若不用此篇所传授之方法，余敢断言，毫无希望。即用此法亦须抛弃一切，下二十年苦功，方得成就。寻常人士，未必有这样决心，纵有决心，未必有这样机会。历年以来，从余学道诸君，其目的多在祛病延龄，此只用仙学全部功夫十分之一为已足，不必小题大做，但亦要合于本书附录中所拟定之条件，并遵守其戒规，然后有效，切须注意。

本书之外尚有《仙话》稿本待刊。其他早已出版者，如《黄庭经讲义》《孙不二女丹诗注》《扬善半月刊》及《仙道月报》中拙著，皆可参考。经余手校订前人仙道书籍，有《道窍谈》《三车秘旨》《琴火重光》《道学小丛书》《女子道学小丛书》等。惟学问之事与年俱进，虽同是一人手笔，后出者总比先出者为优，所以本篇理论最彻底，口诀最完备。

本篇脱稿，对于仙学上义务已尽，不欲再费脑筋从事著述，须觅地实行下功，将来与诸同志信札往还自未能免，《仙话》零稿或须续辑，至于理法兼赅之长篇作品将以此为最后结束矣。

天下事皆有因缘，余在沪时迄无作书之意，到南京后独居静室，凉月满窗，景物依然，心情迥别，炉香杯茗，偏惹愁肠，花影竹风，倍添哀慕。惜良宵之不偶，感人命之无常，痛仙侣之折双，念师恩之未报，方始沉思暇想落笔遣怀。两睹月圆，乃完斯稿，始于阴历三月十三日，成于阴历四月十五日。从此人间仙学，遂有轨辙可循，未尝非环境有以促我，阅此书者，尚其谅之。

仙学必成

宇宙间为什么要生人生物，这个问题最难解答，留到后来再研究，我们现在所急需知道的就是用什么方法可以免除老病死之苦。

生与死，是相对的。既有生，自然有死，若要不死，先须不生。所以佛家专讲无生，果真能做到无生地步，自然无死。《庄子·大宗师篇》“杀生者不死”，亦是此意。但所谓无生不死，乃心性一方面事，肉体之衰老病死仍旧难免，痛苦依然存在。

因为有以上的缺点，仙家修炼功夫遂注重肉体长生，欲与老病死相抵抗。虽然方法甚多，但不是每一个方法都能达到目的。法之不善者非徒无益，而且有损。道书虽不可不看，却不可尽信。有些道书是冒名伪托的，根本就无价值（按：伪托书中亦有好材料，要自己善于识别）；有些道书的作者，对于此道并未十分透彻，竟大胆地做起书来，贻误后学；有些道书别有作用，做书的意思是要给当时几个富贵人看的，并未曾替普通人设想；有些道书故意闪烁其辞，指鹿为马，不教人识透其中玄妙；有些道书叠床架屋，头上安头，节外生枝，画蛇添足，分明一条坦途，偏长出许多荆棘；有些道书执著这面而攻击那面，或是笃信那面而不信这面，岂知实际上做得好，两面俱能成，非如水火冰炭之不能相容。设若尽信书，反误了大事。

不得口诀，无从下手。只有口诀，而缺少经验，亦难以成就。口诀几句话可以说完，经验须要随时指点，对症用药。口诀是死板的，经验是活泼的。若非自己经验丰富，不足以教人。

清净功夫与阴阳功夫，素来是立于反对地位，我认为二者皆有功效。但在今日环境之下，不便和诸道友谈阴阳功夫，因为条件不完备，实行起来徒惹麻烦，加添魔障。即就阴阳功夫而论，亦仅能施于初下手时之炼精化气，及至中间之炼气化神，阴阳功夫，已无能为力，自然走到清净路上来了，最后之炼神还虚更非清净不可。所以，此后专讲清净。

按：余所谓阴阳功夫，比较江湖先生所传授者大有分别。

一步登天，乃不可能之事。吾人若立志与造化相抵抗，须要分开步骤，循序渐进，不宜躐等而求。这件事是实行不是空想，空想可以唱高调，实行则当由近及远，由浅入深。

普通在世间做人的办法，一生过程大概分作三段：二十五岁以前是求学时代；二十五岁以后至五十岁是进取时代；五十岁以后至七十岁是保守时代。过了七十岁身体衰朽，待死而已。此指健康无病之人而言。若素来多病，到了六十岁就如日落西山，未必人人都能活到古稀之寿。所以人生过了五十岁即当抑制自己的野心，勿再只和社会奋斗，要留一点余力和造化小儿及阎王老子奋斗。

终生为生活奔走的人，谈不到修炼二字。最低限度也要家庭生活勉强可以维持，用不着再去劳心劳力，年龄将届五十已经饱尝人生痛苦，阅尽世态炎凉，觉得做一个凡俗之人实在没有意味。此时，正是学道的好机会，就应该即刻预备起来：

第一步，先将家庭事务安排妥帖，让他们生活无忧，儿子能负担者就交托与儿子，儿子尚未能成立者，暂时请至亲好友代为照管，或令他们和叔伯家族住在一处，然后自己方能脱身。

另外提出一笔修道经费，约计能够管五个人的生活开支已足，虽不要过于奢侈，亦不宜十分刻苦。因为中年以后的人身体多半亏损，或须药饵调补，仅靠普通饭菜恐不足以养生。所谓五个人，乃最合适的道友二人或三人，佣工二人或一人，连自己共五人。

另外尚须储蓄一笔旅行费，因为长久住在一个地方，未免纳闷，有时需要游览名山胜境，使身心得以调剂。设若在游览期中，寻到比较好之处，不妨迁移到彼处修炼，或者在彼处多住几时，再回到此处亦可。所以每年的旅行费，不能算在日常生活费之内。

第二步，选择适宜于修炼的场所，须要近山林，远城市，有终年不断的泉水，有四季长青的树木。东南方形势开展，可以多得阳光；西北方峰峦屏立，可以遮蔽冬季寒冷风。地方民俗要纯良，购买用品要便利。又要植物茂盛，才有生气，最好有松柏杉等类树木，由针状叶中吐出特别香气，人吸入身内大有益处，此种树木皆要成林，香气散布，始觉浓厚，稀疏几株则无济于事。

东南各省无论农村或山林，多产蜈蚣蛇虫等物，常常爬到人家床上来，所以房间要干净，门窗要严密，厨房更要十分留意，防饮食之中有毒气侵入。

屋内陈设务求简单，若非日用必需品，不宜放在屋内。静室中，光线要充足，空气要流通，以防微菌滋生。惟正当做功夫时候，光线不宜过亮，过亮则心神难得安定。室中不宜吹风，有风容易得感冒病。

无论住在什么地方，总不能不和人家往来，或者尚有交涉事件，正式做功夫的本人不宜耗散精神再管闲事。凡应酬乡邻，撑持门户，购买食物，督察佣工，以及日夜轮班保护静修之人，勿使受意外之惊扰，皆赖诸道友分担其责任。

第三步，改良饮食。饮食对于人身有密切利害关系，世间讲究卫生的人，尚且懂得某物于我有益，某物于我有损，有益者宜常吃，有损者宜禁止勿使入口，而一般做功夫的人，每不知注意此事，难怪他们功夫没有进步。虽由于方法之笨拙，而烟火食旧习惯不肯改变，亦为一大原因。

谈到改良饮食，先决的问题就是吃荤吃素。按事实而论，肉食之徒也有长寿的，专吃净素也有短命的，似乎吃荤吃素与人之寿命无关。然作精密观察，究竟吃素的比吃荤的少生疾病，在医学上亦颇有根据。实行修炼功夫，当然以吃素为合法，并且不违背仁慈之心理，但也要配制得宜，营养不缺。若饮食太菲薄，弄得面黄肌瘦，血液干枯，则不免为肉食之徒所窃笑。

吾人每天饮食所需营养质最重要的有三种：一、碳水化合物；二、蛋白质；三、脂肪。何谓碳水化合物，即碳氢氧三元素化合而成之物，如淀粉、糖等类；何谓蛋白质，即碳、氢、氧、氮、硫、磷各种元素化合而成者；何谓脂肪，即各种油类。

碳水化合物，米麦中最多，豆类次之；蛋白质，黄豆及卵黄卵白中最多，米麦次之；脂肪，除各种油类之外，黄豆及卵黄中所含最多。

以上三种营养物质，在每一个人身中每天需要多少，则不能一律。今只可言其大概之数，亦是按中国人体质而论。碳水化合物，每人每天需要九两；蛋白质，需要三两；脂肪，需要二两。劳心的人与劳力的人所需营养质数量多少当有分别。又，五十岁至六十岁，照此数九折；六十岁至七十岁，照此数八折；七十岁至八十岁，照此数七折。以上以市秤计。

牛奶、鸡蛋、鸭蛋可常服食，自磨豆浆可代替牛奶（豆腐店出卖之豆浆，嫌其水份太多）。芝麻油、黄豆油、茶子油、花生油、牛奶油皆可轮流食用，惟菜籽油性味不佳，勿食为妙。五味皆宜淡，不宜浓，若能完全淡食最好。

甲乙丙戊四种生活素，上等牛奶中皆有之，惟缺少丁种。甲种生活素，奶油、蛋黄、白菜、菠菜、芹菜、青苋菜、番茄中最多。乙种生活素，麦麸、米皮、黄豆、白菜、菠菜、芹菜、番茄、豌豆、花生、芝麻中最多。丙种生活素，白菜、菠菜、芹菜、卷心菜、豌豆苗、水芹菜、藕、辣椒、番茄、茭白、菜花、油菜、鸡毛菜及各种水果中最多。戊种生活素又名庚种生活素，即维他命C，鸡蛋、白菜、菠菜、牛奶、花生、番茄、山药、芥菜、芹菜、小麦、黄豆、绿萝卜、洋山芋中有之。

凡吃蔬菜，最要洗得干净，但不宜煮得太熟，太熟则生机消灭，吃下去没有益处；亦不宜太咸，太咸则菜汤不能多吃，而菜中生活素大半弃在汤中，未免可惜。

蔬菜要数从地上刚拔起来的生机充足，若隔一两日或浸在水里，菜中所含生活素不免损失大部分。

各种干果、水果皆可常吃，但要与自己身体配合恰当。寒体宜吃干果，热体宜吃鲜果。凡新鲜水果，大概是凉性。而红枣、黑枣、胡桃、杨梅、干荔枝、干桂圆、樱桃干、葡萄干之类大概是温性。新鲜蔬菜及新鲜水果中，皆有维他命C（丙种）；干菜干果中，则无维他命C（因维他命C喜水而怕干）。中医所谓凉性，即西医所谓第三种维他命。中医所谓血热，即西医所谓坏血症。

南方山中多竹，产笋最多，做素菜的人常喜用笋作主要食品，味颇鲜美。但此物性于人无益而有损，不可多吃。其他如蘑菇、鲜菌、味精等类，亦当禁绝勿用。

专做静功的人，每日饮食物料及时间，须有特别规定，不能与寻常习惯相同。若不肯改变寻常习惯，绝难有成。其他道友及佣人，每日三餐或两餐听便。

第四步，起居饮食都安排好了，就要讲到功夫如何做法。世人只晓得关起房门，在里面打坐，不晓得行走坐卧四种姿式皆可以做功夫。只晓得闭着眼睛在自己身中搬弄许多花样，不晓得后天的物质、先天的精神都是从身体外面摄取进来的。凡人到50岁以后，身中物质与精神大半亏损，所存无几，纵让你封固得丝毫不漏，也不过保留得一点残余，况且每天尚有消耗。所以，做修炼功夫的人，若只晓得在腔子里面弄，总弄不出好结果。

人没有饮食，就不能维持生命，没有空气，更是立刻便死。饮食空气对于身体关系如此重要，并且都是由外面进来的。

据理而论，一个人只要有丰富的饮食滋养，有新鲜的空气呼吸，应该可以永久生存，何以仍不免衰老病死？诸君先要明白这个道理，然后方可入仙学之门。

或谓人的身体构造像一部机器，机器年代用久了自然要损坏，身体年龄过久了，自然要衰老。机器损坏并非因为缺乏燃料，即使不断加添煤炭，装足汽油，也不能保机器不坏。身体衰老并非缺乏食料，即使长年的滋养丰富，医药无亏，也不能保身体不死。

愚谓：拿机器比喻身体虽有几分近似，但非完全相同。试看初生婴儿身体如何之小，过几年就变成孩童，孩童身体比婴儿大多少。孩童再过几年，就变成壮丁，壮丁身体比孩童大多少？请问：一部小机器过几年能自动变成一部大机器否？身体皮肉，受伤破烂，自己会生长完好；机器损坏，机器自己有修补之能力否？身体或动或静，由自己意思做主，机器动作与停止须听人的意思，机器自身不能做主。如此看来，人是有生命的，究竟与机器之无生命的不同。

人既然有生命，不是机器，就应该永久长存，为什么也要衰老？也要病死？其中有两个理由：一是从母胎所带来有限量的先天生命力，愈用愈少，自幼至老数十年，未尝添补；二是对于先天生命力所赋予之后天生命权，极端放弃，自幼至老数十年，未尝执管。因此身体遂不能永久维持。

何谓后天生命权，即是心脏的跳动，肺部的呼吸；何谓先天生命力，即是使心脏跳动、使肺部呼吸的一种天然能力。

用什么方法可以添补人身之生命力？即是由身外太空中摄取先天炁，透进自己身中，与后天肉体相融合，即是道书所谓：以无涯之元气，续有限之形骸。如此，则生命力可望永久不竭。

用什么方法可以执管人身之生命权？即是神气合一，大静大定做到脉不跳动、鼻不呼吸，与死人无异，惟身体柔软温和而不至于僵冷，即是道书所谓：脉住息停，未死学死。出定以后，脉息又皆回复常态，饮食、言语、动作，亦无异于常人。如此，则生命权可操之于自己，而不受造化所支配。自己要死就死，无丝毫痛苦；自己要活就活，不限定年龄。功夫到了这样程度，方是仙学初步成功。

以上所言特别生理之人，世间很难看见，但亦非绝无。我于光绪三十三年，在安徽省怀远县遇着，彼此相聚两旬之久，许我实地试验，证明仙家之说非虚，并改正道书上各种错误，然后我方下决心抛弃家庭，淡泊名利，费四十载光阴，阅千百部秘籍，打起全副精神，专求这一件事。奈以缘会蹉跎，顽躯垂老，抚今追昔，悲感良深，此后无论环境如何困厄，亦当于荆棘丛中辟开路径，入山之期当不在远。惟念同志诸君，被书所迷，对于真理尚多未悟，不能不有彻底之启发，留作后学之南针，特将实行上最关重要各点设为问答，依次列述于后。

问：前文所谓行立坐卧四种功夫，如何分别？

答：行立坐卧，乃人身四种不同的姿势，并非功夫有四种做法。因为仙道功夫本是活泼泼的，若经年累月闭门死坐，实不合法度。

凡遇良辰美景，日暖风和，宜到郊野空旷地方散步，务须缓缓而行，切忌奔跑喘汗，当其行时不妨兼做神气合一、重心放置脐下的功夫。

偶或于松阴泉石之间、花草园林之际，小立些时，亦可做同样的功夫。但须注意身体要正直，两脚要站稳，预防功夫做得恰到好处时，精神一恍惚，筋骨一松弛，不免有倾跌之危险。

至于坐的姿势，盘腿或垂腿，听其自便，总以能耐久不动为妙。功夫仍是神气合一，至少要静坐一小时，方可起身，效验常发生于半小时以后，在半小时之前难见功效。佛教跏趺坐不适于用，长久下去腿要生病。

睡的姿势，有仰睡，有侧睡，有半靠睡。若要摄取先天，以仰睡为便，得效最快。若只做神气合一的功夫，侧睡亦可。

饱餐之后只宜散步，不可打坐，更不可睡倒，若犯此诫恐得胃病。坐功宜在饭后二小时，睡功宜在饭后四小时。吃饱了立刻就做功夫，毫无效验。

问：照如此做法，要做到初步成功约需多少岁月？

答：如此做法，只能祛病延龄，使身体健康而享高寿，不能说几时可以成功。若要成功，必须功夫一步紧似一步，逐日增加时间。设环境适宜，功夫急进，一日不断，五年可成；若功夫缓进，偶有间断，十年可成；倘或中途发生魔障，即不能限定年月。所谓五年十年，其中有个计算，就是按每天逐渐增加之数积累上去，到某种程度为止，并非随意虚拟一个数目以宽慰自心。

第一年：行立坐卧功夫，每天随意练习不拘时间。

第二年：上半年终，每天除随意练习的功夫不算，正式功夫必须做到接连二小时静坐不动；下半年终，每日正式功夫必须做到接连三小时静坐不动。最初从一个钟头做起，每天加二十秒钟，三天加到一分钟，三十天加到十分钟，半年一百八十天，加到六十分钟，即是加一小时。

第三年：上半年终，每天必须做到接连四小时半静坐不动；下半年终，每天必须做到接连六小时静坐不动。每天加半分钟，两天加一分钟，一个月加十五分钟，六个月加九十分钟。

第四年：上半年终，每天必须做到接连七小时半静坐不动；下半年终，每天必须做到接连九小时静坐不动。

第五年：上半年终，每天必须做到接连十小时半静坐不动；下半年终，每天必须做到接连十二小时静坐不动。

问：接连十二小时静坐不动，身体如何忍耐得住，岂不是像受刑罚一样吗？

答：我所说的，已经比古法减轻一半。若是完全按照古法行事，功夫做到五年期满，可以说昼夜二十四小时身体没有活动的机会。我改为十二小时，已经是大开方便之门。

问：这样做法岂不是活死人吗？

答：神仙功夫原来是未死先学死，这个暂时的死能由自己做主，然后长久的生，方能由自己做主。若不经过此关，如何能成仙呢？

问：这样死打坐就可以成仙吗？

答：你看他外表像死打坐，不知他身内生理上已起了微妙的变化，非但比较真死人绝不相同，即比较普通活人亦大大两样。气满自然不思食，神全自然不思睡，息自然停，脉自然住。到如此程度，虽非入圣，确已超凡，一切效验都是从死打坐上得来的。除此之外，别无他法能到此程度。

问：静坐功夫既如此重要，何以前文又说长年累月闭门死坐不合法度？

答：他们静坐，或守窍、或运气、或止观、或参禅，做到几年以后，生理上并无变化，呼吸仍旧不停，脉搏仍旧跳动，仍旧要吃饭，仍旧要睡眠，不能依功夫浅深层次逐渐进步，故曰不合法度。

问：彼此一样的静坐，何以结果不同？

答：这就因为身中先天充足与不充足的关系。譬如一粒种籽，种在土里，好种籽自然生长好花果，坏种籽就无美满的成绩可见。先天炁充足是好种籽，先天炁亏损是坏种籽，若专在后天物质上做功夫，不识先天的作用，是无种籽。肉体譬如土地，饮食譬如肥料，功夫譬如人功，只有种籽没有土地、肥料、人功，种子固然不能生长；若只有土地、肥料、人功，没有种籽，又岂能生长植物、开花结果？所以，同是一样的静坐，而有成功不成功的分别。

问：静功能做到十二小时不断以后，是否再要增加钟点？

答：慢慢增加亦可，否则只须保持十二小时的限度已足。

问：从此以后是否每天必须接连静坐十二小时，或亦有休息之期间否？

答：到此程度，可以暂时休息，但须注意勿使功夫退化。

问：功夫做到鼻不息、脉不跳、日不食、夜不睡，衰老病死之患，可以免除，此时已达到超人之境界矣。然而阳神尚未脱体，各种神通尚未发现，意外的灾祸仍不可免，若要再求进步，其法如何？

答：有急进与缓进二种法门，听人自便。

急进法，要藉助于太阳真火之力。宜选择温热地带之高山，掘一土洞而居，面向东南，洞内须干燥无潮湿，又须洁净严密，不让毒物侵害。每天候日出时人在洞外吸取太阳光线，由鼻孔及皮肤毛孔进入身内，和自己的元气元神浑合锻炼，打成一片，结成一团。从寅时起，至未时止。申时以后至夜间丑时，人隐藏洞内，不见光明，专做静定功夫，以收敛阳气。到次日寅时，仍如前法。每天只饮泉水，断绝其他食物，不过三年，阳神即可透顶而出，不求神通而自得神通，此为先出阳神后得神通之法。

缓进法，初步功夫成功以后，暂可告一段落。此时，或游山玩水，优游自适，或移居洞天福地，培养性灵。终日静坐亦可，长眠亦可，食亦可，不食亦可。若要求神通，须在静定之中作一观想，随时演习，大概是先得天眼通，次得天耳通，再次得宿命通。他心通最难得，如意通乃出神以后之事。但是像这样做法，阳神却不易出现，能脱体的或许是个阴神。若自己不以为满足，要将阴神变为阳神，须得重新锻炼一番。阴神可以出而不出，神通可以用而不用，日日摄取先天真一之炁，加入身中，密集煅炼。越积越厚，愈炼愈精，功圆果满，跳出五行之外，非但不是阴神，并且超过阳神，可以离开地球而上升天界。此为先得神通后出神，乃缓进法。成功不能限定年月，大约需十五年至二十年。

问：自始至终，在一处地方做功夫，做到出阳神为止，中间不欲迁移他处，一劳永逸，是否可能？

答：恐不可能，如其可能，吾亦甚愿。原因有二：一者道法上不可能，二者人事上不可能。

何谓道法上不可能？初步功夫，要在生气旺盛地方，须得山清水秀，鸟语花香，植物繁多，田园肥沃，农产充足，食用无忧，土厚气浓，翕收便利；二步功夫，要在灵气凝结地方，须得洞天福地，泉水清奇，叠嶂回峦，烟云舒卷，藏风聚气，门户幽深，松径茅庵，离尘绝俗（门户幽深指山水之形势而言，不是房屋之门户）；三步功夫，乃出阳神以后之事，要在杀气偏胜地方，须得千丈高峰，悬崖峭壁，下临无地，上可接天，草木不生，冰雪满布，人迹罕至，蛇虎潜踪。此三种境界绝不相同，在一处地方岂能兼备？

何谓人事上不可能？凡是生气旺盛之地方，出产必定丰富，每易为恶势力所垂涎，难保不起争夺之祸。在二三十年长时期中，要想本地方始终平安，颇难如愿。再者，今日匪类常喜啸聚山林，因此所谓洞天福地者，亦有时不免被其直接侵害，或间接受累（海牙按：此指四十年代初而言，今日当无此顾虑）。若思患预防，则移居避祸原是意中事，比较稳妥地方，还是千丈高峰悬崖峭壁之处。然未出阳神之人，虽有初步功夫，亦不敢轻易居此。

问：初步功夫，取生气地方；二步功夫，取灵气地方；三步功夫，取杀气地方。是何理由？

答：人到中年以后，每患自己身中生气不足，必须借助于外界无限量之生气以培补之，故宜选择生气浓厚地方做功夫，则容易得速效。及至做到气满不思食，神全不思睡，可知身中生气已经充足，无须再取生气，此时当练习神通，故宜在有灵气的地方做功夫，则神通易于成就。及至得了神通，阳神出现，可以称为神仙，在这个时期中，凭自己力量，一面接引有缘同志，一面救济世间苦难，但是此等事业永无了期，待到后起有人，即可将济渡责任让后起者担负，自己就当做飞升上界的功夫。所以要在杀气重的地方去做，因为那个地方人迹不到，又无毒蛇猛兽，而且温度甚低，把自己肉体安放在适宜之处，能保存许久岁月不坏，可以放心大胆专做超脱的功夫，无须要他人护卫。又因离开重浊浓厚之地气已远，而与轻清淡薄的空气相接近，对于上升功夫，亦有些许助力。

问：初步成功以后，饮食起居与普通有别否？

答：非但成功以后与众不同，起手做功夫时候早已特别规定：

第一年，每天饭菜两餐，补品两餐，果品一餐，共五餐；

第二年，每天饭菜一餐，补品两餐，果品一餐，共四餐；

第三年，每天饭菜一餐，补品一餐，果品一餐，共三餐；

第四年，每天饭菜一餐，补品或果品一餐，共两餐；

第五年，每天仅一餐，或饭菜，或补品，或果品，轮流替换食之；

第六年，即当断绝烟火食，每天仅食少许水果或终日不食亦可，或数日不食亦可。

所谓补品，大概属于药饵，或是普通饭菜中所缺少之物质，而为身体上所需要者。吃补品须有医学知识，不可乱吃。

问：男女之事如何？

答：预备下手做功夫的时候，即完全断绝，正式做功夫更要绝对禁止，否则在五六年极短期间如何能修成半仙之体？

问：精满自遗或生精太多，身中受了刺激而动欲念，这两种困难用什么方法应付？

答：有各种不同的方法，因人而施，不能执定某法最好。若功夫有效，这两种困难也就能免除了。

问：各种方法用尽，仍旧无效，将如之何？

答：绝无此事。世间虽偶有百法无效之遗精病，乃寻常不做功夫的人始有之，专门修炼家若得此病，岂非笑话？

问：常听他们做功夫的人说起多有患遗精病者，不知是何理由？

答：他们的功夫做法都不高明，所以越做越遗精，停止不做则遗精次数反而减少，此等功夫尚不能却病，安望成仙？

问：自古相传炼精化气之法，用之能获效否？

答：你先要明白精是何物。若认为交媾之精或遗泄之精，那就错误了。须知化气之精即《灵源大道歌》中所谓“神水”，不是浓厚粘腻之浊精。神水可以化气，浊精不能化气，愈炼愈硬则有之耳。况且，炼精化气之法已非上乘，我所传的口诀“炼气不化精”比较炼精化气更高一着。

问：假使欲念旺盛不易制伏，将如何办法？

答：欲念之起，有关于生理上的，有关于心理上的。如身中生精过多，刺激神经不能安定，这是生理作用。若是炼气功夫做得好，后天浊精自然就不生了。又如看见有诱惑性的书籍图画，心理上先受感触，而后影响到生理上，只要你永远禁绝不看，就无妨了。况且在山林中专做清净功夫，足迹不履城市，又与家庭隔离，环境上的诱惑也可以避免，欲念既无起因，绝不至于旺盛到不易制伏之地步，此层毋须过虑。饮食之中含有兴奋刺激性的，宜勿入口。

问：阳神与阴神之分别何在？

答：各家道书上皆言阳神可以现形与大众看，能言语能动作，阴神只有灵感而无形质，虽能见人而不能为人所见。道本无相，仙贵有形，故修炼家以阳神为足贵。但余亦不喜徒唱高调，像前人所著道书一样的藐视阴神。虽是阴神，究竟比不神总强得多了，当今之世又有几个能出阴神呢？虽常闻某某等能出阴神，但亦无实证。

问：阳神脱离躯壳而能独立现形，是依赖何种物质而构成他的身体？

答：阳神构成，依赖气体，所以道书上说："聚则成形，散则成气。"

问：用什么方法，方能与气体相结合？

答：初下手，就用神气合一之法，做到五六年后，初步功夫成功，也不外乎这个方法，直做到出阳神为止，到底还是这个法子。虽有许多辅助的方法随时应用，然主要的方法惟有神气合一而已。

问：神气合一之法，极其简单，何以能得这样大的效果？

答：凡是最上乘的方法，都是最简单的。若方法愈复杂，则功夫愈难做，而效果亦愈不易得。况且，这个方法是从造化根源上探索出来的，幸勿轻视。（海牙按："神气合一"先师这里仍没有说明，请回头仔细玩味《廿四首丹诀串述》的末句。）

问：如何是造化根源？

答：我用近代的科学与古代的仙学互相比较，互相联系，而拟定一种方式并加以说明如图。

顺则成人逆则成仙升降变化次序表

道	体	以太	中子	电子	原子	分子	细胞	肉体	精血	命	人
	用	清虚	混沌	灵光	元神	真意	识神	灵魂	情欲	性	
		道之境界	道仙分界	天仙境界	神仙境界	地仙境界	仙凡分界	凡人境界	凡人堕落境界		

（此表成于“民国”三十四年阳历四月，彼时原子炸弹尚未出世，普通人不知原子为何物。受过科学教育者，虽知原子电子之说，亦未闻中子之名。盖从极冷僻极专门之科学书中得来，遂作成此表。及至1945年秋季，日本受两颗原子炸弹而投降，世人方震惊于原子之威名。至于用中子击破原子之说，只有少数科学家知之，普通人尚未了解。）

老子《道德经》第二十五章云：“有物混成，先天地生，寂兮寥兮，独立而不改，周行而不殆，可以为天下母。吾不知其名，字之曰道。”按：此即今日科学家所推测之“以太”境界。

老子《道德经》第四十二章云：“道生一，一生二，二生三，三生万物。万物负阴而抱阳，冲气以为和。”按：所谓道生一者，即是“以太”凝结成中子，又名中性电子核；所谓一生二者，即是中子分裂为阴阳电子；所谓二生三者，即是阴阳电子由多少不等的方式组成各种原子；所谓三生万物者，即是一种原子结合成二三种原子化合而成无量数物质，最小的单位，名为分子。所谓万物负阴而抱阳者，即是无论何种物质，虽其状态不同，都以原子为基础。每一个原子皆有核心，核心乃中性粒子与阴阳电子合组而成，但偏于阳性，另有或多或少之阴电子围绕此核心而旋转，故曰负阴而抱阳。在平常状态时，原子均为中和性，即阴电子之数无论多少，其负电荷之总量恰等于其电核正电荷之量。故对外不显电性，此即《道德经》所谓冲气以为和。中国两千几百年以前最古的学说，与今日科学家新发现的理论若合符节，可知宇宙间生物生人有一定公式。古今中外，哲学科学若追根究底到了极顶，无不相同。

《列子·天瑞篇》云："有太易，有太初，有太始，有太素。太易者未见气也，太初者气之始也，太始者形之始也，太素者质之始也。"按：所谓太易者即是哲学上的无极、科学上的以太；太初者即是哲学上的太极、科学上的中子，又名中性电子核；太始者即是哲学上的阴阳、科学上的电子；太素者即是哲学上的五行八卦、科学上的原子分子。

《庄子·天地篇》云："泰初有无（不以思想，不能言说），无有无名（即老子所谓：道常无名。又云：无名天地之始。在科学上属以太阶级）。一之所起（即老子所谓：道生一），有一而未形（即中子阶级）。物得以生谓之德（即修炼家所谓先天一。此时尚未分阴阳，仍是中子阶级）；未形者有分（此时已分阴阳，即是电子阶级），且然无间谓之命（虽分阴阳，仍混合一团而无间，乃原子阶级）；流动而生物（电子旋转不停，原子化合化分，皆是流动之象，无量数的物质从此而生，乃分子阶级），物成生理谓之形（植物性的细胞组成植物之形，动物性的细胞组成动物之形，各有各的生理）；形体保神（形体与精神两相保守，形保其神，神亦守其形），各有仪则谓之性（各有其生理上之仪式与法则，植物有植物之特性，动物有动物之特性）；性修反德（人为万物之灵，人类中有超等智慧者，用修养功夫返还到先天一炁之地位，即是成仙），德至同于初（修养功夫到了至高至极和宇宙本体合而为一，即是成道。初者指泰初而言，同于初即是同于道）。"

天地万物皆由道而生，人亦是从道中来，但须经过几层阶级渐次下降，然后成人。

凡人若要成仙须用逆修之法，就是从真意下手脱离肉体细胞阶级，而以气体分子为自体。此即我平日所主张之神气合一功夫。功夫成熟，身中生理完全变化，已非凡人境界，此时可称为地仙。进一步以元神为用，以原子为体，即是道书所谓"炼气化神"功夫。功夫成熟，阳神出现，可称为神仙。再进一步，以灵光为用，以电子为体，即是道书上"炼神还虚"功夫。功夫成熟，飞升上界，可称为天仙。

至于摄取先天炁的功夫，是以混沌为用，以中性电子核心为体，乃天人合一之道，上自天仙、神仙、地仙，下至凡人仅为却病延龄而做功夫，皆不能外此，舍此则不配谈修炼。

宇宙间，凡是物质，同时必具足相当之能力，凡是一种能力必根据一种物质而来，不会凭空的发出能力。物质是体，能力是用，体用是一物二面。

专以人而论，命即是体，性即是用，性命是同出一源。

物质不能创造，不能消灭，但是可以千变万化；能力不能创造，不能消灭，但是可以互相转换。

古今讲唯心哲学的，每以为宇宙间物质境界，皆是幻妄；一切唯心所现，心生则境生，心灭则境灭，这种理论只知有用，而不知有体。

讲科学实验的，只认得人是各种物质集合体，而对于意志思想情欲等等，则无法解释。这又是仅知有体，而不知有用。或者以为心性是体，不知心性乃物质所发出之能力，遂误认用即是体，不识真体究为何物，空谈心性亦无着落。

次序表中上边一行排列皆是体，下边一行排列者皆是用。科学家所研究都在体上，仙学家做功夫都在用上。

我们的肉体由父精母血交合而生，应该精血在先，肉体在后。但是精血又是由父母之肉体而生，没有肉体哪有精血，自然是肉体在先，精血在后。父母之先又有父母，若问最初父母从何而来，既不是天上降下来的，也不是土里钻出来的，自然是一种似人非人的高等动物变化而来。高等动物，又是低等动物进化而来，低等动物又是更低等动物变化而来，如此一层一层追问下去，到了极处就是原始细胞。况且人类的肉体，又是无量数细胞组成的，把细胞阶级列在肉体之前，理由十分充足。

细胞虽小至肉眼所不能见，但不能不承认它是物质。既是物质，当然是各种分子之集合体，因此把分子列在细胞之前。细胞形状各别，在显微镜中可以看见，至于分子虽极精之显微镜亦不能见。分子之上有原子，原子之上有电子，电子之上有中子，中子之上有以太，科学研究到此为止，以后再讲道之用（闻近年新发明有所谓电视显微镜者，可以窥见分子形状）。

情欲者，凡喜怒爱憎及各种行为，专以感情为用，而不问事理如何；又或喜怒爱憎及行为等，虽不悖于事理，而发之太过，不得其平；又或沾染恶习，难以戒除，怀抱野心，不自量力；又或嗜欲浓盛，异乎寻常，色欲昏迷，不顾利害。这一类的人皆陷于情欲罗网，莫能自拔，在生如此，死后可知，故名为堕落境界。

肉体之人既有精血，自然有情欲。精血是物质，情欲即是精血所发出之能力，有体必有用。若要情欲完全消灭，无论在事实上或理论上，皆不可能，然而人的灵魂包含许多成分在内，有情欲，有识神，有真意，有元神，有灵光，一层比一层清，一层比一层高，情欲不过占吾人灵魂中之一部分，自识神以上皆属于理智范围，若仅知任情纵欲，而昧却理智，则不成其为人矣。

细胞阶级乃仙凡分界处，细胞是物质，识神是细胞所发出之能力，细胞是体，识神是用，眼耳鼻舌身意六种识神皆以细胞作根据，识神外用，发挥细胞之能力，即是普通凡人境界，识神内敛含养细胞之能力，勿使其过分耗散，即可以祛病延龄，有修仙的资格。

分子阶级是地仙境界，无论矿物、植物、动物，其本身之分子皆有一种团结力，此力即道书所谓“真意”。无论固体、液体、气体，其分子皆有一种运动力，此力亦是“真意”于中主持。吾人若要修仙，须从真意下手，而不用识神，则可以脱离细胞阶级，而与气体分子发生关系。细胞能力渐渐变化为分子能力，识神作用渐渐变化为真意作用，生理上既大起变化，于是有鼻不息、脉不跳、不食不饥、不睡不倦种种效验，地仙资格因此而成。

原子阶级是神仙境界，元神即是原子之能力。所谓阳神者，即是以气体原子为身体，集聚则有形，为人所见，散开则无形，而人不能见。元神与识神不同处，元神特点在静定，识神特点在分别。真意介乎元神与识神之间，非静定亦非分别，功夫成熟自能知之（真意特点在感通）。

电子阶级是天仙境界，灵光即是电子之能力，神仙炼就阳神可以在空中来往，而不能飞出地球之外。因为他虽没有肉体之累，究竟还有气体存在，气体亦是物质，仍不免要受地心吸力所牵引，到了功夫进步，气体之阳神，化为电子之灵光，则脱离物质范围而不受吸力所牵遂得自由超升上界。

修成地仙可以免除老病死之苦，而不能抵御枪炮子弹，因为他尚有肉体之累，倘有预知未来的神通，选择比较安全的地方而居之，灾害自不能及。修成神仙可以不畏枪炮子弹，设不幸遇着几百磅炸弹之力，恐亦不能抵抗，因为他尚有气体存在，猛然一炸，无量数气体分子彼此互相撞击，地裂山崩，虽阳神，亦不免被巨大震力所破坏，若距离甚远者当然无恙。修成天仙纯粹的一片灵光，非但不畏炸弹，纵将来地球毁灭亦不受影响，所以我辈修炼当以天仙为目的，勿以小成而自满自足，此乃彻底之论，望有志者共勉之。

补录：以太是一个非物质的媒介品，占据无穷的地位，充满宇宙而无间断，此种媒介品之生存，似乎对于两体之间力之运输甚为重要，即如太阳之于地球，虽有空间分离之，然重心上及光线上仍相联系，又如电力与磁力经过真空而传运，亦显出有传运能力之存在，所以供给磁电力之旋转，亦因有以太左右于其间，除却传运旋转力以外，其性质绝对是消极的——完全透明的，不能分析的，缺乏黏性的。（此段译自《大英百科全书》，孟、谢、方、朱抄本无此一段。此乃乙酉年阴历五月廿一日所增补。当日高尧夫君由《大英百科全书》中抄一段原文给我，惜稿件散失，难以寻觅。此段乃译文，无意中发现，恐其再遗失，遂补录于此。）

尚有经验数十条，未能一一笔录，俟有机会，再谋补充。

陈撄宁写于杭州银洞桥廿九号慈海医室

“民国”三十六年十月三十日

附 录

祛病延龄方便法

不是专门修炼，而仅以健康长寿为目的者，可用此法保能如愿。

早晨天微明即起，静坐两点钟，然后再洗脸吃饭做事；夜间亥时下四刻子时上四刻静坐两点钟，然后再睡下。每日早晚共计静坐四小时已足，不必增加钟点，只要有恒心，日日如此，勿使间断，并无妨于办事时间。

冬季夜长昼短，早晨宜在天明以前即起，坐到日出后为止，性急不耐久坐者，起首只坐半点钟，后来渐渐增加到一点钟，再渐渐坐到一点半钟，再增加到两点钟为止，以后即不再增加。坐到一个钟头，若不能增加时间者，即止于此亦可，不必勉强增加到两点钟。

当静坐时，勿须守窍，勿须运气，勿须止念，勿须回光返照，勿须存想丹田，勿须舌搭天桥、手扣合仝，勿须眼观鼻、鼻观心，勿须其他一切花样，只要身体端正，不动不摇，即为合法。两腿或盘或垂，眼睛或开或闭，那些都可以随便。至于两手或放在中间，或分置于左右，更不成问题。惟周身衣服不宜束缚太紧，裤带要解松，坐垫要柔软而厚，富于弹性，勿使身体有丝毫不舒适之处，蚊虫臭虫跳蚤等类皆要驱除干净，坐长久了，能把自己身体忘记最好。

正当静坐时，或有用数息法者，或有用两眼观鼻端法者，或有用守印堂山根法者，余以为都不好，最好是用听呼吸之法。不是听有声之呼吸，是听无声之呼吸。听久了，自然心息相依，神与气合而为一矣。（海牙按：用“听皮肤”之法，更为稳妥。）

若嫌杂念太多，用数息法亦可。其实杂念与静坐是两件事，杂念并不妨碍静坐，只要身体静坐不动，杂念听其自然亦无妨。最好是身口意三不动。但意不动甚难，先作身口不动，再渐渐调伏意识可也。

每次开始静坐之前及静坐完毕之后，宜兼做全体运动，此法乃余所发明，只有一个姿势，凡五脏六腑四肢百节胸腹脊背头颈腰胁无处不运动到了，其功效胜过一大套柔软体操，虽运动姿势极其简单，奈纸上写不明白，有知此法者，可以代为转教。

动功与静功相辅而行，方无流弊，偏于静而不动亦非善法。寻常若有精关不固或梦遗或早泄者，可兼做长筋术。此法乃福建人菲律宾华侨洪太庵君所发明，余稍加补充，果能行之日久，当见极大功效。

孔夫子说："饮食男女，人之大欲存焉。"仙学家对于饮食男女确有彻底解决之法，然非普通人所能奉行。若仅为祛病延龄计，饮食一层可参考《仙学必成》第三步各条，已够用，但不宜每餐吃得太饱，弄成胃病。男女之事，要有节制，不可任意胡为。特将禁忌各条开列如后，为有志养生及改良人种者之一助。

关于天气的

冷天非火炉不暖时，热天单衣尚要出汗时，霉天潮湿气重时，狂风暴雨时，震雷闪电时。

关于节令的

立春，立夏，立秋，立冬，春分，秋分，冬至，夏至。

关于纪念的

父母兄长忌日；岳父母忌日，此是女方的关系。

关于人事的

出远门辛苦初归时，处逆境胸怀郁闷时，负重任工作紧张时，遭危险惊魂不定时，悲哀之后，愤怒之后，劳力之后，劳心之后，酒醉之后，饱餐之后，疾病之后，居丧之际。

关于年龄的

（此是就中国人身体而言，外国人身体比中国人强，可以加增一倍或两倍）

二十岁以外一星期一次，三十岁以外两星期一次，四十岁以外三星期一次，五十岁以外四星期一次，六十岁以外绝对禁止，身体禀赋异常者是为例外。（按：虽以星期为标准，但到期若遇上文所列各种禁忌，则宜改期，不是到期一定要做。总而言之，这件事是亏本的生意，愈少做愈好。）

关于女方的

月经期内，怀孕期内，产后三个月期内（年过五十，月经断绝以后绝对禁止），白带病太重时，子宫病未愈时。

烟酒能戒断最好，否则宜有选择。酒类只有啤酒、葡萄酒、绍兴酒、甜米酒可吃，烧酒、高粱酒、白兰地酒伤人。卷烟上品的可吃，粗劣味辣者伤人，雪茄烟亦伤人。

无论何种修炼之法，皆从克制情欲下手，可见情欲是人生的大患，能阻上进之路，能开堕落之门。不必高谈阔论，浅而言之，仅求健康长寿，亦非克制情欲不可。世间有室家和美、安享天年、无疾而终者，皆情欲淡薄之人，而非肆情纵欲之辈所能妄冀。

动静两种功夫做长久了，各种病症渐次痊愈，自己觉得精神充足，体力康强，这就是极大的效验，不必问身内有无特别景象发生，尽管照旧向前做去。倘或身中果真有异乎寻常的景象，切不可胡乱运转，一面要小心护持，勿受惊骇勿犯色欲，一面要请教诸位有经验之人，仔细讨论用什么方法应付。若急切求不到应付之法，只好暂时停止坐功，勿再前进，俟将来有法应付时再继续行功，否则恐不免弄出病来。

以上各条，似乎平淡无奇，实为余数十年阅历有得之言，果能依法奉行，绝对可以达到目的，诸君幸勿轻视。无论少年中年，若认为这种办法是人生所必需的，要做就做，不必有所期待。光阴如流水一样的过去，转眼身体衰老，百病丛生，再想用功已嫌迟了。《黄帝内经》曰："夫乱已成而后治之，病已成而后药之，譬犹渴而穿井，斗而铸锥，不亦晚乎。"

补 记

《仙学必成》因缘记

《仙学必成》，乃先师陈撄宁先生于南京孟怀山师兄“亚园”住时所著，理论透彻，初步口诀一露无遗，为志心仙道者必读之作。此抄本乃先师在杭州慈海医室余寓所为余所抄，对孟怀山师兄家中所作本，又有所增补。

此抄本最初仅在老师身边的几个学生中辗转传抄，然父辈好此道，其子女未必亦好此道，对此抄本疏于保管在所难免，致使抄本流传于外，为一些道外人士所抄，而恃以为贵。

更有人将此抄本之残本，冠以《学仙必成》之名，并加以注解，公开流通，然其中几处关键无存。

余本无意公开此本，然观有借此书以求名利者，此与先师当日著书之本意大为不合。惟有将此书真本全文公开，正本清源，方能发挥先师著作此书之真实意义。同时也可满足仙学爱好者及研究者研究此道之需要。故将真本原文，公开于此，以飨同好。若有机会，亦欲将先师手迹影印出版，供学人研究参考之用。

先师确另著有《学仙必成》秘本一部，是书作于杭州银洞桥慈海仙学研究室，乃先师讲解仙学秘诀时，随讲随作，仅先师亲笔抄本一册。此书纯为修仙实行口诀，外界绝无流传，现在尚不便公开，待有机会，亦或整理出版。

胡海牙

一九九九年六月六日补记

附 录

八旬老人每分钟呼吸仅三次

本报讯：我市 83 岁老人孟怀山，每分钟呼吸仅 3 次，而常人的呼吸每分钟约在 14—18 次。前天，孟怀山老人应本报记者之邀，共同前往南京军区总医院做呼吸测试。

军医张连丰恰巧也练了五年气功，他说："孟老的呼吸慢而深，柔缓而有力，静息通量很少，每分钟呼吸次数明显低于 4 次。若夜深人静完全进入带功状态，估计会在 3 次以下。"

孟老名广谨，山东桓台县人。据家谱载，系孟子的第七十代孙，至今练静功已五十载。孟怀山早年曾随同表兄创办济南文德铁工厂（现济南第四机床厂）、南京普丰面粉厂（现南京面粉厂），1950 年又独资创办了南京亚园化工厂。1943 年，孟怀山拜我国近代道教丹学的开拓者、后任新中国道教协会会长的陈撄宁先生为师，在南京"亚园"家中获陈先生三年亲传。（海牙按：先师陈撄宁先生的《仙学必成（未定稿）》之初稿即做于此时。）1987 年夏，孟老被友人推至玄武区体委参加气功考核时，即兴做了静功呼吸表演，当时验证为每分钟 2.5 次，顿时惊动四座。

孟老认为，静功就是要培养人体的元气，把身体内这一潜在能量集聚起来，变为健身的动力。孟老虽已 83 岁，但走路十分稳健，交流情况时非常健谈。平日，他最爱吃的菜是青菜烧豆腐，萝卜、土豆每天不少。现在他每天只睡三个多小时觉，且醒来后满嘴甜味。孟老有两个愿望：一是做跨世纪的健康老人，二是力争越过"脉住息停"这一人体生存的禁区。

海牙按：此文原载于南京日报社主办的《金陵晚报》1994 年 3 月 17 日第二版。

最上一乘性命双修二十四首丹诀串述

陈撄宁

其一

光明寂照遍河沙，凡圣原来共一家；
一念不生全体现，六根才动被云遮。

其二

真心浩浩妙无极，仙佛圣贤从里出；
世人执着小形骸，一颗玄珠迷不识。

其三

两仪肇分于太极，乾以直专坤辟翕；
惟赖中间玄牝门，其动愈出静愈入。

其四

天地之间犹橐龠，橐龠须知鼓者谁；
动静根宗由此得，君看放手有风无。

其五

性之根兮命之蒂，同出异名分两类；
合归一处结成丹，还为元始先天炁。

其六

先天至理奥难穷，铅产西方汞产东；
水火二途分上下，玄关一窍在当中。

其七

一窍虚空玄牝门，调停节候要常温；
仙人鼎内无他药，杂矿销成百炼金。

其八

天机秘密难倾吐，颜氏如愚曾子鲁；
问渠何处用功夫，只在不闻与不睹。

其九

闻于不闻好温存，见于不见休惊怕；
尤贵勿忘勿助间，优而游之使自化。

其十

杳冥才觉露端倪，恍惚未曾分彼此；
中间主宰这些儿，便是世界真种子。

其十一

恍惚之中寻有象，杳冥之内觅真精；
有无从此交相入，未见如何想得成。

其十二

天心复处是无心，心到无时无处寻；
若谓无心便无事，水中何故却生金。

其十三

忽然夜半一声雷，万户千门次第开；
若识无中含有象，许君亲见伏羲来。

其十四

西南路上月华明，大药还从此处生；
记得古人诗一句，曲江之上鹊桥横。

其十五

塞兑垂帘默默窥，满空白雪乱参差；
殷勤收拾无令失，伫看孤轮月上时。

其十六

妙运三田观上下，团成一气合西东；
凭君遥指昆仑顶，夹脊分明有路通。

其十七

子时气到尾闾关，逆转河车透关山；
要在八门牢闭锁，火符进退任循环。

其十八

只求一味水中金，镇摄虚无造化窟；
促将百脉尽归根，念住息停丹乃结。

其十九

怪事教人笑几回，男儿今日也怀胎；
自家精血自交媾，身里夫妻真妙哉。

其二十

从此仙苗渐现形，随时灌溉守黄庭；
养胎八九功将熟，忽觉凡躯已有灵。

其二十一

饥餐渴饮困来眠，大道希言顺自然；
十月圣胎超脱出，奔雷震裂上丹田。

其二十二

空不顽兮色不碍，世界能坏他不坏；
有为事毕又无为，无为也有功夫在。

其二十三

法身刚大包天地，真性圆明贯古今；
若未顶门开具眼，休夸散影与分神。

其二十四

打破虚空消亿劫，既登彼岸舍舟楫；
阅尽丹经万万篇，末后一句无人说。

以上二十四段诗歌，出于各家之手笔，余将其集合一起，先后排列，颇具深心。学者果能全部贯通，即身就可成仙作佛，不必待到他生后世矣。若是妄语，甘堕拔舌地狱。

或问："既登彼岸舍舟楫"末后一句，究竟如何？是不能说乎，抑不肯说乎？答曰：古人不肯说耳。或问：何故不肯说？答曰：恐根器浅薄之人闻而惊骇，遂致失其信仰心耳。或曰：先生之学，素以彻底见称，今日何妨相告？余曰：君勿惊骇。或对曰：决不惊骇。余曰：有几分信仰？或对曰：有十二分信仰。余曰：可矣。“既登彼岸舍舟楫，再入轮回做众生。”问者默然含笑而退。

丙子孟冬　撄宁子陈圆顿识

海牙按：余见今世，有注解先师此二十四首丹诗者，意虽良美，然未必合乎先师之本意。其实在《扬善半月刊》总第九十三期中，先师撄宁夫子曾在中州董女士《斩龙功毕有感〔诗四首〕》按语中，对《二十四首丹诀串述》其中的一首，作过简要的说明。这也是先师对《二十四首丹诀串述》唯一的注脚，今附于后，以供学人参考，庶免拘于今之注解本，而失却先师集此二十四首之本意也。

董女士《斩龙功毕有感》诗如后：

其一

垂帘塞兑且凝神，甘露循环润一身；
勤炼不分朝与夕，自然坐断曲江津。

其二

此后功夫权保守，终期超脱出尘寰；
束装欲向江南去，窒碍多方举步艰。

其三

欲觅法财兼侣地，在家非易出家难；
天涯地角修真士，何日方能大集团。

其四

人事牵缠百感生，蓝桥旧事想云英；
信知小谪非无意，好结仙缘返玉京。

先师撄宁夫子按曰：董女士诗第一首第四句，所用“曲江”二字，恐阅者不甚明白其玄妙，特为解释如下：津者，济渡之处也；曲江，即今之“浙江”，又名“之江”，以其水多曲折，如“之”字形，故名。下游曰钱塘江，潮水最大，八月中秋更甚。古仙丹诀，常借用“曲江”二字，作为隐语。吕祖云：“曲江上，见月华莹净，有个乌飞。”三丰真人《无根树道情》云：“鹊桥上，望曲江，月里分明见太阳。”又本刊第八十三期《二十四家丹诀串述》云：“西南路上月华明，大药还从此处生；记得古人诗一句，曲江之上鹊桥横”。皆隐语也。

卷二

丹书校注厘定

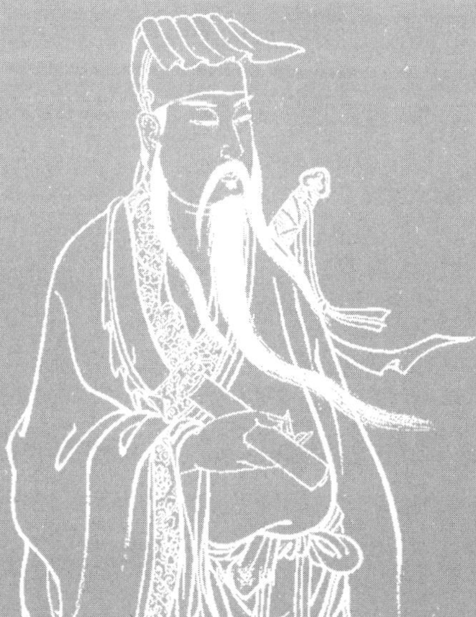

丘长春真人秘传《大丹直指》

陈撄宁 / 审定　胡海牙 / 整理

按：此篇原是青岛某道友手抄秘本，往年带到上海，请我审定。余观篇中所有功法、口诀，乃北派真传。惜其字句错误，文理欠通之处颇多，遂加一番修改，然后寄还某君。

不久彼等将余修改之稿付诸油印，印成再送一本给我，即此册是也。惟当日匆匆修改，未能尽善，阅读之下，仍不免荆棘刺眼。

今又做第二次修改，稍为可观，但不敢谓满意耳。

“民国”三十七年冬季撄宁识

奇经八脉说

冲脉在风府下，督脉在脐后，任脉在前，带脉在腰间，阴跷脉在尾闾前阴囊下，阳跷脉在尾闾后二节，阴维脉在顶前一寸三分，阳维脉在顶后一寸三分。

凡人八脉属阴，闭而不开；仙家以阳气冲开，故能得道。八脉乃先天大道之根，一炁之祖。

采之惟阴跷脉为先，此脉动，诸脉皆通，上彻泥丸，下透涌泉。倘能知此，使真炁聚散，皆从此关窍，则天门常开，地户永闭，尻脉周流一身，贯通上下，和气自然上朝。

要知西南之乡，乃坤地也。尾闾前，膀胱后，小肠之下（督脉发源处），灵龟之上，此乃天地逐日所生炁根，产铅之地也。

任督二脉，一源两歧，一行身前，一行身后。人之任督，犹天之子午，可分可合。分，阴阳不离；合，浑沦无间，一而二,二而一也。任督乃人身之子午，阳火阴符，升降之路，坎离交媾之乡，又曰身中一窍，名曰玄牝。在乾之下，坤之上；震之西，兑之东；坎离交媾之地，在人身天地之正中。

八脉、九窍、十二经、十五络，辐辏虚间一穴，空悬黍珠，医书谓之任督二脉，元炁之所由生，真息之所由起。修丹之士，不明此窍，则真息不生，神化无基，故人能任督通，则百脉皆通。《黄庭经》言："皆在心内运天经。"天经即吾身中之黄道，呼吸往来之路，此皆河车妙旨也。

撄宁按：以前可参考《本草纲目》内《奇经八脉考》。

一论呼吸

炁是添年药，心是使气神；能知使气主，便是得仙人。

呼为父母元炁，吸为天地正炁。令炁合形，神合炁，则命在我矣。凡人不知收藏呼吸之地，强闭出入，元炁反为天地所夺。又或任其出入，则元炁随呼吸而出，与死静者无异。是以有添抽之说，使炁呼吸至根蒂，吸自外而内，呼自内而外；吸则来于子宫玉洞，呼则直上昆仑。呼吸旋为一炁，而后谓之添年药。

虽然，一炁如何至此？盖呼吸久，但觉有一吸至于内，久之而并不觉气急，犹子在母腹时，即为胎息也。但凡人只知吸之在内，不知呼之亦在内，知之则可夺天地之正炁矣。

二论玄窍

又曰："汝欲内呼吸，汝当得其一，则万事毕。"

一之为物，有两窍。两窍又只一窍，一窍通无极，一窍反太极。此一窍也，无内外，无偏傍，中有乾坤，理五气，合百神，性命始于此。此结胎之所，根蒂之处，精气神俱生于此。

及父母生身受炁之初，精炁相交之顷，流注一线之路，其中似有管相通。故曰："无孔笛，没口人吹者也。"有此管，然后生肾，生诸脏腑。一身经络，皆从此生。曰总持门，曰三关要路。先天一炁，实游于此，后天正气，实从此入。

在母腹时，吸至此窍，合天降；呼从此窍，合天升。又名为龟鼻头，惟此一窍，乃内呼吸之祖炁也。

人之命门为玄，肾堂为牝，此处立基，谬之千里矣。不知玄牝乃天地之根，在西南坤地，脐后肾前，而又非脐下一寸三分，非两肾之空窍，此乃真窍，能得而知。上通泥丸，下通尾闾，中通心肾，中空内直，不可形求，不可意取，先天真种，实藏于此。通天地，通神圣，得则生矣，失则死矣。真人之息以踵者此也。此天仙下手处，舍此而下酆都九幽者也。

观音堂，观属眼，音属耳；眼属心，耳属肾。心肾相接处，为观音堂，主持一身者也。自两眼角心一时收来，收到两眼角中间，观音堂也。以一身心神炁脉，尽收在此处，所谓乾坤大地一时收来是也。

心定后，自观音堂用眼下看鼻尖，看到脐下半寸，眼常在此处，寂然不动，任鼻呼吸，调息绵绵，若存若亡，不假功夫，则真息自调。息不由于鼻外，思惟止于身中，正谓此耳。

又曰，"蟾光终日照西川"，即此便是药之根。蟾光，即眼光也，西川，即脐下坤地也。若用眼回光于脐下，以调真息，是神入炁穴。如筑基一般，回光久，肾中一点真阳，上与心神相合，则心息相依。

夫一呼一吸为一息。息者，炁也。心息相依，则水火既济，回光调息功夫。遇静即行，不拘子午，十二时中，意到皆可为。即行功时，意失便收来，所谓"放去收来总是伊"。是功夫久，寂然不动中，复以色情采之，欲罢不能，欲解不释。

心内自悟，五贼先去。五贼乃眼、耳、鼻、口、意。目不外视而视内，则魂在肝而不从眼漏；鼻不闻香而呼吸在内，则魄在肺而不从鼻漏；口不开而默内守，则意在脾而不从口漏；心不妄想，则神在心而不从想漏。如此精神魂魄意，攒簇在坤位。坤为腹，则独修无漏矣。

撄宁按：五贼只说了四个，尚缺“耳”之一贼未说。

三论采药

药者何物，吾身元炁是也。

又曰：“不向肾中求造化，却于身上觅功夫。”元炁行乎气血之中，而耳能听，目能视，手能持，足能行。然人之生，元炁生之也，所以强名此炁曰命；而心有神强名曰性；神炁性命合，故曰双修。功夫只在一双字，心火上炎，肾水下漏，便不双也。故修性兼修命也，无他，不过取肾中之炁。

采炁之诀：脊骨二十一节，自下而上，七节之旁，两肾居之。从下尾闾穴，天一生水，夜子后，一阳生。身中元炁，自下而上，却行到肾。两肾中间一窍，正七节之中，元炁从此而出，所以人睡到半夜子时之后，外肾阳举。阳不自举，内肾窍中之炁发出，而外肾举也。当其内肾阳炁将到外肾之时，不妨披衣起坐，垂目闭口，调息绵绵，存想两肾中间。若有炁从此出，此炁即谓之铅，为坎中金也，又名白虎。肾络连心，下动上应，夜夜行功，坐更余方睡。一月之间，觉两肾中间炁动而出。只因起坐，此炁不得顺而下行，乃逆而上行。丹道只在一逆字，顺于凡母则成胎，逆受灵母则成丹。外肾不举，便是阳炁不行之验。不采之采是名为采，而所谓炼精化炁者也。

又人吃五谷诸味，浊化为渣，清化为津，津化为阴精。阴精不炼，便作怪，想淫欲。只用丹田自然之风，吹动其中真火，火在下而水在上，水得火蒸，自然化炁而上腾，蒸透一身关窍，是为炼阴精而化真炁也。

四论交媾

肾水即觉上升，便以心炁下降，此炁谓之汞。离卦，以其木生火也，又名青龙。下迎而水火迎合，心肾二炁，自然交媾，身中夫妻也。以意为媒，用意勾引，即为中央意土也，又曰戊己土。

所谓交媾，只心肾二炁，循环于心下肾上之间。玄门指为洞房。

交媾数足，循环百遍，落于黄庭，下丹田相迎，无夜不交媾，夜夜落黄庭，则夜夜元炁凝聚，便是积炁。积炁便是抽添，所谓“炁是添年药”。常人以之延寿，玄门以之修炼，皆藉此炁为丹头也。

五论河车

元炁积聚，上无路可通，只得下穿尾闾，由尾闾而夹脊、而玉枕、而泥丸，而背后炁通也。前升之炁忽引后升之炁上而复下，下而复上，玄门所谓河车运转，“夹脊双关透顶门，常使炁冲关透节”者也，总之是任督二脉通。

任起中极之下，上至咽喉，属阴脉之海，二脉相通，百脉皆通。又曰：“皆由心内运天经。”天经，即吾身中之黄道，即二脉也，昼夜存之自长生也。

吾息心运转之后，复落黄庭，自觉黄庭内有炁存焉，以心常常照顾。所谓心息，又谓凝神入炁穴者此也。行住坐卧，照顾不移，神炁自凝，一炁即归中，鼻中炁自微，所谓调息要调真息者此也。

然凝一之久，又复周流循环不已，鼻息之炁，接天地之炁。天地之炁从鼻入，接着肾中之祖炁，与之浑合一运，此人而渐与天地合，以为后来炼炁化神张本，补益吾凿丧之真炁，所谓竹破以竹补也。

又以此融化凡精，而生真精，真精真炁已足，自然化神。精炁神充满于一身，然犹为后天，未能超脱，以之延年可也。

六论先天

如欲得丹，必须弃世极静。小静三日，中静五天，大静七日，静中自然生动，所谓人死自活。此时全在道友扶持之力。

混沌鸿蒙，牝牡相从。鸿蒙者，一炁未分时也。相从者，阴阳混于中而不相离也。当其未离也，神凝炁聚，混融为一，内不觉一身，外不觉宇宙，与道为一,万虑俱遣，溟溟涬涬，不可得而名，强名曰太乙含真炁，又名曰先天一炁，为金丹之母。勤而行之，可与钟、吕并驾矣。

又曰：采鸿蒙未判之炁，夺龙虎始媾之精，闭入黄房，炼成至宝，寂然不动，则心与天通，而造化可夺。又曰：莫向肾中求造化，却于心里觅功夫。

今人不知大道之祖，或指真铅为先天，或指天一生水为先天，或指两肾中间灵明处为先天，皆非大道之先天也。

七论三宝三要

人身有三宝三要。三宝者，精炁神也。神即性，天所赋也；炁，未生之初祖炁也；精，先天一点元阳也。此三品上药，炼炁化神，炼精化炁，炼神化道，三宝之旨也。

三要者，一曰鼎炉，然名虽多，而玄关一窍，实鼎炉也；二曰药物，名亦异多，而先天一炁实药物也；三曰火候，然火候名亦甚多，而元神妙用实火候也。

八论太阳真

又曰："能夺天地之真炁，可以长生。"早晨于高处，向日静坐，存想太阳包罗吾身，连身化为太阳。无思无为，混混沌沌，天地之炁渐渐归吾身。如日在东，眼则向东；日在西，眼则向西。总是吾身与太阳相抱，轮转不息，方能得之。

九论无中生有

又曰：丹道当夜炁之未失，但凝神聚炁，端坐片时，少焉神炁归根，自然无中生有。渐凝渐聚，积成一点金精。

又曰："命之根蒂在真。"又曰："形者神之用。"闻至人调息养性之诀，无非精炁通身，炼一身之阴炁而已。

十论坎离水火

当人未生之时，一点初凝，总是混沌性命。三月而玄牝立，系如瓜蒂，儿在胎中，随母呼吸。既生而剪去脐带，天翻地覆，则一点真阳，凝聚于脐中，乾变为男离，坤变为女坎。故神出炁移，遂不复守胎中息。

夫息者，胎呼吸也。息不守，则心火属男离，属魂欲飞。又加以思虑尘想，益不与肾水相接。肾水属女坎，属魄欲沉。又加肾水失固，益不与心火相接，是任其升沉，坎离不颠倒矣。肾自肾，心自心，水火各居，不但不能生丹，而且生疾病耳。

又灭照心、不灭妄心，焉有生理。

十一论塞兑垂帘

塞兑者，口开神气散，故塞之也。垂帘者，眼全开露神，全闭暗神，惟半垂帘耳。故元宫系妙觉真性，丹地为一身紧关。

又云："丹窍，仙家谓之玄牝。"又曰："玄关，曰戊己门、曰龙虎门。"总之不外水火二字。

又两眼之中即天根，即所谓玄关也。其根全于眼心生造化，自属真心。玄之又玄者，心肾内日月交精于内，两眼外日月交精于外，攒簇水火而不散，炁自调矣。此穴谓之观音堂。

十二论静中采动

若于寂然不动之中，复有动机，当时即以色情采之。欲罢不能，欲解不释，此色心浓饿，而动其真阳，更加观心而吸神，以助火功，即不必三个月时候，或静坐、睡醒时，觉腹中有冲和之炁，升撞不定，此真阳炁动也。即用眼用意，采此真阳之炁，经引到顶上正路中，所谓倒行逆施，以能升顶者此也。复自顶上引至腹中，又自腹中引入尾闾关，前后数回，半晌功夫，一得永得，其炁常自周流。

十三论三关三田

夫背后尾闾、夹脊、玉枕，此三关为督脉，属阳。前面上丹田即观音堂，中丹田即黄庭，下丹田即脐下也。三丹田属阴，即任脉。此阴阳升降之路，自背后督脉上来，即属子。自前面任脉下去，即属午。此子午抽添，所谓周天火候真炁通身，千条百脉撞昆仑也。

尾闾关在背后夹脊下，脊骨尽头处，其关通内肾之窍，此关起一条髓路，号曰漕溪，又曰黄河，此是阳炁上升之路，直上至胸后对处，谓夹脊双关。又上至脑后玉枕，此三关也。

人身有三宫，曰泥丸、土釜、华池是也。泥丸谓之上丹田，方圆一寸二分，虚间一穴，乃藏神之穴，在眉中心入内三寸之地。眉心为天门，入内一寸为明堂，再入内一寸为洞房宫，再入内一寸，然后为泥丸宫。眉心之下谓之鼻柱金桥，下至口中，有两窍通喉，谓之鹊桥。盖喉是颈外哽骨，外炁出入处也。内有软喉，谓之咽喉，乃进饮食通腹，谓之喉也。其喉有十二节，曰重楼。直下肺窍，以至于心。心下有一窍，名曰绛宫，乃龙虎交会之地也。直下三寸六分，名曰土釜，黄庭宫也，乃中丹田。左明堂，右洞房，青龙居左，白虎居右，亦是虚间一穴，方圆一寸二分，乃藏炁之所，炼丹之鼎炉。直下之脐门相对过处，约有三寸六分，故曰天上三十六，地下三十六，自天至地八万四千里。自人心至肾八寸四分，天心三寸六分，地肾三寸六分，中丹田一寸二分，非八寸四分而何。脐门号生门，有七窍通外肾，乃精炁漏泄之窍。脐之后，肾之前正中处，名曰偃月炉，又曰炁海。稍下一寸三分，名曰华池，又曰下丹田，乃藏精之所，采药之处。此处有二窍，一窍通内肾，一窍通尾闾，此一身之关窍也。

撄宁按：八万四千里之说，不合于今之天文学。寸数分数，亦不可拘执。因人有长短肥瘦之不同，未可一概而论。

十四论以神驭炁

又论胎息，呼不得神宰，一息不全；吸不得神宰，亦一息不全。盖呼吸者炁也，神者心也。所谓“炁是添年药，心是使炁神”。以神驭炁，以炁留形，以神驭炁而成道，以火炼药而成丹。

此篇经陈撄宁先生圈点并批曰：“此篇字句，错误之处太多。凡能看得出的，皆已代为改正。尚有明明知其是错误，而无法改正，只得仍旧。道理说得很好，但嫌其名词复杂。”云云。

——录自油印本后记

道窍谈

第一卷　道窍谈

长乙山人李涵虚 / 著 皖江陈撄宁 / 校订

读者须知

一、本书作者姓李，名西月，字涵虚，又字团阳，乃四川省乐山人，于清咸丰丙辰岁成道。

二、吾国仙道，旧有南北两派。南派始于浙江天台之张紫阳，北派始于陕西终南之王重阳。至明嘉靖时，陆潜虚著《方壶外史》，大阐玄风，世称为东派，而本书作者李涵虚，则群目之为西派。西派传代有九字：西道通，大江东，海天空。

三、张紫阳得丹道于成都异人，但未言为谁氏。同时有王冲熙者，遇刘海蟾传金丹口诀。冲熙尝谓，举世道人无能达此者，独张平叔知之。于是陆彦孚遂据此语而断为紫阳亦得海蟾之传。考海蟾乃正阳真人钟离云房之弟子，与吕祖同门。《王重阳文集》中亦称“正阳师祖，纯阳师父，海蟾师叔”。由此可知，南北两派盖同出一源。又明之陆潜虚，自云见吕祖于北海草堂，亲闻道妙。清之李涵虚，亦曾在峨眉山遇吕祖于禅院，密付本音。是则南北东西四派，皆可认为吕祖所传也。

四、北派功夫，重在清静。而七真之刘祖则以在妓院修炼著名，未闻如长春真人之枯坐也。南派口诀，重在阴阳。而五祖白玉蟾则自幼出家，终身云水，未闻如道光禅师之还俗也。同一讲道文章，陆作则精醇，而李作则复杂。同一人元丹法，陆说则简易，而李说则繁难。由此可知，道本同，而法或许有巧拙之殊。法虽同，而诀未必无简繁之异，是在学者会而通之，勿自限耳。

五、张紫阳乃宋神宗熙宁间得道，时在“民国”纪元以前约八百三十余年。王重阳乃金世宗大定间得道，时在“民国”纪元以前约七百四十余年。陆潜虚乃明穆宗隆庆间得道，时在“民国”纪元以前约三百四十余年。李涵虚乃清朝咸丰间得道，时在“民国”纪元年前约六十余年。

六、李涵虚著作有《太上十三经注解》《无根树道情注解》并编订之《三丰全集》，俱早已风行一世。唯《道窍谈》《三车秘旨》《圆峤内篇》三种，未曾刊版行世，而《圆峤内篇》之抄本亦未得见。今特先出《道窍谈》并《三车秘旨》二书以慰好道诸君之渴望。

七、本书乃福建毛君复初家藏抄本，由福建连城邓君雨苍亲携至沪，嘱宁代为校勘，出版流通。其排版、印刷、装订、纸料等费，则由邓君雨苍与张君竹铭向丹道刻经会商妥筹垫。今后本书始能与读者相见，毛、邓、张三君不为无功。

八、本书经宁手校正之处，约有数十字，皆属当日辗转传抄之误。其误处仅在文句之通与不通，不在理论之谬与不谬。关系颇轻，故无须另作校勘记，以免多占篇幅。

九、邓君当日曾嘱宁将本书中要旨提出以便读者。愚意丹经中历来所习用如离坎汞铅等皆代名词，说心肾可，说神气亦可，说男女亦无不可，是在读者深造而自得之。若必定指出某名即是某物，则仁智之见，各执一说，而是非之争，将无了期。窃恐本书应用之范围或因此反致狭隘，有违流通之本愿，不如其已也。

十、本书中画龙点睛处，就是“彼家”二字。如第三章云：“欲养我己汞，必用彼家真铅。”又如第五章云：“内炼己者，将彼家之铅，养我家之汞也。内养己者，亦用彼家之铅，养我家之汞。”又如第八章云：“此铅非还丹之铅，彼家之真火也。”又如第十章云：“本元走漏，精、气、神皆落于后天。不能求之于我，则必求之于彼。”又如第十七章云：“元精在我家，真精在彼家。”又如第十八章云："上德之体，得全于天者甚厚，不必求之于彼家也，故曰天元。"又如第二十五章云："我运一点阴火之精，种在彼家之内。"又要如第二十九章云："采炼者，采彼家阳铅，炼我家子珠之气也。"观以上所列举彼家之说，可谓详矣，究竟"彼家"二字是如何解释，颇有研究之余地。如谓"彼家"是指肾中之气而言，则单炼心中之神者非矣。如谓"彼家"是指身外之太虚而言，则单炼心中之神者非矣；如谓"彼家"是指同类异性者而言，则一己孤修、专事静坐者非矣。读者须于此等玄之又玄处着眼，方可谓头头是道。

皖江陈撄宁识于上海西乡之众妙居

"中华民国"二十六年丁丑仲春百花生日

序

先伯父镜川公，好丹砂术，原亦期其养气修性而已。至道学稍进，愈觉奋发有为。凡为此道之书，无不心爱而存之。间有刻本者，有手抄者，不一而足，皆平日之娱情者也。辛未季春，忽临大限，特嘱先兄伯纯曰："吾素所好者，惟此数本道书。吾死，当为吾惜之。十年后，当有人来取，尔辈勿吝而不与。未至其期，勿轻而不修。此即吾之遗命也，幸毋忘！"仆虽在童稚，亦曾闻及斯言。自先兄弃世之后，弟仲宽晒书，间有虫蛀者，尚未觉之。适仆遇而见之，意欲重抄一过，为他日底本。事始行，友人刘君宣甫过访，见书而问曰："足下亦为理道耶？"仆告其始意。渠曰："佳哉！斯举也。吾素亦喜此书，惜无为吾指谬者。今观令伯旧本，皆摘要去繁，抽幽出显之作，诚令我心悦神怡于不能自禁也。愿惠假一抄，且愿多抄一本，分足下劳，何如？"仆本欲秘而不宣，因思伯父有言，有人来取，尚当如数奉交，况仅假去一抄，且多抄一本为赠，即何靳而不与？此卷乃其抄者，今而后长保此书，谓非宣甫之助欤？即宣甫果成其学，谓非十年后之验欤？我伯始之，我友成之，俾我坐而享之，可谓太易矣。爰笔其始末以识之。

枚皋张日章谨序

若有善男信女发善心，将此《道窍谈》《三车秘旨》二书刊刻行世，自身今生不能修炼，来世祖师孚佑帝君、善教真君务必多方点化，委曲开导，教其弃俗入道，出离苦海，超证仙阶。若有人能读二书，究竟细微，从是思维行持，二位祖师必定暗中提拔，不待来生。纵不能证大罗金仙，决定免其轮回之苦矣。有能印送此二书与学道人开明大路，免遭旁门魔道者，九祖生天，子孙世世不生恶淫之嗣矣。

枚皋张日章再识

第一章　箴诸友书

深宵打坐，清静自然。绳床竹榻间，五更盘膝。坐已复起，悠然自得。乃即所得者挑灯书之，为诸友言曰："夜来气清，息调神住。如其调而调之，即不蹈夫顽空。如其住而住之，又不类夫执着。斯时也，不忘不助，若忘若存。寂寂惺惺，圆圆明明。水自然清，火自然生，神自然交，气自然会，风自然正，车自然行，抽自然抽，进自然进，添自然添，退自然退。惟其神妙独得，故尔操纵如心，昏沉自然去也，散乱自然归也。能弗快活欤？夫避灯而攒渴睡，吾不得而见也，在公等之自持也。摇几而作醒状，吾不敢与闻也，在公等之自信也。闭目而多思虑，吾不得而知也，在公等之自除也。当清夜而昏沉者，是不勤于此功。当清夜而散乱者，是不专于此功也。不勤、不专，是负祖师之厚望矣。吾道至妙玄，犯此病者，尚其改旃。"

第二章　开关问答

有友数人焉，问于团阳子曰："足下谈无，可谓清真浅显，开入门之孔窍者也。但不识孙陶一派有云，开关展窍，当在筑基之前者，而潜虚翁则以为古仙垂语，绝口不言，而今乃有之。又云蛇足不添，骏骨无价。大道之厄，斯人为之。若以开关展窍为可鄙者。君与同师，乞道其故也。"团阳子曰："吁！潜虚所言者，非鄙之也，盖叹斯人不幸，而失其先天清静，致令添此小术也。夫上德无为，不以察求。童子先天未破，可清养而得胎仙，不假还返，奚用通关？故以此为大道之厄。即太上所谓‘大道废，有仁义’之喟叹也。然吾侪以度人为功，其所流传者，安得尽属童真？则展窍开关，所以启玄门而辟径路，还元返本，所以资同类而补真身也。中年学道者，只要凝神有法，调息有度，阴跷气萌，摄入鼎内，勿忘勿助。后天气生，再调再烹，真机自动。乘其动而引，不必着力开，而关自开；不必着力展，而窍自展。真气一升于泥丸，于是河车之路可通。要皆自然而然。乘乍动而静之际，微微起火，逼过尾闾，逆流天谷。自然炼精化气，灌注三宫。以后复得外来妙药，擒制吾身之真气，令其交凝，使不散乱。然后，相亲相恋，如龙养珠，如鸡抱卵，暖气不绝，同落于黄庭之间，结为朱橘，乃曰‘内丹’。则初候之功成，延年之妙得，全形之道备矣。”友闻而喜曰：“微子言，盖几迷于向往也。吾侪虽不敏，请退而修之。”

第三章　后天集解

从古后天法程，只言筑基、炼己二层。而陶存存先生又言：“修道之士，若不开关，遽言筑基、炼己，乃是隔靴搔痒，无济于事。”于是以开关、筑基、得药、炼己四层，分为后天次序。吾恐人之多疑也，因作此以明之曰：古分二条者，后天之大端。今分四层者，后天之节次。以开关辟筑基之路，以得药助筑基之需，以炼己了筑基之事。四端仍然两端，两端仍然一端。古人云：“细微节目，非真师不能传，非善人不敢道。”筑基、炼己，虽非上乘丹法，而其中之节次，且更有不止于陶翁所云者。

《参同》：“下德为之，其用不休。”夫不休，则见其节次之多也。所闻异词，所见异词，要在人之会通。而孙教鸾真人云：“修身之人，必先用鼎器以开关窍。”又曰：“鼎器者，灵父灵母也。”曷为以鼎器称灵父灵母？盖以生仙、生佛之父母，不同夫凡父凡母，故以灵父灵母名此后天鼎器也。灵父灵母，逆来交媾。凡父凡母，顺去资生。逆来之法，始终不离者也。鼎器立，则神气交，则积累厚。积累厚，则冲突健。冲突健，则关窍展。关窍展，则逆运之途辟，河车之路通矣。但运河车者，不与开关之事同。开关乃后天真气，河车乃后天金水。功夫到河车一步，日日筑基两无分也，潜虚曰：“循环灌注，久久纯熟。气满三田，上下交泰。所谓常使气冲关节透，自然精满谷神存也。”吾常以后天之学名为养己，人能细览愚言，究其包举之节次，则延年保身之道得也。养己者何也？《参同契》云：“内以养己，安静虚无。”此后天之要言也。己，己性也，即元神也。内，内境也，即虚无也。虚无之内，常静常安，安而后能虑，静而后能应。然欲静其神，必须调息有度。一呼一吸，名曰一息。须顺其自然，勿听其自然。

庄子曰：“真人之息以踵。”踵也者，相接不断，绵绵若存也。气彻涌泉，往来不绝。吾师云：“以内息踵外息，以外息踵内息，以息息踵息息。”此即以踵之妙也。内呼则外吸，内吸则外呼。内外两息，反正相生。开合有度，却有自然妙趣，不待强为。古人云：“若问筑基下手，先明橐龠玄关。”知内息即知橐龠也。丹家云：“呼不出喉，吸归于蒂。”言内息也。若口鼻呼吸，安能使之不出乎？息既调矣，又须凝神。凝神者，寂然不动，内照形躯也。但此凝神、调息，却非两截功夫。调息则神归，神归则觉照，觉照则气生，气生则静摄于内。金鼎日充，玄黄交媾，真气冲心，引至尾闾，一撞三关，牛女路开，银河可挽。然而养己之道，却甚多矣。养己包调息，包凝神，包聚气，包冲关，而更包筑基炼己之事。

上阳云：“宝精裕气，养己也。对境忘情，炼己也。”养己为炼己之内助，炼己除养己之外缘。炼己而不养己，则丹基难成。养己而不炼己，则汞性难固。合而言之，养己与炼己，皆一道也。然欲养己汞，必用彼家真铅，乃后天中之先天，后天中之金水，有气无质时也。真铅初生之始，郁蒸乎两肾之间，即起河车以炼，循尾闾而上天谷，倾甘露而归黄庭，洒濯三宫，将铅制汞。气化液而退阴符，则流珠之不走也。液化气而进阳火，则河车之又起矣。而且炼性修心，外除尘扰，大隐市廛，和光混俗，则身心两定，内汞坚凝。然后求八两先天，配我半斤之后天，而还丹可问也已。

第四章　筑基炼己

筑基、炼己之道，是二是一。然有小筑基、大筑基，外炼己、内炼己。人亦不可不知也。小筑基者何？摄元阳而入内鼎，胎息绵绵，然后生后天之药，而行玉炼之功。此孙陶一派所谓筑基既毕，乃敢得药；内药既凝，乃敢炼己者也。大筑基者何？养灵珠而生外铅，金水溶溶，勤行周天之妙，而完尽性之功。此《集解》一篇所谓以开关辟筑基之路，以得药助筑基之需，以炼己了筑基之事者也。内炼己者，河车之事，玉液之功，即《参同契》内以养己之论也。外炼己者，万象皆空，一尘不染，即古人对境忘情之旨也。要之，内炼是大筑基，大筑基即是养己。养己仍助内炼，内炼仍须外炼。一切丹经，三五错综，词虽异而事则同。吾故曰：筑基炼己，是一是二也。幸学者善为会之。

第五章　养己炼己（一）

愚前有言，养己为炼己之内助，炼己除养己之外扰。盖姑分言之，使人易晓，非谓其不相同也。然亦有不同者。外炼己，从对境炼之，实与内炼己不同，即与外养己不同。何也？外炼己者，炼己心而使之定。心定则身定，身定则色欲不能摇，财利不能眩。然后真汞能存，丹基可固。若夫内炼己，则又与内养己有相同也。丹经炼己者，烹汞成砂也。陶翁云："炼己者，非徒空炼也。"上阳云："修丹容易，炼己最难。"己者，己汞真火。必先炼此真火，降此真龙，从我驱用，使无奔蹶，然后可以制伏白虎，而得至宝之真金。是炼己原有功夫也。原有功夫之炼己，即是内炼己，即是内养己也。内炼己者，将彼家之铅，炼我家之汞也，使其相克相生也。内养己者亦用彼家之铅，养我家之汞，使其相资相守也。故有相同之义云。

第六章　养己炼己（二）

（此章乃西派心传，改筑基为养己，名虽异而理实同）养己与炼己，功夫自是一串。养己者，宝精裕气，即筑基也。炼己者，对境忘情，即了性也。炼己必先养己，养己其炼己先资乎？夫以精气为培养，己土益增其坚厚，基字所以从其土也，故筑基即是养己。夫以情境为磨炼，己心益明而不死，性字所以从心也，故了性必先炼己。第养己虽要精气，而精从内守，气自外来。坚其守者必用己，候其来者必用己。养己之道，又须安静为功也。吾为养己者分出两条：自养一条，相养一条。相养者，精气也。自养者，安静也。炼己者虽在情境，而情从内淡，境从外空。淡然自得者，己必有所乐；空然无累者，己必有所持。炼己之道，又须动静兼修也。吾为炼己者分出两件：内炼一件，外炼一件。外炼者，和光混俗也；内炼者，烹汞成砂也。偈曰：“欲识修真正路，先行两段功夫。发明养己炼己，使人好看仙书。”《经》云：“内心宜活，外心宜死。”然欲活其内心，必须内以养己。然欲死其外心，必须外以炼己。此吾之所以发明内养己、外炼己也。

第七章　后天次序

初基以后天为妙用，然有可用之后天，即有不可用之后天。夫不可用之后天，并不得以后天名之。以其至阴至浊，不足道也。今悉从可用者依次言之：第一曰后天，第二曰后天中之先天，第三曰先天，第四曰先天中之先天。后天者，阴跷之气，生人之根，乍动为元精者也。学人敲竹唤来，入于内鼎，自然炼精化气而开关窍。此气冲五脏，熏百骸，萦绕脉络，仍归丹田。凝神调息，静候动机。机动籁鸣，一缕直上，是为后天中之先天。采之以剑，调之以琴，运之以河车，封之于黄庭，此即玉液炼己之功也。久久纯熟，身心牢固，然后入室临炉，而求先天。这先天，乃是元始祖气。先把真阴、真阳同类有情之物各重八两立为炉鼎。假此炉鼎之真气，设为法象，运动周星，诱彼先天出来，即刻擒之。不越半刻时辰，结成一粒，附在鼎中，是为铅母，号曰外丹。先天为之先天者，铅中产阳，帘帷光透。采此至真之阳气，擒伏己身之精气，所谓“金来归性初，乃得称还丹”也。以后温养固济，日运阴符阳火。抚之育之，乃化为金液之质。吞归五内，是名金液还丹。服食之后，结成圣胎。十月功完，阳神出现。五行难管，位号真仙矣。再图向上，面壁九年，谓之炼神还虚。面壁者，且中如万仞当前，红尘不到，并非面壁枯坐也。九年者，九转也。九转功深，千百亿化身也。

第八章　内外二药

内药者，了性之用；外药者，了命之需。学人尽性至命，必先修内药以及外药。这内药是半斤汞，这外药是八两铅。又必先采外药以擒内药。这外药是肾中气，这内药是心中精。后天事毕于此矣。至于将性立命，必先资内药以种外药。这内药是朱里汞，这外药是水中铅。又必先修外药以及内药。这外药是丹母气，这内药是圣人胎。先天事毕于斯矣。然要知内外两用，何者为药，何者为丹。内丹者，真汞也，己土也，归于离之门，久则烹之为妙灵砂；外丹者，真铅也，戊土也，藏于坎之户，久则现为美金华。欲结内丹者，必先以铅制汞。此铅非还丹之铅，彼家之真火也。欲炼外丹者，必先以汞迎铅。其铅非结丹之铅，先天之一气也。故结丹与还丹不同。结者，凝也。取他家之气，凝我家之气。造化在后天鼎中，不离周天火候，乃可成功。还者，复也。采兑宫之金，复乾宫之金。造化在先天鼎中，须合同类阴阳，始得成就。结丹完内丹，还丹用外丹。内丹为阴丹，汞本阳中阴也。外丹为阳丹，铅则阴中阳也。地元为外丹，济施之功，皆切于人也。人元为内丹，性命之理，皆切于己也。更有当知者，内丹为内药，而金液还丹亦名内药，因其造化在内也。外丹为外药，而金丹亦名外药，因其造化在外也。此大丹之兼乎内外者也。又有须知者，外丹为外药，乃有未成丹而称为外药者。大坎离交，河车转运，化气为液，下降黄房，亦名外药，然未成丹也。内丹为内药，乃有未成丹而称为内药者。筑先天基，绛宫化液，流归元海，液仍化气，亦名内药，然未成丹也。此清静功之兼乎内外者也。丹药分际，备载于此。为学者告。

第九章　药物相类

先天、后天之学，其药物层次，颇有相类者，特大小之不同耳。今举相类者言之。后天坎离，所以筑丹基。先天坎离，所以立丹基也。后天铅汞，所以小结丹。先天铅汞，所以大还丹。三年炼己，所以了其性。九年面壁，所以了其命。后天坎离者，元神、元气交媾而筑丹基，生小药也。先天坎离者，真阴、真阳交媾而立丹基（即丹母），生大药也。后天铅汞者，金鼎烹来生药物，药物即外铅也。河车转运制流珠，流珠即内汞也。铅汞相拘，而小结丹矣。先天铅汞者，同类阴阳成戊土，戊土即外铅也。调停火候合己土，己土即内汞也。铅汞相见，而大丹还矣。小丹烹炼之时，腹里醺醺如醉。复假周天子午，渐采渐凝，乃使铅投汞伏，而成阴砂，大丹凝合之后，炉中赫赫长红。复假外炉符火，勤增勤减，遂使铅干汞现，而成阳砂。炼己了性者，养阴砂也。内则宝精裕气，外则对境忘情，斯能身心两固耳。三年者，三月不违之意也。面壁了命者，养阳砂也。要使形神俱妙，直教粉碎虚空，斯能变化无穷耳。九年者，九转大还之意也。

第十章　三品互养

《心印经》曰："上药三品，神与气、精。"此修炼之至宝也。其间生生化化，互相资养，特为学者发明之。行逆修之道，则精化为气，气化为神也。行顺修之道，则神生其气、气生其精也。问何以逆取？盖自本元走漏，精、气、神皆落于后天。不能求之于我，则必求之于彼。求之于彼，斯逆矣。精化气者，此精在阴跷，逆入紫府而炼之，乃化为气。气化神者，此气在阳炉，逆入黄庭而炼之，乃化为神。夫此逆取之道虽从精始，而其顺修之道，则从神始。二者有相需之妙，不相悖也。逆修元精，先要凝神。神凝则气聚，气聚则精生。盖其神气交媾，自然产出天精。此精乃天一之水，在坎为壬，一名母气，又名外精。学人以母气培子气，以外精补内精，是为同类施功。子气者，心气也。内精者，心精也。后天培养之学，自外入内，故必先修外药，以反内药也。又有神化精，精化气之理。所谓绛宫化液，流归元海，液仍化气，后转河车者是也。更有气生精，精生神之理。所谓白云上朝，甘露下降，抽出坎阳，去补离阴是也。善夫！陶仙之言曰："知内不知外，无以通关窍。收外不收内，无以固根源。"人能体此，则知精、气、神互相资养之妙也。

第十一章　炼功五关

丹法以炼精、炼气、炼神分为三关。然穷其修炼，实有不止于三者。层次不全，则有躐等之患也。今试论之。首关炼精，必用鼎器。合元黄以交媾，化金乌而上飞，则精化气也。次关炼气，必明子午。抽出坎中之阳，去补离中之阴，则气化神也。化气化神，筑基与还丹皆有这样法功，特其药物炉鼎，大小不同耳。至于炼神之道，则有三关：一则炼神了性，一则炼神了命，一则炼神还虚。炼神了性者，玉液炼己之道也。铅来伏汞，结成丹基。内有真火，绵绵不绝。外有子午抽添，渐采渐凝。则烹汞而成阴砂矣。炼神了命者，金液炼形之道也。铅归制汞，结就胎婴。内有真火，赫赫长红。外有阴阳置用，日增日减。则干汞而成阳砂矣。炼神还虚者，更上一层，与道合真之事。移神上院，端拱冥心，直要与大虚同体，普照大千世界。如此是法身圆满，舍利交光，分身应用，充周不穷。所谓子子孙孙，百千万化。至此而应时立功，则身归三清，道超九祖矣。

第十二章　产药层次

药物有三层：始则自无而出有，继则自有而入无，终则由无而产有。自无出有者，后天铅火也。虽从外边生来，然却无形无质。无形无质，金气初生之时也。自有入无者，送往西乡也。虽从内边种出，然却至空至虚，坤家洞阳之境也。由无产有者，同吐兑方也。先天一气，虚无中来。无形生妙形，无质生灵质。二候求之，四候合之，则金丹成，圣胎结，温养毕，阳神现矣。学人不识自无出有与由无产有相悬万万，故为阐述以告之。

第十三章　药物层次

药有三层，始则取外药以制内药，继则由内药以修外药，终则食外药以合内药。取外药以制内药者，筑基炼己之事也。此般外药，乃是炼小药、炼精化气时也。由内药以修外药者，乾坤鼎器之事也。此般内药，乃是真汞播精施种时也。食外药以合内药者，迎铅制汞，将母见子之事也。此之外药，乃是大药。骤得之而大醉，永得之而长生。调和固济，则为圣胎。温养事毕，则为圣人。大丈夫功成名遂时也。或问团阳曰："上阳云：'内药了性以结丹，外药了命以还丹。'是学人当先修内药以及外药也。如何莹蟾子又谓'学道必须从外药起，然后及内药'乎？"团阳曰："汝盖以后天外药与先天外药同以外药视之。岂知后天外药，乃在癸先。先天外药，则在癸后。名虽同，而实不同也。执文泥象，不得师诀者之通病耳。故为作三层串述以发明之。"

第十四章　丹砂二种

了后天之学，将铅制汞以成砂。此砂乃七返之宝，至清无瑕，小还丹是也。了先天之学，抽铅添汞以成砂。此砂乃九转之至宝，金光罩体，大还丹也。

第十五章　神气性命

后天之道，神气也。先天之道，性命也。性命、神气，相似而实相殊，所以《入药镜》云："是性命，非神气。水乡铅，只一味。"此言甚可玩也。学人知此分际，当以神气了后天，而以性命了先天。是何也？性所命者曰性命，两件原是一件。此立命之心法也。《悟真》云："异名同出少人知，两者玄玄是要机。”盖以命为异名，而以性为同出。以铅为异名，而汞为同出。故水乡铅，只一味也。只一味者，一味铅，本于一味汞也。《道德经》云“无欲以观其妙，有欲以观其窍”。观妙、观窍，玄玄之机。人当至静无欲以观其妙，是乃定性之功。及乎时至机动。元始真一之气自虚无来者，实有窍焉。夫两者虽有异名，而皆本于太极，是其同出者也。于其无者以观妙，已得一玄，于其有者而观窍，又得一玄。玄之又玄，性在是而命在是也。夫性者本乎天命，而命也本乎尽性。天以气成物，而理亦赋焉。是由命以与人性，故曰天命之谓性也。人以理造物，而气始生焉。是由性以立其命，故曰尽性以至命。在天则理从气出，在道则气从理出。理从气出者，以气为重焉。此气乃氤氲化醇之气，人得此气而生身，然后理有所寄，故此气为可重也。气从理出者，更以气为重焉。此气乃元始真一之气，阴受阳光，而汞种铅中，又见一阳生，故此气愈可重也。金液还丹之道，非一铅气不能生成，识者宝之。

第十六章　先天直指

先天者，超乎后天之上，最初、最始，为本、为元，盖一炁之尊称也。但此先天之气有三端，先天之名有二义。二义为何？先出于天者，一也。先原于天者，二也。先出于天者，比天更早，为生天生地之先天也。此气包鸿蒙之体，初名太无。天地未分，先有此气。此其先出于天也。故曰先天。此一端也。先原于天者，从天而起，为生人、生物之先天。此气含氤氲之象，潜形太虚。人物未产，先有此气。此其先原于天也，亦曰先天。此二端也。

至于生仙、生佛之先天，合前二义兼有之。此气从虚无中来，称太乙，金丹假此而后成，曰祖、曰始、曰含真，可与先出乎天，先原于天者，为三相类，故亦号为先天。此三端也。历圣丹经，或谓生天、生地之先天，生人、生物之先天，无非比喻此生仙、生佛之先天而已。或有问生天、生地者。团阳曰：“这个先天，太极生之。”《经》所谓“有物混成，先天地生。不知其名，强名曰道”是也。万象之祖，两大之宗，无体无形，无声无臭。始则杳杳冥冥，五行不到。又复恍恍惚惚，一炁自然。至于清浊判、玄黄别，则乾坤定位，天地分彰矣。

又有问生人生物者。团阳曰：这个先天，天地主之。一而三,三而一。一者炁也，三者精、气、神也。鼓铸群生，不离三一。以言其精，为二五之精。以言其气，为阴阳之气。以言其神，为虚空之神。虚空之神，即与阴阳之气相来往。二五之精，即与阴阳之气共生成。其气灵，灵故神。其气妙，妙故精。上蟠下际者，气也，而天地之精神在其内矣。人得此气而受生，即为天元之气。但此气有清有浊，有刚有柔。得其刚者为男，得其柔者为女。得其清者为智，得其浊者为愚。父母未交以前，此气存于穆。父母施受之际，此气降于厥初。迨其精血混融，胎元完具，而此气已浑然在胞矣。此时无神，以气为神。此时无精，以气为精。气肫而包固，即精也。然此乃元气、元精、元神，为人受生之先天。童子逢师得诀，守此清修，亦可希无为天仙。又有真气、真神、真精，为我修丹之先天者。

学者不识真机，无从下手，何以觅其至宝？今夫先天者，见之不可用，用之不可见，乃丹士致虚守静，借假修真，从无产有者也。斯时也，三二一之道，分合自然。神为不神之神，精为至精之精，气为真一之气，三也。不神之神，神乎其神，龙性是也；至精之精，精而又精，虎精是也，二也。至于真一之气，乃是了命真铅，即合龙虎情性，打成一片，号为丹母者也，一也。得此真一而饵之，三尸五贼皆逃遁，六六宫中尽是春。夫岂受生之气、精、神所可同哉？又岂后天之气、精、神所敢跂哉？后天者，呼吸之气、思虑之神、交感之精，三物可闻可见，可测可推，生身以后之用也，故曰后天。夫人在胞胎时，只有一点元气，并无呼吸之气。及至十月胎全，脱离母腹，遂假口鼻之窍，外纳天地之和，此呼吸气之所以由来也。于是而思虑之神，亦缘此气而进。借家为寓，夺舍而居。此神乃历劫轮回种子，生时先来，死时先去，弃旧图新，毫无休息者。赤子下地而先哭，盖亦默着其轮回之苦也。迨其抚养渐成，识神用事，情欲缠扰，元气日亡，并使呼吸之气刻无停息，亦何惨也！更有后天之精者，生不带来，死不带去，只因身中元气渐充渐满，推而至于十五岁后，阳极阴生，阴长阳消，遂令浑沦之气，化为交感之情。交感者，有交有感则有精，无交无感亦无精。此精乃欲念所逼，气血所化者也。更有梦感、梦交而遗其精者，必是气血不固，肾窍难留也。此交感之精也。吾愿学道之士，只取先天，不取后天，则上药可得矣。即或筑基炼己，不敢骤寻极品，亦必炼元精而化元气，炼元气而产真铅，以为后天之先天，以足半斤之后天，则亦可求此无上之先天也。

第十七章 神气精论

《心印经》："上药三品，神与气精。"此修丹之妙物也。原其最上者，元神、元气与元精，真精、真气与真神。元者何？先天也。真者何？亦先天也。先天之元，生于皇降，童子之天元是也。先天之真，成于大道。我辈之人元是也。不得天元而修之，必也人元乎？或问："天元者，天地以阴阳五行化生人物，气以成形，而理亦赋焉。"生人之气，元气也。父母未交以前，此气存于于穆。父母施受之际，此气降于厥初。儒所谓天生烝民，有物有则。盖指此也。此气甚灵，灵则有神，神即为元神。此气甚清，清则至精，精即为元精。胚胎未生之前，其中止有元气，而无后天呼吸之气。及至十月形全，窍存口鼻，乃随阿母之呼吸，外纳天地之太和。并使轮回阴神，缘此呼吸而进。则后天之神气两全，即时哇然堕地也。幸而口不能言，目不能笑，无知无识，元气浑沦，不虑不思，阴神无用。元气以元神得以相资而养，迨至二八之年，神完气足，阳极阴生，遂变出后天交感之精，而欲火蓬蓬，阴神肆志矣。

故童真上德，有缘遇师，即将天元之体，清净修持，可作无为天仙。若等后天用事，则先天退位矣。或者谓天元之易修如此，何不举童子而入山证果，即童子而即神仙乎？曰：善哉问！天地生人，所以立天之道，行天之德。故当内守成真者，不妨外出成人，以广大其造化。否则仙道虽盛，人道必微也。故于顺生人之后，重与逆生仙之方。此人元大道，所以曲成万物而不遗，范围天地而不过者也。只要人识得这精、气、神耳。

或问："元神与真神若何？"曰：元神者，浑浑噩噩。真神者，朗朗明明。一隐混沌而无光，一经锻练而有用。儒以静安能虑得，释以行深大般若，道以泰定生智慧。此真神是圆知圆识。故童子犹有清修，凡夫必加静炼，乃克企乎至人之真神也。或又问："元精与真精若何？"曰：元精在我家，真精在彼家。其在我家者，绛宫浑然之气，积久而生灵液者是也。其在彼家者，华池壮盛之气，《悟真》所称首经者是也。八月十五，金气足而水潮生，正合二分真信。学人识得此精，一口吸来，霎时天仙有分，非凡物也。或有问："元气与真气如何？"曰：元气者，童子得之于天，所谓成形之气，随年加长者也。若夫真气则不然。先天元始之祖，自虚无内生来，要得真师口诀，先设乾坤鼎器，调和真龙、真虎，打合真阴、真阳。半个时辰，结为铅母。铅中产阳，乃为真气。故天以元气生人物，而道以真气生仙佛。人元炼气之法，有夺天地造化者，非容易也。或闻团阳子人元炼气夺天地造化之论，遂起问天元与人元若何。

团阳曰："居，吾语汝。天命之谓性，理从气出，天元也。尽性以至命，气从理出，人元也。上德无为，不以察求，清静之功也，曰天元。下德为之，其用不休，返还之道也，曰人元。上德之士，得天甚厚，然犹有清静修持。必将元气、元神炼为至清至虚，化为正等正觉，乃克尽乎天元之理。是天元非上德现成之事也。其以上德为天元者，以其故我无亏，自与天元相近耳。下德之士，得人最多，故先有还返妙谛。必将阴丹阳丹，打成一团、一片，炼入太无、太虚，乃克全乎人元之道。是人元非下德现成之体也。其以下德为人元者，以其自他有耀，故号人元之术耳。上德本体，性命双赋。下德妙用，性命双全。而要以一气为陶铸，是故人得元始真一之气以成仙，即如天施阴阳、五行之气以成人。丹道所以夺天地之造化者，以天道同也。"

第十八章 精气神再论

上德之体，精、气、神皆称为元，盖得于天者甚厚，不必求之彼家也，故曰天元。下德之事，精、气、神皆名曰真，盖取于人者甚多，不能求之我家也，故曰人元。然此人元下手，亦有采元之妙谛，求元之秘机。是故以人还天者，采元精而补元气，炼元气而养元神，炼元神以成真神，则后天之事毕矣。即真神以生真气，即真气以求真精，夺真精以成真铅，则先天之事毕矣。到得返本还元，抱元守一，直与上德之事大相同也。修下德而不造无为之境，抱上德而不究无为之玄。皆不能服食天元，位证天仙也。

第十九章　性命顺逆

性命之理，有顺有逆。顺成之性命得之天，以一兼二。逆成之性命造乎人，以一合二。以一兼二者，即气以赋理，气理合而性命浑全。以一合二者，举水以灭火，水火交，而性命长在。天命之谓性，命中有性焉，顺成也。孟子以形色谓天性，盖其所命者，有是形，即有是性。良知良能，皆于所命之形体寄之。尽性以至命，性中造命焉，逆成也。至人以神火种命宝，盖其所性者，有是神，乃有是命。于感于召，皆于所性之神光为之。今而知上德清静，守其顺成之道，而结仙胎，即天以全人也。并可知下德返还，修其逆成之道，而结圣胎，又尽人而合天也。学道者其知之。

第二十章　玄关一窍

玄关一窍，自虚无中生。不居于五脏六腑，肢体间无论也。今以其名而言：此关为玄妙机关，故曰玄关。此窍为万法归一之地，有独无对，故曰一窍。一言以备之曰：中是也。中在上下之中，亦不在上下之中，有死、有活故也。何谓死？以黄庭、炁穴、丹田为此中，就是死的。何谓活？以凝神聚炁，现出此中，就是活的。以死的论，就叫做黄庭、炁穴、丹田。以活的论，乃算做玄关一窍。故曰：自虚无中生。真机直露。得者秘之。

第二十一章　玄关再说

玄关者，神气交媾之灵光。初见玄关，明灭无定。初入玄关，恍惚无凭。

以其神气乍合，未能固结也。到得交抱纯熟，死心不离，始识玄关之中，人我皆忘，鬼神莫测（离此不能躲无常），浑浑纯纯，兀兀腾腾。此中玄妙，变化万端，不可名状。无怪其名之多也，各人所见不同。各因所见而字，各就所用而号。古仙师秘而不言，都要摩顶受戒，乃有传述。即有所谕，不过曰非心、非肾而已。吾谓其并非黄庭、炁穴、丹田也。今再说破，识者秘之。

第二十二章　两孔穴法

丹家有一穴，一穴有两孔。空其中，而窍其两端，故称为两孔穴。师所传“口对口，窍对窍”者，即此境界也。为任督交合之地，阴阳交会之所，乌兔往来之乡。一穴两孔，其中有作为之法，此法最玄玄也。

《参同》曰：“上闭则称有，下闭则称无。无者以奉上，上有神德居。此两孔穴法，金气亦相须。”斯数语者，即尽为之之法也。上下者，天地也。闭者，冥合也。有无者，妙窍也。称者，名状也。一上一下，皆藏于此穴之间。若有、若无，咸在乎此穴之内。当其致虚守静，天地冥合之时，有以观其妙。妙有之物，不可名而可名，故称有。所谓“窈冥有精，其中有信者”也。无以观其窍，虚无之窍，可状而不可状，故称无。所谓其中有物归无物者也。无者以奉上，非是空空回复，乃是先天真铅。老子所谓“无状之状，无象之象。迎之不见其首，随之不见其后”者也。丹法以无奉上，即是将无还有。其所谓奉者，是谁敬奉？是谁相奉？神德恭居，其气自还，还即奉也，只怕上无神德耳。上即黄庭之上，德即谦柔之德。《契》所谓“反者道之验，弱者德之柄”也。致虚用道，求铅用德。德有为，而道无为，不可不知其法也。两孔者，玄牝之门也，为金丹化生之所。人于一穴两孔中，知行追摄之法，则两门皆开。夫而后金来归性，可称还丹也。故曰“金气亦相须”云云。相须者，相须此摄法也。

第二十三章 玄牝根基

修玄之士，无论大丹、小丹，均宜静养谷神，立其根本。谷神者，先天虚灵之称，吾人元性是也。养于何处？玄牝尚焉。上阳云：“玄牝乃二物，若无此二物。又安有万物哉？”盖以玄，天也。牝，地也。已见《易》之首卦矣。可知玄牝一窍，实为生生化化之源。入道者，可不寻此生化之源哉？夫此生化之源，即是玄牝之窍也。

或引老君之言曰：“谷神不死，是谓玄牝。若又以谷神为玄牝者，何也？”答曰：假虚无之玄牝，养虚无之谷神，故以谷神之名名玄牝。此因用所名之义。而且更有说者，《金丹四百字》云：“此窍非凡窍，乾坤共合成。名为神炁穴，内有坎离精。”则玄牝不但养神，而并以养气也。今夫神气交而玄牝现，故当凝神聚气，二物交融，乃能结成乾坤圈子。此其中有颠倒之用焉，何则？自上凝下者，神也。以其玄天之尊体，而行牝地之卑躬，则上下交泰，气神和合也。《道德经》云：“天下之交，天下之牝。”盖此窍当中，故曰天下之交，中有柔道，故曰天下之牝。言牝道，而玄道亦在内，故曰玄牝。

玄牝者，一乾、一坤，一刚、一柔也。不如是，则神健气健，反相敌而反相离。故谓以男下女，以神下气，颠倒相俱，阴阳相媾，斯神与气会，而根基立焉。否则神自神而气自气，气自气而神自神。神不得气，则无补神之物也。气不归神，则无养神之用也。欲令元神长在，其可得乎？而且神住绛宫，则绛宫为布政之明堂，知识见闻皆扰之，惟凝于黄庭，而后声籁绝，念虑除，此亦不无清养也。

故《悟真》云：“要得谷神长不死，须凭玄牝立根基。真精既返黄金室，一颗明珠永不离。”谷神者，至虚至灵之汞性。真精者，至清至嫩之铅情。根基者，以汞迎铅，造就金丹之地也。黄金室，黄房也。以其为还金之地，故曰黄金室。金铅木汞交并，方成一颗明珠。明珠者，一颗金丹，大如黍珠也。金来归性初，乃得称还丹。一得永得，故曰永不离也。尝谓紫阳此诗，直明千古真诀，先天后天皆宜之。愚所解者，先天也。即以后天论，亦须先求玄牝，乃可筑基立丹基焉。盖谷神凭此而立，则真精亦凭此而返。以玄牝养谷神，以谷神养真精。神得精而培元，精得神而化气。《参同》云：“内以养己，安静虚无。”又曰：“性主处内，立置鄞鄂。”可知修身之要，必先以静养谷神作根基矣。

第二十四章　中字直指

《道德经》云："多言数穷，不如守中。"识得这中，即是圣贤仙佛种子。否则修道无地，一举足而即落魔坑。中者何？玄关是也。《参同》云，"运移不失中"，"浮游守规中"，皆指此也。陶仙云，"中非四维上下之中，儒曰喜、怒、哀、乐之未发；道曰念头不动处为玄牝；释曰不思善、不思恶，正恁么时，那个是本来面目，乃是真中也。"中境妙自养己凝神，入室还丹，以至脱胎神化，无不在是。故初入道者，即要识得这中，乃有登进之路。在昔文始天尊问道于太上曰："修身至要，载在何章？"太上曰："在于深根固蒂，守中抱一而已。"今即其言试述之。学人下手之初，务要牢持筋骨，力战睡魔，塞兑垂帘，离诸妄想，回光返照乎三穴。三穴者，黄庭、炁海、丹田也。然虽返照三穴，又要不执意于三穴，亦不驰意于三穴。夫而后神安其内，息任天然，浑乎俱忘，杳无朕兆。

《经》所谓"无欲观其妙"者，正此时也。致虚守静之际，神凝气合之时，不意有一境忽从规中化出，其大无外，其小无内，则玄关现象矣。《经》所谓"有欲以观其窍"者，又此时也。再考之《契》云："上闭则称有，下闭则称无。"窃谓此"上、下"二字，都在中字之里潜藏。阴阳来往于其内，坎离升降于其间，合上下而入乎其中矣。是故上者而下闭，则管括微密，太虚之中，元气独运，故无，此亦观妙之旨也。下者而上闭，则隐藏未见。然杳冥有精，其中有信，故称有欲，尽存乎玄微之间。是故玄关一窍，有称为有无妙窍者，有称为上下釜者，有称为阴阳鼎者，有称为神气穴者，皆由此也，皆统于一中而已矣。师评曰："学道、学道，先要得妙。不得其妙，难窥其窍，欲窥其窍，还须闻道。"某与团阳，间观一笑。

第二十五章　药物直陈

药物者何？上阳云："此药自物中来故也。"夫药有小药、大药，道分先天、后天。后天则小药，结丹用之。先天则大药，还丹用之。后天则无形无质而实有，先天则有体有用而实无。后天真铅，弃癸取壬，阴中藏阳，以无生有也。《悟真》曰："三元八卦岂离壬？"三元者，精、气、神之三元也。壬为天一所生，居子之先，为一阳之元。盖壬癸皆居坎北，水属阴，壬水则阴中之阳，癸水则阴中之阴。又，壬癸为干，亥子为支，欲求真铅者，必以天干为准，地支次之，天先乎地也。要之。

壬也者，只是个最初之义，无思无虑之始，动而仍静之先。子则有知、有觉之时，静而向动之际也。癸阴不用，而亥未脱阴，亦不用也。求小药之法，在此时也。先天则不然，产在坤，种在乾，以有生无，以我求彼。盖干金入坤，曰坤中金。坤实成坎，曰水中金。坎居北方，兑在西方为邻，故寄居于兑可也。不求于乾者，乾方播种也。不求于坤者，坤方含元也。不求于坎者，坎虽有阳，尚藏于水，未露气机也。直求于兑者，铅中产阳，已现其金。喻初三日，月出庚方也。故以坎水为川源，兑金为药物，非真有乾坤坎兑列吾身中也。无非是以有生无，以我求彼焉耳。我运一点阴火之精，种在彼家之内，遂生铅中之阳。阳气一动，采取归来，又种在我家胚胎宫里，而成真人。

《悟真》云"依他坤位生成体，种在乾家交感宫"是也。种在乾之种，是初播种。种在乾家之种，是养育也。崔、张二翁复起，当以愚解为然也。种铅得铅，其机如此。但其种铅之法，须要在丁、壬先后之间，然后得震、兑代行之效。吾师口诀，并识于此。内外二药之真机，今已直露。得吾言者，三生有幸，勿轻亵视之。

第二十六章　铅汞的辨

心中之神曰汞性，心中之精曰汞液。收汞性于黄庭，凝汞液于紫府，是为龙汞，是曰真汞，是号内丹，是名阴丹，称后天半斤子也。身中之气曰铅精，身中之精曰铅华。察铅精于坎宫。采铅华于兑户，是为虎铅，是曰真铅，是号外丹，是名阳丹，是称先天八两母也。

第二十七章　鼎器直说

丹法以乾坤为鼎器，以坎离为药物。取坎填离，金始还焉。盖坤形六段，其体本虚。地势极阴之中，有一阳来复。乾形三连，其体皆实，天势盛阳之内，有一阴乍生。天地间，实者不能容物，而虚者能受。故假坤之虚以藏其实，而以乾之实先投其虚。法功如此，又要知金之转移，乃能分药之老嫩。盖自先天乾金，隐居坤位，此时阴中含阳，虽似坎中有一，而水底潜形，秘而未露。迨至水中金现，有如兑西月出，方为可用之金。而采以一符之顷，此正有气无质之时也。取于兑，犹之取于坎。产于兑，犹之产于坤。然非乾父之精光，不能产此大药也。饶他为主，我反为宾。欲他上浮，我却下沉。宾主浮沉，皆在鼎中作用，然后知鼎器之设，妙在乎空耳。陶真人云："鼎器之中，本来无物。二七之期，感触乾父精光，而阳气始动。乾鼎中，亦本来无物。采取之时，吸受坤母阳铅，而金丹始凝。皆是劈空造作出来。其曰鼎器者，不过假此以作盛物之器也。"其言最妙，故识于此。

第二十八章　乾坤离坎

先天是乾坤，后天是坎离。然先天有乾坤，兼有坎离。后天有坎离，复有乾坤。其故何也？先天是乾坤者，童真元阳未破，内具乾象而阳固，外具坤象而阴固，故名先天乾坤也。后天是坎离者，中岁元阳已走，坤包乾阳而坎成，乾包坤阴而离成，故名后天坎离也。先天有乾坤，兼有坎离者，盖以乾坤为鼎器，坎离为药物也。后天有坎离，复有乾坤者，盖以者坎离为妙用，还乾坤之本体也。更有当知者：后天炼己之物，以名先天坎离，言其取坎填离，得成玉液还丹也。先天还元之物，亦名先天坎离，言其取坎化离，得生金液还丹也。先天后天之取坎，皆名先天，特有他家来，我家种之别耳。愚按：先天乾坤即是天元药物，犹后天坎离乃是人元药物也。童子得诀逢师，坐守乾坤而成道。至落于后天，则乾坤更名鼎器也。

第二十九章　采炼妙用

采炼者，采彼家阳铅，炼我家子珠之气也。阳铅即地魄，以其藏于外边至阴之中，故曰地魄。炼己时得之，则可以制我汞性，而使之成砂。《悟真》云"但将地魄擒砂汞"，只要人会采会炼耳。云何采？采以不采之采。云何炼？炼以不炼之炼。何谓不采之采？龙闲虎静，守雌不雄。建子之月，其气始升，神即随其升而逆入鼎内，就便引来，所谓不采之采也。何谓不炼之炼？彼在我家，即药是火，相融之久，其阴自化。阳即因之而长，积在炉中，自然运化，故曰不炼之炼也。但其间须要凝神以待，乃能采之。调息以守，乃能炼之。精尽化气，腹内充实，而内丹可结矣。

第三十章　河车细旨

河车者，得药运行之要旨，非存想搬运之法。乃子午进退，阴阳合闭，内外升降，天地自然之火候也。自筑基以来，金鼎充足以后，调内息，凝内神。神息相依，风火交合，忽然而灵芽吐萌，气机生动，吾即起河车以炼之，使之自下往后，由督脉进，逆流天谷，而返中宫，此得药当行之事也。惜后不得真传，多落存想搬运，空空往来，有何益哉？只缘妙悟少人，故仙师难说耳。今吾试言之：其妙在意守于内，神驭于外。然自有此说，而疑者纷纷矣。盖以真神即真意，如何两处分身？主内复主外，安得独充二役？此疑之必然者也。抑知神守内庭，只贵凝，而不贵运，运则必用乎意也。周天之妙，外运逸，而内掌劳，故内掌必以意当之。

譬之于人也，身坐灯前，影现壁上，身动而影亦动也。语发室中，声流墙外，语出而声亦出也。意也者，即如神之身与语。神也者，即如意之影与声。未有不相见、不相闻者也。故以意筹其内，而其神自运于外，是二仍是一，运内即运外，不要管着它，自然两相知也。何则？真意居中，调遣呼吸，以内应外，此本知有内者也。然而真意流行，穿关过顶，又有隐隐相知者。是神乎？是意乎？此神还即此意乎？伍真人云"有两相知之微意"，盖即此也。吾不知神与意之何以化体分身也，又不知神与意之何以里应外合也，即以不知为真知而已。吾只伏吾意而调吾内，这里气动，那里气升。这里风行，那里风送。这里是意，那里是神。是神、是意，分而不分。只觉守内者会理家事，驭外者即上天门，不知其何以有此两相知之微意也。玄乎、玄乎，泛仙槎，游银汉，朝碧落，归黄庭，机畅神流，快活极矣。日日循环，朝朝来往，气冲百节，灌注三宫，则所得之药，方不致闲散无用，而真气愈多矣。吁！世人昧却河车旨，搬运劳劳枉费心。不把真传详细说，饶君到处去摹寻。

第三十一章　真心论

金丹之道，贵得真神、真气、真精，而后能成造化。然不用其真心，亦不能得此真精、真气、真神也。真心者，识念未起之前，人欲未交之会，阴气未染之萌也。修身妙道，全在定静中下手。学人炼己未纯，惟有此着功夫，稍能济事。兵家所谓出其不意，攻其无备时也。当心地偶清之际，吾则闭塞三宝，凝神调息。内想不出，外想不入。此时欲念未发，有功即效。乘识神之未用，而可以见其真神矣。乘浊气之未扰，而可以养其真气矣。乘淫精之未播，而可以待其真精矣。一心专向，致虚极而守静笃，并可以认其玄关矣。此性命双修之第一义也。

真心之用，岂不妙哉？如待有事物交接、人我应酬、笑言饮食之念，触动心机，而乃从而克制之，则内心浮动，杂念已生，吾止之而即止，幸也。苟或止之而复起，麾之而来，愈逐愈多，如逢强敌，闭目作天人之战，抚衷为糜烂之场，心败矣。可奈何？大抵初基之上，比不得尘缘久淡、对境忘情之人。顿悟虚空者，固称上智。渐悟了性者，亦非下流。学人只觅真心下手，虽炼己未到，亦可觅静入门，总要遇而勿失耳。其真心，或在平旦，或在晚间，或散于十二时中，自领之而自取之可也。是说也，其名似创，而实未创，且有便于初学之流，亦与前古丹经融通不悖。苟如此渐造之，时时守其真，日日抱其真，无时无日，不见其真。由其渐而及其常，久久纯静，则并举炼己之功而亦包之矣，不更大欤？然则心地偶清明时，正是一派好功课、好光阴、好境界，愿人以一刻千金珍重视之也。

第三十二章　心神直说

（篇中兼言调息之法）心为一身之主人，神为三品之上药。惟心与神，是二是一，不可不辨也。老君曰："夫人神好清，而心扰之。人心好静，而欲牵之。故常遣其欲，而心自静。澄其心，而神自清。"陆潜虚曰："调息之法，自调心始。凝神之法，自调息始。"此圣贤仙佛之梯航，吾人入德之路也。下手学道者，必须摄念归静，行、住、坐、卧，皆在腔子里，则守静始能笃也。盖有念为妄心，无念为真心，人能收念于平日，而还其所止之地，乃能专心于临时，而坚其入定之基。

圣人云"知止而后有定，定而后能静"是也。心之静者，息亦易调。心愈细，而息愈微也。息调则神归，于是而再安其神，凝于气穴之中。夫心也，而又曰神。何也？盖心在绛宫，动以纷之则为念，静以收之则为心。即静心而返乎神室，则为神。神也者，无思、无虑，无为之中无不为，无用之中藏大用，此所谓三品之大药也。凝神之际，务要与息相依，毋以神逐息，毋以神运息。逐息则神散，运息则神摇。只要息息动荡，任其天然，随其自然，斯其神愈觉凝然。迨至静极而动，是神之得乎气机。是气初破鸿蒙，寂然不动，感而遂通。修道之士，乃如是有为也哉。

第三十三章　神息妙用

神者，火也。息者，风也。欲识风火玄机，须将神息安顿。神贵含光默默，息凭真气绵绵。但安其神，不逐于息。有如炉中聚火，箱管抽风，风自扇而火愈红，火愈红而金自化。可见是风来助火，并不是火去追风矣。但其中尚有机窍，欲令风箱之气专笃而吹，必使风管逼炉，使它从消息中度去，乃能煽起炉焰，火色重青。学人凝神聚气，即是火熔金，息向坎中吹，又即是引管逼炉，助风追火之势也。炉中火发，阳光腾腾。此时神即是气，气即是药。犹之火炼铁红，红铁亦火。琼管翁所谓"火即药、药即火"者，此也。火药交融，金丹立就。若使息不内吹，徒向喉鼻中播弄，即是管不逼炉矣，不可笑乎？

第三十四章　神息再论

息静则神归，凝神之法，固赖调息。神定则息住，调息之法，亦赖乎凝神也。盖其存神于虚，则内息方有。所以息恋神而住，神依息而留。神息两平，若存若亡，不知神之为息，息之为神也。风得火而煽，火得风而灼。相维相系，又不知风之为火，火之为风也。功夫纯熟，真有不可以文字形容者。

第三十五章　气息妙用

曹元君云："我与诸君说端的，命蒂从来在真息。"以真息为命蒂，何也？盖吾人以后天之呼吸配先天之呼吸，而先天之呼吸乃是身中真气，被息引动，悠悠来往。斯时也，是息动耶？是气动耶？息动气亦动，两不分明。息中有气也，故曰真息氤氲。气中有息也，故曰真息橐籥。真息动而真气生，真气来而命蒂生。复命之根，养命之源，护命之宝，诚在乎真息而已。

第三十六章　神意妙用

神贵凝，《契》所谓"安静虚无，内照形躯"是也。神非意，所谓"内照玄关，必用真意"是也。吾闻冲虚云："真意者，虚无中之正觉。"潜虚云："灌注上下，必以元神斡运乎其间。"元神之斡运，即元神之正觉。不得谓元神即真意也。自有体用之殊耳。盖杳冥无为，静中宰运者神。从容大雅，理事不乱者意。故神为丹君，意为丹使也。神与意，实有体用之分。既分体用，则二也。用因乎体，故又可以一物视之。但有进说者：欲培真意，须养元气。真意从静极而生，乃克成吾之妙用。道所谓常应常静，儒所谓安而后能虑，释所谓定中生慧也。

第三十七章　神意再论

垂帘打坐之初，神意有不必分者。至于动静交作，则神意分焉。有时当以神守中宫，而或以意代之，不可也。如致虚、守静、观其复，当其临炉之会是也。有时当以意守中宫，而或以神将之，不可也。如擒铅、制汞、掌天罡，作媒合之际是也。何者？神则无为，而意则有为也。神则无为无不为，意则有为有以为。神为意之神，意以神为真元，神主静也。意为神之意，神以意为正觉，意能动也。欲养元神，须以无念为主，而后能无为无不为。上阳注《参同》云："真人潜深渊，无念以应之。浮游守规中，无念以使之。呼吸相含育，无念以致之。三姓既会合，无念以入之。"无念之用，尚不止此也。欲动真意，须以炼己为先，而后能有为、有以为。潜虚《就正篇》云："炼己求铅，以己迎之。收火入鼎，以己送之。烹炼沐浴，以己守之。温养脱胎，以己成之。"己土之妙，亦不止此也。神哉、意哉，直贯金丹之始终，须臾不可离也。其他尚有妙用处，总在学人自参，吾特集诸说以启其端焉。

第三十八章　共争不朽之论

古人有言："太上立德，次立功，次立言。三者俱不朽。"夫存不朽之神者，道也。而三者亦不朽，以其为道之助也。仁慈之德为道体，谦柔之德为道用。普济之功为道体，修养之功为道用。至于言，则功德之记，而载道之文也。故能共争不朽云。今夫朽则凡，不朽则圣。人之所以能争不朽者，以其无所争，亦以其有所争。无所争，则后其身而反先矣，柔其志而克刚矣。有所争，则男子之须眉，丈夫之气骨，英雄之果敢，豪杰之猛烈。不与人争一时，直与人争万古。孔子曰："当仁不让于师。"师正恐其不能争，空自颓于无勇也。先儒云："平旦之气，清夜之神，直与圣贤无异，人能即此而充之，虽孔颜不逊也。"释乘云："能仁寂默，何异释伽？般若行深，何殊自在？"道书云："瞿昙不从地涌，钟吕岂自天来？"此皆以道为争，而不必让于前者。志士勉乎哉！千真万圣，原不忌人之共争夫道也。

第三十九章　功成名遂身退论

《道德经》曰："功成名遂身退，天之道。"愚以为天之道即人之道，亦即修身之道也。天以生成畅遂为功名，时行物育，天道于焉退移，藏身冬令。此天道也。人以尽忠为功名，功成勇退，名遂身藏，英雄所以从赤松子游也。又以全孝为功名，志体交养，其功也。宗族交称，其名也。父母百年，人子事毕，退身保命，此人道也。丹士以致虚守静为无功之功，杳冥恍惚为无名之名，至于返还功成，圣胎名遂，退身祖窍，抱一还虚，此修丹之道也。通德类情，识者思之。

第四十章　仙佛同修说

性命双修，此本成仙、作佛、为圣之大旨。或谓佛修性、仙修命、儒治世，分门别户，盖不深究其宗旨也。愚按：佛重性，而其中实有教外别传。非不有命也，特秘言耳。其重性功者，盖欲人从性立命，能使性量恢宏，照十方而无边无际也。仙重命，而其中亦有教内真传。非不言性也，特约言耳。其重命学者，盖欲人即命了性，能使命根永固，历万劫而无尽无穷也。若使性功圆满，外无立命之修，则真性难存，终属空寂，又何能法周沙界乎？若使命功周到，内无尽性之修，则真命虽守，徒保色身，又何能神通三界乎？惟佛有教外别传，则从性立命，极乐之地，益见空明。唯仙有教内真传，则尽命了性，而大罗之天，益见超脱。是仙也、佛也、圣也，此双修而非单修者也。

故释迦到禅定时，而有贯顶穿膝之效。迦叶谈真实义，而有倒却刹竿之奇。试思于意云何？吕祖云："单修性兮不修命，此是修行第一病。"紫阳云："饶君了悟真如性，不免抛身却入身。何如更兼修大药，顿超无漏作真人。"略举一隅，可以类推也。至于行深般若，五蕴皆空。丹熟大还，十年面壁。六十耳顺、七十从心。夫而后性命双了，同登空超之境，而仙、佛、圣皆成也。

故达摩初祖《了道歌》云："三家法一般，莫作两样看。性命要双修，乾坤不朽烂。"人又何必是非哉？且更有说者：三教嗣续，皆不能知。知此必不互相抵牾。只索各尽其道，以归于道也。今设一大道主人于此，为三教说法曰：夫三教者，吾道之三柱。分而为三，合而为一者也。道不能分，无变化；道不能合，无统宗。是故以三柱立其极。释道言性默言命，仙道传命默传性。儒道则以担荷世法为切，言性难闻，言命又罕，并性命而默修之。遂使三家后裔，各就祖派，分为专门。掀天震地，讲起是非，开出无边境界。佛攻道，则有翻空出奇之妙想。道攻佛，则有踏实指陈的神思。儒攻佛与道，则有翻澜不穷的文章，流窍不休的要子。而岂知皆道之分也。道既分三，其中岂无枝流之不同？邪正之不类者？奈何不思其本，而谈其末也。夫以性兼命为一脉，以命兼性为一脉，浑乎性命为一脉。此三脉皆道脉也。及其还无，一也。偈曰：吹了明灯顽要子，谁知打着自家人。吾言若有相攻者，又是飞花点汝身。

第二卷　三车秘旨

读者须知

一、本书作者李涵虚，世称之为西派。书中大旨，虽不出《参同》《悟真》之范围，但既已自成一派，必有其特异之处，而为他种丹经所未尝言者。学者应分别观之。

二、因学人功夫有先后，程度有浅深，故创为三件河车之说。第一件河车，即指第一段功夫，第二件即指第二段功夫，第三件即指第三段功夫。至于运转河车之路，仍只一条，并无歧异。勿误会河车有三条路也。

三、三件河车文中，未免有形容太过、及譬喻不当之处，读者幸勿拘泥于字面而曲为之说。

四、附录中收《心法下手功夫》，颇为切要。果能仔细参悟，必可获益。

五、道情诗词杂著中，亦偶有妙义隐藏其间，读者如能触类旁通，固甚善也。

六、此书乃旧抄本，流传至今，已八十余年，未曾刊版行世。除河车三篇而外，其他如《收心法》及《道情诗歌》篇，在原抄本上既未另立专名，又不应隶属于《三车秘旨》名义之下，而其排列次序，亦欠妥帖。今特标题附录二种，并重为整理一过，以便读者。

七、前人丹经之作，或以访外护，或以示及门，本非普渡性质，亦非为传世计。故不必求人人了解，并且预防人人皆能了解。于是隐语异名，层见迭出。阅者茫然，不知所谓。甚至意在此而言在彼，真相常常被其瞒过。学道者无人不叹丹经之难读，即以此故。

八、读本书若不得其解，当求之于《道窍谈》中，读《道窍谈》仍不能领悟者，当参考《三丰全集》，因其可以互相发明也。

皖江陈撄宁作于沪上

“中华民国”二十六年五月

李涵虚真人小传

真人四川嘉定府乐山县李家河长乙山人氏。生于嘉庆丙寅年八月初四日寅时。生时，母梦一道人怀抱金书一函入门，寤时则真人生焉。伯仲三人，师居其二。幼而颖悟，弱冠入邑庠生。善琴，嗜诗酒。年二十四，遇吕祖，不识。后病伤血之症，奉母命，至峨眉县养病，遇郑朴山先生。先生康熙时人，孙真人讳教鸾之高弟也。同寓与之治病，并云："金石草木，只可治标。治本则宜用自身妙药，方能坚固。"闻之，恍若梦觉，即稽首皈依。先生遂传口诀，嘱云："大劫将至，子宜速修救世，更有祖师上真为师。"后至峨眉山，遇吕祖、丰祖于禅院。师初名元植，字平泉。吕祖改为西月，字涵虚，一字团阳，密付本音。潜修数载，金丹成矣。三师复至，叮咛速著书救世。奉三真之命，著有《太上十三经注解》《大洞老仙经发明》、二注《无根树》，名曰《道言十五种》，又曰《守身切要》。将吕祖年谱、圣迹、丹经、救世等书删订，名曰《海山奇遇》。撰集丰祖全书，名曰《三丰全集》。自著另有《九层炼心》《文终经》《后天串述》俱刊行于世。更有《圆峤内篇》《三车秘旨》《道窍谈》三书，俱未刊行。山于咸丰丙辰正月至长乙山房，得瞻慈容，如三十许人。拜别后，师于本年五月初八寅时升举，异香满空者七日。本日卯时，现仙容于自流井。飞升后，显迹甚多，不能尽述。师生二子，长业儒，次务农。大兄举三子，长十一岁，聪明仁孝，师每称羡。门人甚众，而大丹成者，江西周道昌一人，得玉液还丹者数人。山德薄缘浅，侍师未久，略述其目击大概云尔。

福建建宁县巧洋弟子李道山敬述

三车秘旨

三车者，三件河车也。第一件运气，即小周天子午运火也；第二件运精，即玉液河车运水温养也；第三件精气兼运，即大周天运先天金汞，七返还丹，九还大丹也。此三车者，皆以真神、真意斡乎其中。人能知三车秘谛，则精、气、神三品圆全，天、地、人三仙成就。

第一件河车

运气功夫，所以开关筑基，得药结丹也。其中次序，从虚空中涵养真息为始。收心调息，闭目存神。静之又静，清而又清。一切放下，全体皆忘。混混沌沌，杳杳冥冥。功夫到此，如天之有冬，万物芸芸，各返其根。如日之有夜，刻漏沉沉，各息其心。此无知、无识时也。谁晓得无知、无识之际，才有一阳来复，恰如冬之生春，夜之向曙。蓦地一惊，无烟似有烟，无气似有气，由下丹田熏至心阙，使人如梦初醒。初醒之候，名曰活子时。急起第一河车，采此运行，迟则无形之气变为有形。

此气也，名壬铅，名后天，又名阳火，故曰子时进阳火。何为进阳火？学人把初醒之心，陡地拨转，移过下鹊桥，即天罡前一位。誓愿不传之真诀也。移至尾闾，守而不乱。霎时间真气温温，从尾闾骨尖两孔中，透过腰脊，升至玉枕，钻入泥丸。古仙云："夹脊双关透顶门，修行路径此为尊。"即指此也。愚人不知运气，便要舌舐上颚，以承甘露。吁！可笑亦可怜也，皆不得师之过也。须知运气一道，只可引气入喉。《黄庭经》曰"服食玄气以长生"，因此阳火之气紫黑色，名曰玄气耳。服食之法，须要口诀，乃能送入气管。否则走入食喉，从何处立得丹基？须把这阳气送下气喉，至于玄膺，乃化为甘露之水。《黄庭》曰"玄膺气管受精符"，此之谓也。玄膺名玄雍，又名玄壅，言人之气到此壅塞也。俗人不知玄妙，气至泥丸，就想他化为神水，如吞茶汤一般。吾恐气管一滴，便叫汝咳而不休矣。盖水者有形之物，安能入得气管？故《黄庭》曰："出清入玄二气焕，子若遇之升天汉。"犹言清气出于丹田，玄气入于玄膺，二气转换云尔。气化为水，洒濯心宫，仍落于虚无窍内。宝之裕之，是为筑基。筑基既久，积累益深，乃有一个时候，照常静坐。忽于丹田中突出一物，有声如风雷之响，有色如星电之光，是为后天中先天药。即按第一车运之，至于泥丸，始化为液，饵而服之，方得玉液丹头。此得药结丹之始也。以后功夫，须要绵绵不绝，固蒂深根。乃尽养丹之妙，请看下文分解。

第二件河车

运精功夫，所以抽坎铅，制离汞，炼己性也。

前此运气日久，得了小药，结了丹头。以后绵绵内息，天然自在，固守丹田。每早辰间，清坐清卧，其丹如一团软绵，升于心府。仍要收回虚中，杳然无影，方不走失。诀曰“神返身中气自还”，正此时也。怀抱日深，忽然间丹田如春水初生，溶溶漾漾。即守自然之内息，烹之、炼之，其水忽化为热气，由两胯内边流至涌泉。须要神注两踵，真息随之，此所谓真人之息以踵也。如此片时，涌泉定静，即将心返尾闾，默默守候。忽觉有物来尾闾间，似绵陀，似馒首，似气块，沉滞难行。就要调停内息，专心一志，猛烹急炼。乃有一股热汤，透出尾闾，徐徐过腰脊，滔滔上泥丸。方谓之黄河倒卷，漕溪逆运。此等河车，《大洞经》所云“勒精卫泥丸”，吕祖所云“搬精入上宫”，不与运气同也。泥丸宫中，水声震响，久之而水声止息，神即休于其中。持守片时，乃以舌倒舐上颚，鼻中忍气，牙关紧闭，两手反抵坐榻，头面仰对空梁，候他金液满舌，其鼻息忍而不播，伊乃咽的一声，流入气管，降下重楼十二阶梯，神水灌注华池矣。这个华池，人多不知。或言舌胎下，或言下丹田，皆非也。此华池在人两乳中间，名曰上气海，与玄膺隔一层耳。白玉蟾云，“华池正在气海内”是也。水满华池，走而不守。至于绛宫，心地清凉。落于黄庭，心火泰定。此之谓抽铅制汞，牵虎降龙。既未两卦，周流不息，即玉液炼己之事也。但此玉液，不能日日常有，须加前头运气功夫。运之数次，乃有一次。若做到玉液长来之时，则黄中通理，皮肤润泽。心君闲逸，性体光明。对境忘情，在欲出欲，随缘度日，在尘离尘。真意坚牢，剑锋犀利。圆陀陀，光灼灼，赤洒洒，亮铮铮，此炼己纯熟时也。

于是讲三车功夫，又听下文分解。

第三件河车

运先天精气，丹家名汞迎铅入，情来归性，七返九还之事也。

前此炼己纯熟，汞性通灵，进退自如，雌雄应变。功夫至此，乃可行返还大事。七返还丹者，先将已成之汞性呼为内丹，于是入室坐圜，把内丹藏于空洞之中。上边如乾，下边如坤，性边属有，命边属无。先要以有入无，然后从无生有。其象如乾精播于坤母，坤乃实腹而为坎。坤精感自乾父，乾乃虚心而为离。乾坤既列，名为鼎器（即有无妙窍也）。离坎二用，借此现形。原夫以有入无之时也，寂寂静静，心死神存。稍焉有自己识神，化为惊人、爱人之物，试尔内神。又有诸天魔将，化为好人、恶人之物，试尔内神。诸般不动，元神湛然。乃更一时焉，有一支阳气发生。譬如坤阴之下，一阳来复。我即吐乾宫一阴以迎之（肾气上升，心液下降，本乎自然），名曰以汞迎铅，又曰大坎离交，又曰内外阴阳消息。消息既通，于是命太乙神女俦邱兰者，捧出雌剑，摘而取之，立为丹本，此即七返还丹也。丹本既立，神气融和，由是一阳渐长而为兑，坎男变为兑女矣（此即庚方月、西江月、蛾眉月诸喻时也）。因此兑女二字，故丹家名曰首经，又曰天癸（因类而言耳。愚人不知，盲修瞎炼，未遇真师之故也）。丹士采此首经，名曰摄情归性。五千四十八日归黄道之时，有如十五明月，金水圆满。在人身中，总一先天精气，腾腾壮盛之时也。学人到此，急起大河车，运上泥丸。稍焉，有美液坠于颚中，大如雀卵葡萄，非麝非蜜，异样甘香，此乃九还金液大丹也。道人服此金液，然后名之曰铅投汞，金并木，后天返先天，婴儿会姹女。婴、姹相逢，朝夕涵养，久之洞见脏腑，内外光明，中有一真，宛然似我，此婴、姹复生婴儿矣。得此婴儿者，必须默默调养，刻刻温存，由灵谷移上天谷，然后出神入化，高会群仙。

收心法

收心法提词

平铺直叙收心法，上天欢喜无谴责。穷年矻矻驾河车，心似勤劳实安逸。昨夜飞神朝上真，封为善教大真人。道我四百年来事，三番游戏到红尘。怀抱金丹独得意，也共群仙说哑迷。觉来始动慈悲心，手中直写琅嬛记。不分善恶与贤愚，总要收心坐虚无。入得杳冥方见道，最初一着好功夫。

收心法下手功夫

养生之道，真息为本。曹文逸云："我为诸公说端的，命蒂从来在真息。"诚要言也。下手功夫先静心，次缄口，次调息（心静则气平，不调之调为上）。鼻息平和，然后闭目内观，神注肾根之下阴跷一脉（谷道前，阴囊后），如此片时，将心息提上虚无窍内（脐后腰前，心下肾上，中间一带，不可拘执），停神安息，以自然为主。心太严则炎，务必顺其自然，即文火也。心太散则冷，务必守其自然，即武火也。文武烹炼，始终妙用。内息匀称，勿忘勿助。是时也，心如虚空，有息相依则不虚，有息相随则不空。不虚不空之间，静而又静，清而又清。气息绵绵，心神默默。至此要一切放下，人我皆忘。此之谓钻杳冥。杳冥中有气，一神独觉，此乃真息也。真息发现，熏心酥痒，还要按入腔子里虚无窍内，积之累之，则命蒂生而阳气自长，乃可以开关运气矣。凝神调息，是下手功夫。凝神者，是收已清之心而入其内也。心未清时，眼勿内闭。先要自劝自勉，收他回来，清凉恬淡，始行收入气穴，乃曰凝神。坐虚无中，不偏不倚，即是凝神于虚。调息不难，心神一静，随息自然，我只守之、顺之，加以神光下照，即是调。调度阴跷之息，与吾心之息相会于气穴中也。神在气中，默注元海，不交而自交，不接而自接，所谓隔体神交也。守其性，不散乱。存其神，不昏沉，故能杳冥恍惚。心止于脐下，曰凝神。气归于脐下，曰调息。神息相依，守其清净自然，曰勿忘。顺其清净自然，曰勿助。勿忘勿助，以默以柔，息活泼而心自在，即用钻字诀，以虚空为藏心之所，以昏默为息神之乡。三番两次，澄之又澄，忽然心息相忘，神气融合，不觉恍然而阳生矣。

收心法杂谈

门人问曰："三车秘谛，尽泄天机，能不惧天谴乎？"涵虚曰："非敢故违天谴，实望人改过自新。凡作功课，必先去人心，求道心。屏凡息，寻真息。然后定神气，钻杳冥。如此诸境，皆不可少。入吾道者，安得复为小人？凡做功夫，钻杳冥是第一桩难事。但先天一气，自虚无中来，必有真杳冥，乃有真虚无。噫！先难而后获，全身要舍得。昔我在洞天中，学钻杳冥七八年，然后稍有把柄。今之学者，进锐退速，安能入道耶？"

弟子问曰："先生传道，人言过滥。倘下士得之，行持无效，能不反唇相诋耶？"涵虚曰："不遭下士之讥，不足以见吾道之大也。大道者，先要清净身心，调理神气。其甚者，要能一切放下，钻入杳冥。必有此等真功夫，然后有真效验。彼无功而妄想效验者，亦终为不得效验之人也。反唇相诋，何足病之？"弟子问曰："如师所说，恶人皆可学道乎？"涵虚曰："可。"即诵格语曰："从前种种，譬如昨日死。从后种种，譬如今日生。”“诸恶莫作，众善奉行，则能转地狱为天堂，变黑气为红光。余有三字诀，修道之士，勤、诚、恒，缺一不可。但勤矣、诚矣，而结果必归于恒。孔子曰，人而无恒，不可以作巫医，况道乎？儒生习文艺，尚以数年为期，甚至有十年者。岂修心炼气，反不如读书作文？诚乃至阴之象，在《易》为太极，在佛为如如。

“孟子曰：‘至诚而不动者，未之有也。不诚，未有能动者也。’动对静言，则知诚为阴象。孔门之道，推至诚如神，论至神无息，皆静中大体、大用，故以诚入静，静心不乱。以诚入定，定心不移。以诚守中，中心不偏。以诚入杳冥，则通微无碍矣。勤为学业之本，其在于道，更有不勤之勤焉。养自然之息，定自然之心，无为而为，为而不为。所谓‘绵绵若存，用之不勤’者，真乃勤之至也。炼睡魔，必用勤字。跑香打坐，精神倒退，此误用其勤之过也。善炼睡者，睡而不睡，不睡而睡，功夫自然不断，神气自然加增。熬更守夜，反惹睡魔。《参同契》曰：‘寝寐常相抱，觉悟候存亡。’能用此诀，自然惺惺不昧。”

门人问曰：“陆潜虚仙师云，‘交媾乃太上秘密之旨’，其诀可得闻乎？”曰：“交媾者，至阴之本，杳冥之根也。人能钻入杳冥，方能得成交媾。我劝人先在虚空中团炼，静之又静，定之又定，无人无我，无无亦无，自然入得杳冥，不交媾而自能交媾，从至阴中生出至阳矣。交媾之法，先天与后天不同。先天交媾，以性立命。后天交媾，以神合气。故《入药镜》云：‘是性命，非神气。水乡铅，只一味。’先天名目，独有一物。后天名目，则分精、神、意、气、魂、魄、性、情。若在先天，只炼出一个，就皆有了。总要从交媾中取出真阳耳。人身五脏，原有部位，不可移动。道家云，‘乾坤坎离颠倒’，岂心可移于下，肾可移于上耶？非也。所谓颠倒者，乃心肾中之神气耳。心神俯而下就，肾气仰而上升，神气颠倒，则有形之心肾亦如颠倒，无形之乾坤亦皆颠倒。颠倒交施，坤中生一阳为坎，乾中生一阴为离。离女与坎男交施，则如西方之兑女，相接东方之震男。又将南北移为东西，水火变为金木。金情木性，称为白虎青龙。龙交虎，如姹投婴，虎交龙，如婴投姹。要之，乃性命二物。命中有性，性中有命，二物乃一物耳。故紫阳先生曰：‘震兑非东西，坎离非南北。’人亦可以恍然矣。儒家、道家，养气各有不同。养自然之气，可以得生。养浩然之气，则可生、可死。古来志士仁人，见危授命，杀身成仁之类是也。养之之时，纯是义理之心，充乎宇宙，故孟子曰：‘其为气也，至大至刚，以直养而无害，则塞乎天地之间，是集义所生者。’道家养气，独葆其真，不必见危而早退，不必杀身而早隐。《易》所谓‘见机而作，不俟终日’之君子也。”

“道家初功，须养其自然之气。敢问何为自然之气？”曰：“易言也，其为气也，至小至柔以曲，养而无害，则聚乎虚空之中，是集精所生者。道家还丹，亦是浩然之气。其气得手，亦能见危授命，杀身成仁。古来谓之刀解，究竟有神奇莫测处，变化莫解处，异乎儒家。或死之后，他处见之，须眉转少，仙客同游，此乃还丹成就，身外有身者。至人得道，生亦仙，死亦仙，如留形住世，尸解登真之类是也。仁者能静，生亦寿，死亦寿，如曾子全身，颜渊短命之类是也。道有五失：有浅尝而去者；有浮慕其名者；有始勤终怠者；有心性偏执，未入门墙，妄诋高深者；有资质下愚，唤之不醒，呼之不悟者。道有三得：有知之者，可为灵人；有好之者，可为真人；有乐之者，可为至人。”

第三卷　后天串述文终经

予著《道德》《黄庭》《大洞》《无根》诸注，皆言先天之用，而非初学法门也。夫行远自迩，登高自卑。若不明后天次序，譬诸世上功名，未举茂才、孝廉，空想进士、翰林也。因作《后天串述》一篇，为入门之路焉。

一、收心。二、寻气。三、凝神。四、展窍。五、开关。六、筑基。七、得药。八、结丹。九、炼己。

太上有言，贵以贱为本，高以下为基。后天资补，贱下之道也。贱也者，师所谓“说着丑”也。下也者，《经》所谓“下而取”也。培养丹基，纯以精气为宝。其行法功也，要先收心入内，以中为极，以和为则，以神为体（定），以意为用（慧）。

寻气在阴跷为先，中是活活泼泼，不见不闻之处。和是专气致柔，抱神以静之功。定中生慧，坐照如初。媾元精而生元气，展窍开关不难也。元精者，阴跷一脉，逐日生人之气也。学人采取元精，必寻气之活动处，而以静合之。此之谓神气交。神气交，则男女媾精，真种化生。真种者，后天鼎之真气也。后天鼎者，即元神、元炁交合之所也，故名灵父、灵母。此气从鼎中炼出，即宜凝其神，柔其意，以柔制刚，自然入我内鼎。和之、调之、锻之、炼之，潜伏于丹田之中，呼吸乎虚无之内，是名命蒂，又号胎息。忽然而内鼎之间，冲出一物，跳跳跃跃，嘘嘘喷喷，直由冲脉上至心府，即展窍时也，俟其冲突有力时，乃变神为意，引出尾闾，一撞三关，飞上泥丸，即开关也。关窍既开，乃行养己之功，而谈筑基之道。筑基者，采彼气血，补我精神。精神虽壮，又恐动摇，于是以壬铅制之，壬铅者，二气媾而生者也。原夫坎宫之气，地气也。离宫之气，天气也。天地交合之时，混混沌沌，氤氤氲氲，结为虚无窟子。虚无窟中旋产一气，即以此气为壬铅，此得铅时也。铅之体有气无质，以故清而上浮。至昆仑时，要以目光上视，神气相息于顶中。凝住一时，阳极阴生，始以舌倒抵上腭，鼻息要匀，抵腭久之，乃有美津降下，寒泉滴滴。虽不甚多，然一吞下重楼，以意送回黄庭。却又奇怪，发声如澎湃一般，始知天上甘露，原不可多得也。降入黄庭，结为内丹。

以后则在欲绝欲，在尘出尘，对境忘情，炼铅伏汞，赶退三尸、五贼，销磨六欲、七情。骨气俱是金精，肌肤皆成玉质。则内发天机，外合人事，毋意、毋必，毋固、毋我。积功累德，炼气养神，物来事至，心境自放光明。即景会心，慧剑劈开尘障。功修人间，名称天上。且食天禄，享寿无穷。此时抱璞守贞，防危虑险，天人合发，万化定基，精神永固，一气还虚，此炼己之功完备矣。入门者必先收心、寻气、凝神、展窍、开关、筑基、得药、结丹、炼己，此九层功夫，乃为入道之门。

既已入门，阴阳归一，无往不复。穷理尽性以至于命，自有为而入无为，由勉强而抵自然，未有金丹不成者矣。

第四卷　循途录

（人元大道九层炼心文终经）

紫霞洞主人涵虚子 / 手著

九层炼心道言

初层炼心者，是炼未纯之心也。未纯之心，多妄想，多游思。妄想生于贪欲，游思起于不觉。学人打坐之际，非不欲屏去尘情，无如妄想才除，游思忽起。法在止观，乃可渐渐销熔。止则止于脐堂之后，命门之前，其中稍下，有个虚无圈子，吾心止于是而内观之，心照空中，与气相守，维系乎规矩之间，来往乎方圆之内，息息归根，合自然之造化；巍巍不动，立清净之元基。从此一线心光，与一缕真气相接，浑浑灏灏，安安闲闲，此炼心养气之初功也。

二层炼心者，是炼入定之心也。前此一线心光与一缕真气相接，若能直造窈冥，自当透出玄窍；奈何定心不固，每为识神所迁，心与气离，仍不能见本来面目。法在心息相依之时，即把知觉泯去，心在气中而不知，气包心外而不晓，氤氤氲氲，打成一片，是炼心合气之功也。

三层炼心者，是炼来复之心也。前此氤氤氲氲，打成一片，重阴之下，阳来复，是名天地之心，即是玄关一窍。此刻精、气、神都在先天，鸿蒙初判，并不分真精、真气、真神，即此是真精、真气、真神。若能一心不动，便可当下采取运行。无奈见所未见，闻所未闻，美景现前，茫无措手；心一动而落在后天，遂分为精、气、神矣。法在玄关初现之时，即刻踏住火云，走到尾闾，坚其心，柔其息，敲铁鼓而过三关，休息于昆仑焉，此炼心进气之功也。

四层炼心者，是炼退藏之心也。前此踏火云，过三关，心与气随，固已入于泥丸矣。然在泥丸宫内，或有识神引动，则气寒而凝，必不能化为真水，洒濯三宫，前功尽弃矣。法在昆仑顶上，息心主静，与气交融，气乃化为美液，从上腭落下，卷舌承露，吞而送之，注心于绛宫，注心于黄庭，注心于元海，一路响声直送到底，又待玄关之现焉，此炼心得气之功也。

五层炼心者，是炼筑基之心也。前此入泥丸而归气穴，已有河车路径，从此一心做去，日夜不休，基成何待百日乎？然或有懈心，有欲心，作辍相仍，丹基难固。夫筑基所以聚精会神也，功夫不勤，精神仍然散乱，何以延年奉道？法在行凭子午，逐日抽添，取坎填离，积金实腹，此炼心累气之功也。

六层炼心者，是炼了性之心也。前此河车转动，聚精会神，则灵根充实矣。从此心液下降，肾气上升，是为坎离交。杳冥中有信，浩浩如潮，一半水气，蒙蒙如雾，一半云气，是名金水初动，方修玉液还丹。倘用心不专，则尽性之事难了。法在于金水初生之时，由丹田分下涌泉，霎时而合到尾闾，调停真息，鼓之舞之，乃能滔滔逆上，至于天谷；涓涓咽下，落于黄庭。如此则朝朝灌溉，心地清凉。血化为膏，意凝为土，土中生汞。汞性圆明，遇物不迁，灵剑在手。孟子谓“尽其心者，知其性也”。仙家名为阴丹、内丹，此炼心明性之功也。

七层炼心者，是炼已明之性也。前此金水河车，仙师名为内炼。到此，还有外炼功夫。以外合内，真心乃聚而不散。盖内体虽明，好飞者汞性。内修虽具，易坏者阴丹。设或保养不纯，则心性复灭矣。法在以虚明之心、妙有之性和砂拌土，种在彼家。彼家虚而由我实之，彼家无而自我有之。以有投无，以实入虚。死心不动，霎时间先天一气从虚无中来。一候为一阳，有如震。二候为二阳，有如兑。时值二候，正宜合丹。那边吐出一弦真气，其喻为虎向水中生。这边落下一点玄光，其喻为龙从火里出。两边龙虎会合，性情交感，一场大战，宛如天地晦冥，身心两静矣。俄而三阳发动，有如乾卦。如潮如火，如雾如烟，如雷如电，如雪如花。身中阳铅晃耀，我即持剑、掌印、踏罡、步斗，鼓动元和，猛烹极炼，透三关而上泥丸，一身毛窍皆开，比前玉液河车，更不同也。吞而服之，以先天制后天，性命合而为一，即大还也。性属火，其数七。命属金，其数九。返本还元，故明七返九还、金液大丹。从此铅来制汞，其心长明，汞不动摇矣。此炼心存神之功也。

八层炼心者，是炼已伏之心，而使之通神也。前此七返九还，以铅制汞，心已定矣。但要温之、养之，要使身中之气尽化为神，身中之神能游于外。于是取一年十二月气候，除卯酉二月为沐浴，余十月为进退，故名十月温养，非言要十个月功夫也，否则心虽定而不灵。炼之、锻之，灵心日见。灵则动，动则变，变则化，故有出神之事，而不为物情所迷。此炼心成神之功也。

九层炼心者，是炼已灵之心而使之归空也。前此温养功深，神已出而不惑，随心所欲，无往不宜，高踏云霞，遍游海岛，至足乐也。但灵心不虚，则不能包涵万有，此所以有炼虚一着也。炼虚者，心胸浩荡，众有皆无。清空一气，盘旋天地间。是我非我，是空不空。世界有毁，惟空不毁。乾坤有碍，惟空无碍，此所以神满虚空，法周沙界也。此炼心之始末也，无以加矣。

道情诗词杂著

道情诗（二十四首）

人道为人好，我道为人忙不了。纵然富贵不关心，也要朝思暮想登仙岛！咱家，涵虚是道人也。出世不凡，投生又错。从小儿咿唔几字，长大来葛藤一身，也要想闻名传世，又要想陆地飞仙，想得我一事无成。算得他五行有准，幸还有茅庵一座，道伴三人，逍逍遥遥，高出尘寰之外。喜喜笑笑，盘桓水石之中。秋末冬初，山中无事，煮一壶菊花酒儿，赏过早梅，细将道诗吟咏也。堪叹我生下世来啊，自记前身是冷生，湖南湖北一舟轻。为何惹下西方愿？云水烟山浪荡行。

又叹他生下世的，撞入胞胎寄了魂，一重父母一重恩。容颜也肖爷娘貌，保抱提携笑语温。生成人身，这个就好，但要晓得珍重。万劫千生得个人，须知浩劫种来因。纯阳老祖婆心甚，劝汝当前重此身。修真的人，一点凡心生不得，听我诵来：出山泉浊在山清，自悔当年赋远征。忽见繁华多少事，方知对境不忘情。修道的人，道心发生，却在何处？风泉韵绕万松篁，不及平湖十里乡。月在天心寒在水，令人心地忽清凉。

修行人，上等的，要从无中生有下手。我家丹法出瀛洲，提个虚无便起头。不怕全然无影响，要从无里问根由。

第一，要炼精化气。阴跷脉上气蒙蒙，多少真元在此中。采入虚元炼成气，蓬莱万里路相通。

第二，要炼气化神。神气交加入杳冥，忽闻空处诵真经。五方五气来环绕，报道生神出始青。

第三，要炼神了性。仙气须从静里寻，红尘路上少知音。中庭坐得香三月，长得黄芽一寸深。

出家人，炼精生气之后，便有几分效验。朝朝运气上泥丸，浸浸甘津长舌端。灌溉三田生百脉，自然精长谷神安。每日甘津满口，便生仙心。碧岛幽栖赋小山，纯阳高坐画楼间。焚香扫地浑无事，只有花斋一味闲。生了仙心，便生静心。烟山深处好盘桓，从此一心想炼丹。袖卷白云归洞府，垂头闭目坐蒲团。生了静心，便生真心。有识有知皆是假，无知无识始生真。一翻筋斗鸿蒙破，要往东方做道人。真心发现，真种常生。金投木汞共徘徊，婴姹相逢真快哉。昨夜麻姑传好梦，红丸一粒遂怀胎。

为何叫以有生无？结成玉液作丹财，放入坤家真静哉。忽见一阳来地下，丹资还我不须猜。为何叫无中生有？真铅出在太无中，种在离宫出坎宫。我见黄芽开勃郁，人言白雪满虚空。为何叫相接长生？汞性轻浮日好飞，铅情沉重食无违。修丹但得情归性，定跨青鸾入太微。为何叫杀中有生？铅投汞窘害中恩，汞受铅拘死里生。妙宝若还无管束，神仙事业不圆成。如何与青娥相见，生下圣胎？青娥年少好修行，不是孤阴体不生。自与洞房相见后，同床十月产胎婴。如何换鼎移胎，子又生孙？大道原来步步高，还丹成就见仙曹。年年火候添门户，放眼蓬山意气豪。听山人道来，养生妙理，有许多快活。不知平时心慕的，果系何师何仙？纯阳处士、老陈抟，五代逍遥世外仙。简板渔筒方外乐，任他离乱自然安。又师事那仙师？大元遗叟号三丰，元末逃亡不见踪。直待承平方出世，行云流水乐乔松。谈咱家，涵虚逸客道情诗，二十四章尽表之。长乙山中无别事，一声鱼鼓一篇词。

收心法道情自遣

欲造大罗仙，须把心儿炼。功名休乱想，利欲莫牵缠。纵有游丝来打算，烈火烧除显性天。一头起，一头断。只见减，不见添。哪怕他心猿万万，哪怕他意马千千。行内功，呼吸丹田。守真息，清净自然。钻杳冥，引出祥烟。冲得我绛宫痒痒，醉得我四体绵绵。这是俺降龙真诀，斩蛇手段。在人间处处相传，泄天机不卖银钱。发财的门生封贽见，贫穷的门生尽随缘。他也率真，我也清廉，俺如今掘井三年，要做些功果因缘。谁知道命途乖，时运艰难，家业萧条，英雄气短，丹床中一概不管。有朝一日风云便，撒手逍遥上海山。

心神篇

其心明明，其用纷纷。

其神冥冥，其体安敦。

吾无所作为而气自凝，是以古人直取不神之神为神。

养心吟

扫除怨欲不辞难，心既安时身亦安。

月吐清光临止水，风将凉意绕回栏。

佛书参透无烦恼，仙语得来有定观。

长自收心腔子里，独行独坐独盘桓。

虚空吟（三首）

行之容易得之难，除了虚空不造丹。

举世若求安鼎处，个中境界比天宽。

好之容易乐之难，除了虚空不造丹。

举世若寻生药处，壶中原是列仙坛。

得之容易守之难，除了虚空不结丹。

举世若寻立命处，起头煞尾一团团。

修丹吟

按摩导引术，易遇而难成。金丹大道法，难遇而易行。

行之亦不易，然可按长生。模范于天地，锻炼于性情。

性情两交感，空谷自传声。效验有变化，功夫在静清。

心清而气清，地下有雷鸣。雷鸣震天地，二候合真精。

龙虎一场战，于野定太平。三阳开万窍，采药到中营。
从此十个月，文火养胎婴。劈破泥丸顶，逍遥上玉京。

与人谈不死术

古有不死神，并无不死身。其神得不死，即是得仙人。
人死神则亡，仙死神则存。存亡隔天壤，仙凡非等伦。
世上期颐叟，亦能历多春。究其老将至，模糊失性真。
茫茫贪欲扰，奄奄志气昏。未死身先乱，未生昧前因。
并不待来世，眼前早沉沦。谁能抱奇术？闲居炼元神。
纵难逃一死，灵性独超尘，逍遥天地间，吹萧随洞宾。

叹色欲关

千古大痴人，爱色如爱花。千古下愚人，贪欲无津涯。
欲纵色必损，狂飙卷林葩。国风止于色，稍稍有风华。
荡子酣于欲，其类同猪豭。色欲兼修者，荒亡尽可嗟。
不如拿美姝，绝欲炼丹砂。奇哉张果老，携妻种园瓜。
幻哉伊用昌，与妻唱云霞。两贤皆艳色，世外叹情赊。
至人无欲念，淫根断莫邪。我爱古仙人，仙女为浑家。

学道者宜绝欲

大丹用炉鼎，乃炼药温养喻言。俗人不察，疑谤丛生，此执泥文字之过也。余戏仿其词，与拘墟者明其意。

兑金十四两，堪作神仙鼎。取他癸中铅，补我身中损。
红罗养性真，丹房好器皿。功成悉弃之，选配同修省。
有一东家郎，妙年刚修颖。坎离颠倒颠，性情两相肯。
是吾灵父母，同入洞天隐。道成一家仙，大罗来接引。

和麻碧城先生衰中盛体韵

亥尽仍逢子，冬初早见春。一阳来复始，万物渐含新。

雪地山河亮，霜天气象真。寒园佳果熟，橘酒露全神。

晓起大悟

万事不如意，归来复吟诗。此身宜独善，吾道未尽差。

春速燕来早，夜寒鸡唱迟。晓星如碗大，天象少人知。

重九后招诸弟子游暮颐观

虚空结翠随苍苍，拍手行歌到上方。

我愿众生登寿域，仙泉端为老人香。

重九寓雷养正家

重阳天气雨如丝，养正堂中正举卮。

琼酒醉人殊不觉，嘉言待客少相知。

惟君与我呼同调，促膝谈心出妙词。

何日同骑双白鹤，青城山下觅灵芝。

满江红　第一体

拍掌高歌，叹世人宛如灯烛，笑虚生浪死，成何收束？名利场宽空白战，诗书债满寻丹诀。问先生何日海天游？容吾说。　亲尚在，家难出。恩最重，情难绝。把名缰解下，且归茅屋。黍豆承欢耕绿野，山樽介寿载黄菊。要等我侍白头人，方才决。

满江红　第二体

请问名公，怎么叫修仙修佛？须要把儒书参透，再同君说。养性存心包妙道，修身立命传真诀。浩然中养就还丹，骑龙出。　天运泰，贤人育。君道盛，才臣作。笑我侪疏懒，何须献璞？天下功名哪人尽？人间风浪无边恶。倒不如，奉养山林，早抽足。

满江红　第三体

制艺文章，尽都是六经糟粕。况加了油腔滑调，有何真实？趋时丑态真可笑。出名心，何太急？靠诗文做个大官儿，兴家业。　初学念，先差失。权到手，因贪得。把锱铢重看，军民轻掷。有个清官明义利，奈无钱奉上成仇敌。看我辈，出山难，忙收拾。

大江西派九字

西道通，大江东，海天空。

吕祖题词

大江初祖是纯阳，九转丹成道气昌。
今日传心无别语，愿君个个驾慈航。

琴火重光

陈自得 / 原著　陈撄宁 / 校订

校刊序

《琴火重光》为黄白术中之一种，即三元中之地元也。其用铅用汞点金点银者，即物质原子电子之变化，科学中之最高等化学也。故现代化学专家亦谓原子有互相转变之可能，而不敢坚持原质不变之旧说矣。

其实，此种道理我国古代早已发明，故常云“一本散为万殊，万殊还归一本”，地元之术亦不外是耳。

美国加利福尼亚大学教授威廉斯博士（Prof.Dr.E.T.Williams）云：“磁针、火药和印刷三事，既已公认为中国对世界的大贡献，现在我们还要承认化学亦起源于中国。”兹悉威廉斯博士系通晓汉学者，具对于中国古籍研究甚为精详，故能肯定判断以上几点。惟我国古人对于地元一术，每私相授受，书中多用隐语，使后学不易探索，遂致此种高深之学术，湮没无闻。即偶有此类书籍发现，亦无人肯加以研究。

近闻美国约翰生（Obed. S. Johnson）所著《中国炼丹术考》（A Study of Chinese Alchemy）一书，对于炼丹步骤法则，虽未曾明载，而其阅读中国丹道书籍之多，并能条理精详、征引赡博，即在我国中亦罕见其人。

窃恐此种学术，将来难免不为西人盗去，然后改头换面，认为彼等所发明。于是，我国一般自命为新人物者，又震而惊之盛夸西人科学之万能。反客为主，宁不哀乎？

铭对于地元丹法毫无心得，然尝闻撄宁陈师所讲临炉之景，殊亲切而有味。《琴火重光》抄本，乃高观如道兄由北平坊间无意中购得寄来者，高君学识宏深，尤喜研究地元之术，其寄赠是书者，盖亦善与人同之至意也。

惟是书抄本，历年悠久，破损脱落处甚多。而当日转辗传抄，笔误自亦不免。乃呈请吾师亲手校正，并填补数字。尚有几处缺文无法填补，故留空白，以存真相。

铭素日发愿流通道籍，地元一脉将成绝学，在流通素愿中更为首要。况是书为地元丹法之名著，而世间又无刊本，自不忍听其终于湮没。爰制版发行，俾供海内好学深思志同道合诸君之研究。倘再能参考别种地元丹经，得其公式，临炉实验，克底于成，自利利他，两全其美，岂非宇宙间一大快事哉！

谨弁数言，以识其缘起如此。

上海竹铭张广勋序于翼化堂

“民国”二十七年戊寅闰七月

序

陈竹泉先生，闽人也，名自得。少时性极纯，将冠始学诗。年二十四五，颇究性理天人之学。既而为文词序记以自研砺。

明景泰庚午教书薇垣方伯家，以先生执承事员而进官，负气弗往。会太守太尹咸以明经举，亦不就，惟留心医术以活人。后游江湖，于诸子百家靡不涉猎。由是天文、地理、兵法、卜筮、释者之学，悉惟寻究，穷年终岁，手不释卷，然仅免为一庸俗人而已。每殚思竭虑，欲超乎草木同腐之外，而卒未能，至于流涕。

癸酉岁，邂逅外丹之事，获睹点化黄白神效，遂趋事之，执弟子职。三载余，家赀宝物器玩琴书一为之空，终无所得，知为窃丹伪人，乃退而日夜寻试究里，寝不安席，食不甘味。每十试一验，凡利害得失皆以为师。自是知识日长，道理日明。尝言内丹先天一炁为擒汞之妙药，结丹之至宝，号曰真铅。然此真铅之名，正假像于炉火，为无极之根，名天地之始，本万化源，妙阴阳之用，非至人不能得，非至圣不能行，非贤智不能知，非明睿不能察，缘浅不足以见，德薄不足以闻，故外丹之士非此，则三黄八石草木杂料而难施。识此，则如指诸掌，简而且直。但在人得之难易不同。凡有志于是者，能聚精会神，勤求寤想，自有神明默佑。一旦豁然，如剪荆棘而通大道，如披云雾而睹青天云云。

自此形诸歌诗，以写其怀，积日成卷，曰《养道策》，时成化三年丁亥也。余阅之，其词中窾者，仅十之一。譬诸金之杂以泥沙，虽间有发露处，而终掩其光，心窃疑焉。后得《琴火重光》，其所论真铅真汞，抉破幽隐，诚如百炼精金，较之《养道策》不啻天渊矣。又见先生《南吕・一枝花》有“入斯道四十余春”句，深叹学道苦心。但按之《明史》，癸酉为景泰四年，至成化三年丁亥，仅十五年耳，何有四十余春之语？及读至“辛酉年遇至人亲传口诀”句，乃知丁亥以前之《养道策》，虽连篇累牍，先生尚无所遇。而《琴火重光》中则曰：敢道无师自悟，又曰：盲师不信有真传，其为辛酉遇师后所作无疑。可见，求道者非久历艰辛，明师指点，必不能得也。

先生诗云：破琴烧火炼凡铅，故取义以名其书。太华山人《承志录》实本于此，然录中但言《金谷歌》《渔庄录》《秋日中天》《洞天秘典》《黄白直指》《黄白破愚》六书，不及《琴火重光》，意此即悟玄子所授之秘本，而不敢轻以示人欤。

方士转相抄录，字句多讹，余特为校正，以为求道者筌蹄之一助云。

玉峰山阳春子题

雍正六年仲春

读者须知

（一）本书作者陈自得先生，号竹泉，乃明朝福建人。余昔日所藏《黄白直指》与《铅汞奥旨》二书，其自序之末行，皆有“福建陈自得序”字样，本书阳春子序，亦言先生为闽人。而本书原抄本，首题“明福堂竹泉陈自得著”，今疑“福堂”乃福建之讹。故刊本竟将“福堂”改作“福建”，仍记原文于此，以存真相而昭慎重。

（二）玉峰山人阳春子序，作于清雍正六年，序中断定本书为辛酉年遇师以后所作。考辛酉乃明孝宗弘治十四年，在雍正六年戊申前二百二十七年，而雍正戊申到今岁戊寅，中间相去又二百一十年，则是吾等今日校刊此书，距昔日作书时代，已经过四百三十余年，作者之精神亦可以不朽矣。原抄本序跋两篇之后，有玉峰山人印并阳春子印各二枚，色犹鲜红，知其为玉峰山人亲手校正之本无疑。

（三）陈自得先生外丹著作共有三种：①《黄白直指》，②《铅汞奥旨》，③《琴火重光》。三种皆无刻本行世，惟少数炉火专家历代秘密相传，奉为枕中鸿宝而已。战祸既作，转徙流离，前二种抄本不幸遗失。喜高观如君，偶于北平书肆觅得旧抄本《琴火重光》，持以示余。此本今日在陈著外丹书中，殆为仅存之硕果，亦即竹泉翁毕生之结晶。明清以来，各家外丹书常引《琴火重光》中诗词语句，以证己说不谬。可见，本书在外丹著作中实占重要地位。《黄白直指》等书已遭劫运，安忍令此书再受同样之厄。是则余等今日制版流通之微意也。

（四）仙家丹法，大别为四：天元谓之神丹，言其神妙莫测；地元谓之灵丹，言其夺造化灵气；人元谓之还丹，言其还我固有；黄白谓之金丹，言其点石成金。

地元能点金又能服食，黄白止能点金，不可服食，此乃二者不同之处。本书《西江月·第七首》云：以石点成恰易，将人服食终难。因此可以断定，本书乃黄白丹法。

（五）本书阳春子序中所列举各书名，如《承志录》，今在《道言五种》内；如《金谷歌》《黄白破愚》，今在济一子《道书十种》内；如《渔庄录》《秋日中天》，今在《金火大成》内；如《洞天秘典》，虽有刻本，然甚不易得，济一子《外金丹》中所收《洞天秘典》，仅寥寥数页，残缺实多，而《金火大成》中竟只字未收，皆为遗憾。

又余往日所藏《渔庄录》旧抄本，内容较《金火大成》中《渔庄录》，详略互异，正拟使之合璧，以全其美，不料亦随《黄白直指》而同逝矣。可叹！

至于序中所谓成化三年前所作之《养道策》，世无此书，意即《黄白直指》

之初稿耳。

（六）附录中序跋四篇，虽无关宏旨，然以原书既失，仅留此序跋四篇在《扬善半月刊》中。而《扬善刊》又因战事停版，倘不趁机将其附载于此，窃恐若干年后，考古者欲求此四篇序跋且不可得，遑论原书耶。是亦慰情聊胜无矣。

皖江陈撄宁识于上海仙学院

“中华民国”二十七年戊寅中秋节

铅汞赋

黑邓邓一块铅，何处辨庚辛壬癸？红洞洞几颗砂，谁分他女父雌雄？欲求大道无穷，且说金丹二字。始兑终乾，九还次第；用离生坎，下手功夫。铅非真矿，难生洁白之银；煎必灰池，务求腾倒之法。黄舆神室，一物而两其名；真水真火，两弦各从所出。翻三十六宫卦象，五百七十六数须完；合七十二候阴阳，一百四十四星始足。鸡巢少凤凰胎，千万休谈杂类；状元本秀才子，叮咛莫弃凡铅。铅土铅皮为戊土，分明骗子生涯；砂皮砂壳作天硫，大率迷人孽障。若不先明顺逆，岂知就里玄微？铅用釜熔，硫子浮沉颠倒；银为鼎器，朱砂皎洁轻清。二胎水银混沌死，即流戊就己之时；三胎宗祖是嚣尘，正去戊从己之日。九鼎功成，日日三家配炼；前人德大，枝枝一样朝宗。大抵外凡而语圣不明，论气不论形不备。铅本坤申，非木火焉能成坎；砂为离午，无金水未易还乾。是以片晌结胎，见交姤阳池妙用；三番逆炼，正混元去癸奇方。总之二物，皆要枯焦；到底三人，俱成正果。父布精而母纳血，功德维均；妻孕子而妾乳哺，劬劳并似。媵无压嫡科条，孙有绍祖名义。毕竟饭由米造，丹自药生。故柴米均匀，则饭熟届期；药生真正，则丹成反掌。不盗不成，成后何劳盗盗；不生不死，死时偏解生生。而况点化易成于银，其实死铅难于死汞。是道也，非真传实授，任过颜闵聪明，若瞎炼盲烧，笑杀儿童戏剧。炼士须知，吾言不再。

咏铅银砂汞

其一

枯铅端的用铅枯，不会枯铅莫强图；
蟹沫蚌珠侬见也，狮头琼树子知乎？
朱砂洁白方为美，癸水玲珑不似初，
更有天机尽露泄，阴阳池数莫糊涂。

撄宁按：狮头琼树，在别种地元丹经上，皆作狮头橘树。盖象形也。

其二

西邻少女兑方成，原向坤家寄体生；
曾吸龟精过黑海，因烹雀髓入红城。
黄从白里生无歇，气得先天积不轻；
神室怪来人不醒，独将庶母强呼名。

其三

青龙弦气号天硫，见火分明不可留；
说到砂皮真是梦，能寻金液果良谋。
阳还赤橘三家炼，火养鲛鮹九鼎优；
己土功成名不细，孙孙子子祝千秋。

其四

先天名是后天名，坎里离宫一味清；
邂逅真金甘戢伏，盘桓神火自分明。
乾时迫索终成土，死去通灵解化生；
个里玄微能透却，神仙眼见世间行。

咏坎离震兑

丹理虽微，不出坎离震兑四卦，故夫妻父母男女子孙，率皆自然法象。乃知仙道人道等无差殊，惟有顺逆之别耳。然而，颠倒机关，可以卦爻考验。初则以离就坎，是谓将红入黑，女反求男；次则以坎寻离，是谓以黑投红，男来悦女。少女长男，二物相含真父母；中男中女，两家共长圣儿孙。大道此其端倪，达者自当了悟。

壬精　以坤承乾，内实为坎。

木火　以乾交坤，中虚为离。

长男　阳伏坤下，子继父体。

少女　寄生于坤，终还于乾。

其一

冥冥何所见，一画寄中心；
木火劳相引，辛壬始可寻。
翻腾儿挽母，生杀火留金；
穷到鸿濛处，方知理最深。
这个一，这个一，可惜人人都不识；
太极中藏无极来，外见阴形内阳质。
木火勾引到底里，辛壬渐次呈颜色；
坤为母兮兑为儿，来来往往奇又奇。
金为夫兮火为妇，颠颠倒倒无穷数；
丹愿若外黑铅求，天地茫茫无去路。

其二

姹女南园住，娉婷大可怜；
阴心阳是面，木质火为弦。
甘伴金同死，偏寻水底眠；
也知成己土，根脚是红铅。

这个火，这个火，偏向南园角边躲；
就里怀藏一女娘，向外寻来是个我。
是个我，号龙弦，嫁与金公水国眠；
怀胎因借气，产子得长年；
欲识黄婆为己土，天硫名姓是红铅。

其三

九三长公子，年少正风流；
继体东方续，分符月角游。
看花甘此醉，遇土得身留；
出子阳来复，生生更起头。
震震震，生谁见，形容到处能更变；
向劫先天泄出来，十二宫中都走遍。
月角受阳符，东方继父体；
满腔金液醉归时，一块黄土留身地。
阳来复见天地心，生化化生千万世。

其四

少女出西邻，惟应母最亲；
翻腾金渐聚，生杀火留金。
神室虚无长，红绫点化真；
若将凡品共，误我世间人。
兑兑兑，是坤生，母子相连大有情；
暮暮朝朝身不舍，翻翻覆覆事堪惊。
消阴为戊，求阳为己；
得金则成，得火则明。
神室红绫一个物，无限大丹从此出；
世人将此抱砂汞，神仙天上称冤屈。

金火条目

（按二十四气）

其一

木火追金理最幽，坎离精气片时投；
世人不识神仙意，空与砂铅作寇仇。
黑铅四斤，朱砂八两，
分铢定数，按候对时。
灰池既已铺张，围屏亦有式样；
若非觌面亲传，岂与砂铅作障？

其二

采金一着果谁知，木载金浮始得宜；
月白日红非景象，请君究取癸生时。
金公深居，木母叩户。
个里太阴黑魄，全借阳光生明；
喻以月白日红，非指池中景象。
世人不悟，等等猜评。
若能究取癸生，会见秋波莹净；
老嫩既已消详，交姤岂宜怠缓？
铅当四八分池，砂以八八配数；
宜依次第，勿弄聪明；
的旨当求，邪言勿听。

其三

熔铅用釜妙如何，一诀分胎总未多；
说是用锅君不信，冷铅热火更知么？

马牙榴子，刚脆异常；
再鼓再熔，金沙始出。
若非亲眼看来，谁知用锅妙绝；
热火冷铅熏蒸，字字都须敲破。

其四

金木相逢却有情，龙吟虎啸果同声；
从此金粟松花长，五日三方火候平。
金木相配，一气氤氲；
金恋木而浮，木得金而沉。
静养五朝，松花簇簇，
浮沉升降，虎啸龙吟；
妙哉奇哉，形容不尽。

其五

若个能分金水胎，青龙飞舞上头来；
筑灰注水还加火，顷刻浮沉见圣材。
如法行时，香消半炷；
尘埃剥去，再炼休疑。

其六

谁辨先天与后天，金郎少女结姻缘；
配来二八池中炼，库戊生寅火自然。
炼母炼铅，原非二字；
分胎既定，方配后天。
池称阴阳，自有分别：
阴是炼铅以消癸邪，
阳是炼银以足阳气。
此诀不明，盲烧无益。

其七

黑龟白虎两风流，虎啖龟精势未休；
赖得丁公多奋武，虎头容易变狮头。
虎奔阴池，魔方退步；
丁公罢战，便见狮头。
不教癸去他乡，黄舆何由可造；
神仙吃紧机关，勿与非人妄示。

其八

金华三百八余铢，八两中间一两居；
四九宫中春不老，翻来卦象本如如。
采金总数，要足金花三百八十四铢，
必从金水一百四十四数烹来。
池分阴阳，度各四九；
周天火候，圣智难量；
千金莫许，非苟而已。

其九

五百功完七六多，半斤炁足笑呵呵；
莲开半井花如玉，天上人间见也么。
八还功完，半斤气足。
历五百七十六数之勤，
仅三百八十四铢之半。
莲开半井，以喻上弦；
花白如玉，几人得见。

其十

谁人能见白朱砂，不遇神仙莫乱夸；
返本还元同转炼，总名白雪与黄芽。

离入坤宫，朱砂返本；
先后翻腾，红黑返白。
黄芽始发，白雪终凝；
呜呼奇哉，不容易见。

其十一

戊土功成玉粉佳，鲛鮹火养吐光华；
功夫到此须求己，结就刀圭始足夸。
从红入黑，功竣于此；
以黑投红，期须托始。

其十二

青龙弦气号硫珠，汞去流珠鼎底居；
却笑世人迷不醒，熏蒸浪去取虚无。
汞入霜中，硫居鼎底，
治玄元以降燥性，归玉池使离原形。
一后一先，不容紊乱，
若去熏蒸，可惜梦中说梦。

其十三

龙虎双弦结作团，相期彻底尽焦干；
由来火候须勤守，寒暖调停亦大难。
刀圭始结，混沌难分；
寒暖调停，全凭火候。
戊己相合，期望纯乾；
周天火候，不可不知。

其十四

欲驯龙性事非轻，金气虽降未肯平；
解把浮阴升尽了，三家合一炼方成。

硫珠为龙，极难驯服；
气精交姤，未尽纯和；
若不升去浮阴，犹恐尚留顽髓。
三家合一，配炼方成节节如斯；
差殊不得，姹女虽配金公。
犹恐阴汞未绝，须升去浮阴。
再三家配炼，始为纯阳已土也。

其十五

三朝沐浴火悠悠，为继升阴暂少休；
静养以文休怠忽，看成紫粉作丹头。

顽髓既升，药苗渐老；
三朝文火，静养安然。
施翻覆制炼之功，
有变化无穷之妙。

其十六

二百阳爻一六明，丹砂鼎内一灵生；
不缘九九更烹炼，安得纯阳已土成。

一养一炼，反复施为。鼎池调神归虚，次第井然。每言九九，共终阳符之策二百一十六爻。方得火气纯阳，变成真土。九九者，乃十八日也。

其十七

百日如将花结果，刚刚四鼎算丹砂；
假饶欲试神威力，先取刀圭验着些。
百日功成，砂名四鼎；
如花结果，性渐纯和。
先取刀头圭角，便堪制汞成真；
此时小试其端，功毕方图于后。

其十八

曲房戊己密多时，限满应知别有期；
四九时中劳丙叟，两弦真气始分离。
三胎得灵，功成者退；
去戊存己，此正其时；
混元鼎内，电掣雷轰。
时经三十有六，水火乃克判形；
允宜珍重，万勿躁急。

其十九

九鼎硫分独自居，牟尼五色耀灵珠；
等闲一粒能干汞，试问人间见此无？
姹女已怀金胎，从此含真育孕。
碎如金粟，试投一粒于泾汞，
便作秋蝉朗鸣，刹那真死。
希哉奇哉，岂容易见？

其二十

土生万物本从来，金谷无边向此栽；
生熟何妨频接制，通灵博厚始奇哉。
土作玉田，砂为金谷；

以生接熟，上应河图；
新旧相半，金火转炼。
如斯博厚通灵，何患不收万斛？

其二十一

九九阳符恰若前，祛阴静养亦无偏；
华池二妙同前会，新土浑教变玉田。
前以阴阳向配，后以后天相续。
前后阳符，皆言九九；
祛阴静养，功与前同。
二妙华池，中女少女；
交炼如初，坐看新土变成玉田。
以硫伏硫，旨哉旨哉。

其二十二

龙弦紫粉已成金，四九施威火力深；
从此体坚能养育，仍仍总总与林林。
（仍仍，众多貌；林林总总，繁盛貌。——撄宁附注。）
转转制炼，造已功成；
体虽强健，神未还虚。
故必赤龙炎燥，
四九施威，方得通灵无比。
考三十六火候足有之机，
与神火锻炼灰尘之诀，
若合符节，岂欺吾哉！

其二十三

紫泥光射海天东，金饼花园一朵红；
白玉粉成红玉粉，千枝万派尽朝宗。
三宝皆真，万劫希有。

其二十四

初子无过铅养砂，金郎姹女度韶华；
离宫养出还求兑，八子绳绳继脱芽。
初子之砂，务求攒簇。
先投坎地，令感先天；
次入离宫，以沾真火。
庶母凡接三乳，
初子始克成形，
从此互相生育。
八子绳绳，率皆权舆于此。

西江月 二十八首

其一

经典深藏奥妙，研穷切莫糊涂。
顽穷杂类费工夫，起手分明勿误。
太上理推顺逆，其间数合河图。
依今依本画葫芦，敢道无师自悟。

其二

且说丹中奥旨，原从月里生来。
先将木火叩门开，始得穿金出海。
颠倒坎离是的，拘囚魂魄奇哉。
日红月白莫胡猜，不是池中景态。

其 三

我说明明升降，今人往往惊疑。
龙吟虎啸有天机，道理不难不易。
榴子马牙再鼓，铜台龙羽重施。
如斯珍重以文为，五日浮沉可试。

其 四

八两犹然带癸，后天更要分爻。
西邻少女态娇娆，权唤消阴物料。
池有阴阳禅代，火分生库盈消。
同宫金水暮和朝，炼得铅真最妙。

其 五

借问龙弦是甚？原来不是砂皮。
熏烟留壳总皆非，一似儿童作戏。
木向霜中化汁，硫居鼎底为衣。
一斤隐得不多儿，此是先贤的记。

其 六

识得药材可配，谁知火候尤难。
调停还辨燠和寒，晓夜周流细看。
水把火光泼灭，火将水汽熬干。
两弦真气总灵丹，一味枯焦到岸。

其 七

庶母假名真母，大丹休比神丹。
不须混作一途看，度数劳君再算。
以石点成恰易，将人服食终难。
个中辨别有机关，莫把仙经错看。

其八

一个五行顺逆，何堪举世痴迷。
人人寻草及烧砒，苦向丹门觅利。
黑汞为金最的，红铅是土休疑。
谁分上下与高低，只论龙弦虎炁。

其九

再说枯铅二字，分明去癸奇功。
勿将枯字看朦胧，便去锅中胡弄。
首尾翻腾有诀，循环度数相同。
存些阴质总成空，不显神仙妙用。

其十

我向名场退转，因将玄理搜求。
脚根无线四方游，冻雨凄风忍受。
苦海蒙师指点，迷津忽地回头。
如今贫苦岂须忧，且待机缘辐辏。

其十一

我劝玄门有志，求丹明理为先。
凡铅凡母炼徒然，哪得牟尼出现。
采处须寻一气，流来要觅双弦。
盲师不信有真传，枉自遭他欺骗。

其十二

本是西家少女，强将庶母呼名。
消阴乳哺炼阳神，三着般般吃紧。
神室黄舆更贵，大丹红饼非轻。
不经水火总难成，今古谁人醉醒。

其十三

自是提灯起火，谁知转辐藏珠。
从前迷闷是依愚，忘却未生身处。
撞出金生坎户，寻来火长离躯。
将他扯拽一房居，指日丹成可据。

其十四

戊己虽然合抱，刀圭必是分张。
期经九鼎底须忙，辨去辨留为上。
宗祖嚣尘古语，儿孙还继书香。
中间妙理自参详，勿看他人式样。

其十五

丹是一般诀法，池分四个阴阳。
立名随意本无常，道理几曾两样。
阴炼阳呼却是，阳烹阴号何伤。
追魂插骨两池良，此是丹成后账。

其十六

莫怪盲师错教，还怜自己愚蒙。
不知谁是虎和龙，便去枯铅死汞。
真假缘由未辨，遭逢欢喜相从。
弄来弄去鬼般穷，尽做南柯大梦。

其十七

谁信丹无别巧，求他一个纯阳。
提来掇去苦搬忙，总是祛阴伎俩。
莫说功夫苦楚，宁辞日子悠长。
魔君战退显灵光，万斛明珠不尚。

其十八

庶母凡形后质，分明赖火和金。
时人不识圣贤心，把去凡铅里浸。
不辨他家是兑，应知无处求壬。
可怜空过好光阴，耗火亡财则甚。

其十九

教外别传固是，经中藏诀无差。
不明神火与金花，何处还他造化。
戊本坎宫虎气，己称离府龙芽。
谁知玄牝本无他，五丈门高并跨。

其二十

笑我自己未度，翻思欲度同心。
度人度我两难寻，镇日奔忙为甚。
济世须凭功行，还丹不在山林。
十年共济少知音，空向盐车泪沁。

其二十一

我愿人人成道，探来句句真诠。
请君早识后先天，一切阴阳要辨。
虎气假名黑汞，龙弦绰号红铅。
两家颠倒结姻缘，养炼又还养炼。

其二十二

火候难明是的，炼铅要识周天。
些儿欠缺岂周全，壬癸庚辛莫辨。
炼出仙池玉粉，方名虎气初弦。
翻腾若个悟真诠，便是神仙出现。

其二十三

汞本水形木质，非金非火难干。
天硫一味是灵丹，金火相须变换。
实死真硫既得，明干湿汞何难。
因知杂类总无干，莫信迷徒诳诞。

其二十四

固是丹头一味，灵硫去伏生硫。
仍前养炼气方休，数要相停新旧。
神火灰尘再锻，玉田金谷常收。
许多孙子拜千秋，石烂山枯不朽。

其二十五

黑里先明子母，红中好别雌雄。
等闲伏虎与降龙，露出玄机妙用。
慢说有无巧妙，都来水火根宗。
怀胎未识慎无慵，下手要寻真种。

其二十六

精气与神上药，三元三品非诬。
炼来化去却归无，内外谁分两务。
法象坎男离女，天机阳火阴符。
早寻同类做夫，莫走旁门岔路。

其二十七

穷究用铅不用，原来是说凡铅。
片时交媾采先天，只用凡铅一遍。
及至翻腾去癸，却无渣质相牵。
真铅到底岂终捐，代代儿孙要见。

其二十八

一切宰官居士，兼他优塞优夷。
比丘亦有比丘尼，大道人人可识。
火里开莲最确，丹成点石何疑。
侬今特地泄天机，施与上根上器。

黄莺儿 七首

（以按七返）

其一　题水中金

说在坎中心，黑茫茫海样深。
可堪睹面难相认，点着火去寻。
淬着水一沉，片时谁想成胎孕。
好奇珍，半斤一饼，唤做水中金。

其二　题白银

果是矿铅生，认为邻少女名。
吞铅先取他为鼎，与前弦数平。
历诸宫体成，通灵母气非凡品。
价难轻，后天庶母，一样强呼名。

其三　题天硫

何物是硫珠，在南园上下居。
玉池暖阁招他住，恰一两三珠。
会双弦不殊，浑交体破何足虑。
合丹书，侬今得诀，不受世人愚。

其四　题虚无

若个见虚无，在凡形里面居。
谁人寻到虚无处，笑蒸气大愚。
陋熏烟太迂，先天浪说无凭据。
莫踌躇，无从有见，究竟总还虚。

其五　题八卦

颠倒要敲爻，隔河图数不遥。
逆来顺去人难料，震与兑并着。
坎合离接交，三男三女乾坤妙。
有根苗，参详理奥，尽向易中消。

其六　题五行

此理最难明，岂人间顺五行。
玄玄消息浑无定，金交木有情。
火逢金反成，水因土克方坚命。
更堪惊，怕生爱死，死去得长生。

其七　题四象

四象好开陈，是青龙朱雀真。
玄武白虎依宫认，况外象要论。
比内神更亲，银铅砂汞分明定。
究缘因，全凭借土，□□本来身。

曲十调

新水令

自叹十年辛苦意如何?
为金丹，把铁鞋儿穿破。
神州应有路，弱水任兴波，志岂消磨。
志岂消磨，论信受无人如我。

步步娇

天机一着先参破，丹头味不多。
只有金和火，交姤知么?
女求男，机活泼。
想起从前白日梦南柯，
千魔万难都经过

折桂令

丹，
到今日，拍手笑呵呵。
始信砂池种出炎荷，
金龙飞去□□河。
西邻少娥，北地亲婆。
两翻腾来往如梭，
都干着那些生活。
却大家努力驱魔，
涓滴儿不容退躲。

江儿水

玉粉如霜莹，黄舆映日皤。
迫忙里又去寻神火，

腾腾朱雀方登座，
娇娇青龙再出窝。
弦气当合，
从此刀圭结着。

雁儿落

向房帏，夫与妇，两谐和，看寒暖。
暮和朝，勤索摸，不放□，□髓留。
直等到阳华足，又谁知限满不须他。
请金公，离已座，留已土，作黄婆。
红绫饼，再摩挲。
知波？真一味世外希奇货。
休波？笑凡夫错认轻狂做。

侥侥令

分明点化神仙禄，
万派千枝接着。
遐龄万劫未为多，
任龙天齐赞贺。
任龙天齐赞贺！

收江南

呀！猛回头，红泪滴漱漱，
恨半世自忪愣。
最无端，睁开双眼跳黄河。
从前恩爱皆枷锁，
趁及早逍遥挣脱。
又谁肯束手待阎罗？

园林好

把□□拜乞弥陀，
把慧心炼出太阿。
受太上金门衣钵，
管旁人信也么哥。

沽美酒

念同心，受困厄；
急修持，济穷独。
嗟余孽债旧偏多。
虽则是旧偏多，
积功行，消除过。
几时得世界成金粟？
点金银凡磁瓦砾，
化酥酪溪间长河。
我呵！从此灵田种禾。
玄府登科，
哪里管会龙沙刚刚八百个。

余 韵

丹□□□心无颇，
妙理消详自不讹，
普愿人人成正果。

跋

《琴火重光》一书，言外丹黄白之术也。

黄白不外真铅真汞。真铅为地魄，为月华，沉潜北海，圣人以日精升魄而不使下坠，不然安能赫火红飞白雪乎？真汞为天魂，为日精，性最炎上，圣人以月华擒魂而不使飞扬，不然安能摧折羽毛头与脚乎？而魂魄之变化，即火符之变化也。盖坎中之奇爻，便是阳火；离中之偶爻，便是阴符。坎离中之火符，即为至药，此内外合一之道也。不明此旨，虽日读是书亦如村夫之聆雅乐，盲人之对青灯耳。

留心玄学者，其以余言为然耶。

三一音符

崆峒道人张心籁 / 作

陈撄宁 / 删订　胡海牙 / 整理

撄宁按：此书文辞欠佳，而抄写错误之处又不少，更加难读，余费了七日工夫，修改其文辞，圈点其字句，划分其段落，方臻完善。后之学者，便利多矣。

又按：此书名甚为特别，人多不解，余今阐明其义如后，三者合一，曰三一，三教圣人所说的圆音妙谛，皆相符合，故曰音符。此书以儒家之《易经》《中庸》，佛家之大乘经义，和道家之老庄学说及金丹口诀相连贯，会三归一，故名三一音符。

传灯宗派（二十字）

大道崇闻德，雷音普化尊；

乾坤三教主，夷夏一家春。

师姓张，名闻冲，字心籁，号韶阳，别号蘧蘧子，自崆峒山。遨游海上者三十余年，貌伟爽，声洪大，静如止山，动若云从。蓬头披衲，飘飘然不带人间烟火气，恬然若愚。至其谈及三氏，则言词滚滚，令人骇异惊奇，罔测底蕴。

师有《传灯派》二十字，因图其像，书于两旁，以便来学者以派受教耳。

后学听无子谨识

海牙按：原书尚有画像一幅，撄师评曰："此图画得不成样子，若要付印出版，必须重新再画一幅，或将其取消。"今尊撄师言，故取消此图而不用。又撄师按：作者不知为何时人，惜无年代可考，余疑此君和龙沙派有关系。

又按：三氏，指儒释道三家而言。

上卷

（进修节要十三篇）

悟生死 第一

一昼一夜，大道之自然：一生一死，人道之自然。神圣知昼夜生死皆幻妄，而非真常，故黜聪明，去私欲，忘昼夜，外生死，超常见之自然，法大道之自然。故能宇宙在手，万化生身，德合天地，明并日月，无量劫中，不生不灭也。

因欲开示后学，故说经遗教，使人知大道惟有一门，舍此一门，余皆旁门外道。此一门为何？即《道德经》云："出生入死，生之徒十有三：死之徒十有三；人之生，动之死地，亦十有三。"此十三者，乃生我之门，死我之户，出生入死，皆由此门。但百姓随流顺化，是以动入死户，不知回头便是生门。

夫十三者何？一切万有，咸借水、火、土而生化，三者归一，则既济而为生门：三者异途，则未济而为死户。水数一，火数二，合而为三。水火不能自合，借坎离中先天戊己真土，擒真铅而制真汞，则水火方既济而生。阳土五，阴土五，合为十数，与水一、火二共合为十三也。一生一死，在此十三,一顺一逆之间耳。

普通群众，已生更求生，则三者分离，即死户也；大修行人，未死先学死，则三者集合，即生门也。求生则心火外炎，不能内温肾水，水寒不能化气，火上炎则水下漏，故名曰未济，此"死之徒十有三"也。是以太上立此十三生死之门，使知水、火，土归一之元，反身而诚。

撄宁按："反身而诚"见《论语》中，则三者互济于中，此"生之徒十有三"也。嗟乎！世人惟如图名利，恣情欲，迷而不悟，水火两分，动入死地而不知，故曰"人之生，动之死地"，亦："十有三"也。

撄宁按：此解虽不是老子的本意，若专就丹道而论，亦可算是上乘。

《阴符经》曰：生者死之根，死者生之根；恩生于害，害生于恩。同此义也。

故钟离祖曰：生我之门死我户，几个惺惺几个悟；夜来铁汉细思量，长生不死山人做。此诗重在"铁汉"二字，若非铁汉，焉能下死功夫而实证长生之道耶?

下根劣见之流，每指妇女下窍为生死之门户，不啻毁谤圣道，余因画既济、未济、生门、死户之图，以俟智者由之耳。

未济死户人心之图

联曰：不思万劫轮回苦，枉用千般牛马心。

诗云：莫谓人生有百年，谁知生死刹那间；

无情阎罗来相请，难说妻儿债未还。

撄宁按云："此二图亦不好，若把人头像除掉，只画中间一段，就容易画好。"

词云：后有生门，前有死户，寻死路，纵意向前；求活计，休心退步。即此地狱天堂，由你从心做去。

既济生门道心之图

联曰：得来惊觉浮生梦，昼夜清音满洞天。

撄宁按：此二句是邱祖所作的《青天歌》中语，《青天歌》共三十二句，此是末尾二句。

词云：心经本来绝字，大道自古无文，六根解脱一真归，如鸡抱卵常听。能于死中求活，自然害里生恩，方知无我亦无人，祖祖口传心印。

撄宁按：这首词我在别种道书上已见过，最要紧的是第四句。

未济死户人心之图

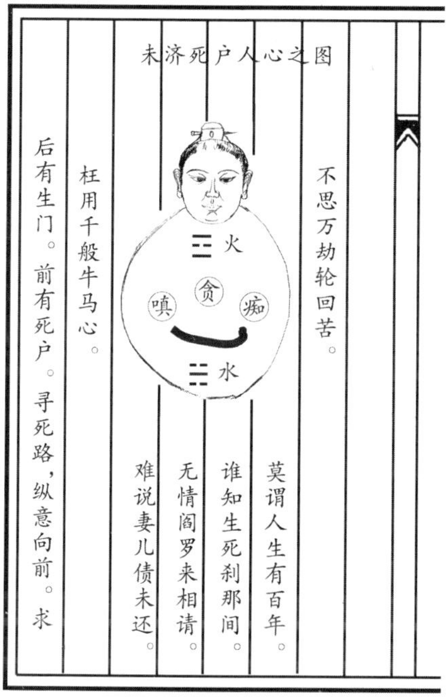

既济生门道心之图

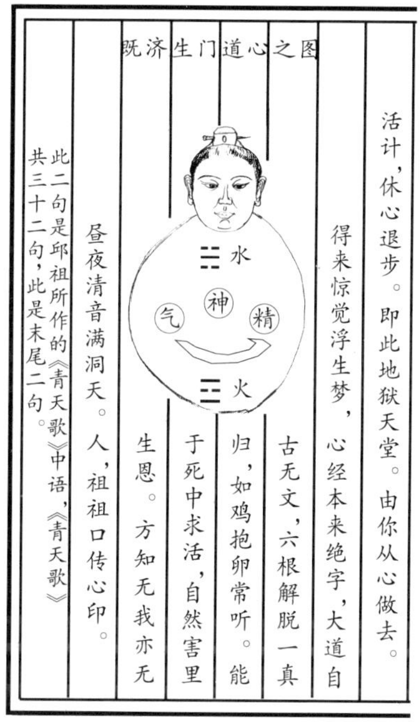

盖以人之形体，本因父母情动，精血交媾而成。胎在母腹中，如果在树，借树之气而长育；及乎十月气足胎完，如果熟自落；一出母腹，方接天地之气而呼吸，如果离树而入土，则自本自根，得天地之气而自生者也。

再论寿夭之理。果在树时，受气有余者，久而不腐；不足者，不久即腐。婴儿在胎中亦然。受母气不足者，出腹即死，或生后数岁而夭；受气足者，则健康而寿。然苟不知修，虽有寿亦终归于尽耳。

人生之初，天命乃乾阳，形色乃坤阴。形与性初合（撄宁按：《中庸》所谓天命，即老子所谓道；《中庸》所谓性，即老子所谓德。道为宇宙万物所共由之路，德乃个人所独得），阴阳未判，意识未生，犹然一太极，此道生一也。及囝（撄宁按：囝，音卧，婴儿初出胎时之哭声）地一声，一即分而为二，一气寄于肾而为坎属水，一灵寓于心而为离属火，此一生二也；二者之中，即生一意，哭罢便能转头求乳，此二生三也：由此一意，渐渐幻成千知万识，此三生万物也。

撄宁按：老子所谓“道生一,一生二,二生三,三生万物”，不是如此解，此乃借题发挥。

自此愈长，而心君为群识所诱，迷不知返，故有生必有死。倘能穷生死之根，明反复之用，返本还元，则一身无极真机自见，而能自造自化，更能三归二,二归一,一归无，我命由我不由天矣。

立大志 第二

成大事者，宜先定大志。志不立定，而欲图成，难矣。欲超凡入圣，成仙作佛，古今事莫大于斯。

试观虞舜之孝，比干之忠，苟无大志，焉能外忘形体，内忘私欲，而成古今大孝大忠之领袖欤？故真君（撄宁按：真君，即许旌阳. 后世奉许真君之教者，皆称龙沙派，此派以“净明忠孝”四字立教）遗教，以净明忠孝为先，使学道者必发大忠大孝之志而入门。

奋志如秋，而情乃绝；灰心如冬，而神乃全。死中求活，而无涯之业识冰消；绝后重苏，而万劫之轮回永息。功圆行满，足报亲恩，讵非孝之至大者乎？匡扶国运，普渡群迷，讵非忠之至大者乎？然非天下第一等丈夫，焉能立此大志以成大事哉！

事明师 第三

道即心也（撄宁按：此心是道心，不是人心），有明师而心体方明。故学道者，必择明师而事之，庶不被旁门诱入火坑也。

又当知三教本同，而经文各别。中国之经，言简而意赅；佛之经文，则一经各立一义，种种经有种种义，故学者必普会诸经，方能圆通佛义。学者固宜多看经书，但不宜执着语言文字。若能明此一心，则诸佛妙义悉明。故六祖虽不识字，独能传五祖心印，当时一般老僧宿学，咸得六祖开示，而获顿悟。

释典中常谓依经解义，三世佛冤；离经一字，便同魔说。不即不离之义深矣。

愚不惜饶舌，略陈佛经差别先后之义，使学佛者知何经为入门之首要，何经为解脱之极果。佛义穷，而三教悉穷矣

撄宁按：此“穷”字，是通达之意，不是理屈辞穷，勿误会。

当知一入楞严之门，便发金刚坚固之志，则四相空而心无所住，二障除而智慧圆觉，此《金刚》《圆觉》二经之名所由来也。志刚觉圆，则自性即佛，如莲从泥水中透出，而不沾泥水，故经名《妙法莲华》。莲华既从妙法而生，不假庄严，而自然庄严，故经名《华严》。《维摩》一经，乃果熟解脱之义，能穷其义，则即境离境，不被万缘之染；居尘出尘，不怕六贼之魔。虽历酒肆淫房，而正法眼藏，涅槃妙心，常乐我净，无入而不自得也。

然经义虽分先后，而心体实无始终。故心体犹醍醐也，经义犹糟粕也。醍醐既得，则糟粕当弃。

海牙按：原书此处尚有“醍醐未就之先，必须炊米作饭，饭熟而后下缸，而后有醍醐也，既得醍醐，而米成糟粕矣。故经乃糟粕也，米乃经义也，心乃醍醐也”云云。撄师按云：醍醐是牛乳做成，不是米饭做成，此说弄错。故今整理时，将此错误之处删去。

此心一明，则经义皆剩物耳。

但三教经书，粗浅者易知，精微者莫测，若不逢出世明师，则心体终不能明，而经中奥义，亦无从索解。所以学者如牛毛，成者如麟角，可慨也夫！

辨真伪 第四

道无形相，真伪何以辨耶？如或有搬运呼吸者；或咽息纳气而息息归脐者；或闭息者；或辟谷者；或运气过尾闾，升夹脊，至泥丸，复降重楼，过绛宫，入丹田，谓之肘后飞金精者；或以舌下为“华池神水”频吞咽者；或以口鼻为玄牝者：或以心肾为坎离者：或朝守顶门，暮守脐轮，为双修性命者；或执脐后肾前之中为守中者；或认脐上一窍、脐下一窍为坎离，复以二窍之气合为金

木并者；或以两目为左龙右虎者；或守眉心一窍者；或观鼻端白者；或坐向天罡前一位，而欲夺天地造化者；或以阳举为活子时而返精补脑者；或以夜半为阳生而采先天者；或以初三月出庚方，为采药之时者；或执符定爻，而行卦候者。旁门三千六百门，数之不尽。

又有一种邪师，谓男子外阳而内阴，为离；女子外阴而内阳，为坎。若不采彼阴中之阳，填我离中之阴，必难成道。或强兵战胜而形交者；或上中下三进而气交者；或彼此对视而神交者；或用乳加红铅作服食者。呜呼！迷自己一性一命之真同类，而妄以女鼎为同类。故《悟真篇》云："贫人衣中珠，本是圆明好。不会自寻求，却数他人宝。数他宝，嗟何益？只是教君空费力。"白祖云："薄福痴人不断淫，尾闾闭了采他阴，元精摇动无墙壁，错把黄泥认作金。"此二真人，力破邪妄，最为明恳。

撄宁按：以上列举各种旁门，若行之得法，亦可却病延年，但不能大成耳。惟女鼎是造业之事，万不可行，未见有好结果者。世间尚有迷信此事的人，都是自讨苦吃。等到业报临头时，后悔已来不及。

然则何为不生不灭之真心耶？曰：水火既济之元，即真心发现之玄牝也。问：从何门而入，方得既济耶？曰：从闻思门修入，则真心立见，而水火立济矣。水火交而永不老矣！

此心一明，则三教经文无不贯通，故曰："得诀归来好看书也。"方知我心即圣心，圣心即经，经即吾心。以心证师，则真伪立判矣。

然师有四不参：检藏师、讲法师、坐关师、化主师。此四者，参之无益也。

知下手 第五

夫下手者，当知性汞好飞，命铅好走，故古仙有"左手擒住青龙头，右手提住白虎尾"之说。以心喻朱砂，以性喻砂中之汞，认得真朱砂，砂中即有汞。故下手之先，要明心为本。

然砂中之汞，若非铅中之金制伏，终好飞扬而不死，又必须先识得真铅。故曰："养砂先要识真铅，汞见真铅两意坚；得类自然情性合，还须真土为良缘。"

撄宁按：此四句本是外丹黄白术中之要旨，因内外丹法之理相通，故不妨借用于此。

汞必配铅而不飞，铅因土制而会汞，则铅情见于土釜，汞性伏于黄房，此之谓“三家相见结婴儿”也。

当知，外丹朱砂不死，汞不干；内丹人心不死，命不立。须知三家相见，则真土自然擒真铅而归于中，真铅自然制真汞而归于中，此之谓真下手也。勿谓今年姑待来年，今日还有明日。人命无常一息间，下手速修犹太迟也。

明三宝 第六

《玉皇心印经》云：“上药三品，神与气精；恍恍惚惚，杳杳冥冥；存无守有，顷刻而成。”道有先天三宝，人有后天三宝。《心印经》乃言先天三宝也，是以恍惚杳冥而不可测，非言日用之识神、呼吸之空气、交感之浊清之后天三宝也。

然后天非先天不生，先天非后天不存，清依浊，浊赖清，两相依赖而不离者也。

先天本来无修证，有修证者，后天也。故曰：“说到先天一字无，后天须要着功夫。”盖精气以神为主，但能妙合虚无，顺其自然，则精气自然服从神用。四大三宝，纯乎其神，而神自然莫测矣，故名为神仙。世上岂有精仙、气仙哉？何必错用功夫于炼精炼气，以致徒劳而无功耶？

撄宁按：精满则气足，气足则神全；精亏则气虚，气虚则神散。年轻人可依此法做去，不必多费功夫，年老者又当别论。

贵精专 第七

纯一不杂谓之精，须臾不离谓之专；必无人无我、无私无欲、无纤毫念虑，方谓之精，必无年无月、无日无时、无一刻间断，方谓之专。如天地日月星辰，无一刻不健行，故曰："天行健，君子以自强不息。"出类君子，当念生死事大，无常迅速，必须奋志专精，勿贪睡眠，以致间断。间断则无成矣。故白真人云："若不如此修行，即是无此福分。"虚静真人曰："纵然悟了不专行。"是以千人万人学，毕竟终无一二成。勉之哉！

撄宁按：此专指坐功而言，睡功另是一事。

决顿渐 第八

道本一途，教有顿渐者，何也？盖本来无我，因执身为我，故幻成种种私情业识，障蔽性大。既能知身为幻，悟识为妄，当如快刀斩乱丝，一断一切断。从前私识，无一丝牵挂，则性体立全，非顿而何？

然性一而已，而又有性命之分者。缘天命，乾阳也：形色，坤阴也。天命陷入有情坤体之中，则坤实而成坎，乾虚而成离，故曰："同出而异名"。今欲使后天坎离返还先天纯乾，而复归于一炁，必假圣师所直指所迷之元炁，渐次进修，方获圆证。所谓"功夫不到不方圆"，非渐而何？

此命赖师传谓之渐，性由自悟谓之顿也。故《文始经》曰："道虽虎变，事若鳖行。"虎变非顿乎？鳖行非渐乎？

撄宁按：鳖行甚慢，故曰渐。

先炼己 第九

吕祖曰："七返还丹，在人先须炼己待时。"

撄宁按：此二句见于吕祖所作《沁园春》词，有人读为六字一句，如"七返还丹在人，先须炼己待时"，是读错了。照词的句法，应当第一句为四个字，第二句为八个字。

《悟真》云："若要修成九转，先须炼己持心。"故炼己乃七返九还大丹之首要。

海牙按：原抄本“持心”为“待时”，撄师按曰：《悟真》原文是“炼己持心”，不是“待时”。

夫炼己者，即是克己复礼，亦即是修西方净土。己即是土，复即是“坤复见天心”之“复”，礼即是真心。故心属火，礼亦属火。一切有知有识之私欲心，乃未济之人心；黜聪明，去私欲，方复既济之道心。因未济则违天背元，故曰非礼；既济则人心复合天心，故曰复礼。

性天止水，本来清静无尘，因六根幻出六尘，则性被尘蒙，故曰迷也。由是而克己炼己，遂有净土之名。土乃离宫中所含之先天己土，因六根幻己土为尘，故净土化为飞扬秽浊之尘。当知一切妄识皆尘也，必须先克去私欲之尘根，根息则复还净土矣。土既净，则能生金，故曰“真土擒真铅”。汞见铅，则汞立死，故曰“真铅制真汞”。盖以先天乾阳之金，陷于坎，先天坎卦位居西，故喻为修西方净土，亦指先天而说。释家以先天名佛，常人不谙此义，遂误解为死后生西见佛。

撄宁按：此说不合净土宗的本旨，佛教徒一定要反对。即如柳华阳的《慧命经》，亦同样犯了这种错误。世间道书，如此者甚多，张平叔的《悟真篇》为始作俑者，皆不足信。

须知，所谓克己者，为欲复得坎中先天之乾金；取坎填离，返还最初纯乾之体，即是复礼，亦即是到了西方。六祖所谓“教诸人目前就见西方”，乃炼己功成之候也。

审药物 第十

药物者，先天乾中之气也。乾与坤交，中气入于坤而成坎。因世人迷此先天，不知求复，乃有生有死。若能舍身家，事明师，指出所迷之因，勤而修之，反而复之，则坤雷一震，寒谷回春，自能度生老病死一切苦厄，故名药；因其无中生有，故名物。老子云“有物混成，先天地生”，盖谓此也。此药物人人俱备，藏在坎宫，其名为铅。学者先当穷“用铅不用铅”之妙义，更当知“须向铅中作”之权宜。

撄宁按：古外丹经云："用铅不用铅，须向铅中作；及至用铅时，用铅还是错。"后世道书将"铅"字改写作"鈆"，盖取铅为金公之义。若汞，别称为木母。

执着铅而搬弄之固非，离了铅而别寻药物，亦不可得。玄之又玄，正是此诀耳。

《庄子·人间世》篇，孔子告颜回曰："无听之以耳，而听之以心；无听之以心，而听之以气。听止于耳，心止于符。气也者，虚而待物者也。惟道集虚。虚者，心斋也。"此说即是"用铅不用铅，须向铅中作"之真实下手功夫，古今注《庄子》者皆未能体会到此。

海牙按：此段后原有二百余字，乃作者引证赤脚真人《性天底蕴》中一段论得药早迟与仙鬼之分的文字，以劝勉学人及早修行。撄师按曰：此段大意，乃劝人及早修行，但理论不圆满。虽然加以删改，仍觉不妥。假使巳时已经得药，午时决不会死；若巳时人就死了，更谈不到午时方能得药。这个譬喻，实在欠通，最好把此段取消，免得许多疑问。"故今不录。

明火候 第十一

火候乃自本自根之心密，时文时武之要机也。有入门、下手、升堂、入室次第之玄微，有后天、先天、尽性、至命始终之妙旨。故曰："莫将火候为儿戏，须共神仙仔细论。"

撄宁按：此句不对，要改正。《悟真篇》云："契论经歌讲至真，不将火候著于文；要知口诀通玄处，须共神仙仔细论。"明火候之始终，则炼己有绳墨，采取知昏晓，丹可结而骨可仙矣。

要知火候虽有种种之殊，咸不外身心性命自然之效验，非有作有为者也。性天中本具此造化，若非明师抉破，则遇阳生而不知采取之候，闻雷震而反起恐怖之心，时至疑生，药产复耗矣。

修炼家火候一到，聪明立成懵懂，气与神合，神与虚合，虚极静笃，而身心、性命、魂魄、意识，总归于无何有之乡。一夺混沌，人我俱空，不辨是非，不知美恶，有若木鸡然（撄宁按："木鸡"二字，见于《庄子》）。如是七日来复，忽然夜半三更，木鸡报晓，自然海底龙吟，山头虎啸。

撄宁按：《悟真篇》云：华岳山头雄虎啸，扶桑海底牝龙吟；黄婆自解相媒合，遣作夫妻共一心。

那时“婴儿跨虎中宵去，姹女乘龙向晓归；丁公引入黄婆舍，混沌神房永唱随”（撄宁按：婴儿，即金铅；姹女，即木汞：丁公，火也；黄婆，土也），修炼家前半段之大事了矣。

海牙按：原抄本此章结尾，作者谓“莲华会上亲闻佛旨之徒，言及一大事因缘，尚有五千退席，况其碌碌者乎？若非铁汉，难退这红炉”云云。撄师按曰：“佛经上所谓一大事因缘，未必就是这件事，不可附会其说。”是以先师更为“修炼家前半段大事了矣”。

养道胎 第十二

《黄庭经》曰“仙胎”；《楞严经》曰“道胎”；白玉蟾祖师曰“男儿今日也怀胎”。

撄宁按：《白紫清真人全集》云：怪事教人笑几回，男儿今日也怀胎；自家精血自交媾，身内夫妻真妙哉。

道胎、凡胎，同而异，异而同。凡胎因父母情动性迷而有，故有形有相：仙胎因自己情忘性寂而凝，故非色非空。至于一时播种，十月养胎，二者均无异也。故《金丹四百字・序》云：“三百日内，日日要施工；三万刻中（撄宁按：三万刻，即是三百日），刻刻要用事。若有一刻差违，则药材消耗。故毫发差殊不作丹。”此即“道不可须臾离”之义也。

师曰：三百日内，只是一个呼吸到底不离之妙。

撄宁按：一个呼吸到底，就是心息相依，一直到底，如此做去，中间不可停止．并非只许一个呼吸，不许两个、三个、千个、万个呼吸。

丹经云“火记六百篇，篇篇相似”者，亦喻一个呼吸到底也。文虽别而义则同。胡可执文泥卦，以辞害意，因一日两卦之说，乃执卦行道；因一个呼吸之说，乃着意行气；种种偏执，以致昧于身心合一，无修无证之自然妙化？但若不洞明以上十二篇之密义，而遽言“道本自然，无修无证”者，则又堕于自然外道矣。

撄宁按：佛家有“自然外道”之名。

证圆通 第十三

证者，躬行心得之实验也；性全命立，造道之极，谓之圆；形神俱妙，千百亿化，谓之通。从有修至于无修，自凡夫至于圣位，圣而不可知，之谓神；神化不测，斯谓证圆通也。但君子之道，则暗然潜修而不露，故能造圆通之域而日彰也；小人之道，则的然好露而自炫，故卒堕群魔之境而日亡也。

撄宁按：儒书云“君子之道，暗然而日彰；小人之道，的然而日亡”。

是故《阴符经》曰：“君子得之固躬，小人得之轻命。”盖谓群生自无始习染种种业根，惟色根、利根、名根最为难断，若有一根不断，必堕一业之魔，焉得实证圆通而真符妙化哉？

下 卷

赘言或闻

蘧蘧子燕坐，有或人进而问曰：克己复礼，虽已闻命矣，何谓“为仁”？

曰：喜怒哀乐未发之中，即本来面目，名曰道心，如核中未发枝叶时，生意未露，先天也，故喻曰仁；生机一萌，即后天人心矣，人心因种种情欲，日丧本来，如核中之仁，发出千枝万叶，生机尽泄，而仁已矣。仁者，人也。因仁已，故不能同天地之悠久，而生死无常。是以圣人教民克去自己私欲，则仁全而天德复完。故以“克己复礼”名曰“为仁”。

夫仁是天命之性，性本无情，如仁处核中，本无枝叶，情识一萌，则私欲日炽，而性天迷矣。故将核中未发之仁喻天性，已发之枝叶喻有情的人心。《华严经》云“善财智圆差别”，亦于“未发”二字悟入无生法忍，故曰：“善财参遍后，黑豆未生芽”。豆未生芽，即仁未发枝叶之喻。不言白豆、黄豆，而言黑豆者，知白守黑之义也。

或曰：“一旦克己，天下归仁”，何其速也？

曰：人心若与天心合，颠倒乾坤只片时。汝尚以一日为速耶？

或曰：道有旁正之分，譬如一宅之中，旁门正门皆可升堂入室，又何必分别旁正耶？

曰：岂不闻“同类易施功，非种难为巧”乎？人之一性一命，是真同类，故明性命双修者为正门，不明性命双修者为旁门。使民必由正门而入。以性喻嘉宾，命喻真主人。性乃先天一灵，命乃先天一气，因二物皆属先天，故名同类。由正门入者，嘉宾也，嘉宾乃真主之同类，故性一全，命即立矣。若不先从明心见性而入者，皆旁门也，先天终不可得，命终不可立者也。且旁门乃小人出入之门，小人非真主同类，焉得见真主乎？

或曰：然则惟有双修一门，余二皆非真矣。何以《楞严》“二十五行门”皆证菩提？

曰：嗟夫，学佛者不穷《楞严》全文大义，而各执一节中之偏见，是以闻正法而反生疑。佛悯人堕偏见，故假阿难名，设为问答，以显圆通之教无出一心。首则七处征心，次则八还辨见，使人知以上七心八见，咸乃有生有灭之妄识，非不生不灭之真心；又援六结，以示六根之妄结必从中心方可解；又使叩钟，以明声尘有生灭而闻性无生灭。千譬百喻，直至山穷水尽，阿难方求佛开示入门秘密。佛尚不直指，乃令二十五圣各言初从何行门入。二十五圣奉旨，次第各言行门已，佛又不自判优劣，复命文殊说偈，以示大众及阿难，二十五行，孰是孰非，后学从何方便门入，得易成就。文殊奉旨说偈，乃明判二十四行门咸不可获圆通，惟观世音从闻思修入，方获圆通。且深赞闻思门曰："此是微尘佛，一路涅槃门。"此言古今成佛者，虽微尘之多，皆从闻思修入而至涅槃之极。又曰："过去诸如来，此门已成就；现在诸菩萨，今各入圆通。未来诸学人，当依如是法；我亦从中证，非惟观世音。"可见过去现在诸佛菩萨，莫不由是门而修证，并无第二门，何必多生疑惑，而违背经义?

或曰：敢问"朝闻道"何谓"夕死可矣"？

曰：此重在一"闻"字上。闻者，非谓耳闻圣人之言，乃《楞严》"反闻闻自性"也。性本无生，是以无灭，朝闻天性．而暮悟无生无灭，则心死神方活，故曰"可矣"。夫死者，死有生之心；闻者，闻无生之性。盖谓朝得闻无生之性，夕可死有生之心。故《文始经》曰："闻道于朝，可死于夕。"又曰："能知真死者，可以游太上之京。"二圣言同一义，则知是死心而非死身矣。盖真闻，即生生之主；真死，即无生之心。有生之心，非生生之主不能死；无生之性，非真死之心不能闻。子路不先穷生生之主，而遽乃问死，故夫子答以"未知生，焉知死"。子贡问："夫子之文章，可得而闻也：夫子言性与天道，不可得而闻也。"文章与性天，均出夫子之口，均入子贡之耳，何有可闻与不可闻者？此乃示声闻非性闻也。

或曰：易从何道以尽性致命？

曰：大地未判，混沌未分以前，惟二气囫囵而已，故名太极。自两仪判而万物生，天地不知有万物，万物亦不知有天地。惟人为万物之灵，方知覆者是天，载者是地。而人中之至神至圣者，更知于地人皆太极所判，天地人各得太极之一，故称天地人为三才。并画三爻而为一卦，曰乾，以象天；天必以地配，阳必以阴配，故又画三断爻为一卦，曰坤，以象地。乾坤互交，而生六子，合成八卦，以象先天：又将八卦方位移动，以象后天。又合先天后天共六爻成卦，以先天居上为外卦三爻，后天居下为内卦三爻，以六爻的上二爻为天之一阴一阳，以六爻的下二爻为地之一阴一阳，以六爻的中二爻为人之一阴一阳。明三才各具一阴一阳，故六爻亦三才也。

就人一身而言之，则外卦三爻表天性，内卦三爻喻形色，必受天性为一身之主，而后成人。但惜亿兆顺生顺死，而不知逆反，故圣人画卦以示象，使人尽性致命，穷神知化，明一身之乾坤阖辟，则易道在我，可以赞天地而同悠久矣。百姓随流顺化而无常，故曰"知往者顺"；大人逆旋化机而入圣，故曰"知来者逆"。所谓"易，逆数"也。百姓逆天而顺人，大人逆人而顺天，则大人虽逆于众，实顺乎天地也。

或曰：敢问每卦六爻，何以乾卦之六爻中，初九,九二、九五、上九此四爻咸称"龙"，独九三、九四两爻不称"龙"，何也?

曰：六爻者，亦三才也。初九、九二两爻，乃地之一阴一阳；九三、九四两爻，乃人之一阴一阳；九五、上九两爻，乃天之一阴一阳。龙之飞潜，乃喻先天一气之升降。因先天一气无形无象，恍惚杳冥不可测，故权以龙喻之耳。

海牙按：原抄本"先天一气乃无形无象"诸字之旁各有一个圈子，"恍惚杳冥"四字之旁各有两个圈子，共计十七个圈子，其中"乃"字为撄师所删。并撄师按曰："此行十七个圈子，是原来有的，不是我所加。此君大概已经做过这种功夫，确能识得这件事，所以加圈之处甚为扼要。"

且先天气升，则龙亦飞：先天气降，则龙亦潜。

初九乃地之下爻，故名"潜龙"：九二乃地之上爻，龙既出地之上，则见于田矣，故曰"在田"。九五乃天位也，龙必飞腾而上于九五之天，方能利泽一切。上九乃九天之极处，故曰"亢龙"；阳极则阴生，阳主业，阴主死，故曰"有悔"。是皆以龙喻进修之大人。九二乃内卦中爻，九五乃外卦中爻，易以中为尊，喻大人德尊，居中位也。

九三、九四乃后天先天内外交合之乡，形色天性后先辐辏之位，为人道之一阴一阳，居一卦之中，如人一身之中位也，正是君子进修道德之地。九三曰"君子终日乾乾，夕惕若"者，以九三虽居内卦之上爻，犹未离于形色中有情之私欲也。九四虽居外卦之下爻，已离形色而进乎天性，私欲克尽，天性初全，已神化矣，故曰"或跃"；但九四虽出内卦之上，犹居外卦之下，故曰"在渊"。此皆形容先天一气，或恍惚而在上，或杳冥而在下。

海牙按：原抄本此处“恍惚杳冥”四字之旁亦各有两个圈子，撄师按曰：“恍惚杳冥四个字旁边八个圈子，是原来有的，此加圈子之人是已得诀者，所以别处不圈，只圈这四个字。”

此二爻以内外卦言之，乃内卦之上，外卦之下也；以一卦六爻言之，乃名中位也；以互卦言之，或可以为内互卦之上二爻，或可以为外互卦之下二爻。上也，下也，或可上，或可下，或可言人道之中，此九三、九四二爻，上中下皆恍惚不定，正是“中无定位”“允执厥中”之心传。故不言龙，而独明君子自修之道。此圣人立象画卦之妙用，寓意深矣。

或曰：坤卦六爻何如？

曰：在天地，则乾为天，坤为地，坤主静而随顺，乾主动而健运；在日月，则日为天之元神，月为地之元精，月受日化，生明于坤方庚位，故初三月出庚方而“西南得朋”也。乾与坤为同类，故曰“乃与类行”；月行至艮，则晦而纯阴，故“东北丧明”。

在人则心属乾，身属坤。性乃心之神，命乃身之精。每卦六爻，喻人之六根。乾卦六爻，连而不断，喻初生之婴儿，六根虽具，尚完固无漏；坤卦六爻，断而不连，喻群迷汩没尘情，故六根俱漏也。

乾阳主生，坤阴主死。顺百姓之日用，则乾而姤，姤而遁，遁而否，否而观，观而剥，剥而纯阴，阴尽阴纯，终归于死矣；逆百姓之日用，则坤而复，复而临，临而泰，泰而大壮，大壮而夬，夬而纯阳，阴尽阳纯，而长生矣。所谓“原始反终，故知死生之说”也。

撄宁按：丹法所谓周天运用，不能出以上十二卦的范围，一般人只晓得后升前降为周天，不免将大道变为小术，因此终身做门外汉。海牙按：先师撄宁夫子尚在此抄本之横头，画有乾、姤、遁、否、媾、剥、坤、复、临、泰、大壮、夬等十二卦之卦象，并注明各卦所代表之月、时，然此说凡有关《易》之书中皆有，学者可自行参考，今此不录。

六十四卦，咸属乾门坤户，一姤一复、一颠一倒而生，故“乾坤者，易之门户，众卦之父母”也。

以治世之道言之，则以乾阳喻君子，坤阴喻小人。自乾至坤，则君子退而小人进，天下所以乱也；自坤至乾，则小人退而君子进，天下所以治也。因易道包括天地万物之理，及内修外治之道，故谓“通天地人曰儒”。然易逆者，性命之道也，自修为本，治人为末耳。

或曰：敢问六十四卦之中，惟坎卦之上加一个“习”字，余卦皆无，何也？前贤以“习”字解作“重”字，言坎卦内外皆险，故以习坎为重。窃以八卦各有内外，则离可曰重明，乾可曰重健，坤可曰重顺，震可曰重动，巽可曰重入，艮可曰重止，兑可曰重悦矣。何独以习字加于坎卦乎？

曰：大矣哉，是问也。夫易为性命而设，因百姓迷于日用而莫知反，纵悟而欲反，亦无门可入。是故圣人画易，以乾坤喻身心，以坎离喻性命，使民知有生之初，乾与坤交，而乾中先天阳明之德，陷入有情坤体之中，坤腹实而成坎，乾中虚而成离，乃各正性命。当知坎位正是先天明德所陷之地，乃命根也，四大坤体，借此一息之阳，为一身生生之德。因凡民昧此明德，故圣人于六十四卦中，直示斯民当速反外炎之离火而时习坎，则水火济而性命合，明德明而凡可圣矣。故坎位乃易道入门首要，原始反终之密机。业儒者因昧其首入之门，无下手处，故终身学易，竟不知易为何事也。

撄宁按：此段所说未必就是坎卦的本义，但专讲修养之道，亦能自圆其说。

坎（撄宁按：坎，即水也。《灵源大道歌》所谓神水，即此义）中先天阳明之德，为一身万化之主，感悲则化泪，感风则化涕，感热则化汗，感酸则化津，感情则化精。精竭人亡，故以坎为险要之地，乃修身治国之重地也。修身者，知一身当重险之地，虑险防危，而时习（撄宁按：习，就是做功夫。）之，则身乃固。习于坎，则先天阳明之德自明。德复明，则险自固矣。此之谓在德不在险也。

习坎正学易所重之地。

海牙按：原抄本此处尚有五六十字，就“学而时习之”“传不习乎”亦“日省”，而言“习于坎”。撄师修改后按云：“此是附会之说，非孔子、曾子之本意。世间传道的先生们最喜强人就己，不管其说是否能通得过，以致被人轻视，连其真诀亦不相信，可谓笨拙。”又撄宁子补记云：“此一段删去，免得招人批评。”今从后说。

后世儒家修养功夫所以绝传，正为“习坎”误解作重险之故耳。故“重”字当作去声读，若作平声读，则易道所当重则者何在？而无门可入矣。

或曰：易道既重习坎，敢问仙佛之道所重者何处？

曰：佛经重在《楞严》之闻思，仙经重在《南华》之心斋，儒经重在易道之习坎。

撄宁按：楞严功夫，重在耳根圆通；心斋功夫，重在听止于耳。《易经》卦象，坎为耳。丹法以心为离，肾为坎；火为离，水为坎；神为离，气为坎；汞为离，铅为坎；日为离，月为坎；阳中之阴为离，阴中之阳为坎；乾破而为离，坤实而为坎。离火是病，坎水是药。医家谓"肾开窍于耳"。

或曰：既言三教同一，何以所重各别？

曰：千古无二道，万圣同一心，其文虽殊，其义则一。所入之门，若有毫厘之差，则仙非仙，佛非佛，圣非圣矣。

当知闻思即习坎，习坎即心斋，心斋即闻思。三教文殊义同之妙，若非真师密印，欲于文字言语广闻博学求明，徒自苦耳。

真儒、真释、真道，果能穷一教之理，自然能了彻万卷，洞明三教，真知炽见而无疑矣。

若不遇真师口传密旨，不免臆度思议，遂至因闻思而执闻思，因习坎而执习坎，因心斋而执心斋，执身、执心、执内、执外。不执有为，即堕顽空；因执种种偏见，遂将三教不二之法门，幻作千门万法。

志道君子，反离之中，习坎之中，则坎水自升，离火自降，会归于一身天地之正中，三中混一，故名和。于是天地位而万物育焉。

撄宁按：《中庸》云："致中和，天地位焉，万物育焉。"

故闻思者，闻于中，而空谷自传声矣；习坎者，习于中，而天籁自和鸣矣：心斋者，斋于中，而太音声正希矣。

撄宁按：此书所以取名《三一音符》，大概就是这个意思。

此文殊义合，秘授密传之玄旨。泥其文则三教各别，会其中则六律和同。佛仙之道岂外易，易岂外仙佛之道哉！

故魏伯阳仙师借《周易》卦象以作《参同契》，佛教《华严经》八十卷，卷末各有四十二字母，四十二字母上各画一太极之象，此明四十二字为八十卷之母，太极又为四十二字之母。

撄宁按：《华严》字母上所画之圆形圈子，不是太极图，此说又嫌附会，最好把这一段删去，庶免受佛教徒之批评。海牙按：愚见若断然删去此说，则与上下文有失衔接；若不删去，又将受佛教徒之讥评，故今惟有先将抄本之原文照录，并将先师撄宁先生之按语附之，诸同好自行取舍可也。

可知太极乃三教诸经之宗祖，顺化则自太极而判群经，逆修则混三教而归一极，正乃万法归一之道也。洞明太极顺逆之机，则《华严》之义了，而易道之宗昭矣。

或问：有了《华严》之义，而昭易道之宗者么？

曰：咦！白云一片横谷口，几多归鸟尽迷巢。或者闻已，俄失所在，愚亦恍然若梦之方觉，不知或者问愚乎？愚问或者乎？噫！觉者众，则知愚之所言者道也；梦者众，则反以愚为说梦矣。然庄周之与蝴蝶，其有分耶？其无分耶？读者当自得之。

撄宁按：此篇所讲的道理，于修养功夫大有关系，必须细心研究。如果彻底明白，依法做去，则大事已了。

心易（五言律诗八首）

《易》冠五经首，卦含性命宗；一形一太极，六画六根通。

一性被六漏，六生迷一聪；群生随漏尽，顺化鲜能中。

撄宁按："鲜能"二字，见于《中庸》。海牙按：此诗第二句，"性命宗"之"宗"，原为"中"，撄师改作"宗"。

中为三教主，还一咸用中；一默凡齐圣，多言数必穷。

守中时习坎，习坎日重蒙；蒙极坤方复，一还义自同。

撄宁按："多言数穷"是《老子》语，但《老子》原文"数"字作"屡"字解，此诗"数"字作"义"字解；《老子》"数"字读入声，此诗"数"字读去声。

海牙按：此诗第三句，"凡齐圣"之"齐"，原作"可"，撄师改为"齐"此诗末后一句，"义自同"，原作"义易中"，撄师改"易中"为"自同"。

卦用六十四，惟坎加习字；只为离汞飞，故将坎铅制。

既知性命玄，方得水火济；用土先擒铅，铅来汞自至。

海牙按：性命玄，原作"性命铅"，撄师改"铅'作"玄"；铅来汞自至，原作"铅枯汞自注，撄师改"枯"为来、"注"为"至"。

元始一太极，包裹诸万有；河洛运五十，阴阳达奇偶。

氤氲品汇醇，主宰天地久；心易自心求，吉凶皆刍狗。

海牙按：此诗第一句，原作“本来一太极”，撄师改“本来”为元始。

一极判八卦，六十四乃定；乾坤喻身心，坎离言性命。

屯蒙既未凡，未既蒙屯圣；六十卦周天，圣凡分逆顺。

撄宁按：屯蒙既未，顺行也；未既蒙屯，逆行也。海牙按：此诗第四句，原作“坎离符性命”，撄改“符”作“言”。

乾坤易门户，顺逆司动静；乾顺坤则凡，坤旋乾乃圣。

一机昭阖辟，六用示悔吝；君子固厥躬，小人轻其命。

撄宁按：乾顺者，乾变姤也；坤旋者，坤变复也。

海牙按：此诗第四句，“乾乃圣”，原作“乾则圣”，撄师改“则”作“乃”；第七句之“躬”字，原抄本作“穷”，撄师改作“躬”。

易穷性命理，辞为吉凶言；本守末自得，情忘机乃玄。

乾坤归掌握，造化任斡旋；吾命既由我，荣枯不必占。

海牙按：此诗第一句，“易穷性命理”，原抄本作“易因性命尽”，撄师改“因”作“穷”“尽”作“理”；第三句“本立末自得”，原抄本作“本得末易坚”，撄师改“得”为“立”“易坚”为“自得”；第四句“乃”字，原抄本作“自”，撄师改作“乃”。

儒教易为本，贯通天地人；道宗天设教，释法地化民。

崇释免地狱，得道乘天云；真儒三才备，缺一学未纯。

海牙按：此诗第一句原抄本作“易乃儒家本”，撄师改作“儒教易为本”；第六句原作“造化乘天云”，撄师改作“得道乘天云”。

杂咏（七言律诗三首）

海牙按：此篇原抄本名曰《三教同源律诗九首》，以符九转还丹之义。撄师按云：“前四首诗，底本子毛病太多，无法可改，纵改亦改不好，只得把它取消。后二首诗也无深意，可以取消。”今按撄师意，只取其中之三首，诗题乃撄师所加。

老释同源第一

造物无私本至公，含灵一性总相同；
休分南北诸方派，都在乾坤大化中。
天命洪谶齐禀赋，华夷授受互传宗；
青牛西渡胡牛白，佛法东流道法通。

撄宁按：本诗第七句有“胡牛白”一语，《楞严经》云：“雪山有大白牛。”海牙按：本诗第三句“方派”，原抄本作“方别”；第四句“都在”，原作“总在”；第五句“齐禀赋”，原作“均赋禀”；第八句“道法通”，原作“彼此同”，均经撄宁师改过。

金丹成就第二

立志追寻世外踪，百般心事会鸿蒙；
珠沉赤水光潜曜，药熟丹炉火有功。
慧剑自应忘利钝，仙胎何必辨雌雄；
出山矿石金铜杂，炼到金钝弗见铜。

海牙按：此诗原抄本作“默察知音不易逢，一腔造化向谁穷？珠潜赤水人无识，药熟丹炉火有功。剑就自应忘利钝，人前无必辨雌雄；龙沙有识金刚杂，炼到金存弗见铜。”撄师按云：“此书中穷字最多，有几处用得很恰当，有几处用得勉强，若此处之穷字韵，更觉不妥。”且此诗意虽美而辞欠雅，故撄师删改者颇多。

知音难遇第三

亘古轮回未到家，只因错走径途斜；
不观淡泊澄潭水，偏逐飘零堕溷花。
天籁希声谁解听，巴歌俚耳尽堪夸；

赵州许会西来意，有问先教去吃茶。

撄宁按：古代禅和子，常有一句问语："如何是祖师西来意？"赵州禅师每逢学人来参问，总是叫他吃茶去，此是无上的禅机。海牙按：此诗第二句原抄本作"只因错走路头斜"；第三句"不观"，原作"真言"；第三句"水"，原作"如雪"；第四句原作"绮语剪裁娇似花"：第五句原作"白雪音玄惟解听"；第六句原作"巴歌俚语尽称嘉"；第七句原作"赵州许达诸人意"；第八句"去吃茶"，原作"且吃茶"，均经撄师改过。

醒迷玄籁

黄莺儿（四首）

道学讲中庸，口言中，心昧中，此长彼短如谈梦。执不偏是中，执不易是庸，谁知玄妙天机用。静归中，静中生动，动处便为庸。

海牙按："谁知玄妙天机用"，原作"谁知日月旋庸用"，撄师按曰："庸者，常也，用也。日月旋庸用，五个字不通。"故遂改之；又"静归中"，原作"静为中"；"静中生动"，原作"致诚静极"；"动处便为庸"，原作"健极便为庸，后为撄师改之。

中体即鸿蒙，混三才，一大空，良医因病随宜用。恨庸医失中，妄将人病攻，徒教健体成虚肿。瞽传聋，聋将瞽治，瞽复治人聋。

海牙按：本首第一句"即"字，原作"本"；"庸医失中"句之"失"字原作"执"，"徒教"，原作"攻教"，后为撄师所改。

太极本来中，判三才，作化工，群生顺化迷真种。圣人知本中，教生民反中，逆旋斗柄庸为用。复童蒙，还源返本，依旧入鸿蒙。

海牙按："还源返本"，原作"还本返元"，撄师改之。

万化一身中，反而诚，合圣功，待看坤复其阳动。地天交泰运，守填虚窍中，乾坤离坎依然共。复归中，屯蒙既未，十月始而终。

樱宁按：儒家有“反身而诚”之说。海牙按：“待看坤复其阳动”句，原作“是当坤腹天机动”；“实填虚窍中”句，原作“实填虚合中”，今按樱师所改。樱宁按：以上四段，皆就“中”字而言。

琥珀猫儿坠

一勾两点，亿兆失其中，昧却中间一点红，几希禽兽异而同。似梦，可怜万古，竟如长夜蒙蒙。

海牙按：“似梦”，原作“如梦”；“可怜”，原作“奈何”；“竟如”，原作“同如”。

人家鸡犬，放且觅其踪，何不收回一点红？归来唤醒九渊龙。休纵，早参心易，飞腾脱出樊笼。

海牙按：“人家”，原作“可怜”；“早参”，原作“早成就”；“飞腾脱出樊笼”，原作“夫妇跳出凡笼”。

尾声

玄珠一粒尘生种，加入群迷两点中，即此为万化中。

樱宁按：以上三段，皆指“心”字而言。

诗曰：

圣人功化寓中庸，谁解忘言象外穷；

既昧此心中一点，不由彼此不相攻。

海牙按：“象外穷”，原作“意外穷”。

新水令

英雄回首莫因循，百年期，短修难定。浮云轻富贵，洗耳薄为君。野鹤孤云，野鹤孤云，信步在峰前直进。

樱宁按：浮云轻富贵者，孔子云：“富贵于我如浮云”；洗耳，是巢父故事；薄为君之意，就是看不起皇帝的尊贵。海牙按：“信步在峰前直进”，原作“信步在华前直境”。

步步娇

周蝶从来无凭准，过隙驹驰迅。风灯易明灭，死户生门，早向明师问。凝虚听籁鸣，声声唤醒浮生梦。

折桂令

任人间鼠吓蜗争，猛回头，把虎伏龙驯。混沌乾坤，雷走电轰，一霎时，看仙槎稳驾，逆度昆仑。黄婆须臾匹配，立丹基，百日功灵。霜飞十月，剥尽群阴。三万刻自绵绵不息天行健，度尽了无量劫自性众生。

撄宁按：鼠吓蜗争，说见《庄子》；天行健者，《易》云："天行健，君子以自强不息"。海牙按："混沌乾坤"，原作"混沌前乾坤"；"天行健"，原作"机干健"。

江儿水

静极神机动，春潮振晦音。多生幻梦从惊醒，醒来自把刀圭饮。饮余谩唱阳春韵，我是谁人，便把青天来问。

雁儿落

叹玄儿，似牛毛，少悟真；笑禅关，斗机锋，早失西来印；悯儒家，不通权，空辜尼父心。错认了六根门入为真性，有谁地逢雷复见天根？师恩山高共水深，指出浑茫中天月一轮。

撄宁按："地逢雷复见天根"者，邵子诗云："乾遇巽时观月窟，地逢雷处见天根。"

海牙按："复见天根"，原作"始见天根"，撄师以邵子诗改之。

侥侥令

流水高山弦外声，非子期，枉费心。不遇作家休下手，考宫商，审五音。考宫商，审五音。

收江南

呀！若不是个大英雄豪杰呀！谁敢向此中行列？轰！一怒扶摇九万里，那管他篱鹞纷纷。尘净时镜明，冰泮时水清，端的是生中转杀害中恩。

园林好

教分三圣无两心，不肖辈，他卑我尊；迷祖性，妄分人我。摇利舌，鼓锋唇。

沽美酒

道人心，道人心，似海深，能容百川下为根，一任他亲疏恩怨总无分。能自利，利他人；先自觉，觉众生。印心灯，灯灯明净；谷传声，声声相应。我呵，把天言，言著明，但愿得人同此心。呀！劝贤良及时猛省。

撄宁按："似海深，能容百川下为根"者，言大海能容百川，以其在下也。海牙按："能自利，利他人"之"他"，原作"诸"；末句"及时猛省"，原作"早当自省"。

清江引

草木衣食随缘混，鸥鸟忘机尽，壶内有乾坤，世上无名姓。宇宙间一个大闲人，谁能并？

海牙按："随缘混"，原作"真甘分"。

诗曰：

无弦琴奏龙吟水，没孔箫鸣风下空；
曲罢饮余壶内酒，归家笑指白云中。

普天乐

托单瓢，天涯际，抟鹏翼在空洞里。真潇洒，真潇洒，无剩无余，只落得一粒心珠。呀！把秋蟾来自比，月尚有盈亏，这珠儿圆无缺，昼夜光辉。

锦缠道

大丈夫，悟浮尘繁华总虚梦，醒自蘧蘧。笑空囊，唯存三五文儿，酤一壶倒乾坤颠日月的醍醐。饮余兴来时，御青风，独自凌虚。这袖里有谁知那短景儿的光阴几许。且高歌，信步归，向白云深处自颐。

古轮台

自甘愚，身披百衲任人嗤。笑看满风波里他贪名图利，爱子怜孙，全不想人生百岁，寿夭也难知。无常到了悔嫌迟，疾忙回首莫狐疑。何必踌躕，青春不再，眼前的恩爱，不须留恋，终有日相离。悟追省，一刀两断是男儿。

尾声

此生难得休轻视，一群息离君万劫迷，早早回头不用迟。

观莲冲

盘根错节淤泥中，固蒂长生道亦同；

外面头头甘委曲，内心窍窍自圆通。

珠凝华盖随风落，子结虚房带露浓；

吩咐采莲人仔细，莫教惊动主人翁。

海牙按：第一句中“错”字，原作“屈”；第二句“固蒂长生道亦同”，原作“固蒂深渊养不同”，撄师按曰“此句不妥，须改正”，遂据老子“是谓深根固蒂长生久视之道”之意改之；第四句“内心”，原作“中心”；第五句“珠凝华盖随风落”，原作“珠凝翠盖盈腔碧”；第六句“子结虚房带露浓”，原作“子红丹房半夜红”，撄师按曰：“莲蓬只可称莲房，不能叫做丹房”，遂正之。

撄宁按：本篇第二联，比喻大修行人混俗和光之作用，辞意均佳；第三联比喻炼内丹之法象，不及上联之自然，颇嫌牵强凑泊。莲花之红，人眼可见；莲子之红，人不能见，何况在半夜里？余所改者，较为妥帖，而且合于丹法。华盖在上，比喻泥丸宫；风比喻呼吸之气；落者，即所谓“一点落黄庭”也；莲蓬中间，松而且空，故曰虚房，人身黄庭部位亦是虚的，《庄子》云“惟道集虚”，又云“虚室生白”，结丹必在虚处，即是此义；露者，比喻阴符所化之神水，大药非此则不能凝结；浓者，言其密集浓厚也。又黄庭者，又名黄房。

忏心文

垂眉闭户，静坐观心；诸妄全息，幻体非真。

坦坦荡荡，养虚育神；了无可了，独露圆明。

海牙按：“闭户”，原作“闭中”；“静坐观心”，原作“静坐防心”；“诸妄全无息”，原作“诸趣全无”。

跋

二十年前，有某同志，在旧书店购得此书，转而赠我。当时无暇细看，遂藏于箱中。今日检出，从头到尾，读过五遍，并改正其错误，再加以圈点，以便他人之观览。

世间各种修炼书籍，我自十六岁开始阅读，至今已历六十年。不论正道、旁门、小法、邪术，过目者将近万卷。此书可列入正道中，姑且保存。不可因其义辞不好而加以轻视。

此书讲道理（理论虽有不圆满处，但于大体无碍者，可姑存其说；其中过分欠通及附会得太离奇者，皆已修改）处甚多，言口诀处颇少，学者观之，容易忽略过去。须知凡是上乘有价值的修养书，都注重理论，不谈呆板的口诀，因其诀已包含在理论之中。只有中下乘的书，才侈谈法诀，学者依法做去，每每无效，甚至弄出病来，是皆不明原理之咎也。

此书将儒家之《易经》、佛家之《楞严经》、道家之老庄哲学、仙家之炼丹功夫融合在一处，而提出其共同要旨，以开示学人，等于画龙点睛，比较中下两乘的死口诀高出百倍。后之学者，若肯用心研究，彻底了解，则生死大事已不成问题。

惜乎原书文辞尚欠修饰，抄写又多笔误，而且句逗不清，使读者莫明其妙。余不得而已，破费几日功夫，彻底删改，并加圈点，方能卒读。惟读者平素对于《易经》、佛经及《道德》《南华》诸经虽未能深入，亦须粗知大义，再读此书，方能参悟玄机，实修实证。否则，不免味同嚼蜡矣。世间俗学，尚要费数十载功夫研究，何况出世间性命之学，没有三教经典作基础，竟欲凭空建立楼阁，岂非梦想乎？

著道书是一件困难的事，明道法的人，大半不会做文章；会做文章的人，又不懂修炼之法。因此世间道书虽多，可以使人信仰者很少。余当初得此书时，嫌其文辞不佳，读未终卷，即束之高阁，亦不识其中好处何在。近日检出，本拟抛弃，偶尔发现书中有几句精义，遂耐心从头到尾细读一遍，方知其真价值。经余删改之后，虽未臻十分完善，已大概可观，否则几乎埋没矣。

陈撄宁写于杭州银洞桥廿九号慈海医室

农历乙未年庚辰月（即公元一九五五年四月）

中華仙學養生全書

陈撄宁先生对健康长寿学说作出的独特贡献

中册

陈撄宁 / 原著　胡海牙 / 总编　武国忠 / 主编

華夏出版社
HUAXIA PUBLISHING HOUSE

图书在版编目(CIP)数据

中华仙学养生全书．中册／陈撄宁原著，胡海牙总编，武国忠主编．—北京:华夏出版社，2006.1
(2023.7 重印)

ISBN 978-7-5080-3898-8-01

Ⅰ．①中… Ⅱ．①陈… ②胡… ③武… Ⅲ．①道教－养生(中医) Ⅳ．R212

中国版本图书馆 CIP 数据核字(2005)第 147320 号

目录

卷三　仙学文献辑录

卷四 诗词歌赋序跋

卷五 仙学杂论述要

卷三

仙学文献辑录

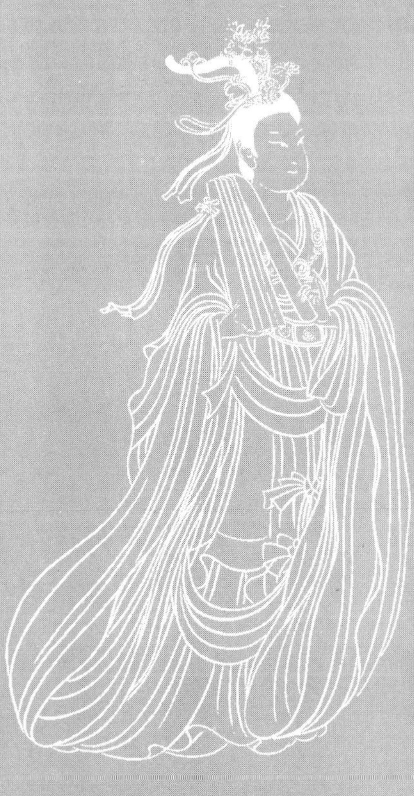

心印妙经通俗注解

汪伯英

上药三品　神与气精

上药者，上等之妙药也；三品，即三种。

上药三品，谓上等之妙药只有三种。三种是什么？就是吾人身中的神与气精耳。神与气精，为什么称为上等妙药？因为人身的生存在世，所以能够康强清健，有聪明智慧者，完全靠这三件东西的融养维持，流行不息。

今姑再将这三件东西，略为分释。精者，是人身的液体，而含有膏黏性的物质在内者，如稀薄的糨糊然；气是即出膏黏性的液体，为火性熏蒸熔化而成者，此气盖尚为吾人目光所能够看得见者，如口中呼出的汽水以及沸水的蒸汽之类；神则即由此蒸汽类的东西，再化而为目光所不能看见之物，然虽不能看见，而东西则依旧如故，不过因其微妙而隐于虚空，并非没有也。

但此三件东西，常在循环施化，流行于周身，或精化气而气化神，或神化气而气化精。只要有此三物运行于身，则人便可以不死。而人之康强活泼，亦惟靠此三物之充足于吾身。若此三物减少，则衰老病死，亦即随之而来。则此三物者，岂不可以称为上等之妙药乎？所以说上药三品，神与气精。

或云：凡普通之称为药者，盖可以服饵而致用，故足以却病与延年。今神与气精，乃人身所本有，得之于天然，非外服之物可比。多者不可使之少，少者不可使之多，衰者不可使之健，健者不可使之衰，亦惟有听其自然而衰老病死，任造化之支配，未闻有人能将神气精三者可当药物服食也。宁非空谈乎?

曰：此常人之思想也。仙家妙用，所以能称此三者为上药者，正因其有法可以当药物服食而使免衰老病死之患耳。至于服法何如，请观下文便见。

恍恍惚惚　窈窈冥冥

窈与杳义同。

此两句便是说神气精三种药物，似来非来、似吸非吸的适应到人身之时。陆西星真人说："恍惚者，若有若无，窈冥者，深昧莫测。"盖均当在虚极静笃时体验之。

《道德经》第十四章说："无状之状，无象之象，是谓恍惚，迎之不见其首，随之不见其后。"第二十一章说："道之为物，惟恍惟惚；惚兮恍兮，其中有象；恍兮惚兮，其中有物；窈兮冥兮，其中有精；其精甚真，其中有信。"夫恍惚之中，有象有物，窈冥之内，有真有精，而况且其中有信。信者，谓不失信用，象、物、真、精，必定应时而至。但若不能到恍惚窈冥之地，则种种景象，一样不能发现。

然要恍惚窈冥，又必须致虚守静，老氏曰："致虚极，守静笃，万物并作，吾以观其复。"所谓万物并作者，即指有象有物有真有精也；以观其复者，即指其中有信也。又虚极静笃，即儒家所谓人欲尽净也；而万物并作以观其复者，即儒家所谓大理流行也。

然虚极静笃，必须要经过恍惚窈冥之时，而恍惚窈冥之时，即是神气交媾，而入于混沌之状态。在混沌状态之中，则昏昏默默，不识不知，识神之思虑念想，人欲之喜怒哀乐，一概蠲除，而造化之大炁，一往一来，一呼一吸，一收一放，一开一阖，尽于此际可以体验出来。当时景象，真有上下与天地同流之概。故儒家所谓人欲尽净、天理流行者，亦是一种功夫之表现，并非空谈。惟时间则有长短，能有多少时间的恍惚窈冥，即能有多少时间的人欲尽净、天理流行。故恍恍惚惚、窈窈冥冥，实为超凡入圣，修道学仙的必由之路。

而恍惚中之象，窈冥中之精，亦即是丹经上常说的先天一炁，又名药物。

因此种药物，完全由神气精三者混合一处，恍惚窈冥而产生出来者。所以上文说上药三品，神与气精，也就是这个道理。

至于所谓服法，则不是完全由口中服下。因为究竟不是后天的汤药，而是先天微妙的精。所以进来的道路，乃是由口鼻的呼吸，及毛孔中一开一阖的摄取进来者。这种理论，早经吾撄宁夫子在《黄庭经讲义》中发明过，请读者诸君注意可也。

存无守有　顷刻而成

无就是虚，虚就是空，空到极处就是真空。

存无就是致虚。致虚要一念不生。一念不生的时间经久，就达到真空的地位。然致虚的方法，亦有种种不同。因一念不生，初学者颇非易易，欲其不生一念，必须守住一个地方。守住何处？则有守上丹田，有守中丹田，有守下丹田，有守海底尾闾，有守山根眉心，有观鼻端，有调息数息，有但心息相依，有将心想在身外，有将心想在极下之处，有心中默运圈子，种种方法，一时笔下不及备述。若问哪一个方法算最好，这却不能断定。因为各种方法，各有各的好处，亦各有各的坏处。何以故？盖各人的身体不同，有偏于阴的，有偏于阳的，有人属气虚，有人属血虚，有的极肥胖，有的极枯瘦。以上的方法，有的宜于阴，有的宜于阳，有的可以补气，有的可以补血，有的利于肥，有的利于瘦，欲决定哪一种方法宜于哪一种人，必须经明眼人鉴察，或本人自己的心领神会。然而一时或不能得明师指导，而自己亦不易领会，但欲急于实行，那么不妨就将心息相依的方法，来履行一下。

然而最要紧的标准，不论什么方法，就是先要慢慢地做到上文所说的恍惚窈冥地步。而恍惚窈冥，也就是由各种方法中的存无致虚所做出来的（或问以上如数息、观鼻端等，如何可以说是存无致虚呢？答曰：方法是方便的方法，数息、观鼻端等，乃是因杂念太多之人，不易归一，所以用从有入无、先存后忘的方法入手。盖数与观，均是有，而久数、久观，自然会忘其数、忘其观。在忘数忘观之时，便是无。然后再由此无之久而产生无中之有，便是存无守有）。既存无而致虚，又觉得恍惚窈冥，则真空境界已到。既到那个境界，则恍惚窈冥中，决定有精有象，真空之中，决计发现妙有。所谓守有者，即守恍惚窈冥中之精和象，及真空中发现之一灵妙有耳。

其所谓守者，实是不守之守。盖存其无即所以守其有也。若不能存无，亦决不能守有，名为二者，实一而已。

所谓顷刻而成者，即云真空中妙有，若然一到，则顷刻间即得遍体融和，酥软舒畅，有不可名言之状。其所谓成者，非云成道，盖谓妙有一发现之后，则能自然施化于吾身，不必用什么方法去应付它，只顺其自然而已。孟子书上说："睟然现于面，盎于背，施于四体，四体不言而喻。"这几句话，颇可为妙有发生后施化于周身时之写真。成者即成就此一时之造化也。盖此一时之造化，若无中之有不到，则不能成也。故顷刻者，指有到而后言，非指存无之时言。因存无之时间则愈久愈好，盖存之愈久，则空之范围愈大，空之范围愈大，则妙有之发生愈旺，其身中之造化亦愈奇，此在证者能知耳。

又按陆西星真人注云："存无者，凝神静虑，炼己以有待也；守有者，勿失爻动，乘时而有为也。盖无者离之性，有者坎之情，《悟真篇》云'恍惚之中寻有象'，是存无也；'窈冥之内觅真精'，是守有也。迨夫玄珠成象，运剑追来，疾驾河车，逆转而上。"其所谓勿失爻动，离性坎情，与运剑追来等说，乃另有作用。原理虽同，而方法则不同也，是在达德者之神明观察，注者不能为之公布。

回风混合　百日功灵

老子《道德经》上说："天地之间，其犹橐龠乎？"橐龠，就是风箱的抽机。抽机的一推一拉，以比人身的一呼一吸。风箱的抽机拉动，则风煽在火上，风火混合，则火势愈旺。人身的呼吸亦然。呼吸既调，则气来合神。盖呼吸之气，即是风也；而心中之神，即是火也。回风混合者，即是回呼吸之风，来与心中之神火混合。因风火混合，则风乘火势，而火趁风威，神气混合，则神因气灵，气因神旺。若能在一百日之中，日日回风混合，则其功必定灵矣。

所谓功灵者，谓命功之筑基完成也。何以知其指命功筑基而言？因百日筑基，为丹经之所常言。否则但云功灵，则上文明言顷刻而成，此处何故忽言百日功灵？以此知其指筑基言也。又问何谓筑基？曰：此即所谓男子修成不漏精，女子斩断赤龙也。虽然，世俗之人，为衣食住之累，须操心劳力者，对于上两件事做到，亦非易易。盖筑基即是筑长生之基，为命功之始。所以《灵源大道歌》中有云："形神虽曰两难全，了命未能且了性。"亦谓命功不易为，教世俗之人，和光混俗，积德累功，且先了性可也。

或又问云：据子所注，谓回风混合，即是回呼吸之风，与心中之神火混合，然不做功夫之人，亦未尝不呼吸，心中亦未尝无神，何以不能混合？曰：呼吸之风虽动，而心中之神，却因七情六欲而奔驰在外，犹风箱虽然煽动，而火种却远在他方，风火远离，如何可以混合？故不做功夫之人，则不能回风混合而神气凝集者，就是这个原因。

默朝上帝　一纪飞升

上帝有两种解释，一种是有形有相之上帝，一种是无形无相的上帝。

有形有相之上帝，为上帝之体相，即人心目中认为如人间的帝王一样情形，不过道德、神通、智慧三者异于人间之帝王耳。这个上帝，等于佛家所说的报身。但上帝之中，又分出有种种的上帝，如道教经画中所称的昊天上帝、玉皇上帝、玉虚上帝、五老上帝、玄天上帝等等，然虽有这许多名辞，亦可以说多是由一个上帝的分身变化出来的，等于佛家所说的化身。至于天主耶稣教，他们所崇拜的上帝，与道家所说的上帝，是否相同，我们且不去管他。而儒家的经书上，对于上帝的名称，亦是数见不鲜，如"惟皇上帝，降衷于下民""上帝临汝，毋二尔心"等类，但没有形容出上帝的声音笑貌，如何情形，此则似指宇宙的主宰而言。而秦穆公见天帝闻钧天广乐与夫世子申生的托梦狐突得请于帝之类，则同道书所说的上帝一样矣。然根据儒家出于道家、"黄帝闻道于广成""孔子问礼于老子"而论，则儒家之上帝，或即道家之上帝，亦未可知。

至于无形无相的上帝，乃是言道之全体，神之妙用，是先天之主宰，即《道德经》上所说："吾不知谁氏子，象帝之先。"盖"有物混成，先天地生"者，此即佛家之所谓法身也。

然吾人之身中，亦有个上帝。身中之上帝谓何？就是指吾人之本性灵光而言，盖不思善不思恶之先天元神也。"惟皇上帝，降衷于下民"这个"衷"字，就是吾人身中之上帝。而《左传》上又说："人受天地之中以生。"这个"中"字，亦是指宇宙的主宰而言。和《尚书》"上帝降衷"的衷字，意义相同。默朝上帝，就是默朝这个"衷"字和"中"字。盖一切听先天元神的主宰，惟精惟一，允执厥中，三家相见，五炁朝元，即同《灵源大道歌》所谓"万国来朝赤帝宫"之意义。倘能日日如此，经过一纪之期（一纪即十二年），则可以白日冲举矣。

或又云默朝上帝者，指阳气上升于泥丸也，亦通。

智者易悟　昧者难行

对于以上所讲一切超凡入圣的道理，若是有智慧有夙根的人，必定容易明白，若是愚昧而没有夙根的人，则必定不懂这种道理，便难以用功行持。

履践天光　呼吸育清

履是鞋子，践是踏。凡鞋子总着在脚上，故履践就是脚踏。常有一句勉励人家真实用功之话，叫做"真履实践，脚踏实地"。但此处是说履践天光，不是说脚踏实地。请问如何谓之天光？曰：天光者，就是说天道乃是光明的。

"履践天光，呼吸育清"乃是说要真履实践天道的光明，必须要善调其呼吸，以育清阳。

夫调呼吸何以能育清阳？即谓一呼一吸之中，有真机在焉。夫呼为阳，吸为阴，能将呼吸调和，则真机发动，于是一阖一辟，玄关显现，真空之虚无窍中，有一灵之妙有发生，此一灵之妙有，即是清阳，故谓之呼吸育清。

出玄入牝　若亡若存

玄牝二字出于老子《道德经》。经云："谷神不死，是谓玄牝；玄牝之门，是谓天地根。"所谓谷神者，就是说虚谷中的灵气，即道书上所说的天谷元神。而所谓谷者，乃是空其中而包其外。外面包的什么东西？就是玄牝。有玄牝一包，那谷神便能发生妙用而不死。玄牝是什么东西？就是一阳和一阴。就外呼吸而论，则前人有以口为玄而以鼻为牝，则口鼻之息，便可谓之谷神；若就身中而论，则当以心中神为玄，肾中气为牝，而神气合一中产生之虚无一炁，便是谷神；若就南宗而论，则以离门为玄，坎户为牝，而于坎离既济中产生之先天灵机，便是谷神；而上文所说的呼吸育清，亦可以说呼是玄，吸是牝，而呼吸所育之清，便是谷神。所以玄牝二字，不要指定哪一件。

总而言之，是阴阳出入的门户。而门户之中，便有谷神在内。出玄入牝，就是出此入彼，出彼入此，阴阳沟通之象。《黄庭经》上说："出清入玄二气焕。"又曰："出日入月呼吸存。"语句虽殊，意义无别。

若亡若存者，即若有若无。盖形容其呼吸之细而深，由口鼻之呼吸，渐变为脐腹之呼吸，即道家所谓胎息，将入禅定之境界也。此必须做功夫时自己体验，非笔墨所可描写。

绵绵不绝　固蒂深根

此即形容呼吸气出玄入牝时若亡若存之境象。盖绵绵，细也，细则若亡也；不绝者，无一息之暂停，不间断也，不间断则若存也。蒂与根，指人身生命发源之处，医书指两肾中间谓命门，其实就在脐腹之中，丹经又名元海。务使元炁充满其中，绵绵不绝，如胎息然，则可为深根固蒂，长生久视之道矣。《道德经》云："虚其心，实其腹。"先哲诗云："心在灵台身有主，气归元海寿无穷。"夫心在灵台则心虚矣，而气归元海则腹实矣。盖心虚者，元炁方能下降而直贯于腹；而腹实则深根固蒂，下元镇定，久而久之，其气渐贯于四肢百脉，乃能周身通畅，愉快融和也。

人各有精　精合其神

精有两种：一是元精，一是浊精。元精是在恍惚窈冥中忽然间似有一觉一动，而并不因为外界的感触所致者之谓，且不化为胶粘的流质者；浊精则大都感于淫欲之念所化，或饮食方面多吃了刺激兴奋与有情的血肉之物，亦易变浊精。但修炼家所用之精，是元精，不是浊精。然元精也是每个人都有的，不特男人有，就是女人也有的。修炼家候元精发生的时候，便要设法去浑合他的元神。什么叫做元神？就是吾人的灵明知觉，而不是从思虑所得者。盖思虑之神，名为识神，非元神也。

精合其神，如何合法，则有待乎口授而心领神会，笔墨不能详也。

神合其气　气合其真

俟元精发生之后，即合之以元神，则水火既济，精神合一，精且化为神矣。然神之为物，总觉其太嫌灵活，如砂中之汞（按：汞就是水银，在中国药材店里可以买到，其出身是从朱砂中提炼出来的，丹经上以汞比神，就是因为它灵活的缘故），出入无时，往来莫定。《参同契》谓之："河上姹女，灵而最神，得火则飞，不见埃尘，将欲制之，黄芽为根"。又说是："太阳流珠，常欲去人，卒得金华，转而相因"。盖谓神固好飞，不大肯安守本分，然有黄芽与金华制之，便不飞矣。此所谓神合其气者，亦是此理。盖是气即《参同契》之所谓黄芽与金华之类也。丹经谓："凝神入气穴"。《阴符经》曰："擒之制在气"。盖是气广漠无朕，浑浑沦沦，神能合乎是气，神必不飞矣。《庄子》中仲尼曰："一若志，无听之以耳，而听之以心，无听之以心，而听之以气，听止于耳，心止于符。气也者，虚而待物者也。"惟其虚而待物，故神可以入其内。又《应帝王篇》曰："汝游心于淡，合气于漠，顺物自然而无容私焉。"

以上几节，均可以作神合其气之注解。其实就是心依于息，神入气中耳。

气合其真者，谓神气既已合一，浑浑噩噩，不识不知，不走不飞矣。于是基址坚固，气血调和，国富民安，脏府通泰，则采大药者是其时矣。真者，即指大药言也，丹经又名真种籽。真种籽便是真阴真阳，产生出来者，丹经譬之谓黍米玄珠，又说是金丹成象。盖于此时也，真所谓重开混沌，再造乾坤矣。

不得其真　皆是强名

倘不能得到这一粒黍米玄珠的真种籽，则修仙学道，皆是勉强的名式而已，丝毫没有实际的。所以吕祖诗云："炉内若无真种籽，犹将水火煮空铛"。倘得到了这一粒黍米玄珠的真种籽，则便可"一粒粟中藏世界，半升铛内煮山川"矣。盖此真为天地之至精，元始之祖气，能生天生地生人生物生仙生圣者，则修炼家安可不设法采摄此真哉？

神能入石　神能飞形

神者是虚灵的东西，石者是冥顽的物质，神能入石者，因神之虚而灵耳。盖虚而不灵，则虽不碍石而不能入石；灵而不虚，则虽欲入石而有形妨之，亦不能入石。故欲入石者，惟虚灵二者相兼方可。兹证以世间虚灵之物，惟电庶几近之。盖电无形而有性，无形故金石不能碍之，有性故能传电于金石，或震之使开，或烧之令热，或透之使明，皆由虚灵之故耳。神之所以能入石者，亦以此也。

神能飞形者，神本虚灵而轻清，虚灵而轻清者，其本性自有飞扬之可能。但神虽能飞，而无形不足以自见，令神在形中，以神炼形，则神力愈旺，形随神化，故神能飞，形亦能飞。然形之所以能飞者，赖神之力耳。犹火车轮船之所以能行者，赖机器龙头之力耳。故修仙学道之人，若但出神尸解者，则单放龙头也，其行虽速而不能多载人物；若白日间连肉体飞升者，则火车轮船之有拖车拖船者也，虽其行或稍迟，而能多载人物，则其利薄矣。

入水不溺　入火不焚

此亦言神之功能也。盖神之为物，虚灵莫测，玄妙难思，自能无往不利，所在皆亨。然入水不溺，鱼亦能之，人之熟习水性，善能游泳者，亦能不溺，但不耐久居水中耳。然其所以能不溺者，盖与水性相习，忘其为水耳。神则变化圆通，能刚能柔，固能和同水性而无碍，自然可以不溺。

入火不焚者，动物之中，据叔苴子书中说，南方有火鸡火鼠之类，但今人未能目见，不足取信。但矿物中金属一类的东西，的确入火不焚。还有璞玉宝珠，或用水浸久的东西，亦不能焚。总而言之，有两种特性，一定能够入火不焚的。是什么呢？一种是秉至阳至坚刚的性质者，一种是秉至阴至柔韧的性质者。盖阳极则与火同化，阴极则水能克火。至于神呢，既是至阳至坚刚，又是至阴至柔韧，故所以能入火不焚。兹譬以世间法而论，则有两种人能够不吃人家亏的：一种是势力强大、最有本领的人，人家当然不敢给亏他吃；一种是虽无势力本领，但是圆通多智，性情平和，善合人意，那人家亦不肯给亏他吃。倘使兼二者而有之，则便是神的能刚能柔，能坚能韧，入水不溺，入火不焚矣。因世间法与出世法，人生学与物理学，其原理本来是相通的，所以圣人能和光混俗，智士则明哲保身。兕无所投其角，虎无所措其爪，兵无所容其刃，若非有道者，其孰能与于此乎？

神依形生　精依气盈

神犹火也，形犹烛也。火若无烛，火散于虚空而不可见；神若无形，神隐于造化而无所凭。故火赖烛而发光，神依形而显灵。烛之油量充足，火光愈明，形之魄力伟大，神灵愈旺。然亦有人形体虽强，而神灵智慧不足者；形体虽弱，而神灵智慧极丰者。其何故？曰：此犹烛之油量虽充足，但油料不清，夹杂秽质，则烛体虽大，光头亦不能明显；若油料纯洁而无秽，则烛体虽小，而光亮则反能充足也。以比人体虽强，而后天浊质太多，则神智不充；而形体弱者，先天清气反足，则神智清灵。然最高等者，当以形体既强，而先天炁亦充足，则清明在躬，志气如神，心宽体胖，形神俱佳矣。然无论神之清浊，总依形而生，形清则神清，形浊则神浊，形旺则神旺，形衰则神衰，形坏则神离。故修炼之士，虽当注重在神，而亦当保全其形，此道家以性命双修为贵之原因也。

精依气盈者，因精之与气，亦是相须为用，精虽因气而盈，气亦因精而旺。盖精能生气，气亦能生精，犹水气能化为云，而云气亦能化水。凡到春夏二季，水气盛则密云多，云气盛则雨水大；秋冬两季，则云水俱少。此以天时论。若以地理论，则东南卑湿，水多云多，云多水多，凡人则自少而壮精气盛，自壮而老精气衰；西北则异是。盖少而壮犹春夏与东南也，壮而老犹秋冬与西北也。总之天地间，水之与云，犹人身上精之与气也。故天道地道人道，其原理实不能区别也。

不凋不残　松柏青青

吾人既知神依形生精依气盈之道，则知以形摄神、以神炼形、以气生精、以精化气，自然精气充盈，形神俱妙，于是乎不凋不残，常如松树柏树之翠色青青，永不衰老矣。

三品一理　妙不可听

三品，即神气精也。在后天则神与气精分而为三，到先天则元神、元气、元精三者混合为一，打成一片，扭成一团，联成一气，故云三品一理。

妙不可听者，言其玄妙精微，无声无臭，非普通之耳所能听也。

其聚则有　其散则零

此在出阳神之后矣。盖玄功之妙用也，其聚则有者，即聚则成形也，其散则零者，即散则成气也。

七窍相通　窍窍光明

七窍有外七窍与内七窍。外七窍是耳目口鼻，内七窍是属于心脏。先哲云：人心有七窍，圣人七窍皆开，愚人一窍不通，普通人或开一二窍，或开二三窍不等。然欲内窍之通，必须外窍先闭，外窍闭则内窍通，外窍通则内窍闭。若能内七窍相通，则视听食息，不用耳目口鼻，天耳慧眼，皆从性光中发出。世出世间之事，可以无所不闻，无所不见，无所不知，而浑身光明洞彻，万窍齐开。故孙不二元君诗云："元神来往处，万窍发光明。"《大道歌》云："蒸融关脉变筋骨，处处光明无不通。"《悟真篇》云："近来透体金光现，不与凡人话此规。"皆窍窍光明之证。

圣日圣月　照耀金庭

日月有数种解释：一则以两目为日月，谓左目为日，右目为月，因其能返观内照，令发光明故也；一则以耳目为日月，因耳为肾窍，肾属坎，坎为水为月，目虽为肝窍，而肝木生心火实即心窍也，心属离，离为火为日。总而言之，亦是说耳目之窍，收视返听，使精神内守，于是光明照耀乎金庭，娑婆世界变为琉璃世界矣。

金庭指人身上之部位而言。如仙书所谓绛宫、玉阙、金殿、玉堂之类。或云此两句乃是指天上而言，不知功夫做到如此地步，天人已联络一气，人身中之现象，即天宫里之境界也，如净土宗他们所说的"生则决定生，去则实不去"的理由相同。

一得永得　自然身轻

一得永得者，谓采得先天之大药也。先天大药，纯粹以精，洁净自然，迥非浊精幻丹可比，决不至得而复失。故云一得永得。

先天大药，秉纯阳之性，其气温和而轻清，至柔之中，有至刚之德，至刚之中，含至柔之性，故能变化幻躯重浊之质，所以云自然身轻。盖即质随气化，神能飞形之理也。

太和充溢　骨散寒琼

此言太和元炁充溢周身时筋骨变换之景象。

所谓骨散者，乃骨节融化之状，若酥软而解散也。寒琼者即骨节间凉爽松透，周身若有琼瑶之气。总而言之，形容其舒适融和妙不可名之象。

得丹则灵　不得则倾

金丹大药既得，则能通灵变化，神妙莫测，不得则生老病死，终究倾丧其身。

丹在身中　非白非青

此言丹之形象，不可形容，非白非青，难以摹拟耳。

诵之万遍　妙理自明

请问这是什么道理，为什么诵了一万遍，妙理自然能明白呢？兹有几种解释：

一种是指通文之人而论，则能口诵心维。但必须要至诚连念，不可间断，则心能束气，气能束心，神会于理，理合于神。于是恍恍惚惚、窈窈冥冥、出玄入牝、若亡若存、绵绵不绝、固蒂深根等情形景象，于诵经之时，即能证其一斑。所谓妙理者，不特文中之妙理能明，即身中之妙理亦能得经力之不可思议而通明。道经所谓诵之既久，即得五脏清凉，六腑调泰。《参同契》所谓：“千周灿彬彬兮，万遍将可睹；神明忽告人兮，心灵乍自悟”。盖谓持诵经文之心力念力，一贯于身中，久之自可与大道相通，造化合一，精诚感格，天即人，人即天矣。然必须要放下万缘，至诚念诵而满一万遍者，则身心方面方有不可思议之变化、不可形容之景象。玄妙之理，不期其明而自明。若随便念诵，视同儿戏；或貌虽诚敬，而心中杂念纷披，胡思乱想；或虽肯至诚念诵，而事实上环境不许，不容其一心清净专志念诵。如此类者，则虽诵万遍，实不能与心灵相应也。

至于还有一种不通文理的人，但能学习念诵，而不知其解释，然苟能至诚念诵，心不外驰，亦能一气贯通，而暗合道妙。久之智慧开发，心地清凉，怡然释然，亦能得不可思议之明悟。

虽然，学者又不可误会，以为既如此说，则修行者只要诵经可矣，不必再做功夫了。不知诵经者虽亦能明悟妙理、变化身心，然极难极难。且终属性功上事，等佛家明心见性功夫，到命终时，只可预知时至，没有痛苦，临逝安详，从容就道而已。若欲出神入化，魂魄俱灵，变幻无穷，身心并妙，则非命功成就不可。故紫阳真人曰：“饶君了悟真如性，未免抛身又入身；何似更兼修大药，顿超无漏作真人。”盖诵经之极，只能了悟性灵，若欲超无漏而证真人，则非修大药不可也。大药者何？即阴阳合一无中出有之大还丹也。纯乎命功上事矣。

谭紫霄真人《化书》浅注

汪伯英

道化

道之委也，虚化神，神化气，气化形，形生而万物所以塞也。

道，即造化之大炁；委，寄托也。

道在先天，本为虚无之物，自无而生有，由先天而寄托到后天，则虚化为神，神化气，气化形。形既生则万物乃滞塞而不灵，如汽先化水，水复结而为冰，是顺生人之道也。

道之用也，形化气，气化神，神化虚，虚明而万物所以通也。

用，即运用也。

大炁运用，则塞者复通，滞者复灵。返本还源之道，如冰复烊为水，而水复化为汽，故云虚明而万物所以通也，即逆生仙之理也。

是以古圣人穷通塞之端，得造化之源，忘形以养气，忘气以养神，忘神以养虚，虚实相通，是谓大同。

古圣人者，历代得道之圣真也；通塞之端、造化之源，就是指生天生地生人生物之根本也，即先天大道也。

先天大道至虚至灵，至微至妙，不许思虑念想，不落文字语言，一切皆忘，故云忘形养气，忘气养神，忘神养虚。虚者可能化形气，可以贯金石，无物可以碍之，无实可以阻之，无往而不通，无往而不同。故云虚实相通，是谓大同。

故藏之为元精，用之为万灵，含之为太一，放之为太清。

元精，即至微至妙恍惚杳冥中之物也，此在做功夫之人自己体验之；万灵，即元精之妙用，发挥于外而为一切神化不测之迹也；太一，即元精之类也；太精，即万灵之类也。文章名字之变化耳。藏与含，用与放，其意义亦仿佛相同。

是以坎离消长于一身，风云发泄于七窍，真气熏蒸而时无寒暑，纯阳流注而民无死生，是谓神化之道者也。

坎，为肾水，为气，为铅，为阴；离为心火，为神，为汞，为阳；消者，降也；长者，升也。坎离消长于一身，即一身之阴阳前降而后升也。经所谓转河车也。

风云发泄于七窍者，即《参同契》所谓“修之不辍休，庶炁云雨行，淫淫若春泽，液液象解冰”，《心印经》所谓“其聚则有，其散则灵，七窍相通，窍窍光明”，盖形容人身真气流行之象，故云真气熏蒸而时无寒暑，纯阳流注而民无死生。证以《参同契》云：“金砂入五内，雾散若风雨；熏蒸达四肢，颜色悦怿好。发白皆变黑，齿落生旧所；老翁复丁壮，老妪成姹女。改形免世厄，号之曰真人。”如此则岂畏寒暑，尚安有死生哉！

所谓神化之道，亦即“金砂入五内”以溶化凡质也。盖《参同契》之所谓金砂者即是铅汞，铅汞即是神气。神气浸润流行于周身，蒸融关脉，变化凡躯，岂非神化。

蛇雀

蛇化为龟，雀化为蛤。彼忽然忘曲屈之状，而得蹒跚之质；此倏然失飞鸣之态，而得介甲之体。断削不能加其功，绳尺不能定其象，何化之速也。

蛇化龟，雀化蛤，人皆知之，而其所以然则不可知。曲屈指蛇，蹒跚指龟（蹒跚谓行动呆滞也）；飞鸣指雀，介甲指蛤。此谓物类之变化，不可思议。盖造化之玄妙，为谁所变，谁为变之，均在不知不觉之中。断削不能加功，绳尺不能定象，而其化乃若是之速，此人功之巧，所以终不若天道之神也。学仙者变化气质，岂可不效法天道之自然而欲勉强图功，以心思智虑，执着色相求之，岂可得哉？

且夫当空团块，见块而不见空；粉块求空，见空而不见块。形无妨而人自妨之，物无滞而人自滞之，悲哉！

且夫当空之中，将粉团成一块，则但见块而不见空；复将块粉散，使为微尘，又变而为空，则便见空而不见块。以此而论，则块本非有，所以见块而不见空者，不过人将无形的东西，使变为有形耳；空本非无，所以见空而不见块者，不过人将有形的东西，使散为无形耳。若论其本质，则有未尝增，无未尝减也。所以说形无妨而人自妨之，物无滞而人自滞之。今欲不为形所妨，不为物所滞，则全在人之能神而化之，不为一切物质所累耳，则能控制全部之物质矣。然不得其道，不得其法，终病未能也。

老枫

老枫化为羽人，朽麦化为蝴蝶，自无情而至有情也；贤女化为贞石，山蚯化为百合，自有情而至无情也。是故土木金石，皆有情性精魄。虚无所不至，神无所不通，气无所不类。孰为彼，孰为我，孰为有识，孰为无识，万物一物也，万神一神也，斯道之至矣。

多年的老枫树，可以化为有羽翼的道人；

按：此一句好像近乎神话，虽然从前有过此事，但目前拿不出凭据。不过富有哲学思想的人是会默认的。何以故？因为老枫化羽人，就是植物变动物。植物年深月久，受到天地日月的精灵之气，如何能保住它不生出一种奇异的变化？盖造物最神，天道最巧，本来是出人意外而不可思议者。譬如在未曾生出天地人物之前，何以忽然会生出天地人物来？这个问题，亦不容易解答，细细去思想，何尝不觉奇怪。就是男女媾精而再生男女，若仔细去想，亦未尝不奇怪，现在所以不觉奇怪者，因为是现实的事情，司空见惯，为众所共知耳。

麦朽腐了，受一种湿气的蒸郁和酝酿，遂会变化出蝴蝶来。

按：这便是人家都知道的，所以就觉得不奇怪，其实亦未尝不奇怪。若是难得看见者，亦可以说它是神话。

此皆是从无情之物，变为有情之物也。

有贤德的女人，因其夫久不归，登山望之，心切至极，遂化为坚贞之石（按：此一节故事，见《寰宇记》及《舆地纪胜》和《神异经》）；山中的蚯蚓，受了土木气的熏陶，忽然化为植物中的百合。（按：此节故事不知所本。）此皆从有情之物变为无情之物也。

因是之故，所以知土木金石之类皆有情性和精魄，不过限于各种的形质而已。惟有虚空则没有一处不到，神明则没有一处不通，气化则没有一物不能引为同类（因为此可变他，他可变此，人可变物，物可变人，无可变有，有可变无，均是一气的变化，故云气无所不类）。哪个是他，哪个是我，哪个为有智识，哪个为无智识，万种东西，原是一种东西；万个神灵，原是一个神灵，这个么是大道的极点了。

按：这一节就是庄生《齐物论》的意思，亦是今人所创一元论。因为无论什么东西，都是由一种东西变化出来的，不过到了既变之后，就有各种不同的形相。就是性情方面，亦随了各种不同的形相而变化。盖始则性变为情，继则情变为物，既变为物，则不能遂同于一。欲同于一，必须再返而为气与神与虚。

即物返为情，情返为性，方能无所不至，无所不通，无所不类。

然此理甚易知，甚易行，而莫能知莫能行者何也？盖因吾人困于物中，左右前后，均为物包围，不知守其清虚之理。即或有知其守者又不能持久，于是理不胜欲，结果终为所陷耳。

或者云：理者空理也，实行者口诀，若不得其口诀，徒明空理，无益也。余谓：不然。空理者即真理也，真空之理即大道也。大道既明，则口诀即容易解决。盖口诀亦由大道所发明，必先有道，然后有诀，非先有诀，然后有道也。若徒知口诀，而不明道，则诚无济于事耳。

或云：此但论清净功夫，若人元地元天元，恐非得口诀不成。余曰：三元功夫，虽重在口诀，其实亦是次要。若不明原理，虽得口诀，终是死法，临炉不会运用，不知变通，结果希能有成。倘既明理而从心所欲，亦如以斧劈竹，迎刃而解矣。

或又问：若但明理而不得诀则何如？曰：大道的原理，倘能明白到极点，毫无疑惑，又能够自始至终守一不变，则诚则明矣，明则诚矣。吾撄师所谓："神气合一，动静自然。"海印先生所谓："自始至终则要心息相依（按：其实心息相依就是神气合一）。"苟有此一法而信受奉行，即已具足万行而无遗矣，何必再从他途以觅取口诀哉？其所以要口诀者，不过为解决如何能神气合一，如何能心息相依耳。

或又问：然则三元丹法，若不明口诀可以实行否？曰：那则当然不行。盖三元丹法，除人元功夫亦可称修道外，其地元与天元，简直是炼丹。人元虽由人身可得，但非自己身上也。至地元与天元，完全从物质方面入手，其始与人身毫不相关。此三者均可谓之术。由术而进乎道，乃外边之事，非尽人可行也，自当与清净丹法分别观之。

耳目

目所不见，设明镜而见之；耳所不闻，设虚气而闻之。精神在我，视听在彼，跰（部田切）跹可以割，陷吻可以补，则是耳目可以妄设，形容可以伪置。既假又假，既惑又惑，所以知魂魄魅我，血气醉我，七窍囚我，五根役我。惟神之有形，犹形之有疣（音由，结肉也，皮肤上之赘生物）。苟无其疣，何所不可。

目虽能见，而不能尽见，惟设明镜乃能见目所不见。譬如我之面目，人能见之而我不能自见，若引镜以照之，则我之面目亦能自见矣。耳虽能闻，而不能尽闻，惟设虚气乃能闻耳所不闻。（按：虚气乃中空之物，可以传音者，其作用与今之收音机及电话等相同，惟彼时之电学与机械学未能如今日之普遍发明。此盖因时代之变化，是以有巧拙之不同，论其原理，则无二致）盖虚气者专一而静空，故能传远方之音以入我耳。夫能见能闻之耳目精神则在我，而视听之功能则又在于彼（指明镜与虚气）。

虽然，若只设明镜与虚气，而我之耳目精神不往应其视听，则其功能亦不可显。则知二者必相合方能发生作用，若相离则依然无益也。惟明镜与虚气，虽能见目所不见，闻耳所不闻，然尚有限量，仍不能尽见尽闻。曷若以太空为明镜，太虚为虚气，我之精神不为耳目之小范围所范围，不为明镜虚气之小器所限囿，回音返闻，回光返照，遗其耳目，黜其聪明，凝神于虚，合气于漠，竟以太空为明镜，太虚为虚气，则可以无所不见，无所不闻矣。

跰趾谓足趾并在一处也，陷吻谓缺嘴也。并在一处之足趾，可割之使分；缺陷之嘴吻，可补之使满。于是可知耳目可以妄为设立，形容可以伪为安置，是假中之假，惑之又惑矣。

其意盖谓人之闻见，本由精神，非因耳目，今因有耳目，则闻见反为耳目所囿。而愚者尚疑惑闻见是耳目之功，不知耳目实为精神之罪臣也。惟能黜耳目之小用，则精神之大用可显矣。所以知魂（目为魂之用）魄（耳为魄之用）乃梦魅我者，血气乃昏醉我者，七窍乃幽囚我者，五根乃役使我者。惟精神之所以有形体者，犹形体之顽滞而成结肉也。苟将此结肉化去，使形体成为炁体，则与精神冥合为一，于是逍遥自在，东西南北，何所往而不可哉？

环舞

（原注：环舞者，旋身而舞也）

作环舞者，宫室皆转；瞰回流者，头目皆旋。非宫室之幻惑也，而人自惑之；非回流之改变也，而人自变之。是故粉巾为兔，药石为马，而人不疑；甘言巧笑，图脸画眉，而人不知。唯清静者，物不能欺。

在宫室之中回环而舞蹈，则觉宫室皆在运转；俯视（瞰，音坎，俯视也）回旋之流水，则觉自己之头目，皆在川流而盘旋。其实并不是宫室之运转而幻惑人，乃人自己幻惑自己，好像宫室之运转也；并不是回旋之流水能改变人之头目，乃人自己看了回旋的流水，起一种精神上视力的变化。

按：这一节的用意，也就是说一切皆由人心自造，外面物质的变化，其起因都是从精神方面发动的。我们的精神，若起一种变化，则外面的物质，也会从精神的变化而变化的。譬如患神经病者，他能够看见一切怪东西，常人所不能见者，他独能见之；常人认谓极小之物，他却视为极大之物。因他的精神已变，不同于常人，故其视线亦异于常人。此精神方面自力的变化，亦有物质的他力幻惑其精神而变化其视线者。如今人所发明望远镜、显微镜、X光镜，大世界所陈列之忽大、忽小、忽长、忽短、忽圆、忽扁各种不同之镜皆是也。

总之精神若不能静定而专一，则随时皆可为有形的物质及无形的邪神（按：邪神其实就是一种恶劣的空气，因看似无形的空气，其实均含有一种灵机的作用）所播弄而幻惑者，是以用粉白的手巾做兔子，山中的药石做假马（此皆术士以法为之），而人不疑惑；用甘美的言语，奸巧的媚笑，图假面具，画假眉毛，而人有不知者。就是因为中心不定，头脑不清，于是乎精神受其幻惑，而不识真假，不知好歹。惟能常清常静，而知一切万物之变化者，则一切万物均不能欺之惑之矣。

铅丹

术有火炼铅丹以代谷食者，其必然也。然岁丰则能饱，岁俭则能饥，是非丹之恩，盖由人之诚也。则是我本不饥而自饥之，丹本不饱而自饱之。饥者大忘（一作妄），饱者大幻，盖不齐其道也。故人能一有无，一死生，一性情，一内外，则可以蜕五行，脱三光，何患乎一日百食？何虑乎百日一食？

此节颇难解释，今姑以臆见推测作者之意，未知是否如此，尚待高明指正。

按：火炼铅丹，想是外丹之类，但丹经上所见与吾师之常言者只有地元与天元。地元为黄白术，天元则可以服食而飞升者，与此所言之铅丹不同。而此处只云火炼铅丹以代谷食，而又云其必然也。是作书者相信火炼铅丹以代谷食，是必能办到，但并不是作书者自己炼过。因为他只能以思想和理论来证明，而不肯以事实证明故也。

他又说岁丰则能饱，岁俭则能饥，是此丹者只能丰年有用，荒年则依然无济于事也。这个缘故，不知是否因为丰年空气中阳和充满，生机畅遂，故所炼之丹，因有功效；若是荒年则空气中亦生机枯寂，阳和虚馁，所以炼的丹便不生功效，不能充饥。理论或者是如此，然尚有待乎事实之证明，纸上空谈，吾人终难致信。

“是非丹之恩，盖由人之诚也。”此二句似乎又说实非丹之功效，盖由人精诚专一而忘其为饥也。此种道理，即同今人习学辟谷，但念咒语，或服符水，居然能若干时日不吃东西。其实并不是咒语符水的功劳，也是因为其人精诚专一，信而不疑，坚决而积极，故能忘其饥渴。不知其理者，遂归功于咒语与符水，不知实由人之诚也。与此非丹之恩，盖由人之诚，其理相同。故下文即接云：“我本不饥而自饥之，丹本不饱而自饱之。”言我能至诚无息，则胸中太和充满，本不知为饥。今因不能至诚，于是中气虚馁，故其饥者实自使之饥也。丹本来不能使我饱，而其所以饱者，仍由我自己能至诚专一，太和充满，而无饥饿之思想，故饱耳。所以人自饥者，乃大忘其至诚之道。谓丹能饱者，乃大受其幻惑之理，盖均未能齐一其道故也。倘人能将有无看做一样，死生看做一样，性情内外均看做一样，则可以蜕出五行的生克制化，不受三光（即日、月、星）的威胁利诱。若能如此者，一天吃一百次食物亦不妨，一百天只吃一次亦不虑。

谨按：人能一有无，一死生，一性情，一内外，那他的功夫已到了极点，分别心是完全没有了。因为完全没有分别心，于是有不能益，无不能损，死不知死，生不知生，性含于情，情含于性，内外俱成一片。人耶仙耶，真耶假耶，均不可得而知。当时之情形何如，神通之大小何如，固亦不可得而言矣。

或问：一日百食，百日一食，其何以能如此，可略闻其故乎？曰：功夫做到相当程度，即可以不饥。盖因元气充满于周身，改变其后天饮食思想之习气，而以造化中元和之气来代表之，故能不饥。实非不饥也，盖能效法老氏之食母食气也，故可以百日一食。

曰：一日百食则何如？彼既以不饥，何以又能一日百食？曰：此乃仙家的游戏神通，并不是因饥思食。然既食之后，却又能随食随化，不使渣质滞留，盖其命门真火消化之力，有百倍于寻常之人也。然又不同于患消食病者之随食随饥。盖患消食病者，只是浊火太旺，而无真水以济之。若神仙家则水火既济，真阴真阳，并皆充盈，故多食少食不食均无问题耳。

形影

以一镜照形，以余镜照影。镜镜相照，影影相传。不变衣冠之状，不夺黼黻之色，是形也，与影无殊，是影也，与形无异。乃知形以非实，影以非虚，无实无虚，可与道俱。

以我们凡夫俗子具分别心的肉眼观之，形同影是显然两样的。盖形是有相而有质，影是有相而无质；影是无质之形，形是有质之影；形为无质而传有质，影为有质以传无质。然以镜照形，固能得影；以镜照影，亦能得影。且镜镜相照，影影相传，虽千百照而其影不变，衣冠之状，黼黻之色，仍同于最初本人被照之形，是形与影无殊也，影与形无异也。常人所以视之为异者，不过一为有质，一为无质，一为实体，一为虚体。然所谓有与无，虚与实，皆因吾人有分别之心耳。若能无分别之心，泯有无虚实为一体，则有亦无也，无亦有也，虚亦实也，实亦虚也，非无非有，无实无虚，则可以与道之本体混合为一，俱行于造化之中而永无生灭之苦矣。

或问要用什么方法可以没有分别心。答道：没有分别心者便是入定，虽然入定，又不同于盲修瞎炼的枯坐死定。因为枯坐死定，便是执着不化，执着不化者，依然要凝结成物，不能合造化自然之道。而且勉强压制，必定要吃力勿讨好，结果身体上会发出一种不良的反动。假使能合造化自然而入定，只要心冥冥而神默默，顺着微微的呼吸，放乎中流，听其所止，心似有知，又似无知，虽不能分别，而并不昏沉，盖神入乎气中，神虽默照而不动，气则循序而流行。当此之时，身心必甚觉舒适，倘能常保如此景象，即可以不饥不寒，无求无忤。惜乎此种景象，每每可暂而不可久，易得而不易继，且每为外来之声响及叫唤所闹乱。虽然，若能常遇此景象，对于生死问题，即可有几分把握，倘又能守住不放，坚固而不休息，复合造化之自然，对于生死问题，即可有十分把握。但若或遇到意外的无妄之灾，及不测之祸，则不在此例。倘欲求免之者，只有在平日修福与积德耳。盖具有重滞的肉体，而须受物质方面的享受者，总不能超出因果律也。

蛰藏

物有善于蛰藏者，或可以御大寒，或可以去大饥，或可以万岁不死。以其心冥冥兮无所知，神怡怡兮无所之，气熙熙兮无所为，万虑不能惑，求死不可得。是以大人体物知身，体身知神，体神知真，是谓吉人之津。

蛰者，潜居而不动也；藏者，安隐而不露也；物者，即指龟鳖龙蛇之属及一切虫类之能冬眠者。盖它们一到冬天，能潜居水底，或蛰伏土中，呼吸服气，元和内运，既不知气候之寒，复不觉肚腹之饥，若能常常如此，便可以万岁不死。因为它心则冥冥兮无所知，神则怡怡兮无所之（之作往字解，就是说他的神怡怡然安居而不他往之意），气则熙熙兮无所为，盖一心不二则万虑不能惑，之死靡他则求死不可得。夫心冥冥、神怡怡、气熙熙，此三种景象，乃是和乐自然，在外貌似不识不知，而其中却含有大机大用，天理流行，人欲尽净，乃是绝好的功夫。它们不用乾鼎，亦不用坤鼎，且不知什么叫做炼丹，不过受一种遗传的教训，默守着自然的习惯，便能够益寿延年，长生不死。

而我们人类反糊里糊涂，却不懂这个道理，劳心焦虑，终日愁眉苦脸，忧生伤性，熙来攘往，若将这许多物类来相形比较，岂不觉得惭愧？惟是有明白大道的人们，能够体念物类的情形，便知道自己的身体，亦可以触类效法。既然能够触类效法，体念到自己的身体上，便觉悟到精神的作用，便又能够觉悟到精神既专之后，即可感得先天真一之炁。于是超凡入圣、起死回生的造化之权已归掌握，“一粒金丹吞入腹，始知我命不由天”，诚吉人之津哉！（附注：吉人，有德之人也；津，津梁也。谓济渡之要津也。）

枭鸡

> 枭夜明而昼昏，鸡昼明而夜昏，其异同也如是。或谓枭为异，则谓鸡为同；或谓鸡为异，则谓枭为同。孰枭鸡之异昼夜乎？昼夜之异枭鸡乎？孰昼夜之同枭鸡乎？枭鸡之同昼夜乎？夫耳中磬我自闻，目中花我自见，我之昼夜，彼之昼夜，则是昼不得谓之明，夜不得谓之昏。能齐昏明者，其惟大人乎？

枭即俗称猫头鹰，它的眼睛，夜间清明，白昼昏暗；而鸡的眼睛，则白昼清明，夜间昏暗。它们一样一副眼睛，而昼夜的作用，却完全不同。我们若同情于鸡，则说枭的眼睛不对，鸡的眼睛对；若同情于枭，则说鸡的眼睛不对，枭的眼睛对。究竟用枭和鸡的特性来分别昼夜呢，还是用昼和夜的明暗来分别枭鸡呢？究竟是用昼和夜的明暗来分别枭暗鸡明的特性呢，还是用枭鸡的根性不同来决定明即为昼暗即为夜呢？其实用这许多问题来分别和决定多是不对的。要知道并不在打磬，而我们耳中忽似闻有嗡嗡的磬声；并没有东西，而我们目中忽自觉昏花而有所见。这种耳鸣目花，并非受外来之感触，乃是由我自性之造成。由这种道理推想，则所谓昼明夜暗，亦是由因我自性造成者。我自性之中既造成有阴阳二性，于是有忽明忽暗的分别；因有明暗的分别，遂造出昼夜之名词。今自性之造化既各有不同，则虽同在一处，而我之昼夜，非彼之昼夜，彼之昼夜，非我之昼夜，而我以为明，彼以为暗，我以为暗，彼以为明，仁者见仁，智者见智，明者见明，暗者见暗，则又昼不得谓之明，夜不得谓之暗矣。惟得证大道之人，他自性之中，一切具足，无所不同，既仁既智，可明可暗，故既能同枭之夜明昼暗，复能同鸡之昼明夜暗。昏也明也，惟性之所欲，盖能齐昏明为一体，斯其所以为大人乎？（大人者，即有大神通之圣人也。）

再按：能齐昏明，视昼夜为一，在我们人类的习惯，若不借助于火光电力，固然不能，而动物中捕鼠之猫则能之。看它一到夜间，两目炯炯，有如电光，我们人类则不能如此。虽此种猫之根性，亦由先天带来，但观其闻鼠声而将欲捕之之时，其一副专精静一的精神，诚为学道之人所宜效法。盖人能专精静一，便能由自性中发出一种电力，久之光自窍出，即可视暗若明矣。

四镜

> 小人常有四镜：一名圭（一作璧），一名珠，一名砥，一名盂。圭视者大，珠视者小，砥视者正，盂视者倒。观彼诸器，察我之形，由是无大小、无短长、无妍丑、无美恶，所以知形气谄我，精魄贼我，奸臣贵我，礼乐尊我。是故心不得为之君，王不得为之主。戒之如火，防之如虎，纯俭不可袭，清净不可侮，然后迹容广而跻三五。

小人谓普通之人也，四镜喻外面所见约有四种境界不同也。圭，古时王者以封诸侯之玉也，其形较大，故以之为鉴，则人之面目亦大；珠，明珠也，其形圆而小，若以之为鉴，则人之面目亦小；砥，磨石也，其形平而直；盂，盛器也，其形敧而侧。故以之为鉴，则面目亦随之而变为正与倒，而人之面目实始于未尝异也。

以镜之大小正倒，而面目亦随之而变大小正倒，正如现在大都市内各处游戏场及博物院中所陈列着的各种镜子，人若去一照，有变为大人，有变为小人，有变为长人，有变为矮人，有变为胖的，有变为瘦的，亦有变为其他各种奇奇怪怪不可形容之相。总之与本来面目迥然不同。

按：此节之意，即喻普通人易为习俗所移，近朱者赤，近墨者黑，与君子处则为君子，与小人居即为小人，非能富贵不淫，贫贱不移，威武不屈者。

观彼诸器之异，因察我形亦随之而异，由此而知本来面目，是实际没有大小短长妍丑美恶的分别。其所以有分别者，盖由形气之谄媚我，精魄之作弄我，奸臣之贵我，礼乐之尊我，使我之身心，应接不暇，为各种声色货利所支配，颠倒迷梦而不克自知耳。是故有道之人，心与身为一，不得谓之君；王与民为一，不得谓之主。无尊卑，无贵贱，达到实际的自由平等大同的境界。至彼谄我贼我贵我尊我者，我均不为所诱惑，且当戒之如火，防止如虎，虚心守一，丝毫不动。故云纯俭不可袭，清净不可侮。

纯俭者，俭之至也。以国家而言，能行纯俭，则国富民殷；以人身而言，能行纯俭，则精气充盈。盖消极于外，则积极于中，谁能袭之，谁敢侮之？清净即纯俭之道。人能如此，即可以寻容成广成之踪迹，而跻于三清五老之圣境矣。

（附注：容成、广成，均古仙也；跻，升也。）

射虎

> 射似虎者，见虎而不见石；斩暴蛟者，见蛟而不见水。是知万物可以虚，我身可以无，以我之无，合彼之虚，自然可以隐，可以显，可以死，可以生，而无所拘。夫空中之尘若飞雪，而目未尝见；穴中之蚁若牛斗，而耳未尝闻。况非见闻者乎？

昔汉之李广，神勇善射，远见石而似虎，不知其为石，遂射之，矢没其中，及审之方知为石；晋之周处，入水斩蛟，其入水之时，但见蛟而不见水，故能一心搏之而水不为碍。

按：此二节，一见《汉书》，一见《晋书》，当不能谓为神话。曰：此二子勇力所致耳，不足奇也。曰：勇力者，未必能矢贯于石，又未必能入水搏蛟。曰：勇而复济之以诚也。盖勇则能射虎搏蛟，诚则能忘石忘水，夫徒勇则只能发挥其力，能诚则乃足显现其神，诚而且勇，则其功绩，乃不可思议。然李广周处，乃一时之诚耳，故只能谓其勇，而不足语夫道。若能诚久而不息，则便是至人与真人矣。

今按：凡人之所以有极大力量者，其根本则在精神。有一分精神，即有一分力量，有十分精神，即有十分力量，有千万分精神，即有千万分力量。以无尽的精神，与无边的力量，合而为一，成为至坚刚，至柔韧，至强大，至慈和的一物，于是战无不胜，攻无不克，施无不被，救无不彻，故能入水火贯金石而皆无碍。

或谓：入水搏蛟之事，勇如周子，或为能力所及，姑置勿论。而矢贯坚石，除李广外，古今未见有例，恐属过盛之辞。曰：矢贯坚石之事，固不见有同样之例，然今人以枪弹击石，则类能贯之矣。枪弹之能贯石，因其力之专而猛耳，则李广之矢力，安知其不能如枪弹之专而猛哉。又不见天空中轰雷之闪电乎，每能于出其不意之中霹雳一声，震开金石。夫闪电为无质之物，而其力之大，竟能轰碎至坚刚之金石，人若能至诚精一，专心积极，对付一物，则其专猛之力，亦与枪弹闪电之类相等。是故以哲学论之，则万物视之为有，而实非有，精神视之若无，而实非无，以我精神之无实非无，合彼物质之有实非有。

按：非有即虚，盖俗语有一句叫做看穿，就是说要将一切身外有形之物质看穿，而其看穿的程度，不过视为一种理想的哲学，并非事实的表现。若有道之人，并不是徒作理想的看穿，乃是有实际理地真实的体用，他的目光射出去，可产生一种极猛的电力，可以将有形的物质，融化或冲破，如此方算是真个看穿。而达到理事无碍境界，我们人类，因为没有这种功夫，精神没有锻炼好，所以只能说说而已。俗语云：看得穿，跳不过。其实只好说想得到，看不穿。

故可以隐，可以显，可以死，可以生，而无所拘。

至于空中之尘若飞雪，而目未尝见（按：日光射隙时则可见之），是目力不济而明有所未尽也；穴中之蚁若牛斗（谓穴中之蚁，其斗声似牛，人虽不闻而蚁则闻之，若至人无所不同者亦能闻之，如黄帝能闻焦螟之声是也），是耳力不济而聪有所未尽也。聪明之未尽，皆精神薄弱，而不足用耳。夫空中之尘，穴中之斗，尚可以闻见者，而犹不能见不能闻，况再小于空尘穴斗之色声，则更非吾人之耳目所能见闻矣。然安能因不见不闻遂武断之为无有哉？

龙虎

> 龙化虎变，可以蹈虚空，虚空非无也；可以贯金石，金石非有也。有无相通，物我相同，其生非始，其死非终。知此道者，形不可得而毙，神不可得而逝。

龙旧说为鳞虫之长，能兴云雨利万物，故为四灵之一。《周易》则有潜龙、现龙、飞龙、亢龙等喻，以形容龙之为物，善能屈伸变化，潜藏飞跃。其实是借题发挥，并非真谓龙也。而《左氏传》谓：“深山大泽，实生龙蛇。”《阴符经》谓：“地发杀机，龙蛇起陆。”则真言龙矣。惟龙蛇并举，意似指龙之与蛇，为相类之物，惟蛇之形体不能顷刻变化，龙则有神通而能变化飞腾者。故每语及龙之故事，人皆视为神话，盖蛇则龙之凡，龙则蛇之圣也。故丹经上常有蛇吞一粒变为龙之说。

虎为凶猛之兽，其纵横跳跃之处，必有暴风随之。

总之龙虎二物，实有叱咤风云、迅疾灵动、蹈耀腾空之态度，均非寻常之人所能制之。在丹经方面而论，则龙以喻神，虎以喻气；龙喻东方之木，虎喻西方之金；龙喻离家之汞，虎喻坎家之铅。龙为阳物，而阳中含阴；虎为阴物，而阴中含阳。故龙虎可以相交，阴阳可以变化。神可以化气，气可以变神，有可以还无，无可以生有，千变万化，均不外乎一气。是以龙化虎变，即神气之变化也。

神气之变化，自可以蹈虚空。然虚空不过为有形之物质暂时销熔，而实非无也。又可以贯金石，然金石不过为无形之虚空暂时凝结，而实非有也。有与无，虚与实，常在循环变化，忽聚忽散，忽合忽分，并无永久之性质。若有者常有，无者常无，一成不变，则造化失其作用，世界亦变为死世界矣。宁有是理哉？

故有无相通，物我相同，其生非始，其死非终，此之谓道。知此道者，则知凡属形骸，本为虚空之所凝结。既能凝结，即能销熔；凝结为形，销熔为神。本为一物，因其变化，遂立异名。然形若销熔为神，形岂毙哉？神若藏于虚空，神岂往哉？盖形神之体相，虽常变化，而形神之原质，永不能毁灭也。

或问：如上之说，则修道之人每标榜长生不死，与形神俱妙等说，岂非多此一举？盖不修之人，其形神亦未尝毁灭也。曰：形神之原质，虽不论何人，不论何物，均无毁灭，然其体相则常在变化。修道而能得道之人，其体相之变化，皆由自己做主，从心所欲，极端自由；不修道之人，其形神的原质，虽亦不灭，但其体相的变化，则不能由自己做主，造物要他变牛，只得变牛，要他变马，只得变马，要他变其他小动物或矿物植物等，亦只得依令而行，无力反抗。盖得道之人为主，一切可以自动；失道之人为仆，一切均属被动，处处受着牵制。故有道与无道之比较，其原质之永存不灭，虽属相同，唯一则形神俱妙，自由达到极点；一则形神桎梏，处处牵制受制。今人对于后天的一切物质享受，尚欲求自由解放，而独对于先天的精神行动，反不求自由解放，岂非舍本而逐末，见小而遗大哉？

虽然，吾知之矣，普通之人，非不欲也，盖不知其道，不得其门也，是有因缘福命存乎其间也。

游云

游云无质，故五色含焉；明镜无瑕，故万象生焉。谓水之含天也，必天之含水也。夫百步之外，镜则见人，人不见影，斯为验也。是以太虚之中，无所不有；万耀之内，无所不见。而世人且知心仰寥廓，而不知迹处虚空。寥廓无所间，神明且不远，是以君子常正其心，常俨其容，则可以游泳于寥廓，交友于神明，而无咎也。

游云无质而含五色，明镜无瑕而鉴万象，其意盖谓宇宙间惟虚而明者能含受一切形色。

水之含天，谓水中有天光也；天之含水，天无所不包，水当然在天体范围之内。然水中有天光，惟清水能然，浊水则不能也；天体则虚空广大，对于水量，则永远包含。

至于百步之外，镜能见人，因镜之明也；人不见影，为目力所限，囿于形也。太虚则至广，万耀则至明，故无所不有，无所不见。而世人心中常思想，太虚寥廓，高远无穷，与吾人不生任何关系。他们不知人之身体，亦寄在虚空之中（盖地球悬在虚空中，而吾人在地球之上，当然亦是在虚空之中，惟当时之人并不知地球在虚空中，故能明若观火），寥廓实毫无间隔。人与神明，息息相通，至近而非远，盖所以与寥廓间隔，神明相远者，因人心昏愚，为物欲所阻，似乎甚远。倘能心体虚明，人欲尽净，正如无线电之发音声，虽在千万里之外，亦犹在一室之中而清晰可闻。君子知此理，是以常正其心而不惑其志，常俨其容而不乱其气，故其精神可以游泳于寥廓之乡，与神明合契如交朋友而无过咎也。

金丹四百字注

张紫阳真人 / 著　志真 / 注

真土擒真铅，真铅制真汞；

铅汞归真土，身心寂不动。

真土者，便是一念不生，一心不二，精专贞静，不动不摇的真意；亦是绵绵若存，无思无虑，滴滴归源，勿忘勿助的真息。真铅者，又名外药，又名金公，是虚无中的先天一炁，乃从身外得来者，《西游记演义》以孙行者喻之，故有时名之谓孙外公，即喻先天一炁从外来之意。

真铅既就是先天一炁，则欲擒伏此真铅，必须要用真心、真念、真情、真意、至诚无息的真息、真土以擒伏之。丹经云："定息产真铅"。此处云："真土擒真铅"。其理相同。盖造化感应之道，假者召假，真者感真。苟真矣则无所不真，一真一切皆真。

或曰：修道之人，常欲借假修真，今日惟真乃能感真，则借假不灵矣。曰：假中有真也，借假中之真以感真也。因吾人既落后天，真者已陷于假内，今欲返本还元，只得用假中之真以感真。既得其真，则真真相结，或离假而去，或化假为真，是在真者自己之权衡。假者既无法挽留，亦不能抵抗，亦无从干涉也。

真汞者，吾人假中之真也，为本性灵光先天之元神也。先天元神藏于心时，名曰君火，亦曰真火。凝元神入于中央，便即可名之曰真土。今真铅既已从外来矣，则真汞即为之制伏。其实即气入身来，神归气内之意。而神气合一之处，即是中宫。中宫即是真土。神气归于中宫，即是铅汞归于真土。而当此之时，其身心自寂然不动矣。石杏林真人曰："定志求铅汞，灰心觅土金。"盖定志与灰心，即寂然不动之象；而铅汞土金，则皆是异名同类之辞耳。

或问：紫阳真人所提倡者，乃人元丹法，其所谓真土、真铅、真汞等名辞，恐又别有所指，不同如上之说耳？曰：清静、人元，其法门虽不同，而作用则同；所用之炉鼎虽不同，而炉鼎中之药物则同；外借之假象虽不同，假中之真性命则同。善哉！岂不闻吾师之言乎："须知天空中轰雷打闪之电，电灯厂机器摩擦之电，干电池药物变化之电，蓄电池随时储蓄之电，此四种之来源虽不同，而电之性质却是一样。"盖清静、人元，或以一人为炉鼎，或以二人为炉鼎，固似有异，而临炉时所用之真土、真铅、真汞则丝毫无异，正如电之性质不可分也。此处真人既未言明所用法器为何，而只言其真，则吾人亦以真认真可耳。

虚无生白雪，寂静发黄芽；

玉炉火温温，鼎上飞紫霞。

上文神气既归纳于中宫，则身心不动，已臻虚寂之境矣。然虚须要至于无可虚，方为虚无；寂须要至于静之极，方为寂静。既虚无矣，自然生白雪；既寂静矣，自然发黄芽。

夫黄芽、白雪，虽为外丹中之名词，而内丹中功夫既到虚无寂静的地位，亦得到外丹中同等的效验。盖白雪、黄芽，为虚无寂静中自然的变化，乃形容身中一阳初生后的景象。

玉炉火温温者，则勿忘勿助、绵绵若存之文火也。文火不寒不燥，不冷不热，故曰温温。鼎上飞紫霞者，谓泥丸脑际，常有紫气霞光，如瑞雪之纷飞也。

或问：玉炉何所指？曰：温润之炉也。曰：在身内乎？在身外乎？曰：身内之玉炉，则储藏真息绵绵之处；身外之玉炉，则不便明言，已得诀者，当能领会。

华池莲花开，神水金波净；

夜深月正明，天地一轮镜。

华池莲花者，坎宫之药物也；神水金波者，水中之金性也。盖神水则在华池之中，莲花开于金波之内，当莲花开放之时，其金波必鲜明洁净。莲花之开放，即慧光朗照也。金波之明净，即气静神恬也。因其静恬，故能朗照，即定则生慧也，亦宁静以致远也。

“夜深月正明，天地一轮镜”，其象正相若也。盖其象天上则万里无云，大地则人皆偃息，而一轮冰镜，悬照留空，上下四方，清寒澄彻，岂不鲜明而净洁哉！学道者当莲花开而金波净，静定极而慧光生之时，其景象亦正复相同。

谨按：华池之中有神水，神水之中有金波，金波若不净，则莲花不能开，莲花若不开，则夜虽深而月不能明，天地一轮镜，即无从表现。

或谓：如上之说，则华池莲花，神水金波，是皆属于坎方，与离家无关矣。然真人自序中，所谓“以铅见汞，名曰华池；以汞入铅，名曰神水。铅来见汞，汞去迎铅”。似属双方对举，离坎并言，何能专指彼家？曰：作用则双方并重，而其发动之地，则重在坎方。盖欲铅来见汞，必先汞去投铅，所谓将欲取之，必先与之，不有小往，安能大来？惟以汞去投铅，乃由动入静，即凝神入气穴也。神既入乎气穴，则神水金波净矣。于是乎坎宫交动，一阳来复，华池之莲花开矣。故华池神水，谓一方可，谓两方亦可。谓两方者，指其始，汞未投铅，神未入气，神水之金波未净时言；谓一方者，指其铅汞已交，由动入静，复由静入动时言。

或又谓：照此说而论，则简直华池莲花属于坎方，神水金波属于离家矣。余曰：此说亦未尝不通。观“以汞入铅，名曰神水”之句，则知神水之本亦即汞也。惟未入铅时，但名为汞，既入铅后，方名神水，其实即神水入华池也。惟神水入华池后，其金波不可乱动，必使风平浪静，则华池之莲花方开。《悟真篇》七绝诗云“金公本是东家子”，即神水金波也；次句云“送在西邻寄体生”，即神水入华池也；三句云“认得唤来归舍养”，即金波既净，认识莲花已开，于是移栽家园，西邻仍返东舍，亦即“借他坤位生成体，种向乾家交感宫”之意也；至于末句“配将姹女结亲情”，则下文“水银烹金精”之意，全属离家之事矣。

朱砂炼阳气，水银烹金精；
金精与阳气，朱砂而水银。

朱砂水银，合喻离卦。盖朱砂象离卦之外阳，朱砂中之水银，象离卦之内阴。外阳为火性，火则熏炼阳气，故云以阳火炼之则成阳气，盖火蒸则热气升腾也；内阴为水性，水则凝固金精，即以阴符炼之则成阴精，故朱砂炼阳气，即用武火之勇猛精专也。

水银烹金精，即用文火之温柔绵密也。盖朱砂水银，固属于离，而阳气金精，则来自坎方。其意即用离之朱砂水银，而炼坎之阳气金精也。及其既经烹炼封固之后，则两家合为一家，金精与阳气，即朱砂而水银矣。反之朱砂而水银，亦即金精与阳气耳。

谨按：朱砂水银，阳气金精，实皆外丹中之名辞。今借用在人身之上，则朱砂水银，即指人之神与魂与性耳；阳气金精，即指人之气与魄与命耳。以神摄气，以魂炼魄，以性修命，即“朱砂炼阳气，水银烹金精”之意也；迨至神气浑融，魂魄不分，性命合一，则又安能分“金精与阳气，朱砂而水银”耶？三元丹法，南北功夫，其理均相一贯，善学者尽可因此悟彼，一隅三反也。

日魂玉兔脂，月魄金乌髓；

掇来归鼎内，化作一泓水。

玉兔脂，一作金乌脂；金乌髓，一作玉兔髓。

谨按：《悟真集注》作：“日魂金乌脂，月魄玉兔髓。”而其所引之陆注则云：“日之魂，太阳之精也，为玉兔之脂，即坎之中爻，真铅是也；月之魄，太阴之质也，为金乌之髓，即离之中爻，真汞是也。”然以“日魂金乌脂，月魄玉兔髓”作注，亦未尝不可。其意盖谓离中之汞，乃太阳中之精也；坎中之铅，乃太阴中之神也。以离汞与坎铅掇归鼎内，自可化作一泓水矣。鼎指乾鼎。

谨按：日魂、金乌、离汞，三者实是一物，而刘悟玄又谓之灵知；月魄、玉兔、坎铅，三者亦是一物，刘悟玄则谓之真知。盖名本无定，或因象立名，或借物立名，或随意立名，不过用作记号，以便学者易于体认；或因便于行文起见，可以借题发挥；或又因文章不能做得十分露骨，以免泄天符而遭时忌，故又有意将名辞变换，使门外汉无从捉摸，惟供已入门之弟子，而又能使好学深思之人去研究而自得之。不然《参同契》何故要故为乱辞而孔窍其门乎？

又按：玉兔脂与金乌髓，二者掇归鼎内，而化作一泓之水，就是说汞迎铅入而化为水也。丹经上常有运汞迎铅之说，若就清静功夫而论，则便是运神以迎气。而上阳子却又说得着实，他说："就近便处运一点真汞以迎之。"但上阳子当然不是纯粹的清静派，他对于南宗极有心得，对于《参同》《悟真》的认识，亦极深切。而所谓一点真汞，究竟是指何物？是精乎？是气乎？是神乎？是有形者乎？是无形者乎？若谓是有形的精气，则既已往迎，何能复返？即能复返，则见之不可用，用之不可见，亦复何济于事？若谓是指无形的神气，则不分疆界，遍处都是，何能就近便处运一点？这个问题，颇堪研究，读者诸君，能知其意乎？

再者，此节陆注与刘悟玄注，则皆以本文作"日魂玉兔脂，月魄金乌髓"注之，而其注亦通。或问：本文既彼此互异，例如说张三的帽子是张三的，怎么又可以说张三的帽子是李四的呢？曰：这是论的物质，然交情深的契友，对于物质也未尝不可以彼此互赠，则张三的帽子，或者是由于李四送的，故说张三可，说李四亦可。而本文所讲的乃是脂与髓，脂与髓乃是形容极精微的东西，就是所谓真阳之气真阴之精之类。夫阳之与阴，犹雌之与雄，本来最容易发生恋爱，而互相结交。故日魂本是金乌之脂，而未尝不可为玉兔之脂；月魄本是玉兔之髓，因亦未尝不可为金乌之髓。盖两性既能互感，则甲乙便可通商，有无互济，各得其宜，只要共守信义，彼此相助而不相伤，相生而不相克，则利害均而性情调。然当此时之第一义，亦是要一心一德，由致中而后致和，先专炁而后致柔。能如是者，自然有一种不可思议之妙景生焉。其妙景之情形如何，则正如邵康节先生所谓："此际易得意，其间难下辞。"

所谓化作一泓水者，亦不过如此而已。然此水不同凡水，乃由乌兔相交而采得先天真一之炁所化之水，是上善之水也。功能资生万类，培养灵元，故其妙不可以言语形容。

鼎内者，当然指乾鼎而言。盖来归之时，尚是一炁，既归之后，方化为水。陆注谓："药之始生，无过一气，升于甑山（甑山之名见《参同契》），则化而为水，先液后凝，还丹乃就。"诸书所谓玉浆甘露、灌顶醍醐，皆不出此。

药物生玄窍，火候发阳炉；

龙虎交会时，宝鼎产玄珠。

药物，即一阳爻动，先天真一之生炁也。玄窍者，玄关一窍也，在乾坤交姤之时发生。当此之时，即当火发阳炉，运离汞以迎坎铅，俾青龙与白虎交相会合，则宝鼎之中，遂产出一粒黍米玄珠。若恍若惚，若有若无，来人身上，则妙不可言；降入丹田，则神凝气定。

此窍非凡窍，乾坤共合成；
名为神气穴，内有坎离精。

此玄关一窍，非寻常之凡窍也，乃是由乾坤两卦共合而成。夫乾卦有神，坤卦藏气，乾坤既合，则神气即交，故又名为神气穴。神气既交，则内即有坎戊月精、离己日光，坎离日月之精光，发生其造化之妙用。

谨按：乾坤本喻天地，坎离本喻日月。日月在天地之间交光合璧，以代天地行其造化而生育万物。人在天地之中，为天地之一缩影，故天地之所有，人亦有之。天地以乾坤二卦象之，而人之男女亦可以乾坤二卦象之；天地有日月以象坎离，而人身即假坎离以象日月；天地有日月以行造化，而男女亦有坎离以行造化。故天地氤氲则万物化醇，而男女媾精，亦万物化生。惟天地氤氲日月之合璧，气动而精不动，神运而形不劳，亦能使万物化醇，百体舒泰。所谓逆行造化，神仙之妙用，在乎其中矣。

木汞一点红，金铅三斤黑；
铅汞结丹砂，耿耿紫金色。

木为青龙，青龙能屈能伸，能潜能现，木汞则青龙中之精也。青龙能善保其精，而善用其精，则可以为飞龙，为神龙，潜藏飞跃，均能从心所欲，如愿以偿。倘不能善用其精，则龙战于野，轻敌丧宝，亢龙有悔，穷之灾矣。

一点红者，因木汞为离中之精神，木能生火，离亦火也，火之色赤，故云红。然此火不同寻常燥烈之火，盖火中有水，方谓之汞。

水火既济，有形之精，与无精之神，凝在一处，成为非有非无、至灵至妙之物，所谓木汞是也。然此木汞，不可多用，多用则飞散而不能制伏。《参同契》谓："河上姹女，灵而最神；得火则飞，不见埃尘。"夫所谓"河上姹，女灵而最神"者，即木汞是也。然此木汞虽不可多用，多用则丧宝伤身，精枯气竭；亦不可不用，不用则阴阳隔绝，神气不交。故只可少用，少用则轻本重利，小往大来，是以木汞只消一点红耳。如上阳子所谓“运一点真汞以迎之”亦此意也。

金铅者，金与木对，铅与汞对，木汞为青龙中之精，则金铅乃白虎中之气。木汞属离，色赤；金铅属坎，色黑。惟木汞只一点之红，而金铅须三斤之黑，此即以上所谓小往大来，轻本重利之意。盖木汞则常常只要运用一点，作为引诱之饵，而先天之金铅，却从后天铅鼎之中，源源而来，取之无尽，用之不竭矣。

所谓三斤黑者，盖喻其多也。又陆注云：金铅者，坎中真一之水，水中产金，故曰金铅；言三斤者，四十八两，每两真铅三铢，共计一百四十四铢，乃坤之策数也。其说亦通。

始则用汞去求铅，继便得铅来归汞，铅汞既合，结成丹砂，耿耿然若紫金之色，光明照耀，实不可以言语形容矣。又陆注云：“丹砂者，金液还丹之别名；紫者，红黑相合之间色。”《参同契》云：“色转更为紫，赫然成还丹。”耿耿，即赫然之意。夫金丹乃无质之质，非可以色相求者，仙翁因方辨色，假象示人，要在得乎言意之表。

谨按：此节谓修丹之士，必须善用木汞以诱金铅，诱得其法，即是能降龙伏虎，俾铅汞会合而结丹砂。若不得其法，则木能生火，而汞散铅飞，欲动情胜，而祸不旋踵矣。故真人有诗云：“火生于木本藏锋，不会钻研莫强攻；祸发总因斯害己，要须制伏觅金公。”即警告不得其法之人，切莫任意乱为也。金公即铅字。

家园景物丽，风雨正春深；

犁锄不费力，大地皆黄金。

不费，一作不废。

家园者，喻自己之身中也；景物丽者，喻身中之景象药物光明而艳丽也。

夫家园之景物艳丽，必在风调雨顺化日融和的春深之际。当此之时，犁锄者事半功倍，信手耕种，不必费力，而大地上均陈着灿烂黄金之色，风光美丽，富贵天然。此在外象则如此。若自己身中之功夫，到得“铅汞结丹砂，耿耿紫金色”

之时，则其景象药物之艳丽，亦正复相同。

“风雨正春深”，即是“万里阴沉春气合，千山清澈露华凝”之意；“犁锄不费力”，即先天造化一到，不劳心内自相交，自然而开花结果，妙象环生。一身之中，金光闪烁，境随心转，顿觉遍大地皆是黄金。盖功深养到，精神能变化物质，火候既纯，心能造境，似乎不可思议，实则不期然而然，无足怪也。

真铅生于坎，其用在离宫；

以黑而变红，一鼎云气浓。

真铅生于坎，即真金生于水。以北派清净法言之，即真炁生于命门；以天地造化之机言之，即先天真一之炁生于恍惚杳冥之中。

离与坎对，坎为水，离为火；坎为命门，则离为性宫；坎为恍惚杳冥，则离为昭昭灵灵。坎中有铅，则离中有汞；水中有金，则火中有木；命门中有真炁，则性宫里有元神；恍惚杳冥之中藏先天，则昭昭灵灵之中孕后天。然藏在彼者其用则在此，故生于坎者其用则在离；生于恍惚杳冥，用即昭昭灵灵。若无彼坎中之生，则离宫即无可为用。

夫恍惚杳冥，其象幽深而昏黑，若有若无，极静极默，《参同契》所谓“幽潜沦匿”是也。及其先天之造化发动，真铅之气，即于此时产生。《参同契》所谓“变化于中”，即指此先天真铅产生之时也。既已产生，即为离宫所用，其象不复深黑，遂有昭昭灵灵，光明赫赫，如一轮红日之象。然若无先时之黑，即不能有继见之红。黑以发红之光，红以显黑之用。《参同契》云：“知白守黑，神明自来。”谓虽知白之可贵，然徒知逐白之末，而不知守白之根于黑，则白不足恃，其光易竭。必守白之根于黑，则其守之时愈久，而其光明亦愈显，愈黑则愈白。所谓“君子之道，暗然而日彰”，“不似小人之道的然而日亡”也。神明自来者，即黑中之白，自然而来也。黑中之白即指离宫以黑而变之红光也。白喻光明之象，红指离火之色，盖《参同契》之所谓白，即此处之所谓红也。

一鼎云气浓者，谓既抽出其坎中之铅，以益我离中之汞，黑者已变红矣。当此之时，则氤氤氲氲，万物化醇，其气仿佛如蒸云者然。浓者状其气之厚也。陆西星注云：“此指药物所产之乡，与夫所用之处。真铅生于坎者，水中产金，用在离宫，用以伏汞也。丹法以黑投红，此时真炁熏蒸，上下融液，若山泽之蒸云者然。序中所谓初时云满千山，意盖指此。”

又旧注：“真铅是彼身中一点真阳之气，离宫者我心也，真汞是吾心中一点真阴之精，坎位者彼身也。”（按：此但指一宗而言。）

真汞生于离，用之却在坎；

姹女过南园，手持玉橄榄。

真汞生于离，即元神藏乎性。木液寄于火，但元神能发光明，而不善含蓄。火性炎上，遇物即烧，木汞之液，易为所烁，神魂有飞越之虞。故善用汞者，却在于坎。因坎中有铅，将汞投于铅中，则汞得铅养，铅愈足汞愈灵，如油愈多则灯愈亮。离火寄于坎水，火不炎而水不滥，水火各得其宜；魄不冷魂不热，魂魄交相为养。中和之道具备，圣胎从此可结矣。

姹女者，即《参同契》所谓“河上姹女”，指离家之真汞言也。南园，即离家姹女之本乡也。过南园者，过自南园，姹女由南园而往也。陆西星云：“过自南园，往彼西邻，则相撢相持，而玄珠成象矣。”

玉橄榄，玄珠之别名。取其别名，取其回味而甘也。

震兑非东西，坎离不南北；

斗柄运周天，要人会攒簇。

震☳卦为长男，属东方，在五行属木，法象为青龙；兑☱卦为少女，属西方，在五行属金，法象为白虎；坎☵卦为中男，属北方，在五行属水，法象为玄武；离☲卦为中女，属南方，在五行属火，法象为朱雀。此四者配人身有形之物质，即心肾肝肺；言无形之灵气，即精神魂魄。所谓四象是也。

但震兑两卦，明明分东西，今何以云非东西？坎离两卦，明明分南北，今何以云不南北？其故在用斗柄以运周天，使四象和合，尽会归于中央黄庭土釜之中，以成其攒簇五行之功。五行既攒簇，四象既和合，则震兑坎离，尽在于中宫，如何再分东西南北？故云非东西不南北也。

或问斗柄果为何物？周天如何运法？知几子注云：“斗柄者，炼士之神剑。周天有内有外，求丹之时，默数三百七十五息，此外周天也；合丹之时，河车旋转数百回，此内周天也。初则用火土而擒金水，继则得金水而制木汞。”《参同契》云："要道魁柄，统化纲纽。"又云："循斗而招摇兮。"此斗柄之说也。吕祖云："周天息数微微数。"《契》云："周天遂奔走。"此周天之说也。《正道歌》云："离坎本来无南北，震兑岂则在西东；若遇神仙亲指诀，捉住斗柄周天轮。"此四语所本也。

又刘悟元云："斗柄乃北斗第五、第六、第七三星，一名天罡，此星所从者凶，所指者吉。"所以运周天列宿，行二十四气，以成岁运，在吾身即一点真知之真情（按：真情即一阳来复之天机）。真情一名金公，刚强不屈，有生有杀，亦如天上之斗柄也。有生以来，为客气所染，外物所诱，斗柄指外不指内，生气在外，杀气在内。顺其造化，幼而壮，壮而老，老而死，万劫轮回，无有出头之期；若知生杀之机，扭回斗柄，转身之间，即到故乡，可以夺周天造化，可以合四象五行，一时辰内管丹成，绝不费力。但人多认不得真情之斗柄耳。

按：此所谓斗柄者，向外指则生于外而死于内，向内指则生于内而死于外。生于外者即顺则生人也，生于内者即逆则生仙也。夫生于外则尽人皆能也，若生于内则非知攒簇之法，而晓天人合发之机者所不能也。

火候不用时，冬至不在子；

及其沐浴法，卯酉亦虚比。

火之名目甚多，其大别可分为二。如何为二？即先天火与后天火是也。后天火是有形之火，是凡火，是假火，其性猛烈，遇物即烧，能令一切东西为灰烬。然善用火者，只要配之以水，使成既济之功，则宇宙人生，即均获其利。若夫先天火乃无形之火，丹经上称为神火，亦曰真火，即《楞严经》所谓"性火真空，性空真火"。其性温和而不猛烈，能觉而不能见，为天地造化之生机，能利物而不能害物，修道者所用之火，即指此火。所谓火候者，即候此火之候也。此火若能候到，则自尔心神默契，恍惚若有所得。当此之时，柔暖播施，色身上即起一种变化，其变化程度之深浅，则视火力之微盛为标准。

火候不用时者，谓真火之候，不用一定之时间，一日内，十二时，意所到，皆可为也。亦即所谓真火本无候也。又上阳子云："火候有外火候，有内火候。"《契》云"三日月出庚"，外火候也；崔公曰"天应星，地应潮"，外火候也；吕祖曰"一阳初动，中宵漏永，温温铅鼎，光透帘帏"，外火候也。广成子曰

“丹灶河车休矻矻，鹤胎龟息自绵绵”，内火候也；《悟真篇》云“漫守药炉看火候，但安神息任天然”，内火候也；又按本期《彝珠师母七律诗》“火候无非神与意，丹头不外气和精”，亦内火候也。外火候乃有为有作之功夫，是南宗所尚；内火候是无为自然之大道，系北派所尊。是均学者之所宜辨别也。

冬至者，一阳生也；不在子者，言一阳之生，不在十一月之子月，亦不在夜半之子时。盖时时刻刻，有冬至一阳生之象，所谓活子时也。知几子谓：“丹法从玉炉爻动以看火候，不依历上时辰，其所谓冬至者，先天取白虎首经，后天取震来受符，亦不在夜半子时，是谓时之子，妙在心传。”（注者按：知几子之所谓先天后天者，殆指鼎器而言也。）

沐浴者有二义：一为洗涤义，一为休息义。洗涤者，洗心涤虑，澡身浴德；休息者，清净无为，息气宁神。其实二义有连带作用。刻实而论，不过求身心之暂时清净而已。教做功夫的人，酌量划一个小阶段，以资片刻的休息，亦如煮饭者，烧到一滚，须暂时停火，或用文火慢煮，以免烧焦或鼎沸之弊，这亦是临机运用中一种制裁调济的方法。但何以谓之卯酉沐浴乎？此种意义，虽经书上屡有说明，但从未有透彻的表示。

谨按：卯酉的大别，亦有二义。一指时间月日，如前人所谓卯酉之月与时，均宜停符罢火，或云卯月只停卯时，酉月只停酉时，均是；二指部位言，如《参同契》所谓“龙西虎东，建纬卯酉”，又云“渐历大壮，侠列卯门”。而陶注《火候歌》中有云“卯时的在何时，红孩火云洞列；若无救苦观音，大药必然迸裂。此即沐浴时辰。过此黄河舟楫，再问何为酉门？即是任同督合。此时若没黄裳，药物如何元吉？过此即为库戍，请向库中消息”等语。又引鹤林真人云：“卯酉乃其出入门。可见刑德临门，不过临玄之门，临牝之门。据此则卯酉即为玄牝，卯酉之门，即指玄牝之门矣。”

按照以上二说观之，恐初学者依旧弄不清楚，莫明其妙。因为沐浴即是求身心之清净，则除卯酉之外，岂身心便不须清净乎？再则卯酉既以指时间日月，何以忽又指部位而言？曰：此即仙师本文“及其沐浴法，卯酉亦虚比”之意也。盖时间与部位，本有相互之关系，譬如“冬至不在子”，是教人要明活子时，则“卯酉亦虚比”，便是教人要懂活卯酉。因为子时则在静极将动，十二时内意所到之候，是宜进火，而卯时则不特意到，气亦到矣。若依然卤莽进火，而不小心谨摄，则正是卯时药到卯门，急水滩头挽不住船，铅飞汞走，势所必然矣。盖卯属木，木能生火，火逼金行之故也。至于酉时则在阳降阴承之后，药临酉位，所谓即是任同督合。酉属金，金为刑，主杀气，能克夺微阳，若不小心谨慎，逆来顺受，不怒不怨，不僭不狂，涵养深沉，知雄守雌，则所有微阳，必为金气所夺。

盖卯沐浴者慎始也；酉沐浴者谨终也。卯沐浴为初出茅庐；酉沐浴将退归林下。卯沐浴为受宠若惊，当格外谨慎；酉沐浴乃受辱若惊，须唾面自干。卯沐浴乃血气方刚，自恃其能者，戒其不可躁进；酉沐浴乃大功将成，已有地位者，当明哲保身，善全晚节。卯沐浴者主动在己，犹作战者采取攻势，然王者之师，有征无战，虽亦进兵示威，而对于民间草木，则秋毫无犯，俾敌人之心自然降伏，令大小无伤，两国俱全；酉沐浴者，主动在彼，犹敌方无端挑衅侵略，而时则我方三分天下，已有其二，民安国富，然不轻举妄动以求战，依然示弱，采取守势，饶他为主，我仅为宾，待其大军既至，我则张设罗网，循循善诱，使入吾彀，自可兵不血刃，使其弃甲抛戈以投降。然于斯时也，务要当仁施德，在义设刑，临机应化，虑险防危，庶无变故。否则虽能战胜于始，而其结局终难免失败。故《悟真篇》云："受气之初容易得，抽添运用却防危。"《入药镜》云："受气吉，防成凶。"皆示人以慎终之道。而冬至之不在乎子，卯酉之虚以为比，其取意之所在，均可触类旁通，而思过半矣。

乌肝与兔髓，擒来归一处；

一粒复一粒，从微而至著。

乌，金乌，属火。肝属木（按：上说凡中国之谈阴阳五行及国医经典上，均如此说。金乌本指太阳而言，太阳在八卦为离，离属火，以言人身，象心与神，以男女言，则男为太阳，故离卦亦可以象男），乌肝者，即火中之木汞也，丹经有时亦称离汞。兔髓与乌肝相对，乌肝为火与木，为离中汞，则兔髓即为水与金（悟元子亦云："兔髓者月之华，髓色白属金"），即为坎中铅。盖此为阳，则彼为阴；此为日，则彼为月；此为阳中阴，则彼为阴中阳；此为心神魂，彼为肾精魄；此为后天之性，彼为先天之命。擒来收归一处，同心合意，酝酿经营，创造出一种出于意外的新生命来，在丹经上亦叫做真种籽，它亦有吸收虚空中新生命的力量。这个新生命，是包含生机、灵机、灵子、电子、一切的原素，都能够被它摄将进来，真是一本万利，好像沈万三先生的聚宝盆，愈弄愈多，愈聚愈众。所以一粒复一粒，从微而至著。盖在始一点，尚不觉得怎样希罕，但渐渐地一粒一粒，扩充出来，则身上便发出一种神妙的作用来了。于是乎能人之所不能，知人之所不知，在人家的目光看来，也以为这是一个异人了。

混沌包虚空，虚空括三界；
及寻其根源，一粒如黍大。

混沌者，若有若无，若恍若惚，非方非圆，载沉载浮，大无外而小无内，不可言状者也，故能包括虚空。其实混沌虚空，一而二,二而一也。今欲勉强分别，或者说虚空则一无所有，混沌则若有若无耳。然则虚空果一无所有乎？

三界者，欲界、色界、无色界也。虚空能包括此三界，则虚空便成为无所不有矣。是以至无即至有，至大即至小，故混沌包虚空，虚空括三界。其面积之广大，不可以数量计，而及寻其根源不过一粒如黍大耳。所谓黍大者非实有之黍，乃若有若无之黍，因无可形容，姑假黍大以形容之耳。

按：这就是泰山秋毫、须弥芥子之意。我们身上既获得此一粒若有若无的混沌之黍，便可放之弥于六合，卷之退藏于密，无为而无不为，无知而无不知矣。

海牙按：《仙道月报》因战事而停刊，故是篇未能刊完。

吕祖诗解

常遵先

民七，余客粤，海军总长林悦老，命赴诏安，组督军行署。翌年，调驻汕头。友人玄中子，本闽中巨族，家富藏书，惟东坡先生所书《吕纯阳祖师五言律诗十六章》最所珍贵。据云系其曾祖总督陕甘时，遇天山老僧所赠。归田后，即服膺斯道。八十九岁，童颜鹤发。一日，老僧来，畅叙数日，乃随去，追之不及，遂不知所终。玄中子光复时，在云南军中，遇于野外，呼与言笑，转若十五六童子矣。并嘱玄中云："儿有清福，速归读纯阳诗，七八年后，自有人告汝。"直上高峰而去。玄中子访道数年，与余谈极畅，出诗质之。余阅字确为东坡亲笔，而诗句中字韵，多与坊本不同，心亦爱极。日俟公余，必与玄中子商解数时，恒午夜忘倦。兹特将当年笔记，依次录之，愿与海内外高贤一商榷焉。

一

省识旬旬理，文光眉岱开；
金童登锦帐，玉女下银台。
虎啸天魂住，龙吟地魄来；
有人明此道，立地返婴孩。

玄中子问："上两联何义？"余曰："内省不疚，能识百日全贞之道。即孔子所谓三月不违仁也。保守百日，自有祥光发现眉间。"

考相书，印堂主文学，故曰文光；至金童，指阳炁；玉女，指元精；锦帐，是青宫；银台，是丹田。于是紫炁由青宫而起，元精从丹田而生矣。

玄中子云："天魂应在龙宫，地魄应藏虎穴，何反云虎啸魂住，龙吟魄来，岂坡公笔误耶？"余曰："否。此真玄机也。《黄帝内经》云：魂藏于肝，魄藏于肺，精蓄丹田，化为玉液清泉，上升天地，以润华盖。华盖者，肺也。《内景经》云：'肺部之宫似华盖，下有童子坐玉阙。'《参同契》云：金为水母，母隐子胎；水为金子，子藏母胞；真人至妙，若有若无。言肺得子母相需之道，玉阙清净，童子自可归来安居。然气感相通，魂亦爱与晤聚。因金和不克，木炁畅达，魂亦舒适也。《黄庭经》云：'肝部之宫翠重里，下有青童神公子。'盖肝清则魂住，魂魄最喜聚居，恒相往来。《参同契》云：'举东以合西，魂魄自相拘。'此即降龙伏虎，魂魄双修之道也。夫丹道不出互藏，修养不外阴阳。先天阴阳并立，是以东西为天地之纬，而虎纬于卯，龙纬于酉，因卯酉乃刑德之门也。何故？卯应春分，为庚金受胎之处；酉应秋分，为甲木受胎之地。金主刑克，木主德育，而胎养所系，二气咸通。故《参同契》云'龙西虎东，建纬卯酉，刑德并会，相见欢喜'者即此义也。有人能明解此道，立地可以返其婴孩时之真像耳。"

二

姹女住南方，身边产太阳；

蟾宫烹玉液，龟泽炼琼浆。

过去仙留饮，撄来我独尝；

一杯延万纪，物外任翱翔。

玄中子曰："姹女，即地魄乎？"余曰："然。肺下有玉阙，乃姹女居室。肺居人身极高之区，故象南方。肝居肺左，故云身边。肝为炁府，上升则光发两目，而目名日月，故曰产太阳。蟾宫，即玉阙，乃金水相生之外，本玉液之源流，故云烹。龟为北方之精，龟泽即下丹田，精水所蓄之处，文武火锻之炉，故云炼琼浆。由此两处经过去之酥酪，即神仙所留之饮料。撄来我独尝，所用我字，指元神，即佛家舍利子也，亦丹经所谓黍珠之增（此现见《详注六部经解》）。所以一杯万纪，物外逍遥也。《参同契》云'伏炼九鼎，化迹隐伦，含精养神，通德三元'者是也。"

三

顿悟黄芽理，阴阳禀自然；
乾坤炉里炼，日月鼎中煎。
木产长生汞，金烹续命铅；
依时勤采取，白日上冲天。

黄芽，即黄庭中金丹之芽。顿然悟得萌芽产生之理，实禀乎阴阳之自然，本先天木公金母之炁所化，由无意中所得来，故曰自然。

玄中子云："三四两句太平淡。"余曰："不然。此理古人不肯轻道。尝有修养一生，而不通日月鼎中煎之解者。夫乾阳坤阴，水火相济，聚于炉中所炼丹砂，人所共知。而左目为日，右目为月，目中童子，一并拉来安在鼎中，此则千古仙机，不肯露泄者。故释道家只云垂目而坐，又云合目静养。惟孔子《论语》则曰：闭目养神。余今于此解明，方知余谓孔门修养，是明以告人。释道是暗指引导，不肯全说。即此可知，汞是阳火，铅是阴精；火生于木，水生于金也。果能依时采取，自可白日飞升矣。"

四

宇宙产黄芽，经炉锻作砂；
阴阳烹五彩，水火炼三花。
鼎内龙降虎，虚中龟遗蛇；
功成归化外，自在乐烟霞。

玄中子云："黄芽产在丹田，何云宇宙？"余曰："即此可知余解第三首为不错。坎乃水府，水生于金。金为华盖，居于极高；坎为北海，居于极低，故像以宇宙二字。金水相生而得金丹之芽，必经炉火锻炼方成砂也。三四句，即三花聚顶、五气朝元之义。人身有金木水火土五行，炁分五色，故云五彩。尝借阴阳烹炼，上朝天池。三花经水锻就，方克由五龙捧圣，上聚天池，下润琼楼玉宇耳（见《详注六部经解》中）。龙降虎，指进火锻砂，故曰鼎内。修炼家必先炼蛇息龟缩之法，如大蟒得道，能修成蚯蚓之小；龟灵得道，能头缩壳甲之中。即是肾根缩小，如童子形，所谓返老还童者是也。女子则两乳平坦，癸水不来，又所谓闭关者也。下关一闭，方是渡鹊桥之时。此下丹田之证，故曰壶中。此功告成，可超脱物外，居自在之天，得烟霞啸嗷之乐耳。”

五

要觅长生路，除非反九关；
都来一味药，刚到数千般。
汞自鼎中取，丹从炉里还；
依时服一粒，立便返童颜。

玄中子云：“何谓反九关？”余曰：“人身作用，全在九窍，学长生，当知闭反九关之道。九关不闭，真阳不生，黍珠不产。故闭关，则大药集聚，如千般云合，将其纳入丹炉，取鼎中汞以炼之，则成还魂九转丹矣。再依采取之时间，以服之，立成童颜也。即子午安炉，文武锻炼之法。然必依阳阴气候，进退修养。如冬逢复卦，乃乾阳进气之机，正宜培植根本，以合元神，即邵子所谓地逢雷处见天根者是也。夏逢姤卦，又坤阴渐长之际，正宜休养胎息，以固根基，即邵子所谓乾遇巽时观月窟者是也。果能依此气机加以修养，何难不立返童颜乎？”

或谓《扬善社半月刊》编者多以五经强解佛老之道，余曰：“《易经》，乃儒家道书，无论三教，不知易理卦气，何能明天地阴阳，而依时修养耶？尝闻释道中有谓佛老是必离家入山，与孔子专重人伦不同，且佛是要死去再来者。嗟嗟，何诬圣之甚耳！佛老不重人道，何以汉朝尚有老子后为显宦者，至今犹有佛氏之书？若果死去再来是身入轮回，岂不与佛经自相矛盾？此老麻（编者按：即喇嘛）僧对藏地愚民之策，岂可云教乎？人贵明理，此尚不明，而可枉言学佛耶！央掘罗云：汝修蚊蚋行，无知宜默然。吾辈诚宜默然也。”

六

姹女住瑶台，莲花满沼开；
金苗从此出，玉蕊自天来。
凤舞长生缕，鸾歌续命杯；
有人明此道，海变已千回。

玄中子问此诗意。余曰："姹女，月中仙子也，《参同契》云'河上姹女，灵而最神'者是也；瑶台，即玉阙，仙子住其中，生气勃勃，如满沼莲花，得气而开；金苗，即金丹；此字指华盖，即金生水也；玉蕊，指玉液；由天池而下，故云自天来；凤鸾，指精神也，神清炁舞，精锻成章，皆阴中之小阴阳也。陈抟云：鸾飞凤舞见精神，别有阳阴大小分。世人故未闻耳。人能明此中道理，则长生不老，沧海桑田已变千回矣。《五篇灵文》云：坤宫乃产药川源，阴阳交媾之处也。"

七

亘古灵珠子，根元起甲庚；

水中闻虎啸，火里见龙行。

进退穷三候，参乘用八纮；

冲天功行满，寒暑不能侵。

玄中子云："此与第一首义同否？"余曰："稍深。所谓灵珠子，其根基元本出于先甲三日，后庚三日，因药苗三日至八日行于甲方，始老而可采。至下弦二十三日行于庚方，而成退火之机矣。先天坎在西，离在东；后天坎在北，离在南。因相生之义，故云虎啸于水，龙行于火，即先天而后天也。《庄子》云'黑虎魂灵白虎星，火龙胎气出青龙'者此也。皆指卦气错纵之义，采药运火之法。是以继言穷三候，以定进火退符之时。参乘者，参伍相乘，变化之妙。八纮，指八卦。迨到冲出天门，内外功行完满时，则冬可衣葛，夏可衣裘，寒暑无害耳。"

八

我悟长生理，太阳伏太阴；

离宫生白玉，坎户产黄金。

要主君臣义，须存母子心；

九重神室内，虎啸与龙吟。

玄中子曰："太阳伏太阴何也？"余曰："太阳指炁；太阴指精，即炼精化炁也。仙经云：命门合精延，守我身黄宁。黄宁者，脾神也。修炼家必取命门真火，合和肾精。肾命坚固，华芝日生。男女修炼知此者，返老还童。仙经云：芒精六合房，回者变皓形。又云：守命核桃康。桃康者，坚中司命之神也，其功大，其居广。有时在六合，运用河车而还精补脑。仙经云：桃君守六合，勒精卫泥丸。即离宫生白玉也。有时在天谷，秘修昆仑，仙经云：保符泥丸内，守神曰桃康。有时在内肾，即坎产黄金也。盖一指是太阳膀胱命火，一指是太阴脾经也。果能运火锻肾精，而合和黄宁，自能化精成炁。此伏字义，为道家根本之学，浅见浅闻者，梦想不到也。南方有玉液可取，北方有金砂可提，然须知君臣主奴，不可以砂作丹。而《参同契》云‘子生母中’之道，尤贵深知。九重神室，指黄庭中也。百神会聚，故有虎啸龙吟之兆。”

九

灵丹产太虚，九转入重炉；
浴就红莲颗，烧成白玉珠。
水中铅卌两，火内汞千铢；
宴会瑶台后，升天任海枯。

玄中子曰：“灵丹宝物，何以产自太虚？”余曰：“可知余解灵丹为元阳不错耳。盖由无生有、由有入无。《五篇灵文》云：‘无中生有，有中生无；’无因有激之而成象，有因无感之而通灵。《黄庭经》云：‘呼吸元炁以求仙，无英公子真上玄。’又云：‘含精养气口如朱，带执性命守虚无。’《洞经》云：‘无英真上玄，玄中元素气，无英木公长子，号金公。’《悟真篇》云：‘金公本是东家子。’能化元炁，从虚无中生，即丹产太虚之义也。《内景经》云：‘惟待九转八珍丹。’人能九转金丹，八转琼丹，方能学长生。因九四属金，三八属木，东成西就，金因木运，琼浆入口，名曰九转八琼丹，即金液大还也。重炉者，黄庭也，黍米入中，沐浴成莲，进火锻炼，方成玉珠，即《内景经》云‘三十六咽玉池里，颜色光生金玉泽’是也。采药一两，必进火二十四铢，即铅汞八两，共合一斤之义。此乃九转吞啖之法，不得真谛，岂能知乎？故有升天之兆。”

十

姹女玉华君，侍书居左宫；

炉中七返毕，鼎内九还终。

悟了鱼投水，欣同鸟脱笼；

纵教年耋耄，立地变冲童。

玄中子曰："姹女名玉华乎？"余曰："否。天上有玉华仙女，居无欲天，为玉皇左侍书。谥曰玉华君，主下界三十六洞学道之流。特借以比阴丹也。《内景经》云'烧香洁手玉华前'者是也。《参同契》云：'九还七返，八归六居。'盖二七为火，在人为心。心有七窍，灵液由冲脉下流，达于规中。规中者，庐间也。《内景经》云：'七液流冲润庐间'、《外景经》云：'七孔通达永不老'者，即此之谓也。四九为金，在人为肺，肺名华盖，下有玉阙，能生九液，即金生水也。七液者，心中灵液，乃内丹根芽。九液者，乃肾中真液，为外丹根本。由下丹田而翻返上鹊桥，降落玉阙，是名九还丹，即金丹也。《参同契》云：'临炉施条。'又云：'伏炼九鼎。'故炉鼎，皆取譬之义，喻心肺两部也。然皆采药炼丹之功，若悟透阴阳和合之道，存养黄庭，则如鱼得水，不难脱形出壳，若鸟出笼樊也。纵耋耄之年，亦可返童子时矣。"

十一

盗得乾坤窍，阴阳系大宗；

日魂招活虎，月魄制生龙。

运宝昆池浴，还珠合浦封；

有人通此义，万载不龙钟。

玄中子曰："此诗义较深乎？"余曰："一而二,二而一也。乾坤法窍，全在河图洛书。乾坤真奥，大宗一系，全出阴阳，即太阴太阳，如一夫一妇，所出派系，均为大宗，其义即在魂招魄制一联。《参同契》云：龙西虎东，建纬卯酉。《金丹四百字》云：日魂玉兔脂，月魄金乌髓。谓坎中一阳，乃东方之卯兔；离中一阴，乃西方之酉乌。盖后天之坎离，正先天之乾坤，而先天之坎离，适在后天酉乌卯兔之上。故东家兔脂，能招西江之月魄；西方乌髓，能制东天之日魂也。若运宝还珠，又即寄养上丹田、封守黄庭者也。果能通此，虽万载不至鼍鼍龙钟矣。”

十二

个个觅长生，根源不易寻；

要贪天上宝，须弃海中（一作世间）**琛。**

炼就水中火，烧成阳内阴；

祖师曾示训，砂里洗黄金。

玄中子曰：“水中火，阳中阴，何也？”余曰：“此即探源之义。天上宝，神也。海中琛，精也。能于精水中寻得一点真炁，以炼黍珠；再于纯阳中求一点真阴，以结金光，是为全功。即炼精化气，炼气化神也。先天坤卦，后天坎卦，均在北方。坎水中爻，属阳、为火。先天乾卦，后天离卦，均在南方。离卦中爻属阳。能于坎中得阳炁鼓动，上还离中，再将离中阴炁驱降入坎，则仍返先天乾坤，即是修炼家探本还源法。柳华阳云：天机秘密，欲求其根源，如以神顺此精，由自然之造化，则人道成；若以神逆此精，修自然之造化，则仙道成。即此义也。砂里黄金，即精中阳炁也。”

十三

灿灿金丹子，玄玄造化功；

三才成六六，四象返空空。

胎气微微白，童颜渐渐红；

一丸还九九，霄汉任冲冲。

玄中子云：“三才成六六者何也？”余曰：“此祖师述光华灿烂之金丹，其玄理与天地造化之功相贯通。自一画开天，三才定位，而道学乃明。盖三才成于八卦。而八卦乃十二阳爻，二十四阴爻，合成三十六爻，即六六三十六也。邵康节云‘三十六宫皆是春’者此也。若四象，又分少阴少阳，错纵翻返，由八卦而至六十四卦，复由六四而返先天，以至无极空蒙之道。于是胎气微微而现白光，婴孩渐渐而成红孩儿矣。八一功成，九还丹就。服此一丸，则冲霄凌汉耳。”

十四

万物生于土，黄庭隐上仙；

青龙嘘紫气，白虎吐乌铅。

悟者子投母，迷应地作天；

笑他盲炼客，百计补丹田。

玄中子曰："此言炼己功乎？"余曰："然。师言土生万物，仙在黄庭，不在丹田耳。真一语打破鸿蒙，泄尽古今不言之天地大蕴也。《黄庭经》云'黄庭内人服锦衣，重掩金阙密枢机'者是也。汞为龙性，东方之木也，其色青，其神名无英，《内景经》云'肝部之宫翠重里，下有青童神公子'，即紫气东来也。铅本虎精，西方之金也，其色乌，其神名皓华，《内景经》云'肺部之宫似华盖，下有童子坐玉阙'，即金生水也。悟者能明子投母之神妙，迷者应求地作天之玄机。若谓养丹必在下丹田中，如此盲修，虽百计补丹田，不过保精延年，终不能脱轮回之道。妄言学仙，岂不令人笑倒耶！"

十五

二十四神清，三千功行成；

风云从地出，日月照天明。

玉液黄婆酿，丹田赤帝耕；

个中真妙理，悟透便长生。

玄中子曰："是否于廿四节气中，神清心净乎？"余曰："否。陈泥丸曰：一阳复卦子时生，午后一阴生于姤。守阳真人云：子行三十六，积得阳爻百八十数；午行二十四，合得阴爻百二十数；盖阳乾九也，阴坤六也，以四揲之，故得六、廿四两数也。此其用耳。至于体实，则是《内景经》所云：兼行形中八景神，二十四真出自然。言人身分上中下三部，每部有八景神，三八二十四真，系出于自然，人果精思存念，驾河车而搬运之，则廿四真神，皆安静清闲矣。于是三千功行完成矣。云从龙，风从虎，皆由地中生。地中者，坤土也，谓龙虎风云变幻之道，皆从坤土中胎养而成（详见《六部经解》中）。日月，指两眸子。回光返照，天庭自发光明，释家又谓之天眼（详见《六部经解》中）。黄婆，中宫主妇，能酿金波玉液，即土生金也。赤帝子，火龙也。先天离卦在东方，中丹田邻于咫尺。耕者，火生土也。此个中有玄妙真理，能悟解透彻，便可修养长生矣。《道藏》中刘真人云‘自剥返乾，由坤变乾，而为纯乾，则真性自如，我命可立’者，即此义也。”

十六

妙妙妙中妙，玄玄玄更玄；

妙中无有道，玄外有无仙。

合掌珠胎隐，昂头月魄圆；

双修功行满，直上大罗天。

玄中子曰：“此诗义较深？”余曰：“然。钟离真人云：‘元炁三妙通神明’，即阳光三现，大药产生，是为妙中妙；《内景经》云：‘阳风三玄出始青’，即一阳来复，从三玄之内，出乎始青之天，是以玄更玄；《道德经》云：‘常无欲以观其妙’，《参同契》云：‘真人之妙，若有若无’，《内景经》云：‘师父师母丹玄乡’，此皆丹家内外动静，阴阳消息之妙，即在玄丹之乡也。故《道德经》云：玄之又玄，众妙之门。此仙师所以教人于无中求妙道，有外觅仙机也。合掌，是珠精结胎之始；昂头，是炼神锻魄之时。不出双修之妙。到功纯果满，自然飞升而成大罗天仙矣。”

上吕纯阳诗十六章，余与玄中子研究于粤东沱江之上，凡两阅月。玄中子确具宿根，克明明德，曾与余有西湖肥遁之约。余南旋，理庐墓，修谱牒，以完子职。经十余载，而湘中罹匪祸，劫掠之下，恒产荡然，乃添内顾之忧，因妻孥幼艾，不得不稍尽人事。此老氏优游柱下，曼倩游戏人间，亦缘人事未尽耳！故玄中子湖上之招，云中子天荡之游，真师天山之约，都不克践于一时矣。然于道学，浪游四十年，从未向人道及一语者，不欲骇世也。近感《金刚经》佛言：受持此经，至四句偈以教人者，其福胜恒河沙数，七宝乃至身命布施。又苇氏问六祖云：昔梁王问佛（编者按：此误，应为达摩），建庙供佛，功德如何？佛（编者按：同上）答以无功德者何也？六祖对曰：彼求个人之福，非济众生，故无功德。于是决意将《大学》《中庸》《道德经》《阴符经》《金刚经》《心经》六部详加注解，阐大道之源，以公同好。现脱稿者已有两部，正在整修付梓也。希冀世界同仁，先于家庭教育，同负此道德之诚。俾后起者，保存其良知良能之善根，以止于至善，岂非和平之根哉？因暑中休息，聊作此同解以遣光焉。

或曰："君以北派法解此何耶？"余叹曰："时势使然。"特引《黄庭经》《参同契》《悟真篇》语意，识者自明。所谓仁者见仁，智者见智也。

《秘藏钟吕传道集》注解

常遵先

钟离正阳真人传道吕纯阳于终南山。纯阳乘机启问，正阳递抉精微，无法不赅，无玄不觉，括三洞之真奥，开万古之心源，肇天仙真传，启性命秘旨，为南五祖北七真之源流，由唐迄今，凡千数百岁，世人莫能普明其玄妙也。盖因《道藏》中太清部收录此集，与坊本同一烦琐。余素景仰是书，而又以词欠大雅，疑非原著，恒耿耿于怀。民七游黔南，在友人处得睹其秘藏，词简义赅，较《道藏》中更精微高雅，余欣然录而珍之。偶有所见，则加注解于篇副。见者咸促以公同好。然管测井窥，不堪入饱道之慧眼，觉微言偶中，或可为初学之指迷。因付剞劂，希海内外道学大家，共同研讨云。

论真仙

吕曰：人生安寿病夭，其由天乎？抑在人乎？

钟曰：人之太初，秉父母精血，二气合为胞胎。太素凝结，阴承阳生，气随胎化，三百日足，形成出胎。灵光入体，气有升降，而长黄芽。五千日气足，满八十一数，阴中阳半，如旭日东升。知之修养，可得安寿，以终天年。若耗真失元，阳气衰弱，则病夭难免。是在人为也。

注：太初者，太极初生，元炁始也。二气相合者，先天阴阳之气因媾而触

发也。太素者，体质之始也。精中有虫，血中有卵，故曰质。三百日，即十月也。《乾凿度》云：夫有形者，生于无形，故有太易、太初、太始、太素。太易者，未见气也；太初者，气之始也；太始者，形之始也；太素者，质之始也。因体质凝结，则阴阳之气，上升下降矣。黄芽者，丹田中命火始生也；五千日，正合十四年交十五岁也；八十一数者，九九之数也。《内经》歧伯曰：夫六六之节，九九制会者，所以正天之度、气之数也。阴中阳半者，人当十五岁后，阴中之阳，精中之气，各得其半，交相蕴酿，一触即发，如日东升。倘知修养之道，保精宁神，自获健安高寿，以终享天年。若因人事物欲，耗散元阳，则先天真阳之炁日渐衰弱，故有衰病夭亡之祸。此则人自割丧其元炁，岂由天哉?

吕曰：保精宁神，不过健安高寿，修养之道，岂止此乎?

钟曰：修养本无止境，但首重性天，性定则道自明矣。道明性定，神仙之基也。古经所谓“人中修取仙，仙中升取天”者，即此耳。

注：性天者，各人所赋先天原理也。人能见解得到，则天地阴阳炁化之道，自能明其奥妙。而人身一小天地，气通天地，依天地阴阳之理，运长生修养之功，即人中修取仙之义耳。然修养无止境，故仙有五等，其最者为天仙。正阳所传，乃最上乘功夫也。

吕曰：人能宏道，道成为仙。仙一等也，何云取天乎?

钟曰：道者，天地阴阳之气也。得其正者为人，得其杂者为物；养其气以顺阴阳则气固，守其气以调精血则神清。气固神清，则超凡入圣，脱质成仙矣。但仙有五等，法有三成，修持在人，故功成各别。

注：宏道者，明扬光大之谓也。孔子云：人能宏道，非道宏人。迨功用告成，神明通达，是即仙也。仙同一等，本无差别，何升之有而曰取天?故纯阳所以问之。正阳乃答以大道之原曰：道本天地阴阳之元炁，阳包阴则正，阴包阳则杂，秉阳之甚者成人，秉阴之甚者成物。无论人物，固能守其所秉之元炁，顺阴阳以调精血，则心净神清，元阳与精气团结，自然超出尘凡，脱离质壳，而希圣希仙矣。如拔宅飞升，鸡犬亦仙也。但人修仙圣，不外性天，不出至诚。故《大学》云：唯天下至诚，为能尽其性。能尽人之性，则能尽物之性；能尽

物之性，则可以赞天地之化育；可以赞天地之化育，则可以与天地参。是至诚之极，便可见性天，性天一见，即成仙圣已。然仙有五等，因修仙之法，分有三成，必视人之功用如何，方分得成功之差别也。《大学》云：诚者，自成也，而道者，自道也。即此之谓耳。

吕曰：敢问五等三成何谓也？

钟曰：五等者，鬼仙、人仙、地仙、神仙、天仙之各别也。三成者，小成、中成、大成之不同也。一因其功用之成就而分三；一因其功夫之等次而成五也。

注：既曰仙已，如何分等？非仙之有等，因其功用步趋之有等次也。功夫做到何处，便是何一种仙。所谓五等，亦略为举之意。用功之时，尚有在人地神天之间者，不过取其可名者，而分为五，非仙之只有五等，亦非仙之必分五等也。因其功用之有等次，故其成就亦有分别，于是有小成、中成、大成之名焉。就其成就之果，统别为三，而其功用之获效，终不去此三成矣。正阳所以断之为五等三成与。

吕曰：何谓鬼仙？

钟曰：鬼仙者，五仙中之最下者。盖由阴中超脱，神像不明，三山无缘，不过鬼关不入，虽不堕轮回，终难返蓬瀛，无所归止，徒缥缈于山海之间。

注：阴中超脱者，由阴气中超然脱出一种神志，故现象不明也。三山，是蓬壶三岛，人迹难至，神仙所居之处。彼修仙不成，无缘分到得此地；不过免堕轮回，不入鬼关之内，虽神气长存，终不能返蓬壶仙境，徒于青山黑海之间，随风缥缈而已耳。

吕曰：彼即鬼也，已无精血，何功用而能仙乎？

钟曰：彼非殁后用功，因其生时修持自素，未悟大道，只求速成，终日枯坐，形成槁木死灰，但神识内守，一志不散，得由定中脱出阴神，遂成清灵之鬼仙也。

注：修养有素者因其在生素有修养奉持之功，惜未受大道之法，而其心又欲速成，终日枯坐，毫不知运用之妙，惟神志坚定，静守不散。久而久之，精

血既枯，身命难保，神由阴气中冲出，而成一清灵之鬼，不堕轮回道中，但不能脱阴霾之气，故曰鬼仙。古今来深山崖洞，白骨成堆者，此辈之遗骸耳！

吕曰：然则人仙何谓也？

钟曰：修真之士，不悟大道，仅得一法中之一术，信心苦志，终身不移，五形之气，误交误合，虽形质固定，八邪之疫不能侵害，安而无病，长存于尘世之间，但不能脱形骸之外，故曰人仙。

吕曰：人仙又何术而成？

钟曰：修持之始，或闻大道，而业重福薄，因一切魔障，致变初心，故止于小成。行虽有功，然终身不能解进，四时不能变换。如绝五味者，岂知有六气；忘七情者，岂在有十戒；行漱咽者，讥吐纳之为错；着采补者，笑清净之为愚；好即物以夺天地之气者，不肯休粮；好存想而采日月之精者，不肯导引；孤坐闭息，安知有自然；屈体劳形，不识于无为；采阴取妇人之气者，与缩金龟者不同；养阳食女子之乳，与炼丹者不合。以类推究，不可胜数，但亦得修养一法内之一术也，故成功安乐，延年而已，是曰人仙。又有悦于须臾，厌于持久，用功不谨，错时乱日，反成疾病者，亦世不乏人耳。

注：修养者，其始虽闻大道，而精进不诚，或为魔障所阻致，误其初心，而止能得小成之功效者，因其运行周天等法，功夫虽有，但终身行之，不能乘机改进，顾四时变化以抽换也。如绝五味者，岂知有六气焉？《礼》云：五味异和。因酸苦甘辛咸，异乎中和之性，故绝而不食，盖不知服六气可调五味也。《庄子》云：乘天地之正，而御六气。如平旦为朝霞，日中为正阳，日入为飞泉，夜半为沆瀣，并天玄、地黄，为六气。王逸云“春食朝霞，秋食沦阴，冬食沆瀣，夏食正阳，并天玄地黄之气”者，即此也。又有忘七情者，《礼》云：人情有喜、怒、哀、惧、爱、恶、欲七者。故释家主忘情。彼不知有十戒可以节七情也。《天仙大戒》云：一不杀微命，二不起淫意，三不生净念，四不盗一芥，五不欺一愚，六敦行尽力，七语言无妄，八千魔不转，九宏发愿力，十事圣不倦。后吕祖亦立十戒曰：戒杀、戒盗、戒淫、戒恶口、戒两舌、戒绮语、戒妄、戒贪、戒瞋、戒痴是也。又有漱咽者，谓吞津可以养生，吐纳非修养之法术，不知服气与吞津尤须互用；更有着意采补者，谓房术足以延年，清修实过愚之

事，不知净养功德，还丹者必成道，更有好即物可以啖天地之元炁，不肯辟谷，好存想以吸日月之精华，不事导引，不知辟谷有服液伏气之妙，导引有存神运气之机。至如枯坐闭息，安能明阴阳自然之奥？屈体劳形，岂识天地无为之奇哉？若夫取妇人之气曰采阴者，则与炼龟缩不同道；食女子之乳曰养阳者，又与炼黄白不同功也。按类推原，不胜枚举。然皆得一术之运用，惟足以益寿延年，故不过终止于人侧而已。况初闻欣悦，施功须臾，不能持久坚进，且四时错乱，不知顺变逆复之机，所以反因成疾损年者，世又比比不乏其人耳。

吕曰：人仙之道既闻命矣，敢问地仙又何谓也？

钟曰：地仙者，负神仙之才，得天地自然之理解一半。而大道终不能悟，盖所知者，止于中成之法。故不可见功，惟长生于人间已耳。

吕曰：请问其功用何如也？

钟曰：其始也，法天地升降之理，取日月生成之数，身中用年月，日中用时刻。先识龙虎，次配坎离，辨水源清浊，分气候早晚。收真一，察二仪，列三才，分四象，别五运，定六气，聚七宝，序八卦，行九州，五行颠倒，气传子（一作于）母，而液行夫妇也。三田反复，烧成丹药，永镇下田，炼形住世，长生大陆之中，故曰地仙。

注：地仙之才者，智慧超人也。故能通天地阴阳自然变化之奥，领解一半，但未能全通大道之原。因其止得中成之法，是以长生人间，不能再见功候也。吕祖所以问其功用，而正阳乃详告之也。盖其始初，觉能依天地一升一降之理，采取日月生成之数。《金诰》云“阴阳升降，不出天地之内；日月运行，不离乾坤之数；万物生成，虽在于阴阳，而造化亦资于日月”者，即此也。并能知身中之宝，必用年月之候以采之；日中功用，必用时刻之际以取之。真诀云“采补见验，年中择月，月中择日，日中择日，三时用事”是也。又能先识龙虎为两物，次配坎离之法以调之。且能辨明水源之清浊，然后分清四时气候，应早应晚，采取真一之宝。《道要》云：一炁初回元运，真阳欲到离宫；提取真龙真虎，玉池春水溶溶。又《金诰》曰：天真水德之五炁，一炁而生真一。即此之谓也。更能察两仪之形象，列三才之作用，分四象之老少阴阳，别五运之衰旺，定六气之中和，乃聚七宝英华，以序八卦而分布之，俾行于九州之地。《金诰》

曰：一气初判，大道有形而列二仪；二仪定位，大道有名而分五帝；五帝异地，各守一方；五方异气，合守一子。《道要》云：兖州行到徐州，起来走损车牛；为恋九州欢会，西南火放雍州。即是也。尤能颠倒五行生克，以传子养母胎之法，于是玉液行于夫妇之间矣。随寄养于三田，反复锻炼，烧成金丹，永藏下田之中。故形炼化，可以长生住世，逍遥于大陆之中，而为地仙矣。《道要》云：识五行根蒂，方知春夏秋冬。《灵宝毕法》云：炼汞补丹田，补之足数，止于日用离卦采药，乾卦烧炼，勒阳关，随年月气旺，采药之功效，可延年住世，而为地仙。即此矣。

吕曰：然则神仙有别于地仙乎？

钟曰：神仙者，厌居尘世，用功不已，关节相通，抽铅添汞，而金精炼顶，玉液还丹，炼形成气，而五气朝元，三阳聚顶，功满忘形，胎仙自化，阴尽阳纯，身外有身，脱质升仙，超凡入圣，谢绝尘俗，以返三山，乃曰神仙。

注：吕祖又以神仙相问，正阳告曰：神仙之别于地仙者，厌尘俗纷纭，功用益切，三关九节，神气相通；抽彼黑铅，添我真汞；炼金精于昆仑之顶，还玉液于丹鼎之中；锻炼形骸，同归气化；升五脏之气于元首，聚三阳之化于源头。功行完成，脱形身外，则阳纯阴尽，入圣超凡，上返三山，不居尘世，是曰神仙。

吕曰：三山仙境，神仙所居。然则神仙犹非天上耶，敢问天仙何谓也？

钟曰：神仙厌居三岛，而传道人间。道上有功，而人间有行。功行满足，受天书以返洞天，授职仙官。下曰水官，中曰地官，上曰天官。积有功行，按绩升迁。历任三十六洞天，升任八十一阳天，遂登三清虚无自然是矣。

睡功诀注

宋希夷先生陈抟图南 / 著
灵玄子汪怡宽 / 疏解　常遵先 / 注

龙归元海

汪解：心本虚灵，神火性光，随意下注，凝于炁穴，喻为龙归元海。

常注：希夷先生精于易学者也，故立言出于先天卦理。考先天卦，乾坤定位，动静有常，人居胎中，与天地合德，童蒙之际，与日月合明，故《易经》乾卦，初九曰潜龙勿用，九二曰见龙在田。象以六龙者，因乾道变化，大明终始，各正性命，保合太和。是以孔子《系辞》云：易与天地准，原始反终，故知死生之说。此古今修养家，无不穷卦理以究天人之学也。今陈子亦以龙象，不曰飞龙在天，而曰龙归元海者，盖元为北方玄武之地，海为万汇归宗之区；不曰龙潜，而曰龙归者，龙本产于海而翔于天已，乃欲摄之以归返于元海，即是原始反终之道也。其中玄奥，一为降龙伏虎，一为还丹玄乡，为修养极重要之关键，亦人天合德之原，卦象变化之妙耳。

阳潜于阴

汪解：乾阳潜藏坤阴之内，喻心神凝炁穴。《太玄》云：藏心于渊。

常注：此乃点明卦理。乾阳之中爻移于坤阴之内，由先天之乾坤，一变而为后天之离坎矣。因乾中之阳落于坤阴之中耳。不曰落，而曰潜者，是金丹初返，尚在丹田蕴养之时，非生来固有之形，乃人事变化之妙，是以曰潜，特为潜藏以保元炁者也。是宜藏修，不可作用，应取初九之潜龙勿用。故《易象》曰：潜龙勿用，阳在下也。孔子曰：龙，德而隐者也，不易乎世，不成乎名，遁世无闷，不见是而无闷，乐则行之，忧则违之，确乎其不可拔，潜龙也。又曰：潜龙勿用，阳气潜藏也。陈子通天地之原，达阴阳之妙，言不出乎卦气，理不离乎阴阳，所以遁世无闷，其知潜阳之义乎！

人曰蛰龙

汪解：人曰龙之蛰藏深潭，运息养之，喻人藏心神于炁穴。

常注：人谓龙潜为蛰，如百虫逢冬之伏藏者也。不知龙乃变化无穷之物，虽伏于深渊，岂甘蠖伏？故其修养之功，实驾乎万物之上。人但见其藏形隐迹，哪知其吐阴纳阳，体天地之交互，而取象于泰卦之小往大来，地天交泰，内阳而外阴，内健而外顺者也。是以《象》曰：天地交而万物通也，上下交而其志同也。呜乎，包荒之象，人谁能明？其曰蛰伏，不亦宜乎？盖君子之道，用行舍藏，诚而求之，久或可闻；机而临之，是甘蠖伏。此人之所以不能明圣人之道，修养之真者。夫何怪知者之不言哉？吁嗟！陈子。

我却蛰心

汪解：我以蛰龙法蛰心，便能神凝炁穴。

常注：陈子于此方露骨相，明明说出心字，如画龙点睛，几欲破壁飞去。夫人之一心，思想之幻，何异于龙之变化莫测。所谓人心惟危，道心惟微，能蛰伏其心，则进道矣。陈子之蛰，亦人能宏道，非道宏人之意。而清修炼己之微，竟被一言轻轻道破，此中蕴义，玄之又玄。人生之生死关头，仙佛之能成与否，都含挂于数字之中。希夷醒世教人之诚，何尝不在文字间流露其妙窍也哉！学者先蛰其心，后读此诀，方知细体精微，或可于私淑之余，得其一二真理者耳。

默藏其用

汪解：默藏其用，人不得知，但此不过神凝炁穴，久视方知，非比无识。

常注：此处又引出一“用”字，可知蛰伏之时，并非毫无作用，不过默默无言，藏修其作用也。夫藏修之道，圣人仙佛，都不外此功夫。有天翻地覆之玄，有小往大来之妙，有阴阳变化之机，有神鬼莫测之奥。用之于顷刻便可延年，用之于一年便能形化，用之于九载则身外有身，用之于外功则脱形应诏，用之于服食则白日飞升。用之为义大矣哉！惜乎世人用之于声色货利，所以精尽血耗；用之于富贵功名，所以神离气散。陈子戒人用之于身心，默藏勿露，是以永久不移，不为外物所扰也。

息之深深

汪解：用之要，无非久视，余则无效。能久视息现至深深处，息念相依，总归脐内，神炁混合，而为命蒂。《南华》云踵息是也。

常注：作用既已，乃用养胎之法，于是气息宜调，以保合太和，俾童子内藏，元神不散。《黄庭内景经》云："心部之官莲含花，下有童子丹元家；主适寒热荣卫和，调血理命身不枯；外应口舌吐五华，临绝呼之亦登苏，久久行之飞太霞。"言能久守心神，则气自和矣。又云："肺部之宫似华盖，下有童子坐玉阙；七元之子主调气，外应中岳鼻齐位；喘息呼吸体不快，急存白元和六气。"所谓七元白元即指心也。心为一身之主，故陈子蛰心以调气，深得《黄庭》之旨、庄老之奥耳。《南华经》云：常人之息以喉，真人之息以踵。言调气至极深处由上而下至足跟也，陈子故云深深。此即运用周天，翻动河车，以行其默运之功用也。

白云高卧

汪解：希夷云：我高卧白云窝内，对视目中，心神随念，注在深处，自得炁养神圆。法最简易，愚夫愚妇亦能之。

常注：唐许宣平隐城阳山常作歌云：负薪朝出卖，沽酒日西归；路人莫问归何处，穿入白云行翠微。亦可谓白云高卧者。李白读其诗，曾数访不遇，乃题其壁云：我吟传舍诗，来访真人居；烟岭迷高迹，云林隔太虚；窥庭但萧索，依柱空踌躇；应化辽天鹤，归当千岁余。可知得道之士，其行藏自与凡人不同，至于东山高卧，又安足比之哉？陈子至此，方将修仙之趣略言一二，以应证睡功二字，非通大道旨趣，必不能得云水之真情。所谓云从龙，风从虎，在文气上亦相贯通，读者慎思之。

世无知音

汪解：人总无知睡里能行神凝炁养之法，如有知者，志之法即抱一心空，神安虎穴，观中意净，炁养龙宫。人未睡目时，先须睡心，前如不思，后当勿想，现在放下，只一念注在二目齐平处。观随念至，念随息至，由外窍至中窍，至内窍，久视不怠。心如水之澄，如月之明，息现当前，直至炁穴。呼则前降，吸则后升，冲脉中通，运行任督。《阴符》曰：观天之道，执天之行，尽矣。

按：希夷睡里行功，原本《易象》“响晦晏息”。响晦，夜也；晏息，睡也。睡时心无物欲之想，只一念神凝炁穴，久之自然关开窍通息现，百脉周行，如是睡去，惺惺然妙实无谁，奈世无知音何?

常注：吕纯阳常云：世人欲见吾甚切，既见又不识吾，亦命也。曾作《听琴诗》云：楼头雅奏指生波，鼓荡春风上玉珂；逸韵泠然追太古，元音淡泊得中和；高山流水谁相赏，操缦安弦自放歌；但使人心都似此，哪能平地起干戈？又《闲吟》云：朝游苍梧暮却还，洞中日月我为天；匣间宝剑时时吼，不遇同人誓不传。从来饱道学之君子，并不矜奇骇俗，所以世人不知，如吕祖妇孺都知其名，尚且见而不识，况其他哉？宜乎陈子有“白云高卧，世无知音”之叹，此言非世俗牢骚语，乃叹道无传授者，即吕祖“诗剑吼不传”之意耳。陈子虽只寥寥数语，而还丹要旨，已隐然露出头角，世人盲拟瞎解，贻误后学，真是睡中梦魇，不值方家一笑者也。

须臾莫离

华阳山纯乾道人 / 著

第一节　人仙之谈

天地造成人　人尤能胜天

无中生有相　有中化无边

天为一大天，人为一小天。清气上升为天，浊气下降为地。天秉浩然之气而能生人，人秉浩然之气又能成仙，此乃天地间自然之理也。天得一以清，而生日月星；地得一以宁，而生水火风；人得一以圣，而生精气神。此又系不可思议之造化也。

凡夫能不耻下问，低首访求，则明师自可有机相遇，指点一切门径。人为万物之灵，尽皆一气化育而成。天之气降于地，地之气升于天。天乃属阳，阳中有阴，阴中有火，火通于地；地乃属阴，阴中亦有阳，阳气蒸水，水升于天。男精女血，同一情理。水火既济，久久胎圆气足，自然而然产下人身，以及四生六道各物之形体。按八卦计爻，乾为天阳属男，坤为地阴属女。男子十六岁以后，其后天淫精满足，即成纯乾之体；女子十四岁后，其红潮出腹，亦成纯阳之体。由此而后，阴气逐渐来消化阳精，男至八八六十四，女至七八五十六，均又复成纯阴体。纯阳者为神，纯阴者为鬼，人乃居于神鬼之间，半阴半阳之躯。只要志意坚决，岂有不能成仙作佛之理？

圣人云："舜何人也，予何人也。有为者亦若是。"俗云："神仙本是凡人体，只怕凡人心不坚。”此皆证明神仙人人有份之说，但在人之志向坚决与否。切莫将“神仙本是神仙体，哪有凡夫能作仙”这一类语信以为真，那却荒谬之极矣。

第二节　为人之道

人生处世言　忠孝两双全
凡事自做主　莫乱吾心田

欲求天道永久流存，必须先尽人道义务。圣人云：“君子务本，本立而道生。孝悌也者，其为人之本也欤？”此即包括为人处世之一切。

凡服务社会者，须忠心于国家；为人子辈者，须孝顺于亲上；与朋共交者，必须信实于友；为人后学者，必须尊从于师长。人处世，能虚心求教，自可得其良益多多。凡自以为是，自作聪敏，目无一切，轻视他人，有杀盗淫妄卑鄙龌龊之行为，染习不良嗜好，决非为人之道。但是忠必忠于仁，孝必孝于亲，信必信于义，从必从于智。为人之过程中，亦不得不注意及此。

人之道德，由修而感；人之学识，自己参求；人之生活，莫赖于彼；人之品性，宜乎忍廉。处处不离“推己及人”之心，则人格自可高尚。而修道之士，须从本身切要之务求，而莫去身外胡乱妄找。惊扰自己之心田，则难遇其路，而不易入其门径。此乃为人处世，后天之大道。还得自己主张，先由本身务求也。

第三节　天道之概论

气聚则成道　道成非等闲
君能早自悟　金丹自可圆

天道者，不离乎天理也。全凭虚无浩然之气，故定名曰道。气聚则道能存，气散则道即亡，此乃切身之主要问题也。凡夫能穷究性理，自必近于天道矣。

《中庸》云：“天命之谓性，率性之为道。”曾子又云：“知止而后有定，定而后能静，静而后能安，安而后能虑，虑而后能得。”知止者，即指凡夫能醒知世间名利恩爱妄想杂念，对影无心，视万缘如一空。抱守至大至刚之志，止住一切思想欲望，以此而后心可定矣。定者，定住气穴之间，如猫捕鼠，如鸡抱卵，一念不起，一尘不染，即可定矣。

定后尚须守静。静者，心旁无心，身外无形，杳杳冥冥于虚极静笃之时，是为静也。能静而后则安。安者，能使神气调和，熏蒸一身，视之不见，听之不闻，万法归一，神凝气聚，百病全消，是为安也。能安而后方虑。虑者，知觉不昧。一阳初动，大药产生之时，必得要虑。如不虑时，其真炁聚而复散，枉费前功矣。在心意恍惚，药产向外奔驰之时，必须用斩关夺隘之武火，而用真意采动，方可归炉。倘自谨防邪魔逆障，稳意虑之，则神聚气结，药苗自然归根复命。故曰虑后方能得之。得者，得到药也。能得药苗归炉后，封固紧紧，再用温火养之。如此采取运行周天升降之法，久炼气足，自有成丹之一日。此乃天道之起源，自然之造化也。

第四节　三花聚鼎五气朝玄之解释

三花聚鼎会　五气朝玄冲
识破其中理　得来不费功

三花者，曰精、曰气、曰神。白昼间，精住于耳，气住于口，神住于目。无管视言动听，日日均有所耗，夜间则均住于肾。凡修道之士，能将三宝收归于金鼎之内（金鼎者，心肾相交之所），是为三花聚鼎也。

五气者，金木水火土也。昼夜间，亦各有住所。白昼间金气在目、木气在耳、水气在口、火气在鼻、土气在皮。夜间金气转于肺、木气转于肝、水气转于肾、火气转于心、土气转于脾。日日亦有衰败也。如遇明师指示明白，则回光返照，朝聚于玄关之所，是为五气朝玄也。

第五节　谈玄与妙

玄乃人生一陈烟　妙中色相化无边

凡夫若解玄妙理　何愁难逃是非圈

学道之士，最要者，须明了玄与妙之理想也。不得玄妙，大道难成。玄妙二字，总言之，乃一机关别名也。

任何事，任何物，皆有机关之发动，玄妙之虚空。天文不知玄妙，星宿难晓；地理不明玄妙，正穴难逢；旁门不知玄妙，无人心信；外道不得玄妙，阴阳难出；修行不识玄妙，正旁难分；访道不明玄妙，明师难晓；求道不知玄妙，口诀难真；参丹不识玄妙，真伪莫辨；炼己不得玄妙，万缘难了；筑基不得玄妙，一阳难生；外药不知玄妙，小药不产；采药不得玄妙，药不归炉；口诀不得玄妙，老嫩难分；采取不得玄妙，药不同行；运用不得玄妙，药苗不转；温养不得玄妙，时候难分；武文不得玄妙，神气难聚；进火不得玄妙，空运周天；退符不得玄妙，药不归根；沐浴不得玄妙，神不冲和；用功不得玄妙，金丹不结；小周天不得玄妙，药火不止；采大药不知玄妙，大药不生；大周天不得玄妙，药不过关；过关不知玄妙，药聚复散；归中不知玄妙，药物难牢；养胎不得玄妙，食气难绝；定胎不得玄妙，圣胎难圆；超脱不得玄妙，难迁上田；乳哺不得玄妙，天仙无分；面壁不得玄妙，金仙难成。

种种疑团，究应如何方得玄妙？总而言之，心法玄妙，必须师传心授；口诀玄妙，各种丹经虽有吐露，仍须访求明师指破疑团，则大道方可有望。金丹可结，圣胎可圆，阳神可出，天仙可成矣。

余自十三岁，极喜究道，及至二十一岁，缘遇化圣老人，传明口诀，指点下手功夫，再行参悟各种书籍，亦无非略知底蕴。最初一步，必先戒除淫身、淫心、淫念，如若除之不尽，仍而劳之无益。纵然聪过颜闵，亦无非后天之参考也。

第六节　贤、圣、仙之别

贤者所训无点差　圣出于凡悟莲花

仙家又有何奥妙　一开一阖乃自家

凡人能有机缘遇得明师指示真诀，将红尘各事一概看了，名利恩爱万般舍去，真假善恶完全参明，所谓七情六欲者，一律斩脱（七情者，喜怒哀乐爱恶欲；六欲者，眼耳鼻舌身意），先行后天之道。例如：五伦俱全，不惜金钱，救济贫寒；行功立德，众善奉行；始终不移好善之志，处处存有益于世道之心。如此是为贤人也。

及至得遇明师，亲传口诀，又确知底细，参悟究竟，勤修苦炼，能得药妙，自有经验，再行度醒群迷。如此先天得手，后天仍旧勉力进行。行丈夫之气，做持苦之功，金丹岂有不结之理。如此是为圣人也。

口诀一得，功夫一行，俗家一离，恩爱一割，隐入深山野谷；或学疯癫之辈，廛于闹市之间，不现本来面目，立志久修。抱着念头，昼夜勤功，至死不变。久久药苗自得，金丹一成，自可脱离生老病死之痛苦。如此是为仙人也。

第七节　孝师之重

人生一最要　首先必须孝

逆来则顺守　切莫相颠倒

人之师，大于人之父；人之父，大于人之天。此一类语，当非理想所武断。例如天，虽能生万物，而不能生一人。子得父精母血，而落地成人，乃属于生，却不能传授口诀，指点功夫，脱去一死。由此一证明，上言可谓名副其实也。

凡学道修仙之士，最要者，务必敬师如神，殷勤伏侍，百烦不厌，低首求教。任着何事，莫难于先，莫思于后。逆之来，顺之守。如此之侍于左右，苦志坚决，不变于心，自然明师能遇，真诀可得。否则任凭如何求教，而不得一丝之真谛，岂不可惜耶？余所盼者曰：

今世若不修成道，万劫苦海不能超；学道心意若好上，不肯低首下气抛。

所受苦危莫嫌苦，愿往地狱受煎熬；劝贤夫，须改好，亲师近友学道高。
敬师尊，孝顺劳，指示明路上天桥；勤护道，办事靠，苦行限满方成道。
金丹结，圣胎保，阳神透出上九霄；到此时，哈哈笑，孝顺师尊天自晓。

第八节　师须访也

昔日韦护访三洲　求得至人把道搜
一旦指破玄机妙　留传后学千万秋

修仙者，必得访师也。访得明师者，能悟玄妙也；悟透玄妙者，方晓药物也；能知锻炼者，方成金丹圣胎也。

若投盲师瞎授，岂非大海捞针，枉费功夫？是凡学道修仙者，最要莫过于“功德”二字。虽然前世有功，今生有德，还须祖善不昧，德感天心，方可遇得明师，指点修炼法则。自立冲天志气，铁石心坚，万缘了却。还得财侣双备，觅一净处，方可安身立命。若其志弱性劣，心贪牵连，难舍难离，再加祖上无德，自己无功，不能感天。如此至人难遇，真诀亦更难闻。既不能真修实炼，只得修持旁门邪术，来生鸿福，则与仙道太远矣。

昔日北俱卢洲之韦护，字南悟，考他之来源，据说是七世童子未曾修成，随后智慧发动，离家访道。由本洲至东胜神洲，转道南瞻部洲，相延九载。始遇慈航大士而度之。如此一想，而访师亦实不易也。倘若正道已得，死心定意，言不相交，身如泰山。再访二个侣伴，护法出入。有时手不妄动，心不乱思，口不胡谈，耳不乱听，是为保精养气存神之大道也。

第九节　缘对之说

意合即是缘　情对恨难言
缘也有尽日　莫受缘牵连

世间之因缘，切不可相对。一经起动缘之念，对方亦表同情者，此缘应即随时可弃之，方能了道成道。如果一缘二对，愈对愈深，实乃道中之障碍也。故余曰："无名火从因缘起，牵动万缘仍着空；能将无名随弃灭，缘对二字影无踪。"

盖妄念一起，即应随时生灭；妄念一息，即能保守真元。故玄门以止念为本，释教以无念为宗。无念者，扫除一切邪杂之念。究其念之善恶，乃至苦乐生灭。如念之善纯，即名曰正念。上古仙佛圣真，皆因冥于心，息于念，而得玄妙之结果也。古圣云："玄妙真诀无多语，识破原来笑杀人。"是凡精气神三宝，皆从眼耳鼻舌身意散失，内外不能坚固，以致未老先衰，不能长期保存生命也。若能访求至人，指破疑团，教授鼎炉琴剑，四象和合，降住精气元神，收归于内，安炉锻炼。聚精满而补气，收气足而全神。养神归一，即仙佛有望也。

总而言之，修仙一事，实乃行易知难，并无何种拗手之术。能识破理之动机，不受缘之牵对。最初下手，所用功夫，均乃采取后天有益于三宝之法则。慢慢行做，日久自然而然熟能生巧。智慧一开，百孔供通。许多道书所著，如先用"敲竹唤龟""鼓琴招凤"之权，次行"龟蛇盘旋""龙虎争斗"，"婴儿姹女""同房婚配""黄婆伴侣""静养龙珠"，不失子午卯酉，抽添火候，温守丹成，铅炼干，汞自尽，久久昭圆出神，出得察院，变化无穷。这一类语，均属咬文嚼字者所撰也，谨防聪明匪人，任意谤毁，无德而得之。一旦失却，岂不可惜耶？如果有德而得之，灵机一动，自解糊涂，无人无我，乐之无穷矣。

第十节　真伪之行修

修本在于己　不明方求人

既得而不坚　何苦去伪寻

人之学说，无论行止与否，在未决定以前，必得目标看远，而意志还须坚绝。即就修道而言，既有其感，必得真心实意，同时须有至大至刚之秉质，慈心于物之悲感，忍耐耻辱之理想，弃贪进痴之变幻。如此行之，道一得而自成之。余所赞者曰："不离方寸无间断，何愁净土不圆成。"又曰："道虽圣传修须己，德乃人积命中天。”纵然得之，而无坚决心肠，岂非“灯虽点之而不明，枉耗油灼事难成”？希望世之究道者，切莫犯此“探求既得而当儿戏”之病耶。能够昼夜无休，须臾莫离，一到其时，自可不垢不净，不生不灭。是故空中无色者，惟我独尊也。

第十一节　论太极

太极虚无一点灵　真机拨动乃无形
恍惚之际玄幻境　元精一霎至显明

元炁初生，乃一团混沌，萌而未萌，用而未用，廓然空虚，不着一物。只有一点灵光悬照，无影无形，孤悬于恍恍惚惚若有若无之境。气之清明则显神，气之昏浊则沉沦。故《太极图》曰：“太乙含真炁，精神魂魄意。静极见无心，自有神明至。”收敛身心，是以清静为要，莫与俗夫缠扰。故长真谭祖《水云集》曾云：“丝头莫向灵台挂，内结灵丹管得仙。”孟子云：“求则得之，舍则失之。”而变化之妙，无不由阴阳而得之，是宏德而达道矣。

第十二节　论阴阳

玄中呼吸升降　往来不断不停
阴阳合而为一　乾坤自然分明

坤其静也，翕其动也。辟广大配，天地变通，配四时阴阳之义。配日月，易曰善。配至德太极，动而为阳，静而为阴。阴阳属气，而太极之动静则属理，乃玄中一点之呼吸往来之升降，虽不离气，始由身中一点真阳而运用。所谓一阴一阳之为道。得其道者，在乎保精守气，凝神入于窍中。夫凝神则真息自住，息住则为真静，静极则天机自动。始从虚无之内得神，乘动之机，以鼓动其中阳精，而从采逆摄取归源之锻，复而混静之中得气，结合可入虚无之境，方知氤氲之妙。可得一太极之化，而总不出于坎离之中也。

第十三节　论坎离

坎中满，离中虚　水火既济神自居

阴中阳，阳中阴　乾坤一体气成珠

先天卦位，乾南坤北，离东坎西。一变后天卦位，乾坤退位。

离本乾体，故曰：太阳受乾位而成离，离乃少阴。坎本坤体，故曰：太阴受坤位而成坎，坎乃少阳。离为火，火性上炎，则其易腾也；坎为水，水性下润，而其堕然矣。坎中一点阳精，长得离火相蒸，而始得长生之由；离中一点阴神，长得坎水相润，始而不死。

位虽相隔，而使气长变。但后天皆属昏浊群阴之内，阳气难升，非得真火锻炼。而坎离之气，终不能旺，何以能得交媾？道在洗心涤虑、保精调息、神守中宫、一意不散，则真火渐生。功纯火盛，则真水上腾，火入水中，水与火交，交媾日久，天机忽升。坎中一点真阳，点化离中之阴。离还是个离体，不实其虚；坎还是个坎体，不虚其实。心肾相合而得坎，坎离之妙变成乾健之体而为仙矣。

夫修丹之士，多言心肾非坎离，以呼吸为坎离，此非真也。不知坎离之体，乃是乾坤之用。大抵人身不出于五行之外也。

第十四节　五行之论

太极化五行　木火水土金

五行分五灵　性情神意精

太极化生，故有五行之原理。人身亦有五行之意义。以太极之五行，返求一身之五行，自合先天之卦位。

夫人之心曰守灵，居于上者属南二之火，我之神也；肾曰育婴，居于下者，属北一之水，我之精也；肝曰含明，居乎左者，属东三之木，我之性也；肺曰虚成，居乎右者，属西四之金，我之情也；脾曰黄庭，居乎中央之上，我之意也。意属于土，土为信。金木水火四项，非土无所成。犹如仁义礼智四常，非信无以立也。

盖天一生水，地二生火，始生气。流动闪烁，其体尚虚。其成形，犹未定迨生，生则确然有定形矣。水润下，则居于下；火炎上，则居于上。然火虽在上而根属于阴，水虽在下而根属于阳。阴阳本配合，只为阴气不能下降，斯阳气不能上升，全凭真意居中。无偶为止，掩火之乡，故下窍阴中有阳气升摄，归得中土即止；上窍阳中有阴气降蟾，蒂得中土即止。艮止之极，阳气上蒸，木液下变，是为真汞；阴气下注，金精上升，变为真铅。此乃真土之切也。

古云："真土擒真铅，真铅制真汞；铅汞归真土，身心寂不动。"五行之用土也，是为成始成终。而修丹之士，用土为先，当识生克之理也。

第十五节　生克之原理

水克火，火克土　步步不离三四五

心通肾，肾通脾　金生丽水转子午

人生化育，分于两仪。两仪者，阴阳两气也。混一于五行之中，非生克不能得制。相生渐至，相生而极。尽安能相念，而成丹乎。

盖肾神逆转于心，是肾水相克离火之原理也。心神若顺，转于脾者，是离火产生于脾土也。脾转于肺土，内生金，肺转于肾金又生水也。肾膜受脾所制者，乃土克水也。

古云："五行顺者，金生丽水；五行颠倒，水中生金。"此乃阴符之玄旨。凡修道之士，必须明了五行生克之理论，方可知其本也。

第十六节　玄旨之关键

玄玄达到天　变化本无边

真意引真火　自可炼得坚

玄旨二字，思其意而甚深，考其究而实浅。故云："神仙传法无多语，只教凝神入窍中；若得明师指窍路，自知玄旨是真翁。若把元神藏到底，变化玄玄达天空；巽风鼓动真离火，大药产生鸣自钟。”

盖窍乃产药之川源，阴阳交逢之所，若不得火炼，则水混浊于其间。若不专心致意，则火散漫难存，大药终不能生。此先天从何而来？滋萌者，神潜于丹田；鼓舞即是以火炼药。取其实而填其虚，久久弥满，至于周流运转，内真外应，结成金丹，体变乾健。盗天地之精华，夺五行之造化，不枉千辛万苦。

道至在单嗣授受而得之，其中妙用总不出乎玄关之外者，方可得手矣。

第十七节　玄关之一穴

血气方刚神自安　空谷之中有玄关

三宝凝合百脉运　破关知易行实难

玄关一物，说之无形，确非有形之窍处，更非尾闾谷道，亦非图画中所指明之气海膀胱、脐下一寸三分、明堂泥丸种种不知而误解之变名也。凡学道之士，欲想知其关窍所在者，则冬至一阳即在此，药物火候亦在此，沐浴温养亦均由此，孩胎离脱亦不离乎此。盖此一关，无边无傍，无前无后，一炁贯通，上下灵便，活络无穷，绝不能以法度而疑揣度，应从慧悟而精寻，妙在身中所求，莫向身外作计。

余今略述其征象：形如空悬黍珠，绵络于百脉之间。以己之神，而运动其中之至意者，是玄关之所在也。凡人之未生以前，即有此关穴，无此穴而不能生。男女间两相情合，意到精生，即命根已在彼处焉。

夫生身之处，正是元始祖炁。而本来面目，居于天地之中，而此处中一穴，方圆约在一方寸。故曰“大道不离方寸地”，即此也。意到则成关穴，机吸一罢，则杳杳茫茫，开合自有定时，此即自然之玄关也。又谓虚无空谷者，亦即此解。

试取鸡卵熟而剖之，必有小隙空处，即其未熟。正中虚处明显，能成鸡子，若无虚空处，则不能成鸡子。夫人之身中空谷，亦为是也。上由绛宫以透泥丸，下接丹田以至涌泉，上彻下空，其中乃系连接，借物可以证明之，何异于口乎？

虚其中则张，实其中则弛，窍之能张能弛者，亦即如是。切莫泥身着形，泥境着物。四维不着，玄关可得。为识此窍能培养此关，尔之三宝凝合其中，乃性命自可久立，而须常悟中黄之理也。

第十八节 中黄之解

大妙中黄贵　偏倚有定位

不能明达至　张久仍属废

中言其信，黄言其色。究意其所者，中无定位，黄无定色。位既无定位，有所以定者，为真黄。黄者即是中黄，不偏不倚，无乖无戾。故达中者，而不中，忘其为中，不以中之位居也；达黄者，而不黄，忘其为黄，不以黄之色泥也。无位无色，是谓其得。得而其所，即为得一也。若得真一，而后必须知窍矣。

第十九节 说河车

河通天道运真精　车行关中气自熏

并驾齐驱往前进　三阳开泰灌天门

河车者，喻言坎水逆升之意，如农家水车灌田，由下而能上者也。

夫人之一身，乃万阴之中，有一点纯阳之气。纯阳者，即元精之谓也。而能上升熏蒸脉络，自肾传肝，自肝传心，自心传肺，自肺传肾，非土莫能运转，为之小河车是也。若肘后飞金晶者，自尾闾起，下关至中关，至上关，归上田，至中田至下田，是为河车。而纯阳下降，真水自来相投而上升，真火自起，吸升呼降，十二楼前，颗颗还丹，若现金光万道者，名曰紫河车。

总而言之，积精累气，神足气即发动，犹如车行，喻名河车也。而车又分羊车、鹿车、牛车，此车皆能卷动海潮之水，灌入天门，如风回之山谷，如马骋由平沙，如迅雷之速，无稍停歇。然非戊已之功，则不能成也。

第二十节　讲戊已

坎属戊，离属己　引动水火相继起

交则生，炼则提　掌定门户自既济

以坤交乾，乾之金炼成戊土；以乾交坤，而木之液，炼成己土。在坎为戊，即肾中之壬水所化；在离为己，即心中丙火而生。

虽然水火，能分为上下金木，列于西东，全凭戊土上行，己土下降，此时方能水火既济，金与木两相交并。所谓六戊六己，掌定坎离之门户。

龙之头为己，虎之头为戊；龙之性情长在于戊，虎之性情长在于己。须留戊就己，通戊土而先起之，伏己土而后合之，方可成得金丹。且戊己之要用，乃丹家之至要，亦乃三宝之功臣也。

第二十一节　三宝之初

宝宝宝，少不了　连环性，自然保

二相应，子母抱　失元神，那能好

人之元气，由神而生，人之精由气生。人之神，可以藏养真元一炁，气中又可藏精。翕然三宝，如此保一之用，始有分别乎。

气之生精，此精本我所无，悉由吾之后天气，运用而结，故曰气中藏精。神之发动处，即是气，气之发动处，亦即是神；精之结生处，即是气；气之结构处，亦即是精。神为气之母，精为气之子，二者相应相行，莫不由元神之为主宰。神譬国家之君，气譬国家之民。古圣有云：“一要知行气主，则须为重神。”此乃至要紧言哉，如此。

长春语录发挥

竺潜

予生长僻邑，孤陋困穷，初未闻道书之名。岁丁巳，乞食杭州，因得学《易》，始知《参同契》。后三年庚申，有为我诵述《性命圭旨》者，就友朋假而阅之。始知道教在金元间，有龙门派之盛，而丘长春则七真之巨擘也。惟是书出于其徒尹志平门下，不详于性命之理，所称述者亦未免大淳而小疵。今年初夏，复从翼化堂得读《长春语录》，甚喜其言简义正，贯儒释而为一。顾其措辞平淡简略，初学读之，或易粗心忽过，爰为摘出数条而发挥之。都分四节：一曰简长生，二曰贵见性，三曰示回光，四曰入理境。

简长生

> 今世人贪生之甚，希慕长生，究无长生者，心不真也。虽极劳生以养形，为形起见，总属私心，不合天心，何能上寿？学人宜体验吾旨，誓发无上之心，即为无上之身。

百计以养身，即百计以昧心。心昧则性迷，性迷则神役九幽矣。究之身不过数十年，而神之迷晦，动经千劫。今世祈长生者，不向本命元辰自发大愿，乃从仙佛乞灵，是舍本而求末矣，究竟于我何益哉？吾宗所以不言长生者，非不长生，超之也。此无上大道，非区区延年小术也。

老子所谓长生久视者，虽至世界毁坏，而我犹故存在，即成仙佛极果之说也。欲成此极果，先要立命。而立命必基于尽性，未有不能尽性而能立命者也。何谓尽性？即以天良克灭人欲是也。何谓立命？即修成童真，永不漏泄是也。人欲克绝，无明破尽，方能成就无漏之童真。既成童真，再用宁静久照之功，始结圣胎，厥后化形飞升，名为无上极果。幻躯化为乌有，非复肉眼之所能见，所谓上天之载无声无臭是也。修成童真无漏，名为大德至德，精气神三宝永远不坏，故能长生。昔彭祖住世八百年，宝掌和尚住世千又十七岁，皆由其修成童真无漏，故能得此上寿也。不得漏尽，亦绝不能结圣胎。故曰：苟不至德，至道不凝。又曰：惟大德必得禄位名寿也。但须知，修道者无复一毫贪生畏死之心，方得谓之人欲已绝；通身经脉皆成白乳，无复一滴赤色之血，方得谓之无明已尽，亦曰满足白法。如是方成童真而得长生。此事谈何容易？学道者必须以至诚心发大志愿，誓成无上极果，虽因求道致死而不悔惧。有是真因，方获真果。何以故？天良激发，则天机自然活泼，自身中之水火雷风，善能破除自身中之阴邪浊翳，所谓本乎天者亲上，则各从其类也。

乃后世中下之士，未明此理，贪执幻躯，爱惜生命，以此有漏之因，盲修瞎炼，其数不可胜计。昔人云：拔宅飞升，鸡犬皆仙。岂真有禽兽而能成仙，土木而能飞升者乎？盖为讥诮若辈而言也。若更以贪纵口体之欲，烹宰生灵，广造恶业，其不堕落恶趣者鲜矣。然而举世皆然，此兵荒疫疠之劫所以相继不绝也，可不哀哉？

须知求长生者，为欲救自己之生命也。天地间惟生命最平等，欲救自己之生命，必应具大慈悲心，救护一切众生之生命。所以仁者己欲立而立人，己欲达而达人，亲亲仁民，乃至爱物。有此大慈悲心，方能于本命元辰中感动天心，天地间祥和之气，悉来萃于我躬，而成无上之身。所谓天道好还，一日克己复礼，天下归仁，乃知圣人真不吾欺也。

今考诸真君语录，悉符圣训，则宜乎龙门派之盛矣。呜乎，能达绍老子之道于二千年后者，舍真君吾谁与归！

（附注）语录后载《丘真君传》：真君得王重阳道法，入磻溪穴居，日乞一食，行一蓑，人谓之蓑先生。昼夜不寐者六年，复隐陇州龙门山，苦行如磻溪时，前后不食茶果凡十余年。此与孔子食毋求饱，居毋求安；释尊之树下一宿，日中一食；老君之损之又损，以至无为；庄叟之食于苟简之田，游于不贷之圃，悉皆符合。克灭人欲破除无明者盖如是。而世之务求养生者，其不合于大道可知矣。且养生小术，仅可保持健康，若死生有命，由于宿业，苟非广积阴德，亦绝不能增益年寿，故神圣仙佛虽皆存养三宝，而主旨并不为延年计也。《参同契》有“将欲养性延命却期”之句，延命亦系为办道计，而非即是道也。人有善根福德，苟获闻灸治鬼藏之秘诀，诚亦足以延寿。释尊称黄老为东方消灾延寿药师琉璃佛，职是故也。惟丹经所称姹女婴儿，龙虎交媾等等，皆指自身中之阴阳，未闻有以男女和合双修者，三教经典皆无此义。即考之南宗五祖，亦无双修事实。双修纵使有益，亦决不能灭除无明人欲，岂能立命延生哉？予亟望与陈子一讨究其理，而咫尺千里，竟不获面，诚大憾事也。

贵见性

> 吾宗惟贵见性，而水火配其次也。大要以息心凝神为初机，以性明见空为宝地，以忘识化障为作用，回视龙虎汞铅皆法相而不可拘执，反此便为外道，非吾徒也。若真能见性，即垂死一刻，亦能破百千万劫之幽暗，况五官清明，四肢强健时乎？

见空有二义，而实只一理。世间万法皆幻，惟自性为真空妙有，而现在却未始有我，是为第一义空。悟彻第一义空，则往日之种种意见，悉皆化为乌有，是为心空及第。心既空也，则自然便能忘诸讥，化诸障，随时舒转，发大作用。至于龙虎铅汞，水火配合，皆是门庭装饰，挂羊头，卖狗肉，刍狗万物，颠倒众生之术，说破不值一文钱，何足挂齿。释尊曰：菩萨心地直。真君直心不欺，竟肯向人说此直话，此其所以得成无上道也。若谓真能见性，即垂死一刻，亦能破百千万劫之幽暗，此正孔子早闻可以夕死之说，乃是有大智慧大魄力之大豪杰，方得有此大彻大悟境界，无尝血性男子，何能到此田地？故予有俚句云：

人有至情方作佛，身无侠骨不成仙；诗书礼乐春秋易，文字安能做圣贤？

以性明见空为实地，实地二字最为切紧。盖真实见性的人，另有一种气象，明眼人自能辨得。若世俗有小慧者，浏览既博，满口禅机，亦能说得天花乱坠，乃一到落实处，终不免为自胸中之成见所障碍，此便是脚跟未曾点地在，安能发大作用哉？

示回光

学人但能回光，即可了生死。此光超日月，透三界，若无此光，天地亦冥顽不灵矣。万物何处发生，此光即元始威音也。众生轮回者，因此光顺出，作种种妄想，故幻出皮囊，积骸如山，积血如海。今一句说破，人身两目外皆死物也，一目之中，元精元炁元神皆在，可不重欤。今学者皆理解，非心解也，皆讥光，非智光也，此所以轮转人天，漂流六道。若造恶之人，并无光彩，止有恶气戾气。眼光一落，全体皆阴，堕入丰都矣。千佛出世不通忏悔者，彼自无光，何能承佛光接引哉？学者现有外光，机在目也。太阳流珠常欲去人，顺也，逆而内之，金华涵苞矣。有内光，迷而失之，亦欲牵也。妄想惊其神也，不能片时清净，为有无颠倒耳。

内光者，命光也，佛谓之常寂光。此光顺去则流转生死，逆来则超脱生死，上达为君子，下达为小人，其机在此。然命光是用，性光是体。性光亦曰智光，即所谓外光目光也，必收敛其体而后能发用。故《参同》曰：三光陆沉，温养子珠。《太玄》曰：藏心于渊，美厥灵根。皆令学者常常回光反照也。

性光与命光，体用一原，同声相应，同气相求，所以天道下济，地道上行，天地睽而其事同也，男女睽而其志通也。《首楞严》曰：若不识知心目所在，则不能得降伏尘劳。所以降龙伏虎转法轮，皆须以目光为引导。故《阴符》曰：机在目。而观世音所以为黄婆接引也。

夫日月者，天地之目也；目也者，吾身之日月也。日月合璧，五星联珠，于是乎鸿蒙开辟，万物化生，景云甘露，应时而至，四灵百瑞，辐凑骈臻，天关在手，地轴由心，我直下便唤做耶和华而创造世界，位天地而育万物矣，大丈夫不当如是耶？真君删却许多葛藤，直下令学者做世界第一等人物，慈悲愿力，何等伟大，学者奈何不发大心乎？

入理境

或问曰：佛说往生西方，莲池中有姓名耶？师曰：不论姓名，华池即方寸也，莲苞即性光也，身中现有佛国。曰：若是则净土为乌有矣。师曰：又是实有的，少不得以心造，以心应。学者急须止念，念止则心定，心定则慧光自生，慧既生矣，还须自涵于不睹不闻无声无臭之中，久之方返于虚无真境。学人既有入路，即宜退藏于密，直从念头上洗剥，天理愈明，益见人心之难克，人欲将尽，反觉天心之杳渺，参之参之。

或问曰：能仁谓之释迦，如何是仁体？师曰：仁者生也，一点生机，鸟啼花放，山色波光，俱为造化，含之皆为真地，舒之尽是阳春，一念不生为仁体，念念皆圆为仁用。空则化，圆则通，通则四维上下虚空，往古来今，不外吾腔子矣，不特地狱饿鬼畜生可悯，直视夫人亦为雪涕，回视多生眷属，多生怨仇，俱在慈光覆荫之中，到上始是能仁，方证如来果位。

疑莲池中有姓名，问者可谓痴绝。待真君直接注破，彼又疑净土为乌有。抑知内圣外王，体用一原，显密权实，互融无碍。若再问此净土是谁所造，则应之曰：十方三世无量仙佛神圣所共造。虽云惟心所造，而实无心也，若造之以有心，莲邦即成魔境。然又当知，造净土者虽无心，修净业者却须有坚决至心，才得往生，否则居下不求，居上不化，无感无应，都成戏论矣。

虚无真境者，马祖云心月孤悬；圭峰云泯绝无寄；程邵诸子云心如止水；阳明先生云鉴空衡平。即所谓寂而常照，照而常寂，乃如来实相无相，涅槃妙心也。此须久久修炼，方能证得。

近世习静坐者，亦偶尔能得一种与此相似境界。但彼以默照邪禅，入空想定，成灰断果，证大圆镜。虽复相似，而实有天渊之别。老子曰：明白四达能无知。是岂不明心性者所可几及哉？

天理愈明，益见人心之难克，正所谓“人心惟危”。而圆教菩萨所以尚须力断见思二惑也。至于修炼久久，无明人欲销灭将尽，功行已深，证相似位，反觉天心之杳渺。此时乾阳已革而向上，须用自试方知真假。故《乾·九四》曰：或跃在渊，乾道乃革。又曰：或跃在渊，自试也。试之而所证非真，则须发大大慈悲心，回向娑婆世界，广度六道众生。乘此弘大愿力，方能了解大事。若遂厌离生死，疾入涅槃，便成自了汉去矣。故孙不二元君有诗云：蓬岛还须结伴游，只身难上碧岩头；若将枯寂为修炼，弱水盈盈少便舟。正谓此也。然此绝非男女双修之说，学者切勿误会。堕坑落堑，祸事非小，慎哉慎哉！

末段论能仁二字之义。在因地即是顿教菩萨，怨亲平等，得佛知见；在果位则赞化育而参天地，圣人之能事毕矣。此理直须当人自悟自证，非笔舌口耳所能相授受者也。

（补论）世称彭祖行房中术，乃系奸邪之徒，诬罔假托以诱人者。凡曾读圣人书，稍明事理，决不为所惑也。采战邪术，非特不能延年，反足以增长无明，厚其堕落之业力。惟灸治鬼藏一法，可以灭除百病之根荄，更能力持色戒，断绝淫念，则确有延年益寿之奇效。凡得其传者，皆不肯使人知之。然其所得寿限，亦不过百数十岁，未有能满二百岁者，安望与彭祖及宝掌和尚相比似哉？然此区区延年小术，得之亦非易易，须有大福德，又有大富贵之命。既得此术，即须将富贵作代价，否则仍不能见容于阎罗老子。故以此术妄传非人者，必获天谴也（所以古今大寿之人多在山林中见之，宦海中则绝无也）。

丘祖内功周天火候歌诀

灵玄子 / 注　戴继先 / 录

第一节　言阳生静里，为药产神知，即以妙诀通灵也

静极而动兮

静极之际，自生动机，动而无欲，观其妙焉。昔黄帝受广成子内视秘法，乃水中起火，月孕日魂之旨。直指之，无非心交于肾，神合其气而已。古语“神炁两个字，了尽万家书”即此。黄帝行之百日，精不摇而自化，气不耗而自清，神不劳而自宁，三者日盈，小药成矣。功法必须机先一着。最初还虚，即始于有欲观窍也。是故动机未兆之先，欲见天心，功先观窍。窍在目前，由观而得，当从有欲观至无欲，以还七情未发之时，于当止之处，常目在之，无时不照，意惟抱一，不二不杂，一贯能守，无怠无荒，守一归无，无无亦无，湛然常寂，寂无所寂，寂而常照，欲自无矣。无欲曰静，为性之体，静性光圆，为心之神，神机在目，时常内视，既凝炁穴，更慎动机也。

一阳来复

因动而阳炁生。一阳，即元炁；来复，即初生。元炁初生于炁穴，缘静而动。瑶池金母曰：静者动之基。

药产神知兮

药，元炁也；产，生也；神，吾心之神也；知，觉也。

因静极之阳气生而动，致外形伸而坚，吾心之神，忽然而知。

妙诀通灵

妙诀即后之风火采炼功法。人得诀遵行，不但延年益寿，必能通仙致灵。第一节言阳气初生勿采，迨气壮急采之。

微阳初生兮

阳气初生，丹田虽暖，犹微而未壮，如乾初九，潜龙养于深潭也。

嫩而勿采

初生之炁尚嫩，勿就用风火采炼。

药物坚实兮

药即元炁，物即外形，坚实当旺之时。

十五光盈

如圆月十五夜，子当望时，月受日光，光满而盈也。

第二节　言阳旺急采，莫到衰时采之无用

时当急采兮

元炁当旺，驰外之时，急行风火，采归丹田，由尾闾，经夹脊，过昆仑，降重楼，还炁穴，谓之河车周天功法。元炁既归，不致化精，炼之封之养之，久则可期化神，以至还虚也。

莫教错过

切莫错过当采当炼之时也。

久而望远兮

月望后，光渐缺不圆，比之气旺极，泄漏即衰。

采之无成

气到衰时，方用风火，采炼无成，吕祖曰“铅遇癸生须急采，金逢望远不堪尝”即此。

第三节 言气驰神亦驰，神返气亦返，气之回尽，缘采炼封固时候足也

气驰于外兮

心神久凝气穴，静极阳生气动，旺即驰外，形举而坚矣。

神亦驰外

神因气动，亦驰于外，苟不慧剑高擎，神珠朗照，则淫念动，元炁化淫精不积，丹何以结？吕祖曰“鼎内若无真种籽，徒将水火煮空铛”即此。昔如来修舍利成金仙，首断淫念，断法用风火。但此非至德不授，佛门惟迦叶得传。若不断淫念，如蒸沙做饭，终不能成。

神返于根兮

神，心神；返，归也；根，命根气穴也。心神由外返内，凝于气穴也。

功法念常守一，以目观中，用真意引心神，由目中注于气穴，久之冲脉通。冲脉，中宫脉也。通则玄关开，橐籥消息现矣。前任脉后督脉，一气循环，上下流转，都缘中脉交通，神返于根也。

气亦回根

用神火息风，将元炁摄回原处，故曰气亦回根。

气回将尽兮

驰外元炁，亦真意率神火息风摄归气穴，则外形缩如马阴藏相，复为童男矣。漏尽通成，乃回尽之效。马阴藏相，即玉茎如童子缩也。漏尽通即六通之一，身漏尽也。精尽化气，无再泄之谓。若得六根无漏，则六通全矣。吾心返乎混沌，方归浑化，既归浑化，何有七大十八界。所以七处征心，都无是处，然七大十八界，能成二十五圆通者，为能各守其一也。噫！一之所以为一，沌然乎其妙浑然。

采封候足

采用武火，即摄气回根风火；封用文火，即得药归炉风火；候即始调药终养药，两头用文之候，中间采药炼药用武之候，崔公《入药镜》曰“中间武，两头文”即此；足即尽气回根，无须风火采炼，若不止火，必致药伤，故《入药镜》曰“火候足，莫伤丹”，又曰“受气吉，防成凶”，均谓此也。

第四节　言阳生为活子时，壮即起火行风也

子时起火兮

子非夜半正子时，乃炁穴阳生之活子时，炁旺驰外，急起火行风。

须要分明

分明者，须要知宜文宜武时候。

第五节　言火必兼风、神当依息也

如何云火兮

昔广成子曰：火即神，风即息。风以助火，即神以依息也。

后天呼吸

呼吸，先天无形，后天有迹。虽有迹，究非口鼻呼吸，乃身中炁蒂，庄子《南华》云“真人之息以踵”是也。一呼一吸为一息，实冲脉之消息，即橐龠之阖辟，上通目中明堂也，下透丹田炁穴也，为任督交通之脉。柳华阳云：督脉非在脊骨外，任督亦非止于上下唇，予亲自领会证验，方知其真。缘自验，绘任督交通循环图，具于《金仙证论》《慧命经》内。

第六节　言用火兼风之法，即呼由内之外为前降，吸由外之内为后升

如何用火兮

如何是用火风之法。

呼降吸升

呼即前降，任脉由上而下也；吸则后升，督脉由下而上也。二脉交通，互为其根，名曰河车。运转周天，神炁依之而行。《心印经》曰“出玄入牝，呼吸育清”，《入药镜》曰“起巽风，运坤火”，即此。

第七节 言用火风如无似有

用火玄妙兮

运用火风，本乎自然，不着形迹，方为最玄最妙。

如无似有

勿忘勿助，若亡若存，以合天然，不假人为。

第八节 功法言行火风，即假真人之息以踵也

行火鼎内兮

鼎，炉鼎，位正中宫，即黄庭土釜也。采药贮此，以火炼之，以风助之，全凭橐籥吹嘘，一阖一辟，以鼓动之，《易》曰“火风鼎，君子以正位凝命”，《入药镜》曰“真橐籥，真鼎炉”即此。

真言功法，以意统炁为鼎，领神为药，引入炁穴而为性命之根。况神又为火，息即为风，指用神息摄炁，归于丹田，比喻火风炼药，成于鼎内，以便结丹。《心印经》曰“神合其炁”，《黄庭经》曰“呼吸元炁以求仙”即此。

此节直言功法至简至易，愚夫愚妇亦所能也。有缘遇此，必先斋口斋心守戒炼己，修其孝悌忠信，行其礼义廉耻，心广慈仁，志惟善化，外立功德，内炼神炁，庶少群魔作障缘耳。不然，妄修丹法，非独落于魔道，为魔王眷属，谨防天罚，难逃三劫。慎之戒之。傅大士曰：饶君八万劫，终是落空亡。修士可不凛哉?

注：三劫，五百年雷劫，五百年火劫，五百年风劫。此皆由内外相感而发，发则身即毁矣。学者当随处立德，以辅助内修，方免三劫。不然劫何以逃？凛之慎之。

息效真人

息，即呼吸。效真人之息以踵，非效口鼻之呼吸。真人之息，一呼一吸为一息，要息息归脐。脐为中宫，即踵也，论息原冲脉之消息也，经言橐籥、玄牝、谷神皆此窍玄关也。能常观此，观到虚极静笃时，关窍自开，消息现矣。此天

然风火，安假人为？张紫阳曰“慢守药炉看火候，但安神息任天然”，即此。

第九节　功法言火风必须有候。数出入之息，即其候也

火须有候兮

炁旺行火运风，须有时候。

数息出入

行火风有一定功夫，要数呼吸出入时候，无太过无不及，惟当其可。所谓调息，器口鼻之说耳。

第十节　功法言数息即火候，如用刻漏，以定时辰

名为刻漏兮

运火行风时候，如漏水有数，故名刻漏。

用定时辰

以刻漏定时辰，知运火行风，一定功夫。

第十一节　功夫言阳候三十六息，用于采取进升

自子至巳兮

由子至巳，静而动，动而又静。

六阳用九

子至巳六阳候，进火主动，乾元用九，故阳数九。

三十六息兮

乾阳用九,四九三十六息，进火一定功夫，呼接天根，吸归月窟。

采取进升

人要采取药物归炉，须进升火风烹炼以成丹也。即比于凝定神息，以意常静摄精炁运化，而复虚灵矣。在功法直指之，将我身驰外元炁，欲复归命府，必用火风。火即心神，风即呼吸，一呼则炁前降，一吸则炁后升，此一呼一吸为一息。由尾闾转夹脊，过玉枕，至昆仑，降重楼，归炁穴，为一周，如河车之运转也。约有三十六息之功夫，则驰外之炁，已尽回归原处矣。然炁之回尽，有三十六息灵原者，亦有不止三十六息归原者，总之归原后，仍用武炼三十六息而止。元·俞玉吾，我朝柳华阳，谓火候泥在三十六息亦非是。何以云三十六息？举阳数而言，此阳动炁旺火炼功夫也。

第十二节　言阴候二十四息，用于退降炼烹

自午至亥兮

由午至亥，动而静，静而又动。

六阴用六

午至亥六阴候，退符主静，坤元用六，故阴符数六。

二十四息兮

坤元用六,四六二十四息，退符一定功夫，呼通清虚，吸还祖窍。

退降炼烹

退炁渐回于内，降炁尽归于根，炼神火化尽阴精，烹呼吸调是元炁，皆由动至静功夫，故曰退符。

按进阳火，乃武火也，比于三十六息之长；退阴符，乃文火也，比于二十四息之短。

第十三节　言卯进阳火，酉退阴符，必在无思虑忿欲，惟凝神火于内也

卯阳沐浴兮

卯为火之沐浴，当大阳候之中，学动外驰，宜防危虑险，洗心涤念，进神火于静极而动之际，是火至清无浊，由于沐浴也。

阳火宜进

炁动旺极，不为欲动，而即外驰，致形举矣。当危险之时，更要洗涤，速进神火，采至清元炁摄归炁穴炼之，意净毋杂，此武火宜进之沐浴也。功法武火，如达摩祖师，二目观中，默朝上帝，用意率神合炁，随呼吸以升降，摄提神炁，逆转泥丸，复降归根矣。

酉阴沐浴兮

酉为水之沐浴，当六阴候之中，炁静内归，宜防危虑险，洗心涤念，退阴符于动极而静之际，是符至清无浊，由于沐浴也。

阴符宜停

炁已回根，不因年老而为阳衰，致形缩矣。当此阴符宜停，仍须洗心涤念，微用真意，似有似无，若亡若存，绵绵不息，以固本根。无此刻漏火符常温养回根元炁于丹田，所谓炉存火种常温养是也，即静中文火之沐浴也。功法文火，似如来二目垂帘内视，用意率神合炁，呼吸相依，温养神炁于丹田也。

不降不升兮

不用呼则前降、吸则后升之火风，惟丹田内凝神火，故曰不降不升。

沐浴景象

炁穴内凝不降不升之神火，全在无息无虑，忘忿忘欲，方是沐浴景象。

第十四节　总言上三节，进火退符沐浴为小周天功法，较比后之大周天略有微形

较大周天兮

由自子至巳兮至沐浴景象十四句，属百日功，小周天炼精化炁，采小药之法。比十月功大周天炼炁化神采大药之法不同。

略有微形

小周天较比大周天，略有用火风之微形。若后之大周天采大药，只由定里存火种于炁穴，本五龙捧圣之秘旨，歌诀未完故不细述。

第十五节　言小周天由调药、生药、采药、得药、炼药、养药，在进火退符沐浴温养内。而功法两头宜文，中间用武，比一岁循环，起于冬至，终于冬至，为周天一巡也

周天三百兮

十二地支，除卯酉每宫二十度，共三百度为一周天。

除卯酉数

卯酉二宫六十度，为春秋二分，阴阳中度当旺，故宜沐浴洗心涤垢。始于惩忿窒欲，终于无忿无欲。火下降，龙从火内出；水上升，虎向水中生；龙虎交会，水火既济矣。若火宜降，反而上胜，水宜升而反下泻，则火不生木，水不生金，为忿不能惩，欲不能窒，必有不测之患，以至炁耗神亏矣。除此卯酉，而为沐浴，以防危险也。

三百六十兮

十二宫三百六十度，为一周天。

连卯酉名

连卯酉六十度在周天内。

再加五度兮

乾隆后编新法，周天三百六十度，古法再加五度。

四分之一

新法每度六十分，每分六十秒；古法每度百分，每分百秒。四分之一,一度分为四分，每一分二十五分。

以象闰余兮

由今岁冬至，至明岁冬至，三百六十五日零三时，为日行逆转一周天，以成一岁。若以年论，遵日月朔望，定月之大小，十二月凡三百五十四日为一年，除剩者积三年加一闰，积五年期再闰。

周天一巡

今岁冬至，至明年冬至，日行之西转东，一周天为一巡。比于丹法，静极而动，炁生外驰，至阳关外形即举。炁壮精盈，不致泄者几希，纵不思淫外泄，亦必精耗炁衰。修士当此，即净心专意，抱一观中，神凝炁穴，进火行风采之封之炼之，退符沐浴温养，亦如日行周天一巡也。

第十六节　言小周天功毕，仍归以静，无思无虑，无忿无欲，惟心凝神于炁穴，再候阳生，以进火也

复归于静兮

药既归炉，止火停风；炁已回根，便安神息，复归于静。

依然沐浴

依然洗心涤垢，无忿无欲。无忿火自降，无欲水自升，水火交神炁合，鼎盈小药炉存火种，绵绵不息，时时温养。然沐浴之火，不着于有，不落于无，故为文火。

神凝炁穴兮

吾心之神，仍用意凝定，注于炁穴，纯一不杂。其实元神，即是真火，随吾真意，存于丹田，由目中以注之也。

再候阳生

神火久存炁穴，再候静极而动，元阳之炁，又发生炁穴也。

第十七节 言百日功内，精尽化为元炁矣。但此百日功内，千二百时，要无间断，入室不涉外，方可期望有成，不然于朝暮夜间做三五次，庶可保身以延年也

行之既久兮

奉行此诀，于百日功内，运满三百秒周天，则目中阳光二现，淫根已缩，阳关已闭，无精可采，精尽化为炁矣。所积真阳之炁，尽付炁根，纵有动机，不宜再行火风也。

精返为炁

功到百日，阴精与元精，均因火风尽化为元炁。及阳光二现，止火景到，必须止火，惟入定静以养真阳也。

回风混合兮

百日工内，三百秒周天，采炼小药，日积日盈，全在火风，以助火炼药，即以神摄炁成丹。

百日功灵

百日功夫，毫无间断，如天之运行无已，方能采成小药，日积日盈也。

第十八节 言得六根震动，阳光二现时，须要七日口诀，大周天法则。但此候小药将成，可再问采大药之诀，以得指示也

六根震动兮

前云阳光二现，止火景到，惟入定静，以养真阳，候阳光三现。采大药之候已至，须用七日采功，六根震动，得大药之景见矣。

七日口诀

丘祖于此未言。

大周天起兮

七日大周天功法，丘祖于此未言。

再问迷津

丘祖于百日功内，用小周天火候，采成小药功法，前已逐节言明。至于七日大周天，采大药功法，可再问之以便指示迷津也。

卷四

诗词歌赋序跋

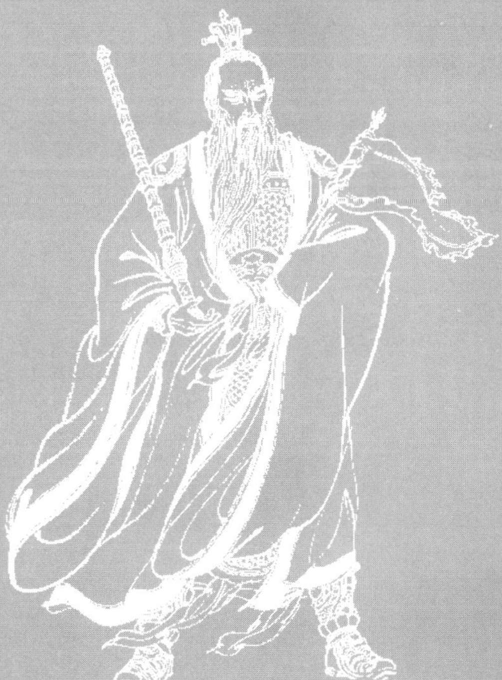

云鹤闲吟

题高鹤年居士玉照

陈撄宁

返照回光一现身，飘然云外隔风尘；
相看是我还非我，可笑知津又问津。
梦里河山老行脚，镜中笠屐倍精神；
本来面目今何在，流水无情草自春。

送道友胡允昌由海道之燕

陈撄宁

风雨如闻惜别声，天涯泪眼为君横；
十年采药山中梦，五月乘槎海上情。
此去鱼龙观变化，将来猿鹤笑浮名，
匡庐有愿栖真共，待辟烟萝证旧盟。

送高鹤年居士朝五台

陈撄宁

海陆兼程达上方（喻禅净双修）
霎时炎热化清凉（五台别名清凉山）
曾于祇树参经座（指哈同花园而言）
又向云峰礼法王（五台有云峰胜境）
饮水自知冷暖味（《六祖坛经》语）
逢僧应问木犀香（禅宗机锋语）
金刚窟里传消息（五台有金刚窟）
话到三三莫较量（金刚窟一段案）

和撄宁子夜宿丹房诗原韵二首

常遵先

休嫌斑鬓半银丝，老子函关未出时；
何事尘心牵羽客，乱荒道路感流离。

道心和气细如丝，真子炉当进火时；
大隐谁知撄宁子，黍珠秋老满填离。

又和赠剑客梁先生诗原韵二首

常遵先

游戏人间寄此身，胸罗星斗布奇文；
黄庭点破玄关窍，引动纯阳拜老君。

我本琳瑶笔吏身，谪来人世主修文；
半生海上逢知己，绿竹虚心是此君。

夜宿潇湘渔父丹房

陈撄宁

黄海秋风拂鬓丝，壮心深悔误年时；
天涯共有飘零感，拥被灯前话乱离。

赠剑客梁海滨先生

陈撄宁

廿载羁留自在身，缘承师旨阐灵文；
微篇一卷劳三顾，旷代知音独遇君。

赠潇湘渔父

陈撄宁

两载交游识素风，豪情端不与人同；
阴阳反掌刘诚意，理气传心蒋大鸿。
起死灵方悬肘后，长生妙术隐壶中；
劝君进步求金液，他日争看老返童。

天台纪游诗之一

陈撄宁

双涧回澜春复秋，国清寺外好淹流；
寒山拾得今何在，空听丰干掉舌头。

乙亥孟夏，偕马君一浮、张君竹铭同游天台。历访名迹，抚今追昔，睹物思人，深有感于智者大师当年创教之不易。马君此行，得诗七首，诚所谓咳唾九霄，风生珠玉。愧我不文，难以为继，虽偶复寄兴，辄无足观，故未敢举似。拙作本首末句，盖因彼时独立桥旁，静闻溪水之潺湲，仿佛山灵之絮语。频怀遐想，漫缀微吟。今读竺潜先生此篇，方知海上真有丰干其人者，岂又将逼我等缩入岩石缝中去耶。嘻！异矣！读偈言竟，戏书于后。

撄宁子记

乙亥仲冬

注一　双涧回澜，乃天台国清寺前最名胜地。

注二　国清寺门外，是神圣境界。国清寺门内，则不便置议。

注三　寒山、拾得，是两位异人，与唐丰干禅师同时。一者隐居天台之寒岩，因号寒山子；一者乃丰干禅师在赤城道侧拾得之弃儿，就养于国清寺，寺僧令其执贱役，遂名为拾得。故皆无真姓名。寒山子常来寺中就拾得乞取残食菜滓，冠桦皮，曳大木屐，状类颠狂，时惹僧众厌恶，惟独拾得友善，每相对密语，众都不解。但此二人皆非比丘身。寒山子行藏，大似天台中之流丐，拾得则等于国清寺所雇之苦工耳。后人多误会彼等为正式出家的和尚，是不可以不辩。

注四　双涧回澜之上，有大石桥，俗名丰干桥，乃昔日丰干禅师跨虎入松门处。

注五　闾丘太守所以能有机缘拜谒寒山拾得于国清寺灶下者，由于丰干之一言。故二人同怪丰干饶舌，于是连臂笑傲跳出国清寺而去。闾丘太守复追踪至寒岩山礼请，二人见太守来，便将身缩入岩石缝中，曰：报汝诸人，各各努力。言毕，泯然无迹。现有《寒山拾得诗集》行世。

注六　丰干谓："寒山文殊，拾得普贤。"而二人又对闾丘太守云："弥陀不识，礼我何为？"是则丰干亦非凡品矣。

翼化堂善书局八十周纪念辞

撄宁子

翼圣传经一教尊

翼化堂创办人张雪堂老先生，由儒入道，又复旁通佛法，故最初出版书籍，除四书十三经而外，并兼售道经、丹经及大乘佛经等类。取其能羽翼圣经，发挥至理，对于孔教宗旨，相成而不相悖也。张公在当时本为彼教全国之首座，道友共有数十万人。局外人不知，仅称其为慈善大家而已。

化民成俗大功存

《易》曰：君子以化民成俗。雪堂先生有焉。溯翼化堂开业于咸丰七年，正值洪杨之劫，人心思乱，道德沦亡。张老先生一面办道兴教，一面极力提倡慈善事业。当日全中国书局以专印善书为本务者，仅翼化堂一家。名流俞曲园先生曾亲题"翼化堂善书局"六字以赠。今木刻仍在。又沪上各种慈善机关，大半皆雪堂先生所组织。目下废者固有，而存者尚多。沪人士常追忆称赞不置。

堂堂旗阵开先路

孙子书中有云：无邀正正之旗，勿击堂堂之阵。意谓战时若遇此等军容，则不可与抗。张老先生当日办慈善事业，所以能立于不败之地者，盖因其能坦白表示利而不害、公而忘私之气量，故能誉满申江。后有继者，当学张老先生之毅力仁心，则天下无不可为之事矣。

善善家风付子孙

《公羊传》云：君子之善善也长。又曰：善善及子孙。张公雪堂羽化时，谆谆嘱咐芝山先生以道为重，以善为怀。故芝山先生行事，一本前人，不敢改弦易辙。芝山先生辞世，竹铭先生继之，仍笃守前人家法。虽毕业上海德文同济医科大学，对于世界最新科学，皆有研究，然中国旧道德犹保留而勿失也。

书外须求真口诀

翼化堂出售各种丹经道书甚多，为他家书坊所不及。近来购买道书者，与日俱增，可知国中好道之士尚不乏人。虽然，道书固当博览，而仅仅在书中寻求，恐尚不足以达到目的。学者宜先将坊间各种道书读完，然后再做第二步事业可也。

局中别自有乾坤

未入道者，譬如局外人；已入道者，譬如局中人。男子修炼，名为乾道；女子修炼，名为坤道。此功夫之不同也。而教中各种仪式规律，其组织法亦颇严密，只有局中人能明了，局外人固不能知其底蕴也。

八仙齐会玄关窍

八洞神仙之历史，妇孺都知，毋庸赘述。究竟八仙当日用何种方法修炼成道，则无人能详言其故，今特注明于此。学者须知玄关一窍者，既不是印堂眉间，亦不是心之下肾之上，更不是脐下一寸三分。执著这个肉体，在里面搜求，不过是些脑髓、筋骨、血脉、五脏六腑秽浊渣滓之物，固然不对；撇开这个肉体在外面摸索，又等于捕风捉影，水月镜花，结果竟毫无效验。著相著空，皆非道器，学者当于内外相感天人合发处求之。此是实语，不是喻言。际此岁历更新，我望读本刊者个个成道，特不嫌饶舌，泄漏一点消息。果于此道有缘，必能豁然顿悟，庶不负翼化堂提倡道学之苦心也。

世俗称方棹曰八仙棹，谓其四正四隅也。故八仙亦可作八方、八卦解。

十地同归众妙门

老子《道德经》云：玄之又玄，众妙之门。乃一切仙佛圣贤、宇宙万物之所从出，故谓之门。既从此出，还从此入，故曰同归。十地者，谓十地菩萨也。

周正当年原建子

周正者，谓周朝之正朔。以夏历 11 月元旦为岁首，故曰建子。商朝以夏历 12 月为岁首，故曰建丑。夏朝以阴历 1 月为岁首，故曰建寅。自汉以后，至于清季，皆用夏正，阴历月大 30 日，月小 29 日。因为太阳与太阴合朔之关系，不能不如此判定。虽属人为，实亦顺乎自然天象。阳历专以太阳为主，与太阴毫无关系，乃亦有每年12月之名称，或31天，或30天，或29天，如此分派，殊觉牵强不近情理。既然不管日月合朔与否，何必板数要用十二个月作一年？现代学者主张每4星期28天为1个月，每13个月364天为1年，另外多1天，放在岁首或岁尾均可。尚有每年的余数四分之一日，满四年又多一日，则须置闰矣。此法比较现行之阳历，似乎来得便利。外国人虽有赞成此举者，但守旧派多数反对，故难于实行。然而反对派亦无理由可说，仅以为骤然更改，诸多窒碍而已。

纪元改历更何论

今岁1月1日，乃夏历十二月初七日，即商历之正月，亦即周历之二月。"民国"纪元，改用阳历，人民或以为不便。吾尝谓若阳历与阴历相差在一月前后者，我们譬如奉商朝之正朔；若相差在两月前后者，我们譬如奉周朝之正朔。何不便之有？外国天文博士已经说过月球这个东西，寿命也不长久了，将来快要分裂成为八块了。果如此君之言，我们老祖宗遗传下来的阴历，根本就要推翻。光明美丽可爱的月球，人类尚且无法挽回他的劫数，何况仰承月球运行而推算的阴历，更不足论矣。哈哈！

念兹创业非容易

《书经·大禹谟》曰：念兹在兹。盖念皋陶佐禹之功也。吾愿一般好道之士，凡到翼化堂购道书者，皆当念雪堂先生创业扬善之深心，与芝山先生守成继志之诚意。若非二公之力，翼化堂亦不能维持至于今日，而吾国遂缺乏一道书流通之总机关也。更愿竹铭先生首念前人创业之艰难，更念后学求道之不易，尽量将全国中善本、孤本、秘本、抄本各种道书，翻版印行，以惠后学。纵遭亏蚀，亦所不惜。既可以显扬祖德，又可以丕振玄风，岂不善哉？！

辞去荣华返道根

芝山先生在日庭训，常劝竹铭先生从速了脱尘俗之事，中年以后，专心办道，继承祖业。竹铭先生自幼牢记此训，曾屡为余言之。故对于人间利禄之途，未尝一涉足。而歌台舞榭，亦绝少因缘。现正静待入道时机之至万而已。若非夙种道根，孰能与于此乎？

答撄宁子

黄忏华

（撄宁子以书抵我，累数千言，语重心长，作此以报。）

太丘贻我书，劝我求神仙；登仙讵不欲，尘劳纷吾前。
我曾读梵夹，粗解文字禅；小乘嫌太枯，大乘嫌太圆。
我志在缘觉，花叶皆真诠；尝将大般若，展诵落花边。
神仙似缘觉，观化碧峰颠；每读列仙传，辄为飘飘然。
忆昔陟庐岳，相与恣攀缘；涉涧访枯僧，窬岭寻飞泉。
曾订云山约，期将尘事捐；幽岩同习静，清夜细谈玄。
焉知十五载，此约还虚悬；君既未归隐，我犹混市廛。
其余同游人，或老或长眠；低徊思往事，惨淡如寒烟。
我闻君苦语，我心为悁悁；学道贵勇猛，胡为长迁延。
迁延复迁延，岁月逝如川；誓将掉臂去，海上从成连。

洞霄宫诗

杭县马一浮作　撄宁抄登

宋家陵阙久蒿莱，封禅神祠遍九垓；
独许李沆称圣相，谁言汉武是仙才。
黄冠度世依山活，戎服搜林被鸟猜；
（自注：时见逻卒入山，编练丁壮）
却忆七真方佐运，遗民空望集灵台。

自注：丘长春为北七真之首，元世祖颇见礼异。邓牧心，元之高士，独隐居大涤，撰《伯牙琴》，持论乃与鲍敬言为近，超然有惠施去尊之旨。同为道士，而南北异趣如此。

访白鹿山房故址不得，为之喟然。因念此山旧隐，如郭文举、许远游之伦，益阒绝矣。

丙子四月

撄宁补注：洞霄宫，乃宋道观，在浙江省余杭县大涤山中。是处岩壑深秀，泉石清幽，大可洗涤尘襟，故名大涤，为道家72福地中之第53福地。上有许迈修道遗址，并归云、鸣凤、龙光、栖真诸石室。十载以前，曾偕马君游此，惜未穷其胜也。

李沆，宋相，在位日取四方水旱盗贼奏之。王旦以为细事不足烦帝听。沆曰："人主少年，当使知四方艰难。不然，血气方刚，不留意于声色犬马，则土木甲兵祷祠之事作矣。吾老不及见，此参政他日之忧也。"其远虑先识如此，时人称为圣相。

邓牧，字牧心，别号三教外人。宋亡，不仕，隐居余杭洞霄宫之超然馆，常经月不出。沈介石为营白鹿山房以居之，与谢翱、周密等友善。大德中，无疾而逝。著有《洞霄图志》六卷。其诗文集，名《伯牙琴》。

天台山纪游诗七首

（时在乙亥仲夏）

马一浮作　陈撄宁抄登

登天台观石梁瀑布

至游务贞观，归寂念行迷；久闷川上吟，今与智者期。
山泽气相求，心亨物无暌；九寓纳尘芥，群生犹醯鸡。
步虚寻鸟迹，冥想追天梯；开襟当日月，飞跷陵虹霓。
羽人慕丹丘，不睹仙灵栖；王乔已冲举，局促哀烝黎。
宴坐篾应真，密林尚招提；有情终变灭，但余风日凄。
瀑流自太古，下注万仞溪；共工不敢触，长使蛟龙悲。
吕梁信安蹈，溟渤何端倪；大化本无心，众甫焉可齐。
缘象皆滞言，所适无故蹊；疲氓守耕凿，猛士耽鼓鼙。
畴能移巨壑，夷夏同夸毗；潭幽止奔濑，岩润丰春荑。
在宥恒不迁，虎兕安容窥；养疴混樵隐，庶以忘町畦。

上华顶宿药师庵

地迥忘高下，林深失晦明；
岩阿常雾色，溪谷自雷声。

云散群峰出，江流到海平；
草庵容偃息，世事任纵横。

真觉寺访智者大师塔

法华证后始开权，南岳亲承教外传；
得坐披衣犹此日，焚香烧臂定何年。
目穷霄汉无人问，行尽崔嵬倚石眠；
僧宝不逢牛迹乱，灵山一会已迢然。

高明寺

吹花拂雨度鸣湍，云黯苔凝旧讲坛；
药病空劳挝毒鼓，儿孙多为付金襕。
风铃夜语闻胡谶，火宅虫游聚野干；
不见诸尘三昧起，四山难遣一山安。

宿赤城道院蚤虻嚼肤申旦不寐戏作示同游

宁按：所谓同游者，指余及张君竹铭二人而言。当时余等二人，亦被跳蚤所扰，终夜无眠。

蘧庐一宿比惊乌，赤蚁玄蜂尽若壶；
漫诩金丹能换骨，却来魔窟试行符。
舍身饲虎情无恼，入肆调心事岂殊？
梦觉双非欣厌泯，坐忘将谓到清都。

螺溪道中

其一

尽日披云涉涧行，不闻人语但溪声；
苍崖碧树长相对，恰是无情胜有情。

其二

白石清泉孰主宾，山花溪鸟自相亲；

眼前尽是桃源路，莫向秦人说避秦。

撄宁曰：常有友人向余索读马君诗，苦无以应，故将其登载于此，以飨同好。愚见以为马君之诗，辞藻固佳，然其特点，不在辞藻，而在性情。世有溺于情而蔽其性者，如缠绵歌泣春蚕作茧之类是也。又有存其性而遗其情者，如释门偈语及宋儒理学诗之类是也。就诗论诗，二者确有太过与不及之弊。马君之为人，虽已见性，而未尝忘情。故其为诗，性情兼至，不枯不缚，超以象外，得其环中。此即马君之诗格，亦即马君之人格也。世人知音，当能契默。

赠别道友黄邃之

陈撄宁

其一

海宇春残鸟乱啼，落红飞白系愁思；

季云已死尧夫远，忍复听君话别离。

（黄君并谢君季云、高君尧夫，皆当年炼外丹之同志。）

其二

十载交游岂偶然，《参同》一卷证师传；

先生去后留孤我，更与谁人论汞铅？

其三

学道原非必入山，于今廛市隐居难；

洞天信有栖真地，何日胡麻结胜餐？

其四

财侣由来不两全，年年空说买山钱；

君平卖卜韩康药，忧患余生愿比肩。

题风景照片

陈撄宁

其一　黄山松鼠跳天都

峰头片石自何年，松鼠留名万口传；
一语荒唐君莫笑，天都跳过便成仙。

其二　黄山文殊院旁象石

久闻黄帝开山祖，偏让文殊浪得名；
顽石也知羞耻事，仰头不肯表同情。

其三　太湖晨曦

孤屿浮青敛晓烟，波光云影接遥天；
双舟竞向中流去，剩有秋声在树巅。

挽道友黄邃之君联语

陈撄宁

逆境困贤才，为生活，老华年，岁月蹉跎，当前谁是超凡客；
南宗称知己，证师传，谈妙悟，源流指掌，今后难逢第二人。

寄怀撄宁先生梅陇

黄忏华

故人息影水云村，黄叶萧萧昼闭门；
竟岁丹铅弘绝业，终宵炉火锻灵根。
富春山色萦心目，明圣湖光绕梦魂；
我羡严陵君抱朴，清游何日更重温？

述怀寄撄宁子

常遵先

一别秋风秋复冬，人仙事业两玄空；

（去初拜别，今复隆冬，一无所成。）

饶挥笔阵千军北，输却丹炉一点红。

（各承师训，宣扬大道，饶费笔墨，终输自修。）

守我师箴时雨化，凭他米熟野云春；

（谨司宣化，不理别法。）

每思分地开山约，重访衡君古柏宫。

（因重旧约，重访衡云。）

大道都从缥缈探，君编北派我编南；

（大道不出虚无缥缈中，故《扬善刊》分编两派，同归一路。）

到头妙用物无一，入手工夫琴叠三。

（《敲爻歌》云：朗朗圆成一物无。《黄庭经》云：琴心三叠舞胎仙。）

观窍有炉名偃月，采花无药笑瞿昙；

（《无根树》云：偃月炉中摘下来。《敲爻歌》云：花花结就长生药，长生药，采花心，花蕊层层艳丽春。）

当年柱下除尼父，世上何人识老聃？

（老子为柱下史，除孔子问礼外，当时天下谁人知为道宗。）

附：常君致陈君函

（前略）弟还湘两访衡岳，终无蔗境，虽衡云生建有洞天，苦留同住，奈家政尚须调处。一俟安定，拟再访衡云于朱砂洞，另筑茅庵，以储精术。依古柏为栖真之所，地址颇广，届时容再奉告。附诗请正，顺颂道祺。

附：陈君复函

遵先道兄先生惠鉴：

经年阔别，云树空思，忽奉瑶章，如闻謦欬。

藉悉衡云仙友，栖真南岳，安享洞天，徒殷仰止。弟以负有使命在身，目下未容高蹈，论及实际功夫，早输却衡君一着矣。倘他年吾兄茅庵筑成，与衡君比邻而居，朝夕餐霞服雾，习静谈玄，此乐虽帝王不易。届时可能分我一角蒲团之地否？

凡关于南派学说，弟不欲越俎代庖，努力弘扬，惟兄是赖。

再者，愚见对于前人三教一贯之旨趣，固未尝厚非，奈彼等法执不破，我见太深，每多轻视仙道之论调，是为遗憾耳。果彼等肯稍事圆融者，弟亦何必浪费笔墨乎？此层须求吾兄谅解是幸。

弟陈撄宁顿首

咏彼家诗三首

常遵先

撄宁子谓，《道窍谈》画龙点睛处是“彼家”二字如何解释颇有研究余地。他又提出肾气心神、身外腔里、同类孤修三问题。余阅之深有趣味，因占绝句三首质之撄宁子以助一笑云。

清修

心肾氤氲神气调，后天祖炁起阴跷；
欲探彼我真消息，认取他家玉液苗。

童真

真意元精运一身，钻通内外四时春；
欲探彼我真消息，须向先生问谷神。

还丹

上德全真清且闲，功成白发借他山；
欲探彼我真消息，只问金丹还不还。

戊寅秋六一初度述怀并序

洪太庵

自吾有身，忽忽六十一年矣。生平碌碌无所长，惟良心不昧，凡事知足，粗衣淡饭，幸延岁月，此天之厚我也。长筋静坐，神明未衰，此道之赐我也。

吾少也贱，身体素弱，今而得此，敢不勉乎？述怀之作，不堪一噱，相知亲友，倘能摘而正之，固所愿也。

惭愧虚生六一年，不谈事业只谈仙；
洪崖是我宗亲也，何日容吾笑拍肩。

顽健今犹未老身，粗衣淡饭味津津；
唯余一念非非想，安得居尘不染尘。

心如古井已无波，胜有情关奈若何；
但得驻颜长不老，何妨共恋此娑婆。

年来地覆与天翻，救世应毋畏苦艰；
太息古仙多自了，空留姓字在人间。

揽镜欣看顶未童，誓将余力起衰风；
逢人便说长筋术，是我修行第一功。

以上七言绝句五首，乃福州洪太庵君由菲律宾寄来者，余读之甚感兴趣，兹特抄投贵报，以供同志诸君欣赏。洪君年过花甲，人视其貌，皆以为四十许，盖其生平得力于长筋术及静坐之功，故其效如此。惜因商业关系，未能专心修炼，否则成绩必更有可观也。今将其六十一岁述怀诗五首，抄登报端，以飨同好，并征求名山洞府及安全城市，修仙学道诸君之和韵，但作者年龄须在五十以上，若未满五十岁者，余不敢劝其从事于仙道。设因身体有病，自愿炼习粗浅之功夫，以求恢复健康者，则又当别论。

己卯清明节撄宁子附白

拜读列位仙翁赐和佳章再叠前韵奉答

洪太庵

客秋述怀之作，方以献丑为恧，乃蒙撄师齿及，遂至引起列位仙翁赐和。凡所称许，实不敢当，然而抛砖引玉，荣幸多矣。用是不揣固陋，再抒鄙怀，既表谢忱，兼酬高谊，尚祈斧正，毋任钦迟。

前太庵洪万馨草于菲律宾之吗里拉旅次

己卯中秋节

帽影鞭丝年复年，林泉何日许休肩；
微吟敢自矜风雅，惭愧垂青到列仙。

撄宁子附注：帽影鞭丝，谓风尘奔走，不获安居之意。

八洞三山世外身，乘槎霄汉早知津；
最怜小谪东方朔，游戏文章也出尘。

撄宁子附注：唐人诗云：三山银作地，八洞玉为天。按三山即蓬莱、方壶、瀛洲也。八洞有上八洞下八洞之别，皆神仙洞府。

世外身，指本报各期所登载和韵诸公而言。

第二句“乘槎霄汉”，是比喻大还丹作用。张三丰真人《无根树道情》云：“无根树，花正高，海浪滔天月弄潮；银河路，透九霄，槎景横空泊斗梢。摸着织女支机石，踏遍牛郎驾鹊桥；入仙曹，胆气豪，盗得瑶池王母桃。”读此即知乘槎霄汉喻意之所在。

早知津者，言和韵诸公，皆过来人，无须再问津矣。

本诗第三句东方朔，乃洪君自况。东方朔以滑稽著名，善作游戏文章，而东方朔偷桃故事，亦与还丹作用有关。

爱河无处不风波，人欲横流奈彼何；
但使滩头撑得住，慈航稳渡出娑婆。

撄宁子附注：爱河，即在房帏之间，人欲往往胜过天理。

彼者，彼家也。张三丰真人《登高枱道情》第四段云：“防只防身中无慧剑，怕只怕急水滩头挽不住船。”又《一枝花道情》第三首云：“提起我无刃锋芒剑，怕则怕急水滩头难住船。”又《天仙引道情》第一段云：“显神通向猛火里栽莲，施匠手在弱水上撑船。”洪君之言，盖有所本，非空谈也。此为修炼真实功夫，同道诸君，请于此三致意焉。

坎离颠倒地天翻，暂忍须臾莫畏艰；
寄语留心葭管动，一阳来复霎时间。

撄宁子附注：《参同契》云："天地者乾坤之象也，坎离者乾坤二用。"此言天地乃乾坤之体，坎离乃乾坤之用。《悟真篇》云："日居离位翻为女，坎配蟾宫却是男；不会个中颠倒意，休将管见事高谈。"此即坎离颠倒之妙用。

地天翻者，以天理克制人欲也。

芦中薄膜，名为葭莩。古以葭莩之灰置于律管以占气候。交冬至节，阴极阳生，则黄钟管中葭灰飞动。人身气候，亦同此理。有我家之冬至，有彼家之冬至，皆所谓活子时也。但其消息甚微，非粗心所能觉察。

十载搜求诀返童，天涯何幸接春风；
自从一纸传心后，始见无为造化功。

撄宁子附注：往年洪君功夫，偏重有为，于古今养生家言，搜罗殆尽，努力奉行不懈。余劝其百尺竿头更进一步，故洪君近来每于无为法上着眼。有为无为，双轮互运，而丹道全矣。《悟真篇》云："有无从此交相入，未见如何想得成。"盖极言此道之玄妙也。当代知音，其共勉之哉。

盖竹山宝光洞唱和诗

浙省乐清县盖竹山，道书称为第十九洞天（俗名杨八洞），其间除纯仙观及各岩洞外，有名宝光洞者，改筑小室，为最幽静，道人叶学愚君居此（即贵报第七期所登和洪太庵先生述怀诗之叶君）。本年夏季，邑绅施智禅君重游此间，因见宝光洞改筑美善，及愚道人苦志清修，临行赠诗一首以勉之。其友逸叟者，常居纯仙观，见施君诗，复依韵和之。今特抄投贵报，倘荷刊登，岂仅名山古迹之幸，或亦海内外好道诸君所乐闻也。

温州乐清紫芝观道末陈诚凯投稿

唱诗（施君作）

玲珑小筑古清幽，大石千人拟虎丘，
有道玄栖同梅福，丹光烛耀待仙游。

和诗（逸叟作）

习道有心择地幽，摄生法效处机丘；

三千八百完功德，跨鹤飞升天际游。

撄宁子附注：江苏吴县虎丘山，有大石，面积甚广，可坐千人，世称千人石；梅福，汉朝人，为南昌尉，及王莽专政，遂弃官归隐，严子陵之妻即梅福之女也；处机丘，即丘长春真人，乃全真教龙门派之初祖，有小周天功夫口诀传世。

宁按：本篇投稿者陈诚凯君，曾有和洪太庵君述怀诗五首，见本报第九期第二版中。又查本报第七期周敏得君所作《温州乐清县杨八洞略述》一篇，记载颇详，读者可以参考。再按《扬善半月刊》总号第六期第 94 页，《洞天福地考》云："第十九长耀宝光之天，在浙江台州府城南 30 里盖竹山，山周 80 里，群峰拱青揖翠，而石室天门香炉三峰最著。旧有八洞，今多湮塞，惟三洞可通，洞景奇胜，不可名状。"云云，大致不差。但台州疑是温州之误，当改正之。

铁海道友招饮沪西紫阳宫并劝移居彼处
愧无以报命作此奉赠

陈撄宁

红尘十丈锁西郊，一听玄音破寂寥；

海上游仙情未断，人间历劫愿难消。

桃源春暖琼台冷，羊角风清雁荡高；

最是君家寻乐地，何当挥尘共逍遥。

附注：浙省天台雁荡二山，名冠海内。天台山有桃源洞，乃刘晨阮肇采药遇仙处，又有琼台夜月，为天台最幽胜风景之一。羊角洞乃上雁荡山必由之路，雁荡所以得名者，因山之绝顶有湖，春归之雁，常宿于此，故曰雁荡。荡者，谓水草所聚也。铁海道人昔年久住羊角洞，而紫阳宫在天台山亦有故迹可寻。

苍松翠柏喜同栽，恨不移根傍玉阶；

事有因缘非自意，方无内外莫相猜。

开山演教传坤诀，筑室娱亲辟草莱；

闻道长生须努力，早修大药入天台。

附注：旧谓出家人为方外，在家人为方内。但佛教方外，废除本姓，以释为姓，表示与祖宗父母兄弟妻子断绝关系；而道教方外，仍用自己姓氏，不忘本，不背亲，不绝伦常。此即中国古教与印度传来的佛教不同之处。

坤诀，见道书中，乃当年孙不二元君所留传以度女众者。修大药，见天台张紫阳仙师《悟真篇》中，其诗云："饶君了悟真如性，未免抛身却入身；何似更兼修大药，顿超无漏作真人。"此亦佛道两教思想绝对不相同处。

筑室娱亲句，盖谓沪西紫阳宫落成后，铁海道人即返天台，迎其老母来沪供养，俾克专心习静，现闻其母工夫甚有进步。

敬和撄宁先生原韵一首

上海紫阳宫铁海道人未是草

先生大隐沪西郊，讲座宏开慰寂寥；
重振宗风花雨散，勤宣妙道篆香消。
天台原有神仙迹，雁荡堪容亮节高；
两处名山任君选，烟霞逸趣信非遥。

和黄异吾道人诗五首

永嘉汤壁垣旧作

黄异吾炼师，人极洒脱，能文工诗，出家天台。后住持浙江武康升玄观，复寄迹杭州玉皇山，今驻鹤上海玉皇山福星观分院，或亦大隐居廛市之意耳。一日余过周敏得君寓所，见伍止渊师手中持有此诗，索而观之，不禁飘然有出尘之想。因抄寄本报，以饷同好，并僭易数字，谅汤先生不我责也。

撄宁子识于上海位中堂

声气言从异地求，初平惯与素心俦；
剧怜浮世多尘梦，未获先生给枕头。
风雨相思知我共，烟波遥隔使人愁；
今承远道遗诗简，特对青灯拨冗酬。

宁按：浙江金华山有黄初平叱石成羊仙迹，本诗第二句借用以喻黄炼师。又第三、四句，系用邯郸梦吕祖度卢生故事。前人有诗云：四十年中公与侯，虽然是梦也风流；我今落魄邯郸道，要向先生借枕头。

身骑只鹤出天台，化作黄刚度世来；
曾把芙蓉朝玉阙，为调铅汞访丹台。
探幽幸得栖真宅，怀古端凭炼句才；
海上已无清静土，不须飞鸟到蓬莱。

宁按：第三句本于李太白“手把芙蓉朝玉京”句。又《悟真篇》云“调和铅汞要成丹”，第四句本此。

小谪尘寰数十秋，入山深被白云留；
神全不畏蜉蝣短，气伏能将龙虎收。
论境原非千里隔，泛舟争奈五湖游；
忽闻掷地金声振，犹向霞标注两眸。

宁按：蜉蝣乃水面飞虫，朝生暮死，寿命极短。龙虎，譬喻神气。末二句人多不解，今注如下：晋孙绰尝作《天台山赋》，辞致甚工，以示友人范荣期云：“卿试掷地，当作金石声也。”赋首尾约六百三十字，其中有四句云：理无隐而不彰，启二奇以示兆；赤城霞起以建标，瀑布飞流以界道。盖天台山奇景虽多，而以赤城栖霞及石梁雪瀑二景为最胜。作者以孙公之赋，比黄君之诗，睹景思人，故曰“犹向霞标注两眸”。

又按：黄炼师平日注重内功，故此诗第三、四句有神全气伏之语。

一事迷人玄又玄，哪知诞日结仙缘；
风流余韵犹如旧，云水行踪不似前。
抛却赤城居福地，别寻绛阙礼诸天；
回思往岁霓裳曲，壁上笼纱已二年。
闻说重阳古节临，振衣长啸答秋砧；
登高不减参军兴，辞国还同越相心。
喜有鸿篇传旅雁，愧无凤管写来禽；
计然一去筹难藉，我对斯山亦感吟。

宁按：第三句用孟嘉重九日龙山落帽事，第四句用范蠡去越归隐变姓名为陶朱公事。第六句来禽，因王羲之有《来禽贴》故云。第七句计然，乃人名，即范蠡之师，隐居浙江武康县东南三十余里之山中。计然多才智，善于筹策，故后人名其山曰计筹山，升玄观在此。

洪太庵先生诗

庚辰秋，六三初度，在菲岛摄影纪念，偶成二律，录呈撄公夫子斧正。

浮生又度六三秋，百岁光阴过半周；
事业等于毫发许，聪明只合稻粱谋。
中年归隐空怀想，乱世流离未解忧；
且喜太平终有日，会当尘海放归舟。
顶上霜华渐渐稀，何妨点缀到须眉；
光阴荏苒真如梦，世界沧桑那足奇。
一局未终柯已烂，三生不昧石犹知；
待看采药天台去，返我童颜似少时。

洪万声寄自小吕宋

附记：洪君与我，堪称同志。洪君好道，我亦好道；洪君想入山，我亦想入山；洪君念念不忘天台，我亦承认东南一带名山以天台为最胜。山中桐柏宫道观，供奉南宗初祖张紫阳仙师像，神采如生，其像手中持书一册，上题《悟真篇》三字。当年塑像者，可谓有心人矣。又龙门正宗第十代高东篱祖师（即金盖山闵小艮真人之师）住世 151 岁，于乾隆三十三年羽化，遗蜕即葬于天台桐柏宫道观山后。仙道南北二宗，皆与此山有密切关系。修道学仙之士，倘要入山，愚谓天台最适宜也。将来时局好转，交通恢复，拟再往天台一行。若有机缘，能觅得结茅佳境，当与洪君共之。惟诸道友做初步工夫者，则以杭州西湖之城市山林较为方便耳。

撄宁

庚辰孟春仙学院听讲《参同契》已毕作歌见意

闽西无余子

仙宗道学追黄老，四千余年风教早；长生久视道成仙，华夏伊谁继探讨。虚灵湛寂先天体，鸿蒙未判本如是；自然一炁产阴阳，乾坤二用从兹始。二用循环有屈伸，始终无尽自相因；五行顺布趋生灭，万象森罗历劫尘。抑扬造化仰羲文，画卦明爻剖秘门；夫子赞之成十翼，古圣学说至今存。东汉伯阳得其旨，天人合发无彼此；大易黄老炉火三,三者同契内丹理。内丹之事非诡异，颠倒坎离法既济；运行进化是仙才，无之为用有为利。丹经首创肯垂慈，恐泄天符故慎之；隐藏根本枝条露，孔窍其门作乱辞。木火水金一三五，东南西北走龙虎；奇词奥语竟连篇，谁能不畏参同苦。千载以下有述义，诸家各逞其私智；漫夸已会古仙心，我见未除乃大忌。偏执清静犯孤修，九鼎何堪称好逑；注释愈繁文愈晦，要求正义费冥搜。我昔家山研学殖，三读参同三太息；卦爻律历象何凭，铢两尽寸纷难识。葛藤满纸障思潮，恰似乘槎遇暗礁；安得高人借慧炬，照我迷津烟雾消。伯阳仙去今邈矣，独坐中宵怀彼美；金罍山上草色深，荒凉古道谁践履。吾师 ×× 矫不群，为怜学者堕疑云；救弊补偏奋袂起，声教如雷贯耳闻。音容未接神已驰，天涯何幸遇相知；三载工夫求印证，鱼书往返褒美词。蒙庄之学许相若，玄关一窍云不错；但愁修道未修丹，衰病两侵无妙药。去冬来沪秉至诚，水陆兼程风鹤惊；仙学院中亲尘范，立谈已足慰平生。晨昏侍候百余日，叩问玄机欣入室；方知口诀非寻常，简易功夫上乘术。太乙含真炁不竭，觅之杳冥与恍惚；问师药产在何时，遥指庚方一钩月。《悟真》讲罢说《参同》，此理分明一贯通；岂徒扫尽江湖诀，更使前贤叹折衷。人将师比毛西河，疏解经书抗辩多；师言予辩不得已，黜伪辟邪敢避苛。由来大道无言说，无言又惧真诠绝；欲浚仙源伏众魔，端赖吾师笔与舌。手握智珠胸似雪，仙道凋零肠百结；誓将正法铁肩担，狮吼一声魔胆裂。四十年来富经验，旧学新知称博赡；出入三教亦何拘，混俗和光昔自敛。天运循环应有待，国粹微茫源流在；承先觉后仗斯人，照古证今长焕彩。三生愿力一身系，未了宿因感淹滞；他年倘续海山缘，万壑千崖从此逝。

按：金罍山，在浙江省上虞县，乃伯阳仙翁之故乡。

圆峤真逸诗（七律）

撄宁子录

湖上颂轩皇

湖上诸山，发源黄山，为黄帝修真处。武林省会，是黄山南支结穴。南北两峰，得三天子之灵气焉。

轩皇铸鼎炼丹砂，一角天都大帝家；
山势南来云海远，潮声西上越江斜。
龙飞凤舞开都会，燕语莺啼验物华；
地脉由知得灵气，春城儿女总如花。

江上颂虞舜

重华命侍臣以《道德经》及驻景丸授苍梧女道士王妙想，王后上升。竑山以舜修道之所，故曰道州营道县（见《集仙录》）。会稽有虞舜巡狩台（见《图经》），亦为地官（见《神仙通鉴》）。

重华原是古神仙，侧陋亲承太上传；
东观曾过登岱路，南巡正忆省方年。
灵源九派流丹液，名岳三宫隔紫烟；
秘笈解参王妙想，几人白日更升天。

江上颂神禹

大禹治水至巫山，为上古鬼神龙蟒之宅。杳冥昼晦，迷惑失道，云华夫人命侍女授禹以敕召鬼神之书。禹询于童律，知为金母之女，西华少阴，凝气成真。爰拜而问道。蒙夫人出丹玉之笈，开上清宝文相授，禹因此遂能治水成功。天锡玄圭，号紫庭真人（见《墉城集仙录》，禹穴纪）。禹陵在会稽，杭州以禹杭得名，道家亦奉禹为水官。

瞿塘龙蟒阻通津，亲向巫山礼上真；
少室诞灵忘癸甲，长淮息浪镇庚辰。
云雷鼎上图魑魅，岳渎经中奠鬼神；
隔岸晴霞见祠庙，梅梁花开十分春。

江上咏范少伯

范蠡，字少伯，计然弟子，佐勾践灭吴霸越，泛五湖而去，自称陶朱公。迹其生平，始则奉勾践夫妇臣朋于吴，以子胥之忠谏而不能害。大功甫成，脱屣远去。知几其神，蠡也有之。《神仙通鉴》谓为歧伯后身，有以夫。

注到阴符第几篇，还家壮士锦衣鲜；
陶朱计定倾吴日，黄老功成霸越年。
一舸载来人似玉，五湖归去月如烟；
三高祠宇今犹在，谁更熔金铸浪仙？

通仙观咏张道陵

张道陵，乃留侯后裔。父翳客吴之天目山，母林氏梦神人自北斗魁星中降，以蘅薇香草授之，遂感而孕。生于沛，七岁遇河上公授《道德经》。及长博综五经，为大儒。往来吴越，从学者千余人。计功名无益于身心，乃炼长生之道。居阳羡山中，访曹洞玄于西洞庭。举直言极谏科，拜巴郡江州令。诏举贤良方正，不起。居北邙，得丹书篆文，遇阴长生识之。入吴遇魏伯阳，丹道愈明。初居阳平山，娶雍氏，生二子三女。入蜀治蛇虎，得王长赵升为徒。太上降之，授以《盟威正箓》，治八部鬼神，与会盟于青城山黄帝坛下。妖疠衰息，乃立二十四治，使十二神女入阳山井中，教猎者以汲泉煮盐之法。后与眷属居龙虎山，乘白鹤随老君至成都。地涌玉局而坐，重演《正一盟威》之旨，授正一真人之号。以箓剑册印授长子衡，与雍夫人乘黑龙紫车上升。今临安神仙观、余杭通仙观、阳羡张公洞，是其地也。

剑印森严统百灵，驱除妖疠掌雷霆；
须知正乙盟威品，即是文昌大洞经。
井偃鱼龙千廪白，山环龙虎万峰青；
真人位业天仙福，北斗光中第几星？

灵隐咏钟离云房

南天竺寺，今下天竺寺也，晋僧慧理开山，方丈曰佛国山。“法堂”二字，乃云房钟离权书，甚奇古（见《武林旧事》）。

神仙钟离权，不知何时人，间出接物。五代之世，频游人间。尝草其所为诗，字画飘然，有凌云之气。又云：生于汉，从周孝侯征齐万年，兵败入山，遇许坚及王元甫，传道，入崆峒，自称都散汉，善书（见《列仙传》《宣和书谱》

《云麓漫抄》《夷坚志》)。著《灵宝毕法》《破迷歌》以传洞宾。灵隐山门榜曰“绝胜觉场”，仙翁葛洪所书（见《灵隐寺志》)。又云，宋之问书。

山堂青积汉时烟，都尉泉亭合共传；
名将从来工翰墨，书家多半属神仙。
苍龙东阙萧何体，灵鹫西湖慧理禅；
莫诩延清旧题字，云房还在稚川前。

江上咏东方曼倩

东方朔，字曼倩，平原厌次人。汉武帝时，仕至大中大夫,《史记》《汉书》有传。其灵迹见《汉武内传》《十洲记》。《列仙传》云：东方朔，楚人也，武帝时，拜为郎。宣帝初，弃郎去，以避乱政。后见于会稽卖药。谢灵运《会吟》云：范蠡出江湖，梅福入城市；东方就旅逸，梁鸿去桑梓。正咏其事。旅，客也；逸，放也。《乐府解题》曰：会吟，其致与《吴趋》同，会谓会稽。

执戟曾经侍武皇，茂陵回首感苍茫；
远从徐福求三岛，笑看侏儒饱一囊。
谢客诗中怀旅逸，夏侯赞里忆贤良；
韩康卖药谁亲见，倘有神仙不死方。

江上咏梅子真

子真，名福，九江人，为南昌尉，居家常以读书养性为事。元始中，王莽专政，上书言王氏太甚，不报。一朝弃妻子，去九江。至今传以为仙。其后有人见福者，于会稽，变姓名，为吴市门卒。

铜人泪湿故宫花，新室亡刘事可嗟；
吴市尚传门卒里，富春何处女儿家?
朱翁樵径迷春雨，伍相箫声隔暮霞；
倘过泉亭都尉治，粟山城郭感栖鸦。

按：严子陵妇，乃梅福之女。

江上咏严子陵

子陵钓富春江上，今桐庐也。光武愿得相助为理，往来洛阳，则江上有羊裘之迹也。又《云笈七笺·道教相承录》载：第十四代，刘政授严光。又载：左元放授严光女李佗，神仙眷属，犹使人缅想高致。

七里清泷接富春，高台终古郁嶙峋；
隐居自合偕仙女，天子居然重故人。
江上斜头望云月，夜中伸足动星辰；
扁舟剩有羊裘在，依旧烟波理钓纶。

仙姥墩咏王方平

王远，字方平，东海人。博学五经，明天文图谶河洛之要，孝桓帝征之不起。居太守陈耽家三十余年，一旦化去。仙姥墩在清波门外。姥善酿酒，方平尝就沽饮，授药一丸，以偿酒价。姥因此仙去，人于洞庭见之。方平又尝降吴门蔡经家，见麻姑掷米成丹砂。方井在秦亭山下，相传方平曾饮此泉也。

苏台曾见掷丹砂，更喜西湖酒可赊；
方井泉清留旧迹，洞庭人去渺天涯。
书摹鲁国仙坛记，春在余杭阿姥家；
我有金貂思贯醉，青山何处碧桃花。

临平咏姚翁仲

姚俊，字翁仲，钱塘人，仕至交趾太守。汉末，入增城山学道，遇东郭幼平，教行九炼精气辅星在心之道。官东华宫中节度（此恐是成道以后之仙阶。若谓是人间官吏，则与仕至交趾太守句不合）。苗裔至今在钱塘临平，其坟坛历然，时闻角鼓之响，皆知为姚司命冢。东郭幼平，秦时隐增城山得道者也。

当年访道入增城，东郭先生一卷经；
仙箓头衔云篆碧，墓门鼓角晚山青。
《金华宗旨》参新诀，铜柱关山问旧铭；
今日皋亭西畔过，夕阳衰草满回汀。

江上咏魏伯阳

魏伯阳，上虞人，号云牙子。性好道术，师事阴徐二真人。与弟子三人，入山作神丹。丹成，与犬食，犬即死。自食之，入口亦死。一弟子曰：吾师非常人也，服此而死，得无意耶。取丹服之，亦死。余二弟子相谓曰：所以得丹者，求长生也，今焉用此？乃共出山求棺。伯阳即起，将所服丹纳弟子及白犬口中，皆起。遂皆仙去。

一卷《参同》万古传，已将道妙泄先天；
阴徐师表承前辈，钟吕渊源启后贤。
消息潜通《周易》理，阐扬宜证《悟真篇》；
闺丹炉火都研究，我是金床马自然。

宁按：魏伯阳在仙道中之身份，颇不易赞叹，此诗恰到好处，的是能手。

龙泓洞咏葛孝先

葛玄，字孝先，诵《清净经》而得道（宁按：《清净经》晚出，葛仙时代，恐无此书）。有《道德经·序》，称太极左仙公。以丹书付弟子郑隐，隐以授玄从孙洪，即葛稚川也（见《晋书·葛洪传》）。

葛翁炼丹之所，今名葛坞，在灵隐，吴方士葛孝先所居（见《元丰九域志》及《舆地志》）。孝先从左元放授九丹金液仙经。吴大帝欲加荣位，意不欲往，腹痛而卧，须臾死，尸失所在。又去游会稽，号葛仙公。以其炼丹秘术授弟子隐，洪就隐学，悉得其传。

龙泓洞在飞来峰，一名岩石室，一名通天洞。晏殊《类要》云：吴赤乌二年，葛仙翁于此得道。以年代度之，在稚川前，当是孝先耳。

南屏山有幽居洞，相传葛仙翁修炼之所，或亦是孝先之遗迹也。

回龙桥畔卧犀泉，青壁芙蓉好洞天；
学道偶居灵鹫麓，登真犹忆赤乌年。
苍茫旧宅怀句曲，转辗丹经付稚川；
极目初阳台畔路，神仙毕竟有家传。

江上咏介元则

介象，字元则，会稽人，学通五经。后学道，入东山，善禁气之术。吴王征至武昌，称为介君。诏令立宅，从学隐形术。后托病，赐以美梨，食之便死。晡时至建业，以梨付苑吏，吏种之，以表闻，与立庙。祭时，有白鹤来集座上。

夕阳何处介君祠，江水江云我所思；
黄鹤楼边曾立宅，赤乌碑上合题诗。
前缘或者知于吉，同辈惟应数左慈；
赢得香梨宫苑在，瀛洲玉雨赏花时。

撄宁按：本诗第五句费解，又“或者”二字用于诗中，亦觉乏味，若改为“前车覆辙怜于吉，同辈神通让左慈”似较妥。

凤凰山郭公泉咏郭文举

文举，名文，河内轵人。洛阳陷，入余杭大涤山中。倚木于树，苫覆其上，居十余年。猛兽害人，独不害文。区种菽麦，采竹叶木实，贸盐以自供。食有余谷，辄恤穷匮。

尝有猛兽，张口向文，视之有横骨，乃以手探去之。尝使负盐入市，絷之邮亭。日暮虎饥而嗥，今之嗥亭，是其遗迹。王导迎置西园，朝士咸共观之，颓然箕踞，旁若无人。温峤尝问曰：饥而思食，壮而思室，人之情也，先生独无情乎？文曰：思由忆生，不忆故无情。又问曰：先生独处穷山，若疾病遭命，为乌鸢所食，顾不酷乎？文曰：埋藏者亦为蝼蚁所食，亦何异乎？又问曰：猛兽害人，顾独不畏耶？文曰：人无害兽之心，则兽亦不害人。居西园七年，未尝出入。一旦忽求远还山，不听，逃临安山中。及苏峻反，破余杭，而临安独全。人皆异之，以为知机（见《晋书·隐逸传》）。

泉出岩窦间，相传为文举所凿，多不盈掬，久旱不竭。明僧明秀，更名许僧泉。方豪篆名镌壁（见《钱塘县志》）。

秣陵曾访读书台，又见清泉此地开；
蕴藻纹深横旧石，葫芦水冷浸寒苔。
梵天古寺鳗何在，元盖孤云鹤未回；
失笑文人轻篆壁，当年不为许僧来。

撄宁按：河内与轵，皆属今河南省。洛阳陷，乃晋怀帝永嘉五年，匈奴刘聪遣刘曜等攻陷洛阳，虏怀帝去，强迫帝着青衣行酒时也。丁兹国破家亡之日，稍有人心，能无悲愤？郭君遁迹穷荒，实抱不得已之苦志。而彼三朝元老诸贤，方且宴安江左，自诩风流，竟以饮食男女之凡情，谬测志士仁人之衷曲，亦可怪矣。

葛岭咏葛稚川

葛洪，字稚川，句容人。少时寻书问义，尤好神仙导养法。从祖玄，得仙，以丹术授弟子郑隐。洪乃就隐学，悉得其法。后师鲍靓，靓以女妻洪。洪传玄业，兼综医术（见《晋书·本传》）。

稚川隐西湖山，以仙著。初闻郭文举在大涤，造请焉。修真著书，号抱朴子。葛岭在宝石山西，亦名葛坞，相传是洪炼丹处。湖上诸山，多洪隐迹。居灵隐山，丹宅犹存（见《二寺记》）。天竺山下，有葛洪炼丹井（见《舆地记》）。定山慈惠院，太康间，葛稚川舍宅为寺（见《临安志》）。《太平广记》载三生石事，有葛洪川。许浑有《题天竺寺葛洪井诗》。雷峰小蓬莱，相传洪栖炼于此。灵隐寺额，相传洪书。

曾从句漏乞丹砂，饱看罗浮万树花；
是处深山堪避世，一车行具此移家。
松阴古井澄寒水，云里高台丽晓霞；
我与神仙多宿契，灵枢也学种兰芽。

稽留峰咏许远游

许迈，字叔元，小名映，改名远游，东华署为地仙（见《真灵位业图》）。迈，句容人，少恬静，不慕仕进。南海太守鲍靓，隐迹潜遁，迈往候之，采其至要。谓余杭悬溜山，近延陵之茆山，是洞庭西门，潜通五岳。陈安世，茆季伟，常所游处。于是立精舍于悬溜，而往来茅岭之洞室。

永和二年，移入临安西山，登岩茹芝，有终焉之志。著诗十二首，论神仙之事（见《晋书·本传》）。

许迈建思真堂于灵隐山（见陆羽《二寺记》）。灵隐稽留峰，即远游嘉遁之所。迈自余杭悬溜，移灵隐（见《西湖游览志》）。

潜通五岳采真回，悬溜深山精舍开；
南海解寻高隐去，东华曾署地仙来。
三生石上中秋月，千岁岩前太古苔；
旧是先生嘉遁处，茹芝园绮共徘徊。

江上咏王逸少

逸少东归会稽，誓墓不出。钱塘山水，精华未发，非止山阴道上，千岩竞秀，万壑争流也。《神仙通鉴》称为书宗先生。新《齐谐》言：天上写紫清烟语，品书以索幼安为第一，逸少为第十。迹其换鹤之作《黄庭》《道德》，流传人间。与道士管霄霞往还，烟霞之志深矣。

又上轻航渡浙西，云门山寺入耶溪；
《黄庭》书罢鹅争浴，兰诸花开鸟乱啼。
岩壑肯将经济换，烟霞许共室家携；
如何誓墓归来日，不住钱塘住会稽。

钱塘咏许黄民

黄民，字元文。家有《上清真经》，魏夫人授弟子杨羲，传黄民祖穆、父翙，先后隐化。永兴初，京畿乱，黄民奉经入剡，为东阐马朗所供养。元嘉六年，将移居钱塘，封其真经一厨付朗，分持经传及杂记自随。及至钱塘杜道鞠家，少时而终。

穆，一名谧，字思亢，许迈之弟也。妇陶科斗，女弟娥皇。中男联，字元晖，小名虎牙。小男名翙，字道翔，小名玉斧，妇黄敬仪，即娥皇女。孙黄民，女道育琼辉，并得度世（详见《真诰》）。盖其时佛法未盛，人多奉道，润以文藻，大有神仙眷属之意。如许者，亦其著也。

香婴深护篆烟浮，珍重经文弈世留；
终阙隐书传世系，华阳《真诰》溯灵修。
牙箱轴富翻新箓，云笈笺多下几筹；
玉佩金珰仙眷属，攀星还拟礼辰楼。

玛瑙寺咏杜子恭

《晋书》：孙恩，父泰，字敬远，师事钱塘杜子恭。子恭有秘术，尝就人借瓜刀，其主求之，子恭曰：当即相还耳。刀主行至嘉兴，有鱼跃入舟中，破鱼而得刀。其神效往往如此。南齐山阴孔灵产，过钱塘北郭，辄于舟中遥拜杜子恭墓。

《宋书》沈约自序：杜炅，字子恭，通灵有道术。约先世有沈警者，敬事子恭。按墓在钱塘县北，南齐时所谓钱塘北郭，犹《水经注》灵隐山下钱塘故县。江经其南，则北郭亦近湖之地也。俗传玛瑙寺左有杜子恭墓。

倪璠《神州古史考》曰：杜子恭者，神方验于《晋史》，冢墓载在《齐书》，盖黄公道术之流，葛洪神仙之比也。

黄公道术葛翁篇，鱼腹瓜刀事偶然；
何处鹤栖曾寄迹，有人蝉蜕说登仙。
暮云楼阁西泠树，落日帆樯北郭船；
玛瑙寺前埋骨处，纷纷遥拜墓门前。

宁按：首韵“篇”字不妥。

钱塘北郭咏孔灵产

灵产，名默，会稽山阴人。泰始中，罢晋安太守，有隐遁之怀。于禹井立馆，事道精笃。东出过钱塘北郭，于舟中遥拜杜子恭墓，并从许黄民求杨许真书，令郡吏王兴缮写（见《真诰》及《云笈七笺》）。子稚圭，即撰《北山移文》讽周彦伦者。

晋安归棹晚烟迟，北郭曾经礼导师；
岂有丹经传郑隐，可无仙馆立杨羲。
阴阴桑柘寻遗宅，郁郁松楸访旧碑；
省识家风知慕道，儿曹解赋北山移。

孤山咏陆修静

修静，乌程人，事母至孝。晋衰，不仕，奉母入金盖山。故多梅，增植之。岁足代耕，傍所居曰：梅花馆。凌义渠谓：和靖植梅有祖，其先生欤。母病思鲈，钓于溪，获二尾，烹其一，龙子也。翁乞一，还之。后过镜湖，舟覆，一少年负之出，盖以报云。母殁后，作道士装，周游湓浦庐山，闲与渊明、慧远结白莲社。尝至秣陵，居钟山茱萸馆。为刘宋客而不臣，卒谥简寂。庐山简寂观，是其遗址。法箓称灵宝天师。

种梅人去渺天涯，金盖山前有旧家；
香雪林中调鹤地，晚霞溪上钓龙槎。
秣陵月落烟横黛，庐岳云深瀑谢花；
谁是高踪继莲社，虎溪三笑最风华。

曹桥咏潘尊师

杭州曹桥福业观，有潘尊师，虚襟大度，行功济人。有少年诣之，避难六十日，临别，授正一九州社令箓阶。自后灵官传执，四海之内，无不知之，厌其喧聒，却之不可，乃食肉啖蒜以却之。一日少年来曰：汝犯真灵，罪当冥考，另授一术，广行阴功，用赎前过。后来言者，皆诸天方外之事，岁余尸解。

九天龙虎守云都，金箓分明总玉枢；
掌上观纹千里见，耳根邮报万灵趋。
神君帐里传丹诀，力士坛前秉赤符；
何处曹桥旧仙观，春城烟树夕阳孤。

山中咏陶贞白师

贞白先生，《南史》有传。谢沦先作陶先生小传，甚简。华阳隐居先生《本起录》，则从子翊所撰也。云庚午年启假，东行浙越，寻求灵异，至会稽大洪山，谒居士娄慧明；至余姚太平山，谒居士杜京产；至始宠山，谒法师钟义山；至始丰天台山，谒诸僧标，及诸处宿旧道士。并得真人遗迹十余卷。东阳长山，吴兴天目，无不经历（见《云笈七签》）。则湖上诸山，当有先生游迹矣。广陵通元坛，余从问道，师所主也。

笑谢浮名署隐居，华阳仿佛似华胥；
松吹夜月鹅笙杳，碑堕空江鹤梦虚。
曾与褚刘敦古谊，亲承杨许有真书；
名山都是径行处，石室金庭问旧庐。

肃仪亭咏孙思邈

思邈，京兆华原人。7岁就学，日诵千言。及长，好谈庄老百家之说。周宣帝时，隐太白山学道。洞晓天文推步，精究医药，务行阴德。尝求小蛇，泾阳龙子也，得入水府，授龙宫禁方三十首，因著《千金方》三十卷。龙宫方散其内。又著《脉经》。唐太宗高宗朝，授以侯爵，固辞。永徽三年尸解（见《续仙录》)。肃仪亭，在上天竺，有无竭泉，一名孙公泉，相传为思邈洗药处。

高卧空山不计年，肃仪亭畔甃苔圆；
偶携处士烹茶具，来试仙人洗药泉。
鹫岭应留遗迹在，龙宫曾有禁方传；
隐居绝似陶贞白，管领华阳好洞天。

武林咏司马子微

子微，名承祯，河内人。博学能文，工篆隶，少事中岳体玄先生潘师正，传其符箓，用辟谷导引服饵之术。隐天台玉霄峰，自号白云子。则天、睿宗、元宗，屡加征召，有宝琴花帔之赐。写三体《道德经》，撰《修真秘旨》，论五岳真人。因建真君祠，诏于王屋山自选形胜以居。弟子甚众。女真焦静真，灵识精思，至方丈山，遇二仙女谓曰：子欲为真官，可谒东华青童道君。意指子微也。蜀女谢自然，泛海将诣蓬莱求师。至一山，遇一道士言：天台山司马承祯，名在丹台，身居赤城，真良师也。乃回求受度，白日飞升（见《云笈七笺》)。李太白《大鹏遇希有鸟赋》，为子微作也。

赤城王屋总名山，都有仙居杳霭间；
五岳真形留帝阙，九重前席谢天颜。
悔桥终古寒飞瀑，捷径当年冷闭关；
玉女双修俱绝世，宝琴霞帔礼量鬘。

江上咏贺季真

季真，名知章，四明人，官秘书监。李白游长安，知章遇之，呼为谪仙人，解金龟换酒。晚乞归四明，自号四明狂客，乞赐鉴湖一曲。又《神仙传》：知章以天宝末，入四明山中，饵药上升（见胡稚威《怀仙堂记》）。

贳酒金貂尚有无，山公骑马两鬟扶；
谪仙乐府新诗卷，狂客生涯旧酒徒。
二顷水田谋鹤俸，十年归计恋渔租；
如何只放稽山棹，不乞西湖乞鉴湖。

江上咏叶法善

法善，字道元，处州松阳人。父慧明，祖重，四世修道。七岁溺松阳江，三年复还。父母问故，曰：青童引我朝太上。师青城山赵元阳，受遁甲。入蒙山，神人授书。诣嵩高山，岳神授剑，遂居卯酉山，投符起石。游括苍山，遇三神人告曰：子本太极左仙卿，以校录不勤，谪人世，宜立功济世佐国，当复旧任。授以正一三五之法。自是四海六合，名山洞天，咸所周历，诛荡精怪，扫馘妖邪。叔静能荐之，拜上卿，辞，乞为道士。以黑符诛瓜州白鱼，以丹符救东海龙。发蕃使凶函知张果前生为混沌时白蝙蝠精。摄李北海魂使书碑，与明皇凉州观灯入月宫听紫云回曲。灵异之迹不可胜纪。钱塘江有巨蜃为害，沦溺舟楫，投符使神人斩之，除害殄凶，功德尤遐被也。明皇诗云：清溪道士人不识，上天下天鹤一只；洞门深锁白云闲，滴露研朱点《周易》。赐法善也。卒年百有七十岁，赠金紫光禄大夫，谥有道先生。

宁按：叶法善当唐高宗及中宗两朝，屡受知遇，常奉召入禁。至睿宗时，拜鸿胪卿，封越国公。开元中卒。法善在日，尝乞刺史李邕为其祖作碑文。文成，并求书，邕不许。一夕，邕梦法善再求书，应之。书未竟，钟鸣梦觉，至丁字下，数点而止。法善刻碑毕，持墨本往谢，邕惊曰：始吾以为梦，乃真耶。世称此碑为追魂碑，又称丁丁碑。

又按：唐明皇受方士施术，同游月宫，听仙乐，问其曲名，曰紫云回。帝默记其声归，遂制霓裳羽衣曲。此段故事，或谓施术者是罗公远，或谓是申天师，或谓是叶法善，各种记载不同，未知孰是。大约当日确有此事，故能流传久远，至今无人不知。料其所施之术，或类似于近世之催眠术耳。

清溪道士叶尊师，身历三朝作羽仪；
东海清泉龙叟报，西园醇酒曲生知。

凉州夜市金钱富，月殿新声玉遂迟；
滴露研朱点《周易》，九天云鹤听吟诗。

真圣观咏吕祖洞宾

万历《钱塘县志》载：观中蕉花盛开，有道士赵肖先居之。一日有羽客来访，适赵他出。客题诗蕉叶曰：午夜君山玩月回，西邻小圃碧莲开；天香风雾苍华冷，名籍因由问汝来。又曰：白雪红铅立圣胎，美金花要十分开；好同子往瀛洲看，云在青霄鹤未来。相传以为吕祖寄托也。揭傒斯有《真圣观蕉花访仙人题诗处诗》。真圣观，今圆妙观，在吴山麓。（宁按：揭傒斯，乃元朝人，官至侍讲学士，能文，尤长于诗。）

蕉花原是美金花，有客来寻羽士家；
仙迹曾劳驻黄鹤，朗吟应复倚青蛇。
春深瀛海看云气，夜静君山玩月华；
我欲西邻营小圃，绿天庵畔种灵芽。

宁按：陆西星所编吕祖诗，与此处不同，当从陆编为是。

钱塘咏施肩吾

肩吾，字希圣，睦州人，唐元和中进士。隐洪州西山，矢志不仕。有诗曰：气本延年药，心为使气神；能知行气主，便是得仙人。吕祖游睦，见其趋向烟霞，授以还丹大道（见《修真传道集·序》）。有《春日钱塘杂兴诗》。

西山高隐慕仙家，碧洞青萝览岁华；
鹤梦冷栖松际月，猿声寒啸岭边霞。
蚕娘门外笼桑叶，酒姥溪头种藕花；
采药空林招野客，也同句漏乞丹砂。

西湖咏张志和

志和，山阴人，号元真子，抉擢进士。善画，饮酒三斗不醉。肃宗尝赐奴婢二人，志和配为夫妇，曰渔童、樵青。守真养气，卧雪不寒，入水不濡。天下名山水，皆所游览。与颜鲁公善。鲁公守湖州，与陆鸿渐、徐士衡、李成矩唱和渔父词二十五首。鲁公东游平望，志和酒酣为水戏，铺席水上，独坐饮酌啸咏。有云鹤随覆其上，挥手以谢，上升而去（见《续仙传》）。

圆波吹雪鮆鱼肥，漠漠晴烟湿翠微；
隐逸生涯新钓艇，神仙踪迹旧渔矶。
晚山何处青鸾去，春水依然白鹭飞；
我亦武陵源外住，桃花乱点绿蓑衣。

三生石咏牧童

唐李源与僧圆观友善，相约游峨眉。至南浦，见妇人锦裆负瓮而汲。观曰："此妇孕三岁矣。吾不来，故不得乳。今既见，无可逃者。后十三年中秋夜，当与公相见于杭州天竺寺。"遂亡。源后自洛适杭，中秋月夜，于葛洪井畔，见有牧童菱角骑牛而歌曰：三生石上旧精魂，赏月临风不要论；惭愧情人远相访，此身虽异性长存。又歌曰：身前身后事茫茫，欲话因缘空断肠；吴越溪山寻已遍，恰回烟棹上瞿唐。歌竟，拂袖入烟霞而去。观此，则牧童不昧前因，抑已仙矣。石在莲花峰下。

解从身后说身前，知尔今生已得仙；
影踏疏林秋有迹，路寻幽涧夜无烟。
锦裆远梦人千里，菱角长歌月一天；
何处青山最堪忆，莲花峰下葛洪川。

宁按：圆观，在他书上亦作圆泽。大约此僧能入定出阴神，故能预知投胎何处。第二世之牧童，仍旧是一个阴神作怪，决不是真仙面目，虽然记得前生之事，亦无足贵。试观歌中所谓"旧精魂""性长存""空断肠"这些语气，哪里像神仙家的口吻。所以吕纯阳祖师云：只修性，不修命，此是修行第一病；只修祖性不修丹，万劫阴灵难入圣。又张紫阳真人云：饶君顿悟真如性，未免抛身又入身。皆指此辈而言。有大志者，可以猛醒矣。世间一般空谈心性之徒，不必说阳神绝无希望，仅此出阴神功夫，亦未曾梦见，居然狂词瞽说，毁谤神仙，真可谓蚍蜉撼大树而已。

鹤林道院咏殷七七

七七，名文祥，又名道筌。周宝于长安识之，及宝移镇浙西，七七忽至卖药。宝惊，召之，师敬益甚。每日醉歌曰：解酝逡巡酒，能开顷刻花；琴弹碧玉调，炉养白朱砂。试之皆验。尝于鹤林寺感仙女九日开杜鹃花，后于甘露寺为众推落北崖，咸谓落江花矣。后有人于江西见之（见《续仙传》）。

回首长安旧要赊，春山采药踏烟霞；
壶中造化逡巡酒，世外春秋顷刻花。
九日笙歌围绛树，一房炉火炼丹砂；
鹤林女子知何处，倘是仙人萼绿华。

武林咏夏侯隐者

不知何许人，游茆山天台间，携布囊竹杖而行，或露宿草间树下。人窥觇之，但见云气，不见其身。登山渡水，闭目善睡而不差跌，人号睡仙。昔常熟蒋文肃得不寐之疾，梦隐者教以未睡目，先睡心。行之良验，因于道观塑像奉之。

睡乡原是黑甜乡，行止皆甜味更长；
华顶当年曾寄迹，琴河有客解焚香。
布囊聊作游仙枕，竹杖权为梦蝶床；
我本希夷老孙子，华胥应许听宫商。

龙泓洞咏丁翰之

唐丁飞举，字翰之。隐居钱塘深山，有憩馆在龙泓洞。善养生，能鼓琴，纶巾布裘，貌古而意澹。年八十六，齿发不衰，升高望远，不异平地。时时书细字，作文记事，皆有楷法意义。夜半山静，取琴奏雅弄一二。少睡，寡言笑。与人相接，礼简情至。人或问其养生之道，对曰：治心修身之外，复有何物？陆龟蒙尝诣洞访之，为作《丁隐君歌》云："华阳道士南游归，手中半卷青萝衣；自言逋客持赠我，乃是钱塘丁翰之。连江大抵多奇岫，独话君家最奇秀；盘供天竺春笋肥，琴倚洞庭秋石瘦。草堂暗引龙泓溜，老树根株若蹲兽；霜浓果熟未容收，往往儿童杂猿狖。去岁猖狂有黄寇，官军骇散无人斗；满城奔迸翰之闲，只把枯松塞圭窦。前度相逢正卖文，一钱不值虚云云；今年利作采山斧，可以抛身麋鹿群。丁隐君，丁隐君，昂然切莫别名氏，即日更寻丁隐君。”见《笠泽丛书·序》云：雷平山道士葛参寥话，与翰之熟，至今齿发不衰，气力益壮。当即诗中所云华阳道士也。观此，隐君其殆有道者欤。

何处钱塘丁隐君，散人麋鹿亦为群；
盘中玉版登春早，壁上冰弦响夜分。
龙泓溜声喧急雨，猿啼清啸落停云；
华阳道士如相遇，手卷青萝话夕曛。

憩馆怀葛参寥

事见前丁翰之传。观诗序，则参寥与翰之为方外友，均有道。味诗意，则参寥访翰之于所居，翰之赠以青萝衣，归遇鲁望，因作诗也。

衣卷青萝染翠苔，相逢齿发未全衰；
记从甫里先生语，曾访龙泓处士来。
句曲洞天原福地，稚川家世本仙才；
华阳我亦渊源在，松下吹笙日几回。

青衣泉咏童子

泉在宝莲山三茆观内。唐开成中，道士韩道古，见青衣童子于洞口，故名。泉上有唐人题名。

何处青衣此一童，当年灵迹羽人宫；
山花灼灼歌双髻，秋水明明剪两瞳。
楼阁高寒金地外，涧泉深闭玉天中；
当年亲访题名处，闲话淮南隐八公。

钱塘咏陈嵩伯（即蓝采和）

洪州处士陈陶，字嵩伯，声诗历象无不精究，世居岭表。严宇镇豫章，以陶操行高洁，欲挠之，遣妓莲花侍焉。陶赋诗云“已向升天得门户，锦衾深愧卓文君”，谢之。后人疑其事为图南也。

升元中，至南昌，筑室西山。宋齐丘不为荐辟，陶有句云：中原莫道无麟凤，自是皇家结网疏。

开宝中，尝见一叟与老媪，货药于市，获钱则市酒对饮。既醉，行舞而歌曰：蓝采和，蓝采和，尘世纷纷事更多；争如卖药沽酒饮，归去深崖拍手歌。或疑为陶夫妇。

尝有《西湖对酒歌》云：风天应悲西陵愁，使君红旗弄涛头；东海神鱼骑未得，江天大笑闲悠悠；嵯峨吴山莫夸碧，阿阳经年一宵白；南朝彩凤为君生，古狱愁蛇待恩泽；三请羽书来何迟，十二玉楼蝴蝶飞；炎荒翡翠九门去，辽东白鹤无归期；鸱夷公子休悲悄，六鳌如镜天始晓；尊前事去月团圆，琥珀无情忆苏小。盖为钱氏作也。

吾家仙侣世间多，又见当年蓝采和；
彩凤南州招未下，神鱼东海问如何。
山中境静簪花去，湖上春闲采药过；
太息生平晚闻道，双修偕隐两蹉跎。

宁按：蓝采和姓陈，作者亦姓陈，故此诗首句云云。宁忝属同志而又同宗，二十余岁幸已闻道，不能算晚，乃双修偕隐之举，至今仍未能实行。作者闻道之年，已愈知命，即余今日之年龄也。作者尚且太息，余岂不更将痛哭乎？须知此事有时节因缘，盖未可以强求也。

握发殿咏闾丘方远

方远，字大方，舒州宿松人，精通诗书。学《易》于庐山陈元晤，问大丹于香林左元泽，师事仙都刘处靖，受法箓于天台叶藏质，诠《太平经》为三十篇。景祐中，钱塘彭城王钱镠，深慕方远道德，礼谒于余杭大涤洞，筑室宇以安之。昭宗屡征不就，赐号元同先生。弟子二百余人。天复二年坐化。后有人于仙都山庐山见之，云归隐潜山天柱源也（见《续仙传》）。握发，即钱王殿名。

遍访名山礼导师，偶停元鹤采华芝；
洞天只合先生住，丹法惟应弟子知。
何处西冷留异迹，他年南岳说归期；
君王亲问空同道，春雨灵旗拂故祠。

西湖咏杜光庭

光庭，字宾至，缙云人，或曰长安人。唐咸通中，应九经举，不第，遂入天台山学道。潘尊师荐之，从唐僖宗幸兴元，遂留蜀，事蜀王建，为谏议大夫，封蔡国公，赐号广成先生。后主立，受道箓于苑中，以光庭为传真天师，崇真馆大学士。未几，解官，隐青城山，号登瀛子。年八十一卒，颜貌如生，人以为尸解。有《文集》三十卷、《洞天福地记》《录异记》《广成义》《东瀛子》《青城山记》《武夷山记》《墉城集仙录》诸书，凡数十种。又撰《西湖古迹事实》二卷（见《续文献通考》及陈氏《世善堂书目》）。

臣甫麻鞋入蜀行，晚辞紫阁隐青城；
洞天福地翻新箓，碧水丹山理旧盟。
孤啸岭猿磨墨去，梳翎涧鹤报书成；
才人竟作神仙老，惆怅当年下第名。

宁按：杜光庭乃道教名人之一，读者不可不知。

孤山咏林和靖

和靖，名逋，字君复，隐居孤山，种梅豢鹤自适，二十年不入城市。真宗赐粟帛，诏长吏岁时劳问。既殁，仁宗赐谥和靖先生。有诗集。墓在孤山后，为杨琏真伽所发，棺中惟一玉簪，盖仙人羽化之流，身后若蝉蜕也。今祠墓为林少穆、许玉年诸人所修。所居有放鹤亭、巢居阁，并补梅招鹤焉。

碧萝幽径古祠开，再拜咸平处士来；
梅鹤偶然为眷属，湖山依旧起楼台。
寒岩霜老栖红叶，春墅烟深罨绿苔；
身后惟余玉簪在，巢居高阁是蓬莱。

万松岭咏徐冲晦

徐复，字复之，建州人。学《易》，绝意进取。庆历初召见，赐号冲晦处士（见《宋史·隐逸传》）。钱塘两处士，和靖居孤山，冲晦居万松岭，夹湖相望。尝谓孙忺曰：子孙世世不离钱塘，以永无兵燹也（见《北窗炙輠》）。徽宗朝有徐奭，亦赐号冲晦。

万松山翠接平冈，高士当年有旧坊；
康节吟窝虚夜月，君平卜肆冷斜阳。
隔湖鹤影投孤屿，绕室莺声忆草堂；
闻道西冷两冲晦，隐居清节重钱塘。

后湖咏苏养直

养直，名庠，楚北人，居后湖，号后湖居士。后湖左界白堤，右接西村，南挹巢居，北绕葛坞。以在孤山之后，故曰后湖也。尝以“属玉双飞水满塘”一词，见赏于苏东坡。晚居庐山，遇罗浮黄真人，与丹服之，发再黑，一目复瞭。一日宴客云：黄真人至。遂立化。

六桥烟雨霭平芜，更有诗翁说姓苏；
穲稏荒田征鹤税，鸬鹚小艇问渔租。
两头箫管开吟宴，四面楼台入画图；
我亦宝云山下住，西湖今是美人湖。

月轮寺咏张君房

君房，字允方，安陆人，景德中进士，官度支员外。祥符中，自御史台谪官海宁，适真宗崇尚道教，尽以秘阁道书付杭州，俾戚纶、陈尧臣校正。纶等同王钦若，荐君房主其事。编次得4565卷进之，复撮其精要万余条，为《云笈七笺》。盖道家之方，以天宝君说洞真为上乘，灵宝君说洞玄为中乘，神宝君说洞神为下乘。又太玄、太平、太清三部为辅经。又正一法文，遍陈三乘，别为一部。统称三洞真文，总为七部，故君房取以为名也。《道藏》精华，大略具于是矣（见《四库全书提要》）。又著《乘异记》《丽情集》《科名分定录》《潮说》《脞说》。知杭州钱塘，多刊作大字版，印行于世。仕至集贤校理，年八十余卒（见《默记》）。月轮寺在月轮山，即六和塔院。《江月松风集》云：古钱塘令张君房，曾宿月轮寺。

蓬莱小谪近东溟，岱岳泥金正勒铭；
谁荐阳冰书碧落，争看逸少写《黄庭》。

葛洪自著《神仙传》，尹喜亲传《道德经》；
欲起高楼贮《云笈》，《丽情》一集说媌娙。

钱塘咏沈子舟

子舟，名若济。远祖当吴越钱氏时为谋主，遂为钱塘人。子舟十许岁，出家为道士，《道藏》释典，无不赅洽，尤长于医。王汉之师建康，馆之洞阳馆，俾炼火药。徽宗再召，赐号洞元大师。后服丹尸解。

节度开门亦自雄，军谘曾有旧家风；
道通《云笈》《珠林》外，名在《灵枢》《素问》中。
汴水承恩青琐闼，摄山采药紫芝翁；
金丹先证神仙果，不待君王德寿宫。

山中咏越处女

杭州古越地，猿公试剑，或即在湖上诸山。处女即玄女，剑仙之祖也。

撄宁按：《吴越春秋》所载一段故事如下："范蠡曰：臣闻越有处女，国人称之，请王问手战之道。女将北见王，道逢老人，自称袁公，曰：闻子善为剑，愿观之。女曰：惟公所试。公即挽箖箊竹，以枯槁末折坠地，女接取其末，袁公操其本而刺处女，女因举杖击猿公。公飞上树，化为白猿。"据以上事迹而论，亦不过像近代国术中之击刺术，刀枪棍一类的功夫而已，谓为剑仙之祖，颇觉附会。且处女亦未必即是玄女之化身。

非有师承自得之，术经天授始称奇；
但看虹影浮莲蕊，已听猿声啸竹枝。
贯斗芒寒飞练急，处囊光敛刜钟迟；
分明佳侠婵娟子，红线归来夜月知。

宁按：中条玄女派的剑术，是由炼气入手，与越处女之击刺武术功夫，大不相同。作者牵强附会，似乎未曾得着门径。刜，音弗，斫断也。

妙庭观咏董双成

双成为西王母十六侍真之一，妙庭观在富春，观山双成修道之处。

双成遗迹旧金庭，门外烟峦晚更青；
月底修箫秦弄玉，波间鼓瑟楚湘灵。
梦回翠水应相识，奏到云璈或解听；
如此仙山好楼阁，商量只合住婠妠。

宁按：《集仙传》云：西王母所居宫阙，在龟山昆仑之圃，阆风之苑，左带瑶池，右环翠水。云璈乃乐器之名，婠妠谓身长玉立之美人。

江上咏樊云翘

云翘，刘纲妻也。鄞四明山为云翘所居，故曰樊榭。夫妇皆有仙术。纲官彭城，与云翘游戏较术，纲常不胜。唐太和中，泛舟鄂渚，秀才裴航遇之，赋诗答航。航至蓝桥，遂携云英仙眷焉。贞元中，于君山斩白鼍，救人无算。尝于驻鹤坛降乩，称君山神姑。

云英未必胜云翘，樊榭金庭隔彩桥；
仙侣荷锄同采药，侍儿捧砚正垂髫。
彭城游戏衙斋静，鄂渚烟波驿路遥；
我诵丹经思学道，愿随鸾鹤上青霄。

葛岭咏鲍姑

姑名潜光，鲍靓女，葛洪妻。洪所至移家，曾居葛岭，则锦坞云庵，当有鸿案鹿车遗迹。

神仙眷属屡移居，葛岭何人纪鲍姑；
石屋应留家具在，碧奁曾照晓妆无。
金庭窗牖开樊榭，甲帐楼台话绣襦；
飞遍罗浮绿蝴蝶，玉梅花下点春芜。

江上咏严李佗

《云笈七签·道教相承录》载，左元放授严光女李佗。

严家少妇梅家女，家世神仙女亦仙；
仙又传仙真慧叶，女还生女小婵娟。
一肩荷锸樵云路，双髻簪花采药年；
七里桐江春水碧，画眉啼断竹林烟。

宁按：严子陵之妻乃梅福之女，梅福本已成仙，则严子陵妇当然算是神仙世家。所生之严李佗，名分上可称梅福之外孙女。既已沾染外祖父之仙气，且又得真仙左慈之传，其程度必更加超拔矣。

吴山咏孙寒华

吴人孙奚女也。师杜契，受玄白之要，颜容日少，周旋吴越诸山十余年，乃得仙道而去（见《墉城集仙录》）。《真诰》云：孙贲女，于茆山得道冲举，因名其山曰华姥山。或云：吴大帝孙女也。

紫髯帝女字寒华，华姥峰头问旧家；
微子殷勤求服雾，真妃宛转受餐霞。
赤乌碑圮埋青石，朱鸟窗深掩绛纱；
留得闭房遗录在，碧城谁与论黄芽。

宁按：紫髯帝谓孙权。微子即张微子，汉昭帝时人，师东海淳文期，受服雾气之道。真妃即紫清上宫九华真妃，姓安，名郁嫔，字灵箫。

江上咏谢自然

蜀女真谢自然，泛海将诣蓬莱求师，至一山，遇一道士言：天台山司马子微，名在丹台，身居赤城，真良师也。乃回，求受度，白日上升（见《云笈七签》）。昌黎诗谤为童騃，口孽哉。

蜀道修真谢自然，当年寒女此神仙；
终归桐柏升香地，曾上蓬莱采药船。
白帝彩云原缥缈，金庭明月最婵娟；
昌黎谤道回心否，雪拥蓝关马不前。

宋故宫咏皇甫履道

履道，名坦，遇妙通真人得丹秘。绍兴中，治显仁太后目疾，又为仙韶甄娘治躄，布气即释踊而行。常相湖北帅李道女凤娘为天下母，后孝宗聘为恭王妃，即光宗后也。将还庐山，留一扇于禁中，曰：有发寒热者，以此搧之。未几，宫中多患痁，用之皆验。还山筑室，御书“清虚庵”额。道流咸集，苦水远，使人荷锄地，应手泉涌，德寿闻之，御书“神泉”二大字（见《神仙通鉴》《庐山志》）。

紫佩青囊出禁中，更留罗扇显灵踪；
神方何似孙思邈，仙术真如杜子恭。
三殿月轮生欲满，六宫花影散来重；
相看拂袖还山去，鸾鹤飞翔到处从。

飞仙里咏李芨

乾道中，济南李芨，字廷国，寓临安。尝诣净慈寺，过长桥，于竹径迷路，见青衣道士分与烧笋食之，身遂轻举，不复饮食。后游茅山，寻又入蜀，隐青城山，仙去。后人慕之，名其里曰飞仙里（见《列仙传》《容斋随笔》《神仙通鉴》）。

南屏山畔竹林遥，一杵钟声客过桥；
玉版禅师原有味，青衣道士偶相招。
岩花露重红欹笠，涧树云深翠湿瓢；
句曲林峦大峨月，仙踪何处问归樵。

黄犊岭咏丘真人

岭在临平山前，相传真人乘黄犊，采药于此。生曲竹，人取为杖。故老相传，丘隐士羽化，弃杖于地，其竹皆曲。

何年高隐碧峰隈，黄犊传闻采药回；
云外一襟披笠去，雨中双髻荷锄来。
翠眠芳草横青嶂，红谢疏花点绿苔；
欲访仙翁旧行迹，林香山翠尽徘徊。

瑞石山咏张紫阳

《三洞群仙录》载：天台张伯端，字平叔，受道法于吕祖弟子刘海蟾，以传石杏林，杏林传薛道光，道光传陈泥丸，泥丸传白玉蟾，是为南宗五祖。尝于昆陵红梅阁，著《悟真篇》八十一首，去为白玉蟾著《金丹四百字》。居瑞石山，是宋吴杰集庆堂遗址。平叔号紫阳，故弟子徐宏道以紫阳名庵。后范应虚作玉虚、望江二楼，范涞撰《紫阳仙迹记》。世宗宪皇帝，谓紫阳《悟真篇》不著宗门一语，外集不杂玄关一语，深入理域，究明宗旨。雍正十三年，敕封大慈圆通禅仙紫阳真人。

求仙容易悟禅难，集庆虚堂积翠盘；
灵迹长留三洞箓，新诗妙证九还丹。
礼星元鹤窥寒殿，檄雨苍龙下古坛；
瑞石亭前碑石在，轩皇辇路指层峦。

撄宁按：此诗第一句所云“求仙容易悟禅难”，与事实不符。即以现代而论，在宗门下由参禅而彻悟者，未尝无人，而真正神仙却不易得见。应改为“悟禅容易作仙难”，方与事实相合。

大德观咏王重阳

名喆，号害风，南宋人，北宗七派丘、刘、谭、马、郝、王、孙皆其弟子。元世祖时，敕封重阳真人开化辅极帝君。大德观有斩妖台、洗剑池诸迹。

一角高台面列墉，琳宫寒压翠芙蓉；
山形依旧翔灵凤，仙派应知出火龙。
洗剑池荒秋水涸，炼丹灶冷暮云封；
金莲七叶同时放，我亦渊源溯北宗。

三一阁咏白玉蟾

白玉蟾，本姓葛，名长庚，号海琼子，又号玭庵、武夷散人、神霄散吏、紫清真人，博洽儒书，工书画，善画梅。尝于黎母山得洞元雷法，祈禳辄有异应。晚事陈泥丸，得闻天仙之道，作《修仙辨惑论》，以明天仙、水仙、地仙之次第。又因张紫阳为著《金丹四百字》，作书以谢。深明三教同源、性命双修之旨。嘉定中，召对称旨，命主太乙宫，遂结精舍于此。有辟剑池、得月楼诸迹，庵在包家山下、山川坛右。

黎母山中礼导师，洞元雷法护蛟融；
葛元家学能传道，李白仙才解赋诗。
捣药禽归寒夜确，扫花人去冷春祠；
只今三一庵前路，月里新蜍话桂枝。

宁按：作者素负博雅之名，出言应有来历，不料此处亦未能免俗，而有三教同源之说，请问佛教徒肯承认否？

虎跑泉咏黄大痴

黄公望，字子久，本姓陆，世家常熟，继永嘉黄氏，遂徙富春，善画工诗，有《大痴山人集》。居西湖赤山之筲箕泉，后于虎跑石上乘云仙去。按《紫桃轩杂缀》载，黄子久年九十余，碧瞳丹颊，一日过虎跑泉，与数客立石上，忽四山云雾涌溢，遂不见，咸以为仙去。初疑耽画者饰之，今翻《道藏》金文玉笈，经子久编录非一，以金蓬头为师，莫日鼎、冷启敬、张三丰为友，生有夙慧，其仙去也宜哉。

扁舟载酒傍花还，画派荆关伯仲间；
旧隐烟波尚湖水，卜居岩壑富春山。
秋林霜染红千树，夜涧寒澄碧一湾；
真个乘云竟仙去，筲箕泉上草堂闲。

三仙阁咏张三丰

三丰，名君宝，字全一，一名玄玄，辽人。《神仙通鉴》云：丁令威后身，当与张思廉同是分光也。生有异质，尝与人议论三教等书，若决江河。初寓安陆县太平宫，后入武当山修炼，往来天柱、紫霄诸峰，世称张邋遢。洪武、永乐，先后访求，皆不出，特饬正一张碧云，于武当建宫以俟。天顺中，赠为通微显化真人。尝于《广陵赋·琼花诗》云：琼枝玉树属仙家，未识人间有此花；清致不沾凡雨露，高标犹带古烟霞；历年既久何尝老，举世无双莫浪夸；便欲载回天上去，拟从博望借灵槎。盖自况也。所著《玄谭集》，合释氏外景、道家内景而一之，尤以任督二脉为命功之纲领，大旨主于先修性，后修命，而辟炉鼎闺丹之说。或以旌阳、道光、翠虚、玉蟾诸真所辟采战之张三峰当之。不知彼年代既前，名字又异，另是一人，世人多误为一也。虽所作《无根树词》，屡言花酒神仙，意主接树添油，仍是双修气交之法，特沿《参同》《悟真》之习，为旁门借口耳。三仙阁在吴山三茆观侧，内雕一像，一坐，一立，一卧。相传三丰避永乐征召，隐迹于此。尚有御札存阁中。

省识三仙是一仙，尚余高阁此山巅；
远辞玉阙罗公远，高卧金床马自然。
龙法滇池云漠漠，鹃啼钟阜月娟娟；
当年御札空相访，寂寞长陵蔓草烟。

紫阳庵咏丁野鹤

元丁野鹤，钱塘人，弃家为全真道人，居吴山之紫阳庵，师徐洞阳，有观灯化鹤之异。一日召妻王守素入山，付偈云“懒散六十三，妙用无人识；顺逆两俱忘，虚堂镇长寂”，抱膝而逝。守素亦束发为女冠。明道士范致虚，建亭祀其遗蜕（见《武林纪事》《紫阳道院志》《辍耕录》《端石山志》）。

斜日明霞接画阑，隔江山色翠千盘；
梦中华表归仙骥，悟后尘缘谢采鸾。
青嶂云深芒屩湿，碧天风峭羽衣寒；
荒庵终古留遗蜕，瑶草松花满石坛。

金溪草堂咏虞伯生

伯生，名集，字邵庵，仁寿人，允文五世孙，累官奎章阁学士，封仁寿郡公，谥文靖，有《道园集》。少游钱塘，居金溪草堂。金沙港亦名金溪也。伯生和全真冯尊师《苏武慢词》二十阕，仙游山彭致中，取而刻之为《鸣鹤余音》，伯生自序之。冯，燕赵书生，游汴，遇异人，得仙学，赋《苏武慢》二十篇，前十篇道遗世之荣，后十篇论修仙之事。伯生得其传，故以七十二家符篆授张伯雨也。

合涧春淙下夕阳，两峰云影聚溪光；

松风碧卷邻家阁，杏雨红低隔苑墙。
港漾金沙秋水静，桥横玉带暮烟凉；
商量罗帕填词日，应忆西冷旧草堂。

吴山咏冷启敬

冷谦，字启敬，武陵人。元中统初，与刘秉忠，从沙门海云游。无书不读，精《易》，尤深邵学，及百家方术靡不洞习。习画，学赵子昂、李思训，以善绘名。后遇异人于淮阳，授中黄大丹、平叔《悟真》之旨，年百余岁，隐居。晓音律，善鼓琴。洪武中，授协律郎。仙迹甚著，有入藏取金、画壁登舟之异。刘基为赋《泉石歌》。

精通乐律按红牙，游戏仙山踏落花；
官库有钱聊贳醉，画舟在壁便携家。
卧苔苍石锵寒雪，隔竹流泉响翠霞；
太息横琴人不见，碧云无际月生华。

江上咏伍冲虚

伍名守阳，字端阳，吉安人。宗师守虚之兄，入庐山，事曹老师、李泥丸，炼外丹，垂成而飞者五十七次。得五雷法，丹成，将服之，泥丸曰：五脏未坚，服恐不利。乃点石济世。吉王师事之，恐祸及，遁至天台。遇赵复阳，命至王屋。访王昆阳，受三大戒，返服还丹，质凡咸化。自号冲虚子，著《天仙正理》《仙佛合宗》。

仙佛何人识合宗，冲虚妙理最圆融；
炼丹未是登真诀，点石方成济世功。
王屋松云瑶岛近，匡庐雪瀑石梁空；
豫章帝子谭经处，回首斜阳有故宫。

节录伍冲虚《万古修仙歌》中之一段。（此歌可以证明伍冲虚炼外丹事。——撄宁录）

铅砂凡体入池煎，黑尽白现成金木；
面上片片红桃花，心中颗颗碎金粟。

真铅真汞是此真，物白物黄皆此物；
次次丹头实所依，鼎鼎熏蒸化天禄。
超之脱之即真铅，暗进明进如酒曲；
壬子春来一试焉，般般已验符亲嘱。
虽堪点得住世金，怎敢妄为满天福。

宗阳宫咏王昆阳

昆阳，原名平，山西潞安人。幼有道士顾之曰：樵阳再生矣。至王屋山，遇赵复阳，命名常月，授以三大戒。常说戒于京师白云观、秣陵碧苑及杭之宗阳宫。弟子千余人，成道者不可屈指。道家有戒始丘祖，以三大戒授世则始昆阳。所传《碧苑坛经》与《六祖坛经》相伯仲，洵仙佛之航梯也。为龙门第七代律师，住世 159 岁。

七代单传衍北宗，真铨赖有阐扬功；
龙门共仰灵光殿，鹤驾曾栖德寿宫。
命学端须参性学，元风原不异儒风；
一编《碧苑坛经》在，三戒明明日正中。

武林咏沈太和

沈名常敬，字一斋，桐乡人。常习灵匼于金盖，揣六韬千奇于武林，习长生久视于元盖洞天。从平阳子得太上宗旨，遂隐茆山。为龙门第七代宗师，住世 131 岁。

偶将壬遁习韬钤，卖卦桥亭市隐兼；
康节行窝闲扫地，君平卜肆静垂帘。
思从元盖求丹诀，曾为灵匼下玉签；
终向华阳遂高蹈，一樽何必逊陶潜。

西湖咏陆丽京

丽京，名圻，字讲山，西泠十子之一。著《威凤堂集》《冥报录》，以庄史案被累，既免，弃家远游不归。洪昉思《答人问讲山踪迹诗》云：君问西泠陆讲山，飘然瓶钵竟忘还；乘云恰似孤飞鹤，来往天台雁宕间。后仙去。

君问西泠陆讲山，朱霞天半杳难攀；
逸情自与冥鸿远，孤影真如瘦鹤闲。
桐坞墓前伤逝去，枫江劫后幸生还；
烟云何处神仙迹，只在天台雁宕间。

大德观咏黄隐真

本名守圆，易名守元，自号赤阳子，原名珏，号隐真，乌程人，世居震泽，明诸生。幼孤，佣工自给。出游，得书于董香光。至武林，日卖字以沽饮。访上阳于大德观，得笔箓壬奇诸书，潜习于天目。甲申，易羽衣。至茆山，太和宗师书“守圆”二字以待之。返湖，隐于碧岩。偕陶靖庵入梅花岛，继偕入京，受大戒于昆阳。至杭，居大德，周太朗来求戒。越十四年，靖庵以如意芝杖寄，以付太朗，留谶而逝。为龙门第八代律师。葬天官山。

沧桑劫后事全非，焚却儒衣换羽衣；
大德观中留隐迹，上阳子后悟真机。
林中仙鹤翔华表，岛上梅花入翠微；
宗律何人承一贯，栖霞岭畔白云飞。

西湖咏姚耕烟

姚名太宁，石门人。年十三，见赏于冲虚子。从征瑶，陪宴土司，飞矢入营，毙侍卒，危坐如常。隐西湖，自号耕烟子。会冲虚子来浙师事之，尽得其传。谢凝素造问长生诀，为书令访冲虚，送至江干，立逝，七日不仆，居民为葬之六和塔。凝素至楚，遇之龟山，示与冲虚相见期，忽不见。

河魁玉帐坐谈兵，飞矢当筵了不惊；
萍叶微波浮晓艇，桃花细雨约春耕。
郎官湖畔拟重见，罗刹江头记送行；
曾向月轮山下过，墓门长听夜潮声。

孤山咏谢凝素

谢名太虚，武进人。尝寓毗陵红梅阁，月夜闻群仙环佩声。得白玉蟾注《道德经》，伍冲虚为之解释。尝居孤山，谒王昆阳于宗阳宫。后返金盖梅花岛，陶靖庵比之白鹤，黄赤阳称为梅仙。尝著《金仙证论》及《慧命经》二书，今为僧柳华阳所刻。（宁按：世人皆知二书为柳华阳所作，独此处谓是谢作柳刻。惜余无暇考证，姑存其说而已。）

红梅阁畔栖元处，金盖山中种树年；
放鹤有亭来偶尔，冥鸿无迹去翩然。
诀从《道德》真经得，书任华阳释子传；
欲向巢居问和靖，生前生后总神仙。

（相传谢为和靖后身。）

金鼓洞咏周太朗

周名阳明，字元真，震泽人，明诸生。随父官京师，谒白云观，礼七真，愿出家。王昆阳曰：师在江南，宗教将于汝一贯。至茆山，事孙玉阳，从事宗教。遇黄赤阳于大德观，受大戒。至金鼓，挂瓢三日，洞主僧慧登，以山施之，始结茆，今鹤林道院也。为龙门第九代律师。弟子千余人，得宗旨者，高东篱、戴停云、方凝阳、金静灵、孟逸阳。东篱，则沈太虚之师也。

鹤林道院开山处，此地青山合姓周；
金阙选仙如选佛，玉天同证亦同修。
挂瓢洞口云初晓，倚杖岩前月始秋；
我愧龙门演宗派，年年笻笠想从游。

金鼓洞咏高东篱

东篱，名清昱，汉军，任台湾观察。年八十，入山，师周太朗，为龙门第十代弟子。在天台山桐柏宫，主讲金鼓洞鹤林道院讲席。年140岁羽化。沈太虚、闵小艮，其弟子也。

八十还丹未觉迟，先生才是入山时；
曾从梅岛师修静，亦似桃源问义熙。

桐柏云深龙听瀑，蓬莱昼静鹤窥棋；
磻溪宗派渊源在，一角云窝我所思。

鹤林道院咏沈太虚

太虚，名一炳，吴兴诸生。生而有文在手，曰：太虚主宰。事高东篱为弟子，得太上李泥丸之传。泥丸为太虚七至金盖，或云即李八百也。太虚尝言：修真之士，一以道德为主，有道德者有神通，无道德者无神通。深契天仙心传混化之旨。祈雨禳疫，不事科仪，惟以诚感。生化皆于吴兴开化院，殁时红光烛霄汉，先期分形，遍别所知，并降灵于蜀，示《至真经》。逸事甚多，详见《金盖心灯》。

金盖云巢有旧坛，亲承丹诀李泥丸；
太虚主宰文长桂，道德神通论不刊。
桐柏宫中曾驻鹤，梅花岛上记骖鸾；
天仙自有心传诀，玉女前头羽帔寒。

（胡刚刚者，君于云间所度女仙也，即《至真经》中太虚玉女胡真人。）

撄宁按：云间即松江。

翠渌园咏闵小艮师

师名苕敷，字补之，吴兴诸生。九岁慕道，与沈太虚同事高东篱为弟子，而实受道法于太虚，兄事实师事也。尝官滇，至鸡足山，以《昆阳三大戒》易《梵音斗咒》《天竺心宗》于黄守中（守中名野阇闼婆，中印度人，元时入中国者）。

师于阴阳炉鼎之道，靡不宣究，晚乃一归清静，性命双修，尤以性功为主。所刊《古书隐楼丛书》以三尼医世说述及天仙心传为最胜。所至禽兽互乳，草树交芬，善气所敷，动植胥化，得中和位育之道焉。

金盖分明演一灯，三尼医世说三乘；
身为炉鼎心为药，佛即神仙道即僧。
命蒂固于花萼敛，性光定到月华澄；
年来亲待瑶坛席，云笈真诠了自誊。

撄宁按：金盖山闵派所传三尼医世之说，理论甚为圆满。惟对于三尼之名号，私衷窃有所未安。余仅知孔子为仲尼，释迦牟尼，是二尼也。至于呼老子为青尼者，实不知其何所本。凡世间各种学说与理论，自无妨独出心裁，特创已见。若夫古人名号，概有历史关系，似宜考据精详，勿随意附会为是。以青尼呼老子，已可怪矣，更以文尼称吕祖，尤属无稽。三尼尚嫌其少，又添一尼，变为四尼，尼何如此之多耶？请问青尼、文尼之“尼”字究竟作何解释？

怀仙阁咏卢子鹤

子鹤不知何许人，曰圆峤真逸，道名也；曰香苑觉民，释名也；曰郁洲旅逸，世名也。与摩钵前生同玉局校录，今为神霄、玉府两宫掌籍签书紫薇内翰。受人元旨于呼猿洞主，受天仙心法于金盖先生，于龙门为第十二辈。著《三教真诠》《人元秘旨》《法苑卮言》《青郭内经》《西冷五集》《华胥七编》。全家奉道，受箓者九人。怀仙阁在西湖翠渌园。

或云此其前世姓名，或云托名，若李北海之伏灵芝黄仙鹤，月泉吟社之连文凤也。

前世应为无是公，今生且作信天翁；
家居东菜西鱼地，人在南花北梦中。
山翠破云浮枕簟，月华澄水漾帘栊；
全家道气浓如许，各有灵光炳太空。

撄宁按：此首诗并小序，乃作者自道。

圆峤真逸，陈姓，字颐道，浙江钱塘籍，清道光时人。当时颇有才名，曾受知于阮云台。年迫六十始学道，为闵小艮之弟子。生平著作甚富，不下百卷。本刊选登各诗，都于仙道有历史关系。其泛泛人物者，或非仙而附会为仙者，皆不录。

撄宁子识

道歌一曲

纯乾道人

上苍仙佛活先天　大道无为妙又玄
人在灵山分性命　孔门心法是真传
乙为阴木阳推甲　己土属已戊土连

化道缘人修得到　三灾八难不相缠
千门万属将何找　七七罡风实可怜
十有九遭魔考退　士儒释道喜安眠
尔今早觅真乡路　小大宜人立志坚
生得高超生得了　八根柱子要用全
九年面壁自省悟　子午焚香卯酉煎
佳静功夫时定性　可为意马锁心猿
仁慈恩德长施舍　可晓火里种金莲
知此炼丹修果诀　礼义规矩自方圆
也等极乐朝金母　做个长生不老仙

悟痴道人金丹口诀诗

周祥光录

百日筑基

击碎虚空混沌开，天君随意下灵台；
乾坤南北安炉定，离坎东西送药来。
活捉虎龙归阆苑，高擎剑印上蓬莱；
周天三日凭游历，独坐河车载月回。

七日过关

填成北海筑丹基，复见天心七日期；
半夜春雷鸣肺腑，一轮明月现须眉。
急提慧剑中天立，默运元机北斗移；
铁鼓九重应的射，耶输含笑待牟尼。

两月还丹

三车载宝转家山，交罢乾坤一味闲；
风激火轮旋九道，冰生水国冷孤湾。

东金西木真颠倒，北斗南辰自往还；
渐次抽添渐锻炼，融为金液入玄关。

十月养胎

轮指荷花六月过，满天风雨暗西湖；
虎归故国青山静，龙握明珠白浪枯。
直以聪明还混沌，全凭造化自规模；
魁罡临处勤加养，火足鸡孵出小雏。

三年哺乳

胎圆十月产神婴，安养幼孩莫出城；
一潭甘泉淘淬质，三年法乳启灵明。
莹莹实理群疑晰，寂寂空山万象呈；
从此识魔增长大，尤须慈母谨关情。

九年面壁

频年如醉复如聋，撒手悬崖丹火红；
天外有天春寂寂，夜中不夜月融融。
形骸粉碎心何碍，窍妙玲珑体亦空；
还我本来真面目，九阳殿上告成功。

卯酉周天

北海龟蛇气激昂，葫芦北入共行藏；
一灵遍历三千界，两眼周旋十二方。
神阙经来非恍惚，天池沐浴亦寻常；
有人问我归何处？笑指蟾辉丁丙房。

崇正火候

温温文虎养潜龙，加减全凭审察功；
着急求真真不着，空心体道道非空。
寂惺兼昼元神旺，忘助俱泯浩气充；
景运乘机开五内，春山春水自春风。

婴儿换鼎

鸿蒙裂破现真如，大地山河未可居；
遥望泥宫真绝妙，高翻清斗上清虚。
九华殿上灵芝出，三圣台前瑞雪储；
闲步广寒擒玉兔，雷声耳伴震徐徐。

乾坤交媾

潜龙飞上九霄天，寻得瑶池浴且眠；
故国旧栽连理树，新园重种并头莲。
粘来胶漆乾坤合，交罢女牛河汉干；
好会可怜不终日，转将入世住清年。

灵丹入鼎

撼动乾坤斗虎龙，虎龙降服大丹红；
枝头果熟随风落，天上雪飞带雨濛。
种就灵苗并发芽，归来神室自牢笼；
惟灯匣剑无穷妙，长啸一声天地空。

答衡云生问金丹秘法诗十二首

潇湘渔父

老友衡云生，清季掖廷人也。隐衡岳，年九十六岁，犹能日行百里，红颜矍铄，食量兼人。去岁秋握手岳峰，谈心竟日。昨来函问金丹秘法，因成十二绝以答之。

大道真传先炼身，正心诚意保元神；
三关劈破乾坤定，才算修仙初问津。

从来炼道老成人，不怕年高衰弱身；
能向金盘承玉露，只须半载足精神。

先将慧剑炼成功，方许升堂金母宫；
不是瑶池有莲采，金莲开在烈烽中。

攫得骊龙颐下珠，如擒猛虎撷髭须；
果能歇浦还珠后，自是还童不老躯。

炼精化气气化神，总在泥丸养玉麟；
露滴重楼无别故，聊分些液养斯身。

无身何处结仙胎，试问人胎何处来？
轻命笑他专炼性，魂随风露听徘徊。

曾注三家六部经，三家同一养元形；
不先修命专修性，无命何能修性灵。

炼仙须要炼天仙，白日飞升黄帝传；
不比地仙容易炼，要寻道侣觅金钱。

天仙炼要结天缘，点石成金玄更玄；
若问金丹何处觅，五千四八美婵娟。

金液还丹万法宗，阴阳天地一炉熔；
先天炁降群阴化，顷刻飞升上九重。

修仙何必入深山，大隐尤须都市间；
只要心坚如铁石，何愁九转不丹还。

大道真传说与君，花天酒地是青云；
不须守戒寻孤苦，功到尤能食五荤。

潇湘渔父未是稿五月二十九日

道学长歌（十首）

江西南昌隐君子方内散人旧作

江西樟树镇黄邃之道人手抄遗稿

定志歌 第一

君不见皮囊幻质非坚固，少壮才经便迟暮；着鞭猛醒再回头，此身务向今生度。劝世人，先定志，志坚于下无难事；圣贤仙佛总犹人，同此一般口和鼻。有为者，亦若是，吾何畏彼须牢记；世界都因想结成（说本《楞严》），天堂地狱由人做。大丈夫，毋自弃，应识人生本如寄；富贵到头一局棋，妻儿临了一场戏。既如梦，又如醉，醉梦醒时毫没趣；百岁光阴不久长，石火电光看即逝。识得破，何沾滞，一切放下休回头；利锁名缰速打开，爱河欲海急逃避。早发心，虔立誓，快快脱却轮回累；修成仙佛永长生，一失人身为异类。要精专，休旁骛，心心归一事方济；劝君莫踏两边船，劝君莫走多歧路。完性命，固神气，莫待年衰形蠹弊；一口真炁不回来，便是他生与后世。带不来，提不去，老病死苦几多累；随缘任运莫贪求，淡饭粗衣听位置。我今作此《定志歌》，慧剑常教斩邪魅；但愿大众早思量，但愿大众早算计。识神一死智转生（佛门有转识成智之说），眼孔大开脚点地（“脚跟点地”见佛典）；他时苦尽忽甘来，神钦鬼敬天心契。或生极乐或升天，或成仙佛或灵异；逍遥快乐永无边，那时方遂男儿志。

原注：大修行人，先须看淡世情，自立真志，刻刻以生死二字，放在心头，方于大事有济。如沾皮带骨，一心想学道，一心又想成家，此则吕祖所笑为贪痴汉者也。故将定志列于首章。

撄宁按：作者乃待鹤山人郑陶斋之师。余未曾得见，仅由老道友黄邃之君口中闻其名。据云此君对于三教之理、南北道派，皆能融会贯通，不固执门户，惟善是从。余今观此十咏，诚为名实相副。但惜此君宗旨，亦主张三教一贯，与余今日所持之理论不同。余主张仙学完全独立，不必牵涉到儒释道三教范围之内。为方便计，亦只能仙与道一贯。再扩而充之，则道与儒本属同源，其间亦自有沟通之路径。但万不可与佛教相混合。佛教徒之意思，原要制造清一色局面，最怕与别人家合作。正一全真两派的道士，亦各有他们的信仰，对于佛教界限甚清。然而宋元以来，士大夫偏喜讲三教一贯。此种习气，至今流传更广。岂但三教，还要五教，愈贯愈不通。真可谓弄巧反成拙。

歌中云：修成仙佛永长生。这句话讲不通。长生二字，是仙家专利品，佛教书中向无此说。并且佛教徒皆极端反对长生之说，如何可以混为一谈？歌中又云：或生极乐或生天。这句话有两个毛病：第一个毛病，是宗旨拿不定。到底是生西方好呢？还是生天好呢？第二个毛病，将仙家白日升天误作佛教死后生天之义。古人所谓白日升天，乃众目共睹，千真万确，与死后生西方之说绝不相同。假使现在有一位白日飞升的活神仙，大可以哄动全球之人类。可惜修道者如牛毛，证道者如麟角。至于死后生于西方的人，则多得不可胜数。每一月中，总有几千几万人生西方。其价值就可想而知了。

三教一贯、三教合参、三教调和、三教互摄这些论调，我也会说几句。若果说出，想未必有人能够反对。不过我的良心上认为此种论调不适用于现代之时机，所以特地把神仙学术从三教圈套中单提出来，另成一派。对于儒释道脱离关系，不受它们的拘束，然后方有进步可言。否则，永远被它们埋在坟墓中，见不到天日。

阅者须知，儒教中人也可以学仙，道教中人也可以学仙，佛教、耶教、回教中人皆可以学仙，甚至于一教不信的人更可以学仙。因为仙之本身，产生于学术之实验，不像宗教要依赖信仰。譬如一个人触了电，身体立刻就有感觉，不管你信不信。若宗教的性质，就与此不同了。你若信他，或许有点效验；若不信他，他就毫无功能。此乃仙术与宗教特异之处，不可不知。

悔过歌 第二

云雾漫天尘掩镜，镜失明兮天不净；拨开云雾见青天，镜磨仍复灵光映。灵光映，悟本性，物来顺应何悔吝；只因物欲蔽重重，遂使形神交受病。既受病，谁无过，却须打得机关破；但能时自格非心，即为第一条功课。疏检点，懈操修，出言行事动招尤；自利自私何日足，结冤结怨几时休？早忏悔，速改更，譬如昨死今方生；一切问心不去事，焚香顶礼向天盟。向天盟，毋游戏，勤把前言往行识；守口摄意身莫犯，如是修行得度世。昔颜子，陋巷内，箪食瓢饮乐不改；孔圣尝将好学称，不无之复无祇悔。又子夏，能取友，三罪曾受良朋咎；投杖而拜不辞非，连称吾过索居久。蘧伯玉，辨微危，五十而知四九非；寡过未能常惕惕，使乎一赞古今奇。闻善拜，闻过喜，孟子惟尊子路禹；请观古往圣贤人，哪个不从悔过起。君不见，广额屠儿有奇骨，杀业多端殊狂悖；世尊点化忽翻身，屠刀放下立成佛。又不见，佛门有二比丘犯淫杀，泣悔时虞罪增结；维摩大士顿除疑，犹如赫日销霜雪。又不见，三国时中周义士，曾比蛟龙白额虎；勇猛誓将三患除，希贤励学传千古。传千古，悔过来，洗心涤虑净灵台；自此寡尤兼寡悔，从今无害亦无灾。无灾害，出迷津，切莫安心做小人；小人到底徒自苦，君子随处乐天真。我本一生罪障多，今特作此《悔过歌》；守身如玉防倾跌，回头是岸敢蹉跎。愿化邪淫归正直，愿化傲慢为慈和；愿化贪痴为智慧，愿化瞋恨礼弥陀；愿度苍生出苦海，愿化大众脱洪波。悔过悔过速悔过，莫到临时唤奈何。悔过能回天地心，悔过不惹鬼神恶；悔过可入圣贤门，悔过渐游仙佛路；悔过自见世间钦，悔过还起后人慕。过而不悔过斯丛，过而勤悔善日著；更授良方功效确，念起是病觉是药。圣狂只向念中分，善恶都自心头作；是真有志出世人，甘愿吃亏甘认错。吃亏认错世所稀，久久行持受天爵；悔过悔过速悔过，到头一着真欢乐。

原注：孔子曰：假我数年，五十以学《易》，可以无大过矣。又曰：已矣乎，吾未见能见过，而内自讼者也。又曰：过而不改，是吾忧也。夫以孔子至圣，犹力以改过现身说法，则改过岂是小事哉。国朝《二曲先生语录》，首以悔过自新，为开宗第一义，可见悔过两字，为入德之门。从古圣贤仙佛，都从

此出。吾人苟不自弃，当以省身克己为急务，为重务，幸勿视此专为下根说法也。故列于《定志》篇后。

撄宁按：悔过之说，吾人极端赞成。惟“过”字究指何种事情而言，颇难下一定论。常有古时所认为过者，今时则以为非过；今时所认为过者，将来或又以为非过；甲国所认为过者，乙国或反以为功；此党认为过者，彼党或反以为功；男子所认为过者，女子则以为理之当然；此教认为过者，彼教又奉为天经地义。真所谓公说公有理，婆说婆有理。你认我是过，我认你是过；你有你的过，我有我的过。弄到后来，调和派又出现了。不是说天下人个个都是罪人，就是说世上没有一个不是好人。依前之说，则悔不胜悔；依后之说，则悔无可悔。请问悔过功夫从何处下手？望读者诸君有以教之。

再者，请诸君勿误会我的意思，我不是主张过不当悔。奈处此诸侯放恣、处士横议的时候，“过”之一字，已失了标准，先要把“过”字定义解释明白，然后悔字方有着落。不然仍旧是空谈，不能实行。白纸写几个黑字，对于国家社会及个人，有什么影响？

积德歌 第三

道德从来非两事，修行不外身口意；一身作孽口招尤，总是未能明心地。意根不净惹尘埃，痴爱贪瞋件件来；假使随时勤检点，自然方便两门开。德在心，不在口，满口夸张真个丑；心精力果乃有恒，钓誉沽名讵长久。德在口，不在钱，口中功德种无边；若但富家翁有德，贫贱中何出大贤。不在口，又在钱，有心无力也徒然；仗义疏财随护法，结天缘复结人缘。又在钱，又在口，劝善无疲钱自有；果能倡首兼出言，立德立功归不朽。我讲修德别不同，非徒阳善重阴功；求报求名为下乘，避嫌避怨非豪雄。窃笑时人偶好善，表着矜张器量浅；及见报应稍来迟，忘形动说天无眼。眉不舒，心不展，怨恨口中生，可叹知德鲜；岂知上德不自德，哪管浮生遇通塞；凭他空乏苦劳饥，总总不懈修持力。报迟报早自有时，何事心中太急迫；而况天公本至公，虽无急性却记得。不报此，或报彼，不报自身或报子；不报自己与儿孙，或在他生后世里。

个里天机敢妄谈，变动不居难逆亿。仁不忧，智不惑，君子全须自培植；小善小恶莫疏虞，细行不矜大德累。事事合天心，般般尽己职；处处顺物情，时时解人意。子臣弟友完性分，仁义理智非外饰。或利物，或济人，或救灾，或恤贫；休分遐迩与疏亲，力足不妨为己任，心坚也可暗通神。暗通神，有朕兆，逢人劝化任人笑；不辞艰险不辞劳，人心感应天心照。天心一照显神奇，大事忽成人莫料。人莫料，方征报，心德尤为第一要。德乃道之妙，心是身之窍；变化气质筑仙基，打破痴迷参佛教。修德人，贵化导，教忠教恕又教孝；诱掖奖劝法圣仁，逢恶须隐善须道。过则归己功归人，勿生忌刻勿长傲；我惭德行太浅薄，善固不足恶怕作。不读人间非圣书，卅年偶得其中乐；吟此浅歌将世警，语重心长意义永。字字都从阅历来，但愿修德为纲领；德到深纯道即成，乘鸾跨鹤升仙境。

原注：道非德不成，德非道不至。德有内功，有外功，有阴功，皆不可少。何谓内功？变化气质，磨炼心性，克己复礼，践行惟肖是也。何谓外功？邀集善友，恤患救灾，不避毁谤，不辞劳苦，印刷善书，及夫修桥、补路、造船、育婴、施药、掩坟一切有益人世之事皆是。人生世上，做得一场算一场，各尽其心力而为之，庶不至宝山空回。《中庸》曰：苟非至德，至道不凝。《悟真篇》云：大药修之有易难，也知由我亦由天；若非积行修阴德，动有群魔作障缘。歌中以道始，以道终，即是此意。故列于《悔过》章后，为第三。

破障歌 第四

云雾漫空蔽天日，尘沙满地迷乡邑；翳膜重重望眼昏，业识茫茫皮袋人（出释典僧问赵州狗子有佛性也无公案）。嗟彼万物何有障，尽是虚空生幻相；本来无物亦无遮（《六祖坛经》“本来无一物，何处惹尘埃”；又张无尽彻悟偈“四方八面绝遮拦，万象森罗齐漏泄”），自生分别着情状（“仁者自分别”出《坛经》）。尔其嗜欲最迷人，蔽痼深时习染频；痴爱贪瞋迷本性，纷华美丽汩天真。乃若妻子与仕宦，宫室田园密计算；戚朋世族接纷纷，葛藤村里一生绊。惟有理学尤争胜，一家已自分门径；前贤对症将药施，谁知执药反成病。世无仙，佛非圣，一枝尖笔徒驰骋；阮瞻无鬼论空搜，昌黎原道篇难证。辟轮回，拨因果，出言便起儿孙祸；俾无忌惮必此言（《李二曲先生语录》曰：后儒动言无鬼神，使人无忌惮之心者，必此之言夫），悯他空自泥犁堕。攻虚无，与寂灭，同源却笑异途辙；阳明挽救诮近禅，担板汉儿终不惬（担板汉儿，见释家语录。又厚庵先生谓印板道学是也）。至于二氏更分科，障蔽魔王可奈何（障蔽魔王出释典）；纵使慈航时求度，还教平地起风波。旁门法，路三千，无端谬种世流传；不认顽空为大道，便执渣滓号先天。文字癖，口头禅，机锋著述谁攻坚；终久说得行不得，难与仙佛相比肩。说不尽，数难完，谁推墙壁破篱藩；坑陷世人无了日，何时斩草复除根。吁嗟乎！彼是非，此是非，欲齐物论究难齐（本《庄子》）；万古碧潭空界月，再三捞摝始应知（二句本禅语）。止止止，抽蕉剥茧终无底；唯唯唯，万派千江归海水。但形文采即污染（《洞山宝镜三昧》"但形文采，即属污染"），脱落皮肤见精髓（禅家语录"皮肤脱落尽，惟存一真实"）。我的言，听誉毁，信口巴歌同下里；消融虽属少胶粘，究竟也是闲言语。闲言语，有何益，自救不了燃眉急；不用与人闲战争，当下休歇方安适（自救不了、如救燃眉、当下休歇俱出释典）。仰天一笑问如何，曾为荡子偏怜客。

原注：禅障、理障、文字障、不减欲障，一入其中，蔽痼胶粘，牢不可破，终身无出头之日矣。学道之人，须将诸障破尽，方见庐山真面。而后心境圆融事理无碍，学仙学佛，希圣希贤，各随其志，无所不可。故列第四。

撄宁按：往日尝闻黄邃之君言，作者性情和平，不偏不倚，文章醇厚，不蔓不枝。今读《定志》《悔过》《积德》《破障》等歌，足信黄言不谬。惟现代局面，比较光绪三十年以前绝不相同，作者若至今尚存，论调必定有变化。盖应时势之需要，不得不如此。余生今之世，为今之文，心中虽明知昔人持论十分通达，笔下亦不便随声附和，或者反要骂他几句。其实是俗语所谓"打死老鼠把活老鼠看"，非与昔人有何嫌怨也。阅者果能谅解此意，是为大幸。

访道歌 第五

大道流传在世间，统绪不绝于尘寰；欲了生死炼金丹，期与高真共往还。高真已去入仙班，使我不见日愁颜；丹经留与后人看，微言奥旨涩且艰。不因师指事知难，出世因缘岂等闲；敢辞涉水与登山，水尽山穷自有缘。师不遇兮心不安，旁门伪法起狂澜；谬种流传贪复奸，依依修炼如磨砖。贤者毋为其所瞒，经歌契论熟参观；先知门户路方宽，天机隐密求完全。任教露宿并风餐，凭他衣破及鞋穿，莫要半途心已寒。昔有仙人白玉蟾，云游足迹遍山川；历久乃感陈泥丸，泥丸犹作三年延。又有三丰好参玄，访道直到终南巅；六七十岁忘其年，忽遇火龙亲口传。古今多少学神仙，求师指点心意虔；彼苍默鉴操其权，时至垂慈解倒悬。我求师授殊堪怜，竭诚致敬叩苍天；逢师又苦力如绵，不觉二毛侵鬓边。览镜生悲祈祷坚，穷年到处访明贤；天赐侣护一气联，百般磨折寻真铅。得诀归来试炼研，立竿见影道非偏；方知真伪判天渊，三元两派有真诠。后人诵我访师篇，一字一泪苦难宣；但恐修真志不坚，或者悭吝惜金钱。若是法财侣地全，此中实有渡人船；劝人先着祖生鞭，早把俗情齐弃捐。快求大道悟重玄，好与洪涯共拍肩。

原注：或谓既有《穷理》一歌，则《访道》篇似可不作。况诸歌俱就三教并讲，而此乃专就玄门说，似不包括。余曰：不然。儒自周邵两贤，释自六祖而后，命理久已失传。穷理是穷三教公共之理，访道是访教外别传，前人谓得诀归来好看书者是也。故列于《穷理》之前。玩余《辨命》一歌，当自会意，不必重赘。

撄宁按：本首末云“快求大道悟重玄”，原稿作“快求大道快参禅”。余观通篇意旨，皆言仙道，此处忽杂入“参禅”二字，颇觉不称，故以“悟重玄”三字易之。又起首第三句“欲了生死”，原稿作“欲逃生死”。然生死大事，只许“了”，不许“逃”；“了”是彻底解决，乃神圣之事业，“逃”是掩耳盗铃，乃幼稚之行为。宇宙全体，本为生死二字所构成，请问逃到什么地方去？所以一字之差，亦甚有关系，不能不亟为改正。

穷理歌 第六

溯自图书肇出兮，苞符启秘；漏泄天机兮，龟龙献瑞；太极既判兮，两仪随具；众理进毕赅兮，万象咸备。圣人知本一源兮，惟法效夫天地；四相五行大无不包兮，八卦三元神而且异。境邃密兮难通，心空明兮忽契。学者苟有志于性命兮，谁不先由夫致格。顾或谓皇天无言兮，行生莫外；君子不多兮，空空以对；终日如愚兮，密藏其退；不获其身兮，惟艮其背（《易》言：艮其背，不获其身。谓止于无欲之地也）；何虑何思兮，朋从无害；文字不立兮，破除障碍；语言道断兮（出释典），无意识界（出《心经》）；毋劳毋摇兮，慎外闭内（广成子语）；无见无闻兮，垂帘塞兑（垂帘，谓目下垂；塞兑，谓闭口也。出道典）。夫何必凿破混沌兮，徒多知以为败（见《庄子》）；抑知事有终始兮，理贵圆融。好古敏求兮，开万古之儒宗；德无常师兮，成至圣之时中；非韦编三绝兮，叹《十翼》之何从（《易》之"大象""小象""上系""下系""上彖传""下彖传""文言""说卦""序卦""杂卦"，统名"十翼"，皆孔子所作）；佛舍身为全偈兮（释典：佛先语诸行无常，是生灭法。后遇仙人指示曰：此是半偈，尔须舍身，方为说全。佛即欲舍身，仙人急止曰：生灭灭已，寂灭为乐，偈始全），贵宗说之兼通（宗悟性，说穷经教，兼通者，如儒家德行学问兼优也）；猪子也须验过兮（释典：有人抬猪子过佛前，佛曰是什么，对曰猪子也不识，佛曰也须验过），信卍字之藏胸；老子求为柱下史兮，取坟典之崇隆。明白乃四达兮，学日益而何封（见《道德经》）；考人为三才之一兮，安可妄自菲薄也；非稽古而通今兮，将顽钝无参酌也；非多见广闻兮，将狭隘不宽绰也。盖经书所以载道兮，非章句之虚托也；典籍寓有微言兮，非臆说之穿凿也。天地人物有真宰兮，如阖辟之有橐籥也；阴阳水火有精义兮，如门户之有锁钥也。穷大经与大法兮，知名教有至乐也；穷密宗与玄藏兮，知别传非虚廓也。学古博而融会兮，如贯物之有索也；观物久而自得兮，如鸢鱼之飞跃也。涉世深而有悟兮，如久病之知药也；访师精而默证兮，如酣睡之方觉也。或千万遍而熟读兮（《参同契》云：千周灿彬彬兮，万遍将可睹；神明或告人兮，心灵忽自悟），脱然如胸块之扑落也（昔有禅师，夜闻友人枕子坠地，胸中脱然扑落，乃大悟）；或一二语而坚持兮，豁然如鼻孔之摸着也（如释家参话头，每用一二语，坚持不懈，久必大悟；摸着鼻孔句，出释典，喻有把握也）。庶几左右逢源兮，是必从博返约；然使知而不克行兮，又执药以成病。如骨董积难以销融兮（骨董积，见《二曲集》，喻执著文字语言，泥古不化，如人腹患痞积病也），反身心之不净；多闻成过误兮（《楞严经》云：欲漏不先除，多闻成过误），适自戕夫慧命；竞物论之不齐兮，供口舌之巧佞。惟得一以毕万兮，悟最上之大乘；损之而又损兮（见《道德经》），默自了而自证。将见事理无碍兮（本华严宗），自性命之各正；自度而度世兮，乃不背夫儒释道之三圣（穷理正为性命起见，非博取学问虚名也）。

原注：《易·系辞》曰：穷理尽性以至于命。穷理即穷性命之理，非逐物也。或问：穷理尽性，原是一串事，何必分别？阳明知行并进，知而不行，算不得真知。答曰：阳明之言，原为学者鞭辟入里起见，知自是知，行自是行。古人谓知之非艰，行之维艰，固已可证。子徒执守文成，独不读《学》《庸》乎？穷理，在《大学》中，比诸格物致知。在《中庸》上，穷理比诸学问思辨，尽性比诸笃行，至于命，则参赞化育之事也矣。或唯唯而退。爰识之。

尽性歌 第七

稽万物各有性兮，惟人最灵；性受命于天兮，上帝是承。虽至神而至妙兮，究无象而无名；固完完全全兮，复当当而停停。明如重镜之交影兮（出《华严》，喻性体无不照也），澈如止水之澄清；定如山岳之无摇动兮，慧如日月之恒升。夫岂假于安排兮，抑奚事夫劝惩；性无善无不善兮，凡何减而圣何增。

奈何知诱物化兮，禀拘欲蔽；识逐流而不停兮，心时驰而无憩。嗟情窦之日开兮，遂灵源之渐闭；譬牛山之有材兮，枝条敷而美丽。忽斧斤之戕贼兮，又牛羊之时聚；虽雨露之施润兮，竟萌蘖而不继。故天降三圣兮，知有教而无类；特立养炼见之名兮（儒曰存心养性，释曰明心见性，道曰修心炼性），乃苦心之度世。

瞻尼山之出麟兮，集诸圣之大成；为天下之法度兮，作万世之权衡。纵性道不可得闻兮，实光大而含宏；况学庸与大易兮，允成性之先程。子臣弟友之四端兮，知皆扩而充盈；意必固我之俱绝兮，夫何虑而何营。喜怒哀乐之未发兮，究何将而何迎；寂感胥两忘兮，无臭无声。体用非二道兮，惟一惟精；或直养而无害兮，或曲致而有诚（上句属陆王一派，下句属程朱一派）。学者各得其所近兮，一沉潜而一高明；由穷理以至于命兮，乃无忝于所生（上段引用《四书》《周易》，俱就儒门尽性说）。

溯西竺之如师子王兮（师同狮，师子王见《华严·入法界品》），救万类之神医（出释典）；垂宝筏以度人兮，斩六贼之贪痴。洵坚苦而卓绝兮，极广大而精微；施机锋与棒喝兮，破一时之悟疑。修西方之极乐兮，开九品之莲池（撄宁按：原作此处夹许多小字注解，作者本意恐人不懂，故略释净土大意。可想见光绪时代，净土法门尚未普遍。今则不然，凡能读本刊者，几于无人不知西方净土之说，用不着再加注解，故删去之）；守戒律之苦行兮，使不过夫范围。演经教之法席兮，俾觉悟夫群迷；持秘密之神咒兮，藏妙义于无知（佛家千经万典，俱不外宗、教、律、净、密五门，皆度世法）。有权而有实兮，三乘咸宜；有顿而有渐兮，两派非歧。平等无有高下兮（见《金刚经》），何判贤愚；度四生六道兮（胎、卵、湿、化为四生，天道、人道、修罗道、畜生道、饿鬼道、地狱道为六道），共证菩提。小之可容芥子兮，大之可纳须弥（二句出释典，即儒家卷之则退藏于密，放之则须弥六合之意）；法门无尽藏兮，允推我佛之慈悲（上段纯引证释典，俱就释家尽性说）。

仰柱下之犹龙兮，变化不测；作经垂训兮，五千《道德》。慈俭不敢为天下先兮，安民富国；首清静以立教兮，知白守黑。观窍观妙兮，养神于谷；致虚守静兮，以观其复。知止不殆兮，知足不辱；绝圣弃知兮，少私寡欲。守中抱一兮，虚心实腹；损之又损兮，得亦无得。象帝之先兮，复归于朴。《定观》《日用》兮（《定观》《日用》，乃两经名），示常德之不忒；信博大真人兮，立天人之极则（《庄子天下篇》：关尹老聃，古之博大真人哉。上段多引《道德经》，不及备注，俱就道门尽性说，以见三教圣人开出种种法门，无非教人尽性之方也）。

彼三圣为此一大事兮（佛为一大事因缘出现于世），各有传薪（传薪出《庄子》）；诸子百家兮，谁不问津。道不虚行兮，惟待其人；尽性非一端兮，必造其纯。或颐养而自兮（易中尽性），或困苦而日新（难中尽性）；或静坐而寂修兮（静处尽性），或动察于人伦（动处尽性）。或履险而翼翼兮（患难中尽性），或乐燕外而申申（安乐中尽性）；或酒肆淫房而调心兮（浊处尽性。昔二祖日向淫房酒肆中行，有人责之曰：和尚何得至此？曰：我自调心，何关彼事？又三丰祖了道于丽春院），或岩居穴处而栖神（清静处尽性）；或尊德性而易简兮（德性中尽性），或道问学而精醇（学问中尽性）。或自证而渊默兮（尽己之性），或诲世而周谆（尽人之性）；或积诚而感物兮（尽物之性），或明德而新民。或舍生而取义兮（大节中尽性），或杀身以成仁；或卫生以全德兮（别传中尽性，本《庄子》），或借假而修真（道家以命全性）。或一了即百当兮（尽性之易），或穷搜而苦询（尽性之难）；或朝闻而夕可兮（一尽即去），或住世而留形（已尽仍留）。要皆尽性之遗轨兮，一任后世之持循。

歌曰：鱼跃鸢飞妙莫加，水中月影镜中花；趁时好觅还乡路，紧束芒鞋自到家。又歌曰：色色形形备此身，身中别有一真人；真人漫向虚空住，打破虚空始出尘。

辞曰：日可冷，月可热（佛遗经教，日可令冷，月可令热，佛说四谛，不可令异。又《永嘉证道歌》：日可冷，月可热，众魔不能坏真说）；山可量，海可测；火可形容风可观。惟此非空复非色，浩浩如天无比伦，无能穷尽性功德（末写性当尽而究无尽时，愈见量量之大。中峰本禅师，拟寒山诗百首，有“遍造业因缘，都成性功德”）。

原注：儒释道三家，作用不同，成功则一，实无二致。昧者强生分别，明者自可贯通。歌中将三家或分说，或合说，不落言诠，不立门户。鄙人望道未见，自愧于此事尚未尽得半分，何敢搬弄陈言，以取诬圣欺世之罪。惟半生博涉群书，参访宗匠，已历三十余年。因竭一得之愚，以就正于海内诸君子，窃愿有以教之，幸甚祷甚。

撄宁按：在调和三教一派中，此君堪称健将，其文章已到炉火纯青之候。后有作者，亦难乎为继矣。余自愧未能学步，故将其十首长歌依次抄出，投登本刊，与众共见。表彰前人，即所以劝勉后人，且令读者知余本非好持偏激之论调者。惟此等文章，譬如药中之茯苓甘草，恐不能适于现代之病症，故余常用附子大黄以疗之。人或疑余药性猛烈而有微言，盖未尝识余用意之所在也。果附子大黄能痊愈者，是谓万幸，否则第二步难保不用巴豆芫花矣。岂不更加骇怪乎？聊记于此，以质诸贤者。

命歌第八

命理至难又至易，玄机秘密由师示（命要师传）；派从黄老溯渊源，诀隐丹经多譬喻。传与贤者天无私（《参同契》云：天道无适莫兮，常传与贤者），自古迄今统常继；《道德》《黄庭》非等闲，神仙尤重《参同契》（朱晦翁诗云：神仙不作《参同契》，火候工夫哪得知）。《阴符》《药镜》简而赅，谁知蕴括无穷意；《指玄》《悟真》《玄要篇》，篇中字字藏精义。口诀纵不载陈编，究竟印证无遗弃；无遗弃，妙而玄，层层节节要师传。盲修瞎炼身何益？妄作招风命莫延。心要虚，财勿悭，广修阴德感苍天；苦访坚参终不懈，山穷水尽自逢源。缘一到，尽敷宣，万典千经一贯穿；得诀归来勤下手，功成果满始轻肩。

派有二，元分三，冒谴先谈北与南；南宗栽接北清净，至道惟从两派参。北派祖，启重阳，真修苦行躲无常；后贤者述天仙理（《天仙正理》），《风火》《慧命》皆津梁（《风火经》《慧命经》）。刘真更作《十二种》（《道书十二种》），依法修行度世航；果遇明师亲指点，三年五载入仙乡。大小周天兼卯酉，玉金二液细商量；调采炼封知止火，还丹温养寿无疆。最简捷，至精详，当知大道有康庄；丹财容易无毁谤，只要心坚志气强。

若是年衰铅汞少，急须妙法讲阴阳；讲阴阳，密而显，功夫虔叩明师阐。《道书五种》与《金丹》（即《金丹真传》），都为此家添妙典；倘非念念合清虚，还防步步逢危险。先天气本重虚无，体隔神交绝沾染；后来采战诸邪宗，徒增罪障遭魔谴。鼎炉琴剑有真传，护侣黄婆要良善；数事缺一不成功，布置艰难法易简。多少伪法世流传，似是而非害不浅；纵然延得几岁年，带水拖泥成就鲜。

既炼丹，休迷昧，贵从理上穷精粹。第一关在净心田，心田干净道可冀；丝毫念起丧天真，地狱门中随逐去。心若死，念若纯，立竿见影作真人；救老扶衰如反掌，超生脱死出风尘。定宾主，辨浮沉，两弦金水寓传薪；日月交光愈显耀，汞铅配合要调匀。紫阳得自海蟾祖，此是南宗授受因。

陆长庚，李长乙，东扬西蜀两派立（陆潜虚开东派，李涵虚开西派）；灵根夙慧遇纯阳（陆李二人，俱吕祖降授），祖集仙诗全录辑（陆校刊《吕祖全集》，李校刊《三丰全集》）。仍是阴阳二品丹（派虽分别东西，仍是南宗的旨），方圆史著传奇笔（陆著《方壶外史》，李著《圆峤内史》，二家著述宏富，于丹经中，可称独树一帜）。

列纲领，详门户，不过略引迷途路；一切妙理兴歧途，契论经歌业大备。只须熟读更精研，何俟庸流语重赘；执北辟南欠贯通，宗南辟北亦胶固。我非臆说逞浮夸，三十余载工夫费；敢捏虚词诳世人，万劫沉沦迷异类。倘逢烈士与贤才，为君再讲句中句。

原注：命理玄微，各种丹经，莫不漏逗，毋庸重赘。纵使言之凿凿，终不免抄袭之嫌。歌中不言为何了命，但将各家了命学问，一一指明，使人不迷向往。中间点缀数句精义，仍不偏枯。至南北二宗，每每是此非彼。昧者未得师传，又视为一家言，执著己见，至老不悟，皆偏也。特作此以补前贤所未及。辞虽浅近，明达君子，或有取焉。

撄宁按："性由自悟，命假师传"这两句话，恐怕已成为铁案，不能摇动了。设若命功也同性理一样，凡是有智慧之人，皆能自悟，则此篇劈头二句，即已说错，以后更属蛇足矣。况且作者的智慧，未必逊人，何故不能自悟，偏要讲究师传？须知悟者是空理，传者是实事。二者相遇，往往要起冲突。到了结果，仍是空理迁就事实，事实决不肯迁就空理。譬如无人相、无我相、无众生相、无寿者相，这是我们悟到的空理；饿要吃、冷要着、困要眠、病要药，这是我们遗传的事实。前面的空理，我们已经彻悟了，后面的事实，为什么我们仍旧不能脱离这个定律。因此可见事实胜过空理。徒恃开悟，决不足以打破人生之定律，虽极说生老病死是苦，而毕竟无法可以免除生老病死。呜乎！惟仙道高矣远矣。

辨命歌 第九

伏羲实为传道祖，卦图初泄先天旨；大哉孔子复宣敷，尽性至命首穷理。毋劳毋摇乃长生，广成授受黄帝语（黄帝访广成子于崆峒山而问道，广成子曰：毋劳尔神，毋摇尔精，毋使尔思虑营营，乃可以长生）；访道崆峒事不虚，载诸史鉴谁疑毁。峨嵋重去访天皇，《阴符经》著传于世；爰有奇器万象生（见《阴符经》），盗机逆用胜《灵》《素》(《灵枢》《素问》，亦黄帝所著。然彼重治病，此则修炼成仙）。后人误认作兵书，不值大方家一噱；毋滑而魂中夜存，《远游篇》里曾泄露（屈子《远游篇》：毋滑而魂兮，于中夜存；虚以待之兮，无为之先。此段已泄道妙）。休云儒释不言命，性了即了徒粘滞；尼山救世重伦常，故尔罕言同仁利。三绝韦编本共闻，雅言却在《诗》《书》《礼》；一见老子赞犹龙，莫穷神妙极心许。微言隐《易》寓《中庸》，至宋失传已久矣；濂洛关闽俱大儒，最佩纯公及邵子（周濂溪，学者私谥曰纯）。纯公绘出太极图，图说精微谁彻底；无极之真即是性，妙合而凝惟二五（周子《太极图说》：无极之真，二五之精，妙合无凝）。二五以内有命功，形全精复同天体(精字本二五来。《庄子》：形全精复，与天为一）；又考邵子《冬至吟》，一阳来复参真谛（邵子《冬至吟》：一阳初动处，万物未生时）。六根月窟往来频，阖辟变通悉明著（邵子《天根月窟吟》有“天根月窟闲来往，三十六宫都是春”之句。又《易·系辞》：阖户谓之坤；辟户谓之乾；一阖一辟谓之变；往来不穷谓之能）。

文公妙悟在晚年，顿化支离为简易（陆子诗有：“易简工夫终久大，支离事业竟浮沉。”朱子阅之失色，晚年与象山书，自言无复旧日支离之病）；西山老友媲同参（释道二家同志友，曰同参），箧中但放《参同契》(朱子晚年，喜读《参同契》，与蔡季通日夕考订，竟夕不寐，曰：眼中见得了了，但无下手处。又云：今始识头绪，未得其作料孔穴。明年季通卒，又得策数之法，恨不得与之辨正。越二年，朱子亦逝世矣）。自恃聪明不访师，安知作料在何处？特著一篇《调息箴》，戏言千有二百岁（千二百岁，乃《调息箴》末句）。又日盘桓向武夷，时与白仙为一气（白玉蟾，道号紫清，隐于武夷，朱子也与之友善）；将欲脱屣从仙游，但恐逆天非实际（朱子《感兴诗》：刀圭一入口，白日生羽翰；我欲往从之，脱屣应非难；但恐逆天理，偷生讵能安？）。逆天岂可作神仙？一生精力沉章句；文公自是圣贤人，到底未明仙佛意。既知儒道本同源，况复年华已迟暮；紫清终不及一言，知在圣门为大器（以上四句，乃推测白仙为何不引文公入道之意）。非敢放肆诋名贤，要识殊途无二致。

今为阿弟重重宣，再将《周易》详说示；大道本不外阴阳，上下二经观首尾。乾坤离坎与咸恒，都寓水火与男女；乾坤颠倒翻名泰，水火交融成既济。正位凝命非凝性（鼎之大象曰：木上有火，鼎，君子以正位凝命，何以不言凝性），立鼎安炉风火驭（驭字本列子驭风及道家以神驭气而来）；各正两字载乾元，顺理一言说卦识（乾卦：各自性命。说卦：将以顺性命之理，皆是性命并讲。可知专讲性字，不足以称大道）。水流湿兮火就燥，云从龙兮风从虎；同声相应气相求，施功各从其类起（《参同契》：同类易施功，非种难为巧）。三家相见别无他，二气感应以相与（咸卦彖辞）；奈何学者会不通，徒执《近思》为祖武（执守《近思录》者，理障必牢不可破。撄宁按：今时人只知阿弥陀，不知《近思录》，理障虽可免，佛障却难除）。

《中庸》谈道首造端，鸢鱼飞跃妙无比；及其至也圣莫知，我何人哉敢悬拟。高明博厚配地天，变化施行法云雨（《易》：乾道变化，又曰云行雨施，天下平也）；《中庸》《大易》要师传，不在语言文字里。向读《孟子·善信章》，功夫逐节有次第；已将终始示分明，岂是一蹴所能至。善信充实此三言，筑基功用俨全具；有欲观窍精甚真（切可欲句），有情下种信为贵（切有诸己句。《道德经》：常有欲以观其窍。又云：其精甚真，其中有信。《庄子》：夫道有情有信。《指元篇》：此中真有信，信至君必惊）。气化漏尽已先通，百日功灵乾体固（充实似道家炼精化气一层）；光辉大化逐渐臻，炼气化神又其次。日月双明了大还，比诸光大究无异（大还丹时，有日月合璧之象，比诸光辉句恰合）；大周气化有六通，圣胎温养各因地（《六祖坛经》：有情来下种，因地果还生。各因地者，言各有各家境界之意，古人谓因地制宜是也。十月大周天内，温养道胎时，血化白膏，不食不寐，有六通景象，比诸大而化之句，又恰合。以下则炼神还虚事矣）。化而至于不可知，脱胎了当天仙位；还虚粉碎又虚空，作用不同功岂二。莫嗤穿凿圣人言，一经道破有真味。

佛门广大信无边，百千妙法无不备；劝人熟读华楞严（《华严经》《楞严经》），中藏事理殊精细。莫执佛号与话头，便道其余无剩义；教外别传玄又玄，慧根浅薄难概施。也修舍利转法轮，也言慧命说服食；也如马阴变藏相，也征龙女献珠瑞。也道六景忽震动，也证六通有自由；形成出胎三界超，实与道家同三昧。

玄机秘密要精研，非是等闲人可度；拈花微笑果何为，观星悟道是何事。初祖达摩本早成，还须面壁少林寺（了命以后，还虚一着）；一苇渡江只履归，谁解西来又西去。花开五叶尽双修，五、六祖身今尚在（五祖肉身今存黄梅，六祖肉身尚存曹溪）；信道金刚不坏身，七祖而今孰敢继（吕纯阳真人诗云：为师开说西来意，七祖如今未有人）。

可叹儒释两后昆，禅障理障少精粹；别有会心处处通，借问各条是不是。阿兄未肯争闲气，一片痴情怜叔季；愿弟平心静气参，莫把天机当游戏。若犹见粗不见精，各遵所闻行各志；种豆得豆瓜得瓜，惜取光阴勿犹豫。光阴迅速不复回，石火电光看忽逝；了命一歌本说完，笑余辨命枉重赘。时维九月隐申江，菊开满地黄金布（申江二句，暗切金水，本地风光，无意偶得，几欲拈花微笑）。

余寄《了命歌》，与诸弟参玩。有谓专就道门说，不若诸歌能融会三教者；有谓儒释不言命，性了命即了，了命乃道门一家言者。聚讼纷纷，复拈笔作此歌，以醒悟之。一时兴会所至，不觉意义层屈，韵语现成。惟元机秘密，一泄无遗，未免干冒天谴。且恐拘儒见之，仍斥为穿凿之谈。而性灵流露，不能自已，遂有所不计也。

壬寅九月方内散人自识于上海之寄庐

撄宁按：性与命，本来是一物，不可分作两橛。就其灵机而言，谓之性；就其生机而言，谓之命。所谓一体二用也。

吾人之身体，譬如一盏灯，灯中之油就是命，灯中之光即是性。假使有灯而无油，此灯必不能发光，可知离命即不足以见性；若徒知保存灯中之油，而不善于发挥其光明以应用，仍旧常常处于黑暗境界，则亦何贵于有此灯乎？由是可知性命二者，乃互相为用，而不可分离也。虽然，人究竟名为人，不可叫做性，亦不可叫做命；灯究竟名为灯，不可叫做油，亦不可叫做光，其理固相等耳。

或问：初学之人，性与命孰重？答曰：命为重。譬如暗室之中，本有一盏灯，灯中油量充足，奈室中之人，不得其法，不能令此灯发光，虽有灯，而依然不免黑暗之苦。忽来一人，教伊点灯之法，一举手间，顿觉满室生辉，从此踏进光明之路。设若室中本来无灯，或虽有灯而无油，或虽有油而油量不足，纵能了解用灯之法，亦不能大放光明。由是可知，性无命则不立，离命即不足以见性，有命而性自在其中矣。故曰，命为重也。

又按：儒释道仙，四家宗旨不同，此公偏要融和为一，竭力未必讨好，何苦乃尔。儒家见解，认为人生是经常的，所以宗旨在维持现状，而不准矜奇标异，因此人生永无进化之可言；释家见解，认为人生是幻妄的，所以宗旨在专求正觉（这是佛教的本旨，其余都是枝叶），而抹煞现实之人生，因此学理与事实，常相冲突，难以协调；道家见解，认为人生是自然的，所以宗旨在极端放任，而标榜清静无为，以致末流隐于萎靡不振，颓废自甘；仙家见解，认为人生是缺憾的，所以宗旨在改革现状，推翻定律，打破环境，战胜自然，以致思想与行为，往往惊世而骇俗。非但儒释道三家不能融和，即道家与仙家，表面上似乎同隶一种旗帜之下，然二者宗旨，亦难以强同。

夫士各有志，原不必人人共趋一路。但宗旨不能不决定，言论不能不彻底，门径不能不辨别，旗帜不能不鲜明。否则仙佛圣贤，混作一堆，老庄钟吕，粘成一片，令后之学者，何所适从乎？余本不反对儒释道三教之宗旨，但不愿听神仙学术埋没于彼三教之内，失其独立之资格，终至受彼等教义之束缚，而不能自由发展。以故处处将其界限划分明白，俾我中华特产卓绝千古的神仙学术，不至遭陋儒之毁谤、凡僧之藐视、羽流之滥冒、方士之作伪、乩坛之乱真。自汉明帝以来，一千八百七十余年，佛教徒所给予仙学界恶嘲谩骂之丑声名，于兹刷尽；自金世宗以来，七百七十余年，北七真所给予仙学界三教同源之假面具，一旦揭开。岂不快哉！岂不壮哉！

还虚歌 第十

（原名《炼虚歌》，乃《中和集》李清庵旧作，今借用稍改）

为仙为佛与为儒，三教单传一个虚；亘古亘今超越者，悉由虚里做功夫。

学仙虚静为丹旨，学佛还虚彻首尾；问余学圣又何如？虚中无我明天理。虚室生白妙无穷，乾坤虚运气圆融；阴阳造化虚推荡，人若潜虚尽变通。还丹妙在虚无谷，下手致虚守静笃；虚极又虚元气凝，静中又静阳来复。虚心实腹道之基，不昧虚灵采药时；虚己应机真日用，太虚同体丈夫儿。炼心虚寂无为作，进火以虚为橐籥；抽添加减总由虚，粉碎虚空成大觉。究竟道冲而用之，解纷剉锐要兼时；和光混俗忘人我，象帝之先只自知。无画以前焉有卦，乾乾非上坤非下；中间一点至清虚，八面玲珑无缝罅。四边固密剔浑沦，道是中虚玄牝门；若向不虚虚内用，自然开阖应乾坤。开辟多时禁出入，悠悠九载面墙壁；还如父母未生前，虚明寂定忘天日。虚中迸出一轮来，霹雳一声天谷开；圆陀陀地同天体，净裸裸形脱圣胎。圣胎一出神无匹，步虚从此归无极；至矣无臭复无声，浑然不知还不识。虚至无虚绝百非，无无天地悉皆归；返虚真入寥天一，此是三家上上机。

还虚一节，彻始彻终。各丹经但言大略，从无专著歌咏，发挥透切而淋漓尽致者。盖古人以为末后一着，不欲详言故也。

尝拟作歌，以补此义，搁笔踌躇者再。忽遇友人送《中和集》，内恰好有《炼虚歌》一篇。细心玩味，觉贯通三教，得未曾有，字字精妙，实获我心。足见前贤嘉惠后学，无微不至。是歌尽可借用，不烦再作矣。

昔刘祖海蟾，隐于白龙洞，吕祖曾赠长古歌行。后刘真顺理，复隐于此。张祖紫阳即借此歌为衣钵，点窜字句以赠之，故吕张两集互见，古人原有此例。兹特题明作者姓名，非敢掠美也。

原歌“潜虚”“虚无”“虚灵”字样，重见叠出，稍嫌碍眼。又间点缀竹斋处，亦觉无甚味。中间谈虚，尚就着功夫讲。末后自宜专归到大还虚一路去，方为合拍。爰不辞僭妄，重经删易，阅者谅之。

方内自识

陈撄宁校订单行本《天隐子》序

陈撄宁

《天隐子》，书名也，亦即作书者之人名也。虽传自司马子微，但不能确定为子微手笔。陈振孙《直斋书录解师》，谓此书与《坐忘论》相表里，疑天隐即子微之别号，然无实据可证。胡琏跋语，因东坡词有“《坐忘遗照》八篇奇语”一句，遂疑为子微所著。今考司马子微《坐忘论》，正是八篇，安知坡公非指《坐忘论》而言乎。故胡跋亦未足为定论。

此书文简义赅，切于实用。观子微后序言，诵《天隐子》三年，恍然有悟。又进习三年，而后淡于名利。再阅三年，天隐子出，方授以口诀，知其得力于此书者深矣。

余十余岁慕道时，即喜阅此书，常与《坐忘论》并置案头，萧斋夜读。月映窗纱，园中桂树，枝影颤动，奇芬沁鼻，仿佛仙子来临，屈指于兹，已瞬经三十五寒暑矣。回忆此情，犹如昨日。今翼化堂张君，就余商所以流通道书之方法，既劝其将善本秘籍，次第用木版刊行。惟以卷帙繁重，虽见赏于专家，恐不便于初学，故同时复取短篇道书，用活字版排印，以供一般之需要。

出书务速，选择须精，遂首先推举《天隐子》及《坐忘论》二种，发单行本问世。又校订其后序口诀，分作数段，全书加圈句读，以便学者。并为增补《司马承祯外传》一篇。此后若遇知篇佳构，仍将陆续印行，以公同好。

谨志其缘起如此。

皖江陈撄宁识于沪上

“中华民国”二十四年一月（黄帝纪元后四千六百三十一年）

《金火丹诀》序

常遵先

亘古丹书，言道者文虽高妙，细心探讨，尚可索其真解。若言诀者譬喻虽属寻常，而寓意隐微，非经师授口传，真是任汝敏过颜回，亦难穷其玄奥。

余昔读吕祖赋云：色是药，酒是禄，酒色之中无拘束。又云：花街柳巷觅真人，真人只在花街玩。心甚疑之。及读白玉蟾真人云：自家精血自交媾，身里夫妻真妙哉。由是读吕祖赋云：也饮酒，也食肉，守定烟花断淫欲；摘花戴，饮琼浆，景里无为道自昌。方知古人立言取譬，寄托遥深，而大道亦不出语言文字之外也。

兹者张君竹铭，好道之士耳。以石君所赠《金火丹诀》托其翻印流通之书一部，请余为之注。因检读一过，见致一子许君之诗词，与灵玄子汪君易知说，文辞华妙，意义渊深。

初读之其喻义虽微，实行之觉成功则一。然科学者读之，亦必有余于吕祖赋与白真人言之感。因笑谓张君曰：从来道书本不易注，况此书为丹诀，必须口授。而许君与汪君派别各异，更不便以两种法言，详于一部，俾读者益感纷歧之苦。惟尽管窥所及，批记于后，以示读者阙疑之点，为待将来师授之机焉。庶几两不相远，或有益于进修之道耳。

爰序颠末，以明不作云。

湘阴常遵先叙于沪上之弘道轩

“中华民国”二十四年乙亥岁孟春月

《陈希夷睡功诀》序

常遵先

读遍丹经，访遍名师，交及中外各教道德长者，无不是趺跏静坐，踵息行功，力劈睡魔为要旨。而陈希夷先生独创睡功诀。

余弱冠时读之，疑为后人伪造，谬托古人，搁置不理。偶有谈及者，必力辟其讹。迨至中年益肆力于易学，并天文地理诸书，又得南五祖真谛丹书，读而精思，始恍然大悟。希夷之诀，诚得吕祖真传，易理玄奥者也。

后世人多被其瞒者，如在睡梦之中，渺渺茫茫，莫名其妙。以为定是睡卧时，默运气功，炼精聚神，则进窥仙道不远矣。不知陈子所谓睡者，非世人之所谓睡也；陈子之功者，非世人之所谓功也；陈子之诀者，又非彭祖房术、炼士闺丹之诀也。乃天地阴阳自然之道，乾坤卦象变化之机。能降龙伏虎于平时，可还丹返魂于片刻，故象以潜龙，喻以蛰心。盖龙之于物，有千变万化之神；心之于人，有希圣希仙之妙。其至理在隐微之中，其寓意在语言之外。求之于表面，仅知静养之初阶；按之于精微，便得还丹之玄奥。其曰睡功，真有卧龙莫测之奇妙耳。

张君竹铭，好道之英，搜罗亦富，凡古今圣贤仙佛之书，得之必欲公开于世，以显大道之精华。尝以《陈子睡功诀》《朱子调息箴》，与余探讨，谓汪君之解，似在表观，倩余详注要津，以开后觉。余笑曰：君既有心醒世，余又何惜乎费辞？遂走笔聊志数言于汪君之后，将由翼化堂出版，俾世之善读者，置之案头，以备参考云尔。

湘阴常遵先序于沪上弘道轩

“中华民国”二十四年乙亥秋

外丹黄白术各家序跋

陈撄宁 / 辑录

黄白正宗《渔庄录》范序

《渔庄录》者，乃金丹玄语也。先君少时，入长白山，潜心志学，常与一术士游。其术士善炼水银为白金，临终时，其子幼无所托，见先君诚笃，嘱以后事。将死汞一斤，并其方书，投于先君怀中而卒。先君得其旨要，参诸丹经，无不符合，试之果成。但先君宦游中外，不暇为此，欲闻以人，又恐惊世骇俗，故还给其子，尚未传于世也。其子见别人为此，皆妄相传授，故再与先君谈玄，因录其玄妙之语焉。

尧夫范纯仁序

大宋元佑七年春二月

黄白正宗《渔庄录》李序

李保乾

“宋睢阳隐士洪星桥，别号渔庄，年八十，精黄白术，素与范文正公善。后病，告公曰：吾善炼水银为白金，奈不能待药之成，一子甚幼，不堪相付，请以托公。”即以方书一帙，白金一块，投于公怀而卒。

公藏之，及其子长成，乃召而告之曰：汝父有玄术，因汝幼，故托我，今汝成人，当以付汝。出而授之，封缄如故，遂名其书为《渔庄录》。

仆初疑为方士假托之词，借公为重。后阅《说郛》，见宋士所纪，亦有是事，方信其不诬也。

夫外丹之道二：一为服食神丹，一为炉火黄白。判不同途，固不可混认为一也。

盖神丹二十四品，莫不首采白金为真铅，而非矿中之银，次炼硫珠为真汞，而非砂中之液，故曰神丹一味铅也。《还丹论》所以言“非原砂水银可以成丹者”此也。其理则《金碧》《石函》为详，其事则《铜符铁券》为确。

若黄白之术，则取资四象。然用其真不用其凡，用其清不用其浊。惟只坎离交感，砂铅气结，借假修真，以为丹基。然后生子转制，增金进火，交关过度，超神脱胎。炼至清真虚灵之地，点化无穷。故炉火七十二家，唯《渔庄》为第一而易行。视之神丹白雪，造化固有云泥。然亦非世之主烹炼丹质沾体资气者，所能测其涯际也。

尝考《历代名臣传》云：“南都朱某者，与仲淹善，疾革，语仲淹曰：某曾遇异人，得变水银为白金术，吾子幼，今以方药传君。仲淹受之，未尝启封。后其子长，教之，义均子弟，及其子登第，乃以所封药并术还之。”按：《希文传》叙说为此，可知事实非虚，不过彼此所记姓氏之异耳。但是书流传既久，抄藏者每多互异，其为盲目方士妄加删改无疑。

今值锦里春回，融日余暇，检阅家藏善本，并所得各家抄本参阅之。或此有彼无，都非全璧，因择其诗歌之合道者，共录之。更将歌、论、诗别为上中下三卷，伦次昭然。但原刻难遇，余非敢擅改旧章也。因见其言言真谛，语语惬心，不忍使隋珠和璧没于尘埃。而渔庄老人惠嘉来学之苦心，亦足以长垂不配也。

蓉复初子李保乾识

时同治元年岁次壬戌季春

撄宁按：《道藏全书》中有《渔庄邂逅录》，《古今图书集成》中亦有《渔庄录》。此二种虽不能说与丹道无少许关系，然皆非范文正公所传之《渔庄录》，难免影射之嫌。

《秋日中天》自序

（《秋日中天》，乃外丹书名）

秋之为言金也，日之为言火也，中则取义于土，天则法象于乾。盖秋日中天，乃炉火之妙用，莫非金火施为。金藏于坎，坎纳六戊；火藏于离，离含六己。戊己既得，则刀圭合而臻乾。乾道变化，宁有穷乎？故水中有金，乃先天之乾金也。金藏水中，阳微阴盛，故以真火烧之，则火灼水枯，是为戊土。火中有木，乃先天之坤土也。木藏火中，阳包阴髓，故以乾金合之，则木受金克，是为己土。戊己二物，分则为土，合则为圭。圭而成乾，如秋日至于中天，人所共仰而易见也。但人不知铅中金气，在乎真火锻炼之功；火中木液，全凭乾金克制之力，方克有成。否则徒费赀财，虚延岁月，大可悲也。

夫予自立之年，慕夫金丹之道，每为方土所惑。作之者虽说铅汞之妙，而不知铅汞交媾之玄，论之者虽说阴阳之秘，而不知阴阳返还之理。执偏见以强符奥理，虽曰欺人，实是自欺。予由是痛恨而绝之。遍访先圣之遗篇，而沉潜反复，参透奥旨，遂得驱龙就虎之秘，金木交并之玄。

不敢匿而自私，乃述金丹总旨，以提其纲。次作进道论，以辨药物配合之玄机。作进道歌，以广其次序。犹恐辨之不详，更敷扬于各论，以足其说。复恐论之不约，则咏叹于诗歌，以阐其微。又述大药图于篇末，以完秋日中天之用。备后之学者，得开其蒙蔽，以见中天之秋日，庶不为方士所惑。则亦少补于外功，而为济世救贫之一助云。

龙游越松山人祝云鹤自叙

大明嘉靖癸丑季春

《十段锦》自序

（此书又名《天台咫尺》）

天地之间，一理而已，有理然后有事。外乎理者，不为邪僻，即是怪诞。若非怪诞邪僻之事，岂得谓为非儒者之事乎？

宁按：非儒者之事，有何羞辱？是儒者之事，有何光荣？此公隐居天台五十年，可谓超然物外矣，而其见解仍如此拘执。无怪李朝瑞君，当夫妇床帏之间，尚大讲其正心诚意之道。

天地至理，莫大乎阴阳。金丹之为道，取阴阳相合，是以有生生化化之妙焉。远观天地，近看夫妇，其理甚明。

世之从事于此者，往往皓首无成，何也？只知徒读陈书，不知要诀，故下手便差，渐流曲径，诚可叹耳。

大抵世传丹经，有真有伪。而得正脉者，惟《渔庄录》《黄白破愚》《悟真》《参同》等书。世人知此书之妙，而其间问答节次，先后要旨，茫然不知也。嗟哉，或以起手之初，而作结局之事；或视成功之语，认为用功之言。故万无一就也。

予寄迹天台，已五十载，阅读者固多刊刻之书，经历者实非寻常之事。故博采群书要旨，列为十段，又继以十论。于其中有可疑者，则设为问答之辞，以辨明奥旨。虽有丹经万卷，亦不出此十论之中。可谓捐弃糟粕，独剩精华矣。

书成，名曰《十段锦》，藏于天台之五老峰。后有得此书者，寻吾次第之序而从事焉，庶乎其不差矣。

天台老人自识

《秋日中天》跋语

明人祝云鹤

大丹之法，妙在用铅不用铅而已。夫既曰金丹，又曰金液还丹，则知丹道用金也昭然矣。盖所以作药者金精也，所以摄铅中金精者木液也，所以炼金木而成真土者兑金也。人俱知用铅，而不知所以用铅之法存乎硫；徒知用硫，而不知所以坚金精之妙在乎银；徒知用银，而不知所以假之锻炼资之乳哺之功又赖乎铅。及夫养砂干汞既成，则金液已得通灵。所以变化者又在真火之功，而非银铅之所得专也。“转则分胎三次后，却嫌宗祖是嚣尘”，此之谓也。人能究心于五行生克之图，遍历水火木金之地，而进研夫进火退符之旨，则金丹之奥可坐而得矣，又焉有破家耗财之患哉？

予因世之慕斯道者，没世昏惑，茫无所归，可悲也夫。予固不惜所当秘，而于药物配合火候之玄机，悉备于各诗之中，敷扬于歌论之内。凡下手次第，有不待言而显者，复著数图，以证药物火候之说，而有确然不易之理。其文益省，其义益明，使学者易于测识。正如皦皦秋日，悬示中天，最明最正，人皆仰而见之，无秋毫或昧矣。得是书者，当熟读详味，则理与心融，事与理合，以证吾言之不诬。而作用之妙，存乎人智慧之巧，非予之所敢私也。故云：认得铅硫，头头是道；超得砂汞，路路可通。信矣！

《洞天秘典》序

明人叶士盛

仆早岁读《易》，至“穷理尽性，以至于命”“精气为物，游魂为变”等章，反复玩索，则知人能修身，可以无死。至“西南得朋，乃与类行”“一阴一阳之谓道”等章，则知人欲无死，必须同类。是以薄功名而留心玄旨，搜阅丹经，将以顺性命之理也。

壬午岁，幸遇至人，指示长生久视之学。谓予必资货财，方成仙业，否则抱道终身而已。因教以黄白之术，略而勿详。

复访之有年，历人亦众，率皆妄诞，莫得精微。

至戊戌夏五月，复遇金窍子李先生，谈及玄旨，授以灵阳祖师《洞天秘典》诗章三卷，共六十四首。蒙其慈悯，无所吝惜，章章句句，面命耳提。心领神会之余，似拨云雾而睹青天矣。厥后炼试，诚如所教，始知公不我欺。乃敢冒慢露之罪，遵其遗训，分章注解，篇篇节节，都明下手作用之妙。而铅汞所以然之理，诗中未悉。予因及之，以见至粗之物而寓至精之理。

夫黑铅，坎体也，禀北方壬癸之水，含西兑之金，阴中有阳，戊土专之。朱砂，离体也，禀南方丙丁之火，隐甲乙之木，阳中有阴，己土值之。夫此金木混淆，水火交错，其何故哉？盖以乾南坤北，先天之定位也。后天太极一分，乾之金爻，奔入坤宫，破坤体而成坎卦。坎，水也，兑金藏于其中，谓之水中金。故黑铅感得此气，体具金水形质，而阴中有阳。坤之阴爻，走入乾宫，破乾体而为离卦。离，火也，震木藏于其中，谓之火中木。故朱砂感得此气，体具木火形体，而阳中有阴。若夫分阴分阳，则存乎其人矣。

金位西方，何以迁位于坎？盖以金之盛在兑，兑不能久含其金，故生水而寄位于坎宫。又不能久居于后天之坎，以时发现而居酉位，含虚无真一之气，为先天至宝。惟至人知此金神化之妙，能主行丹道。俾金火交炼，催火促水，铅枯金现，然后定火行符，取此水中之金，接制朱砂，是为克离中之木，实离中之虚，变汞木之青，为兑金之白，点化铜铁，以成至宝。

夫如是又是何理也？盖以铅体属坎，金水寓焉，谓之母子同垣；砂属离体，木火居焉，谓之父女同宫。以砂铅共炼，是以铅之金母配砂之木父，铅之水子配砂之火女，金克木而木恋金，流戊就已，相为有情，五行攒簇，四象会合，丹砂结焉。

黄白之理，如此玄微，非格物穷理之至，莫能窥其万一。而妄言妄作者，独何心哉？

予潜心于兹，非图富贵，将借藉之以购药物，而为进道之阶梯。况内外金丹，其理一同，中藏真趣，故恋恋于此，形诸纸笔，勉强注释，味道腴也。并借以开后来学者，岂直游于艺焉已哉？同志之士，如获此书，以为助道则可，否则不祥莫大焉。

淮阴安阳青畦道人叶士盛识
成化戊戌年冬十月上浣日

《洞天秘典》后跋

（不知作者姓名）

《洞天秘典》一书，至于曹洞清先生，已不知其颠末，况灵阳祖师哉？但旨甚玄而不荒唐，法甚便而不及外药，固已可信。究此书之来，与夫得书成丹之故，则又凿凿可证也。

松江有陆公者，号散斋，讳万钟。于万历年间，代按荆楚，征洞酋奏凯。

公与诸法曹按其罪，而究其造谋之故，始知由于黄白。盖以金多而生僭心也。随以汞试之，俄顷而明乾若干斤。诸曹及东西阶人，靡不为之咋舌。嗣后命医治酋疾而为献俘。诸酋竟以此书报医士之德，医士随试而随成。陆公知之而未敢行。俟任毕，拟与医士同为，意旋舍行其术。至芜湖，医士无故呕血卒，止遗此书。陆公未之竟也，因遗之与瑞兄。予今幸而得之。

噫！洞酋召戮，医士卒亡，盖由于不谨故也。甚哉！此书不可漫传也。慎之！慎之！

撄宁按：《洞天秘典》一书，伍冲虚当日曾经见过。彼于《仙佛合宗》内，历数外丹书名，《洞天秘典》即其中之一也。又碧莲道人作《黄白承志录序》，亦提及此书，但此书世无刻本。《正统道藏》及《道藏辑要》，皆未收入。济一子《道书十七种》，虽将《洞天秘典》列入外金丹门中，惜其残缺太多，殊不足供研究。往年友人谢无量，在北平琉璃厂书肆，购得破烂旧抄本《洞天秘典》，持以赠余，喜甚，亟读之。奈脱句误字，不可胜计，竟无法校正。后幸得黄邃之君之抄本对勘，逐字逐句，细校一周，始臻完善。此篇跋语，仅黄抄本有之，他本未见。黄君之本，乃从郑君鼎丞处传抄而来。郑君则得之于安徽丹士白云谷，白君则得之于其师老古怪。所谓老古怪者，隐其名，不欲人知，弟子辈讶其师言动拂于常情，戏以老古怪三字拟之。彼不为忤，且乐以此自称，人因从而名之耳。老古怪、白云谷，吾不得见，惟识郑黄。今者郑黄二君，已先后归道山矣，此术殆成广陵散乎?

《承志录》序

碧莲道人

地元神丹大道，先取白金为鼎器，凝结地魄，招摄天魂。《铜符铁券》之法，旌阳而后，千三百年间，寥寥无闻矣。

次之又有银铅砂汞一途，采先天之铅，伏后天之汞，攒簇五行，和合四象，与内事金丹作用相符。炼气比之炼己，配合一道，采取一机，温养脱胎一辙。转修服食，上接乎神丹，亦匪有二。但工夫烦琐，造化幽玄，不比神丹简捷，自非亲得真传，洞晓河洛理数易象互藏者，不能知生克制化浮沉老嫩之妙也。

近代仙真，著作颇富，如《洞天秘典》《秋日中天》《渔庄录》《黄白镜》《金丹三论》《梦醒录》《黄白直指》《黄白破愚》诸书，皆显扬妙道，确指坦途。而求其药物配合，火候节次，事事委曲详尽者，则以《承志录》为称首。上卷总诠在要，中卷制造二土，下卷九转次第。咏之以诗，诠之以注。其言曰：铅中之魄，非汞中之魂不能追；汞中之魂，非铅中之魄不能住，则药物之清真也。终一百四十四两之数，而水火之气方全；尽三百八十四铢之称，而两弦之气始足，则配合之停匀也。五色云中月吐华，癸生急采传言久；威光鼎内火如云，三十六时金电走，则火候之应手也。炼铅如粉又如尘，产出真铅灵又灵；玉浆养就皆归祖，起自刀圭次第行，则节次之周详也。惟太华宿具慧眼，家传修炼，故于铁宫遇师授道，遂能曲畅宗风若此，洵入玄之宝筏，度世之金针也。

陶子素耜细心校订，补所未备，辨所易淆，又极始终融彻之妙。阅此一书，则凡炉火家言皆可坐废。余甚嘉之。古云：太上立德，其次立功，其次立言。是书立言也。而德被斯人，功垂万世，三不配事业，毕萃于此矣。

碧莲道人题

撄宁按：《承志录》固为黄白术中之杰作，然谓阅此一书，则凡炉火家言皆可坐废，实不尽然。各书互有短长，惟在学者深造而自得之耳。

读《古文龙虎上经》书后

陈撄宁

此经旧与《参同契》并称，未审何代人所作。宋王道有注疏三卷，收入《道藏·太玄部》。明一壑居士彭好古《道言外编》中，则标为轩辕黄帝著，并谓黄帝不敢自处，托言于金阙碧落之古文，遂名为《金碧古文龙虎上经》。不知何据？《道藏辑要斗集》所采，即属此种。

龙虎者，盖指阴阳二气；上经者，即最上一乘之意。清初朱元育作《参同契阐幽》，力斥《龙虎经》为伪，不许与《参同契》等观，务欲贬而下之。今考《龙虎经》之文，类似《参同契》处正多，然其作用，迥不相同，未可显分优劣。

《参同契》云："乾坤者易之门户，众卦之父母。"《龙虎经》云："神室者丹之枢纽，众石之父母。"《参同契》云："天地设位，而易行乎其中矣。天地者乾坤之象也，设位者列阴阳配合之位也。《易》谓坎离。坎离者，乾坤二用。"《龙虎经》云："神室设位，变化在乎其中矣。神室者上下釜也，设位者列雌雄相合之密也。变化为砂汞。砂汞者，金火二用。"《参同契》云："易者，象也。悬象著明，莫大乎日月。"《龙虎经》云："金火者，铅也。丹砂著明，莫大乎金火。"《参同契》云："天地媾其精，日月相掸持。"《龙虎经》云："神室炼其精，金火相运推。"《参同契》云："知白守黑，神明自来。"《龙虎经》云："炼银于铅，神物自生。"《参同契》云："仿佛太渊，乍沉乍浮。"《龙虎经》云："灰池炎灼，铅沉银浮。"

据以上所列，比类而观，则知《参同契》借易象以明丹道，其义费而隐；《龙虎经》则专求神室，直指银铅，其辞简而明。故《参同契》所敷陈者，乃三道由一之玄理；而《龙虎经》所搬演者，则天元神丹之实事。玄理易假，实事难诬，所以《参同契》之异说日多，《龙虎经》之知音愈少。

至是经之称黄帝，亦犹《黄帝内经》《黄帝阴符经》《黄帝宅经》《黄帝龙首经》之类，只求其书之能应用而已，不必问其真出于黄帝否也。

许真君《石函记》引《金碧经》云：壳为金精，水还黄液。此二句见于今《龙虎经》中。是此经出世，尚在晋以前无疑，但未知较《参同契》孰为先后耳。

读《浮黎鼻祖金药秘诀》书后

陈撄宁

此书《道藏》未收，《道藏辑要》列入"斗集"，标名为《浮黎金华秘诀真经》。此外尚有彭好古《道言外编》、傅金铨《外金丹》、李保乾《金火大成》中，皆已收入。伍冲虚《仙佛合宗语录》中，尝推重广成子此书，谓为外丹真传。冲虚子于炉火一门，素有研究，言当可信。张紫阳序亦称广成子于崆峒炼丹，度黄帝上升，授以《金丹秘诀金药十二篇》。则知此书传世已久。其文虽非广成之文，其法或是黄帝之法。

张序首尾共计千余字，括尽神丹法象。世徒知紫阳《悟真》专讲人元，然而炉火之事，在《参同契》已见明文，紫阳得丹道之全，岂有不知外事者？即如《悟真》所云“铅遇癸生，金逢望远，送归土釜，斯配流珠”以及“潭底日红，山头月白，地魄擒汞，天魂制金”各等语，皆属炉火之事。《悟真》虽借地元名词，以喻人元作用，然必先明其法，方能借用其名，不待智者而后知也。

葛仙翁一注，殊不类晋人手笔。考葛仙翁名玄，字孝先，即葛洪之从祖。得受仙术于左元放，再传至郑思远。稚川复从郑学，尽得其秘。今观《抱朴子·遐览篇》，历数其师所藏古道经目录，不下二百种，未曾见此书名。抱朴子最喜表扬祖德，果当日葛仙翁有注，何忍听其淹没无闻耶？

又凡自古仙家所传拔宅飞升之说，盖言神丹成就，全家眷属服之，皆羽化而登仙耳，非谓住宅真可拔起也。葛注乃谓：若欲拔宅，只以清泉研洒三粒，不时门墙屋宇尽皆升举于巫山云雨之程。无论其屋宇能升举与否，试问仙体清虚，不居贝阙琳宫，而恋此人间敝宅何用？

再者，“浮黎鼻祖”四字，人多不识其义。盖浮黎者，乃先天真土之名也。浮者虚浮，黎者黎黑。当劫初混沌未开之际，浮黎真土，遍满太空，历几何时，方能凝结而成世界。以其虚而不实，故曰浮；暗然无光，故曰黎；天地万物莫不由此而生，故曰鼻祖。

《黄白直指》序

《直指》何为而作？惧黄白之失其传而作也。盖自许、葛、钟、吕等辈纷纷迭出，仙仙相承，而黄白之传有自来矣。迄今千年，玄风寝息，丹道湮微，后学茫茫，百无一就。今作为《直指》，以鼎器、药物、配合、火候四者，本末始终，直言直引，撰起贫赞，以总其纲。次步《敲爻歌》五首，以列其目。庶开黄白之迷途，谨救后学之风弊，故名《黄白直指》云。

福建陈自得序

成化丁丑夏四月甲寅

（原抄本注：丁丑一作丁酉）

撄宁按：明宪宗成化年间，无丁丑年，若作丁酉年，亦不合。盖丁酉乃成化十三年，而竹泉翁作此序时，当在作《铅汞奥旨序》以前。考《铅汞奥旨》一书，本是继《黄白直指》而作，以补其未尽之意，《奥旨序》既作于成化六年之庚寅，则《直指序》或是作于成化三年之丁亥，较为近似。

《黄白直指》跋（一）

陈君竹泉与吾为中表亲，好神仙术，财产费尽而不悔，人皆讥笑。予独佩其诚，每资助之。彼幸而一旦顿悟真诠，得臻至道，撰此授予，盖不忘昔日之意也。顾予浅薄之夫，何足以知此，然既承君惠，稍试，果验。因思铅汞二物，本于坎离，生出震兑，坎离则又皆居坤土，遂不揣固陋，以此五卦画之于首，各赞八句于下，庶几于丹道少补万一云。

兴化汪诚好真氏跋

《黄白直指》跋（二）

余少慕丹道，迄不能成，放浪江湖，冀遇明师，引登觉路，乃得与汪君好真友善。久之，始克睹其秘藏，大率真伪混淆，瑜瑕相半，深为惋惜。惟陈竹泉先生所著《黄白直指》一书，其间言丹道之难，与药物配合火候之旨，以及分胎接制，布列四象，攒簇五行，靡不毕具，诚修玄之要旨，而至道之真传也。捧读再三，不忍释手，因忘其谫劣，敢蔗芜词，用列汪君之左。虽珠玉在前，不无形秽，而高山仰止，亦聊写我心耳。

毗陵董中守一氏识

《铅汞奥旨》序

予早年读书，粗知礼义。及长笃好玄门，罔知至道。遍访明师，广求高士，历经数载，未见一人。进道无方，退而有憾，于是独取诸祖丹经，列仙书传，朝夕玩味，岁月穷研，诚格皇天默佑，神明鉴衷，一旦豁然顿悟。乃知是理不假外求，实在阴阳五行之内，天地造化之中。然而理固契之于心，事未经之于手，况夫时至穷冬，命逢拙运，乏财为助，抱道难行，千虑万思，无策可图，遂鬻田一段，得银数锭，试之有得，屡为屡验。感造化之非常，不敢私于一己，志欲普度后世，乃作歌赋数篇，诗词百首。尚未尽详，诚恐有误将来，故复作是书。鼎中配合，火候功夫，细具条陈，不辞轻泄之罪，甘获慢露之愆。寄语同道，勿侈勿隐，于是乎书。

福建陈竹泉自得序
明成化庚寅仲春

撄宁子曰：余昔日所见《黄白直指》旧抄本，其中错误脱落之字句，几占全部十分之三，竟无法可以卒读。当时颇欲逐字逐句为校补，预算需两月方能了事，亦无此暇晷。今只将原书序跋四篇录出，以供好此道者之参考而已。另有少许感想，略表于后：

（一）此书作者陈自得先生，当日研究丹道二十余年，历尽千辛万苦，一朝豁然顿悟，不假师传，故以“自得”二字为名。其坚忍不拔之精神，真可谓驾乎欧美各国大科学发明家以上。因我国学者所处之环境，其恶劣乃百倍于欧美也。吾人今日遭际且然，况远在四百七十年前顽固而兼保守之社会乎？作者毅力诚不可及矣。至其书每喜用隐语令人难解者，亦有苦心。试观本刊登载之《金丹三十论》中“言理不言诀”一篇，即知其故。

（二）神仙学术，自古以来，常招庸俗之毁谤，已为公例。陈君炼丹无成，受人讥笑，本不足怪，所可怪者，则在汪好真君之特垂青眼，不以成败论英雄，结果居然厚食其报。求之今日，非但竹泉翁如凤毛麟角，即汪好真其人者，又安能数观哉。

（三）董守一氏虽自言所学无成，尚赖寻师访友，然能辨真伪，识瑜瑕，其眼力毕竟不凡。余常见世人读外丹书不终篇早已昏昏欲睡，或废书而叹，或怨詈作书者故弄狡狯，愚弄后学，或批评作书者自私自利，不肯公开，或者直斥为迷信而非科学。凡此种种态度，皆于丹道无缘，求一似董君所云捧读再三不忍释手者，殆罕有其人。甚矣！仙风之寥落也。

又《琴火重光》陈撄宁按云：玉峰山人序，谓竹泉先生于癸酉岁邂逅外丹之事，则是到庚寅岁，首尾已十八年矣。历尽千辛万苦，一旦豁然顿悟，得遂初衷，其坚忍不拔之精神，直驾乎欧美各国大科学发明家以上。盖吾国学者处境之劣，乃百倍于欧美也。我辈今日且然，况远在四百七十年前顽固而兼保守之社会乎？或疑：即云豁然顿悟，其术当非师授，而为自己所发明者。但《琴火重光》有云："敢道无师自悟？"又云："苦海蒙师指点，迷津忽地回头。"又云："盲师不信有真传，枉自遭他欺骗。"又云："莫怪盲师错教，还怜自己愚蒙。"据以上词句推之，明师盲师，皆大有人在，况玉峰序中引证辛酉年遇至人亲传口诀句，更可无疑。

《〈丹诀辩正〉注解》序

吴竹园

戊寅冬，郑君雨苍，因道务赴粤之梅县。于友人处，得《〈丹诀辩正〉注解》一书，归而示余。余细阅一过，知为李、东、吕三圣，于前清同治甲子岁，在韶州曲江降笔之书。距今"民国"纪元己卯岁，已七十六年矣。惜不著真名，无从可考。观其注解首叙，或乃东华帝君及纯阳二祖。而李仙何名，则未敢臆断也。

但是书理明词达，要言不繁，开端即拈出一炁阴阳大义，洗尽铅汞龙虎诸譬喻。其示人下手功夫，以神闲气定，而立丹基，修性了命，尽人合天，即儒门穷理尽性至命之学也。而注解阐发玄妙，透彻天机，就中显示正途功法，辨别旁门邪经，义正辞严，尤为淋漓尽致。譬如秦镜高悬，妖邪毕现，燃犀烛照，魍魉难掩。至其警告世途虚幻，情缘汩没性真，婆心一片，不啻清钟入梦，发人深省。诚可为修真指南，入道阶梯也。

细按宗旨，原本清静，亦不离乎阴阳，最要在乎玄关一窍。如注解中所谓“自无生有”“静中忽动”“无名天地之始，有名万物之母（二句出老子《道德经》)”“虚谷生神”“一阳来复”及正文“言诚言静”，均发明玄关要义，至明且切。要以先立大本，为炼丹之首务。学人于此用功有得，则大本已立，天关在手，万化从心。其余一切升降符火功法，再得师傅口诀，证以是书，顺乎造化，清静虚无，结丹还丹，脱胎神化，又何难哉？

惜是书传世未久，流通不广，世所罕觏，因与郑君商议，欲谋翻印，以广其传，借答三圣济渡之婆心。郑君欢喜赞成，乃重加校勘。除“凡例”及“附录”稍有节取外，其余悉照原本誊录。而卷首旧序四篇，是本书当日受业者所择，亦照旧留存，俾阅者得知此书出世始末。

用缀数言，以志翻印一段因缘耳。是为序。

无余子识于福建连城湖峰休休草堂

时在“中华民国”二十八年己卯夏月

《鹡鸰吟稿续编》序

陈撄宁

邓道友雨苍者，当代之有心人也。昔曾任职司法界，公平正直，遐迩咸钦。后以夙因不昧，顿悟世事空花，爰效弘景之挂冠，竟赋渊明之归去，精研梵典，性相双融，矢志玄修，诚行交励。若非根基深厚，智慧胜常，其孰能与于此哉！

丁丑初春，余小隐上海西乡之众妙居，邓君适由闽来沪，携《道窍谈》《三车秘旨》原稿，嘱余校订，遂以此识君。虽则彼时中原鼎沸，而东南半壁，尚未睹烽烟，吾辈犹能偷一日闲，煮茗清谈于紫阳篱落翠柏园林之际，而今不堪回首矣。

邓君令弟觉一居士，甲戌岁往生西方，其详具见事略中。并于《鹡鸰吟稿》及觉一居士遗稿诸篇，俱已拜读。邓君最近自新泉水竹洋云峰庵寄书云，将有《鹡鸰吟稿续编》之举。函内附录忆弟诗四首，辞调凄惋，其情自重，其志亦大可哀矣。余安忍无一言以相慰乎？

尝考世间修行法门，何止千百，而其共同目的，总不外离苦得乐。西方净土，号称极乐世界，众人求往生而不得，觉一居士乃竟得之。故爱居士者，当为居士贺，而悲者胡为哉？

或谓往生固善，惜非其时，百岁之后，厌世而去，不且愈于颜龄之仅过其二耶（*颜子三十二岁，居士三十四岁*）？虽然，为此言者，盖狃于承平时代优游逸豫之心理，非所论于行古奇变也。试思居士今日果尚在者，凡耳之所闻，目之所见，皆指意事，其衷怀苦痛，又将何如？则知当年，撒手西归，诚必断除烦恼之妙诀矣。

或又致疑于西方净土与唯心净土，是一是二。余则认为非一非二。彼崇拜西方而屏斥唯心者，不知西方净土亦唯心所现，西方岂在心外乎？偏执唯心而轻蔑西方者仅知有理而不知有事，净土之说，岂非徒托空言乎？是在学者圆观无滞而已。

夫释贵无生，道贵长生，其宗旨有别；佛曰生西，仙曰升天，其途径各殊。世人多徘徊于歧路之间，而莫能自决。愚谓此当视学者之志愿以定趋向，既不必强人就己，更不必舍己从人。长生固非究竟，无生亦只落于半边；升天本是游戏神通，生西亦属权巧方便。未彻悟者，每欲作茧自缚，画地为牢；已彻悟者，将无往而不自在矣。

谨以此言质之邓君，并当代后世之有道。

皖江陈撄宁作于沪上寓庐

己卯十二月

重修《委羽山大有宫宗谱》序

陈撄宁

道不易闻，赖有仙而后知道之足贵；仙难普度，赖有教而后知仙之可修。世间奉道者，固未必皆仙，而历代成仙者，都不离乎道。试观秦汉以降至于近代诸仙，对于道教关系何若，其故堪思也。

浙省黄岩县南之委羽山，乃道教第二大洞天，历代仙迹，相续昭著。洎乎清初，赤马红羊，劫灰几换，白云苍狗，世事靡常，遂至道统陵夷，坠绪欲绝。当时有杨来基真人者，黄岩东乡横林望族，皈依龙门派下第十三代宗师也。道法兼备，戒律精严，乘愿复兴本宫，弘教以为己任。嘉庆元年正月，大开戒门，玄风丕振，教化盛行，迄今阅一百四十年。代代传薪，枝枝衍秀，四方徒众，源远流长。其创始也艰辛，其贻谋也深厚，不有当年，安能今日？杨真人之功，可谓巨矣。

兹者各房嗣师，恐岁久派繁，或紊系统，因集议重修谱牒，且思有以光荣先辈，垂裕后昆。猥蒙不弃，征文于仆。窃惟仆虽慕道尚未能脱俗，虽学仙又无缘入山，愧尘海之飘萍，似蓬壶之弃草，何足以彰美杨公？更何足为诸师重？但以欣逢盛典，谨献愚忱，聊赘数言，用伸颂祝耳。

原夫洞天福地，皆古今仙侣所往还，了道登真，多借助山川之灵气。全国十大洞天，浙省竟有其三：委羽、赤城、括苍，胜迹标题已久。再考各小洞天，全国之数，三十有六，浙江一省乃居其十；福地七十有二，浙省亦得十九。大小洞天福地，合计一百十八，其中三十，皆在浙境，山川灵气，独占全国四分之一。为浙人者，固堪自豪；非浙人者，能毋企羡？浙人而不成仙，谁人当成仙耶？所冀诸山道友，共励玄规，后起高贤，克承先业，勿负洞天福地之佳名，齐发了道登真之宏愿，广龙门之祖派，继风羽之遗踪，于诸君有厚望焉。

皖江撄宁子陈圆顿拜序

“中华民国”二十九年庚辰冬月

卷五

仙学杂论述要

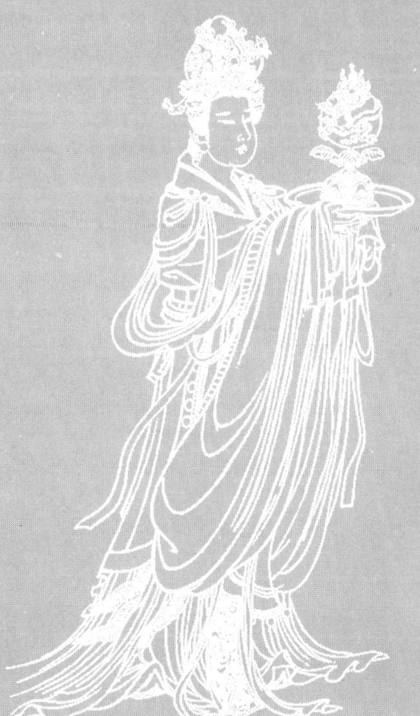

欢喜佛考

陈撄宁

此篇出于哲学家刘仁航先生所著《天下泰平书》第九卷中。世人到过北京雍和宫者，见各殿内供奉着许多奇怪佛像，都是莫名其妙。而北五台山菩萨顶大文殊寺，亦有此等佛像，朝山进香之客观之，竟不知其中有何神秘作用。请读此篇，即知其故矣。

撄宁子识于沪上

庚辰七夕

原文

明人集云：崇祯辛巳，同姜如须过后湖，入一庵，后殿封锁，具施乃开，皆裸佛交媾形，凡数百尊。守者曰：天地父母，前年大内发出者，其像皆女坐男身，有三头六臂者，足下皆踏裸女，累人背而叠之。考元成宗大德九年，天宁寺有秘密佛，即言此佛。郑所南亦言，素佛裸与女合是也。

今闻红教喇嘛僧食肉近女，每年十一月黑十日，于寂静时，在毡上端身而坐，合掌恭敬，以虔诚心发愿曰：普为利益法界一切有情，愿我速证本尊吉祥形噜葛身，故我今依乐欲定剂门也。

水尊吉祥形噜葛，一面一臂，其身白色，右手持（阙文），左手持白色铃，头发结髻，三目，微少啮齿，身上并无严饰衣络，展右踠左，二手交抱金刚亥母。一面二臂，其身白色，右手向上，持白色钩刀，左手抱吉祥形噜葛之颈，及持满盛五肉五果甘露头器。三目，微少啮齿，具喜悦容，披发散垂，身上并无严饰衣络，展开左足右足，骑于本尊吉祥形噜葛，口出诃诃大乐之声。其金刚亥母口出兮兮大乐之声。其兮兮大乐之声，充满十方佛土。尔时十方一切报身佛，如空注雨，入于吉祥形噜葛净梵窍中，变成法身自性白菩提，充满亥母花宫之内，充满亥母一身。其法身自性白菩提心，展转满盛，流出二根相交之门，如空注雨，（此处有阙文）诵本尊字咒百八遍已后，证诸法平等妙理，心境两空，乐双融住，或记录句，皆消除也。出定之后，随意游行，威仪中起，共观诵“实哩形葛吭”五字。若修习人不获成就，再依前例，共作观定，及诵咒补阙记句，即得成就。一切勇猛母，常随拥护。无始以来，所积一切罪障，悉得消灭，福德寿命，展转增胜。临终之时，无诸痛苦，住于正念，无量万亿勇猛母众，亲来接引，随意往生空行宫中，为大乐金刚尊也。

附注如后：

崇祯辛巳

即明思宗崇祯十四年，距今岁庚辰，将近三百年。

姜如须

人名。

具施乃开

言游客以钱财布施与和尚，方肯开锁，以便观览。

天地父母

谓天地万物，皆由阴阳而生，故名之曰天地父母。

大内

即皇宫库藏之所。

累人背而叠之

言每一人背上，复有一人，积累而重叠之也。

元成宗大德九年

即乙巳年，距今岁庚辰，约六百三十五年。

郑所南

郑名思肖，乃宋末之遗民，誓不仕元，著有诗集，名《心史》。

红教喇嘛僧

喇嘛教为佛教中之一派，唐朝自印度传入西藏，后推行于蒙古满洲各处。有新旧两教，旧教穿红衣，新教穿黄衣。所谓红教喇嘛，指旧教而言。

依乐欲定剂门

乐欲者，即色声香味触五欲之乐；定者，禅定；剂门，即法门。谓修密宗者，当依世间五欲之乐，而为出世间禅定之方便法门也。

其身白色

表示清净纯洁之意。

持白色铃

表示有感必应之意。

头发结髻

表示整齐端肃之意。

微少啮齿

表示忍耐镇定之意。

三目

中间一目，表示天眼，意谓行此等事者，乃天上人，非凡间人也。

身上并无严饰衣络

谓周身无庄严之衣饰及缨络等，盖完全裸体也。

展右跪左

即伸展右足，屈跪左足。

金刚亥母

以十二地支配五行论，亥属水，所谓金刚亥母者，或同于丹家水中金之义。

持白色钩刀

持刀者，表杀机也。《悟真篇》云：若会杀机明反复，始知害里却生恩。钩者，如佛书所云：先以欲钩牵，后令入佛智也。

左手抱颈持满盛肉果甘露头器

此表示以全体布施，及以诸法供养之意。

具喜悦容

表示皆大欢喜之意。

披发散垂

表示纯任天然，毫无矫揉造作之意。

诃诃兮兮大乐之声

譬如《悟真篇》所谓龙吟虎啸之声。

其声充满十方佛土

譬如无线电放电机，迸出火花，震动空中之“以太”变为电浪，无处不到。

报身佛

佛有三身：清净法身，圆满报身，千百亿化身。法身即是真空，报身即是妙有，化身即是宇宙万物，连人亦在其内。

再者，法身真空，即是无极；报身妙有，即是太极；化身即是太极生阴阳，阴阳生五行，五行生万物。读者必先明此理，而后方能解释此篇之奥义。否则，十方一切报身佛，如何会钻入人身中去？读者须知，报身佛、妙有、太极，并丹经上所谓真一，科学家所谓“以太”，其名虽异，其实则同。

如空注雨

言报身佛到人身上来时，就像空中落下雨点一般。

净梵窍

净者，洁净之义；梵者，离欲之义；窍者，玄关一窍也。此窍或言有定处，或言无定处，或言在身内，或言在身外，或言有形状，或言无形状，或言每一个人身中皆有一窍，或言两人合体方成一窍，古今来聚讼纷纷，迄无定论，赖学者自己的聪明智慧认识之寻求之可也。

花宫

吕祖《敲爻歌》云：洞中常采四时“花”，“花花”结就长生药。张三丰真人《无根树词》云：借“花”名，作“花”身，句句《敲爻》说得真。钟离祖赠吕祖诗云：含元殿上水晶“宫”，分明指出神仙窟。高象先真人《金丹歌》云：珠玑宝殿森其中，双童指曰西华“宫”；“宫”中彩仗何昭晰，有女年方十六七；鬓发缤纷垂暮云，素云轻淡凝春雪。

变成法身自性白菩提

言空中无量数报身佛，为密宗行者定力所感应，摄入自己身中，变成清净法身，其法身具足先天之性命。法身之性，名曰自性；法身之命，名曰白菩提。

法身自性白菩提心

此处所谓菩提心，与佛教普通所谓发菩提心之“心”字大不相同。盖发菩提心者是发一种行菩萨道之宏愿，而白菩提心之“心”字，则不能作愿心解，只能作核心解，或作种籽解。譬如果内有核，核内有仁，仁即核心，核心即种籽，所含生殖力最富。又《易经·复卦·彖辞》曰：复其见天地之心乎？这个“心”字，与白菩提心之心可以互参。

展转满盛

言彼此往来，循环不已，与车轮辗转相似。满盛，即坎中满之义。

流出二根相交之门，如空注雨

前言十方一切报身佛，从身外进入身内时，如空注雨，此言法身自性白菩提心，由身内流出身外时，亦如空注雨。报身佛之入，既无形状可见，则菩提心之出，当亦无形状可见，决非后天之浊质所能冒名混充。若以佛经中“男女二根自然流液”之说，解释此句，必至弄成笑话。

再者，白菩提心流出之后，结果到何处去了，惜本篇有阙文，无从探究。是否最初从虚空中来，现在仍消散到虚空中去？或者最初从虚空中来到对方，复从对方来到此方，现在仍由此方归还到对方去？其间大有问题，当此要紧关头，偏偏遇着阙文，岂真天机不可泄漏乎？愚谓此即仙佛两家分界之处，由前一说则成佛，由后一说则成仙。由前一说则临终往生，或投胎转世，“西藏活佛多半是投胎转世”；由后一说则长生不死，或白日飞升。

证诸法平等妙理

从虚空中来者，仍归还到虚空中去，不增不减，无欠无余，此即诸法平等妙理。

心境两空

《清静经》云：内观其心，心无其心；外观其形，形无其形；远观其物，物无其物；三者既悟，惟见于空。意与此同。盖谓对景忘情，不着于色相也。

乐双融住

双方融化为一，而同住于寂定之中，禅悦为食，法喜充满，其事甚乐，有真实受用，不落于顽空也。

或记录句，皆消除也

平日所记诵或抄录之经典语句，到此境界，皆完全消除。譬如禅宗由看话头入手，到后来一念不生时，则看无可看；净土宗由念佛入手，到后来一心不乱时，则念无可念。

出定之后

至此方言出定，可知以前许多功夫，皆在定中修证，倘不能入定，即无实修实证的资格。若以世俗躁动狂荡之习惯，及愚昧邪秽荒谬之心理，妄想成就神圣高尚之事业，则是地狱门前之人也。

威仪中起

佛教以行住坐卧为四威仪，言一切举止，皆合法度。

共作观定

观者，观想；定者；禅定。言共作者，可知非静坐孤修也。

勇猛母

即是具大神通有大威力之女神。

罪障悉得消灭

罪障所存积之处，不外乎肉体与灵魂。今仗不可思议之秘密法门，将肉体与灵魂，彻底改造，使罪障无所依附，自然消灭矣。

临终之时，无诸痛苦，住于正念

所谓临终，与凡人之将死不同。盖人死未有不感受痛苦者，纵或偶有一二人能免除痛苦，但其念头，若非散乱，即是昏沉，决不能常住于正念。今既谓临终能免除一切痛苦，又谓能住于正念而不昏不散，是乃解脱旧躯壳，而建立新生命，非真死也。

随意往生

言随自己灵性的意思，要往何处，就往何处，不像凡人临死时糊糊涂涂，瞎钻瞎撞，难保不堕入三途恶趣。

空行宫

即诸天宫之一。彼处人类，身体轻清，非如地球上人类身体之重浊，故能行于空中。近代天文家言，火星中人类，身轻能飞行，一切知识与能力，皆超过地球上人，一切境界，皆极其美妙。此言或可信。虽然，太空中星球无量数，则世界亦无量数，其美妙胜过火星者，当多至不可计算。世人不求上进，徒知生老病死，局促于此狭隘之地面，已觉眼孔太小，并且大家都不肯安分，而效蛮触之争，伏尸百万，流血千里，呜呼！何其愚耶！

大乐金刚尊

金刚者，永久不坏之义；尊者，天中之至尊；大乐者，享受诸天最大之快乐也。

撄宁子曰：世间学佛者，无不知佛教有显宗密宗之分，显者明显义，密者秘密义；学佛教密宗者，无不知有东密与藏密之别，东密者日本之密宗，藏密者西藏之密宗；学藏密者，无不知有黄教与红教之异，黄教在喇嘛中为新教，创始于明朝永乐年间，而红衣旧教，在唐朝已有之。世人少见多怪，崇黄教而斥红教，其实红教方是西藏密宗之本来面目。此篇记载，虽有阙略，然大概情形，已能明了。今特照原文登出，并参加愚见，附以解释，以备同道诸君作印证之用。余不欲提倡此法，亦不欲毁谤此法，但认为此法非普通人所能奉行。惟以世界如此之大，人类如此之多，不敢谓其中竟无一二上上根器堪以承受者。故将其揭载于报端，俟彼道高德重，智慧超群，因缘具足之士，能自得之，普通人请勿问津。盖此辈躁动狂荡之习惯，牢不可破，倘冒昧尝试，非徒无益，且有损伤。若再夹杂旁门，趋向邪径，则罪业更深，余不负其责也。

再者，世间无论何事，有赞成的，自然就有反对的，即如西藏密宗之双身法，赞成的人固多，反对的人料亦不少。吾等既不暇顾虑有人反对，遂将此篇文章埋没而不登出，亦不便迎合一般赞成人的心理，竟故意说得天花乱坠，节外生枝，但愿本着实事求是的精神，为同道诸君尽一点义务。原文所有，不减一字，原文所阙，不添一字，至于注解中杂引丹道家言，以互相印证者，亦非无因。昔年有西藏大喇嘛某君，与老道友郑鼎丞君交谊颇笃，曾由南京同船至汉口，水程约需二三日之久。长途得闲，彼此遂畅谈仙佛两家秘密法门。某君承认仙家双修功夫，与彼宗双身法大同小异，而郑君则以为《参同》《悟真》一派，比较喇嘛所传之法，更觉精微。盖彼宗虽知阴阳之配合，而不知火候之妙用，虽有禅定之功夫，而无结丹之希望，故其后果止能成佛（如西藏活佛之类），而不能成仙。学者倘愿投胎转世，或死后生天，则由彼宗入手，亦未尝不可。若立志要留形住世，或阳神冲举，除却炼大还丹而外，别无其他更好的方法。至问及仙佛两家地位之高低，此关于各人信仰之不同，本无一定是非可说，吾等亦不欲作无谓之辩论。再问此种法门可有流弊？则答曰：凡事有一法必有一弊。此法传到中国以后，其末流变成元顺帝之“演揲儿法”，秽乱宫闱，致招世俗之非议，此乃人之过，非法之咎，吾等不可因噎废食，遂将其法根本推翻。譬如预防男女纵欲之伤身，乃禁绝夫妻婚姻之制度，岂合于情理乎？！

读《化声叙》的感想

陈撄宁

前月蒙武昌佛学院张化声先生寄赠我《化声叙》一小册，拜读一过，言言中肯，皆是今时一般佛教大居士所不敢言、不能言、不屑言、不愿言者。而张先生居然大胆的痛快言之，科学的条理言之，谦虚的公平言之，忠实的恳切言之。虽化声本人，及化声本书，皆未得见，即此自叙一篇，已足知其大概矣。张先生现在所持宗旨，与仆等宗旨相同，有互相切磋之必要，兹特将《化声叙》原文逐条披露于本刊，并附以按语，还以质之张先生，并与当代贤豪共商榷焉。

（一）原文：现在理解方面的佛法，有欧阳竟无先生，指示他的门人，索隐显微，整理藏书，给同人一份偌大的家产。复有太虚上人，领导一派优秀分子，把佛学适应到世界新潮上去。浪漫如化声，似乎无须饶舌。

撄宁按：佛学至今日已发挥尽了，已庄严灿烂到无以复加了，不必再需要我们钻进去出死力弘扬了。若仍旧追随于诸位大居士大法师之后，拾其残余，自命为佛学家之一分子，未免太学时髦了。化声先生卓见，我极端赞成。

（二）原文：家庭两个字，建筑在心理学之直觉上，与我们的意志和感情，固结缠绵，很难分开。世界与社会，那些名词，起源于人类之概念，不过在利害上常与知识发生关系。把家庭性发挥到世界社会上去，俾世界与社会成为家庭化，那是好的。若要打倒家庭，而谈什么世界主义，我大胆批评他一句，非惟不知世界学社会学，并且不知心理学。

撄宁按：家庭与社会，因为组织法不同的缘故，所以就有差别相。然而在人类情感上讲起来，本无不同处。推爱家之念以爱乡，推爱乡之念以爱国，推爱国之念以爱全世界人类，推爱全世界人类之念以爱全世界动物，由亲而及疏，由近而及远，由同类而及于异类，依次类推，自然合乎情理，容易做到。若谓必须打倒家庭，推翻国界，而后方能使世界大同。再进一步，扩而充之，可以说必须杀尽全世界人类，而后全世界动物方能享自由幸福。非但事实上办不到，在理论上亦说不能。

家庭不是个个都快乐，当然也感受痛苦；不是个个都自由，当然也难免压迫。试问吾辈自从脱离家庭，或打倒家庭之后，不是已经跳入社会之圈，置身世界之海么？其快乐何在？其自由何在？只觉得痛苦与压迫，日日加重于吾身，至死未有已耳。

（三）原文：谈到化声的家庭教育，尤其寤寐难忘。化声并无兄弟姊妹，家庭之爱，钟于一身，出入顾复，不言可知。五六岁时，云溪公教以字义音韵，及虚实用法，牙牙学语，已沐教育之曙光矣。

撄宁按：家庭教育，对于吾人一身之成败，是很有关系的。余观世上各种奸人恶人庸人愚人等等，皆未曾受过家庭之良好教育。甚至于其父母就是奸恶庸愚之辈，其子孙当然不能例外。倘若家庭教育根本既坏，纵受社会教育，亦不能改变其坏习气。此是事实，不是理想。试一调查各顽劣儿童之家庭，便知其故。

（四）原文：孩子时的化声，便不好惹，父亲要他读书，他便提出条件，要父亲讲演小说。坊间所有之才子佳人、神仙高僧、妖魔鬼怪、巨盗大侠等等野乘，几乎买尽。于上几年，他的字认得多了，自己就可以看了。

撄宁按：孩子们看小说，最欢喜的是《西游记》《封神榜》《济公传》一类的神怪小说，其次是《水浒》《彭公案》《七侠五义》一类的武侠小说，再其次方是《三国演义》《说唐》《征东》《征西》《岳传》等历史战争小说。最讨厌的是《红楼梦》《花月痕》《儒林外史》《品花宝鉴》《官场现形记》《九尾龟》《繁华梦》等类爱情社会小说。一个孩子是这样，十百千万个孩子，也是这样。因此可以晓得人类的先天根性，就是布满了神怪种子，兼带点侠义的气味。除此而外，什么爱情呀，伦理呀，国家社会呀，道德学问呀，完全是不相干的事。我们不要笑他们知识幼稚，要晓得这才是人类先天本来的根性。

（五）原文：最不景气，就是那时的学风，《朱子集注》外无书，八股试帖外无文。看了一部《御批纲鉴》，便是文通古今，学贯天人。素性不羁之化声，若何能耐？

撄宁按：那时的学风虽坏，现在的学风更坏。试看各省市各学校，除了几本教科书以外，请问尚有何书可读？春假、暑假、寒假、星期例假、各种纪念假，一年已经去了半年，其余半年的光阴，都消磨在几本教科书之内。自踏进学校门槛以后，直到得着毕业文凭为止，他们脑海中印象，不过几本教科书的影子。毕业文凭到手以后，连几本教科书也都束之高阁，更谈不到再求深造了。

从前科举时代，学生们既读过《朱子集注》，当然不止一部《四书》而已，照例《五经》总要读一读。现在的学生，提起《四书》《五经》，不要说读过，恐怕见面的也是很少。一部《御批纲鉴》，比较《二十四史》，自然极其微末，但内容尚有数十本之多。若拿现在的历史教科书同它比较，可称得起小巫见大巫了。

八股这样东西，的确是无用，应该打倒。但是第一变废八股而改策论，徒尚空谈，终鲜实际，其无用亦等于八股。第二变废策论而改学堂，震惊于欧美皮毛之科学，忘记了本国固有之文化，学生们在校内鬼混几年，虽然博得一张毕业文凭，等到在社会上做起事来，其无用之程度，比较旧时代八股先生，未必有何高下。此等人可名之为新八股先生。还有一般出洋回国道地舶来品，他们的声价，当然比土货要高过百倍，但其无用之程度，亦复不甚相远。此等人可名之为洋八股先生。

我并非对于八股有什么恋爱，对于科学有什么恶感，况且我也是学校中出身，也混得有两张毕业文凭。当年学校考试，每次都不出前五名，功课一层，总可以说过得去。所恨者，就是自己在校内学来的功课，拿到社会上做事，完全不适用，必要另外换一副手段方可。至于毕业文凭，不过是种敲门砖，门敲开了，砖就要丢了。若仍旧把块砖头拿在手中，舍不得抛弃，大家要笑你是傻子了。当年科举时代，不能不借八股猎取功名，功名到手，八股就是废物，因为他也是敲门砖一类的东西。所以在我的眼光中看，秀才、举人、进士，学士、硕士、博士，实在没有分别。

海牙按：先师此段所言者，乃是针对于20世纪初的一些现象。今天之社会情状与当时已有天壤之别，故这些话在今天，已大不合时宜。然为了此文章的完整，同时也为了让今人能得晓当时的一些社会情形，我们依然将这段话收录于此。惟望诸读者明辨之。

（六）原文：迎之不见其首，随之不见其后，其惟思想欤？几点钟可以飞渡太平洋，一口气可以传达全世界。数十年前之人，若有发此思想者，目光如豆之心理学家，必以为与事实距离太远，无可能性。但不知现在之航空以及无线电播音机，何以会有此成绩？妇人生产，算什么事，若对于未习见未习闻之小儿曰，你妈妈肚子里，将来要爬出几个像你一样的东西来，他必定不信，或者且大骂。因为这件事，离他的思想太远之故。远距离之思想，一旦见诸事实，未必不成惊天动地之举。西人谓优等思想，发为事实；劣等思想，被习俗伦理等压抑下去，成为梦想，或颠狂病，亦不尽然。

撄宁按：西人本承认思想为事实之母，但其所以有优劣之分者，或又是根据科学去评判。我的见解，以为思想不应该受科学所拘束，若不能跳出科学势力圈以外自由活动者，不得名为思想。

思想是精神一方面事，科学是物质一方面事（此处所谓科学，是狭义的，不是广识的）。现代人类，尚不能够把精神与物质中间的界限打通，所以思想与事实，常相矛盾。若果以人类为主体者，必须要做到将自己精神来统驭物质，不可让物质来征服我的精神，然后方有人生幸福之可言。否则终归大乱而已。

（七）原文：中山先生自欧来日，留学生开会欢迎。化声随诸君子之后，上下议论，于归宿处，得两结论。一我国不宜再行产生帝王，二政局负责有人，十年皇帝梦，且付笑谈中。于是死心踏地，开始求学。

撄宁按：两个结论，是照当时的情状而言，化声君自己以为是很对的，若此后细心研究一番，恐怕尚要发生问题。若说帝制定是不好，何以大英帝国、大日本帝国，居然称霸？中国推翻帝制，已二十余年，何以至今仍受彼等大帝国所威迫？虽然当时政局负责有人，但不知所谓负责者，有几位巨头？是否堪胜此大任？是否足以救民族于水火？措国家于富强？若曰民族国家等等，都是古代的名词，现在是要讲世界大同主义的，那么就要请问中国可有资格配说这一句话？

（八）原文：政治、哲学、地理、历史，这种学说，有何不了？偏要随木屐儿之后，哑咿喔野阿，岂非咄咄怪事？别国人来本国留学，受本国人一同待遇可矣，何必另行发布甚么取缔规则？长安虽好，不是久恋之乡，于是遂与三岛话别。

撄宁按：化声君以为怪事，我不以为怪。倘若不如此，如何能得文凭到手，没有毕业文凭，回国来如何能弄到官做，骗到钱用？若认为彼等是真心求学，有所不满，彼等反以我为怪事矣。

又按：日本文部省取缔中国留学生的规则，自然是看不起中国人的一种表示，但尚不及用武力夺取我东四省的厉害。若果日本留学生个个都像化声君这样血性，老早跑得精光。但事实上又如何？

（九）原文：科学的好处，固不待言，但他对象所含之形形色色，未免容易诱发人类的兽念。门户见深之科学家，复从而推波助澜，处处要打倒哲学，推翻伦理，或更进一步，自己代表哲学，自己制造伦理。阎魔王失其制裁之能力，地狱的饿鬼自然闹得不成世界。

撄宁按：科学不免诱发人类之欲念，诚属遗憾，然科学本身不任其咎，各种科学发明家亦不任其咎。譬如空中飞机之本意，原为便于交通，今乃用为战争之利器。于是乎，各国空军实力之比较，都市防空之演习，风声鹤唳，全球震惊，庸人自扰，飞机何罪乎？又如画图之本意，原为肖物象形，谁教彼等专绘男女之裸体乎？音乐之本意，原为养性怡情，谁教彼等一闻音乐即群起搂抱而跳舞乎？内分泌药品之本意，原为培养身中之亏损，谁教彼等自恃药力而纵欲宣淫乎？化学工业之制造，原以供给人类生活之需求，今乃利用化学知识以制造毒气矣。催眠术之研究，原以探索人类神秘之潜能，今乃利用催眠方法以作奸犯禁矣。诸如此类，数不胜数，是岂科学之咎哉？！

（十）原文：酒后茶余，呼卢排闷；花前月下，拥妓消愁。极心理之放诞，亦极人间之乐事。同人既以此自遣，化声何妨即以此自杀？

撄宁按：花酒二字，神仙家另有别解。吕纯阳《敲爻歌》云：“色是药，酒是禄，色酒之中无拘束；只因花酒悟长生，饮酒戴花神鬼哭。”又云：“酒是良朋花是伴，花街柳巷觅真人。”又云：“仙花仙酒是仙乡。”又云：“时人不达花中理，一诀天机值万金。”张三丰《无根树》云：“无根树，花正清，花酒神仙古到今；烟花塞，酒肉林，不断荤腥不犯淫；犯淫丧失长生宝，酒肉穿肠道在心；打开门，说与君，无酒无花道不成。”张紫阳《悟真篇》云：“须将死户为生户，莫执生门号死门；若会杀机明反复，始知害里却生恩。”又云：“若能转此生杀机，反掌之间灾变福。”安知昔日化声所认为自杀之途，不是今日化声求长生所必由之路耶！

（十一）原文：牵牛入屠场，道逢青草，咀嚼若有余味，旁观者代为流泪。虽然，吾人之灵魂，每至万分无聊，宛转待毙之时，倏有一盏心灯，大放光明，接引之入于别一境界，以组成新生命。

撄宁按：古今来，仙佛种子所以能相续不断者，赖有此一转变。

（十二）原文：任他聪慧过颜闵，不遇明师莫强猜。道家之言，千百门中，吐露一二门；千百段中，发表一二段。或节目易其程序，或字句变其先后，或泛论乌兔龙虎等法象，或广演乾坤坎离等卦爻。扑朔迷离，莫测端倪。博如朱熹，渴好《参同》，不得其解，遑论余子。虽然，一得口诀，便开锁钥，满库宝藏，任人取携；万卷丹经，悉我注脚。畅快生平，莫此为甚，速死不成，得闻长生。仙师之恩，刻骨难忘。

撄宁按：朱文公集宋儒理学之大成，曾著《周易本义》及《启蒙》二书，对于《易经》甚有心得，独不能解释魏伯阳之《参同契》，然又酷嗜此书。穷年累月，钻研不已，费尽心力仅成《参同契考异》一卷。今世所存《参同契》善本，除五代时彭晓注而外，当以考异本为最古，故朱子之功亦不可没。后人有诗曰："神仙不作《参同契》，火候功夫那得知；千载晦翁拈一语，可怜无及魏君时。"此诗深惜朱子不能亲受伯阳之传，故难通秘旨。然当时正大有人在，奈朱子无缘，未与相值。

考宋神宗熙宁乙卯岁，张平叔作《悟真篇》，阐明金丹大道，为继《参同契》而后第一部伟著，前于朱子时不过数十年。再传至翁葆光，宋孝宗乾道癸巳岁作《悟真篇注》，正与朱子同时。平叔张真人虽于宋神宗元丰五年化去，而徽宗政和间，复出现于世，尚书黄冕仲曾亲眼见之。高宗绍兴戊午岁，刘顺理又见之。而朱子固未闻之也。又石杏林、薛道光二人，皆与朱子同时，亦不能遇合。或者因为儒家面目，理学门庭，足以拒人于千里之外乎？

此等问题，暂且搁置。现在有一个问题，须当研究。《参同契》书中所有卦象，原出于《易经》，故名《周易参同契》。朱子既有本领解释《易经》，何故对于《参同契》不敢作注？盖《易经》所表现者，不外乎数理。凡是聪慧之人，又肯用功多读书者，总可以就自己所悟入之途径，发挥几句奥义，搬弄几句玄言。说得对，固然是好；说得不对，亦无甚关系。若彼《参同契》者，乃千古丹经之王，重事实不重空论。注得不错，自可利己利人；注若差谬，不仅误人，而且误己。朱子当日既未遇明师得口传诀，当然不懂《参同契》是什么作用，岂可望文生义，强为解释？此正是朱子诚笃不欺之美德，为吾辈所应该效法者。

设如后世浅识之徒，强不知以为知，武断前贤，文饰己陋，瞎猜乱注，七扯八拉。弄得一部书中非驴非马，欺人适以自欺，未免有愧于朱子也。

佛家心性之理，可以自悟，仙家修炼之术，决不能自悟。纵然得遇明师传授口诀，尚要刻苦试验，方可有几分希望；纵然本人有志刻苦，尚要外缘具足，方可许你试验；纵然外缘具足，尚要自己道力坚定，方可不被外缘所诱惑；纵然道力坚定，尚要学识精深，方可不致弄巧成拙。世上若有专讲自悟之人，请他一心皈依佛门，好去参禅打坐，念佛往生，不必踏进神仙的门槛，因为这种人没有资格学神仙。

（十三）原文：人生必赖资生之具。有资必有求，有求必有争，故争存两字，已成生物学家钦定之名词。加以经济一元论既出，举凡人类思想学术政教风俗等等，无不趋向于面包问题。弱小民族联合起来，打倒帝国主义，无产阶级联合起来，打倒资本主义，是全世界人类来争面包也。无国界，无种界，无政治界，无知识界，耕者有其田，劳者有其食，是欲避免争端，合全世界人类而生产面包分配面包也。

虽然，争面包固有一场杀机，分配、生产面包，其能免于争乎否耶？分配之途径，未必无争，生产之手续，未必无争。即退一步言，分配同心，生产合力，面包够用，而人类根性，饱暖思淫欲，又复拚命制造人类。此后起多数之人类，又复消费多数之面包，几何级数，相加无已，将有地球人满之患，不开杀运，更循何道？社会学者，请语我来。

撄宁按：这个问题，永远不会有解决之日。只有一种方法可以解决，即是全世界人类，男不婚，兹女不嫁，更不野合，老弱逐渐死亡，婴孩从此绝迹，敢保百年以后，天下太平。可惜这是一种理想，在事实上，万万办不到。

（十四）原文：尘垢秕糠，犹将陶铸尧舜，漆园老吏，断不欺人，神仙学所有成绩之最低限度，已足解决此问题而无余。其道维何？即辟谷是。

撄宁按：辟谷之法虽佳，但非人人能用，故只可为上智说法，中材以下，难知难行。若信辟谷足以解决普通人类争食之问题，仍是一种理想。惟少数修仙学道之士，隐居深山穷谷，食物运输，深感不便，储蓄干粮，常忧匮之，辟谷之方，正为此辈而设。

（十五）原文：心色连持，刹那无住，新陈代谢，奚须火食，固体之物，牙齿咀嚼，研成细末，唾液酸化，由喉入胃，胃有酸汁，脾体蠕动，俣成乳糜，是谓液化。或由渗透，或由挥发，穿肠胃壁，和合肺气，分布全体，过低热度，凝成精血，以是变化，资养生命。

试观谷食，必须饮水，鼻孔呼吸，一息不停，可知资生，非谷一物，取其精华，酸化成液，由液而气，经过三态，已非故物，其余沉淀，成为老废，大便排出，液中杂质量，则出小便，生理学中，尽可研寻。

撄宁按：以上二段，首言食物资生之变化，继言食物有固体液体气体三种之不同。凡是读过普通生理学者，皆能了解。

惟首段原文有“心色连持，刹那无住”二句，乃佛典中专门术语。化声先生研究佛学有年，此等话头，自然摇笔即来，吾恐一般修道的人，及专习科学的人，对于此二句，难免要发生疑问，今特浅而言之。此二句就是说精神与物质，在相续不断的运用中，无一刻停止，所以下面就接上新陈代谢等句，以证明其说有因。

（十六）原文：然则三种物质，辟去一种，或辟两种，吾人生命，能否保存，此一问题，极有价值。

撄宁按：所谓三种物质，就是指固体液体气体三种而言。所谓辟去一种，就是说不吃米饭面包肉食蔬菜果实等类，这些东西，都可以算是固体。所谓辟去两种，就是说既不吃固体，又不吃液体（液体如乳汁汤水之类），只要有空气呼吸，就能维持吾人之生命，因为空气到处都有，用不着花钱去买。

彼植物者，自其根须并与根瘤，吸收溶液，由纤维质生长层中，提升枝干；叶中毛孔，吸取炭酸，由叶绿素化学作用，吐氧纳炭。以是因缘，植物食料，仅气与液，已废固体。

其在动物，例如蜩蝉，吸风饮露，天然高洁；节足一类，吸食血液；蜜蜂蝴蝶，仅吃花汁；寄生蛔虫，消耗养液。凡此等类，其于器官亦有变更，因为所食无固体物，不须咀嚼，故其口舌牙齿，或针状形，中通以管以便吸收，或由皮肤通过溶液。

原始动物阿米把类型，手足头目，一切皆无，仅有圆形，表似水母，中有一核，屈伸凸凹，以营活动，此核非他，即气体是。

总观上述，自植而动，辟去固食，仅液与气，以营生活。然而原始动物，实无死理，松柏梓楠，苍翠千年，昆虫变态，死里求生，寄生分裂，生殖无穷，何以吾人而不如物?

撄宁按：以上四段，首言植物营养，不需固体，继言动物营养，亦不需固体，何以人类一定要吃固体的食物?

愚意认为，习惯使然，实无理由可讲。假使人类专食液体，不食固体，亦未尝不可生存。有许多病人，不能消化固体的食物，每日只饮少许流质，他们也能生活。可知辟去固体的食物，对于营养上毫无问题。

爬虫一类，冬入土穴，深固闭藏，不食外物，至次年春，惊蛰节内，始行出现，动物学家，名曰冬眠。

俄国边地有墨斯哥，其地人民，秋冬两季，长眠不起，无须饮食。英国所出医药杂志，称此现象为“陆益加”。

普通人类，日则三餐，犹嫌未饱。夜无一饭，并不饮水，清晨睡足，披衣而起，满口津液，腹无饥态。虽无爬虫及俄民之时间耐久，然而现象与其原理，则为同一。此则辟去固体与液，纯食气体，亦足营生。

撄宁按：以上三段，首言爬虫冬眠不食，次言俄民长眠不食，再言普通人类夜眠亦不食。在化声先生之意，以为如此便可将固体与液体二种食物一概辟去，纯用两个鼻孔吸受空气，即足以维持吾人之生命。

虽然，原文所举三例，都是眠睡以后方能不饮不食。譬如火车轮船停止行驶，当然用不着大批燃料，等到一朝要开行时，就要增加足量的煤炭。吾人肉体正在睡眠时，五官四肢皆停止活动，完全处于休息状态，譬如火车轮船靠了码头一样，所以此时无须饮食。等到一朝睡醒，要起身做事，要劳心劳力，有劳便有损，非极丰富之滋养料，不能填补人身上所消耗之物质。仅持空气，恐不足以应用。质之化声先生以为如何?

（十七）原文：万物之灵，信非虚称，非唯心理高瞻远瞩，即其生态，亦能表现有情全体。例如普通食备三种，其在婴孩，三年哺乳，早辟固体。胎儿时期，若固若液，均非其食，仅营气机，以促发育。盖其脐带连接胎盘，盘上绒毛细丛如发，入母子宫，亦如树根插入地中。母一呼吸，由此绒毛传达胎盘，通过脐带，以育胎儿，口舌与鼻并无工作。改变生理，适应环境，实生物学家之金科玉律。何况回复本来胎儿大道，世人对于此点绝无研寻，偶闻人言，即骂迷信，寸光鼠目，可笑可怜。

撄宁按：胎儿在母腹中，即是全体浸在胞浆水内，耳目口鼻四肢发肤，都为水所包围。水之外，即是胞衣。胞衣之外，即是子宫。子宫上有一层内膜，与胞衣紧贴相连。胞衣上有脐带，接联胎儿肚脐。故胎儿周身之血运循环，全恃脐带之功用，以便与母身息息相通。因此胎儿肺部虽不呼吸，而赤血紫血之变换往来，新陈代谢，无异与伊之母亲共一个生命。可知胎儿身内所需要之养气，乃由母血中间接的传送而来，非由空气中直接呼吸而得。及至出胎以后，大哭一声，空气自鼻孔而入，肺部遂有呼吸之动作。于是脐带可以剪断，不必再作功用矣。

讲究修仙学道辟谷服气之功夫者，请于此段理论，特别注意。

（十八）原文：神化之术，无他巧妙，开关展窍，斯为第一。及其方法，则在调息，短者使长，粗者使细，若存若亡，分布全身。庄子云：缘督以为经。吾人脉络，任督总持，二脉若通，百脉随行。又云：众人之息以喉，真人之息以踵。人身各部，唯足后跟，位最低下，息能至此，全身毛孔，开通无余，成体呼吸，更加脐穴，恢复祖气，磅礴太空，如母子宫，食息养育，我似胎儿，回视段食，犹如粪土，谁谓辟谷，无可能性。若第二步，体同虚空。第三步者，此虚空体，一拳打破，鸟雏脱壳，醯鸡出瓮，至此方知壳与瓮外尚有天地。

撄宁按：开关展窍之法，有旁门，有正道，正道中又有勉强与自然之别。化声先生所言调息法，即自然法中之一种。此法有利无弊，人人可行。

“缘督以为经”句，见于《庄子》第三篇“养生主”篇中，下文“庖丁解牛”一段寓言，即是申明此义。虽其本旨亦在养生，然是否有合于神仙家黄河逆流之诀，尚未敢断定。

“真人之息以踵”句，见于《庄子》第六篇“大宗师”篇中。踵，即足后跟也。或疑：人身呼吸之空气只可以到肺部，若到下丹田，已觉不易，到两腿可谓绝无，若再要到两足踵，岂非梦话？庄子惯作寓言，如何能认为实事？虽然，庄子明明说真人之息与众人之息不同，若是众人，其息固仍以喉而不以踵也，再者庄子所谓真人之息，是指内呼吸而言，不是两鼻孔的呼吸，若用鼻孔呼吸，依旧是个凡夫，不足称为真人。

又按：段食二字，是佛家名词，道家向无此语。普通解释食字的意义，皆指养生之物质从口而入者，方名为食。道家扩而充之，遂指空气自鼻而入者，亦名为食。佛家所谓食者，范围更广：一曰段食，即人类每日所必须之食料也；二曰触食，谓触对于六识顺情之境而增益身心者；三曰思食，谓于顺境而生希望，意思资润，诸根增长者；四曰识食，谓地狱众生及无色界诸天，皆无段食触食思食等三种，仅以识持体，故名识食。以上四种，因其皆能持有情身命全不坏断，故名为食。如此理论，是否精确不移，今亦无暇置辩，然其对于食字之本旨，可谓愈说愈远。地狱及无色天，有与没有，尚是一个问题，食与不食，我们更无从证明。今姑就人类所居之世界加以研究。凡是动植物之长养，必须摄取其本身以外的物质，加入本身之内而组合之。虽有固体液体气体之不同，其为物质则一也。若废去各种物质，专恃外界之感触，或自己之思想，而谓即此遂足以维持其本身之生命，恐无此事。只有禁绝感触，停止思想，专心在食气上做功夫，方能神明而永寿也。

（十九）原文：道家由生理入手，一段一层，皆有印证，如人饮水，冷暖自知。如此妙法，愿尽形寿，稽首受持，虽然，口口相传，不依文字，《老》《庄》《参同》而外，理论太少。加以《道藏》全豹，方内难窥。坊间丹经，不及一年，读尽无余，文词结习，真理要求，以是因缘，得窥佛学。

撄宁按：道家虽是由生理入手，但是要用方法改变常人之生理。所以他的目的是超人的，而非平凡的；他的学术是实验的，而非空谈的。此处所谓道家，即是神仙家，与普通之道家有别。

神仙家口诀不肯轻传，又不肯在书上发表，就是因为他是超人的，凡人听了，定要惊骇；又因为他是实验的，你只要依他的法子去做，就可以得到同样的效果，用不着许多理论。尚有其余种种原因，已见拙著《口诀钩玄录》中，兹不赘说。

老庄是道家，《参同契》是神仙家，本截然两事。即专就老庄学说而论，庄子之见解，亦大异于老子。试观《庄子·天下篇》，可以知其概矣。盖老子所讲的是教相，庄子所扬的是宗风。于是同一道家，而有老子之道与庄子之道，譬如同一禅法，而有如来禅与祖师禅也。

《老》《庄》的道理虽极其玄妙，《老》《庄》的文字虽极其古奥，假使学者，费十余年光阴，专研究这两部书：第一步校其版本之异同，第二步考其训诂之定例，第三步析其名言之类别，第四步会其义理之旨归。如此研究下去，必有豁然贯通之一日。今世学者，对于老庄及周秦诸子，皆未能刻苦用功，动辄拾他人之余唾，评判佛道之优劣，非但不知道，并不知佛，可笑可叹。

《参同契》称为万古丹经王，历代修炼家对于此书，极其重视。而《参同契》之难解，实百倍于《老》《庄》。东汉的文章，流传到现在，约有一千八百年左右，本不易明了，况且满纸都是隐语，就让你费尽心力，把他的文章解释清楚，仍旧丝毫摸不着头脑。因为他所讲的是实事，不是空理，所用的又是许多代名词。其学术直接黄帝之传，更旁通于周易阴阳之说，亦有合于老氏玄牝之机。而与庄子之“齐生死”“一彭殇”者，其宗旨极端相反，学者不可不知。

坊间丹经，嫌其太少，而《道藏》全部，复嫌其太杂。太少不足以供研究，太杂亦不便于学人。俭而鲜通，博而寡要，盖两失之也。

唐宋以来，学道的人大半兼学佛，因为他们都是虚怀若谷，并且希望得一个真实的比较，化声先生亦不能例外。

学佛的人则多数不肯兼学道，因为他们看不懂道书。同时在佛门中得着一知半解，遂自满自足，又沾染些宗教的习气，故不敢研究教外的学术。

（二〇）原文：杨仁山先生刻经金陵，曹镜初先生梓应星沙，长江流域，请经甚易。“民国”建元，三湘维新，谭畏公特开省议，化声承乏会员，此行得经论百余种。阅三四年，月霞法师，讲《华严》于哈同花园，化声与二三同志，买轮东下，至则法会已经解散，遂由有正书局运回经典又百余种。法海无边，鼹鼠得以满腹。

撄宁按：杨仁山居士，当初本是学仙者，因无人传授，虽将坊间所有之道书丹经阅过不少，仍未得其解，后来遂改而学佛。于是赞叹佛门之广大，极力提倡净土宗，并将《阴符》《道德》《冲虚》《南华》等书一概拿佛家的义理去融会贯通。当然不免有牵强处，但大部分尚能折中于至当，其见识比较寻常佛教徒，高低实有霄壤之别。

杨老先生曾对我谈一故事。他说北魏昙鸾，初本学佛，后因有病，欲借长生之术，延其寿命，以便于研究佛学之精蕴。遂从梁之陶弘景处得仙经十卷，拟往名山，依法修炼。行至洛下，遇天竺三藏菩提留支，昙鸾因问佛经中长生不死之法，可有胜过此仙经者。菩提留支曰：“是何言耶？佛教中哪有长生法？纵得长生，终轮回于三有耳。”即以《观无量寿经》与昙鸾曰：此是大仙方。鸾拜而受之，遂焚仙经，专修净业。

我当时对杨老先生言，昙鸾这个人，有四大错误：

第一错处，把仙道看得太低。他心中认为神仙家只晓得长生，凡长生以外的道理，仍旧要在佛法中探讨。他所以要学长生者，就是恐怕自己的寿命太短促，一朝大限临头，不能满足他学佛法之志愿，故要兼学长生。他对于神仙家并无真确之见地。其实佛家所具的理论，中国《易经》并老庄书上早就说过，惟名词不同而已，昙鸾何尝领会到此？！

第二错处，不应该问及菩提留支。因为长生不死之法，是中国神仙家所发明的，印度佛教徒如何能懂得？假使佛教中果有长生之法，释迦牟尼何以只能活到八十岁左右？他们的始祖尚且不懂得这个法子，何况后来的一般佛教徒？其程度去释迦牟尼盖远之又远，岂非是问道于盲么？！

第三错处，弃实求虚，心无主宰。长生是实，有目共睹；往生是虚，拿不出凭据。昙鸾忽而要学长生，忽而又学往生，忽而要受仙经，忽而又焚仙经。在迷信家看来，必定说他勇于改过，从善如流，一遇菩提留支，便尔大彻大悟；在我看来可以说他本人毫无定力，完全随他人之意思为转移，所谓“近朱者赤，近墨者黑”是也。今试问：当日昙鸾既称有病，不能继续研究佛经，料想其病，必非轻微，是否须延医服药？若一方面延医服药，求病之速愈，一方面又鄙视长生，岂非自相矛盾乎？！若谓当日身体虽有病，并未医治，乃是听其自然，那么就应该老早生西方去了，如何尚能延长到六十七岁乎？若谓世间有一种病，本非死症，尽可带病延年，用不着医治。则是手边原有却病之方，免死之术，只因菩提留支一语，遂弃之如遗，而对此衰朽多病之躯，偏又舍不得抛弃。既不屑从事长生之术，为什么尚要带病延年？其将何以自解乎？若谓昙鸾所以不学长生，因为怕堕入轮回；昙鸾所以带病延年，因为要精修净业。我们姑且不论长生是否必定堕入轮回，以及净业是否必定免除轮回，这些都是空谈，无从取证。就算是净业成熟，即可以免除轮回，设若不幸，莲胎尚未结于西方，肉体早已埋于秽土，岂非又堕入轮回乎？若谓临终一念，即可往生，不必费许多岁月，则昙鸾初见菩提留支之日，信愿真切，当无以复加，何不立刻往生极乐，尚要迟至六十七岁方能脱离此肉体乎？若谓肉体生死，本有定数，不能自由做主，只要灵魂能够往生净土，即算达到目的，不必计较肉体寿命之长短，则是把肉体与灵魂分作两截，心之外有物，物之外有心，理论亦欠圆满。

第四错处，擅焚仙经，行为乖谬，甚于秦始皇。当日始皇虽说是尽收天下书而焚之，然对于医药种植之书，尚要保留。因为此二种书关系吾人之生命甚重。昙鸾从陶弘景学长生术，所得十卷仙经，姑不论其依法修炼真能长生与否，起码的效验，也可以达到却病延年之地步。此书之价值，至少也与秦始皇所保留的医药书相等，或者竟驾于其上。昙鸾自己不看，何不送与别人看？现在普通的善书，封面常有“自己不看转送他人”字样，仙经纵不好，比较善书还高一级。若说所得的仙经方法难免误人，故尔焚之，请问昙鸾，得书到手，尚未依法试验，如何能判其方法之优劣，若说凡是延长寿命的书籍，都是不好，毋须分别优劣。则世间所有的医药书籍，以及药店中所售的草药，农家所种的五谷，都与延长寿命有关，昙鸾何不悉举而焚之乎？

杨老先生听我滔滔一顿辩论，默不作声，半晌方曰：仙佛各有独到处，是非本不易说，学者亦各有因缘，难以勉强，只好各行其志而已。余曰：先生此言甚善。遂告别。

今日思之，杨老先生之度量，确与其他佛教徒不同。虽然受着我许多啰嗦，仍是平心静气，若换个别人，恐怕就要怒发冲冠面红耳赤了。杨老先生的宗旨，虽与我极端相反，但是对于他人格，亦有相当的敬仰。

（二一）原文：由家庭教育而科学，由科学而神仙，由神仙而佛学，似乎舍此取彼，有什么历史进化观。然而化声生平治学，最不同情于入主出奴门户见深之辈，忽儒忽佛，忽科学忽神仙，似乎东扯西拉，调和三教之流。然而化声自问，其前后思想，实有一贯之处。诸君少闲，请谈一二。

“朝闻道，夕死可矣。”孔子何尝不了达生死，“夫子之文章可得而闻也，夫子之言性与天道不可得而闻也”。性与天道，讳莫如深。仅以诗书六艺之文，传之其人，乃教育家为学生之程度支配，无可如何，然而已足应用。佛道两家，每以为儒门淡薄，姑置不论。最讨厌是卖洋货的，尝欲打倒“孔家店”，要中国人尽吃面包，而抛弃白米饭；要中国人尽着木屐，而抛弃大布鞋。未卜是何心理？

撄宁按：孔子不但能了达生死，孔子并且能预知死期。观“泰山其颓”之歌，可以想见孔圣人悲悯之怀，溢于言表。唉，有什么用处呢？度世有心，回天无术。天命既已告终，虽大圣人亦无法挽回，于是73岁的孔老夫子，遂与世长辞了。

不论古今什么大宗教家、大哲学家、大豪杰、大圣贤，到了结果，也是同愚夫愚妇一样，埋在土里拉倒，总没有法子能够对付他们的肉体。就让你心性功夫登峰造极，亦不过预知死期、坐脱立亡之类，总没有法子能够打破生灭之定律，总没有法子能够使肉体长存。于是乎把肉体与精神分作两橛，遂高唱肉体虽毁精神不灭之论调：肉体是虚幻的，精神是真实的；肉体是秽浊的，精神是洁净的；肉体是罪恶的，精神是善良的。这些理论，若认为一时之权巧方便，聊以解嘲则可；若认为宇宙间之真理，就是如此，则未免为古人所误。

儒门淡薄之语，是张方平对王安石说的。王安石云："孔子去世百余年而有孟子，其后绝而无人。"张方平曰："岂无人耶？亦有过于孔孟者矣。儒门淡薄，收拾不住，皆归于释氏矣。"

若以我个人历程而论，初以儒门狭隘，收拾不住，则入于老庄；复以老庄玄虚，收拾不住，则入于释氏；更以释氏夸诞，收拾不住，遂入于神仙。吾将以此为归宿矣！

又按：张方平所谓胜过孔孟之人，盖指马祖道一、汾阳无业、雪峰义存、岩头全豁、丹霞天然、云门文偃诸禅师而言。这几位古德，在佛教禅宗一宗，自有相当的声望，但不足以代表中国全部的佛教，如何能与代表全民族的孔孟相比拟？何况硬要说他们过于孔孟，未免言大而夸。当时王安石张商英辈，皆为斯言所折服，可谓浅识。

（二二）原文：飞机不坐，而乘肩舆；电话不用，强作手势。化声无似，何至乃尔？高深科学，虽不能望其项背，即其研究神仙术所应用之物理学、化学、动物学、植物学、生理学、发生学、生态学、胎生学、解剖学等等，试问是否普通科学？对于讨论佛学，尤有两条定律：一以科学证明佛学；二以佛学净化科学。

撄宁按：将科学与佛学沟通，固是一种美谈，但于科学本身，未必有何等利益。因为每个科学都有其独立的资格，决不倚赖佛学而增高其声价。至于佛学虽可用科学证明，亦只限于极少数的部分，而佛学中大部分，仍旧不能与科学发生关系。譬如佛经中最喜讲前世与来世之事，又喜言天堂与地狱之现象，又喜言西方极乐世界之庄严，这类的话，在佛书上赛过家常便饭，毫不稀奇，若要拿科学去证明，使大众共见，真可谓难之又难。

神仙之术，首贵长生，惟讲现实，极与科学相接近，有科学思想科学知识之人，学仙最易入门。若普通之宗教家，以及哲学家，皆不足以学神仙。因为宗教家不离迷信，哲学家专务空谈，对于肉体之生老病死各问题，无法可以解决，亦只好弃而不管，就算是他们高明的手段。

（二三）原文：佛道两家之教主，无非应化神圣，凡外何能测其高深？即其门庭设施之粗迹，化声亦不愿多谈。就一时所认识的而言，仙学简而要，佛学博而精；仙学以生理变化心理，佛学以心理改革生理；仙学以色身冥通法界，佛学以法界融化色心；仙学在打破虚空，佛学在显现真如；仙学在白日飞升，佛学在超出三界；仙学应用真一之炁，是唯生的，佛学建立阿赖耶识，是唯心的。

撄宁按：化声先生此论甚为公平，毫无偏袒，可谓一语破的，片言扼要。当代一般宗教家哲学家能认识到此者，诚不易多得。余对于化声先生之论，尚有补充，今条举于后：

（1）仙学简而要。乃化声先生已经入门之语。若彼门外汉涉猎道书者，亦正如《文献通考》上所说“道家之术，杂而多端”，何尝认为简要乎？

（2）仙学以生理变化心理。浅而言之，如吃麻醉药者，则知觉全无；吃安眠药者，则昏迷不醒。此西药之效也。吃黄连龙胆草，则怒气立平；吃人参枸杞子，则精神愉快。此中药之效也。肉体感受痛苦，则意志不宁；四大时刻调和，则心神安定。斯皆生理变化心理之实据。

（3）仙学以色身冥通法界。依真理而论，法界与色身，本无分别。法界即在色身之中，色身亦不出法界之外，既不可以大小论，又不可以精粗论。勉强设一譬喻，就如拿木桶装一桶水，放在大海里。桶中之水，与海中之水，其水之性质，虽是相同，而水之能力，则彼此大异。海水有无量无边无际之作用，而桶水则丝毫不起作用。何以故？为桶所限耳。将桶打破，则桶中之水即等于海中之水矣。桶水譬如色身，海水譬如法界，木桶譬如障碍物，但不可误会色身是障碍，而起厌恶色身之见解。须知打破障碍之后，色身即是法界，离色身而觅法界，即与真理不合。

（4）仙学在打破虚空。打破虚空，或又曰粉碎虚空，皆是后来道书中的词句，古代仙经不见有此。因为古仙大半是从外丹入手，完全是物质方面事，对于虚空，不起交涉。对于肉体，亦无所作为。后代修炼家，畏外丹之繁杂，喜内炼之简易，改由肉体之精气神下手，遂有炼精化气、炼气化神、炼神还虚之说。后又以为不足，再加上炼虚合道一层。于是乎丹道与虚空遂发生关系。

莹蟾子《炼虚歌》云："为仙为佛与为儒，三教单传一个虚；亘古亘今超越者，悉由虚里做功夫。学仙虚静为丹旨，学佛潜虚禅已矣；扣予学圣事如何，虚中无我明天理。道体虚空妙莫穷，乾坤虚运气圆融；阴阳造化虚推荡，人若潜虚尽变通。"和阳子《虚中歌》云："我身自向虚中来，我身应向虚中去；来来去去在虚中，可于虚中种业树。"以上皆主张以虚空为归宿者。其他赞美虚空之论调甚多，未及详述。

至于人名用虚字者，如张虚靖、陈虚白、伍冲虚、陆潜虚、李涵虚之类，数不胜数。同时复觉执著虚空，亦非玄妙，遂用打破虚空、粉碎虚空之说，以调剂之，既不着相，亦不着空。伊等自以为理论圆融，据我个人的参证，这些都是虚伪空谈，毫无实际。盈天地间，充满了物质，何尝有一处是虚空的？不过因为人类的眼睛看不见许多微细的物质，假名之为虚空耳。冰一变为水，水再变为气，气再散则为虚空。虽名为虚空，而实非虚空，因为冰水之质体仍在也。若认为真是虚空无物，岂非大错！

（5）仙学在白日飞升。白日飞升这个术语，由来已久。不必说知识阶级普遍传闻，就是那些村夫野老市侩流氓，虽学问全无，而对于白日飞升之说，总能领会其意，决不至于误解。当然不是从书本子上得来的知识，必是古代神仙有此等事实表现，众目共睹，方能流传于民间如是久远耳。

《魏书·释老志》已经有"白日升天"及"长生住世"之说，可知古代神仙家是以此二者为目的，若不达到此种目的，则不足以言成就。后世一般学道人士，畏难苟安，不求深造，上等的成就，不过坐脱立亡；中等的成就，不过预言死期；下等的成就，不过无疾而终。能出阳神者，就算是凤毛麟角，"白日飞升"四个字，简直可以不必谈了。

或问："阳神出现"与"白日飞升"究竟有什么分别？答曰：古人所谓"白日飞升"者，就是连自己的肉体跳出这个地球之外，神形俱妙。后人所谓"出阳神”者，因为没有法子摆布这个肉体，只好把自己肉体当作房屋看待，把自己灵魂当作房屋中的主人翁看待，灵魂暂时住在肉体之中，用功夫修炼。一朝瓜熟蒂落，则灵魂可以独立自由行动，与肉体脱离关系。灵魂轻清，飘然飞出此地球之外；肉体重浊，块然抛弃于山谷之间。此即“出阳神”之说，在仙道中也算是大成。但可惜神虽妙而形不妙，比较古仙，有愧色矣。

（6）仙学应用真一之炁是唯生的遍虚空界，都是物质，物质精微到了极处，本不可用言语形容，我们随便替他取个名字，皆无不可。横竖只有这一件东西，把世界人类所造的千千万万抽象的名词，加到这一件东西上面，他都不会拒绝。“真一之炁”不过是千万名词中间之一个名词，是假造的，不是固定的。所以老子说：“有物混成，先天地生，吾不知其名，强名之曰道。”“道”尚且是强名，其余的名字，就可想而知。说对都对，说不对都不对。所以我们今日修仙学道，要从方法上研究，从事实上认识，不要被那些玄言弄糊涂了。

历代以来，学佛的人们，都被名词所误。尤其唯识宗，花头经格外来得多，以毕生数十年最短之光阴，钻在这许多名词中间，永无出头的日子。到了结果，佛仍旧是佛，我仍旧是我，倒不如老老实实，念几句阿弥陀佛，尚有往生极乐的希望。

可是话又说回来了，我们若要做功夫，是名词越少越好；我们若要做文章，是名词越多越好。果能“如网在纲，有条不紊”，名词虽多，亦无妨碍。

“是唯生的”这四个字批评，甚为切当。设若世上有人不赞成仙家唯生的宗旨，我敢说这个人必定是唯死的。盖生之反面就是死，不能生，唯有死耳。

（二四）原文：佛学全系，本有五乘，称量而谈，常在菩萨。焦芽败种尚骂声闻，何况卑劣乃在人天。所以五戒十善，四禅四定，具体而微，似宜以人乘摄受儒术，天乘摄受道家，科学居人天之间。以超人而享天福，门户打破，广收机缘，世界有情，同登彼岸。

撄宁按：此条我不敢赞同，今且略释名词，然后再发议论。

五乘之义，各种佛书上所判，颇有异同。今据天台宗说：一人乘，二天乘，三声闻缘觉乘，四菩萨乘，五佛乘。

焦芽败种，乃大乘菩萨骂二乘之语。谓其如焦芽败种，不能发无上道心也。

人天卑劣，即轻视人天之意，乃佛教中一种夸大之习惯，实不足为训。做人的道理尚未曾明白，做人的品格尚未曾具足，他们就要看不起人；升天的路径尚未曾认识，升天的力量，丝毫都没有，他们就要看不起天，幼稚得可笑又可怜。无论做人或学道学佛，皆须有实在的力量，不是徒唱高调就算完整。

一般看不起人看不起天的朋友，遇到天灾人祸交迫而来，他们想逃避又逃避不了，想抵抗又抵抗不住，性命交关的时候，急得无可奈何，大家就念阿弥陀佛，束手待毙。幸而全中国像这一类的人，或不满百分之一。若个个都如此样，请问世界上尚有中华民族生存之余地么?

五戒是不杀、不盗、不邪淫、不妄语、不饮酒。

十善是不杀、不盗、不邪淫、不妄语、不两舌、不恶口、不绮语、不贪欲、不瞋恚、不邪见。

四禅四定，谓用四禅定功夫，即可生于色界四禅天也。初禅三天、二禅三天、三禅三天、四禅九天，是为色界十八天。

佛家教义，谓人类若能守十善戒，再能修四禅定，则死后必生于四禅天。

老子是道家代表，研究道家学说先要看老子《道德经》。《道德经》说到天字甚多，试列举如下：

（1）无名天地之始。

（2）天地不仁，以万物为刍狗。

（3）天地之间，其犹橐籥乎。

（4）玄牝之门，是谓天地根。

（5）天长地久。天地所以能长且久者，以其不自生，故能长生。

（6）飘风不终朝，骤雨不终日，孰为此者?天地。天地尚不能久，而况于人乎?

（7）有物混成，先天地生。

（8）天地相合，以降甘露。

（9）天得一以清，地得一以宁。

（10）道大，天大，地大，王亦大。

（11）人法地，地法天，天法道，道法自然。

（12）不窥牖，见天道。

（13）王乃天，天乃道。

（14）治人事天莫若啬。

（15）是谓用人之力，是谓配天，古之极。

（16）天之所恶，孰知其故。

（17）天之道，不争而善胜，不言而善应，不召而自来，绰然而善谋，天网恢恢，疏而不失。

（18）天之道，损有余而补不足，人之道则不然，损不足以奉有余。

（19）天道无亲，常与善人。

（20）天之道，利而不害，圣人之道，为而不争。

以上所列举者，约二十条。其中天与地并言者，约有九条，皆是指自然界的现象，乃吾人肉眼所可见者。天是虚空，而地是实体，天无范围，而地有界限。除地球及日月星而外，皆名为天。其他各条，皆指循环之定律，善恶之感应，盈亏之公理而言，儒家所谓天人相与之际也。盖道家与儒家，同是以人为本位，言天者必兼言人，离人而谈天，贤者不为也。

佛家所谓天者，如欲界六天、色界十八天，有方所、有国土、有人民、有宫殿、有饮食、有衣服，虽名为天，仍是像我们所居的地球一样，实在是地，而不是天。自从前代梵文翻译家，将华文天字用到佛书上去，于是儒道两家之天，与释家之天，遂纠缠不清。佛教徒原来看不起印度的天，因此连带看不起中国的天。他们不知中国人思想所造成的中国天，与印度人思想所造成的印度天，名词虽然一样，义理迥不相同。

化声先生研究老庄之学有年，当然能认识这个不同之点，如何可以把道家摄到佛教天乘中去？恐怕是言不由衷吧！若当真如此，岂非令老子悲啼弥勒笑么？至于把儒术摄入佛教人乘的话，只要他们孔教徒甘心愿意，我也犯不着多管闲事了。

（二五）原文：近来学术，光怪陆离，大放奇彩，实足自豪。科学倏兴，横绝宇宙，儒术精深，远过汉宋。尤其佛化，突飞猛进，方兴未艾。唯有道家，噤若寒蝉，黄老有灵，同声一哭。

某书馆者，编一文库，古今中外，搜罗殆遍。于道家言，有两三部，以其量论，二三十页，若论其质，牛头马嘴，真个不对。此类鸿宝，请抄书手，一二十人，略加指示，一月之内，可成百册。奈何嗜痂，成此癖性，牛溲马勃，鼻息岛国，梨枣何辜，受此奇辱？毁我黄钟，夸人瓦缶，国际文化，体面何存，中华道术，自有师承，内圣外王，实无多让。化声再来，或者在此，然须条件，且待五年。

甲戌仲夏武昌佛学院世界图书馆化声自叙

撄宁按：儒道两家，同出一源，本无异议。佛教虽是外来的，但已经被中国人改造过了，比较印度原始佛教，大有分别，未尝不可以说是中国自己发明的，仅仅借重释迦牟尼一块招牌而已。三教各有所长，谁也不能把谁打倒，久已成为鼎足之势。道家宗旨，向来是抱定利而不害，为而不争，决没有打倒别教的意思。我敢说别教要想把道教打倒，亦是徒劳无功。所忧者，道教中人才太少，难以维持，慢慢的烟销火灭，不打而自倒。若没有整个的学术作为骨干，没有超拔的天才继承绝学，仅仅靠几处乩坛在那里制造迷信，几处道观在那里拜忏念经，又何济于事？现在全国中真心实力替道教摇旗呐喊的，就只有我一个人，化声先生，你想可怜不可怜？

某书馆本是营业性质，只求出版物能够卖钱，就算达到目的，书之好坏，何必过问？况且国人素有崇拜洋货之劣习，岂敢批评他的错误？日本是个佛教国，做道教的书，当然做不好，这也难怪，独惜吾国人之盲从耳。我劝化声先生不必待到五年之后，现在就可以动笔。否则，那班似是而非的道教书籍，越弄越多，道教名誉将一败涂地，更不可收拾矣。

读黄忏华居士给太虚法师的一封信

陈撄宁

（原文见《佛学丛话》中）

（原文）法师，现在有几句话请问你，我学佛以来，年代也不少了，自己觉得对于佛法认识得很明了，信仰得很真实。

愚按：忏华居士，我同他相处多年，可以证明他这几句话决非妄语，真实不虚。

（原文）我曾经试用唯识宗的五重唯识观，把世界加以精密的观察。又曾经试用般若宗的一切皆空观，勘破世界，似乎可以万象皆空，一尘不染了。

愚按：唯识家的法相，分晰得过于精细，反而把学人的脑筋弄糊涂了。不必说他字句艰涩，名目纷繁，最难应付的就是法网重重，动辄得咎。若拿他当作科学一类的东西研究，也未尝不可。若仰仗他做个出世间的大法船，要他渡我们脱离苦海，设若中途遇到风浪，一定会迷失方向，那真不是儿戏的事。

譬如许氏《说文》，在汉学中何尝不是一部杰作。然而孔夫子的真实本领，未必就在《说文》上头。让你把《说文》读得烂熟，只可称得起精于训诂之学，不能说就是入圣之阶梯。佛教的唯识宗，亦如此而已。般若真空观，下手比较切近点。

唯识等于汉儒之训诂，般若等于宋儒之性理。学佛的人们，乘般若船，到了大海之中间，或者不至于因风浪而迷失方向。但是方向算你认识清楚，也要看这只船本身的力量，是否能够逆风破浪而行。假使本身力量不足，你想把他开到南边，狂风巨浪会把他卷到北边来。船上骨架木料再不坚固时，难免被风浪打得粉碎，沉在大海中拉倒。如何有到彼岸之一日？所以宋儒性理虽然高明，毕竟不能做孔夫子第二，就是他们力量不足的原故。

（原文）然而到了生死关头，名利关头，虽然看得清，依然打不破。

愚按：看得清，是理；打不破，是事。看得清，是智慧胜常；打不破，是道力薄弱（道力是实在的东西，不是仅靠观察可以得来的）。

（原文）而一般人所犯的缠绵歌泣，颠倒梦想，以及沾滞、执着、迷恋等毛病，也应有尽有。

愚按：这一类的习气，在众生叫做病，在佛法叫做药。未开悟者，周身是病；已开悟者，遍地是药。药即是病，病即是药。

当年大圣人周文王所犯的毛病，比较忏华居士，实不相上下。请观《诗经》云：窈窕淑女，寤寐求之；求之不得，寤寐思服；悠哉悠哉，辗转反侧。如何之缠绵乎？如何之颠倒乎？如何之迷恋乎？

呜呼！此其所以成为大圣人乎？

（原文）固然也许比一般人淡薄些，只不过五十步百步之间，高明有限。

愚按：不要说比一般人淡薄，就是说比一般人更加浓厚，又有何妨？岂不闻《中庸》说“喜怒哀乐发而皆中节，谓之和”乎？岂不闻佛经说“烦恼即是菩提”“淫怒痴即是梵行”乎？

水不能无波，波何碍于水乎？镜不能无尘，尘何碍于镜乎？止水无波，案头杯中之水耳！明镜无尘，女子怀中之镜耳！岂能载万吨之巨舰？岂能鉴森罗之宇宙乎？！

（原文）而且一般人不明佛理，虽然犯了这些毛病，还可以推托误触法网。

愚按：没有力量打破法网，偏欢喜在法网旁边走来走去，终究总要被他套上。任你百般推托，也不会得到法官的宽宥。这些众生，真可谓愚蠢极了。

（原文）至于我们这种人，却不能不说是明知故犯了。

愚按：明知故犯，这才是大圣贤大豪杰大智慧大法力人的行为。

大禹不推翻尧舜禅让之成规，如何能家天下乎？刘邦不撕毁秦皇制造之法律，如何能取而代之乎？中山不打倒千古传统之帝制，如何能创造“民国”乎？孔子不诛戮鲁国闻人少正卯，如何能行政治之威权乎？释迦牟尼不摧折旧教婆罗门，如何能做广大之教主乎？学佛的人们，若在佛法圈套中钻来钻去，没有本领突破佛法之樊篱，如何以能为释迦第二乎？

忏华居士，你若勘透世间法，自然就悟彻出世法。不敢破法执者，在世间不过做一个驯如绵羊的老百姓，如何能做名闻世界的伟人乎？在佛国不过做一个可怜可悯的小众生，如何能证惊天动地之佛果乎？

试重宣此义而说偈曰：

你若不知法，如何敢犯法；若知一切法，何必守死法。

要做大伟人，先须破人法；要成后世佛，须破前佛法。

能破并能立，方见真法力；无法又无力，破不可收拾。

（原文）这究竟是什么原因？

愚按：这就是自众生到佛果中间必由之历程，也就是佛法组成中一部分必要之元素，用不着问他的原因。

（原文）有什么方法可以对治？

愚按：既然是必由之历程、必要之元素，更用不着甚么对治。就认定这条路，一直走去，登选佛场，参加海（法）会，竞争投票可也。若用石头压竹，必定枝节横生；若要斩草除根，未免大煞风景。就算你做得好，亦不过古人说的话，“枯木倚寒岩，三冬无暖气”而已。这也未必就是佛法。

（原文）法师慈悲，请加以教诲。

愚按：此等问题，若是普通法师居士们回答，必定多说，历劫以来，习染太深，一时不易解脱尽净，必须皈依三宝，发心忏悔，谨守戒律，诵经持咒，仗佛力加被，然后种种业障，方能消除。或者又说，五浊恶世，修行不易，必须念佛往生，到了西方净土，见佛闻法，方好修行。

诸如此类的老生常谈，旁人听了也许有点用处，忏华居士听了，却是隔靴搔痒，毫不相干。

太虚法师，我知道他是一个佛教革命派，或者不至于弄出这些婆婆妈妈的话来。然而究竟是如何回答，我没有看见他的原信，不便评论。但据我的理想，他虽然是个革命派，到底还是个佛教徒，总不敢离开佛教的立场，大胆地说几句话。要知道忏华居士已经钻到这许多圈套中间，重重束缚，跳不出来。若在加上几层圈套，岂不是要他的命么？

到了这种紧急关头，非得我们外道来医他一下，是不会起死回生的。试拟医案如后：

黄忏华居士，本性智慧颇深，据其自言，生死名利关头，看得清，打不破，且易犯缠绵歌泣、颠倒梦想、沾滞执着、迷恋诸病。考其病源，由于先天不足，后天失调。先天不足，故身中道力欠充；后天失调，故理事不能无碍。道力欠充，故关头难于打破；理事既碍，故诸病遂致丛生。虽亦自知病状，各处求医，奈大医王久已谢世，时医所开方药未必适合病情。仆与居士相知有素，认症较清，今特不辞毛遂自荐之嫌，敢献愚者一得之技。疏方备用，庶起沉屙，就正高明，尚希载酌：

佛即觉一钱 觉即迷一钱 迷即理一钱 理即法一钱

法即事一钱 事即病一钱 病即悟三钱 悟即修四钱

修即杀五钱 杀即盗六钱 盗即淫七钱 淫即证八钱

证即道九钱 道即力一两 力即魔一两 魔即佛一两

上药十六味，可不加减，依前后次序，陆续放入金刚罐中，用无根水煎汤，常常服之，则诸症自愈，百无禁忌。

附记：此方乃对症发药，只许忏华居士本人服用，其他一切人等，不可尝试。若误用者，小病变大，大病无救，开方者不负责任。

另有药解一篇，暂缓登出。好在前六味药，忏华居士早已服过，所有炎凉之性、甘苦之情，谅必深悉。此刻应该研究者，从第七味“病即悟”入手可耳。

请注意：此方不是台教下所说的“六即佛”，亦不是宗门下的机锋语录，简直是打倒上帝、推翻祖师，一种偷天换日的手段。钝根小器，决难承当，让他法华会上五千退席而已。

读高鹤年居士《名山游访记》

陈撄宁

我与高居士一别，有十几年不见面了。前几天蒙高居士的盛意，惠赠我《名山游访记》两部，不胜感谢。当时转送一部与同好者，留一部自己阅看。

未曾细读，先把这两本书从头到尾，大略翻一遍，就觉得很奇怪。有许多话不像是高居士自己说的，似乎别人家在那里画蛇添足，塞了不少的葛藤进去，未必完全合于高居士的本意。我看着要替居士叫一声冤屈，但不知居士自己作何感想？

《名山游访记》卷首有四幅照片，每一幅照片上有四句偈语，是高居士自己做的，是我在二十年前代他写的。还有草帽子上“惭愧”二字，也是我写的。我深知高居士是个宗门健将，最讲究真参实悟，虽然不喜欢卖弄口头禅，然而也不像普通一般的居士们，开口就是阿弥陀佛。因为他到底是个禅宗，不是专门修净土的。现在我打开《名山游访记》一看，差不多变成专门净土宗的著作，处处提倡念佛，并且扬净而抑禅。如原书卷四第19页，引真歇禅师语云：“宗门大匠，已悟不空不有之法，秉志孜孜于净业者，得非净业见佛尤简易于宗门乎？”这是一个看不起宗门的；又如原书卷五第42页，引永明寿禅师语云：“有禅无净土，十人九差路；阴境若现前，瞥尔随他去。无禅有净土，万修万人去；但得见弥陀，何愁不开悟？”这又是一个看不起宗门的。其余文句，未能悉举。

高居士自己就是宗门，究竟对此有无异议？请你不要为古人所瞒，不要为今人所误，要从顶门上透出一只眼睛来，由皮毛直看到骨髓里去方好。

据我的愚见，这两位禅师，说话都有毛病，都不彻底。修净业是希望见佛，参禅的是不许着佛相，如何可以说“净业见佛尤简易于宗门”？难道古来许多宗门祖师，表面上假装作“圣谛亦不为”，而他们心目中犹求见弥陀而不可得乎？

“禅”与“阴境”，势不两立。有“禅”就无“阴境”，有“阴境”就无“禅”。既说有“禅”，又说“阴境若现前，瞥尔随他去”，我不懂这是什么禅，莫非是“野狐禅”“老婆禅”么？一部《六祖坛经》，都是有禅无净土，请问六祖亦随阴境而去否？

若依这两位禅师的判断，凡是修净业的，无须再去参禅，而参禅的必定要归到净土一门，方有着落。如此说来，禅宗简直没有独立一宗之资格，把他取消了拉倒，何必留在世上害人？！

读卷三第 2 页有云：“濂溪开宋儒程朱道学之门，而实得之于东林寿涯二禅师，故宋儒之学，多本于禅。迨后门户见深，反加诋毁，则诸儒数典忘祖之过也。”这几句话，不像高居士的口气，恐怕是哪位先生增添进去的。今用他老调子删改数字，以就正于学识渊博之士。其文如下：“禅宗开释氏顿法之门，而实默契于柱下漆园两部书，故释氏之学，多本于老庄，迨后门户见深，反加诋毁，则佛徒尊己卑人之过也。”

卷首四幅行脚图下面，都有一首五言绝句诗，不知是何人手笔？文词虽好，但非高居士本旨，试为比较排列于后，以备学者参详。

高居士原作之一

踏遍溪山问所图，探玄择要是何如？
长安大道当归去，惭愧而今尚半途。

某君和作

长空何耿耿，眷顾亦恢恢。
净土眼前是，偶然立一回。

高居士原作之二

遍历名山访至人，飘飘云水不沾尘。
芒鞋踏破天边月，竹杖挑回海上春。

某君和作

榔栗横担后，期为五岳游。
只凭腰脚健，悟境在前途。

高居士原作之三

抖擞精神学坐禅，隆冬树下一蒲团。
惭愧此心如不了，廿年空费草鞋钱。

某君和作

一发乾坤际，而今乏道场。
安心能打坐，无处不西方。

高居士原作之四

百重云水万重烟，随地安身到处眠。
漫说有家归未得，双舒白眼望青天。

某君和作

大梦谁曾醒，惟看佛眼开。
此身原不垢，何碍贴尘埃？

今按原作第一首说“长安大道当归去”，不是说西方净土当归去。某君和作，把“净土”两个字搬出来，恐怕不合高居士的本旨吧。若说“长安大道”就是指净土而言，我倒要请问高居士，为何不老老实实提明净土，偏要弄些狡狯名词，说什么“长安大道”，蒙混学人？

原作第二首说“飘飘云水不沾尘”，某君和作，有“悟境在前头”一句，此句有点不合高居士身份。果如某君所说，高居士全身都是拖泥带水，如何能“不沾尘”乎？

原作第三首说“抖擞精神学坐禅”，可以见得高居士本意是要学坐禅，不是要生西方，虽说禅无坐相，然而坐不妨禅，本是活泼泼地。若如某君所言“安心能打坐，无处不西方”，是一面在打坐参禅，一面又念念不忘西方，尚成其为禅乎？难道达摩当日传来的心印就是“阿弥陀佛”四个字么？

原作第四首说“双舒白眼望青天”，某君和作云“惟看佛眼开”。我不懂“佛眼”二字，是何所指？若说指高居士，料定高居士不敢承当，因为他自己明明说是“白眼”，不是“佛眼”。若是指别人，请问谁有佛眼？若是指佛，请问佛在何处？若说佛在西方，请问西方在何处？若说西方就在心中，请问心在何处？

禅宗名为教外别传，本有他独立的资格，用不着倚靠旁人家门户。后来一般佛教徒，偏喜欢骑墙见解，大唱其禅净双修，于是禅土宗的教义，遂侵占禅宗坐席，几乎有取而代之之势。而参禅的居士和尚们，亦心甘情愿投降于净土，岂因净土宗之教义柔和迁就、婆婆妈妈，较胜于威猛之棒喝乎？或因极乐世界之七宝庄严、九品莲台，能令穷苦禅和子们起欣羡之意乎？或当真的像印光法师所说，现在众生，都是劣根，没有一人堪承受正法眼藏乎？若果如此，只须关起门来，躲在家中，朝朝暮暮，念几句阿弥陀佛，等死而已。何必经年累月，涉海登山，择友寻师，参求向上？到了结果，毫无把握，反不如他们念佛老太婆，千千万万，没有一个不往生西方。然则行脚参访，所为何事？奉劝净土宗，不必再拿什么“上品上生，上品下生”一类的话来诱惑禅宗中人，在净宗是佛说的，在禅宗都认为是魔说的。

撄宁自己既不修净，亦不参禅，何必说这许多废话？因为看见当今时代，禅宗太冷落了，净宗太嚣张了，所以立在旁观者地位，打一个报不平，未免葛藤之上又添些葛藤。高居士，你弗要笑我在鲁班门前弄斧头、孔夫子家里卖书箱，你只把我这些语言当作“干屎橛”看，就完了。

封面上《九得歌》，做得很好，可以称得高居士知音，可以值得我们钦佩。

武昌佛学院张化声居士为道释二教重要问题驳复某居士书

张化声

撄宁按：仆与化声先生素未谋面，虽偶有函件来往，只神交而已。旧岁承伊惠寄此稿，不过谬引仆为一知音，相与欣赏高山流水之独奏耳。伊本无意在《扬善刊》上发表之意，但时隔数月，亦未见他种刊物登载此文。或者因与某居士有少许关系，故秘而不宣乎。仆等为学术前途计，不忍听此种有价值之文章终于淹没，特商于主编者，亟为登出，借以明道家之真相，而破学者之疑云。统观前后辩论各条，不能不认为某居士出言失检，致犯张君大刀阔斧一阵痛击，竟乏招架之功，当亦始料所不及也。虽然，贤者之过，与众共见，于某居士令誉何伤，今姑隐其姓名可矣。

原文一：不可占《海潮音》园地使成杂色

《海潮音》产生之第二年，化声加入撰述。又三年，承乏编辑主任。以后接手者，如会觉、法舫、大醒诸法师，皆曾受业于化声，是此书不啻化声精力所寄托处。得居士护持之、尊重之，感谢无极。虽则佛门广大，何所不容，但为初机说法，彩色太杂，则目眩神移。非唯不能承受，且招无谓之诽谤，不如且止。本期编者，因化声三叙，皆其业师之著述，爱屋及乌，遽而转载，不无疏忽。若谓化声有占领园地之野心，未免为事实所不许。十年以来，屡承读者之劝勉，社长之督责，编辑者之请求，除壳面第二页之募集基金一启，为化声旧作，此外并无片纸只字点染其间。盖一则疏懒性成，一则认定佛教理解方面，已经适可，希望同仁，不宜留恋现成乐园（默察现代之佛学家，多堕于文字障及理障。平心而论，此等人本来不可多得，一出头来，即为二障所魔。更牵引之入于浮名利养之途，宛转缠缚，永无出期。负荷大法，能有几人？就主观上实堪怜悯，即客观上值得痛哭），行当开辟一座新世界。虽曰人天慧目，不宜遮断。克实而论，与其千万人以言说相号召，不若一二人以行证作征式。区区忠诚，可告十方三世佛祖。《海潮音》一片园地，何必惴惴焉惧化声之侵占哉？

原文二：若为国家文化起见，尽可另树一帜

我国民族四千年前之始祖轩辕黄帝，作君作师，手创道教。精者以治其身，粗者以治天下，即所谓“内圣外王”之学。虽产生一国整个的文化，实非普通谈文化者所能梦见。经过唐虞三代，王官世守，虽文质递变，揖让征诛蝉蜕，然在学术上并无异军特起。诚以博大精深之道术，已足满社会之要求，而供其应用。降及东周，政权下移，教务亦同时旁落。其间有一无二之中心人物，厥唯老子，以柱下史之职，实握得二千年来文化之总汇机关也。据《庄子·天下篇》：道家之术，一分六派。鬼谷子出，又分三派。国人最崇拜之儒教，亦有“孔子问礼，老子犹龙”几层公案，何况余子？周秦为学术极盛时代，实道家分化时代。谈历史者以为进化；守本务者，以为混沌被凿而死。亦仁者见仁，智者见智耳。汉唐数百年间，佛教西来，欢迎者多老庄派巨子。同时赌生命、相火并者，亦是道家。盖势均力敌之场，未离欲者，参予其间，自尔勾心斗角。岂知天下事不可相消，而可以相平。数传之后，渐趋于同化。普通历史家，谓儒术与佛教对抗，实则偶有一二文人，摇旗呐喊，不过捧道家之场面而已，何曾一登舞台，对显身手？盖冲突与和好，均欠资格也。

门户相当之道与佛，一经结婚，遂产生出两个宁馨儿，及一个女子。宁馨儿者何，内地之禅宗，与西藏之密教。女子者何？宋明两代之学者，阴佛道而阳儒术，真能表现女心向外之状态也。化声尤似，何致托古改制？诚以一国之有文化，犹一人之有生命；吸收他国文化，犹吾人之须养料。方今朝野上下，或贪口腹而不顾生命，或怕呕嗌而废弃饮食，且不知生命究在何处。数典忘祖，不及身死，其心已死，可不衰乎？窃欲有所尽力，奈生平个性，自尔顽强，以为空言问世，毋宁怀宝沉渊。所以二十余年，在言语文字上，从未提及，且未现出任何色彩。即佛学院同仁，相处最久，相知亦深，试问有谁探识至此？今夏编辑书稿，行将付印，于自叙中，略露端倪，尚非初志。现将自修程序，画定段落，暂期五年。若目的未达，只好金人缄口。万一祖宗有灵，呵护加被，少有所证，又无相当之人，代负责任。万不获已，亲捧暖身之曝，贡献国人，即所以报祖恩。是亦因缘之无可奈何者。功不必自我出，名不必自我得，久矣

夫有所心印，何敢妄自菲薄。仅如浮夸少年，尽可轻树异帜，以炫人耳目哉。

> 原文三：（甲）道家一切皆堕常边，究未可与佛法混为一谈；（乙）凡外道修行之法，佛教密乘皆有之，但总不离于菩提心，此佛法之所以为佛法；（丙）密乘之气功，是观身为法界，非炼精化气、炼气化神、超升上界者可比。

甲条标出道家之过犯，乙条跷举佛门之殊胜，丙条比较两教功行，皆所据以判佛道之异同与优劣。集为一类，论之如下：

（甲）化声闻道二十余年，自惭鼹鼠过河，不过满腹。居士既痛恶道家，未卜何由知其一切？若仅仅于一切中标出“常边”两字埋怨道家，尚不难于答辨。《道德经》破题儿四句：“道可道，非常道；名可名，非常名。”未卜居士作如何解释？《齐物论》一篇，漆园取大小、有无、是非、长短、真伪、一异、彼此、生死、成毁、美恶、中边，种种因待名相，尽情扫除，譬以比竹，喻于𪃿音，未卜居士作么生荐取？

（乙）西藏密宗，与印度之显教异，与传来我国之密教亦不同。其修行之方法，颇类似道家。这一点，我与居士之认识略同。盖西藏之地理也、历史也、学术也，与我国内地关系密切。不仅文成公主等之几个女子、莲花上人后至、宗喀巴晚出，就固有之文化，另行组织一非中非印、即中即印之密乘，实信而有征。此化声之所谓宁馨儿也。若乎菩提心，非佛门之专卖品，居士能否保证，古今之学佛者皆有此心？居士能否断定，古今之学道者皆无此心？是又不足论也。

（丙）千千万万修行的方法，是增上缘，唯气功是亲因缘。有情之生生死死，在呼吸间。心理与生理两面之变化，全凭这一口气。此道家与佛门显密两派，所以异曲同工。《俱舍论》且有“此细微法，外道无有”之偈，诚然诚然。但是第一要认得气，第二要用得气。按居士“密宗气功，是观身为法界”之言，窃以为未得气功之用。莲花生、宗喀巴两大士，能取佛道两家之精髓，组织偌大教团，其功夫必不仅此而止，其为喇嘛辈以讹传讹渐失真义无疑。或者居士之言，未能达意，若仅仅如此修行，包管经过七佛，断无结果。盖把住一个身，成立一个法界，种种作为，以观观之。试问实际理地，那容得许多唠叨？所谓气功者，更不知究竟何在。非集气，非养气，直耗气耳。何不用显教之随息法，跟随这气，跑来跑去，或者发生点关系。又何不直截了当，不贪气功之名，而用唯识家之变相观空法，变法界相，观人身空。夫止观两门，虽是佛教精华所在，究竟趋重心理方面，尚在第六意识上做活计，离七八两识，隔有重关。所以直须三阿僧祇劫，方能到家。交大师之《楞严正脉》，极力发挥废识用根的是龙象手段。盖气非观之所能用，仅仅观气，亦不过等于新市场观电影，于生死有何交涉？乞儿观看富贵人家满筵珍馐，何曾得一点受用？用得气者，所谓“造化在乎手”“人发杀机，天地反复”，这是何等本领！就居士之法，应用道家原理，略为修改。以“合”字、“摄”字、“融”字三诀，代换观行。初则身合于心，心合于气，气合于法界；继则法摄于气，气摄于身，身摄于心；终则无所谓法界，无所谓身心，一炉冶之，融化于气，尚不失气功正宗。道家从身心法界上，抽出共同性之精气神，以为功行下手处，实则精之挥发者为气，气之妙用处为神，三而一,一而三。横尽空间所占领，竖究时间之程序，此为认得气之第一步，尚是后天而奉天时的功夫，未能昂头天外。若夫先天而天弗违者，必须静候其信，感应其情（海誓山盟，的的口传，唯性与情。认得清，识得明，即仙即佛。禅宗衣钵，亦有“有情来下种”之偈）。老子所谓“其中有信”，庄子所谓“有情而无形”，才算是亲见生娘面。虽然，犹是以术延命之法，若谓以道全形，尚未梦见。宜乎居士之以为不可相比也。

原文四：化声先生欲阐扬道教，似与三皈之旨有违。白马焚经，古德不得已也。

佛者，觉也；道者，路也。化声只觉得优游大路，已忘记了彼家我家，及其他的一切。即学贯古今、名满中外之太虚法师，别人求拜门墙而不得者，化声相处十年，风义尚在师友之间。

本来未受皈依，谈不到什么相违。风闻居士摩顶已久，由显而密，虽曰同是佛门，究竟有无特异？

《化声自叙》，叨虚师印可，且劝勉有加，而西藏功与道家命功有异曲同工之妙，复是法师亲口所言、亲笔所书。取瑟而歌，使子闻之，居士所皈依之僧宝，未卜有无感想？

白马焚经，虽是道家一页痛史，又岂佛门一件幸事？不得已之设想，岂仅古德如是如是。三武一宗，何尝不如是如是。口业口业！罪过罪过！化声自己忏悔，化声怕入拔舌地狱，化声尤不忍酿成水火兵刀之劫，五年之约，或者从此取消。

原文五：内地唯识家何以不诋毁外道而诋毁密乘？但守弥勒口遗之文，不求弥勒见面之路，不仅自失大利，未免数典忘祖。

以佛法相检，无一法是佛法：心行处灭故；语言道断故；般若火聚，遇着即烧故；四十九年，未说一法故；释迦两个师、十大弟子皆外道故。以佛法相摄，无一法非佛法：心外无法故；随众生心，应所知量故；无不从此法界流，无不还归此法界故；净名并世而不相师，同为众生示疾问疾故；虎溪三啸，远公不施于衲子，而实现于醉酒之陶渊明与黄冠之陆静修，无我执之门户见故。

炸弹、死光、毒瓦斯、氯气炮，发菩提心者，未曾见其辞而辟之。同善社、悟善堂、道院、慈善会之守窍等，区区疮疥之疾，何足烦乃公笔伐？豺狼当道，安问狐狸？唱于唱喁，大和小和，乐出虚，蒸成菌，天高地厚，何所不容？必也，煮鹤焚琴，无乃大煞风景。

至于唯识家之诋毁密乘，亦非无故。化声不够唯识家，从前并无只言片语。及于密乘，不过与内地人关系较深，代为答复而已。戒律为佛法之母，虚师门下三皈五戒之弟，非唯戒杀，并能长持素食；非唯戒邪淫，并能净修梵行。钦佩无既。曾几何时，屠门大嚼，酒楼小酌，淫佚嗜好，名闻利养，贤者不免闻之痛心。既有今日，何必当初？此犹曰居士也。

喇嘛乃出家僧宝，较在家人必有其不同之点。然而饮酒食肉、娶妻生子、参欢喜禅、修双身法，连累内地唯识学家，翻尽一部大藏，若《沙弥戒本》，若《比丘戒本》，若《菩萨戒本》，寻不到这样的戒律。此为内地唯识家诋毁密乘者一。

唯识家未学外道，故无所据以诋外道；唯识家与外道无密切之关系，故无必要而毁外道。密乘既与唯识家同祖无著与弥勒，则唯识家欲认识其祖宗之真面目，不让密乘，亦情有可原。“六经”“十一论”，不啻唯识家之宗谱。密乘所奉之祖，与唯识家宗谱所注明之祖，其状态、色彩、性情、精神，既呈变相，唯识家当然赴家庙，开亲族会议，辨清自己的祖宗究系是何人，不能冤其数典忘祖。唯识家诋毁密乘，并非唯识家诋毁密乘，实奉“六经”“十一论”中诸佛菩萨之使命，诋毁密乘，于人何尤？若谓唯识守弥勒之文，不求见弥勒之路，则尤有说。梦中见弥勒乎？或为妄想所成？定中见弥勒乎？或是魔鬼坏法？饶他青天白日，一化世界，一个一个唯识家面前，现有弥勒，保证西藏密教，是佛法正统。虽然不敢一拳打杀喂狗子吃，当然要问其于“六经”“十一论”，何以犯自语相违？此是内地唯识家诋毁密乘者二。

> 原文六：（甲）长生久视，道家之视为极难者，在佛法为极易，即如餐石，其一也。故只当求之佛法，不宜爱惜外道；（乙）以为唯识家之教大都于境加详，宗喀巴有鉴于此，冶性相显密于一炉，俾境、行、果三齐趋并获，故与其退入外道，何如进入密乘。

（甲）以佛法检道家，（乙）以密乘检显教。合论于下：

无生两字，是佛祖从果地上之证悟，用真谛表显一种境界；长生两字，是道祖据因地上之语言，用俗语标出一个目的。总之，不离解脱生死也。

居士谓道家视为极难，在佛法为极易，试问：出离生死外，尚有何法最难？释迦文佛，夜半逃出王宫，究竟为了何事？虽曰福慧双修，六度万行齐证，若丧失了生命，凭谁修行？凭谁证果？常乐我净法门，死了此我，岂非等于无余涅槃？纵使弥勒居左，无著在右，腊月三十夜，阎王老子来算饭钱，终是手忙脚乱，挣搓不住，牛胎马腹，何处不钻？畜生饿鬼，何地不跑？菩萨隔阴，尚且成迷，再出头来，未卜何日，此身不向今生度，更向何生度此身？所以，龙树菩萨修长寿之法，南岳大师发延年之愿，岂是不图本务仅唱高调者可比哉？！

化声无似，不问是内是外、是道是佛、是显是密、是妖是魔、是野狐禅、是干矢橛，只要有一种确实的原理与保证，能够使我了却这分段生死，纵令全世界人笑骂之、诋毁之，化声决定明目张胆，信受奉行。

掬诚语君，道教满足化声的生理，尚未满足化声的心理；佛教满足化声的心理，尚未满足化声的生理。五十三参，未离本坐，说什么齐趋并获？说什么进入退出？精细检择，岂唯佛道有别，同一宗派，同一方法，又岂漫无巧拙应用？居士所记餐石、餐果诸法，不过挪移替代作用，未离段食，充其量，不能证到二地口鼻不行之果，何况长生？服气之法，则已住于触食，可以神明而寿，尚非不食者不死之境界。盖所须之气，一旦缘绝，则生机无据也。唯服气一门，降服这一口气，能使鼻无呼吸，六脉断绝，色身实证无生，尚有若何死理？虽然，犹是南宫列仙一派，未能免于水火刀兵劫之尸解，若夫大浸稽天，而不溺；大旱金石流、土山焦，而不热。神人之本领，夫岂易言哉！夫岂易言哉！！

南方气候，较北地颇暖，武汉为居士桑梓之地，可否暂赋归来，共修一回百日餐石闭关法，互相检查心理生理两方面之状态，而研究原理与应用？

人之欲善，谁不如我？化声若能领会藏密之法要，自当顶礼足下，乞次弟子之列。万一道家之术，亦有片长，请居士以后，莫骂外道，莫焚道经。祈切祷切。

此询少病、少恼，众生易度。为荷！

化声进言

向“出入三教”的活神仙说几句话

暮 笳

“羽扇纶巾儒服道冠”的张化声先生，从离开武昌佛学院之后，与二三羽士把臂入林，日夕谈道，不问世事。近来忽道兴遄飞，致书陈撄宁先生，出其久藏之笔，大放厥词，行墨之间，大有一振“郁郁千年”的道学之概。拜读之后，觉得字里行间，仙气盎然，这种绝妙好文，不可不介绍出来，以资共赏。节录太费神，还是一字不易的照录一两段罢：

佛道两家之战，能入于愈竞争愈进步之途径，化声不敢扯功。万一煽动客气，酿成混乱的状态，则戎首之罪，化声百口难辞。盖《化声自叙》，乃导火线，而上妙观居士一书，则正式宣战也。其时化声激于义愤，不顾一切，匹马单刀，从佛教大本营之武昌佛学院杀出。幸而妙观居士为民族潮流与科学精神所振荡，知难而退。致瑞典挪威之分离独立，以一纸书通过，无取革命流血之惨，而并世佛化大运动家，如刘灵华、黄忏华、唐大圆、马一浮、范古农、刘显亮、王一亭、欧阳德三诸先生，非唯不以狮虫相讥，且有"满堂兮美人，独与余兮目成"之慨。此岂口舌所能争，又岂门户所能限哉！其意若曰，佛教局面，现已粗定，中华民族五千年之始祖轩辕黄帝，所遗留一片锦绣"四十年间，于三教中，自由出入，不见其碍。"此乃先生答海门蔡君语，化声愿顶礼斯言。

这样一通深文曲笔委婉陈词的长信，以张先生的舌灿莲花，自然写得珠圆玉润，余音绕梁。这除击节叹赏之外，也有几点小感想，敢掬诚以告张先生及其同道：

第一，佛教自有其不可摇动的理论和基础，不容与其他惝恍迷离的异说混为一谈。譬如现在流行的什么"三教同源""仙佛合作"等等的怪论，夹七缠八，弄得来牛头马面人身蛇尾，简直说是什么也不像。这样荒诞不经的论调，使人实在不敢领教，不料现在竟出于佛学家张先生之口。深通内典，而有此种邪恶知见，真令人百思不解。

第二，张先生既承认"唯心唯物是支配现代人心的粗暴威权"，而有心提高什么仙学道学，来分庭抗礼，那么，最好是从学术进化史上和森罗万象的宇宙现象里，去寻求一点理论的根据，然后使用笔舌，向对方挑战。这样，即算所持理论不甚高明，仍丝毫不损其论客的尊严。假使找不出充分的论据，而一味自作聪明，逞其笔锋，抄袭时人标点古书的末技，"乱点鸳鸯谱，瞎缠三官经"，在佛法大幢的掩护下，卖仙道的狗皮膏药，白日青天，难道普天下人没有眼耳鼻舌心意？聪明的张先生，你未免太欺负自己了。

第三，全国觉醒的佛教青年，现在正积极从事洗刷佛教形式上的迷信色彩。几千年来的积垢，去之惟恐不速，洗之惟恐不净，先生自居佛化新运动的老同志，却高踞山林，谈仙说道，前后矛盾，何以如此之厉害？难道中年暮气，颓唐气象，竟到了这步田地么？

综上三点，质之张先生，以及张先生的道侣，以为如何，以为如何？

向迷信一教的和尚下几句转语

张化声

编者附告：化声先生原稿首段有一百七十余字，文章极妙，但对于本题之关系颇轻，又因描写尽致，容易惹起误会，故从略，请化声先生并读者谅之。

天下事有其匹必有其偶。不到几日，绿衣使者送上一封信来，乃上海友人抄录什么《人间觉》一段论坛，其命题乃是“向‘出入三教’的活神仙说几句话”。当时一门人在坐曰：“《人间觉》既出自厦门，离闽南佛院不远，该编者暮笳辈，大约是闽南学生。此院讲师及办事人，最低限度，有三分之二，是先生之徒男或徒孙。以时间推算，暮笳辈，太觉无礼。”化声曰：自《非孝论》出，血系的儿孙，视祖父如陌路，况名义上之尊卑哉！但近来颇有会写几句白话文的文氓，穷无所之，混入袈裟队中赶粥饭吃者亦不少，安知暮笳辈必定是闽南学生，而非流落江湖之野和尚哉！今将其三种感想，纠正于后。

第一条感想，完全是攻击化声之出入三教，然举什么三教同源、三教合作以为例，则又拟于不伦。

出入三教者，可云对于三教都有点相当的正信，亦可谓对于三教都不肯一味迷信，盖采取怀疑的态度，而重研究的精神也。我有耳目，我物我格；我有心思，我真我求。不问此教彼教，只看有理无理，非一姓之家奴，非一人之寡妻，孰肯漫无生气，为故主守死节哉？笼统的同源，与颟顸的合作，固然讨厌，但是在世上有过几千年历史的宗教，谁无不可摇动的基础，又谁无夹七缠八的论调？何烦和尚们跷举佛教，而独攻他教。暮笳既痛恶调和，而主张攻击，《扬善刊》上钱心君之《仙佛判决书》（原稿此处有十六字从略，编者附注）大约很合于暮笳一类人的胃口。和尚们的家法，开口便要捱三十棒，原来生成是应该吃棒的骨头。

第二条感想，是对于化声书中“俾唯心唯物之粗暴威权，消融翔洽于唯生的大化炉中”两句，所下的讨伐令。

化声的《唯生论》，并未正式发表，何以知我理论不高明呢？何以知我寻不出充分的论据呢？化声只判唯心唯物为粗暴，并未承认其支配现代人心。化声提出“唯生论”，并非分庭抗礼，简直是取而代之。唯物论粗，浅而易知。

唯心论暴，深而难明。盖心有善恶两分，世上人善心少而恶心多，业果率流，酿成世界大战之劫运。唯生则绝无危险分子杂揉其中。语云：天地之大德曰生。又云：生生不已之谓道。复云：天地与我并生。更云：有物混成，先天地生。难道这都是化声自作聪明所逞之笔锋？

试以“人间觉”三字释之，例如人们一旦丧失了生命，六欲七情之心，与皮肉筋骸之物，究竟都存在何处？是为“人”唯生。阴阳互根，牝牡相须，天地氤氲，万物化醇，是为“间”唯生。错认识神，观念论出，独标体魄，行为论成，岂知生机流行，灵光独耀？是为“觉”唯生。此即化声在森罗万象的宇宙中，找出的一点论证。

德国黑格尔，发明分合进化法，以正负合三式，统制宇宙一切事物，与一切学术。唯心为正，唯物为负，唯生论适当其合。此又化声在学术进化史上，根据的一点筹范。卖仙道狗皮膏药，尚能医好和尚们的杨梅疮，在佛法大幢之掩护下，做寄生虫，混粥饭吃，腊月三十夜，阎王老子来算饭钱，恐怕袈裟当中失掉了人身。仔细！仔细！

第三条感想，是攻击化声谈仙说道，不配自居佛化新运动的老同志。只有他们所谓新僧一批货色，的字吗字呢字呀字，都写得烂熟才算得醒觉的佛教新青年。化声代替释迦牟尼佛叫一声晦气，加一声倒霉。

化声此次复陈撄宁先生书，颇具苦心。在陈先生凭借仙学，与反对者作笔战，化声大胆的说句话，包管全世界无一人是他的敌手。退一步说，陈先生即以佛教的立场，与当代佛教徒争衡，尚且不知鹿死谁手。《扬善刊》上有一篇《读高鹤年居士〈名山游访记〉》可见一端。其致书化声者，因为化声曾劝其弘扬仙术，不啻据彼于炉火之上。故反手一把，抓住化声，同下火坑耳。以目无全牛之陈先生，岂真要求人助战哉？！

不过化声与陈先生，对于仙佛两教之态度，确又不同。陈先生非不懂佛学，亦非对于佛教徒有什么恶感，并非有闲工夫以文章作游戏，更非于其中想何种利用。彼认为现在与将来的世界上，仙道实有提倡之必要，惟以每每受佛教徒的毁谤，致令学者怀疑，不敢踏入此门，遂发愿牺牲几年光阴，来打一个抱不平。但其所拟数十条足以推翻佛教理论基础之雄辩，至今未肯公开。料想在猛烈抗战中，尚留有余地。

化声则以佛道两教并无根本不能相容之处，来日大难，人才有几，正好携手迈进，或分路扬镳，故对于两教之隔碍，不得不代为出脱与沟通。昔人有句云：若使洞房不妒，也应乐煞窦田波。讵知活神仙正在预备替死和尚搪棍，而死和尚反拿活神仙开玩笑，岂不令人失望？正应着两句谚语“狗咬吕洞宾，不识好人心”。噫！

（以下原稿尚有百余字，今从略。此稿由湖南宝庆寄来上海，于1926年7月下旬到社，编者附注。）

胡适近著《陶弘景〈真诰〉考》批评

张化声

好一个胡适之博士，不仅文通万国，并能学压三教。看他最初鼓吹打倒孔家店，被儒门弟子骂得七颠八倒，回不过气来。中间排击佛教，不遗余力，不料宿墨未干，翻转面孔，投降在粥饭和尚袈裟底下，到处谈禅说宗，大捧他们的场面。可是费力不讨好，受人家几多的揶揄。最近妙想天开，又要整理《道藏》了。第一篇的尝试，就是一篇七八千字的《陶弘景〈真诰〉考》。

他那全篇，分作三段。第一段至第二段前半，都是些照例的考据，我们且不管他。第二段的后半，却有几句很恭维的谀辞如后：

这是何等谨严的校勘记！

这样详细的记载材料性质，使人不能不感觉编书的科学精神。

这都是最严的校勘方法。

我正在怀疑胡博士，既然发心读《道藏》，何苦把全副精神，用在这些工作上面。入宝山而拾瓦砾，未免有点不值。谁知他又掉转笔杆来了。

用这样精密严谨的方法，来编一部记天神仙女降授的语言，这是矛盾的现象，大傻子、大骗子、鬼话，存心欺诈，做出一大套架子，等等。

这样的胡乱写出一大堆，好似那王婆骂街的口吻。噫！忠实的研究学术家，原来如是如是。

我十二分敬仰胡博士颠倒豪杰的手段，我十二分佩服胡博士抑扬顿挫的笔墨，我十二分相信胡博士不是那些大傻子、大骗子、鬼话、存心欺诈、做出一大套架子等等。但是胡博士既然不肯承认天神仙女等，为什么又肯损失那北平大校几块银元一点钟的时间，与消耗那东西南北名人演讲的精力，却来整理《道藏》与考校《真诰》呢？请问天下明眼人，这是不是矛盾的现象？

第三段的破题儿，有几句如下：

《真诰》为传经而作，其著作动机，即有骗诈性质，已述于上。今举一组最无可疑的证据，使人更明白此书编撰者，确是有意作伪。

《真诰》既为传经而作，为甚么其动机即有欺诈的性质？这样有创造性的白话文，我实在有点不懂。他既说今举一组最无可疑的证据，我请与读者诸君，同心注意来看他这一组最无可疑的证据。

《真诰》

（1）方诸青童君告曰：视诸侯之位如过客，视金玉之宝如砖石，视纨绮如敝帛者，始可为能向道耳。

（2）西城王君告曰：夫人离三恶道，得为人难；既得为人，去女为男难也；既得为男，六情四体完具难也；六情既具，得生中国难也；既处中国，值有道父母国君难也；既得值有道之君，生学道之家，有慈仁善心难也；善心既发，信道德长生者难也；既信道德长生，值太平壬辰之运难也。

（3）太上问道人曰：人命在几日间？或对曰：在数日之间。太上曰：子未能为道，或对曰：人命在饭食之间。太上曰：子去矣，未谓为道。或对曰：在吸吸之间，太上曰：善哉，可谓为道者矣。吾昔闻此言，今以告子，子善学道，庶可免此呼吸。

（4）紫元夫人告曰：天下有五难，贫穷惠施难也；豪富学道难也；制命不死难也；得见洞经难也；生值壬辰后圣世难也。

（5）方诸青童君曰：人之为道，喻牛负重行泥中，疲极不敢左右顾，趣欲离泥以苏息。道士视情欲，甚于泥中。直心念道，可免众苦，亦得道矣。

（6）弟子虽去吾数千万里，心存吾戒，必得道矣；研玉经宝书，必得仙也。处吾左右侧者，意在邪行，终不得道也。

（7）人之为道，读道经，行道事者，喻如食蜜，遍口皆甜，六腑皆美，而有余味。能行如此者，得道矣。

（8）太上曰：道德无形，知之无益，要当守志行道。喻如磨镜，垢去明存，即自见形。断六情，守空净，亦见道之真。

（9）紫微夫人告曰：为道者譬彼持火，入冥室中，其冥即灭，而明独存。学道存正，愚痴即灭，而正常存也。

（10）贪、欲、恚、怒、愚、痴之毒，处人身中，不早以道除斯祸者，必有危殆。

《四十二章经》

佛言：吾视诸侯之位如过客，视金玉之宝如砾石，视纨素之好如敝帛。

佛言：人离三恶道，得为人难；既得为人，去女即男难；既得为男，六情完具难；六根已具，生中国难；既处中国，值奉佛道难；既奉佛道，值有道之君难；既值有道之君，生菩萨家难；既生菩萨家，以心信三宝值佛世难。

佛问诸沙门：人命在几间？对曰：在数日间。佛言：子未能为道。复问一沙门：人命在几间？对曰：在饭食间。佛言：子未能为道。复问一沙门：人命在几间？对曰：呼吸之间。佛言：善哉，子可谓为道者矣。

佛言：天下有五难，贫穷布施难；豪富学道难；制命不死难；得睹佛经难；生值佛世难。

佛言：诸沙门行道，当如牛负重，行深泥中，疲极不敢左右顾，趣欲离泥以自苏息。沙门观情欲，甚于彼泥。直心念道，可免众苦。

佛言：弟子去吾数千里，意念吾戒必得道；在吾左侧，意在邪，终不得道。

佛言：人为道，犹若食蜜，中边皆甜。吾经亦尔，其义皆快，行者得道矣。

佛言：道无形，知之无益，要当守志行。譬如磨镜，垢去明存，即见自形，断欲守空，即见道真。

佛言：夫为道者，譬如持炬火入冥室，其冥即灭，而明犹在。学道见谛，愚痴都灭，得无不见。

贪、淫、恚、怒、愚、痴之毒，处在人身，不早以道除斯过者，必有危殃。

这一大组，两相对照，各二十条，今为便利起见，抄了一半，即胡博士所谓最无可疑的证据，亦即胡博士所谓经过一千四百年，没有被人侦查出来的盗案。大傻子的我，看来看去，终究看不出这盗案所在，并且有时得到反证的论点。我很希望承审官少抑其尊严，把陈列所大组的盗赃，逐条加以说明。某种证据，是规定某条赃物的原理；某条贼赃，以某种条件而成立。如此，庶可使盗犯甘心认罪，免了要起上诉的麻烦，也可使参观者得到一个深刻的认识。奈自夸实验主义的胡博士，思想有训练的胡博士，总是轻描淡写，或破口恶骂，始终不说出一个所以然的道理来。如何会使人更明白此书的编撰者，确是有意作伪呢？更以何种理由，判明这一大组，不是《四十二章经》抄袭《真诰》的灵文，而是《真诰》盗窃《四十二章经》的赃物呢？

我把胡博士七八千字的长篇佳作，翻来覆去，想寻出这判决书的主文。奈空费心力，不得要领，权且拈出几条，以便讨论。是否有当，还以质诸胡博士。

胡博士云：

《真诰》全书，多是半通半不通的鬼话，很少可读的部分。但其中第二篇的第二卷里，忽然有十几条很有趣味的文字。我读了这十几条，觉得文字怪顺口，好像是我曾经念熟的，可是我一时想不起在那里见过。后来重读“恶人害贤，犹仰天而唾”一条，忽然大悟这是全抄《四十二章经》的。

这可算是胡博士由《真诰》联想到《四十二章经》的动机，而非判断《真诰》抄袭《四十二章经》的论证。

《真诰》全书，在博士以为是半通半不通的鬼话，在别人或以为是很可宝贵的灵文；在博士赏识那有趣味的十几条，在别人或以为是全部中无关重要，而等于劝世文一类的作品呢。仁者见仁，智者见智，各人有各人的主观认识，本来不能强同，何况据之以判全书的真伪呢！且陶弘景编纂《真诰》的方法，是很可以吓倒人，也是胡博士说的。为什么贵人健忘，忽然又骂他很少可读的部分呢？难道全部《真诰》，只有这十几条，是陶某用吓人的方法编纂出来的吗？若谓曾经念熟的书，便是新书的粉本，这是先入为主之见，用不着什么忽然大悟。

又云：

陶弘景的母亲郝氏，就是一个最虔诚的佛弟子。他生于佛教家庭，又是博学的人，受了《四十二章经》的引诱，所以一口气偷了二十条。

想编一部书，奈自己教下绝无祖遗的材料，要偷偷摸摸，向他教中拾唾余，这又何苦呢！陶弘景既生于佛教的家庭，信教可以自由。适值佛法传来未久，有多大的工作可做！他的天子朋友梁武帝，又酷信佛教，以他那样博学的人，脱朝服挂神虎门，披上一件袈裟，或者抬出大居士的架子，请问哪个大胆的，敢在他左右哼出一声？为什么转一个大弯，去做那无廉耻的勾当呢？况《四十二章经》，是普遍流通的佛书，不是什么抄本与秘集，一出盗案，不怕家庭中的佛教弟子告发吗？不怕朝廷上的佛教大护法究办吗？世界上哪有这样的大傻子呢？

又云：

他有心要把一大堆鬼话，编成一部道教传经始末的要典，所以特别夸炫他的材料如何真实，方法如何谨严。这就是存心欺诈。他的博学高名，他的谨严的校订方法，都使人不疑心他作伪。所以这二十条，居然经过一千四百年，没有被人侦查出来。

不错，陶弘景的博学高名呢，谨严的校订方法呢，能够使目空中外古今的胡博士，都倾倒赏鉴起来，大约也算得个出色的人物。南北朝上下三四百年间，本来缺乏第一流的作家，以陶某的资格，去潜心著述，或编集遗书，未尝不可升作者之庭，何必有心要把一大堆鬼话编成一部遭人唾骂的道书呢？当时并无什么书局，什么印书馆，肯出几块洋钱，收买名人的稿子，前去骗人。陶某犯不着东抄西写，贬损自己现成的高名。依胡博士这样深文周纳，岂不是凡著书之材料真实者，方法谨严者，都要防他是存心欺诈？何以一千四百年，只有一个人生出这样的疑心？狐狸精修了五百年，居然变成人形，不过还掉下一只尾巴。噫!

从文字方面，去寻胡博士对于此案有力的论证，是绝对失望的。或者在他无文字的弦外余音中，透露一点什么消息！我记得胡博士常常夸炫自己历史的眼光，莫非他也是用这套花样，来判断《真诰》与《四十二章经》的盗赃吗?试考证如后：

《四十二章经》{ (1)竺法兰译 汉永平间……公历第一世纪
(2)支谦译 吴黄武间……公历第二世纪 }

《真诰》的编纂者陶弘景年 { (1)生于宋建孝三年……公历456年
(2)没于梁武大同二年……公历535年 }

《四十二章经》的晋译，比陶某先出二百年，其汉译比陶某先出三百年。我们的胡博士，把这个证据，打了埋伏。表面上专门弄花枪，使人认识不清。这真是狱吏老辣的手段呢!

虽然，做骗子的也有点秘诀，名叫过龙。弄了这套玄虚，使失主纵然侦出骗子，却寻不到赃物；寻到赃物，却查不出骗子。胡博士既然认出《真诰》是盗赃，恐怕做骗子的陶弘景，向同事一推，自己不肯认罪。那么做法官的，只有把嫌疑犯一齐拘到，大审一场。

《真诰》

叙述者：顾欢死时约当西历 485 年

手书者：杨羲 死年不可考，所记众真降授事为晋哀帝兴宁二处即西历 365 年

许谧 死于晋孝武帝宁康元年即西历 373 年

许翙 死于太和五年即西历 370 年

对了，顾欢与陶弘景同时，而年辈较高；杨许都是四世纪的人，比《四十二章经》晚出一百年或二百年。难道一百年或二百年以前的书，偷抄一百年或二百年以后的书吗？这就是《真诰》盗窃《四十二章经》的铁证呢!

虽然，《真诰》开宗明义有云：真诰者，真人口授之诰也。陶弘景非真人，严格言之，顾欢、杨、许辈，何曾挂得这个头衔？这是十条或二十条之发言者太上、青童君、西城王君、紫微夫人等的特别尊号呢!

要判明这件案子，只有请胡博士耐心忍气，向一大套鬼话中，提前考出这一班鬼头鬼脑人们的鬼混甲子来。

我从来没有尝过官瘾，今天平反这件积案，恕我对不起读者，要摆一点最高法院的架子。

照得《真诰》与《四十二章经》，互告盗抄一案，经本院传齐人证，细心审查，《四十二章经》之译者，实系抄窃《真诰》之文章，以妨害出版权及著作权科刑。陶弘景等，宣告无罪，初二两级之原判撤消。其理由主文如下：

（1）两书互控盗抄，《四十二章经》之辩护人，不能提出相当的论理，即是《真诰》被偷的反证。

（2）《真诰》之口授者太上等，比较《四十二章经》或译者为前辈，后人抄写前人的著作，是历史上自然顺序的判决。

本案至此，似可告一终结。虽然，我尚未能十分满意，请把这大组盗赃，逐条逐件，与当代有心人，一商榷之。

第一条 诸侯这个名词，恐怕除《康熙字典》外，别国的大辞典中是翻不出的。八股文、红绣鞋，是我们国里的土产，五等爵位，也怕是秦汉以前所有的特别阶级。自从打倒封建制度的标语贴出，它便海天万里，跑到印度寄籍去了。况青童君向问道者提出一个人格的标准，算是本地风光。为什么《四十二章经》，开口便吐出一个吾字？难道我佛如来，也学军阀通电表明态度吗？纵然现身说法，也要恰合身份，他老人家原是一国的太子，最低限度，不好说吾视国王之位如过客吗？为什么自贬丰采，远隔重洋，借重我们小小的诸侯，前来表他的大大志愿呢？这是破题儿所当注意的一点。

第二条 中国，究竟是什么地方呢？佛弟子以为印度居南北极之中，故名中国？但是一两千年前，航海术尚未发明，地球是方是圆，尚无定论，谁能取南北的缠度，定出一个中心呢？或曰：印度有五，佛生于迦毗罗婆之中印，故抬高其资格，以为圣地。然则东南西北之四印，遂绝对的不闻佛法吗？我以为这个地名，不必周折考校，无须委曲训诂，用直觉心可以得解。他就是五千余年历史中所载之中国，也就是五大洲人类所共称之中国。二十五年前，又加入两字，叫做“中华民国”。他在寒热两带之中，气候和平，物产丰富，称得起修道者所须法财侣地四缘中之地缘。犯不着把大好山河之中国，双手送给英国做殖民地，自己好做亡国奴的首领！

第三条 人命在呼吸间。这条定律，一说出来，似乎是很平凡的现象。但未曾在这两个字上用过苦功者，必不能真切体会。在佛典中实在叫做阿那阿波那。虽算是一种修行的门路，但不如道教由调息至于胎息完全在这里打筋斗。最紧要的，还是打破人生定律的免呼吸。用何种方法去免？中间经过若何的程序？然后是什么状态？恐怕《四十二章经》之译者，非但不是内行，并且未必心信这件事实。只好把太上最后殷勤告人的一点口诀，大胆抹煞，不觉得留下自己一个抄窃的凭据来呢！

第四条 修性不修命，是佛教；修命不修性，是道教。虽未足据为定论，然亦大体不错。佛言不相应行法中，虽解释这命，并未论及如何制法；龙树与西藏密教，虽有长寿法、炼中阴法，这是另外一种门径，非佛教正统派所许可。打开窗门说亮话，什么钤魂、守魄、取坎、填离、降龙、伏虎、抽铅、炼汞、却病、延年等，都是制命箱中一大套的法宝——也许是一大堆鬼话。这便叫做，道教门中，五千年来，历代祖师，一脉相承，口口声声，的的切切，有一无二的看家本领！别人的家数，尚未弄清，敢谈谁人做盗吗？请问《四十二章经》的高明律师，三藏十二部，哪一句是制命不死的切实功夫呢？

第五条 “有物混成，先天地生，吾不知其名，字之曰道”，这是道教最高的概念与原理；“佛者，觉也，自觉觉他，觉行圆满”，这是佛教最高的概念与原理。各自分疆，乃成教派。若稍涉混杂，非唯有侵犯他教之嫌疑，亦以损失自教之尊严。我国自伏羲、神农、黄帝以来，群众心理，最高之概念在道，本此以发育整个文化。奉其教者，名曰道教。周秦诸子，自分化，虽具万派之形，实寓朝宗之义。所以无论何人，无论何书，于不知不觉中，每每流露这个“道”字，以表现其祖先之遗传性。例如道德、道理、自然之道、人伦之道等。实五千年来中华民族之灵魂，而非他国他教他民族所得混同者。本条的为道、念道、得道、道士，四个道字，俱各有所表示。为道、念道，即是修因；得道，即是证果；道士，乃修道希果之人。家里人说家里话，无容他人置喙。《四十二章经》，念道同于《真诰》；为道，改作行道。请问和尚们，为什么不念佛修行，却披件八卦袍，拿起太极图，前去念道、行道要子呢？得道两字，此条删去。非然，弄得种瓜得豆，煞是好看。道士换作沙门，还算安份。我曾读日人所著《佛学大辞典》，对于“道士”注云：本释氏之美称，后为黄冠滥窃。则又为《四十二章经》所笑呢！其余各条之道字，皆当作如是观。这是化声个人一时的浅见，胡博士若有适当的反驳，我愿代陶弘景等认罪；佛门弟子，若施有力的答辩，我便脱离老头子的关系，专门与笑和尚厮混呢。

爰将胡博士全文，归纳起来，而指明其错误之点如下：

《真诰考》之归纳

（1）一大堆恶骂……………………………断案

（2）一大组证据……………………………论证

（3）全部《道藏》是盗赃…………………推理

胡博士亦料全部《道藏》，必多古集，故发心整理。又契于陶弘景绝俗出尘之风标，博学高名之人格，故第一次尝试，即是《真诰》。奈道书之所谓法象，其难懂之程度，十百于科学之术语与实验，非教员口授手试，何能心领神会？加以高真降授之历史，与普通的现实主义，大有间隔。博士至此，事与愿违，由烦闷而厌恶，由厌恶而怒骂，由半懂不懂之灵文，变为半通不通之鬼话，亦无足怪。此即第一点错误。

其后读到劝世文一类的二十章，从前的障碍物，尽行排去，文章始觉顺口，与全部《真诰》如出两手，恰好与自己读过的《四十二章经》巧合无间，遂不暇审查，不经研究，由直觉心之冲动，一手抓住，作主观上判断之证据。此为第二点错误。

前两点既错，自然推理一着，跑入罗刹鬼国，永久不见天日。以杜威之高足弟子，难道好说他的思想未经训练吗？规定断案之证据，自身尚未经过种种手续，确实成立，就顺手提出，以肯定其断案，是何异以断案说明断案，而论证一层，徒拥虚号。这种逻辑，未卜是那国发明的？怡红公子，认琴谱为天书；适之博士，判《真诰》为鬼话。同是艺林韵语。兹物指明其错误之第三点于后。

五千余年长寿的《道藏》，即抛弃一半，其中之柱下、漆园两位，较释迦牟尼，恐怕尚属前辈。纵令近来媚外的考据家，极力把佛陀出世的年代提高，把老庄降生的时期压低，终不能将白马驮经，放在《道德》《南华》出世以前。我辈正可据此两书，以探讨佛道二教的消息。

（1）文同义异者，例如后：

三宝 老——慈、俭、不敢为天下先 佛——佛、法、僧

无为 老——无为而无不为 佛——三无为、六无为

止　老——知止不殆 佛——三止

观　老——观窍观妙 佛——三观

有情 庄——有情而无形 佛——有情众生

（2）文异义同者，不胜枚举。

（3）文义俱同者 例如后：

无心 庄——无心无耳

无我 庄——非彼无我

无始 庄——与日无始

无生 庄——察其始而本无生

方外 庄——彼游方之外

非人 庄——而未始出于非人

以上各项，在佛书为普通术语，故不标其出处。

（4）文义俱异者，少数。

西天灵光，飞锡东渡，自不能不求相当之寄托。环顾海内，儒门淡薄，诸子百家，琐碎而寡要，都非胎息栖神之质。唯老庄派学者，为能出彼玄义灵文，以写此生态，撮此小影。所以由汉及唐，五六百年，为道教接收佛教之时代。

北地七真，南方五祖，取西来妙意，返哺人天。而大乘根性之天台、贤首，与一花五叶之教外别传，又复栈道明修，陈仓暗渡。此数百年，为佛道两教同化时代。

宋明理学巨子，自朱陆周程，以及诚意、阳明，阳奉儒术，阴崇二氏，推衍摆荡，致成儒释道三教混流之怒潮。

历史告诉我们，此实先民学术之大源，亦即文化演进自然的途径。犯不着小家子气派，今日助甲攻乙，明日助乙骂甲，自己宣告自己的器量褊小呢？

化声疏懒成性，砚田久芜，尤不高兴与人家打笔墨官司。自读了胡博士这篇鸿文，耿耿心中，迄今半载。也许是因为认识这件事乃中华民族五千余年一个最大的问题，每欲有所讨论。奈搁笔者再三，提笔者再三，始能写出这点草

稿。南华老仙云：万世之后，而一遇大圣，知其解者，是旦暮遇之。此真古今人共同之伤心语也。悲夫！

吕祖参黄龙事质疑

玄一子

俗传吕祖师曾参黄龙一段公案，不佞闻之，不能无疑也。尝读吕祖书中，略谓吕祖道成之后，云游经黄龙山，值黄龙晦堂禅师升座。禅师问：台下何人？吕祖曰：云水道人。禅师曰：云尽水绝如何？吕祖曰：旱杀和尚。禅师曰：黄龙出现。吕祖曰：飞剑斩之。禅师曰：此固不可以言语辩论也。遂问吕曰：尔有何道？吕祖答曰：一粒黍中藏世界，半升铛内煮江山。禅师曰：这守尸鬼耳。吕祖曰：争奈囊储不死药，安知与佛有参差？禅师指铁禅杖云：饶经百万劫，总是落空亡。吕祖悟而吟诗曰：弃却瓢囊碎却琴，大丹非独水中金；自从得见黄龙后，嘱咐凡流着意寻。云云。但读伍冲虚真人手著之原版《仙佛合宗》第98页中，又是一说，今亦录之于后。《仙佛合宗》曰：佛家人见吕翁言仙佛同一觉照，遂诳言曾参黄龙禅师。然我昔常究此，而见为谤仙之恶口。自知仙佛决可两从，亦欲与众谪之，令为可两从故。

按：吕翁，以唐德宗贞元十二年四月十四日生，于唐文宗开成二年丁巳举进士，时年四十二岁也。为德化县令，出城游庐山，遇异人，自言是钟离权，其话有契。吕遂弃职，随之七八年，后修成道。于六十四岁五月二十日，在黄鹤楼前飞升虚境，超出天地五行之外。世人不知，不可昧者。

若黄龙者，乃豫章南昌府宁州东乡黄龙山寺僧晦堂和尚，一语言僧俗耳。与黄庭坚居邻，为言语文字友，并其徒号死心，皆宋季人也。岂有已经大定出阳神而神通能历过五百余年不死之吕，反问五百余年后之不能大定出神而有死之僧以学死耶？况吕翁至今，屡屡显圣度人，由已得定出定不落轮回者，而后能之。若黄龙，则死后至于今，独不能显圣如吕翁之度人，反诬谓能显圣之仙曾参不能显圣之凡僧。虽则谤毁上真，然黄何足荣？吕何足辱？细观黄在未死时，不能神通如吕，已死后又不能复出现于世如吕，此乃死后堕入轮回久矣。

所谓终是落空亡，正指此辈言也。云云。

以上二条，各有一说，吾人识浅，固不得而判决，爰为录出，以待高明者考而正之。

吕祖参黄龙事抉疑

竺 潜

吕祖所参黄龙名诲机，黄庭坚之师名慧南。一唐一宋，相距甚远。余昔年阅《指月录》，知此公案。今无是书，不能记其文，但能言其大略如下：

师一日升坐，缁素皆集。真人吕岩适至，亦潜入窃听。师曰：今日有人窃法。吕出曰：云水道人。师曰：云尽水干时，道人安在？吕不能答，飞剑欲斩师。剑至师前，插入地，拔之坚不得出，乃跪求开示。师曰：你问我。吕曰：云尽水干时，道人安在？师曰：黄龙现。吕大悟，即求披剃。师曰：明白便了，何用出家。吕拜谢而出，因赋诗曰：弃却瓢囊碎却琴，大丹不是水中金；自从一见黄龙后，始悔当年错用心。

我也崇拜吕祖，却与众人不同。众人崇拜的是他病痛处，我崇拜的却在这一悔悟处。这条公案，如何理会，且请诸公各抒伟论。若道得，虽不是顿教菩萨，也可称为圆通之士；若道不得，切须珍重。性命大事，勿作儿戏。

禅宗公案，经过许多高僧、名臣、大儒之手眼，决定可信无疑，学道者亦应参究也。

吕祖参黄龙事考证

陈撄宁

本刊第 61 期，有玄一子投稿，标题为《吕祖参黄事质疑》。盖因坊间《吕祖全书》中载有此事，而《仙佛合宗》中又说此事是伪造的，不可信以为真。故疑莫能决，遂投稿于本刊，希望大家公开研究，得一结论。意甚善也！

吾人生在千年以后，而欲判断千年以前事迹之是非真伪，谈何容易。姑就余力所能及者，勉成此篇，以供众览。兹先搜集材料如后：

《指月录》第22卷云：吕岩真人，字洞宾，京川人也。唐末三举不第，偶于长安酒肆遇钟离权，授以延命术。自尔人莫之究。尝游庐山归宗，书钟楼壁曰：一日清闲自在身，六神和合报平安；丹田有宝休寻道，对境无心莫问禅。（宁按：此诗首二句与别本不同，想亦有传闻之误。）未几，道经黄龙山，睹紫云成盖，疑有异人，乃入谒。值龙击鼓升堂。龙见，意必吕公也。欲诱而进，厉声曰：旁有窃法者。吕毅然出，问：一粒粟中藏世界，半升铛内煮山川，且道此意如何？龙指曰：这守尸鬼。吕曰：争奈囊有长生不死药。龙曰：饶经八万劫，终是落空亡。吕薄讶，飞剑胁之，剑不能入。遂再拜，求指归。龙诘曰：半升铛内煮山川即不问，如何是一粒粟中藏世界？吕于言下顿契，作偈曰：弃却瓢囊撼碎琴，如今不恋汞中金；自从一见黄龙后，始觉从前错用心。龙嘱令加护。（本篇全录，一字不遗。）

《吕祖年谱》引《五灯会元》云：吕真人尝游庐山归山寺，未几，道经黄龙山，值黄龙禅师升座。吕问：一粒粟中藏世界，半升铛内煮江山，且道此意如何？龙指曰：这守尸鬼。吕曰：争奈囊储不死药，安知与佛有参差。龙曰：饶经八万劫，终是落空亡。吕恍然大悟，再拜求指归，言下顿契。

《吕祖年谱》引《道缘汇录》云：咸通七年，吕祖金丹已成，不觉洋洋自喜（宁按：吕祖心中事，做书的人如何能知道），乃复继游庐阜。至黄龙山，值诲机禅师升座。吕祖登擂鼓堂听讲。师诘座下何人？吕祖曰云水道人。师曰云尽水干何如？吕祖曰旱杀和尚。师曰黄龙出现。吕祖曰飞剑斩之。师大笑曰：咄，此固不可以口舌争也，因问汝功夫如何？（宁按：机锋已毕，何必又问功夫，未免画蛇添足。）吕祖曰：一粒粟中藏世界，半升铛中煮山川。师曰这守尸鬼耳。吕祖曰：争奈囊储不死药，安知与佛有参差。师指铁禅杖云：饶经八万劫，终是落空亡。吕祖豁然大悟，乃留一偈云：弃却瓢囊撼碎琴，大丹非独水中金；自从一见黄龙后，嘱咐凡流着意寻。遂拜礼辞去。

《吕祖年谱》引《仙佛同源》云：黄龙诲机者，乃商山四皓之一夏黄公所化也。初引钟离祖师见东华帝君王玄甫，继托迹于庐山黄龙寺，架箭张弓，以俟吕真人。（宁按：一派神话，皆无稽之谈。）其慈悲可谓至矣。其所启发者，正复不少。则吕祖之受益于黄龙，黄龙之传灯于吕祖，使其集大成归神化者，岂浅鲜也哉？（宁按：赵缘督《仙佛同源论》中，无此说，不知其何所据而云然？）

《吕祖年谱》引《草堂自记》云：咸通中，予感黄龙之示，更穷万仞之功。北登医吾闾山，了却归空大道。自此则神满太虚，法周沙界，度人心事，无岸无边。（宁按：吕祖自己赞美自己，真大笑话。）

《吕祖全书》云：吕祖至武昌黄龙山，值诲机禅师升座。祖登擂鼓台听讲，师诘座下何人？祖曰：云水道人。师曰：云尽水干何如？祖曰：旱杀和尚。师曰：黄龙出现。祖曰：飞剑斩之。（原注云：世因此语作为传奇，有飞剑斩黄龙之事。柳真人曾辨此事，谓答机锋。信然。宁按：自从净土法门盛行后，打机锋就无人重视了。）师大笑曰：咄，固不可以口舌争也。遂与指明大道。祖因呈偈曰：弃却瓢囊摵碎琴，大丹非独水中金；自从一见黄龙后，嘱咐凡流着意寻。末句《全唐诗》作“始悔从前错用心”。祖师证圆通佛果，盖本于此。

《吕祖汇集》云：参黄龙机悟后呈偈一首，道书全集未载，照《全唐诗》录入。诗曰：弃却瓢囊摵碎琴，如今不恋水中金；自从一见黄龙后，始觉从前错用心。（“如今不恋”，《神仙鉴》作“大丹非独”；末句作“嘱咐凡流着意寻”。）

清朝礼部尚书王文贞公《崇简春夜笺记》云：俗传洞宾戏妓女白牡丹，乃宋人颜洞宾事，非吕纯阳也。

《吕祖圣迹纪要》云：吕帝经鄂州之黄龙山，睹紫云成盖，知有异人，乃入。值诲机禅师升座，意必吕公也。欲诱而进，厉声曰：座旁有窃法者。吕帝毅然出问曰：一粒粟中藏世界，半升铛里煮山川，且道此是何意？龙曰：饶经八万劫，终是落空亡。帝君薄讶，飞剑胁之。不能入，遂再拜。龙曰：座下何人？答曰：云水道人。龙曰：云尽水干时如何？帝君未及对。龙曰：黄龙出现。帝君恍然悟，求指归。龙诘曰：半升铛内煮山川即不问，如何是一粒粟中藏世界？帝君于言下大彻，呈偈曰：弃却瓢囊摵碎琴，如今不恋水中金；自从一见黄龙后，消尽平生种种心。龙嘱令加护。

同文书局石印《全唐诗》第32卷第62页“吕岩诗”录如后。

参黄龙机悟后呈偈

（原注：第二句缺一字）

弃却瓢囊摵碎琴，如今不恋口中金；

自从一见黄龙后，始觉从前错用心。

原集首附有作者略历，其文如后：吕岩字洞宾，一名岩客，礼部侍郎渭之孙，河中府永乐县人（一云蒲峻县人）。咸通中，举进士不第，游长安酒肆，遇钟离权，得道，不知所往。诗4卷。

《指月录》第21卷云：鄂州黄龙山诲机超慧禅师，初参岩头，问如何是祖师西来意。头曰：你还解救糍么？师曰：解。头曰：且救糍去。后到玄泉，问如何是祖师西来意。泉拈起一茎皂角曰：会么？师曰：不会。泉放下皂角，作洗衣势。师便礼拜曰：信知佛法无别。泉曰：你见什么道理？师曰：某甲曾问岩头，头曰你还解救糍么，救糍也只是解粘，和尚提起皂角，亦是解粘，所以道无别。泉呵呵大笑。师遂有醒。（幻寄曰：玄泉若无后笑，几乎带累岩头。黄龙一笑下脱却毛角，尚未免牵犁拽耙。）问：急切相投，请师通信。师曰：百尺竿头五两垂。问：毛吞巨海，芥纳须弥，未是学人本分事，如何是学人本分事？师曰：封了合盘市里揭。师将顺世，僧问：百年后囊钵子什么人将去？师曰：一任将去。曰：里面事如何？师曰：线绽方知。曰：什么人得？师曰：待海燕雷声，即向汝道。言讫而寂。（以上皆《指月录》原文，一字不遗。学者欲知黄龙为何人，并其程度到何地步，请研究此篇可也。）

《指月录》第17卷云：鄂州岩头全奯禅师。（中略）唐光启之后，中原盗起，众皆避地，师端坐宴如也。一日贼大致，责以无供馈，遂倳刃焉。师神色自若，大叫一声而终。即光启三年丁未四月八日也。（撄宁按：岩头虽与本题无关，然欲知黄龙诲机是何时之人，不能不看此段记载。因为黄龙年代不可考，但黄龙曾经参过岩头，必与岩头同时，间接的可以得到一点线索。所谓光启三年者，乃唐僖宗年号，即是“民国”纪元前1025年。于此可以确定黄龙诲机亦是光启以前的人。吕祖是唐朝人，但其生年亦人各异说。或言贞观丙午生，或言天宝十四年生，或言贞元十三年生，或言贞元十四年生。今从《吕祖年谱》断为贞元十四年生，即是“民国”纪元前1113年，亦即光启三年前88年。）

《指月录》第28卷云：太史山谷居士黄庭坚，（中略）既依晦堂，乞指捷径处。堂曰：只如仲尼道，二三子以我为隐乎？吾无隐乎尔者。太史居常如何理论？公拟对。堂曰：不是不是。公迷闷不已。一日侍堂山行次。时岩桂盛开，堂曰：闻木樨花香么？公曰闻。堂曰：吾无隐乎尔。公释然，即拜之曰：和尚得恁么老婆心切？堂笑曰：只要公到家耳。久之，谒死心新禅师，随众入室。心见，张目问曰：新长老死，学士死，烧作两堆灰，向什么处相见？公无语。心约出曰：诲堂处参得的使未着在。后左官黔南，道力愈胜，于无思念中，顿明死心所问，报以书曰：谪官在黔南道中，书卧觉来，忽而寻思，被天下老和尚瞒了多少。惟有死心道人不肯，乃是第一相为也。（撄宁按：此段公案与吕祖黄龙皆无干涉。此名诲堂，彼名诲机；此是宋朝人，彼是唐朝人。《仙佛合宗》认为诲堂即是黄龙诲机，恐不免有误。）

吕祖参黄龙事疑问

陈撄宁

余所搜集吕祖参黄龙这件公案的材料，虽不能说完全，大概可以十得八九。若再有出此范围之外者，都是些齐东野语，可以不论。

余等生于千载之下，而欲判断千载以上之事，本极困难。况且又是方外的事，历代以来士大夫都不屑注意，纵有所闻，亦一笑置之，谁肯浪费笔墨，加以考证。故尔人异其说，说异其辞。佛教徒则烘云托月，推波助澜，惟恐吕祖不做和尚，惟恐吕祖不跪倒在黄龙面前。道教徒则咬定牙关，一概否认，说是佛教徒伪造出来的，惟恐吕祖名誉弄坏了，惟恐道教被佛教压倒了。另外更有一种在家人，非僧非道，亦仙亦佛，调和三教之流。他们虽承认有这么一回事，却又不承认吕祖是输。他们说吕祖慈悲，为度众生故，所以示现如此。亦等于维摩居士，本来无病，为度众生故，示现有病；文殊菩萨，久已成佛，为度众生故，示现在佛座下求法。并非吕祖真有错误，后学不可执着迹相，致碍圆通。

总括起来，全国中人，对于吕祖参黄龙公案，有三种派别：

第一种肯定派　认为这件事是铁案，丝毫不可移动，如佛教徒是；

第二种反对派　认为这件事是佛教徒伪造的，后来以耳为目，弄假成真，全不足信，如道教徒是；

第三种调和派　认为这件事虽不能说子虚乌有，但是吕祖故意示现如此，不可误会吕祖真不悟性，不可误会吕祖真被黄龙所折服，或又谓吕祖经过一番悔悟，因此证了佛果，如在家居士们、乩坛弟们皆是。

以上三派，都被他们占尽了，现在叫我归哪一派呢？若入肯定派，是为盲从；若入反对派，是为武断；若入调和派，是为骑墙。盲从与武断，固然不是学者的态度，而骑墙派之模棱两可，亦失却研究家的精神。我只得自成一派。其派如何？即怀疑派是也。

所谓怀疑者，因为这件事有许多可疑之点，难以令人相信，若仔细推敲，便要露出马脚。今试举种种疑问如下：

第一问　《指月录》云：飞剑胁之，剑不能入。请问吕祖用的是什么剑？桃木剑？铁宝剑？还是一条白光剑呢？

第二问　剑如何能飞？用手中之力抛出去呢？用丹田之气吹出去呢？还是口中念念有词祭出去？

第三问　剑何故不能入？黄龙有金钟罩铁布衫功夫么？身上穿了盔甲么？他的剑术胜过吕祖么？或是像现代红枪会、大刀会之类，枪子打不入么？

第四问　黄龙之师岩头和尚，遇到乱贼，不肯逃避，被贼杀死，大叫一声而终。虽然他有视死如归的定力，到底没有刀枪不入的功夫，何故黄龙忽然有这样大本领？

第五问　普通人在世俗上辩论是非，遇到意见不合时，结果只有拂袖而去。若无切肤利害，决不至于动武。吕祖是个得道的人，自然比普通人更加心平气和，岂可因一言不合，就要飞剑伤人？幸而剑不能入，未曾撞祸。假使当日剑入黄龙之身，后事何堪设想？请问吕祖何以蛮不讲理如此？

第六问　吕祖参黄龙诗，一共不过四句。历代相传，已经有许多不同的样式。即如第二句，《指月录》作“如今不恋水中金”，《吕祖全书》作“大丹非独水中金”；又如末句，《指月录》作“始觉从前错用心”，《吕祖年谱》《吕祖全书》《神仙鉴》皆作“嘱咐凡流着意寻”，《吕帝圣迹纪要》作“消尽平生种种心”。请问哪一句是真？哪一句是假？或是全真？或是全假？

第七问　“一粒粟中藏世界，半升铛内煮山川”，此意比较“于一毛端，现宝王刹，坐微尘里，转大法轮”之意，是异是同？若说是异，异在何处？若说是同，为什么出在吕祖口里就是守尸鬼？出在释氏口里就是佛菩萨？

第八问　《指月录》所载吕祖参黄龙诗末句云：始觉从前错用心。请问错在何处？是否从前学长生术就算大大错误？吕祖当日既然痛悔前非，何不就把斩黄龙的那口剑回过来，斩了自己，以表示从今而后不再做守尸鬼，倒也干净。何故仍旧要活在世上，仍旧著书立说，将这些长生法术一代一代流传到现在？自己已经误了，又要贻误后人，未卜吕祖是何心理？

第九问　若依据《吕祖年谱》及《吕祖全书》所载，似乎飞剑之说不是实有其事，乃是答机锋的。既然讲到机锋，当然不能离开口舌言语，为何黄龙又说“此固不可以口舌争也”这句话？请问答机锋不用口舌用什么？是否要学那不开口的机锋，如眼睛翻上翻下，脚步三进三退，画个圆圈，竖个指头，拍两拍，扭几扭，种种捏怪？这些才算是机锋么？

第十问　《吕祖年谱》引《仙佛同源》，谓黄龙诲机者，乃商山四皓夏黄公所化云云。这些神秘奇怪之历史，向来没有见过记载。请问做《仙佛同源》的人，从何处得到这个消息？是否能免杜撰之嫌？

第十一问　《吕祖年谱》引《草堂自记》云云。吕祖是唐朝人，《草堂自记》到清朝才出现于世，请问此书是否吕祖亲笔所作？若说真是吕祖自己做的，请问吕祖肉体是否尚在人间？若说是吕祖阳神所作，请问吕祖何故不肯把阳神消灭，偏要保留一千多年？是什么意思？岂非由守“尸”鬼一变为守“神”鬼么？岂非仍旧不能免贪恋长生之罪过么？

第十二问　俗传吕洞宾三戏白牡丹，是否可信？《冬夜笺记》说，此乃宋人颜洞宾事，误加于吕祖身上。然则飞剑斩黄龙故事，是否亦为宋人颜洞宾事（宋朝亦有黄龙）？这两件事，久已被小说家写作传奇，弄得全国皆知。说假都是假，说真都是真。你们若说戏牡丹故事是误，则斩黄龙故事安知不误？请问吕洞宾与颜洞宾是一是二？

第十三问　学仙的人叫守尸鬼。守尸鬼不是好东西，我们已经领教了。请问学佛的人叫做什么鬼？抛尸鬼、弃尸鬼、烂尸鬼、灭尸鬼、无尸鬼，这些名字能用么？守尸鬼是坏鬼，不守尸的是好鬼么？

第十四问　学仙的人经八万劫，终落空亡，我们已经领教了。释迦牟尼，活到80岁，就入涅槃。这种现象，是否不落空亡？若说是落，他的程度，比修仙人的差得远了。一个能经八万劫，一个不过80年而已。若说不落，请问拿什么作证据？设若没有证据，难道不怕修仙的人反唇相讥么？

第十五问 《指月录》载：黄龙击鼓升堂，吕祖入谒，龙见，厉声曰：旁有窃法者。请问“窃法”二字作如何解释？黄龙当日既然是击鼓升堂，必定是公开演讲，决不是严守秘密。而吕祖既称入谒，必定是经过号房通报，或是先到客堂，由知客师引导，再至讲堂听讲，决不是私自溜进去的。如何轻易把一个“窃”字加于吕祖身上？以窃贼视来宾，未免太不合礼。就算吕祖没有正式通报姓名，直撞进去，也不能说他是窃。因为和尚们讲经说法，向来是公开的，无论何人，不管认识与不认识，都可以进去听讲。自古及今，已成惯例，为什么黄龙独要改变这个例子。

再者，提起“法”字，必须要有方法可以教人，并且这种方法，只有黄龙晓得，普通人皆不晓得，才配称得起一个“法”字。请问黄龙所说之法，是什么法？若说是佛法，其法能出三藏教典范围之外乎？佛家藏经，既已公开，何故黄龙依经说法偏要守秘密？

《金刚经》云：“若人言如来有所说法，即为谤佛”；“无法可说，是名说法”；“法尚应舍，何况非法”。照《金刚经》的意思看来，释家是以无法立教，不是以有法争奇。既是无法，如何能窃？可知“窃法”二字简直不通，若非妄语，便为戏论。

第十六问 《吕祖全书》云：吕祖呈黄龙偈末句，《全唐诗》作“始悔从前错用心”，祖师证圆通佛果，盖本于此。请问吕祖证佛果有什么光辉？不证佛果有什么耻辱？吕祖何必定要证佛果？何必定要把神仙资格取消，钻到释门中去？何故情愿降低自己身份？何故学世间凡夫一般的见识？

第十七问 《吕祖全书》云：遂与指明大道。请问这个“道”字，是就道家而言呢，还是就释家而言？若谓就道家而言，无论什么大道小道，乃自己本分事，吕祖岂有不知，何必要和尚们指明？若谓就释家而言，普通和尚们都叫做“说法”“传法”，不叫做“说道”“传道”。假使和尚能讲“道”，岂不变成道士么？若谓“大道”二字本是借用，以代替佛法二字，请问吕祖既修仙学道，又要佛法作什么？若谓佛法胜过仙道，所以吕祖要改变方针。此等语言，出于和尚口里，并不奇怪，若出于修仙学道人口里，真有点头脑不清，自相矛盾。做《吕祖全书》的人，也犯了这个毛病。

吕祖参黄龙事平议

陈撄宁

《孟子》曰：尽信书则不如无书。千载以前的事，谁也不能判断他是真是假。若是假的，徒费唇舌；若是真的，乃等于一幕电影，早已一闪过去，不留痕迹了。我们今日为这件事，居然大开辩论，吕祖黄龙有知，岂不笑煞？这都是玄一子惹出来的是非，令我欲罢不能。

现在与将来，是科学实验时代，空谈的哲学与玄学，已经感觉根本动摇，何况再夹杂许多神话，如何能令人心悦诚服？仙佛两家，立场不同，各人有各人的志愿。虽不必舍己从人，亦不必强人就己，更不可贡高我慢，轻视外教。

论到究竟地步，长生就是不死，不死就是不灭，不灭自然不生，不生就是无生，无生自然无死，无死就是不死。不死岂非长生么？黄龙执着一边之见，不识究竟之理，于无分别中强为分别，随意乱下批评，谬说流传，至于今日。普通佛教徒，见解更不及黄龙，偏喜拾取黄龙之余唾，动辄以“守尸鬼”“落空亡”等语，动摇学仙者之志愿。一般学仙的人，脚跟欠稳，常常被他们引诱到释氏门中去了。一入释门，任你翻十万八千里筋头，也跳不出他们的圈套。此等人，仙家视为可怜悯者。

在我眼光中看来，黄龙并不见得怎样高明，那几句机锋，也是老生常谈，无什妙义。吕祖当日何以如此钦折，不能令人无疑。

或问：陈撄宁若处吕祖地位将如何？答曰：抱定宗旨，永不改变。慢说什么黄龙，即使释迦牟尼复生，也不能令我屈服。若没有这种毅力，在今日佛教风靡全国的时候，尚敢于开口提倡神仙学说么？

或问：陈撄宁的程度，超过吕祖么？答曰：不敢。吕祖智慧胜常，故能言下顿悟；我是个愚笨人，永远没有悔悟的日子。吕祖礼敬黄龙，是吕祖功夫深，有涵养。我器量太小，不能学吕祖那样谦虚。“无明”这个东西，在我是永远要保存，丝毫不许破的。别人家要想破我的无明，请他们先破一破自己罢。我不愿讲三教一贯，更不愿讲仙佛同源。当年印度释迦牟尼，他就不懂中国神仙家的法门，何况后世佛教徒？吕祖参黄龙事，设若是假，固不足论，就算是真，亦只可说偶然游戏而已，何必大惊小怪。

结论：这件公案，是真是假，殊无研究之价值，劝诸君留点有用精神，做实修实证事业，将来到了相当程度，自然就能彻底明白。犯不着因为这些类似小说家的故典争论是非。敢尽我最后的忠告。

众妙居问答

（高尧夫问陈撄宁答）

第一问：本刊第88期“答化声先生”一篇中，有仙学之说，请问于古有征否？

答：所谓仙学，即指炼丹术而言，有外丹、内丹二种分别。自古学仙之人，无不炼丹者，此种人常隐藏于儒释道三教牌名之下，不肯出头露面大胆的承担。试看《参同契》冠以《周易》之名，并引伏羲、文王、孔子以自重；《悟真篇》又牵涉老子《道德经》，如大小无伤、虚心实腹、左右军、休轻敌、他主我宾、谷神玄牝、异名同出、恍惚杳冥、有无相入、归根复命、祸福倚伏各等语，皆从《道德经》原文脱化而出；后来如《仙佛同源》《仙佛合宗》《性命圭旨》《慧命经》等书又将佛教拉入仙学之内，而佛教徒绝对不肯承认，常骂为邪说，斥为魔民，请看《印光法师文抄》，即可略见一斑。故自汉朝至现代，此二千年间，遂成为有仙无学之局面。非真是无学，因这班学仙的人，将儒释道三教之名辞与义理，混合组织，做成遮天盖地一个大圈套，彼等躲在此圈套中，秘密工作，永不公开，务其实而讳其名。如此圆滑行藏，常常招惹儒教之拒绝，释教之毁谤，甚至于道教徒亦根据老庄清静无为之旨，而不信有神仙。彼仙学者流，竟弄得东家不收，西家不纳，进退失措，左右为难。余今日迫不得已，将仙学从三教圈套中单提出来，扶助其自由独立，摆脱三教教义之束缚，然后方有具体的仙学之可言。

第二问：仙学对于理学、佛学、玄学，有何不同？

答：理学乃儒家之学，如周、邵、程、朱、陆、王等所讲之学是也。彼等皆偏重世间做人的道理，充乎其量，亦不过希圣希贤而已。假使我等嫌普通人类之能力薄弱，不肯自满自足，而必欲求一超人之学术，彼等理学家就瞠目结舌，不知所对。这是理学家的缺点，若仙学则可以补足此缺点而有余。

佛学乃释家之学，既不免与世间做人的道理相冲突，又同仙道立在相反的地位。佛之宗旨要“无我”，仙之宗旨要“有我”；佛不敢和宇宙定律相抵抗，眼见世间生老病死、成住坏空一切现象，难以避免，故说诸法无常，仙要打破宇宙之定律，不肯受造化小儿之戏弄，不肯听阎王老子之命令，故说长生不死；佛最后之结果是入涅槃，涅槃之表示就是死亡，涅槃之意思就是寂灭，仙最后之结果是白日飞升，飞升之表示就是不死，飞升之意思就是脱离凡界而升到仙界，永远不会寂灭，但亦非如佛教行十善道死后生天，念阿弥陀死后生西之说。此皆仙学与佛学大不同处。

玄学乃道家之学，唐朝尝列之于学官，凡习《老子》《庄子》《文子》《列子》各书者，在当时皆称为玄学。此等书中虽亦偶有关于修养之言，然总不能称之为丹经，不能认其为仙学。又如玄旨、玄妙、玄悟、玄言、玄谈、玄机、玄览等，凡带上一个“玄”字的，都有点令人难以捉摸。仙学乃实人实物，实情实事，实修实证，与彼专讲玄理之书不同，故只能名之为仙学，而不能名之为玄学。

紫阳宫讲道语录

陈撄宁 / 讲　承雪 / 录

铁海问：如我等出家修道，是先度人好呢，或是先度自己好呢？

撄宁答：这件事真是一个大问题，不容易解决。依愚见而论，可以不必拘泥，须要圆通一点方好。看目前环境应该走那条路，宜于度人者，即先度人；宜于度己者，即先度己；宜于人己同时并度者，即不妨兼而行之。

铁海问：何种环境，宜于度人？

撄宁答：假使信仰你的人很多，一言一动，别人家都承认你是不错，在许多信徒之中，有钱的出钱，无钱的出力，都能帮助你做开山弘道之事业，凡有举办，无不顺利，这种环境，宜于先度人，不宜急于作自了汉。等到应该做的事业立定根基，付托有人，然后抛弃一切，专做自己功夫，这叫作先度人，后度己。

铁海问：何种环境，宜于度己？

撄宁答：假使信徒不多，护法太少，自己经济力量又嫌薄弱，做起事来，无人帮助，一切情形，皆不顺利，在此种环境之下，就应该闭关静坐，断绝尘缘，或入山隐居，苦修苦炼，等到自己有所成就，然后再出而行道，这叫作先度己，后度人。

铁海问：听所谈两种办法，无论度人度己，总不免有先后之分，请问人己同时并度之法？

撄宁答：此种办法，即是一方面随缘应化，但不必积极进行；一方面偷闲用功，亦不必刻期见效。虽做利生事业，也要经过许多困难；纵说劝善语言，也未免有许多烦恼。困难与烦恼，既可以增长你的智慧，又可以磨炼你的心性。利生劝善，固然有益于世人，困难烦恼，未尝无益于自己。等到若干年后，度人事业，当有成绩可观。同时自己智慧，已如澄潭秋月之明；自己心性，亦到炉火纯青之候。此时若求了脱自己，不必多费功夫，只须一念回光，即足以破尘网而超劫运。这就是人己同时并度。古代祖师，常有如此做法。以上三种路线，愿君审察环境，择而行之。

铁海曰：今日幸蒙开示，路路皆通，我辈出家人，若真有志于道者，按照这个路线走去，可谓进退咸宜，甚妙甚妙。

仙佛判决书

钱 心

我往日在校中是研究哲学的，对于仙佛二者之认识，似较普通人稍为明了。今叹吾国佛教之盛如彼，而同时国家势力之衰如此，特本我良心上之主张，作一判决书，请登入“社会论坛”与众共见。全国知识阶级，若再不回头猛醒，难免步印度之后尘。彼等老朽腐化之佛教信徒（专指男女居士而言），除却一排一排的跪在大殿上，祈祷和平而外，别无他法，只有束手待毙而已。他们年龄已经老了，死不足惜，请问我们这般青年是否应该学他们那个样子等死呢？还是别求生路呢？处目前环境之下，竟不知做人要如何做法。虽说仙与佛都是渺茫无凭，但是把两家的理论和宗旨，细细比较一番，吾宁愿学仙，而不愿学佛。试缕列如后，贤哲有以教之。

（1）仙道是爱国的
　　佛法是亡国的
（2）仙道是强种保种的
　　佛法是弱种灭种的
（3）仙道是有抵抗精神的
　　佛法是一切不抵抗的
（4）仙道是积极的
　　佛法是消极的
（5）仙道是土产国货
　　佛法是外来洋货
（6）仙道是科学的
　　佛法是迷信的
（7）仙道是建设的
　　佛法是破坏的
（8）仙道是乐观的
　　佛法是悲观的

（9）仙道是要实证的
佛法是尚空谈的

（10）仙道是男女平等的
佛法是重男轻女的

（11）仙道是阴阳互根的
佛法是孤阴寡阳的

（12）仙道是性命双修的
佛法是不知有命的

（13）仙道是要肉体长存服务社会的
佛法是要肉体速灭抛弃社会的

（14）仙道是合乎人情的
佛法是不近人情的

（15）仙道是唯生的
佛法是唯死的

编者按：本社接到钱君此稿后，敝同仁等曾经开过一次会议，讨论此稿登出好，还是不合出好。

汪曰：不登好。因为《扬善刊》宗旨是三教一贯，五教平等。若依据钱君所言，似乎与“一贯”“平等”之宗旨冲突。

张曰：登出好。因为吾国现在所处之情势，万分危急，须要大声疾呼，方足以警醒国民之迷梦。难得钱君一片热肠，不避嫌怨，我们岂可辜负他的美意？自然应该照登。

许曰：登不登，尚属第二个问题。最要紧的就是审察来稿之理由是否充足。设若公开发表以后，被人家反驳回来，未免扫兴。

吴曰：除佛教以外，尚有孔教、耶教、回教，今只说佛教的短处，别教一字不提，颇欠公允。

大家议论莫决，遂将此稿并众论，专函寄与陈君。陈君（按即陈撄宁）复函赞成原稿登出。其言如后：

（一）本刊创办时，虽揭橥三教一贯、五教平等，然自本刊发行以来，算到现在，已近三年之久，全国皆知，但除了几位好道之士及国内慈善大家常有长篇短著寄与本刊发表而外，其余若天主、耶、回等教，从未有片纸只字寄来投稿。可见本刊对于耶回二教毫无关系。名为五教，其实只有儒道释三教，是则五教平等，乃国家法律上之名词，在本刊宗旨上，早已不生效力。至于三教一贯之说，本刊虽然提倡甚久，亦只能做到两教一贯之地步。即孔老同源，儒家出于道家是也。若讲到三教，则佛教徒每每妄自尊大，总要把印度产生的释迦牟尼驾于老子孔子之上。我们要和他们合作，他们屡次翻白眼睛，看不起儒道两教，鄙视为人天小乘。在佛教徒心目中，既然不屑和我们平等，请问如何能达到一贯之目的？所以三教一贯这句话，也是能说不能行。故此奉劝本社同人，把一贯的念头，赶快取消了罢。

（二）钱君投稿，为何只说佛教的短处，不说儒教及耶回二教呢？因为钱君是根据三民主义判决的。孔子最重民生，孟子最重民权，况且儒家出于道家，道家始于黄帝，黄帝就是中华民族之代表者。拿三民主义的眼光来观察，应该推崇儒教才是，哪有反对之理由？至于回教吧，与我们不生关系，用不着批评他。天主耶稣吧，简直无学理可言，他们的新旧约圣经，知识阶级看了脑筋就要发昏，若要批评，每苦于无从下笔。那些神甫牧师吧，虽然拚命的宣传他们的教义，奈一般知识分子，丝毫无动于衷，听如聋，视如瞽，并不感受什么影响。钱君当然未能例外，所以他就免得浪费笔墨。不能因此就认为钱君专事批评佛教，而默许天主、耶、回。

（三）此稿钱君嘱登于“社会论坛”一门，我以为仍旧放在“学理研究”栏内，好让读者诸君发表意见。赞成钱君的我们固然欢迎；反对钱君的，只要他有文章寄来，本刊亦可照登。至于钱君来稿之理由是否充足，我们可以不管，让读者自己去审查。若怕有人反驳过来，难道钱君看见之后，就此默然而息，不会反驳过去么？何必要我们替他着急。

（四）此稿对于《扬善刊》本旨，毫无冲突。因为这是研究学理，不是毁坏个人名誉，更不涉及国家政治问题，亦不是说和尚们的阴私黑幕，仅仅对于在家人之迷信佛法万能者，痛下针砭而已。彼佛教书籍中，亦常有骂仙道的文章，我们早已读得生厌了，照我的愚见，此稿尽可登出，不必多所顾虑。

（五）我记得本刊初创时，曾经登出过各处乩坛上所寄来的稿件。我们虽然不能判断这些乩笔文章是人的呢或是神做的，总而言之，对于三教一贯、五教平等的大原则，是不相违犯。后来有某居士写信到本社，说这些乩坛文章，非驴非马，有损佛法的尊严。因此本刊以后就不再登乩坛文字。

本刊既以“扬善”二字为名，自然要登载劝善的文章，但劝人行善，是要普及教化，不可专对知识阶级发言，亦不可专顾少数文学家的赏心悦目。故而本刊劝善文章总不免带有几分俚俗气味。于是学界中人，又来函责备，说这些劝善文章，没有价值，不能列于作者之林，不能在全国杂志界中占一席之地位。因此本刊以后就把劝善的文章逐渐的减少了。后来一打听，才晓得来函的这位先生，虽然在学界中办事，却也是个佛教信徒。他因为本刊宗旨虽劝人为善，而不劝人念佛，认为这些劝善文章，都是不彻底，所以说没有价值。

再者，本刊以前尚有“性命玄机”“金丹要诀”二门，专载道家神仙家实行做功夫的法子，又被佛教徒骂为“外道”“守尸鬼”“不免轮回”“未出三界”“终落空亡”“萨伽耶贪”这许多批评。因此本刊以后又把讲功夫讲口诀的文章逐渐的减少了。各处不明白此中情形的人，常有信来质问，为何先登而后不登？今日乘此机会，将这个情形表白一番。并老老实实的奉告诸君，所以不登的缘故，大半是受了佛教徒的影响。难得钱心君今日忽然的跳出来打一个抱不平，这也可以说得是物极必反。

（六）我劝本刊读者及本社同人，从今以后，须要研究仙道与佛法，究竟谁优谁劣？孰高孰低？某种适合于吾国之情势？某种不合于现代之潮流？若未曾把这些先决问题，弄得明明白白，道也可以不必修了，仙也可以不必学了。

（七）钱君来稿，既专指居士界而言，我所说的“佛教徒”三字，也是专指居士。因为现时中国的居士实在是比和尚多，所有迷信的事都是居士做的，和尚们并不迷信。若说和尚迷信，真真冤枉。

读《仙佛判决书》的感想

志真道人

读竟钱先生一篇文章，始而骇，继而疑，终乃大悟。

夫年来佛教盛行，莲社居士林遍国中，讲经说法大师，到处都有，各处士大夫亦颇为尊崇。而钱先生忽做出这样一篇文章来，岂不惊骇？继而细玩其辞，并征之事实，验之国家又似确有所据，非尽强词夺理。以是而疑。后来再深思详究，默观近日佛教之影响，再考察著者之心理，凝神良久，忽然大悟。

盖仙家注重实验，不喜空谈，唯生之妙，无以尚之。而佛教徒偏要加以毁谤，或说守尸鬼，或骂外道。虽置家国于不顾，而其实何尝舍身？惟望檀越之布施，而表面尚搭架子（虽未尽人皆然，而大多如此）。徒知尊己卑人，强生分别，结果爱人者，人恒爱之；敬人者，人恒敬之；而卑人者，人恒卑之；欺人者，人恒欺之。出乎尔者反乎尔。卑人欺人，正以自卑自欺，其相去只一间耳。今钱先生此篇文章，或者亦含斯意。即以其道还治其人。俗语云：借他拳头充他嘴。岂不然欤？

考我国三教后学，惟道家后学大半是海纳百川，虚怀若谷，向不自满自足。卒之不自满者常满，不自足者常足，以其虚而能容，廓然者大公也。故欲求有彻底之学识者，必于道家后学中求之。而三教一贯之理，亦惟道家后学或能融和之。征之历史可知。

佛教徒何以不能彻底？不能融和？因为他们不懂道学，因为他们一入佛门，便不许研究教外文字。于是关在门内，研究的经典愈多，空谈的议论愈富。然而对于道家学问，依旧丝毫不懂。既然不懂，却又不肯知之为知之，偏要不知以为知。骂什么外道，说什么小乘，问他道家的学问究竟如何，他又不能回答，只有拿些空谈迷信的话来装点自己的门面。唉！这些话，对于道家的本身，固丝毫无所损益，可惜佛教徒自己了生脱死一句话，只好变成口头禅，白白的将光阴虚度了。

再者，佛教徒之毁谤道家，有两种原因：

一种是读佛经而不读道书，遂凭了佛经上片面的理由，拿来空谈一切，毁谤道家，不容道家置辩。这个好比糊涂的问官，不察两造之情，唯听一面之辞，而据为判断这边理长，那边理短。其实他何尝审问之而明辨之！

一种是他们归入佛门，各人有各人的特别原因，并非真为解决生死问题。盖欲仰仗佛门一块牌子，然后可以活动。所以对于本教，不能不求其巩固。既然要巩固本教，当然要毁谤别教了。这一节人们可原谅的。

所以现在要将仙佛两家原理，彻底解决，判断孰高孰低，孰优孰劣。必要其人道德高尚，而且将两教的经典，通通研究过了，才可以开口说这种话。否则总是摸象瞽人，隔靴搔痒，其赞叹与毁谤，皆不是也。

《仙佛判决书》的平心论

王 隐

本刊第六十三期，钱心君所作《仙佛判决书》一篇，真是痛快的文章。自从宋元以来，中国士大夫总喜欢调和三教，把《大学》《中庸》上所讲的道理牵扯到佛书上去，又把佛书上名词附会到丹经上去。在当时自然也有他们的苦衷，欲借此劝化世人，并可免除无谓之争议。但是佛教徒向来抱定牢不可破的见解，轻视儒道两教，不肯平等相待，说儒道是人天小乘。因为这种我慢，弄得调和者难以开口，于是轻人者亦轻之矣。平心而论，儒道释三教，各有所长，这是我们公认的。若一定要说世界上只有佛教是至尊无上，别教都是不对，都不配与佛教抗衡，未免眼孔太小，气量太狭。不能容人，到了结果，自寻烦恼耳。

读《佛海灯月刊》上圆成居士的“闲话”书后

钱 心

自从拙作《仙佛判决书》露布于《扬善刊》以后，第一次看见《读仙佛判决书的感想》，是志真道人手笔，登在《扬善刊》第64期；第二次看见《仙佛判决书平心论》，是王隐君所作，登在《扬善刊》第六十六期。此外很少看见有人批评。

昨日收到《扬善刊》第七十一期，蒙陈先生答我八问，甚为详尽，以后也无须再问了。又蒙《扬善刊》编辑先生指示我《佛化月刊》及《佛海灯月刊》上面，皆有批评拙作的文章。无奈敝处只有《海潮音》《威音》《佛学半月刊》这三种刊物，《佛化》《佛海灯》两种，却未曾见过，只得到各处去访求。

费了不少工夫，方才把《佛化月刊》觅到手中。看过一遍，觉得这位刘显亮居士性情确实和平，我不好意思同他辩论，于是乎搁置一边。再去访求《佛海灯》，可把我弄苦了。《佛海灯》这个名字，竟没有人知道。可见得这种刊物在佛学界中，尚是后辈，他居然大胆的批评我的文章，真可谓初生犊儿不怕虎。心中虽这么想着，眼中仍旧看不见《佛海灯》的影子。后来敝同学某君帮助我设法借到一本。从头至尾，看过一遍，毛居士的"编后话头"，我也不同他计较，仅仅于此附带声明几句。

拙作各篇，是投稿性质，是发表我个人的意见，不但翼化堂流通佛经这些闲账，我管不到，就是登出与不登出，也是《扬善刊》社编辑人作主，我也无权过问。我此刻尚在研究期中，本没有工夫同别人家打笔墨官司，但既圆成大居士这样猛烈的批评，却未便默尔而息。只得于每段之后，答复他几句话，就正于全国有识之士。其言如后：

原文（1）前阅上海出版的《扬善半月刊》，第三卷第十五期内有钱心的《仙佛判决》一文，看完以后，不胜悯其愚昧和荒谬。

按：鄙人诚自知是愚昧，所以前次在拙作《仙佛判决书》上说"望全国贤哲有以教之"。但不知圆成居士是否全国贤哲中之一分子？鄙人心内不免有点怀疑。既然蒙大居士慈悲，指示鄙人荒谬，就请照鄙人所列举的15条判决主文，逐条加以批驳。敬候明教。

原文（2）这位自以为较普通人稍为明了仙佛二者之认识的钱心，真是幼稚的可笑亦复可怜。

按：幼稚是朝气，老大是暮气；幼稚是生气，老大是死气；幼稚是有进步的希望，老大只好开倒车。

从前外国人呼我国为老大帝国，怜我们衰弱，笑我们落伍，所以我们要革命，稍微培养一点朝气生气。可惜革命尚未成功，暮气死气仍旧充满了全国，仅仅老大帝国变为老大"民国"而已。

鄙人不幸，生于老大"民国"中作一个老大国民，弄得我气喘恹恹，精神萎顿，虚度了25岁光阴。现在求为幼稚而不可得，不料居士尚以幼稚呼我，令我受宠若惊，反而自伤老大。窃想居士尊庚，一定比较鄙人更加老大。既领盛情，礼当回敬，岂可不把居士笑怜我的意思转而笑怜居士吗？

原文（3）他不但对于佛法，毫无相当于的认识，就是他所标榜的（《封神榜》上）太上老君的道教，他也没明其究竟。儒家的学理更谈不上了。

按：前两段闲话，已经骂过我“愚昧和荒谬”“幼稚的可笑可怜”，此处应该言归正传，批评15条判决书本文才是，何必又要谩骂？假使鄙人真是对于佛法毫无认识，那么连一条也说不出，岂能一口气就说出15条来？可见得我也有相当的研究。你说我所标榜的是《封神榜》上的道教，我也可以说你所护持的是《西游记》上的佛法。我俩都是像小说家空中楼阁一样，正好引为同志，何必要板起面孔说话呢？况且鄙人专就仙佛两项下个判决，本来对于儒家毫无关系，又何必去谈儒家的学理？岂不是节外生枝么？

原文（4）像他这信心胡说的荒谬东西（《仙佛判决》），不但不能损伤佛法的毫末，直似仰面唾天，返堕自面目而已。

按：已经骂过三段，这是第四段，应该要说几句正经话了，不料仍旧是骂。普通骂人信口胡说，居士偏要骂我信心胡说，岂不闻你们的经典上所说“直心是道场”么？鸠摩罗什曰：“直心，诚实心也，发心之始，始于诚实。”僧肇曰：“直心者，谓质直无谄。此心乃万行之本。”我能信心胡说，心口如一，这就叫做直心。居士明明知道我心口如一，不但不赞美我，反而骂我，你岂非是曲心吗？

退一步说，姑且不必问我15条判决对不对，我发心之始，总不能算错。因为我是想把弱国变为强国，把劣种改成优种，免得像释迦牟尼的后辈一样，至今尚在人家压迫之下，不得翻身。我们黄帝子孙，不能学他们这样无耻的忍辱波罗密。

我15条判决，本来是凭空发议论，本来等于仰面唾天，本来不是唾人。全国聪明的佛教徒，他们都不肯做声，因为都怕接受我这一口唾，好让它堕到我自己面上。偏偏圆成大居士要出头露面招惹是非，于是乎我这一口唾就不落空了，不知不觉就被居士接受了。居士毕竟是老实人，没有他们乖巧。

原文（5）这种毫无价值的东西，本不值得费我宝贵的精神，污我的笔墨一驳斥他。

按：鄙人作书本意，不过警告世人，觉醒他们的迷梦。原非以卖文为目的，何必管它的价值有无。居士既不愿意费宝贵的精神来驳斥我的文章，就请少说闲话，何必劳动你的笔墨呢？

原文（6）不过在一般对于佛法不了解真相的人们看了它，未免受其愚弄，以盲引盲的同入于火坑。我在这一点上，不得不说两句闲话，来指正他们的荒谬，使他得些正知正见，免得再去造口业。也是一桩功德事啊。

按：鄙人所作《仙佛判决书》15条，每条虽只有几个字，其中所包含的意思，实在很多。若引而伸之，每一条就可以做一篇大文章，来解释其中蕴藏之义。所以一般对于佛法不了解真相的人们，看了这15条纲领题目，决定看不懂。既然看不懂，自然就不受什么影响，何必要大居士替他们担忧？

鄙人作《仙佛判决书》的本意，原不预备给这班人看，我知道他们看不懂。但是要给什么人看呢？是要给比大居士佛学程度高过数倍的人们看，好让他们猛然惊醒，觉得佛法的宗旨，完全是个“空”字；佛法的结果，究竟是个“灭”字。与我们所信仰的主义，根本不能相容，应该极力改悔。我们若要救国，若要保种，只须实力奉行我们信仰的主义就够了。倘若信仰佛法，不但无益，而且有害。

全国的大居士们，如果听了鄙人一番劝告，得些正知正见，免得将来步印度的后尘。这就是我的一桩功德。

原文（7）按他通篇所说话，全是闭着眼睛来瞎说。及该编者的评语，更是信口胡说。什么五教统一咧、三教同源咧等一类牛鬼蛇神的梦话，其语气全是意气用事，毫无理由可言。

按：以前骂人的闲话，已经说过六段，这是第七段，应该要说几句正经话吧，不料仍是瞎骂。大居士自己闭着眼睛看不见天日，与我何干？该编者的评语，只说“三教一贯”“五教平等”，没有什么“五教统一”“三教同源”字样。一贯不是同源，平等更非统一。这是大居士自己瞎说，犯不着骂别人家。

鄙人所作15条判决书，每条都有充分的理由，可惜大居士看不懂。我们只承认黄帝、老子、孔子、孟子所讲的道理，我们不要信仰“红头阿三”的佛法。现在印度圣人甘地，就是当年释迦牟尼的后身，我们不要学他那副可怜虫的样子。除掉儒道两教而外，其余的教都不合于我们民族主义。不必说五教统一、三教同源，就该《扬善刊》所揭橥的三教一贯、五教平等，我也有些暗笑。

原文（8）文内自相矛盾的地方不一而足，真不足以污大雅之目。

按：此处无论如何，总要说几句正经话吧，不料仍旧是骂。居士既看出文内矛盾，为什么不指出来？果真有大雅之目者，必定能与我表同情。就算这个人是天生凉血，自己兴奋不起，只要他有一双大雅之目，也可以分别人之好坏，决不至于胡乱骂人。若像大居士之目，恐怕难辞不雅之名吧。

原文（9）但是我们学佛的人是以慈悲为怀的，见了这类愚蠢顽嚚之徒，实在不忍坐视令他们造三途的恶业，这是我说这闲话的本意。

按：以前八段，除掉乱骂以外，没有一句正经话。现在好容易说出“以慈悲为怀”这句门面话，第二句第三句又在骂了。果真是以慈悲为怀的，必定心平气和，做出文章如浑金璞玉，说出闲话如冬日春风，处处令人可爱，使人可感。不像你圆成大居士只晓得骂人，说不出一句道理，完全是无明嗔毒在那里作怪，还要冒充学佛的人。愚蠢顽嚚四字美评，鄙人不配承当，敢用以回敬居士。我实在不忍坐视，令我们中华民族，黄帝子孙，将来堕落得像“红头阿三”一样。这是我作《仙佛判决书》的本意。

原文（10）若要照着他的原文逐条去驳斥他，不惟我没有那些闲工夫与他淘气，简直说也无谓得很。

按：这是第10段了，满望大居士言归正传，照着鄙人的原文逐条驳斥，好让鄙人静聆开示，准备皈依。忽然自己又下个转语，说没有闲工夫与我淘气。这不但是闲话，并且是笑话。这件事在鄙人一方面是救国保种，在大居士一方面是弘教护法。这样大题目，若不正正经经做几篇文章来辩论一番，如何可以收到千万分之一的效果？岂是瞎吵瞎闹就能弄得好吗？

鄙人抱不忍之怀，动哀矜之念，看见我们国内佛教之盛如彼，而同时国家势力之衰如此，特本我良心上之主张，作一判决书，要想唤醒他们的迷梦，免得这班老朽自己误了不算，又要误我们青年。我发心正直，坦白无私，秉性和平，谦恭有礼，本来不想同人家淘气。大居士若要与我淘气，是自寻烦恼，恕我不能奉陪。大居士不与我淘气，是因为你没有闲工夫，并非你真能觉悟，所以我也不承你的情。如果能说出理由，把我的15条判决书一齐驳倒，令我有口难分，有笔难写，服服帖帖，皈依大居士座下，岂不是很大的功德吗？如何说是无谓呢？

原文（11）因为是非黑白，世界自有公论，决不是一二狂妄之徒狂吠几声，就可混淆是非，令一般正信佛徒，就因他而弃金玉去拾瓦砾。

按：照大居士这样说，鄙人所作《仙佛判决书》，对于世界上人，丝毫没有关系。他们自有公论，决不相信我的警告，只当我是狂吠。这也罢了，为什么前面又说“一般对于佛法不了解真相的人们看了他，未免受其愚惑，以盲引盲的同入于火坑”呢？照这几句话看来，鄙人文章的魔力，又非常之大了，世界上居然有许多人信仰了。其实鄙人作文，不过尽我中华国民一份义务。有人信我固好，没有人信我，也不要紧。最奇怪的，你大居士一时说有人信我，未免受我愚惑；一时说无人信我，当我狂吠几声。真可谓自相矛盾。

原文（12）我现在只好用他的矛来陷他的盾，略略说两句指正他们的错谬。不要认为我是与他们争论长短，这实在出于我不忍的心所冲动。

按：以我之矛，陷我之盾，这个手段，最为高明，现在立刻就请大居士指正，我决不认为是争论长短，我的确是伫候明教呀。鄙人作《仙佛判决书》，就是因为不忍之心所冲动，难得居士也是如此，可谓同病相怜。

原文（13）生于学术庞杂的今日，吾人对于某一事物或学理，要想批评它的优劣与价值，总得对于这一种事物或学理的内容，必须有相当的研究与认识。果然对于这应批评的事物或学理有真正的知见，那么将某事物或学理的短处指摘出来，发表自己的正见，才能言不虚发的中的。使一般不了解这事物或学理的人们，得到正当的认识，才不失为学者的态度。不然则免开尊口。

按：这段闲话，似乎有点道理，但不应该专对鄙人而言。我就拿这段话奉劝居士，省得我多费笔墨。请问大居士对于拙作《仙佛判决书》15条精义，到底认不认识？研究没研究？我的本意是希望全国贤哲有以教之，你只晓得瞎骂，对于我的短处，一条指摘不出，请问你可配称学者的态度？

原文（14）若对于自己想批评的各种事物或学理，自己毫无正确的研究与认识，自己尚且弄不清楚，因为受了人家的刺激，执自己的偏见谬知，用骂街的口吻，大胆的信口瞎说，那么是以夏虫而语冰，井蛙而谈天了。徒取笑于识家，又何苦来呢？

按：这一段闲话，也似乎有点道理，但又不应该对鄙人而言。我只得再仰原文回敬居士。

拙作《仙佛判决书》，是比较仙佛两家的理论和宗旨，虽其中有几句话指摘居士们的毛病，也是实在情形，并非捏造。骂街的口吻，一句没有。只有圆成大居士的闲话，才能算是骂街呢。你我二人不必争论，可请第三者出来公断一下，看看我的《判决书》与你的闲话，谁是骂街的口吻。

原文（15）我所以写这篇的噜苏，就是要教如钱心一等无知的狂徒，都明白这种道理。以后对于他（《仙佛判决》）这一类折烂污的东西少造作些，并免得笑掉方家的大牙罢了。

按：大居士骂街的口吻又来了，并且越骂越厉害。你只晓得瞎骂，一点道理说不出，所以非但别人家看了讨厌，就连你自己也嫌它噜苏。劝你少骂点罢。这种骂街口吻，真足够笑掉方家的大牙呢。

原文（16）再推测他所以要攻击在家学佛居士的缘因，完全是因为受了一般浅识的佛教徒的毁诮。忿恨无所发泄，遂因恨佛徒，就不顾一切的连世界公认为人类惟一救星的佛法一起混骂起来。直像童稚为栗枣的争斗，其狼狈不堪的丑态，不啻全盘托出。其可怜与可笑，真无以复加了。

按：大居士所推测的意思，按照事实上完全错误。鄙人与佛教徒素不接近，不过偶逢闲暇，偕二三朋友，赴世界佛教居士林参观而已。他们在大殿上做功课，我立在门外远望，彼此皆不说话，如何受他们的毁诮？虽然有时拿几个问题试探他们志愿，他们总是一句阿弥陀佛就完了，第二句话都不说，如何会受他们的毁诮？我对于他们，只有哀悯，何至于忿恨无所发泄？

若谈到和尚，我更同他们不来往。虽然有时到寺庙中游玩，也不愿意同他们辩论，免得大煞风景。和尚们眼睛很识人，认得我对于佛法无缘，所以他们并不来兜生意。吃他们饭给饭钱，吃他们茶给茶钱，总比外面馆子里代价稍微多点。和尚也不同我计较，亦无所谓忿恨。

实实在在告诉你，我所痛恨的就是佛书。因为他的宗旨，与我的宗旨，绝对不相容。后来又得到几本《扬善半月刊》，标题为三教一贯、五教平等，我心中大不为然。又到各处搜罗许多道书仙书，并各期《扬善刊》上面所登载的文章大概都看过了，我未曾准备修仙学道。我没有见过神仙是何等样子，我也不晓得修炼的方法，只因为他的理论宗旨，与我相合，我就赞成他。于是就把我素日所反对的佛法和我今日所赞成的仙道，两下比较一番。草成15条判决书，投于《扬善刊》。我恐怕该刊不肯登出，姑且试一试看。不料居然首选，这也在我意料之外。现在的《扬善刊》封面所标题10条真义，我极端赞成，很合现代中国人民的需要，比较从前什么三教一贯、五教平等，高明得多了。

大居士所谓“世界公认为人类惟一救星的佛法”这个名字，倒也很新鲜，可惜是套了基督教的老调。我曾经在各处青年会福音堂听牧师们讲道理，说世界上人类惟一的救主就是耶稣呢。他们有言在先，因此今日大居士所护持的佛法，只好屈居第二了。

鄙人本不是宗教信徒，不管你们是什么教，我一概都不信。仙道不是宗教，颇有研究之价值，所以我买几本道书看看。假使他们也学着别的宗教家一样，把太上老君、元始天尊搬出来，鄙人敬谢不敏，只得望风而逃，说声再会罢。佛啦、菩萨啦、上帝啦、耶稣啦，已经闹得乌烟瘴气，何况再加入老君、天尊这两枝人马进去，更要打得不可开交。到了结果，只有这般迷信大家狼狈不堪，丑态毕露，与我毫不相干。

原文（17）他骂居士说“彼等老朽腐化之佛教信徒（专指男女居士而言），除却一排一排的跪在大殿上祈祷和平而外，别无他法，只有束手待毙而已”，又编者的评语末尾又说“所有迷信的事，都是居士做的，和尚们并不迷信，若说和尚迷信，真是冤枉”。诚然现在是有一般少数佛徒确是这样的迷信，但是钱心君与该编者只仅知其一，而不知其二。何以故呢？因为佛法的高深与微妙，非有一二十年的深刻探讨，是不能得到正确的信仰与认识。决不是稍为涉猎一经半论，可以通彻的。这只怨现在的人智慧浅薄，与一般普通不求甚解及固步自封不求进讨的普通毛病，所生来的疵症。咎在学人，不能归罪于佛法啊（关于这一点，暇当另文论之）。不能因少数一知半解盲从迷信的佛徒，拿来概括判断整个的佛法，未免有些武断吧。这同以前的秀才不好骂孔子一样的无知。

按：人生在世，不过数十寒暑，活到六十岁，就算是高寿。现代人类寿龄统计，平均只四五十岁，十几岁的人决不会去研究佛法。所以一般研究佛法的，总在二十岁以外。

若照你大居士所说，“非有一二十年深刻探讨，不能得正确的信仰与认识”。二十岁再加二十年，已经四十多岁了，快要老死了。难道这个人一生到老就不做别样事，不求别种学术吗？就钻在佛法之中过一辈子吗？国家社会义务全不尽，自己生活经济全不管吗？否则如何能达到这个目的呢？请问世界上要这种废人有何用处？就算他能得到正确的信仰与认识，请问对于他自己又有什么用处？他的结果，岂不是同普通不求甚解的迷信家一样吗？岂不都是要翘辫子的吗？即以大居士个人而论，你总算是对于佛法有正确的信仰与认识，你自己将来的结果，敢说不同普通人一样吗？至多不过普通人睡棺材，你坐缸；普通人用土埋，你用火化罢了。除此以外，还有什么特别呢？佛法的好处在哪里呢？

秀才不好骂孔子，这是不应该的。因为秀才所做的坏事，不是孔子教他们做的。是秀才不遵守孔子的教训，违反孔子的意旨，做出许多不好的事情，当然孔子不负责任。请问大居士，现在中国的一般居士们所做的各种迷信事情，是居士们自己想出来的新花样呢，还是遵守佛法的教义呢？若果是居士们自己捏造的，不是佛经上所有的，自然我们要分别清楚，只说居士违背佛法，不说佛法坑害居士。你睁开眼睛看看，现在居士们所做的事情，有一件敢违背佛门规矩吗？有一件出乎佛法范围以外吗？我们所以不赞成居士们的行动，并非因为他们违背佛法，实在因为他们迷信佛法，被佛法所误。追原祸始，当然的佛法要负责任，如何可以拿“秀才不好骂孔子”这句话来比拟呢？

原文（18）且既说和尚不迷信，居士是学和尚的，和尚既不迷信，又焉能说学和尚的居士都是迷信呢？这种自相矛盾的论调，岂是自称合乎科学的道家所说的话吗？这是哪一种科学？又是哪一国的逻辑呢？请钱心与该编者有以语我来。

按：“和尚不迷信”这句话，不是我钱心说的，我不能越俎代庖替《扬善刊》编辑先生们作辩护，请大居士分别观之。俗话说冤有头债有主，不要浑水里捞鱼，把我也拖在里面。你用的又是哪一国的逻辑呢？

原文（19）至于原文中其他牛头不对马嘴的地方，举不胜举，举此一例，可以类知。

按：所谓牛头不对马嘴的地方，究竟是指哪几条哪几句？是指拙作《仙佛判决书》而言呢？是指该刊编者的语句而言呢？大居士未曾说得明白，混而言之，统而言之，实在令人难以索解，只好置之不理。

原文（20）我深望该刊编者，以后对于徒取侮辱的稿件少登的好，免得令识者说你们无知浅陋。以后要指摘佛法的短处，请你们先将《大藏经》翻阅一遍，详审的研究一下，用正当的科学方法再来攻击不迟。勿再意气用事，像疯狗似的狂吠，自取侮辱。这是我写这闲话的最后希望。

按：古今来因为研究学理而争论的文章，数不胜数，我们早已司空见惯。侮辱两个字，简直谈不上。拙作《仙佛判决书》15条，比较说得头头是道，并不曾侮辱别人。就是形容男女居士的态度，也是实在情形，不是我捏造谣言，更不是侮辱他们。你圆成居士一出口就乱骂，毫无理由可言。你自己看来，认为这样就是侮辱我们，不过在我钱心眼光中又是一种见解，与你的看法不同。我认为你是少见多作怪。你自己相信对于佛法有深刻的研究与认识，我认为你对于佛法的程度浅得很呢。如果有相当的程度，决不至于如此鲁莽。所以你虽公然的侮辱我，我却能原谅你，不把你骂我那许多话放在心上。因为你同那一般迷信的居士们一样，都是被佛法所误。

全国中研究佛法的居士很多，其中未尝没有识者。所以他们都不肯拿恶口来骂我们，因为他们虽然信仰佛法，但同时他们也能看出佛法的短处，觉得我所说的15条并非毫无理由。像北平《佛化半月刊》刘显亮居士，就比你圆成大居士高明得多。他尽管不赞成我的宗旨，他不过淡淡的批评几句，哪有像你老兄这样骂街的口吻。至于《佛学半月刊》范古农居士，他更加高明，从无片言只字骂我。故此奉劝你大居士将来要学一学他们二位的模范。

你教我翻阅全部《大藏经》，对不起，我没有那许多闲工夫。只要我这15条已足够了，何必小题大做？若再去用正当的科学方法攻击全部《大藏经》，几千几万条也可指摘得出来。你不信，请你自己先去看一遍。你骂我像疯狗似的狂吠，请问你自己像什么东西？我决不胡乱骂人，我并不是怕造口业，因为这件事不是乱骂就能解决的。

原文（21）并愿该编者，顾名思义，接受我的忠告，勿谓我说话鲁莽，再强词夺理作无谓的争辩。弄得天昏地暗，纠缠不清。如要再不醒悟，仍依旧怙恶不悛的胡说，那么我可不能奉陪，只有听你横冲直撞去。将来撞出祸来，就噬脐不及了。并请你们自以为超过一切的大道家原谅我是幸。再会，对不住。

按：鄙人对于仙道，正在研究中，大道家的名号，万不敢当。拙作15条《仙佛判决书》，仅仅算得一个题目，尚非本文。预备有人批驳我，方好领教。无奈大居士惜墨如金，不肯逐条指斥，只晓得瞎骂一顿，弄了许多恶口在纸上，令人看着摇头。岂但失去学者的身份，并且不像个真正佛教信徒。设若我也学你的样子，彼此对骂，成何体面？恕我不能奉陪，就此搁笔。

廿五、五、廿六写于海上寄庐

答《仙佛判决书》

毛居士

编者按：本篇作者不具名，又无通信地址，此稿不知从何处寄来，文章颇有关系，奈无人负责，只得将其附载于此。

打开窗子说亮话，年来把半只脚插入佛教中，而不过只是佛教中的一个不足道哉的小小毛居士罢了！我并不像人家一样，在提起笔来未说话之前，就要把自己“往日在学校中是研究哲学”的这段光荣历史介绍出来，生恐他人不知道他是一个研究哲学的俨然十足的学者！本来像我这种毛居士无论从学力和各方面来说，是千万不应该与搭起研究哲学架子的一个俨然哲学者来讨论关于仙佛的哲学问题的，况我们的哲学先生——钱心君，是一位自信“对于仙佛二者之认识，以较普通人稍为明了”的。

中国的学者——无奇不有的学者太多了，最出风头的恐怕要推许什么哲学和科学者之流。毋怪我们钱先生开口就搭起十足的哲学者的臭架子说，我是“研究哲学”的，且对于仙佛哲学是比较“稍为明了”的。够了，不用说了，由钱先生的自荐，我们知道我们的钱先生是一位哲学者就是！

我很惭愧，虽挂名为佛教中的毛居士，可是对于佛的哲学不是“较普通人稍为明了”的，现在敢冒昧地来与哲学者钱先生作仙佛判决的讨论，我很希望钱先生低屈一下哲学者的身份为与我这毛居士讨论一下。

钱先生！我知道确是一位对于仙佛哲学很有认识和研究的哲学者，不用他自己的介绍，在他那所举的仙佛判决15个条件的比较看来，就领教多矣！不过钱先生的“笼统哲学”太深明了，太高奥了。在15条的仙佛判决，只是信口开河，胡说八道，并没有将其所以然和实证拿给我们看，怎教我毛居士能甘心呢？譬如说：“仙道是爱国的，佛法是亡国的。”你可应该把仙道爱国和佛法亡国的哲学原原本本的大发挥出来，可是没有。他所持的佛法亡国的哲理，也许是见到现在佛教发祥地的印度被帝国者吞食了，所以说亡国的哲学。然而他只要反过他的嘴脸来看，为什么第二佛教国的东邻不但不会亡国，而且反要亡其余的国呢！这样说来，实是钱先生的哲学上一个不可解决的问题了。那么钱先生的研究哲学，高架着颜色的眼镜来，只看到事物之一面，而忽略其余的各方面，所谓“收之东隅，失之桑隅”者。钱先生的哲学就犯了这个毛病，而且是不可救药的毛病！

老实告诉你吧，印度的亡国是因为印度仙道——婆罗门而亡国的。近代梁任公先生等都有过切实的研讨，不是“佛法亡国”的。推而至于现在中国的衰微，不是因佛法而衰微，乃是因为中国的仙道而衰微的。为什么呢？其中理由也正如钱先生的仙道哲学说“仙道是爱国的”“仙道是有抵抗精神的”“仙道是积极的”。现在西南据说忍无可忍的向日本购买了许多的飞机大炮来出师抗日，不就是所谓仙道哲学的“抵抗”而“积极精神”的“爱国”的表现吗？钱先生又说“仙道是强种保种的”“仙道是阴阳互根的”“仙道是乐观的”。据说火居道士不是性交的时候有自己“烧丹炼汞”的药物来助乐吗？“仙道是科学的”，姜子牙打起仗来不是曾放法宝吗？“仙道是要实证的”，老子本非道教中的人物，他们硬把他搬来做仙道的老祖宗，不就是“实证”的例子吗？还有……（附注：钱君未将佛法15劣点之原由道出，故暂不逐条解答，或者另有人在解答了。）

我不曾像钱先生一样研究哲学，现在替钱先生加了这些注脚，也许对于他的仙道哲学有点新贡献吧！

不错，佛教的迷信之处也不是没有的，要晓得那不是佛法本身的过失，正如钱先生说佛法哲学是亡国的哲学一样。然而佛法果是亡国的哲学吗？那不过是因为钱先生的笼统哲学太高明和深邃了。换句话说：要有钱先生这样的哲学者，才会说出这样的哲学呢！

最后我抄一节傅勤家先生的话来告诉哲学者钱心先生说：“道教袭庄老之玄言，学巫祝之祭祷，行方士之术数，包罗已至猥杂；更摹效佛经，抄袭名字，如毗庐遮那、药王、血湖、地狱、诸天（《酉阳杂俎》谓其数同名别，然亦有相同者，如兜术兜率，及梵辅梵度等之袭用梵字是也）等名，以及佛书辞义，如劫数、三昧、转轮五道、妙法莲华之类，不可胜记，了无意味。”然而钱先生还明了，且故意摇尾于道士。可见我们的钱先生是一个道地的“仙道爱国”乃至“唯生”的仙道哲学者。

呜呼！吾亦为之作呕了！！

廿五,六，卅，于五老峰下

答“答《仙佛判决书》”

钱心

《佛海灯》月刊上圆成居士，有一大篇闲话责骂我，已经领教过了。现在《扬善刊》第15期上，蓦地又跳出一个毛居士。骤然看见，令我大吃一惊，心中暗想，必定是编辑《佛海灯》的那位毛定勇居士，来替圆成居士撑腰，又要同我淘气了。但仔细看看，不免有几桩疑点。一则，何以不在自己《佛海灯》上发表，而投稿于《扬善刊》？二则，何以不署名字，而俨然自称居士？（普通社会习惯，佛教徒在家者，自己不称居士；出家者，自己不称法师。就等于俗家自己不称先生一样的意思。居士二字，在古时代，本非佛教徒专门名词，亦不是尊称。后来慢慢的改变为在学佛的一种专号，而且含有尊称之意。）三则，不明此稿发于何处，仅仅标“于五老峰下”几个字，须知凡中国境内的名山，到处有五老峰，究竟是哪个五老峰呢？四则，《佛海灯》那位毛居士，听说是军界出身，皈依佛教，性情忠厚而爽直，文章质朴而和平。现在投稿的这位毛居士，活像做惯了报屁股小品杂耍一流人物，笔底下尖酸刻薄，没有丝毫诚恳与慈悲的态度。这种人也要冒充佛门居士，真把当日释迦牟尼的面子完全辱没尽了。所以，我最后决定不是毛定勇居士的手笔。

研究哲学，是学者本份事，说不上光荣二字。在校中做学生时代，各种课程，皆有定制。因为光阴宝贵，精力有限的缘故，凡是与本班课程无关的书籍，决不会下工夫去研究。年龄二十几岁，刚刚走出学校大门的我，同释道两教中人素不接近，就突如其来下笔判决仙佛之异同，岂不叫人诧异吗？所以预先声明“我往日在学校中是研究哲学的，对于仙佛二者之认识，似较普通稍为明了”。这几句话，就是说研究仙佛学理，是我们哲学课程范围以内应有的工作，不是越俎代庖，多管闲事。希望人家不要诧异。

哲学二字，本无所谓光荣，亦无所谓尴尬，何必要瞒人？所以就老老实实告诉读者，这原是平淡无奇的一件事，哪里犯得着小题大做，把本文撇开不谈，专就这一件事，弄出四百多字的尖酸刻薄滑头文章，以笑为骂呢。

《佛海灯》上圆成居士骂我许多闲话，历举如下：“愚昧、荒谬、幼稚的可笑可怜，毫无价值，以盲引盲，愚蠢顽嚣，造三途恶业，信口瞎说，折烂污的东西，笑掉方家的大牙，狼狈不堪的丑态，徒取侮辱的稿件，无知浅陋，疯狗似的狂吠。”像这一类的恶骂口吻，我都能忍受，因为他的脾气虽不免粗暴，说话虽然不免火气，他本人算一个忠实的佛教信徒。只要他把火气退脱干净，在佛门中可以称得起一位大护法居士。虽然和我的宗旨不同，我却佩服他是个心直口快的人。所以他骂我许多，我概不计较。

你毛先生现在如何呢？你不要过份相信自己是很狡猾，会在那里唱笔杆戏。用一种明恭维，暗鄙笑，似骂非骂，不骂而骂的腔调，来卖俏弄乖，须防别人家要回敬哪。我本不会做这样刁钻古怪的文章，今日被毛先生所逼迫，不得而已，只好套他原来大作的老调，应酬几句，请阅者恕我无礼。这种文章，不是我钱心所愿意做的，模仿毛先生大作口气如下：

中国的佛教徒——无奇不有的佛教徒太多了，最出风头的，恐怕要推许什么居士和□师之流，无怪我们毛先生开口就搭起十足的居士架子说（原文架子上还有一个臭字，这个字面，太嫌恶劣，只能出在你们居士家口里，不能出在我们哲学家口里，所以我不便套用）：“我是佛教中的毛居士。”生恐他人不知道他是把半只脚插入佛教中的一个堂哉皇哉的大毛居士，俨然十足的居士。（原文虽说是一个不足道哉的小小毛居士，我相信这是说反话吧。我耳朵内从来弗曾听到有小居士的名称，况且你自己既承认为不足道哉，何故又要夫子自道。我想这些都是反面衫的。因此把他改作正面，免得阅者费脑力去猜索。）所以在提起笔来未说话之前，就要把自己年来在佛教中挂名居士这段光荣历史介绍出来。够了，不用说了。由毛先生的自称自荐，我们知道毛先生是一位佛教中的大居士就是了。

本来像我这种哲学家，无论从学力和各方面来说，是千万不应该与搭起佛教居士架子的一个俨然大居士来讨论关于仙佛的问题。况我们的挂名居士——毛君，是一位不会像我一样研究哲学，现在竟能替我加上了这些注脚，自信对于哲学有新贡献的。我很惭愧，虽然曾经看过几佛书，可是对于佛教中尊贵而庄严的居士名号，至今还是不敢滥充。现在敢冒昧的来与大居士毛先生作仙佛判决的讨论，我很希望毛先生暂时低屈大居士身，来与我这不可救药而且令人作呕的哲学家讨论一下。

毛居士，我知道确是一位对于佛法与仙道二者都很有认识和研究的大居士，不用他自己介绍，在他那批评拙作的许多文字上看来，就领教多矣！不过毛居士的“盲目批评”太深奥了，太高明了。在一千几百字的批评，只一半是尖酸刻薄的油腔滑调，一半是人云亦云的浅识谰言。并没有将佛法所以胜过仙道的实证拿给我们看，怎教我钱心能甘心呢？

譬如说：仙道是不爱国的，佛法是能强国的。你可应该把仙道不爱国和佛法能强国的理由原原本本发挥出来，然而没有。他所持佛法能强国的理由，就是看见我们的东邻，不但自己不亡国，而且反要亡别人家的国。所以他极力辩护说佛教不是亡国的，或者竟可以说佛教是强国的。然而他只要反过他的嘴脸来看，为什么缅甸、锡兰灭亡已久，暹罗、尼泊尔、不丹又衰弱得可怜呢？难道这许多地方的人民，都不信佛法吗？都为婆罗门所害吗？如何不能像日本一样的称雄争霸呢？这样说来，实是毛居士的批评上一个不可解决的问题了。

那末毛居士的盲目批评，而且高架着颜色的眼镜，不但是看不见事物的各方面，就连某事物之一面也看不清楚，所谓“既失之东隅，又失之桑隅”者。毛居士的批评，就犯了这个毛病，而且是不可救药的毛病。从此以后，毛居士的名称，恐怕要改称毛病士了。

（自注：“失之东隅，收之桑榆”是两句古语。毛居士引用此文，作“收之东隅，失之桑隅”。收字失字，颠倒引用，这还可以说是有心开玩笑，倒也无妨。不过“桑榆”二字作“桑隅”，似乎有点欠通。原文既然如此，我是套用他的老调，故不便改正，请阅者谅之。至于所谓的“谓”字，原文写作“所设”，这或许是手民排版之误，不敢说毛居士有错。）

我说佛法亡国，是就佛法本身上学理而论。不是因为看见印度被别人家灭了，就说佛法是亡国的。我敢下一条定义如后：

世界上无论何国，其国民真正信仰旧式佛教的人数，超过全国人口总数三分之二者，其国必亡。

这条定义，理由很简单，用不着再加解释。只要你们佛教信徒，静下心来，仔细想一想，立刻就能明白。

假使有几个巧滑的佛徒，晓得旧式佛教将来在社会上立脚不住，遂联络一般有势力的人，并制造许多新式的佛徒，把佛教旧规模大大加以改革，变成一种迎合现代潮流，似是而非的新佛教，那就逃出我这条定义范围以外了。可惜现在尚谈不到此。

另外尚有印度的婆罗门问题，中国的仙道问题，至为复杂，非短篇幅中所能说得完，只能简而述之。

老实告诉你吧，印度的婆罗门教，是不可轻视的。佛教未产生以前，婆罗门教早已通行了。佛教既衰微而后，婆罗门教仍旧兴旺着，其中自然有他不能销灭的原因。

印度婆罗门，是四姓中之一姓，一婆罗门，二刹帝利，三毗舍，四首陀。四姓中，婆罗门这一族，最为尊贵，看不起其他三族，造出种种阶级制度，并特殊的权威，以束缚他族。因此刹帝利族的释迦牟尼起而反抗之，大倡其一切平等之说，以打破社会中阶级观念。复宣传其慈悲喜舍无常无我之说，以化除政治上法律上专横的权威。根深蒂固的婆罗门，居然被释迦牟尼这种决心与毅力推翻了。虽有残余势力，也只敢怒而不敢言了。

佛陀入灭后，弟子五百人，结集三藏于王舍城，自命为佛教正统。但是佛灭后一百年间，吠舍离之佛教徒，对于第一次结集，大起纷争，列举非法，誓不承认。于是调和派遂主张作第二次结集。参与其事者，有七百人。

佛灭后二百余年，帝须上座，会一千比丘于波吒利弗城，更作第三次结集。

佛灭后一百余年，已有摩诃提婆比丘，立五种异议，偏袒大众部，与旧传之上座部对抗，佛教遂呈分裂之状。前后二百年间，上座部与大众部本身，又复自行分裂，于是静极思动之婆罗门教，乘隙复兴。小乘佛教，遂遭厄运。

佛灭后六七百年间，马鸣龙树，创大乘教。无著世亲，继起宏阐。小乘虽衰，大乘教气运颇盛。又支持三百余年。

佛灭后一千一百余年，护法论师与清辩论师两派，一持有宗，一持空宗，互相争议势若水火，大乘遂又分裂。而且大小两乘之争，亦无休无息。旧教婆罗门，因乘佛教内讧之隙，遂回复其往日之势力。

毛居士，你说印度亡国，是亡于婆罗门，这是一种理想之谈。我说印度佛教之亡，是亡于婆罗门，这是实情实事，毋庸讳言的。你敢小觑婆罗门吗？

佛教所以不能立足于印度，由于他本身上裂痕太多，不是一个完全健康的集体。虽然当初释迦牟尼费了四十九年心力，把婆罗门推翻了。毕竟不能维持长久，又被婆罗门把佛教打倒了。这个只能怪自己的教义庞杂凌乱，而且不适合时代的需要，不能怪婆罗门死灰复燃。现在中国的佛教，也犯了这个毛病。在本教内，也是彼此互相诟谇。当日印度佛教，大小空有之争，尚是据学理而言。现在中国佛教争点，都注重于世间法之一途，学理异同反而撇在脑后，无人过问。什么禅啦、净啦、性啦、相啦、显啦、密啦、儒啦、佛啦，在中国佛教徒看来，都不成问题，无不可以调和的。只有 ××××，却是丝毫不能放弃，绝对不许融通。这是中国人聪明胜过印度人之处。

西南出师，是政治问题；我们所争论的，是宗教哲学问题，不应七拉八扯的瞎说。

火居道士性交的时候，是何等样子，只有你毛居士一个人在旁边亲见亲闻，所以说出来亲切而有味。我们大众都没有这个阅历，不敢妄语。

姜子牙放法宝，这是《封神榜》上小说家言，何足挂齿。就算他有一两种法宝，我尚且嫌他过于简单，没有你佛门的法宝多哩。你不信，请睁开眼睛看一看你们佛母准提菩萨像，18 只手，只有 3 只手是空的，那 15 只手上，都拿着各种不同样子的法宝，正在预备祭放呢。密宗造像，哪一个不有几种法宝？就是你本师释迦牟尼，他老人家也有几桩拿手戏法，佛经上说得明明白白，你毛居士真可谓少见多怪。

“道”之一字，发源于老子。老子不但是道教的祖宗，并且同时他也是中国佛教的祖宗。因为佛经上所常用的“道”字、“德”字、“玄”字、“妙”字、“有”字、“无”字这些抽象的名词，都是从老子书中出来的。若没有老子学说在先，中国大乘佛学，是万万不会产生的。你毛居士真可谓数典忘祖了。

你说“佛教的迷信之处，也不是没有的，要晓得那不是佛法本身的过失”。请问，不是佛法本身的过失，究竟是谁的过失？一般号称居士的人们，不都是皈依三宝吗？他们许多迷信举动，你敢说他们毫无根据吗？是他们自己创造出来的吗？他们竟敢违背佛法，而大胆的创造迷信吗？他们不怕错因果吗？不怕受恶报吗？不怕堕地狱吗？照你毛居士口气，似乎要把迷信之罪，加在居士身上，而极力为佛法作辩护。你我二人不必争论，只要全国居士界大家公认就是了。

蒙毛居士的盛意，抄一节傅勤家先生话来告诉我。可惜你抄得不完全。你本是把半只脚插佛教中的人，现在你看书也是用半只眼睛看，所以只能看见上半段，而忽略下半段。现在让我把他的下半段文章抄出来给你看："佛书亦有袭道经者，可参看道佛二教相诋章。"又云："儒畏天命，修身以俟；佛亦谓此身根尘幻合，业不可逃，寿终有尽。道教独欲长生不老，变化飞升，其不信天命，不信业果，力抗自然，勇猛为何如耶。"我所抄的这几句话，和你所抄的那几句，原是连在一串的，偏偏你看不见，因此我说你是半只眼睛看书。

以上凡是应该回答的话，已经说完了。最后我不揣冒昧，奉劝你几句良言。毛居士，你赶快请医生，开方子，多吃几帖药，保重贵体罢。你的胃病很厉害，碰一碰就要作呕，若再不平心静气，闭门养拙，恐怕将来变成不治之症了。

读钱君《仙佛判决书》之平心论

周子秀

自本年二月，于《扬善月刊》第六十三期，读钱心先生之《仙佛判决书》，斯时即欲有所评论，借以显扬仙道及佛教之得失，以鲜暇未果。后更续读圆成居士及毛居士之评论，与钱君继续之答复，觉其中是非参半，净论无有已时。兹因乘暑假期间之暇隙，略述此平心论，以就正于海内外之大善知识，幸垂教焉。

钱先生所论仙道佛法之优劣，凡15则，每则凡两句。上句是尊崇仙道，下句是讥贬佛法。据理而论，每则上句之赞扬仙道，语语皆妙，可谓先获吾心，为数千年来之仙道一放光明。其卫道之苦心毅力，诚堪嘉佩。惜乎其每则下句之评论佛法，则多错谬之处。其原因大约有二：一则因钱君读佛经甚少，于《华严》《法华》《维摩》等经，似未详读。如果详读诸经，决不至有此见解。一则因钱君见近今之佛教徒，其学问及修持多属平常，遂以为佛法不过如此，而生轻视之心。（时至今日，三教皆极颓败。道教式微，儒教破产，佛教虽号称兴盛，亦虚名者多，实修者少。然真修实证者非无其人，何可一例轻视？）殊不知佛法广大精妙，岂得以平庸之佛教徒为代表，轻视佛法？致招佛教徒之反对。

晚学窃以为《仙佛判决书》一篇，不如删去其每则之下句，而存其上句，其题改为《赞仙道文》。则有阐扬仙道之功，而无诋毁佛法之失，较为得之。况《扬善月刊》，本以阐扬仙道，不毁他教为宗旨。赞仙毁佛，亦与该刊宗旨不合。未知钱先生及海内外诸大善知识，以为何如？幸乞有以教我。

《仙佛判决书》凡 15 则，范围甚广，一进未能具述。兹但评论其第 10 则一条如后。

《仙佛判决书》第 10 则原文：

仙道是男女平等的，佛法是重男轻女的。

子秀按：谓仙道男女平等，自是正论。至谓佛法重男轻女，则大不可。凡事贵有根据，不尚空谈，兹引佛经数则以为证。

《梵网经》云：若佛子以慈心故，行放生业，一切男子是我父，一切女人是我母，我生生不从之受生。故六道众生，皆是我父母。而杀而食者，即杀我父母，亦杀我身故。（下略）

按：佛视六道众生，悉皆平等，岂有重男轻女理？

《维摩经·观众生品第七》云：时维摩诘室，有一天女，见诸天人闻所说法，便现其身，即以天华散诸菩萨大弟子上。华至诸菩萨，即皆堕落；至大弟子，便着不堕。一切弟子神力去华，不能令去。（中略）舍利弗言："汝何以不转女身？"天（天即天女）曰："我从十二年来，求女人相了不可得，当何所转？譬如幻师化作幻女，若有人问，何以不转女身，是人为正问否？"舍利弗言："不也。幻无定相，当何所转？"天曰："一切诸法亦复如是，无有定相，云何乃问不转女身？"即时天女以神通力，变舍利弗令如天女，天自化身如舍利弗，而问言何以不转女身。舍利弗以天女像而答言："我今不知何转而变为女身。"天曰："舍利弗若能转此女身，则一切女人亦当能转。如舍利弗非女身而现女身，一切女人亦复如是。虽现女身而非女也。是故佛说一切诸法，非男非女。"即时天女还摄神力，舍利弗身还复如故。

《法华经·提婆达多品第十二》云：时舍利弗语龙女言："汝谓不久得无上

道，是事难信。所以者何？女身垢污秽，非是法器，云何能得无上菩提？佛道悬旷，经无量劫勤苦积行，具修诸度，然后乃成。又女人身，犹有五障：一者不得作梵天王，二者帝释，三者魔王，四者转轮圣王，五者佛身。云何女身速得成佛？”尔时龙女有一宝珠，价值三千大千世界，持以上佛，佛即受之。龙女谓智积菩萨、尊者舍利弗言：“我献宝珠，世尊纳受，是事疾否？”答言：“甚疾。”女言：“以汝神力，观我成佛，复速于此。”当时众会，皆见龙女，忽然之间变成男子，具菩萨行，即往南方无垢世界，坐宝莲华，成等正觉。三十二相，八十种好，普为十方一切众生演说妙法。尔时娑婆世界、菩萨、声闻、天龙八部、人与非人，皆遥见彼龙女成佛，普为时会人天说法，心大欢喜。

此外如《华严经》“善财童子五十三参”，有“休舍优婆夷，慈行童女”“不动优婆夷，婆须密女”“贤胜优婆夷，有德童女”等，诸大菩萨，皆系女身。观世音菩萨，时现女身，以度众生，尤为众所共知。

阅上诸经，可知佛法中诸大菩萨，时现女身，无男女相。谓为重男轻女，无有是处。

以上专论重男轻女一节，以下统论佛法。

至论佛法之得失，则道书中如《丘真人语录》、冲虚真人《仙佛合宗》、济一子《道书十七种》、华阳真人《慧命经》，于佛法皆极尊崇。佛法若果无益于世，诸仙师决不如此之推许。甚望钱先生详察之。

晚学学问肤浅，所论恐有未当，请转求陈撄宁老夫子教正。老师为今日仙道中泰斗，晚学愿师事之，知必有一赐教也。幸甚幸甚。

病中读经的感想

易心莹

佛法男女不平等之证据

自往岁以来，得读《扬善刊》，敬悉贵社先觉，汲古钩深，推阐数千年绝学，公诸同好，起聋发愦，感荷良殷。每思体此志愿，专心研究琅函。奈兹尘务纠纷，应接几无暇晷。忽忽季夏之交，又遭病魔来缠，盘桓斗室之中，往复迭转，想及周子秀君《读仙佛判决书之平心论》，危坐卒读，见其中论及佛法男女平等处，举例数端，俱属片面，未为定论，今姑摘录释氏书中轻视女人之文字数段，以资比较。

《涅槃经》曰：一切女人，皆是众恶之所住处。文句记曰："阿难问佛，如来灭后，见女人云何？佛言：无与相见，设见勿共语，设共语，当专心念佛。"

《诃欲经》曰：女色者，世间之枷锁，凡夫恋着，不能自拔；女色者，世间之重犯，凡夫因之，至死不知；女色者，世间之衰祸，凡夫遭之，无厄不至。

《智度论》曰：女人之罪，巧察人恶，女人之智，大火烧人，是犹可近；清风无形，是犹可捉；蚖蛇含毒，犹亦可触；女人之心，不可得实……譬如蛟龙，不择好丑，惟欲杀人。

又如道场禁女人之入，女色害人。经论中毁斥女人处，不一而足。在佛法中男女本不平等，今欲勉强牵合，是则不可。我佛有知，恐降违经之罪，不敢轻于赞和。然同一经论，何其凿枘如此？我与周君所见，成为两大对峙，反复思之，不得其故。

若谓男女平等，则如佛菩萨岂说诳语以自欺欺人乎？若谓男女不平等，则如周君所引各经语，又作何解？

释迦如来学仙之铁证

释迦佛当年初出家时，于雪山拜阿私仙道（见《华严疏抄》），辛苦六年工夫，冀了此身大事。足见仙道微妙秘密，不易得闻，苟非其人，难以承受，今举《华严》《法华》二经以证之。

《华严》曰：如来大仙道，微妙难可知……护持诸佛法，摄取大仙道……大仙有所施，戒法忍辱精进禅定智慧。

《大乘妙法莲华经》曰：佛告菩萨天人四众……吾四方求法……时有仙人言，我有《大乘妙法莲华经》……即随仙人供给所须……经于千载……令我具足六波罗密，慈悲喜舍，三十二相，八十种好，紫磨金色，十力，四无所畏，四摄法，十八不共神通道力，成等正觉，广度众生云云。

以上略引释迦学仙之证，即此可见一斑，若广引全经掌故，尚不止此。无奈彼等后辈不假思索，动以口角拒人，毁谤仙道，诚可谓数典而忘其祖也。

编者按：易君此稿，由四川灌县丈人乡寄来，原稿材料甚多，因限于篇幅，不及全部登完，特将其中两段摘录登出。其余若“道经与佛经之比较”各段，嗣又收到大作一篇，题为《生人非精虫卵子之我见》，亦暂存敝社，未及发表。知关远注，并以奉白，祈原谅是荷。

供养舍利子是什么意思

崇实居士

偶尔翻到24年12月24日的新闻报，无意之间，看见一行广告，标题是供养舍利者。下面是写着：“兹有舍利塔一座，内安舍利子四粒，系当日向北平普白普仁尊者处请来，计供养费一千八百余元。现因急欲远徙，如有人要供养以种福田者，可备二分之一左右供养费，即可前来请去供养。”我看了这一节文字，觉得很为怪异。于是发起我的好奇心，愿共读《扬善刊》的诸君研究一下，究竟供养舍利子是什么意思。

舍利子这件东西，据说是老和尚死了，将尸体焚化后，遗下来的东西。然而供养了它，有什么益处呢？值得花费一千八百余元的价值去请来供养。但是既经供养了，何以忽然又要卖出呢？若说因远徙的缘故，那末四粒舍利子很小的东西，也不是不容易携带的。若说因供养了可以得福，某某因志在利人，愿将福田让给人家种，不在乎自己得福。然而起初何故又要向人家去请来，夺人的福田呢？假使说以前家中有钱，所以能将舍利子请来供养。如今家道贫寒，无力供养，所以尽愿让给别人家。照此而论，他自己得到的福哪里去了？假使说有钱无钱，和福是没有关系的，某某家虽贫寒，然而福是得到的。但既然可以得到福的，何以现在忽而又不要福了呢？所以这个问题我心思愚笨，觉得很是难解。究竟供养舍利是什么意思，愿和佛家的善知识研究一下。

因为我是个实行家，欢喜讲事实，不欢喜空谈，所以我的主张，假使有了钱，尽愿做些有利人群而有公益的事情。不愿将有用的金钱，而做这些虚无缥缈的功德。以为种什么福田，而希望得什么福呀。但是这种见解，贤达君子以为然否？

听江博士演讲“世间与出世间”之感想

崇实居士

3月23号，在佛慈药厂楼上，听江亢虎博士演讲“世间与出世间”。正听得津津有味的时候，奈光阴贵似金，只一点多钟，江博士宏深的伟论、大雅的高谈，不能为我所留连，又被其他学会邀请去了。以是“世间与出世间”之问题，依旧丝毫没有结果。只说出了人生许多苦痛，而不曾说出怎样才能免除苦痛的方法。“有兴而往无兴返”，我想不独我个人如此，恐怕当时听讲诸君都不免有此感想吧。

继又想到博士所说的贪、嗔、痴三件，在佛家号为三毒；又说孔子亦主张戒色、戒斗、戒得。孟子则因齐宣王之好货、好勇、好色，用因势利导之法，欲其推己及人以行王道。但其结果，无大效力，不百年间，仍有暴秦之肆虐。虽云暗中实已栽培不少元气，但是事实上不能证明，故后之人或疑或信。虽有以德行仁之人君，亦有假名作慝之巨猾。而推究其所以然者，盖因贪、嗔、痴三毒，无法使之根本铲除耳。

须知释迦牟尼既以苦修六年，而因饿得不能忍，以是贪根又长，不得不饮牛乳矣（按：此乃博士临时所讲的）。然此非释迦之贪，乃中有所不足，不得不贪耳。今之佛教徒程度，未必能如释迦，而欲铲除此三桩根本，其若何能之？所以只能说而不能行，己不行而教人行，已成为今日之公例。

但是要铲除此三桩根本，究竟有什么妙法呢？还是终不可能呢？对于此种问题，鄙人经过长时间的研究。

先前从佛经中细细探讨，如《华严》《楞严》《法华》《金刚》、禅净律观、性相大小种种经论，不下数百余种。但是终不能彻底解决以上的问题。而佛家的经论，三藏十二部，又多得不可胜数，尽一生的光阴，也难以卒读。因此又想到历来的高僧居士，虽曾研究终身，待至报尽时亦无大异。虽云本人已能了生脱死，而贪、嗔、痴三毒，亦安能必其根本铲除？若由外视之，则与常人丝毫无异。“凡夫依旧是，入圣徒空言。”况且释迦牟尼经过长时间的精修苦行之后，不免尚贪饮牛乳，则其他佛教徒更可想而知了。以是知三藏十二部，或者不能解决此三种问题。于是惕然而惊，悚然而惧。

继而，偶有想到《孔子家语》上有两句云：食气者神明而寿，不食者不死而神。若能由食气而至不食，岂不是可以将贪、嗔、痴三毒根本铲除么？查是在《家语》上虽有此说，而无此法。则研究与进行，皆不可能。画饼不充饥，望梅难止渴，怎么好呢？于是再跨入道家。如《老子》《庄子》《淮南子》《列子》之类，披览之余，虽然觉得有端倪可寻，但是仍不十分透彻，依旧有些模糊影响。所以再将神仙家的学问，入手研究，如五祖七真所著的丹诀诗词，与仙家所发明之返本还原逆行造化的理论。于是始知果有不死之方，长生之法。而且人人可行，个个能学，只要有志愿就是了。

所以想到这里，觉得非常庆幸。盖向来所不能解决之问题，从此可以解决了；贪、嗔、痴三毒，无法可以根本铲除者，从此有法可以根本铲除了。贪根能除，则牛乳可以不饮；嗔根能除，则柔弱可以克刚；痴根能除，则对境可以忘情。照此而行，世间与出世间之问题自可解决。人生许多苦痛自可免除，可以神明而寿，可以不死而神。若不能到此地步，我敢大胆地说一声，都是空谈，终无实际。

虽然鄙人现在写这许多没要紧的文字，亦未尝不是空谈。然而鄙人有此知见，有此思想，有此志愿，自信只要不遇到意外的飞灾，不测的横祸，尽此一生，定能够达到以上的目的。但不知博士的心理，是否赞成此举？或者以此种方法仍旧不算彻底，必须要保险能够不生意外的飞灾与不测的横祸，而此生一定能够达到目的，才算彻底的方法？但鄙人还没有这种力量，自己不敢保险。所以要希恳博士最好再来演讲一次，将最高尚、最彻底，实行能够解决以上各种问题的道理，明白宣布，使大众周知，真实不虚地解除一切苦痛，是为至祷。

到四元宇宙去

施毅轩

我人处世，全被时间与空间所限制。自生而老而死，此时间之驱使；自沪而苏而京，此空间之束缚也。苟能超出时间与空间，则可隔绝生死而永远存在，除去障碍无有来往矣。惜乎！时间与空间虽为我人之公敌，然亦为我人生存中所息息需求者也。

若论空间有三次元宇宙之原理，即前后左右上下是也。在一次元之线上任取一点，即有前后之别。譬如甲乙二人面对背立在一线上，则甲之后即为乙之前。可见前后二项实为相对者也。在二次元之面上，除前后外，另加左右二项。譬如二人并坐，则甲之右即乙之左。此左右之相对，与前后同也。在三次元之空间上，除前后左右外，另加上上下二项。譬如甲立乙卧，则甲之头部在乙之上，而乙之全身在甲头之下。此上下二项，亦为相对，与前后左右同也（撄宁按：此说可参考代数学之三乘方与几何学之点、线、面、体）。空间既为相对，有用则存，无用则废。此存废之别，全视环境而定。譬如在一次元线上，若甲乙二人面对面坐，则甲之前即乙之前，而甲之后非乙之后，此前后之不可固定明矣。故我人若离开地球，则前后左右上下之方向，均可视为一体。盖离开地球者，从地球方面论，空间已废，障碍已除，来往可无有矣。（撄宁按：虽离开地球，假使我们的肉体尚在，则上下前后左右依然如故，安能废除？）

至于时间，则有闵可斯奇之四元宇宙论之为相对，复有爱因斯坦之相对论，证之而不谬。在三次元宇宙论之，则以时间为绝对。盖过去为过去，而未来是未来，过去断不能作未来，而未来断不能作过去，理之常焉。

殊不知自幼而老者，乃体细胞内所含之电子多寡而已。幼而壮，电子之增进；壮而衰，电子之减退。此物质之增减，遂有时间之不同。假定体细胞内电子之全量，永保而不减，则虽有地球公转太阳，月球回绕地球，而时间之不同，不生效力。故若能解脱生死之境界，更无时间之可言矣。所以从四次元宇宙而立论，返昔为今，自然可能。进一步详论人身返还之理，修养之术，则长生不死，亦非谬论，且颇合于近世科学之原理也。

撄宁按：过去、现在、未来这三个不同的时间，盖由于吾人之分别心而成立者，与地球公转太阳及月球之回绕地球，无涉也；与古代之铜壶滴漏及近代之钟表指针，无涉也。日月地球之转动，只能造出年月日时；钟表轮条之卷舒，只能造出点刻分秒。假使吾人没有分别心，任其转动而已，如何能判断其为某年某月某日某时？任其卷舒而已，如何能观察其为几点几刻几分几秒？其所以能判断，所以能观察者，全恃吾人之分别心。纵令日月销沉，钟表毁尽，而分别之心不息，则过去、现在、未来三时间，依然如故也。第一念起，名为现在；

第二念起，则第一念已成过去，第二念遂为现在；第三念待起而尚未起者，即是未来。不必测日月，不必看钟表，俨然有三种不同的时间存在，然则打破时间之说，岂非徒成戏论耶?

我友吕君纯一，研究科学人也，精通玄理，对于长生学说，素有心得，仙佛经书，博览无遗。既备天赋智慧，又得真师口诀，此次费尽脑力，注解《金刚经》一书，详性命之学，述修炼之方。贯通中西学识，不涉迷信；阐发古今奥义，独树一帜。俾研究佛老者，有所问津也。

炼成金刚不坏之身，永保固有电子之量，合于四次元宇宙之学理。借以避免时间之束缚，并引元始子为万物之始祖，一动一静，而分为阳电核与阴电子，此无极生太极之理，万物皆然。因电子之公转电核而成原子，由原子之结合而成分子，由分子之包涵在细胞内而成生物，由无数细胞之集合而成人体，此生理学与解剖学论之详矣。然壮者电子之多，而衰者电子之寡，早经神经学生理化学之证实，可知电子之多寡，有关于生死。

然电子尚为物质，不离三次元宇宙之范围，故先依法增加电子量，锻炼精进，自由凝集，神妙若电，形尚未化，固不足奇。再进以电子与电核凝合，而返为元始子之无极，始与宇宙同体，太虚合一。是已脱离细胞，超出物质范围，以达四次元之宇宙之境界。与时间隔绝，与空间分离，不分彼此，真我常存，无有往返，真性永在。如此，则不生不灭形神俱妙之法身成矣。

美哉！吕君之用心深矣。书成理彻，乐为之序。

医师施毅轩序于苏州

撄宁按:《金刚经》属于佛教般若宗，他的本旨，是破一切名相，独显真空之理。对于神仙家、金丹法门，毫不相干。纯一子是由南派栽接法入手者，此法乃中国神仙家口口相传之秘术，只有中国人能懂，只有在家人能实行。释迦牟尼是印度人，他自己就不懂中国神仙家的法子。况且他又是一个出家人，就算他能懂，他决不能实行。因为这种功夫，非出家人所能办到。赵缘督的《仙佛同源》、伍冲虚的《仙佛合宗》、柳华阳的《慧命经》，已经被佛教徒骂为外道，判为邪教了，何况再将取坎填离之法，介绍到《金刚经》上去。现在吕君又蹈前人之覆辙，难免又要被佛教徒所呵斥。须知仙佛二家宗旨，是立在相反之地位上。仙讲长生，佛讲无生，断断乎不能合作，不能一贯，不能牵强附会。

我们学仙的人，把仙教范围以内的书籍宣传也好，注解也好，流通也好，切切不可借用佛典中一个名词，省得受佛教徒轻视，说我们没有独立的资格，要倚靠别人家的门户。仙家借用佛家名词，宋朝以后才有，前人已经错误，今人不可再误。区区苦心，望世间一般著道书的同志们原谅。

又按：南派栽接之法，在“民国”以前，无论什么朝代都可以实行。现在这个时候，若要提倡此种学说，恐又有点行不通。一者年龄问题，二者人格问题，三者外护问题，四者经济问题。设若有一项弄得不稳妥，就要变成法律问题。不知同志诸君曾注意及此否？我个人愚见，还是谈北派清净法为妙，省得惹出许多麻烦。至于南北派之说，亦不过人云亦云而已，其中界限，颇不易分析。譬如南派白玉蟾就是清净法而非阴阳法。清朝以来，龙门派在家修炼的人，也有用阴阳法者。可知，南北派是相对而非绝对的。

《金刚经金丹直解》序

纯一子

大道浑沦，无名无形；大道显微，有生有灭。道在天地未判之先，由五化而成太极，则乾坤依此而清宁，日月倚此而光明，风雷赖之而变化，人物借之而成形，两仪依此而奠定，四象倚此而阖辟，八卦赖之而定位，九宫借之而呈象。故上士得之而为仙，下士昧之而为凡。

夫道也者，放之则弥六合，无物不有；卷之则退藏于密，无时不然。此不可须臾离也，可离非道也。可见道不远人，人自远道耳。

因大道出乎人道，先天隐入后天，有顺行逆行之别，为人道佛道之分。可知万物化生，皆持先天一气；包涵群生，尽是太极一理；图书既现卦数之灵文，河洛复阐龙马之精神。

仙佛经书，尽言大道，分阴阳之对待，运刚柔于上下。一颗宝珠，夺尽乾坤之造化；一粒金丹，采取日月之精华。是大道正理，不离乎铅汞交媾；仙佛真传，不外乎阴阳颠倒。控制心猿意马，方得龙潜虎伏；能道心常明，自然吞金进火，不难行符得药。若人欲一起，水火不能既济，铅汞岂能相投？此《金刚经》密经，详修炼之玄奥，泄大道之秘密，成仙佛同源、性命双修之宝筏也。

全经喻言，三十二分，真铨透露，宗旨合乎丹经；反复详述，玄微契夫老庄。字字金科，言言玉律。惟经义古奥，理隐难达。

斯经大乘之法，业已六译其文，至今盈于寰海。令人乐闻受持者，是姚秦鸠摩罗什所译之本也。注释不下百家，务性而乏命术，惟以空寂为宗，痴想立超彼岸。岂知漏尽难成，深苦渡海无筏，虽造入定出神，总属阴灵之气。宅舍难固，终落空亡。如欲回阳换骨、白日飞升，须得佛教方外别传之秘，道家金液还丹之诀。惟六祖以下，上士难得，仅讲性法，慧命失传，其愿弃却名相，立离大寺，和寓猎侪，以成妙道，薛道光禅师，弃僧伽黎，幅巾逢掖，混俗和光，以了大事。此释家之得性命秘传真诀者，力避时人之猜疑讪谤，借有力好道之侣地，而实行之也。故阴阳互用之奥妙，杀机反复之玄理，非遇不惊不怖不畏之人，佛说：不可说也。

抱朴子抱道二十载，吁无力实行之嗟；三丰师得诀十余秋，吟缺侣伴道之叹。夫知、行、成三步，决不可同日而语。因性命双修之道，法财侣地，缺一不可。法财既难同得，侣地岂易寻觅？古仙云：备办法财买金液，机事不秘则生害。诚非诬也。得诀者行尚难，由实行而成道，岂易哉？！

纯一不敢自秘，愿以金丹直解，注性命双修之事，为仙佛同经之途。普大世界，不乏同志，熟虑深思，自易悟真。所谓给孤独园也，一合相也，乃至无有妙法可得也。不难对镜见形，拈花微笑。寓有字妙经中，包藏无字真经，愿人寻觅无字真经，一得而永得，虽凡夫俗子，立跻佛地。有缘得遇，彻悟真如，俾如来正法眼藏，和合凝集，龙女献珠，放大光明，普照恒河沙等三千大千世界，不负牟尼古佛垂经渡世宏愿。

夫平素崇佛以辟他教者，是仅识有字之经也。因有字之经，释道稍异；无字之经，仙佛同需。有字之经，经之糟粕也；无字之经，经之精液也。吾辈虽不能即得无字真经之妙谛，亦不容自狭以狭佛教耳。是为序。

“民国”癸酉仲冬古吴纯一子序

佛经仙道与科学之研究

纯一子

吾人生于地球之世界，为太阳系行星之一，离太阳远九千三百万英里，较太阳小一百三十万倍。而太阳系虽已极大，在宇宙中不过沧海一粟，实为天空中极小之一星系而已。其类似或大于太阳系之星云系，在望远镜之力所能及者，何止千万？其确实之数，目下天文家尚不能尽知，其非望远镜之力所能及者，更是无数。佛云：如恒河沙等三千大千世界。寓言世界之多，无数可计。宇宙之大，正无可限量也。

人之生存于地球，上有空气之压力，下有地心之吸力，同时受地球转动时离心力之支配，无处无时不发生作用。喜怒哀乐，寒暑饥饱，随时可使人致疾，必须时时刻刻与自然势力之环境抗争，始能生存，即谓人之能力。由能力之经验，发生智力。由智力之研究，极其科学所明者为知；逾此最高深已知范围之外，非科学所能解决者，则为神。故曰：圣而不可知之之谓神。夫神者本非迷信之名称，实为未尽明著之知耳。若宇宙天空，究大几许，无人能知，西洋人以8（无穷大）表之，我国则转过90度书之曰∞，（《玄说文》作∞）。因知之范围，遂渐进步，例如雷电之现象，风云之变态，昔日视为神者，今人能以科学解释之，而人知之范围内矣。人类极尽其聪明才智，知之范围虽日渐增大，究甚有限。

夫大者，天地之理，无穷大宇宙之谜仍未找破；小者人身之细胞，由婴幼而少壮，衰老而死亡，顺乎自然之显著变化，出于不知不觉之间，究以何种原理，为此种之变化主要原因，各国学者亦无确实之证明，此种衰老之趋势，至今尚难明了。近世德国医家，极其科学智力，虽不能详原始之变化，亦可知内分泌之关系，于是发明青春腺接种之术，生殖腺注射之方，为返老还童之法，可由是进步矣。奈接种之术，不易实行，生危险易，而得效果难，已往之成绩可睹。生殖腺分泌液之注射，已为各国医家公认，补养神经有功，增加抵抗生力，用之得当，确有缓却衰老之趋势。察其效果，完全出于临时之彼动，停止供给，前功渐弃，生理变态，依然如故。远不若我国之金丹大道，能改造体质之自动力，生理上起逆行之变化。初步之炼精化气，已有返老还童之效。照科学原理，实是炼化吸收已成之原生精卵分泌液，起生理自然逆行之异化变态成电子。中步之炼气化神者，乃炼化万灵电子自由凝集之法，能独立随意运用其原始灵明之力，脱离身体物理精妙机器之构造，瞬息万里，如电子神妙无比也。最后之炼神还虚、炼虚合道者，乃炼化随意运用之电子，由渐而化为无极之元始子矣。动则聚为有形电子，千变万化，无物不能成象；静则散归虚无元始，原归一物，宇宙太虚同体。夫明道者，可由人之自然常道，夺天地之造化于不知不觉之间，变化人身之细胞生理，自然逆行还至元始电子，无形无象，变化无穷。既可生热炼化，又可发声传光，不受天空物质时间之阻隔，无远勿屈，无事勿能，不但人所能皆能之，既宇宙之所能无不能之。昔日讲仙论佛，为神之境地，在今日已渐趋知之范围，所谓先天之元始祖气，可以明矣。

夫宇宙之定义，吾国早知。宇者空也，上下四方之谓也，古人称之曰六合；宙者时也，往古来今之谓也，包含过去未来及现在。夫时之始终，空之起极，无法尽知，所知者时之一段落与空之一部分而已。古人早知宇宙，乃时间与空间之各种配合而成之种种形象也。而宇宙之本体，则始于一元之无极，即在神之境地。无穷大之别名，元始子之太虚，至太极元始子已入于各种均衡状态而有动静之形象，即入已知范围之别名，如电子之已有范围也。两仪者两面观之相对论也，阴与阳动与静之谓，即老子所谓有无相生，难易相成，长短相较，高下相倾，音声相和，前后相随，一切均相对之意也。四象者即爱因斯坦（Einstein）所创四进向也（Fourth Dimensions），即时间与空间之四种测度也。八卦者精神物质与时空之配合而生之初步形象也。六十四卦者，时空之种种不同配合生生不已而得进一步之各种形体与动态也。吾国之《易经》，即说明各种不同之时间与环境中应有之最适中正当处置之书也。

易者，阴阳之道，从日月会义成名。八卦之书，始于伏羲，有画无文，先天之易也。六十四卦，重于文王，卦下有辞，后天之易也。统之在道，则先天无二致；散之在理，则后天有万殊。故《易》有“太极生两仪”。太极者，道也；两仪者，阴阳也。阴阳合一，即太极一道焉。万物之生，负阴而抱阳，莫不有太极，莫不有两仪。絪缊交感，变化无穷，故以易阴阳之道，动静之理。卦之已形，爻之已见，而定其数理，可以言知。卦虽不同，所同者奇耦；爻虽不同，所同者九六。是以六十四卦为其体，三百八十四爻为其用，远在六合之外，近在一身之中，暂于瞬息，微于动静，莫不有卦之象焉！莫不有爻之义焉！故能知夫阴阳先天之道，察夫动静后天之理，与天地合其德，与日月合其明。以坎离二卦，互藏阴阳之用，坎上离下，二气相感，既济成功，性命之道得矣。是长生不死之方，仙佛逆行之法，在于易之坎离二卦明矣。

夫乾坤则为众卦之父母，然自重乾变而至于重坤，则阳尽阴纯，身登鬼籍，生生死死为人道之常，以长生不死为幻说。不知重乾至重坤，实无坎离二卦在其中也。有坎离二卦，则不能顺推以至死。故易之为数，逆数也，逆返其道而得不死。以坎离一卦，代水与火，万物得水火则变。科学物理，精巧汽机，皆以水火而神其用，为功大矣。修大道者，亦以此科学而成之。凡人之水火，精与血皆含水，惟元始子电气则为火矣。元始电气者何？即坎中一阳，为真阳之种。在丹经名药、名火、名真金、名华池神水、名铅，种种异名，更仆难数，总之皆此一物之代名词耳。元始电气真阳，即是金丹来自太虚，集自人身，来自人之所以成此身，其成此功也。实非赖金丹之力，不过有逆用成仙、顺去成人之不同。金比其体，丹喻其形，所谓“二弦合其精，乾坤体乃成”，固非五金八石草英木华种种无情之物所可得而比拟者也。乃阴阳元始电气合成之一物，救死之圣药也，极实贵之，故名金丹。极简至易，虽愚夫愚妇，亦得与知，故上天宝秘之也。炉鼎之名，即人身阴阳二电之器。烧炼之意，为烧水全干，炼阴使尽，与朱砂水银，有何与耶？实亦借喻之辞，固非实言此物。左道之来，皆由于丹经之喻言，与人之妄猜测而得，亦各有其小效，要皆入于空亡。其间惟调息坐禅，虽不能一得永得，尚可见性明心，然至此地步，其功亦大苦矣。惟金丹简易自然，一得而万智万能，无不悉俱，岂他一切小道所可同日而语哉！孔子之道，惟性功耳，知有命功，望之而未能得。夫命功在易，佛老皆由之，故读《易》“韦编三绝”且有假年之叹，可见易学玄妙，尽性至命，言不虚造，论不虚生。各国科学家哲学家，均在极力研究之。吾国人愚蒙，不可以语上，遂致已发现之宇宙真理，明仙佛之坎离逆用，复从知之范围，退出而入于神之境地，深可浩叹。近世西洋发明之唯生一元相对论，即是宇宙之真理。及宇宙之全体大用，非若唯物唯心唯能唯性各论之仅居其一端，具宇宙之一体，而有偏见。不知天道人道，无不一贯耳。

由是观之，宇宙之大，科学既不能究其极；元始之力，科学亦不能详其用。

夫宇宙之森森万象，浩浩乾坤，推求其原始，混沌无极，太空无象之可寻者，何物也？科学可谓未成电子之元始子，古道所谓先于天地之先天气。元始子为电子之前阶级物，其热力无可比拟，流荡往复而生象，因自然渐冷而变态，由气体而变流体，由流体而变固体。宇宙星球万象，无不成于此元始子也。故未有天地，先有此子。万物之象，虽有不同，万物之元始子，果无不同也。天地亦宇宙万象之一，亦有其生，是无极而为太极，由元始子而成之物也。吾人亦宇宙万物之一，虽生于天地之后，亦由无极而为太极，由元始子而成之人也。

宇宙之成天地，经过如何阶级，已生若干年纪，现代科学，尚不能稔其真象，在似知未知之范围。未尽确知之前，仍不离神之境也，无由讨论之。人之生于天地，由物质阶级进化而成，人类进化学，论之详矣。推原其始，胎卵湿化，均出一源，无不由原始子动成电子，而原子，而成原生质，备生物生命特有之基础。生物之最小而有组织个体简单独立生活之物为细胞，由细胞集合而成不同之组织，再组成各种器官，以营各种不同之机能。合器官营互相补助共同之工作，而成为系统。如循环系统，专为血液运输养料和废物；排泄系统，专司排泄运输废物于体外；呼吸系统，专为吸氧排碳之需；生殖系统，为生殖布种之司。消化食物，吸收养料，筋肉之运动，骨架之支持，以及神经传导感觉思想等作用，均有系统，专司其职。合物理化学自然构造神妙之各系统，成为人体，而基本单位，仍不出于细胞。而细胞之成，仍不离乎元始子耳。人类之奥妙，尚非人类今日之知识所能穷，亦非已知之现在科学所能造。元始子乃为生元之始物，既有知觉灵明，又能动作行为，真神妙无可比拟，精微无象可察。身体结构之精妙神奇，生活智慧之知觉思想，以及动植物状态之奇奇怪怪，无可形容者，皆元始子为之也。元始子之生造天地，以及人类万物，亦犹乎人类之造屋宇舟车城市桥梁等物也。天空之飞鸟，为元始子所造之生活飞机；潜水之鱼介，为元始子所造之生活潜艇。昔时之哲家所不能明者，科学家所不能解者，进化论所不能通者，心理学所不能道者，今皆可由此及彼而豁然贯通，为大道先天气之科学哲学解耳。科学是实验后天物质之自然，不能检先天无形之自然；哲学是确定科学未明之理论，不能得元始自然之证据；仙佛之道，究先天无形之自然，变后天自由还元始。夫元始子是无极太虚，经过若干阶级，化成电子，已入太极，而太极有阴阳之分，动静之感，万物之始生也。其反动灵感之力，等于电力。人之脑细胞神经组织之构造，高于一切动物，就电机组织之传导收发各机关，高于一切普通电器也。因电力之用，以其体之构造而异，电置于炉，其用为光；电置于轮，其用为走；电置于传热器，其用为暖；电置于播风器，其用为凉；电用于目则见光；电用于耳则闻声；电用于口喉则发声；电用于筋肉则运动。其元始子构造之细胞不同，而其致用亦异耳。电力生于阴阳，感于阴阳；人体生于阴阳，死于阴阳。以元始子构造脑细胞，特异有机体之电力灵感，故思想智慧巧妙变化，正令人不可思议。全体既成自构造种种不同之细胞以供用，复能运用种种不同之电力而致用。此复杂之有机体构造，动静于外者，颇易明了，犹科学证明后天电子之理；而潜伏于内者，无形无像，如精神情感意识思想，非科学所能形容耳。可知生殖之精虫卵子，乃人身体用兼备元始子玄妙之道，故顺行之以生子孙，潜伏继续体用，苟能逆行之，以还体用，岂非返我体真乎？其微妙精细玄奥神奇之理，非今日后天之物质科学能明解，惟古时先天之金丹大道能应用耳。兹将我国古人所发明顺行生命自然过程之七象：

（一）诚：从无而真有，元始子在自由波动时也。

（二）形：均衡局势之成雏形，元始子经若干阶级组织而成电子，由电子而成原子，由原子而成分子，由分子而成万物也。

（三）著：均衡局势之逐渐显著也。

（四）明：均衡局势之既显明而光大也。

（五）动：均衡局势之本身形体，在被动与自动中进展也。

（六）变：均衡局势之受外力所摄，而起变动也。

（七）化：均衡局势之代谢变化，另成为一新局势也。

由诚至化，为顺行生命。（物质＋精神）＝生命，有婴幼少壮衰老死亡之自然过程。过程之一轮回，亦可为宇宙一切组织顺行自然之终始，故曰：诚者物之终始。其过程之长短，则又视其动力之大小，与耐性之长短。人为宇宙间组织之一，为生元所造机器中之最灵敏最得意之作，故欲持续其生命，自亦不能例外，故曰：自强不息。诚为贵，诚之于人，在物理作为动力之解，即维持其本身均衡局势之条件。夫元始子之动力，先天地生，宇宙所赋，人之所需，与物之所用，亦皆互假其力，以图生存。如植物之米麦豆菜，动物之猪牛鸡鸭等，皆以宇宙之力，以成自身。人食之，经过人体物理化学，夺动植物生存之力，助自己生存之力。其质虽异，其生存之力同也。夫太空宇宙元始之力，分为宇宙万有之殊，力之元始虽同，力之致用则异。如赋于目司视，赋于鼻司嗅，因用为殊，由体始分。而抽象言之，吾人元始之力，无异于天地万象之力，犹以“耳目口三宝，闭塞不发通”，外缘悉斩，元始之力犹存也。虽有色声香味触法之感，而不用眼耳鼻舌身意之力，则元始之力还，自然之道逆，衰老之趋势退，修养之初道得矣。

窃思人体入水则命危，习泅三载，可以自由入海；弱夫力不能缚鸡，练武十年，可以徒手斗虎。外象犹是人也，何其能大哉？术以致耳，习以成耳。人于宇宙之力，承赋生理，本无足奇。古之得道仙真，飞升隐显，凌云驾雾，不但有降龙伏虎之能，诚且超出天地之外，所谓“无名天地之始，有名万物之母”，炼虚合道，与宇宙同体。不知者论之，必以为幻想妄谈，捕风捉影，或以为其命特尊，品为天授。抑岂知法力所致，无非得元始之全力耳。故吾人苟能用法以修，依术而进，则元始之力，人人可得而有；非常之迹，人人可得而行。奈矜高不信，世俗难能，欲蔽其天性，扰攘其真体，顺行其自然生命之道而不知，遂使元始之力可增而反减，万能真体可坚而转损，蹉跎数十载，衰老而休，言念及之，唏嘘不已。然而逆行其自然生命之道，返还我自然元始之力，决非常人所能闻，闻亦不信；亦非世俗所能行，行始知危耳。

窃思精神学之神通、无线电之波音，在未有事实之前，人必以为神权之迷信，绝对不信有此事实。纯一在研究自然科学时代，闻此仙佛之道，亦未尝不如是观念也。惟性好研究，素以未来科学之思想，解释科学未明之事迹，对于仙佛经书、仙佛事实，虽疑为迷信，然好奇研究之心，未尝稍懈。惟其中譬语之代名词，终不获解其真义，日对案头，毫无成绩。幸于“民国”十四年，遇高僧觉迷师，以教外秘传指示正道门径曰：“原夫万物之始生，必借阴阳之化育。有阴无阳非道也，不足以遂其生也；有阳无阴亦非道也，不足以观其成也。唯阴阳合而万物遂，九宫正而百道昌。如《金刚经》、一合相之道，谓之真道也。如烧炼采战，服食运气从邪径入者，非道也；呼云喝月，缩地移山，从神通入者，非道也；以竹击悟，拈花会心，从机锋入者，非道也；冥心端坐，习静参禅，从枯坐入者，非道也。然各有其事，各有其效。求其结果，为梦幻泡影，坠入顽空，无关生死，则一也。”于是已得其门而入，研究之资格备矣。“民国”十六、十七、十八、十九年，阅得《同德医药学》，内载《风师宝训》全节，益感觉迷师指示之真，导言之切，而风师之文，不啻是我耳提面命之真师。因此大开我茅塞，知修养之道、不死之术，既非古有今无，亦非神权迷信，实有其事实。若风师者，是今之得道人也，亦今之证信人也。不但以前之惊疑，一旦尽释，从此求道之决心，一刻难忘。“民国”廿一年纯阳仙诞日，蒙恩师樵一子，鉴我之诚，知我之真，亲传口诀，并至嘱曰：天机造化不得轻泄。以张紫阳三传匪人，三遭天谴之戒，反复叮咛。纯一谨遵师训，初诚愈恪，于廿二年元旦，感恩师授慧命金丹药物火候之秘。其言甚简，其要不繁。获闻恩师一语，方知道在目前，可谓指流知源，语一悟百，有若雾开天清，尘尽镜明。参诸丹经，节节符契，于是恍然大悟，简易自然金丹之造化，果非其人，不克传也。若传非人，欲度其性命，而反伤其性命耳。粗备丹房器皿，信受真诀奉行，下手筑基，取坎填离，寸口包罗乾坤，铅汞真合三家，临炉火候，难书竹帛，琴剑神功，引验见效，如立竿见影。仙佛真传慧命之道，能证信非诬矣！未得诀时，叹真道之难闻难得，圣师不名，访求无门，事之难也；既得诀后，叹真道之难行难传，时人不识，惊疑谤毁，情之常也。真道者何？仙佛丹道之药方而已，佛家称谓牟尼宝珠，道家称谓金丹玄珠，能医不老之病，令人不生不灭。不过此方为上天所宝，非世医所能知，亦非从古神于医者所能识也。夫医之所治治有病，丹之所治治无病。其实非无病也，特根于性天之病，非凡方所能治耳。如得此方，则性天之病去矣。性天之病何病乎？曰水分焉而已。此水分根于血，有血即有水分，欲去其水分，则必去此血。去水分可也，去血不可也，以致此病不可治也。苟得去血之法，则此病去矣。呜乎！血可去乎，人不能信也，然实为去血之方。岂但去血，并精血两去之。呜乎！其言愈深，其说愈奇，人愈不敢信矣。其实至平至庸，至明至浅，且合于物理医化精神电学之原理，并非欺人衍奥之谈也。奈何乎，不知此故，即不明此理，以至平庸明浅之事，作极深迹衍奥之思，宜乎愈求愈不得其当也。

兹姑引譬浅近之理，明辩长生之术。如凡人之生，生于父母之精虫卵子，尘浊之物也；仙佛之成，成于大道之阴阳元电，清轻之气也。惟成于大道之仙佛，亦必生于父母之凡人。除生我身父母之外，复有成我真身之父母，在人身也。生我之人，而复生真我，斯为道之得也。何谓真身？即万劫不坏之金刚法身。欲成真身，首须断淫。断淫之事，虽能勉强，断淫之实，确是难能。仙说淫根难断，旨者言乎。因吾身之成于父母识神之淫，达到成熟时期，内分泌发育完全，亦如父母识神之淫而生子矣。所以要需先天元铅，死我识神，制我淫精，则汞受铅制，出于自然。至此地步，佛家之漏尽通成，道家之阳关已闭。在尘出尘，知色不色，能生而不生；炼成电子，还至太虚，愿灭而不灭矣。所谓不生不灭，生即是道也。何以吾人未至成熟时期，不思淫乎？实因内分泌发育未全，淫精未生，元神用事，决无淫心，如婴儿之无精，可证无淫之识神。可见成人有精，即有淫之识神。而识神用事，淫不能断明矣。精养识神，不可以不宝；淫不能断，不可以不节。若元神用事，则精既不生，何事乎宝？血为未变之精，精为已变之血；血为养元神之物，精为养识神之需；血有祛病之能，病却因血而生；精为养生至宝，人却因精而死。元神能复用事，亦不必血养，因精已不生，血将枯涸，所有者，一团元始电子真炁耳。真炁既不化血，亦不化精，而已重回旧路，再返桃源，由物质自然逆行变态，递化为元始子无极之境，能为万物之母。天地有坏，元始无变焉。遍阅仙佛经书，无语不道此事，而实未尝一言以破其的也。后人愈测愈伪，愈猜愈妄，“差以毫厘，谬之千里”，故未明道者，未得诀者，以为平庸简易之法，终不能得怪奇玄奥之效。不知既名曰道，则人人皆得而见之，皆得而由之，所谓一条一路是也。佛法不贵神通，真仙原无怪异，在人自勉自为。

大德大悟，有何艰深耶？有何高妙耶？故有志者认明正途，信受奉行，既不惊不疑，又不畏不懈，以非常之决心，行非常之大道，则元始之力，虽远可及；万能真体，似难实易。一言以蔽之：“顺为凡，逆为仙，只在中间颠倒颠。”如来告须菩提：一合相者，则是不可说。但凡夫之人，贪着其事。《宝积经》云：和合凝集，决定成就。简易大道之理，佛已明言，宝秘大道之诀，是不可说。古今师傅至嘱，纯一未敢轻泄，故大乘口诀，只能隐藏诗内。神而明之，在乎智慧，诚而求之，在乎道德，愿世界同志，共行大道。勉旃勉旃。

金丹大道真诀诗三首

（一）阴阳易道

两弦兑艮合乾坤，上坎下离天地根。
颠倒阴阳明顺逆，氤氲交感乘时吞。

（二）丹生真时

日月交光晦朔新，天机隐寓时三旬。
阳生电子活冬至，窃得金丹无价珍。

（三）修炼次序

炼已筑基转法轮，还丹电孕若怀春。
浇培面壁阴神出，返我元初不老人。

修道新论

净心子

在这狂呼科学救国、维新救国的时代中，忽然不识时务地提起这“修道”的一件迷信事情来，岂不怕人冷笑和攻击吗？但是我既不是任何宗教的崇拜徒，又不是抱着消极主义的隐士们，更不是什么高唱“读经救国”的老先生，为什么也写起这个开倒车学识的论题来了呢？这因我曾经研究过道学，而深觉得这个道学并非迷信，并非开倒车学识，并且还是一种人生很切要的学识呢，所以我就不避矢石地来大胆的论说一下。但是我研究的日子太浅，见解难免有错误的地方，所以还要请诸位指正和原谅。

我们在想去研究一种学识之前，第一个要件，就是要把想去研究的目的物认识清楚。譬如要想去实行“新生活”，而连“新生活”究竟是怎样一回事也没有知道，请问还能做得好吗？所以我们既然要论“修道”，当然亦须将“道是什么”的一个问题，先来解释清楚。那么这个“道”究竟是什么东西什么意义呢？我见辞源上说："道者，理也，谓一定之理，人所共由之路也。"又考《庄子》上说："道在蚁蝼。"《中庸》上亦说："道也者，不可须臾离也，可离非道也。"于此可见这个"道"是一件无所不在的东西，一条万物必由的大路，恰恰等于现代盛极一时的西洋哲学家、科学家等口吻中所谓的"大自然"了。既然"道"就是"大自然"，我真不明白为什么一般新学家对于这个"道"，要这样的唾弃呢？难道必定要那些洋人来掉个枪花，把"大道"改成了"大自然"，才算不错，才称合理，才值得奉仰和信用吗？古人说："求人不如求己。"现在却变做"求己不如求人"了。岂非笑话？！

上节所讲的"道是什么"，大概已明白了。现在再来讲：道为什么要修？我说："道"是万物的根本，"修"是修补修复的意义。倘使根本不坏，当然用不着什么修。但是我们要晓得，人类本来是同万物一样底从"道"中产生出来的，所以人的"祖性"，本来是完善不坏的，所谓"人之初，性本善"。然而自从出了母胎，逐渐长成，就慢慢地被七情六欲所迷，为世事尘劳所困，从此一步步的由幼而壮，由壮而老，由老而衰病，将一份完善不坏的"祖性"，渐渐的断伤和消失。仿佛像一盏盛满了油的灯，被它的灯焰将那盛满的油，一些些的烧竭，到了油尽的时候，若再不去添补，那么就要"油尽灯灭""病极身亡"。可怜一个人到了死去以后，无论他生前是怎样有才学，怎样有大志愿，不是亦只能撒手而去，半途而废吗？你想可惜不可惜？现在我们要圆满每人的大志愿，不使半途而废，我们要战胜这个无形的造化，不使弄人生死，所以要去"修道"。因为"修道"是能够解决以上两个问题而有余的。那么修道究竟是怎样一回事？有这样伟大的效力呢？且看下面写来：

修道究竟是怎样一回事？我说"修道"就是一回"种火添油""返本还原"的实事。上面不是说，凡是人从母胎出世以后，便渐渐地被情欲世事所迷困，所以就不由自主地一步步由幼而壮，壮而老，老而病死吗？那么"修道"既然是一个"添油返还"的法儿，所以凡是讲修道的书中和传道的人等，都是教人先去除情欲、简人事和做修补返还的实法。直到一旦功成之后，方再出来和光混俗，大做其利国利民的工作。这个理由，也就是像我们在年幼无知的时代，必须上学读书，求一切应用的知识，及到学成了后，才到社会上去做事的道理一样，所以这"修道"并不是一件虚无迷信的事情。并且修道的人，即使万一修不成功，亦至少可以做一个健康、善良的好公民，因此“修道”又是一件有利无弊的稳妥事情了。你看，这“修道”的一件事，既妥实，又奇效，世人为什么要去诽谤它呢？我奉劝诸位，快快起来提倡和研究吧！

附注：鄙人这篇论文，是为和新学家讨论“修道”而做的，所以文中的记号句，偶有穿凿倏藉的地方，尚请海内道学家鉴诸是幸。

提倡仙学的我见

净心子

在吾国最有名望、最有历史的宗教，当然要推儒、道、释的三家了。仙学呢，是从道家中脱化出来的。那么我为什么不说提倡道学，而要提倡仙学呢？因为我觉得仙学是道学中的精华，它的学识是最真实、最切要、最有效验。目下是注重现实的时代，自然应当提倡真实的学问，若再跟着那辈老学究去高唱“读经救国”和帮着愚夫愚妇去狂呼“念佛消灾”，岂不是又去开倒车和迷信了吗？

写到这里，我想必定要有人责问我：“仙学，不是亦被人斥做迷信的一种吗？”然而我说：“仙学哪里是迷信？”而它所以被人斥为迷信的原因大概有三：（一）学仙的人，向来遵着旧规，严守秘密，以致局外人无由得知其内容；（二）仙学书籍，亦大多是满纸坎离、龙虎的专门名词，普通人不能解释；（三）没有人出来公开提倡。因为这三大原因，便弄得一般人不能明其真相。真相不明，当然便有人疑心它也是那些拜神念佛的迷信事情了。这是很容易推想得到的。这伟大超等的仙学，真是被人挖苦够了。若再这样的埋没下去，恐怕我国固有的这样一种超等的学识，就此永远地断送了。你想可不可惜？况且现在已经到了“强肉强食”的时代，若再没有一种超等的学识出来调济和救度，恐怕不久便要酿成人类灭种的惨祸了。不信，你看那可畏的科学，不是在那里一年年地猛进吗？一方面在物质上虽然有益于人群，像电灯、无线电、飞机、有声电影等种种的发明，都是新奇夺目；然而一方面却可怕了，如毒气啊、死光啊、枪械啊、炸弹啊，哪一件不是杀人的利器。前次世界大战的时候，科学还没有现在这样的昌明，然而杀人已是可惊了。那时德国不是几乎闹出人口荒来吗？所以在将来世界大战发生的时候，杀人的厉害，当然可以不言而知了。照这样地科学一年年的猛进，世界大战一次次的发生，不是很容易地把人类杀完吗？所以乘这惨祸还没有降临的当儿，我们总该想个方法来制它才是道理。然而难了，你看那各国采用和研究的政治、军事、文化以及光、电、声、化等等的学识，任你怎样的高明，总不能统一全球，协和万邦。这究竟是什么缘故呢？因为他们所研究的各种学识，都是“空中楼阁”的豪华，并不是“栽树培根”的实法，恰恰踏了那“舍本逐末”的大弊，你想还能做得好吗？

我们要晓得，世界的造成是拿人做单位的，人的生存，是把身心做单位的。这人类身心的学问，才算本务。现在对于这身心的学问，虽然也有人研究，如心理、生理和医药、卫生的学问，然而总没有多大效益。以致人类的寿命，依旧是一年短促一年，心地更是一日坏似一日。今日我之所以主张提倡仙学，也就为此。因为仙学的确是解决身心问题的无上妙法，将来公开研究，诸位便能彻底明白。现在且先来把怎样去提倡仙学的问题，讨论一下吧。

按提倡的方法，大概有四种：(一)宣传；(二)研究；(三)试验；(四)实行。关于这四点，鄙人把我个人的一些浅见，供献如下：

(一)宣传

宣传方法，下分二点：(甲)言语宣传。言语宣传的办法，普通都是利用演讲和无线电播音的两种，我们亦不妨援照这个成例，来试行宣传。至于宣传的资料，我以为总要真实、简明、新颖和富有兴趣，才能引起人家动听和了解。(乙)文字宣传。文字宣传的方法，大概有两种，就是刊物和书籍了。它的取材，要有四大原则：(1)切于实用；(2)适合时代；(3)革旧布新；(4)富有兴味。照了这四大原则做去，自然不难蒸蒸日上。

(二)研究

研究是提倡的第二期工作，也就是实行的先导，所以很是重要。它的方法有下列二种：(甲)创设研究社。关于这个问题，必须另行建议，因为办法很多，不是三言两语可以说得了的。至于研究员的问题，那么不妨先取前辈赞同我们宣传宗旨的人，来招做基本研究员，将来再看研究的成绩如何，来分别扩充和改革。（乙）编辑教科本。编辑教科本的办法，就是把仙学中“修身”“卫生”的学识，用浅明的文字，编辑成书，供给学校里采用和研究。但是这个办法，看来很难实行，因为一般人对于“仙学就是迷信”的一个恶影响太深了。我本来对于这个办法也不想采用，后来我想起了蒋维乔先生所著的《因是子静坐法》正编的自序中有一段说：“今日本人得其术（日本人就是指冈田虎二郎、藤田灵斋二人而言；“其术”的术，就是指中国内功），加以研究，创为静坐法。彼国人自大学讲师、学生、军人、老幼男妇，多起而效之。且学校有以之加入课程。大学学生，更有联合为静坐会者。嘻，何其盛欤！而吾国人则何如也？”按静坐一法，便是仙学中的坐功，一经日本冈田等的提倡，日本人就这样的信奉，并且学校里竟就不嫌迷信的把它加入课程，可见得现在一般人对于仙学的诽谤，完全是由于他们不明仙学真相的缘故。若然将来一经提倡，当然亦必能同样的敬仰了。所以现在我这条建议，依旧大胆地采入。

（三）试验

试验是研究后的工作。譬如学校里在读完了一课化学书之后，就要把在这课书中所读到的学理，拿来实地试验。那么仙学既是一件真实的学识，当然也可以拿来试验。试验仙学的方法很多，不过最普通的就是静坐法了。静坐的法子，载在仙学书籍中的很多，学者可拿自己所研究过的去试验便了。

（四）实　行

实行就是把学者试验过而有效的法子，去照着它做实地的功夫。在做功夫的期间，有六大要件：（甲）要勤谨，不可疏忽；（乙）要恒心，不可中止；（丙）要忍耐，不可心急；（丁）要清静，不可繁闹；（戊）要慎起居，不可纵饮食；（己）要戒色欲，不可起邪念。倘能守此六大要件，便可行一步有一步的效验，不致再发生像学校里的留级和斥退等不幸事情了。并且也从此可能渐渐地功成圆满，学成毕业了。到了这个地步，真是“到岸不须舟”。我这提倡的志愿，也算完成了。

以上四点，是我在灯下匆匆草成的，所以文字既不雅驯，办法又多挂漏，还希望海内的同情者，出来指正一下，增删一下。

科学应和仙学合作说

净心子

科学为什么能够这样发达呢？推其原因，约有两点：(一)科学注重事实，不像哲学等专讲虚理，所以就得了“事实胜雄辩”的效果；(二)科学能应用它的学理，发明种种人类需要的东西，贡献于世界，因此便得到了“需要是人类的渴望”的魔力。科学既有了上列两点的长处，当然就很容易使人信仰和风行全球了。

然而世界上的事没有绝对的。你看：有阴必有阳，有男就有女。那么科学虽然伟大，也不能例外。所以它一方面果然有很多的利益，然而另一方面就有极大的害处了。那么它的害处是什么呢？这当然要推到军械的精利、毒物的厉害了。这类的利器，使用出来，杀人总要以千万计，你想可怕不可怕？科学是唯物的，科学的宗旨是务实不务虚的。可是它大弊，就是太偏重于实了。我们要晓得，现实精进，在物质上果然是日益昌明，新奇夺目，世界靠了科学在那里进步。哪知人类却因为见了物质的新奇，而起了贪念。贪求满足，那就没事，万一不能如意，那么小则就要引起偷盗等事情，大则就要闹出世界大战来了。这个道理，亦和“蛾因爱火而扑灯，却因火焚身”的道理一样。溯其致祸的原因，不就是应该归罪于蛾的祸首“火”、人的祸因“科学”吗？

科学既然有这样一大缺点，我们又和它有密切关系，那么就不能不想个办法去补救它。但是，那个补救的的方法，是很不容易找到的。

起先我想，科学的大弊，就在太偏重于实，与实相对的则是虚，以虚济实，在理论上是很圆满的。所以我便想用哲学、宗教等玄虚的学识去调济它。但经过我后来研究，觉得若然用哲学去调济科学，无异于倾水扑火，不是火灭，定是水干，总难成为相济的事实，而创立一种有利无弊的学识。继而，我因为引用了水与火的比喻，又想到若在水火的中间，再加上一件媒介物，如置水的锅，把水置在锅里，然后再放在火上煮，不是就水火不相克，并且还能够把冷水烧热，成为人类的饮料，而变做水火两全其用吗？于是我便去找其中的媒介物。找了好久，媒介物虽没有被我找到，然而却长出了一位比科学“棋高一招”的老兄来了。你道是谁？哈！哈！就是那“仙学”。为什么呢？因为科学只知道一个实，而仙学却实里有虚，虚中能实，真真神妙莫测变化无穷。并且不像哲学等专讲虚理，不求事实。若能用它去辅助科学，一定不会水火不相容，且不用媒介物便能成为既济的事实，创出一种有利无弊、圆满无缺的惊人学识来。再由学识而进至创造，由创造而及于成功，把现在的世界，改造成极乐的国土，岂不快哉？！

写到这里，一定有人责问我：这不是又来瞎找《西游记》、乱话《封神榜》的梦想了吗？然而我亦反问道：在从前飞机、无线电等还没有发明的时候，假使有个人说，一个人能驾了一种机器在天空中随意飞行，或用了一只收音机，能听得几千万里外的人说话之类的话，不是亦必定要被当局斥为妖言惑众和迷信梦想吗？我们要晓得，天地之大，是无奇不有的。千万不要拿一种浅近的眼光和有限的知识，去抹杀一切，武断一切。古人说：夏蝉不可与语冰，井蛙岂能与谈海？这真是一个很好的教训，所以我以“探奇为发明之母”。

下面再来讨论科学和仙学怎样才能同心合作的问题。这也的确是一个问题。因为科学家向来独步世界，以为唯我独尊，并且对于仙学从来没有研究过，所以把仙学亦只当中国迷信宗教中的一种罢了，哪里肯拿堂堂科学家的身份，去研究这种迷信学识？这就是要使科学家去联合仙学家的一个问题。那么仙学家的态度和意见又是怎样呢？我看一般仙学家，为了世人性情的恶劣、态度的骄傲，所以都报着“与其为好教人而反被人指为迷信和诽谤，不如还是少一事胜似多一事”的观念，于是便立下许多的戒律，严守秘密，不管闲事了。仙学在我国流传已久，所以这个“严守秘密，不管闲事”的成例，也沿用得很长远了。差不多全部的仙学家，都懔守这个成例，一旦打破它，也不容易。这是要使仙学家和科学家合作的又一个问题。

现在要融科学、仙学于一炉，非先把以上两大问题解决不可。要解决这两大问题，一定要通过下面两个条件：（一）科学家要以探求学识为目的，肯打破我见，去虚怀若谷的研究仙学，向仙学家请教；（二）仙学家要将救度世人为本怀，能推翻成例，去热心如炽地贯通科学，和科学家合作。这两个条件能够通过，那么科、仙两家便能同心合作互相切磋了。将来收获的效果，真不可思议。正所谓：二人同心，其利断金。这是一定的趋势，决不是什么梦想。

哈！哈！各种学识，在没有发明之前，说给人听，人家哪里肯相信？等到一旦实现了，方才晓得利害。但是到了实现的时候，再去跟人家学习，总是“临渴掘井”，未免迟了些？！

仙学是强国的唯一妙法论

净心子

强国先强民，这是句切切实实万古不移的话。因为一个国家是许多的国民集成的，所以国民就等于国家的根本，根本弱了，国家哪时还会得强？这是个很明显的定理。我们现在要急求强国，那就不能不积极地去强民。

强民的方法，普通采用的便是体、德、智三育。它的功效是：体育强民身，德育善民性，智育健民思。但是，三育被国家采用的很长久了，为什么至今大半的国民还不能身、性、思并优呢？这个问题，我看一般的人必定要答出“时间未到，奉行不力”等一类似是而非的废话来。若然说时间未到，那真笑话了。自从我国历代采用这三育以来，已经有千百年，难道经过这样一个悠久的时期，还不够吗？就是说奉行不力，也是一句搪塞的话。因为，自古至今，经过历代的提倡、采用，还不够奉行得力，那么一辈子也不会有奉行得力的希望了。这也是很容易想得到的。然而照这样讲来，不就是说这体、德、智三育简直没用了吗？是的。若然把普通采用的三育，照现在的方式做下去，至多的效果，亦只能得到一个暂时的富强，并且还有一个“杯水车薪”的形势。若不信，只要看古今的例子，就可以明白了。

写到这里，我想必定要有人怒气勃勃地起来责骂我：你是怎样一个人，敢放出这样一个胆大妄为、撕毁礼教的屁来，不怕犯妖言惑众的罪吗？那么照你说，究竟应要怎样去做，才能治国平天下呢？我答道：我是个小小的国民，那里敢妖言惑众，我的强国方略，亦不过就是上面已经说过的强国先强民，但是我主张的强民方法，不是体、德、智三育，而是仙学。因为普通的三育方法，是平常的，不是奇验的；是表治的，不是根治的。并且在仙学的初步中，已经把三育概括无余。现在我为使人明了仙学的实行程序和逐步效验的大概情形起见，特列表如下：

	程序	效验
甲	1. 养生	得体育的效验，强健体格
	2. 修身	得德育的效验，完全人格
	3. 穷理	得智育的效验，优异智慧
	4. 行初乘功夫	得返老还童的生理
乙	行中乘功夫	得金刚不坏的灵体、六通俱全的智慧
丙	行上乘功夫	这是仙学的了手功夫，须在功德圆满后方去做它。它的效验是不可思议的，现在暂不宣布。因为说出来人家决不信

以上表内的仙学大概情形，你看不是三育的效果在仙学的初步里面已包括无余了吗？至于中、上乘功夫所得的效验，在一般人看来，是很奇怪的，因为世上很少见的缘故。但是亦不过如“种瓜得瓜，种豆得豆”，并没有什么希罕的。因此我以为，若要证实仙学，最好先要有几个人出来实行仙学，以身作则，看仙学究竟有没有效验，是不是和哲学一般的只能理想而不能实用？能不能算是强国的惟一妙法？

但是这个主张，不知到哪一天才能实现。现在我之所以明知不可行而行，明知要遭人家的攻击而不怕攻击的一高呼，并不是真真发憨和喜欢多事，实在是要实行那“逆水行舟，不进则退；千里非遥，中途莫废”的教训呀。

附注：鄙人此篇论文写成于10月14日，内有“因此我以为若要证实仙学，最好先要有几个人出来实行仙学以身作则，看看仙学究竟有没有效验，是不是和哲学一般只能理想不能实用？能不能算是强国的惟一妙法？但是这个主张，不知到哪一天才能实现”数语，深叹难得其人以亲身之实验出证仙学之非妄。不意于成稿之翌日（即15日），即收到《扬善半月刊》第三卷第八期。见刊之封面上登有当代大善知识陈撄宁先生启事一节。谨悉陈先生欲以仙学之修炼方法，亲身实证，并愿将亲证之实情逐渐公开于大众，以证明仙学之不虚。事何至巧？恰中敝怀。正可谓“铜山洛钟，不约而应”矣。感应之灵，何乃尔尔？且陈先生复独具卓见，能打破严守秘密之旧习（打破严守秘密之议，亦已于拙作《科学应和仙学合作》中论及之），而公开大众，诚仙学界中第一位惊天动地之大革命家也。翘仰之余，特此志钦。

仙道有真实理由

中和子

修仙学道，在今科学昌明时代，言之者未一二，而谤仙之者已千百矣。不目以为迷信者几希。夫果系迷信，何能数千年相传至今，则其中自有真实理由在也。若以粗浮之心，欲认识玄契之奥者，未之有也。

今之科学家，不下肯心，视仙佛为迷信；而佛教居士又专以拜佛念经为惟一法门，而目仙道为外道。呜呼！何其愚乎。夫真正仙道，岂仅以拜佛念经为惟一法门耶？

然则仙道惟何？曰：仙道者一阴一阳之道也。此道自古以来，道家之黄帝老子，儒家之周公孔子，均不能偏废。但有顺逆之分，顺之则人，逆之则仙。岂但逆之一字，不容易得知，即顺字或有未知者矣。所谓“身从何生，还从何死”（按：人之死虽有意外不测，但此为最多耳），“生我之门死我户，几个惺惺几个悟；夜来铁汉细思量，长生不死由人做”。陆子野云曰：子子孙孙因顺去，逆来永寿叹谁知。阅者至此如有所悟，当质诸高明。若以御女闺丹、三峰采战目之，真乃自促其死耳。

总之，吾人得以生存世间，全仗精神气血充足，否则殆矣。今修仙学道，能将固有之精神气血，保守不衰；能将亏耗之精神气血，恢复原状。再采先天大药制之，运以阴阳符火，十月胎完，婴儿出现，脱胎神化，岂不仙乎？此理甚明，甚易知者，奈何今之科学家，目为迷信；佛教居士，视为外道。呜呼！冤哉枉也。孔子不得不哭麟，卞和不得不泣玉耳。

仆也，目击仙道将绝，不忍坐视，敬将蓬窥管见，所得一二，投诸《扬善》，以期科学家及佛教居士，参而指正。一朝有得，庶几吾道不孤矣。

编者按：此稿来自本埠，但未署作者姓名，仅有中和子三字别号，亦无通信地点。接连三函，皆是如此。下次若蒙惠稿，请将真实姓名及住址，附载于稿后为荷。

撄宁子曰：本刊编辑部，将此稿并其他各件，转带到乡间敝寓，遂得快读一过。因此有不能已于言者。

作者须知，吾国今日，并无真正的科学家，如创造力学上运动三定律之牛顿，发明蒸汽机之瓦特，发明热力学单位及电学上各种器械之克尔文，发现地球磁性之吉尔伯特，定立阴阳电名词及发明避雷针之弗兰克林，发明验电起电蓄电各种器具及测定电势差之弗打，测定电流实用单位之安培，创造电学上欧姆定律之欧姆，发明有线电报之摩斯，发明无线电报之马可尼，发明电灯及留音机之爱迪生，发明电话之柏尔，发明空中飞机之莱特兄弟，发明爱克思光之栾金，发现微生物之雷温霍，确立细菌学基础之巴司徒，以及进化论之达尔文，电子论之汤姆生，相对论之爱因思坦。如此一类的人才，数不胜数。彼等才配称专门科学家。但皆产生于欧美各国，我们中国何尝挨着一个半个？中国果真有科学家，决不会衰弱到这般地步。

至于普通一般由外国或中国学校毕业的人，仅仅读过几本科学书而已，哪里当得起专门科学家之头衔。真正的科学家，都是从迷信中制造出来的。他们若没有迷信，如何肯把毕生全部精神，牺牲在一件事物上，成败利钝，皆所不计。假使用此种精神，修炼仙道，谁敢料其必不能成？

况且外国的科学家，常常想设法离开地球，到月球上去探险，又想与火星上人类互相往来。他们不是宗教家，不懂得死后生天，要去就是连肉体一同去。将来倘能达到目的，岂不是白日飞升吗？谁敢小量他们一定做不到？作者所谓骂仙是迷信，乃是世俗愚夫口吻，真正科学家，必不敢轻易下此论断。否则，就是误认仙道同别种宗教一样，以为也是死后的事，无从证明，所以说是迷信。若要破除这个疑团，须要事实作证，这全看将来学仙的人成就如何，今日可以不必空辩，枉费笔墨而已。

再者，仙道本来是在佛教范围之外，佛教的教主释迦牟尼，他自己就不懂中国的仙道，何况后代佛教徒？他们说仙道是外道这句话老老实实，一点不冤枉。他们若说仙即是佛，佛即是仙，使出一种滑头市侩所常用的影射冒牌手段，弄得鱼目混珠，那才真是冤枉呢。作者所见，与我完全相反。

仙道性命双修论

中和子

或问，仙道必须性命双修，何也？余曰：佛本无相，仙贵有形，故欲成仙道，必须双修。

吕祖曰：“只修性，不修命，此是修行第一病；只修祖性不修丹，万劫阴灵难入圣。达命宗，迷祖性，恰似鉴容无宝镜；寿同天地一愚夫，权握家财无主柄。性命双修玄又玄，海底洪波驾法船；生擒活捉蛟龙首，始知匠手不虚传。”此非性命双修一铁证乎？

然则双修之旨，可得闻乎？曰：可。性命双修，派分南北。南宗下手，偏重阴阳，先明琴剑鼎炉，次识龙虎铅汞，方可语此。其事繁重，法财侣地，缺一不可。巨室外护，缘仗天赐，非素行阴德，万难一闻，即闻亦不信耳。盖当年祖师泄此妙道，将欲度一济万。今之学者，志在自了，所以难成也。且阴阳之说，易入于旁门曲径，学者不察，往往误堕。如时人叶德辉所著《双梅景暗丛书》内，全系御女邪术，大足害人。初学之士，误认为南宗大道者有之，岂不危哉？不若北派丹诀，较为简捷。古人著有成书，如《天仙正理》《仙佛合宗》《金仙证论》《慧命经》《性命圭旨》等。然不遇明师指点，依旧做作，亦未见其可也。

故吾侪学道，贵在得师。然明师难遇，古今同叹，吾安得获遇一位道贯南北丹通三元之明师，跪而问之也？嗟乎！世有抱道终身，只图自了，不肯度人，不肯登坛说法为众生一大父母者，殆亦空有所传，而辜负皇天后土者亦多矣。

王方平曰：鸾鹤来时腾紫雾，玉皇有敕登仙路；九玄七祖尽超升，度了群生方自度。噫！古人远矣，安得有追随芳躅之一日耶？

学道宜从清净说

中和子

大凡学道，宜先从清净入手，方不误堕旁门。盖清净之功，无论南宗北派，均不能外此。

若在专行北派功夫者，固不待言。即在南宗阴阳派者言之，其起手之初，若无清净基址，河车之路未通，而欲妄行其一时半刻之功，能免铅飞汞走之危险乎？

况阴阳之道，非有巨势强力者，不能举办。若清寒贫苦之士，既无张环卫富韩公为之护法，更安有丹房妙器之相当？要物既无，入室何望？不如直行清净之功，较为恰当。免得另起炉灶，弃近而求远。

世或有抱定阴阳为宗旨者，而先行清净功夫，终不能谓徒劳耳。否则，忽视清净，一味偏重彼家，觊觎妙鼎，并希望有财力者作己之护法。终年奔走江湖，倘或不幸，毕生未遇知音，岂非空过岁月？甚可惜也。

正阳祖曰：过了一日少一日，过了一年少一年。纯阳祖曰：世上光阴催短景，洞中花木住长年。紫阳祖曰：百岁光阴石火灼，一生身世水泡浮。丹阳祖曰：七十光阴能几日，大都身似西山日。噫！古训煌煌，能不警惕？一口气不来，万事休矣。愿吾同志，自问有巨势强力可图，方能尝试阴阳之法。若境遇清寒，孤力无依，权且勉行清净之功，以俟他日机缘。纵使机缘不辏，大药难逢，然较之不修不证者，已有天壤之别矣。

清净功夫，如果得法，效力并不亚于阴阳。成功虽缓，流弊较少。虽清净功夫，不能保其必成而出阳神，然阴阳功夫，又有谁人能保险乎？利弊本系平均，得失各居其半。同志诸君，勿再犹豫不决，是大幸矣。

科学与仙学之比较

王又仙

编者介绍：本篇作者王又仙君，原籍琼州海口，现年23岁，自17岁时，获读《扬善半月刊》，以后每期必阅，直到第九十九期，未尝断过。《仙道月报》出版两年以来，王君对于本报之信仰心，有增无减，此篇文章，可观其志，诚为当代青年中最有希望者。

科学家尝言，吾人所处之地球，为太虚中无数星球之一，其体积与其他星球比较，不啻小巫大巫。人类自号为万物之灵，创造花花世界，扬趾称雄，以为不可一世，其实寄身宇宙，不过沧海之一粟，在短促的几十年间，蠢蠢然，梦梦然，自生自灭而已。试思人与地球比较，已觉如此，而地球与无量数星球之在太虚中，其大小比较，又复如何？况此无量数星球之外，安知不更有无量数世界，为天文家望远镜所不能见者。世人醉生梦死，困限于此狭隘之地球上，而不求真正之超脱自由，尚且彼此争战不休，倘于夏秋之间，晴朗之夜，立于最高峰顶，仰观天象，俯察蜗居（指城市乡镇许多住宅而言），真觉人类渺小得可怜。

近代天文学家常有飞往火星与月球之奇想，并研究用何种方法可以成功；医学家则感悟人寿命短促，及身体易于衰老，无时不在竭力研究返老还童及延长寿命之方法，如所谓青春腺割接与死后心脏之注射更生，虽无显著之效能，总可以算是不甘于束手待毙的一种表现。因此可知，近代科学家亦感觉此种本源工作之迫切，殊为可喜的现象。惜其舍本逐末，专从物质方面着想，恐未必能完全成功。然不如此，亦不足称唯物的科学耳。

返观吾中华民族独有之国粹，古圣哲特别智慧发明之仙学，苟以冷静头脑，稍加思索，不能不叹其伟大绝伦。非但为世界各种宗教所望尘莫及，即世界各种科学，对此亦有逊色。盖宗教偏重精神，专讲死后，科学偏重物质，仅图利用。人类当肉体毁灭之后，精神结果，究竟如何，惜其死无对证，此宗教之缺点也；物质利用，至于极端，全球人类，遂不免互相残杀，世界不因利用物质而进化，反因利用物质而趋毁灭之途，此科学之遗憾也。曷若吾仙学凭借物质以锻炼精神，贵实证于生前，不空谈夫死后，凡宗教家之美德，仙学家无不乐于奉行，宗教之缺点，仙学家则有长生不死白日飞升之灵迹，以资补救；又凡科学家实验的决心，在仙学家亦同具此等心理，然科学家之遗憾，在仙学家可谓绝无。盖已融合唯心唯物二种绝对矛盾之学说于一炉，而得其化合之结晶，岂彼辈落于半边者能及哉！

新时代人类，受科学发达之影响，对于宗教，已失其信仰。假使此后科学知识愈进步，则宗教势力必愈见退化，将成为反比例。只有仙学堪称科学之劲敌，甚或能驾而上之。因科学家素日穷思极想未能达到之目的，在仙学家容有实现之可能也。

试就科学与仙学二者比较论列如下：

(一)科学

第一，目的

谋人类文明进化及生活幸福。

第二，手段

(1)教授及研究均公开。但公开者亦仅限于原理与课程，而其工业上制造之方法，仍有许多秘密。

(2)实事求是，不尚空谈，去旧更新，不重保守。

(3)有国家及社会之奖励，或与以资助，遂能创造今日之灿烂世界。

第三，本质

(1)唯物。然精神与物质二者，混合组织而成人，若专讲物质，而不认识精神，则人生问题难以得到圆满的解决。

(2)大众化。不论何人，不须苦学，只要出相当之代价，即可坐享其成，但贫穷人亦不能享受。

第四，功能

(1)显而易见，众目所睹。

(2)局部个别效用。

第五，利弊

(1)科学给予人类种种利益，其功自不可没。

(2)现代国际战争，飞机炸弹、潜艇鱼雷、坦克大炮，无一非科学化，防御之力，虽嫌薄弱，而攻击之力，则极其猛烈，结果徒以生命供其牺牲而已。

(二)仙学

第一，目的

打破宇宙之定律，解除衰老病死及一切痛苦与束缚，长生久视，冲举飞升，形神俱妙，以实现人类最高级之进化，方可谓真正的幸福。

第二，手段

(1)教授及研究均秘密。仅学说及原理可以公开，但其所以秘密之故，与科学绝不相同。

（2）重实践，不尚空谈，稍带一点保守性质。

（3）以往缺乏严密之组织，既无国家社会之资助，且遭外界之毁谤及摧残，故潜伏而不显。

第三，本质

（1）唯生。融和精神物质于一炉，探本穷源，故对于无办法的人生，而能有彻底解决的办法。

（2）非大众化。专接引有缘有德有识之君子，普通人难以入门，并须要自己苦干，不能坐享其成。

第四，功能

（1）隐而难见，世俗不易窥测。

（2）全部神通妙用。

第五，利弊

堪称有利无弊。盖宗教家之美德，如慈悲济世，以及诸恶莫作众善奉行之规条，仙学家皆遵守之；宗教家之缺点，如肉体老病死各种痛苦，以及死后灵魂，杳茫无凭，仙学家皆有解决之方法。又如科学家所万万不能达到之目的，仙学家仗灵魂与肉体双修合作之力，居然有达到的希望；至于科学家所给予人类犯罪作恶之工具，仙学家根本谈不到此。诚可谓尽美又尽善矣。

附言：上列各项，虽属比较优劣长短，但科学目的高尚，功效大众化，其组织严密，埋头苦干，治事有方，诚为吾人所当钦佩及借镜。惜其专趋向于物质一途，遂不免绝大之流弊。仙学功能，虽超胜于科学，但仅为少许人之自了，而不能大众化。至于凭试验，重研究，实事求是，不尚空谈，则彼此又相同也。吾辈具有超人思想，而不满于现状之人生者，自然要推崇仙学；彼辈对于人生现状，已感到满足，视生老病死为人之常理，不敢跳出并且不舍得跳出此地球之外，而又震惊于物质利用功效之伟大，只要自己有钱，即可坐享他人辛苦之发明，毋须费去自己丝毫脑力，当然要崇拜科学。此乃各人立场不同，故思想与见解，因之而有异。吾辈不必强人就我，亦不必舍己从人，同声则相应，同志则相求，如是而已。

陈张二先生之方便弘道

竺潜

修道功夫，便是革命的事业，同时应具两大条件：一为破坏手段，一为建设方案。有大善根福慧者，根基本无缺点，不须定用破坏手段，直下便可从事建设，此道家之所以单接上根也。若少善根福慧，甚或宿障深厚者，便须发露忏悔，痛除旧习，去恶修善，培植根基。此儒佛二家之所以独详于破坏手段，专为下根人说法也。

譬如造屋，原有现成屋基，四平八稳，沟渎畅通，阶石完整，直下便可造屋居住，毫无问题。若是僻野荒郊，高下不平之地，复多蔓草荆棘，葛藤瓦砾，又有虺虿之穴，狐鼠之窟，纵横交错，隐藏其下。若不加以廓清修治，遽即鸠工庀材，造筑华美屋庐，率而居之，其危险岂可胜道哉。现成屋基甚少，荒芜之地触目皆是，此教人者所以恒以躐等之弊为大患也。

然而撄宁、化声二道长，专为学者高唱建设方案，于破坏手段不屑复道只字者，其间盖亦有极宏大之慈悲愿力存焉。请略申之，大别为二：

一者悯彼大心众生立志超脱生死，乃一入佛门，略窥大藏，见其经论义疏，浩如烟海，且又宗派歧异，名相纷繁，目眩心迷，罔知所据，难免因畏生倦，则是入宝山而空回也。二公为此大声疾呼，高揭如来慧命以昭示之，俾得捷证菩提，以免退失焉。正如释尊成道之后，最先便说一乘妙圆《大方广佛华严经》，为接上根人速入大乘故。

二者悯彼青年学子迷信科学万能，震骇惶惑而不知返，若遽告以高深玄奥之义，非所能信，且亦掩耳不欲闻也。二公为此特就其素相接近之生理学，及诸物质之与彼衣食住行有密切之关系者，详悉剖说而诱导之。俟其既入吾门，然后各就其根器，各随其时节因缘，密晓以天人相与之际，身心性命之微，使之咸得升堂入室焉。亦犹释尊说《华严》已。重又为小圣说《阿含经》，为欲令诸众生悉得渐次入佛乘故。

善哉善哉！敬用合十而说偈言：

撄宁化声二大士　善巧方便不思议

常以一音演道法　一音中具甚深意

既摄上士入玄门　又为海众种善根
一切善根信为先　由浅入深亦非难
二公实开方便门　岂同枉尺而直寻
愿献赤心一瓣香　尽我形寿供养之
更愿法界无量众　同唱如是赞美诗

读五十八期本刊，辱承化声先生垂访姓名，惶愧之至，暂时恕不露面，然亦不久便当与公众相见矣。谨白。

呈刘仁航先生偈

一颠迦

（按：十余年前作此稿，因不知通信处，未寄。今呈贵刊，博一笑。）

我昔落发济公前，先生为我说法华；
说了半天无一法，但嘱深信勿疑惑。
我思心中本无法，更有疑惑何处着？
凭空因此反生疑，便将四字作话头。
妙法莲华是何物？昼夜念之不暂休；
久久看到话头熟，忽觉莲华果然妙。
莲华未开本无我，莲华开时我即佛；
佛即莲华华即我，非华非我亦非佛。
如是循环双颠倒，得入法华胜三昧；
于三昧中再推求，无华无佛亦无我。
此时唯余一妙字，似有若无亦恍惚；
恍惚之中欲说法，张口已忘道不得。

刘仁航先生与人论佛法书

刘仁航

一颠迦大和尚法眼：

偶读尊诗，诚然得法华三昧后作也。虽然，昔人问禅师云悟后如何，答曰山下作牛去。盖未悟以前，大抵作虎狼，惟悟后乃能为众生作大白牛也。

愚游印度后，悟印度文化乃是牛化。佛云有牛王佛，见《三千佛名经》。而今甘地亦自命为牛化。诚以牛乃菩萨道，自己食草耕田，而产出米麦以养众生，又以身肉皮骨布施也。呜呼！知恩报恩者，其印度文化乎？

今吾辈已悟妙法将如何？亦惟有速倡佛之报恩法门而已。报恩法虽多门，而莫急于救杀。今1936年大劫已至，速联络同志兴法华观音救苦去杀之法，以弘妙法何如？

敬以质之一颠迦大师，有暇请枉驾一谈。

法华会友刘仁航合十

撄宁今日偶过本刊编辑部，适见主持此事者，手中拿来稿两张，蹙眉而视，并谓余曰，原稿字迹太草，我们尚且有许多字不认识，何况印刷所中之学徒。余取而观之，乃灵华先生之书也。遂曰：让我来尽一点义务。遂照原稿逐字为之写作正楷，并附愚见于后：

牛之劳苦耕田以养人者，非牛之本愿也。乃被人穿其鼻，击其颈，鞭其身，拽其尾，驱之走耳。牛之以身肉皮骨供人食用者，更非牛愿意布施也。乃困于桎梏，昏于铁锥，流血于尖刀，斫筋于利斧耳。吾人先用其力，后食其肉，剥其皮而又锯其骨，田中之牛早已饮泣吞声，俎上之牛，更骇得魂飞天外。当是时也，方有人合掌膜拜，而赞叹曰：牛王佛乎？尔行菩萨道乎？肉以疗我饥、皮以救我穷乎？吾与尔经济提携乎？尔与吾特别亲善乎？尔今生既已做牛布施于我，更望尔来生世世变牛布施于我，非但尔一身如此，尔子尔孙，亦复如此，中华之牛王佛乎？尔何不大发慈悲，永久行菩萨道，以救济东西洋之苦恼众生乎？呜呼！此其所谓印度之文化也欤。

印度甘地，一方面虽持不抵抗主义，另一方面尚有他的不合作主义。圆融之中，未免露出棱角。今者吾人既高唱不抵抗矣，又复口亲善而手提携，俨然有唇齿相依存荣与共之概。其气度之温和，贤于甘地远矣。甘地且自命为牛，吾人盍以羊易牛乎。盖羊性之驯良，尤胜于牛也。牛乎？羊乎？印度之文化欤！中华之文化欤！

一颠迦大和尚悟么？若悟，请到外国作羊去。

人人都可修持浅说

杨风子

道谚曰：神仙本是凡人做，只恐凡人心不坚。颜子曰：舜何人？予何人？有为哉，亦若是。释曰：众生皆具佛性。由此观之，人人都可以修持而成仙、成圣、成佛矣。

但人生之初，性无有不善，故号赤子，曰天真。及其稍长，习善则善，习恶则恶，性流为情矣！如果不正其情，而恣其情，则情流为欲！纵欲之人，势必入于下流，而成下愚，道曰：下士。

老子《道德经》曰：上士闻道，勤而行之；中士闻道，若存若亡；下士闻道，大笑之，不笑不足以为道。性主事者为上士，情用事者为中士，欲生事者为下士。性富有记性与悟性，故闻道后即能勤而行之；情用事有当有不当，当则存，不当则忘；欲与道为反对，故闻道不觉失笑，如下士闻而欢喜，则非道矣，乃为欲也。

《中庸》曰：或生而知之，或学而知之，或困而学之，及其知之，一也。又曰：或利而行之，或安而行之，或勉强而行之，及其成功，一也。生知者为上士，上士利行；学知者为中士，中士安行；困学者为下士，下士强行。若困而不学，从何得知？是谓自暴；强而不行，焉得成功？是谓自弃。孟子曰：自暴者不可与有言也；自弃者不可与有为也。旨哉言乎！

总之，人虽众多，可以上中下士三等该之，风子深希，不论何士，都速修持！正三纲，明五伦，行八德，化此红尘苦海，成为极乐世界，不必求生西方，尽可中土立足。岂不乐哉？岂不乐哉！

养生浅说

张健华

人生寿命修短，各有定算，固无能或稍转移者。然每有于定算之中，而短能得长，修反得短者，抑又何故？斯盖养之有理，保之有法，有以顾全生命之元素否耳？

原夫养生之道，惟清心寡欲而已。心思已清，欲念必寡。心清，则无妄起之念；欲寡，则不纳妄进之物。妄物不纳，则身体之机能无废；机能无废，则生命之元素不亏。如是身体健康，生命永寿。

顾社会人士，咸昧此理，不以是求，反以他务。以为人寿之修短，不在保养之注意，全关算命之预定，以是纵情于酒色者有之，恣意于血肉者有之。一若酒色无害生命，血肉靡碍健康。不知酒为麻醉之物，色乃竭气之具，而血肉一以污浊血液，一以损害肠胃。医师证验明确，往哲申述周详，固无待下走之喋喋。

虽然食色性也，事所难免，杜康消愁，相习成例，血肉快颐，普为风尚，陡令屏绝而隔避之，殊非事势所许。然节而制之，则无不可。设能节而出之，制而行之，生命元素，虽难无伤，而补苴创痕，或亦有暇。非然者，一以酒色征逐，血肉苛求，寿命有不反修为短，吾殊不信。是故善养生者，必远酒避色，泊食淡饮，以保精气，以惜肠胃，对诸生命元素，不敢毁灭秋毫，故身健气盛，寿命修永。老子曰：上士别床。然则欲享长寿者，于色尤当割席远避也。庶几彭祖可期，殇殁可免矣。

论仙道之不可分

栩道人

仆识埒井蛙，字认之无，岂敢于贤哲之前乱摇唇舌？窃以有抑郁于心窝，等如骨之梗喉，非出之而不罢也。

连阅贵刊，迭登仙学离开道家之论调，其义辞虽正，究其根源，有不可分之理由有三：

溯吾黄帝访道于崆峒，得广成子之传，丹成以鼎湖飞升显于世。其著《阴符经》，从《汉》《魏》以至于《四库》，皆编入道家类。此仙道不可分之理由一也。

周穆王创楼观与尹真人栖止，又招幽逸数辈，名为道士，侍以学道。宫观道士之名，于此已肇基矣。其遗留《文始经》传于世，历朝文艺亦编入道家类内。此仙道不可分之理由二也。

递传王祖重阳真人，著有《道教十五论》，与长春丘祖，严立规榜，整饬道徒，别独身主义者，名为全真。至是道教始大盛于世，而二祖仙迹载于碑传，斑斑可考。此仙道不可分之理由三也。

综观上叙之理由，可分仙学为主要，教相为辅佐。

盖仙学者，以积精累气之诀，敛散乱之心灵，成为健全之阳神，能以了生脱死，能以济国救民，永免生无穷之痛苦，此惟得诀者自知耳。设无羽服之清标，教规之立怯，《道藏》萃聚仙学之精髓，则举世之人无由得知仙学之门径，此非道教为仙学之辅佐乎？

而道教以离情绝俗之规，脱尽家属之钤制，得获自由于尘世，可得衣食住之便利，可得仙学之智识，苟抱自满自足之态度，诚为优孟之衣冠，枉担道人之虚名，不免被有识者讥为蠹虫。若能将仙学为要素，修炼为生活，如是道教非空空徒具外表也。譬如一树之根，须借枝叶雨露以滋荣，枝叶须借根株蕴藏以生长，而仙道其有异于根叶也哉？

今君等分仙道为二，何殊自戕枝叶，朴实难缄默。敢竭尘秽视听，早改弦前载前辙。更望诸君对于仙道同源大作，多多发挥，则道教徒必有极大兴奋之宣传，则仙道重兴必有一日。非但道教之幸，亦仙学之幸，伏乞采纳，不胜馨香拜祝也。

答林屋洞天栩道人

《扬善刊》编者

栩道人慧鉴：

前蒙投赠大著《论仙道之不可分》一篇，已揭载于本刊第九十五期，谅邀青及。今又接到来函，质问仙家与道家究竟有何畛域，并渊源上之不同、宗旨上之异点、文化上之区别、仙学始于何时、道家始于何年、何书属于仙学、何诀属于道家、何仙属于仙家、何真属于道家各等语。

敝社同人初意本不愿将仙道分而为二，因为受外界之影响太深，不得而已，将仙学独树一帜，以便和外界之压力相抵抗，否则无法可以措辞。如佛教刊物中亦常有涉及道教之言，暂置勿论。请看中华书局出版之《道教源流》一种，商务书馆出版之《道教概论》《道教史》《道教史概论》三种。以上各书，对于道教，究竟如何批评？敝社同人，虽极欲和彼等辩驳，苦于才力二者皆不能胜任，且复缺乏后盾之人，若弃之不管，听其自然，又与我辈宗旨大有妨碍。再三筹思，只得专讲仙学，不谈道教，庶免因宗教问题而激起是非之争，恐全国道教中人反怪我辈多生枝节，不合老子清静无为之道耳。

诸位道长若不嫌烦，何妨将以上所列各书购来，详细一阅。设对于该书有不满之处，请发挥宏论，投稿于敝刊，自当另辟专栏，代为登出，以尽此区区护道之苦心。惟来稿请用真实姓名，并注明仙居确实地址。不然者，恐外界人士疑为我辈自作之稿，而冒托道人之名也。

敬候　道安！

（再者，来函所列各问题，各书上皆可寻得答案，毋须赘言矣。）

《扬善半月刊》编辑部同人公启

请看《道教史》中批评道教之文章

《仙道月报》编者

《道教史》上编，编纂者许地山先生，发行者商务印书馆，出版时“中华民国”二十三年六月。

《道教史·绪说》云：最初把道家与道教略略地整理成为系统而加以批评的是梁刘勰的《灭惑论》，论中提出道家三品说，现存《弘明集》卷八中。

编者按：梁朝刘勰这个人，与昭明太子同时，他做过一部书，名为《文心雕龙》，在当时颇有笃志好学之名。因为家贫不能娶妻，常依赖和尚解决生活问题，故终身对于和尚极有好感，结果居然出家为僧。他称得上是一个最忠实的佛教徒。

《论》说：按道家立法，厥品有三：上标老子，次述神仙，下袭张陵。太上为宗，寻柱史嘉遁，实为大贤。著书论道，贵在无为，理归静一，化本虚柔。

编者按：以上所言，是推崇老子虚静无为之道。

然而三世不死，慧业靡闻，斯乃导俗之良书，非出世之妙经也。

编者按：这几句是看不起《道德经》的意思，他说《道德经》只可化导一般俗人，而不能认其为修出世法妙经。但"三世不死"一句，不知何所指。

若乃神仙小道，名为五通，福极生天，体尽飞腾，神通而未免有漏，寿远而不能无终。

编者按：此言神仙不是大道，乃是小道，只有五种神通，没有六种神通。因为佛经上常言外道仙人有五通，惟佛、菩萨、罗汉等，方有六通，比较外道仙人多一通。得五通者，终堕轮回，得六通者永免轮回。五通仙人之福报，到了极顶，亦不过投生于天界，他身体上所有的本领，尽于飞腾而已，虽有五种神通，而不能得漏尽通，寿命虽比常人久远，而总有终了之时。以上所言，仙学中人肯承认其说否?

功非饵药，德沿业修，于是愚狡方士，伪托遂滋。张陵米贼，述死升天；葛玄野竖，著传仙公。愚斯惑矣，智可往欤?

编者按：张陵即后汉张鲁之祖父，俗称张道陵；葛玄即抱朴子葛洪之祖父，人称为葛仙公。一是道教创始之人，一是仙学知名之士，遂皆不能免刘勰之骂。

今祖述李叟，则教失如彼；宪章神仙，则体劣如此。

编者按：李叟即指李老子而言。意谓老子之教已失，神仙之体又劣，皆毫无可取。

上中为妙，犹不足算，况效陵鲁，醮事章符，设教五斗，欲极三界，以蚊负山，庸讵胜乎?

编者按：此言老子上品道、神仙中品道，犹不足算，何况张陵张鲁之下品道。

贪寿忌夭，含识所同，故肉芝石华，谲以翻腾；好色触情，世所莫异，故黄书御女，诳称地仙；肌革盈虚，群生共爱，故宝惜涕唾，以灌灵根；避灾苦病，民之恒患，故斩得魑魅，以快愚情；凭威恃武，俗之旧风，故吏民钩骑，以动浅心。至于消灾淫术，厌胜奸方，理秽辞辱，非可笔传。

编者按：一骂贪生怕死，二骂好色纵欲，三骂吞津咽唾，四骂斩妖捉怪，五骂耀武扬威，六骂消灾厌胜（厌胜之义，就是用密咒密术，降伏不利于我之人）。

事合氓庶，故比屋归宗。是以张角、李弘，毒流汉季；卢悚、孙思，乱盈晋末。余波所被，实繁有徒。爵非通侯，而轻立民户；瑞无虎竹，而滥求租税。糜费产业，蛊惑士女，运屯则竭国，世平则蠹民，伤政萌乱，岂与佛同？

编者按：此段文章，骂当时的道教，对于国家社会，有百害而无一利，难与佛比。

北周道安《二教论》，也本着这三品来区分道教。所谓："一者老子无为，二者神仙饵服，三者符箓禁厌。就其章式，大有精粗，粗者厌人杀鬼，精者练尸延寿。"这样分法，可以说是得着道家与道教分别的梗概。其上品之老庄思想，即所谓道家，甚至可以与佛教思想的一部份互相融洽；中品的神仙与下品张陵，即所谓道教，在崇拜和信仰方面，与佛教发生不断的冲突。

编者按：这一段是说道家与道教之区别。老庄派是道家，神仙派与天师派是道教；道家思想可与佛教思想互相调和，道教信仰则与佛教信仰发生冲突。这样看来，佛教反而变成道家与道教的试金石，我们若不明白谁是道家谁是道教，只须请佛教徒下个判断就立刻明白。佛教徒可以毫不客气的说"与我佛教融洽者就是道家，和我佛教冲突者就是道教"。两言而决，却也痛快异常。

求长生，求享乐，是人类自然的要求，而中国民族便依着这种迷信来产生神仙道和求神仙的方术。后来张陵又把神仙道化成宗教，而成为天师道。所以实际说来，这三品没有截然的分别，后来都混入于天师道里头。如强分别它们，我们只能说道家说无为自然，神仙重炼养服食，张陵用符箓章醮而已。但张陵也祖述老子，以《道德经》为最上的经典，只依着符箓章醮来做消灾升仙的阶梯罢了。因此道教也可以名为神仙之宗教化，或神仙之回向教。

编者按：上段把老庄归入道家，神仙道与天师道归入道教，分得很清楚，此段又言三品没有截然的分别。既说没有分别，又要强为分别，既已强为分别，结果仍弄不清楚。

梁朝的目录学者阮孝绪，在他新集的七录里，根据《汉书·艺文志》的分类，把道分为方外道与方内道。(略)子兵录里“道”“阴阳”等部，术技录里“纬谶”“五行”“卜筮”“杂占”等部，便是方内道家；仙道录所分的“经戒”“服饵”“房中”“符图”四部，便是方外道教。这个分法大体不差。

编者按：这个分法，也不恰当。即如“房中”一部，在《汉书·艺文志》中，有《尧舜阴道》《汤盘庚阴道》《黄帝三王养阳方》等书名，岂可列入方外道教？又如“服饵”一部，方内与方外无分，且与医家有密切的关系，亦不可专属方外。又如“阴阳”“纬谶”“五行”“卜筮”“杂占”等部，算是方内道家，则中国秦汉以前的学术无一样不可归入方内道家。此就广义言，若就狭义而言，则各有专门。还是道归道，术技归术技为妥。

宋·马端临《文献通考》“经籍考”三十八，立道家；五十一、五十二，立房中、神仙。宋辽金元诸史及《续文献通考》，也是道家之外另立神仙家。这似乎不甚妥当。

编者按：道家之外，另立神仙家，乃根据《汉书·艺文志》而来，自然有他们的理由，不能说不妥。汉朝时代的神仙家，都是祖述黄帝，而不祖述老子。因老子书中只讲道德，不讲神仙，与其牵强附会，为有识者所诟病，不如分立两家为妥。

《文献通考·道藏书目》条下，作者评说：按道家之术，杂而多端，先儒之论备矣。盖清净一说也，炼养一说也，服食又一说也，符箓又一说也，经典科教又一说也。

编者按：道家清净无为之说，余认为是一种手段，不是一种主义。若当真的要清净无为，就连那几本书也不必作了。

至于赤松子、魏伯阳之徒，则言炼养，而不言清净。

编者按：魏伯阳有书可考，赤松子无著作传流；魏伯阳是汉朝人，赤松子大约还是上古时代人，他是否主张炼养而不主张清净，亦无从证明。至于张良辟谷从赤松子游之说，是空想不是事实，所以赤松子不能与魏伯阳相提并论。

卢生、李少君、栾大之徒，则言服食，而不言炼养。

编者按：卢生为秦始皇入海求仙药，不可得，遂逃去；李少君以祠灶却老方见汉武帝，云可以求仙，但李自己终以病死；栾大亦对汉武帝说“不死之药可得，仙人可致”，后毫无应验，被武帝所诛。这班人都像近代江湖上的骗子，哪里配学神仙。岂但不懂炼养之法，并且不懂服食之方，只晓得信口开河，胡言乱说，欺骗当时的皇帝，博取利禄而已。神仙名誉就被他们弄坏了，所以后来人不敢相信。

张道陵、寇谦之之徒，则言符箓，而俱不言炼养、服食。至杜光庭而下，以及近世黄冠师之徒，专言经典科教。所谓符箓者，特其教中一事。于是不惟清净无为之说略不能知其旨趣，虽所谓炼养服食之书，亦未尝过而问焉矣。然俱欲冒以老氏为之宗主，而行其教。

编者按：《文献通考》作者马端临，乃宋末元初之人，与丘长春同时。在彼时全真教尚未大行，故马氏所批评者大概属于天师派的道士。其后全真派教风广播，凡清净无为、炼养服食等说，玄门中人知者甚多，惜马氏已不及见之矣。

盖尝即是数说者详其是非，如清净无为之言，曹相国、李文靖，师其意而不扰，则足以致治；何晏、王衍，乐其诞而自肆，则足以致乱。盖得失相半者也。

编者按：世间所有学说，都是得失相半，不仅老氏之言为然。譬如医生用药，用之得当，毒药反能救命，用之不当，补药亦能杀人，药不负其责也。

炼养之说，欧阳文忠公尝删正《黄庭》，朱文公尝称《参同契》。二公大儒，攘斥异端，不遗余力，独不以其说为非，山林独善之士，以此养生全年，固未尝得罪于名教也。

编者按：欧阳文忠公及朱文公，皆不肯反对炼养之说，而浅陋的佛教徒却要妄肆攻击，不知伊等是何居心？山林独善之士，养生全年之术，在儒教既能相容，在佛教反要排斥，岂不可怪之甚？仙学者流，既未尝得罪于名教，又何尝得罪于佛教呢？

至于经典科教之说，尽鄙浅之庸言，黄冠以此逐食，常欲与释子抗衡，而其说较释氏不能三之一，为世患蠹，未为甚巨也。

编者按：此言经典科教之说，乃黄冠谋食之资，常借此与和尚竞争营业，但其教典多少之比较，不及释氏三分之一，故未为大患。

独服食、符箓二家，共说本邪僻谬悠，而惑之者罹祸不浅。栾大、李少君、于吉、张津之徒，以此杀其身；柳泌、赵归真之徒，以此祸人，而卒自婴其戮；张角、孙恩、吕用之之徒，遂以此败人天下国家。然则柱史五千言，曷尝有是乎？盖愈远愈失其真矣（马氏按语已完）。

编者按：马氏虽对于道教亦有所不满，但比刘勰之谩骂口吻平和多矣。

总而言之，古初的道家是讲道理，后来的道教是讲迷信，而道士们每采他家之说以为己有，故在教义上常觉得它是驳杂不纯。《史记》太史公“自序”说：“道家使人精神专一，动合无形，瞻色着物，其为术也。因阴阳之大顺，采儒墨之善，撮名法之要，与时迁移，应物变化，立俗施事，无所不宜，约旨而易操，事少而功多。”可见汉时的道家已经有这种倾向。太史公极赞道家，以为它有临机应变之术，我们可以看出后来道家或与神仙方士合在一起，或与祭醮符水之天师道合在一起，或与佛教混合，或与摩尼教混合，到清初所成之《真仙通鉴》，又将基督教之基督及保罗等列入谶纬等民间信仰，没有一样不能放在道教的葫芦里头，真真够得上说“大道氾兮其可左右”了。

编者按：道教之短处，在杂而多端，道教之长处，在包罗万象。正惟其杂而多端，然后方能包罗万象。举凡世间法、出世法，无所不赅，肉体之锻炼、心性之修养，面面俱到，上自圣帝仁王，下至江湖寇盗，几无一不为道教所摄，且又善于因时制宜，随机应变。试观二千年来，虽屡被异族所侵略、所压迫，而终能将彼侵略我者驱逐之，将彼压迫我者同化之，中华民族竟有不倒翁之韧性。外人观察我国情者，常不识此潜势力之所在。谁知吾道教精神深入民间者，已尽足以维持国运而有余耶？当代大政治家有上下千古之眼光者，请于此三致意焉。

论《阴符经》

汪伯英

《阴符经》相传为黄帝之遗著，或云是春秋时人所作，或又云是唐人手笔，朱晦庵先生则谓是战国时见道之人所作。各说不同，而苦无证据。

撄师谓上古无纸墨笔砚，写字著书，极感困难，故所有玄言妙语，皆是口口相传，迨及后世，方能形诸纸笔，故书虽非黄帝之书，而造化阴阳，天人妙用，尽在此数百余字之中，其玄机奥旨，简易精深，安知非黄帝之遗言耶？既是黄帝之遗言，则直指为黄帝之书，亦未尝不可。虽然，此尚不足重轻，盖君子不以人废言，亦不以言废人。苟言善而理当，虽无名小子，亦足以传久远而利后世；若属支离曲说，纵借重三坟五典，托辞金匮玉函，亦在所不取乎。故作者为谁，似可不必深究也。

阴者，别于阳也，冥也、暗也、微也、隐也、人之所不可知而不可见也；符者，契也，合也、应也、验也、其来不失其师也、其神立竿见影也。而杳冥中有精，恍惚中有象，虽无为无形，不测不见，而有情有信，可会可喻，以其为无声无臭，不见不闻，是故能冥契大道，暗合天机，此之谓阴符也。然古今注《阴符》者多矣，或谓兵家之书，或谓道家之书，或谓卜筮之方，或谓采补之术，或谓得其精可以入圣超凡、用其粗亦足齐家治国。虽见仁见智，说各不同，而无体无方，理可一贯。譬之于《易》，广大悉备，纤屑无遗，可以范围天地，可以曲成万物，圣得之而益圣，贤得之而益贤，不肖得之而仍为不肖。又譬之于水，置之于清则清，置之于浊则浊，置之于方则方，置之于圆则圆，注之于河海则为河海，注之于沟渠溪谷则为沟渠溪谷。《易》与水也，其用如此，《阴符》之旨，其意亦同。

或问：每见丹经道籍，有阳火阴符之说，阴符殆指此乎？然此书但言阴符，不言阳火，其旨抑有所不同耶？志真子曰：可以同，可以无同。同者其名，不同者其用；同者其理，不同者其事。盖丹经之阴符，就狭义而言，仅指修丹之事；而此经之谓阴符，就广义而言，无往而不冥符，靡行而不暗契，不仅指一事而已也。至其但言阴而不言阳者，举一以赅二，言阴而阳自在其中也。盖有阴则必定有阳，无阳则阴亦不立，犹之有妇必定有夫，无夫则不足称妇。阴阳夫妇，皆为对待名词，有此即有彼，无彼亦无此，故可举一以赅二也。

或问：既已阴阳并俱，何以此书不标阳而标阴，不言其显而言其隐？岂因莫现乎隐，莫显乎微，阴可以赅阳而阳不可以赅阴欤？曰：虽能作如是说，然非究竟之论。盖阴阳之性质本无始，其名义亦不定。阳能生阴，阴亦能生阳；阳中有阴，阴中亦有阳。谁实为主，谁实为始，无论古今中外，至圣至神，终莫有能穷之者，故云无始。而且阳之极即阴，阴之极即阳，以春夏为阳，则秋冬为阴。然春夏属生令，柔弱者生之徒，则柔弱为阴也；秋冬属杀令，刚强者死之徒，则刚强为阳也。天为阳，然雨露霜雪之质，皆从天降，则降者为阴也；地为阴，然生长收藏之气，皆从地发，则发者为阳也。仁为阳，阳者宜刚，然仁之旨则巽顺柔和；义为阴，阴者宜柔，然义之旨则刚强严毅。如是则可以仁为阴，以义为阳，故曰名义不定。

又如仙家出神之后，散成气，聚成形，顷刻变现于世间者，谓之阳神，以其阴尽阳纯故也。此阴以物质言，阳以精神言。物质重浊，精神轻清。物质悉化为精神，固体变而为体，故谓纯阳之神。其实纯阳之中，必有纯阴。盖太阳之气，必含太阴之精，方能变化无穷，神明不测。若但阳而无阴，则孤阳耳，亢阳耳。孤阳上亢，阴气不承，水火隔绝，无复生机，若以此为阳神，则阳神何足贵哉？然所谓阴尽阳纯者，乃浊阴尽而非真阴尽也。真阴即元阴，亦即纯阴，纯阴可以配纯阳。然言纯阳而不言纯阴者，举阳以赅阴，言阳而阴在其中，与《阴符》之举阴赅阳，言阴而阳在其中者，事相反而义相同，异其名而类其实也。

仙有五等说

曹昌祺

仙道长生之说，在一般普通人闻之，莫不窃笑为荒诞。一固因往古之神仙，不见于今世，即有见者，亦不过少数之具有夙根者。盖因既成仙之真人，每不肯矜奇炫异，妄弄神通，遂致无征，而不能取信。一则因所以然之学理，未能畅明于世，古仙所遗传之丹经又都是龙虎铅汞、天干地支、河图洛书、五行八卦等类代名词，初学者一经寓目，都是惝恍迷离，莫名其妙。不咎作者之杜撰荒谬，定嗟自己之无缘学道。同人等本此两端，因誓愿将古有丹经上为普通人所不可解之名辞，逐渐指明，以期尽人能晓。又将其所以然之学理，设法用各种科学物理学心理学来证明之。

至于自身作证，以目前论，本社同志，固犹未敢言，然而所谓大小周天、筑基炼己足以祛病延年行气治疾的功夫，做到者刻下固不乏其人，而所未能做到者，就是出阴神出阳神与一切神通变化及白日间连肉体飞升之类。然而吾师限期，至迟30年（以今计算，尚须26年），定能做到。同人等虽不敢说尽可成就，然亦纵有几人能够达到目的，不过时间迟早问题耳。兹特先将已成仙之大别等级，约略一言。

道书云：仙有五等，曰鬼仙、人仙、地仙、神仙、天仙。此外尚有南宫列仙、剑仙、或名山洞府习炼法术者，亦名曰仙，则不在五仙之列。至其五仙等级与分别，姑据《钟吕传道集》所论，略参己意，分列于后：

（一）鬼仙

鬼仙者，五仙之最下者也。阴中超脱，神象不明，鬼关无姓，三山无名，虽不入轮回，又难返蓬瀛，奈何阴神无所归宿，止于投胎夺舍而已。（按：鬼仙修炼之法，为上真所呵责。吕祖曰：阳神不炼炼阴神，未免抛身却入身；终使阴神长自在，何如白日露全真？紫阳祖曰：鉴形闭气思神法，初学艰难后坦途；倏忽纵能游万国，奈何屋旧却移居。又曰：投胎夺舍及移居，旧住名为四果徒；若会降龙并伏虎，真金起屋几时枯？真金起屋，乃金液还丹，阳神冲举之事，鬼仙与之相较，望尘莫及。故有志之士，鬼仙之道，不愿学也。）

编者按：钟离真人又曰：“鬼仙者，修持之人始也不悟大道，而欲速成，形如槁木，心若死灰，神识内守，一志不散，定中以出阴神，乃清灵之鬼，非纯阳之仙。以其阴灵不散，故曰鬼仙。虽名为仙，其实鬼也。”

又按：此所谓鬼仙者，即是能出阴神者也。阴神不能现形于白日及灯光之下，因其阴气盛而阳气微，故仍不过是清灵之鬼。不过此种灵鬼，虽在幽冥之中，而毫不糊涂。盖其在生之时，神识内守，一志不散，静定之功甚深故耳。即道家所谓修性而不修命者也。投胎者，谓是人死后，阎王老子及幽冥中一班官吏衙役，一因其在生时寡清心欲，独善其身，并无罪过，不犯阴间法律，故不能去管辖他；二因其在生时静定力深，浩然充足，理直气壮，死后之灵魂，得以独往独来，故亦无法去干涉他；三或者其在生时曾经建功立业，利及于人，或者欢喜宏扬大道，继往开来，志在普渡众生，或者誓愿印书劝人，放生戒杀，众善奉行者，如此则大造无私，阴阳一理，幽冥中自有善神保护，阎王老子等亦只恭敬不暇，尚安能加以干涉而管辖哉？如此之人，其死后投胎，当然自己可以作主。

又按：投胎有两种。一种是普通鬼，为普通人不懂修道做功夫者，其死后受阴阳造化之驱使，即是由幽冥中鬼神分派，限令往某处投胎。其投入之时，即是佛家所谓在父母交媾精血和合之时，而前生识神，亦于此际被摄入内。在胎中十月，备及苦闷，谓之胎狱。然后下生，此谓普通鬼之投胎，乃是被动不能自主者。若鬼仙之投胎则不然，其灵魂不是在父母交媾之时入内，必候其婴儿将出胎之时，囝地一声，骤然入内，盖以免去十个月在母腹中胎狱之苦。而在父母交媾之时，据佛家云并非无识神相投。母腹中十月怀胎，亦并非无识神在内。不过到出神之时，其神他往而让投胎之鬼仙入内，将胎狱之苦，代为承受耳。此说虽目前不能以科学方法证明，然以情理论之，亦似乎可信。至于生而能知前生事者，历史上如晋之羊祜、唐之圆观等，为儒家之所承认而不能讳。此虽非鬼仙自动投胎之车，然借此类似之情形，来一作证明，亦未尝不可（按羊祜事见《晋书》及《名臣言行录》，圆观事见《唐书·李澄传》及《太平广记》《苏东坡笔记》）。鬼仙之所以必欲投胎者，因其在生之日，只修性功，锻炼灵魂，而未尝顾其肉体。时日既久，肉体之精血干枯，灵魂不能独存，只得离形而去，别寻精血充旺之躯，以寄存其灵魂，故须投胎。倘其前因不昧，而又有缘遇题，得修金液还丹，则亦可以出阳神而成天仙也。

夺舍者，即借尸还魂之事也。亦因本人躯壳将坏，灵魂不能久存，遂投入新死者之尸体神舍之中，以延其寿命，或再用向上之功而炼就阳神，亦无不可。然其必新死之人，系少壮之年，得时症暴疾而亡，其躯壳不坏者方可用。若老年油干灯灭，瓜熟蒂落，或少年患虚劳之候，脏腑损坏而死亡者，此等躯壳，亦不可用也。则夺舍之功夫，亦岂能孟浪从事哉？至相传八仙中之铁拐李祖，投入跛丐尸中，其事又与鬼仙之夺舍不同。盖当李祖出神赴老君之约也，其所出之神，系阳神而非阴神。阳神之神力充壮，能起死回生，易筋换骨，圆满缺陷，补益虚衰，其精魂之魄力，足以支配物质而有余。譬制造之机器，乃几百匹之马力，非一二匹之马力也；譬应用之电光，乃电灯厂之电，非干电池之电也。至若阴神，其力微弱，躯壳之精血干枯，神力不能维护，只得别寻壮旺之躯，以求掩蔽。亦犹身体衰弱之人，若房屋破坏，风穿雨漏，岂能安居？只得另寻完美之房屋，以栖其身。至若身体强壮者，则虽露宿风凄，亦无所畏，若有房屋，则破损何妨？况且本人自有能力，住在其内亦可设法修葺，使成完好之宅，不比身体虚衰能力薄弱之人，无法摆布，不能创造，必须贪图现成之好基址耳。李祖之夺舍，所以不一定要寻壮旺之躯者，亦同此理。

（二）人仙

人仙者，五仙之下二也。修真之士，不悟大道，道中得一法，法中得一术，信心苦志，终世不移，五行之气，误交误合，形质且固。

编者附注：说人仙乃是五等仙中之末第二等也。修道的人，不明白大道全体，只于大道中得到一法一术，但是信心苦志，终世不移，非常的虔诚。而可惜者，只是智慧不足，执而不化，所以五行之气，误交误合，然而形质因此亦能坚固。但充乎其量，不过“寿同天地一愚夫”耳。

或问：何谓五行之气？曰五行就是金木水火土。而造化中，一种萧杀凉燥之气，就是金气，其气主收，应于人身为肺之魄；而造化中一种生发条达之气，就是木气，其气主散，应于人身为肝之魂；而太阳里射出来的一种热气，便是火气，所以阳燧照日可以取火，其气主炎，应于人身为心之神；而月光里射出来的一种凉气，便是水气，所以方诸（按方诸就是蚌壳）映月，可以得水，其气主润，应于人身为肾之精；而造化中一种氤氲的中和之气，乃是土气，此气之中，水火金木诸气，都有含容在内，所以世间的土地，能够调和诸气，而生育万物，其应于人身，为脾之意。但因人身和天地造化息息相通，所以人身的五行，和天地造化的五行，有连带关系。因此吾人可以设法吸取造化中的五行之气，使在身中交合。但此是用吐纳导引，从有为的一类方法去吸取来的，不是由无为大道去采取纯洁自然的先天气，所以说误交误合，只能暂固形质而作人仙。八邪（附注：八邪即《黄帝内经》所说的八风之邪）之役，不能为害，多安少病，乃曰人仙。

著者按：此节虽曰人仙，其实只是祛病延年之人，倘行功不慎，尚有弄巧成拙之虞。故学道者偶得师傅，一知半解，不可终身执着不化，目空一切，自满自足。切须虚心请益，以求印证，方不误事。悟一子曰：虚心即便能实腹，自满到老无一长。诚至言也。

编者按:《钟吕传道集》吕问曰：人仙何术何功而致如此？钟曰：修持之人，始也或闻大道，业重福薄，偶遇魔难，遂改初心，止于小成，不求深造，谨守其一，厌闻其二。如绝五味者，岂知有六气；忘七情者，岂知有十戒；行漱咽者，讥吐纳为错；着采补者，笑清净为愚；好即物以夺天地之气者，不肯休粮；好存想而采日月之精者，不肯导引。虽皆是道，而不能全于大道，仅于大道中修持一法一术，延长其寿命而已，故曰人仙。

编者按：这一节说人仙是没有离开人的范围，亦是未明大道之全体，徒得一种小法术，专心修炼之，以为道即在是，岂知只能祛病延年，以增长其寿命，非真能永远不死，亦不能神通变化。盖此种程度，乃未能断绝火食之仙，比普通之人，身体康强，无有疾病。因其所修炼者，乃后天色身上事，执着一端，不懂超脱之法，即所谓但修命不修性之类是也。所以说谨守其一，厌闻其二，盖因其人虽闻大道，而未悟彻大道也。倘能悟彻大道之人，则知头头是道，路路可通，不执着一法而辟其余，不误认小术而遗其大。能因地制宜，随缘修习，不限定一法一术，死守一关一窍。始则认清楚各种门路，弄明白各种方法，于是乃知绝五味、吸六气（按吸六气在常注《钟吕传道集》中有之，兹不赘）、忘七情、守十戒（十戒《天仙大戒》中有之）以及嗽咽、吐纳、采补、清净、服食、休粮、存想、导引等等方法，各有各的道理。即是诵经、礼忏、画符、念咒以及祈祷等等，类似迷信的各种举动，其中亦含有一种至理在内。学者若在未弄清楚之前，不要妄加毁谤，一到研究明白之后，自尔焕然心融，怡然理顺，见道真切不复为狂辞瞽说所迷惑摇动。自己有一定的把握，并且认得路程，不必执定一条狭隘之道，死守一种偏僻小法，随在可以信步前进，而达到目的。若能如此，则可以驾人仙而上之矣。

（三）地仙

地仙者，天地之半，不悟大道，止于小成之法，不可见功，唯以长生住世，而不死于人间者耳。

编者按：上阳子曰：飞空走雾，饥渴不挠，寒暑无侵，遨游海岛，长生不死者，地仙也。而此所谓天地之半者，亦即谓虽能飞空走雾，而未能上达罗天而游三清胜境也。所谓飞走者，盖亦未能离开地球空气之范围，故真人又云：

地仙者不离乎地也。

（四）神仙

神仙者，以地仙厌居尘世，用功不已，关节相连，抽铅添汞，而金精炼顶，功满忘形，胎仙自化，阴尽阳纯，身外有身，脱质升仙，超凡入圣，谢绝尘俗，以返三山，乃曰神仙。

编者按：神仙者，有神通，能变化，散则可以成气，聚则可以成形，不为地球之空气所能范围，即其他的星球之中，亦可前去游览。因其得到的先天气，比地仙来得足，神通的程度，比地仙来得高，所以游行的地方，比地仙来得远。关节相连，是说一身的机关骨节，俱被先天气冲开，彼此相通连络，渐渐质化为气，故能飘然轻举，御炁乘云。抽铅添汞者，铅指人身的精与水，汞指人身的神与火。抽铅者，即将人身的精水烧干。用何物去烧？即用神火去烧。神火烧精水，精水愈少，神火愈旺，盖精水为神火所化，神火为精水所养，两者相得益彰，阴阳调济，二气浑全，所以抽铅反能添汞。若以吾人烦恼之火去烧精水，则精水亦干，惟精水干则神火亦离，阴枯阳亢，便成劳损之痾，转为不治之症，是可名之为抽铅灭汞，不可云抽铅添汞也。所谓金精炼顶者，就是说阳气充足，化为金光，已能上升泥丸，即前人所谓肘后飞金晶之类，此在大周天之后矣。功满忘形，到超凡入圣数句，是云神仙之功行已圆满，于是绝尘俗以返三山。三山即仙书所谓蓬莱三岛之类是也。

（五）天仙

天仙者，地仙厌居尘世，用功不已，而得超脱，乃曰神仙，神仙厌居三岛，而传道人间，道上有功，人间有行，功行满足，受天书以返洞天，是曰天仙（原按：地仙天仙，修成均非偶然，必须善功圆满。太上曰：欲修天仙者，当立一千三百善；欲求地仙者，当立三百善。）

编者按：天仙者盖谓其神通慧力，又超过神仙一等耳。道上有功，内功也；人间有行，外功也。一千三百与三百，皆论外功耳。然《悟真篇》又云三千八百，其数何以与此不等？曰：善有大小，实不能以数目作标准。所以如此言者，盖亦对未闻大道，未悟大道者说法，使有所遵循耳。若既闻悟之后，他自能随缘修善，而无心行化，移风易俗于不知不觉之间也。

或曰：仙家既有鬼、人、地、神、天，而其所以能成仙之原理安在？余曰：仙道长生，人道短促，其理不外顺逆二字，所谓“顺生人，逆生仙，只在中间颠倒颠”是也。然仙道贵在性命双修，若夫枯坐旁门，孤阴寡阳，独修识神，及其成功，仅止于投胎夺舍之鬼仙而已。欲成阳神超脱，必须性命双修，内筑鄞鄂，外积法财，然后安炉立鼎，筑基炼己，采药还丹，沐浴抽添，温养胎仙，调神面壁，终至阳神出现，贯金石而无碍，步日月而无影，逍遥自在，无拘无束，乐何如之？上阳子曰：总在凡世播英雄，做尽功名到底空；唯有金丹最灵妙，大罗天上显神通。

按：余是篇内所云枯坐旁门，孤阴寡阳等名字，非限于一家言也。盖仙道修炼，无论双修孤修，其要旨终不外采取先天一炁。此炁名谓阳精，修炼家若不得此阳精点化，虽行尽三千六百旁门，终是独修一物，孤阴寡阳耳。然此阳精，不在身内，不在身外，即在身内，即在身外。三丰祖曰：执着已身不是道，离了已身也是狂。钟离祖曰：一身四大皆属阴，莫把阳精里面寻；有缘遭遇明师指，得道神仙即是身。又曰：有无交入为丹母，隐显相扶是水金；莫执此身云是道，独修一物是孤阴。又曰：内里明明有至真，外面入者即非真；若教异物堪轻用，美酒羊羔亦上升。读者能知非内非外即内即外之消息，则得之矣。古云：九转灵丹非五金，若无神授恐难成；欲知子母真仙诀，学道先须学炼心。又曰：有功无行如无足，有行无功目不全；功行两全足目备，谁云无分作神仙。紫阳祖曰：大药修之有易难，也知由我亦由天；若非积行修阴德，动有群魔作障缘。噫！勤求不怠，必遇至人，知而不修，终为下鬼。好道之士，若不修德盟天，虽得口诀，亦徒劳而何用哉？

仙道南北要诀

三三道人

仙道长生之说，由来久矣。古人所著丹经，何止千百？然宗旨各别，致学者无所适从。偏执者每以先入为主，岂知古仙流传丹诀，实分南北二派，其方法有清净栽接之不同。然苟造其极，诚是殊途同归，一般无二。

然尝读丹经道籍，每因派别之不同，致后人互相抵牾。宗南派者，每斥清净为“孤阴寡阳”；宗北派者，又辟栽接为“损人利己”。致使初学之士，因读丹经，反生犹豫难决之慨，甚至发愤废书者有之。盖仆昔者已病之矣，迩乃蒙天赐奇缘，得遇吾师，诀破重玄，始知南北一贯，栽接清净，方法虽异，原理实同。盖南宗北派，修炼功夫，其最要者均在采取先天一炁耳。此炁生于天地之先，无形无质，其性纯阳，故又曰阳精。若谓此道是“孤阴寡阳”“损人利己”则均为门外汉也。赵缘督真人曰：先天一炁自虚无中来。又曰：一点阳精秘在形山，不在心肾，而在玄关一窍。可见此炁之生，不在他人身上，不在自己身内，而在玄关一窍中耳。然此一窍既无内外，亦无形象，亦非完全毫无根据，亦非顽空枯坐。然则果在何处？仆既沐师恩指授，不敢隐秘，然天律至严，临书惴惴，不敢直指，爰引二位张真人之诗如下曰：“一孔玄关要路头，非心非肾最深幽；膀胱谷道空劳力，脾胃泥丸莫温搜。神气根基常恍惚，虚无窍里细探求；原来只在灵明处，养成还丹跨鹤游。”又曰：“此窍非凡窍，乾坤共合成；名为神气穴，内有坎离精。”读此二诗，南北要诀，思过半矣。

噫！求之不已，必遇至人，遇之不修，终为下鬼，可不勉哉？！

仙道男女平等论

澄 虚

吾国陋习，凡百事莫不重男轻女。对于宗教家及迷信家，则尤甚，而视女子为秽物。其称男子曰八宝之体，称女子则曰五漏之躯。此种口习，其重男轻女之思相实甚。若女子有漏，男子何尝不漏。诚不值识者一笑耳。

唯吾仙道则不然。检诸丹经，且每言女子修炼，反较男子为速，此仙道男女平等之为贵耳。刘一明（《道书十二种》作者）云：譬如男子伏气五年，女子三年可成；若男子修炼九年，女子五年可了。因女子性柔，男子性刚，柔则易伏，刚则难驯。然男女修炼，其功法略有不同。其不同者，因女功有斩赤龙（赤龙即月经也）一段功夫。若赤龙斩断，身如男子，其后用男子修炼功夫行去，成功甚速耳。

余谓世间不乏勇敢聪明女子，读吾此论，当不斥为迷信之谈乎。

遗精的我见

志真子

谨按：遗精这一种毛病，乃是普通人所免不了的，就是讲修道做功夫的人，亦不容易解决这桩事。是什么缘故呢？因为男人的精，等于女子的经。若是好好的女子，她没有做斩龙功夫，又没有身孕在肚里，那她的月经不能按期而至，一定是有毛病。否则一定是年龄到了49岁以外，天癸断绝了。男人的精，亦复如是。盖男子16岁而精通，《黄帝内经》上就如此说。在精通之时，就是男子的发育已经完全。所以在这个时候，亦可以说是纯阳之体。但是阳极必阴，精气既以满足，淫机必定发动（按：淫机其实就是生机），当此之时，若不知返还收敛之诀，即不同女人交媾，亦势必冲关而出。盖此亦是造化阴阳消长自然之机。所以人之生育就建立在这淫字上。佛经上他们亦说众生以淫欲而正性命。就是以植物而论，假使花苞开足之后，结就的子，自会坠下，因为是成熟时期。男子精通，女子癸至，亦是因为成熟的缘故。所以普通的男子，在16岁以后，到24岁，若不和女人交媾放去，每经六七天遗泄一次，照生理学讲，亦无甚妨碍。若又交媾放去，而又遗泄，则便是双斧伐孤树，身体容易衰败了。24到32，32到40，年龄渐渐的长上去，便不能照16岁到24岁之例。但以上所论，不是指修道学仙的人所讲。若是修道学仙者，当然要设法将精关闭住，炼成无漏，化气上升，但是的确困难。即就我个人的愚见，要求永远不遗精，修成无漏之体，非要合下列的几则条件不可。并附鄙见几则于后：

（1）悟通玄理，得师真传，明白修炼的方法。

（2）万事不管，衣食住不要自己负责，都有人代为料理。

（3）地方宜幽静清洁，适合卫生，气候寒暖调和。

（4）饮食宜清淡，最好吃粥，浓厚而或有刺激的鲜味者，均不相宜。

（5）书亦不要看，谈男女之事者，更不可看，无聊时可默念养性的经文。

（6）古人治遗精的方法，若以医药而论或做按摩导引功夫，固然很多，但不过只能延长日期，精满仍溢，并非能将精关永远闭住也。

（7）要明白为什么要遗精？岂不是因为有所感触，而遂使欲念发生么？倘然能够美色当前，即使袒裼裸裎于其侧，亦得漠然无动于衷，则庶可以免遗精之患矣。

（8）遗精之发生，每在睡中，盖睡中则神识昏沉，梦魂缭乱，淫机发生，一时不易把握，不及挽回。假使能睡中神识不昏，而做到无梦之地步者，则不在此例。

（9）或问：如未能无梦之人，若常坐不卧则何如？曰：古来原有这个方法，以防睡魔，但普通人多坐，又恐厌倦，过则昏沉，不及则暴躁，仍难履中和之境，而不免枯坐之讥。曰：然则如之何乃可？曰：据我个人的愚见，坐亦可，卧亦可，只要平和舒适，而常入恍惚杳冥，达到混沌的境界。但又须要知道，混沌与昏沉不同。盖混沌境界，虽说不知不觉然而神识并不昏糊，完全先天元神作主宰，七情六欲的魔鬼，都不敢乘机侵袭。于是向之因后天情欲冲动而使淫机发生者，到此时则变先天之活子时矣。活子时不杂后天，则顺则生人者，亦而为逆则生仙矣。若是昏沉，则不能元神作主，必定宵小弄权，于是乘机盗宝，丧失玄珠矣。

（10）或问：日间劳心劳力之人，夜间能入于混沌否？曰：劳心者多不寐，劳力者易昏沉（然亦偶有例外），皆不易于混沌，故欲求其入混沌者，劳心劳力，皆不宜也。

（11）问：世间之人，多为环境所限，职业所累，欲得身心幽闲，颇非易易，则将听其生老病死而束手待毙乎？抑当思补救之法乎？曰：此则有顿渐之分矣。一切两段，斩绝尘缘，可以万事不管，而专心行持者，此顿法也，功果当然容易成熟圆满；若因职务所累，为环境所不许，自然则好忙里偷闲，用渐修之法，一方面用去，一方面赚钱，进出相抵者，则可以保持现状，进多出少者，则虽用无妨。故撄师答吴先生函中，谓开源是第一要义。渐修之人，只要研究开源之道，节流闭精之顿法，以待机缘可也。所以吾师谓“不必急急求闭”，职此故耳。

人生唯一积极大问题

存诚庐主

昔闻日人藤田操氏，以下列（一）（二）（三）三种问题反复研究，未能解决，遂自戕死。孔子云：思而不学则殆。岂不信哉？

今予于该问题下，增入子目数条，以为解决之导线。圣人云：诚则明矣。望有志者深思之。

（一）天为何要生我？（甲）天是何物？何以能生我生人生万物？

（二）我为何要做人？（乙）今此身中，何者是我？（丙）我生从何处来？（丁）我生为人，是自己作得主来否？

（三）人应该如何做？（戊）死后灵性灭否？（子）灵性若灭。则善恶忠奸，同属梦幻，辛苦一生，所为何事？（丑）灵性若不灭，则最后应得何种结果？究竟应享何种受用？

上列问题，若不能解决，则蠢蠢而生，梦梦而死，与草木鸟兽同腐，岂不哀哉？且泰西物质之进化，一日千里，我国实有望尘莫及之叹。所恃以救国而胜他人者，端在精神文明。解决上列问题，即是真正最高哲学，爱国者，当专心一志从事研究之矣。

（上系丙寅旧稿，当时印成传单，篇寄各大学，及各报馆，深望各报纸登出，俾国中有志之士，咸得共相研究。乃诱导荒淫之文字，如电影、跳舞、无线电等等，连篇巨幅，大肆宣传，迄今十年，日新月异而未有已也，而独于此区区数行紧要学理文字，闷而不予登出，亡国气象，可为恸绝。今特检呈贵社，请为附于刊末，或者青年学子有善根福德者，见而思之，知我先圣有超绝全球之真实学问，虽目前危亡难挽，而日后犹有复兴之望焉！此实中国万世之幸也。）

人生唯一积极大问题答案之一

陈撄宁

一问：天为何要生我？

答曰：老天爷正在那里做梦，我们不要惊动他。

二问：我为何要做人？

答曰：因为偶然高兴，乘老天爷做梦未醒的时候，不妨到世界上来游戏一番。

三问：人应该如何做？

答曰：黑脸是忠臣；白脸是奸臣；戴起平天冠，就是皇帝；拿着讨饭碗，就是乞儿；披英雄氅的是草寇；穿八卦袍的是军师；摇旗呐喊的是喽啰；咬文嚼字是书生。咱老子高兴怎么做，就怎么做，暂时同这班淘气的孩子们厮混着寻寻开心。等到一朝玩得腻了，说声失陪，顿然踪迹不见。人应该这样做。

甲问：天是何物？何以能生我、生人、生万物？

反答：我是何物？何以能为天所生？

乙问：今此身中，何者是我？

反答：此身以外，哪一处不是我？

丙问：我生从何处来？

反答：我死归何处去？

丁问：我生为人，是自己作得主否？

反答：我死了变禽兽、变草木、变土石，是别人替我作主否？

戊问：死后灵性灭否？

反答：灵性是什么东西？有几何大小？吾人未死时，灵性藏在人身什么地方？

子问：辛苦一生，所为何事？

反答：假使我们不愿意白白的辛苦过一生，那么应该如何办法？

丑问：灵性若不灭，则最后应得何种结果？

正答：种瓜得瓜，种豆得豆，因果分明，不必问他人，还须问自己。

撄宁曰：余观存诚庐主所揭出日人藤田操氏三大问题，颇有研究之价值。存诚先生所附加七小问题，亦有深意存乎其间。可惜藤田操氏是个钝根，穷思极想，究竟不能解决，只有出于自杀之一途。世俗眼光中看来，必定笑他愚笨得很，然而我要赞美他是一位有志之士。因为毕生未曾遇着大善知识，所以弄得他没有办法，假使当代有第二个达摩，哪怕他不要学神光之断臂？现在青年人为爱情自杀，中年人为经济压迫自杀，报纸上常有记载，比较藤田又何如耶？

存诚庐主，我不知为何许人，总可以称得起是一位先觉者。无奈当今之世，后觉的人，实在太少，所以他们把这许多大问题认为无关轻重，不肯在报纸上登出，偏喜欢登载那些荒淫的文字。众生相本来就是如此，又何足怪。

幸而《扬善刊》编辑者是一个明眼且能识得古董的人，如张化声君《驳复某某居士书》，如《化声自叙》，如竺潜道人各篇述作，如《刘仁航先生来函》，如纯一子《仙佛科学之研究》，如存诚庐主《人生积极大问题》，以及撄宁自己抛砖引玉的各种答问，这许多材料，聚集在极短的篇幅中，在作者原是各人发挥各人的意见，既不欲强人就己亦不必舍己从人，似乎矛盾冲突是不能免的。然而合拢起来看，不但是没有冲突，并且能互相发明，这几位大思想家，差不多走到一条路上来了，无形中像煞有个团体，我不能不佩服编辑者手腕之灵敏。

三大问题答案，表面上看起来有点滑稽，实际上是表明我自己正确的见地。但人人见地各有不同，切不可因为我已经回答过了，阅者诸君就此默然而息，那倒辜负存诚先生一片苦心。最好是把各人自己的见地和盘托出，无论你们是用儒释道三教义理，或是宗门机锋，或是科学证据，或是凭个人的思想，独标异帜，脱尽恒溪，皆一律欢迎。假使我们对于这几个问题回答不出，那么我们的人生，真可谓毫无价值；“万物之灵”四个字名称，当之未免有愧。千祈猛醒，勿再沉迷。

人生唯一积极大问题答案之二

汪伯英

一问：天为何要生我？

答曰：天是天，我是我，怎么晓得天生我，难道不是我生天？（天能生我，我亦能生天；天不生我，我亦不生天。这个问题，颇难解释，只好心知其意耳。）

二问：我为何要做人？

答曰：我静极而思动，因妄念之迁流，自己不能做主，于是乎为人矣。

三问：人应该如何做？

答曰：做人之道，随便都好。因为不论善恶忠奸圣凡智愚，统认他是人。不过我知道做人的大都有一种烦恼，无论是帝王宰相走卒贩夫，皆具这种感觉。所以最要紧的，须寻一种乐趣，而且要常乐永乐，而不是乐极生悲的乐，那么做人的问题便值得讨论了。

甲问：天是何物？何以能生我、生人、生万物？

答曰：天是物，亦不是物；天是天，亦不是天；天能生我、生人、生万物，亦不能生我、生人、生万物。

乙问：今此身中，何者是我？

答曰：今此身中，我即是我，我亦非我，若论究竟，可以知而不可以言。

丙问：我从何处来？

答曰：我死归何处去，即我生从何处来。

丁问：我生为人，是自己作得主否？

答曰：我生为人自己若作得主，则死了变化亦能作得主；我生为人自己不能作得主，则死了变化亦不能作得主。这完全视本人自己愿作主与不愿作主而已。

戊问：死后灵性灭否？

答曰：灵性若有形象的，当然有毁灭的时候。假使没有形象的，请问如何可以毁灭？

子问：辛苦一生，所为何事？

答曰：辛苦一生，不过各人为各人的事而已。

丑问：灵性若不灭，则最后应得何种结果？

答曰：五十六期瓜豆之说已极其明显，无须再答。

伯英按：以上三大问题答案，撄宁老师已经答过。然而寓意高深，且多反问以启发后学。小子不敏，以为如是如是，然未免画蛇添足，尚祈识者谅之。

人生唯一积极大问题答案之三

率性子

一问：天为何要生我？

答曰：今天下溺矣。天心大痛，急欲以道援之，故特生我以受道，俾援天下之溺者。是以有生我之必要。

二问：我为何要做人？

答曰：因为承天之命，受天之道，以援天下之溺者，我是以有做人之必要。

三问：人应该如何做？

答曰：人应该居天下之广居，立天下之正位，行天下之大道。得志与民由之，不得志独行其道。富贵不能淫，贫贱不能移，威武不能屈。抱守这物，认真勤做，天下国家可均也，爵禄可辞也，白刃可蹈也，这物不可遗也。这物为何？不可说。视之无形，听之无声，嗅之无味，入水不溺，入火不焚，仰之弥高，钻之弥坚，放弥六合，卷藏于密，其大无外，其小无内。人应该将这物做好，务使圆陀陀、光灼灼、净裸裸、赤洒洒，一尘不染，万善同归。直达到无上极顶处为目的，以冀长生不老，法力无边。时游四大部州，时游三山五岳。遇难即救，逢缘即度，名流宇宙，福荫生灵，人物沾恩，古今戴德。庶不负老天爷生我之盛意。人该如此做。

甲问：天是何物？何以能生我、生人、生万物？

答曰：天是浩然正气上浮者，至大至刚，充塞宇宙，生生化化，变幻无方，所以能生我、生天、生万物。是以所生之我、人、万物，有悲欢离合、死生荣枯之现象。

乙问：今此身中，何者是我？

答曰：今此身中，率性是我；不率其性，一切非我；能率其性，一切是我。

丙问：我生从何处来？

答曰：我生从感情处来。所感何情？系天地至大至刚、至亲至切之情。

丁问：我生为人，是自己作得主否？

答曰：我生为人，是道则进，非道则退。虽有拱璧以先驷马，不如坐进是道。是则自己相信作得主来。

戊问：死后灵性灭否？

答曰：死后灵性不灭。

子问：辛苦一生，所为何事？

答曰：旷观人之辛苦一生，所为者，都不过世间之财丁贵耳。若非为世间之财丁贵，而辛苦一生者，则所为之事，固不可与世间之财丁贵同日而语也。

丑问：灵性若不灭，则最后应得何种结果？

答曰：灵性不灭，依因结果，欲知前因，今受者是；欲知后果，今作者是。因果分明不可欺，善因福果报相宜；后来应结如何果，只问心田便可知。

人生唯一积极大问题答案之四

周敏得

一问：天为何要生我？

答曰：科学家推测天地形成，已有千万年了。梦梦然之天，究如何而有如此悠久之历程乎？区区人类所有之知识，几如萤火之光芒，而欲以太阳之大明相比拟，乌由知之。人为原始，从生物演进而来，无论其说然否，天地生人，总算却系应运。

二问：我为何要做人？

答曰：人既从天地形成之后应运而生，其责任乃随天而负荷。所谓优种优负荷，劣种劣负荷。人异于其他生物者何在？方寸之灵明而已。做人真正之意义，似宜扩此天赋完善之灵明，发扬光大。无穷秘奥，无穷意义，无穷责任，学问之极至，或即天人之合一乎。吾书至此，心中怦怦焉，精神陡然作万分之振奋。扰扰众生，溷溷自我，舍本逐末，均随极快之光阴以空过，言之痛心。

三问：人应该如何做？

答曰：呜乎！何幸做人？何不幸而做人？乐者现世天堂，苦者现世地狱；强者叱咤风云，不可一世，弱者脓包溷蛆，萎靡不振；智者自智，愚者自愚。天堂地狱何在乎？强弱何见乎？智愚何何辨乎？苦乐何分乎？何者为善，何者为恶乎？何者为真，何者为假乎？何者为是，何者为非乎？人生直随环境而转移，依习惯而成自然，而又苦乐不均，善恶不分，无所谓真假，无所谓是非，更无所谓天堂地狱。盖因生灭善恶真假是非之无常性，无界说，莫由而究诘。一任智愚强弱作一时富贵贫贱之争夺而已矣。

大乱方始，杀人如麻，稀有之祸害，正方兴而未有艾也。人应如何做乎？呜乎！我生四十年，所见如此，我亦不忍言之矣。

人生唯一积极大问题答案之五

张化声

一问：天为何要生我？

答案：天是阿谁我岂真？此中消息颇难明。漫说彼苍要生我，莫怪他，黄面瞿昙，高唱那，山河大地，华藏世界，皆由我生成。

二问：我为何要做人？

答案：地狱中痛苦难熬！禽兽辈面目可笑！天堂上一味招摇！阿罗汉钝根未了！虽则是，西方极乐，寂光土妙；微嫌他，菩萨低眉，古佛枯坐，世情上兴趣太少。因此顶天立地，来人间，游戏一遭。

三问：人应该如何做？

答案：什么文臣武将？什么美女才郎？什么英雄豪杰？什么盗贼帝王？什么张王刘李？什么秦汉隋唐？《廿四史》记不清糊涂账。天漫漫夜久梦长，鱼龙百怪又猖狂；装扮着粉墨登场，更闹得不像模样。莫道乾坤无主张！纵然是劫历红羊，依旧是青山无恙；更觉得绿水苍茫，还有那，樵夫渔子，持阔斧，弄短桨，缓缓歌，低低唱。做一个江山管领，风月平章！

人生唯一积极大问题答案之六

潇湘渔父

这出戏，自五十六期撄宁子演了一出开台，于是这个一出，那个一出，弄得不能收场。我也来唱两句乱谈，作个腰台罢。

一问：天为何要生我？

答曰：知道为何要生天，便知道天所以要生我。你若问天，天亦不知自己为何要生。撄宁子所以说天正在做梦，不要惊他。

二问：我为何要做人？

答曰：知道天为何要做天，便知我所以要做人。天趁太极混混，因随自然，在高处敷演。人们因趁老天梦梦敷演时，就在世界上闲玩厮混。撄宁子所以说乘天梦未醒，到世上来游戏一番。

三问：人应该如何做？

答曰：人在世上如伶角登台，生、旦、净、丑，锣鼓喧天，唱个不了。即如答此问题之士、农、工、商、缁、黄六民，辩个不休。伶角演一出，必要像一人；六民辩一篇，必要据一见。正如写字不能脱纸，若伶角能知道穿衣是个皇帝，是个神仙，脱衣仍是个俗人；六民能知道在生可以执见，死后连形影都无，那么就知道人应该如何做了。撄宁子说暂时同孩子们寻寻开心，一朝失陪，踪迹不见。就是要人明白这个道理，便好去做人。

甲问：天是何物？何以能生我、生人、生万物？

答曰：人是一小天。知道人是男是女，是个什么东西，便知天是何物了；知道我何以能生子生女，便知天所以能生我、生人、生万物。撄宁子所以反答，问我是何物，何以能为天所生。

乙问：今此身中，何者是我？

答曰：孔子正心，老子养气，释迦修性，都是从身中去寻我。究竟，我是一半在身中，一半在身外。能知道身外何者是我，便知身中的我了。撄宁子故反答曰：身以外哪一处不是我。

丙问：我生从何处来？

答曰：吕祖答王重阳云：从来处而来，从去处而去。人能知道将来从天上而去，或从地狱而去，便知我生从何处而来的。撄宁子故反答，问死归何处去。

丁问：我生为人，是自己作得主否？

答曰：我们在生为人，富贵贫贱，善恶邪正，是别人作得主否？死后为人、为鬼、为神、为仙、为佛，扪心自问，是自己知道的？既知道，便是自己作主。既作得死后的主，便能作得生时的主了。撄宁子故反答，问死后别人代替作得主否。

戊问：死后灵性灭否？

答曰：性字的解释，亘古以来，聚讼纷纷，莫衷一是。不知性字，从心从生，所谓性由心生，有灵有愚。故灵者可以上达，愚者尚难下知。孔子正心诚意，是从实迹上做去，故《中庸》云：天命谓性，率性谓道；老子进一步做，是从玄学用功，故得灵气；释迦修性，是从本题上做去。究竟都是一条路。若要问灵性是什么东西，还是从老子一条路寻去，比较容易明白。既能明白，便能守住。在生能守，死必不灭。撄宁子故反答，灵性是什么东西，在人身什么地方。

子问：辛苦一生，所为何事？

答曰：人生劳劳碌碌，究竟是为功名，为国家，为欢娱，为嗜欲，为祖宗父母，为妻妾子孙，都有一个目的，不能脱离以上范围。所以辛劳一生，你若问他，他亦答不出是为何事，总是白白的过。撄宁子故反答，问如不愿白过，应如何办法。是教人摆脱俗情，莫为这范围所拘，寻一个出世间的道路去走走。

丑问：灵性若不灭，则最后应得何种结果？

答曰：生能守得住灵性，死必不灭。若能运用灵性，不但不灭，且可长生不死。能守能运用与否，必视其人自己造就进步如何。撄宁子故云：因果分明，须问自己。

遵先曰：存诚庐主人述，藤田操氏不能解决三大问题，竟至自杀。在岛国人民，能悟到此，已属特出。若中国，从古通此大道者，世不乏人。而中外极盛传道之时，惟殷及周，老子、释迦、孔子三圣先后递起。爰至唐宋元明，如五祖七真，与夫海蟾、重阳、三丰辈出，于是大道炫明于世。由清至今，慕道者多，通达者少，真传不息如缕矣。余游西南半壁，凡四十余年，未逢真学。去岁客沪，遇撄宁子于逆旅之中，剪烛西窗，高谈玄论，三圣一贯之真诠，了如指掌。三丰而后，道统其在斯乎。今秋余南旋，约访衡云，如有所止，即当函召，顷踏雪归来。卒无所遇，深郁于衷怀，检点案头，得《扬善半月刊》撄宁子“人生三大问题”答词，不禁叫绝。继起者纷纷聚讼，了无特殊，乃记数言，为之详释，以解梦梦者之惑焉。撄宁子幸毋笑余艾艾好言，画蛇添足也。

人生唯一积极大问题答案之七

张慧严

一问：天为何要生我？

答曰：天没要生我。若按《易经》上讲，也得加上一个“地”字。《易》曰：天地氤氲，万物化醇；男女媾精，万物化生。天地是由无极太极所成之物，我虽生于天地之后，亦由无极太极所成之人。天地人我名词虽异，而均由无极太极所成者同也。天地有成住坏空，人生有生老病死，这无极太极顺则有生灭之理。更有超乎天地，高于一切者，即后天先天逆行不灭之妙。若拿着“逆行”当作人生极大问题来研究，方不愧为万物之灵。

二问：我为何要做人？

答曰：我前生贪恋世间法，努力造人因，今生所以得到人果。

三问：人应该如何做？

答曰：普通的人，应实行儒学五伦八德，或持佛说十善，安分守法，按自己所尽的地位，竭尽自己分内的责任，以至老死终了。高尚的人不愿老死终了，千辛万苦，投师访友，解决了生老病死，证到了广大神通，将全世界杀人利器悉变甘露，万恶社会顿化寂光，度尽法界有情，有一个众生不成佛誓不成正觉。人应当这样做。

甲问：天是何物？何以能生我、生人、生万物？

答曰：按科学说，未有天地之先，由元始子而成电子，宇宙星球万象，无不成于此子。天地为宇宙万象之一物，我亦为万象之一人，无不由元始子、电子、原子、分子逐渐进化而生也。

乙问：今此身中，何者是我？

答曰：全身有形可见的皆不是我，可以说是“假我”。死后形质销灭，化为土壤，连“假我”也没有了。身中何是我？身外也难寻；佛说“阿赖耶”，俗名曰“灵魂”；欲返“真我相”，须借“假我”身。

丙问：我生从何处来？

答曰：按科学说，最初从虚无而有元始子、电子、原子、分子逐渐进化而来。按道学说，从无极、太极、两仪顺行而来。按佛学说，人死后“藏识离体，变为中阴”，以业为主，在7天期内飘飘荡荡转入人鬼畜生等六道之一道。然期限亦可延长，最多不过49天。“中阴”见男女交合起一爱欲心，爱好为因，爱命为果，因是看见，果是入胎，欲心重成女，轻者成男。以入胎五蕴言之，看见男女交合是色，印入心中是爱，起爱欲心是想，愿加入是行，入胎是识。从无始以至今生，轮回六道痛苦中来。

丁问：我生为人，是自己作得主否？

答曰：善恶圣贤，完全我自己作主去做，别人能替我作主去做么？

戊问：死后灵性灭否？

答曰：绝对不能灭的。

子问：辛苦一生，所为何事？

答曰：不觉悟的人，一生辛苦为的是以死为生，以苦为乐；真觉悟的人，一生辛苦为的是无生无死，以众生之苦为苦，以众生之乐为乐。

丑问：灵性若不灭，则最后应得何种结果？

答曰：种瓜得瓜，种豆得豆，问心自知，勿庸外求。

人生唯一积极大问题答案之八

刘功濂

撄宁先生赐鉴：

人生惟一积极大问题，末学本不敢作答。但既为爱读贵刊之一分子，又素佩先生之道德高尚，久欲求教诲，而苦无由。兹尊先生之命，将鄙意呈正。既免负存诚先生之苦心，苟蒙不弃而教之则诚末学三生之幸也。

一问：天为何要生我？

答：人为天地之心，我心即天心，无我则天地失其心。故不能不生我。

甲问：天是何物？何以能生我、生人、生万物？

答：天如照像镜，是人生之元，灵魂之始，万物之源，大道之机，故能生我、生人、生万物。

二问：我为何要做人？

答：人为万物之灵，三才之中人为贵，故我要做人。

乙问：今此身中，何者是我？

答：此身中之良心即是我。若失良心，非我亦非人。

丙问：我生从何处来？

答：生从元始来。

丁问：我生为人，是自己作得主否？

答：道者自到，诚者自成。能自信，不自欺，即能作得主。

三问：人应该如何做？

答：既生而为人，当实行人道，完全人格，男守信，女守贞，诸恶不作，众善奉行，尊师重道为己任，成大同之真人。

戊问：死后灵性灭否？

答：灵性不灭。

子问：辛苦一生，所为何事？

答：辛苦一生，各奔前程。一朝觉悟，明心见性，方知灵性真不灭，人生如大梦。

丑问：灵性若不灭，则最后应得何种结果？

答：善恶之报，如影随形。要知将来结何果，须看今日种何因。

人生唯一积极大问题答案之九

一颠迦

一问：天为何要生我？

答：贪。

二问：我为何要做人？

答：贪。

三问：人应该如何做？

答：且当遏绝其贪。

甲问：天是何物？

答：全体是贪。

何以能生我、生人、生万物？

答：全是这贪。

乙问：今此身中，何者是我？

答：全贪是我。

丙问：我生从何处来？

答：从贪来。

丁问：我自己作得主来否？

答：若作得主，便不贪不来矣。

戊问：死后灵性灭否？

答：一味为贪，死也不问。

子问：辛苦一生，所为何事？

答：为贪拚命，死而后已。

丑问：灵性若不灭，

答：更好更好，更贪更贪，然而……可怕可怕。

最后应得何种结果？

答：且吃苦中苦，大绝其贪。

究竟应享何种受用？

答：定为人上人，得其所贪。

天地以阴阳化生万物，我是凡夫，亦在万物之列，亦被天地所化生，无丝毫自主之力。若能修成大道，则我便是天，我也化生万物。所以无始无终，彻上彻下，只是一贪。然而愈贪愈苦，能在贪时遏绝贪根，便得生极乐，纵贪也无妨矣。

人生唯一积极大问题答案之十

志真子

一问：天为何要生我？

答：仁以生我。

二问：我为何要做人？

答：因仁而生。

三问：人应该如何做？

答：且当扩充其仁。

甲问：天是何物？

答：全体是仁。

何以能生我、生人、生万物？

答：全是因仁。

乙问：今此身中，何者是我？

答：惟仁是我。

丙问：我生从何处来？

答：从仁中来。

丁问：我自己作得主来否？

答：天以仁生我，我以仁生天。大仁作大主，小仁作小主，仁生仁死惟仁作主。

戊问：死后灵性灭否？

答：苟志于仁，死可不问。

子问：辛苦一生，所为何事？

答：不悟其仁，认镜中人。

丑问：灵性若不灭，则最后应得何种结果？

答：知其仁，则克己复礼得天下归仁；不知仁，则倏死倏生为天地刍狗。

孟子曰：仁者人也，合而言之道也。人法天，天法道，天以仁生人，人以仁还天，是天人一贯，无不本于仁也。由天人而降于禽兽，由禽兽而至于植物，植物结果，果中有仁，非仁则无以生。故知仁者，为彻始彻终，生生化化之根本，小大无不由之。惟能全之为尚耳。

伯英按：竺潜公以贪字包括全文，而敝人以一仁字包括全文，表面似乎冲突，其实能全其仁者方能得其贪。苟欲得其贪者，务必全其仁。惟能造其贪极则贪即是仁，仁即是贪，全贪成仁，全仁成贪，消极即积极，积极即消极。一极一切极，无极无不极。故君子无所不用其极也。

又按：彼佛家每每以“色即是空，空即是色”“全妄成真，全真成妄”“生死轮回，因果报因”等说为彼单独发明之惟一妙理，佛教徒则以此为骄人，肆行我慢。不知“原始要终，天运循环，前乎无极，后乎无尽，生生者不生，杀生者不死”种种之理，早经吾道说破。任彼舌粲莲花，境现极乐，说得怎样胜妙，道得如何高明，亦安能出吾道之范围哉？惜逐妄之人，尽数典而忘祖耳。

人生唯一积极大问题答案之十一

海上散人

一问：天为何要生我？

答曰：天有偌大家当，要人承受，生我是要我承受他老人家的家当。

二问：我为何要做人？

答曰：人身难得，天既生我是人，我焉可不要做人。生由天生，做由我做。我要做人，是要践吾的人形，来继天立极。

三问：人应该如何做？

答曰：我既承受了天赋予的家当，我应该做一个克家之子，保守这一份家当。然亦不可自私自利。遇着有缺乏的同胞，应当分润救济，以体天老人家一体同视的慈心。

甲问：天是何物？何以能生我、生人、生万物？

答曰：天是大父，浑然一团生气。所谓我人万物，莫不受此生气而生。倘若我能具足生气，亦可同天之造化，万物尽在吾生育中。

乙问：今此身中，何者是我？

答曰：吾有此身，此身就是我的代表。然真正主人，恐怕连自己都不知道。就此身中来寻我，岂不遗骑驴觅驴之诮。要明何者是我，且引禅门语句，一借用之。“在胎名神，处世名人，在眼观照，在耳听闻，在鼻嗅香，在口谈论，在手执捉，在足运奔。遍现俱该办法，收摄在一微尘；知之者谓是佛性，不识者唤作精魂。”佛性精魂，当慎辨之，切莫认贼作主。

丙问：我生从何处来？

答曰：我既是天生，自然生从天来。天是空的，我亦何曾是实。若必求其生处，因缘凑合而已。

丁问：我生为人，是自己作得主否？

答曰：未生时我，自己作不得主；既生后我，我自己就是主人。主人不能作主，岂要他人来越俎代谋么？天能生我，不能限我自己作主。自己不能作主，是自己损失权利，不能怨天尤人。

戊问：死后灵性灭否？

答曰：生而为英，没而为灵，性不灭而灵有损。此人为，非天有私心，有所增减。性犹火，灵犹火之光明，在火之体则一，而火之光有大小不同。所以然者，油足则火旺，油竭则火熄。油足油竭，是人为也。常常添油，火光自然熊熊。若言灵性灭于死后，则成断灭相，而世界亦将息矣。

子问：辛苦一生，所为何事？

答曰：我即承受一份偌大家当，时有六贼侵扰。要保守得住，岂不是很辛苦么？辛苦一生，无非要保持这家当而不失。全受全归，方不负天老人家的恩情。

丑问：灵性若不灭，则最后应得何种结果？

答曰：灵性不灭，头出头没，最后结果，非超出三界，即永堕泥犁。

此问题自撄宁先生始发露，以开化愚蒙后，其间各抒己见者不绝。然无非就正于有道耳。于六十四期竟得常遵先先生，大发慈悲，慨夫纷纷聚讼，了无特殊，乃为之详释，以解梦者之惑。小子何人，尚敢饶舌？然世之慕道者众，通达者少，诚如先生所言：阳春白雪，和之者寡。或不及巴下之音，尽人畅晓。此小子所以不避续貂之讥，发抒愚见，非敢与先生抗衡也。

一语破的

拆字先生

如何是宗教？	曰：绝对迷信。
如何是哲学？	曰：破除迷信。
如何是科学？	曰：实地试验。
如何是道？	曰：人人必由之路。
如何是儒？	曰：人生所必需。
如何是仙？	曰：山中人。
如何是佛？	曰：弗是人。
如何是外道？	曰：释家门外的公路。
如何是内道？	曰：释家围墙内的私路。
如何是魔？	曰：我就是魔。
如何是降魔？	曰：投降在我的面前。
如何是观音？	曰：以耳为目。
如何是地藏？	曰：死了埋藏在土里。
如何是普贤？	曰：世上普遍的都是贤人。
如何是文殊？	曰：各人文章不同的样子。
如何是真人？	曰：真能算得一个人。
如何是大师？	曰：不过是一个大狮子。
如何为易？	曰：日月为易。
如何为明？	曰：日月合璧。
如何为丹？	曰：日月交光。

论白虎首经

陈撄宁

《悟真篇》西江月词第三首云："白虎首经至宝，华池神水真金。"知几子

《悟真集注》谓："首经，即五千四十八日之期。此期初至，先升白气，降为神水，水中有真金之气，故曰神水真金。"其意盖指二七天癸为白虎首经。但《悟真三注》其说与知几子不同。今考陆子野注云："男子二八而真经通，女子二七而天癸降，当其初降之时，是首经耶？不是首经耶？"观此数语，乃疑惑之辞，而非决定之论。下文又云："神水即首经也。"老子曰："上善若水，善利万物。真人以首经神水为喻，言其利生之功，非其他丸散外药可比。"此一段盖谓神水即是首经，而神水与首经又皆是喻言，并未指明何物。

再考薛道光注云："首者初也，首经即白虎初弦之气，却非采战闺丹之术。真一之炁，在天曰真一之水；在虎曰初弦之气；若炼在华池，名曰神水。此乃真经之至宝，皆不离真一之精。流历诸处，故有种种之异名。以其能成就造化，经曰上善若水。盖真一之水，生于天地之先，故曰上善。其利源甚为深远，却不比寻常后天地滓质之物。"请观此段中连用四个"真一"字样，学者应当特别注意。至于二七天癸，虽可名为首经，试问与"真一"二字何涉？

再考上阳子注云："白虎为难制之物，倘用之不得其道，岂无伤人之理；首经为难得之物，倘求之不失其时，必有天仙之分。只此白虎首经，强名先天一炁。仙师太忒漏尽，薛陆注之太详。世之愚人，若指为采战之说，或谓闺丹之术者，则祸及于身。学者若知三日月出庚之旨，方许求华池神水之丹。"据此一段而细察之，虽有"求之不失其时"及"三日月出庚"之说，安知不是指每月而言？若竟断定为二七天癸初降之时，亦未必然。

统观道光、子野、上阳三注，皆未言白虎首经即是二七天癸。惟三注皆以首经与神水相提并论，可知首经与神水，乃一物二名。果能明了神水是何物，则首经问题亦可以解决矣。

《悟真篇·后序》云："修生之要在金丹，金丹之要在乎神水华池。"此意人多不能了解。再看石杏林《还源篇·后序》云："先师《悟真篇》所谓金丹之要，在乎神水华池者，即铅汞也。人能知铅之出处，则知汞之所产。既知铅与汞，则知神水华池，既知神水华池，则可以炼金丹。金丹之功，成于片时，不可执九载三年之日程，不可泥年月日时而运用。钟离所谓四大一身皆属阴也，如是则不可就身中而求，特寻身中一点阳精可也。然此阳精在乎一窍，常人不可得而猜度也。只此一窍，则是玄牝之门，正所谓神水华池也。"

按石杏林仙师乃南宗第二祖，亲受紫阳之传，其言当比后来各家杂说为可信。所谓神水华池，不过如此，对于二七天癸，毫无关系，学者可以醒悟矣。更参考紫阳仙师《金丹四百字·自序》云："以铅见汞，名曰华池；以汞入铅，名曰神水。"此意与杏林仙师所谓"神水华池者即铅汞也"一句，正相符合。因此可知铅汞相交，即是华池神水；华池神水，即是白虎首经。而白虎首经，决不是二七初降之天癸，则可以断言者。

学道诸君，若不将此种紧要关头先弄清楚，仍迷信非五千四八之期不足为金丹大药之用，则前途荆棘多矣。此尚指自己有力能设备完全依法试做者而言，其无力照办者，终身在望梅止渴之中，永无实行之日，尤为可怜。

余根据四十年之阅历，耳闻目见，各省学道诸君，用五千四八采大药者，结果总归失败。北京二人，南京一人，苏州一人，上海一人，成都一人，武昌一人，前后共计七人，没有一人达到目的。其间困难多端，未暇细说，而方法之不善，确为失败之主因。

同道中人，谈及此事，每归咎于筑基炼己功夫未曾做好，而急求速效，轻举妄动，故不免失败。愚谓此种弊病固亦有之，但非彻底之论。盖彼等最大的错处有二：一则误会先天大药出产于鼎器身中，其来源已经认识不清；二则误会兑卦最初一次首经为无上至宝，下次来者即不堪作大药之用，其理由亦欠充分。语云：前车覆辙，后车之鉴。余愿世间学道诸君，勿再执迷不悟，奉五千四八为神圣规条，以致自误误人，则仙学庶几有正轨可循，而不至于镜里看花，结果终无所得也。

读知几子《悟真篇集注》随笔

陈撄宁

《集注》卷首第五页《张真人传道源流》篇末云："此非有巨室外护，则易生谤毁，可直往通邑大都，依有德有力者图之。"愚谓：访外护一事，在古人行之，甚至为便利，但在今之学道者，若依样画葫芦，恐未必相宜，其理由如后：

第一种理由：江湖方士，一知半解，动辄冒古人访外护之美名，而另有作用。历年以来，已将名誉弄坏，虽有真传实学之士，人亦不敢相信，视为与彼江湖朋友无异。盖普通学道者流，阅历太浅，没有认辨之能力，遂致如此，亦不足怪也。

第二种理由：今人心地，不及古人忠厚，而计算却比古人精明。古人做外护，等于做功德，今人做外护，等于做买卖。古人做外护的意思，乃自问有余力时，即发愿帮助他人修道，倘能因此造就一位神仙出来，即算自己做了一件大功德事，不必希望什么报酬。今人做外护，要现钱买现货，假使世间有已经修炼成功之人，让他们亲眼看见，他们必定争先抢着要做外护。其实此种见识，未免愚笨。盖修炼所以需要外护者，正因其尚未成功耳。若已经成功，何必再求外护？

十年前，×××君并其他数人，被江湖方士号为周神仙者所愚弄，其事亦甚可笑，大有哑子吃黄连之滋味。×××君之为人，未尝不精明，但是此等事比较世间事不同，人愈精明，吃亏愈大。

第三种理由：外埠某君来函说，已得人元之诀多年，奈访不着外护，所以不能下手，现在年龄已老，恐又要虚度云云。此事亦甚可怜。虽然，如果真有人做彼外护，余敢料其结果双方皆不免失望。盖其法夹杂旁门，而非南宗正传心印，如何能成仙了道？幸而无人做彼外护，自己尚可藏拙，否则人又以江湖方士目之矣。某君固非江湖，而其所得口诀之无效，则与江湖诀相等。此种人各省皆有，若某君者，不过其中之一而已。

基于以上三种理由，所以我不赞成访外护之事。

或问访外护既不许，在家中修炼，其势又绝对不可能，然则如何办法方足以应用？答曰：此事要看自己环境之优劣，及年龄之大小，于各种丹法中选择一种而用之。总以有严密之组织为第一着，改良之训练为第二着，绵长之道统为第三着。从此而东方绝学，永留天壤之间，将来总有几人由此道而成仙。切忌过分宣传及扩大范围，庶免后患。因为仙学性质，与各种宗教不同，宗教是要普度，所以注重宣传，只求人人信仰，凡有来者不拒；仙学难以普度，不是人人所能行的。

世间做××功夫者，无论靠外护之力，或靠自己之力，都不过费去一笔钱财，弄得几只××，关起大门，在家中就做起来。各种条件，都不完备，草率从事，如何能有成功的希望？反而惹出许多烦恼。所以传授口诀与人，须要仔细审察其人家庭、环境、学识、年龄、性情、身体，看何种法门适宜，则传授何种法门，勿固执一法以教人，则流弊可免。

康熙年间，知几子自刻《参同契集注》《悟真篇集注》，全部无一错字。此二书已归杭州马一浮君收藏，兵燹之后，不知遗失否？广东翻版《悟真集注》，舛误叠见，远不及原版之精美，然今者虽翻版亦不易得矣。再者道光年间刻本《三注悟真》，字大而清晰，今坊间通行有光纸小字石印本最坏，阅之令人生厌。

卷首第十五页，论养己筑基一段有云："所未详者，玩三丰真人《节要篇》，及孙汝忠《金丹真传》，自可得其分晓也。"今按《三丰全集》中，止有《玄要篇》是自作。若世间抄本三丰《节要篇》，既未收入全集，又别无刻本，是否三丰手笔，颇有疑问。济一子所刊布之《金丹节要》，此较抄本《节要篇》又不相同，想是经过江湖传道者之删改，遂致愈传愈劣，失其真相耳。至于《金丹真传》，亦不合《悟真篇》本旨，知几子学问虽博，奈其徒富于记诵，而未曾实验，竟使泾渭不分。今世学道者，无不以《金丹真传》代替《悟真篇》，余前在《扬善半月刊》上已指其谬，今再述于此。

卷首第十六页后半页第三行，引李晦卿之说，与事实不合。凡李晦卿所作之书，无论讲黄白术或讲阴阳法，皆是杜撰捏造，自欺欺人。知几子对于丹道，虽阅书甚多，惜未得南派嫡传，竟为旁门所误。做《道言五种》之陶存存子，有时亦被李晦卿蒙混过去。

卷首二十一页后半页第二行，所谓玉京洞，在天台县赤城山上，今已为尼僧居之，非复仙家气象矣。

卷首二十二页前半页所云："金液之术，不可乱传人，必逢积德善人，方可指授，否则难逃天谴。"此语诚然，学者宜知警惕。故凡以最上乘口诀传人，必须访察其人之前辈，是否积德，其自己是否真为善人，此乃第一要注意。

卷首二十七页，所谓"开关须三七，炼剑用百天，筑基在期岁，还丹只片时，温养经十月，抱元历九年"。此说不可拘泥，要看学者年龄之大小，身体之强弱，性情之躁静。大概年老身弱性躁者，每需要甚多之岁月；年壮身强性静者，则日数比较可以减少。更要得其真传口诀，方能希望成功。若世间江湖朋友所传授者，不免夹杂旁门；方外人所传授者，又不能适合于在家人之环境。徒抱定几句呆板的口诀教人，每每窒碍难行。须知这件事是活泼圆通的，于学者本身之环境有绝大关系。世间常有抱道而终，永无实行之机会者，皆因拘泥双修之说，不识清净阴阳一贯之玄妙，以为非用鼎器则必无所成。而其人之环境，又不容许走这条路线，于是乎蹉跎岁月，今生又虚度矣。吾愿世间同志诸君，力矫此弊，务必做到头头是道，路路皆通而后可。

卷首第二十九页后半页，知几子略历一段，原刻本无之。盖原版乃知几子所自刻者，故少此一段耳。

知几子即鄞县仇兆鳌先生，乃清朝康熙年间进士。仇先生不愿将自己真姓名宣布，亦学魏伯阳仙师之用隐语，读者每苦于不得其解，今说明如后（隐语见卷首二十九页后半页第一行小字）：

“十治数，阳老先”，此二句暗藏一个“仇”字。昔周武王有乱臣十人（注家谓乱字当作治字解），十人皆开国元勋，前九人是男，末一人是女。十治数，乃暗藏“亻”字；阳老先，乃暗藏“九”字。盖指九个阳性年老者在先，一人阴性年壮者居末也。

“千年实，摘树边”，此二句暗藏一个“兆”字。千年实，指桃子而言；树边，即桃子本身之木字边旁；摘树边者，谓桃子已摘离树边，等于桃字本身边旁，则变成“兆”字矣。

“龙伯国人把钓竿”，此句暗藏一个“鳌”字。《列子》书上说：龙伯之国，有大人，一钓而连六鳌。

“海石之上注斯篇”，“海石之上”四字，暗藏“沧柱”二字，即仇先生之大号也。“沧海”及“柱石”二语，乃文辞中所习见者。海字之上，暗藏沧字；石字之上，暗藏柱字。

七律诗第一首末句：无常买得不来无。下一个“无”字，当作“否”字解，乃问语口气。意谓世人虽有多金，可能买通无常叫他不来否？

七律第二首“昨日街头犹走马，今朝棺内已眠尸”二句，最能惊醒世人痴梦。知几子改为“昨日庭前方宴乐，今朝室内已伤悲”，殊觉意味平淡，不足以动人。且世间可以伤悲之事甚多，不限定专为死人而伤悲，如何能代替“棺内眠尸”之意乎？

七律第三首“遂使夫妻镇合欢”一句，凡各家批注，都非《悟真篇》本意，学者必先能解释《参同契》“老翁复丁壮，耆妪成姹女”二句之义，然后方能解释《悟真篇》此句之义。但各家注《参同契》者，仅能解释“老翁复丁壮”一句，而对于下句“耆妪成姹女”则弃而不论。是则止许男人成仙，而女人决无成仙之望矣。岂得谓事理之平？知几子《参同契补注》中，虽说：“女功先守乳房，斩除赤龙而求大药。”然未曾言明大药产生于何处，以及如何求法。又引李晦卿之说，谓：男子作丹，先铅而后汞；女子作丹，先汞而后铅。复自加以说明，谓：李注所云铅汞，即指朔后晦前之金水。此说不通之极。考古今各种丹经，凡是言铅者，皆指金水一方面而言；凡是言汞者，皆指木火一方面而言，从未有以水为汞者。今既谓铅是朔后之金，汞是晦前之水，试问木火一方面，又将用何种名称？

七律第六首末句云：“何须寻草学烧茅。”所谓寻草者，寻药草也；所谓茅者，盖指江苏省句容县之茅山。宋朝以前，茅山素以奇怪法术著名，故点金术中，有一派做手，叫作茅法。烧茅者，谓依茅山所传之法烧炼外丹也。若认为茅草之茅，则大误矣。

律诗第十二首陈注云：“顺则为凡父凡母，逆则为灵父圣母。”可知灵父圣母与凡父凡母，其不同处就在一个“逆”字，别无奇怪之现象。凡父凡母是二人，灵父圣母亦是二人，决不至于拉第三人加入合作。若果如此办法，是谓侮辱大道。

又律诗第十五首陈注云：“真铅乃灵父圣母之气。何谓灵？常应常静之谓灵，逆施造化之谓灵；何谓圣？太极初分之谓圣，虎不伤人之谓圣。”可知所谓灵父者，因其有“常应常静”之能力，与“逆施造化”之手段也。请问丹房中第三人有此种能力与手段否？世间做功夫多年之老修炼家，尚且难以到此地步，而谓初出茅庐之童男子有此种资格乎？若不然者，如何能配称灵父乎？

又七绝诗第一首子野注云：“我为乾鼎，彼为坤鼎。”可知所谓乾鼎者，即指修炼家本身而言，非另有一童男子也。又陈注云：“鼎器者何？乾男坤女，灵父圣母也。”可知乾男即是灵父，坤女即是圣母。凡父凡母是那两个人，灵父圣母仍旧是那两个人。他们两个人，当初作凡父凡母顺行人道的时候，未曾听说要请第三人帮忙，为什么到了做灵父圣母逆行仙道的时候，就要请第三人相帮？天下最滑稽之事，没有过于此者。近世江湖传道者流，除彼我两方而外，又复画蛇添足，丹房中弄出一个童男子，算是乾鼎，真可谓以大道为儿戏矣！

或问，丹经中言三人之处甚多，如所谓“须用同心三个人”“三人同志谨防危”“三人一志互相扶”“同志三人互相守”等语，皆说炼丹要用三人。今言不要三人，岂不与古说相左乎？答曰：古说要用三人者，指同心同志的道友而言，不是指十几岁乳臭未干的小童男子而言。请问，如此无知无识的小童儿，他懂得炼丹是怎么一回事？他配称为同心同志之人乎？如何可以指鹿为马，自欺欺人，误尽天下后世之学仙者？

与某道友论《双梅景暗丛书》之利弊

陈撄宁

中国古代帝王制度，天子立六宫，三夫人，九嫔，二十七世妇，八十一御妻（说见《礼记》）。其余宫娥彩女，不可数计。唐白居易《长恨歌》云“后宫佳丽三千人”，谅非虚言。除皇帝而外，如诸侯大臣，侍妾之多，亦骇人听闻。孟子云：“食前方丈，侍妾数百人，我得志弗为也。”可见当时真有如此情形。若无特别方法以应付之，必至被其所困，故房中之术，乃应运而兴。所以《汉书・艺文志》，房中专列一门，其书有《容成阴道》《尧舜阴道》《汤盘庚阴道》《黄帝三王养阳方》等，皆言房中之事。后世如《素女经》《素女方》等，皆从以上各书脱化而出，内容想亦相差不远。此皆古代富贵阶级所必须研究之学识，盖时代使然也。

今者时异代更，国家制度，社会风俗，都非昔比。床笫之间，寒俭萧条，虽英雄亦无用武之地，若仍欲照书上所说，如法炮制，勉强效颦，则是小题大做，割鸡用了牛刀，本非实际之所必要。此犹就彼富贵者而言，已觉其术不能适用。若夫普通人民，生活艰难，饮食缺乏滋养，卧室小如鸽笼，白昼工作，既已劳心劳力，深感疲倦，夜间正宜极端休养，回复精神，倘再鞠躬尽瘁，筋脉偾张，妄想在虎口边拔须，剑锋上舐蜜，结果未获其利，先受其害，徒增烦闷而已。

该书所云，用某种姿式动作，即可以愈某种疾病，在平素身体强壮，阴阳不调者，行之偶或有效。若身体亏损者，常常依样画葫芦，则流弊甚多，非但不能愈病，反而添病。愚意凡世间好道之士，欲专心修养功夫者，此等书以不看为妙。

该书内容，共分六种。前五种皆由日本国旧医书中转录而出，条文虽同，而先后次序则不同。后一种《大乐赋》，乃唐朝白居易之弟白行简所撰，出自敦煌石室，其文已残缺不完。以上六种，皆长沙某氏于光绪三十年前后刻版流通，“民国”十几年间，该书发行人某氏遇害，说者谓是刊布该书之果报云。

又与某道友论阴阳功夫

陈撄宁

如此世界，如此人生，自然以修道学仙为最高尚，惟此等事谈何容易，各种条件，必须完备，有一不合，即白费精神，所以学者虽多，而成者极少。

现代之人，福德不足，若做阴阳功夫，必至魔障重重，结果无不失败。譬如贫穷人家子弟（贫穷二字意思，不一定指财产而言，人的福德不足，即是身内贫穷，财产不足，乃身外贫穷耳），不肯吃苦耐劳，以事积蓄，偏想暴发横财，欲于短时期中，立成巨富，不啻望梅止渴，画饼充饥。故愚见认为，凡属我辈同志，都应该惜福修德，专心走清净一门，丹经上阴阳炉鼎之说，存而不论可也。

所谓现代之人福德不足，乃指普通人类而言，不是专指少数修道之人。假使吾辈生当康熙乾隆时代，全国人民，一生不睹兵革之祸，在位的多老谋深算之臣，在野的多三教明通之士，家家安居乐业，人人心旷神怡。当此时期，修道学仙，善缘具足，魔障少而成功易。今日者何时耶？请试一回思，则知现代人福德不足之说非妄语矣。

与林品三先生谈话记

陈撄宁

林曰：《易经·损卦》六三爻辞云：三人行，则损一人；一人行，则得其友。这是讲双修之事。

陈曰：诚如尊论，但文王的爻辞，虽微露其端，尚不十分明显。孔夫子怕后人看不懂，所以在《易经·系辞》上面，格外说得透彻，如云："天地氤氲，万物化醇，男女媾精，万物化生。《易》曰：三人行，则损一人；一人行，则得其友。言致一也。"读《易》者到此处，仍未能了解，皆因《中庸》上"造端夫妇"之道，在儒家久已失传。而后世所谓九琴九剑三虎朝龙之口诀，又非古圣先贤一贯之心法。并有于丹房内除十四两坤鼎外，更预备十六两乾鼎，谓吕祖《敲爻歌》中"八八青龙"，即指乾鼎而言，尤其为荒谬。徒见其能说不能行而已。现在居然有人相信，他们的程度，真是幼稚得可怜。

附注："三人行，则损一人"，是说一阳二阴，或一阴二阳，皆不是道，必须把多余的那一个减去，方合于道。所谓"损"，即减去之义。

又如："一人行，则得其友"，是说孤阴寡阳，各走一边，亦不是道，必须把缺少的那半边加入，方合于道。所谓"得其友"，即得着配偶之义。如此正是孔子所说"一阴一阳之谓道"。

读洪太庵先生《五大健康修炼法》

陈撄宁

历年以来，许多学仙之士，或通函，或面询，最不容易解决者，有一个问题，即是初学入门应当看何书是也。余常被此问题所困，竟无法可以回答。盖丹经道籍虽多，而接引初学之书实在难得。今既有洪君此作，庶几足以供给一般之需要矣。

本书第一篇长筋术，据作者所列举之功效如下：固肾、节欲、抗寒、安眠、通鼻、健足、舒筋、愈风寒头痛、治睡梦遗精、治糖尿脚气、预防中风、永免气血不调所生诸病。固有充份之理由，而余最赞成者，则以此术能预防男子走丹（医家名为梦遗）并女子回龙（或名为漏经，即是用功夫将月经炼断之后，或数月，或年余，又复行经。因去而复来，故曰回龙），兼能治女子白带症。盖长筋术运动，全身最得力之部份，在腰椎、命门、卵巢、子宫、督脉、带脉及男女生殖器等处故耳。学者果能将此术与静坐法相辅而行，必有不可思议之神效。

长筋术虽起源于“十二段锦”中之“低头扳足”一式，然普通国术炼功夫，亦有此种动作，其应用甚广，盖不仅为修养而设。当年上海某君以此术教人，目的仍注重在武功。某君对于国术颇有研究，而仙道则未得门径，一方面想长寿，一方面讲采战，适以自促其生也。近来有人炼《易筋经》功夫欲从事于女鼎者，恐不免又蹈某君之覆辙，结果可以预料。

长筋术的动作方法，原书分列十条，但以愚见而论，宜再补充几条，其动作更为周密，其功效更显著。质之洪先生高见以为何如?

第五条后补一条：两手握拳，曲肘，两肘尖角尽量向后方伸出，两拳从两耳旁直上头顶，将拳放开，十指朝天，然后接行第六条俯首曲腰式。

第六条后补一条：正在俯首曲腰伸手摸趾之动作时，下部肛门、海底、前阴等部肌肉要同时紧缩，如忍大小便之状。

第七条后补一条：一度动作已毕，周身筋肉，须全部放松，休息几秒钟。不可一度刚刚做完，马上就接二连三的，前俯后仰的，做个不休。学此术者，当知宜慢不宜快，宜每度之动作皆合乎规范，不宜贪度数之多则草草了事。

其他如原理、方法、图样、效果、禁忌等等，俱见原书，兹不赘述。

再者，凡人做长筋术功夫，若觉腰脊等处有酸痛者，此乃暗疾伏藏之处，切勿畏怯停功。宜稍为忍耐，照常做去，日久其病若失。

与朱昌亚医师论仙学书

陈撄宁

昌亚医师惠览：

日前接奉致室人彝珠书并诗四首，得悉尊志超凡脱俗，较彼庸众之狃于近习而忽于远虑者，迥不相同，至可钦佩。大作第四首云：人间自有奇儿女，立志飞升上九天。愚意最赞成此二句。以为此等事虽万分艰难，不易实现，惟翻阅列仙传记，每一朝代，总有几人成功，足以推知其非绝无希望者。纵令旧籍所载都属虚伪，即由吾辈创始，亦未为不可。何况前人尚留下遗轨便于遵行乎。

满清二百数十年间，全国中男子之优秀者，概为八股文所牢笼；女子之聪明者，又被旧礼教所束缚。神仙学术，非但不敢验之于身，并且不敢出之于口；非但不许寻师访友，并且不许读其书（宁十岁左右，喜看汉魏丛书中葛洪《神仙传》，但不敢让大人得知，若知之，必痛责也）。于是乎谨愿之徒，群归于儒；超脱之士，则遁于释。

儒教虽近乎常情，而其流弊则不免顽固而迂腐；释教虽似乎高妙，但其弱点在不认识现实之人生（释教认为人生是幻妄的，遂起厌恶肉体之观念，而对于肉体有密切关系之衣食住行四字，竟无法可以免除。一方面认为幻妄，一方面尚要营求，此乃绝大矛盾）。道教有两派：一为正一派，一为全真派。正一派最早，全真派自元朝以后方有。目下两派皆已式微，不必深论。宁研究仙学，已三十余年，知我者固能完全谅解，不知者或疑我当此科学时代尚要提倡迷信。其实我丝毫没有迷信，惟认定仙学可以补救人生之缺憾，其能力高出世间一切科学之上，凡普通科学所不能解决之问题，仙学皆足以解决之。而且是脚踏实地，步步行去，既不像儒教除了做人以外无出路，又不像释教除了念佛而外无法门，更不像道教正一派之画符念咒，亦不像道教全真派之拜忏诵经。可知神仙学术乃独立的性质，不在三教范围以内，而三教中人皆不妨自由从事于此也。

自古儒教之学仙者，如汉朝大儒刘子政、宋朝大儒邵尧夫；释教之学仙者，如宋之道光禅师、清之华阳禅师；道教之学仙者，更不可胜数。此外若王子乔乃周灵王之太子，东方朔乃汉武帝之幸臣，马鸣生齐国之吏胥，阴长生汉室之贵族，魏伯阳隐逸之流，左元放方术之士，吕纯阳唐之进士，刘海蟾燕之宰相，钟离权位列将军，张三丰身为县宰。以上所举诸位，世俗相传，皆承认其为神仙。然都是在家人，而非出家人，岂但不是和尚，并且不是道士，亦复不是孔老夫子之信徒。后人将神仙学说与儒释道三教义理混合为一，而神仙真面目遂失。譬如白净皮肤上，涂了许多颜色，自以为美观，适足以贻讥于大雅耳。

君留学美国，亦已多年，科学脑筋，自不待言，新医知识，当然丰富。在他人或不免存满足之心，在君反益见谦虚之量，既确知生死大事徒恃医学不足以解决，遂进一步而求神仙之学术，发超人之思想，若非夙根深厚，天赋聪明，其孰能与于此？宝应陈悟玄女士曾问我："福慧兼全之女子，将来可期成就者，现有何人？"我答："世人福慧兼全者，居极少数；若福慧兼全而又好道者，并且可期成就者，今日女界中诚不易得见，正在留意访求"云云。今既得君，将来或有合格之希望乎！

君目前为医务所累，尚未到实行修炼时期，故宜先从事于学理之研究。今将女子修炼须知各节，略述于后，以供清览。同时将此稿登《扬善刊》公布，俾全国好道诸君之参考，亦所以从彝珠之愿也。

仙学首重长生，长生之说，自古有之。老子曰：深根固柢；庄子曰：守一处和；《素问》曰：真人寿蔽天地，至人积精全神，圣人形体不敝。然理论虽著于篇章，而法则不详于记载，学者憾焉。自《参同契》《黄庭经》出世而后，仙家炼养，始有专书。唐宋以来，丹经博矣，而隐语异名，迷离莫辨；旁支曲径，分裂忘归。既不明男子用功之方，遑论女修秘要乎？上阳子云：女子修仙，以乳房为生气之所，必先积气于乳房，然后安炉立鼎，行太阴炼形之法。又丹经常言：男子修成不漏精，女子修成不漏经。至问其气如何能积？经如何不漏？皆未尝显言。《黄庭经》云：授者曰师受者盟，携手登山歃液丹，金书玉简乃可宣。《参同契》云：写情著竹帛，又恐泄天符。又云：三五与一，天地至精，可以口诀，难以书传。是知修炼家隐秘之习，不自今日始矣。

口诀不肯轻传之理由，详言之，有十五种，已见于《扬善半月刊》历次所登《口诀钩玄录》中，不复赘述。今特简而言之，大端有六：

（一）有生有死，造化之常，而仙学首重长生不死，与造化争权，若轻泄妄谈，则恐致殃咎（现代人眼光观之，或嗤为迷信，然前人确有此种心理）。

（二）邪正之判，间不容发，邪人行正法，正法悉归邪。口诀不载于书者，恐为邪人所得。

（三）其得之不易，故其传之亦不易。百艺皆然，丹诀尤甚。

（四）道可明宣，使世间知有此事；术宜矜慎，俾师位永保尊严。

（五）世鲜法眼，谁识阴阳，若不深藏，易招谤毁。

（六）在传授者本意，是欲接有缘。若偶一失察，则得传授者，或不免视口诀为奇货可居，当作商品交易，与传授者本意相违，故不敢轻传。

以上所列隐秘不传之理由，概指正法而言。若夫江湖方士，假传道之名，为敛财之具者，不在此例。宁既深悲夫群骛于形而下者而忘返也，辄欲抉破古人之藩篱，以显露其隐秘。俾卓荦不羁之士，富于高尚之思想者，不至误用其聪明，而陷于危域。然事与心违，徒存虚愿，今亦仅能择其可言者言之而已。

先论女子修炼之派别。

从来丹诀，重在口传，不载于书，而女丹诀尤甚。今欲穷原竟委，俾成为有系统之研究，非易事也。考以前道家分派之法，有以人分者，如丘长春之龙门派、郝太古之华山派、孙不二之清净派等等；有以地分者，如北七真派、南五祖派、陆潜虚之东派、李涵虚之西派等等。然此种分派，对于女丹诀，颇不适用，且为教相之分派，而非科学之分派。愚意认为女丹诀之派别，不以人分，不以地分，当以法分，庶有研究之兴味，而便学者之参求。试列如后：

（一）中条老姆派：此派下手先炼剑术，有法剑与道剑二种作用，其源流略见于《吕祖全书》。现代道门中传有剑术内炼歌诀二首，尚可窥见一斑。因其炼法甚不易，故今世很少有人能得成就者。但此种法门，在仙道中可以自成一派，吾等研究派别者，不能不承认之。（中条山，在永济县。）

（二）丹阳谌姆派：此派重在天元神丹之修炼与服食，并符咒劾召等事。丹阳乃地名，谌姆乃人名。晋吴猛本为许逊之师，后许逊尽得谌姆之传，吴遵姆命，复师许。许真君著《石函记》，吴真君作《铜符铁券文》，二书皆言天元神丹之事，即谌姆所遗传也。此二书乃丹法中之上乘，世间学道者群畏其难，不敢尝试，自明朝张三丰、沈万三两君而后，殊乏知音。

（三）南岳魏夫人派：此派重在精思存想，奉《黄庭经》为正宗。《黄庭经》自魏夫人传出以后，历代女真依之修炼者颇多，如鲁妙典、崔少玄、薛玄同等皆是。拙著《黄庭经讲义》，稍具一鳞半爪，得暇请稍稍寓目。

（四）谢自然仙姑派：此派从辟谷服气入手，当以《中黄经》为必读，而再参考诸家气诀，并各种辟谷休粮之方。年轻体健者，可以适用；年长体弱者，专习此法，恐不相宜。谢自然以十余岁童女身即已学道，古今能有几人哉？

（五）曹文逸真人派：此派从清心寡欲、神不外驰、专气致柔、元和内运下手，自始至终，不用别法，至简至易。详见《扬善半月刊》第七十七期之《灵源大道歌》。

（六）孙不二元君派：此派即太阴炼形法，先从斩赤龙下手，乃正式的女子修炼功夫。详见拙著《孙不二女丹诗注》。

以上六派，将自魏晋以来一千七百年间女功修炼法门概括已尽，其各派本身之利弊得失，并彼派与此派难易优劣之比较，虽为学者所应知，而非今日之急务，暂从缓说。此外如调和巽艮，夏姬有养阴之方；肌肉充盈，飞燕有内视之术；以及《房中秘诀》《素女遗经》，此皆言不雅驯，事多隐曲，未便公开讨论矣。

再论女子修炼与年龄之关系。

《素问·上古天真论》云："黄帝曰：人老而无子者，材力尽耶，将天数然也？岐伯曰：女子七岁，肾气盛，齿更发长；二七而天癸至，任脉通，太冲脉盛，月事以时下，故有子；三七肾气平均，故真牙生而长极；四七筋骨坚，发长极，身体盛壮；五七阳明脉衰，面始焦，发始堕；六七三阳脉衰于上，面皆焦，发始白；七七任脉虚，太冲脉衰少，天癸竭，地道不通，故形坏而无子也。（宁按：以上言人身之常理。）帝曰：有其年已老而有子者何也？岐伯曰：此其天寿过度，气脉常通，而肾气有余也。（宁按：此言生理之变例。）帝曰：夫道者年皆百数，能有子乎？岐伯曰：夫道者能却老而全形，身年虽寿，能生子也。（宁按：此言修道之人能挽回造化。）"据《素问》之论，似专指生子而言。然顺则成人，逆则成仙，本无二理，惟视其作用如何耳。故女子修仙，亦因年龄之老少，而大有差别。

（一）童女修炼：此指十余岁女子尚未行经者而言。此时身中元气充满，浑沦无间，精神专一，嗜欲未开，若其生有夙慧，能从事于道，其成就甚易，较之年长者快捷数倍。盖童女修炼，可免去筑基一段功夫，直接从辟谷服气入手，或从清静无为、安神静坐入手。如谢自然之类是也。

（二）少女修炼：此指十四五岁至二十余岁，已有月经，尚未破体之女子而言。此时宜用法将月经炼断，复还童女之状，再做以后之功夫。

（三）中女修炼：此指二十二岁至三十五岁，未曾婚配之女子而言。人身生理，已达盛极将衰之候，此时经期有调者，有不调者；有按时者，有不按时者；有崩者，有带者；有杂以他种病症，懊恼难言者。必先用医家与卫生家之法，去其郁闷，和其气血，畅其精神，而后功夫方有效验。较之少女，又难矣。

（四）长女修炼：此指三十五岁至四十九岁守贞未嫁之女子而言。此时天癸将绝，身中生气，日见衰弱，虽终身未出嫁，然其形体之亏损，较之已出嫁者无异。亦犹男子终身不娶妻，而仍不免于衰老者，其理正复相同。故修炼下手第一要义，当培补身中之亏损，不必汲汲于斩赤龙也。

（五）老阴修炼：此指四十九岁以后直至六七十岁之女子而言。此时月经已绝，必须日日做功夫采取造化之生气，以培补自己身中之生气，使月经渐渐复行，如中年人一样。然后再默运玄功，渐渐炼之使无，如童女一样。此时骨髓坚实，气血调和，颜色红润，声音柔脆，白发变黑，落齿重生，名曰返老还童。此种功夫，有时需二三十年方能做得完毕。（八卦中，兑为少女，离为中女，巽为长女，坤为老阴。）

（六）少妇修炼：此指十六七岁至二十六七岁已出嫁女子而言。此时情窦正开，欲念方盛，夫妻之间恩爱缠绵，家庭之束缚尤甚，对于修炼一事，极不相宜。纵女之方面有志修炼，而男之方面必生阻力。贫家妇不必言矣。若彼上无姑翁，下无儿女，而又家富身闲者，虽其夫不愿断绝人事，苟其妻有坚韧之力，又得真传者，亦可于顺行之时，暗施逆行之术。既不妨于人事，又有济于仙道，一时纵不能超尘脱俗，亦必能永驻华颜矣。但斩赤龙功夫未做好者，不足以语此。

（七）中妇修炼：此指二十六七岁至四十六七岁已出嫁之中年女子而言。此时有室家之劳心，儿女之系念，更谈不到修炼二字。其夫若再反对者，则绝无希望。若夫与妻同志者，则可互约免除人事，各做功夫。有小儿须哺乳者，必须另雇乳母或用代乳粉及牛乳等喂之，不可以己乳饲儿，以致妨害功夫之进步。

（八）孀妇修炼：已嫁而寡，无子女，或有子女已能自立者，此时正好踏入修炼之途，以消遣后半生孤寂之岁月。旧礼教时代，寡妇为名誉攸关，必须守节。“民国”以来，守节之风，虽已被打倒，然再醮之妇，终不免为人所轻视。何如专门研究仙学，使精神有寄托之乡，肉体有健康之乐。能成固美，纵不能成，亦可获良好之结果，决不至于心力虚抛。入手功夫，与未出嫁者大同小异。

以上所述，凡女子修炼之途径，大概粗具，是皆前人所未尝显言者。宁今日为君言之，盖与二十年前为吕碧城女士作《女丹诗注》同一用意。吕女士后来不知何故又归入佛门，来世未卜如何，窃恐彼身已不欲向今生度矣。虽然，《孙不二女丹诗注》一书，若无当年此一段因缘，至今未必遂能脱稿。目前海内外得见此书者，不下两千数百部（《女丹诗注》，先登《扬善刊》，每期送出二千份，后刻木版，印单行本，又销出数百部），于中总有几人因此而得度者。追根究柢，则当年请求作注之人不为无功。何况三十六问一出，对女子修炼法门，又进一步，阅者获益，当更多矣。未能度己，已先度人，吕女士闻之，谅必引为快慰也。

宁所期待于君者，尤甚于吕。吕之功仅能利人，君今日宜求人己两利，更为圆满。上乘修炼法门，总以今生成就为要务，切不可因循懈情，放弃现实，而悬想来世之空花，是则愚衷所切望也。

前次彝珠回乡，借悉君意急欲下手实行，岂不甚善？然而理法之精微，难形于笔墨，他日机缘辏合，容俟划分段落，当面倾谈。

先此奉答，并颂诊安！

撄宁复上

与上海中国内功研究社庄欣荣君论仙学书

孙抱慈

欣荣同志道席：

恭奉雅教，庄诵羽翰，借悉先生智行卓绝，悲愿宏深，不甘速朽，精究长生，矢志留形住世，改造人间天堂，仙学得勃兴之机，大道有重光之象。瞻仰云程，颂扬无已。

山人学识简陋，功行肤浅，慕道之心虽笃，实行之力不足，曾经发愤多次，终鲜美满结果。究其心性之不定，实缘侣伴之乏人也。

窃闻辟谷方法，如欲速期成熟，必须天、地、人三元俱修，复、服、伏三诀互用，庶不至有危险发生也。山人愚且拙，清净自活，度德量力，不敢妄希非份，故向来单修天元丹法，自谓冥符于佛宗圆顿之旨。然一味躐等孤行，终感勤苦难成。近思复修人元，觅缘助道，迄今未克如愿，曷胜怅怅。想先生夙植仙根，福慧俱足，对于大事因缘，当不至有问题发生也。

辟谷一法，为道家正宗，始终约可分作两期方便，每一方便，又当假以时年，分作若干步骤。盖此功程远大，决非一蹴所能几，一朝一夕所能成办。先生此时辟谷，只可照初期做功，炼己筑基，积累固躬。若谓服食超脱，恐为时尚早，亦难免蹈古人躐等之戒也。

初期方便，不妨采服草木之药，以资补助（其法备载方书，兹不一一），渐至绝食为止，以免他虞。否则真气未充于灵府，而遽封涩其胃肠，恐气馁神枯。救死不暇，尚希证长生乎？

末期方便，可炼服金石之药，以资脱化。此时内功火候纯青，龙虎降"伏"，"服"之则立地登仙，"复"见本来。神化莫测，奇妙难量，相传点石成金、脱壳飞升之说，定非虚妄也。

或谓：服药求神仙，反为药所误，历代人君有信服方士外丹以致燥裂爆亡者何也？盖此皆由人君不务内修，迷情障欲，妄冀长生，反致速死，非尽方士之咎也。否则外丹既成，在方士必经自他试服，得有确实效验，方敢进献。在上亦必经多人切实证明，方敢信服。断不至欺君罔上，孟浪尝试，以性命为儿戏也。

服食药物之效力，草本不如木本，木本不如金石之属。采炼道地植物，尚易为力，而采炼道地矿物，甚难从事。闻安徽撄宁子博学多才，乘愿再来，对于此道，曾经几度试验，证明确得应效。惜功败垂成，不胜悲叹。足见地元丹法信而有征，神仙家言真实不虚。曹真人云："内功未成者，外丹难弋获；而外丹不炼，莫溥济人利物之功。必待内功完成，自得神力护持，天从人愿也。"

天元丹法，从虚无入手，死中发活，圆修顿超，苟非上上根器，万难成就。仙家拔宅飞升鸡犬皆仙之说，颇合密宗度尽众生即身成佛之旨。大乘圆顿妙法，超凡入圣，转识成智，何异仙家之点石成金，俱为不可思议。但佛宗之肉身成道，幻壳不坏，终逊于仙家之浑身俱化，驾尸飞升也。三丰祖师云：三清俸禄，玉皇廪给，非先贤圣哲，焉能受得。如许旌阳、葛仙翁、殷真君等八百余家，俱是成道之后，方炼服食，以度群迷（服气辟谷，不可躐等）。

慨世之学者，真假不辨，不遇正人，盲修瞎炼。实修性命之士，若未遇真师，且潜心看书。夫古圣丹书，不空说一字，不妄言一句。只是后人不识邪正，又不知圣贤书中都是隐语譬喻，遭遇庸师，执认旁门，毒药入心，又无变通，似是而非，自高自是，声音颜色，拒人千里之外，则高人望望而去之，况仙圣乎？

学者未遇正人时，当小心低意，积功累行，遇魔勿退，遭谤勿嗔，重道轻财；一遇正人，笃志苦求，抉破一身内外两个消息，忽然醒悟诸书，才不为人迷惑。古人云：正人行邪法，邪法悉归正；邪人行正法，正法亦成邪。吾以为法正人不正，依法不依人（今之说法大师）；人正法不正，在人不在法（古之得道仙师）。盖法无邪正，惟人自造，功到无净，物论始齐。此真人之所以韬光晦迹，混俗同尘，救世度迷，隐显莫测也。孔子曰："可与共学，未可与适道；可与适道，未可与立；可与立，未可与权。中人以上，可与语上，不可言而与之言失言。"此夫子之所以罕言命也。非不欲言也，因常人胶执己见，只知圣人之文章，不明圣人之性与天道，以为圣贤仙佛亦不过如己所见所闻，如是如是而已。若语以道中别有玄妙，不惟难信，反易滋疑而生谤。所谓井蛙难测海，夏虫难语冰，自不得不罕言命耳。

顾斯道也，万众难信，万劫难闻，闻则未必能行，行亦未必有成。故学道多，而成道者甚少，知之者不如好之者，好之者不如乐之者。孔子弟子三千，独称颜子为好学，箪瓢屡空，乐在其中。程子每教门人寻孔颜乐处，观其诗云：云淡风清近午天，傍花随柳过前川；时人不识予心乐，将谓偷闲学少年。朱子亦有"等闲识得东风面，万紫千红总是春"之句。细玩诗意，俱确悟得性天之真乐。可见古之贤哲，都有一番实行实得功夫在。此等境界，岂迂腐伪儒所能梦见之耶？

但儒家由凡入圣，囿于习俗，虽有所悟，亦只能证得少分，法力微弱。若仙家则高超尘凡，专志修道，所证方得究竟圆满，故其神通广大，成就殊异，迥非俗儒可比。世有达权通变，乐天知命，可与共参三元丹法之大修行人乎？辄不禁馨香祝之，寤寐求之矣。

"复"法即金丹返还之功也。精未足者先还精，气未足者先还气，神未足者先还神，三品斯足，一贯复元。复元心法，必待真传，由分入合，培补后先，从无生有，摄末归本，以气合神，以神驭气，一意冲和，包裹混沌，一阳来复，元亨利贞。诗所云"一气还元始，元神返太虚；万缘掀倒地，独露一真如"是也。

“服”法备载诸经,《黄庭经》第二十三章：含漱五芽不饥渴，服食玄炁可长生。按涵虚子注云：“存漱五芽者，服饵金华也。金华乃先天一气，得之虚无，升于泥丸，变为美津。吞入腹内，则金液充盈，不饥不渴，可致长生也。”又《道德经》第二十章末句云：“我独异于人，而贵求食于母。”按注云：“人不与我同，我亦与人异也。一粒阳丹，号为母气，我独求而食之以致长生。”又《阴符经》云：食其时，百骸理，动其机，万化安。按注云：“时即生机初动之时。食时者，气机初动，即时吞入我腹，则百骸俱理。机乃杀机。大静之后，初出生机，随其时而服食之，则万象太平。故曰动其机，万化安。”又《太上五厨经》云：“诸食气结气，非诸久定结；气归诸本气，随取当随泄。”按注云：“诸凡食滋味以养气者，不过暂时融结之气，旋饱旋馁，非一炁与太和之气，长存身中，久久定结也。五脏之中，各有太和为本，至人攒合五气，立为丹鼎。鼎中一气生来，各归诸气之本，我随取亦随泄之。取则五气朝元，泄则百骸俱理。《易》所谓黄中通理，美在其中，正位居体，畅于四肢，发于事业，美之至也。泄即畅发之义也。”（涵虚子别号食本子，其义本此。先天不足，可以后天培补。若专借后天物质，不务先天内功，欲求辟谷证仙，无有是处。）

“伏”法有二义：初机降伏，末后藏伏。初伏功夫，亦犹儒之克己慎独，用渐法伏住烦恼业力，调伏恶劣根性，管摄严密，坚持正觉，不使此气外驰暴动；末伏功夫，专气致柔，真息绵绵，含光默默，无来无去，不出不入，息息归根，退藏于密。经云：胎息从伏气中结也。夫一呼一吸，谓之一息。佛说人命在呼吸间，有呼吸便有生死。初禅念住，二禅息住，三禅脉住，四禅灭尽定。息有一毫之不定，命非已有；一息尚存，此志不容少懈。

是故长生在于伏气，伏气必先服气，服气须要复气，复气尤贵伏气（此系降伏，首句“长生在于伏气”系指藏伏而言）。此伏、服、复三法之所当联贯互用，天、地、人三元之必须融通具修，有不容偏执者也。

既荷虚心下问，敢将鄙见上陈，九转功亏，愧乏六通之慧；三篇诀奥，聊献一得之愚。惟祈玄鉴，不尽丹忱，端肃函覆。

顺颂　道祺!

丁丑年正月玄玄子孙抱慈草于

金华北山第三十六洞天朝真洞壶蓬内之方丈室中

心法三篇
孙抱慈

（一）运定功

经云“一点落黄庭，入定炼阳神”，是言丹落中宫，当行炼气化神之道。而炼气化神，非入定不可。

夫必入定者，以人有生死，因有呼吸，苟无呼吸，自无生死。无呼吸便为入定，定久则空，空极则觉。十月如愚，有不圣胎成而阳神出乎？

又白玉蟾祖师曰：定中求定，空内求空。定中求定者，由息定而胎稳如山；空内求空者，由念空而真人破顶。是定与空，为结胎之最要。而空从定来，是入定实为结胎之始基也。

但入定之法，必内气不出，外气不入，似无而有，神气在定，似有而无，神气在定，而不见在定之相。任地涌金莲，美女入户，只不思善，不思恶，万想皆空，诸缘屏息，夫乃为定，夫乃为入定。彼儒之心斋坐忘，佛之涅槃证圣，非言此果乎？

然到此地位，纯是自然，不患定之不入。到此地位，天魔屡试，转患定之或出。守其入而防其出，胎成指掌矣。

诀曰：丹落黄庭，入我大定，似有似无，神和气印。

（二）行文火

炼精化气，皆用武火；炼气化神，宜行文火。武火者，有候之火；文火者，无候之火。无候之火，非呼非吸，乃吾定中之所生也。

但既云定矣，火从何起？顾人非槁木，虽外无呼吸，而二气在定，岂无伸缩往来，如龟胎鹤息之绵绵者乎？故曰：“不须行火候，炉里自温温”者，不寒不燥，不有不无，正无候之景象也。

又曰：火须有候不须时。盖言无候之火，更以大周为候者也。然此大周，无息可数，只以十月胎成，为神火之一周。炼神者，于无为中求火，即于无为中求候，非若炼精之火，口呼息吸，犹有数目之可记者也。倘欲火无危险，必定使定不外驰，十月一定，自火力而到圣胎结矣。

诀曰：炼气化神，养以文火，息无去来，必成正果。

（三）防危险

炼精化气，固危险不少，而炼气化神其危险尤多。

夫所谓危险者：

（1）丹入中宫，不急入定以行火，则大药老而不灵，后虽入定行火，终不得号之为灵胎。

（2）入定而定有外驰，则或离或合，难得十月果满，历十月而不得果满，必为幻胎，而阳神不就。

（3）二三月内，任自然之息以行火，必以息炁贯真炁，自始至终不相离，离则复贯，复贯则二头绪矣，甚至三绪四绪，火不成火，自胎不成胎，此皆昏沉散乱之心所致也，修士当深以为戒。

（4）大周之初，似有者尚有有，似无者未真无，犹有些子息，即犹有些子火性在焉，及五六月内，全归大定，以不息为息，不火为火，方为真息真火，倘犹知为息而不能守，犹知是火而觉为行，是未入虚无寂灭之景，难免幻胎之患也。

（5）守胎息而着于守，生守之之妄念，不行火而全不行，失行之之真理，是只静不动，只空不色，必未能静未能空，胎即堕于不有之有，不无之无，而落小成之果矣。

（6）时满十月，圣胎圆成，无出神之景，即不可生出神之念，生则神未变通，虽出定而终难出顶，然无出神之念，却不宜见身外之身，见则定终不定，必心驰而为魔所诱，神难出定，我为魔诱，纵十月辛勤，亦只成尸解，欲飞升冲举，不其难哉！

种种危险，皆炼气化神之所最忌，力为防闲，乃免诸患，修证同志，幸勿以斯言为大谬也。

诀曰：大周危险，更甚小周，防闲至密，讵有他忧？

《金丹赘言》清净独修功法评论

陈撄宁

（按：原著作者姓名不知。）

欲下静功，须备静室，坚固门户，摒除杂念，备办布帐，温厚坐褥，毋使风寒侵袭，务令身体舒畅。

撄宁按：凡天气、地点、人事、饮食等等，皆与做功夫利害上有密切之关系，不仅静室一端而已。

必须闭目静坐片时，俟气稍平，心思宁谧，又须将大道层次，逐节火候，一一考究，件件明晰，方可下手。

撄宁按：真实做功夫的人，果能把层次火候件件明晰，自然比不明晰者要便宜多了，但是仍有困难。因为各人身中所做出的现象往往有出乎丹经范围之外者，必须常与经验丰富学识充足之师友同居一处，互相研究，始能去其偏驳而归于纯正之途。这是实修实证有作有为的大事业，不比讲心性谈哲理，可以任凭自己的意思发挥。

凡大道有一层秘诀，必有一层危险。遍访名师，详细谘询，务使胸中了然，不令稍有疑惑。否则遇有危险，不知提防，以致鼎炉走失，极为修士大害。

撄宁按：最上等法门，虽然也有口诀，但其中危险程度，比较减轻。做得好，就没有危险，做得不好，偶尔出几次危险，亦不十分要紧。中下等法门，口诀愈麻烦，危险性愈增重。

少年丹走，尚有可待，年老阳衰，一经丹走，再起炉灶，未免艰难。与其事后追悔，何如当场询明。此修士切要之关键也。

撄宁按：走丹就是遗精，遗精之病，在普通男子生理上是极平常的现象，何以修炼家每逢走丹，就大惊小怪，认为不幸之事？这也有个原故。因为不做功夫的人，周身精气神是散漫的，不是团聚在一处，虽然偶有漏泄，尚无关重要；做功夫的人，常喜回光返照下丹田，日积月累，将全身精气神团聚在下丹田一小块地方，保守不得其法，遂至冲关而出，不但前功尽弃，而且身体大受损伤。譬如人家所有的金银财宝，不肯放置各处，偏要谨慎收藏在一个铁箱之内，强盗入门，拿出手枪，逼迫主人，把铁箱打开，搜刮干净，立刻就变作贫穷之人了；若当日将贵重之物四散放置，不聚于一处，纵令丧失一部份，但其他部份尚可以保存，可惜主人见不及此。世上凡做《金仙证论》及《慧命经》功夫的，大半犯了这样毛病。

起手功夫

修道之士，入室静坐，垂帘塞兑，回光返照，以鼻身微微吸气一口，下不冲肾，上不冲心，上下往来，舒舒徐徐；以心火下注丹田，用一意存于丹田，一意存于心上。此第一着起手之秘法也。如或鸿鹄贼心，意为牵引，则一阳不旺，五气不能朝元，此则起手之小有危险也。

撄宁按：一意存于丹田，一意存于心上，是一意分存于二处矣。以多数做功夫人之经验看来，凡用意专注一处者，较易为功；神意分散者，则难于见效。此种功夫，不能称为秘法。

次则加调息之功。其法：在真如心内，分一意下注丹田，分一意上存心中。俟口鼻引有后天之气来，用意接引，下注丹田，不可冲肾，随顺其势，升送至心，不可冲心。以回光之两目，上下循行，往来接引，微微鼓送，绵绵若存。后天之气虽出口鼻，而意盘居气中，似在心下肾上八寸四分之中，若未出口鼻也。

撄宁按：后天气呼吸之机关，全在肺部，与心肾本不相干涉。

息既调匀，阳气自旺，虽年老人，于虚极静笃之候，其活子时亦必来之多多矣。此调息兴阳之秘法也。

撄宁按：此等调息法，亦甚属普通，不足称为秘法。

倘或以口鼻之后天气直运至丹田，势必勉强制伏，力为默运，则必成疾。或气坠肾囊，肿其肾子；或冷气下注，风伤丹田，小腹疾痛。此调息不得法之危险也。

撄宁按：运气与调息，本是两事，不可混为一谈。此条算是运气不得其法之危险，若调息则无所谓危险也。

遇有俗事酬应，心如明镜高悬，物来则照，物去则无，心地常静，气息常平，莫为牵引，莫为移动。后随以双目下注丹田，提起精神，扫除杂念，如法调息，每夜如调至七百息，斯为得矣。如或迷睡，一俟醒来，乃接数天机，则阳气大旺，通身快畅。此酬应后天之调息，亦即经云筑基之秘法也。

撄宁按：虽说物来则照，物去则无，但实行起来，颇不容易，等于空谈。至于白昼人事应酬，夜晚静坐调息，亦是极普通的一件事，不足称为秘法。此书喜用秘法并危险字样，耸人听闻，余不欲附和。

如不知收摄心神，为物所迷，则神疲气衰，睡魔来侵，或梦寐不安，以致错误活子时，或致偶尔遗泄。此即不知收摄心神，酬应神疲之危险。

撄宁按：专心做功夫之人，总以身闲心静为妙。若日间疲于酬应，或困于职务，夜间勉强打坐，竭力撑持，未必有好结果。纵善能收摄心神，不为外物所迷，亦无济于事。

调息既久，身体或致无故震动，此系修功好景，不可误认为病。或因调息功勤，腹内有声，经云“黄芽出土，阴气追散”，此亦系调息功验。以上二者，皆药产之机也。

撄宁按：震动虽不可误认为病，然自有其限度，若过此限度，竟至摇头摆尾，手舞足蹈，则出乎常轨矣。腹内有声，本是好效验，但不可用呼吸之力，一收一放，故意令其作响，必须神息安静，自然有声者，方为合法。其所以有声者，乃腹内气行之效验。

调药之道，亦有危险，不可不知。如或识神作怪，凭空想及夫妇房帏之私，顿起淫念，致动相火，亦能兴阳，此系邪火妄攻。阳气虽动，万不可采，一经采回，将来必成幻丹，非长生之药，乃速死之事。

撄宁按：此种警告是不错，望修炼家注意。所以名为幻丹者，因其来源不清，虽暂时勉强留住，终要走失也。

采药必认源头清浊，如偶遇重浊之阳，及淫念兴起之阳，即刻提起正念，打起精神，猛加武火，鼓荡熏散，以免将来作怪，此驱邪淫之大法也。邪阳既息，即加意温养，以免将来危险。

撄宁按：武火鼓荡熏散之法，不甚见效，且有流弊，难以信任。

采药有时，如有药来，或阳来，其时或值杂念丛生，不可采取。其念既杂，虽与淫念有间，其实体质重浊，采而炼之，亦只能成地仙。地仙者，因所采之药质本重浊，则所修之仙不能离地故也，其与虚极静笃之气采而成天仙者，大相悬殊也。

撄宁按：杂念丛生之时，本来谈不到功夫二字，此时如觉身中阳生，只有听其自然，不可妄行采炼，能渐渐将念头收住最好。否则下座散步，或将身睡倒，让过这一刻，俟杂念稀少之时再做，亦无妨。尝细察杂念多因环境恶劣或俗务纷扰而来，若不将环境改善，俗务减轻，徒欲祛除杂念，实未见其能顺利也。

调息既久，于虚极静笃之时，一阳发生，气奔阳关，即施以口授天机之法，如法采回，加意招摄，不可睡迷。

采药有地，从阴跷内采回，逆入丹田。若不从阴跷，则药不能回，徒劳无益。又不使散漫无着，如水之沟渠，旁设埂坝，以息为之，庶不致泛溢无归。修士不可不知也。

药产景象

药产有景，不可不知。如周身温和，精神爽快，一阵阵温暖，四肢似乎沉重，周身筋骨自动，即须将事务概行打扫干净，闭户入帐，宽衣独坐，冥心默照，一尘不染，虚以应之，静以待之。万不可起念，亦不可起火。将见周身暖气冲和，如沐浴之方起，手足似微麻木，骨节周身摇动，心内先天之气如同解冰，脑后骨动，鼻内毛动，口内津涌，肾管毛动。虽有各样景象，万不可见景移情，并不可妄起杂念，亦不发大明觉，恐其神随情转，心向外驰。惟有意守规中，心地寂然，将见一阵一阵暖气聚会，带脉亦觉摇动，尽行聚于丹田之内，寂然不动。片时后，可将微意微微鼓动一二意，又静以俟之。静候既久，其气旺相，其药直奔阳关，此年老之人药来迟滞也。盖年老阳衰，神疲气弱，故药来性缓。若少年人，其气温养聚会在丹田，不过片刻即奔阳关矣。

或是先天之气先微而后旺，周身骨脉先稍动而后大动，百脉齐集于丹田一二时候，其气亦不奔阳关，即云收雨散。此其故，系气至而神未全，仍静以待之。或是候久，或稍睡片时，而阳气复兴起矣。

撄宁按：以上论药产景象，大概如此，但亦不可过于拘泥。须知各人身中气候各有不同，未能一律看待，全在心领神会而已。

采药法则

药来时，自知内里清净，的系真药。但不可发大明觉，否则药气即散，不能聚会。此真药来时之危险，不可不知。

撄宁按：不可发大明觉这句话是对的，学者须要注意。

药到阳关，用口授秘诀，徐徐采之，整顿精神，猛加招摄，以武火采取。一俟阳痿，是药已采回，归炉封固。功夫已完，稍停片刻，又用武火如法攻激数十息，俟丹田内精已熔化，然后停止武火，留神默照，用文火温养。此临时采药之法也。

药物初至，其质尚嫩，不可采取。《易》云：初九，潜龙勿用。如或太盛之后，则药物已老，其元气已耗，亦不可采，采之将来力微难于冲关，亦难于凝结。太过不及，均归无用，必俟气奔阳关，阳物甫坚之候，即刻加意如法采取，不老不嫩，无过不及。此即白日羽翰之妙药也。

如药来采取失候，归炉封固失候，又或缺少攻激，药不能熔化，自不能存留，又将由熟路奔走矣。此系采药缺少火候之大危险也。

撄宁按：所谓缺少攻激，药不能熔化，此二句未免过于着相。假使所采得者是无形之气，则毋须攻激，毋须熔化，只求其凝结可矣。若所采者是有形之精，任用如何方法，亦不能使之化气。暂时虽可以封固不漏，再过几日之后，仍旧要漏。若勉强留住，此物将在里面作怪，搅扰得身心不安，无可奈何，只好放他出去，结果是一场空欢喜。所以凡事总要有丰富的经验，书虽不可不看，亦不可完全信赖。

读《中国炼丹术考》随笔

王权德

《中国炼丹术考》，乃美国约翰生于西历1925年（即“民国”十四年），在加利福尼亚大学，随威廉斯教授研究博士学位的论文。博士当满清宣统年间，已来吾国传教，并研习吾国语文。其居留时间，约十三年之久（当“民国”六年曾一次任岭南大学教授)，故对于吾国丹道之书，研究颇深。诚若张竹铭医师云:“对于外丹步骤法则，虽未曾明载，而其阅读中国丹道书籍之多，并能条理精详，征引赡博，即在我国中亦罕见其人。”

惟是博士只在书本上钻研，自然寻不出炼丹之步骤公式。不要说一个外国人门外汉，即我辈同志，潜心研究多年，若不经教师讲授，亦勿想获知其公式法则。而且博士只根据书本上之材料，未免道听途说，被其所误。须知吾国书本上所云，非但借喻之言，而且支离散乱，真伪参半(如《抱朴子》一书可见一斑)，甚至伪托胡言，捕风捉影。在吾国一生研究而未获真诠，或欠卓识者，尚不免目迷五色，或误信其说，况博士站在唯物论下的主观研究，所说的未免有牛头不对马嘴了。

博士的错误点甚多，兹举其荦荦之大者如后：第一，误认老庄之说为纯粹观念论的哲学；第二，不知仙与道之分，以炼丹乃道教之特有品；第三，不知老庄以前已有炼丹之事实(黄帝天元神丹服食白日飞升)，并非老庄著书后才播下炼丹思想种籽；第四，不了解炼丹的究竟及作用，以为羼杂许多迷信的成份。这样大体已经弄错，所讲的枝节，自然不对。不过以一个外国人如此研究，能有少许的认识，亦算难得。

我们晓得老子的《道德经》不过是集先圣哲之遗言，而加以一番选择整理，并给以自己的解释。其中有讲天道，有讲人道，有讲王道。其讲天道，乃确实批示人学道之目的及原理。博士硬称为观念论的哲学，这未免带有色彩眼镜的肯定。据我们看来，不见得是纯粹观念论的空谈哲学。

试观下列四章所说的：“盖闻善摄生者，陆行不遇虎兕，入军不被甲兵，兕无所投其角，虎无所措其爪，兵无所容其刃”；“上士闻道，勤而行之；中士闻道，若存若亡；下士闻道，则大笑，不笑不足以为道”；“谷神不死，是谓玄牝，玄牝之门，是谓天地之根，绵绵若存，用之不勤”；“道之为物，惟恍惟惚，惚兮恍，其中有象，恍兮惚，其中有物，窈兮冥，其中有精，其精甚真，其中有信”。

以上所言，请问如何解释？诚若所言：“此书文笔，因为过于简洁，所以中国一般学者，对它的真义解释，也各不相同。”这话不错，因为它本文含意很深，所论隐微，普通人读之，罕知其味，所以误解妄论，自欺欺人而已。(《庄子》

一书，其寓言也是隐晦深微，普通人不易得其真意。）

但是我们站在仙学立场上看，有几处确是讲做功夫的法则，不过仅片断而已。如所谓善摄生者，非普通摄生之谓，乃摄老子所谓“道生一”之一，直摄到精神与物质变为炁体，自然兕无所投其角，虎无所措其爪，兵无所容其刃矣；所谓“勤而行之”，这是实实在在去刻苦实行，然后才能得道；所谓“绵绵若存，用之不勤”，这更是做功夫的口诀；所谓“恍恍惚惚，杳杳冥冥”，这是炼丹时所生的现象，此乃最紧要之关键处。以上所言，普通人自然不明白，无怪说是什么认识空谈观念论的哲学，真是可笑。其他可例举者尚多，为篇幅所限，姑不赘述。

“中国炼丹术是化学的根源”，“化学起源于中国”这一类的话，马丁博士和威廉斯教授都是这样的说。虽然他们多方根据引证，但是我国所谓学者们，大都不敢承认接受。其实他们尚骂为妄诞迷信之事，哪里晓得外丹的原理及变化作用？这样也难怪他们了。

有人说我国古代是个有术无学的国家，炼丹术尽管起源很早，但终不能滋长成为有系统的化学，这话我们也不必忌讳而否认。惟是我们须明白，这种地元炼丹，乃修仙的过渡物，而且是秘密不能公开的，自然无须做有系统的各种元素分析，而应用到大众化上去。宗旨既不同，自然谈不到有术有学（这仅指黄白术而言）。我们也不是因为外国人说化学起源于中国的炼丹术，即认为荣誉。其实炼丹的工作，自古以来，大家都居其实而隐其名。究竟化学是否由此起源，反正炼丹术并不居功，听旁人纷纷议论而已。

如果以“有术无学”责备炼丹，这大约因为古人多讲实行的方法，少说学理及系统源流的影响。其实炼丹未尝无学，不过古人只潜伏隐晦而不言耳。一个人当然先有信仰而后学，学然后仙。试问为什么要学？这当然是想仙。仙如何成？这当然是由学而成。又问为什么要学仙？何以这样学即可成仙，那样学即不能成仙？假使对于这些问题，没有切实回答，就叫做盲修瞎炼了。

仙学自有目的，世人以为长生不死即是它最后的目的，这是门外汉的话。不炼丹不能实现仙学的目的，此乃人所共知。但是炼丹分为内丹和外丹，世人又认为两件事，未免有点欠圆融。炼虽不同，然其目的则同。以黄白术而言，实不关身体修炼之事，而世人又误认为致富以求生活舒适。此诚笑话。普通人妄想发财者，才有此目的，真正炼丹者，不过以为学仙过程中之舟楫而已。

在“点金的炼丹术”一章云：“献身这种工作的炼丹者，究竟受了何种动机所促起的，主要可分为三类。第一种是寻求智识的人，他们探索的动机，是纯于学问方面的，有真诚而无个人利欲，他们只是努力去谋解决一个伟大的神秘的问题而已。用现代的眼光看来，应当把他们归到有科学头脑的人类去。这一类炼丹者，大都是隐士一流人物，退隐深山，从事研究，可惜他们人数太少（按：今日外丹几乎成为绝学，即是因为这类人很少的缘故）。第二种是寻求恩宠的人，这般炼丹术士，常出入于皇宫之中，他们的动机，是求个人荣华和显贵。因为他们的伎俩若果得售了，他们便可由皇帝的擢升而扬名四海。最后的一种是妄想发财的人，他们的动机，只是财富贪欲而已。”

以上所说，颇为中肯。第二种人，古时即是善于游说的，所谓方士们，若汉武帝时的李少君、栾大等皆是。他们仅一知半解，或完全不懂，即信口开河，胡言乱说，不过借为博显贵的工具而已。就近代而言，即所谓江湖上的骗子。炼丹术的名誉，即是被这般人弄坏了。至于第三种人，更是可笑，他们有发财的妄想，根本获不到黄白术的方法，只有被江湖术士所愚弄欺骗。他们想发财倒被别人家发了他们的财，在小说上及传闻中，常常听见这类的故事。老实说，真正学仙者，炼丹点金，固为真诚研究学术起见，但其目的或借此而为内修之助（一以应修炼设备之需，一以救贫济世），或为天元服食之基础，如此而已。故曰，炼虽不同，其目的则同，不过学仙过程中之舟楫耳。

“早期道家思想学说概念的变迁”一章中，有这样说：“道家的思想，发达到这个阶段，便划一个显然的转变，从此不再带观念论的哲学的色彩，乃一变而为功利主义的宗教。至于如何方可得道，在这个问题底下，才播下炼丹术思想的种籽。”

此言完全错误。观念论的哲学，我已说系带有色彩眼镜的话。而所谓老庄后才播下炼丹术思想的种籽，尤其颠倒源流。我前面已指出其谬说，不再赘述。兹将仙学之炼丹与道家及宗教之分别，约述于后：

“以证其所谓功利主义的宗教”一语，乃认识不清之言。我们须知，宗教家之宗旨，乃普度众生。虽然也有密宗，但所讲之幸福，多系期之死后，在讲现实的人们看来，未免流于空谈。而仙学只接引有缘有德之士，所讲是生前的幸福，所以炼丹是要今生能实现其目的，故重实践。两者不同如此，如何混为一谈？

或者说道教是宗教，而炼丹术乃道教之特有品，故有此称。斯言实不知道家与道教之分，尤不知仙与道之分，故乃误认。吾师尝谓“学仙者必从炼丹下手，不炼丹不足以成仙也；学道者则无炼丹之必要，只须后天神气合一，返还到先天之性命，再使先天性命合一，归本于清静自然，而道可成矣”。我们尝称老庄只是道家，不是仙家，即根据此言。盖《道德经》《庄子》两书上所言，多系清静无为、返本还源、薪尽火传、大患有身一类的话，与仙家长生住世、白日飞升，判然不同。故老庄只讲神归浑穆，体合虚无，其志不在炼丹也。仙道不同已如此，而道家与道教更迥异。老庄书中，不表现宗教色彩，这是人所共知。后人硬称老子为道教的创始人，未免太牵强。道教徒虽多有炼丹者，只可谓其个人有志于学仙则可，如谓炼丹术乃道教之特有品则不可。如古之魏伯阳、吕纯阳、刘海蟾、钟正阳、张三丰诸仙，其本人并不是道士，而黄帝炼九鼎神丹，服食飞升，彼时并无所谓道教。于此可见，炼丹不是道教之特有品，只可谓道教与仙学因历史及思想上常有密切之关系而已。

仙学自有它的奥妙真实的学说原理，并非荒唐妄诞虚幻迷信。炼丹者即根据这学理而炼丹，炼丹而成功，即证明其说不错。譬如科学家说，有氧气之存在，燃烧物始能起火，倘无氧气，则燃烧物决不能起火。他们说这定律，自然有证明然后成立。仙学所说的学理，也有证明（详见后），方能成立，流传到几千年之久。假使这学说原理果是荒唐妄诞，则不论何人，决不能成功。譬如无氧气，燃烧物亦能起火，则定律根本推翻矣。那么，其所说的方称为妄言胡说，而炼丹者可称为死迷信了（但或有炼丹而不成功者，这是因方法不善，或其他之原因，不得据此便谓学理妄诞所致。我所说的，乃指古今以来之炼丹者而言）。

或谓炼丹者方能实证，但在未实证之前，何以笃信其学理呢？答曰：这是我们禀质环境思想见解不同的缘故。譬如有甲乙丙三人，同听人说这种学说原理，甲听了后，虽然信仰，但不免有些怀疑。乙听了后，当下即信仰不渝，不问其究竟，人云亦云，设若有人问他是什么理由，他即瞠目结舌，不知所对。或谓，古人这样说，我便这样说，古人决不妄言的。丙听后，非但不相信，而且嘲笑抨击。我们看了上面这三种人，丙之反对，乃绝不研究，便恃其颟顸之见，是过于武断；乙听了的，不悉其究竟，凡古人所说的，他一概认为金科玉律，没有一点的研究精神，是类于盲从；惟有甲因怀疑而研究，因研究而深切认识，虽说未能实证，但其搜集了许多证明的材料，不由得不渐渐地真正信仰了。

譬如以一元宇宙论及阴阳之说而言，所谓万物皆源于一，即宇宙间的一切物质根本上是同一样的，只是它们各自注入的“阴”和“阳”的成份多寡不等，于是才使形态和性质彼此大不相同。斯言真是奥妙极了。于是甲不免怀疑着，他用冷静的头脑去找寻证物，暂将这玄理搁置一边，沉着的研究，结果证物被他找出。证物何物？即炼丹之定律也。从何处寻出？即各家丹经道书也。其定律言曰：凡炼丹者，必去浊留清。又曰：凡炼丹者，必使真阴真阳相交相恋，始能摄引真一。据此二定律，不论外内二丹，均奉此为圭臬，假使违反此定律，炼丹决不能有所成功。所以炼丹的法则，便以去浊留清为要务。何谓浊？言其滓渣顽浊也。何谓清？言其清灵纯洁也。然此乃浅言耳。要之阴阳乃相对之代名词，如神气、动静、男女、善恶等皆是。以炼内丹而言，去浊留清，即是去妄念而存真意元神，去后天凡息而存真息以至胎息，当真阴真阳产生之时，亦即摄取“真一”之时，以扫荡其秽浊渣滓之物。内丹如此，外丹亦如此。其变化之时，自然生出许多不同的现象，果能摄得“真一”为媒介，分解而注入之，则其元素组成的方程式，适等于黄金元素组成的方程式。斯时贱金属之原子即移动，自然变为黄金矣。其工作颇不易，起码等于欧美高等化学之复杂实验一般，岂可谓为粗陋之工作乎？

这样的研究，非但真一及阴阳之说并不是妄诞，而且是炼丹主要的元素。人们身体炼丹，摄取真一如此，物质之炼丹，摄取真一亦如此。假使任何人物，服此含有真一最多的精华品，立刻可以变化与凡体不同，这是分解与注入的所致。譬如提炼矿金中之纯金一般，不过此提炼仅限于原有黄金之分子而已，点化则是电子方程式之组织变动也。而人之服食变化亦同此理，惟须再向上一层转炼方可。世人皆信毒药入口即亡（毒药含阴的元素最多），而不信仙药起死长生（仙药含阳的元素最多），可谓仅知其一不知其二了。

近代科学家所谓宇宙之主要组成，为“电子”“以太”“能”三种。而物质电子之说，尤高唱入云。其实这只是类别之分，其根源仍是一物。譬如人们后天生命有精气神之分，在先天只是一物而已。科学家只见电子，而不能见以太，犹如我们只见精气而不见神一般。丹家所谓先天炁者，科学家谓为元始子，为电子之前阶级物，其势力无可比拟。流荡往复而生象，因自然渐冷而变态，由气体而变流体，由流体而变固体，宇宙星球万象，无不成于此元始子。故未有天地，先有此子。万物之象虽不同，万物之元始子无不同也。这种意思，很合于老子所谓“有物混成，先天地生”及“道生一,一生二,二生三,三生万物”之一元宇宙论。假使只在书本上钻研，不免觉其奥妙神秘，不可思议，只有炼丹者实验的时候，才知道果真是确实的，并非妄诞之说。所以仙学重实践不重空谈，即此意也。其中还有许多玄妙之处，非但不能在纸上写出，并且有口亦难说，只心里明白而已。谚云：哑子吃黄连，有苦难说出。此处可曰：炼丹得实证，只有自家知。于此难怪门外汉乱说其井底蛙之评判了。

仙学炼丹，自有它的步骤灵验超绝的方法，并不是神秘怪异。其研究试验时，犹如科学家在实验室中，穷年兀兀，聚精会神，埋头苦干。以待其发明成功的日子，成功就说成功，不成功就说不成功。他们的环境，或恶劣过于科学家，故其苦干精神，尤胜于科学家十百倍。他们如不脚踏实地，怎得成功？所谓玄虚飘渺，此言与事实完全不对。他们炼丹变化的情形，除本人及其教授或知己侣伴（炼丹之同袍）获悉外，向例是不公开的。因为俗人少见多怪，在未成功以前公开，反令人家胡乱批评。既已成功后，或再向上求上进，或和光混俗而养晦，他们多不欲惊世骇世。似这样潜修密炼，俗人多不明白，所以说其神秘。假使稍露一些神通，便以为怪异。这都因仙凡不同而已。

至于炼丹的步骤法则公式（口诀），关系尤大，决不容易使无缘无德无识者获闻。诚若所引《抱朴子》之一故事云：“桓君山言，汉黄郎程伟好黄白术，按《枕中鸿宝》作金不成。妻乃往视，伟方扇炭烧筒，筒中有水银。妻曰，吾欲试一事。出囊中药少少投之，食顷，发之已成银。伟大惊曰，道近在汝处，而不早告我，何也。妻曰，得之须有命者。于是伟日夜说诱之，卖田宅以供美食衣服，犹不肯告伟。伟乃与伴谋挝笞伏之，妻知之，告伟言，道必当传其人，得其人道路相遇，辄教之，如非人，口是而心非者，虽寸断支解而道犹不出也。伟逼之不止，妻乃发狂裸而走，以泥自涂，遂卒。”我们看了这故事，可知如非其人，口是心非者，虽寸断支解，而道犹不出也。这是如何的秘密，岂可妄传乎？程伟之妻，不因夫妻的情感，将道的秘密泄露于其夫，何况他人？况彼无缘无德者，真可不必问津矣。

本书所谓“古人配合仙丹之成份，其每种之性质和份量，以及配制的方法，详实科学的解释，而欲窥其真面目，探出其究竟”。这真正难如海底捞针，尤其是外国人，更没有希望。

仙学正宗之方法，途径分三：天元神丹服食，地元灵丹点化，人元金丹内炼。通常以人元内炼较易，故近世学仙者，皆从此入手。人元派别甚多，兹依其方法类别约言之，分为“清静”“栽接”及“清静栽接调和”三派。此三派中又分为许多系，有主先修性者，有主先修命者，有主性命兼修者。要之，因人说法，非固执不变，途虽异而归则同，不过看其程度深浅，而分为等级也。

我们果能依真正法则和公式去刻苦炼丹，以内丹而言，如已成功一半者，其生理状态，自然而起变化，与常人不同；如果完全成功，则其神通广大莫测，更难以尽述。这种惊人的法力，并不是魔术，乃人们本性中所固有者。譬如科学所谓电子，无所不能，如电影、电灯、电车、电扇、电炉、无线电话、无线电收音机、无线电显影、无线电传书、无线电指挥等等，哪一件不是电子之所为。推之而知，其所谓“隐然超乎物质世界之上，有方法去运用那个统辖物质宇宙的规律，如列子征服万有引力的法则”及“不仅享受了长生不死的福祉，并且还握许多惊人的法力，如像隐身术变化五遁等等”。这并非怪异，乃完全握着“道”，自然而然的平凡，如电子之致用一般。知乎此，则不至误认为魔术矣。

“长生的炼丹术”一章中所引庄子之言曰：“古之真人，其寝不梦，其觉无忧，其食不甘，其息深深，真人之息以踵，众人之息以喉。”博士谓为深呼吸。又引抱朴子之言：“初学行气，鼻中引气而闭之，阴以心数至一百二十，乃以口吐之，不欲令自耳闻其气出入之声，常入多出少，以鸿毛着口鼻之上，吐气而鸿毛不动为候也。渐习转增，其心息久久可以至千，至千则老者更少，日还一日矣。”又谓为抑制呼吸。

以上二则，博士称为似乎是炼气要诀。稍知道者观之，自不禁哑然失笑。其实庄子所云其息深深，乃指内呼吸而言，非依字面之深深而谓为深呼吸也。真人之息，与众人之息，已明为分别，假使是深呼吸，普通人未尝不能做到。

盖此种呼吸，仍是用喉，请问如何能至足底也？至于引抱朴子之闭息法，不过旁门小术，实不足道。《悟真篇》云：玄牝之门世罕知，休将口鼻妄施为；饶君吐纳经千载，争得金乌搦兔儿。我们能明白玄牝之门，则炼气之道思之过半，若认后天口鼻之呼吸为炼气之道，则大误矣。似现代吾国所谓幽默大师林语堂者，在其著给外国绅士们看的《吾国与吾民》“道教”一章中，亦谓深呼吸丹田吐纳（林氏亦怀疑气字不知何解）及交媾中精勤锻炼，亦可长生不死（此说大概根据彭祖房中术而言）等语，可见门外汉对于仙学炼丹，甚是误解，常常指鹿为马。这都因为浅识者妄言谬说所影响，真是可笑可叹。所以我们，岂可不努力弘扬仙学，使世人认识其真正面目呢？

论性命双修

黄元吉/著　陈撄宁/选录

（按：选录黄元吉先生杂著，不在《乐育堂语录》之内者。）

吾道言性命双修，虽分性命为二，其实则一而已。性是命之根，命是性之蒂，无命则性无依，无性则命无主，二者是二而一也。人能明得性命之源，则一切情伪之私，知觉之运，虽是命中之障，于以修其后天气息之命，而还乎先天元炁之命，不堕于实有，亦不堕于虚无，而于真仙之道得矣。（中略）

《易》曰：天地氤氲，万物化醇；男女媾精，万物化生。人受天地之灵气以成性，受父母之精炁以立命。由是一开一阖，一屈一伸，十月胎圆，生身下地，独辟乾坤之界，而有阴阳之分，其实与天地父母仍然一般无二。

夫天地之气，必氤氲于其中，而后生人生物于无穷。若但云升上降下而已，则是天地之气虽交，而仍分而为二也。人身之炁，亦必氤氲于其中，而后生男育女于不息。若只云呼出吸入而已，则是人身之炁虽交，而仍不能合而为一也。此亦何由成万古不坏之身哉？！

学者必由呼吸之息，以复夫太和之元炁。其道维何？无摇尔精，无劳尔形，无俾尔思虑营营，乃可以长生。心不动，名曰炼精；身不动，名曰炼气；念不动，名曰炼神。若犹未也。必先寡欲以养精，寡言以养气，少思以养神。迨至还精补脑，则精自不泄矣；心息相依，忘言守中，则气自不散矣；形神俱妙，与道合真，则神自不扰矣。若非由后天之精气神，以默会乎先天之元炁，未有不堕于一偏之学者。

古云：后天呼吸起微风，引起真人造化功。旨哉言乎！又云：万籁风初起，千山月乍圆；急须行政令，便可运周天。学人用守中之功夫，以调养乎丹田，久之精生药产，神完气足，由此而行八百抽添之数，三百六十之爻，进阳火，退阴符，于中用卯酉沐浴之法，则丹铅现象，有六种效验。然后行五龙捧圣，七日过关之功，庶可还玉液之丹，而成不死之身矣。再用炼虚一着，必至如如不动，惺惺长明，浑无半点作为之迹，而究无一物一事之不能作为。到此境也，方算得大丈夫功成道立之候。古云：这回大死今方活。又云：若要人不死，除非死过人。由此思之，无非凡心死而道心生，凡机息而真机现也。

吾观世之学道者，多有炼色身不炼法身，纵得长生，亦是偶然之事。又有炼法身不讲色身，讵知父母未生以前，此气在于空中，杳无形色可拟；及夫既生之后，此炁在于身中，实有端倪可据。而况既得人身，则浑然元气，陷于气质之中。苟不先保凡身，则先天元炁从何而见？此二者皆未窥全体大用之学矣。

或曰：世有清净而修者，炼性不炼命，及其成功，则复先天，而命亦归夫太极，彼独修命者，恐不能有此神效也。

虽然，亦视乎各人体质为何如耳。如色身毫无亏损，精气神三者俱足，此又何待于命功为哉？若是色身不健，体质多亏，不先从命功下手，纵能造到极处，亦是一点阴炁，无有阳光。故古有修性不修命者，虽能调神出壳，游行四表，究属阴神而已。后之学者，其必由粗及精，自有返无，庶不致孤修寂炼之诮也。

宁按：余常闻前辈言，当年黄元吉先生讲道之文章，大半是其门弟子所笔录，故词句之间，不免有疵累。本篇偶有一二处未能圆融，余已酌为删改，然其本意固丝毫未失，阅者谅之。

仙佛同修说

李涵虚

性命双修，此本成仙作佛为圣之大旨。或谓佛修性，仙修命，儒治世，分门别户，盖不深究其宗旨也。

宁按：此公又是一位调和派，开口就把仙佛与圣人做起亲家来。可惜此公不是儒教中人，又不是佛教中人，乃仙道西派之开山祖师长乙山人紫霞洞主李涵虚是也。南派之张紫阳，北派之王重阳，都是三教调和派，他们从来没有轻视儒佛两教之态度。东派之陆长庚，仍旧秉承此种意旨，虽志在学仙，而亦同情于佛，并有《楞伽》《楞严》二注。其他如《仙佛同源》《仙佛合宗》《性命圭旨》《慧命经》等书，引证佛典，也许有牵强附会之处，然其对于佛教之尊敬，实未尝减轻。但佛教徒却不屑于领他们的盛情，依然斥他们为外道。无论他们如何附会，佛教徒一概饷之以闭门羹。历代以来皆如此，非自今日始。

佛重性，而其中实有教外别传，非不有命也，特秘言耳。其重性功者，盖欲人从性立命，能使性量恢宏，照十方而无边无际也。

宁按：佛家之教外别传，是指禅宗而言，不是指命功而言。禅宗一法不立，哪里有什么命功？你若同禅宗中人讲命功，须防吃三十大棒。

仙重命，而其中亦有教内真传，非不言性也，特约言耳。其重命学者，盖欲人即命了性，能使命根永固，历万劫而无尽无穷也。

若使性功圆满，外无立命之修，则真性难存，终属空寂，又何能法周沙界乎？

宁按：佛教本旨，原要趋向空寂，所以佛之别号曰空王，佛教又名空门。佛之结果叫做涅槃，涅槃之义，就是寂灭。所以和尚们死了，也叫做圆寂。空寂二字，乃佛教究竟之义，若离开空寂，就不成其为佛教。作者既不满于释氏之空寂，难道要请一般和尚们都来学炼丹的功夫吗？和尚果真要炼丹，岂不先要皈依太上老君做弟子吗？

若命功周到，内无尽性之修，则真命难守，徒保色身，又何能神通三界乎？

宁按：性命二字，虽是两个名字，却不是两件东西，乃一物二名耳。命字代表此物之体，性字代表此物之用。如果命功真能到了极处，是其本体已经修炼圆满，自然可以由全体中发出大用，自然可以具足无边无际不可思议的神通。若命功不能到这样程度，仅能却病延年，在世界上多活一二百岁，此种命功，实不配称为命功。

惟佛有教外别传，则从性立命，而极乐之地，益见空明；惟仙有教内真传，则尽性了命，而大罗之天，益见超脱。是仙也、佛也、圣也，此双修而非单修者也。

宁按：以上所言，皆是仙佛对举，不见有圣。

故释迦到禅定时，而有贯顶穿膝之效；迦叶谈真实义，而有倒却刹竿之奇。试思于意云何？

宁按：在作者之意，以为贯顶、穿膝、倒却刹竿这些名目，都是佛教中的命功。而一般佛教徒，完全不肯承认，以为尽是邪见魔说。譬如下级僚属，逢迎上级长官，很想送一份贵重礼物，以为进身之阶，又怕长官不肯赏光，只得投其所好，窥探长官家中日用必需之品，将其名目记下，逐件购买齐全，把自己真名字写好贴上，送到长官家里去，以为这一次总可巴结上了。谁知仍旧被他们大骂一顿，挥之门外，垂头丧气而返。事后打听，方知所送的这许多礼物，虽然是长官们所喜欢的，但千万不该把自己名字贴上去，遂至弄巧反成拙。学仙的人，借用佛教的名词，说是命功，常被佛教徒所诃斥，真可谓自寻烦恼。

吕祖云：单修性兮不修命，此是修行第一病。紫阳云：饶君了悟真如性，不免抛身却入身；何似更兼修大药，顿超无漏作真人。略举一隅，可以类推也。

至于行深般若，五蕴皆空，丹熟大还，十年面壁，六十耳顺，七十从心，夫而后性命双了，同登空超之境，而仙佛圣皆成也。故达摩初祖《了心歌》云：三家法一般，莫作两样看；性命要双修，乾坤不朽烂。人又何必是非哉？

宁按：达摩居然也要调和三教，真是怪事。

且更有说者，三教嗣续，皆不能知此，知此必不互相诋毁，只须各尽其道，以归于道也。今设一大道主人于此为三教说法曰：夫三教者，吾道之三柱，分而为三，合而为一者也。道不能分无变化，道不能合无统宗，是故以三柱立其极。释道言性默言命，仙道传道默传性，儒道则以担荷世法为切。言性难闻，言命又罕，并性命而默修之，遂使三家后裔，各就祖派，分为专门，掀天震地，讲起是非，开出无边境界。佛攻道，则有翻空出奇之妙想；道攻佛，则有踏实指陈的神思；儒攻佛与道，则有波澜不穷的文章。而岂知皆道之分也。道既分三，其中岂无支流之不同，邪正之不类者？奈何不思其本而谈其末也。

夫以性兼命为一脉，以命兼性为一脉，浑乎性命为一脉，此三脉皆道脉也，及其还无一也。偈曰：吹了明灯玩耍子，谁知打着自家人；吾言若有相攻者，又是飞花点汝身。

宁按：自来儒教徒常骂二氏曰异端，是佛老全非，释道并斥也。佛教徒常骂仙家曰外道、曰邪执，而不及儒。盖畏儒教势力之盛不敢撄其锋，见仙教人才之衰，遂肆其狂吠也。仙学书籍，开口就是三教一贯，总未肯独树一帜，并喜援引儒释两教书中义理与名词以自重，惹人厌恶鄙弃而不知悔，究竟是何居心耶！

三元一贯丹法英文演讲录直译

陈撄宁 / 译

道教乃中国古代之哲学，发源在中国历史以前。至于由国家正式承认其为宗教，则始自元朝，距今已六百年矣。道字意即道路，或称为宇宙本体。据云由道生先天炁，由先天炁生阴阳，由阴阳生天地万物，如固体液体气体等，皆从此而出。道教中有显宗，有密宗，今晚余所演讲者，即密宗是也。在开始广泛叙说之前，第一步余当申明何者为道教密宗主要之目的。此种目的，即是使学道者之肉体与灵性和宇宙本体之道合而为一。诸君闻之，将诧异如何能使肉体与灵性和宇宙本体之道合而为一。此种解释，在余依次叙说中，诸君渐渐可以明白。论及道教与佛教之异同，有一妙喻如下：譬如两缸新汲泥浆浑浊之河水，欲其澄清，学道者则投少许明矾于缸中，以棍搅之，急速令泥浆沉淀，学佛者则听缸中浊水自己澄清，而不加以外界之助力。故道教示人，欲达目的，常在今生，因此格外劝告学人，必须延长其寿命，以便完成其志愿。

道教之密宗有三层功夫：曰人元，曰地元，曰天元。

人元功夫大概有关于身心性命。命即是呼吸之息，性即是灵觉之神。修炼此种功夫，开始要静坐，使脊骨正直，然后再调匀呼吸之息，同时须停止杂念而入于虚无。于是呼吸渐渐轻缓，最后且至于停止呼吸，在一定期间可以达到某种状态。空中有灵质名曰先天炁者，其微细更甚于电子，凡宇宙万类皆由此而生。所以名为先天者，因天地亦由此气而成形也。修道者若能常常收摄先天炁，非但能保持不老，并且可以返老还童，达到某一时期，其元神亦能变为实体，而现双身之我相。此第二我之化身，或显或隐，皆由己意，又能于几秒钟内行数千里之路程，无论何人，皆能见之，并能与之接触，公认其与某修士本人无异。即使本人之朋友或亲属遇着，亦不能分别谁是凡体谁是化身，彼时此异人之生命可由自己作主，而不受造物所支配矣。

人元功成以后，即预备继续做一种困苦艰难之事业，如进行所谓地元丹法是也。人元丹法功夫，亦分两派：一曰北派，方法极其简单；一曰南派，方法甚为复杂。北派功夫路径，是专赖学者自己独身修炼，约须三十年至五十年之久，方可成功（按：此亦视学者年龄之老少，身体之强弱，不能一概而论）；南派则须觅得知音伴侣之合作，仅费六年时间，即可成功（按：此指法财侣地四项条件俱备，而本人又真能遵守奉行者而言，否则亦无成也）。及至能出阳神，则人元功夫已可谓圆满，然后由以下所说二法中任择一法，而更求进步。

一者即是由地元而上接天元，以完成其最高之造诣，将肉体与灵性和宇宙本体合而为一。地元天元两种功夫所需要之时间，大约十二年足矣。另一法即是当人元功夫完毕之后，渐渐使其肉身化气，同时炼神还虚。此种功夫，进步甚慢，大约须经过六百年至八百年之久，方能达到使肉体灵性与道合一之目的。约在一百年前，有一修道者闵小艮先生，隐居金盖山，此山乃浙江省湖州名胜之地，当时有几位前辈老师到山拜访，彼等皆汉朝人，其朝代距当时已经八百年矣（按：闵小艮先生，乃清朝人，生于乾隆二十三年戊寅，卒于道光十六年丙申，住世七十九年。道光十六年即是西历 1836 年，今岁乃西历 1939 年，闵先生卒年距今已一百零三年。但前汉尚在西历纪元以前，后汉末年亦在西历 220 年左右，距闵先生卒年已相差一千六百余年。英文原稿所谓汉朝到闵先生时代约八百年，此数目字恐有错误，否则彼等当是宋朝人，而非汉朝人）。白马李道长亦是来宾之一，闵先生偶致疑于肉身化气之事，李道长即傍闵而立，并与闵偕行于日光之下，使闵觅视李之身影，但闵实不能见李影，仅能见自己之影。

李道长复令闵戴李所戴之帽，而李则换戴闵帽，于是闵先生只能看见自己之身影，而不见头上帽影，再顾视李道长方面，则仅有帽影，而无身影。此事足以表示凡成道之人，非但能将自己肉体化气，并且衣冠等物一概能使之化气（按：此段故事，据《修真辩难》前编参证所载，似是沈太虚说自己当年遇李泥丸之事与闵先生所听，而闵则转述太虚翁之言耳）。

刻下或将述及地元矣。地元之法，即是天元路程之进阶，所谓道家点石成金之术是也，其中并包含化学的及冶金的方法。欲习此术，须得一清静隐僻之所，又须炉鼎药材皆备，如铅矿砂、白银、汞氧化合物、水金、硫磺、砒石等。其主要即是黑铅，当其熔化到相当程度之时，铅中即发出一种吸力，以收摄空中之先天炁，此先天炁又能从铅中传到银，再由银传到朱砂水银上面，如此转接下去，直到水银成粉，此粉名曰死汞，其效力能将贱金类如铁铜等在熔化时变为真银。再用手术将此死汞粉提炼，到后来产生另一物质，其名为圣丹，制成一种金色透明之粉，而灵丹出矣。此灵丹能点化瓦砾或任何金类使成黄金，并可作仙药服食之用，延长吾人之寿命。到此时期，地元功夫，可谓完毕。在修炼此种法门之历程中，学者须忍受极大之艰苦，即如守丹炉，看火候，昼夜不歇，且须立定某一地点，注视池中变化之景象。经过一年至两年之久，方能有所成就（按：外丹炉火功夫，不是自己一个人所能动手，就因为有这许多困难）。

今者吾将论及天元矣。其方法之进行，在动作上固甚简单，而其需要之条件，则极为复杂。所特别顾虑者，即是丹台坐落之位置，是否合于风水，且须建筑一所合用之房屋，将各样器具并陈列之物悬挂或安排于屋内各处，其中最贵重者，即是精密制造之神室。此神室乃用地元点化之黄金所做成。世上普通黄金，不能用以制造神室，因其难得满意之结果也。神室形状大小，如一鸡卵，分为两半，半为阴而半为阳，用时合在一处，所需水则取之于器皿，此器名曰方诸，即是凹形之大蚌壳。于中秋月夜，从前半夜九点钟露置于月光之下，至后半夜里一点钟止，每一年中仅此一夜可用，且此夜必须晴明，若遇阴暗天气，则方诸器内不能凝结成水也（按：假使方诸无机会得水时，尚有其他变通之法）。天元所用之火，则取之于日光，以凸面透光水晶置于神室之上，每当晴天，从上午十一点，到下午一点，由太阳中收聚热力，连续不断行之，历九年至十年而不休息，一种光华灿烂之朱粉，遂无中生有于神室之内，此粉名曰神丹，乃天元之成绩也。此种神丹，是纯粹先天炁凝结成形者，无论何人，服此丹少许，立刻体质改变，肉身化气，如此则肉体与灵性和宇宙本体合而为一，学道者最高之造诣已达到矣。

撄宁按：谈及此种法门，世人不能相信者颇多，然彼等实亦别无他法以代替此法，仅知束手待毙而已。

三段法程，俱已经过，此成道者应做各种慈善博爱之事，以救济贫苦之人类，并宜对于一切生物常存爱护之心，希望在离开物质世界返本还源之前，行三千阴功，积八百德行，如疗病救灾等事，则其夙世一切因缘可了矣（按：三千八百功德，古仙大概于出阳神以后行之，及至还虚合道之时，其功德早已圆满）。

诸君常注意，先天炁在丹道门中扮演主要角色，余认为其性质有似瑜珈门中之肯达立尼。

注：英文原稿作者某君，乃矿学专家，自幼即好道，数十年不倦，并为上海万国证道会中之会员。该会外国人甚多，素知某君学道有得，屡次请求其演讲中国道术之概要，某君固辞不获，遂作此篇。闻原稿已由上海证道会寄至欧美各地该分会，且拟登载某外国杂志，余不欲让外国人矜为独得之奇，而吾同族诸君尚梦梦然也。爰将英文演讲稿再译成华文，送登《仙道月报》，以饷海内好道之同志。

撄宁子识

己卯天中节

永免疾病法

周子秀

（一）每日必大笑三次，以愉快精神。

（二）清晨必在空庭中散步二十分钟，以通血脉。

（三）清晨必饮开水一大杯，以洗涤肠胃。

（四）食后必休息二十分钟，以助肠胃之消化。

（五）日惟三餐，每餐只八分饱，以健肠胃。

（六）每日必放下一切妄想，使心中清静安宁，以养元神。

（七）早睡早起，以养精力。

（八）不嫖、不赌、不饮酒、不吸烟、不过用心思，以防精力之消耗，而得脑力之强健。

（九）每晨必在空庭中行吐纳法，即开口呼出浊气，然后闭口由鼻徐徐吸入清气，如是为一次，约行四五次。此法最能强健心肺，永免咳嗽，祛除百病，其功最大。

（十）驱除一切贪心、妒心、淫心、损人利己心、高己卑人心、忧思妄想心，最能强健脑力；又宜常存爱人心、慈悲心、欢喜心，使眼前皆成极乐景象，视天下皆可敬爱之人，天下皆可喜悦之事，如是则精神旺盛百倍，身体自强健绝伦，更何疾病之有？

余实行以上十法，成效大著，自信此后可保四十年永无疾病，无论何种疾病，皆不能侵犯吾体。闻者或疑吾言为狂妄乎？今特与诸亲友约，设闻我有疾病时，可向我索取罚金，以证明吾言之不欺。当知卫生得法，疾病决不能为害，愿海内同志勉力实行，永无疾病之忧，同享健康之福，岂不快欤？

撄宁按：周君去岁曾由厦门寄来自著修养书一册，名曰《有益身心大补药》。上列“永免疾病法”十条，即该书中之精要，故特提出转登本刊，亦所以助成周君人己两利之善愿也。愚见认为第二、三、四、五、六、七、八、九等条较易于实行，若第一条所云“每日必大笑三次”，恐非人人所能做到。盖凡笑必有因，无可笑之资料，而勉强大笑，似乎不近情理。又如第十条所云“视天下皆可敬爱之人，皆可喜悦之事”，此层亦是言之非艰而行之维难。盖据实际而论，世间可敬爱之人与或喜悦之事，固甚难遇也。

仙传辟谷灵方

张万钟

法须先炼气。所谓炼气者，即是将口闭住，舌抵上腭，用真意死守下丹田。下丹田者，脐下一寸三分是也。如炼时，即断绝早晚两餐，每日仅食一餐，时刻凝神守下丹田，鼻息宜细。如此七日后，即两日一食，必须素食。再炼七日，此时呼吸炼成，再行辟谷。

所谓辟谷者，即不食五谷之意。先用好红枣四十九枚，分为七七之数。第一日面向东方立定，候日将出时，取东方青龙之气吹于七枣上，然后将七枣一气食完，存想青气入肝。第二日面向南方，取赤帝朱雀之气吹于七枣上食之。第三日面向西方，取白帝白虎之气吹于七枣上食之。第四日面向北方，取黑帝玄武之气吹于七枣上食之。第五日立于中央，取中黄正气吹于七枣上食之。五日共食三十五枣，下余十四枣，六取中央之气吹于枣上，此十四枣每日食一枚，食完为止。凡食枣以后，必须行立坐卧元神不离下丹田。如此锻炼百日，则腹内完全充满先天真气，自然不饥不饿，不病不死，即入长生之果也。

此法余自已炼过四十九日，初炼时很困难。然自思仙师不我欺，须将死生置诸度外，苦志锻炼。第一七实在不好受，第二七觉四肢无力，第三七食枣后觉稍转佳，自后渐入自然，而且先有之病均好。但此法为入山修道之法，在家人不死心者，万不可炼。余受此法时，不准妄泄，今公开投赠贵刊者，亦与好道之士留一线之路也。炼后万不可再食，如要食时，必须先饮，慢慢将肠胃润开，始能食，不然有性命危险。

撄宁按：敝处常接各埠来函问辟谷之术，并恳求将方法公开。奈世间所传辟谷之方大半用代替品，如黄豆、胡麻、糯米等物，假遇真正荒年，此等代替品亦不易得，故各种辟谷之法总以服气法为上，而以伏气法为最上乘，因其无须用代替品也。必不得已欲用他物代食者，亦当人弃我取，吃众人所不能吃者，如近处山野所产药草之类。其名称形状气味性质，平日得便，宜用心研究并尝试，以备不时之需。若是稀少之药草，更宜早为储蓄，庶可有备无患。坊间通行之《绘图本草纲目》，及《农政全书》中之《救荒本草》二书，皆可作参考之用。至于张道人此篇所论辟谷之术，盖为入山修道者而设，恐非普通人所能行也。上期本刊登有孙抱慈先生《论仙学书》，对于“复”“服”“伏”三字功夫之解释，甚有精义，盖孙先生乃辟谷术专门实行家，故能本其经验而言之透彻如此。

竺潜先生来函

贵刊前载闵小艮金盖山道派，有“中黄直透”之说，愚陋无知，甚觉惊异。

盖进火退符，后升前降，督任二脉，正如黄道，为日月五星回圈周天之路，今反称为黑道；而冲脉属阴，医经名为血海，宜象赤道，今反称为中黄，殊失其义。然此不过名字之误，尚无大碍。至于阳则宜升，阴则宜降，乃属天经地义，今闵派反使冲气上升，何也？尝闻医言，冲气上逆，其病为厥逆、倒经、奔豚、翻胃、血上冲脑，甚至令人猝死暴亡，是岂可为君子上达之路耶？《首楞严》云：如来逆流如是，菩萨顺行而至觉，际入交名为等觉。此言结圣胎时，性体从丹田上升，然亦仅至脐上而止，未闻可以直透泥丸也。

仙佛二家，皆多外道，仆寡闻，未知一二。敝乡亲方某兄弟二人，于十五年前，同时修道，不过数月，兄忽暴死，弟成瘫风，至今尚存。

仆初在杭，早闻一浮君言，因修道而病死失心者，不可胜计，此盖杂而多端之弊也。陈子既发大愿自入地狱，拔诸苦厄，似应列举各派之弊害，公布贵刊，以救群愚。亦宜举一最纯正最稳妥之道派以援众机，决不宜依违其间，使学者靡所适从也。

戆直之言，请转达陈子为幸。区区立达之意，陈子当不罪我也。

论中黄直透

髯道人

贵刊第九十五期，载有竺潜先生来函，惊疑闵小艮中黄直透之说，并误认为外道，而责陈撄宁先生不宜依违其间，使后学靡所适从等词。事悬匝月，而九十六期中，未见有阐发其旨以正误谬者，竟使天仙家法、太上心宗、彻性彻命之正学蒙诬。倘一经传播，殊难挽转，故不能安于缄默，兹将竺潜先生误认之点略为陈述如后：

按闵小艮由名宦子弟，博览群书，研究性理，悟尽性致命之学，为高真弟子，得太上心传，贯彻性命双修之奥。父殁后，弃官栖真于金盖山，力辟旁门，启三教同修方便法派，为北宗有名仙真。著作颇多，修士奉为金科玉律，洵非贻误后学之功法。

所云后升前降，走任督二脉，乃三乘法中之初步小周天。然亦非易易，必下一番苦功，乃能真气还原，方得冲开三关，始可后升前降，回圈衔接。所谓"前三三，后三三，收拾起，一担担"也。佛家谓之转法轮。若功夫不到，欲强使黄河逆流，则透不过夹脊者患发背，冲不过玉枕者生脑疽，皆极危险。

故太上心宗以任督为赤黑二道，丹书谓之人道，非仙道也。如功夫做得妥当，小周天完毕，必须再做第二、第三两步功夫，庶能了道。况黄道二字，在天文为南北极正中之直线，故曰黄道，亦非日月星辰回圈周天之轨道。赤道与黄道斜交，乃为日月绕行之线。复以冲脉讹为黄道者更差矣。查冲脉为奇经八脉之一，与任脉并络于人身躯壳之前面，偏于肌肉之间。中黄之道盖在人身之正中，与冲脉风马牛不相及也。

此中黄直透之黄道，丹书名曰仙道，乃先天三宝共由之道，又名黄中，实是仙道总理之处。故《易》曰：黄中通理，正位居体。是我生身立命之根本，与先天太素一气相通。老子曰：玄牝之门，是谓天地根。以其为阴阳出入之门户，玄妙莫测，故又称为玄关，亦即我身太极立极之处。

人之始生，无不由此立极，然后中黄直透而上，生心生鼻，生目生脑，生百骸四肢，完成人形。即草木之茁芽出干，复命归根，亦莫不由此中黄直透之机为进退，故修仙者仍由此修而返之。所以天仙家功始功终，总不出此窍，必从内虚出，造至关窍一开，中黄之炁自然直透，周身百孔皆开，诸络通爽，真机升降，自有头路，督任不开自通。竺潜先生深通易理，宜取复卦，熟玩其象，取坤之文言探讨，便知中黄直透之理矣。

总之，此黄中通理，乃圣贤实学，即是天仙功夫，非道家子午铅汞可比。修士若肯真切于自己身心性命上，用混化妙诀，彻始彻终做去，无有不成者。

且亦平夷无弊，断无所述暴死、风瘫、失心等病。即三乘法虽不如天仙家法平稳，亦不致有上述之病。此必误走歧途，盲修瞎炼所致耳。

聊陈一得之见，冀释竺潜先生之疑惑，并质之高明道长指谬。

泛论中黄任督

璋

人身任督二脉，或称赤黑道，丹经标为人道，谓是修成长生不死人仙之道路也。赤黑命名之由，与夫升降之理，实蕴有极深玄义。

衡阳道人李德洽《上品丹法节次·坎离交媾章》曰：坎中有一点热气，上冲心主，以意顺下，由黄道，穿尾闾，经夹脊，透玉枕，入泥丸，（闵注曰：盖按人身有三道，曰赤、曰黑、曰黄）……其得名之由，世鲜知之，其实身心意三宝是也。心属乾，乾之本位在离，其色赤，故名赤道，实即我身任脉也。任性炎上，学必使之下降。身属坤，坤之本位在坎，其色黑，故曰黑道，实即我身督脉也。督性润下，学必使之上升……意属土，其色黄，故曰黄道云云。

观夫闵注三道命名之由昭然，而玉液功法督升任降之理亦备矣。惟是黄中一道，丹经标为仙道，盖谓金液功夫循由之正路。谨按黄中，古哲所不敢轻泄，盖此处纯是先天休养之所，决不容丝毫后凡杂入。世人轻视道法，行功即求速效，易患存想拟议之弊，故历古丹经隐而不示。设有犯之，名谓闯黄慎黄，其病不堪设想。良以玄窍必于此得开，一落拟议存想，则先天至清，均成后天浊物矣，尚何玄关之可言？

世于玄关一窍，聚讼纷纭，或谓有定位，或谓无定位，其实各具一理。有定位是体，无定位是用，学人行功到任督通后，从此先天方有立脚。渐造虚极静笃，先天神气，忽然由中升降，此时不杂一毫思念，自然玄关大开，元神一入，乃有其大无外其小无内之境。且只可寂视，不可明觉。盖谓一落后天，开者立隐，不能一得永得，神仙无望矣。

玄关为修道登堂入室之梯阶，而开关必行之于任督通后。非谓任督不通，玄关即不开，盖谓任督通后，则后天精气已造粹和境地，由兹渐入，致开玄关，自然安安稳稳，各种流弊可免。若有上根之士，认道真切，偶感一物一事，立即扫尽万缘，离种种边，一切照了，片刻之间，冰消雾散，玄关未尝不开。独患初基不立，虽一时得入无量化域，身心偶与造化合一，仍易旋得而旋失。不得致用迎元迎一功诀，终是无用耳。

古哲每示炼气化神后尚有还虚一着，此是先命后性说法，原系因人施教，未可谓定则也，《唱道真言》尝斥之。若夫太上心宗，则性命原不分家，行一步淘一步，总是从先天着脚。则命功止境，即是性功纯处，阳神出现，不必再做炼性苦功，何等直捷？究其初功，不外无无而已。即致开任督功诀，亦无所谓卦爻斤两，第尚中和，则行皆合道，惟躐等中透，亦所严禁。遗有禁升听降成法，谓一犯之，易闯入黄中神室也。前期殷君，是余素识，平日深悉此诀，想系行功偶忽，当时欲留不及耳。

抱一陈祖，尝示范启型氏曰：目下道书，只有二部，一是《古书隐楼藏书》，一是《方壶外史》。谓二者说理之清，无能与之比拟者，且多发人所不敢发。我人学道之初，未能得诀，且求之书，留为他日印证也。

敢为同志普告，希究心焉，幸甚。

论《性命圭旨》十二大错

海印子

编者按：此篇文章，乃《玄谈集》卷七《道室随笔》中之一段。《玄谈集》全部共九卷，约近十九万字，畅论三教最高玄理，其中颇多独到之见解，他人所未尝言者。此书仅有抄本，尚未出版问世，作者海印子先生现在苏州。

《性命圭旨》一书，玄宗学者，往往图之，然皆以色身立说，误人不浅。如反照图、时照图、内照图，尽以色身为喻，斯与黄帝“我尚何存”、老子“外其身而身存”之旨，已大相背戾矣。与钟祖“未生身处下功夫”之语、吕祖“穷取生身受气初”之说，亦乖违矣。

《亨集》“退藏沐浴功夫”节内谓：“欲通此窍，先要存想山根。”学者读到此处，往往依书行事，得脑漏等症。昔汪师有一女弟子，未遇师时，依此下功，竟发癫成傻。此误人一也。

又曰："常操此心，退藏夹脊之窍，则天地正气，可扯而进。"若果依此下功，非得遗精症不止。此误人二也。

"玉液炼形法"则尽抱着这臭皮囊做功夫，此与先天虚玄大道，究有何干？此误人三也。

"安神祖窍"节内谓："人身乃小天地，心脐相去，亦有八寸四分，而中心之中，适当四寸二分之中处。"此岂纯阳老祖所谓"玄牝玄牝真玄牝，不在心兮不在肾"之旨趣耶？若果凝神于此处，非生痞块不止。此误人四也。

"法轮自转功夫"节内谓："始而有意，终于无意，起初用意引气旋转，由中而达外，由小而至大，口中默念十二字诀曰：白虎隐于东方，青龙潜于西位。一句一圈，数至三十六遍而止。及至收回，从外而旋内，从大而至小，亦念诀曰：青龙潜于西位，白虎隐于东方。亦数三十六遍。复归太极而止，是为一周天也。"斯则尽属旁门外道，与黄老宗旨毫不相关。此误人五也。

"蛰藏气穴"节内谓："真人呼吸之处，当正脐轮之后，肾堂之前，黄庭之下，关元之上。"引廖蟾晖云："前对脐轮后对肾，中间有个真金鼎。"谓"既识此处，即将向来所凝之神，而安于窍中之窍"。此岂老子"外其身"、谭子"忘形以养气"之旨趣耶？《西游记》喻抱着色身修炼者，为想吃唐僧肉延寿一万年，此等皆是豺狼虎豹蜘蛛蜈蚣之类，无复人形，盖深斥而痛诋之也。此误人六也。

《利集》"采药归壶"节内谓："采取功夫，即达摩祖师形解诀，海蟾祖师初乘诀。二诀大略相同，不外吸舐撮闭四字。"又"聚火载金诀法"内谓："此法即达摩海蟾二祖师吸舐撮闭四字诀是也。吸者鼻中吸气以接先天也，舐者舌柱上腭以迎甘露也，撮者'紧撮谷道内中提，明月辉辉顶上飞'也，闭者'塞兑垂帘兼逆听，久而神水落黄庭'也。"如是吸舐撮闭，尽在色身上搬运，与外道何异？此误人七也。汪师尝谓如此著书，误人不浅，盖初学必认此为口诀，不信身外虚空一着故也。

又"采药归壶"节内谓："俄顷痒生毫窍，肢体如绵，心觉恍惚，而阳物勃然举矣。此时阳气通天，信至则琼钟一扣，玉洞双开。"汪师尝谓静定中外阳稍动，速即离身，向外心息相依，则外阳如电而倒，何待举乎？凡做到外阳勃举者，即不速离色身之过，尽是认贼为子而不觉，以奴为主而不知。况道贵先天，此等色身内阳生，静极生动，无关大道，功夫好者，外阳微动则有之，勃举则绝无。若果勃举，已着色身，功夫已差，何得以勃举为神奇，号之为药产？此误人八也。

“乾坤交媾”节内谓：“真铅入鼎之时，须奋迅精神，目视顶门。”以泥丸顶门，方圆一寸，为玄中之玄，天中之天，岂不见李道纯《炼虚歌》云：“采铅虚静无为作，进火以虚为橐钥，抽添加减总由虚，粉碎虚空成大觉”乎？汪师曰：丹法全重外面虚空一着，若有一毫意见着在色身，即是“毫发差殊不作丹”。《圭旨》所谓目视顶门，显与虚无大道不合。此误人九也。

夫乾坤交一语，原是象言，功夫一到虚极静笃，此际色身已空，譬之于地，外面乾阳真气到身，譬之于天，彼此涉入无碍，周遍全身，熏蒸四肢，空有混融，妙窍齐观，此所谓乾坤子午交，岂以神气交合于顶门为乾坤交乎？“卯酉周天口诀”内谓：“先以法器顶住太玄关口，次以行气主下照坤脐，是为一度。又从坤脐而升上乾顶，又从乾顶而降下坤脐，如是三十六转，是为进阳火；三十六度毕，开关以退火，亦用下照坤脐，从右上至乾顶，左边放下坤脐，是为一度，如此二十四转，是为退阴符”云云，尽落外道蹊径，正阳真人《破迷正道歌》之所深诃，泥丸真人《罗浮翠虚吟》之所严斥。此误人十也。

周天之义，予于《玄修抉微》内已详言之，能周身酥软麻木一次，感先天真阳一度到身，即为行一周天。真阳进得一分，即后天阴气化去一分，增一分明，必减一分暗，皆自然而然之效，岂有用两眼右转左转，上下回旋，三十六与二十四之理乎？

“采药归壶”节内谓：“虚危穴者，即地户禁门是也。其穴在于任督二脉中间，上通天谷，下达涌泉，此穴干涉最大，系人生死岸头，故仙家名为生死窟。《参同契》云‘巩固灵株’者此也，‘拘束禁门’者此也，《黄庭经》云‘闭塞命门保玉都’者此也，‘闭子精路可长活’者此也。盖真阳初生之时，形如烈火，状似炎风，斩关透路而出，必由此穴经过。因闭塞紧密，攻击不开，只得驱回尾闾，一撞三关，直透顶门”云云。尽在臭皮囊上作生涯，与先天大道何涉？李道纯云：“虚里安神虚里行，潜虚天地悉皆归。”洞山云：“欲得忘形泯踪迹，努力殷勤穴里步。”此仙佛同以虚无为道场，忘形泯迹，体合真空，性入元澄，超乎万有，妙契一真之证也。奈《圭旨》尽反其道而行之，不是执泥丸头顶，即是紥任督中间，“外身忘形”之谓何？！此误人十一也。

《贞集》“移神内院”节内谓：“顶门窍，岂易开哉？先发三昧火，透之不通，次聚太阳火，冲之略启，二火腾腾，攻击不已，霎时红光遍界，紫焰弥天，霹雳一声，顶门开也。”夫玄宗修道，心息相依在外面空中，定亦在外边空中，定极自能与色身分离，斯所谓脱胎神化，岂有冲破顶门而出之理？此误人十二也。或曰：吕祖亦云：“九年火候直经过，忽尔天门顶中破，真人出现大神通，从此天仙可相贺。”《圭旨》谅祖述此一语立说，似亦不为无据。答曰：庄子不云乎，入出而无见其形，是谓天门，天门者无有也。可知天门即是虚空，岂可以头顶一穴拟之哉？九年还虚，功纯力极，扑破虚空，朗然大觉，古人云：“粉碎虚空现全身。”又云：“业镜忽然扑破，翻身跳出虚空。”是天门顶冲破之意也，奚可作冲开顶门一窍会乎？

以上略举十二大端着身误人之处，学玄宗者，自以不阅此书为宜。然予意此书必经后人改作。《圭旨》云：“受师诀曰：空洞无涯是玄窍，知而不守是功夫。”是明指虚空一着，知而不守，即凝神于此，知息之出入也，既示身外虚空调息之旨矣，奚必画蛇添足，而教人存想山根乎？又如释达摩祖师形解诀及海蟾祖师初乘诀，引证纯阳祖师句云：“窈窈冥冥生恍惚，恍恍惚惚结成团。”正是此诀，是明示恍惚窈冥，即是采取，奚必画蛇足，而加入吸舐撮闭四字乎？又如《元集》“观音六字大明咒图”，显系后人搀入，原本必无此图。以此而论，则所有执着色身做功夫之坏处，恐非尹真人高弟原著所有也。

外身易形

（选自《玄谈集》）

海印子

老子云：后其身而身先，外其身而身存。《参同契》云：化形为仙，沦寂无声。寒山子云：益者益其精，可名为有益；易者易其形，是名为有易。能益复能易，当得上仙籍；无益复无易，终不免死厄。

外身易形之道，的是玄宗所修。外身者，明身外虚空一着，如运瓮者必立在瓮外，方能运转自如。易形之道亦然，必先舍此色身，到外边虚无中来，凝神调息，方能无中生有，尽七返九还之妙。是故玄宗丹法，最初从身外虚空下手，最后亦在身外虚空了手，自始至终，步步不离虚空，尽在外边运用。而一切法验，则尽在色身上显得，如易发、易齿、易血、易瞳，乃至易粗重色身为微妙色身、根身世界，一一密转密移。洎乎脱胎神化，则飞升冲举，神通自在，故能外其身，即能易其形矣。《参同契》曰：金砂入五内，雾散若风雨；熏蒸达四肢，颜色悦泽好；发白皆变黑，齿落生旧所；老翁复丁壮，耆妪成姹女；改形免世厄，号之曰真人。又曰：含精养神，通德三元；精益腠理，筋骨致坚；众邪辟除，正气长存；累积长久，变形而仙。此乃玄宗修炼之正轨，天人合发之功效也。

清圆明居士（即清世宗雍正）则谓外易之道有二。其言曰："有从内而外身易形之道，有从外而外身易形之道。若执内之外易，则似滞壳迷封；若执外之外易，则似痴狂外走；若不明二种外易之道，但囫囵排拨，复不力行行道，则饶伊经千生百劫，亦不过空言，欲脚踏实地，了明生死不能也。且将二种内外外身易形之理，试体会看。若也体会得出，许汝明仙佛一贯之道；若也不能体会，不可执狂言空，以欺人也。"

兹试为之解释曰：仙宗从身外心息相依起首，借彼先天一炁锻炼凡躯。身心渐化渐纯，累积长久，化形为仙。是所谓从外而外身易形也。

禅宗以一个话头，截断心意意识，直至人法双亡，心智俱泯，有无不立，能所皆销。忽然如桶底子脱，虚空粉碎，大地平沉，悟修功纯，证无生忍，超脱生死，是从内心智发顿融物我，所谓从内而外身易形也。

然此犹约建化门头方便解释，究极而论，法性遍乎一切，本无内外可分，亦不见有身心之可执，则所谓外易内易者，亦如黄叶止啼矣。

小大周天

（选录《玄谈集》）

海印山人

小大周天之名，唐以前无之，崔公《入药镜》，伯阳《参同契》，皆无此名。元明以后，始见于书耳。既有此名词，各家就题发挥，予谓人身本一小天地，气血周流，一昼一夜一周，即是一周天。丹法取象天地，要在以我身之小天地，混融而入于乾坤之大天地，然后可以与天地合其德，日月合其明，四时合其序，鬼神合其吉凶，而得超凡入圣之机用。

兹若分而言之，小大周天之名，可用三种解释。

其一，小周天乃气行周天，大周天乃神行周天。然所谓气行神行者，皆在定中行之，特功夫浅深不同耳。

何言之？当炼精化气时，以我虚寂，感召外来真阳，入我身中。当真阳来时，浑身上下，俱感酥软而转麻木，由麻木而入混沌，不识不知，如活死人一般。斯时我身与虚等，心与空等，天地之虚空，即我之虚空，我之小天地，融化而入于乾坤之大天地，以尽虚空遍法界之真阳，养我一身，彻内彻外，透顶透底。吕祖所谓"白云朝上阙，甘露洒须弥"者，正气行周天之景象也。葛仙翁曰："离火激海，坎水升虚，玉液灌溉，洞房流苏，天机真露，万籁难如。"《参同契》曰："修之不辍休，庶气云雨行，淫淫若奉泽，液液象解冰，从头流达足，究竟复上升，往来洞无极，怫怫被容中。"三丰翁《道情歌》云："待他一点自归伏，身中化作四时春；一片白云香一阵，一番雨过一番新。终日绵绵如醉汉，悠悠只等洞中春；遍体阴精都剥尽，化作纯阳一块金；此时气绝如小死，打成一片是全真。"龙眉子《金丹印证诗》曰："朝朝金鼎起飞烟，气足河车运上天；甘露遍空滋万汇，灵泉一派泛长川。"斯皆气行周天之法验也。

当炼气化神之际，神息俱定于虚空之中，先天真阳，入我色身，周流一匝毕后，因主人翁定在外面，色身已如空屋，随即出色身而来至虚空，抱我主人翁。因神定而随定，神气同定，久则气尽化神，唯一威光，烜赫虚空，是即胎圆之证也。入此大圆寂照之门，以性空三昧，圆融六大。六大法性，与我性平等无二，自他不隔，物我一如，于是能入水火，透金石，起种种不思议神用，皆神行周天之法验也。

是则约气行神行，而有小大周天之别。小周天者，炼精化气之三昧也；大周天者，炼气化神之三昧也。此一说也。

其二，约小还大还而分小周大周。是同一气行，而复有小大周天之别也。

何言之？当小还之时，身内是坎离。功夫到虚极静笃，外感先天纯阳真炁，入我色身，补足我破体后之损耗。是以我纯阴，感彼纯阳，纯阳真炁到时，浑身俱感稣软麻木跳动，能周身稣麻一次，即真炁熏蒸一次，即行一次小周天。如是渐采渐集，气足止火，复成童体。斯时离宫填满，身内已成乾象，纯乎先天。再以我乾阳，感彼虚空中乾阳，身内先天与身外先天，彼此凝集，是合内外两重真阳而成大还。功夫到此，定力已达两三小时以上。能寂定一次，感召身外乾阳，与我身中乾阳相会合，即为行一次大周天，直至大丹告成。

此小大周天，约小还大还而得名也。小周天者，从后天反先天时所用也；大周天者，从先天反出先天之先天时所用也。同一寂定，同一气行，功夫浅深不同，色身效验，亦有区别。小周天仅能易发，大周天能易齿易血，乃至易骨易髓易瞳，崭然一新，所谓我犹昔人，非昔人也。小周天乃安乐延年之法，大周天乃超凡入圣之功；小周天仅息住而脉未必住，大周天乃息住而兼脉住。此皆浅深不同之点也。

其三，约小大天地而分小周大周。

人身乃一小天地，身外虚空是大天地。修士做到恍惚杳冥，虚无混沌，定久阳生，阳气冲开百脉，元和内运，上至顶而下至踵，一气周流，始卒若环，此就人身之小天地而言，故云小周天。

倘恍惚杳冥，虚而又虚，浑身酥软麻木跳跃，即浑身八万四千毛孔，俱受外面乾阳钻入。斯时虚极静笃，妙合太虚，色身已成真空，一任太虚中乾阳真炁，横冲直撞，彻内彻外，透顶透底，通行无碍，此就合乎太虚之大天地而言，谓之大周天。

是故由前之说，学者先行小周天，然后行大周天；由后之说，学者先行大周天，再行小周天，小周天之后，再行大周天，即了事矣。

以此三说，皆属言理，其实功夫一到大定，外则乾坤会合，内则坎离交媾，小周大周，同时进行，所谓“内药还同外药，内通外亦须通”也。崔公《入药境》，但云“先天炁，后天气；得之者，常似醉”。不标大小周天之名，而实际则大小周天，均已包括在内，最为简当。学者宜注意焉。

诀曰：心息妙合，抱德炀和；真炁熏蒸，养性延命。重立胞胎，再造乾坤；玄宗修证，唯斯为胜。

学道利益

海印山人

宋儒周茂叔《通书》云：天地间至尊者道，至贵者德，至难得者人，人而至难得者道德有于其身而已矣。老子曰：故立天子，置三公，虽有拱璧以先驷马，不如坐进此道。文殊大士云：若人静坐一须臾，胜造恒沙七宝塔；宝塔毕竟化为尘，一念静心成正觉。

盖一切有为，转眼即空，皆属无常。惟学道能出五蕴，超五浊，超三界，了生死轮回之苦，永劫享无为真净之乐，非世上一切荣华可比。即就初学而言，身心恬愉，亦能调剂生活，减少病苦，歇尘劳，除宿疾（功夫一到静定阳生，一切宿疾，不疗自愈），省医药之资，节衣食之费；气满不思食，过大周天后，每餐不过一小杯；又气足不怕冷，孟师兄平时须穿皮裤三条，行功后减去两条，只穿一条；得安乐延年之效，清凉恬淡、无为潇洒之乐。

若言富则真气充盈，法财广大；若言贵则弃人爵而修天爵，自性解脱，得入圣位，趣极果；若言寿则三还九返，得意生身，天地坏时渠不坏，寿莫大焉，故称无量寿。如是修道之士，虽不求富贵长寿，而一切福份，超乎常人远矣。

我人既知有生之必有死，胡不及早修持为未雨绸缪之计乎？

晚近以来，世界人口日增，物价愈昂，生活愈艰，自非向虚空发展，利用空中真阳，调剂衣食，减少病苦，实难觅适当救济之法。虚空无量，一息尚存，皆可调息凝神，外还内返，故此道不论贫富贵贱，不论贤愚老幼，皆可熏修，随分获益。际此民生凋弊，物质艰难之秋，欲人人得饱暖康宁之福，无病延年之效，舍此心息相依法门，将奚趣哉？

老圣曰：夫惟道善贷且成。贷者何？假之以先天一炁也。善贷之主翁，即是对面虚空一着，我能在虚空中心息相依，而至杳冥恍惚。则此主人，自以先天一炁贷之，使老者壮，凡者圣。密转密移，其效至神至速，其功至简至易，夫妇之愚与不肖而能与知与行，岂非一了百当？

三丰真人云：“凡人养神养气之际，神即为收气主宰，收得一分气，便得一分宝，收得十分气便得十分宝，气之贵重，世上凡金凡玉，虽百不换一分。”是故玄宗气化之学，向虚无窟内经纶，空王殿上发展，摄召真阳，翕聚先天，利用真一之炁，以点化凡质，变形成仙，最为目前逗机之教。能解现前困苦，永保日后逸乐，人胡不勉而行之哉！

潜虚翁《老子玄览》偈云：

百丈滩头自整纶，桃源不赚问津人；
惊他海底骊龙觉，一夜风雷大地春。

真空与顽空

海印山人

真空与顽空，一有造化，一无造化；一是圆空，一是断空。

若约功夫而论，真空乃外呼吸断绝，神气同定，息念双销，性命合一，至静极而动，一阳来复之际，则妙有显焉。此中有无一体，妙窍同玄。悟元子云：“一轮明月天心照，半夜雷声震神州。”契真空不空之妙也。故真空乃融有于空，至无而至有，体用一源，微显无间者也。此中有无尽生机，无穷造化。《大通经·真空章》云：先天而生，生而无形；后天而存，存而无体；然而无体，未尝存也，故曰不可思议。又曰：包含无象体，不挂一丝头。又曰：心灭性现，如空无象，湛然圆满。《西游》之悟空，即教人体会此真空不空之旨也。

若夫顽空，乃偏静沉空之类。冥冥昏昏，只遏止念头不起，心如止水而已。古人比之死水不藏龙，良有以也，是故无造化。

丹法以真空一着为最贵，此吕祖门下西派相传之枢要也。是须由无呼吸之定，功夫深入，身心寂然不动，人法双遗，境智冥合，内外浑忘，成如此之象。功夫到此，内则己土现前，五行四象自合，坎离自交，而成七返之妙；外则戊土成立，先天一炁，不召而自来，抱我法身，培养我色身，色法兼得利益而成九还之功。外还内返，同时进行，沐浴封固，不待安排。

故三丰翁云：俺只待搬火炼真空，寻光破鸿蒙。又曰：直到真空地位，大用现前，龙女献一宝珠，金光发现，至此方为一得永得。又曰：了了真空色相灭，法相长存不落空。又曰：运起周天三昧火，锻炼真空返太无。又曰：金丹炼就了真空，千年万载身不动。是文始派丹诀，注重真空之证也。

重阳真人云：虚空返照虚空景，照出真空空不空。又云：墓中常有真空景，悟得空空不作尘。长春真人《太空歌》云：禅为宗，道为祖，打破金木水火土；光明相射含真空，却笑一二三四五。冲虚真人云：空而不空，不空而空，而犹不见空；不见不空，方是空而真空；悟得真空实性者，方能调此真息。于清风曰：未至真空，阳神难出。葆真子云：惟真空无我，然后能脱胎神化。此少阳派北宗相承，以真空为重之明证也。

紫阳《金丹四百字·序》云：然金丹之生于无也，又不可为顽空，当知此空，乃是真空，无中不无，乃真虚无。石杏林《还源篇》云：岂知丹诀妙，镇日顽真空。陈翠虚云：既然圆密了，内外一真空（按此五字泄尽钟吕丹诀）。白玉蟾云：真空平等朱砂鼎，虚澈灵通偃月炉。龙眉子云：有为一切皆非实，悟取真源空不空。此少阳派南宗相承，亦以真空为重之明证也。

东祖潜虚著《南华副墨》，纯示真空妙谛。昔汪师示入室弟子，亦以真空为最重要，谓为丹法之玄枢，返还之妙键，成真之轨躅，了道之南针。

然历观古今丹书，言龙虎铅汞者，触目皆是，而揭示真空者，反寥若晨星，何哉？洞山禅师云：体合真空非锻炼。万回和尚云：真空不坏灵智性，妙用常恒无作功。庄子之天门，出无本，入无窍，有实而无乎处，有长而无乎本剽，亦示真空义也。体合真空，乃禅玄两家不二之门。故陈泥丸云：返本还源为真空。吕祖云：真空物外情。

即以五家祖书而论，一到真空，则妙窍同玄，有无一体，即得《道德经》之纲领；一到真空，则宇宙在乎手，万化生乎身，即得《阴符经》之机用；一到真空，则三家自然相见，四象自然会合，五行自然攒簇，即得《参同契》之符玺；一到真空，则真性自然透露，妄惑自然销熔，即登《悟真篇》之堂奥；一到真空，以寂而感，先天真阳，不召而自来，犁锄不费力，大地皆黄金，即开《入药境》之宝藏。五家祖书，但真空一印印之，无弗契者。诚为丹道之秘键，入圣之炉鞴也已。

戊土与己土

海印山人

或问曰：丹家有戊土己土之说，炼戊土者得坎月之铅，炼己土者得离日之汞，戊己合而成刀圭，则坎离龙虎四象交加而结丹矣。然此乃约理而论，究竟功夫上戊土与己土如何区别，请明以告我。答曰：予昔闻诸汪师，丹道最要，乃得真空一炁。果到大定真空境界，戊己二土自然和合，不烦安排。若分别言之，则证内空时得己土。中央虚静，一念不起，一意不动，五行四象自合，是为内药，为七返。证外空时得戊土。先天一炁自来，是为外药，为九还。先天一炁，号称真种，种籽必得真土，方能发育。丹道亦然，必到真空现前时，我有此真土，方能纳受外来真种，而得重立胞胎，再造乾坤之妙。此戊己二土，所以即内外玄关，内外炉鼎，内外黄婆，而成七返九还之功也。紫阳《悟真篇》云：内药还同外药，内通外亦须通。须知一到真空，则内外二药皆通，一切丹法自然成就。故称至简至易之妙道也。

予尝谓古仙丹法，但参吕祖名号法象，已能窥其涯略。吕祖名岩，字洞宾，号纯阳，自称回翁，又称吾山道人。纯阳指先天法身，身外虚空一着。洞宾指后天色身，四大假合，乃空洞中之宾人也。虚空纯乾乃是主人，所谓他为主我为宾是也。但功夫一到大定，内外皆空，以皆空故，内外冥合，色身法身，涉入交参。非一非异，成如是之象。此吕祖所以自号回翁也。《三字诀》云：口对口，窍对窍。此正指内空外空，吕字之象也。若内外合一，戊己交融，呈回字之象也。易象艮为山，山者止也，身心寂不动也。功夫一到大定身心不动，则东三南二，北一西四，交加于戊己之宫，斯即五口一山之密意也。岩字之象，谓身心意屹然如山之不动也，三家相见而结胎也。渊乎微矣。

《性命圭旨》云：摄三归一，在乎虚静。虚其心则神与性合，静其身则精与情寂，意大定则三元混一。情合性谓之金木并，精合神谓之水火交，意大定谓之五行全。然而精化为炁者，由身之不动也；炁化为神者，由心之不动也；神化为虚者，由意之不动也。此段释岩字法象正合，不失为尹真人高弟。

总之，西派丹诀，以大定真空为之基。未到此境，则内药外药皆不能通，戊土己土皆不能现，而水火金木，五行四象，亦无从攒簇矣。

小还与大还

海印子

《参同契》云：金来归性初，乃得称还丹。然近代丹家，复有小还丹与大还丹之分。

《海山仙迹》载华阳隐士李奇得小还丹，年数百岁，容貌不衰。吕祖游句容过之，教为再炼金液大还，翁大喜受教。吕祖云：再安炉，重立鼎，跨虎乘龙离凡境。此正指大还言也。

究竟小还与大还，分别之点何在，自来著家立说，亦纷纷不一。兹依师传而剖示其义曰：我人自破体以来，乃后天坎离用事，学者由心息相依，做到凡息断绝，身心大定，内外虚寂，感彼先天一炁，自虚无中来，而行采取之功。是以我纯阴，感彼乾阳，由后天反到先天。功夫做一次，先天真阳进来一次，由外而还到我身。故契云“金来归性初，乃得称还丹”也。功夫愈进，真阳愈集，直至气足止火，结成还丹，谓之小还。小还者，初还也，以阴而感阳也，《易经》泰卦“小往大来”之旨，即符此也。此部功夫，丹书谓之取坎填离。

及乎离宫填满，复成乾体，丹书谓之还童。还童之后，内系纯乾，再入三昧正定，以我乾阳，感彼先天乾阳真乙之炁，合内外两重先天而成丹，谓之大还丹，即七日过大周天采得之大药也。大还者，重乾之象。吕祖《得大还诗》曰：修修修得到乾乾，方是人间一醉仙。可以证也。《易》曰：终日乾乾，反复道也。乾乾之象，大还之秘旨也。反复者，由后天反出先天，复由先天反出先天之先天。必到重干之地，而后六龙之变化全，斯可以统天御天矣。

是故丹法初以后天感先天，所得之药，谓之小药，所结之丹谓之小还，所行之周天，谓之小周天；复以我先天纯阳，合内外两重先天，所得之药谓之大药，所结之丹谓之大还，所行之周天谓大周天也。

虽有小大之分，功夫进行原不外乎心息相依，做到真空大定，小周天在定中行，大周天亦定中行，小还丹在定中结，大还丹亦在定中结，特定有深浅，故所得亦不同耳。

知和与知常

海印山人

丹法之要在一和字，《中庸》曰：和也者，天下之达道也。《庄子》曰：将我守其一以处其和。又曰：和者大同于物（编者按：此句似见《列子》）。《老子》曰：知和曰常，知常曰明。又曰：万物负阴而抱阳，冲气以为和。潜虚翁曰：精和交至，赤子之德，含德之厚者，亦复如是，故常抱元守一，专气致柔，使吾冲和之气，与天地相为流通，则性真全，命蒂固，而真常不变之道在我矣，非明于大道者孰能之哉！故知和曰常，知常曰明。

予谓和者心息相依，以我身之和，合天地之和，我与天地合一，天地之和，即我之和，是故与天地合其德也。心息一依则神气两静，由静而定，定久湛寂，是云复命。老子曰：复命曰常。盖性定之谓也。定极生明，根尘交彻，境智融通，故曰知常曰明。和也，常也，明也，即三而一也，然功夫自有次第，非可躐等也。

《参同契》曰：和则随从。又曰：不寒不暑，进退合时，各得其和，俱吐证符。潜虚翁曰：和之一字，最为肯綮。又曰：药生曰符，药成曰证，皆自和气而生。《契》云：和则随从，路平不邪。广成子告黄帝云：吾守其一而处其和。今夫仙翁法象日月，平调水火，而以和之一字终之，渊乎微哉。

予按：和字乃日月和合之象，故始终以和为用，心息合一和也，坎离交并和也。翠虚翁云：精神冥合气归时，骨肉融和都不知。《心印经》云：太和充溢，骨散寒琼。和之妙用可见矣。

养己与炼己

海印子

己者，性也。养己即存心养性，炼己即修心炼性。功夫虽同，然养己如培栽花木，日益增长；炼己如用火锻金，愈炼愈净，其义不无判别。潜虚云：“养之与炼，亦当有辨。”上阳子曰：“宝精裕气，养己也；对境忘情，炼己也。养己则主于静，炼己则兼乎动矣。”是故片尘不染，万虑皆空，常静而常应，处动而恒寂者，炼己之功也；气满神全，早复早积者，养己之效也。若会而通之，功夫总不外心息相依。依到大定，养己在此，炼己亦在此矣。

或问曰：以定养己，合于《参同契》“内以养己，安静虚无”之说，其义易晓。至云以定炼己，得毋背于潜虚兼动之旨，其义难明，君能再为剖示乎？答曰：神息两定之际，斯时内外皆空，以内外空寂故，感彼先天真阳，到达我身，真炁熏蒸营卫，一如草木之得甘霖，使我自心日健，斯所谓养己也；然我虽以空寂感彼先天真阳到身，浑身酥软麻木，起种种色阴变化，而我仍寂然不动，与不觉一般，即感而遂通，如火炼金，金不变色，愈益精明，岂非炼己乎？复次，以大定故，识神渐伏，元神渐显，习气渐销，尘劳渐歇，古人所谓心死则神活，岂非炼己之谓乎？潜虚翁虽有炼己兼动之说，其实炼己之要，端在动而无动，盖静极而动。动者气动也，气一动，神即一觉。觉而外驰，则神气分离，先天立变后天；觉而不外驰，依然定在外面，则神气不分，送归土釜牢封固矣。故知养己炼己，不离一定字。定者寂感不二，丹道之所以成始而成终者也。《易》所谓：始万物终万物者，莫盛乎艮也（艮乃寂止，即定也）。

问曰：然则养己炼己，亦有先后乎？有交相为用之意乎？答曰：养己炼己，实互相资，虽无先后，亦不妨说有先后。何言之？养己之要，固赖先天真阳培育，使我元气日充，元神日旺。然先天真阳进来一分，后天阴气即销灭一分，阴气销灭一分，则妄想欲念减少一分（此种欲念，全系阴气作祟）。是以真阳愈充足，心地愈纯净，功夫深进，习气知见愈化，妄想愈少，乃至对境如如，一尘不染，万虑皆空。是皆由先天真阳，销灭意地妄感所致。炼己有资于养己也，彰彰明矣。妄感既日销月化，中央己土愈净，身心愈寂，定力愈增，外来真阳，愈感愈多，直至气足止火，还丹结矣。是养己有资于炼己，亦无庸疑矣。故炼与养，乃交相资也。古人虽有静中养，动中炼之说，乃约动定对待而言。若动定合一，则寂而常感，感而常寂，即炼即养，功夫一贯进行，实无可分，亦不必分。故云不离一定字也。

金丹之道，古代称之曰：学混沌；老子但云：守中抱一；庄子但云：守一处和。无所谓养己与炼己也。西汉崔希范真人著《入药镜》，通篇八十二句，二百四十六字，包括丹道靡遗，亦无养己炼己之说。曰：然则此等名词，起于何时乎？答曰：东汉魏伯阳真人著《参同契》有云“内以养己，安静虚无，原本隐明，内照形躯”，此养己之名所由昉也。至炼己之名，唐宋以后，方见于书。纯阳真人《沁园春词》云：七返还丹，在人须炼己待时。三丰翁《一枝花词》云：时时降意马，刻刻销心猿，昼夜不眠，炼己功无间。至明潜虚真人著《金丹就正篇》，乃切示炼己之要。

余谓：丹道本属简易，得心息相依之偶谐三昧者，但以真水养己，真火炼己，无余蕴矣。真水者，性水真空，性空真水也；真火者，性火真空，性空真火也。功夫一到真净真空，炼养俱摄，妙窍同玄，一以贯之矣。

内药与外药

海印子

《悟真篇》西江月词云：“内药还同外药，内通外亦须通；丹头和合类相同，温养两般作用。内有天然真火，炉中赫赫长红；外炉增减要勤功，绝妙无过真种。”此内外药之名所由立也。

注家纷纷立说，初学益茫无适从。兹特略申其义曰：内药内通，乃七返边事，色身之内，一阳来复，所谓坎离龙虎交是也。是因色身身心俱静，又感外来真阳之炁，而发生冬至一阳生，时觉阳炁上冲（坎中真阳上翻），心液下降（离心中真阴下降），水火金木四象会合，五行攒簇，三家身心意也相见，谓之内药。宜也。

外药外通，即虚极静笃之际，先天一炁，自虚无中来，以我真空，感彼妙有，丹书谓之乾坤子午交，乃九还边事也。色身之内，无作无为之自然，名曰性理。故云：内有天然真火，炉中赫赫长红。此炉指内炉言也。至若外边虚空一着，心息相依，由文火转武火，武火转文，进退不失其时，动静不失其序，方得黄裳元吉之兆。其中火候变化，失之毫厘，差兮千里。故云：外炉增减要勤功也。是乃有作有为之自然，名曰命功，即妙有之玄机也。

真种者，先天一炁之谓也。先天祖炁，资生万化，犹如植物之种籽。丹家借此设喻，亦是象言耳。功夫不外心息相依，一到大定真空之境，内外二药俱通，外则九还，先天一炁自来；内则七返，五行四象自合，三家自然相见，水火自然既济，一切法验，不召而自来，不求而自至，有水到渠成之妙。故《参同契》云“自然之所为兮，非有邪伪道”，《入药镜》云“但至诚，法自然”是也。

诀曰：内药内通，无作无为之自然；外药外通，有作有为之自然。丹法之妙，在于无为而无不为，合真空妙有，内外和融之道妙也。

睡最适

海印子

王阳明诗曰：“扫石焚香任意眠，醒来时有客谈玄；松风不用蒲葵扇，坐对青崖百丈泉。古洞幽深绝世人，石床风细不生尘；日长一觉羲王睡，又见峰头上月轮。”李道纯《满江红》词云：“好睡家风，别有个，睡眠三昧。但睡里心诚，睡中澄意。睡法既能知旨趣，便于睡里调神气。这睡功消息睡安禅，少人会。”昔陶渊明，北窗高卧，自谓羲皇上人；孔子曰：饭蔬食饮水，曲肱而枕之，乐亦在其中。盖行住坐卧四威仪，惟睡眠最为安适。当精神疲乏工作劳顿之际，偃卧一榻，栩然睡去，一觉醒来，如游华胥，神恬气畅，身心安逸，盖得益于睡中静养之功者深矣。人生百岁，日作夜歇，全赖睡眠调剂生活，恢复精神，何况玄宗学者，因心息相依而睡着，睡中心息依然合一乎。

凡初做心息相依，若能勿忘勿助，绵绵若存，片刻之久，即能睡着。一觉醒来，百骸舒适，精神和煦，其妙有难以形容者，正与“黄帝游华胥”“庄子逍遥于无何有之乡”，同其受用。

若功夫稍进，自然由睡着而转为入定。睡为定之嚆矢，定从睡中产生。初学有睡无定，久习有定无睡。是故初下手之人，能睡着即是效验，能自然速睡尤妙，此睡眠三昧之境界，与常人昏睡情形迥不同也。禅客坐禅，惟恐其睡，玄宗心息相依，惟恐其不睡。妙哉！此睡眠三昧乃初学入手之通途，大定真定之前导也！

五代时陈希夷老祖，高卧华山，尝一睡数月不起，后竟于睡中得道。希夷睡诀共三十二字，名蛰龙法。即心息相依之功夫，不过在睡中修之。《华严经》十种卧中，所谓禅定卧与三昧卧是也。《离世间品》云："菩萨摩诃萨，有十种卧。何等为十？所谓寂静卧，身心淡泊故；禅定卧，如理修行故；三昧卧，身心柔软故；梵天卧，不恼自他故；善业卧，于后不悔故；正信卧，不可倾动故；正道卧，善友开觉故；妙愿卧，善巧回向故；一切事毕卧，所作成办故；舍诸功用卧，一切习惯故。是为十。若诸菩萨安住此法，则得如来无上大法卧，悉能开悟一切众生。"

按：睡中身心不动，如入禅定谓之禅定卧；若禅定之中，天地真阳入我体躯，如甘露遍空，醍醐灌顶，周身酥软美快，和畅如春，酣融似醉，谓之三昧卧。经所谓身心柔软，盖指此景言也。孔圣曲肱而枕，乐在其中，亦是三昧卧之境界。《易》所谓：黄中通理，正位居体，美在其中，而畅于四肢是也。《神仙拾遗传》载：夏侯隐登山渡水，每闭目美睡，同行者闻其鼻鼾之声而步不蹉跌，时号睡仙，此盖与希夷老祖同修睡眠三昧者。孔子云：德不孤，必有邻，不綦然乎？

儒仙邵康节《林下吟》云：老来躯体素温存，安乐窝中别有春；万事去心闲偃仰，四肢由我任舒伸。又诗云：夜入安乐窝，晨兴饮太和；穷神知道泰，素养得天多。是邵子深得睡眠三昧也。白玉蟾仙师曰：一味逍遥不管天，日高丈五尚闲眠。又曰：白云深处学陈抟，一枕清风天地宽。又曰：自从踏进涅槃门，一枕清风几万年。是白祖所作成办，得一切事毕卧之妙境也。涅槃寂静之门，正是如来无上大法卧，到此大休大息，舍诸功用矣。

王阳明诗曰：人间白日醒犹睡，老子山中睡却醒；醒睡两非还两是，溪云漠漠水泠泠。

附录

吕祖《大觉歌》

鼾鼾睡，鼾鼾睡，尘世之中人人醉；
醉里不知天地宽，昏昏醒醒只不遂。
黄金累累腰下系，犹说当前不如意；
战名争利何日既，劳苦终身难自计。
我在深山整日寐，那管人间争战会；
不强求，不越位，白云高卧饶滋味。
阊门内外有消息，天南地北无穷戏，
只要识得出处义，且去且去，归到终南还自睡。

陈希夷老祖《励睡诗》

常人无所重，惟睡乃为重；
举世皆为息，魂离神不动。
觉来无所知，贪求心愈动；
堪笑尘中人，不知梦是梦。
至人本无梦，其梦本游仙；
真人本无睡，睡则浮云烟。
炉里近为药，壶中别有天；
欲知睡梦里，人间第一元。

希夷老祖《睡诀》（一名《蛰龙法》）

龙归元海，阳潜于阴；人曰蛰龙，我却蛰心。
默藏其用，息之深深；白云高卧，世无知音。

先天养生与后天养生

海印子

庄子曰：至道之精，窈窈冥冥；至道之极，昏昏默默。乃先天养生之旨也。西人讲求卫生者，但知光、热、水、空气、饮食、运动六则。光线要充足，空气要流通，水要清洁，食物资养要丰富，人体要多运动，概落后天。不知以我神气，放到外边虚空中去涵养，由后天返到先天，真火熏蒸，热莫甚焉；慧光内发，虚室生白，光莫大焉；元和内运，三田润泽，气莫充焉；禅悦为食，食莫珍焉；醍醐充饮，饮莫净焉；不动之动，动不离寂，通微无碍，动莫妙焉。

编者按：先天属于精神方面，后天属于物质方面；先天是在虚无之中而含精微的有，后天是在色相之上而有显现之质。

但精微者不易捉摸，不能与众共见，只有知其理而得其法者方能享受，所谓“只可自怡悦，不堪持赠君”。

显现者虽尽人可行，共知共见，惟手续麻烦，金钱耗费，必须身体清闲，资产富有之贵族化者，方能办到。然生老病死仍不能免，不过当时觉得享受之舒适耳。费极大之代价，所得者不过后天过渡之时期，对于精神方面毫无所补。倘此等人能兼知先天养生之理，洞悉阴阳，参透玄妙，而信受奉行者，则诚可谓福慧两足之人矣。

惜乎当世之人，或有福而无慧，或有慧而无福，致无上妙道终难以问津耳。可叹！

易学发隐

海印子

《易传》曰：生生之谓易。生生者，生而无生，有缘起性空之微意存焉。庄子不云乎：生生者不生，杀生者不死。列子云：生之所生者死矣，而生生者未尝终。盖诸法本不生，以缘起故生，达缘起无生之旨者，一切法本来寂灭，本来常住，本自不动，此寂灭不动之真性，即是易之妙体，所谓寂然不动是也。

随缘感应即成易之妙用，所谓感而遂通是也。故生生者无生也，即色即空也。世儒作生生不已化化不息解，非也。生生不已乃顺化之机，后天而奉天时；易乃逆数，要原始反终，逆生死流，先天而天勿违。故知缘起无生之说，乃《易经》生生二字之的旨也。

编者按：《易传》与庄、列之所谓生生者，这两个生字，其解释的意义不同。第一个生字为主，第二个生字为客；第一个生字为根本，第二个生字为枝叶；第一个生字为生物之生，第二个生字乃所生之物。生物之生，乃无形的主宰，无始无终，常静常应，其实就是道体，亦云无极，故虽生而不生；所生之物乃物质，物质当不能常存，终须变灭（变灭即是死），故云生生之所生者死矣。是以学道者贵穷其本而索其根，守其第一个生生之生，而不愿第二个生之所生也。虽然生生之生，固为可贵，但若无生之所生以相形点缀，则空洞寂灭，生气全无，亦失其所贵矣。譬如一个国家，有君有民，则可知君贵民贱；若有君无民，贱固不存，贵亦安在？故有生之本，复有生之末，常静而能常应，则生方贵。若有生之名，而无生之实，能常静而不能一应，则等于男子阳萎，女子血枯，假使配作夫妻，不能生育儿女。顺行人道，固不能生人，逆行仙道，亦不能成仙矣。此所以生生之足贵，而不同无生之只落于半边也。

易道与丹道

海印子

一

叠日月而成易，标对待之象；合日月而成丹，揭和合之用，即心息相依也。《参同契》首章云：乾坤者易之门户，众卦之父母；坎离匡廓，动毂正轴；牝牡四卦，以为橐籥。初三句揭出乾坤坎离，先天后天，乃是对待易道也。以上牝牡四卦两句，即是丹道，显和合之妙用也。然何以不云坎离二卦以为橐籥，而云牝牡四卦？读者试体会看。若体会得出，许具只眼，为东华嫡嗣；若犹未能，当勤求善知识而决破之，方可下手修炼。凡求师传道者，最初见面，亦当以此两句为试金石也。

二

丹法日月合璧，乃不二之象也。学者须到不二境界方是妙，到不二境界方入神。《中庸》曰“其为物不二，则其生物不测”，不测即神妙莫测也；又《中庸》谓“莫见乎隐，莫显乎微”，是揭微显不二；《易》云“通乎昼夜之道而知”，是揭昼夜不二；《论语》云“未知生，焉知死”，是揭生死不二。又如《华严》揭心境不二、依正圆融，《心经》揭色空不二，皆丹道也。《道德经》首章开示有无交彻，妙窍同玄，正明此义。然讲到功夫，只是心息相依也。是故丹法以心息相依为因，形神俱妙为果。云何形神俱妙？曰：地、水、火、风之四大属形，识大属神，即色法与心法也；俱妙则互摄互入，非一非异，故能境智融通，物我一如，空有双圆，微显无间，远近不隔，古今不代，能起种种不思议神用，即是不思议无碍解脱也。

三

易道虽表示对待之象，亦含有和合之旨。如《系辞传》云：故水火相逮，雷风不相悖，山泽通气，然后能变化既成万物也。此密示神气交并，心息相依之修法也。在天地为水火雷风山泽，在人即为心息要逮相通不相悖，方有造化，非和合之旨趣耶？！

又如随卦之象，为泽中有雷。泽，水也；雷，火也。雷藏泽中，非神入气穴与息相随相依之妙旨耶？！故孔子赞《易》，即曰：泽中有雷随，君子以响晦入宴息。

又如鼎卦之象，为巽下离上，巽为风而离为火，《入药镜》所谓“起巽风，运坤火”，丹家烹炼结丹之象也（按：丹家鼎器之说即取象鼎卦）。故孔子赞《易》即曰：木上有火（巽为风象，亦是木象，《易经》取木火烹饪，丹家取风火烹炼，皆是陶铸圣贤之象也）鼎，君子以正位凝命。所谓凝命，即是结丹也。是易道含有丹道之证也。

复次，丹道亦契易道。如静极而动，一阳来复，即契易之复卦；得药之后，以定养之，动而复静即契易之姤卦；以我纯阴，感彼乾阳，小往而大来，契易之泰卦；以彼乾阳真气，制我己汞，使不能飞扬（真气即坎中之阳，灵汞即离中之阴也），举水以制火，契易之既济（此卦离下坎上，表水在火上之象），故孔子赞《易》曰“既济，定也”；心息相依，以神入气穴而就之，是男下女之象，契易之咸卦，故孔子赞《易》曰“咸，感也”，柔上而刚下，二气感应以相与，止而说（通悦）男下女，是以亨利贞，取女吉也。至若丹道周天火候，其恰到好处。如六一卦圆图，无欠无余，则谓丹道全契易道，易道全通丹道，亦无不可也。魏伯阳真人借象而发挥丹道作《参同契》，其旨深矣。

起火与止火

海印山人

丹法以心息相依为起火，心息两忘，泰然入定为止火，此乃普通口诀。

西派相承，另有三种止火秘诀：

（一）炼精时之止火。不知此诀，往往着身，得泄精之变。凡做到阳生而至外阳勃举，随即泄精者，皆由不知止火之故也。

（二）炼气时之止火。不知此诀，往往得泄炁（即放屁）之变，谓之走丹，前功尽弃。古人如白玉蟾，尚不免此厄，而有“重整钓鱼竿，再砍秋筠节”之时，况他人乎？又不知初步止火要诀，虽炁足而不能结丹，结丹后，不能养丹而使丹足行大周天，即不能“重安炉，再立鼎，跨虎乘龙离凡境”也。

（三）炼神时之止火。若不知此诀，定不能纯，心光不圆，不免有渗漏之患，必致退滞小果。古人三种渗漏之说（见渗漏、情渗漏、语渗漏）及不离寂定而现威仪之说，皆为勘验性定神全之要旨也。此部止火，最为切紧，否则不能炼性入微，事事无碍。

予昔参汪师四年，师于初步炼精止火，盖常言之，未尝秘也。惟末后两部止火口诀，直至第四年末次谒师时，方始吐露。四年辛勤，自己得来不易，未便率尔直书，愿秘而宝之。学者只须知西派相承，实有三部止火要诀，防危虑险，圆证圆超，斯可矣。

庚月与满月

海印山人

庚月者，初三之月也；满月者，十五之月也。

《参同契》云：三日出为爽，震庚受西方。《悟真篇》云：月才天际半轮明，早有龙吟虎啸声。吕祖示潜虚云：雪映冰潭了净，梅梢新月，始可药生。潜虚《道德颂》云：少女初开北地花，起看庚月一钩斜。皆明庚月义也。

《悟真篇》云：八月十五玩蟾辉，正是金精壮盛时。石杏林云：万籁风初起，千山月乍圆；急须行政令，便可行周天。陈翠虚云：月夜望中能采取，天魂地魄结灵丹。张三丰云：月之圆，存乎口诀。又云：月圆时，玉蕊生。此又示满月义也。

潜虚真人《悟真》小序云：或问既言八月十五，又言三日出庚，其义安在？曰：十五象金水之炁足，三日象金水之药新，炁不足则水不生，合而言之，其义自见。

涵虚祖云：阳光新现，初三之夕也；金水充足，十五之夜也。丹家言初三，又言十五者，初三象金水之气新，十五象金水之气足，气不足则水不生。初三十五，须在一时看，须作一串想，不可以数算计也。诀曰：学者功夫，一到大定，忘形忘家，则先天之炁，产生必旺，犹如满月，所谓源清则炁必足也。定中一觉阳生，合自然之符节，而送归土釜，则阳炁清新，不老而嫩，犹如初三之月。故知庚月与满月，义实一贯，非相违也。

潜虚翁《悟真》小序曰：或问药嫩何以可用？曰：造化之气，成功者退，将来者进，喻如酿酒，三日之酵，浮而致之，可变千瓮。此时气依虽薄，而生机勃然。若已熟为酒，则不复可用矣。采药取嫩，意正如此，附录于此，以便参考。

癸前与癸后

海印山人

《悟真篇》云“铅遇癸生须急采，金逢望远不堪尝”，是明癸前采也。

三丰《玄要篇》云：“太上道，复重宣，抉破先天与后天；只论铅生于癸后，不言阳产于癸先。”又云：“铅花现，癸尽时，依旧西园花满枝。”又云：“铅生癸后阴阳分，正值一弦金水满，恰似莺花二月春。”是明癸后采也。

少阳与文始两派丹诀，似甚乖违，敢问如何会通？海印曰：予昔闻之汪师，铅，阳也；癸，阴也。阴极而后阳生，静极而后复动，故云“只论铅生于癸后”也。然真阳始生之时，其气迅速如电，不能久居于先天，霎时而生癸水，则阳而又阴也，故云“铅遇癸生须急采，金逢望远不堪尝”也。遇癸生而急采，正是于癸水未生时急下手，故《悟真》又云“见之不可用，用之不可见；一霎火焰飞，真人自出现”也。

是则癸前癸后，明采取之真机，各有妙义存乎其间，会而通之，义仍一贯，不相违也。

玄德与玄同

海印子

老圣曰：道之尊，德之贵，夫莫之命，而常自然。夫道生之畜之，长之育之，成之熟之，养之行之，生而不有，为而不恃，长而不宰，是谓玄德。又曰：玄德深矣广矣，与物反矣，乃至于大顺。庄子曰：性修反德，德至同于初，同乃虚，虚乃大，合喙鸣，喙鸣合，与天地为合，其合缗缗若愚若昏，是谓玄德，同乎大顺。释曰：老庄皆揭玄德，玄德即道体也，常住真心之别名也。儒宗称为明德，亦云天德；佛氏谓之妙德，其义一也。

返乎无始，方契玄德；心息相依，至真空现前，可谓性修反德矣。为而不恃等句，形容无心任运，功成弗居之妙。若有己即有私，有私即不普，是故契玄德者，普物而无心，顺事而无情。譬之镜光波影，日照风回，因物付物，而不自居功也。

老圣既示玄德，又揭玄同。经云：挫其锐，解其纷，和其光，同其尘，是谓玄同。不可得而亲，不可得而疏，不可得而利，不可得而害，不可得而贵，不可得而贱，故为天下贵。释曰：玄同者，谓旋转万流，同入于玄，寄迹虽殊，妙德不二。如《华严》入法界品五十三善知识，各说判别法门，一一销归自性，皆获解脱。解脱同而门庭异，平等中现差别，判别中示平等。故达玄同之用者，能于无判别智中示有差别身；于有差别身中入无差别定；于无差别定中现有差别境；于有差别境中示无差别智，妙入华严无障碍解脱之门矣。

又曹山寂禅师立三种堕。玄同之士，能随处自在，即是随堕。随类自在，即是类堕。

如陈翠虚仙师，了道之后，肩担为人箍桶，行歌于市曰：有漏教无漏，如何水泄通？既然圆密了，内外一真空。岂非同于华严之鬻香长者，与婆施罗船师乎？

仰山扫地次，沩山问：尘非扫得，空不自生，如何是尘非扫得？仰扫地一下。沩曰：如何是空不自生？仰指自身，又指沩。沩曰：尘非扫得，空不自生，离此一途又作么生？仰又扫地一下，又指自身，并指沩。

临济栽松次，黄檗曰：深山里栽许多松，作什么？济曰：一与山门作境致，二与后人作标榜。道了，将镢头锄地三下。檗曰：虽然如是，子已吃吾三十棒了也。济又锄地三下，嘘一嘘，檗曰：吾宗到汝，大兴于世。

如是无一法而非玄，即俗即真，旋转万流，同入不二之门，妙契无生之旨矣。

玄同之妙有二：其一乃迹同而用异，其二乃迹异而用同。

如《华严》入法界品五十三善知识，或现比丘比丘尼身，乃至童男童女身，顺逆权实境界不同，而秉毗卢法印则一，此所谓迹异而用同也。潜虚真人谓：吾之同，同于玄，非同于迹。示此义也。

迹同而用异者，乃和而不流之旨。譬如同一睡觉，同一行坐，同一见闻，同一饮食，有道之人与无道之人，境界悬殊。姑以睡觉论，至人寤寐一如，凡夫神魂颠倒，乱梦如山。又如未做功夫之人，睡中鼻息如雷，神息不相守；久做功夫之人，一睡则心息相依，鼻息无声，如入禅定，经称三昧卧者是也。凡夫入声色场中，被声色所转，圣人不尔。此所谓迹同而用异也。

天行

海印山人

老圣明婴儿行，庄子揭天行。婴儿行以精和柔曼，纯真无伪为主，示浑沌之朴未凿，圣人教人返朴还淳之旨趣也；天行以虚寂妙明为宗，归精神乎无始，与大一相浑化，与太虚同体，乃还虚之妙道也。

庄子曰：不明于天者，不纯于德。又曰：与天和者，谓之天乐；知天乐者，其生也天行，其死也物化；静而与阴同德，动而与阳同波。又曰：安排而去化，乃入于寥天一。又曰：忘乎物，忘乎天，其名为忘己；忘己之人，是之谓入于天。又曰：知谋不用，必归于天。又曰：心无天游，则六凿相攘。又曰：虚无恬淡，乃合天德。又曰：纯粹而不杂，静一而不变，淡而无为，动而以天行，此养神之道也；纯素之道，惟神是守，守而勿失，与神为一,一之精通，合于天伦。又曰：天德而出宁。又曰：不离于宗，谓之天人。又曰：形精不亏，是谓能移，精而又精，反以相天。又曰：因是因非，因非因是，是以圣人不由，而照之以天。又曰：始卒若环，莫得其伦，是谓天均。天均者，天倪也。又曰：敬之而不喜，侮之而不怒者，唯同乎天和者为然。又曰：汝入无穷之门，以游无极之野。又曰：孰知不言之辩，不道之道，若有能知，此之谓天府，注焉而不满，酌焉而不竭，而不知其所自来，此之谓葆光。

以上庄子反复发挥天行之妙，盖游心于淡，合气于漠，廓然太虚，浑然无迹，无内无外，无几无时，超乎万有之表，妙契象帝之先，静明寂照，恬淡虚无，斯所谓天行也。庄子云：昭旷，云混冥，云参寥，云天门，皆天行之旨趣也。佛典谓天行乃中道王三昧，有入中机，以天行慈悲应之，如驮马见鞭影，行大直道，无前无后，不并不别。说无分别法，诸法从本来，常自寂灭相。

予谓天行者，行于虚玄大道，妙契自然，如洞山云：直须心心不触物，步步无处所，常无间断始相应。是天行之意也。庄子又曰：大一通之，大定持之，此正示天行之指归。盖大一即性天也，法界也，即不离于宗之宗也。心通于一，谓之明宗，明宗之后，复以大定持之，悟修功纯，本体虚空，超乎万象，普物无情，任运无心，如日照风回，方契天行之妙道。关尹子曰：彼将处乎不淫之度，而藏乎无端之纪，游乎万物之所终始，一其性，养其气，合其德，以通乎物之所造。庄子曰：独与天地精神往来，而不傲于万物，上与造物者游，而下与外死生无终始者为友，其应于化而解于物也。其理不竭，其来不蜕，芒乎昧乎，未之尽者，是天行之至也。

《易传》曰：贲，无色也；随，无故也。又曰：天下何思何虑，天下同归而殊途，一致而百虑。天下何思何虑，悟性色真空，妙契道源，综合万化，涵盖乾坤，此孔圣之天行也。乾之九五曰：飞龙在天，利见大人。此周公之天行也。诗曰：维天之命，于穆不已，于乎不显，文王之德之纯。此文王之天行也。心斋坐忘，离形去知，同于大通，此颜子之天行也。至诚无息，博厚高明，悠久无疆，乃至不见而章，不动而变，无为而成，此子思之天行也。性天开朗，体合真空，曹山云：混然无内外，和融上下平；洞山云：混然无讳处，此外复何求。此禅宗之天行也。

又须知天行之天，非天地相对之天，乃虚玄大道之宗，涅槃天之天，第一义天之天也。洞宗《宝镜三昧》云：天真而妙，不属迷悟，契此天真之妙道，而起无作妙行，谓之天行。

答友人书五通

海印山人

其一

清王梦楼一生学佛，至八十以后又学仙，与仙人往来都有诗。来函谓何为老而趋下等语，是义不然。学道在解决老病死三种苦难，年至八十，亦已老矣，精神不济，步履维艰，饮食不畅，耳目失其聪明，发白面皱，去死不远矣。当此之时，若有人能解其现前痛苦者，必乐而从之，此人情之常也。梦楼于禅，颇有契心，其与仙人往来，必仙人传其延年却病之术，调息安神之法，得真实受用，解其老病之烦闷耳。

佛法固高矣，然谈理者多，实证者尚无其人。若谓老病之苦不能解除，而能解决死苦，现生尚不能证圣，死后反能证圣，皆属自欺欺人。玄宗只贵现前一着，现前能安神和息，得真实受用，将来可不问自知。是故玄宗如商人办货，要现款现购，不用期票，不贵赊账。今之学佛者，求将来获益，死后往生，类皆使用期票。然期票到期，能否兑现，实无把握。谚所谓“现钱不要要赊账”，正契今日一般学佛人之心理也。

君岂未读最早流入中国而译出之《四十二章经》乎？佛问人命在几间，诸弟子答者，皆不契佛意，最后一人答曰“在呼吸间”，佛方赞叹，称为知道。是意云何？呼吸于道，有甚相关，须知呼吸所在，即道之所在也。既人命在呼吸间，则何不于呼吸未断之前，安神调息，而免其破产乎？若待呼吸一断，则现款已用罄，纵有期票，试问至何处兑现乎？奈忍待其破产，斯亦惑矣。

其二

来示谓人命在呼吸间，只喻其速，入息不保出息云云，我兄仅解得一半。若只言其速，世尊当云：善哉，子知时矣。不当云：善哉，子知道矣。可知并非为时间问题也。

道在呼吸之间，即教人调息安神之意。盖息者，心之风相也。息调则心定，息和则心和。凡人动怒之际，心暴则息亦粗；赛跑之顷，心跳加速，则呼吸亦短促；死人无息，心离故也；在定之心亦无息，心寂故也。是故从有息而调至无息，外息绝无出入，则心亦无起灭。心无起灭，息无出入，则大定之象，道之所寄也。

不观禅宗二十七祖般若多罗尊者答东印度国王之语乎？曰：贫道出息不随万缘，入息不居蕴界，常转如是经，百千万亿卷，非但一卷两卷。般若尊者以调出入息为转经，乃转自身之经，非转他人之经。神息冲和，绵绵若存，内景净寂，外景虚融，非出息不随万缘，入息不居蕴界之谓乎？老圣所谓专气致柔，载营魄抱一之功夫也。转他人之经，功德固大，转自己真息之经，功德尤大；转有字真经，功德固超，转无字真经，功德尤超。世人舍近而就远，好高而不务实，一口呼吸尚管不住，遑论其他乎？

今世学佛者千万，《四十二章》皆弃而不学，意为浅近。所谓人命在呼吸间之的旨，茫然无知，妄想即身成佛，而成佛之资本，却丝毫无有。是无异于贫无一文之士，而思做永安先施之老板，岂不可笑？

《四十二章经》者，学佛之初步阶梯也。于呼吸之间安立道场，尤为

《四十二章经》之肯綮也。玄宗《黄庭经》云：后有密户前生门，出日入月呼吸存。陈虚白曰：息往息来无间断，圣胎成就合元初。许旌阳曰：内交真气存呼吸，自然造化返童颜。李道纯云：阖辟应乾坤，斯为玄牝门；自从无出入，三界独称尊。又云：谛观三教圣人书，息之一字最简易；若于息上做功夫，为佛为仙不劳力。郑和阳云：人生有心必有息，心息相依折不得；逆却息即妨了心，反令心息自相贼；心息相贼六魔攻，天魂被驱入鬼国；鞠君子，息是自心万善柢，息顺心泰百体舒；大光明藏安如砥，圆活不容纤翳粘，性命纯纯与天比；释迦微言非言他，老君道德皆德此；颜子箪瓢乐自在，的见息存不敢懈；纵说万典与千经，只在心息定境界。试观末一句，及"息顺心泰百体舒"句，即知《四十二章经》道在呼吸间之意，于一呼一吸之间，安立道场之妙修矣。《唯识论》虽好，救不了白发与胃病，不如回风混合，唯息之简妙矣。然否？可审思之。

其三

来示谓不再谈小乘之《四十二章经》，而谈大乘之《楞严》《华严》，弟就谈《楞严》《华严》。

君岂不见《楞严》二十五圣圆通，有两位从调出入息而证漏尽，得阿罗汉乎？其一为周梨盘特迦，其言曰：佛问圆通，如我所证，返息循空，斯为第一。其一为孙陀罗难陀，其言曰：佛问圆通，我以销息，息久发明，明圆灭漏，斯为第一。所谓返息循空者，外息断绝，气尽化神，神光照耀也。复次，《楞严》十住位中，所谓身心合成，日益增长，是心息相依结圣胎也。既游道胎，亲奉觉胤，如胎已成，人相不缺。又云：十身灵相，一时俱足。又曰：形成出胎，亲为佛子，名法王子住，是道胎圆成，真人出现也。世人只知《楞严》贬斥十种仙，不知十种仙乃地仙之流，乃仙之小乘。仙之大乘，柱下一脉相传，契《楞严》之十住位，此中玄奥，得真传者自知之。大乘经中，妙契玄宗调息结胎、养胎出胎之旨者，无有如《楞严》者也。

台宗教观，谓一生只能登圆初住位，而玄宗修证，一生实能登十住位。上根人则证得十住之后，一超而入等妙二觉。盖十住位尽，已得法身，寿命无量，可以优游办道。最难者，由凡夫而入住也。云何入住，住谓常住，若死则不名常住也。常住即长生，谓命长住，性亦常住也。

《楞严》且置，再谈《华严》“离世间品”。说十种自在，其一曰命自在，于不可说劫住持寿命，岂非佛长生乎？又不见“入法界品”，善财参大幢比丘，见其离出入息无别思觉，入大寂定，一定六月又六日，方出定乎？所谓离出入息，无别思觉，正如玄宗息念双亡，身心两定时也。壶子所谓：太冲莫朕。太冲者，虚寂之家也；莫朕者，无朕兆可窥，如羚羊挂角，涉无踪迹可寻也。此大三昧者，海幢比丘得之，玄宗之善知识亦得之。若定中心住而息不住者，乃相似寂灭，非真寂灭也。此等人入定时，若窒其呼吸，即定不住矣。故无呼吸之定，方为真定；有呼吸之定，并不值钱，死水不藏龙，岂能十身灵相，一时俱足，形成出胎，亲为佛子乎哉？

复次，“入法界品”，善财第五十参，见德生童子，有德童女，所居之城曰妙意华门，所说法门曰幻住解脱，亦是心息相依，偶谐三昧之密意也。试观善财以前所见诸善知识，皆单独一人，此则成偶，非一阴一阳之表示，心息谐合之法象而何？童男童女，同住同行，约修道在果位以定慧为偶谐，在因位以心息为偶谐。妙字亦是象也，一阴一阳也。曰妙意华门者，亦犹老氏之众妙门，玄牝门也。当心息皆合之际，有两相知之微意；当静定阳生之际，时至神知，如子识母，妙不容言，非妙意乎？心与息相随，鸾凤和谐，天然夫妇，而男不宽衣，女不解带，敬如神明，爱如赤子，非幻住乎？故云幻住解脱，直至大定真定，无去无来，不出不入，内外两忘，身心俱寂，空寂无依，是谓无住。由幻住而达无住，玄修之功备矣。

经又云：时童子童女说自解脱已，以不思议诸善根力，令善财身柔软光泽。绎曰：所谓柔软，即由心息相依，至周身酥软之景也。白紫清曰：竭尔行持三两日，天地日月软如绵。此真效也。光泽，乃元阳光气之发乎肌肤，见于外表之谓也。《黄庭经》云：体生光华气香兰。钟离翁云：玉膏流润生光明。同此意也。此第五十参之象，甚契玄宗的旨，但自来疏《华严》者，均言性理，以童男童女表定慧，而因地凡夫，实无定慧，将如何下手进修乎？妙意华门城，亦人人有之，经师指破玄关一窍，自然知也。此种深密之表像，外人固未易与言，故二十年来，弟亦从未揭示，恐生谤故。兹为我兄言之，庶几别有乾坤，壶中日月，幻信解脱，真有不可思议之神效矣。

其四

来函云：仙贵长生，佛贵无生。须知无生，只是不着生相，非谓如枯木寒灰，毫无生气，若果如枯木寒灰，即落空亡之外道，非佛氏不生不灭之的旨也。

老子曰：天地之所以长且久者，以其不自生，故能长生。所谓不自生者，即不执着生，直生而无生也。永嘉《证道歌》云：谁无念，谁无生，着实无生无不生。此谓苟证无生之理，则亦无死，乃无生而无不生也。是则老氏之长生，非落常见，佛氏之无生，亦非落断见。无生而生，佛也；生而无生，仙也。奚可打成两橛，而分优劣耶？知乎此，即知无佛而不仙，无仙而不佛，真无生即得真长生，真长生即妙契真无生，仙佛两宗，至此藩篱尽撤矣。

今之释氏门徒，一闻长生，则斥为外道，非佛本旨。不知佛为执着命元，情见未破者，示以无生；若情见已破，正好示以长生。《法华》开权显实，《华严》情量破尽，皆示命自在之秘旨。

最后说涅槃，则云：入大涅槃，不老不死，与东土黄老，心心相印，奚可泥执一边，以无生归佛，长生归老，尊视无生而藐视长生乎？须知无生长生，不过折摄门庭不同而已。

其五

《楞严》《华严》，固已仙佛交参矣，然尤妙者，当推大涅槃。迦叶问佛：云何得长寿？金刚不坏身，复以何因缘，得大坚固力？是公然问长生矣。

四相品云：譬如陶师，作已还破，解脱不尔，真解脱者，不生不灭，是故解脱即是如来。如来亦尔，不生不灭，不老不死，不破不坏，非有为法，以是义故，名曰如来，入大涅槃不老不死。有何等义？老者名曰迁变，发白双皱，身坏命终，如是等法，解脱中无，以无是事，故名解脱。如来亦无发白面皱有为之法，是故如来无有老也。无有老故，则无有死。又解脱者，名曰无病，所谓病者，四百四病，及余外来侵损身者，是处无故，故名解脱。无疾病者，即真解脱；真解脱者，即是如来。如来无病，是故法身亦无有病。如是无病，即是如来。死者名曰身坏命终，是处无死，即是甘露。是甘露者，即真解脱，真解脱者，即是如来。如来成就如是功德，云何当言如来无常。若言无常，无有是处，是金刚身，云无何常，是故如来不名命终。

此节如来广示得真解脱者，不生不灭，不破不坏，不老不死，无有发白面皱等丑态，无有疾病，与仙长生无二无别，可称仙佛沆瀣一气，水乳交融者矣。奈何今之学佛者，高自标榜，藐视仙宗，目为外道，斥为七趣，而自身疾病之来，既不能免，发白面皱等迁变，亦不能免，与俗人初无有别。大涅槃之为何？真解脱之为何？甘露之妙，更不必谈矣。

须知世尊灭后，得大涅槃不老不死之旨趣者，却在玄宗。故王文治广参佛乘，年逾八十，幡然归道而从仙人游也。

修道与学仙

汪伯英

修道与学仙，这两件事，究竟是一是二，为异为同，虽已在本刊上及《扬善半月刊》中《口诀钩玄录》内，略加说明，但犹嫌太简，语焉不详。学道学仙者，尚未免有疑义存于腹中。兹特再就鄙见所及，一申言之，然欤否欤，尚请高明教正。

按道之与仙，就其本原方面而论，根据宇宙一元之理，则不能分别。修道即可成仙，学仙亦可成道。故历代丹经道籍，玄学仙书，每每混而称之。总而言之，职是故也。

但根据过去的事实而论，学道者每不主张成仙，以为仙有相，有相即有界，有界即有坏，遂谓学仙者，是执相修行，不足为贵。此南华老仙（即庄子）、东篱处士（即陶渊明）、邵康节、苏东坡辈，皆有此等论调。如“齐大小，一彭殇，安知死者不如生者，庄周梦为蝴蝶，栩栩然甚乐，及觉为庄周，亦不过尔尔”，此庄子之不贵长生也；“富贵非吾愿，帝乡不可期，聊乘化以归尽，乐夫天命复奚疑”，此康节先生之不欲长生也。邵康节先生《击壤集》中，虽有所谓“忽然夜半一声雷，万户千门次第开”及“天宫月窟闲来往，三十六宫都是春”等语，似乎是个学仙者，然其五言律中又有一首诗所谓“安乐五十年，一旦感重疾，仍在盛夏中，伏枕几百日，砭灸与药石，百疗效无一，以命听于天，于心何所失”。则亦似生死不关心者矣。若东坡之《赤壁赋》中，其所谓“客亦知夫水与月乎，逝者如斯而未尝往也，盈虚者如彼而卒莫消长也”。以水月比人之生死，则人之生死亦不过暂时之示现，而其实未尝生死也。盖他们皆主张乐天知命，任运如如，所谓优哉游哉，聊以卒岁。一方面在社会上随便做事，一方面确看透了根本原理，有也好，无也好，生也好，死也好，富也好，贫也好，贵也好，贱也好，得失均弗在意，荣辱都不关心。他们并可以引用老氏的“死而不亡者寿”及夫孔门的“朝闻道夕死可矣”两句成语来作为标榜。诸如此类，均可以称为修道，但不得谓之学仙。盖道为空洞之名，无形之炁，只要默识于心，自己心里明白，对于肉体的寿夭强弱，不复过计，听其自然，此之谓修道，亦可谓达道，亦可谓达人大观。佛教的大乘思想，亦类于此。然此亦是有聪明智慧者之所能为，并非同普通人之醉生梦死也。

至于学仙者则更进一层矣。不论天地人三元，必须要经过一种坚苦的功夫，和不休息的锻炼，不能随便做事，要与社会上人断绝关系，久之方有神通变化，不思议之境界发现。然后仙道圆成，乃出而应世，作一切利人济物之事，方便随缘，化导众生，此事实较学道者为难。盖必须有相当之机缘，及相当之环境，乃能履行，否则徒知其方法与口诀，亦无益也。

昔贤之所以都主张学道而不主张学仙者，盖亦以仙之难学。若可望而不可即，机缘不熟，环境不合，于是退而学道。慰情聊胜于无，非真鄙仙也，实不可奈何以自解嘲也，执相修行云胡哉。

此种情形，不特古人如此，今人亦未尝不如此。然既不能正式进行学仙之功夫，而先行其易以学道，亦甚正当。坚固锻炼之功夫，则待时而动，不必预设成见于胸中，反致欲速不达，徒劳心焦虑耳。或谓日月逝矣，岁不我与，待时而动，恐时不及待，奈何？曰：达人学道，亦善能摄生，虽不获仙，而亦可延长寿命。即或有不良的遭遇，未克保全其天年，然“天长地久有时尽，此志绵绵绝无期”。未来的前途无量，只要愿心不灭，必能贯彻初衷。浩浩长天，茫茫大地，安得永无机会乎？所以奉劝学仙志士，一时若不克如愿，姑先学道可也。

又问老子《道德》中究竟主张长生而学仙乎？抑不主张长生而学道乎？若谓主张长生而学仙，则何以又云“吾之有患，为吾有身，吾若无身，吾有何患”？若谓不主张长生而学道，则书中又明明标着“长生久视”与“绵绵不绝”“用之不勤”等语？且又自商至周，住世七八百年，然后西出函关，史尚称其不知所终，则他的学说和宗旨与事实，真要弄得人家莫名其妙了。

今试为剖解这两段文章的真意义如下，是否有当，敬质之我师，并就正有道。

夫“吾之有患，为吾有身，吾若无身，吾有何患”，此则真为执相修行者言也。盖恐人枯坐死守，不达自然，不知变化，执身为道，遂致爱之反以害之，欲益反损，弄出毛病，此其一。尚有人贪生怕死而不知生死之真诠，百般求生，而反促其死。若知有身为患之理，则遗身忘生，而身反长生，亦犹富贵之家，求欲生子而偏不得生，贫苦之户，不欲其生，而偏偏多子。盖此中亦有自然之理，而合造化妙用，不可勉强，此其二。

至于又讲“长生久视”“绵绵不绝”等语，此则又指执空之人为言。如夸谈大乘，侈言明心见性，不达性命双修之理，而妄加毁谤。虽其时此等学说尚未流行，而老氏一若逆知之者，故预为是说以作防范。一方面亦以示学仙之初步方法，须要谨慎守护，时刻不离，虽不可胶柱鼓瑟，勉强死守，而亦不可好高夸大，而自甘暴弃也。此老圣之所以为道之祖而亦为仙之宗耳。作修道与学仙说。

修道学仙的补充解释

汪伯英

修道学仙的分别，上期已经约略解释过，大抵修道则偏重哲理，而学仙则侧重事实；修道只要智慧胜常，学仙则并须识力坚定；修道则顺时听天，可以优游卒岁，学仙则必须逆行造化，不得随俗浮沉；且修道可以朝闻夕死，学仙必须保命全形；修道只要洞明原理，尽人可行，学仙即使得到真诀，难以实践；修道可以一朝顿悟，一语通玄，学仙必须渐进渐行，渐修渐证；修道则不论什么环境，总无妨碍，学仙则一定要条件俱足，方能履行。此修道学仙形式上之分别也。

唯生论

志 真

现在中外各国哲学研究专家，每每提倡唯生论，但是对于唯生的方法，不能圆满的彻底解决。

虽然宇宙万物，无论任何的一切，莫不乐生而恶死。但是照循环的定例讲，的确有生必有死，无死亦无生；若要生而不死，除非死而不生；若能死而不生，其实不死。唯不生不死、不死不生者，乃入于大解脱之境界。这种道理，已经过中国的哲学大家南华老仙很明显的发表过，亦为历代研究宗教哲学的知识阶级所公认。

但是照此而论，则唯生即是唯死，早死即可早生，何以人们只讲唯生而不讲唯死，只怕早死而不怕早生？这是什么缘故？志真子曰：这个问题极易解决。因为以普通人的眼光视，世间一切的苦乐情形，惟生者方能享受，若既死矣，则一切都归消灭，幽幽长逝，无知无识矣。无知无识，则人皆不愿，于是乎造成乐生恶死之心。所以俗语有一句叫作好死不如恶活。

然而又有一种人在世上受到一切不良的环境，而且瞻望前途，已无复生人乐趣，所处的苦境，自觉不堪忍受。今夫人之所乐生者，因欲得生之乐耳，今因生而受苦，则自不如死之为愈。盖死虽不知有乐，亦可不复受苦，于是乎造成自杀之心，发生厌世之想。但此一种观念，和乐生恶死之观念又不同。然其造成此种观念者，皆以为一死之后，便可无知无识矣。死了死了，一死均了，常人之思想都如此。

不过有一种信仰宗教之人，则以为人虽死而魂灵不死，魂灵不死则知觉不灭，知觉不灭则苦乐依然存在。惟死后之是否为苦为乐，则非生人之所能知。抑死之乐于生，或生之乐于死，当然有各人的前因后果，他人虽不知，自己实可以以心问心，默识而喻之耳。

虽然此终是死后的问题，究竟如何，虽可以学理的保证，但是事实上拿不出真凭实据，当众贡献。所以只好各做各的事，各尽各的心，各人凭各人的思想见解，各人秉各人的精神志向，去履行未来的一切。至于能否成就各人的心愿，达到各人的目的，只要此心不死，最后必有圆满的结果。但刻就现实的目光，依多数人的心理，大概是乐生恶死。因为一个人无论富贵贫贱，若不到万不得已走投无路之时，他总不肯便死。一有了疾病，总是要延医调治，这就是表示人们乐生恶死的心理。唯生论也是因此而发生的。

盖唯生和唯心唯物，均是哲学名词，唯心以心为单位，以为宇宙万物，皆是因心而有，若既无心，则何有于物；唯物则以物为单位，谓世间只有物质的变化，无所谓心，且心亦物也，因物有心，无物无心，盖心亦物质之变化也。两者各执一端，均不相让，俨然敌国，于是有唯生论出以调剂之。

夫心之有物，物之有心，均唯生故。心生有物，物生有心，若既无生，则心物俱无，所以有者，其唯生耳。于是唯心唯物，经过这一种排解，自然借此收场，言归于好，点头握手，心物互融。此种功劳，亦当然要归美于唯生。我们亦承认唯生的学理，是最为圆满而公允，然今觉得尚有美中不足者，即是唯生而徒托空言，未能见诸事实，不免抱憾。

盖唯生之事实，颇合乎神仙之道，神仙家知心能役物（谓人心能令手足役使身外之物），物亦能役心（因身外之物的可爱可憎，遂能役使人心生取舍之念），心能变物（依照轮回之公理讲，谓人心之生死，及善恶之思想，能够变化飞潜动植及矿物之类。如以前彭生变豕、牛哀变虎、望夫女人变石之类，均载中国历史。至于神仙家之心能变物，完全是神通作用，无论要变什么东西，可以从心所欲，千变万化，而无有终穷。若普通之人，则心悲哀则变泪，心惭愧则变汗，心思欲则变精，心郁结则变块，是亦心能变物之一小证，惟一时尚不能变身外之物耳），物亦能变心（即因外物感触引诱之故，使心忽喜忽怒，忽哀忽乐，此与物能役心意相同）。于是不执心，不执物，处于心物之中。盖徒执心则废弃物质，空空洞洞，孤阴枯寂，死而不活，是谓顽空。徒执物则不讲精神，唯物是务，争奇斗巧，机械百出，滞于有形，不生妙用，动辄冲突，随处障碍。倘以生为之联属，则心生物，物生心，心与物通，物与心融，心物既融，则精神能挟泰山以超北海，物质能叱雷雨而咤风云，生之意义大矣哉。故曰：有物混成，先天地生；又曰：天地之大德曰生。盖心物既融而为一，则其生生化化之力量，真乃不可思议哉。

虽然，此指至人之生耳。盖以先天灵机之生，而化后天物质之生，则其所谓唯生也，方有价值。若以世俗之生心于声色货利，快心于富贵荣华，消极者则患得患失，积极者则强取豪夺，机智百出，无所不用其极，则生生之厚，适以速死，灵机俱丧，戾气弥天。既不能谈唯物，更不能谈唯心，又岂可与至人之唯生，相提并论哉！愿世之博雅君子，认清真实唯生的宗旨为幸。

精神与物质

志 真

三千世界，亿劫尘寰，茫乎无涯，浩乎无朕。汪洋悠久，不能系以时间；远近高低，无从计其道里。天空海阔，何问鱼跃鸢飞；水秀山明，正堪怡神养性。讵料龙蛇起陆，海水群飞；更骇虎豹出关，山云骤幻。闻干戈之遍地，疑凶氛降自彼苍；睹烽火之连天，悟杀劫实由侪辈。欲消弥之无术，若绵延其何堪？夫痛痒为生灵之同情，而利害乃国家之大计。虽有圣哲，抱悲天悯人之怀，尚鲜高真，负旋乾转坤之任，徒闻妙法之无边，终恨神通之不广，安得祥云普覆，庶使戾气咸消。无如国家之利害难均，以故生灵之涂炭不免。

盖因思想之各异，又复情性之多违，或争一朝之小忿，或图千载之威名，或欲辟土地而朝秦楚，或欲张公理而伸正义。无非胜即为王，败则成寇，不特于今若是，自古如斯。伤心哉！城门失火，则殃及池鱼，一人贪戾，则一国作一乱。孰是祸首，谁为厉阶？！逐鹿争雄，俱伤两败，或者云人有生则必有死，物有成则必有毁。数之所存，殆难自主，祸若来集，宁必深忧。不知祸福本自己求，生死亦可善了。苟能明乎至理，即可超于凡尘。

盖人之生也，本为无之生有，及其死也，又为有之还无。夫无为精神，精神历久而不磨，则无非真无；有为物质，物质逾时而即谢，则有是假有。然精神只道眼能窥，常以理自胜，而物质则庸目共见。故惟利是图，以理自胜者，清虚是守，淡泊是营，故能取造化于无涯，而不慕乎其外。然好争夺者，不免嗤其为消极。

惟利是图者，暴戾是恣，骄奢是尚，徒知争霸强而不厌，以求肥乎其身。乃尚功利者，甚目美之谓积极，驯致枪弹滥击，则血肉横飞，炮火猛轰，则城池悉毁。数百万生灵，均填沟壑，几千年文化，俱委灰尘。纠其错误，不外贵物质而贱精神。推厥因缘，无非为人欲之胜天理。

孟子曾云：养大体者为大人，养小体者为小人。养大体者，即以天理涵精神；养小体者，即以人欲殉物质。第因天理幽远，等于储藏，故道德仁义的精神，大都口说而不易躬行。反之人欲显明，立可兑现，故声色货利之物质，阳虽讳言，而阴则乐犯。

今夫清虚而灵者为精神，重浊而顽者为物质；氤氤氲氲为精神，山河大地为物质。精神若无物质，则枯槁而沉寂。二者相得则和气致祥，二者相违则乖气致戾。物质从精神，则轻清而升，秽土化为乐土；精神殉物质，则重浊而凝，灵界变为尘界。故苟能以精神御物质，则理能胜欲，客气不致猖狂；若以物质乱精神，则邪来侵正，主翁难以安堵。是以惟精惟一，允执厥中，则谷神不死；苟任人心惟危，道心惟微，则真息难留。谷神不死则物化，真息难留则神亡；神亡则气竭，物化则性圆；气竭则生伤，性圆则命固；生伤则物质继精神以毁灭，命固则太极共无极而还元。庶几其天人一贯，性命双圆，气凌乎两足之尊，神游夫三清之境。荡荡乎，巍巍乎，大道之名无能名，道不可道矣。

精气与神之管见

张松岩

《心印经》云："上药三品，神与气精。"盖言精气神三种，为吾人起死回生，超凡入圣之妙药也。然神放则气散，精耗则神枯；性定而神安，神安而气聚；神安气聚则生，气散神离则死。生死流转，轮回不息。欲解决生死轮回之苦，证得形神俱妙之地，惟神与气精之互用，为出世第一之玄机也。岂可忽乎哉？

神者何？即妙明知觉之心也。此心非血肉有形之心，乃虚灵无形之体，在五行属火，八卦为离。离有乾之二阳光明于外，坤之一阴虚静于中，玄妙莫测，亦化无穷，故名曰神。

神有先后天之分：先天之神，元神也；后天之神，识神也。先天固有之真性，本寓于先天元神之中，因私欲熏染，神失其初，神之所发，渐与性反，性即为质所蔽，斯为后天神矣。先天之神静而完，后天之神动而亏；先天之神灵明与性合，后天之神昏暗与性离。昏暗则元神不觉，故发诸妄；灵明则诸妄寂灭，仍还先天。古云："人心死，道心生。"道心者元神也，人心者识神也。道心亦即先天真性，人所同有，不同者后天之人心耳。欲死后天不同之心，必有种种不同之法。我无不同之心矣，即无需不同之法也。

古云："心是根，法是尘，两种犹如镜上痕；痕垢除尽光始现，心法两忘性即真。"又云："心镜明，鉴无碍，廓然莹澈周沙界；万象森罗景现中，一粒圆明非内外。"古诗云："吾心似秋月，碧潭清皎洁；无物堪比伦，教吾如何说。"所谓本来面目、固有主人、光明莹澈、皓月当空、无内无外、无量无边，此皆明心之境界，见性之表示耳。但只知修性，不知修命，仍非大道之全体也。

命者何？即人承先天之炁而生，承天之命也。命即气也。

气有先后天之分：先天之炁，元气也，未有天地先有此气，人虽生于天地之后，所得之气仍先乎天地之气也，故曰先天；后天气者，即呼吸之气也，人得先天之炁而成胎，渐生口鼻之窍，俟十月胎足，瓜熟蒂落，哇地一声，始开呼吸之门，先天之气得之于前，呼吸之气有之于后，故曰后天。先天气如木之根本，后天气如木之枝梢；先天气如水之源，后天气如水之流。水无源则流止，木无根则干枯，先天之气竭，后天之气断，气断则命绝，命绝因气绝，命存因气存。气即命也。

《黄帝内经》云："男子二八肾气盛，天癸至。"肾在五行属水，八卦为坎，外阴而内阳，坎中一阳之气足，即肾气盛也。天癸者，即天一所生之水也。至者，到胞中也。胞居大肠之前，膀胱之后，男子名气海、精室，女子名血海、子宫。上则归结于背脊中间，为肾中之系，即命门也，督脉贯之，为物气之根本，生化之大源。然坎中一阳能蒸发而化水，水亦能酝酿而化气。自童体破，而此气损，愈损愈微，坎宫愈虚，水冷金寒，火水不融而未济，天地不交而成否，至此百病丛生，生机日危，难逃衰死之定例，无他，神气不交也。

然则养先天之神为修性，养先天之气为修命，性命双修，惟命气二者而已矣。

修炼家又言炼精化气者何也？夫精者何？乃元神元气酝酿流行之精华也。精亦有先后天之分。先天之精，元精也。元精与形，寓于元神元气之中，周流全体而不息，润行百骸而不枯。《灵源大道歌》云："休论涕唾与精血，达本穷源总一般。”又云：“纵横流转润一身，到头不出于神水。”神水与元精二而一欤。

后天之精，乃交感之精也。先天督脉肾阳所化之水，与后天冲任奉心所化之血，血水俱下，会合胞中。女子以血为主，则水从血化而为经；男子以气为主，则血从水化而为精。故《内经》云：“男子二八，肾气盛，天癸至，精气溢泻，阴阳和，故有子。”此所谓先天之神气动而亏，顺则生人也。

《黄庭内景经》云：“急中精室勿妄泄，闭而宝之可长活。”又《外景》云：“长生要妙房中急。”古云：“男子修成不漏精，女子修成不漏经。”广成子告黄帝曰：“毋劳汝形，毋摇汝精，乃可以长生。我守其一，以处其和，故我修身千二百岁矣，吾形未尝衰。”此所谓先天之神气静而定，逆则成仙也。仙凡之悬殊，既在神气动静之妙；精血之变化，亦在神气统制之中。故但言神气，则不必言精矣。

夫气入身来谓之生，神去离形谓之死。神去，则气失所驭而耗散；气绝，则神无所养而离体。气飞神无以保，神飞气无以留，神气相关之密切，未可须臾离也。常人依神气以维肉体之生存，至人养神气以证无上之妙道。俞俞子曰：“真息凡息自不同，先天后天两用功；缘遇圣师方下手，免教呼息总成风。”文逸真人云：“命蒂从来在真息。”此皆示人神气相交，玄窍即现，恍惚窈冥，真息始生，为最上一乘大道入门之要诀也。

神有知而气无知，以先天之元神游注先天之元气，神气既交，渐由否而转泰，由未济而既济，凡息停，真息生，一阳萌动，大地回春，氤氤氲氲，气逆轮转，坎中之　阳，遇化离中一阴，化之既久，变为纯乾。始则以神炼气，以气化神，继则形神俱妙，与道合真，飞腾云霄，顷刻万里，隐显变化，所欲随心，贯金石而无阻，入水火而无碍。身外之身，即神与气精，混合为一之化身也。

盖神即性也，气即命也，言神气则性命在其中矣。《灵源大道歌》云：“神是性兮气是命，神不外驰气自定。”意即此也。

而古丹经常云“是性命非神气”者又何谓耶？但功夫有深浅之分，根器有利钝之别，与普通说法，先讲神气之妙，俟日久功深，再示性命之微。而撄宁夫子注《灵源大道歌》，解释颇详。

然气即命矣，修命固能维持生命之不死，若偏于修命不知修性，不过色身健旺，年寿增高，较诸常人之生死，五十步笑百步耳。凡有形质，终归消灭，山河大地，尚有坏空，而况区区之形骸乎？即寿活千岁，仍一愚夫，不合老子“外其身而身存”之旨。

但童真修炼，纯乾未破，神气浑全，曷需乎术，因少年定力未坚，道心不固，物欲牵引，一旦堕落，宛转缠缚，永无出期。即使慧根深厚，不昧前因，而气血既衰，断丧殆尽，仍须假术以延命。故曰：“气为添年药，神为气主人；九十翁还丹，接命果常存。生死非定数，造化在吾心。”若不能夺天地之造化，则仙道不足贵矣。

神即性也，性固为万劫不坏之体，若偏于修性，不知修命，无常迅速，气散神离，难了分段生死（分段生死，即是不能自己作主之生死）之苦。俞俞子曰：“碌碌庸夫无了休，神离气散不知愁。”叹世人之梦梦不觉也。江湖旁门无论矣，即以师表自命，谈玄说法，高唱福慧双修，六度万行齐证者，究其衰老病死，仍无异于常人。空言泛论，难实现于生前；征验效果，均推诿于死后。而且视肉体为幻妄，以皮囊为赘疣，试问生命丧失，凭谁修行？凭谁证果？除解脱生死以外，尚有何法为最高耶？

个人之生死，在生前犹听造物之支配，丝毫无法自主，而况死后乎？生前既无法不死，死后更无法不生（英按：此说良是），牛胎马腹地狱饿鬼是亦无法不去矣。须知有生即有死，有生死即有轮回。神离气绝，强名归真，聊以自慰，生死未了，妄言证道，借此眩人，自无解脱生死轮回之法，而勉强教人解脱者，欺人乎？自欺乎？

而且分门别户，千蹊万径，以假乱真，以盲引盲，蹉跎岁月，皓首无成，甚则怪诞荒谬，俗污邪僻。世风日下，大道愈晦，以致好道一生，尚未梦见道为何物，良可悲悯。无怪学者牛毛，而成者麟角也。

吾辈忝属黄帝子孙，生在中华国土，家传之无上仙道，行将断绝，出世之最高学术，忍听沦亡？而况毁我家珍，拾人瓦砾，数典忘祖，能无惭惧乎？然非积功累德，不足以感神明；非至诚款契，不足以结师友；非遇明师，难闻至道；至道未闻，安望修证哉！

况富贵诱其心，利害扰其意，美色耗其精，毒品促其寿，功名声誉束其体。此乃不学而自好，不求而自趋，皆乱性伐命之蟊贼，戕神耗气之利器也。

常人以为可好者，至人恶之；凡俗以为可贵者，上士贱之。相背而行，去道日远，人自远道，非道远人。倘能坚心求道，百折莫回，一息尚存，此志弗怡，自能得遇明师，指破玄窍。《乐育堂语录》黄元吉先生云：“吾示玄关一窍，是修道人之根本，学者之先务，不比下二乘说窍，有形可指，有名可立。”又云：“玄关一窍，是先天混元一气之玄关，了无声臭可扪，色相可见，此最上上乘炼虚一着天机，从古仙子鲜有下手之时即悟入此际者。”撄宁夫子云（见《扬善半月刊》六十期）：“所得玄关一窍者，既不是印堂眉间，亦不是心之下肾之上，更不是脐下一寸三分。执着这个肉体在里面搜求不过是些脑髓、筋骨、血脉、五脏、六腑秽污渣滓之物，固然不对。撇开这个肉体，在外面摸索，又等于捕风捉影、水月镜花，结果毫无效验。着相着空，皆非道器，学者常于内外相感天人合发处求之。此是实语，不是喻言。”据以上二公之开示，已露端倪，学者有缘，当能顿悟。

但精微秘诀，口口相传，向不着于书帛，《参同契》云：“窃为贤者谈，曷敢轻为书。”抱朴子云：“不得真师口诀，不可轻作。”又云：“登坛歃血，乃传口诀，苟非其人，虽裂地连城，金玉满堂，不妄示知。”口诀之秘自古皆然，非自今日始。盖盗天地，夺造化，玄律最严，秘之固其宜也。然过秘则至道愈晦，恐无筌蹄以起志士之信。故明言神气性命之实学，不用龙虎铅汞之隐语，俾学者易于领会，而免误入歧途。此最上一乘之大道，无阴阳清净之偏执，悟之则宇宙在手，万化生身，迷之则面墙触壁，执着难成。深愿好道同志，早明神气玄窍之妙，同登道岸，解决衰老病死之苦，共臻圣域，则幸甚矣。

论济一子傅金铨先生批注各书

方内散人

济一先生，博学也，非绝学也；奇才也，非通才也。其议论雄卓，学问渊深，参求至道，靡术不通，历述三教，无书不读。余阅其《九皇经注》《一贯真机》《上天梯》《〈天仙正理〉点睛》《顶批〈参同契〉》及《三注悟真》等书，宏深博大，夫何间然。所可惜者，仅晓南宗，未明北派，凡遇清净，悉指为顽空。不知清净门中有顽空，有正法，有景象次第，有火候细微作用不同，而成功则一。北七祖除马丹阳外，俱从清净成就，历历可考，非余一人之私言也。如《点睛》一书，强将伍祖扯入栽接中去，直是点金成铁，岂不冤哉！又谓孔子释迦，亦须栽接，是何言欤？（中略）

《悟真篇外集》，专言禅理，不说丹法，其《采珠歌》起首四句云："贫子衣中珠，本自圆明好；不会自寻求，却数他人宝"，乃引用《楞严》"譬如有人，于自衣中，系如意珠，不自觉知，穷露他方，乞食驰走。忽有智者指示其珠，所愿从心，致大饶富，方悟神珠非从外得"。阳明示学者诗"有抛却自家无尽藏，沿门持钵效贫儿"，意亦本此。盖谓自身有珠，不必外求也。而济一先生顶批，则因一衣字搭上，竟误会曰："妻子衣服也。"

又紫阳《读祖英集》有"昨霄被我唤将来，把鼻孔穿拄杖上"之句，而先生则又批曰："二句命理神工。"我知先生之意特指橐龠鼓琴、天门进气而言，但紫阳所谈者是禅理，不是命理，先生未免误会矣。

又《悟真三注》中引吕祖度珍奴二词，末云："待他问汝甚人传，但说道先生姓吕。"祖师当日不过要珍奴记得授受渊源，别无所指，而先生顶批，则因一吕字又误会曰"口对口，窍对窍"也。

《金丹真传》中之修真入门，明言补气之法，理出两端，有清净而补者，有阴阳而补者。而先生则又强下断语曰："信乎，是否赖有此既漏之身一转。"

如此等类，难以枚举，穿凿附会，甚可笑也。闻先生当日得诀归来，高谈雄辩，旁若无人，为族人所不容，乃弃家远遁。厥后待缘川上，垂四十年，求护法之心太切，了生死之念太殷，著书各种，悉归一辙。要人深信不疑，从之学道，其心固良苦，而其量殊不宏矣。《悟真篇》云："大药修之有易难，也知由我亦由天。"吾惟修德炼性，以待天缘已耳。至得护与不得护，能了与不能了，皆有天焉，何事凄惶躁急，如韩文公之三上宰相书，急于自售也哉？

况了生死之法，非止一端，奚必专靠栽接，而先生不知也。其能运广长舌，不避毁谤，层层印证，使后世知有南宗正脉，则先生之功也；其力辟清净为顽空，印定后人眼目，使不知有北派真传，则先生不为无过焉。先生之书瑕瑜互见，功过相参，而引用宏富，如数家珍，则非浅学之所能及。吾故曰博学而非绝学，奇才而非通才也。

余学问浅陋，望尘莫及，何敢妄论前贤？但恐其误后世，故不敢不辩。孟子曰：“予岂好辩哉，予不得已也。”亦若是焉耳。知我罪我，固所不辞，明眼人自有会心，愿以质诸来者。

（撄宁附注：作者方内散人，原籍江西南昌，与黄邃之君谊属同乡，而又同道。清朝光绪时代，广东香山郑陶斋君，曾授业于方内散人之门。方内全家，皆笃信儒释两教，而于仙道无缘。故其自己著作，亦止署别号，不用真姓名，盖免为反对者所诟病也。郑君当年作彼护法，助以财力，俾克入室下功，已大见效验。但因发生意外之障碍，竟不能终局。黄邃之君曾为余言之，并深致感慨，惜余未追询此公后来结果究竟如何。本篇所论傅金铨先生谬误之处，颇有益于学人，今特抄登报端，以飨读者。）

谈“致中和天地位万物育”之致中和功夫如何做法

杨凤起

读五月一日撄宁先觉致《仙道月报》社函，知撄宁先觉抱有救世度生之宏愿，而从事于平戾气、培正气，消弥战祸于无形中之仙学家也。凤起极其佩服。

所云“致中和，天地位，万物育”，仅有“喜怒哀乐之未发，谓之中；发而皆中节，谓之和”二语解释“中和”字义，而“致中和”功夫则无。愚见以为《中庸》“致中和”之“致”字，即《大学》“致知在格物”之“致”字变相也。苟欲致中和，先须致知，而致知在格物。格物云者，格（有格断意）去一切贪嗔痴爱之物欲也。果将一切物欲格去，则天性自露，不为物欲所蔽，而良知自致矣。故曰：“致知在格物，物格而后知致，知致而后意诚……国治而后天下平。”

能致知方能致中和，能致中和，则天地位焉，万物育焉，犹如致知之极而天下平也。天下平，则天地有定位，万物并育而不相害；天下不平，则天地无定位，万物不育而相残杀。吾人当努力从事于致良知，即从事于致中和之功夫也明矣。

凤起今以致知之致字，来解释致中和之致字，以致知功夫，作为致中和之功夫，正诸撄宁先觉，兼就正于有道，不识以为当否？

读丹经沉闷的经过

汪伯英

伯英自弱冠前读丹经而志道。经中每教人涉水登山，寻师访道。又说口诀书中自有，天机泄尽无余，似乎不假外求，可以自得。又说性当自悟，命必师传；又说性不离命，命不离性；又说道可受兮不可传，功无为则无不为。诸如此类，不可胜说，扑朔迷离，互相矛盾。颜闵之慧，尚难强猜，况乎钝根，岂敢妄测。

因于昔年到沪，参拜吾师。虽蒙慈悲，垂示隐约，依然未悟，嘱读丹经。于是再加穷理尽性之功，冀得精义入神之效。转瞬于兹，不觉三载。因于去年复游沪滨，重行叩访，始蒙一言之启发，乃得心印夫规中。于是再将《参同》《悟真》《还原》《复命》等书，复加研读，始知神仙坎离龙虎之寓意，真人颠倒逆修之妙用，“借假以修真，以此而摄彼”“说着丑，行着妙”“西方酒，北地花”“神仙不肯分明说，说与分明笑煞人”“劝君穷取生身处，返本还元是药王”“未炼还丹莫入山，山中内外尽非铅”“休妻谩遣阴阳隔，绝粒徒教肠胃枯”种种辞意。依经解释，确非清静孤修之本旨。故紫阳依处厚而始成，道光必还俗而始就，其他如泥丸、缘督、致虚、三丰之辈，皆必依有力者而为之。

书籍所载，不可厚诬，以是知南宗北祖，其下手修之法，确有不同之点。虽然，异途同归，百虑一致，还元无二，方便多门，正不必执此以废彼，亦无庸出奴而入主。尽信书则不如无书，无书则又难启信，此全在善读者会心而有得，神明而知几。切不可拘滞而不通，执着而勿化。则将来得遇至人，自有豁然而贯通之机。若必欲执一己之聪明，而强为附会，恐上智之士，难免有所未达。且如小子，昔者吾师之言，亦久怀疑意，迨此次抉破，方觉得万卷丹经，可供玩索。

噫！仙师之恩，刻骨难忘，此非化声先生之语耶！一得口诀，便开锁钥，满库宝藏，任人取携。不意朴陋如英，亦得领略至此。呜乎！师恩乎？祖德乎？二者兼而有之乎？小子三生之幸乎？吾均不计矣。惟愿俟人事既尽之后，专志于此。虽遍海角天涯，则必不顾死生以了此死生，不顺造化以逆彼造化。别立乾坤，再寻天地，今日有是梦想，将来望成事实。若不如是，则负师、负祖、负己灵、负神明，自欺之罪，万劫难消矣。

天声人语

志真子

问：何者是道？

答曰：道即太虚中无形之生气。

问：如何谓之修道？

答曰：即是采取太虚中无形之生气，来修养吾人之身心。

问：太虚中无形之生气，藏在何处？

答曰：无所在，无所不在。

问：何谓也？

答曰：因其是无形，吾人肉眼不能见，故云无所在。然无形之中，实含有生机，遍一切处，故云无所不在。

撄宁按：不但肉眼不能见，虽道眼亦不能见。

问：既是无形可见，何以知其含有生机？

答曰：于一切动植物之生生不息，岁月无间，故知之。

撄宁按：不但动植物如此，虽金石矿物亦如此。

问：既如此说，生机处处皆有，则吾人亦常在生气之中，听其自然可也，何必又要采取？何必又要修炼？岂非多事乎？

答曰：虽说处处皆有，若不用功夫采取，则与吾人身体似乎有点隔膜。譬如江河溪井之中，虽然处处有水，若吾人不去汲引，水决不会自己送到家里来。

问：吾人身上本来可有生机吗？

答曰：当然有生机，若无生机，如何能活动。

问：吾人身上的生机，从何而来？

答曰：在父精母血交媾的时候，而太虚中无形的生气，即落于其中，在道家称为先天一炁。

问：父精母血交媾的时候，太虚中无形生气，怎么能落于其中？

答曰：父精母血，即是一阴一阳，当其交媾之时，有一种呼吸的力量。即其呼吸之间，太虚中无形之气，自然而然，如磁石之吸铁，不知不觉，摄在其中矣。此所谓造化之神工，天机之玄妙也。

问：照此而论，则吾人身上个个都有生气，而人家生出来的小孩子，每每说先天不足，是什么缘故？

答曰：吾人身上的生气，自从父母交媾时得来，而此生气本不在父母身上，乃是借父母的力量，从太虚中招摄来的，是谓先天炁。父精母血是后天气，用后天气去引诱那先天炁，故后天气浓厚者，得到的先天炁亦是浓厚，而后天气薄弱者，得到的先天炁亦是薄弱，因此生出来的小孩子，便是先天不足。

问：先天炁既然人人都有，何故又要到外边去取采？

答曰：虽是人人都有，但既有厚薄多寡之不同，自不妨薄者令厚，寡者令多，贫人变作富翁，岂不更妙？况吾人有生以来，所得先天炁有限，到十几岁成人以后，则生机日少一日，渐渐由老病而至于死，皆不知修炼采取之过也。

问：欲采取生机，当用何法？有何口诀？

答曰：此法非片言可尽，一方面要研究学理，多看道书，一方面亦要清心寡欲，实行证验。若作一简单的解说，则广成子告黄帝所言："无劳汝形，无摇汝精，乃可以长生。我守其一，以处其和，故我修身千二百岁矣，而形未尝衰。"此数语能抵得几百部道书。苟能照之实行，亦未尝不是极好的方法，极灵的口诀。

问：先天一炁，是修炼家所用的，修炼家能采得此先天一炁之后，便可以成为神仙。而普通父母交媾生人之种籽，亦称为先天，恐怕不合修炼家的原理？

答曰：先天一炁，顺则生人，逆则成仙。寻常的夫妇相交，是先天炁与后天浊精浊血和合而成，故生出有肉体的小孩；修炼家坎离既济，是先天一炁与后天的真阴真阳混融而就，故结成虚灵的圣胎。论其种籽，皆可以说是先天一炁，惟其运用之方法不同，故其成就亦不同耳。

问：性命双修，与但修性不修命，有何不同之点？

答曰：性命双修，是神形俱妙的功夫，由性灵而影响到肉体，诚于中者形于外，故肉体亦能变成灵妙之物。若只修性不修命，则道力薄弱，无法对付自己的肉体，结果只好弃而不管。而心性功夫，究竟做到如何程度，自己既没有把握，别人又无从测验，容易自欺而欺人。所以真实的修炼家，不愿专走心性一条路。

问：性命双修、只修性不修命之说，已略闻其概矣。若只修命不修性，其成就又如何？

答曰：只修命而不修性，是顾其外而不顾其内，就像拳术家与体育家，虽善于锻炼身体，表面似乎康强，然偏于一端，亦不能维持长久也。

问：以上所言三种不同处，可否能再作一显明之譬喻，俾普通人都能了解？

答曰：照理是无须再行分析，但既为普利起见，只得略费言辞。

（一）性命双修　性譬如一国的圣人；命譬如全国的百姓；性命双修，是用圣人的道理，渐次教化百姓，使他们都变为圣人。

（二）只修性不修命　是圣人依然圣人，百姓依然百姓；结果圣人看不起百姓，百姓不敢高攀圣人；圣人只图自了，绝尘逃世而去，丢下许多百姓，束手待毙，同归于尽。

（三）只修命不修性　就是上不仁而偏要下好仁，上不义而偏要下好义，自己的言行不检而偏要百姓都做好人。虽然恃了一时的威力，使百姓不敢为非，但终非安全之局面也。

撄宁按：讲到极处，性与命原不可分，以上各条，将性命分而为二，仍是方便说法耳。

又按：原作尚有二十余条，专论儒释道三教之不同，并比较其优劣。虽亦持之有故，言之成理，然未免多生枝节，反令儒释二教信徒有所不满。况吾国今日所谓教者，岂仅儒释道三教而已？请看像天主教、耶稣教、喇嘛教、回回教等，又将如何比较？吾辈只须抱定宗旨，专弘仙学，不谈宗教，自然可以扫除许多无谓之纠纷矣。故将原作中涉及儒释道三教比较优劣之文章概行删去，免起是非之争。阅者谅之。

性命双修问答

严慈光

按：性命双修问答，系句容县严慈光先生寄来。严先生系理教中先觉之士，研究性命功夫，业已多年，又得明师指授，故所撰著，均为自己之心得及经验，颇多发明之处，以补前人之所未及。今已商得严先生同意，愿将此书在本报逐期披露，俾与世之好道君子，共同研究。然问答之后，间或参以编者之按语，并非敢自作聪明，亦不敢谓愚者之一得，盖不过就正之意云尔。尚祈严先生原谅是幸，叵有不当之处，仍希指正为荷。

一问：何谓性？

答：天命也，人之智慧也。

二问：何谓命？

答：人之生死也，呼吸也，真元一气也。

编者按：性是灵机，命是生机；性是真空，命是妙有；性在人身为神，藏于心部，命在人身为气，藏于两肾中间，即医书所谓命门；性则无所不包，命则有所寄托。然性无命则性藏于虚空，不能显其妙用；命无性则命成为死气，冥顽而不灵活。故性命二者，相须为用而不可分离。倘使日渐分离，则人便去死不远；倘能常使混融，则人即去仙不远。盖性命合一，即是以神入气，以气合神。即所谓由后天之神气，返还先天之性命，两仪还为一气，阴阳复归太极。倘能再由太极而还无极，则大而化之，与道合真矣。

又按："与道合真"亦有两种解释。一种是狭义的，是暂时的，是初步功夫；一种是广义的，是永久的，是极致功夫。

何谓狭义暂时初步功夫？即是起初做心息相依，神气混融的功夫，达到虚极静笃，人我皆空，无天无地，不识不知之境界，亦即《庄子·大宗师》篇所云"堕支体，黜聪明，离形去智，同于大通"与所谓"三日能外（按此节之外字可均作忘字解）天下，七日能外物，九日能外生，外生而后能朝彻，朝彻而后能见独（按独就是浩然的纯阳正气，亦可以说是先天一炁），见独而后能无古今，无古今而后能入于不死不生"。盖寂然大定之时也。如此岂非与道合真乎？然此种境界，并非一定要经过极长时间。若能专心致志，择静地闭关，对于外事则丝毫不问不管，如此则身心清静。倘做得得法，则一二月中亦可以证到。不过入定之时间，不能十分悠久。然能证到此步功夫者，不论时间长短，而对于自己生死，即能有所把握，坐脱立亡，已可由心运用。而其所不足者，即因虽能与道合真，而未能形神俱妙耳。所以说是狭义的，是暂时的，是初步功夫。

然则何谓广义的永久的极致功夫？此则在能出阳神之后矣。盖功夫能够做到出阳神，则其神通之力，当然不可思议，而其肉体则依然存在。于是再做形神俱妙功夫，阳神可出而不使遽出，留在幻躯之内，绵绵密密，保守元灵，静则凝如山岳，动则轰若风雷，一收一放，一呼一吸，全任天地造化自然之气，将所有之幻躯，日渐消融浑化于不知不觉之中。久而久之，形骸骨肉，自然尽变微尘。此所谓炼神还虚，炼虚合道，亦所谓形神俱妙，与道合真。为学仙者最后之归宿，不生不死，亿劫长春矣。斯所谓广义永久极致之功夫也。到此地步，性命浑全，万事已毕，乃可告无憾于天地矣。

三问：何谓性功？

答：文火之功，又名降龙，是坐而不做之功也。

编者按：性功分炼性与养性两种。炼性之功，动时居多，即是一切日用寻常之中，淘汰去自己向来所有暴躁的火性。对于私人的享受方面，不去同人家计较，所谓逆来顺受，以造成天地间中和之气。至于遇到物质和情欲方面的引诱，我则视有如无，知色不色。然此种习惯，先则或者有些忍耐不住，未免勉强矜持，到后来自会得成功像本然的天性。此皆是属于炼性之功。然有时在静坐中亦称为炼性，如王重阳真人云“炼性当如活死人”之类，其实即养性也。

盖养性之功，则静时居多。严先生所谓“文火之功，又名降龙”，吾师《灵源大道歌白话批注》云“如何是文火？曰全体放松，含光内守，绵绵似有，默默如无”。盖养性当优游闲暇，从容不迫，和缓舒适，绝不可有丝毫勉强之执持。《参同契》云：内以养己，安静虚无。《悟真篇》云：漫守药炉看火候，但安神息任天然。如此方能养得性体圆明，灵机天趣，活泼泼地，有海阔天空鸢飞鱼跃之象。此之谓养性。

性功者，当合炼性养性二者而为之。

四问：何谓命功？

答：武火之功，又名伏虎，是做而不坐之功也。

编者按：命功属阴中之阳，即在恍惚杳冥中采先天一炁。盖功夫能做到恍惚杳冥之时，不论南宗北宗，天元人元，其先天一炁，必定发生，百不失一。学道者，若能乘其机而采取，则资生之道从此事穷矣。

《黄帝阴符经》云：食其时，百骸理；盗其机，万化安。屈原《远游篇》云：一气孔神兮，于中夜存虚以待之兮，毋为之先（按：一气即先天一炁；孔字作甚字解；中夜谓亥子之交。其意谓先天一炁，甚为神妙，若能于亥子之交，存虚守候，若未至，不可性急，先有采取之思想；炁若来时，则混混沌沌，可以乘机采取矣。宋程明道先生亦有注云：若非窃天地造化之机，安能长生。其所谓天地造化之机者，亦即指先天一炁也）。所谓时也机也气也，皆指此一时也。又道书常谓炼精化炁者，亦当在此时。盖惟先天之炁，方能熔化后天之精使不顺流而下，俾得逆转河车也。

五问：性功如何坐法？

答：非经明师点传，慧眼不能开放，徒然枯坐实无益于身心。性功之坐法，各有不同，如坐禅、坐香、运气调息，均属性功之入门也。

六问：命功如何做法？

答：更非明师口传不可，应由授者指而学者得。既有口诀，更须下手实践。

七问：性功能否得之于书？

答：有智慧者，研究学理则可，恐难得其真谛也。

八问：命功可否自悟？

答：不行。非有明师指点，关窍不明；虽有师指，仍须自悟。学识纵深，无师而不可得，自作聪明者亦属盲修瞎炼也。

九问：性功几日一坐？

答：每日一坐，时间不论多寡，愈多愈佳。如有闲时，亦可一日两坐，再多亦恐有损，而又妨碍生活上工作时间也。

十问：命功几日一坐？

答：命功是做不是坐，视年龄之大小，十六岁以内者三日一次，二十四岁以内五日一次，四十岁以内可七日一次，五十六岁以内得十日一次，六十四岁以内半月一次，六十四岁以外者得一月一次。每做最多只须几十分钟或几分钟而已。

十一问：性功容易，还是命功容易？

答：坐功不能先问难易。性功得之易而纯不易，命功得之难而成不难。

十二问：性命双修有何分别？

答：性功是专讲保神与调气，命功是讲聚精炼气、聚气炼神、聚神炼丹。

十三问：何谓三宝？

答：精、气、神。

十四问：何谓三关？

答：尾闾关、夹脊关、玉枕关。

十五问：何谓九窍？

答：在三关之内，每关有三窍，如火车轨道之站口也。

十六问：何谓先天与后天？

答：先天乃真元一炁，属于无形；后天乃补养人之体质者，有形之物皆名后天。

十七问：何为玄关一窍？

答：系性命之部位，玄关所在，必须明师指传也。

十八问：性命功夫，是否金钱所能买得？

答：费钱未必得真传，能得真传者，不用一钱买也。大道无贫富贵贱阶级，均视其有无慧者而判别之。

十九问：性命之功，是否为各道冠？

答：道有三千六百门，门门各有一苗根；惟有些子玄关窍，不在三千六百门。道虽分门，及其成功一也。

二十问：何谓采药炼丹？

答：乃命功之下手功夫也。

二十一问：𣝗是什么？

答：𣝗是药字读音，𣝗者即是本身的甘露和炼气的原质。

二十二问：何以要采？

答：在灵山，不采不得。诗云：“松下问童子，言师采药去，只在此山中，云深不知处。”即此意也。

二十三问：采到后，是怎样炼法？

答：此非师传不可。大概的解说，不外乎风火两道，以风搧火而烹炼之。

二十四问：丹的原质是什么？

答：吕祖说：世人宜假不宜真，愿度众生莫度人；吾把天机重泄谕，灵丹只是气和精。

二十五问：儒书曰：中者天下之正道。是何说法？

答：以前仓颉先师造字，首先相形。中者是太极而分两仪，口字是代表玄关，一竖代表慧剑，故修命功者不偏不倚也。

二十六问：只修性不修命，有无不合之处？

答：修性不修命，等于修心不修形，又如筑基而不造屋。吕祖《敲爻歌》中曾云：“只修性不修命，此是修行一大病；只修祖性不修丹，万劫阴灵难入圣。”

二十七问：只修命不修性，有无关系？

答：命虽修而性不率，亦难成道。命是体内的发展，性是建筑上基础，两者非兼而不能成。但为环境所不许者，得酌量情形减少之，可不依第九问所答之限次为标准。命功却不能弃之。

二十八问：做命功与坐性功，能否学习拳术？

答：性功则可，命功之后则不能。在功后劳累，恐失去温养之效也。

二十九问：双修功夫，是否要素口？

答：以卫生及慈悲忠恕之道论之，应当素口。

三十问：双修功夫，为斩去邪念起见，能否诵读经文？

答：不行功时则可，行功时绝对不能。紧记“开口神气散，舌动是非多”之语。

三十一问：双修功夫，与夫妇之事有无障碍？

答：夫妇之事，乃属人伦。大道不绝人伦，但命功之炼纯者，对于此事，不戒而自戒。若行命功时，当以单人独卧为宜也。

三十二问：双修之功，属于何教？

答：非僧非儒亦非道，只知守住玄关窍；说之太丑行之妙，道成列入神仙教。

三十三问：直指单传，是怎样解说？

答：这是佛教中的释语。记得达摩祖度神光时，有四句偈语：“万法归一一归何，神光不明赶达摩；熊耳山前跪九载，单求一指躲阎罗。”

三十四问：双修之功，要否烧香拜佛？

答：拜佛是心灵的自慰，行功是锻炼体格，绝无连带关系。其他迷信之举动更谈不上，亦不需要。

三十五问：做功与工作，有无妨碍？

答：坐性功，在早晨天将明时，借受阴阳开辟之气，调补先天真元一炁，时间或多或少；做命功，是隔几日一次，每次时间甚短，初做者稍长，做纯以后，几分钟即可安然就眠矣。

三十六问：行功有何手术？

答：坐性功时，得退火；做命功时，须退符。

三十七问：退火能否从简说明？

答：如叩齿、透鼻、擦掌、摩脸、去肾火、转山、扳筋、揉膝等等。

三十八问：退符如何退法？

答：此须口传心受乃可得之，非笔墨所能写明也。

三十九问：性命功，与同善社及其他各道，有无不便？

答：大道只行一条，何必强分派别，转嫌执着。

四十问：释道能否求得此道？

答：均可。儒道两教自易，释教较难。

四十一问：行此功夫，深山好，闹市好？

答：视生活环境如何，在初学当然静处较闹市好些。

四十二问：行此功夫，有何戒律？

答：禁烟、忌酒、绝嫖、止赌、寡言、少食、灭眠，因此七项，均与行功有亏损之弊。

四十三问：行功时，是否须要择地而坐与做？

答：行功处，首重静洁，空气流通，衣服与设备均须注重卫生。

四十四问：研究双修，宜读何处书籍，较有进步？

答：未得口诀之先，任何道书不易懂得，得过真传之后凡是有关道学之书籍，如《参同契》《金仙证论》《悟性穷原》《指玄篇》及《道书十二种》等，均可阅之自明。

四十五问：不识字者，能否求得此道？

答：文字一道，只能研究学理。识字者固然较易，但因智识太深，神经较敏，最易误入歧途；不识字者全凭口传心记，亦能死下功夫而得成功之效。

四十六问：做此功夫与社会上有何益处？

答：社会为人所造成，人体之坚固与脑筋之新颖，乃精气神所结晶。做此功夫，始则意诚、心正、身修，继则家齐、国治，才谈到平天下。实乃民族主义治本之要素。

四十七问：欲求此道，应从何处着手？

答：先正己之心，而后求诸师，或可访之友。有志者事竟成，正心即是着手处。

四十八问："顺生人，逆成仙"是何说法？

答：人是父精母血所造，仙是采药炼丹而成，两者名虽异而实则同，只顺逆之分耳。

四十九问：炉是何物？

答：造化炉是聚精会神所使，分金炉是聚气引精所用。

五十问：做双修功，到何程度，即知进步有效？

答：始则可却病延年，继则先知先觉，等到精熟成丹时，自有飞升之望。

五十一问：却病延年，尚可得知，先知先觉，何能得见？

答：得功后，自有明师指点，功深丹熟，不愁不知也。

五十二问：做双修者，有无层级乎？

答：性是初步，命是了步，性药人人可得，命功百难传一，如有特殊基础者，层级不得而限之。

五十三问：双修功，是否要斩断七情六欲？

答：七情有破坏之危险，六欲有起魔之可虑，虽一时不能完全戒绝者，宜乎明了为是。

五十四问：六贼是什么？

答：眼、耳、鼻、舌、身、意，亦即六欲也。

五十五问：折坎填离，是何解说？

答：离是先天火，坎是后天水，所谓水火既济是也。折与填是八卦中以满塞虚之代名词也。

五十六问：铅汞是何物？

答：与前一问答相同，例如龙虎、阴阳、婴儿、姹女、牝牡等等之别称，均属后人以文字来形容，希望修道之士切勿拘牵文义。

五十七问：做双修功，究竟崇拜何佛、何仙、何祖？

答：一、本身学道的祖师；二、自己心田，不待外求，“佛在灵山莫远求，灵山只在自心头；人人有座灵山塔，且在灵山塔下修”即此意也。

五十八问：苦力工人，能否做此功夫？

答：性功尚可而命功不能，尤恐伤丹损气。为便利起见，命功做后必须修养一日，否则容易伤丹也。

五十九问：双修之功，有无公开可能？

答：除必要部份，非经亲传不能领略外，均可公开谈论。本书所答各点均已尽情泄露矣，但不近乎此道之辈，空谈无益，乃多费唇舌耳。

六十问：女子双修与男子双修有无不同之点？

答：女子初下手时，因生理关系稍有不同，及至赤龙斩决以后，与男子一般无二也。

六十一问：要求双修功夫，何人何处可以得到？

答：这是介绍的问题，姑不妄答。谁能为人师，全不敢说，只要有志，不怕不成。能不耻下问，能虚心就教，放开眼界去访，何愁不得明师？等到智慧开放，满眼遍地俱有抱一守中之道长，只奈求道者不识贤愚，故而失之交臂也。

六十二问：既如上述，怎样可以按步进行？

答：先从参道着手，然后谈到访道，访遇而后求道，求得而后悟道，悟明而后修道，修纯而后了道，了却才算成道，成道而再渡道。

六十三问：孔子说：朝闻道，夕死可矣。不知闻的何道？

答：在我说，就是此道，如不信，当作我妄言之，你妄听之。

六十四问：玄关一窍究有几处，而在人身何部，能否说明？

答：据余闻见，真窍只有一处，分其上下两窍者亦无不可，所在的部位，就是性命两方，性命又在何处，只有请问你自己的师尊，恕余未便作答也。

六十五问：修仙与修佛，是否与双修功同，抑系另有法门？

答：路有千条可走，其目的地只有一处，所谓“天无二日，法不二门”。昔日广成子答黄帝所问：“天无二道，圣人无二心，总不出积精累气固守元阳，穷理尽性，以至于命。”吾人在修道行功过程中，最好不必板守名辞，能先免去轮回者，认为佛即佛，认为圣即圣，认为仙即仙。《中庸》曰：“故君子居易以俟命，小人行险以侥幸。”亦此意也。

六十六问：性命之功，能否永久固精保气？

答：根据个人的体验，不愿欺人之谈，最低限度绝对可以延年益寿。因为性命双修，即是知止至善之实现，知止是知道止精的下手，至善是最完善的实学功夫。《中庸》云：“至诚之道，可以前知。国家将兴，必有祯祥；国家将亡，必有妖孽。见乎蓍龟，动乎四体，祸福将至，善必先知之，不善必先知之，故至诚如神。”这一章语句，对双修之道，极简而至明。至诚者是性命起首之一着，将真意入在坤腹之中名曰丹田。譬如为国，在此用灵神久栖，二六时中常行觉照，用呼吸吹发其内，绵绵旋枢之意，不可须臾离也。前知是预先知道之说，如鼓动捣炼之功夫是也。国家将兴者是静极丹田气动之象，真修之士，起呼吸留恋，用武火采摄归源，得造化之长生，岂非祯祥之兆？国家将亡者，如修之时，丹田阴气作怪，勾引心神无主，梦与妇女交媾而不能先行知止，或无大丈夫刚强毅志，阳精一旦泄漏，何以称道此情此景，岂非妖孽遭遇乎？若得真修实诀之指示，以灵龟为体验，行守取之功能，不使阳精外溢。人之外物一举，四体定告酥麻，此即祸福将至之时，若能知止者则善为福，不能知止者则不善为祸。夫性命之由来，实生死之门户，故至诚之道，如神机之灵也。

六十七问：在平日睡寐时，外物忽感举阳，有何方法止灭之？

答：邪念不生不致如此，果尔无私邪杂念亦有如斯之景象者，在命功上为一阳来复之时，即可行采取之功。如非功期，则以吸舐撮闭法，最多不到三分钟即可止灭矣。

六十八问：如性命功夫不断而行，何以又有梦遗之患，不知究属何弊？

答：诚恐邪念未断，或者功不到地，用退符之法而治之，自可即愈。

六十九问：命功将毕，慧剑既收，何以又有遗漏之情形，不知何故？

答：大药来时，掌关二将，自把反门堵塞，正门开放，俾便白银过关。在冲关之际，来如猛虎，虽冲关甚速，必视旗杆到降，方能闭正门而开反门，此乃必然之信号，否则即有银水流溢，致生遗漏之患（按：此非寓言，乃不应答而答之语）。

七十问：命功之后实行温养，或又梦中遗去，不知何故？是项状态有无危险，是否大功全费？

答：此一问题，与六十八条相同。记得王重阳祖师《白虎卷》云：“三关未开难变化，梦中必定走真铅；天一生水丹本散，三宝不足怎结丹。”此即指功后遗精而言。就个人所悟，此乃大药未匀而先期采炼之故。在行功时，大药尚未过关，或者虽过而未尽，口中津水已提早咽下，使炉火正旺而又不能彻底烹炼，乃有功后走漏之虑。如有此弊，一二次者尚无偌大危险，恐易患头眩之症。遗去一次大功未必全费，至少三次之功徒劳枉然也。学者不必灰心，失败者系成功之母，遗去者慢慢再炼，自有最后圆满之望。

七十一问：性命双修，能否治愈各种疾病？

答：要看哪一类病。欲想治病而求此功者，既与修道之宗旨不符，恐又难得真传。此功虽可治疗，但又极易染病，不得其诀而染病者，速医之；得诀而后染病者，须有另法自治之。故修道之士必先明了“财侣法地”四大要素。有病而能自治者，亦系法之一部份也。

七十二问：做过性命功，时有咳嗽，患目疾、耳聋、吐血、头晕、疲倦等症，有何方法可治之？

答：咳嗽是性功时真息未调；目疾是命功时兑未垂帘；耳聋是性功时漏行透耳之法；吐血是病，非行功所染，宜速医治之，命功切不可行；便血之症命功可治；头晕是命功时身体过上或者过下；疲倦是命功功后未经温养。种种弊病，望学者时时体验，悉心参悟而矫正之。

七十三问：内功与外功，是否也为双修？

答：内功是锻炼身体，使其永久不坏；外功是办理慈善，实施普济贫困，此为行善。虽曰双修，实非性命双修。

七十四问：性命功夫，社会上哪一类的人，最易入门？

答：性情孤僻忘情淡景者较易，名利心重情欲不弃者似难。修道不论身份，如八仙之中男女老少贫富贵贱都有，视其有无智慧善根者而定之。

七十五问：何谓子进阳火，午退阴符？

答：子进阳火是活子时发动之现象，系命功之起始；午退阴符是晨夕间收清除浊之动作，乃阴魔作乱之预防。

七十六问：闭目端坐静观心窍，外阳举动用意引还，前升后降转精补脑，是否谓之还丹？抑或不是真道？

答：此乃未得真传之盲修枯坐。性命功入手，用五行归根之法，心目潜于海底，以真意为火形，如住养锅底，水得火而温暖，首知玄牝之门户行使橐龠之风箱，入风炉中火而焰灼，始有萌芽发动之机，久久捣炼功纯志坚，自有真种产焉。采取归炉入鼎烹熏，冬动锻炼，方成化精之秘。还丹者是周天采取之变名也，谨防指鹿为马，实乃大错。

七十七问：打坐之人时有走漏，但亦有不泄者，不知何故？

答：打坐而漏者乃水火隔断，不能心肾相交，虽强杀枯坐，恐亦徒劳精神，不知风火玄关之妙。不漏者或因年老精枯阳痿精绝，或掩瞒不说逞己之能。若无真诀指示，自作聪敏，又不肯低心求教，总属盲讹之辈也。

七十八问：闻住高庵大寺或穹谷深岩，肩担远游，或朝山拜顶，能行双修之功而得成真道否？

答：视看人之智慧如何。吾人修道有三件要事：一曰财侣法地，二曰德广善宏，三曰格物贯通。缺其一而难全。道在自身修炼，何须体外觅求？人之一生五行俱备，阴阳配合与天地同，全凭精气血液元神统领，若以奔走劳碌，或追名逐利，以伪作真，实与吾道远矣。愿同志惺而证之。

七十九问：四字诀解释如何？

答：吸鼻中气，以接先天祖气；舐舌上颚，以迫甘露下降；紧撮谷道，系“内中撮明月，辉辉顶上飞”之意；闭兑垂帘是逆照内庭而引神水下注。下不堵则火不聚而金水不升，上不闭则药不凝而丹亦不结，此乃聚火之法，采取烹炼之要务也。

八十问：迩今道门太多，皆有性命双修之说，不知谁真谁伪，致使学者无从揣摩，有何方法能差别之，以免歧途之误？

答：此一问题，答之尤恐开罪于人。记得二十年前听一同善社四层功之长者所云：“性命双修，采药炼丹，皆非年少者所可言之，欲得此功，谈何容易？”于此可见，有无性命之人，视其下笔作文开口言谈，概可知其真伪也。

八十一问：儒、释、道三教功夫，大都说是一理，何以喻名不一而又各守门墙？

答：儒曰浩然正气，浩者大也，犹如水之涌流出于自然，正化不偏不倚中宫之位；释曰舍利子，西方印度之梵语，舍乃元神所栖，利子是坎宫之子位；道曰金丹，金乃西方之正色，生水之根源，水在人身名曰坎宫又曰丹田，故行此功先修此处，炼精化气变为小药，先天逆行水能生金，捣炼日久可以入圣矣。要知三教之修，虽说一体，迩今世道日衰，人心不古，不得不辩清认白。果尔为尽性了命而入修身之道，似乎不须分门立户，既无偏弊生惑之嫌，又免论短争长之烦。设遇“口中念着佛，手中捧着肉，身穿大领衣，足踏均是俗，偏游繁华地，心地有清浊，问他为谁事，自己不明白”这类不伦不类形仙癫佛之辈者，何尝不是真道之师乎？

八十二问：修道之初，何以注重筑基与调息？

答：修身之先决条件即是筑基，筑基二字又有先后二天之别，儒云：“物有本末，事有终始，知所先后，则近道矣。”后天筑基，等于建屋而先下基础之比喻。例如或人在未学道而欲学之前必先扫除杂念，放弃尘事，洗心涤虑，心清欲淡，而后再行调息之功。先天筑基，系修身入门之途径，分气源之清浊，别阴阳之造化。

调息一门又有先后之分。先天息是真息，乃虚无寂照之息，是无知觉形象而取其自然，专为聚精调气、聚气溶神、集神成丹之用，古仙云：“调息须要调真息，调得真息立命基；水银自此葫芦满，和合真铅入圣机。”后天息，是口鼻之息，既有景象而能生长缩短，消化食物，运用肢体，随脑筋变幻一切。凡后天息一呼吸之间有四个先天息相击往来，故后天息与先天息有连带关系。道家云：“采取后天补先天。”儒家云：“心正而后身修。”心正即是筑基，身修即是调息，心不正其气必浊，息不调则猿马无法可拴。

八十三问：何谓静守动取之功？

答：在先天言，静是性功止念之秘，动是命功采取之作；在后天言，静是存寂默思之虑，动是有所为之表现。在修道言，吾人一静一动之际，皆不离有益于身心之道。故儒书云：“道也者，不可须臾离也，可离非道也。”须臾之解，人之一呼一吸中有一百二十须臾，如果可以离开须臾者，即不称道矣，可见修道之慎乎。

八十四问：何谓周天之说？

答：周天有四个，分其年、月、日、时。此外尚有七日周天。又有调小药为小周天，调大药为大周天之说。每月十五日（即月周天）月形圆如车轮，光色分外彩明，双修之功，若依此时采取，得天地之精华正合阴中取阳之象，岂不佳哉？道书云："小周功毕现三光，涌上目前景莫荒。"又云："自子至午翻卦象，十二时中一周天。"七日之周天，正当坎离交媾积精满足之期，火候一足三光自现。设若药苗不足，所谓老嫩不匀，不可下手，否则有伤丹之险。故余冒昧候定行功之期（请阅第十条问答），乃略有规程节止之意。倘有不明火候之处，望学者得自省之。

八十五问：何谓五仙？

答：天仙、神仙、地仙、人仙、鬼仙。

世人只知有仙，不知修仙，更不知仙有五等。

但虽五等，种类则二，阳神与阴神之别也。鬼仙者阳尽纯阴之灵魂，其他四仙者均属阳神之仙，皆得精气满足而成。原本一体，只因修行有浅深之不同，证果有大小之异。

夫修行者大都由人仙而进至天仙，学仙佛之正道，谈仙佛之正理，持仙佛之正戒，行修仙之正路，采肾中之正精，配心中之正性，依次进修而达彻之极处者是也。

八十六问：坐卧之功，是何解说？

答：有两种说法：一是未得真诀硬行枯坐死守之法；二是有走漏阳精之患，坐则必保卧则必漏，有时坐尚不保，此实未得开关之窍，难入其门。

八十七问：过午不食与修道行功有无利害？

答：不食是想辟谷。过午不食是辟谷初步。按气候之推测午前为阳，午后为阴，人本半阴半阳之体，在行功日期内下午饮食过量，恐为消化力不强，易染病魔之患。依愚之见，第视年龄体格壮健与否，年过半百身体称强者则可，仍须逐渐减少，及至功成纯熟时，不减而自减。初学者大可不必，勉强不食，谨防胃家生病也。

八十八问：西方极乐世界，此六字如何解释？

答：在佛教言，指人死之后求生之意，在性命功言却不然。西方是属金，为兑卦，兑卦是阴，金能生水又能克木；木是东方为震卦，震卦是阳。吾道有"金公木母"之名辞者，金公二字是西方真铅，木母二字是东方之真汞，所谓

“折铅补汞”者是也。此乃五行生克之喻。

极乐二字有两种解释：如凡夫男女交媾之事，系顺生人之道，此为后天极乐；修道之士，接照活子时发动，周天火候行采取烹炼之功，系逆成仙之法，此为先天极乐。世界者在后天是国家所在地，在先天是人身一部位，国界有东南西北中，人身亦如斯耳。西方在世界为印度，在人身即是玄关一窍；印度是生佛之地，玄关亦即产人之所；印度有好杀之风，玄关有造成生之能。此乃穷理尽性以至于命之玄妙大道，隐藏其间，深望好道之士勿所憾也。

八十九问：何谓三昧真火？

答：心为君火，肾为臣火，身为民火。夫修道之士不明此三火者，难防邪火上冲致染觉魔扰乱也。

九十问：何谓任督二脉？

答：任脉在腹部，上行承浆；督脉在背部，由骨至顶，分岔枝而入两目，是谓阳脉之海。人身任督如天地之子午南北，阴阳不相混乱也。看鹿之睡时，鼻入肛门，运尾闾而通督脉，龟缩头于腹，鹤插首于翅，皆通任脉。此三物皆有千年之寿，况吾人能行斩关夺隘之性命双修者，任督均能互通，何愁不达仙境矣。

九十一问：命功下手后，等到何时，大药过关，方可不采而能自然冲上？

答：此一问题，不便妄答，因为作者本身，尚在渐修程中，未能得到实地体验。过去曾听余师口嘱：“不到大丹成熟期，炉底不易封固之。”以此推想，恐难短时期内所能做到。如果经过十载二十载之锻炼，当中一次未漏者，或可不斩而过，不采而过者诚恐未必。既无根据可考，又无事实证明，此亦不过推测之理论也。

九十二问：火候一节，望简单说明之？

答：火是由木而生，照八卦论之，木为震卦在东，所谓紫气东来者此也。青龙主气属温，加之东南异风鼓动（在人身中为呼吸），势必引出南离之火。离虽为火但属阴，此乃以五行八卦推及人身之比喻。

候者，时节也。性命之火候，即人身中之气节。薛道光真人云：“圣人传药不传火，从来火候少人知；莫将大道为儿戏，须共神仙仔细推。”火候有文有武，有缓有急，不可一概而论之。故道书云：“静中阳动金离矿，地下雷轰火逼金。”

又云："阳文阴武无令失，进退抽添有驭持。"又云："慢守药炉看火候，但安神息任天然。"朱晦翁云："神仙不作《参同契》，火候功夫那得知。"此均说火候之节次。

各人火候，大都不同。例如前圣颜子之不违，曾子之吾日三省，子夏之日知其所忘、月无忘其所能，子思之戒慎乎其所不睹、恐惧乎其所不闻，孟子之必有事焉而勿正心勿忘勿助长者，孔子之武火为乐以忘忧，文火是不知老之将至云尔者至诚无息。此皆火候不同之分别也。

九十三问：何谓沐浴？

答：沐浴二字，俗谓洗澡。在性命功夫言，应分其二：一曰内沐浴，二曰外沐浴。

坐性功时，徐徐调动口鼻之呼吸，洗心涤虑，专气致柔，以取甘露下降，运过鹊桥至重楼而下，弥补先天真息，而衔接于命，大药过关，外物已倒，而行温养之候，吸舐撮闭均不需，旁身守静安神就眠，此乃内沐浴之序。

如退符之法，收清除浊，活动肢体骨节，透换各窍之气，以防各种流弊丛生，此乃外沐浴功夫，做命功后却不可少。道书云："子午沐浴。"子时是一阳发动，午时是阴魔作乱，故在这两个关节之候，均须谨记沐浴之功也。

九十四问：性命之功，为何要懂得易理？

答：圣人作《易》，是以性命之理而生卦爻彖象，立天之道阴与阳，立地之道刚与柔，立人之道仁与义，故六图而成卦者乃包罗一切。《悟真篇》云："内药还同外药，内通外亦须通。"吾人研究性命，欲求性命兼全者，不得不以易理阐明之。故《黄帝阴符经》云："立天之道以定人也""君子得之固躬，小人得之轻命"。老子云："玄牝之门，是谓天地根。"玄牝是万物之母，换言之，性命之道，是为万道之冠，易理之经，是谓性命之根。明易理方知阴阳刚柔仁义，知顺逆了解先天后天之演变。人本一小天地，面有七窍。另有九宫，内含五行八脉，生死之育化，悉由丹田发之。故解统领元海十二经络之气，先天之源枢，与天地同一父母。人为万物之灵，果能以易理参研性命而实行做起，何愁不达超凡入真之境界矣。

九十五问：性命之原始何在？

答：吾人学道者，须知静观万物之所产，皆有本质之别。

大道之始，与天地立。性命之初本为无极，无极者乃虚无静笃真一之炁，炁之初动为太极，再动则变为两仪，两仪化生四象，四象彰生五行，五行备而万物萌焉。在未动化之先，太极之形，如卵之混沌之象，故曰鸿蒙。

及至静极而后旋发，天地开辟，乾坤奠定，轻清为天而上升，重浊为地而下降，天垂象而有日月星辰，地奠形而有山川水石，此乃两仪分四象之关键。

一生水清无渣滓，二生火熏浊将凝，三生木半柔半刚，四生金至刚坚实，五生土重大质厚。此乃五行俱备，水火相交，万物自然化生。

人得天地之正炁，配乎阴阳交合，即分男女之育质。乾粹为男，坤粹为女，钟得五行之秀气而化成人。人既配合天地，而不能与天地常存者何也？要知天地与人之玄灵各别。天地之玄灵，原本清静，静极而动，加以四时之配合，又如寒热温和之气候，本情旋动旋运，永无泄漏之期，并无欠缺盈满之弊，故能常存。人之玄灵则不然也，本浊一动，时刻妄想，即男女交媾之专，既无厌休之调运，交合时自然泄漏。有时弥而自耗，日久亏缺，自然不能与天地同寿齐久。

根据各教道书所载“天地初劫之时，上天慈悯人类起见，降圣人于下界，垂指名曰万法天师（或名玄玄上人，亦有称谓无极老祖者）。次降五老：一曰水精子，二曰赤精子，三曰木母，四曰金公，五曰黄老，此五老有体天法地之术。复降盘古定立三才，造化五行生克，以先天而返后天。次又降天皇、地皇、人皇，考甲子，论周天，办理山河等物，指示修养断欲绝情而固其本，欲情自断永无渗漏之患，此乃人与天争而能与天地同其寿矣。在前有圣而无凡，后者以凡而返圣。自燧人氏钻木取火，有巢氏造巢藏身，伏羲氏图卦定位，女娲氏采石补天，神农氏尝药疗民，有熊氏养种五谷、制衣分冠，人伦世物。又继裔少昊、颛顼、唐尧、虞舜、夏禹、成汤、文武周公，大兴圣道。彼时诚所谓国慈民贤之教，普行于天下，以前并无三教之分，亦无国界之别。及至商汤甲时，玄妙玉女受孕，怀至于武丁二十四年庚辰岁二月十五日老子圣降，周昭王二十四年甲寅释迦文佛圣降，周朝时代人道兴盛，圣人议欲三教阐扬，由此各立其门。性命之至道原本只一，但贤愚之知见不同，以后相传有别”云云。

此后贤者当以三教归一指，是凡教外别传者乃愚人不敢轻泄天机，以譬语或公案而保定其说。例如《西游》一书，本丘长春真人手笔图系大道之根源。

西者兑金也，游其静中取动。书内各节无一不合先天性命之至理。至今一般普通者，大都以小说眼光而看之，岂不辜负作者一片苦心，今人视道学为儿戏，又不肯虚心请教，往往学而不进，进而不坚，坚而不恒，种种不能彻底者，亦系未遇明师指点遂致不得其门而入也。

九十六问：性命功夫，应具何种福慧？其中经过之层级，恐非五十二条所答如是之简单，再望详细补述之。

答："正道无二法，有二即旁门。"此乃古圣之语，希学者深谨记之。

大凡一个道门，不便说他是非道，故老子开首就云："道可道，非常道。"要知非常之道者何也？作者敢武断而肯定之，只有玄关一窍。玄关一窍即是性命双修。包罗天地，运行日月，长养万物，无一不由斯窍也。周流无休，轮转四时，无所不在，无物不有。人能修之，可夺天地间造化之机钮，摄转精气，永不外溢。小则延年益寿，大可超凡入真。故修性命者为天下第一件大事，又为天下第一件难事。

因为性命功夫，是步步脚踏实地，处处寻觅根源，不迷信，不玄虚，不欺人，不空言。如果有一丝迷信、玄虚、欺人、空言等不尽不实之可指，彼亦非性命之道而乃旁门错传也。性命之道与天地争胜负，与神鬼作对头，故修道者又各修其真也。

福慧二字，谈颇不易。性情修之于和，言语修之于信，心地修之至善，意念修之坚定，气质修之无偏，体格修之必健，凡一切贪、嗔、痴、爱、是非、人我、明欺暗昧之心肠皆归无知无识，而入本来天真之性境，而后始有望焉。

至于层级的次序，虽不便妄自称尊而胡乱答对，但以上所答，大半是个人体验所得，少数是记之师嘱，绝不敢抄集他种书本而冒充个人所撰。不过层级一项，说多亦可，说少亦可，不语更可。

要说几层几层，还不是等于官家之阶级。官以智识浅深而给授其职，道以本验应感假定其名。《道德经》云："有名天地之始，无名万物之母。"始者无极也，母者无极动而生太极，太极动而生两仪也。性命之层级，亦皆由此而始，由此而母。根据各种道书所载，姑作一总合之答案为次。

先要明白太极、阴阳、坎离、五行、生克、玄旨六项之理解，再求明师指点玄关、中黄、四窍、通穴、虚危、任督、河车、七孔之所在，再从戊己、三宝、重神、火候四项参悟，继行静功、调息、筑基、炼己四项功夫而不断，谨防蛰魔、静坐、癸地、三火、觉魔五项之消耗，方知种药、采大药、得药、结胎四项之验证，履行温养、刑德、沐浴、移胎四项之节候，才能恍悟脱胎证位之仙果。共有三十六个阶段，名虽如此之多，实则性命二字，包括一切一切。

问答九十六条，以应原人之数，正合乾坤之卦，其中有不应说而直说者，乃余之性如此，其咎在余；亦有说而不明者，请详阅《悟真》《参同》等书，方知余言不谬也。教外别传姑不予赘，如栗大志先生以“要惺悟莫粗废”六字而作之道歌二十四首，正与拙作不谋而合。兹特抄录于后，借飨读者，而告完结。

要

一

要筑基，似起屋，地磉不坚难久固；
借假修真兼合法，入养调质知止足。

二

要炼己，莫看轻，看人轻各遭魔弄；
强凝想质为浊泉，常有走失怎成功。

三

要细寻，穷妙处，天地人我慧源初；
各弃学生迷待死，早培至德受心图。

四

要遇俗，休谈道，莫当儿戏逞玄操；
正道愈晦伪道显，余劝道友谨慎学。

惺

一

惺书理，要多读，剥去皮毛搜髓骨；
不可荒速称了意，性命大理非浅俗。

二

惺遇人，细盘桓，莫逞高手自误年；
父母生身不管死，若遇真师必超然。

三

惺三教，道理全，缺一岂可称贯然；
博儒狂道余皆遇，难了身心欲弊牵。

四

惺大道，莫邪为，研穷先天补前亏；
若遇真师精微问，己不令向谁敢谓。

悟

一

悟人身，一小天，与天表里五行攒；
风云雾露流星月，四时寒暑悟心间。

二

悟修身，所为何，譬如诸虫入寒蛰；
知所先后有终始，坎离黄赤越旧柯。

三

悟大道，笃中行，不可觉奇沽外名；
文武盖世无凭证，惟有真道无二径。

四

悟真修，细追求，节目层次有刚柔；
七十二候有进士，大小周天卦爻搜。

莫

一

莫偏弊，自感真，儒释与道一法寻；
若是通儒不通道，固执之病堕偏门。

二

莫逞己，知的多，狂慧荒花难结果；
自古大道是嫡传，脉脉继受修太和。

三

莫藐视，相陋人，一面难知学浅深；
久而诊之察至理，起止品质配贤人。

四

莫朗言，称才高，人道弗齐敢逞豪；
先学作法培道体，慈悲至善配天昊。

粗

一

粗不思，天地人，三才相并无二分；
后天有形人能见，先天带极怎搜寻。

二

粗心惑，不辩真，幻景形象误自身；
不可认贼为恩主，博览勤读防至人。

三

粗快惺，点问心，识神聪明莫当真；
寸土培植开圣慧，在明明德晓修身。

四

粗改细，是吾友，粗心参悟格物求；
大地山河如指掌，必感接引入圣俦。

废

一

废皆因，自满夸，不旨低心求作家；
己奇饱学才儒士，颜闵何曾羡自夸。

二

废学道，人颇多，皆因人亏道不合；
盲讹糊猜混合讲，丹径譬喻当真说。

三

废己说，大道明，自愚心弊能不清；
岂知最上无二法，八十一难分三乘。

四

废之心，千万勾，细揣灵觉炼丹头；
行住坐卧合天道，瞻彼辟翕牵白牛。

谨步李真人诗原韵三章

常遵先

余注《大学》《中庸》《阴符经》《道德经》《金刚经》《心经》六部，颇费心思。但三圣心传真旨，修养坐道之功，与夫精进之步趋，或可大白于天下。俾读者如夜行得烛，不至有误入迷途之患也。说者曰：汝将天机并仙佛秘旨，一概泄露殆尽，恐遭不便。余曰：三圣著经，原是告人照行大道，不过圣人学深，记者文笔太高，普通人不能知也。余为浅注，实欲俾世人尽晓，即是三圣当日之本心也。今世人多误迷途，三圣心早不安，正思后人申明其义，余兹群注，岂三圣不乐余明扬圣教而反怪余饶舌加以不便哉？我知其必无是理也。惟所虑三圣怪余学浅，尚未发挥尽致耳。近因天暑搁笔，一俟秋凉再行接续解注，书成再告。兹于暇中，将李真人虚庵七律二章诗，依原韵谨步，以作预告云。

其一

四卦阴阳颠倒颠，玄机悟透是金仙；
木公气泄元阳后，金母胎成太极前。
日月运行胆北斗，乾坤扭转返先天；
静中生动参同契，此是灵犀一贯传。

天地原理，是由无极而太极。先天乾坤即后天坎离，此四卦之颠倒，即是先后天之玄机，能将此理悟透，便算金仙。金仙者，天仙也。木公得先天阳气，偶然发动，元阳泄漏，与金母太阴之气相交媾，而生天地人物也。修养家即按一阳来复之机，寻斗柄之所指，而得真子午，以扭转后天乾坤，而返先天原位。其机实取于静极中自然发动之理，以降伏龙虎，如《参同契》所云者，此方是一贯心传之真旨耳。

其二

百花七日酿初成，挂杖凌云山脊行；
桥度两番风势险，关通三道月光盈。
夏冬节取阴阳火，进退时翻子午经；
若问阿侬何处住，不居天地在蓬瀛。

大药三日发动，七日方老，始可采取逆提。如葫芦沽酒挂在杖头，云行于名山峻岭之脊。然过上下鹊桥时，须防漏丹。当三关通际，适在十五后月望之时，至运阴阳文武火，必依阳来阴至之时，翻卦按寻子午，以定进退之法。至于寄养之所，乃千古不传之口诀，所谓“玄关”“黄庭”者也。即是在丙下子上之间，虚空缥缈之中，如海上蓬瀛也（以上均详注在六部经解中）。

其三

三现阳光照十方，麻姑大药采仙乡；
黍餐颇有蟠桃味，乳哺常闻玉液香。
烟火随缘调白眼，灵山无暇梦黄粱；
六通不过玄中景，天外还多游戏场。

养静日久，则眉间白光发现，照耀十方。十方者，即金刚经所云“东西南北四维上下”是也。必须候阳光三现，大药方成，始可采取以运用小周天法。初得时如黍珠积聚，以酿金丹；待十月胎成，然后沐浴乳哺，吸收精液。故黍珠之滴，味似蟠桃；精液之浴，香如琼浆玉液也。于是烟火可断。但不断者，尚不能脱形飞升，恐骇人耳目也。斯时睡眠亦无，何来暇时去梦黄粱耶？至于六通，不过前后一经过途径，必有自然之道，绝非奇异事。只要到寄养时，便有一部部感通之应也，即是得阿罗汉道也。若求真极乐仙境，则在蜕形升化，逍遥天外之天，游乐世外之世耳（以上均详注六部经解中）。

谨步李真人虚庵诗原韵二首

常遵先

金童初长娶微迟，姹女于归三八时；
静待贮娇金屋后，珠胎十月产香儿。

宁馨胎养出玄关，九载劬劳莫惮难；
来往昆明池沐浴，静期丹诏别泥丸。

一阳来复，元阳未老，大药未熟，宜俟三日进火，八日方可用武火锻炼。如人之两小无猜，婚娶宜稍迟也。金屋者，喻黄庭也；贮娇者，寄丹也。十月胎养不误，自然产出香孩儿矣。宁馨儿，喻丹也；玄关即气穴也。九年面壁，不可畏难。人谓寄丹泥丸，此是未得真谛之人瞎话。实是沐浴借阳光暖照，使阴阳之气，往来调和，然童光最易透出囟门，必须即时敛入。如小儿私出大门外，必须叫回，不然定为恶人拐去。是以宜勤加防护，善养深宫，岂可寄居大门之旁乎？静待外功并成，自有丹书下召，方可别泥丸而脱化也。

上诗皆坐道精华，得真谛者方能知之。读者幸毋轻易视之也。

谨步曹还阳真人诗原韵二首

常遵先

其一

大药临炉老嫩时，真机自动有神知；

顺时配合周天法，不漏元阳半点儿。

大药虽成，亦须分别老嫩采入鼎炉，此中有密要存焉。余注六经中，解最详细。

盖阳光三现，大药初成，乃有一点真阳自然发动，惟自己神明知道。斯时须顺阴阳气化之时间，以配合龙虎龟蛇之妙用，运动小周天法，进退火候。不能拘定成法，宜依现象出以自然，莫使元阳半点泄漏也。其法首在闭阳关，即是龟缩法也。

余尝闻人说，我将寻一极僻静处闭关耳。初以为别有妙法，及询其所以，遂令人笑倒。夫男子龟缩，女子敛经，乃修道入门第一步最初功夫。如少林武当两派武术练气，亦常有得此法者，即是男将肾根囊，均缩小如龟头缩入壳中，故曰龟缩；女则将子宫收缩如童女，故月经不来，两乳平塌。偶得者以为奇异，究竟为达摩祖师遗法，乃极寻常之事。武术中有内功者，无不能之。何尝避入深山穷谷？不信，尝到澡堂内坐，必能见此等人也。岂学仙者心与志而不及求练武术者之坚稳，而能修道乎？此世之所以无神仙耳，嗟夫。

其二

欲炼天仙先炼心，无中觅有是南针；
个中自有真三宝，莫认泥神当二亲。

仙有五种，余注六经中已分别指出。惟天仙是最上无二者，如儒家之圣、释家之佛也。炼此可与天地同流，故与别不同。

余游各地，晤修养高人，谈及都是人仙之术。惟在粤晤一老衲子，自云得佛真旨。余即以弟子礼请教，而彼所谓三宝者，还是人仙之授也。余初疑其不肯教，后因余偶露一二，彼即惊问。余谓大师通家，岂不知耶？彼乃再三致敬谢恳，余即将真谛答之，彼乃合十向南而谢。后晤狂言者极多，非余吝言，实因其轻渺，虽告之彼未必敬信，亦无益也。此余只以孔子书普通劝人者，有感于此也。

《易》云：至诚感神。至诚方能感神，况求道而不至诚，余又何言哉？今多有一种伤伪骗取之流，或外表诚敬，而内怀欺诈；或一毛不拔，借谈道以骗财；或偶一兴至，不能长守；或以利欲动人，以势诈取。余闻其开口即知其心，而亦常以正道引之。但重要坐参之术，何尝敢轻露一言。不知仙佛全成于一心，此孔子所以曰“正心”，老子曰“虚心”，释氏曰“明心”。因心不偏倚，无所私欲，则性自见也。性见则实相自生，皆从无欲中来也。真三宝即精气神，但人常以见知者为宝，是真捧着泥神作佛拜，见佛又加恶诋毁。达摩之言，真不错耳。

记李朝瑞君功夫得效之原因

陈撄宁

李君朝瑞，皖北人，“民国”初年肄业于安徽省立师范学校。时怀宁胡五先生渊如任彼校国文讲席。因教授国文，遂不能不涉及诸子；因纵论诸子，遂不能不推崇老庄；因研究老庄，遂不能不探讨其玄言奥义；因欲解释老庄书中之玄奥，胡先生于是下问及宁。宁平素所主张，乃狭义的神仙学派，何足以知老庄。惟老庄书中，颇有一部分合于修养之旨，乃约其精义以语胡先生。胡叹为空前之发明。其实宁亦有所受，非能自悟者。胡先生认为不可公开者秘之，可以公开者演讲之。青年学子，性多好奇，群相约试验其法，实行者共十二人。除李君而外，其他十一人，大概都犯同样之病。即一做功夫就遗精，越做功夫越遗精是也。惟李君非但未有遗漏之患，且获不漏之效验，是故将李君与其师胡五先生谈论修习过程及修炼中各种景况之十三封信函，间以愚见，抄登于《扬善半月刊》，以供诸学者研究参考之。

前安徽师范学生李朝瑞致其教授胡渊如君研究内丹信十三函

（撄宁昔日所收藏，今于本刊陆续发表）

第一函

五老师台大人尊前：

瑞自承教诲，学问日新，身同再造，岂愿睽违，自弃自误。

奈父母年已七旬，为人子者，应知爱亲。不欲远离，何敢遽别。今岁不能侍左右，瑞之缘浅，实堪自恨。

迩来无他状，惟丹田时坚若金石，时融若春水，时由胯间流至涌泉，复且升至尾闾，由夹脊入天谷，下喉间，清凉甘美，灌溉心头，快乐无似。坚则形如鸡卵，位于脐下一寸。复有一夜熟睡未醒时，尚恍惚见腹内明彻，脏腑皆空，着意看则复如故，未知是真是幻？

每睡定坐定，即见明月当头，一着意则又不见。时闻香气如麝如兰，非麝非兰，颜色悦泽，皮肤明彻，身体畅适，非简牍所能形容，恨不得至席前备陈一一。

师台近状若何？别有所闻否？望暇示及。

瑞间阅《列子》《淮南子》，类多道语，忆师台云，此术周秦以前家喻户晓，诚非诬也。《庄子诠诂》，谅已成功，谨将预约券带来，望师台将书掷交一年级学生李霞珍寄回不误。《说文》每部之末，有文几重几，何谓也？务请示知。

瑞在家教二侄读书，他无事事。闲来游玩山景，观野鸟，听松涛，颇足自乐。弟井底之蛙，见闻不广耳。乞师台时赐教言为幸。

书不尽意，肃请道安。

学生李朝瑞顿首谨禀

宁按：胡渊如先生，乃吾乡之前辈，为人诚笃不欺，书法学邓完白，文章宗姚惜抱，皆卓然成名。余因其为父执，呼之曰胡老伯，而彼则呼余曰陈老师。闻者咸匿笑，胡正色曰：我等各守本份耳，何笑之有？余父戏谓之曰：汝呼吾子为师，将认吾为师祖耶？胡曰：非也，君子不当重新交而弃旧谊，吾二人旧日交情在先，永宜保守，仍是你兄我弟耳。相与抚掌绝倒。于以见前辈风流之不可及。

《庄子诠诂》，乃胡先生所作之《庄子》集注，商务印书馆有出售。注中偶有采及愚者一得之言。但余昔日与胡先生所谈，实不止此，伊尚未完全宣布，或者虑其惊世骇俗，而故隐秘之乎。

李朝瑞乃皖北人，廿载以前，胡先生曾携之来吾之家一次，盖一诚笃少年也。彼时李君已卒业于师范校，在某小学中任算学教员，后即无缘再晤。

第二函

五老师台大人尊前：

接奉手谕，示及一切，欣慰无似。

自违讲席数月以来，每日驰思。尤忆讲授《庄子》，奇文奥义，条分缕析，玄音震耳，茅塞顿开。自恨缘浅，未得竟其意也。

静功照常涵养，大有虚心实腹之象。喜静坐清卧，不爱读书劳动。恐所谓入定者即此也。其他景象，非笔墨所能形容。

婚事在秋九月中旬，此生之意，不然上春已行矣。学医事，父兄不欲，故未果。每日临郑文公碑，自谓稍有进益，恨远不得呈政耳。山川修阻，虽形隔情亲，终不若亲承色笑之为愈也。

余容续禀。肃此，敬请

道安！

学生李朝瑞敬禀

第三函

五老师台大人尊前：

月前接奉手示，及所改正先曾祖家传，感甚。久拟禀复，僻处山林，鸿邮不便，阙然久不报，幸勿为罪。

承示景象真幻全视本体之动否？据生数次发现，突如其来，并非心造，且前并不知其有此也。又云不惊不喜，惊固未有，喜则不免。以发现后，愉快异常也。所惧者未能如法，故发见节次，与丹书不符。孤陋寡闻，难以为学，祈师台时诏示之，则大幸矣。

五月初旬，遍体奇痒，六七日始定。近亦如常，身体畅适，莫可名状。见色不动，差能自信，惟完婚后，若复独居，恐招物议。一室之私，或不能免。午夜自思，踌躇满腹。若远避他乡，则父母年迈。若室家相聚，又未卜如何。此疑惟师台为生决之。

所示发见景象为书以告人。生以于道未得万一，辄呶呶不已，不惟有道听途说之讥，且有辽东豕之诮也。师台之命，亦不敢违，俟完婚后何如？次其先后，缮呈钧览。若以示人，所不敢也。

云山远隔，神越魂飞，凡所欲言，难罄简牍。

肃此，敬请 道安！

学生李朝瑞敬禀

第四函

五老师台大人尊前：

本月 16 日到邑城，接奉手示，开释一切，欣慰无量。

生意结婚有碍之说，乃管窥之辈，拘于一隅。潜观先贤古圣，皆无是语。况自变者而观，天地不能一瞬，我命不由天，非庄生之旨也。老子亦曰，外其身而身存。似此亦不贵长生。师台平时所论，如分即老庄之真谛。生照常静养，有他景象，暂不理会，抱定正心诚意寡欲守中而已。著书之事，新秋气爽，方拟属稿，族中为修谱事，命生往湖北一行，归来当能报命。

如醉如痴，恰抵七日，想与丹书符合。其他丹书未言，抑言之未详耶，抑未如法之故耶？不得亲承馨欬指示一切，良用怅然。

生近来书法不敢自信，玩师台笔意，迥隔天渊。想阴阳向背顿挫疾徐之法，不合者多。寄来数张，祈披正为感。

师台手疾痊未？祈暇时赐临寸草十七帖一套。不情之请，恃爱之为，祈师台勿罪。

客中草此，肃禀道安！

学生李朝瑞敬禀

撄宁按：结婚有碍之说，乃北派清静功夫之人所常言。彼等要把精路关断，不放他漏泄，将生人之种籽保留在自己身中，作为内丹之基础。若结婚则男女媾精事必不能免，精路一开，则顺流而出丹基倾覆，则修炼无功。所以彼等认为结婚对于炼内丹是有妨碍的，此意并未弄错。今李君乃诮彼等为“管窥之辈拘于一隅”，诚不知何所据而云然。

若谓据《悟真篇》双修之学理，以批评北派独修功夫，在别人则可，在李君则不可。因为李君那时不过二十三岁，尚是个未曾破体的童男子，又未曾得南派真传，当然不能明了《悟真篇》是什么作用。况且李君更不懂北派小周天功夫之困难，也就因为李君是童子身，凡手淫遗精等毛病以及男女房中之事，皆毫无经验，所以凭自己个人的理想，在那里随意批评，实在都是些隔靴搔痒之谈。世间修北派清静功夫者，幸勿为其所误。

李君又谓：先贤古圣皆无是语。不知古圣贤是讲做人的道理。所以孔子说“男女媾精”；孟子说“无后为不孝”。如何可以同神仙家学说相提并论？神仙乃超人境界，自然行事异乎常人。老庄是道家，不是神仙家，拿道家之说来批评神仙家，就等于拿佛家之说来批评儒家，拿儒家之说来批评道家一样，都是搔不到痒处。

儒释道仙四家的宗旨截然各异，学者每每分不清楚。若非笼统混作一谈，即是彼此互相攻击，甚至一家之说内，亦复各树旗帜。在立说者本是发挥自己的意见，原无不可，但因此就苦了学人，弄得左右为难，进退失据，几乎动辄得咎。所以读书之事，要有天才，方能不被前人所惑。

第六函

（第五函是普通的问候信，故不录）

瑞前闻师言排除杂念，眼视鼻端，心息相依之说，每日黎明起坐，试之三次后，丹田发暖，百体冲和。十余日，暖气自尾闾循脊上升至颈下；越数日，上泥丸，渐下重楼，降至丹田。每就坐即如此。由是暖气渐盛，由两胯下达涌泉，复由两踵升肾囊以还丹田。然此殆非一次所能，每次稍进耳。至膝至足趾，至涌泉，至踵，均停滞，涨不可言。久则自通。

自是每就坐，周身发热，凝神入炁穴，每一呼吸，热气能自尾闾达泥丸、下重楼、至丹田。一周定后，恍惚杳冥，不知身在何处，只丹田内微有知觉耳。周身毛窍皆开，每呼吸，万窍似皆呼吸，耳鼻发痒。

瑞与师言，师即授以手抄诸法，并勉其勿懈。法有云“外肾壮举，即用舐吸撮闭四字诀，外肾自然收缩”等语。次日就坐，忽有一股热气自心部下降丹田，外肾忽举，即以四字诀收之。收时活活泼泼，似经人道。自疑精泄，以手扪之，殆未也。外肾收缩，丹田景象，不可言喻。顷之有物紧塞尾闾，以眼神照之渐渐上升。每一吸，略进少许。至颈下一停，脑后一停，其力甚大，能冲动头部动摇。入脑中，融和无似，乐不可言。久之热气自退，遂降重楼。每呼稍下，印堂一停，喉间一停，膻中一停。至脐下，如无物矣。复静养半时而罢。每日就坐即如此。

约二十余日，渐闻腹内臭气，十余日臭尽，遍体如婴孩之气味。身体轻便，饭量大减，遂废朝食。极怕秽污腥膻之地，不敢呼吸。心平气和，见可憎可喜可惊可畏者，均不足以动其心。心神大定，每作一事，辄能专一。无事胸中无物，心不外驰。夜半眼中忽如电光一闪，一夜印堂如有物集，忽然一散，亦如电光。自是每就坐，身中如气如烟，周护弥漫。

暑假归里，炎燠奔驰，略不为苦，虽登峻岭，亦不呼喘。至家每日仍如前静坐。忽一夜外肾异常壮举，全身震动，丹田火炽。急披衣就坐，凝神调息。忽觉胸前吐出火光，烛见满室。幸不惊不喜，徐以四字诀收缩外肾。半时肾收火灭，驾河车轮转一次，自是不敢复就坐矣。然每夜半，必自转一次，丹田似觉有物，外肾异常收缩，久不举矣。遍体酥软，睡定手足似不能动。丹田景象，非笔墨所能形容。脑中时有热气煎沸，必静坐凝神，引入丹田始安。

夜中必醒半时，心息相依，有知无知，乐不可言。忽一夜外肾又举，真息往来心肾间，周身震动，耳中风响。俄焉外肾收缩，即有物上冲尾闾，其力甚大。一路上升，如轮船火车之震响。上泥丸降至丹田始安。自是精神倍著，夜不熟睡。

十余日，有物在两胯间欲下，不知何故，即与师言。师复示以书，始知自有此景。纵之下降，遂达涌泉，升肾囊，至尾闾，上泥丸，降重楼。至上颚，甘美异常，下喉间，灌注心头，清凉无比。至丹田，不可言喻。自此皮肤润泽，身发异香。静睡即见一轮浩月，当头悬照。一夜醒后，忽见腹内明彻，从此眼力胜前，能于暗中辨桌椅。丹田时坚若金石，时融若春水，遍身酥软，不喜动作。七日如故。今五月间，遍身发奇痒，亦只七日而定。时有物上冲心部，必引入丹田始安。

受亲月余，腹内如故，得而复失之言，其殆不可信欤？俟有他景象，再行禀知。兹谨述其大略如此。

学生李朝瑞敬禀

宁按：此篇乃李君所作之报告书。其中依次详述功夫效验，一半是他在安徽省城求学时期所已经发现者，我曾同他本人仔细研究过。又一半是功夫效验，是他回到皖北自己家中以后，续有进步者。余固未尝得知，即其师胡渊如先生亦不能深悉，屡致函询其状。故李君遂总括前后逐步之景象，作此一篇，寄与胡先生。胡又转寄于余，命考证其说与丹经合否。若不合者，当嘱其改正。

愚见以为，未破体之童子身修炼，其效验当然与已破体者不同。各种丹经皆是为中年或老年人说法，岂可削足就履，强李君必由此道而行乎？虽与丹经不合，亦无妨碍。当日即本此意覆胡先生，后遂罕通音问。

又按：此篇末行云：受亲月余，腹内如故，得而复失之言，其殆不可信欤。这几句话，太觉含糊。所谓得而复失者，因余等曾劝阻李君不要回家结婚，若一结婚，不免前功尽弃，得而复失，颇觉可惜等语。李君此篇是，以得而复失之言为不可信，即是针对余等昔日劝阻之语而发。但没有说明是否与其妻交媾；若已实行交媾，是否泄精；若第一次泄精之后，是否尚有继续之举动。诸如此类紧要关头，皆未言及。仅言受亲月余，腹内如故，真令人无从索解。倘李君虽结婚而不尽为人夫之义务，或虽交媾尚未曾达到出精之程度，或虽出精一二次，而其量不大，尚未感觉根本动摇，皆不致于伤损其丹基。若李君亦学俗人之交媾，必以出精为目的者，或服膺外国卫生家之谬论，以为青年男子，每星期必泄精一次，而后始免壅滞之病者，余敢决其终必破坏而已。世之学道者，幸勿被李君所瞒。

第七函

五老师台尊前：

月前接奉手书，蒙详示性命之旨。反复玩诵，茅塞顿开。比拟禀复，奈无便邮递，阙久不报，幸勿为罪。

生于九月十九日受亲，虽经数次房事，精似未泄，每次仍从河车周转，丹田坚实如故。丹书曾言及否？望暇示知。

兹将静功所历诸景，略述大端，从邮奉上，用达尊览。但事过追叙，难免遗漏，先后次序，不无混淆。且精微奇景，尤非俗笔所能形容，师台取其意而勿究其辞，幸甚。若谓书以示人，则非所望也。下士闻道大笑，上士不言而喻，中士闻如未闻。况生之所述，糟粕耳，皮毛耳，若以示人，徒自取辱耳。

生在鄂闻族中有李鹤松者，幼即好道，博学明俊。年二十，有文名，将受室，逃去。曾佐鲍超军幕，以功受湖南知县，不就，飘然竟去，遍游西藏、青海、五台、中岳等处。后忽归来，孑然一身，不持行具。居数月，亦饮酒食肉。食无定量，数日不食亦不饥。后又去，数岁一归，状如前，终日默默，无多语。去岁七月，端坐而逝，照常人盖棺入殡。秋九月，乡人多见之蕲城，寄语家人勿念，后忽归来。若此其委蜕脱化者邪？神仙亦有信有征矣！

又有人学此术期年，周身火炽，烧不可忍，居水中七日，火退身死。神仙亦有命邪？抑火候之未调欤？

人间富贵，皆有定分，此上乘之事，岂可强求？生将顺其自然，而于人事不敢废缺，亦欲效师台为立言之事。日取《史记》及《昌黎集》，熟读深思，苦无门径。日临郑碑，亦无长进。僻居陋壤，无从就正，读书、作文、习字诸法，望师台不弃，时赐教言。则此生之大幸也。

余留续禀，肃请 道安！

学生李朝瑞敬禀

第八函

五老师台大人尊前：

月前托徐君寄上一禀，谅达尊览。迩者杂花生树，群莺乱飞，望风引领，不胜春风沂水之思。川源修阻，邮政难通，不惟瞻绛无缘，即音信往还，亦展转弥月。恋慕之情，奚啻赤子之恋慈母耶？

承诘房事景象，其中微妙，非笔墨所能形容。不过此时心实不动。日中生殖器收缩甚紧，半夜忽壮举。及至私事，亦觉寻常，毫无惊喜之态。欢时与从前一身坎离之交无异。外肾收时，必有物从河车以上升，降重楼，下丹田，亦如前状。数月以来，丹田坚实，精神未亏。形迹如此，师台其鉴之。

生虽叠经此境，自信颇能自持，决不敢逞逾分之欲。似此室家相处，亦觉无妨。且吾辈习此，只认为正心诚意之道，成仙作佛，何敢望耶？（此君沾染习气太深，说出话来，总是这种腔调，吾恐将来亦难有大成之希望。）一叶扁舟，放乎中流，听其所止而休焉。（这几句，又像庄子“委心任运”的态度，也不合神仙家宗旨。）师台抱定此旨，久当自验，勿为旁言所惑也。（自己见解，已不免有误，尚欲更误其师。可惜我当日不知其通信处，若邮函可通者，余必有良言奉劝，劝其坚持毅力，发大愿心，切勿甘于小成，徒作自了汉也。）

生近来每当夜半微醒，百体畅适，眼见腹内空明，一物无有，帐被历历在目。身体一动，则不复见矣。香气馥郁，呼吸似有似无，杳杳冥冥，不知身在何处。其中至乐，正所谓只可自怡悦，不堪持赠君。然后知孔子曲肱而枕，乐在其中，诚非虚语也。

书不尽意，余容续禀。

撄宁按：孔子之所谓乐，恐不似李君之所谓乐，何必勉强附会？

余观古代真正神仙家，皆具耿介拔俗之标，潇洒出尘之想。孤芳自赏，虽集众毁不足动其心；卓识坚凝，纵遇圣智亦不为之屈。固无须借重他人之言论，以掩护自己之畸行。

宋元以降，三教混同，仙风寥落，修炼之徒，时而高谈《大学》《中庸》，时而讲究《金刚》《圆觉》，时而牵涉《道德》《南华》，竟不知结果走到哪一条路上去。做出书来，立足点又欠稳妥，一面受儒家之讥评，一面受释家之攻击，一面与道家之清净无为乐天安命一派，根本又不能调和。终至左右为难，进退失据，真所谓弄巧反成拙也。

我与李君一别，至今已二十余年矣。不知李君现时程度到何种地步。本刊在安徽一省，虽有几处销路，但不知李君能得见否。今不怕李君见怪，直言奉上。果李君愿学孔子，我可以预料将来结果，也不过跟孔老夫子一样，七十三岁，就应该泰山其颓了。幸而有一部《论语》和《周易十翼》，流传到现在，大家还晓得当日有个孔夫子。不知李君可有什么不朽之著作，流传后世，使千载而下，尚知今日有一位李朝瑞其人乎？

第九函

五老师台大人尊前：

月初一禀，谅邀尊鉴。迩来燠气方炎，伏维道祉绥和，为颂为慰。

生于本月二十四日夜半，忽外肾壮举，以真息收之，忽觉坎离大交。

撄宁按：真息是自然的现象，难于用人的意思去役使他。李君真息二字，不知指何种景象而言。坎离大交四字，删去最妥，用之反觉含糊不清。

全身震动，腹部有声，肾心间畅快莫可名状，较经人道，尤胜十倍。须臾有物上冲，河车轮转一次，丹田中比从前更加坚实。

生自去岁，坎离久不交矣。复时有人道之感。乃今者忽复尔尔，其故何也？疑不可解。总之未得真传，小周天功夫尚未完竣耶？敝乡无可语者，师台其为生决之。

宁按：童体做功夫，与已破体之人不同。

里人有获雌雉伏卵者，见其不动，携至家，置之于庭，状如初。人疑其被伤，不能飞也。半日后，有犬啐之，始翩然高举。生意养丹者，必如此雉，默守规中，冥然无扰，而后可成。若此终日营营，而欲炼虚合道，恐似缘木求鱼耳。

去岁所请临十七帖，如有暇，祈赐挥就，从邮寄交李霞珍为祷。

肃此，敬请 福安！

宁按：李君谓养丹如雌雉伏卵，其喻最确。惟炼虚合道一层，尚谈不到。因此刻正在做炼精化气之功夫，是为初关未了。更有第二关炼气化神，第三关炼神化虚，都未经过。如何就希望跳到第四关炼虚合道，未免太觉躐等。

第十函

五老师台大人尊前：

三月廿五，接读手书，论道甚精，顿开茅塞。

韦李二君谓生是人元办法，转生疑虑。生从前不过心息相依，遂获种种景象，并不解所谓天元者。受亲后，不纵逾分之欲而已，自觉无碍，亦不解所谓人元者（受亲即结婚）。以经历景象证之于知道者之言，生犹是门外客耳。盖有时似小周天，有时似大周天，次序不准于丹经者多。当是火候不调，法则未备之故。先贤往矣，谁其与归？师台其为生决之。

管见以为守中抱一，节欲养神，顺其自然，不必逆料其结果如何，当自无碍。承诘胸中无物之意，谓无杂念，无过虑耳。人心无事时，若止水，若明镜，不使物蔽之而已。岂能必其中之无影耶？虽孔子亦曰从心所欲不逾矩耳，不能完全无所欲也。

宁按：这几句话，说得颇中肯，不似佛经徒高调。

生已过之事，不设意追想，然亦偶来胸中，随而放下，不致久留。未来者亦然。作事时，心能专一，不使纷驰。如曰毫无一物，则犹未也。

宁按：就让你能够做到胸中毫无一物的境界，试问又有什么用处？止水无波，案头杯中之水耳；明镜无尘，女子怀中之镜耳。岂能载万吨之巨舰，鉴森罗之宇宙乎？结果不过成就一个活死人自了汉而已。

月前一夕，忽耳中如风涛大作，震响数分钟始定。不知是何景象？交媾时，玄精泄与未泄，殆不可辨。

宁按：玄精二字，不知指何物而言。有形乎？抑无形乎？恨不得就李君而面问之。

丹田确实结丹，坚硬异常。有时满腹作胀，须静坐以意收缩，令其小如莲子，则遍体畅适。有时昏迷欲睡，亦必静坐始清醒。但所谓坚硬者，乃丹田之意耳。以手摸之，非真坚硬也。

生刻意学书，毫无进步。细玩师台笔法，顿挫之精，转折之妙，不减慎伯、完白二人。今日南海、梅庵，自负书圣，人亦以此目之。（宁按：李君作此信时，康南海、李梅庵，皆尚存。）窃观其用笔，不若吾师甚远。（以下皆论书法，

从略）

宁按：以李君信中所历举之景象而论，应该接下去做大周天炼气化神之功夫。惜李君无志于此，尚要研究什么书法，真可笑得很。不必说康南海、李梅庵二人为李君所轻视者，即如李君所崇拜之包慎伯与邓完白二人，其尸骨早已变灰土矣，其精魄早已散于虚空矣。在书界虽负盛名，对于本人无丝毫裨益。以道眼观之，殊不值得。

余往年在邓完白后裔家中，曾见完白手书张紫阳《金丹四百字》墨迹，古雅可爱。料完白在日，亦是好此道者，但未能实行耳。

第十一函

五老师台尊前：

发书后二日，接读手示，欣慰无量。

生谓“满腹作胀，须令自尾闾绕一周”，师台谓“谅必如此”。以生自验之，有时脐下作胀，以意收缩，则自转一周；有时心部作涨，即自收缩，无烦再转。

承示心息相依，刻刻不离，便有自然照应，确乎无疑。盖作涨者，即自然抽添也；在脐下者，未上河车即觉也；在心部者，则既下鹊桥而始觉也。造次颠沛，不离乎此，何危险之有耶？

至谓形如莲子，与丹经之言不合。不知丹经形如黍米者，常如此耶？抑收缩至此而始罢耶？生去岁只能收缩如鸡子，今则能收缩如莲子矣。以此验之，当是愈收愈小。形如黍米，乃是成功之象，非一蹴可几。师台其与韦李诸君决之。

宁按：丹经虽有黍米之说，非谓形状像一粒黍米，乃是极小极少之意。

譬如说黍米之丹，居然能点铁成金。就是说以极少之药力，居然能收极大之功效。此言外丹也。

若内丹黍米之说，却是一个譬喻，非谓身中真有一物如黍米大小。张紫阳《金丹四百字》云：乌肝与兔髓，擒来归一处；一粒复一粒，从微而至著。此言日积月累，由隐而显也。《金丹四百字》又云：混沌包虚空，虚空括三界；及寻其根源，一粒如黍大。此言放之则弥六合，卷之则退藏于密之意，岂可执着“黍米”二字而必欲较量大小之形状乎？

故余常谓丹经难读，实因其名词及形容词最足以误人耳。

拙妻现犹无孕，生去岁亦尝三五日游于房，或旬日或兼旬不等。今在校，每日曜日归家，或遇或否，亦无定准。妻性亦静，每次尽欢即罢，从无纵欲之忧。

宁按：尽欢与纵欲，其不同处何在，未易明了。

以尾闾无物而阳不衰验之，当是无漏。

宁按：精射出窍，则谓之漏；若未曾射出，则不名为漏。一言而决，何必作游移不定之辞？但佛家之漏尽通，不作此解，学者勿误会。

承示《读书录》云云，谓早间气清，信然。《春秋繁露》以儒者而为此言，足见修养之术，古时家喻户晓，无足异也。又足为三教同源之证。

宁按：儒教与道教，可说是同源，佛教又当别论，不可混扯。

其谓养生之大者乃在爱气云云。盖精气神三者一物也。若气与水，形虽殊，其质未尝变也。耗精即是耗气，耗气即是耗神，纵欲而体惫者是也；意劳而神扰，神扰而气少，思虑多而梦遗者是也。故谓不极盛不相遇，极盛而遇，斯无耗矣。精者保身之大药也，欲者戕生之贼也。世人不察，纵欲戕生，至死不信，可不大哀乎？

宁按：此段所言，乃房中卫生之理，非神仙家言。

心死者身生，是神仙之秘诀。心不为外物所移，则宇宙间我一人而已，无好无恶，无忧无虑，悠悠乎与灏气俱，洋洋乎与造物者游，则虽人犹仙也。若乃斤斤以长生为念，则亦犹世人之患得患失，未达夫天地一瞬之义，亦陋矣哉。何神仙之可及也？

生抱定师台所示庄子不忘其所始不求其所终之义，入世出世，无芥蒂于胸中。得之命也，其不得之亦命也。安命以听天，何可逆天以违命哉？（后略）

宁按：李君资格甚好，可惜被庄子所误，以道家之眼光，来评论神仙家之宗旨，无有是处。神仙家宗旨，要与造化争权，逆天行事，所谓“我命由我不由天”也。若只知安命以听天，则与世俗之庸人何以异乎？所以愚见，必须将仙术拔出于儒释道三教范围之外，方有进步可言。倘世上人个个都像李君这样，神仙岂不要绝种吗？

第十二函

五老师台大人尊前：

承赐手示，并所书《龙溪秘谛序》，均收到。

《序》意推言意之为害，并言诚意之功，即《大学》之道，静功之要，圣贤心传，释道秘蕴。师台此作，无不尽之。置之座隅，反复熟读，不啻耳提面命之也。（中略）

生近来无他景象，每月必有两三日四肢酸软，过此则精神如旧。六祖云：在家亦可，出家亦可。此言足信。

撄宁按：凡读古人书，务须活看，不可死于句下。六祖所谓“在家亦可，出家亦可”之说，亦仅就特别人才与特别环境而言，非为普通人说法。以余数十年来所阅历，适得其反。可谓在家亦难，出家亦难。余自廿余岁至三十余岁，十载光阴，都消磨于道观佛寺之中，对于出家人之生活，知之甚详，惜李君无此经验，遂不免隔靴搔痒耳。

第十三函

（前略）

收到附寄之书二页，前一页谓生所获景象当属大周天，并嘱生坚持勿疑，复引庄子“撄而后成”及程子“动亦定、静亦定”之语为证。后一页摘录旧抄杂语及九转之功，又录龙溪大意，谓古人之学，自幼培其基本，固无事乎静坐，程子不得已教人静坐。譬诸奔蹶之马，不受羁勒，不得已而系之以桩，静坐者即系马之桩也。孔门克己持静之功，兼动静时言，静者心之本体，实兼动静之义。此语至切至当，足破习释道者之偏见。

撄宁按：谓古人用不着静坐，后人不得已始习静坐，此等论调，未免高视古人而卑视后人。古人何尝个个都好？后人何尝个个都坏？况且静坐的功夫，一大半是用以对付肉体上气血之浮动，颇有合于老子“重为轻根”及“虚心实腹”之玄义。

常见许多医药所不能愈之症，赖静坐而获奇效者。即就治病一端而论，已无古今之分别。若再论及内丹修炼，专恃静坐，固不能有成，鄙弃静坐，亦不能见效。今人如此，古人亦莫不如此。盖时代虽有古今，而人的眼耳口鼻五脏六腑四肢百节实无古今之异，如何可以说古人无事乎静坐，后人不得已而静坐。请问此理通否？李君当日若不从静坐入手，岂能做到种种效验？自己即由此道而行，又何必故意别唱高调，贻误学者？

“足破习释道者之偏见”一句，将释道混为一谈，立论欠妥。李君与其师胡五先生，平日皆推崇庄子备至，请问庄子是不是道家？庄子有没有偏见？

吾人静坐，正如孟子之所谓“求放心”“养浩然之气”“以求心不动”，孔子之所谓“居处恭，执事敬”“出门如见大宾”“视听言动必以礼”“正心诚意”“以止于至善”，庄子所谓“听止于耳，心止于符”“守一以处和”，如是足矣。

撄宁按：庄子所谓“听止于耳，心止于符”“守一以处和”，这些都是心息相依最精之义。

孔子所谓“居处恭，执事敬”“如见大宾”“动必以礼”，这些都是讲普通做人的态度，很有点像外国绅士们尖头鳗的模样，与老庄见解大不相同。至于《大学》上面所谓“正心诚意”，其作用在养成高尚之人格，其目的在齐家治国平天下；其所谓“在止于至善”者，即是明德新民之标准，亦与治平之事理有关，而对于静坐内炼功夫，却毫不相干。

孟子所谓“养浩然之气”，盖指“仰不愧于天，俯不怍于人”而言，是义理上事，非静坐上事，与仙家之炼精化气、炼气化神，绝无关系。

后人偏要强拉混扯，把孔子孟子附会到神仙这条路上来，又把神仙学说附会到孔孟书上去，于是乎没有一个神仙不是圣贤，更没有一个圣贤不是神仙。这个不算，还要把印度的释迦牟尼弄到中国来，大出风头，遂变成儒释混杂，仙佛不分的一种局面，可笑可叹。

生意守中抱一，心不外驰，其后也精诚自可不泯，与尸解何异？至用静功发生种种之景象，则反本还原复其本体之证。先天一落后天，一身百窍，间有闭塞，今用静功以复其初，开通百窍，神凝气聚，遂生诸象，无足怪者。

承示“天应星，地应潮”之说，生乃于静坐时见之，眉间点点有光，若萤光之闪烁；腹中澎湃，如风卷江涛，其声甚大，此或是气盛能鼓动腹中水份之故。但不必每次如是，亦有静坐时无此现象者。（后略）

撄宁按：李君内功之程度，的确不错。其十三封信中历次所言各种景象，皆可供学者之参考。惟惜其拘泥于儒家之学说而不能自拔，将来恐难有大成之希望。余昔日与李君一面后，至今已二十余年，没有通过音问，竟不知其现在是如何情状。虽愿贡献一得之愚，苦于无从着手，只得借本刊上发表劝勉之忱，并默祝其百尺竿头再求进步而已。

溥一子内功日记（一）

撄宁按：溥一子乃徽州人，服务于上海商界，现年六十六岁，练习静功，已经三载有余。以前用功，不甚得法，常常做出毛病。伊不肯灰心，愈有病，愈要做，并随时逐渐改良，方能到今日之地步。诚可谓老当益壮，虽少年人不及也。伊日前偕中和子亲到乡间敝寓访问，带手折一具，书此日记于上。盖以备遗忘而便研究，本非投稿性质。余见其逐日记录，实地试验，大有益于学人，遂将原折暂留敝处，重抄一遍，遂登本刊，使世间好道诸君阅之更为兴奋。庶几年老者急起直追，勿以老而自馁；年轻者精神振作，不至废弃自甘。岂不美哉？！

“中华民国”二十六年元月廿八日早晨开始垂腿端坐，约三刻钟，毫无消息，胸部微胀。

廿九日　早晨，垂腿端坐片时，气机发动，自上降下，至内肾，转向前，不通，复退后，循河车路，上泥丸，而降入丹田；二次，又自上发动，如前状回圈一周；第三次，自上降下，向两腿直下，发扬不止，乃用凝神法收回。

卅日　早晨，垂腿端坐，凝神调息片时，气机发动，自上降下，由尾闾循河车路，上升下降，周而复始，连转五六十周，声势雄壮，与上日情形不同。转河车时，勿忘勿助，听其自然而转，并未用意思引导。坐一句钟之久。

卅日　早晨，垂腿端坐，约半句钟，因时间太促，未有消息。早餐后，垂腿再坐，习凝神调息片时，渐觉下部踊跃，气机发动，下降上升，声势雄壮，与上日情形不同，另换一番新气象。约坐一句钟。

二月一日　时近旧历年关，早晨无暇，下午二点钟，抽暇垂腿端坐，约一句钟。气机发动，较上日缓和，呼吸由粗而微而静，熏蒸之气充满全身，入于虚极静笃景象。

二月二日 早餐后，垂腿端坐，约一句钟。本来腹内似有前后中三条路，是日气机发动，从中路徐徐下降，由内肾经两腿，历涌泉穴，而至脚尖。复上升，由尾闾河车路上泥丸，再由重楼而下，穿入脐轮，至丹田止。二三次以迄十余次，均如此升降，其情形虽略似廿九日气机发动之状，但廿九日气机只能降至腿下，不能上升，今日则气机既降至腿下，又自动上升十余次，故与前有分别耳。气机停止之后，顿时熏蒸之气从头面重重包围，竟至耳闭目暗。此气徐徐笼罩而下，全身统被包围，约十余分钟始散。

二月三日 早晨，垂腿坐一句钟，气机下降上升，熏蒸之气未包围。

二月四日 时近旧历岁底，清晨垂坐，气机平平。下午坐三刻钟，觉丹田作响，遍体酥软如绵，气机活泼。

二月五日 清晨垂坐，气机平平。

二月六日 清晨垂坐，气机平平。下午习静坐，约半句钟，顿时呼吸停止，只闻脑后颈背之间嗡嗡之声，丹田脐轮紧缩，忽而收紧，忽而放松，一收一放，身心舒畅。

二月七日 清晨垂坐，气机平平。

二月八日 清晨垂坐，气机平平。

二月九日 清晨垂坐，因多天气机未向两腿下降，今日丹田气机如轮旋转，又觉背部气如轮转，直向两腿下降，而至脚趾尖，复上升，循河车路，上泥丸，运转二三周。约坐半句钟，惜未久坐。

二月十日 本日垂坐，觉脑后嗡嗡之声渐渐宁静。

二月十一日（即古历元旦）垂腿端坐，气机平平。

二月十二日 垂腿端坐，气机平平。

二月十三日 连日因度古历新年，饮食不节，睡眠失常，依人作嫁，未能免俗，以致功夫欠佳。垂坐，气机平平。

二月十四日 垂坐，气机宁静，身心舒泰。

二月十五日 垂坐，气机活泼，身心舒泰。

二月十六日 垂坐，气机宁静，身心舒泰。

二月十七日 垂坐，气机宁静，脐轮紧缩，一收一放，肾内发热（即书中所谓两肾如汤煎）。下午垂坐，约三刻钟，呼吸停止，顿时脑后嗡嗡之声，从中路徐徐而下，至内肾转弯，向河车路上升，至泥丸下降，穿脐轮入丹田而止。复又自上而下，如前式，连转五六次，始停止。

二月十八日　垂坐，气机平平。

附志：余习练小周天工法，每天夜晚临睡时，坐约一句钟。垂帘塞兑，目视鼻端，神光下注丹田，凝神调内外呼吸，渐至心息相依，神气合一。其时坎府酸痒，气机发生，乃数息转运河车，由尾闾上升，至背脊之中段，约数一百息。乃停息沐浴片时，再数八十息至泥丸。此为子进阳火，春夏发扬之象。再从泥丸沐浴温养片时，紧闭六门，数息下降至绛宫，停息沐浴。稍停片刻，再数息而入丹田温养。从泥丸下降至此，约数一百二十息。此为午退阴符，秋冬收藏之象。到此时一周已完毕，再候坎府气机发动，照前式，又转河车一周。听其自然而然，其气下降两腿以下。若能坐，再坐片时。有时不能坐，乃凝神徐徐将气机收回丹田而停止。惟临睡时打坐，总觉有点疲倦，第二天天未大亮，四五点钟之时打坐，精神最佳。照此夜夜行之，从未间断。惟据此盲修瞎练，终难成事，只随时随地，访求明师指示迷途，是所万幸。

溥一子徽州程渊如君四年间功夫之进步

癸酉年夏历十月，乃后学学道伊始，习因是子静坐法。每到气机紧迫之际，不识危险，竟极力抵抗，计七天冲过三关，并继续打坐两月。是年终大病来临，全身浮肿，气喘非常紧急，医生亦为之束手。其时杭徽公路初通，赶即返徽调理。

甲戌年春，后学在徽养病三月，颇有转机，病势减去其半。无奈假期已满，只得带病来申，不事医药，按日早晨到公园掉换空气。上午九点钟以后，号务纷繁，日无暇晷，惟忙里偷闲，看看道书，夜晚打坐，并转河车功夫。

乙亥年春，小号范围缩小，事务简单，颇有余暇阅看道书。其时用柳真人《慧命经》法，学习呼吸；次则分别内外呼吸，听其自然而然，不敢加以勉强；再则稍用意思，气机如轮自转；久而久之，气机转动，舒卷自如，活泼异常。至冬令，有一次夜晚打坐，出其不意，气机轰轰烈烈突然而来，包围身之内外，如坐浓雾之中，一刹那间，忽然全无。经此以后，气机内外流通，畅行无阻，而贱恙至此痊愈矣。

丙子年，后学虚度六十有五，若不赶速修持，势必空过此生。言念及此，不禁忧从中来。幸值号务暇闲时期，并承曹同志代觅得黄注《道德经》，及《乐育堂语录》，阅竟方知气机宜聚不宜散。从此日间有暇之时，稍稍凝神聚气，做点温养功夫，晚间行子午卯酉进火退符工法。近来颇觉口中津液清凉，身内热气熏蒸，惟饭量一减再减。平常每餐食饭两碗半者，前月减去半碗，今又减去半碗，目下每餐仅食饭一碗有半，不知有无关碍？第以未受师训，盲修瞎练，紊乱无章，差之厘毫，失之千里，种种错谬，不堪言状，伏乞先生不吝珠玉，大发慈悲启迪后学，指示迷途，不胜感恩戴德于无涯矣。

肃禀上陈，敬请道安。

九月八日

撄宁按：程君此函，乃去岁秋间寄到者，今岁伊所做之功夫，又比去岁大有进步，读者可参看本刊第八十九期第十一页《溥一子内功日记》，即知其详。此日记乃阳历二月间事，最近又有日记送来，尚未登出。余细察之，较今岁二月间更不同矣。

程君至乡间敝寓，畅谈数小时，诊其脉，观其气色，聆其言论，的确是功夫有显著之进步，可喜可贺。无论将来成道与否，但从今以后，再延长三十余年寿命，并非难事（即是从六十七岁至一百岁）。

普通人做功夫，做到全身浮肿，气喘紧急，群医束手的时候，幸而死里逃生，对于功夫一层，早已谈虎变色，谁敢再继续做下去？溥一雄心毅力，真不可及，能有今日，决非偶然。

溥一子内功日记（二）

二月十九日 早晨同曹先生乘电车至徐家汇，换人力车至漕河泾，再步行数里至南石桥，拜访陈先生。蒙指示要诀，下午乘梅陇火车返沪。临睡时盘坐运小周工法，约一句钟，并学伸腿坐。天将晓，复盘坐。因气机不静，故夜少安眠。

二月廿一日　下午垂坐一句钟，忽觉脐轮紧缩牵连肾囊。两肩顿时上耸，两腿以下，甜酸酥软，美快无比。夜睡运小周工法，日以为常。

三月二日　下午垂坐，熏蒸之气，自头面笼罩，徐徐而下，包固全身，肃然无声。约近半句钟之久，静极而动，忽觉满地燃放爆竹之声，继觉万马奔腾，又见车轮急转。显然明确，眼见耳闻，有声有色，如风如电。一现即收，复归于静。再续坐半句钟。

撄宁按：做功夫时，若遇此种现象，最好的办法，就是置之不理。

三月七日　清晨垂坐，气机一收一放，熏蒸之气，充满全身，坐三刻钟，气归丹田而止。早餐后，坐半句钟，气机一收一放，腿部酥软如绵，气机通畅，如行船遇顺风，徐徐向左旋转，绕身一周，耳闻远远深沉流水之声。

三月八日　清晨垂坐一句钟，气机一收一放，收时愈收愈紧，全身震动，腹内微微作响。

三月十二日　清晨垂坐一句钟，熏蒸之气，飘扬面目间，气机升降，身躯忽而伸长，忽而缩短，以及四肢愈收愈紧，如运动之状。

三月十四日　清晨垂坐一句钟，气机升降，一收一放。近旬日来，练习呼吸，升之太上，头脑作痛，降之太下，自腿以下，甜酸难熬，只可在绵绵密密若有若无之间，方能调和畅适。今日练习至内外气息全停，顿入混沌境界。

撄宁按：这种现像是对的，再进一步，当用三丰真人“钻”字诀。

三月廿一日　清晨垂坐一句钟，气机升降。默察升降之来源，似从督脉起，无内无外。浑身气膨胀上升至头部，两耳震响，转向下，直降至脚趾尖，复上升，循尾闾河车路至泥丸。其时耳目口鼻如裂，喉颈伸直，由泥丸下降而入丹田。依此道路，上升下降，按日或五六次，或七八次不等。初起二三次，蓬勃力壮，其后数次，力渐微弱。

撄宁按：这种升降，似合乎正路，但惜仅限于自己身中之气回圈升降，未能和外界虚空之灵气相接通，延年却病，则有余矣，还丹结胎，尚嫌不足。

三月廿四日　清晨垂坐，气机升降，自督脉至谷道紧吸，自脐以下，半身如在黑暗之中，只觉肾囊温暖缩紧，别无感觉。约五分钟，缓缓由中路上升，至耳目之间，转而下降，至脚趾尖，复上升，循河车路而至泥丸，转入丹田。如此周行六次，皆有力。至末一次，其气结成一团，约尺余长，茶杯口粗，蜿蜒而入丹田，光溜溜，外无零星散气。

撄宁按：所谓尺余长并茶杯口粗之气，恐不合法度，希望将来能有改变方好。

三月廿五日 清晨垂坐一句钟，一收一放，少顷，气机悠扬盘旋直下，降至脚趾尖，复上升，循河车路，上泥丸，而入丹田。周行五六次，浑身酥软舒畅，景象更新。

三月廿七日 清晨垂坐三刻钟，气机升降。早餐后，坐一句钟，凝神调息，寂静之时，突然脚底涌泉穴发生奇痒，有气一缕疾行，循河车路上升，至泥丸，降入丹田。

四月六日 清晨垂坐一句钟，上升下降，气包内外，耳目微觉闭塞。

撄宁按：因为夹杂有浊气在内，所以觉得耳目闭塞，若是纯粹清阳之气，则无此等弊病。本刊第八十九期第十一页，所登二月二日之记载，与此同犯一病。又八十九期第七页殷羽君所言气粗心急，头目发胀诸现象，其病亦同，但更觉厉害耳。凡做功夫的人，欲免除此弊，要在饮食、起居、职业、环境并杂念上，特别注意，否则须防半路上发生危险。

四月十日 垂坐一句钟，凝神调息，由静而定，绛宫之下，丹田之上，有物渺小，徐徐动弹。此物上通泥丸，下连涌泉，酸甜无比，身心快乐。殆即古仙所云“吾有一物，上柱天，下柱地”者是耶？或者即胎息耶？道书云：胎息常住金鼎之中。

撄宁按：此种景象，近似真息，尚未到胎息之地步。若能废弃人事，谢绝酬应，摆脱家累，寻觅清静之处，衣食住三项，不要自己烦心，并且有道伴作护法，专心一志，下死功夫，渐渐的就可以达到胎息之程度。鼻孔中永无呼吸之气，方可名曰胎息。

四月廿六日 下午垂坐，凝神调息，呼吸由粗而细，绵绵密密。真息居中，微微动弹，渐觉浑身气机充满膨胀，收紧又放下，放下又收紧，愈包愈紧，无知无觉，细细而听，遍身无处不知，无处不觉。久而久之，两脚底忽觉意味清凉，气机发动，从脚趾上升，循河车路上泥丸，而入丹田。书云：放之则弥六合，卷之则退藏于密。然功夫浅薄，何敢拟议于此，第未卜有几分之近似否？

谨呈陈撄宁先生钧鉴。

后学程溥一

撄宁按：余读《溥一子内功日记》，不免有几种感想，略书于后：

（一）世人常谓年老之人，修炼难见功效，每易灰心。今程君年龄已过六十六岁，不能说不老，而其勇往直前之精神，与逆行造化之力量，犹胜过少年人。可知事在人为，无所谓老不老也。

（二）世人学栽接术者，第一步功夫，就是开关展窍。用尽方法，丑态百出，关窍仍旧不通。程君功夫，仅事静坐，并不像方士们有许多动手动脚动嘴动舌的花样，在轻而易举之中，关已开而窍已展矣。用不着什么插金锹、狮子倒坐、瞪目、耸肩、擦腹、搓腰、研手、摩面、拍顶、转睛、闭息、漱津等等动作，更用不着吹笛呵气、裹茎露顶、板膝登天、栽葱吸涕种种捏怪。世有至诚学道之君子而误走旁门者，闻余言切宜猛醒。

（三）学道者常被家累所困，各处道友来函，十分之九，都不能免，溥一子亦是其中之一人。据伊自云，再过五六年，俟小儿女能成立，或可脱离家累。余闻之不禁慨然。出家人既无家累，照情理而论，可以专心修炼矣，然而也很困难。不念经、不化缘，就没有饭吃，于是乎谈及修炼一事，在家出家，都无办法。在家只有少数显要及资本家，出家只有几个拥巨大庙产的当家师，以他们的经济与环境，若肯走修炼这条路，衣食住三项，是不成问题。可惜他们又无志于此，到了结果，肉体埋入坟墓中，化为枯骨，灵魂投胎，不能由自己做主，来世不知变个什么东西。所谓人生者，如此而已。

（四）广东中山县刘裕良君，年已六十二矣，去岁来函，言及功夫效验，前途亦颇有希望。刘君原函登在本刊第七十三期第五页。今溥一子程君年龄长于刘君四岁，功夫效验，较之刘君又不同矣。最好程刘二君彼此互通音问，互相研究，必能双方皆有裨益，即以本刊为介绍可也。其他各埠道友，有愿与程刘二君通函讨论者，想二君亦不至于拒绝。愚见如此，不知程刘二君以为然否？若有函件，可寄本刊发表。

温州张君平生学道之经过

（来函照登）

撄宁先生道席：

谨启者，未识荆州，殊深企慕。前为求道心切，敢将一生状况，陈之左右，孟浪之愆，希鉴谅焉。

晚自三十岁以后，父母相继弃养，哀毁几不自存，而功名进取之念遂从此中止。逊清末叶，二三同年，相率出洋求学，招晚偕行，而晚不之应。随后塾师蒋作藩先生，任台州黄岩知事。继擢浙江省警厅总务科科长，屡次函促作幕，晚皆婉词以谢，惟一心浏览《道德》《庄》《列》诸书。而仙学苦无入手方法，乃购阅《参同》《悟真》《仙佛合宗》《金仙证论》《慧命经》《指玄篇》《金丹真传》，以及晚出之《道统大成》等书。当时自命不可一世，计将自度以后，普度众生，昭彰现世之因果，使众生去恶迁善，同登仁寿之宇。且妄议古仙只作自了汉，不肯临凡度仙，殊非大乘器量。噫！凡夫而狂妄若此，何其不自量之甚耶？

时光驹隙，忽已中年，幸蒙××大师，指点上玄关一窍。师谓死心守窍内，气必然发动。遵行数月，眉间光现，下田一动，即有清凉之气上冲，周身肌理毛窍为之一开，爽利无比。此外并无其他景象。叩之我师，则谓死守玄窍，听其自然云云。而当时我师已得龟缩不举，七日断食功夫，面貌由瘦削而变为童颜，惟须发斑白，六脉搏指劲健，意者其未由胎息而至于无息耶？晚学识肤浅，未敢妄拟。越年余，师遂仙去，临终亦无特异处，惟早一年自知时至而已。

自师殁后，中国道社林立，叩之入社之人，则皆死守玄窍，与晚所受传者无异。从此心灰意冷，转入净土，行之年余，似无意味，又参学禅宗。蒙永嘉张绍晋先生指看话头，一二月后，悟破本来，方知诸佛众生，同此一心，当下便是，较量即非。如张先生所言，此后只随缘放旷，对境忘情便是。

但晚之入世已深，业识纷飞，惯走熟路，对境忘情，谈何容易？何如仙学之擒铅制汞汞自不飞，其功夫较为切实乎？仙学之难能而可贵者在此。晚之所以推重仙学者亦即在此。乃自学道以来，至今年已垂暮，羔羊诣屠，能不寒心？而老境虽臻，每夜睡后，必阳兴物举，而一觉即萎。有时萎而复起，亦随觉随萎。日间则无此景象，亦无色欲念头，深恐生人兴趣已绝，难望成功。

先生识见宏博，伏乞为晚下一判断，如朽木可雕，至希提前函示，晚将拜诣门墙，断臂求法，引领待命，不胜迫切之至。

肃此，顺叩 道安！

撄宁按：凡欲求出世法诸君，读张君此函，应得几种教训。第一种教训，徒看死书，不得传授，是无济于事的；第二种教训，徒抱大志大愿，不做实在功夫，亦无济于事；第三种教训，普通守窍之法，很难有成功的希望；第四种教训，净土法门，不能接引知识阶级，难以起人信仰；第五种教训，参禅看话头，能说不能行，只好自己欺骗自己；第六种教训，张君求出世法三十余年，今已六十六岁，而对于真正神仙学术，尚未曾得人传授，可知现代深通此道之人甚少，可见本刊努力弘扬仙学确是当今之急务。

某君来函自述功夫之怪状

敬肃者，自 ×× 二君赴沪后，此间无可谈者。家庭琐事，又素不闻问，每日除读《乐育堂语录》《道德经注释》与弹琴擪笛外，无聊已极。乃不管死活，继续静坐，时间无定，欲为则为，任意所之，大概每日总有一二次以上。

坐之方式，垂腿端坐，听其自然，始则外呼吸渐细渐短，忽有忽无，有无之间，腹部之起落完全停止，仅胸部开阖而已（本来男人均系腹呼吸，至是乃相反）。

继之则觉脐之上，心腔之下，微微震动，渐频渐大，突然一耸，腹部为之气满，斯时外呼吸停止矣。但觉背部火热，全身温暖，同时气向下冲，膀胱肛门均不通。则逼至腰之下两内肾侧。腹部依然隆起。须臾，腹忽内陷，而冲至胸部。

斯时也，上身直竖，两肩后向，脊骨内弯。俄顷，又下腹部，依旧前状。最后乃胸腹一伸一缩矣。如是一二分钟，则冲至头部。

斯时面上丑态百出，或轩眉张口，或唇鼻耸动，或颈骨硬挺，或下嘴唇向左右下垂，或上下唇四向旋转，或下巴颏自动，或舌尽力外吐如吊死者形状，仅余两耳不能转动。

如是运动毕，则又下冲胸腹或四肢。要之有筋肉骨节处均能自动，但冲至面部四肢时，则呼吸如常。

以上均属坐时之动作。

此外更有不可解者，气若冲至两腿时，则自能起立，同时两臂亦有气流通，其姿势有像八段锦者、十二势者，有像猴拳潭腿者。有时则自能散步，欲停不得，步法亦不一式，或正步，或曲行，约数分钟，突然止步。又如练武术矣，其中有几手姿势，很像太极、八卦、形意等拳法，疾则手舞足蹈，旋转如风，缓则蛇行鹤步，四向照顾，有时竟像打醉八仙一样。最后乃自能退入原位，如背上生眼睛者。

此时依旧端坐，气复收入胸腹，渐徐渐微渐无矣。至是全功乃竟，需时约一时余，或二时。

以上动作，均属自然，非故意者，且系实情，非虚构者。兹将不尽之意杂书于后：

（一）每次现象，均大同小异，考诸丹经，竟出其范围之外。

（二）晚并未学一手半手之拳术，以上之拳名，或闻诸友人，或得小说，何以受此气之支配而像拳术中之姿势乎？

（三）河车一路均不通，气若自两臂至两腿，先收入肩骨而旋转，乃由背部之两侧入臀上之骨盘，摇摆少许，方能直下两腿。反是亦然，若由两臀回腹，则亦自背部两侧至腰下转折而入，乃由腹而胸，震动数分钟，再行冲向别处。

（四）起坐后，神清气爽，六脉平和，并无四月二日不愉快之情形，始知彼时只猜全功已毕，即行起坐，是有碍健康的。

（五）坐时及坐毕，均有汗，但无疲倦情形，且过后饭量大增。

（六）前次静坐，需数十分钟，胸腹之气，始能冲动，今则数分已可动矣。苟入坐时，不用调息，即将外空气一吸入腹，再以意随之，亦能冲动。但嫌其不自然，不敢常为耳。

（七）一月十三日、二月十一日、四月四日、五月二十五日共上四函，不知均收到否？

撄宁按：某君此种现象，已不在普通静坐法范围之内，很像前几年湖北某道人所传授一种神拳样式。我非神拳专家，恕我不能批评。即如日本冈田式静坐法，以及中国各处流行的守窍法，他们在打坐时候，也会偶然发生各种怪现象，或哭或笑或吟呻，或嘴脸歪斜，或身体摇摆，但是他们的两条腿仍旧坐在原处没有移动。今观来函言，气到两腿时，则自能起立，自能散步，自能退归原位，并能表演许多拳术之姿势。如此情形，早已失却静坐二字之本旨，如果某君目的是要打神拳，我就不敢赞一辞，若要修道，真可谓相差万里，愈走愈错，越弄越糟，还是赶快把功夫停止为妥。若原来有人传授，则传授之师应当负救正之责；若无人传授，只靠自作聪明，翻新花样者，应当急速改悔，勿再堕入魔道是幸。

温州瑞安某君来函述功夫现状

（前略）自回里后，闲散数日，即行静坐功夫，每日坐二三次。下部常见震动，而心胸震动亦或有之，不过极少耳。但此静极而动，必由睡去发觉，尤以夜间起坐为多。如本月一日、二日两夜间起床初坐时，只觉游思杂出，乃收敛微细之神，钻入气中，游思顿息，愈久即睡，睡后即动。动时云开雾散，周身爽利。如法收拾，不久又睡。一睡一动，一觉一收，直至天亮下床方止。盖不记其次数也。（两回均是如此。）

按太极静而生阴，动而生阳，动静互为其根，亦是常理。但在数小时中，静而屡动，虽觉身心畅适，终恐有滋流弊。有鉴于此，特地作一番试验。试验之法，即于动时振作精神，勿令睡去，遂不见其动焉。究竟于动一二次后是听其睡去为合法乎？或是勿令睡去为合法乎？此中疑窦，未能冰释，请赐教言，破迷指正，俾便遵行，无任盼祷。（中略）

近时下手功夫，只欲每日如此，勿使间断，不计功程，亦不求效验。稍有间断，即时返省，自警自惕，自劝自勉。日间一切视听言动，触事生心，急自护持，回光返照，务求居尘出尘，在俗无俗而已。惟此等功夫，谈何容易，冀尚训勉有加，以匡不逮。

宁按：老年人功夫，重在培补亏损，应该多睡为妙。一睡一觉，一静一动，循环互根，方为合法。若长坐不睡，乃是后来事，非前半段功夫所宜，纵能勉强振作，亦未必能得益。因明明白白景象，不合于先天之妙用也。道家与禅家功夫之不同，即在于此。新出版的《道窍谈》书中第二十章及二十一章，论玄关处，可以参看。又第二十四章“中字直指”亦佳。《三车秘旨》中之“收心法”下手功夫，亦可研究而实行之。

余之求道经过

隐名氏 / 作　陈撄宁 / 按

此篇附在《化欲论》之后，乃某君所作，“民国”二十七年冬季出版，非卖品，无版权，乃印成专书以赠人者。余细阅一遍，深惜某君自弱冠时求道至今，年龄已过花甲，四十余年访求“玄关一窍”而不可得，愈求愈谬，最后竟误认旁门愚笨之法以为大道，并劝人人照做。学者没有经验，难免不被其所误，故将其转载于本报，而加以按语，俾世间有志之士晓然于是非之真相，不至见鱼目而诧为宝珠，得璧玉而弃同顽石，则幸甚。

本篇作者姓名及篇中所列举他人之姓名，皆一概隐去，因余所辩论者，乃“法”的问题，非“人”的问题，何必宣布姓名？即使原作者观之，亦当能谅解也。

庚辰重阳后撄宁子识于沪上

余年十九，在宁波训蒙，忽撄痨瘵，潮热不退，嗽咳见血，食量大减，终夜失眠，肝火太旺，一闻学生读书声，即生烦恼。当时甬东尚无西医，虽不知为肺病第几期，然痨病已成，则无疑也。

一日偶至道署海关册房访友，遇 × 姓幕友，自云蜀人，年五十余，一见余形容憔悴，即曰：君已染沉疴，非药石能愈，与子有缘，赠书一册，按此行之，可不药而愈。书名《导养忠书》，分上下两卷。上卷言静坐之法，即闭目塞耳，舌抵上颚，津满口中，徐徐咽下，同时收心凝神，调和气息，使呼吸由粗而细，由细而无。外息既停，内息自生，绵绵不绝，如怀婴儿。内息者即祖息，亦名元气，所谓运气存神者此也。下手功夫，首在一念不动。初坐之时，杂念纷起，一分钟念头十数，心不能定，气不能匀，口苦舌干，何津能生？越日乃访 × 师，告以念头杂来，不能定心之故。师曰：初坐之时，何能无念，寻常人坐五分钟，多者可起三百念。

愚按：一分钟有六十秒，五分钟共计三百秒，此处云五分钟可起三百念，是一秒钟即起一念，过一秒钟又换一念，急如闪电，状若旋轮，按之实际，未必尽然，不免形容太过。

少者六十念。

愚按：五分钟共起六十念，一分钟平均起十二念，即是五秒钟换一念，普通人大概如此，但中间亦偶有不起念之时。

子一分钟起十数念，尚系慧根。

愚按：此乃勉励之辞，其实与普通人没有分别。

佛家云：不怕念起，只怕觉迟。道家云：不怕念多，即怕念续。儒家云：知止而后有定。所谓觉者断者止者，即定心之法也。汝当一念起，立刻斩断，俟另起他念时，再断之，随起随断，不使连续，久而久之，自能由多而少，由少而无。念无则息无，内息自生，此为静功之初步。持之有恒，自能见效。

愚按：以上所言，甚合于理，学者可以照做。

得师指示，乃用此法调息存神。初时随念随断，随断随起；半月后，念遂减少，一分钟不过一二念；久之，一分钟可一念不起。初坐半小时，一月后可坐一小时。有一天坐久，一念不动，身心两忘，如痴如醉，不知调息，不知咽津，忽然大放光明，通体舒畅，其乐不可言喻。乃告 × 师。师曰：此阴阳调和心肾交媾也，身外夫妻交媾之乐，只快一时，事后精神疲倦，身内夫妻交媾之乐，可以长生，事后精神饱满，故身外夫妻不能夜夜交媾，而身内夫妻可以时时交媾。

愚按：其师明言，身内夫妻交媾，可以长生，而某君不悟，以为这是性功不是命功，到后来仍要苦苦追求什么窍，大错！大错！功夫得效之迟早，于学者年龄颇有关系，此君不过二十岁左右，所以容易见效验，五六十岁以外者，则不能一概而论。身外夫妻交媾，其发动有合于天机者，有出于人欲者，此云事后精神疲倦，指出于人欲者而言。若夫妻交媾，合于天机者，事后非但不感觉疲倦，而且精神更加健旺，但世人都不明白天机与人欲之区别何在，往往任意为之，因此苦多乐少耳。

余时未娶，不知男女性交之乐，以为心肾交媾之乐当更胜之。从此教读完毕即静坐，贪此乐趣。向来讨厌儿童读书声，现则听而不闻。有时夜间亦以坐代睡，坐至极妙处，恋恋不舍，觉遍体微汗，舌本生甘，津液满口，始悟寻常睡眠安适，次早舌润而甘，不安适则次早舌燥而苦，此即心肾交与不交之别也。以后有事一夜不眠，只要静坐一小时，与睡足四小时无异。如此用功半年，疾病早已痊愈，身体精神反强于前。

上卷书中所载之功，均已完毕，急读下卷。上卷但言调息存神，系性功事，其效不过却病延年；下卷乃言炼精化炁、炼炁化神、炼神还虚之法，系性命双修，可以长生不死。

愚按：做调息存神之功夫，得却病延年之效果，已经是性命双修了，此处认为偏属性功，乃错误之见。如佛家所谓参公案、看话头、止观、念佛、持咒等法，方是偏属性功一面的事。

凡人莫不有贪心，余既初步见效，岂有不思再进一步？书中所载三步九节之功，均详悉无遗，惟入门方法“玄关一窍”，但云非文字所传，必得明师指点。且云一得此窍，则精化为炁，可以不死；不得此窍，盲修瞎炼，终归无益。上卷虽言运气调息之法，只能小周天，不能大周天。小周天者，呼吸由鼻而喉，由喉而腹，至于足底；大周天者，呼吸由鼻而喉，而脐下，转尾闾，循脊骨，而上达于脑，再由脑而至鼻，始谓一周天。

愚按：小周天、大周天之名目，不见于古道书中，后世道书虽有此种名目，而意思各别。有以坎离交为小周天，乾坤交为大周天者。有以采小药，运河车，后升前降为小周天；采大药，冲开后三关，直达泥丸，再降落中丹田为大周天者。而此处所谓小周天呼吸，由鼻而喉，由喉而腹，至于足底；大周天呼吸，由鼻而喉，而脐下，转尾闾，循脊骨而上达于脑，再由脑而至鼻。此种说法，非但不合前人书中之意思，而且贻误于后学。

盖前人书中所论大小周天，意思虽有不同，然皆指身内之气而言，不是指鼻孔中呼吸之空气。《庄子》书上说：“众人之息以喉，真人之息以踵。”分明说普通人鼻孔呼吸，乃用肺管为发动之机关；有道之士内真息，乃用脚后跟阴跷脉为发动之机关。“以”字当作“用”字解，“踵”即脚后跟也。众人后天气之呼吸用喉，真人先天炁之运行用踵。后天气之呼吸，由鼻入喉，到肺而止，断断乎不能至于足底，更不能转尾闾循脊骨而上达至脑；先天真炁虽可以至足底，又可以冲开后三关而上达于头顶，然于两鼻孔毫无关系。二者界限甚为分明。此处将凡息与真息、后天与先天，混作一条道路，与实际不相符合。

盖不得窍，尾闾一关，即不能通，更何论三关哉！余知不得窍无法修炼，乃谒 × 师，叩求指示玄关所在。师曰：玄关一窍，乃泄造化之机，握生死之权，历代修道者，有访师数十年而未得者，有虽得明师，随从数十年，而未得真窍者，此盖半由福命，半由功德，所谓非人不传也。

愚按：虽说半由福命，半由功德，而学者之智慧更为重要。某君由调息凝神入手，初步功夫，即踏上正路，故有以前所说种种效验。果能抱定此法，一直做去，自然更有进步。乃以智慧缺乏之故，认识不真，误信以前种种效验都是性功，必须另求命功，方能算是性命双修，遂致骑驴觅驴，愈觅愈不可得，终身为“窍”之一字所迷，而难以自拔矣。

余痛哭跪求，哀请指示，师笑曰：吾年二十即访师，迄今已三十余年，尚未遇明师，何能知此窍？盖自来皆师访弟子，弟子不能访师。吾如得窍，已入室静修，或入山面壁，岂肯奔走天下依人作幕耶？子年未冠，尚有应尽之人事，何必亟亟？但能积德行仁，有志于道，将来自有明师指点，此时不必作求道想，虽求亦不得也。余见 × 师如此坚决，断不肯传授，迄今思之，究竟 × 师确未知窍乎？或以余年少尚非修道之时乎？抑以余无此福命非法器耶？

愚按：观其师口气，分明是故意推托，其所以推托之原因，虽不得而知，但某君之福命、功德、智慧、年龄皆不合其师所选择之条件，似属实情，否则何必如此坚拒？可见求师一层，也不是容易的事。

余年少气盛，自恃聪明，以为窍虽仙师所秘，不能明白记载，未始不可摹拟而得。况照铜人图上说人身不过百四穴，一一试验，终必得此窍。孰知此窍不见于丹经，不载于医书，在有形无形之间，所谓时至则见，时过则隐，至今日始知，而当日则不知也。

愚按：铜人图中穴道，只能作针灸之用，并非丹经上所谓窍。因为丹经上的“窍”字，不能作医书上的“穴”字解释，谓此窍不见于医书，这句话不错。又谓此窍不见于丹经，这句话恐未必然。丹经上言“玄关一窍”之处甚多，而且说得很明白，某君当时看书忽略过去，遂谓此窍不见于丹经。

一意购求丹经道书，多至百余种，遍加研究，各宗一说，大致可分四派。主符箓者，本于日诵《黄庭》万遍自能得道之说，以诵经礼斗持咒画符入手，久而膺上天符箓，可以飞升。所谓张天师，茅山道，均此类也。

愚按：此派中程度高者，亦兼做内功，惟多注重于存想。

主采补者，以阳尽则鬼，阴尽则仙，人在半阴阳之间，可鬼可仙。人至十六岁而精通，过八年则去一阳，至六十四岁而阳绝。故除童子修道可以不用采补，若至中年，损精已多，非采补不足以还原。道书所谓“竹破竹补，衣破衣补”是也。迨至元阳补足，然后可以筑基炼己，结胎出神，而道成矣。倡之者彭祖，和之者张三峰（非三丰祖师）。

愚按：彭祖姓钱名铿，古帝尧之臣，封于彭城，故称之彭祖，又号老彭。至商朝时，年已八百岁。彭祖寿命之长，自非侥幸而得，当有一种功夫帮助。惟上古时代，知识阶级，虽讲究长生之术，却没有筑基炼己、结胎出神之说。这些名词，唐宋以来，方盛行于世。

张三峰乃宋朝徽宗时人，本武当山丹士，工技击，为内家拳之创始者，然亦未必就是彭祖一流人物。须知旁门中“三峰”二字，乃术语，非人名。因字面相同，世俗遂将术中的“三峰”，与人中的“三峰”，混而为一，纠缠不清，而张三峰无辜受谤矣。

又因张三峰与张三丰，字不同而音同，于是普通学道者复将宋朝的三峰，与明朝的三丰，混而为一，泾渭不分，而三丰《玄要篇》，竟被人误认为三峰采战术矣。某君谓非三丰祖师，是已知三丰与三峰之别，惜其将张三峰与彭祖相提并论，犹未知人三峰与术三峰之分也。

主药物者，倡内丹外丹之说，以为内丹不易成就，外丹如成，鸡犬可仙，何况人乎？外丹者以鼎炉为工具，汞铅为药物，火候为妙用，分人元、地元、天元三种。人元丹只能却病延年；地元丹可以点石成金，为神丹之原料；天元丹谓之金丹，亦曰神丹，非神仙不能炼，一粒下咽，即羽化而登仙。此说本于秦汉方士，而葛仙翁、许旌阳，尤其著者也。

愚按：宇宙间万事万物，都是相对的，有正面，必有反面。世上既有人会制造毒药使人服之立死，自然就有人会制造仙药，使人服之长生，这也是极浅近的道理，并非奇怪。不可只信坏的一方面，而不信好的一方面。古来仙学精华，就寄托在炼外丹功夫上，后世学者因外丹功夫手续麻烦，非寻常所能做到，遂改从自己身中精气神下手，名为内丹。虽比外丹易于入门，但其功效稍嫌薄弱。再后又受佛教的影响，修出世法者，都趋向空寂一途，非但不懂外丹如何炼法，并且连内丹亦在排斥之列。修道的人若谈到炼丹，就像犯了什么顶大的罪过，从此而中国古代之仙学遂无人敢问津矣。

主清净者，不持经咒，不用药物，不主采补，全以本身之阴阳抽坎填离，迨至精化为炁，炁化为神，神返乎虚，始谓之三花聚顶（精炁神归一），五气归元（五脏之气归一），仙道乃成。其中亦有人地天之分。人仙只能长寿，不能不死；地仙可以不死，不能离地，地毁则同毁；天仙则超出世界，与天常存。自来修仙莫不由此，为道家之正宗。

愚按：以上所说，大概是与各家丹经道书相符合。

入手之法，首在得窍。所谓窍者，依稀仿佛，不知所在，或指头顶（上田），或指眉心，或指腹中（中田），或指脐下（下田），或指尾闾，或指谷道，或指睾丸，或指内肾，或指心肾，或指脑门，各执一说，皆自以为窍在是矣。互相印证，未能确信。

愚按：学道的人，必先能明白原理，然后再讨论方法。假使原理尚未明白，方法倒晓得不少，那就被这些方法把你弄得无所适从。你说这些窍都没有用处，却未必然，当行功到了某一部时，自知该部之重要。若在平常静坐时，执定某一部而死守之，则非善法，不可盲从。

惟有“顺之则生男生女，逆之则成佛成仙”二语，各种道书，千篇一律，认此窍必与精有关。其在何处，则遍查不得。

愚按：某君既已认定所谓窍者，必与精有关，就可以在中国古医书上寻求之，或亦可在外国生理学、生物学、胎生学、生殖器解剖学各书上寻求之即得，何必定要在丹经上搜查？如果丹经上所谓窍者，就是出精之窍，世间一般外科医生、花柳医生，谁不知此窍之所在？顺行则泄漏，人人所忧；逆行则坚固，人人所喜。这班做医生的人，对于顺行之关窍，平日认识非常之清楚，用不着再去访求明师指点。假使他们要逆行，只须一举手之劳，就可做到，何故千千万万医生都是顺行生男生女，没有一个人肯逆行成仙成佛呢？因为他们究竟有些医学上的知识，晓得闭精不泄、运气逆转这些法子，不甚高明，长久做下去，要酿成大病，所以鄙弃而不屑为耳。

读至张紫阳“智过颜闵莫妄求”之语，始知非遇明师，无法自悟。读至“说到丹经一字无”及“达摩西来一字无”之语，始知各种道书徒乱人意。一切束之高阁。

愚按：《悟真篇》所云“饶君聪慧过颜闵，不遇明师莫强猜”，乃指丹法全部口诀而言，并非专指人身上某一窍；“说到丹经一字无”这句话的意思，乃指先天功夫，如老子所谓“无名天地之始”也；“达摩西来无一字”这句话乃指禅宗功夫，意谓明心见性，不在乎语言文字之间也。某君定要在肉体上开出一个窍来，这些书自然话不投机。

道书既无所得，乃参释氏之书，惟禅宗与道为近，以为参禅亦用性功，必有说明此窍者。遍阅祖师语录，除斗机锋、参话头外，别无文字记载。

愚按：参禅虽属性功，却不是今日江湖朋友所传授之性功，用不着在人身上指窍。

乃返而求诸《二程遗书》与《朱子语录》，其静坐之法，与道相近，亦但言性功，未言命功。《阳明语录》，较为感人，仍未言命。

愚按：儒家所谓性命功夫，是一贯的，是圆融的，不是硬要把性与命拆开分作两半边的。《中庸》第一句就说：天命之谓性。意思说命即是性，非命之外别有性，亦非性之外别有命也。《易经·说卦传》云：穷理尽性以至于命。即是一贯的功夫。假使把性命分作两个东西，尽性不过尽性而已，如何就能至于命乎？后人把自己肉体当命，以为锻炼肉体，使其无病长寿，才算是命功，完全与古人意思相左。

经此五年之研究，卒未能得，立志求道誓不娶妻者，至此已二十四岁，心灰意懒，迫于父命，只得娶妻生子，以尽人事矣。

愚按：五年的短时期，如何弄得明白，非下数十年苦功不可。至于学道的人究竟有妻子好呢，还是无妻子好呢，这真是一个绝大的问题。不才对于此问题研究得很透彻，惜为篇幅所限，不能在此处发表。

迨乡试中式，游幕各省，尚时时访求明师。

愚按：求道访师，未尝不可，但请勿一见面就问窍在何处。

（附注：乡试中式，即是中举人；游幕，即是在各衙门中担任刑名、钱谷、书启等类职务，昔日称为师爷，又称为老夫子。“民国”以来，这些名称都消灭了，三十岁左右的人，恐未必能知，故附注于此。）

未几，先父见背，弟妹均幼，上有高堂，一家生活，置之肩上，只能奔走衣食，更无求道之机会。

愚按：已往学道的人，大半被家庭所累，而无暇专门从事于此。现在学道的人，除却家累而外，又添上一重国难，是累上加累也。

惟静坐既可养心，又可息劳，则时时行之。至于求道，则已不作此妄想矣。

愚按：各种法门，比较起来，还是静坐好。惜某君当年在静坐中得到许多好处，自己不认识，以为那些好处都不是道，只有“窍”才是道，大错！大错！！

宣统元年重九月，约友登高，上吴山吕祖殿。适值扶乩问事者甚多，友人嘱余叩求。余素不信乩，以为此文人游戏，近于幻术，且亦无事可问，虽叩求，并未默祝。而乩上忽批云：子知性命之学乎？不觉大惊，触动十年来之心事，乃叩求指示窍之所在。乩又批云：将来自有明师指点。不觉废然而返，然求道之心，又为死灰复燃矣。

愚按：又犯了老毛病，仍要问窍。

“民国”元年，为改革盐政来北京，适值同善社在此设总会，入社者甚多。并云能指明窍之所在，坐功以守窍为主，余以为今日始得明师矣，乃入社为弟子。此为正式拜师之第二次。

愚按：既要指窍，当然要入同善社，因为同善社是指窍的专家。

当指窍时，不但不传六耳，并立誓虽父母妻子亦不许泄漏。即同道谈及窍时，先须焚香跪请护法师保护，恐为妖魔鬼怪所窃听。其严密慎重如此。

愚按：这都是故意做作，以表示其窍之宝贵，其实青天白日，哪有妖魔鬼怪？

其所指之窍，乃在两眉之间。问师何以此为玄关真窍？师曰：道书不名此窍为山根乎？佛家之慧眼，仙家之山根，均指此也。至今日始知所谓山根者，并非此山之根也。

愚按：此山之根，虽不是玄关窍，但如某君今日所知彼山之根，亦未必真是玄关窍。

其余抵颚、咽津、调息、凝神之法，与前无异，惟目要垂帘。垂帘者，下垂一线，而不可漏光，学之经年，始能成功（此实大误，违反自然，且与闭三关之旨相背）。至于盘膝，及两手捏诀，无非使四肢由分而合，气血交流之意，尚无关重要。

愚按：两目垂帘，或不垂帘，亦无关重要，随意可也。

惟静坐心神全注于窍，此则大有害处。年老之人，因守窍而血管爆裂，中风而死者，已有多人，余以后遂不敢守窍。三胞弟同时求道，用功九年，而得神经病，患病十年而死，临终之时，尚不忘守窍。越二年，余已蒙 × 师指点真窍，而吾弟墓草已青，可哀也。

愚按：守两眉之间，得怪病的人甚多，余历年所见所闻，证明某君之说为不错。但 × 师所指点之真窍，亦有人做出毛病，惜某君无此经验，只言其利，不知其害也。

迨至行年五十，经营事业，略有成功，而血气已衰，若不赶紧求师，则行将就木。道家既无所得，惟有再求于佛门。闻密宗亦有窍，适值 ×× 法师以东密来亦开示，乃正式拜师。此为第三次。

愚按：佛教中并无却病延年之术，而且佛教徒最反对世人贪恋臭皮囊而不肯抛弃，所以骂这班在肉体上做功夫的人为“守尸鬼”。某君又错投门路了。

所传六种手印及咒语甚简单，一个月内已完毕。坐功不守窍，每坐须三小时，朔望则自子时至亥时，须坐满九座。是一昼夜只有食宿六小时，余皆在坐中。余年已五十以上，第一次坐至七座，已不能支，故知做此等功夫非壮年不可。然某大学中一青年，已坐满数个月，并无何种功效，亦遂不再习。×× 法师在北京传道，其门下多至八千人，未闻有一人得道，如余更无论矣。

愚按：不但五十岁以外之人受不了这个苦头，就是青年体弱者，也要做出毛病。往年余在北京时，正值某某法师亦在北京传授东密。某某督军之女公子二人，年龄在二十内外，学密宗功夫太勤，遂得干血痨之症，面黄肌瘦，月经停闭，每日下午，身体发烧。此等现象，余亲见之。凡学密宗不得病者，已属万幸，若求愈病，难之又难。因为人的身体是肉做的，不是铁做的，一味蛮干，决定没有好结果。

至五十六岁以后，气喘失眠，血压高至二百度以上，自知死期将至，照卦爻而论，六阳已去其五，剩此孤阳，而又多病，岂尚有得道之望？然信“朝闻道夕死可矣”之语，比诸十九岁时访师之念，尤为迫切。

愚按：某君总可称得起有志之士，惜其见理不明，只晓得逢人问窍，纵让他把人身上各种关窍都弄明白，结果老病死三字仍不能免。因为返老还童，却病延年，长生不死，这些学术，问题是很复杂的，不是仅仅懂得一个窍字就能毕业。

至五十八岁，闻某处 × 师，于内外丹法，均有秘传。及门已有二十余人，政学界居多。× 师自云，机缘在北，乃约同志三人，聘请来平。凡拜师者，贽见千金，加以旅费川资，及一切供养。觌面之下，× 师自汉朝以来各种丹经口诀，可以不必查书而背诵一过。其论内外丹之源流，以及下手之功夫，原原本本，按部就班，成仙可以计日而待。虽亦用静功，不过为采药与温养之预备。若但知调息存神而无药，丹经所谓“犹如水火煮空铛”，非徒无益，而反有害。

愚按：江湖上传授此等方法，内容亦大有分别，不可一概而论。彼等表面上虽皆以各种丹经作为印证，而对于丹经之全部，又多不求甚解。其所能解者，仅书中之一段或数句而已。此派中人，程度高者，偶亦有之，惟彼等都喜用权术待人，不肯说老实话。果真有志于修道学仙，以性命大事为重者，切勿沾染此种习气，务须以至诚待人，前途始有希望耳。

药从何采？重在选鼎。鼎有金玉之分，金鼎为上，玉鼎次之；药亦有金液玉液之分。选鼎以无毒无病药旺者佳，而养鼎与调鼎之法，全在黄婆。盖大药之生，与火候之时间，非黄婆不能知。此丹经所谓西家女与东家郎之配合，非黄婆牵引不为功也。

愚按：《悟真篇》虽有黄婆之说，但不指人而言。如《悟真》七绝第十九首云：黄婆自解相媒合，遣作夫妻共一心。又第二十六首云：归来却入黄婆舍，嫁个金公作老郎。这两个黄婆，是真意的代名词。盖真意在五行属土，黄乃土之正色，而八卦中之坤卦亦属土，坤为老阴，又为母，所以中央真意号曰黄婆。后世将黄婆二字，当作黄脸老太婆解释，笑话百出。既把黄婆作人看待，于是遂有利用自己妻妾做黄婆者，教他们管理鼎器，并试探消息。初下手时，妻妾辈不识其中有何等玄妙，姑且听从其说，以观其究竟。到后来露出马脚，知其仍旧未能免俗，昔日施之于己者，今日亦照样施之于人，不禁惹起妒火，泼翻醋罐，家庭之间，从此多事矣。男的说，我不过采药炼丹，毫无邪念；女的说，你仍在调情寻乐，老不正经。请问这场口舌是非如何判断？

至于采药之法，与“彭祖五字诀”无异，万一不慎，不但不能得药，而反走丹。种种口诀与方法，均详细传授，用隐语笔之于书，今尚藏在箧中。惟火候之时间，每日不同，须由黄婆试探，临时推算。所谓神仙传药不传火者此也。

愚按：“五字诀”非彭祖所作，乃后人慕彭祖大名，伪托之耳。彭祖当日活了八百岁，世人奉行“五字诀”者，未到八十岁即死者甚多，尚不及彭祖年龄十分之一。可知彭祖另有玄妙，非“五字诀”所能尽也。

所谓火候时间，每日不同，须要黄婆试探，临时推算。这些方法，始于明朝，当宋朝张真人作《悟真篇》时代，未见有此等烦琐难行而不切于实用之方法。后人因《悟真篇》有“不将火候著于文”之语，遂各自任意捏造，出卖秘诀。你若说他口诀不合于丹经，他就说丹经上本无口诀，口诀须要口传，不写于书上，闻者亦无言可对。等到后来试验多次，方知那些法门都是无用，然而人已老矣，财已去矣，悔已迟矣。此只怪自己没有眼力，不识方法之真假，不能怪传口诀先生们误人。他们原是把传口诀当作一种营业，不管你将来有效无效。

余初闻此说，不能无疑。历代祖师，必购鼎采药，所费不资，贫寒者何能得道？师曰：“上古道在君相，非君相无此大力。宫女名曰采女，大臣赐女乐，均为采药之用。当知修仙者必法财侣地四字俱备，始能修炼。法者采药之法，财者购鼎办药之需，侣者即黄婆，地者即入室用功之地。此药为家家所有，不能离开城市，故须托有力者为之护法，往往隐姓改名，到一处，住数月后，即往他处，恐日久事泄，起外魔也。”此与某几种丹经颇多暗合，尤其如××、××等书，更为吻合。

愚按：某君所怀疑之处，不为无见，而其师答语，则附会得可笑。盖道乃宇宙万物所公有，不是少数人所私有。假使修道之事，只许极少数富贵阶级所独占，而贫寒者无份，则亦不成其为道矣。

彼谓上古道在君相，非君相则无力修道。然考神仙历史，凡成道者，大半是山林隐士，并非富贵阶级中人，此又何说耶？

采女乃宫女之别名，因其衣服具有色彩，故称采女；女乐即女伶之别名，因其擅长歌舞音乐，故称女乐。今以采女、女乐等名称，附会于采药之说，太觉牵强。

法财侣地四字本意，范围是很宽广的。法者指各种修炼法门，不是专指采药之法；财者除自己常年开支而外，尚须筹备一笔安家费，因专心修道之人，不能兼做其他谋利事业，自己既需要生活费，家庭又需要赡养费，故非有财不可，并非专以财作购鼎之用；侣者即志同道合之伴侣，或志同道合之夫妻，世俗所谓黄婆者，岂足以当此；地者乃三段功夫所选择之地，各有所宜，不能相同，非专指城市而言，山林之中，亦大有讲究。某师所谓法财侣地，范围太狭，与本意不合。

时有 ×× 君，乃新疆之伊犁镇守使，当新疆督军被刺后，军民一致拥戴 ×× 君督新。×× 君志在学道，乃让与 ××。××× 免职，中央派宣慰使前往，徇新省军民之请，再推 ×× 君主持新政，×× 君乃秘密乘飞机入关。临别时，谓其家人曰：此次访师求道，道成后，当来度汝等，否则无再见期，亦不必访我踪迹。人能在壮年敝屣富贵，割断恩爱，出家求道者，虽古时亦不多得。×× 君本拟入蜀，道出北平，遍访道友。闻雍和宫 ×× 喇嘛亦云知窍，来学者必先在寺诵经咒六年，一天不能间断。湘督 ×× 及 ×× 总长，均在弟子之列，且已做满六年苦功，当于九月间指窍。×× 君与 ×× 总长同乡，因介绍于 ×× 喇嘛，所谈不合，始来我处。一谈之下，信服万分。×× 师亦以 ×× 君可传大道。

愚按：无论什么道理，无论什么法门，有相信的，自然就有不信的。常见许多幼稚的宗教家，每欲强拉世上人都相信他们所宣传的那种宗教，结果白费心力。但是有不信的，自然就有相信的，只要你能够独立自成一派，用不着宣传，总有不少人会表示同情。即如 ×× 喇嘛所传之功夫，究竟是好是坏，若说好，何以 ×× 君不信，若说坏，何以 ×× 督军、×× 总长偏要笃信。因此可见人类生来的根器千差万别，不能一律看待。所以当我的一种学说成立后，有人赞美，固不足为荣，有人反对，亦不足为辱。人能信我，我未尝不欢迎，设若不信，我决不用手段引诱他们相信，只求尽我自己在人类中一分子义务，已无愧矣。

余与 × 君，因家中不便，别租一宅，雇用黄婆，选择鼎器，以为采药之地。余当时亦用至四鼎，（中略）但以年将六旬，而又多病，不敢作采药之尝试。

万一药未采到，而先走丹，不能成佛成仙，反而生男生女，岂非笑话？（中略）故鼎器虽多，未敢一动其心，而同志笑我为迂腐。

四个月后，喘疾更甚，华池玉液，毫无功效，而病反加剧，乃拒而不饮。

愚按：某君喘症，属于阳虚，而华池玉液，则偏于阴性，阳虚症不去补阳，反而滋阴，自然越弄越糟。

一日扶病谒师，叩求指窍。

愚按：到此时仍未能忘情于窍，可叹！

师谓：窍易指，不过数分钟即了，然必待外丹成后，始能传授，因汝等有财，一指窍即可修成，而多数弟子无钱，非待外丹成，不能修道，汝不能专为个人谋也。现在安鼎地点已定，药物亦备，惟建屋置炉，及炭火食用之需，约二万金可以济事。四年后丹成，则点石成金，何患道之不成哉？

愚按：凡偏执彼家之说者，皆注重于多备鼎器，按时采药，本来用不着指什么窍。因为指窍另是一种法门，某君硬要在窍字上追究，其师无可奈何，只得顺了他的意思，作口是心非之语。所谓一指窍即可修成，这句话实不足信。某君前已说过，种种秘密口诀与方法，均详细传授，用隐语笔之于书，今尚藏在箧中。到了此刻，尚要指窍，方可修成，难道以前所传授的许多口诀都是无用的吗？都是修不成的吗？

余对于外丹，虽不敢谓其必无，然必内丹成，而后外丹就，神丹非神仙不能炼。至于黄白之说，乃方士所以欺世者，决不可信。今 × 师以黄白为修仙之诀，余信仰渐失，而病亦日深。

愚按：某君对于外丹批评，自相矛盾。服食的神丹，与点金的黄白术，原是一条路上事，不过程度有深浅之分而已。既相信有神丹，即不能不信有黄白；既不信有黄白，即不当再信有神丹。

黄白易炼，神丹难炼。昔日张三丰真人传道于沈万三，沈在南京炼黄白术成功，家中有聚宝盆，人皆知之。而天元神丹，仅三丰真人在云南炼过，沈君却不会炼。明清两个朝代，会炼黄白的，常有其人，会炼神丹的，则未之闻。某君信其难，不信其易，信其深，不信其浅，实无理由可言。至于方士欺人，本是古今同慨，然天下事有假的，就有真的，有不灵的，就有灵的，岂可因失其信仰之故，遂将中国数千年遗传之绝学一概抹煞？

黄白术各种丹经，世间流传者甚多，比较内丹书尤为难懂。某君于内丹书既是走马看花，不求甚解，自然更不懂外丹，所以发此隔靴搔痒之论调。

至翌年春，面腿俱肿，气喘如牛，一动作，通体汗下，棉衣俱湿。自知不起，预备遗嘱后事。师亦命诸弟子朝夕问病，盖余若死，则同志均失信仰也。幸得中医萧龙友先生以蛤蚧尾治愈。

愚按：某君气喘，既能用蛤蚧尾治愈，必是下焦虚寒，肾不纳气之故。此病宜服温补元阳之药，再加以静坐功夫，即可有效，本无用鼎之必要，而且没有资格用鼎。所以前段说，用鼎四个月，毫无功效，就是因为药不对症。

× 师亦回湘炼外丹，× 君同往。余自此次病后，觉悟身外之物决不能补益本身之阴阳，真窍既未得，则本身之阴阳无法抽添，只可听之而已。是为“民国”二十三年，已五十九岁矣。惟静功仍日日行之。

愚按：若谓身外之物不能补益本身之阴阳，何以服蛤蚧尾遂能愈喘病？若谓真窍未得，则本身之阴阳无法抽添，何以某君当十九岁初做功夫时，完全不知窍在何处，乃居然有阴阳调和之效验？

至“民国”二十五年春，余已六十有一。闻有 × 师，为人治疾，不用药，不用符，但教人以性命功夫，凡中西医认为不治之症，无不立愈，尤以肺痨心脏肾亏之症为更捷。友好中治愈者甚多，惟必须本人发誓病愈后立志学道，始肯医治。

愚按：此处说得太过分，治愈者虽有其人，不愈者料亦不少。

长男自幼失明，又早婚，以致身弱多病，患遗精病已数年。中西医治殆遍，乃请见 × 师。一谈之下，始知四十余年访求未得者，而真窍有着矣。所谓踏破铁鞋无觅处，得来全不费功夫，其斯之谓欤？

愚按：窍虽然有着落，但不是丹经上所说的玄关一窍，且慢欢喜。

尚不敢深信，先令长男拜师，指点性命功夫。第一次行命功，遗精之患即愈，真可谓立竿见影。乃约同志数人拜师，求点真窍。此为第五次正式拜师，坛即设于韬园。

愚按：本文所谓第一次行命功，遗精即愈，不知是做一次功夫，或是做多次功夫？更不知是永远不遗，或是暂时不遗？其辞颇觉含糊。历年以来，我遇到所谓做命功的人不少，有的弄得邪火上冲，脑胀眼红，有的弄得小便淋沥，腰酸腿软。自表面看，精虽然不出，其实被欲火煎熬，早已变成稠浊之物。被这班所谓做命功的人，将关窍堵塞，当时未曾射出，停滞在下部，又不能还源，或者于小便前后滑溜而下，或者仍旧留在里面作怪，搅扰得身心不安。经过日久，难以忍耐，只有放他出去，才能风平浪静。但是这班人因为要顾面子，要夸张自己功夫做得好，不愿将真相轻易告人，等到做出病来求教于医生时，方肯说实话耳。

一年之内，拜师求治病者，五十余人。无论何种虚弱之症，只要元阳未绝，百天之内，无不立愈。

愚按：自己做功夫，治自己的病，虽有时可愈，但不愈者亦多。若说无论何种虚弱之症，一概能愈，恐未必然。

惟当临危时，自知不治，为救命计，无不曰苟能病愈，当放下一切，专心学道。迨病愈后，则一切性命功夫，置之脑后，即余长男亦然。真为求道而拜师者，不过一二人。可见真心学道者之少也。

愚按：世上真心学道之人，的确很少。学道本是最高尚的事，为什么大家都不欢迎？就因为这件事与普通人情相违反，做起功夫来，实在乏味。除非身体有病，方肯学道，等到病愈之后，他们自然都不愿再前进了。惟某君所提倡的那种功夫，又当别论。既不违反人情，而且动手做起来，亦复兴味无穷。

据某君原书上说：“惟道家化欲之法，既不必强制其不漏，亦不必限止其少漏，惟利用其欲漏之时而退回之，因败以为功，变出而为入，其法自然，为人所欲。（中略）出精之乐，在于气喘血沸，心动脉张，四体酥麻耳；而返精之乐，其心动气喘，百脉紧张，四肢酥麻，亦犹是也，而快乐过之。且出精后，头目昏迷，身体疲倦，口干舌燥，往往事后不胜其苦；而返精后，则精神奋发，头目清明，口舌生津，其乐有不可形容者。（中略）道书云：顺之则生男生女，逆之则成佛成仙。顺之者即出精，逆之者即返精也。此理浅明，人人可能，且人人所贪。《金刚经》所谓：一合相者，即是不可说，但凡夫之人，贪着其事。亦指此。”

果如某君此说，凡做此种功夫者，既有快乐可贪，又能成仙成佛，这个法门，真是人间少有，世上无双，应该人人欢迎，到死不肯放手，为什么他们五十余人都不愿永久照样做下去？岂非出乎情理之外吗？试以此事质问某君，谅他亦无言可对。

余自得窍后，将数十年所经营之事业逐渐脱卸，一切交际亦断绝。四五年来之喘疾，冬春必发者，已痊愈；血压由二百度减至百六十度；最讨厌之失眠症，四年来非安眠药不能睡三小时者，已恢复六小时之睡眠；十余年之嗜好亦戒绝；两年来阳已不能举，现则每五天能行一次命功。一年后，宿疾痊愈。

愚按：某君自得窍后，有五种好处：第一种好处，四五年的喘疾已痊愈；第二种好处，高血压已减低四十度；第三种好处，四年来的失眠症已痊愈；第四种好处，十余年的嗜好已戒绝；第五种好处，两年来的阳痿已有起色。不过做了一年功夫，就有这许多效验，若再做下去，成仙了道，定可如愿以偿，为什么下文又说"此生恐已无望"，岂非自相矛盾吗？

去年夏，乃游黄山、雁荡、金华诸山，以为隐居之地。归未匝月，即遇事变，手创之三大公司，与南京新落成之房屋，以及各种财产，均已荡然，骨肉四散，相隔万里，而余静功依然每日行之。财产事业名誉恩爱，均不足以动我静坐时之一念。惟一闻飞机声，则静中即不能再坐。向来每日可坐三四次，每次一小时以上，现在只能坐二次，每次未满一小时。屈指六十四岁阳绝之时，不满两年，而懈怠如此，此生恐已无望。如此窍在十年前得之，当不至此，或亦无此福命耶？

愚按：某君所谓窍，乃肉身上出精之窍，非法身上玄关一窍。不必说在十年前得之无益，即在二十年前或三十年前得之亦无益。世上人知此窍者，不计其数，请看他们的好处何在？某君所以能见效验者，盖得力于平日静坐功夫，不在乎知窍与不知窍。今将静功一概抹煞，专归功于窍，未免舍本而务末。

生平认为最误人者，即 ××× 先生敝屣督军之尊荣，割绝家庭之恩爱，抛弃巨大之财产，万里访师，欲得真窍；因余介绍，入于 × 师之门，随师赴湘炼外丹已四年，无所成就。

愚按：××× 先生万里访师，是想成仙，不是欲得窍，虽说炼外丹四年无所成就，他心中到底尚有一种希望。请问世上许多得窍之人又有什么成就？非但没有成就，并且连希望也没有的。某君就是其中之一人。上文自言"此生恐已无望"，又在原书序文中自言"弟子年已六十一，去精绝之时，不过三年，惜早不遇师，今已垂绝，即使修炼，未必能成"。这些话就是没有希望的铁证。

某君在前文中又言“一年之内，拜师求治病者，五十余人，病愈，则一切性命功夫置之脑后，即余长男亦然。”观此言，可知五十余人都是没有希望。因为这种功夫，假使做坏了，就不免病上加病。就让你做得很好，充乎其量，仅能愈病而已，决无成仙的希望。这班人也有自知之明，所以做到病愈，就不肯再做，晓得再做下去，亦不过尔尔。某君说自己年老阳绝，虽做功夫，未必能成，难道同时拜师的五十余人个个是年老阳绝吗？何以他们都心灰意懒呢？某君又说，这班人不是真心学道，所以没有希望，某君自己总可以称得起真心学道之人，又因为年老阳绝，所以也没有希望。说明结果大家同归于无希望之一途，可叹！可叹！

余得窍后，曾请同志 × 君，回湘两次，劝其北来。乃入魔已深，未能自觉。至去年已有北来之讯，仍未实行。今则南北隔绝，不知行踪如何。以 × 君之弃家求道，在历代祖师中亦不可多得，且尚在壮年，因余一言而入于外道，万一误彼终身，此则万死莫赎也。恐后之求道者误入旁门，略述一生访道之经过以为戒。

愚按：××× 先生在湖南省炼外丹，不肯听从某君之劝回到北方来，是否入魔已深，我不晓得。惟 ××× 先生弃家求道，志在成仙，目下虽无所成，心中尚有最后的希望。若当真的北来，陪伴某君一同钻窍，他成仙的希望就断绝了，所以他不肯来。

余观某君一生求道，总算诚恳，待朋友亦极其热心。独惜智慧欠缺，不能认识性命二字之真相，而读书又不求甚解，竟把肉体上的出精窍，当作法身上的玄关窍，可谓大错。余恐世间学道者，被“窍”所迷，钻入其中，莫能跳出，故不避嫌怨，逐节批评，聊进忠告。这是学术上的研究，与个人无涉，故又将原文中所有人的姓名一概隐藏，免致误会。即非对于某某有所不满，亦非对于自己巧作宣传，不过为世间好道同志尽少许义务而已。请原作者并阅报诸君谅解是幸。

化欲论

隐名氏 / 作　陈撄宁 / 按语

撄宁按：此篇及《余之求道经过》同为一人手笔，“民国”二十七年冬出版，书中无作者姓名，亦无版权，并无发行寄售之处，大约是印送或宣传性质。天台山伍止渊炼师不知从何处得来，持以示我。细看此书理论亦颇有可取，惜其方法太不高明，学者若照样做去，必多流弊。本不拟将此书公开研究，然世间知此法者不少，常有人写信到敝处，问此法能照做否，实令我难以回答。今见此书所主张之方法，与彼等所问者相同，特将其转载于《仙道月报》，以便学此法者自己试验，自己判断，恕我不负责任。但有一语应该声明者，凡人肉体上出精之窍，决非丹经上所说的玄关一窍，幸勿被此书所误。至于吾人欲念，是否用此种方法即可以化除，请勿问我等，问诸君自己可也。

化欲论自序

此篇之作，有二原因：远因起于求道立愿之时，近因起于山额夫人节育之说。愚年十九，即有志于道，行年四十，尚未得师。五十以后，得失眠症，服安眠药，仅睡三小时，血压高至二百度，喘疾时作，一登楼，非十分钟不能止。四五年来，中西医遍治无效，自知去死不远。他无所憾，惟童年慕道，垂老无成，苟能得师指窍，朝闻夕死可也。顾安得明师乎？

丁丑春，同志黄君志林来告曰：“北平有 × 老师者，为人治病，不用汤药针灸，亦不用符咒手术，凡患者肺痨心脏肾病，西医以为不治者，一用性命功夫，百日痊愈，吾亲友垂死而愈者多矣。”愚以为此真毕生所求而未得者，乃往谒 × 师。师曰：“吾非医生，不能开方，亦非术士，不能画符，惟教病人用性命功夫，但使气尚未绝，精尚未枯，静坐以运气，点窍以返精，则百病自愈。惟垂老阳绝者，不能治；志不求道者，不为治；病人不自知不起者，治之亦无效。”

愚问：“病至垂危，尚能静坐乎？”师曰：“性功不限定坐，卧亦可也。行止坐卧，均可修性。佛家所谓卧禅，陈抟以卧得道，同一意也。至于命功，只在得窍，本不必坐，故虽久困床褥，不能转侧起坐者，亦能用功。惟阳绝者，不能修命功。不自知将死者，用心不专，用功不勤，其效不见。吾以是治病，已愈数十人，当诸医回绝死生呼吸之际，无人不曰，苟能活命，当抛弃一切，以求至道。一旦病愈，好名利者，仍奔走于名利，嗜淫赌者，仍专心于淫赌（宁按：据此可知化欲之说不足信），欲再如病时之用功，千百人中无一人。可见真心好道者难得，吾此后当不再为人治病矣。”

愚闻而狂喜曰：“道在是矣。”供养于家，叩求指窍。性功素所练习，惟纠正其姿势，即能静坐一小时不起念。惟阳精将绝，不举者已数年矣，欲修命功，谈何容易？不意修性功五天，即枯杨生稊；行百日后，不但精垂绝而复生，血压降至百六十度，睡眠六小时，安眠药已不复用，五年来之喘疾亦不复发。是年冬，上黄山绝顶，并不气喘。小试之，其效如此，可见古人非欺我也。

一日语 × 师曰：“按卦爻，男子二八而精通，八八而精绝。弟子年已六十一，去精绝之时，不过三年，惜早不遇师，今已垂绝，即使修炼，未必能成。惟四十年来，访求而未得，几堕落于旁门。世之好道如弟子者亦多矣，何历代祖师秘而不传耶？（宁按：因为历代祖师不赞成这种法子。）况今日礼教失其权威，宗教失其信仰，恋爱自由，淫欲横行，小之伤其生命，大之弱其种族。若能因势利导，化欲有方，既可寿人以寿世，又可强身而强种。古来传道者，恐传匪人，至干天谴，弟子志存救世，愿公开此道，即有天谴，当身受之。（宁按：古今房中术各书上，早已将此法公开，若有天谴，应该让他们先受，轮不到某君头上，即请公开，保无祸患，不必少见多怪。）” × 师曰：“兹事体大，俟吾师来时，当再请命。”

其时正山额夫人以节育之法，传布中国，知识阶级，趋之若鹜。彼之所谓节育者，乃避孕之下策耳。贞节风俗，虽已打倒，处女寡妇，惟恐怀孕，尚能自守。青年夫妇，虽多色欲，为经济所迫，惟恐生育，堕胎者有之，然究非人道，且有危险。今有避孕之法，当一无顾忌。幸而山额夫人避孕之法并无实效，否则淫风当更炽矣。

愚有见于此，愈觉大道公开之必要，秋 × 祖师自关外来，遂以此为请。× 祖师云：“是吾志也，世变日亟，三教公开，大道究难终秘。惟昌明有时，姑少待之，为强种计，胎教尤要。胎教倡自太任，秦火后失传，仅散见于医书，是以后世人民愚恶者多，而贤良者少，夭弱者多，而寿强者少。外国亦有优生之学，彼所注重者，在身体健全，容貌美丽，惟胎教则身心并重，道德健康，两不偏废，现正欲与通人重兴此学。汝既有志于此，不妨以原理示人，至于指窍返精之妙，不可妄传。非仅为天谴，恐人恃此保身之法以纵欲也。（宁按：某君屡言此法可以化欲，而其师祖则谓此法须防纵欲，两人意见，完全相反。）”

愚既奉师欲作一文以告世，仓卒无暇。去年芦沟桥之变，伏处津门，终日静坐，恐一旦化去，素愿莫偿，乃草此文，以就正于有道。并将《求道经过》附于篇末。当世不乏明哲，能引而伸之，则以此为引玉之砖也可。至于玄关所在，口诀所传，愚得也浅，有吾师在，固不敢言，亦不能言。是为序。

化欲论本文

儒家谓之欲，道家谓之魔，佛家谓之尘，其实一也。欲虽不一，凡耳目口鼻身意之欲，除食欲外，尚易戒除，惟色欲为最难，因其本于天性。人何以生？即由父母色欲而生。无论老弱男女智愚贫富，一息尚存，此欲即难断绝。自来对于欲的办法，不外三说。

甲　纵欲说

此说倡自西洋，以为男女淫欲之起，由于过为神秘，因礼教之防闲，使男女隔绝，交媾之事，视为秘密而神奇，故欲一尝以为快。若色相显露，神秘公开，男女之间，毫无歧视，则平淡无奇，不起淫念。此玉体横陈，味同嚼蜡之说也。故乳也臀也臂也腿也，凡可引起淫念者，莫不显豁呈露，甚至将少女赤身置于大众之前，供男子赏玩描摹，名之曰模特儿曲线美。从前夫妻在被底所不能见者，亦公开之。至于两性之裸体跳舞，裸体游泳，拥抱接吻，以为文明。凡此主张，皆新学家公认为防淫之法。此与禁烟者谓不必禁其吸，但使烟馆林立，寝食于斯，即能断瘾；禁酒者不必禁其饮，但使酒池十里，沉没其中，自能戒绝，何以异耶？

宁按：男女之欲，等于饥则思食，渴则思饮。饮食过量，虽于人有害，滋养不足，亦使身体受伤。至于烟酒，则非人生所必需，终身不吃烟酒，身体上毫无欠缺，终身没有配偶，生理上则感觉偏枯。而且烟酒之瘾，越吃越大，越老越深，欲戒不能；男女之欲，多则厌倦，老则淡薄，不戒而自戒。两者性质不同，未可相提并论。

凡人之情，不见所欲，其心不动。柳下惠，圣人也，故能坐女子怀中而不乱；程明道，贤人也，故能目中有妓，心中无妓。然坐怀之女，未必赤身，目中之妓，未必裸体，故贤圣尚能忘情。今以圣贤所不能自禁者，施诸色情方刚之男女，而谓可以防淫，其谁欺乎？

乙　绝欲说

此说创自释氏，视女色如蛇蝎，交合为污秽，以出家为根本绝欲之法，又创为三淫之说，即淫事、淫心、淫根也。出家只能断淫事，不能断淫心，乃有“色即是空，空即是色”之语，并以身体为臭皮囊，毫无可爱，此即断淫心之法也。惟淫根最难断绝，因淫根乃生理上之机能，非心理所能制裁。男女当精通之年，满则思溢，学佛者戒行愈严，精愈充足，则欲排泄之力亦愈猛。故有戒行之高僧，盘膝兀坐，不敢安寝，恐梦寐中有所泄也。

精多则溢，乃生理自然之势，非道德之力所能遏止。以阿难之戒行，几为摩登伽女所破；以鸠摩罗什之圣哲，卒娶女而生子。并非道行不足，亦非女色能乱之，乃淫根未断，欲念一动，精难自制耳。欲念何以动？精动之也。故学佛者，必以漏尽通为究竟，非到此地步，时时可以漏精，亦时时可以犯淫也。欲绝欲者，必断淫根。淫根者造化生生不息之基，此要根断则人种必灭，儒家所恶于佛，谓其寂灭者，即指此也。

丙　节欲说

纵欲既不可，绝欲又不能，于是中国圣人乃有节欲之说。其节欲也如何？男女不同席，不相授受，内言不出，外言不入，防其始也。青年当春情发动期，最易犯淫，故设礼以防之。明知男女居室，人之大伦，食色天性，不可抑止，惟导之以正，限之以时，乃有女子二十而嫁，男子三十而娶之规定。不专为色衰爱弛难以偕老之调剂，亦所以保身而强种也。明知男女媾精，势难终秘，惟当男女尚未成熟之时，禁止一切非礼之举动，使其情欲逐渐发生，不为助长。盖迟一日破身，即延长一年之命，不仅为伤风败俗，亦所以身强而保命也。

宁按：青年男女之欲，虽可设法禁止，请问对于他们手淫之举动，将如何防范？须知独身手淫之害，胜过男女交媾之害，自应该想一个彻底的办法。否则空谈节欲，实无济于事。

夫妻好合，虽不必禁，淫欲太过，非伤其生，即绝其嗣。乃设斋戒之制，大祭七日，中祭五日，小祭三日。斋戒者，即出居于书斋。古人以入室为房事，故以持斋为独处。后世无识缁流，乃以持斋为吃素，斋者，屋也，岂可食乎？一月有数次祭祀，即可节欲半月。又倡为胎教之说，妇女有孕则分居，亦所以节欲也。诸如此类，不胜枚举，无非为节欲而设。

据西医云，四十滴之血，能生一滴之精，则其宝贵可知。又云，凡人一生出精，最多四千次，过此非病即死，则精之关于生命也可知。此与道家以精气神为三宝，若合符节。古者三十而娶，除去祭祀、出游、疾病，每年好合者，不过数十次，故虽百岁康强，尚能生子。若旦旦而伐之，则十余年即满四千次之数，所以俗谚有“贪花不满三十岁”之说也。

今之学者，不知节欲，恋爱自由，学养子而后嫁；青年男女，终日追逐异性，不以学业为务，不得于异性，则求之于同性。莘莘学子，每年死于色欲者，不可胜计。前年医生调查某地女学，十八岁以上女生，破身者占百分之七十五，女生如此，男生可知。学校如此，社会可知，照此下去，欲国之不亡，种之不灭，岂可得耶？

宁按：某君屡言古代女子二十岁即嫁，然则现代女子十八岁以上破身，并不违背古训，何必大惊小怪，故作危辞以骇人听闻。

由上观之，纵欲之害既如此，绝欲之难又如彼，惟有节欲为中道，行之而无弊。然礼教已被打倒，今日而欲再设男女之防，严定婚姻之制，大势所趋，必不能行。盖善良风俗，养之百年而不足，坏之一日而有余。既坏之后，欲求匡复，非圣人在位教民再世不可。况在今日兽欲横行举世疯狂之日乎？然则国其无救乎？曰化欲可以救之。

宁按：某君谓化欲可以救国，不知所指何事，若说维持旧礼教，但旧礼教已被打倒，无法可以挽回，某君已自言之矣。若说改造国民体魄，然据某君前文所云“纵欲之说，创始于西洋”，而西洋人个个身强力壮；“儒教节欲、佛教绝欲之说，盛行于中国”，而国民大半是衰弱多病之躯，远不及西洋人身体之强壮，请问是何理由？况且世界上几个强国，他们的国民未尝听说有什么化欲秘诀，纵欲则有之耳。可知欲之化与不化，对于国家强弱毫无关系。

化欲者何？既不必绝欲，自亦不愿纵欲，与节欲志同而道异。一则勉强而行，一则纯任自然；一则反性而行，一则顺性所为；一则消极限止其欲，一则积极利用其欲。节欲之功，非读书明理修养有素者不能，化欲则愚夫愚妇无不能之。

宁按：此段谓节欲是勉强，是反性，是消极，非上智之士不能；化欲是自然，是顺性，是积极，虽愚夫愚妇皆能。这种理论，读者心中实在感觉到神妙不可思议。

欲念之动，由于精动，精可以动，欲外泄也。男子在母胎中有精一，长一岁加一，至十六岁而满十六；女子在母胎有精二，长一岁加一，至十四岁而满十六。迨精满一斤，即欲排泄，精一泄，即失其童真而为破体，不必限于男女之交媾，如同性相奸也，手淫也，梦遗也，同一漏精也。

宁按：女子身上生理，与男子大不相同，未便混为一谈，至于斤多少之数，亦无根据。前人姑妄言之，今人姑妄信之耳。

佛家之绝欲，即为断绝其漏精之路，然能止其下泄，不能禁其上漏。尝见苦修之和尚，终身不近女色，亦不起一淫念，卒以淫根尚存。忽然圆寂，玉箸自鼻孔下垂，人皆以为修道有成，其实即漏精而死，非死后始漏也。佛家之绝欲欲精不漏者，其难如此。

宁按：鼻孔所垂之玉箸，是否与下窍所出之精同一性质，颇有问题。精能种子，能生人，请问玉箸亦有种子生人之功能否？

再者，还有一层疑案，尚未明白。究竟是因为先垂玉箸的关系而人不能不死呢，或是因为人将要死而后始垂玉箸呢，亦当仔细考查，多多经验，方好下一句判决。不可凭一二人偶然的现象就统而言之，恐被科学家所窃笑。

儒家节欲之功，设种种礼教以为防闲，无非欲其少漏，然能防之于有形，不能防之于无形。尝见老师宿儒，时以戒之在色诲人，而闺门之内，有不告人者，非必作伪，实精欲冲动，不能自制耳。儒家之节欲欲精少漏者，其难又如此。

宁按：此段所说，亦是实情，固不必讳言。人能常吃素食，而口味淡薄者，欲念比较可以减轻。若喜肉食，贪厚味，则欲念更难制伏，盖以生理上受了刺激，影响及于心理，欲念遂由是而起。仅赖道德观念以对治之，实际很少有效，压迫之极，每患神经病。

惟道家化欲之法，既不必强制其不漏，亦不必限止其少漏，惟利用其欲漏之时而退回之，因败以为功，变出而为入，其法自然为人所欲。盖好淫者不过贪出精时顷刻之快乐耳，若化出精而为返精，其乐更倍于出精，则登徒子不好美色，河间妇不贪健男矣。

宁按：人身元精，即《灵源大道歌》所谓神水，本散布于身中各处，不限定在下部一小块地方。及至变成形质浓厚之浊精，积少成多，储藏于下部精囊之内，其事已坏。当时虽暂为保留，总有一朝一夕要冲关而出，纵然把关门封锁得很紧，不放他出来，此物在里面经过的时日太长久了，就要作怪，搅扰得身心不安。譬如身上生一个无名肿毒，当初红肿尚未化脓之时，可用药将其消散，不必定要破头；设若医治不得其法，错过消散之机会，而肿毒已经成熟，好的血液已经变脓，则非开刀出脓不可，否则只有听其自动破头，将浊脓流尽，方可用生肌收口之药。假使有人说不必开刀破头出脓，只须用法将里面腐败停滞之脓复返还于血管，运化于周身，肿毒自然可愈，请问此等治法合于医理否？又譬如人肺中有痰，必须咳嗽吐出，方能畅快。若谓此痰乃津液所变，常常吐痰，身体不免亏损，只须等到痰从喉管将来咳出之时，极力忍住，重复咽下，常常如此，则身体不至于受伤。请问此种方法合于卫生之道否？某君所谓化出精而为返精者，就等于肿毒有脓，不肯开刀，肺里有痰，不肯吐出，其方法之错误，显而易见，虽愚夫愚妇亦知其不可行。或谓精为人身中三宝之一，不可与痰脓相比，痰脓是坏东西，自然要把他去尽。是而实非，盖元精在身中尚未变成浊精时，的确有保留之必要，若已经变为浓厚而又粘滞之形状，就等于血已变脓，津已变痰，再要勉强保留，非但无益，而且有害。丹经所谓炼精化气，乃炼一清如水散布周身之元精，不是炼重浊稠粘停滞下窍之浊精。张紫阳仙师云：不识阳精及主宾，知他那个是疏亲；房中空闭尾闾穴，误杀阎浮多少人。又白玉蟾仙师云：人身只有三般物，精气与神常保全；其精不是交感精，乃是玉皇口中涎；其气亦非呼吸气，乃知却是太素烟；其神更非思虑神，可与元始相比肩。学者观之，当能领悟。惜某君求道四十年，读遍丹经，竟不识先天一炁，此则关乎本人智慧与福命，局外者固爱莫能助矣。

附注：河间妇，河间乃地名，即今河北省之河间县；古时该处有某妇，喜乱交异性，至死不休，故后世以河间妇之名代表女子之狂荡者。

海牙按：《仙道月报》至三十二期而停刊，故是篇亦只刊登到此部份。据余记忆，老师陈撄宁先生曾将《化欲论》批注本，交于余保存，此篇之批注本理应埋于余之藏书之中。奈余所藏之书甚众，一时间未能寻出，故拟此书找出之后，在以后整理先师著作时，将此篇续补完全。

又按：此篇虽未完全登出，然其大意已跃然纸上，读者阅之，或亦可有所得益也。

仙学是一门独立的学术

陈撄宁 / 著　胡海牙 / 辑

仙学是一种独立的学术，毋须借重他教之门面。试观历史所记载，孔子生于衰周，而周朝以前之神仙，斑斑可考，是仙学对于儒教毫无关系。佛法自汉明帝方从印度流入中国，而流朝以前之神仙，亦大有人在，是仙学对于释教毫无关系。道教正一派，始于汉之张道陵；道教全真派，始于元之邱长春。张、邱以前之神仙，载籍有名者，数不胜数。是仙学对于道教尚属前辈，不能因为儒释道三教中人偶有从事于仙学者，遂谓仙学是三教之附属品。

请问目下基督教、天主教、回回教等，人才亦复不少，设若将来其中偶有一二人性喜研究仙学，居然侥幸成功，吾等肯承认仙学是耶、回两教之附属品乎？肯定认耶稣与穆罕默德二位为仙学之发起人乎？有以知其必不然矣。

中国仙学相传至今，将近六千年。史称黄帝且战且学仙，黄帝之师有数位，而其最著著，首推广成子。黄帝至今，计四千六百三十余年。而广成子当黄帝时代，已有一千二百岁矣。广成子未必是生而知之者，自然也有传授。广成子之师，更不知是何代人物，复不知有几千岁之寿龄。后人将仙学附会于儒释道三教之内，每每受儒释两教信徒之白眼。儒斥仙为异端邪说，释骂仙为外道魔民。道教徒虽极为欢迎仙学，引为同调，奈彼等人数太少，不敌儒释两教势力之广大，又被经济所困，亦难以有为。

故愚见非将仙学从儒释道三教束缚中提拔出来，使其独立自成一教，则不足以绵延黄帝以来相传之坠绪。

余研究仙学已数十年，知我者，因能完全谅解；不知者，或疑我当此科学时代，尚要提倡迷信。其实我丝毫没有迷信，惟认定仙学可以补救人生之缺憾，其能力高出世间一切科学之上。凡普通科学所不能解决之问题，仙学皆足以解决之。而且是脚踏实地，步步行去，既不像儒教除了做人以外无出路，又不像释教除了念佛而外无法门，更不像道教正一派之画符念咒，亦不像道教全真派之拜忏诵经。可知神仙学术，乃独立之性质，不在三教范围之内，而三教中人皆不妨自由从事于此也。

剑仙初步内炼诀

陈撄宁 / 口传　胡海牙 / 改编

海牙按：剑仙口诀，共分九步，三步内炼法，六步外炼法。内炼法包括采气诀、炼气诀、养气诀三步；外炼法主要是讲择他、筑室、运气、御剑等法诀。

先师撄宁夫子早年传此诀予余，余实地试验，其中内炼诀部分之“采气诀”，较之今日流传采气之法，颇有可取者。《扬善半月刊》上所载专事修炼剑仙功夫之梁海滨先生，当年闻撄师谈及口诀之初步，执意求之，师因故未予，可知此诀或胜于梁先生所得之诀。

今多有学人向余问及剑仙之诀，故余择其可公开者，略作改编，公布于此，仅供学人参考。

至于内炼诀之第三步功夫及外炼诀之六步功夫，由于诸多因素，不便公开。若问成功后能否达“运气御剑”之效，余不便多谈，但知此法在今日已归无用，即使得获全诀者，亦无成功之理，故学人毋着意于此可也。

一

五更星未灭，缓步出山门；昂头向东立，解带宽衣襟。

鼻吸一口气，直入丹田中；周身用神力，吐出疾如风。

先似一枝箭，后如一条线；既要冷于冰，又要白如链。
气出须紧急，不可松与缓；两眼定精光，万事都不管。
神气扭成团，倏忽乾坤塞；山林阴寂寂，闪电出眉端。
炼士莫惊恐，气坚神不动；就此起杀机，一意频吞送。
日出阳光生，停功归静室；舒体任逍遥，一段功夫毕。

二

每月十五六，仰卧面对月；将吾灵剑魂，上与月魄接。
若问如何接，先把眼光摄；定睛观月华，寒光散霜雪。
初觉大如盆，继觉小如碟；先看四面须，再看须复灭。
远看在天边，近看在眉睫；猛然神一收，顿觉天地窄。
神气偶恍惚，胸中如物迫；冷逼人难当，脱然冲口出。
直向月宫飞，死力吞回腹；勿使久迟延，恐怕魂散失。
急急回暖房，温合运气血；以上二段功，剑仙根本诀。
切忌犯淫欲，气冲五脏裂；此为内炼法，男女同一辙。
还有外炼功，变化不可测；自古戒妄传，寻师亲口说。

旁门小术录

黔中积善堂／述　陈撄宁／评注

旁门小术录原序

旁门者，显与道违者也，小术者，隐与道违者也。夫大道至玄至妙，至简至易，不杂一毫私意，不参一毫欲念，方是道根。凡不合夫天地之气运，不合夫圣贤之正理，不合夫性情之存发者，皆属旁门小术。然旁门小术极多，吾欲详指之，又恐伤忠厚，欲隐忍之，又恐误后学。故特将尘世之大坏心术、大坏玄门者，姑举数十条，以塞其流毒，亦是拔出深涧救出火坑之婆心也。凡修士有堕此术中者，急早回头，亡羊补牢，亦不为晚，若固执不通，自害而复害人，不惟不能结大缘，而且难望好结果矣。万佛缘在迩，当时修士共凛之；三清殿有路，后世修士严辨之。

旁门小术录陈序

张君竹铭者，好古敏求之士也，承其先代遗风，尝以弘扬道术为己任，搜罗古籍，刊印流通，学者称便，今又觅得抄本《旁门小术录》一册示余，谓拟付手民，公开传布，免使世之学道者误入歧途，意甚善也。惟此书不知何人所作，无著者姓氏，内有七言诗歌十三首，六言诗歌一首，历举种种旁门小术之害，从而辟之。余细审各术中，有当辟者，有不当辟者，其论调中有精确不移者，亦有似是而非者。夫旁门小术，既误人矣，而辟旁门者漫无别择，任意批评，致令后学读彼所说，先入为主，拘于一孔之见，习于一家之言，再转而看古今各派丹经秘籍，反觉格格不入，岂非误之又误乎？余自髫龄学道至今，已有三十五年经验，自信为识途之老马，爰本客观的地位、历史的眼光，于每篇之后，加以按语，庶几乎使世之学道者，一不至误于旁门，再不至于辟旁门者。

皖江陈撄宁作于沪上

“中华民国”二十四年一月（即黄帝纪元四千六百三十一年）

第一首

错认彼我当作真，谁知阴阳在本身。

买妾宿娼行采战，欲夺元气补精神。

岂有蓬莱仙家客，反类浪子贪淫行？

夫曰彼者，即少郎，即元阳也，曰我者，即美女，即元神也。盖以本身之阳炁，点本身之阴神，使神炁混合为一，便谓成道。而旁门则谓我为男子，彼为女子，于是有买美女以豢养之，使外黄婆采其壬癸将至，行采战以夺元气者，有买美妾宿娼妓，行采战以夺元气者，是皆错认彼我二字，犯了首恶，天律王法冥刑，俱不能逃，安望成仙哉？如此而欲成仙，则蓬莱仙山，尽皆浪子淫妇矣，平心而论，有是理耶！有是理耶！此条害人极大，古佛故首戒之。

撄宁按：彼就是指他人而言，我就是指自己而言，在古人并未用错，在今人亦未解错；若曰彼是元气，我是元神，则元气元神之名称，在各家丹经中，数见不鲜，何必又弄出彼我二字，来代替神气二字，岂非画蛇添足乎？采战行为，乃世间狂夫恶少所用，未可与金丹大道混为一谈，况各家丹经早已辟之矣，用不着后学来饶舌。至于买妾宿娼这一类的事，关乎国家法律问题，法律若有明文禁止，他们自然有罪，法律若无明文规定，他们就可以自由行动，用不着我们越俎代庖，况且我们也实在无权可以干涉，至于天律冥刑，在现在这个时代，说出来，人家未必相信，还是不谈为妙。

第二首

修道最要念头清，先炼慧剑斩淫根。
不知炼剑反试剑，犹如猛火添油薪。
任是降龙伏虎手，难免渗漏成浊精。

念头不起，纯是先天；念头一起，已落后天。念头若清，后天中犹存先天；念头不清，后天中全无先天。念头莫过于淫念，淫念一动，灵气散矣；淫念久住，灵气亡矣。修道者不怕念起，只怕觉迟。夫觉即慧剑也，即觉即斩，随觉随斩，时常觉照，淫根自然断绝。此谓之大觉，此谓之炼剑。彼旁门不知炼剑妙法，反以男女交媾为试剑，谓不动念则剑利，谓一动念则剑钝。试问阳举之时，从无念起乎，从有念起乎？若无念而阳自举，此属先天，正好采取；若有念而阳始举，此属后天，正宜降伏，乃不降伏而反去行淫，非猛火添油薪而何？斯时也，元神不能作主，尽是识神用事，则元精必成浊精矣，欲其渗漏不走泄也，吾不信也。此痛斥试剑者之非。

撄宁按：全部书中，此有此一段讲得最好，除赞美而外，无可批评，望阅者注意。

第三首

阳举风吹引尾闾，数次不散起周天。
三十六次阳火进，阴符接用廿四全。
试问尘世修真者，此法考自何仙传。

阳举引风吹散，正法也。若阳不息，自有秘诀。行小术者，乃起小周天三十六，从尾闾至夹脊上玉枕至泥丸而止，此为进阳火；又从泥丸下十二重楼，听其自落，如此者二十四次，此为退阴符；接着从右圈左三十六，从左圈右二十四，以合周天之数，行毕，凝神打坐，谓之沐浴，谓之补闰余。不知周天甚活，拘拘数之，将心意尽于外功，神何能安？丹何能结？亦徒劳无功耳，此言小术之当戒。

撄宁按：小周天进阳火退阴符之法，本是北派口诀。在南派中，不必一定要此法，也不必一定不用此法，乃是看事行事，至于右圈三十六左圈二十四之法，《性命圭旨》中《法轮自转》一图，与此法大同小异，的确是无用处。若在《玄要篇·铅火歌》中，则左右二字，即等于前后二字之用，比《圭旨》又不同矣。

第四首

滚辘圆图转胸前，妄说传自两口仙。

强用方术把性炼，未识真性是先天。

仙佛传下安神法，妙无作为听自然。

滚辘图者，默想大圈于胸前，以大圈转为小圈，将性束缚，谓之炼性。此为术也，岂吕祖而传此乎？其诬吕实甚。盖真性极虚灵，成仙成佛，皆是此性，如默一圈，可以束性，即默一圈，可以束仙佛矣。此理易明，不待智者能辨，何竟堕诸术中而不觉也？仙佛传下安神之法，即炼性之法，妙合自然，不假强为，自能使性圆明，以成大道。吾随古佛巡查，所见旁门小术不少，特载于书，免误后学。

撄宁按：大圈变小圈，不过是一种收心的方便法子，免得心中胡思乱想，虽然不是大道，但亦不至于害人，此较死守身中某一窍之法，高明得多。盖守窍之法，做得好，颇有效验，做得不好，就要得一种怪病，百医无效，束手待毙，反不如权且在胸前变几个活圈套，尚不至于出毛病。

第五首

朝朝面东口朝天，鼓起眼睛耸着肩。

吐尽浊气纳清气，脱胎换骨返童颜。

那知戾风入脏腑，下田臌胀命难延。

纳气之术，晨早向东，鼓眼耸肩，以大口吸之，将清气纳于内，浊气吐于外，谓可成仙成佛，那知遇晨戾气，积于五脏六腑，久之下丹田鼓胀，胸前壅塞，竟自有胀死者。噫！求道无法，死于非命，可笑亦可怜。

撄宁按：吐纳之法，乃古代修炼家所常行者，甚有用处，其法亦分上中下三等。狐仙正派者，都用此术修炼。妖邪者，即采补矣，深山穷谷炼剑之士，亦非用吐纳功夫不可。世间最上等专门推拿按摩医士，亦要练习吐纳，方能运气于手指，少林派武术真传气功，亦有吐纳口诀。此公不明其中奥妙，妄肆诋毁，殊属非是。

又按：唐宋以后的人，对于仙佛两家学说，不肯虚心研究，若非彼此互相攻击，就是笼统混为一谈。此公开口即曰，成仙成佛，又曰，仙佛传下安神之法，后面又说，一部仙佛真传，言之了了等语，不知成仙者未必成佛，学佛者未必学仙。仙道是中国自黄帝以来所独有的，佛教是汉朝由印度传到中国来的，本是两条门路，如何能得同样的前程？仙佛果可以结通家之好，则孔子当与耶稣联盟，释迦牟尼与穆罕默德，何不拜把兄弟乎？

第六首

痴人妄想做神仙，忍渴不饮饥不餐。

自成饿鬼三途堕，反望飞升大罗天。

许多聪明被此误，意魔一起外魔缠。

渴则饮，饥则食，养生之理也。修道也，元气充溢，烟火可绝，然而不饮不渴，不食不饥，方成神仙。乃竟有求仙痴人，闭门静坐，不讲修真妙法，而徒忍饥忍渴，虽饿死而不辞，信如斯言，则凡世之饥而死者，不皆列仙籍乎？吾见许多聪明之士，竟为旁门所误，此尽痴心妄想，意魔一起，而外魔即将命索之矣，痴人早寻真师可也。

撄宁按：学道者忍饥忍渴，或有难言之苦衷，人情谁不欲饮甘露，食佳珍？其奈为环境所困，未能如愿以偿，甚至求一饱而不可得，终日皇皇奔走，无非为糊口计耳。若一朝闭门静坐，不能分身出外营求，则生活上自然要发生问题。然又不肯以口腹之累，遂生退悔之心，于是节衣缩食，以苟延岁月，有一日一餐者，有两日一餐者，有辟谷服气者，有以药草代食者，有以木叶代食者，其志可嘉，其情可悯，吾人哀矜之不暇，岂忍从而谤之乎？此公既不赞成此举，何不出其私财，为天下苦行学道者谋一安身之所，供给彼等衣食之需，免其受冻挨饥，不亦善乎？

又按：早寻真师这句话，实在可笑。真师一不登广告，二不散传单，三不挂招牌，四不吹牛皮，五面上又没有特别记号，天下如此之大，一般学道者，从何而知某人就是真师，某真师住在某省某县，某山某洞，某街某巷，请问如何寻法？我老实说一句，真师是可遇，而不可寻。

第七首

无端种火妄添油，鼻吸清气向外求。
引上泥丸双关止，逆而行之下重楼。
无火弄火复止火，枉费精神到白头。

世有种火添油之法，以鼻吸天地之清气，用意引上泥丸，至双关而止，复由双关转上泥丸，过上雀桥，咽下十二重楼，至中田而止。本无邪火，就是好事，而乃故意弄火，复又止火，是何法也？是何道也？误用精神，虽至白头，犹是有生死的凡夫，其于金丹大道，全未梦见，盲修瞎炼何益？

撄宁按：种火添油之法，南北两派都有，但不如此简单，此公所言，非种火添油之真诀。

第八首

最厌盲师冒仙才，五龙捧圣任意猜。
橐龠出炉夸绝技，物塞大便更痴呆。
诈人财物误性命，死受冥刑生受灾。

此法出自方士。当举阳之时，即鼓巽风，猛烹急炼，若不散，凝神交战一二候，以五指捧肾，紧握龙头，如手淫一般，名为橐龠出炉，用撮抵吸闭四字诀，将非法所成之浊精，从三关逆上泥丸，吞入黄庭，接起周天，圈左圈右，共六十次。又有谓大药过关之时，必用木器紧将大便抵塞，以防走丹。盖大药过关，下雀桥自有路径冲入尾闾直上，与大便何相干涉，而乃妄以酷刑处己哉？此二法盲师视为秘诀，诈人财物，戕人性命，玄门坏到这步田地，则生前岂能免大灾，死后岂能逃冥刑乎？修士急宜猛省。

撄宁按：此法乃江湖术士骗钱之用者，上海十年前，有一人住东亚旅馆中，大传其道，就是这个法子。从学之人虽众，受害者实不多，因为上海人比较内地，究竟滑头一点，所以不会吃大亏。

第九首

身藏仙丹药最灵，何劳奇方身外寻。
金石妄服多亏损，紫河车味臭难闻。
更有下愚无知辈，自食败精类畜牲。

身中元气即是仙丹，不意旁门野道，竟于身外寻求奇方。或炼金石服之，自速其死；或将紫河车食之，同类相残；尤可恨者，男女交媾后，自食败精，此与牛马狗彘何殊，谓食败精而可成仙，则牛马狗彘不亦尽上天堂乎？此由丹书服食二字误之也，看书固要明理，寻师尤要有识。

撄宁按：内丹是自己身中炼的，外丹要在身外寻求，不能一概而论。假使一概都在自己身中，就不必有内丹外丹之分别了。紫河车，中国药店，皆有预备；金石之类，中医西医，亦常用之。不过中医用原料，西医用化学制造，有不同耳。近代新医术以雌雄动物生殖器中内分泌物作药，或注射，或服食，风行一世，请问又将如何批评？

第十首

欲使周身骨节通，自夸搬运是神功。
龟首击缠龟难死，龙头颠倒龙愈雄。
还有名为八段锦，一切蛮干似癫疯。

吸气一口，运至下田，从两腿至膝至脚背，转入涌泉穴，又从脚后跟至腿后，上阳关，透过双关夹脊，上两膀至手背，翻入手心，又从手弯至后颈，上玉枕，至泥丸，下雀桥，接下十二重楼，落于丹田，为一周天。睡时用长帕将阳具包裹，以绳缠起，然后将帕与绳从背后系于颈上，侧睡，防阳举走丹。又有一法，亦用长帕与绳，将阳具包缠，从当门系于颈后，以上头对下头，两目紧紧瞧着。又有八段锦之法，摇头摆尾，拭腹，从上而下，二十六次，叩齿三十六次，津液咽下，两手叉腰，周身故意摆动，两手抡拳，用力如打人状，将头左掉右掉，反视两脚后跟，以两脚尖立地，十指相对，上齐眉，下齐地，名周公礼，独脚站立，用力舒腿，行毕了，仰天出三口大气，名吐五浊气。每日饭后如此，困倦亦如此，一切旁门，蛮干已极，好似癫了疯了，一般行之者，亦欲却病延年，亦欲成仙成佛，吁！实可笑也。

撄宁按：导引吐纳之法，若能善用，的确可以却病延年，不善用之，则有流弊，盖等于医生用药一样的道理，要看对症与否，若对症，虽毒药也能救命，不对症，纵良药亦能杀人。做内功的，若不懂外功，难免要做出病来，所以八段锦一类的运动，也是不可少的，此公不管好歹，一概辟之，自己蛮干不说，偏说别人蛮干。

第十一首

点石成金铁成银，黄白伪术惑贪人。
创造丹室与丹器，妄说万两始能成。
岂知修炼在心性，不分富贵俱可行。

以黄白术惑人者，谓此丹炼成，可以点石成金，点铁成银。于是遍访贪污之人，劝伊出银或数百两，或数十两，约凑数千之谱，始可兴工炼丹，有丹可点金银，从心所欲，拿来创造极华丽之丹室，极精巧之丹器，以及鲜衣美食，服役侍从，皆赖此丹点之以足用，此骗局也。人多堕此计，人各有心，人各有性，不分富贵，得法修之，俱能有成，安用黄白术为哉？安用丹室丹器一切华美为哉？贪人其深思焉可。

撄宁按：黄白术，有假有真，假的是方士用以骗财，真的是玄门用以自济。被骗者，内有两个人，我是晓得的。都是大资产阶级中人，虽损失数千金，等于拔九牛之一毛，毫不感受痛苦。真会点金术者，自己有力量就做，没有力量就不做，决不去逢迎巨商大贾、权势官僚，与他们合作，更不肯把我们老祖宗数千年遗传的神术，公开宣布，若一传世，难免不让外国人得着去了。

第十二首

手捧肾囊拭下田，九九阳数左右全。
苏秦背剑真难过，怀中抱月笑温丹。
反躬晒肚情更苦，自投罗网太迂酸。

以左手捧肾囊，右手拭下丹田，八十一次，右手捧肾囊，左手拭下丹田，八十一次。又有苏秦背剑之法，用一蛾眉树，改成蛾眉板，凭着壁头，以拱处抵背，将发系在板上，上捆右手，下捆左脚，动作不得，动必倾跌，然后将财物盗去，将妇女污辱。又有怀中抱月之法，当寒冷之时，用铜瓶装开水放在脐上，两手捧着，名为温丹，又有晒丹之法，用极弯之木拱起，仰卧其上，名为晒丹。这些旁门，本不近情，愚人多为所弄，自投罗网，何其迂也！

撄宁按：捧肾囊，摩下丹田，这个法子，是治遗精用的，有时颇见灵验。苏秦背剑，是强盗行为，如何能相提并论？此公头脑不清，竟至于此。铜瓶装水，等于现在所用之热水袋；仰卧晒腹，等于现在之日光浴。我不知对于人身，有何害处，要烦此公之口诛笔伐。

第十三首

目注脐下一寸三，此系臭囊怎结丹？
毛际外肾俱无益，妄安鼎炉指玄关。
周身孔窍的真处，毫厘稍差隔天渊。

脐下一寸三分，此处极虚，此处极臭，谓结丹在此，亦妄人也。有观毛际者，有观外肾者，然真鼎真炉，俱不在是，观之何益？周身穴道，不得真传，终属疑似，切忽自恃。

撄宁按：脐下一寸三分，虽非丹家必要之处，但偶尔有连带关系，不能完全撇开。所谓极臭者，不过因为大肠中有粪耳，请问结丹是否结在大肠中间，与臭不臭有何交涉？

第十四首

三千六百旁门，难以一一指明。
凡有作为皆假，清净自然乃真。
万殊归于一本，三乘约于一心。
以我炼我最妙，长生火内生金。
邪正昭然若揭，何去何从有凭。
果能弃邪归正，定许白日飞升。

旁门甚多，难以书之竹帛，故以凡有作为该之。清清净净，自自然然，乃是先天大道，乃可成仙成佛。以一性字了之，以一心字约之，则形神俱妙矣。金阳也，生于长生火内，一部仙佛真传，或邪或正，言之了了，观者犹不知弃取耶？弃邪归正，仙佛度人之心也，此首结通部。

撄宁按：清净自然，本是一种好字眼，表面上看起来，似乎合理，实在做起来，竟无下手处。若不从后天做起，如何一步就会跳到先天道上去？仙佛二字，此公到底没有弄清楚。白日飞升，简直是说梦话，请你在万目共睹之下，飞给大众看看！

梁海滨先生入山炼剑事实 第一

王 隐

杂书言剑仙之事甚多，所云白光一道，百步刺人，若囊中探物者，初以为小说家之寱言也。去年秋，学太极拳于蕲水陈微明先生，得闻剑仙确有其事。先生在北平，尝见二人，皆朴鲁类乡愚。盖有道者决不愿以术眩人，栖隐岩阿，与天为徒而已。

一昨于朋辈座上，遇某名士，谈及剑仙，谓闻诸朱古薇侍郎，其言曰：

上海七浦路，有圆应道人者，所交多异人。有友梁海滨，粤人也，治玄门之学，炼剑数年，只得小乘，因求师于武当山。四五日后，方自山麓至师所。石室俨然，巉岩插天，洵仙境也。师知其来意，便令跏趺服气，及炼剑之法。十四日后，忽见白光一道，自室中飞出，其师已立其前，曰："汝剑已成，可下山矣，然此乃术也，道在丹籍中求之耳。"梁坚请学道不愿下山。师曰："仙有仙骨，亦有仙缘。骨非药所能换，缘亦非情好所能结，必积功累德，而后列名仙籍。仙骨以生，真灵自尔感通，仙缘乃能凑合。汝于世尚有一番事业，功德未立，即志在清虚，必无成也。"梁遂辞师下山，凡二日已在山下。盖授以辟谷导引之术，十数日未尝进食矣。前年有扰广州者，时梁适办民团于某村，阖境安谧，未遭蹂躏，皆梁主持之力。

王隐曰：余素喜剑仙之术，苦于不得其门而入，今见某书局有出版之书，末尾载有此一段文章，知梁君乃在现代之人，实有其事，并非空中楼阁。特照原文抄录，投稿于贵刊（即《扬善半月刊》），与众共见，且欲藉借宣传之广，以求访其人。海内同志，幸勿吝赐教。

撄宁按：梁君前几个月，尚滞于沪上，现在又到别处云游去了。听说先到青岛，后到终南，未知确否。但此篇文章，所记载的事实，仅得真相十分之一，尚有十分之九，未曾说出。梁君在武当山石洞中住过两三年，后方下山，此篇言在山中只有十四日，就炼成功，哪有这样便宜的事。我想做文章的先生们，都是在酒席宴前得到的消息，抓起笔来，瞎写一阵，所以弄得牛头马嘴。奉劝诸位撰稿的先生，以后下笔要慎重一点，这是记实人实事的文章，不是做空中楼阁的文章，须要打听清楚，不可任意捏造。

又按：此篇言七浦路圆应道人，与梁君为至交，又错了。此人名叫圆虚，不叫圆应，也是广东人。尚有一位叫做通邃道人，原籍江西樟树镇，与梁君亦称莫逆。梁君别号懒禅，于是圆虚、通邃、懒禅三人结为道侣。就中推懒禅年最长，现已近八十岁矣。圆虚在沪战之前，早已回到广东去，不知此刻是如何情形。通邃学问渊博，天文地理，无不精晓。常自言年龄快到七十，身中真铅真汞之气已衰，若用南派栽接之法，奈为环境所困，力不从心；若用北派清静之法，又因年龄关系，未必能收速效。不得已学一种投胎夺舍的工夫，居然被他做成功了，前年坐化于上海河南路永昌泰五金店楼上之吕祖坛隔壁静室中。其时正值华灯初启，高朋在座，谈笑甚欢，通邃君忽蹙额曰：吾去矣。遂斜靠于西式团椅上，笑容渐敛，声息全无。店主人程兰亭先生，急乘汽车，赶至敝寓，促余往视，已无及矣。通邃君以前屡屡自言“我尚有五年寿命”，余等闻之皆不乐，今果符合预言之数，但多出一年耳。其时梁海滨先生，正在广东，有要务勾留，未获诀别，闻之颇怅怅也。关于通邃并海滨的异迹甚多，他日当出专著，今无暇备述，仅约略附记于此。

梁海滨先生入山炼剑事实详记 第二

吴彝珠

余读《扬善刊》第三十九期王隐君投稿所记载梁先生之事，颇嫌缺略，今特补述于后。

梁先生原字橙叟，别号海滨懒禅，乃广东省南海县泮塘乡人。当“民国”十三年时，梁正在沪，尝与黄邃之、李圆虚二君同游。黄君原籍江西省樟树镇，别号通邃道人，与撄宁子忘年之交。圆虚道人乃梁之同乡，曾在沪悬牌行运气按摩不药疗病之术，颇著神效；通邃道人长于内外丹法，并阴阳数术；梁先生则专学炼剑。三人道虽不同，而交情甚厚。

彼时余设诊所于法租界民国路，医务之暇，辄与通邃道人于密室中扶乩请仙以为乐。每星期日，并招待一班道友，谈玄说妙。如此者历十有余年。圆虚固常辱临，而海滨从未一至。故余等徒闻其名，不能识其面。

梁君本与通邃道人有约，共赴徽州黄山隐居习静，已择期起程矣。某日梁君自外返寓，忽见案头有一书。拆阅之，乃其师之笔迹，令其勿往黄山，急须赶到湖北均州武当山下相见。梁君遂临时改变方针，由水道直趋汉口。此乃“民国”十四年事。直到“民国”十六年，余等方知其已回广东乡里。十七年由圆虚道人处间接得到许多消息。因伊等不时有函件往还也。

另有一长函，叙入山情景甚详，余得之于敝戚沈敬仲君转抄而来。后以问圆虚，据云不误。故说及梁君入山事实，此信当较传言为的确。

余收藏此信已八年于兹矣，今见《扬善刊》王隐君一段文章，触动鄙怀，遂将原函公开发表，以证明此事真实不虚。

海滨懒禅复圆虚道人书

吴彝珠 / 抄录

圆虚先生老同道伟鉴：

与君握别，两年又半，再入尘寰，恍如隔世。捧读手书，殷勤垂念，深感无已。询及行藏，乌容缄默，谨为足下约略陈之。

乙丑八月廿四，与君揖别，溯江抵皋，折而西北行。以九月十八日，至均县城外一客店。此处距离武当山仅二十里。方拟明晨入山，乃其夜吾师亦至，命余安顿行李，仅挈棉衣三两事，乘笋舆前往。自是皆崎岖山路，蜿蜒迤逦，所经琳宫绀宇甚多，俱未暇观览。末后至一处，长林丰木，蓊郁蔽天，而日已垂暮。觅得两三茅屋，乃下舆借宿。天未明即起，遣舆夫回。遂将所提衣物作一小包裹，负于背，随师徒步，行行重行行，不知历几许峰峦岩壑。已而樵踪断绝，路尽毛荆。斜日昏黄，径转阴翳，既抵山之深处，于悬峭壁下得一洞，宛转如屋，而石几石磴参错陈列，盖古隐君子潜修之所也。师曰：姑止此，慎毋恐。山中多灵草，食之可疗饥，乃导余各处采择，无非山果草根。储于洞内，倚为粮糗。已而授余诸秘诀，并传火观法为御寒计。濒行又曰：我固卫汝也。语毕遂去。

嗟夫，当此之时，余藐然一身，窜居寒荒幽寂之境。耳所闻者，鸟兽声；目所接者，巉险狰狞之山势扑人眉睫，则其惝恍惴栗之状又当如何。微特万念全灰，即此一身亦复不知所在。然既来此，将奈何。只有置一切于度外，从师所命，冥心密眄，块然与顽石枯木同偶而已。

夫苦乐本无定相，心以为苦，则苦也。习而安之，与苦相忘，则随处皆乐地。余居山除汲泉解渴、摘果充饥而外，长日惟端坐，绝无所思。

撄宁按：自己功夫如何做法，不能对外人言，只得以此等话头搪塞而已。圆虚与梁君至交，尚且如此，泛泛者简直可以不必问津，免得徒劳心力。这种事只许师寻弟子，不许弟子寻师，向例如此，非自今日始也。北平王显斋君之口尤紧，丝毫不承认有此事，惟黄通邃君知之耳。别人去访他，大都饷以闭门羹，况住址又常常迁徙。余昔年曾托黄君转请王君到南方来一次与梁君相晤，已得其允诺。惜乎黄君坐化，梁君远游，而王君更难觅其踪迹矣。尘境沧桑，奇材寥落，有如是夫。

又不知经几许晨昏，花落花开，都忘岁月，但始终未逢一毒蛇猛兽相扰，亦异也。一日大雪，方计御寒，而洞内出气蓬蓬若蒸，顿除凛冽，土脉厚也，惟洞外冷不可言。又越多时，至某日之夕，余方禅坐，洞内忽放光明，四壁石纹俱见。惊顾间，而吾师已立于吾前，笑曰：“汝剑术成矣（此处有秘密动作不便明言）。”乃命余闭目跪地。良久，忽向顶门一拍，疾呼曰：“起！”遂将应有之手续，逐一宣示毕，喟然叹曰：“术虽成，而所谓道者殊未至。勉成道器，方能历劫存在，否则一切等归无用。吾憾乎子之道念未坚也。”天甫明，率余下山，仅半日已抵均县城外旧日所寓之店，吾亦不自知何以飘忽便捷若此。私向店主询问岁月，则适值丁卯夏初。屈指计之，曾几何时，殆二十阅月矣。山中七日，世上千年，恍惚似之。虽然，苦乐既无定相，久暂亦无确征，凡人果能息心贞一，则长时与短时亦复何别？佛说：万劫一刹那，刹那即万劫。盖同此理。彼感觉时间悠久者，乃妄念迁流，生此种种现象。足见，世界者，实凡夫之执着所成焉耳。（撄宁按：梁君素不喜读佛书，而能通佛理，可知实证胜过读死书万倍。又梁君在仙道门中，尚未深造，其见地已超脱如此，况仙道之大成者乎？毁谤者可以休矣。）

先是余追随杖履，除听受外，不敢发问，恐师责其躁急也。而师亦先意启发，无劳置喙。今既至此，乃无一言，自不得不请示行止。师曰：“且北行，我则南去。”对曰：“汴梁如何（汴梁即河南省开封县）？”师曰：“亦佳。汝欲复烟火食，可先进胡桃。”余以永久绝粒请。师曰不可，惧惑视听。又警告余曰，己巳之岁，诸凶星会，宜戒慎恐惧，猛修厥德，过此乃无虑云（此处原有许多秘密预言，不敢自我宣传，故皆略之），勉之。语毕遂行。（以上所述，仅具大概，不敢详述，恐干漏泄之谴。）师既行，余亦东首广水，转而北向，达于汴梁。时烽火连齐赵，满天兵气扰及汴流。因假相国寺，暂憩行缠。古寺幽僻，楼居寂然，日中或食或不食，久而久之，乃渐复态，亦只素食而已。师昔尝云，吾俗事未了。今日切己之事，则惟先君未归葬耳。遂如青岛，拟负骨归。乃揭棺检视，则未化者十仍三四。不获已，依旧盖棺封葬，立巨碑为识。如此手续，未知合否？实当时迫于不得而已，故用此策。先生精于堪舆术，祈有以教我也。

事毕南行，作宁家计，以六月十八日抵里。既归，闭门蛰伏，殊不愿与外人接近。一日偶行市中，与方谷君一面。未几新祸突起，狂风疾雨，全城震惊，危等陆沉，乡老麇集余门问计。余曰：宜镇静。速组织乡团，继警察之未恢复者。已而事平，一方获免，亦不幸中之幸也。

今年二月廿五日（即“民国”二十九年），辗转而获读手书，并所赐小传，君子尊贤而容众，嘉善而矜不能。惭愧，谢谢。

君知其前一节而已，而中节未知，后一节则仆亦不能道。李君相岩，本非素稔，今始相识。仆乡居逾半载，蛰居思动，心跃跃欲出。徒以师训戒惧，且岁又未逾己巳，故终不敢肆。高明则何以教我？

足下悬壶海上，所业谅发展，太极拳术必大进步。陈胡二君，谅皆安好。苏君想康健如祝。葆真老同道现在何处？愧未通候。

仆性本疏懒，今此再履尘世，于俗事更不惯。每觉拂情，未遑恤也，是懒而加之以僻矣。懒禅懒禅，可谓名实相符。

手此布达，未尽衷曲。敬候

道祉！

戊辰二月春分日橙叟拜复

中華仙學養生全書

陈撄宁先生对健康长寿学说作出的独特贡献

下册

陈撄宁 / 原著　胡海牙 / 总编　武国忠 / 主编

華夏出版社
HUAXIA PUBLISHING HOUSE

目录

卷六　女丹修炼经典（女子道学小丛书）

卷七 仙学书信问答

卷八　道家道教研究

卷九 中医针灸静功

卷六

女丹修炼经典

（女子道学小丛书）

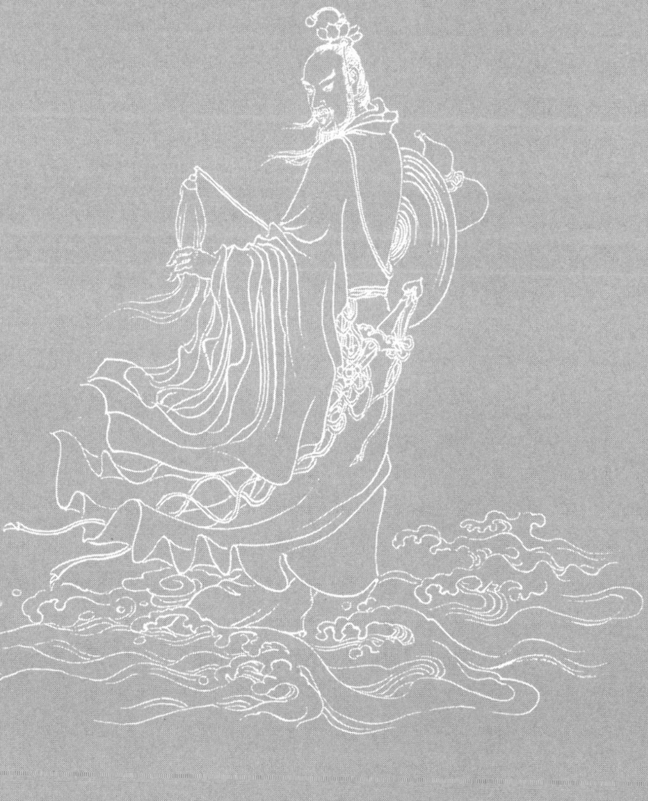

编辑大意

（一）精选古今女界中懿行嘉言、短篇著作，足以养成女子高尚之人格，灌输女子优异之智能，此为关于心理一方面者。

（二）精选历代女子修养之方法、经论诗歌，足以造成女界特出之奇材，健美女子普通之体能，此为关于生理一方面者。

（三）道学为中华民族之国粹，乃世界各国所无，而为我国所独有者。以前因女子教育尚未普及，故不能研究此种超群之学术，今依男女平等之原则，将此种学术逐渐公开。

（四）古人著作，深浅不一，有十分玄奥难以明了者，亦有便于俚俗不能动听者，今为普及起见，玄奥者必附以注释，务使读者易解，俚俗者稍加修饰，免致大雅贻讥。

（五）本书编辑宗旨，乃提倡中国固有之道学，绝对破除迷信。凡稍涉迷信之文字概不收录。

坤宁妙经

校订序

道学之来源，不知始自何时。其见于记载者，则以广成子告黄帝之言为最古，距今已历四千六百馀年，代代相承，未尝断绝，中间虽有时被陋儒之摧残，及佞佛者之排挤，表面上似乎声销迹灭，然而山林隐逸，江湖异人，秘密口传，数千年仍如一日。惟伊等发誓不著于纸，故局外者无从知其底蕴。于是儒释二家经典，汗牛充栋，而真正道家书籍，竟寥若晨星，女子道书，尤为罕觏。廿载以前，余即有愿流通丹经秘本，苦于机缘未能辏合，蹉跎岁月，成效难期。今者幸遇翼化堂主人张君竹铭，堪称同志，彼此互商之结果，遂有《女子道学小丛书》之编辑。第一种出版物，即是《坤宁妙经》，搜集木刻本、传抄本、家藏本，共有六种之多。其间文辞各异，字句错误者，指不胜屈，乃将六种本比较优劣，择其善者而从之，自首至末，三翻四覆，修饰润色，顿改旧观，虽未敢称为十分精粹，但所余者，亦不过大醇中之小疵而已。因欲急于应世，故仅先出版，俟将来觅得特种秘本，再行一次校订功夫，或可达到尽美尽善之目的，此则有待于他年矣。

皖江陈撄宁识于沪上弘道轩

“中华民国”二十四年一月（黄帝纪元四千六百三十一年）

讲经须知

一、女子学道，每苦于无书可阅，无经可讲，虽有许多好道之人，因一时寻不着门径，往往误入岐途，种因既错，结果全非，殊堪浩叹。此经行世，若有精通玄理之士，熟读经文，潜心研究，因时制宜，随机说法，令大众普听，解行相应，未尝非女子学道前途之曙光也。

二、此经首言造化生人之原理，继言女子品德之养成，继言身心性命之根源，继言金丹玉斗之秘诀，继言发心实证，同参玄妙，共跻仙班，所有坤道修炼普通应有之方法，包括已尽，切合女子心理与生理上之需要，若能善于演讲，必能效果宏收。

三、佛教法师讲经，常有在家妇女参杂于僧尼居士之中，前去听讲。众人合掌他合掌，众人膜拜他膜拜，众人唱诵他唱诵，众人闭目低头瞌睡，他亦闭目低头瞌睡，有时忽然惊醒，勉强撑持，窘状百出，迨听讲已毕，试问其经文义旨所在，都茫然莫对，仅以不懂二字回答，如此听经，若说能得听经之利益，未免自欺欺人。考其不懂之原因，一由于经中义旨不能适合于妇女之性情，自觉格格不入；二由于讲经之人，仅以单调的及乏味的说辞，敷衍而过，不能振作听众之精神，遂致满堂入于催眠之状态，故佛教讲经，仅成为一种仪式，徒壮观瞻而已。

四、讲《坤宁经》者，须要设法免除第二条佛教讲经之流弊，讲堂之中，温度要适宜，空气要流通，一切仪式，一切陈设，随时随地，斟酌变化，不必十分拘泥，若财力不充者，仅焚少许名香已足，其余陈设，概从省简，最要紧者，须使听众心静神凝，勿使听众昏昏欲睡。

五、讲师之资格：（1）要通太极阴阳五行八卦之哲理，（2）要知中国古代女界名贤之历史，（3）要识身心性命之根源，（4）要明女丹修炼之功法，四种学问，若缺其一，即不能解释此经。

六、讲经之时间，每次以一小时为限，若多讲恐听众易于忘记。好在经文不繁，全部共计十八章，每一次讲一章，十八次即可讲毕，每二次讲一章，三十六次亦可讲毕。至于一日一次，或三日一次，或每星期一次，临时决定可也。

七、讲室中要预备黑板粉笔，若遇有关经义之文字，可以临时写出，便于听众作为参考之用。

八、关于女丹修炼实行口诀，有不便公开演讲者，概依前人传授规则办理，讲师不可破坏古例，听众亦不可强迫要求。

资生章第一

两仪氤氲，资始于乾，万物胚胎，资生于坤。维坤亨贞，承乾顺应，蕴蓄凝结，其道以正。载物之功，匪坤莫成，配天立极，惟一惟贞。阴阳不忒，神妙化生，物物藉之长养，息息得之常存。旨哉生生之理，微乎化化之源，寓至动于至静，分清流于浊渊。欲知妇德纲维，先辨坤元奥窅。地无不载之天，阴有含阳之妙，明四行以树芳型，却七情以归至道，节义标青史之传，精魂证紫宫之号，谈经立千古母仪，秉笔垂群蒙女教。资生之功，首宣大要。

气化章第二

阴阳迭运，循环无端，昼夜递迁，健行不息。气有二至之分，运擅三元之妙，化机泯迹，枢纽乎中。体用攸关，互藏其际，弥沦磅礴，始无而见有，仍终有以归无。浑灏流通，自实以成虚，即从虚而证实。虚虚实实，究莫名虚实之端，有有无无，亦难测有无之兆。先天太极，造化根源，人物生机，乾坤大道。惟妇女者，得坤之体，承乾之功，静一而已。静专于宁，一纯于德，不识不知，顺帝之则。本翕受之真机，合身中之日月，绵绵任其自然，息息归于根穴。汲水府之清泉，养灵台之皓魄，解悟玄微，瑶池仙客。

净业章第三

欲跻仙阶，务除恶业，去恶未净，树德难滋。若彼心迷于欲，情钟于爱，或流连宛转，或嬉笑悲啼，或丝藤不断，竟牵引以沉沦，或罗网误投，竟含冤于歧路。夜台凄切，空憾情埋，泉壤飘摇，犹留爱蒂。如斯缠缚，焉脱轮回?欲出迷津，惟凭慧炬。身口意业，永不招愆；杀盗淫邪，慎毋经犯；一诚奉善，似嘉谷之朝阳，万念潜消，如沸汤之沃雪，洁清源本，方好修持，觉悟因缘，不难证道。

修善章第四

尘业尽净，扫渣秽而心地扩清，夙过胥融，辟荆榛而性天朗照。虚灵透露，彝好攸微，打叠精神，专修懿行，积善余庆，不善余殃，载诸坤卦，良意深藏。太上之道，专气致柔，楚书之辞，惟善为宝。尊性和顺，能用则正，善归于柔。慈祥谦逊，肃志端庄，敛躬温清，冲虚雍穆，贞一妙应，养气寡言，清心无竞，惜物命以蓄生机，参道要以明真性，既克敦乎伦常，复潜修乎玄蕴，不泥绣像空谈，须究还丹心印，勿以小善不为，勿以人善是憎，和光风月之中，适情廉帏之内，炷香敬礼自性元神，酌水清修光明宝藏，莫谓女界无杰出之才，须知玄门有坤宁之妙。

崇德章第五

天有五贼，用之则昌，人有五福，修之则良。大德不德，如川之流，小德积德，敦行而化。体也艮止，用也变通，有得于中，迹象胥融，大化谓圣，神不可穷。女修之功，先去慝焉，关键奚云，辩惑为真。维女子见，多失阴僻，暧昧狐疑，犹豫不已，故其情欲，每易娇痴，而其知解，常多回惑，矧于典籍，更少览观，宦门淑美，徒博锦帏绣阁之华，绅族名媛，不过咏雪吟风之学。拈针刺绣，已擅闺奇，腻舞情歌，更夸艳迹，岂知贞静之懿徽，罕具清高之令德。昔者北郭辞官，蜚声于楚国，孟光举案，推誉于梁鸿。然而大家作训，语焉不详，列女有编，传之未备，兹特妙演坤宁，用垂间范，兰房秀质，惟德是基，芳蓐佳才，能崇是望，初终毋替，永固根基。

女教章 第六

蒙以养正，作圣之功；坤而元亨，用柔之道。古有贤女，以身立教，惠质天成，兰言则效，守贞不字，闺壶十年，温情婉若，慧性幽娴，夙兴夜寐，孝敬诚虔，和以驭下，庄以修己，动容出辞，准乎法纪。龟鉴鸿篇，曾傅女史，或孝感夫神明，或忠坚于男子，或节凛乎秋霜，或烈同夫杲日，或义可以贯金石，或侠可以激风雷，或智足破大疑，或才堪济一世，历稽美德，千古余香，挹彼休风，百年增色。尔诸闺秀，精鉴前型，毋慕虚荣，毋矜文彩，铅华洗尽，不夸艳服奇妆，笔彩端凝，莫绘绮词丽句，敦伦好学，说礼明诗，专事织裁，毋徒饰为纤巧，洁修中馈，务实体于俭勤。柔德是正，令名克成，更能陶其真性，保其元精，致功于内外，炼气于朝昏，是童女身而得道，可驾鸾鹤以飞升。

妇道章 第七

妇道尊严，修持必要，敌配于乾，母仪攸好。结帨之期，慈亲训词，必敬必戒，无违夫子，夫妇之伦，人道之始，御家有教，正室有礼，鹿车共挽，牛衣不耻，井臼躬操，糟糠非鄙，间事莫干，中冓勿齿，既助家长，用诲儿孙。若彼敬姜务绩，孟母三迁，丸熊助读，封鲊养廉，隔纱受业，截发留宾。昔贤既往，谁嗣徽音？凡诸富贵之家，必去矜骄之态，门内兴仁兴让，后世乃美乃馨，或操贫贱之业，须绝嫌怨之萌，齐眉可饱可欢，子孙必礽必云。戒贪瞋以平戾气，醒痴爱而杜荒淫，苟妇德之无忝，斯人道之有成，善庆则宜男益寿，福报则身泰名荣，懿美克臻，玄修可寻，既迪尔以本职，更诲汝以真经，溯源究本，见性明心，金丹无俟外觅，坤基即在本身。

经论章 第八

皇古浑穆，气物淳朴，燮理阴阳，纯熙噩噩，名象何分，《丘》《索》奚作？中古羲农，画图演卦，书契既辟，乃立教化。垂典编谟，盛自虞夏，然所著书，总此心传，未有区别，无分女男。矧兹禀赋，同具一元，虽异其形，乃同其理，惟精与气，神为之主，或清或浊，心君是省，寡欲忘情，筑基炼己，玄牝翕和，潮信灭影，本庸近之常经，超尘埃于天顶。定观即克己之功，黄庭隐真人之容，西华宣妙化，金母挹灵风。全形毋俟尸解，炼气直入穹窿。童贞无交感养育之伤损，易变形而启蒙，妇女多浊漏胎产之破坏，务洁志以修容，私欲悉捐，万感俱泯，广参经论，入众妙门。

觉迷章 第九

茫茫尘海，滚滚风涛，水陆沧桑，古今朝暮。浮生如寄，嗟五浊之形躯；幻梦终宵，叹百年之荏苒。鸡皮鹤发，难驻红颜，玉貌花容，瞬埋青冢。或累多于子女，或习染于纷华，不求早出迷涂，焉能常留凡境，生时既已渺茫，死后如何超脱？所幸女性幽娴，故尔妇修稳妥，牢固金精于玄室，断除天癸于层关，功迈绛雪之丹，神游阆风之苑，笑粉黛之娇娆，等优伶之忸怩，乘兹普渡机缘，快上法船归隐。古昔证道女真，皆住蓬莱峰顶，唤醒枕侧痴迷，莫认眼前光影，须知还返功夫，急速下手加紧。清净源头性命基，坤元妙理少人知。一痕晓月东方露，穷究吾身未有时。

坤基章 第十

二气交结，中黄应玄，五行相生，惟土斯全。其德安定，其功积厚，其性专一，其用真常，含育万有，滋息繁昌，上配乎天，下通乎渊，凝和百脉，灌溉三田。黄芽出土，见药苗之新嫩，白雪凝酥，识水壶之妙音。固元精于玄牝，入一念于杳冥，下手先须克己，用功只在存神，四威仪中寂照，内观想里安心，直至天君泰足，方能运动周行，苟不得其真谛，百般尽属虚名。譬诸盖屋，首要筑基，喻彼烧炉，先须种火。五行攒簇，结中宫灵台之缘，四象安排，衍坤维丹室之奥。不识玄关，难言至道。常明根本于生身，究厥性命于仙教。即心即道，道斯可造。

根本章 第十一

为人在世，不论男女，能知本根，即可入道。本乃性原，根为命蒂，譬彼树木，必培其本，本既坚固，方可滋生。又如花果，先发在蒂，蒂既含蓄，斯可成熟。人之根本，胡可弗保？溯厥本来，其根原固，何甘戕伐，自作损伤，灭性轻生，沦于众盲，致令元始以来一点灵光，逐渐销蚀，毕竟沉沦。试思宇宙万类，莫不各有根本，极之微眇动物，亦能善养其生，岂可人类，而不如物？虽然血气不和，根本难立，色身有漏，根本难全，孕育多胎，根本难固，爱情染着，根本难坚，愚浊混淆，根本难清，神志昏乱，根本难安，贪私扰攘，根本难净，习于诈伪，根本难纯。故尔修功不能精进，能知诸弊，一一扫除，毋摇尔根，毋伤尔本。尔性尔命，勤于爱惜，尔精尔气，时加保护，安神守真，去妄存诚，惟本是究，即可长生。

性命章 第十二

命原于性，性根于命，为天地祖，为万物灵。未立命时，本同此性，既有命后，不离此性，彝良之好，人各具足，虽有男女，性无差别。究厥本初，性亦不名，太极未判，性命何分，两仪既生，始见性命。性为命实，命为性源，养性即是存心，修命可以造道。毋自委之命定，是轻视夫命也。毋饰言为性恶，是妄解夫性也。欲知性命根源，须究乾坤妙用。阳里含阴以受质，月中抱日以生光，本来互用之天机，即是性命之妙理。动于无始，动极而后有阴，静于无终，静极而后有阳。一阴一阳，一动一静，清浊上下，乃见造化。阴阳动静之根，性命身心之要。一灵觉照，性海常发智光，万有皆空，命门独开生路。全性则全受全归，修命即修仙修道，交互用功，于斯为至。

心体章 第十三

心体无为，湛然常寂，朕兆未露，化机泯焉。无极浑沦，默默兀兀，太虚罔象，妙绝等伦，危微精一，已落知解。溯厥本来，心体何在，阴阳肇判，则有主持，强作枢纽，名为天心，以先天气，用后天神，以后天质，命先天名，是故天地以之立命，人物以之安身，唐虞以之授受，圣贤以之存存，究万有于一原，归三教于一真，惟真惟一，常惺常明，虚灵不昧，其体光莹。能知道心即人心之本，乃见人心即道心之用，说道心即非道心，说人心即非人心，说有心而心不见为有，说无心而心不见为无，不动妄心，而动觉心，觉心常照，妄心常空，本体如如，真心乃见，操存舍亡，犹是功夫，操舍两忘，心斋独得。四勿之语，归于自然，寒潭月映，止水空明，心体湛如，亦复如是。性善性恶，皆是假名，道心人心，千古纷纷。泥文执象，莫究本真，先天后天，孰合孰分，吾为尔等开示心体，但求道心，莫究人心，但发真心，莫生妄心，但存觉心，莫动欲心，但住无心，莫执有心，如如泰定，百体从令，修道修仙，随心所证。

指玄章 第十四

玄本无指，指即非玄，既无可指，玄亦难言。所言为何，虚空即是，玄中玄玄，是名了义，心性寂然，虚空粉碎，无体无形，何有旨趣？然此妙法，为最上乘，玄之又玄，莫可名状，清净道身，方可臻此，顿悟性天，直超无际，中材以下，妙理难闻，兹为导引，开方便门，义虽第二，道则同归，志修真者，以斯为依。夫道妙蕴于玄微，而精神凝于玄牝，生门死户，出坎入离，无逾乎此，玄为之关，橐阴龠阳，安炉立鼎，莫外乎此。玄为之键，是此玄者，乃性命主，乃造化基，乃胚胎种，乃元神宅，故有五玄之名，以立三才之极。心肝脾肺，各有所藏，然而精元，独归肾海，此即人身枢纽之所，又为星辰归宿之地，百脉循环，总会于此，三车搬运，发辕于此，男女修真，皆在于此。玄乎玄乎，窈冥恍惚，有中之无，无中之有，我欲指之，究无可指，知此玄妙，然后采药行火，自能七返九还，若无炼己功夫，终难筑基下手。历代仙圣，言之详矣，指点真机，大丹易炼，普结坤缘，同成法眷。

金丹章 第十五

万劫真修，千秋绝业，嗣音莫遇，孰辨焦桐？剖玉谁能，焉知荆石？兔狐乳马，异类相求，燕雀巢凰，小德自妄，以斯种种，希学长生，担肩大道，何殊负山？生死未明，丹旨奚识，不堕旁门，宁甘休息，举世学人，大都如此，睇观海宇，良可悲悼。矧乎女子，未悟玄微，深坐闺中，徒延美景，纵有志趣，何从得师，悯尔柔姿，用开捷径，法取真实，义无支离，即一身中，穷源溯本，女丹甚简，坤道甚易，晓月东升，光痕逗露，运汞配铅，神气俱住。积气本生气之乡，存神为炼神之路，必先绝欲忘情，然后入室打坐，炼己同乎男修，调息绵绵勿助，一阳动处，行子午卯酉之功，百脉通时，定乾兑坎离之位，玄牝立而鼎发黄芽，囊龠开而天垂甘露，元精凝汞上泥丸，神火运行烧玉峰，谨审信潮将至侯，逆转黄河水自通。金精化液，朱汞流光，守灵丹于元室，养真气于黄房，七七固丹基，百日赤龙降，炼形即炼气，此是大丹方。

玉斗章 第十六

天有七政，秉璇玑之权，人有七窍，妙形神之用。脉络通乎躔度，星辰会于玄窍，解悟玉斗枢衡，立跻天真位号，用施普度津梁，导尔直入仙乡。凡诸妇女，虔洁心香，每于静夜，子转一阳，凝神端坐，定息垂光，叩齿聚精，默诵灵章，注神元海，直过肾堂，由夹脊关，上朝玉皇，星精运印，天日焜煌，上接北斗，紫气眉扬，存想真形，照我黄房，丹元灵府，光华含吐，青赤白黄，木火金土，肾水玄精，成色有五，直与斗光，交映为伍，共入丹元，蕴诸精海，化真人形，迸出天顶，历北极宫，志诚朝礼，周遍斗城，还归本体，收敛金光，育精洗髓，五气朝元，功无逾比，勤而行之，三年遐举，是为玉斗秘密之章，最上一乘之旨，智者真修，有缘得与。

证实章 第十七

修道修仙，希圣希贤，总无男女分别，惟在心志专虔。至诚无息则久，神而明之在人，苟能躬行实践，自得智慧圆通，欲闻大道，须解真修，修不能真，证何由实？须知实证，不事枝叶，穷理尽性，以至于命。跳出樊笼，臻于圣域，世俗修行，尽属循名，以循名故，遂无实际，殁身不悟，深可悲叹。虽曰三教皆有实证，然其果位未必尽同，初终体用，偏而不全，执其一端，鲜克有济。尔等须知，女子修行，功分九级，级分三步，三九累积，二十七层，性命双修，斯为大乘。明体达用，彻始彻终，阳神普化，光满虚空。空不着空，何空非实，内蕴玄机，阴阳消息，湛寂圆明，了然真际，愿尔群伦，究心斯义，核实用功。毋循各誉，太上忘情，泯绝思虑，实证非虚，志向上去。

发心章 第十八

太虚冥漠，法愿宏深，苦海无边，回心即岸。现在未来一切善信，秉此心香，同诚矢愿，发真信心，无起疑惑，发精进心，无起怠惰，发决断心，无起牵缠，发谦下心，无起骄慢，发向上心，无起凡情，发清净心，无起欲念，发慈悲心，无起杀害，发智慧心，无起贪嗔，发圆通心，无起执着，愿诸恶莫作，愿众善奉行。

女功正法

原著者 / 灵阳道人　删订者 / 陈撄宁

序

此书原名《增补金华直指女功正法》，题为掌领坤教青霞元君灵阳道人何仙姑奉敕述，盖乩笔也。首有《说》一篇，乃光绪六年纯阳子作，亦是沙盘中语。虽有千二百字之多，皆杂凑成章，腐词滥调，伪托吕祖，故不录。又有《道教》《儒教》《释教》《邪教》四篇，既无关女丹之事，且所论三教大旨与其历史，颇多挂漏，而《邪教》一篇文字，尤不雅驯，故皆删去。从第一节起，至第六节，皆言女丹功法。虽似乎勉强造作，非法于自然，但其法由来已久，学者不可不知。第七节嫌太简，第八节第九节，论及阳神，夹入许多佛教名词，颇异于仙家专门术语，今亦姑存其说，而不可以为训也。第十节无关重要。第十一节，仅是作书者之理想，皆不足论。附录二则，聊供参考而已。原本卷后尚有七言绝句十六首，名为《女功正法捷诀》，其运用皆与以前各节相同。不过重说一遍耳，故从省略。

读者须知，神仙之学，有四大原则。第一务实不务虚，第二论事不论理，第三贵逆不贵顺，第四重诀不重文。凡审定丹经道籍，皆当本此原则以求，庶免迷惑。近观此书，所言者，事也非理也；所行者，逆也非顺也；所传者，诀也非文也。对于第二三四各项原则皆合，惟作书之人不用真姓名，而假托于吕纯阳何仙姑，未免虚而不实，与第一项原则不合。故将书中显然乩笔处概行删削，去其伪即所以存其真。世间智士，当有同情也。

皖江陈撄宁识于沪上

“中华民国”二十四年六月（黄帝纪元四千六百三十二年）

总论

男子二八精通，精盈则泄；女子二七经行，经满则溢。人欲无泄无溢，必须知风知火。火即元帅，风即真息，神息相依，由观而得。法从目中玄窍视入炁穴之内，炁裹神凝，都由意摄，天然风火，交无运休。易精益气，易气益神，神圆形化，身外有身。

诀云：但能神息常相顾，换尽形骸玉液流。只因久视长生窟，炼出阳神现顶门。要知万物生皆死，须悟元神死复生。能以心神居炁内，婴儿安养定功成。人能本此修为，何患内丹不就?

法以冲任督脉，云在内外中关，惟是女修略异。功始上关乳溪，继在中关脐内，终归下关子宫。复将中下化为一穴，男子炼精，名曰太阳炼气；女子炼血，名曰太阴炼形。

火风之秘，候宜文武。武在中间，文用始终，周天运行，不离观止。一日之内，十二时中，意之所到，皆可为也。先天之炁，后天之气，能得之者，日常似醉。

世俗女子，习染太深，贪食荤腥，易生欲念，见人婚嫁，中怀自怨，春感秋伤，致生怯病，多食生冷，更增经滞，复遭诱惑，身名俱败，抱恨终天。人常鉴此，莫造孽缘。忍者自安，悔者自乐。意似捧盈，心如止水。时效金人缄口藏舌，动静云为。保贞全节，打破情关，跳出欲海。身中天癸，养命之源，急求功法，炼化成真，功积人间，神归天上。汝等修士，各自勉旃。

（此篇约九百四十余字，似是乩坛训示文之类，语多无稽。今删去大半，仅存四百余字。）

第一节　识基洁心

若要识基，先须洁心，一尘不染，万象勿迷，心空欲净，自然定静，如镜之明，如水之澄。心既洁矣，即求识基。女原坤体，阴背阳腹。乳房外窍，乳溪内穴，第六重楼六分半处，与十重楼外阙相对。坐先跨鹤，腿膝交叠，禁闭下关（泉扉），得固元炁，运动上关（乳溪），下免泄露，中关脐内，一寸三分。

欲无五漏，须守三关。耳常内听，目常内视，口闭不言，炁纳乳溪。神凝金室，性定觉海，意注丹宫，归一惟视。金母观心，老子观窍，佛观鼻端。端即鼻尾，名曰山根，在二目中，至圣顾諟，当止之处。允执厥中，至善所在。

撄宁按：佛观鼻端这个法门，见于佛教《楞严经》："孙陀罗难陀，观鼻端白，见鼻中气，出入如烟，烟相渐销，鼻息成白。"设若观山根，如何能看见鼻息之出入？又按鼻端的端字，在字典上，作首字解，首即头也。所以鼻端就是指鼻头而言，决不是鼻尾。无论观山根的法子如何高妙，总不是佛教观鼻端的法子，山根与鼻端，上下地位不同，后学切勿误会。

二六时中，观其未发，七情无有，五蕴原空。心常自在，活泼泼地，若吾吕师，道源玉清，凝神炁穴，注下丹田，意由目中，引入炁穴。先天炁来，后天炁入，刻刻存之。

女以乳溪为上丹穴，脐后肾前，即为中关，牝户下关。子宫大鼎，亦由目中引入乳溪，脐内子宫，一脉相通。先天种子，命之本源，男子元精，至阳之炁，女子真血，至阴之精，生身之宝，万化之根。男藏命门，即是炁穴，女藏牝户，即子宫中。欲动难留，心静可保，然须风火，炼化常存。

第二节　经行血亏

女子二七，经行血亏。虽是月月信水再生，实是月月皆有伤耗。有志修经，炼之化之。年老已绝，先使之来。莫食生冷，方免血瘀。（撄宁按：习惯相传如此，不必拘泥。）盖因经水乃命之根基，起炼之法，意似有为，易益血气，不复再伤，有为无始，无为有终。

撄宁按：此书文字，颇不明显，容易误入，即如“有为无始，无为有终”二句，读者未必能解。作者本意原谓，有乃无之始，无乃有之终，如此而已。至于上文“意似有为”一句，是说自己意念，似乎有所作为，比较“有为无始”句中“有为”二字，大不相同。读者须要分别观之。

有处着力，后天气通；无处用意，先天炁盈。目随意至，神息相依，易血益气，炼气养神。从中关起，意似着力，往上直提，三十六次，提到上关，左右各旋三十六次。再到乳房，左右各旋三十六次，天谷不热，炁未上升。地泉不热，炁未下降。意领目注上中二关，两手叉脐下泉上，意似着力，往上直提三十六次，提到乳溪，再到乳房外窍之内，左右各旋三十六次。

第三节　断龙功法

断龙秘法，功兼有为。子午二时，坐如跨鹤，叩齿七二，通肺俞穴，意用后天，鼻息自然，三十六次，周身脉通。

撄宁按：此段文句太简略，恐人难明，今特加以解释。所谓“叩齿七二”就是叩齿七十二下；所谓三十六次者，就是鼻息三十六次。一呼一吸，名为一息。三十六息中，若依呼吸计算，则呼三十六次，吸亦三十六次，共计七十二次，与叩齿之数相同，盖每一呼叩齿一次，每一吸又叩齿一次，所以鼻息三十六次，叩齿则有七十二次。

脚跟紧抵泉扉，两手交叉脐下，意似着力，往上直提三十六次，提至上关，意用目旋各三十六次，再至中关，意用目旋各三十六次，手向天托，缓三十六次，紧三十六。

尾闾忽动，两手叉腰，紧咬牙关，两肩直耸，夹脊双关，肺俞皆动。意将头背往上直耸，上之玉枕，通至泥丸，再将下唇紧闭上唇，意将真炁上送泥丸，下近鼻窍。

舌搭天桥，甘露自来，用鼻一缩，津随意咽，送至脐下。手安牝上，意似着力，直至子宫，三十六次，甘露入鼎，热炁盘旋，脚跟紧抵，身心俱定，子宫安静。魏元君曰：“宝归北海，安静妥妥。”

第四节　炼乳还童

乳房上通心肺，下彻气海，若要炼乳如童女形，功在断龙法内，加送甘露，直至绛宫，意注两乳，左右各旋三十六次，唇门上下，牙齿咬住，鼻孔关闭，用内呼吸。在乳房内，以两手心，各左右揉，七十二次，先缓后急，先轻后重，百日功全，成核桃形。昔凤仙姑炼乳诀云："左日右月一阴阳，鼻息内行名运罡。欲得阴阳归日月，必须真火炼双掌。"（按：双掌在别种书上作双房。）

撄宁按：此第二节至第四节，三段功夫，虽然说得明白，但初学之人，看了此书，自己须要慎重，不可轻举妄动。最好是多看几种书，将理路弄清楚，能够融会贯通，方可试做，并且要十分细心。一有障碍，立刻停止，否则恐怕做出病来，单靠这一种书，决难应用。我发愿将自古至今女丹秘籍十余种，完全宣布流通，公开传世，或加注解，或加校订，俾成为古今女丹诀最完全的一部丛书，将陆续出版。以前女子修炼，所困难者，就是无书可看。现在看书的问题，是已经解决了。你们必须多看书，多研究，再寻访已经做过此种功夫的人，与他讨论，或者能得到一点门径。

第五节　安鼎结胎

男以下田中田上田为鼎，女以子宫脐内乳溪为鼎。子宫离下丹田一寸三分，离脐二寸八分，又在上关乳下，上乳溪，中脐内，下即子宫，部位由外而内，运用由内而外。男无子宫，以下丹田为大鼎，此所以名同有异。

撄宁按：丹经言鼎必言炉，鼎在上而炉在下。此书有鼎无炉，而且上中下三个部位，都名为鼎，不合古人之成法，所谓一寸三分二寸八分者，皆难做准，学者不必拘泥，免受其误。

吕师《金华集》：二目回光，由二目齐平之间，一意专注，至下丹田。女于断龙功法行后，安静数刻，意由二目中间，回光注至乳溪三十六次，注脐内，注下丹田，即子宫，各三十六次。意引华池水到上鼎，引心肺二液到上鼎，意将海中真金送到上鼎，而后意似着力送下，至中鼎，盘旋十八次，内热火升，鼎安胎凝矣。

撄宁按：此假作用，文义亦不明白，初学恐难以照行。

第六节　胎息自调

呼吸能免风喘粗浅等弊，鼻息即调，息息归根，便成胎息，息行脉动，息住脉停。古书云：服气不长生，长生须伏气。真息运行，即能伏气，断龙功后，再静一时，七情未发，杂念不起，于是足抵泉扉，唇合齿藏，意随目光注在心肾相去三寸八分之处，左旋右转四十九息，甘露自来，如咽似提，提即归脐，炁即凝矣，久成胎息，不呼自呼，不吸自吸，不提自提，牝户之内，阖辟自然，和缓和春，丹自成矣。（此节文句略有删改，功法概仍其旧。）

撄宁按：从调息至胎息，中间之现象，未曾说明，所谓心肾相去三寸八分之处，亦不足为据。

第七节　液还胎成

男功河车，神火息风，日采归炉，炼成小药，炁足神圆，便成大药，五龙捧圣，运合天然，由下迁中，益气养神，再迁上田，先透顶门，玉液还丹，醍醐灌顶，阳神炼熟，即曰神仙。

若问女子玉液还丹，便是赤龙化为白凤，充满下田，恍如胎孕，功满炁化，神光圆足，透出顶门，炼就阳神，玉液还丹，醍醐灌顶，不离前功，须如大士普陀顶上观妙音也。

撄宁按：论女功处，太嫌简略，不足为法。

第八节　炼化阳神

易精益气，炼气化神。男之内丹，易血益气，炼气化神。女之内丹，都用火风，若女之断龙，在化血成炁。又云：调息化炁成神，若炁不炼，则神不足，形亦不著，只为阴神，不成阳神。法于入静，用六字诀。意运唵字，从脐内起，居中丹田，左右各旋三十六次；意运嘛字，东方肝部，左右各旋三十六次；意运呢字，南方心部，左右各旋转三十六次；意运叭字，西方肺部，左右各旋三十六次；意运咪字，北方肾部，左右各旋三十六次；意运吽字，上至泥丸，左右各旋三十六次。意居中统魂神魄炁总归于顶，炼化成阳。阴居大鼎，静以守胎，再将唵字意运中关，九次功成，阴升阳降，会合中鼎，光圆顶门，而为大士坐普陀顶，观世五方自在妙音。

第九节　阳神光圆

玉液还丹，阳神未纯，南海得珠，阳神光圆，比如大士坐普陀顶，观世五方自在妙音。心即红儿，五十三参，至诚皈依，意根返元，六根解脱，神自圆明。肾比龙女，手持宝珠，上献当前，光包六方，心肾既交，神炁自合，结成真种，养育圣胎，紫竹隔住，肝性仁也。白鹦飞舞，肺情义也。金木交并，性情合也。虎伏龙降，水火济也。清净宝瓶，喻肺之液，杨柳枝儿，喻肝之尾。华池津液，比如甘露。泥丸顶上，稳坐普陀，法用哆罗，意运唵字，入真息处，即大鼎也。宝安鱼篮投至脐内，口中似念伽罗哦哆，专意无分，一切婆娑，定慧通圆，任他南海，波浪滚滚，元阳炁足，神火分圆，大药冲关，吾只自在观自在也。心定意净，一观而已。此部大法，玄妙真机，较断龙法，更为佳妙。如此九转，即得七返，功归脐内，阳神现顶，宝光上升，形神俱妙，功德圆满，玉诏即临。

第十节　温养朝元

大鼎已安，大药已得，圣胎已成，阳神已现，还须温养。乳哺三年，面壁九载，定息绵绵，意一无分，神息相顾，三千日内，如保赤子，刻不忘此，无须臾离。二日垂帘，光随意注，存于内窍，静而愈入。炁暖如春，甘露频生，炁运周身，始自子宫，后升前降，河车自转，易化凡躯，成我真形。男子朝元，白光透顶，次黑次青次红次金。女子朝元，黑光透顶，次红次白次青次金。功足光圆，五光会一，地雷自鸣，天门自启，阳神一出，一出便回，先近后远，切莫自迷，当此之际，便宜慎之。

第十一节　功成超凡

阳神出入自如，真我游行自在，且住人寰，广立功德，德深缘至，真师来度，引见上帝，此拜诸天，后到瑶池，朝见金母，授职为仙，是为超凡。

附录一　先治经病

胎前产后，经闭成疾，功加揉腰，三十六次，左右如之，两肩上下，各三十六次，左右如之，加摩脐心，两手交互，各摩七二，内热方止。血崩带下，前功加一逆吊虎法，横木悬空，两脚倒挂，形似金钩，手指撑地，意注脐下，左右盘旋百二十次，每次子午，兼治闭经、血瘀、血瘕。前功内加顺钓金鳌，横木悬空，合掌顺挂，脚尖至地。二目垂帘，低头观心，三十六次。意随目视，脐下六分，三十六次。目观病处亦三十六，诸病类比，一一推之。秘用心神真火治疾，乃魏元君崔风孙“麻团鱼瞅鳖”治病秘法。

附录二　经绝引还

月水已绝，先须引还。断龙法内，意往上提，改往有送。左右各旋，改为各揉，百日经来。三日之后，仍用前法，百日功满，后即断去。

女丹十则

皖江陈撄宁 / 删订

读者须知

（一）此书无著者姓氏，旧题为金华山香逸古母，此种名称，太觉浅陋，作书者虽不欲用自己真姓名，然何必伪造孽号乎？故削去不录。

（二）此书虽标题十则，然第五则与第六则，内容大致相同，第十则所论，又太觉空泛，无另立一条之必要，故于此三则中，皆大加删节，免得惹起读者之厌烦，其他各则，亦有删节并改正。

学者若将原本与此本对照，则知有不能不删改之理由，非多事也。

（三）除本文而外，凡有余所加之按语，读者切宜注意，因为那些评论，都是经过数十年的阅历，方能写出，不是像别人做文章，随便乱说，毫无凭据。

（四）附录坤诀一篇，虽不敢断定确属孙不二之手笔，但文字亦简洁可喜，至于傅金铨的解注，惜其满纸喻言，恐学者难于领会，篇末黄芽白雪四字之来源，余说得甚详，读者应当研究。

（五）女丹经内藏真诀者，自古及今，遍国中只有二十余种，不能莫多，学者必须全读，方能得其门径，然后再寻师访友，实地练习，庶几可望成功，切勿一知半解，自满自足。

皖江陈撄宁作此代序

“中华民国”二十四年七月（黄帝纪元四千六百三十二年）

第一则　养真化气

撄宁曰：道家功夫，贵在口诀，至于文章之优劣，殊无足重轻，故尝有理论不圆者，或字句欠通者，或见解卑陋者，或夹杂迷信者，皆能使人生鄙视之心，遂致其真口诀亦湮没而无闻，甚可惜也。余今编辑此书，盖欲度中材以上有学识之女子，若概依原本录之，未免贻讥于大雅，兹特撮拾其精华，削去其疵累，虽未尽臻纯粹，然已较原本为可观矣。

女子修行，与男子有别，男子阳从下泄，女子阳从上升，男子体刚，女子体柔，男子常保守丹田之阳精，不使外泄，积之既久，用身中真火锻炼，则精化为气，气化为神，神化为虚，而证道矣。女子乃阴体，须用乳房灵脂，变化气质，久久运炼，自然赤返为白，血化为气。血既化气，仍用火符进退，亦能气返纯阳，了道归真，故女子初功，先炼形质，移炼本元，不似男子之功先炼本元，后炼形质也。

何谓养真？凡人之心，最易摇动，若使其常守于内，便生厌烦，故起手先教以养真之法，自然厌烦少释，四体安和，方能再求进步。

平日坐炼之时，必须从丹田血海之中，运动气机，照着心内神室，觉有一缕清气，自血海而出，定久之际，其气必动，随其气机鼓舞，向上飞腾，冲到泥丸，复转下降，斯时微发意引之，随着气机从泥丸降下重楼。此时切不可用意，恐伤形体，即随气机自重楼下至两乳间，内有空穴，凝聚良久，若有动机，照前行持，不过四五十日，其气已透，血化为气，赤返为白。斯时丹元已露，道心已诚，若能坚持静守，朝夕不懈，时刻用功，何患大丹不结，女仙不成者哉？

此乃女修第一步功夫，果能行到极玄极妙地位，以后功夫，皆从此前进，学者勉之。

撄宁按：当气机从泥丸下降时，既曰微以意引之，又曰不可用意，究竟用意乎，不用意乎？盖此时动作，是在有意与无意之间，因要顺其自然，故曰不可用意，又不能置之不理，故曰以意引之。

第二则 九转炼形

炼形者，是调摄之义，血液阴阳，凝居于下，藏于血海胞里，化于五蕴山头，灌溉一身，荣养百脉，循环不已，游溢诸经，变为渣滓之物，去而不用，直到二百四十刻漏三十时辰已周，那时镕华复露，先天化形，留为生人之用。此即所谓气之清者，上升于乳，气之浊者，下流为瘀，生人生仙之机，实分于此，故女子之修炼，预先认得清浊，方能炼得真形。夫形何以炼？当其坐时，用神机运动，俟口中液满，微漱数遍，俟其清澄，然后用鼻引清气，随同玉液，咽下重楼，入于绛宫，下降黄房，至关元血海而止。略一凝定，从血海运至尾闾，升上夹脊，透顶门迁入泥丸，乃从泥丸复行下降，至两乳间而止，停聚良久，使津化为气，是为一转，如是者三三转。既毕，方用两手运两乳，回转三十六，转毕，以两手捧至中间，轻轻运至血海而止，仍又依前运炼，一番三转，三番共得九转，倘女子沉潜庄重，根深器厚者，行之不过百日，而形已炼成，长生有路矣，从此再求上进，大丹可期。

第三则 运用火符

男子先炼药，后炼形，女子先炼形，后炼药。因其体相攸分，故前后功夫差别。学道女子，依照前段口诀，用心行持若行到丹田血海之中，气机温暖，自然有清气一缕，上冲心舍，直至两乳，此时切不可动念，仍旧行功运转，自然复行下降，仍旧归于血海，斯时气机已动，真气已生，赤血之阴，变为白气之阳。若不用火行符，其气仍然化为赤血，白者复变为红，枉费功夫。到此时当用真火以炼之，又用真符以应之，符到火足，其气必凝。当此气凝之侯，别有景象，倘不分明讲出，恐火符差失，有坏母元，修士至此，切宜细心熟记，毋自忘失，若此刻功夫一误，不惟前功枉费，后功难修，而且有伤身命，防有血崩之患。

学者要记清楚，当其气归血海之时，此气虽从血中化出，并非是血，如人出外，变相归家，即家人妇子皆不能认识，安能如前日之相投？故其下降时，血海之中，必如鱼吸水一般，斯时四肢若醉，其快乐如夫妇交媾，有莫能自禁之势。

撄宁按：有人说此时身中快乐之感觉，胜过男女之事若干倍。因为某种女子，生性冷淡，又遇男子身体虚弱者，临时在女子方面，毫无快感。而修道做功夫的女子则不然，虽独自一身，清心寡欲，在静室中打坐，果能如法将自己身内之阴阳配合调和，入于至玄至妙之境，即有特别之景象发现，其快乐不可用言语形容。至于男子做清静功夫者，虽有时身中亦发现快乐之景象，但比较女子快乐之程度，仅得其十之二三而已，此则关乎男女生理上之不同，非人力所能强为也。

到此地位，必须拿定主宰，切不可放纵。一念凝守中宫，停聚良久，他自然向上冲关，升入泥丸，化为玉液，以意引下重楼，还至两乳间而止，用凝气法以混合之，使其聚而不散，久久行之，自能达本还原，以通胎息，若胎息既通，则仙道可计日而至，女真修士，当共勉之。

第四则　默运胎息

女真修炼者，果能照前口诀，尽心行持，自然真气日生，血化为液，自两乳中间，流通百脉，润泽周身。此液是血化成，必须常用内运元和之气，以温养之，方能镇静中田，以为超生之本。何谓内运元和之气？盖呼吸由中而生，亦由中而定也，女真修炼，既得玉液，须连用此气以凝之，其液方无走失。其势不着于口鼻，而又不离于口鼻，虽有呼吸之名，实无呼吸之相，何也？是借呼吸以为呼吸之义也。盖口鼻之呼吸，乃后天呼吸，内运之呼吸，是先天呼吸，此时注重先天，不注重后天，先天呼吸有名无形，随后天口鼻之呼吸一出一入，自然升降，久久行之，则息息归根，呼吸之气，不由于口鼻，而胎息已成，仙道不远矣。

撄宁按：此段功夫，原文就未成说得明白，余恐后学不易了解，遂力求浅显，将原文删改大半，比较容易明了，至其细微曲折，要在为师者口传面授，并要学人心领神悟，在自己身中实地证验，功深日久，水到渠成，果能一旦豁然贯通，自然暗合道妙，固不必拘拘于文字之间矣。

第五则　广立功行

女子果能潜修至道，已经炼得玉液还丹，认得先天面目，又兼保得住胎息功夫，至此必须借外行以培植道本，方才外无所亏，而内有所助，所以事奉翁姑，宜尽孝思，与人应接，当存忠厚，矜孤恤寡，救苦济贫，尊敬师长，和睦乡邻，举动勿轻浮，语言勿傲慢，一切行为，皆归理法之中，自然气质冲和，不求功行，而功行自立。

撄宁按：此篇删去大半，仅此已足。

第六则　志坚行持

女真修士，若能得明师，知口诀，敦品行，矢志用功，恒久不怠，则神仙指日可成。然女子之性情，易漓易变，遇有不如意事，难保不顿改初心，或为歧途所引，妄起偏僻之见，致令前功尽弃，孽海沉沦，嗟何及矣！世间传道者虽多，而得其真传者尽鲜，往往自误误人，今于女丹口诀，显明指示，以度有缘，所望跳出迷津，得登彼岸，使黄泉无碎玉之魂，红粉得驻颜之术，长守不失，享乐无穷，岂不快哉！

诫规列后

第一诫孝养翁姑，第二诫端方正直，第三诫谨慎言语，第四诫小心行持，第五诫尊师重道，第六诫立志不变。

撄宁按：原文删除五分之四，因其无关重要，至于诫规六条，虽每条皆附有解释，亦未录，因其大意已明。

第七则　调养元神

女子之功，比男子便捷，女丹从养真至胎息，其功夫已做完大半，不若男功有许多作用，方能得到调神地步，所以女丹法从养真至胎息功毕，便接录外行功修，俟其外行有余，即可炼调神一段功夫。盖因其前日运炼之时，已将血化为气，此气便可化神，到此时候，若不陶冶性情，辅助以外行，恐将来凝之不住，反致前功尽弃，必须依照诫规，严遵法度，将心地磨炼成一块水晶相似，炼而复炼，磨而复磨，直至内外洁白，表里玲珑，体相皆空，纤尘不染，行到此地，自有一片清灵善化之机，照映在腔子里，入定之际，不食不饮，不动不言，此时必须用人保护，不可受惊骇，恐伤神着魔，为害不浅。女修至此，当留心注意，毋致差失。日夜要人看守，若见他气息俱无，颜色不改，或一二日，或五七日，或十馀日，皆不可惊动，待他鼻息微微，神光半露，方可低声呼之，倘彼出定之后，饮食衣服，随意所适，同志侣伴，必须刻刻提防，直养到出神以后，方免危险。

第八则　移神出壳

女丹之道，从阴返阳，阳极而神全，直炼至身若水壶，神如秋水，但亦不可使之久留身中，故瓜熟自落，神圆则迁。此时宜用出神之法，将神移出身外，然不可出之太远，且初出时间亦不宜过久，恐神迷而无所归。宜将所出之神回转于肉体之内，一出一入，由近及远，切记不可放纵，必俟调养老成，方可任其去来，纯熟之后，自无畏避。然出神之功，又当详论。夫阳神未出之前，其性至静，其功仍同养真规矩直待神圆方止，若阳神既出而后，其性属动，便不似前段功修，当用逸神之法，使其神灵通活泼，而无障碍，或游山玩水，或随缘显化，遇有机会，便立功行，苟能行满功圆，自有飞升之一日。

第九则　待度飞升

女丹修成，养就纯阳之体，摆脱拘束，出没自由，务宜广行功德，多种善根，切不可因其神出逍遥，便将道果置之度外，多言泄造物之奇，邪僻失天理之正，种种妄为，定遭谴责，只宜暗施法力，护国救民，待到功行圆满，自有上圣高真前来度脱飞升，上朝金阙，膺受敕封，永住天宫，无边快乐。

但玄真何故必须待度，盖固其本为弱质，幸得内功修炼，以成阳体，而阴凝之质尚未消尽，缺少还虚一段运用，未能尽天地之妙化，所以不得超升世外者，悉由体相之不坚也。不若男子之体，炼成金刚不坏之身，还虚功成，神光充满天地，故不必待度，而可以了道成真，亲朝上帝，游晏蓬莱也。

撄宁按：此条理论，余不敢赞同，姑存其说而已。女子果能有大智慧，具大力量，得大解脱者，则于百尺竿头，更进一步，色空不二，人我两忘，本性光明，直超无始，方知尘世天宫，苦乐平等，男女阴阳，异名同出，十方三界，不离玄牝之门，仙佛众生，皆贵求食于母，到此尚有何待飞升之可言耶？（异名同出，玄牝之门，求食于母，这三句见于老子《道德经》，其中含有深义。）

第十则　了道成真

夫修行所贵者，在于转凡躯而成圣体，不然者犹如井底之蛙耳，终是孽海中动，焉能脱轮回而超劫运乎？世间女子，果能有一尘不染之心，百折不回之气，依师口诀，日夜潜修，亦不过三五载功程，便证上乘果位，人又何惮而不为哉？

（此条删改大半，因其纯是空言。）

附录一

坤诀

清静元君孙不二 / 著　济一子 傅金铨 / 校订

真传有诀，真传有诀

夫女子生秉坤柔之德，而真阴之中具有真阳，修炼较易，其诀俱在有着力。有者无之始，从有至无，即是真阳之位。此二句虽重在命功，却合性命而言，乃坤道第一大关键，上句要于有中还无，下句要于无中生有。

庚甲须知，学庸详说

庚甲申明命功入手处，庚者金也虎也，甲者木也龙也，庚金为修炼之本，甲木常畏其克，而克中反有生机。炼丹家最喜死中求活，故庚虎既降，甲龙即兴，一降一兴，生杀之机已伏，颠倒之理弥真。知此生杀颠倒之时，用法斩龙之头，牵虎之尾，使龙不兴云，虎不招风，风云息而天清月皎，龙虎降而性合情投，归炉起炼，立结黍珠，保命之法，莫妙于此。知字有潜心守视之意，风欲来即须擒虎，两将降乃可斩龙，不先不后，及时斩取，方可锻炼。

不明理又无以学道也，从经学参入，方不落空，于学庸下得转语，斯为见道。

易理宜参，性宗须彻，性命双修，阴阳相接

丹道统于易中。彖曰至哉坤元，万物资生，坤属老阴，阴极阳生，顺承乎天，则生人生物，顺承乎己，则成道成真。细究坤之真阳发于何处，即知吾身真一产于何方，求得此一，固得此一，命宝乃全。性功为入道之始终，于性不彻，此宝永能常住。必如秋月澄潭，纤尘不染，无始之始，既已了然，不空之空，咸归自在，斯性命双修，阴阳相接矣。

教人熟辨有无，莫负一腔热血

阴阳即有无，要于藏经中留心，三日则真阳之来，真阴之往，俱已井然，来龙之头可断，去虎之尾能留，二气相交，氤氲和洽，方成法体，不然徒费心血，又何能修炼耶?

机在目前，气由此拔，上有天谷，下有泉穴，认定二处，不宜差别

临机切要，惟在以目始意，以意始气，以气凝神，以神炼真，通天达地，无往不灵，苟或天谷不热，气不上升，涌泉不热，气不下行，必须意目注视，上下其力以引之，认定二穴，不可少有差错，子午行功，久久纯熟，再行烹炼。

应时须悟参修，自有黄芽白雪

撄宁按：黄芽白雪，本是外丹之专名，今用作内丹之比喻，于此吾有不能已于言者。考《浮黎鼻祖金药秘诀》第二章云："紫粉如霜，黄芽满室。"许真君《石函记·药母论》云："一鼎丹砂可服食，久服回阳能换骨，回阳换骨作神仙，须是神符并白雪，大哉神符真白雪，返魂再活生徐甲。"又《石函记·神室圆明论》云："颗颗粒粒真珠红，红英紫脉生金公，金公水土相并合，炼就黄芽成白雪，紫砂红粉乱飘飘，乱飘飘兮青龙膏，红粉少，白虎老，炼就龙膏并虎脑，长生殿上如意宝，点金万两何足道，能点衰翁永不老。"试观以上所言，红英、紫脈、黄芽、白雪、红粉、紫砂，这些名词，都是外丹炉火中所炼出来的实质实物，实有这种形状，可以看在眼里，可以拿在手内，可以吞入腹内，故唤作金丹，后世修炼家不得其真传，或者虽得其真传，又守秘密，不敢公闻，遂一变将吾人肉体之上精气神团结不散者，名为金丹，已是不合古神仙之法度，然而尚有迹象可求，再后第二变又将佛教所用的名词如真如圆觉，涅槃妙心，儒家所用的名词如无极太极天理良知等类，一概附会上去，都名为金丹。于是后世学仙者，遂随入五里雾中，弄得莫明其妙，可谓愈趋愈下矣。点汞成金之术，中国人不肯公开，遂致失传，反而被外国人发明出来。长生不老之药，中国人不敢自己承认，将来又要被外国人捷足先登。以五千年开化最古之国家，四百兆文明之种族，竟至数典忘祖，道失而求诸异邦，可胜慨哉?

附录二

问答

（吕碧城女士问，陈撄宁先生答）

问：《女丹十则》云："女子阳从上升。"请问何谓女子之阳？如何升法？

答曰：所谓女子之阳者，指女人身内一种生发之气而言。上升者，即上升于两乳，盖童女无乳之形状，因其阳气内敛也，至十余岁后，两乳始渐渐长大，其所以有此变化者，乃阳气上升之作用。

问：火符二字，如何解说？如何作用？

答曰：道家有进阳火退阴符之名词。火符二字，乃简言之也，譬如铁匠炼铁，先用猛火烧令内外通红，此即是阳火，然后又将这红铁淬于冷水之中，使其坚结，此即是阴符。人身亦同此理，至于如何作用，则非片言所能解释。

问：何谓形质？何谓本元？何谓先后？

答曰：形指两乳，质指月经，本元指先天气。男子做功夫，首从采取先天气下手，然后再将精窍闭住，永不泄漏，此谓先炼本元，后炼形质。女子做功夫，首要斩赤龙，俟身上月经炼断不来，两乳紧缩如处女一样，然后再采取先天气以结内丹。此谓先炼形质，后炼本元。

问：养真之功夫，如何做法？

答曰：养真之法，本书上已经言明，就是下文所言"平日坐炼之时，必须从丹田血海之中运动气机"一大段功夫。

问：丹田、血海，在人身属于何部？

答曰：《黄帝内经》云："脑为髓海，胞为血海，膻中为气海。"欲知血海属何部分，必先知胞是何物件，胞居直肠之前、膀胱之后，在女子名为子宫，即受孕怀胎也。

问：何谓运动气机？是否像做柔软体操一样？

答曰：气机不是说人的气力，乃是身中生气发动之机关。运动二字，是由真意元神做主，不是动脚动手的样子，此时正在静坐不动。

问：何谓心内神室？

答曰：此处是指膻中而言，即胸中膈膜之际，乃心包络之部位也。

问：何谓定久？

答曰：心静息调，神气凝合，是名为定。照此情形一直做下去，尽量延长若干时刻，既不散神，又不昏迷，是名为定久。

问：何谓泥丸？何谓重楼？

答曰：泥丸在人之头顶，即脑髓是也。重楼在胸前正中一条直下之路，大概属于医家冲任脉之部。

问：两乳间空穴何在？是何名称？

答曰：两乳空穴，在医书上名为膻中。《黄帝内经》云："膻中为气海。"又云膻中者臣使之官，喜乐出焉。又云膻中者心主之宫城也，此处有横膈膜，前连鸠尾，后连背脊，左右连肋骨，膈上有心有肺，心藏神，肺藏气，心跳一停，人立刻死，肺之呼吸一断，人亦立刻死，所以膻中部位在人身最关重要。

问：何谓五蕴山头？

答曰：五蕴二字，出于佛典，非道家语。五蕴又名五阴，即所谓色受想行识也。但此处蕴字，当作和字解，盖谓五行之气和合而成，山头即指膻中之部位，比血海部位较高，故曰山头。

问：书云：血液变为渣滓之物，去而不用，如何能去而不用？

答曰：去而不用者，指每月行经而言，是天然的，非人为的。

问：二百四十刻漏三十时辰，共合几点钟？

答曰：二百四十刻漏，即是三十时辰，盖一个时辰分为八刻也，三十时辰即是六十点钟。

问：书云：镕华复露。何谓镕华？

答曰：镕华二字，古道书本无此名，其意盖指每月行经完毕以后，经过三十时辰，子宫中生气充足，若行人道，可以受胎生子，若行仙道，可以炼就丹基，镕是镕解，华是精华。

问：先天二字，作何解说？

答曰：先天之说，须研究易卦图象，方能得正确之解释，孔子云："先天而天弗违。”老子云：“有物混成，先天地生。”又云：“惚兮恍兮，其中有象；恍兮惚兮，其中有物。杳兮冥兮，其中有精。其精甚真，其中有信。”此数句已将先天景活画出来。张紫阳真人《悟真篇》云：“恍惚之中寻有象，杳冥之内觅真精，有无从此交相入，未见如何想得成。”此诗盖言先天之景，须要亲自做功夫证验，方能领悟，若夫曾亲自见过，仅凭空想，仍旧糊涂耳。

问：何者为清？何者为浊？如何认定？

答曰：气为清，血为浊，清者上升，浊者下降，清者可用，浊者无用。但学者勿误会浊者无用之说，遂听其去而不留，不加爱惜，不欲炼断。须知浊血亦是清气所变化，每月身中浊血去得太多，清气亦缺乏矣。上等的功夫，不使清气变化浊血，而月经自然断绝。中等的功夫，要在浊血中提炼出清气，而月经渐渐地减少，终至于断绝，不但是红的永远干净，就是白的也点滴毫无。如此方有成功的希望，否则只好修来生罢，今生不必梦想了。

问：书云：用神机运动，俾口中液满。吾人但翘其舌片时，口中液津即满，即所谓用神机运动乎？又云：用鼻引清气。所谓清气者，即外界之空气乎？

答曰：丹家有金液玉液之说，此段功夫，似乎古人所谓玉液河车，先端身正坐，次平心静气，次调息凝神，此时眼观鼻端，耳听呼吸，舌抵上腭（专门名词叫做搭天桥），以俟口中津液生，稍满则咽之，然后再照书上运转河车之法做法。能做得顺利最好，若有疑难之处，不能照书行事，则须要用心研究矣。

问：心舍、黄房、关元，在人身何处？玉液何解？

答曰：心舍即心之部位，黄房在心之下脐之上，界于二者之间，关元在脐下二寸余。玉液即口中甘凉清淡之津液。

问：尾闾、夹脊、顶门之部位。

答曰：尾闾乃背脊骨末尾一小段，四块骨头合成一块，正当肛门之上。夹脊乃背脊骨第十一节之下，针灸家名为脊中穴。顶门即头上正中，针灸家名百会穴。

问：如何升降，是听其自然升降乎？抑用力强迫使之行乎？

答曰：玉液河车，近于古人导引之术，既非听其自然，亦不是以力致之，但以意引以神行而已。人之神意无处不到，故能宛转如是。

问：津何以能化为气？并从何而知津已化气？

答曰：正当行功之时，自觉周身通畅，头目爽快，腹中暖气如火，腾腾而上，口中液清如水，源源而生，是即津化为气之候也。初学做功夫，不能到此种地步，但请勿着急，慢慢地就会有效验。

问：书云：用两手运两乳，回转三十六，转毕，以两手捧至中间。夫两乳为固定之位，何能转移？纵能转移，又如何转法？如何能捧到中间来？

答曰：捧至中间的意思，是将两手捧两乳，使其紧缩如球，不使下垂如袋，而且捧右乳使之向左，捧左乳使之向右，不使其偏向两边。此时自己之神意，当默存于两乳中间之膻中部位。回转三十六，是谓用手将乳头乳囊轻轻旋转揉三十六次，不是说将底盘转移，盖底盘是固定的，不能改变其方位也，童贞不用此法。

问：何谓炼药、炼形、真火、真符？

答曰：先炼形，后炼药，即前面所说先炼形质后炼本元之意。真火、真符，即进阳火退阴符之妙用，惟阴阳之循环，理本至奥，而作用亦变化多端，不但笔墨难以描写，虽口谈亦未易了彻，必须多阅道书，勤做功夫，实地练习，随时参悟，方有正确之知见，及至一旦豁然贯通之后，又只可以自慰，而不可以告人，盖阴阳之理固玄妙难言也。

问：何谓有坏丹元？何谓中宫？

答曰：丹元乃修丹之基本。有坏丹元者，谓其气散血奔，丹基不固也。中宫在胸窝之下、肚脐之上，既非针灸，不必点穴。

问：何谓冲关？

答曰：冲关者，言自已真气满足，一时发动，因下窍闭紧，不能外泄，遂一冲入尾闾关，透过夹脊关，直上玉枕关，乃是气足自冲，身中实实在在有一股热气，力量颇大，并非用意思空想空运。古诗云："夹脊河车透顶门，修仙捷径此为尊。华池玉液频吞咽，紫府元君直上奔。当使气冲关节到，自然精满谷神存，一朝认得长生路，须感当初指教人。"此种作用，无古今之异，亦无男女之殊，乃成仙了道返本还原因的一个公式，除此而外，别无他途。

问：何谓凝气混合？

答曰：即是凝神入气穴，心息相依之旨。

问：何谓胎息？何谓中田？

答曰：胎息者，鼻中不出气，如婴儿处于母腹之时，鼻无呼吸也。中田即中丹田，又名绛宫，即膻中是也。

问：何谓玉液归根，用气凝之，方无走失？

答曰：玉液归根，是指血海中化出之气归到乳房一段功夫。所谓用气凝之者，即凝气混合之说，实则心息相依也。

问：何谓还丹？

答曰：还者，其本来之状况，即是将虚损之身体培补充实，丧失之元气重复还原也。

问：何谓后天？

答曰：凡有形质，皆叫做后天，谓其产生于既有天地之后也，此乃广义。若丹经所言先天后天，多属于狭义的，如胎儿在母腹中时，则叫做先天，生产下地之后，则叫做后天。

问：何谓中宫内运之呼吸？

答曰：曹文逸仙姑《灵源大道歌》云："元和内运即成真，呼吸外求终未了。"庄子云："众人之息以喉，真人之息以踵。"其中颇有玄妙，功夫未曾做到此等地步者，无论如何解说，总难得明了，须要实修实证方知。

问：何谓息息归根？根在何处？

答曰：一呼一吸，是为一息。息之根则在肚脐之内，婴儿处胎中时，鼻不能呼吸，全恃脐带通于胞衣，脱衣附于母之子宫，血气之循环，与母体相通，故婴儿能在胎中生长。今欲返本还原，须要寻着来时旧路，复归混沌，然后方敢自信我命由我不由天也。

问：何谓斩赤龙？殆即停止月经乎？

答曰：是炼断月经，不是停止月经。普通妇女，亦偶尔有月经停止之时，此是病态。若炼断月经，乃是功夫，与病态大不相同。少年童女，可免此斩龙一段功夫，至于老年妇女，月经已干枯者，必须调养身体，兼做功夫，使月经复行，然后再炼之使无，更费周折。

问：内呼吸是如何形状？

答曰：内呼吸之作用，有先天气与后天气之分，后天气降，同时先天气上升，后天气升，同时先天气下降。《易经》云："阖户谓之坤，辟户谓之乾，一阖一辟谓之变，生来不穷谓之通。"其理与内呼吸之法颇有关系，但功夫未到者，纵千言万语，亦不能明白。初学之人，对于起手功夫，尚未做好，则内呼吸更谈不到，传道之人，功夫浅者，言及内呼吸之形状，等于隔靴搔痒，遂令学人更无问津处。

问：入定之际，不言不动，为死人者，应为何做法？

答曰：此乃自然之现象，不是勉强的做作。若论及姿势，或盘坐，或垂腿端身正坐，或将上半身靠于高处睡卧皆可，普通平卧法，似乎不甚相宜。炼阳神者两眼半启，炼阴神者两眼全闭。

问：出定之后，饮食衣服，随心所欲，是否随自己所爱悦者取而服御之，又谓着着防危险者，是否防备意外之惊扰？

答曰：随心所欲者，谓可以随意穿衣吃饭耳，此时无所谓爱悦，若有爱悦，则有贪恋之情，不能入定矣。防危险不是一种，而惊扰之危险，亦是其中之一，亦应该防备，此时须要人日夜轮流看守。所以修道者必结伴侣，职是故也。

男女丹工异同辨

竹阳女史颜泽寰晏清 / 纂述　仙井女史贺为烈全贞 / 参校
皖江　陈撄宁 / 重校订

序

泽寰少孤，母守节乏嗣，膝下惟余等姊妹三人，末几二妹殇，三妹亦字人待嫁，泽寰不忍母之孀居寂苦也，立志守贞奉母，誓不出阁。年十二，即随母持斋，互以劝善歌文自娱，每羡善书中言修行之美，仙真之贵，憾无明师指点诀窍，复无丹经印证身心，默叩天缘，几历十载。忽值庚子夏京都之变，奉母预避峨山，始知佛门中言女修者，有《摩耶夫人经》《摩登伽女经》《给孤长者女经》《比丘尼传》《善女人传》《海南一勺编》，嗣又得《摩尼烛坤集》一部，约七十余种，系如山之夫人名善一优婆夷者所集也。但释藏深邃，详性略命，非初机所能应手，若夫玄门中言女丹者，往往附诸道藏中，无次序，无专书，望海汪洋，无任于邑。不揣陋劣，割裂圣经，汇集女丹约百余纸，与母演说，一消寂闷，一励潜修。承欢之余，又遵母命，于所集女丹中，提出男女异同之处，另抄一册，约五千余言，题曰《男女丹工异同辨》，置诸座右，以免功法混淆。身罹奇疾，牙慧之诮，知不免焉，若公同好，则吾岂敢？

竹阳女史颜泽寰晏清自记
光绪癸卯春

读者须知

（一）此书作于光绪癸卯岁，即“民国”纪元前八年。

（二）作者乃一终身不嫁之女子，事母甚孝，母则守节，女则守贞，母女二人皆好道，奈无师授，只得于各家道书中搜寻口诀，承母命，遂集此书，皆杂抄他种丹经而来，非其自作。

（三）所抄各书，有善者，有不善者，故其理论偶有矛盾，而文辞亦颇嫌冗烦，虽稍加以删改，然不能不存其本意，学者当用自己智慧分别观之。

（四）书中如香逸古母、玄天上帝、金阙帝君、瑶池王母、圆明道姥一类的称呼，皆是他种书上假托之名，当此破除迷信时代，本不应再用此等名称，但因原书已有，故仍其旧。

（五）书中谓女丹修成，必用待度，此段理论，不甚圆满，盖因昔日重男轻女之习惯使然。世界各种宗教制度，多数是男女不能平等，亦非独中国如是，惟赖女界有杰出之材，方能破此成例耳。

（六）书中金阙帝君一段议论，他说：“有谓赤龙不斩，而丹不得结，道不得成，不知血尽而气亦尽矣，如男子之精败，而丹亦难成，其理一也。盖男精女血，多不可绝，气离血而气无由生，血化气而精始流通，如谓血尽乃可炼丹，何以青年血枯而病反起，此终不离血之一证也。”今按：斩赤龙即是用功夫把月经炼断，不是女子血枯，若说斩赤龙就是血绝血尽血枯，岂非变成干血痨的症候么？假使女子真有此病，必须要用特别功夫，并医药方法，令月经回复原状，每月按时而至，与普通健康身体无异，然后再依斩龙口诀，慢慢将他炼断，此乃一定之规则。这位先生，把斩赤龙的效验，同干血痨病一样看待，真可谓大大错误。

（七）男女修练下手方法之不同，就是因为生理上的关系。女子若要入道，必须先能明了普通医学知识，然后再做功夫，庶不至于弄错门路。自古学仙之士，未有不学医者。这是实在的凭据，非空讲玄理高谈心性所能比拟。

（八）不论男女，若本身无生凡胎之能力者，决不会有结仙胎之希望。生人与成仙，其理原无二致，惟在顺逆之分而已。斩赤龙者，乃递行造化也，倘自己身中无造化之生机，误认月经断绝，即可以成仙，则彼年龄已过五十之妇女，月经将呈自然断绝之状态，岂非个个都有仙人资格乎？若谓年老者又当别论，然现代青年女子，亦有请医生用手术将子宫卵巢割去者，其月经亦自然断绝，遂能称为斩赤龙乎？此中消息，不能不深究也。

皖江陈撄宁识

“中华民国”二十四年十月（黄帝纪元四千六百三十二年）

男女丹功异同辨

孙元君《坤诀注》曰：“象曰至哉坤元，万物资生。坤属老阴，阴极阳生，顺承乎天，则生人生物，顺承乎已，则成道成真。”

香逸古母曰：“凡男子修行，皆从初功运炼筑基起手，若是女子修行，与男子不同。男子阳从下泄，女子阳从上升，男子体刚，女子体柔，男子丹田阳精，常常保守，不致外泄，积之既久，用火煅炼，使精化为气，气化为神，神化为虚，由渐而进，功完，了道飞升。若女子则不同，女子乃是阴浊之体、血液之躯，用乳房灵脂，变化气质，久久运炼，自然赤返为白，血化为气，血既化气，仍用火符煅炼，亦能气返纯阳，了道归真。女子初功，先炼形质，后炼本元，不似男子之功，先炼本元后炼形质，其体各殊，其功自异，若不分门立教，何以能造化阴阳，男女共济也。然形既为我有，何必用炼？盖女子之体，原属阴浊，不若男子之体，实秉阳刚，苟不陶炼，不能使血化为气，如何孕得出先天，产得出真气？若不得真气，仍然一片纯阴，又焉能得还丹而成大道，故女子之形，必先炼而后可。”

“女真之道，原与男子之功大不相同，男子之道，贵在炼药。是以前段功夫，逐一讲明，果能旦夕行之，虔心进步，使身中五脏之血皆返为气，自然化生，若真气潜生，将阴浊之体变为纯阳，功夫至此，方能用火行符，才与男子同等，若不分门别类，其功焉能有济？故男子先炼药后炼形，女子先炼形后炼药，因其体相攸分，故前后功夫差别，吾今立法教人，不得不分明指示，方使学者无亏。

女丹修法，其理原本不繁，当其运炼，亦自不难。诸丹经内，所以不传女子修炼者，盖因其未能男女双渡故也。吾今垂法教人，实愿男女双渡，故此于丹书后编，接列女丹之道，以渡有缘之辈。何以女丹之道，至简不繁，女子之性纯全，女子之身安靖，但得一点功夫，便能澈底造就，不似男子之念颇多偏僻，故其身心所向不同。女子之功，比男子便捷些，女丹从养真至胎息，其功已得三分之二，不若男子之功，便有许多作用，方能到得调神地步，所以女道丹书，从养胎直至胎息，功毕，便接录外行工修，俟其外行有余，方可炼调神一段。女真修成，何以必用待度。因其血弱之躯，假内功修炼，以成阳体，体虽成阳，而阴凝之性，尚未炼尽，故女子功夫少还虚一段运用，未能尽天地之妙化，所以不得超升世外者，悉由体相之不坚故也，不若男子之体已炼成金刚不坏之身，还虚之功养成，神光充满天地，故不用待度而可了道成真，亲朝上帝，游宴蓬莱。若女子则不然，女丹修成。务必广行功德，倘功德行满，上圣见而怜之，保奏上帝，方得敕旨下颁，金书选诏，证得人天无上道果，否则就成一个散仙而已。"

吕祖曰："太阴炼形，与男子修炼之法大同小异，初功下手，是谓斩赤龙，其后十月功夫，阳神出现，粉碎虚空，一路修真，与男子同，无彼此之别也。"

绥山道士曰："赤龙自斩，乳头自缩，如男子一般，而真阴之气化为真阳，以后用功，与男子无异，但女为静体，后四层虽与男丹同其运用，而其建功更速矣。"吕祖曰："男子修行降白虎，女子修行斩赤龙。"

《三命篇》曰："男子之命在丹田，丹田者，生丹之真土也，女命在乳房，乳房者，母气之木精也。"又云："女子以血为肾，乃空窍焉，过四十九岁，腰干血涸，无生机矣，养而久之，又生血元，似处子焉，此乃无中生有之妙也，见其有之，一斩即化，而命生矣，此时则用性命功夫，与男子同也。"

懒道人曰："女命何以有三，谓上中下也。上者阳穴，中者黄房，下者丹田，少则从上，衰则从中，成方从下耳。又女子内阳外阴，先须斩赤龙以全其体，则坎化为乾矣，然后用男子之功修之，一年即得，以金丹在其中故也。"

《修真辨难》曰："或问：男女下手处，分别如何？答曰：男子下手以炼气为要，女子下手，以炼形为要，炼气者，伏其气也，伏气务期其气回，气回则虚极静笃，归根复命，而白虎降。炼形者，隐其形也，隐形务期其灭形，形灭则四大入空，剥炼肢体，而赤脉斩。男子白虎降，则变为童体，而后天之精自不泄漏，可以结丹，可以延年，女子赤龙斩，亦变为童体，而阴浊之血自不下行，可以出死，可以入生，故男子修炼，曰太阳炼气，女子修炼，曰太阴炼形。

“又问：女子炼形，不伏气乎？答曰：女子性阴，其气易伏，而赤脉最能害道，其所重者在此，故下手则在着重处用力，赤脉一斩，气自驯顺，非若男子性阳，其气难伏，譬如男子伏气要三年，女子一年可伏，果是女中丈夫，得师口诀，行太阴炼形法，三五年间，即可成道，比男子省力，但女中丈夫，最不易得，刚烈须过于男子百倍之力者，方能济事，若与男子等力者，万万不能。”

“又问：大道不分男女，何以男女有分别？答曰：其道则同，其用则异，盖以秉性不同，形体有别，故同一性命之道，而行持大有不同也。”

玄天上帝曰：“易曰乾父坤母，阴阳之义，昭昭可考，有天地然后有男女，则阴阳之道，又不言而喻，是天地之不可无男女明矣。男受乾坤之变化而成其象，女亦秉乾坤之交泰而有其形，凡具兹形象者，皆具乾坤之气，而同列于宇宙之间耳，今当慈航普渡之际，宝筏共撑之时，男则教亦多术，岂能舍坤维而不顾哉？凡丹经指男之玄微奥妙者，汗牛充栋，度女之法范典型者，寥寥无几。吾切发悲而独论之，男体以精中之气而贯些子，女子以血中之气而薰些子，些子足而莲窍足，莲窍足而抽添始运，抽添运而始有甘露下降，男子之精，其气充足，女子之血，其气甚微，故名之曰男阳而女阴也。修吾道者，绝七情为本，断六欲为先，则微微之气，又较胜于男子者多矣。何也？男子之心易动，女子之念略静，动则气易泄，静则气易长。男子之七莲，易收难放，女子之七莲，易放难收。苟能真心不懈，不待三五年，而甘露常降，七莲常开。开之易，岂有采取之不易哉？男女之辨，于此明矣。若集中之言虚言空言玄言妙言神言化，则又男女之大同也。男子以胎名，女子则不言胎，而单以息名者，恐后世之人错认胎字，卒受诬名耳，再者男子之神出，必至纯至阳，而始有脱壳之机，因阳中含阴也，女子之神出，不同于男子，女子造到三阳之时，即可脱化百里之遥，造至纯老二阳之会，则一出永出，断无夭折之患也。盖男子阳中含阴，女子阴中含阳，男子阴在内，而阳在外，女子阴在外，而阳在内，阳胜则诸阴易退。吾今不惜真胍，道破于斯，无非切望早成真志之多耳。”

金阙帝君曰：“以大处而论，百脉皆由无极分形，以细密而言，又属无形无象，却原万化尽色，男女皆同此至宝，只分血精两条，男精逆行而成仙，女血直腾归心窍，故而各有各法，各有各照。”

“男丹由精化气，气化神，神化虚，虚极静笃，而丹自结矣，女丹由血化气，气化神，神化虚，虚无自然，而丹自成矣。有谓赤龙不斩，而丹不得结，道不得成者，不知血尽而气亦尽矣，如男子之精败，而丹亦难成，其理一也。盖男精女血，多不可绝，气离血，而气无由生，血化气，而精始流通，如谓血尽而乃言炼丹，何以青年血枯而病反起，此终不离血之一证也。”

瑶池王母曰：“女子功夫，与男相通，只分地步，地本非玄，一切妙化，俱不异男，尔等切悟，书中载全，毫不差错，各自修潜。”

圆明道母曰：“吾今与点破，以免受冤孽，分配阴阳路，男女指一节。男有此祖气，分配在精血，女之祖气合，阴从血海说，男有此阳关，顺逆不须惑，女有北海地，波播似水迫。”

白莲真人曰：“男女金丹地不同，阴阳一理实相通，清心寡欲为根本，筑基先要斩赤龙。”

无心子曰：“男子精液阳中阴，女子精液阴中阳，快寻明师求指破，返老还童在故乡。七日天心如可复，此是上乘一妙着，以后便同男子功，般般口诀要师说。”

吕祖曰：“妇人修炼，如男子一样，难得者是皎洁，须知妇人之欲，过于男子。或到经水已过之后，其心如莲之初放，秉天之雨露，才结其实，妇人若无男子，则孤阴矣。”

贞一子曰：“大道不问男女，皆能有成。故男子道成为真人，女子道成为元君。自来丹经言男子修炼之功，至详且悉，女子修炼之道，多不论及，间有论及此者，不过略露一般，非薄女修也，推其意，以为人同此性命，即同一功夫，言男修，而女子之功不烦言解矣。不知男子外阳内阴，女子外阴内阳，秉性不同，形体各别，虽同一性命，其行持大有不同者。《修真辨难》曰：“男子下手，以炼气为要，女子下手，以炼形为要。”许祖曰：“男子修成不漏精，女子修成不漏经。其初关迥然各别，至炼己得药，还丹温养，结胎出神诸事，虽与男子同，而细微节次，未尝无大同小异之殊。壬辰春，适有坤女问道，仆教以多看古书，证其所授，而丹经言女修者独少，难以考证异同。爰不恤泄漏天机之罪，因将其所以同者何如，所以异者何如，并逐节次第形于楮墨，以为问津程途，俾得寻文释义，不致鱼目混珠，果能深知力行，庶几可成无上至道，而瑶池之会，不难与男仙同谒水公，共朝金母矣。”

“天阳地阴，乾刚坤顺，阴无阳不长，阳无阴不生，刚柔得其中和，水火始能既济，阴阳必有匹偶，人物由兹孕生，是乾坤皆秉真元之气，男女各具不死之身。乾曰大生，可以道成正觉，坤曰广生，亦能果证元君。如谓坤阴难入仙道，何以王母长处昆仑，嫦娥窃梁间之丹，永作月宫皇后，逍遥读漆园之书，自号瑶池谪仙？洛神巫女，自古维昭，紫姑湘妃，于今为烈，迹载史篇，固可考也，身秉坤德，岂不能乎？

“女子原来命有三，紫白黄光不似男，少上衰中成在下，关头一错要深谙。

“气穴即血元也，即乳房也，在中一寸三分，非两乳也，男命即在丹田，故以下田为气穴，女命在乳房，故以乳房为气穴，阴极变阳，从气穴化阴血，而流形于外，故斩赤龙须从阴生之处用功，久久行持，形自隐矣，若以男子脐下一寸三分中气穴指之，则误矣。”

许祖曰：“男子修成不漏精，女子修成不漏经。”盖女子之经为生人之始信，经返成气，则乳缩如男子，而经自不漏，若男子则炼精化气，阴根缩如童子，而精自不漏，不漏而后命可延。又云：“女子修到经不漏，其后性命功夫，与男子之功，大同小异，患无人以诀破其奥妙耳。柔人行道，与刚人不同，而其成功比刚人亦易，刚人伏气三年，柔人一年可伏，以丹在身中故也。”

孙不二元君曰：“男女本一气，清浊动静异，女人欲修真，切使真元聚。阴中有元阳，存清勿以弃，明此色与欲，本来无所累，屏除贪嗔痴，割断忧思虑。去浊修清性，不堕诸恶趣，静寂守无为，我即男子具。无无无其形，有有有其意，内视色声空，丝毫无沾滞。仗土为坤基，一阳本自地，铅汞固不同，气神无二义，渺渺空灵心，心神能为制，一气返春和，飞出云霄去，偕汝太清游，是曰真如偈。”

“夫乾道动，坤道静，欲修性命，务须从静，汝今原静，又何以修？坤道浊，乾道清，欲修性命，务须求清，惟能以浊修清，是以入道证果。”

《长生胎元神用经》曰：“成功之后，男子关元气聚精，女人胎泽不结婴，虽动于欲，不能与神争，此是成胎之中真精返为神，此是上清也。”

女丹诗集

读者须知

（一）《女丹诗集》行世者，共有三种刻本，一为单行本，二为《一贯真机易简录》中附刻本，三为《女丹合编》汇刻本，详略既已互异，而排列次序亦不相同。（孙不二诗，仅《易简录》本采入，他本无之。又《西池集》跋语一篇，仅合编本有此，他本则未见，在单行本内，《西池集》属后编，而合编本，又以《集善堂诗》作后编，而《西池集》则另为一编在前，《易简录》本乃无《集善堂诗》，目题名为《女金丹》，而不名《女丹诗集》。）

今从其善者，并为之校正一百八十余字。

（二）某诗是否真属于某人手笔，颇不易言，古来做道书者，每喜托名，无从根究，况且此等考据学，对于修炼上，亦非必要。

（三）各家著作，虽名为诗，而其本意，不在做诗，切勿拿文学家的眼光，去评论他的优劣。原文拙陋处，虽经过几次校正，然遇有万不可改，一改则失其本意者，只得仍旧，况且吾国妇女界读书识字者甚少，长于诗文者更少，我辈视为俗而浅者，伊等或畏其雅而深。出世间法，重在普渡，不能专为迎合几位文学家心理，而置多数人于教化之外，幸谅作者之苦衷。

（四）《集善堂诗》，本是传道之人所作，偏要托名于某佛某真人某古母等类，计有十六位之多，今皆删去，另于每首之前，加四字题目，以便读者，原本有小字注解，今仍之。

（五）《西池集》中回春子注，大半是参禅打机锋的腔调，对于命功，固毫无关系，即说是性功，亦用不着这许多噜苏，《吕祖全书》中何尝见此等话头？真可谓冤煞吕祖。惟因其尚有一二句透彻处，故未加以删削，读者当分别观之。

（六）《积善堂诗》中，如《观音经法》《六字经法》等类，皆是借用佛家之名字，默运道家之功夫，决不是叫人信仰佛教，更不是劝人死后生西方，读者请勿误会。普通妇女，学问欠缺，若义理高深，恐其难于领悟，故就彼所知者以启导之耳，知识阶级，当然无需乎此。

（七）补编《贞一子女丹口诀诗廿四首》，原本无此，乃余由别种道书中选入此集，并为之校正一百一十字，颇有研究之价值，请读者勿忽略过去。

皖江陈撄宁作此代序

“中华民国”二十四年十二月（黄帝纪元四千六百三十二年）

女丹诗集前编

济一子金鸡傅金铨 / 汇辑　皖江陈撄宁 / 重校订

吴采鸾仙姑诗三首并事略

采鸾，吴猛女也。猛仕吴，为西安令，至人丁义，授以道术，猛授南昌许逊，逊为旌阳令，闻丹阳谌母有道，同往访之。母以道妙授逊，逊请并授猛，母不许，命转授之。鸾师事丁义女秀英，道成，随父上升。

其一

心如一片玉壶冰，未许红尘半点侵。
击碎玉壶空色相，瑶台直上最高层。

其二

宠辱无稽何用争？浮云不碍月光明。
任呼牛马俱堪应，肯放纤埃入意城？

其三

身居城市性居山，傀儡场中事等闲。
一座须弥藏芥子，大千文字总堪删。

樊云翘仙姑诗六首并事略

樊云翘，刘纲妻也。二人俱有道术，能檄召鬼神，禁制变化，潜修密证，人不能知。刘纲为令，尚清静简易，民受其惠，年岁大丰，远近忻仰。樊暇日常与纲较法，纲作火，烧客碓舍，火从东起，夫人布雨从西来禁之。

庭中桃两枝，纲咒一枝落篱外，夫人咒入篋中。纲唾盘中成鱼，夫人唾为獭食之。一日与纲入四明山，路值虎，纲禁之，虎伏而号，夫人薄而观之，虎不敢仰视，擒归，系床侧。将升之日，县厅侧有大皂荚树，纲由树顶飞举，夫人平坐床上，冉冉如云之腾，遂同升天，后再显于蓝桥舟中，诏裴航入道，以妹云英妻之，共成仙侣焉。

其一

乾象刚兮坤德柔，功夫先向定中求。
澄清一勺瑶池水，明月何须七宝修？

其二

虎龙猿马费牢笼，略放飞腾业障蒙。
至寂如如真妙法，擒来化作一天风。

其三

养性还须先静心，何劳乞巧更穿针？
铁牛牵得随身转，方显无边慧业深。

其四

几人拜祷学长生，谁识元神彻底清。
粉碎虚空浑自在，摩尼舍利总虚名。

其五

一间金屋住双姝，虽有仪秦意不孚。
若得月中生个日，骊龙吐出夜光珠。

其六

爱河波浪起层层，浓则沉兮淡则升。
鼓楫若能施勇断，蓬莱弱水岂难凭？

月华君崔少玄诗六首并事略

崔少玄，唐季时汾州刺史崔恭少女。生而端丽，幼即聪慧，及笄，归卢陲。十年苦功，二十四岁成道。陲官闽峤，过建溪武夷山，云中见紫霄元君扶桑夫人，问陲曰：“月华君来乎？”陲怪之，以问崔，崔云：“吾昔为玉皇左侍书，号月华君，以宿缘谪为君妻。”卢后罢官，家洛阳。崔将仙去，留书遗陲曰：“得之一元，匪受自天。太老之真，无上之仙，光含影藏，形于自然。真安匪求，人之久留，淑美其真，体性刚柔。丹霄碧天，上圣之俦，百岁之后，空余故丘。”书毕而化。

其一

初三才见影如娥，相对阳光皎洁多。
要得氤氲凝玉液，先探消息捉金波。

其二

性宗明处命基坚，九转河车九鼎全。
金虎玉龙相会合，三花捧出小神仙。

其三

心如止水自悠悠，常寂常惺好进修。
养得乌肥培兔瘦，灵芝秀出碧峰头。

其四

地下须知亦有天，专心求己即求仙。
一朝悟彻阴阳旨，惟在生生一气先。

其五

黑发朱颜曾几时，倏惊双鬓白如丝。
开帘瞥见梅花发，一段春光莫放迟。

其六

不求外护不参禅，眼底沧桑任变迁。
丹径须知从直上，玄珠只在我胸前。

唐广真真人诗四首并事略

唐广真，严州人。事母至孝，既嫁，得血疾，梦道人与药而愈。自是好道，虔奉何仙姑，感得仙姑现身，亲授元妙。宋淳熙中，有三仙引至海边，跨大虾蟆渡海，随游名山。仙问曰："汝欲超凡入圣耶，留形住世耶，弃骨成仙耶？"对曰："有母在，愿奉终养。"仙遂赐丹一粒吞之，遂不谷食，后召入德寿宫，封寂静凝神真人。

其一

玄机觌面费搜寻，著眼方知至理深。
性学难将文字指，业缘了当见真心。

其二

心姓原来最易明，但看峰顶暮云晴。
东西南北皆如意。任尔蓬山碧海行。

其三

不识性兮不识命，剖破乾坤分两途。
一朝相合成丹后，醉倒壶中不用扶。

其四

无嗔无喜气和醺，应事随机风逐云。
虎伏龙驯观妙化，漫天飞雪白纷纷。

玄静散人周元君诗五首并事略

玄静散人姓周氏，宁海东牟王处一之母也。金熙宗皇统二年有孕，夜梦红霞绕身，惊觉遂生处一。处一幼即颖悟，尝游山中，遇老人坐大石，谓之曰："子异日扬名帝阙，为道教宗主。"遂摩顶而去，因作颂曰："争甚名，夺甚利，不如及早修心地，自家修证自前程，自家不作为群类。"大定八年，遇重阳祖师于全真庵，请为弟子，奉母同修，各受大道，家贫力薄，苦志修持。后处一应召赴阙，奏对有云："镜明犹能鉴物，况天地之鉴，无幽不烛，何物可逃？所谓天地之鉴，即自己灵明之妙也。"于是大称旨，章宗叹曰："清明在躬，志气如神，先生之谓也。"明年母寿九秩，表乞侍养。一日母谓处一曰："我归期已至"。因示不贪生不惧死之语而化。处一葬母毕，语门人曰："群真相约，吾去矣。"焚香沐浴而升。

其一

坤诀须从静里求，静中却有动机留。
若教空坐存枯想，虎走龙飞丹怎投？

其二

一点灵台磐石安，任他荣落态千般。
阳光本是摩尼宝，个里收藏结大丹。

其三

心似曹溪一片秋，好从子午下功修。
鱼龙泼刺波还静，只有长空月影留。

其四

轻烟薄雾障空虚，却使灵明无处居。
憎爱荣枯皆利刃，予如伤子怎寻予？（按：第四句费解）

其五

性命先须月窟参，擒龙拨虎莫迟延。
阳生之候真阳漏，黍米如何得保全？

清静散人孙不二仙姑诗五首并事略

孙仙姑，名不二，号清静散人，马丹阳之妻也。丹阳手垂过膝，额起三山，富而好道，常作诗云："抱元守一是功夫，懒汉如今一也无。终日衔杯畅神思，醉中却有那入扶？"众莫晓其故，忽有道人自称重阳子，来化丹阳与孙仙姑同人道，进瓜从蒂食起，问之，曰甘向苦中求，又问如何来，曰不远千里，特来扶醉人。丹阳异之，夫妇师事甚谨，起全真庵于南园。数年后，重阳师挽丹阳西游，居昆仑烟霞洞，孙仙姑独留于家，勤修所传。后年五十，复从风仙姑游洛阳，六年道成，书颂云："三千功满超三界，跳出阴阳包裹外。隐显纵横得自由，醉魂不复归宁海。"书毕跏趺而化，乘云过昆仑，俯告丹阳曰："余于蓬岛待君。"于是丹阳即书颂曰："长年六十一，在世无人识。烈雷吼一声，浩浩随风逸。"遂掷笔上升。（按：昆仑烟霞洞，在别本作昆嵛山烟霞洞，宜从嵛字为是，关于孙不二仙姑事迹，可参考拙作《孙不二女丹诗注》，并《五祖七真像传》，较为详明。）

其一

资生资始总阴阳，无极能开太极光。
心镜勤磨明似月，大千一粟任昂藏。

其二

神气须如夜气清，从来至乐在无声。
幻中真处真中幻，且向银盆弄化生。

其三

蓬岛还须结伴游，一身难上碧岩头。
若将枯寂为修炼，弱水盈盈少便舟。
（按：此首颇有疑问，仁者见仁，智者见智。）

其四

养神惜气似持盈，喜坠阳兮怒损阴。
两目内明驯虎尾，朦朦双耳听《黄庭》。

其五

荆棘须教划尽芽，性中自有妙莲花。
一朝忽现光明象，识得渠时便是他。

撄宁按：孙不二仙姑七言绝句诗五首，四川刻本未录，余参考别种善本道书补录之，此五首原名《女功内丹》，另有五言律诗十四首，原名《坤道功夫次第》，已见于拙作《孙不二女丹诗注》中，故不重录。

女丹诗集后编《西池集》

西池金母少女太真王夫人 / 著　孚佑帝君回春子 / 注
金鸡傅金铨 / 校订　皖江陈撄宁 / 重校

序

盖闻乾健统天，坤顺得主，资生之道，含二炁以氤氲，交泰之和，统三才而埏埴。德言恭貌，坤道云全，淑慎温柔，阃仪斯著。至于夙钟灵气，生具慧姿，锦织回文，犹受连波之憎，艳霾（同埋）青冢，空归夜月之魂。其他雾鬓云鬟，沉迷苦海，啼香怨粉，填入火坑。五漏形骸，本是前生业障；三因不悟，又增今世冤愆。其间修短穷通，不能枚举，妍媸愚智，何可胜言？总因世乏坤维，致使人难超劫，是以奏请太上，敕命群真，阐心性于诗篇，寄棒喝于转语，既知寂静，恐堕顽空，更有真传，教渠下手，言言玉液，无非修身立命之功，字字金针，尽是缚虎牵龙之诀。果能诚心信仰，眼前即是玄洲，再加依法修持，鼎内便凝绛雪。与其牵缠世网，恋兹一息繁华，何如斩断情关，占却万年道域？西池有路，度楫在兹，聊缀卮言，用申木铎。

重阳子谨序

咏性功十八首

其一

月正圆时映水明，乾坤大地总莹莹。
雁飞斜过潭涵影，影灭依然彻底清。

（按：原诗第三四句为“片雁斜过潭有影，移时明月映波清”语意与首句重复，今改之。）

回春子曰："巧机适合，宝相团栾，月照寒潭，光芒四射，惟清乃澄，惟澄乃照，寂照圆通，觉灵自现。西来妙义，至大至圆，玄微活泼，东海珠还。咦，四海汤汤水接天，水天深处自逢源。"

海蟾子曰："喜得同人注性诗，明心见性道成时。刘痴来与龙华会，醉向澄潭捉月迟。"

灵阳子曰："此夕欣逢巧节，澄清要在斯时，月光皎洁印深池，真个天星倒置，不着离奇色相，岂因空境空之，一灵透出巳前珠，鱼目应知不是（按："巳前珠"三字恐有错误）。"

长春子曰："心性非一物，性在心中见。水月两澄清，波光自不染。"

其二

灵台深广似澄江，源远应知流自长。

任尔毒龙争戏扰，岂如沟洫污泥扬。

回春子曰："清光如鉴，不须锻炼，一着揩磨，毒龙便现。咦，没得说，西来妙义，只履仍归。"

其三

磨不磷兮涅不缁，宠何可羡辱何辞；

静中现个团栾月，始信斯人不是痴。

回春子曰："当头一棒，领者去会，会者颠头，融通寂灭。"

其四

恶莫憎兮善莫夸，坚持吾性漫凭他。

地雷震动真如现，一任遨游上海槎。

回春子曰："如何佛法，干矢一橛。霹雳一声，不怕打杀。"

其五

浓云密雾雨凄凄，遮却本来菩萨面。

不是清风净扫除，蟾光怎得团栾现。

回春子曰："蒲团片晌，刹那一刻，翻个筋斗，菩萨出现。"

其六

性似澄潭水，心如大地平。

草莱生即划，风过碧波清。

回春子曰：“性不离心，心空无物？草生用划，下乘之法。”

其七

灵明一点本清虚，云去云来月自如。

应事还同光暂晦，魄生依旧现明珠。

回春子曰：“不晓参禅，那知拜佛？一拳打破，五指不撒。”

其八

心如野鸟最难驯，才出笼时便要擒。

莫使随风任南北，恐罹弓缴堕深坑。

（原本第四句作本来狼藉陷深坑，今改之。）

回春子曰：“分明一个月，指早是个日。日月光天德，山河壮帝都。咄！谁识？”

其九

一点灵明一点金，随风飏去窅沉沉。

分明有个菩提种，性乱神昏何处寻？

回春子曰：“穿衣吃饭，不知饱暖，心去空空，火中莲现。”

其十

愁苗情种两都捐，外若春温内铁坚。

顺死逆生同一理，但于动静却非然。（按：第四句费解。）

回春子曰：“荆棘中不妨着脚，深潭内也易翻身。怕只怕清风明月，坐对青山。”

其十一

人生碌碌似浮萍，业海风波何日停？
要识本来真面目，勤从月下叩真人。

回春子曰："一盂一钵，到处为家，撞着老参，举杖便打。"

其十二

浑沦元气原无象，庚甲之间觉有形。
莫道有无难自辨，须知求己胜求人。

回春子曰："摩尼一粒，沙界难敌，龙女献来，此际得识，咦，一个孩儿两个娘，四门亲家，不得疏失了也。"

其十三

外浊须知内本清，龙头虎尾按时生。
若将凡圣和为一，白雪黄芽自长成。

回春子曰："如何是道？要撒胞溺，吃饭穿衣，全不分晓。"

其十四

大道先须养性灵，灵光悟彻易归根。
总然精气神皆足，黑暗如何解炼烹？

回春子曰："东南西北及中州，黑黑尘蒙易白头。咄！说话的颠倒了，难不难，一翻筋斗；易非易，挣起双眸。"

其十五

缄口凝神只内观，法身常现一毫端。
静中摄得灵明宝，放置中宫便是丹。

回春子曰："得了手，闭了口，若还不去承当，竹篦何堪打走？咄咄咄，再来不值半文钱，请到方丈后去休。"

其十六

长空清回原无染，云去云来只自忙。

鼓动巽风旋上下，性光命宝总归囊。

回春子曰："一口布袋，包藏无碍，混混沌沌，放不出来。"

其十七

明暗休将世务分，闲来觅得己前身。

惺惺不管炎凉态，生死全抛见至真。

回春子曰："九天之上，九泉之下，少林拳棒，上下齐打，打得开通，任从放马。"

其十八

腾腾烈焰青龙舞，渺渺清波白虎蹲。

虎尾龙头绦索系，擒归神室合真源。

回春子曰："久别家乡，道阻且长，从今得返，方知父母妻子各各安好，咦，千年华表依然，一任桑田变海。"

《西池集》跋

《易》曰："至哉坤元，万物资生。"所谓顺承乎乾者非耶？然世之女子明坤道而合坤德者鲜矣。或痴顽结习，或骄悍成风，种种沉迷，不堪悉数，即有一二有志之辈，欲了脱生死，又苦于性命不明，每见巫妪村姑，学会几句前因后果之口头禅，便以为大道在是，遂而盲修瞎炼，自误误人！吁！此皆坤修真诀失传之故也。今《西池集》出，泄千古不传之秘，具大慈悲，开方便门，愿普天下女子敬信修持，穷研极究，其中字字有功，句句有诀，切莫轻轻放过，尚有楮墨难传之处，全赖诚心办道，自遇真人指点。总以收心养气为下手初功，心不收则性根昧，气不养则命蒂枯，性命双修，坤道乃全。读是集者，幸勿坐失机缘，致负作者一片度世婆心也。

灵阳子敬跋

女丹诗集续编

黔中积善堂 / 述　皖江陈撄宁 / 校订

清心寡欲 第一

男女金丹地不同（男子所观之地，与女子所观之地，初功本不同），阴阳一理实相通（男女都要炼成纯阳，其实理一而已）。清心寡欲为根本，筑基先要斩赤龙。（赤龙月信也，炼去炼来，月信不潮，两乳自缩，如男子缩龟一般，则丹基始成。）

血变为气 第二

生来本静静中求（女子生来，其性本静，即于静中炼丹，成功较男子更速），一味薰蒸补破舟。血变为气潮绝信（女子多血，用法尽变为气，而月信可绝），先天一复上瀛州（复其初来之性，即成仙成佛）。

培养黄芽 第三

情窦开时如破瓜（天癸水至，如破瓜然），全凭土德长黄芽（芽生土之中，故曰黄芽）。朝朝暮暮勤培养，自得长生不老花。（由黄芽而勤养之，不使戕败，渐渐开花，即能超劫运为长生之本。）

观音妙法 第四

身中有一白雀观（指乳房也，使红变为白，故以白雀观比之），要学观音妙法炼（昔观音圣母在白雀寺中炼法，卒成大道），一朝功满上瑶池，大众同赴蟠桃宴（望人同登彼岸，普渡婆心也）。

弥陀真意 第五

妇女速将尘事淡，阿弥陀佛心中念（常念四字经，即是拴心之法）。昼夜坐卧伴黄婆（时守真意，功可速成），凡胎自脱仙骨换。（有如此好处，怎不学习？）

生死涅槃 第六

未死学死终不死（人虽未死，犹如死人一般，所以终得不死），逢生杀生永不生（妄心生时，即以慧剑杀之，所以终致不生）。不死不生真入妙，涅槃一证大功成（形不死，心不生，可证涅槃上果）。

回光返照 第七

回光返照两乳间，心神注在金锁前。（眼观两乳之中，神注两肾之下，自然河车，运至中田，以补破体。）二日半后黄变白（行经过后，计二日半，血变成黄，斯时净心用功，不久变白而赤脉斩，犹如处子体矣），移鼎换炉炼成仙（赤龙已斩，行法之地不同，得诀炼之可成）。

慈悲为本 第八

慈悲为本性情和，忍苦茹辛耐折磨。（在家妇女，出家尼僧道姑，俱可修炼，总要以慈悲为本。）人人都有菩提树，长坐菩提登大罗。（能知菩提树在何处，即在菩提树上用功，久之必成菩提矣。）

（按：首二句，原本作慈悲为本心是婆，在家出家养太和，今改之。）

药火两用 第九

药在火中炼（药炁也，火神也，即是神驭炁），火在药中现（神因炁而愈灵）。有火无药煮空铛（不可弄火），有药无火终消散（不可无火）。火药二物能适宜，金丹一结入阆苑。（神炁相依，焉有不成之理？）

太阴敛形 第十

幽闲真静养性情，妇道克全德匪轻。（上句养性，下句培德，即是内外交修功夫。）乳房血海常留意（下手初功），将形收敛合太阴（太阴敛形法，其乳缩如男子）。

六字经法 第十一

最好惟有六字经（即南无阿弥陀佛），从前转后住到心。（念佛之法，脐前念南，阳关念无，阴肾念阿，泥丸念弥，咽喉念陀，终将佛字住在心里，又可收心，又可平气。）其中暗寓河车法（时刻照此法念之，尽将后天阳气车入中田，自能补足先天），不知不觉炼成真（此法简易，妇女可念，男子亦可念，总要行之久远，其效愈大）。

人人如意 第十二

怀抱两个如意图（此图所以护心，亦所以通心），生来即有人人俱（不分男女，人人皆有）。问人果能如意否（如意中即有如来，果能如意，自有无穷佳境见于胸怀），果能如意上天都（不负如意图之名，自得如意图之实，飞升指日可俟）。

动静勿离 第十三

动静不可离这个，离了这个路便错。（这个乃真意也，时时诚意，先天自复，若意念一差，便非正路。）坤阴变作乾阳体（女性本阴，变为乾阳，方能成道），顶天立地莫柔懦（阴性多柔，要有顶天立地志向，庶于道有望）。

出家修炼 第十四

一入空门得自由，尘缘何故挂心头（世之尼僧道姑，已入空门矣，心犹不忘夫红尘者何故）？观音大士规模在，静坐参禅万念休。

节妇修炼 第十五

可怜最是未亡人（夫死者，妻称未亡人），矢志冰霜实苦辛（夫死守节，凛如冰霜，不知受了许多辛苦）。节烈信为仙佛种，急修急炼出风尘。（女仙女佛，尽是坚贞为本，既为节妇，即仙佛种子矣，还在风尘中何益？此言节妇宜急修。）

童真修炼 第十六

王母台前贵女真，色空空色见分明。（大有夙根者，见得色即是空，空即是色，修成女真，故王母特优重之。）浑沦元气无亏损（不必补漏），得法修之顷刻成（得了先天之法，言甚易也，此言童女宜急修）。

在家修炼 第十七

莫谓家事纷难绝，坤维正气修即得。（妇女皆有坤维正气，莫因家事纷纭，遂耽误一生也。）从无入有养神胎，下田不结中田结。（结于下田者是凡胎，结于中田者是神胎，神胎是自己神炁所凝，不因外来，故谓之从无入有，此言有家妇女宜急修。）

心性根本 第十八

四大名山众女仙，半推孝节半参禅。（有以孝成者，有以节成者，有以参禅成者，途虽异，而归则同。）总依心性为根本，行满功圆便上天。（心性二字，修丹之本，男女都离不得，此首总结女丹经。）

女丹诗集补编

——贞一子女丹口诀

皖江陈撄宁 / 校订

收心 一

金丹道理最幽深，逐节功夫着意寻。
若问入门初下手，扫除妄念以收心。

养性 二

一颗牟尼似水晶，何期尘垢蔽精英。
但能静坐回光照，依旧天心夜月明。

养气 三

虽能住念尽初禅，息到冲和返自然。
养气方儿无别巧，同行同坐又同眠。

凝神 四

神是夫兮息是妻，休教异路隔云泥。
两相匹配归根窍，便是丹成鹤到时。

三命 五

光分黄白紫为三，女命生来不似男。
少上衰中成在下，关头一路要深谙。

气穴 六

气穴分明是乳房，休将脐下妄猜量。
炼丹不识阴生处，伏虎降龙欠主张。

知时 七

每到花开对月时，羝羊将要触藩篱。
劝君信至休迟误，莫待龙形出水湄。

斩龙 八

阳欲生阴出玉沟，火轮急驾莫停留。
巽风吹上红元府，倒转河车仗逆流。

形隐 九

顺为凡体月经行，七七年龄老态呈。
炼到太阴形隐后，从兹仙体庆长生。

求丹 十

炼形化气筑基功，上品天仙事不同。
若问金丹端的处，日来映月破鸿蒙。

炼己 十一

生龙活虎战莲房，最怕心猿意马狂。
炼己未臻纯熟境，岂能安稳渡陈仓？

顺逆 十二

顺则生人逆则仙，坤乾交泰是真诠。
临炉莫讶丹难结，倒挽羊车自见天。

丹生 十三

恍惚窈冥情似痴，融和正是药生时。
丹田有信机缘至，准备功夫采玉芝。

采药 十四

猛睹先天一粒丹，其光灼灼似金丸。
巽风若不频催鼓，大药如何得过关？

升元 十五

日出扶桑大海东，火轮飞渡莫停功。
鹿车搬上昆仑顶，木汞自归神室中。

合丹 十六

艮男初归混沌窝，夫妻从此结丝罗。
六门紧闭勤添火，帐里春光要太和。

火候 十七

《火记》虽垂六百篇，未将真候写鸾笺。
最明莫过冲虚语，呼吸分明了却仙。

温养 十八

已看白雪种青砂，寒燠调停切莫差。
三十六宫春意足，羡君有路泛仙槎。

胎息 十九

功夫细密勿粗疏，神息绵绵合太虚。
借问养胎何所似，恍如父母未生初。

度数 二十

采药烧丹有后先，坎离艮巽倒还颠。
功完九九周天数，到此方为物外仙。

脱胎 二十一

十月胎圆度数周，阴神忽到囟门游。
一声霹雳冲天出，顶上争看白气浮。

乳哺 二十二

初产婴孩气未绝，仍吞木汞复元真。
伫看乳养经三载，变化通灵妙若神。

面壁 二十三

丹事虽完犹有功，冥心静坐洞天中。
忘形入定无年月，打破虚空见圣功。

冲举 二十四

炼到真空道愈高，丹书下诏步云霄。
从今永住瑶池苑，随着灵妃去早朝。

撄宁按：女丹口诀计，共计二十四首，六百七十二字，今特别用心校正一百一十字，比原本为优，遂以付印。乙亥仲冬记。

孙不二女功内丹次第诗注

陈撄宁

凡例

（一）原诗十四首，辞句雅驯，意义浑涵，乃丹诀中之上乘，故全录于篇端，以便学者诵习。

另有七言绝句数首，已收入拙著《女丹诀集成》中，故不重录。（海牙按：七言绝句七首，今补附于注解之后。）

（二）原诗虽标题为女功内丹，然就男女丹诀全部而论，其异者十之一二，而同者则有十之八九。故男子修仙者，亦可于此诗得多少参悟。

（三）诗中杂用仙家专门术语，博学之士，尚不易窥其玄奥，普通妇女无论矣。不佞此注，极力阐扬，泄尽隐秘，真口诀已跃跃纸上。至其功夫首尾，不能成段说明者，则因为原文所限，不得不尔。

又注中多引古语者，皆当日信手拈来，适合妙谛，比自作为优，且免杜撰之嫌。

（四）注中文字，虽非白话体裁，然已扫除譬喻，都为实语，浅显易明，凡国文通顺者，阅之自易了解。若对此犹有难色者，其人恐于仙道无缘。盖此等无上道妙，必须择根器而授。作诗者意在发挥自己之性情，本不求他人之了解，作注者志欲流传高深之学术，亦不欲博庸俗之欢迎，故普度之说，非本篇范围内事。

（五）仙家上乘功夫，简易圆融，本无先后次第，此诗所谓次第者，就效验深浅言之耳。若言功夫，则自第一首至第十四首，皆是一气呵成，不可划分为十四段落，故须前后统观，方能得其纲要，幸勿枝枝节节而议之。

（六）女子修仙，除天元服食，窒碍难行，人元双修，暂不笔录而外，古今来仅此一门，堪称大道 。其余诸家所说，坛社所传，名目繁多，种类各别，不善学者，流弊百出，纵能善学，亦仅可健身延寿，无疾而终，其去仙道，盖远甚矣。有大志者，于此篇宜三致意焉。

（七）古人学道，有从师二十余年，或十余年者，如阴长生、白玉蟾、伍冲虚之流，皆是师与弟子同居一处，实地练习，随时启导，逐渐正误，然后能收全功。今人志气浮薄，作事无恒，所以难于成就。其狡诈者，每喜用市侩手段，旁敲反激，窃取口诀，以为一得口诀，立刻登仙，不知所得者乃死法耳。而真正神仙口诀，皆从艰苦实验中来，彼辈何曾梦见。敬告读者，若有所得，务要小心磨炼，努力修持，否则得与不得等。（此种弊病，男子最多，女子尚少。）

（八）儒释道三教，自汉以来，至于清季，彼此互相诽议，优劣迄无定评。君主政体改革而后，儒教早已同归于尽，道教又不成其为教，只余佛教为硕果之仅存。其中信徒虽多，而真实用功者盖鲜。僧尼无论矣，即一般在家居士，所称为大善知识者，除教人念阿弥陀佛而外，别无法门。至于参禅坐香、打机锋、看话头等等，因净土宗盛行，已渐归淘汰。天台止观，虽有入手之法门，仅作讲经之材料而已，从未有人注意于实行修证者。近来又有所谓真言宗者，授自东洋，传于中国，学者甚众，每因持诵急迫，致令身心不调。

总上四端，曰净土，曰参禅，曰真言，曰止观，近代佛教之精华，尽于此矣。然皆属唯心的片面功夫，而对于唯物的生老病死各问题，殊无解决之希望。其所谓一切了脱者，都有待于身后，而生前衣食之需，男女之欲，老病之虞，皆与常人无异。至其死后如何，惟彼死者知之耳，吾辈未死者，仍难测其究竟也。

况佛教徒之习气，每谓唯佛独尊，余皆鄙视，教外诸书，概行排斥，虽为宗教家对于教主应有之态度，所惜划界自封，因此遂无进步。吾人今日著书，乃为研究学理，预备将来同志诸人，实地试验，解决人生一切问题。与彼阐扬宗教者，用意固有别也。故对于道教之元始天尊、太上老君、玉皇大帝，毫无关系可言。

至若儒释二教经典，及诸子百家，遇有可采者，亦随时罗致，以为我用，不必显分门户。书中于仙佛异同，偶依昔贤见解，略加论断，虽曰挂一漏万，所幸不亢不卑，庶免随声附和，自误误人。盖学者之态度，本应如是也。

总之，不问是何教派，须以刻期见效为凭据，以今生成就为旨归，苟欲达此志愿，除却金液还丹，别无他术矣。谨摅微衷，敢告同志。

（九）世间各种宗教，其中威仪制度，理论功修，殊少男女平等之机会，独有神仙家不然。常谓女子修炼，其成就比男子更快，男子须三年做完者，女子一年即可赶到，因其身上生理之特殊，故能享此优先之利益。至其成功以后之地位，则视本人努力与否为断，并无男女高下之差，此乃神仙家特具之卓识，与别教大不同者。可知神仙一派，极端自由，已超出宗教范围，纯为学术方面之事。读者幸勿以宗教眼光，强为评判，女子有大志者，宜入此门。

（十）我非女身，何故研究女丹诀？又未尝预备作世间女子授道之师，何故注解女丹诀？盖深恐数千年以来相传之道术，由兹中绝。若再秘而不宣，此后将无人能晓，虽有智慧，从何入门？

世固不乏读书明理之女士，发大愿，具毅力，不以现代人生环境为满足，不以宗教死后迷信为皈依，务免衣食住行之困难，誓破生老病死之定律，非学神仙，安能满愿？！是则区区作注之苦心也。（男子修仙，有太阳炼气术，今世尚有知者。女子修仙之太阴炼形术，几于绝传。因男子做功夫，能尽其本份已足，不必再问女子之事。故世之传道者，说到女功，总不免模糊影响。而女界中又少杰出之才，更难遇堪传此术者。从今而后，深望继起之有人也。）

孙不二女功内丹次第诗十四首

收心 第一（男女同）

吾身未有日，一气已先存；似玉磨逾润，如金炼岂昏?
扫空生灭海，固守总持门；半黍虚灵处，融融火候温。

养气 第二（男女同）

本是无为始，何期落后天；一声才出口，三寸已司权。
况被尘劳耗，那堪疾病缠；子肥能益母，休道不回旋。

行功 第三（末二句女子独用）

敛息凝神处，东方生气来；万缘都不着，一气复归台。
阴象宜前降，阳光许后栽；山头并海底，雨后一声雷。

斩龙 第四（女子独用）

静极能生动，阴阳相与模；风中擒玉虎，月里捉金乌。
着眼氤氲候，留心顺逆途；鹊桥重过处，丹气复归炉。

养丹 第五（首二句女子独用）

缚虎归真穴，牵龙渐益丹；性须澄似水，心欲静如山。
调息收金鼎，安神守玉关；日能增黍米，鹤发复朱颜。

胎息 第六（男女同）

要得丹成速，先将幻境除；心心守灵药，息息返乾初。
气复通三岛，神忘合太虚；若来与若去，无处不真如。

符火 第七（五六两句女子独用）

胎息绵绵处，须分动静机；阳光当益进，阴魄要防飞。

潭里珠含景，山头月吐辉；六时休少纵，灌溉药苗肥。

接药 第八（男女同）

一半玄机悟，丹头如露凝；虽云能固命，安得炼成形。
鼻观纯阳接，神铅透体灵；哺含须慎重，完满即飞腾。

炼神 第九（男女同）

生前舍利子，一旦入吾怀；慎似持盈器，柔如抚幼孩。
地门须固闭，天阙要先开；洗濯黄芽净，山头震地雷。

服食 第十（男女同）

大冶成山泽，中含造化情；朝迎日乌气，夜吸月蟾精。
时候丹能采，年华体自轻；元神来往处，万窍发光明。

辟谷 第十一（男女同）

既得餐灵气，清泠肺腑奇；忘神无相着，合极有空离。
朝食寻山芋，昏饥采泽芝；若将烟火混，体不履瑶池。

面壁 第十二（男女同）

万事皆云毕，凝然坐小龛；轻身乘紫气，静性濯清潭。
气混阴阳一，神同天地三；功完朝玉阙，长啸出烟岚。

出神 第十三（男女同）

身外复有身，非关幻术成；圆通此灵气，活泼一元神。
皓月凝金液，青莲炼玉真；烹来乌兔髓，珠皎不愁贫。

冲举 第十四（男女同）

佳期方出谷，咫尺上神霄；玉女骖青凤，金童献绛桃。
花前弹锦琵，月下弄琼箫；一旦仙凡隔，泠然渡海湖。

孙不二女功内丹次第诗注

按：女丹诀传世者，现止数种，较之男丹经，未及百分之一。已憾其少，且大半是男子手笔，虽谈言微中，终非亲历之境。欲求女真自作者，除曹文逸之《灵源大道歌》而外，其唯此诗乎。

原诗行世既久，无人作注。余往岁与某女士谈道之余，随时解释，邮寄赠之，距今已阅廿稔。旧稿零乱，杂于故纸堆中，难以卒读。爰为检出，重校一过，幸无大谬，遂录存之。固不敢自信尽得孙仙姑之玄义，但为后之读此诗者，辟一门径而已。注中容有未臻圆满处，因欲启诱初机，故卑之毋高论耳。

收心第一

吾身未有日，一气已先存；

吾人未有此身，先有此气。谭子《化书》云："虚化神，神化气，气化血，血化形，形化婴，婴化童，童化少，少化壮，壮化老，老化死。"此言顺则成人。若达道之士，能逆而行之，使血化气，气化神，神化虚，则成仙矣。

一气者，即先天阴阳未判之气。至于分阴分阳，两仪既立，则不得名为一气。儒家云：其为物不二，则其物生不测。亦指先天一炁而言。老氏之得一，即得此一气也。此中有实在功夫，非空谈可以了事。

似玉磨逾润，如金炼岂昏？

丹家常有玉池金鼎、玉兔金乌、玉液金液种种名目。大凡言阴、言神、言文火者，则以玉拟之；言阳、言气、言武火者以金拟。意谓玉有温和之德，金有坚刚之象也。然亦偶有例外。

扫空生灭海，固守总持门；

生灭海，即吾人之念头。刹那之间，杂念无端而至，忽起忽灭，莫能定止。

念起为生，念灭为死。一日之内，万死万生，轮回即在目前，何须待证于身后？然欲扫空此念，谈何容易，唯有用法使念头归一耳。其法如何，即固守总持门也。

总持门者，老子名为玄牝之门，即后世道家所谓玄关一窍。张紫阳云："此窍非凡窍，乾坤共合成，名为神气穴，内有坎离精。"质而言之，不过一阴一阳、一神一气而已。能使阴阳相合、神气相抟，则玄关之体已立。

虽说初下手要除妄念，然决不是专在念头上做功夫。若一切不依，一切不想，其弊必至，毫无效果，令人失望灰心。是宜熟思而明辨也。

（紫阳此诗，另有一解，不在本篇范围之内。）

半黍虚灵处，融融火候温。

半黍者，言凝神入气穴时，神在气中，气包神外，退藏于密。其用至微至细，故以半黍喻之。

虚者，不滞于迹象；灵者，不堕于昏沉。杂念不可起，念起则火燥；真意不可散，意散则火寒。必如老子所云："绵绵若存，用之不勤"，方合乎中道。

融融者，调和适宜。温者，不寒不燥也。

此诗二句，言守玄关时之真实下手功夫，维妙维肖。然决不是执著人身某一处部位而死守之，切勿误会。若初学者死守一处，不知变通，将来必得怪病。

养气 第二

本是无为始，何期落后天；

顺乎自然而无为者，先天之道；由于人力而有为者，后天之功。吾人当未生之初，本是浑元一气，无名无形，不觉而陷入于胎中，于是有身，既已有身，而大患随之矣。

一声才出口，三寸已司权。

婴儿在胎，仅有胎息，鼻不呼吸。乃至初出胎时，大哭一声，而外界之空气乘隙自鼻而入，于是后天之呼吸，遂操吾人生命之权。

其始也，吸入之气长，呼出之气短，而身体日壮。其继也，呼吸长短平均，身体之发育，及此而止。到中年以后，呼出之气渐长，吸入之气渐短，而身体日衰。临终之时，仅有呼出之机，而无吸入之机，鼻息一停，命根遂断。三寸者，指呼吸而言。

况被尘劳耗，那堪疾病缠；

上言人身生死之常理，此言人之自贼其身也。

色、声、香、味、触、法是名六尘；劳心劳力，皆谓之劳。

吾人自然之寿命，本为甚短，纵加以戕贼，在今世甚少能过百岁者。况尘劳与疾病，皆足以伤竭人之元炁，使不得尽其天年，故多有寿命未终而中途夭折者。

（或问：六尘之说，乃释氏语，何故引以注丹经？答曰：非我之咎，原诗已喜用佛家名词，如“生灭”、如“真如”、如“舍利子”等，皆非道家所本有者，不引佛典，何能作注？）

子肥能益母，休道不回旋。

子者后天气，母者先天炁。后天气，丹道喻之为水；先天炁，丹道喻之为金。按五行之说，金能生水，是先天变为后天也；丹道重在逆转造化，使水反生金，是由后天返还先天也。

昔人谓为九转还丹，九为阳数之极，又为金之成数，故曰九还，非限定转九次也。先天难于捉摸，必从后天功夫下手，方可返到先天。后天气培养充足，则先天炁自然发生，故曰“子肥能益母”。

回旋者，即返还逆转之谓。

行功 第三

敛息凝神处，东方生气来；

敛息者，呼吸之气，蛰藏而不动也。凝神者，虚灵之神，凝定而不散也。

东方者，日出之位。生气者，对于死气而言。

古之修炼家行吐纳之功者，大概于寅卯二时，面对东方，招摄空中生气入于吾身，藉其势力，而驱出身内停蓄之死气。

上乘丹法，虽不限定时间与方所，然总宜在山林清静之区，日暖风和之候，则身中效验随做随来，如立竿见影。果能常常凝神敛息，酝酿熏蒸，不久即可由造化窟中，采取先天一炁。孔子云："先天而天弗违，而况人乎？况于鬼神乎？"

此段作用，乃真实功夫，非空谈，亦非理想，惟证方知。

若问息如何敛？神如何凝？处在何处？来从何来？既非片语能明，且笔墨亦难宣达，须经多次辩论，多次实验，又要学者夙具慧根，苦心孤诣，方可入门。若一一写在纸上，反令活法变成死法。世人性情不同，体质各异，学此死法，适足致疾。非徒无益，而有害之，将何取耶？

万缘都不着，一气复归台。

昔人云：修道者须谢绝万缘，坚持一念，使此心寂寂如死，而后可以不死；使此气绵绵不停，而后可以长停。

台者何？灵台也。灵台者，性也。一气者，命也。命来归性，即是还丹。

张紫阳真人云："修炼至此，泥丸风生，绛宫月明，丹田火炽，谷海波澄，夹脊如车轮，四肢如山石，毛窍如浴之方起，骨脉如睡之正酣，精神如夫妇之欢合，魂魄如子母之留恋。"此乃真境界，非譬喻也。

以上所云，可谓形容极致。

阴象宜前降，阳光许后栽；

阳火、阴符之运用，虽出于自然，但人功亦有默化潜移之力，不可不知。

自尾闾升上泥丸，乃在背脊一路，名为进阳火。自泥丸降下气海，乃至胸前一路，名为退阴符。以升为进，以降为退。

又凡后升之时，身中自觉热气蒸腾，及至前降之时，则热气已渐归冷静。此以热气盛为进阳火，热气平为退阴符。

二解虽义有不同，理则一贯。此中有许多奥妙，应当研究。

山头并海底，雨过一声雷。

吕纯阳真人《步蟾宫词》云："地雷震动山头雨。"《百字碑》云："阴阳生反复，普化一声雷。"邵康节先生诗云："忽然夜半一声雷，万户千门次第开。"钟离真人云："达人采得先天炁，一夜雷声不暂停。"彭鹤林先生云："九华天上人知得，一夜风雷撼万山。"丹经言雷者甚多，不可殚述，其源皆出于《周易》地雷复一卦。其实则喻先天一炁积蓄既久，势力雄厚，应机发动之现象耳。其气之来也，周身关窍齐开，耳闻风声，脑后震动，眼中闪光，鼻中抽掣。种种景象，宜预知之，方免临时惊慌失措。

然女功修炼，欲求到此地步，必在月经断绝之后。而孙诗所云，乃在斩龙之前，恐难得此效。大约此处所谓雷者，不过言行功之时，血海中有气上冲于两乳耳。此气发生，丹家名曰活子时。

山头喻两乳及膻中部位，海底喻子宫血海部位，雨喻阴气，雷喻阳气。

斩龙 第四

静极能生动，阴阳相与模；

龙者，女子之月经也。斩龙者，用法炼断月经，使之永远不复再行也。若问月经何以名为龙？则自唐朝以后，至于今日，凡丹书所写，及口诀所传，皆同此说，当有一种意义存于其间，暂可不必详解。

若问女子修道，何故要先断月经？此则神仙家独得之传授，无上之玄机，非世界各种宗教、各种哲学、各种生理卫生学所能比拟。女子修炼与男子不同者，即在于此，女子成功较男子更速者，亦在于此。若离开此道，别寻门路，决无成仙之希望。倘今生不能修成仙体，束手待毙，强谓死后如何证果，如何解脱，此乃自欺欺人之谈，切不可信。

或者谓：既是月经为修道之累，必须炼断，则老年妇人月经天然断绝者，岂不省却许多功夫，其成就当比少年者更易？ 不知若彼童女月经未行者，果生有夙愿，悟彻玄功，成就自然更易；一到老年，月经干枯，生机缺乏，与童女有霄壤之殊，何能一概而论？

法要无中生有，使老年天癸已绝者复有通行之象，然后再以有还无，按照少年女子修炼成规，渐渐依次而斩之，斯为更难，岂云更易？所以古德劝人“添油宜及早，接命莫教迟”。

静极则动，动极则静，阳极则阴，阴极则阳，乃理气自然之循环，无足怪者。《道德经》第十五章云：“孰能浊以静之徐清，孰能安以久动之徐生。”上句言人能静，则身中浊气，渐化为清气；下句言静之既久，则身中又渐生动机矣。

《道德经》第十六章云：“致虚极，守静笃，万物并作，吾以观其复。”上二句言静极，下二句言生动。复即复卦之复。阴象静，阳象动，五阴之下，一阳来复，亦言静极生动也。

模者模范，所以成物。相与模者，盖言阴阳互根，彼此互相成就，而不可离之意。

风中擒玉虎，月里捉金乌。

风者，人之呼吸也。如丹经云：“后天呼吸起微风。”又云：“吹嘘藉巽风。”皆是此意。

道书常以虎配西方金，龙配东方木。凡言铅言金言虎，都属一物，不过比喻人身中静极而动之先天阳气而已。

月有二义，若言性功者，则当一念不生时，谓之月，谓其清净无瑕，孤明独照也；若言命功，则当先天阳气发动时，亦谓之月，譬如晦朔弦望，轮转不忒也。

金乌，即日之代名词。日即离，离即火，火即汞，汞即神也。

当采取先天炁之时，须藉后天气以为枢纽，故曰风中擒玉虎，玉字表其温和之状。石杏林真人曰：“万籁风初起，千山月乍圆。”正是此景。

丹道有风必有火，气动神必应，故吕纯阳真人云：“铅亦生，汞亦生，生汞生铅一处烹。”铅与月，喻阳气，汞与金乌，喻阴神。阳气发生，阴神必同时而应，故曰月里捉金乌。

着眼氤氲候，留心顺逆途；

《易》曰：“天地氤氲，万物化醇。”盖氤氲者，天气下交于地，地气上交于天，温和酝酿，欲雨未雨，将雷未雷，所谓“万里阴沉春气合”者是也。若雷雨既施，则非氤氲矣。

人身氤氲之候，亦同此理。但究竟是如何现象，则因其有难言之隐，不便写在纸上。聪明女子，若得真传，则可及时下功，否则恐当面错过。

虽说有自造机会之可能，总不若天然机会之巧妙。此时如顺其机而行人道，则可受胎生子；逆其机而行仙道，则可采药还丹。然顺逆之意，尚不止此。生机外发为顺，生机内敛为逆；生气下行，变为月经为顺，生气上行，不使化经为逆。故道书云：“男子修成不漏精，女子修成不漏经。”

鹊桥重过处，丹气复归炉。

《入药镜》云：“上鹊桥，下鹊桥，天应星，地应潮。”后世丹经言鹊桥者，皆本于此。

凡炼丹之运用，必先由下鹊桥转上夹脊，撞通玉枕，直达泥丸，再由上鹊桥转下胸前十二重楼，还归元海。

上鹊桥在印堂山根之里，下鹊桥在尾闾会阴之间。丹气转到上鹊桥时，自觉两眉之间有圆光闪灼，故曰天应星。丹气由下鹊桥上升时，自觉血海之中，有热气蒸腾，故曰地应潮。此言鹊桥重过者，兼上下言之也。

归炉者，归到黄庭而止。黄庭一名坤炉。

（按：上下鹊桥，另有别解，此处不具论。）

养丹 第五

缚虎归真穴，牵龙渐益丹；

虎即气，龙即神，真穴大约在两乳之间。缚虎归真穴，即上阳子陈致虚所云：“女子修仙，必先积气于乳房也。”气有先天后天之分，炼后天气，即用调息凝神法。采先天炁，则俟身中有生气发动时下手。

牵龙者，不过凝神以合于气而已。神气合一，魂魄相拘，则丹结矣。张虚靖天师云：“元神一出便收来，神返身中气自回；如此朝朝并暮暮，自然赤子结灵胎。”此即牵龙渐益丹之意。此处所谓“龙”与斩龙之“龙”字不同。

性须澄似水，心欲静如山。

张三丰真人云：“凝神调息，调息凝神。”八个字须一片做去，分层次而不断乃可。

凝神者，收已清之心而入其内也。心未清时，眼勿乱闭，先要自劝自勉，劝得回来，清凉恬淡，始行收入气穴，乃曰凝神。然后如坐高山而视众山众水，如燃天灯而照九幽九昧，可谓凝神于虚者此也。

调息不难，心神一静，随息自然，我只守其自然而已。

调息收金鼎，安神守玉关；

张三丰真人云：“大凡打坐，须要将神抱住气，意系住息，在丹田中，宛转悠扬，聚而不散。则内藏之气，与外来之气，交结于丹田，日充月盛，达乎四肢，流乎百脉，撞开夹脊双关，而上游于泥丸，旋复降下绛宫，而下入于丹田。神气相守，息息相依，河车之路通矣。功夫至此，筑基之效已得一半。”

又云：“调息以后天呼吸，寻真人呼吸处。然调后天呼吸，须任他自调，方能调得起先天呼吸，我惟致虚守静而已。真息一动，玄关即不远矣。照此进功，筑基可翘足而至。”

广成子云：“抱神以静，形将自正。无劳汝形，无摇汝精，乃可以长生。目无所见，耳无所闻，心无所知，汝神将守形，形乃长生。慎汝内，闭汝外，多知为败。我守其一，以处其和。故我修身千二百岁而形未尝衰。”

按：调息之法，三丰最详；安神之论，广成最精，故引以为注。本诗上句言武火，故曰金鼎。下句言文火，故曰玉关。

日能增黍米，鹤发复朱颜。

《金丹四百字》云：“混沌包虚空，虚空括三界，及寻其根源，一粒如黍大。”又云：“一粒复一粒，从微而至著。”此即日能增黍米之意。质而言之，不过渐采渐炼，渐凝渐结而已，非有黍米之象可寻也。

《参同契》云：“金砂入五内，雾散若风雨，熏蒸达四肢，颜色悦泽好，发白皆变黑，齿落生旧所，老翁复丁壮，耆妪成姹女，改形免世厄，号之曰真人。”即此诗末句之意。

或谓头有白发，面似婴儿，是谓鹤发复朱颜。此言误矣，修炼家若行先天功夫，虽白发亦必变成黑发；苟发白不变，仅面容红润，此乃后天之功，或行采补之术耳。神仙不如是也。世俗所谓仙人鹤发童颜，乃门外语。

胎息 第六

要得丹成速，先将幻境除；

幻境，即世间一切困人之环境，窘迫万状，牵缠不休，至死未由自拔，待到来生，仍复如此，或尚不及今生。故修道者，必须设法断绝尘缘，然后方收速效。世有学道数十年，毫无进步者，皆未脱俗累之故。

今按：前解虽是，然非幻境本义，因对初学说法，故浅言之耳。其实所谓幻境者，乃身中阴魔乘机窃发之种种景象：或动人爱恋，或使人恐怖，或起瞋恨，或感悲伤，或令人误认为神通，或引人错走入邪路。甚至神识昏迷，自残肢体，偶有见闻，妄称遇圣。凡此等类，皆是幻境，必宜扫除。不经法眼，终难辨识，所以学者要从师也。世有学道数十年，毫无魔障者，皆未曾实行之故。

心心守灵药，息息返乾初。

灵药即是妙有，妙有即是真息。心心守灵药者，心依于息也。

乾初即是真空，真空即是道心。息息返乾初者，息依于心也。

初学修炼，虽能心息相依，然为时不久，又复分离。至于胎息时，则心心息息长相依也。乾初者，指乾卦未画之初，非谓乾之初爻。《明道篇》云：“观乾未画是何形，一画才成万象生。”然则乾初者，岂非太极阴阳未判之象乎？

气复通三岛，神忘合太虚；

三岛者，比喻人身上中下三丹田。老子曰：“归根曰静，静曰复命。”即气复之义。

人身本自太虚中来，一落色相，则有障碍，而不能与太虚相合。惟有道者，能忘一切色相，色相既除，则与太虚相合矣。

天隐子者，道家之流也，其言曰："人之修真，不能顿悟，必须渐而行之。一曰斋戒，澡身虚心。二曰安处，深居静室。三曰存想，收心复性。四曰坐忘，遗形忘我。五曰神解，万法通神。"全篇约千余言，未能毕录，此其纲领也。又司马子微《坐忘论》亦可读。此等功夫甚难，非朝夕可至。然有志者事竟成，惟视人之毅力如何耳。

若来与若去，无处不真如。

真如者，佛家之名词。佛典云："如来藏含有二义：一为生灭门，一为真如门。心无生灭，即真如矣。若背真如，即生灭矣。"又云："真谓真实非虚妄，如谓如常无变易。"

符火 第七

胎息绵绵处，须分动静机；

阴符阳火，气机动静，前数段功夫已有之，不必定在胎息后也。但未到结丹地步，其气之动，常有上冲乳头之时（男子则下冲于生殖器）。既结丹，则两乳已紧缩如童女，身内虽有动机，不能再向外发，只内动而已。动亦有时，或数日一动，或一日数动，视其用功之勤惰以为衡。凡未动之先，及既动之后，皆静也。

阳光当益进，阴魄要防飞。

动者属阳，静者属阴。阳气发动时，则元神亦随之而动，气到人身某处，神亦同到某处。阳气发动日进，而暗以神助之，愈进愈旺，故曰益进。

阳极则阴生，动极必归静。人之魂属阳，主上升；魄属阴，主下降。当升之时不可降，当降之时不可升。阴魄要防飞者，意谓气若有静定之态，则神必助之静室，以防其烦躁不宁。

潭里珠含景，山头月吐辉；

潭在下，喻血海子宫之部位。山在上，喻膻中两乳之部位。珠之光隐而敛，月之光耀而明。

曰潭里，曰含景，言其静而深藏之象。曰山头，曰吐辉，言其动而显出之机。

六时休少纵，灌溉药苗肥。

六时者，非谓昼之六时，亦非夜之六时，乃人身虚拟默运之六时。古人又有名为六候者，切不可拘泥天时，免致活法变成死法。若问人身六时何似？仍不外乎神气动静、阴阳升降之消息而已。

休少纵者，即谓念不可起，意不可散，一线到底，勿使中间断续不贯。俟此一般功夫行毕，方可自由动作。

接药 第八

一半玄机悟，丹头如露凝；

神仙全部功夫，到此已得一半，因内丹已结也。

露乃地面之水因热化气，腾散于空中，至夜遇冷，遂附着于最易散热之物体，而凝结成露。丹道亦同此理，可以神悟，难以言传。

虽云能固命，安得炼成形。

既已结丹，则一身精气神皆完全坚固，决定可以长生，但未能羽化耳。此时可称为人仙。

仙有五等：有鬼仙，有人仙，有地仙，有神仙，有天仙。鬼仙者，不离乎鬼也，能通灵而久存，与常鬼不同；人仙者，不离乎人也，饮食衣服，虽与人无殊，而能免老病死之厄；地仙者，不离乎地也，寒暑不侵、饥渴无害，虽或未能出神而能免衣食住行之累；神仙者，能有神通变化，进退自如，脱弃躯壳，飘然独立，散则成气，聚则成形；天仙者，由神仙之资格，再求向上之功夫，超出吾人所居之世界以外，别有世界，殆不可以凡情测也。

鼻观纯阳接，神铅透体灵；

此二句乃言超凡入圣之实功，不由此道，不能出阳神。当今之世，除一二修炼专家而外，非但无人能行此功，即能悟此理者，亦罕遇之。余若自出心裁，勉为注解，恐人不能解，反嗤为妄，故引自古相传之真空炼形丹法，以释其玄奥之义。

《真空炼形法》云："夫人未生之先，一呼一吸，气通于母。既生之后，一呼一吸，气通于天。天人一气，联属流通，相吞相吐，如扯锯焉。天与之，我能取之，得其气，气盛而生也。天与之，天复取之，失其气，气绝而死也。故圣人观天之道，执天之行，每于曦驭未升旸谷之时，凝神静坐，虚以待之。内舍意念，外舍万缘，顿忘天地，粉碎形骸（道家常有粉碎虚空、粉碎形骸等语，不过忘物忘形之意耳，不可拘泥粉碎二字）。自然太虚中有一点如露如电之阳，勃勃然入于玄门，透长谷而上泥丸，化为甘霖而降于五内。我即鼓动巽风以应之，使其驱逐三关九窍之邪，扫荡五脏六腑之垢，焚身炼质，锻滓销霾，抽尽秽浊之躯，变换纯阳之体。累积长久，化形而仙。"

《破迷正道歌》曰："果然百日防危险，血化为膏体似银；果然百日无亏失，玉膏流润生光明。"《翠虚篇》曰："透体金光骨髓香，金筋玉骨尽纯阳；炼教赤血流为白，阴气消磨身自康。"丘长春曰："但能息息长相顾，换尽形骸玉液流。"张紫阳曰："天人一气本来同，为有形骸碍不通；炼到形神冥合处，方知色相即真空。"

炼形之法，总有六门：其一曰玉液炼形，其二曰金液炼形，其三曰太阴炼形，其四曰太阳炼形，其五曰内观炼形。若此者，总非虚无大道，终不能与太虚同体。惟此一诀，乃曰真空炼形，虽曰有作，其实无为，虽曰炼形，其实炼神，是修外而兼修内也。依法炼之百日，则七魄亡形，三尸绝迹，六贼潜藏，十魔远遁。炼之千日，则四大一身，俨如水晶塔子，表里玲珑，内外洞彻，心华灿然，灵光显现。故《生神经》曰："身神并一，则为真身。身与神合，形随道通。隐则形固于神，显则神合于气。所以蹈水火而无害，对日月而无影。存亡在己，出入无间，或留形住世，或脱质升仙。"

按：真空炼形一段功夫，所包甚广，不仅为此首诗作注脚。虽以后炼神、服食、辟谷、面壁、出神等法，亦不出此理用之外，不过依功程之浅深而分阶级耳。

哺含须慎重，完满即飞腾。

哺含，即温养之意。完满者，气已足，药已灵也。飞腾者，似指大药冲关之象。若有言飞升腾空，则尚未到时。

炼神 第九

生前舍利子，一旦入吾怀；

舍利子，乃佛家之名词，此处比喻元神。生前者，即未有此身之前。

吾人元神是历劫不变，变者识神也。用真空炼形之功，将识神渐渐炼去，则元神渐渐显出，譬如磨镜，尘垢即销，光明斯现，乃知一切神通，皆吾人本性中所固有者，非从外来。

此诗云“一旦入吾怀”，似指气之一方面而言。然此时气与神已不可分离，言神而气在其中，言气而神在其中。吕祖《敲爻歌》云：“铅池迸出金光现，汞水流珠入帝京。”曰铅池、曰金光，言气也。曰汞水、曰流珠，言神也。帝京即中丹田，又名绛宫神室，乃心之部位。心为一身君主，故曰帝京。此诗所谓入吾怀者，亦同此意。

慎似持盈器，柔如抚幼孩。

老子云：“持而盈之，不如其已。”又云：“保此道者不欲盈。”又云：“大盈若冲，其用不穷。”即此可知此诗上句之意。

老子云：“专气致柔，能如婴儿乎？”又云：“我独泊兮其未兆，如婴儿之未孩。”又云：“人之生也柔弱，其死也坚强。”即此可知此诗下句之意。

地门须固闭，天阙要先开；

凡言地者，皆在人身之下部。凡言天者，皆在人身之上部。修炼家最忌精气下泄，故凡下窍皆要收敛紧密。一身精气，渐聚渐满，既不能下泄必上冲于脑部，斯时耳闻风声，目睹光掣，脑后震动，脐下潮涌，异景甚多。

龙门派第十七代，广西洪教燧君，传有《金丹歌》一首，尚未行世。曾记其中有句云："万马奔腾攻两耳，流星闪电灼双眉；若还到此休声惧，牢把心神莫动移。"即言闭地门开天阙时之现象。

洗濯黄芽净，山头震地雷。

吕祖度张仙姑有《步蟾宫词》云："地雷震动山头雨，要洗濯黄芽出土。"黄芽者，大还丹之别名也。此处言山头，大约是指上泥丸宫。前诗第三首亦云："山头并海底，雨过一声雷。"据字面观之，似无差别，以实际论，则效验大异。

洗濯之作用，不外乎静定。凡丹道小静之后，必有小动；大静之后，必有大动。其静定之力愈深，则震动之效愈大。充其震动之量，直可冲开顶门而出，然非大静之后不克至此。

今按：静定之力，吾人能自作主，可以由暂而久，由浅而深。若夫震动之效，乃是顺其自然，非人力可以勉强造作，似乎不能由人作主。但小静必小动，大静必大动，其反应百不爽一。

常人所以无此效验者，因未能静定故。修炼家所以不能得大效验者，因其虽知静定，而静定之力犹嫌薄弱故。释门学禅者，亦能静定数日，而终久无此效验者，因其徒知打坐不知炼气故。

附注：舍利子在此处为内丹之代名词，然非佛家所谓舍利之本意。究竟舍利子与金丹，是同是异？修佛与修仙，其结果有何分别？皆吾人所急欲知者，而各家经书咸未论及。虽《楞严经》有十种仙之说，是乃佛家一面之辞。除佛经外，凡中国古今一切书籍记载，皆未见有十种仙之名目，似未可据为定论。

吾国人性习俗尚调和，非但儒道同源，本无冲突，即对于外来之佛教，亦复不存歧视，彼此融通。较他教教义之唯我独尊者，其容量之广狭，实大不同。

而青华老人之论舍利，尤为公允。意谓佛家以见性为宗，精气非其所贵。万物有生有灭，而性无生灭。涅槃之后，本性圆明，超出三界，永免轮回。遗骸火化之后，所余精气，结为舍利，譬如珠之出蚌，与灵性别矣。而能光华照耀者，由其精气聚是也。人身精气神，原不可分，佛家独要明心见性，洗发智慧，将神光单提出来，遗下精气，交结成形，弃而不管。然因诸漏已尽，禅定功深，故其身中之精气，亦非凡物。所以舍利子能变化隐显，光色各别。

由此推之，佛家所谓不生不灭者，神也，即性也。其舍利子者，精气也，即命也。彼灭度后，神已超于象外，而精气尚留滞于寰中也。

若道家则性命双修，将精气神混合为一，周天火候，炼成身外之身，神在是，精在是，气在是，分之无可分也。故其羽化而后，不论是肉体化气，或是尸解出神，皆无舍利之留存。倘偶有坐化而遗下舍利者，其平日功夫，必是偏重于佛教方面，详于性而略于命也。性命双修之士，将此身精气神团结得晶莹活泼，骨肉俱化，毛窍都融，血似银膏，体如流水，畅贯于四肢百节之间，照耀于清静虚无之域，故能升沉莫测，隐显无端。

释道之不同如此：佛家重炼性，一灵独耀，迥脱根尘，此之谓性长生；仙家重炼气，遍体纯阳，金光透露，此之谓气长生。究竟到了无上根源，性就是气，气就是性，同者其实，异者其名耳。

服食 第十

大冶成山泽，中含造化情；

大冶本意为熔铸五金，今以之喻造化之伟功。

乾坤为炉鼎，阴阳为水火，万象从兹而铸成，是万物共有一太极也。山与泽乃万物中之一物，而山泽中又有造化，是一物各得一太极也。山泽通气，震兑相交，而造化之情见矣。

修仙者，贵在收集虚空中清灵之气于身中，然后将吾人之神与此气配合而炼养之，为时既久，则神气打成一片，而大丹始成。

后半部功夫所以宜居山者，因山中清灵之气较城市为优耳。但入山亦须稍择地势，或结茅，或住洞，要在背阴面阳避风聚气之所，山后有来脉，左右有屏障，中有结穴，前有明堂，此乃乾坤生气蕴蓄之乡。日月升沉，造化轮转，道人打坐于其间，得此无限精灵之气，以培养元神，有不脱胎换骨者乎？

朝迎日乌气，夜吸月蟾精。

蚌受月华而结珠胎，土得日精而产金玉，人如采取日月精华，则可以结就仙丹，变化凡体。

至其所以采取之法，到此地步，自能领悟，不必执著迹象，致碍圆通。若《易筋经》所言“日精月华法”，乃武术炼养之上乘，非仙家玄妙也。

时候丹能采，年华体自轻；

采天地之灵气以结丹，须识阴阳盛衰之候；夺造化之玄机而换体，必经三年九载之功。

元神来往处，万窍发光明。

此言周身毛窍皆有光明发现。《丹经》云：“一朝功满人不知，四面皆成夜光阙。”亦同此意。其所以有光者，或者因身中电力充足之故。世上雷霆能自发光，经过长久时期，而本体不减毫厘。彼无知之物质，且灵异若此，又何疑乎仙体。

辟谷 第十一

既得餐灵气，清泠肺腑奇；

此实行断绝烟火食也。所以能如此者，因灵气充满于吾身，自然不思食，非枵腹忍饥之谓也。

忘神无相着，合极有空离。

忘神者，此时虽有智慧而不用，若卖弄聪明，则易生魔障。无相着者，谓无色相之可着也。

合极者，合乎太极也。合乎太极者，即神气合一，阴阳相纽也。如是则不落顽空，故曰“有空离”，谓遇空即远离也。

第三句言不着于色，第四句言不着于空，色空两忘，浑然大定。

朝食寻山芋，昏饥采泽芝；

芋为普通食品，人皆知之。芝形如菌，上有盖下有柄，其质坚硬而光滑。本草载有青、赤、黄、白、黑、紫六种，服之皆能轻身延年。若仙经所标灵芝名目，多至数十百种，不可毕陈，然非常人所能得也。

若将烟火混，体不履瑶池。

仙体贵乎清灵，若不绝烟火食，则凡浊之气混入体中，安有超脱之望?

瑶池者，女仙所居之地，《集仙传》云："西王母宫阙，左带瑶池，右环翠水。"

面壁 第十二

万事皆云毕，凝然坐小龛。

面壁之说，始于达摩。当梁武帝时，达摩止于嵩山少林寺，终日面壁而坐，九年如一日。故后世道家之修静功者，皆曰面壁，今之佛家反无此说，徒知念阿弥陀佛而已。

辟谷一关，既已经过，不但烟火食可以断绝，即芝芋之类亦可以不食矣。古仙修炼到此程度时，大半择深山石洞而居之，令人用巨石将洞口封没，以免野兽之侵害，及人事之烦扰，且不须守护者。但此事在今日，未必相宜。

普通办法，即于山林清静之处，结茅屋数椽，以备同道栖止。然后用木做一小龛，其中仅容一人坐位，垫子宜软厚，前开一门，余三面须透空气而不进风，最好用竹丝编帘遮蔽，如轿上所用者。人坐其中，不计日月，直至阳神出壳，始庆功成。唯昼夜须有人守护，谨防意外之危险。中间若不愿久坐，暂时出来亦可，此时身内已气满不思食，神全不思睡。其外状则鼻无呼吸，脉不跳动，遍体温暖，眼有神光。其身体内部之作用，自与凡夫不同，不可以常人之生理学强加判断。此等现象，今世尚不乏其人，余昔者固亲见之矣。然皆未知其有何等神通，是或丹经所谓慧而不用者乎?

今按：自本首第三句以后，直至第十四首末句为止，概属不可思议之境界，故未作注。当日某女士尚疑余固守秘密，致书相诘，奈余自访道至今已三十年矣，实未曾目睹阳神是何形状？如何出法？即当日师传，亦不及此，仅云时至自知。故对于出神以后种种作用，因无实验，不敢妄谈。且学者果能行面壁之功，何患不知出阳神之事。请稍安毋躁，以待他年亲证可乎？

出神 第十三

身外复有身，非关幻术成。

今按：此首若完全不注，未免令读者有缺憾，若每句作注，又苦于不能落笔。只得将前贤语录摘抄数条，以见出神之时，是何景象，出神之后，尚有功夫。欲知其详，请博览丹经，真参实悟，非此篇所能限也。

《青华老人语录》曰："阳神脱胎之先兆，有光自脐轮外注，有香自鼻口中出。既脱之后，则金光四射，毛窍晶融，如日之初生于海，如珠之初出于渊。香气氤氲满室，一声霹雳，金火交流，而阳神已出于泥丸矣。出神以后，全看平日功夫。若阳神纯是先天灵气结成，则遇境不染，见物不迁，收纵在我，去来自如。一进泥丸，此身便如火热，金光复从毛窍间出，香气亦复氤氲。顷刻返到黄庭，虽有如无，不知不觉，此真境也。若平日心地未能虚明，所结之胎，决非圣胎，所出之神，原带几分驳杂，一见可惧则怖生，一见可欲则爱生，殆将流连忘返，堕入魔道。此身既死，不知者以为得仙坐化，谁知阳神一出而不复者，殆不堪问矣。"

问曰："倘心地未纯，而胎神已出，为之奈何？"师曰："必不得已，尚有炼虚一着。胎神虽出，要紧紧收住，留他做完了炼虚一段功夫，再放出去，则真光法界，任意逍遥，大而化之矣。炼虚全要胸怀浩荡，无我无人。何地何天，觉清空一气，混混沌沌之中，是我非我，是虚非虚，造化运旋，分之无可分，合之无可合，是曰炼虚。盖以阳神之虚，合太虚之虚，而融洽无间，所谓形神俱妙，与道合真，此乃出胎以后之功，分身以前之事也。"

问："阳神阴神之别如何？"师曰："阴未尽而出神太早，谓之阴神。其出之时，或眼中见白光如河，则神从眼出；或耳中闻钟磬箫管之音，则神从耳出。由其阳气未壮，不能撞破天关，故旁趋别径，从其便也。既出之后，亦自逍遥快乐，穿街度巷，临水登山。但能成形，不能分形。但能游走人间，不能飞腾变化。若盛夏太阳当空，则阴神畏而避之。是以虽带仙风，未离鬼趣。”

问：“阴神可以炼为阳神乎？”师曰：“可。学仙之士，不甘以小乘自居，只得于阴神既出后，再行修炼。将那阴神原形粉碎，倾下金鼎玉炉，重新起头。火候足时，自然阴尽阳纯，真人显象。”

问：“阴神如何能使原形粉碎？”师曰：“忘其身，虚其心，空洞之中，一物不生，则可以换凡胎为灵胎，变俗子为真人，而事毕矣。”

问：“身外有身之后，还做什么功夫？”师曰：“善哉问也！此其道有二：下士委身而去，其事速；上士浑身而去，其事迟。当阳神透顶之后，在太虚中逍遥自乐，顷刻飞腾万里，高踏云霞，俯观山海，千变万化，从心所欲。回视幻躯，如一块粪土，不如弃之，是以蜕骨于荒岩，遗形而远蹈，此委身而去者之所为也。若有志之士，不求速效，自愿做迟钝功夫。阳神可出而勿出，幻躯可弃而勿弃，保守元灵，千烧万炼，忘其神如太虚，而以纯火烹之，与之俱化，形骸骨肉，尽变微尘，此浑身而去者之所为也。并列于此，听人自择，有志者不当取法乎上哉！”

《冲虚子语录》或问：“阳神之出，非必执定要身外有身，已承明命。但若果无形相可见，何以谓之出阳神？”答曰：“本性灵光，非有非无，亦无亦有，隐显形相，安可拘一？昔刘海蟾真人以白气出，西山王祖师以花树出，马丹阳真人以雷震出，孙不二元君以香风瑞气出。此数者虽有相可见，而非人身也。又南岳蓝养素先生以拍掌大笑而出，丘长春真人自言，出神时三次透天门，直下看森罗万象，见山河大地如同指掌。此二者皆无相可见，而亦非身也。何必拘泥于身外有身而后为出哉！”

问：“何故有此不同？”答曰：“当可以出定之时，偶有此念动而属出机，未有不随念而显化者。故念不在化身，则不必见有身；念若在化身，则不必不见有身。予之此言，但只为我钟、吕、王、丘、李、曹诸祖真人门下得道成仙者而说，是谓家里人说家常话，非为旁门凡夫恶少言也。彼虽闻之，亦无所用。后世凡出我长春丘祖门派下的受道者，必须记知，庶免当机惊疑也。”

冲举 第十四

佳期方出谷，咫尺上神霄。

冲举者，即世俗所谓白日飞升是也。《参同契》曰："勤而行之，夙夜不休。伏食三载，轻举远游。跨火不焦，入水不濡。能存能亡，长乐无忧。功满上升，膺箓受图。"从古即有是说，但在今时，既未尝见闻，理论上又苦无证据。若以历代神仙传记为凭，自然如数家珍，听者或乐而忘倦。顾又疑其为伪造事实，提倡迷信。必须求得一平素而不信仙道之人，在伊口中或笔下得一反证，而后方能无疑。试观唐韩退之先生所作《谢自然诗》云：

果州南充县，寒女谢自然；童骇无所识，但闻有神仙。
轻生学其术，乃在金泉山，繁华荣慕绝，父母慈爱捐。
一朝坐空室，云雾生其间，如聆笙竽韵，来自冥冥天。
檐楹暂明灭，五色光属联，观者徒倾骇，踯躅讵敢前。
须臾自轻举，飘若风中烟，茫茫八纮大，影响无由缘。
里胥上其事，郡守惊且叹，驱车领官吏，甿俗争相先。
入门无所见，冠履同蜕蝉，皆云神仙事，灼灼信可传。

（后半段从略，果州在今四川顺庆府。）

通篇三百四十字，前半段叙事，后半段议论，凡恶劣名词，几全数加于其身，如寒女、童骇、魑魅、恍惚、日晦、风萧、神奸、魍魉、幽明、人鬼、木石、怪变、狐狸、妖患、孤魂、深冤、异特、感伤等字句，极尽诋毁之能事。可知韩先生绝不信世有神仙，虽然韩先生末后之主张亦不过曰："人生有常理，男女各有伦；寒衣及饥食，在纺绩耕耘。下以保子孙，上以奉君亲；苟异于此道，皆为弃其身"云云。呜乎！此等见解，何异于井底之蛙，裤中之虱，安足以餍吾人之望乎？

夫神仙所以可贵者，在其成就超过庸俗万倍，能脱离尘世一切苦难，解除凡夫一切束缚耳，非徒震于神仙之名也。名之曰神仙可，名之曰妖魔鬼怪亦可，所争者事实之真伪而已。谢自然飞升事，在当时有目共见，虽韩先生之倔强，亦不能不予承认。奈其素以儒教自居，辟佛辟老，道貌俨然，一朝改节，其何能堪！睹兹灵迹，被以恶名，亦无足怪。吾人读《墉城集录》一书，记谢自然女真生平神奇事迹，至为详悉，惟不敢遽信为真实。今读此诗所云“须臾自轻举，飘若风中烟”“入门无所见，冠履同蜕蝉”诸语，然后知冲举之说信不诬也。后之学者，可不勉哉！

附 录

孙仙姑七言绝句七首

其一

不乘白鹤爱乘鸾，二十幢幡左右盘；
偶入书坛寻一笑，降真香绕碧栏干。

其二

小春天气暖风酥，风照江南处士家；
催得腊梅先进蕊，素心人对素心花。

其三

资生资始总阴阳，无极能开太极光；
心镜勤磨明似月，大千一粟任昂藏。

其四

神气须如夜气清，从来至乐在无声；
幻中真处真中幻，且向银盆弄化生。

其五

蓬岛还须结伴游，一身难上碧岩头；
若将枯寂为修炼，弱水盈盈少便舟。

其六

养神惜气似持盈，喜坠阳兮怒损阴；
两目内明驯虎尾，朦朦双耳听《黄庭》。

其七

荆棘须教黄发芽，性中自有妙莲花；
一朝忽现光明象，识得渠时便是他。

灵源大道歌白话注解

陈撄宁

洪太庵序

仙学者，乃人类进化之学，而成仙则为人类进化之结果。衡以世界事事物物进化公例，固无足异，乃世人恒以怪诞目之，可谓浅识矣。

溯自混元既判，草昧初开，不知经几千万年之氤氲，始有人类。又不知经几千万年之变化，始演成今日之人。人之智慧虽日增，人之技术虽日巧，而于衰老病死，终不能避免。岂毕竟无法以抗此定律乎？毋亦人类之进化有未至欤？

然而好生恶死，人之常情也，既同具此情，乃不用其智慧与死神争，徒知凭借技术之巧，以相杀为能事。呜乎！可其悖谬一至于此耶。我古昔圣真早有所见矣，故史家谓黄帝且战且学仙，而老子则有利而不害，为而不争，归根复命，长生久视之道。夫唯不相害，故不相争，不相争，故不相杀，然后人类之肉体得以苟全；能全形，则能复命，能复命，则能长生，然后人类之精神方能超脱。

试观四千六百年前，广成训黄帝之语，岂不深切而著明乎？黄老既邈，历代继起之仙人，成道后，即高踵远跖，或并其诀亦秘而不宣。即有著述流传，亦复辞多隐约，八卦五行，虎龙铅汞，使后之读者，如堕五里雾中，无从得其出路。彼辈为一身一时计，则得矣。如众生何？如天下后世何？

今夫衰老病死，固常情所同恶也。慨自战祸蔓延以来，海宇惊飙，中原沸鼎，伏尸百万，流血千里，破产亡家转于沟壑者，其數何止亿兆？人生斯世，虽欲求其衰老病死而不可得。悲哉！

撄宁吾师，乘再来之愿，本渡世之心，不惜费四十载之精神，穷研仙学，并改革古人自了之观念，随机方便，接引缘人。其所著书，则有《黄庭经讲义》《孙不二女丹诗注》，与夫《扬善半月刊》之宏篇巨制，微妙玄通，独具手眼，学者多能识之。

兹值国难期间，又有《灵源大道歌白话注解》之作。此书明白简要，易知易行。复经我师拈出神气二字，为一篇之主脑。

夫神气者，乃吾身中所固有，不求于人，不假于物，信受而奉行之，可以跻圣域，可以避衰老，可以却死病。若修到极致者，或将来竟能以肉体证得之神通，打倒科学战争之利器。不观夫电乎，人一触即死，物一触即毁，其潜在之能力，诚高于一切，而其破坏范围，却至有限。自十九世纪后，经白种人发明而利用之，于是科学世界，乃日新而靡有已。人谓世界进化，归功于蒸汽，然以视电力，则犹小巫之见大巫矣。

夫电即天地之元炁也，人即天地之元神也。故天地人，称为三才。假使有天地而无人，不过一混沌世界而已，电力何由而见？既有人焉，复能取电力而支配之，譬如修炼家元神与元炁合一，其能力乃真不可思议。科学新发明，有所谓死光者，毁灭力无可限量，其实即以极大电力为之。而此电力者，岂非出自人工制造乎？死光今虽未用于战争，但早迟终有实现之一日，试问尚有何物能抵御此乎？战舰飞机，坦克大炮，能遇之而不摧乎？撄公所谓以肉体证得之神通，打倒科学战争之利器，信非徒托空言矣。

盖肉体即是人身，而一人之身，即是一小天地。电即人身之元炁，真意即人身之元神，以元神驭元炁，而使神气合一，则小而固一身之邦国，大而极变化之能事。譬如制造死光，不出于科学家之试验室，而出于仙学家之丹田，有何不可乎？若夫人类之衰老病死，皆由元炁散漫，无真意以主宰之，故日梭月削，而消磨于不知不觉之中。是以程子虽致疑于飞升，而独信长生有道，意谓如以烛火当风，则油易枯而火易灭，若置之密室，则其燃烧时间，可以长久。是知当风而烛火易灭者，即元炁散漫，无主宰之谓也；密室而烛火不易灭者，即元炁统摄，有主宰之谓也。噫！人类所以自戕其寿命者，岂非胥出于身中之毫无主宰乎?

且今之医学家有言，人类疾病，皆由于微菌，必用药力消灭之，而疾病始疗。道家又有守庚申之说，谓必杀尽三尸五虫，始能成道。夫三尸五虫，即人身潜伏之微菌也。人之元炁旺盛，则微菌伏而不动，元炁一衰，则微菌出而肆虐。设医药不得其道，虽有贲育之勇，亦只束手待毙而已。道家有见及此，于是刻苦修持，无间昼夜，统摄身心，以神驭气，真火内炼，杀尽尸虫。盖三尸五虫之害道，等于微菌之害身，果一扫而空之，则疾病可以不生，人身可以不死。故医学家言，虽确实有据，其功效只能愈疾病，而不能致长生；道家之说，固不能由显微镜中而证明，但其统摄身心，运动元炁，蒸融关脉，变换筋骨，则真不死之道也。

虽然，老子谓大患在于有身，无身复有何患。此则道祖垂教之深心，欲令世人于既得长生之后，进一步再求超脱。盖所谓无身者，即是精神已离躯壳，而跳出阴阳五行之外，纯然炁体用事，与造化大气同流，水火乌能侵，刀兵乌能害。此乃上士修炼之极功，非下士所敢望其项背。唯是上士人少，而下士人多，则又不得不为有身之下士说法，故有三千八百之功行，五等仙阶之级数。毋亦诱人为善，使先立根基，而后授之以道，及至功行圆满，无人非，无鬼责，虽有身亦复何患乎?！此又古仙接引后学之微意也。

昔张紫阳仙师，三传匪人，三遭天谴。夫天亦何与其事，是必所传之人，不为善而为恶，恶由妄念而生，匪由妄念而作。既有妄念，则灵台不能清净，而所得之口诀，亦不生效验。由是而谤道诬师，致陷其师于官刑，遂乃引为大戒耳。然后知世间学道之人，善念不生，善行不积，固无由得师，妄念不除，灵台不净，亦无由成道。故讲求人类进化学者，其必以仙学之道德为依归，内外兼修，而达到成仙之阶段，则今日大地之魔火窟，安知不能一变而为诸天之玉华楼乎?

道不负人，吾辈其勉之哉。

赵慧昭序

去岁春正，由翼化堂书局，购阅《孙不二女丹诗注》及《女子道学小丛书》，知各书皆出自皖江陈撄宁先生手笔。敬慕之余，亟思访翼化堂主人张竹铭君，冀为先容。

适沪战爆发，遂致停顿。继得陈萧亮、沈霖生两君介绍得见撄宁先生，饫聆高论。并读《扬善半月刊》中诸作，尤深倾倒。始悉先生研究玄学三十余年，读破道书万卷。平日对于女丹，特别注重。注解各书，简要详明，使读者易窥门径。诚我女界学道者之良导师也。

迩来诸同志创设仙学院，公请先生演讲道要。列席旁听，座位常满，其中以坤道居多。最能令人满意者，即先生善于因人说法，随程度之高低，定课程之深浅。虽其权巧方便，不执于一法，不偏于一门，而尤推《灵源大道歌白话注解》为上中下三根普度也。

慧昭修道有心，自惭不学。前读青华老人《唱道真言》，始终以炼心二字贯彻到底，绝无秘诀可传。后读曹文逸女真人《灵源大道歌》，亦绝不提龙虎铅汞等事。通篇除阐明玄理而外，不过劝人断绝俗情而已，竟未见口诀藏在何处。然此篇乃古代女真第一部作品，行世垂八百余年，学道者群相称许。窃料其中总有奥妙，未必概属空谈，因此疑怀莫释。今得撄宁先生白话注解，始恍然大悟矣。

盖《真言》所谓炼心者，本兼有动静二义。动炼者，即此篇所谓"应物无心神化速，战退阴魔加慧力"之类是也；静炼者，即此篇所谓"斋戒宁心节言语，闲闲只要养元神"之类是也。又如《唱道真言》上卷十段所谓"先天一意""太极一圈"，十一段所谓"玄关一窍"，十三段所谓"一元常见"，二十七段所谓"忽然一觉"，二十九段所谓"跃然一动"，种种形容，皆不离乎一。此篇所谓"太极布妙人得一，得一善持谨勿失"，又谓"混合为一复忘一，可与元化同出没"云云，亦单提直指一字上之功夫，较《真言》玄旨，丝毫无间。诚哉，古圣昔贤，其揆一也。

撄宁先生"读者须知"第四条，开示两件要义，第一要悟通玄理，第二要断绝俗情，否则，纵得口诀，亦无用处。而《唱道真言》上卷五段，亦谓心源未彻，情欲缠绕，则筑基必倾，药材多缺。下卷五十八段，又谓七情六欲之身，不能作大丹之炉鼎。六十九段，又谓俗情未除，胎仙岂结。二书互相印证，始信撄宁先生之语，为确有可凭。世间学道者，俗情果能去尽，而后玄理愈明。玄理既明，则知道在目前，毋劳远索，人人有份，个个全真，尚何男女异同之足辨哉！

今夫文章之妙，固不限字数之多寡，《真言》累数万字而不厌其详，《大道歌》仅九百字而不嫌其略。但为学者易于念诵计，则《大道歌》尤属切要。况乃历代女真著作之祖乎？

此篇文字，有几处每觉其隐奥难明，自撄宁先生白话注解出，而后见地尘消，义天日朗，其嘉惠后学之功为何如耶？

本书原是讲义体裁，乃先生主讲仙学院时，按期口授而笔录者。慧昭亦为席前听讲之一员，兹幸出版在即，谨序其颠末如此。

高克恭序

史称道家为君人南面之学，秉要执本，清虚自守，谦柔制刚，退让为进，治化于无为，操胜于未战。又复倏然玄览，拔乎尘寰，以至于无为而无不为，所谓菩萨度世之道，莫之能外也。

嗟夫，当今之世，四海沸腾，魔外侵陵，人居水火。有大心者，固未容飘然遐引，悠然高蹈，作自了汉，趣涅槃城也。然而时会风云，遇合有数，动静出处，自有其机，则是玄门性命之功，神仙炼养之术。正可为哲士修身，藏器待时，圣贤治平，博施济众之用，照彻昏卫，引登觉路，庄严秽土，安定狂澜，岂异人任哉。

吾师撄宁先生，学通内外，道擅南北，高度远识，殷殷诲人。余自丁丑之夏，得遇先生，备蒙指示，粗窥玄妙。顾以时值丧乱，四方奔走，未获留侍讲席，窃自怅憾。所幸先生讲授之余，辄有撰述，受读获益，良非浅鲜。

今日过沪，先生复以仙学院讲义第二种《灵源大道歌白话注解》见示，深觉此歌显扬大道，发其本根，开示真源，不杂隐语。更经先生明为疏解，宣其蕴要，决疑通滞，简择精详。使读者易知，知者易行，诚可谓入圣之明灯，超凡之舟楫也。

嗟夫，先生固有意于经世者，其未用于世者时也。虽治世之愿未偿，而度世之道以宏，岂非吾人之大快欤。

朱昌亚序

佛与仙之别，昔者吾不得而知也，知之自读《扬善半月刊》中撄宁先生各种著作始；仙与道之别，吾更不得而知也，知之自读《灵源大道歌》中撄宁先生白话注解始。《扬善刊》出至九十九期后，正值非常时局，遂停止发行，读者数千人，每引以为憾。今者幸有《大道歌》注解出版，庶几稍慰学道诸君渴望之情矣。

夫仙学与道学，其不同果安在乎？盖闻古今学仙者，必从炼丹下手，不炼丹，不足以成仙也；学道者，则无炼丹之必要，只须后天神气合一，返还到先天之性命，再使先天之性命合一，归本于清静自然，而道可成矣。试问二者孰为优劣乎？曰：此则视学者立志如何，无所谓优劣也。立志于返老还童、长生住世、阳神脱壳、白日飞升者，则学仙；立志于德配天地、功参化育、神归浑穆、体合虚无者，则学道。是故仙有五种等级之分，而道止有一；仙固不能离道而独存，道则以有仙而愈显其妙用；仙乃人道全体中一部分之结晶，而道则宇宙万物共同之实相。明乎此，则仙道之辨，判然矣。

所谓成仙者，即是将此玄妙无形之道，在阴阳炉鼎中，密集锻炼，提出精华，使其团结不散，而成为灵感有形之仙；所谓成道者，即是将此大患有形之身，在动静修持中，陶冶销融，去尽重浊，使其轻清超脱之元神，返本还原，和宇宙本体无形之道合而为一。如《参同契》《抱朴子》《吕祖诗集》《三丰玄要篇》等书，即仙学之代表也；如邵康节、黄元吉诸前辈著作，以及《唱道真言》等书，即道学之代表也。虽仙学书中，亦偶尔谈道，然其宗旨，则偏重于仙也；道学书中，亦杂用仙学名词，然其宗旨，则偏重于道也。正派仙学，必不走旁门邪径；先天大道，更不是孤寡顽空。

以上所述仙道辨别，至为明晰，或可以补充白话注解中未曾泄漏之玄机，学者果能会而通之，当胜过读遍丹经道书万卷。盖此寥寥数语，乃古昔圣贤所未尝显言者。昌亚不敏，乌足以知此，近常听讲于仙学院，侧闻撄宁先生之绪论，逐笔以记之耳。嗟乎！学者茫昧久矣，今得先生一言，非但千百年来，仙道两道，互相诋毁，互相轻视之心理，可以除，即彼三教混同，仙道不分，强人就己，张冠李戴，隔靴搔痒，借题发挥诸流弊，亦廓然顿绝。其有功于学术界者，不亦源远而流长耶！岂仅吾党同门之幸欤（仙与道之界说，前人未言，后人虽言，亦不能有加于此，昌亚云云，实非私誉）！

若夫白话注解属稿之因缘，已详于赵序；仙学与人类进化之关系，以及科学与仙学之比较，洪序已宣阐尽致。洋洋大观，吾何容赘焉。

读者须知

（一）《灵源大道歌》，虽是女真著作，但不是专讲女丹口诀。凡是学道的人，无论男女老少，用这个功夫，都很有效验，绝无流弊，可以算得仙道中最稳妥最普度的法门。以前学人，对于本篇不大注意，埋没多年，甚为可惜。久已想用白话注解，出版流通，无奈得不着机会。今以仙学研究院需要讲义，注解方能完成。又以丹道刻经会志在流通，出版方能如愿。可知世间万事成功与否，各有时节因缘，信非偶然。

（二）本篇正文的好处，在毫无隐语，从头到尾，都明明白白，阐扬真理。不像别种丹经，满纸的龙虎铅汞、天干地支、河图洛书、五行八卦，弄得学人脑筋昏乱。本篇注解，虽没有特别优点，但是少用文言多用白话，完全顺着正文的意思，力求浅显。使粗通文理的人一看就懂，并且能依照注解的意思，再讲给好道而不识字的人听。于是乎普度的愿心，慢慢就可以实现了。

（三）有人疑惑本篇中，女功为什么不讲斩赤龙，男功为什么不讲炼精化气，对于命功一层，恐怕尚不完全。但要晓得，女子炼断月经，和男子闭塞精窍，这两种功夫，有急进法与缓进法，有勉强法与自然法。他书上所说的法门，是勉强，是急进。此书上所说的法门，是自然，是缓进。勉强急进，做得好时，效验很快，做得不好，就要弄出许多毛病，反而误事。自然缓进，做得好时，同样发生效验。做得不好，至多没有效验而已，决不会做出毛病。比较起来，要算这种法门最稳妥而无流弊。所以当日曹真人就把这篇歌诀传于后世，并非是不懂斩龙与炼精的功夫，更不是保守秘密弗肯对人说。

（四）或问：本篇中三分之二，是高谈玄理，三分之一，是劝人断绝俗情。做功夫的口诀，究竟在何处呢？答曰：学道的人最难悟通的就是玄理，最难摆脱的就是俗情。这两件事果能做到，虽说目前尚未能专心修炼，但已经具足修炼的资格了。等到一天实行用功，就很容易见效。否则，纵让你把口诀念得烂熟也无用处。倘若你一定要晓得口诀隐藏在什么地方，我可以指与你看。本篇中有四句最要紧的口诀：第一句，“神不外驰气自定”；第二句，“专气致柔神久留”；第三句，“混合为一复忘一”；第四句，“元和内运即成真”。功夫到此，大事已毕，以后的口诀不必再问了。

（五）本篇未尝没有缺点，但这个缺点，是各家道书千篇一律的，不是本篇所独有的。试看古今道书所讲，大概不外三件事：一铺张玄妙，二隐藏口诀，三劝勉修行。若问及学人的生活环境，饮食起居，要合于哪几种条件，才能正式做炼养功夫。倘与某种条件不合，对于做功夫是否有妨碍。各家道书从来不注意到此。因为中国以前社会情状，和现在大大两样。今人所感受的，古人或许梦想不到。人生今世要想修道，必须注意自己环境，并社会情状是否适宜，切勿徒知责备功夫无效。

（六）本篇宣传大道，开示灵源，直指性命，专讲神气，所以不用铅汞等类代名词。汪东亭先生曾言，此歌通篇无一字及铅，所说无非真汞一物。愚按，本篇所云神水，虽可以说是真汞一物。但又云：“神水难言识者稀，资生一切由真炁。”这个真炁，却是指铅，不是指汞。况且修道比较炼丹，究竟有点分别，假使我们把它颠倒过来说修丹炼道，在旁人听了未免要笑我们文理欠通。因此可以明白两者不同之点。修道的人，果能够从后天神气返还到先天性命，就算是功德圆满，不必再去讨论什么铅汞问题。只有三元丹法，才须注重铅汞。世上道书，往往把修道和炼丹混而为一，笼统批评，贻误后学非浅。

再者，汪又云：“历代女真著作，皆是言汞不言铅，言水不言火。盖女真身属坤体，故不便言阳火，而只说阴符也。”愚按，孙不二元君所作《女丹功夫次第诗》，有“神铅透体灵”一句明明说出铅字，又孙诗第七首标题“符火”二字，明明指阴符与阳火而言，可知汪说亦不足为定论。

（七）古人学道，必须从师口授，所以各家道书皆没有初步下手的规程，今世学人每视为憾事。往岁见福州洪太庵君所着《五大健康修炼法》，条理详明，可作为初学入门参考书之用。

皖江陈撄宁识于上海仙学院

“中华民国”二十七年戊寅中秋节

灵源大道歌

宋・曹文逸女真人

我为诸君说端的，命蒂从来在真息；
照体长生空不空，灵鉴含天容万物。
太极布妙人得一，得一善持谨勿失；
宫室虚闲神自居，灵府煎熬枯血液。
一悲一喜一思虑，一纵一劳形蠹弊；
朝伤暮损迷不知，丧乱精神无所据。
细细消磨渐渐衰，耗竭元和神乃去；
只道行禅坐亦禅，圣可如斯凡不然。
萌芽脆嫩须含蓄，根识昏迷易变迁；
蹉跎不解去荆棘，未闻美稼出荒田。
九年功满火候足，应物无心神化速；
无心心即是真心，动静两忘为离欲。
神是性兮气是命，神不外驰气自定；
本来二物更谁亲，失却将何为本柄。
混合为一复忘一，可与元化同出没；
透金贯石不为难，坐脱立亡犹倏忽。
此道易知不易行，行忘所行道乃毕；
莫将闭息为真务，数息按图俱未是。
比来放下外尘劳，内有萦心两何异；
但看婴儿处胎时，岂解有心潜算计。
专气致柔神久留，往来真息自悠悠；
绵绵迤逦归元命，不汲灵泉常自流。
三万六千为大功，阴阳节候在其中；
蒸融关脉变筋骨，处处光明无不通。
三彭走出阴尸宅，万国来朝赤帝宫；

借问真人何处来，从前原只在灵台。
昔年云雾深遮蔽，今日相逢道眼开；
此非一朝与一夕，是我本真不是术。
岁寒坚确如金石，战退阴魔加慧力；
皆由虚淡复精专，便是华胥清净国。
初将何事立根基，到无为处无不为；
念中境象须除拔，梦里精神牢执持。
不动不静为大要，不方不圆为至道；
元和内运即成真，呼吸外求终未了。
元气不住神不安，蠹木无根枝叶干；
休论涕唾与精血，达本穷源总一般。
此物何曾有定位，随时变化因心意；
在体感热即为汗，在眼感悲即为泪。
在肾感念即为精，在鼻感风即为涕；
纵横流转润一身，到头不出于神水。
神水难言识者稀，资生一节由真气；
但知恬淡无思虑，斋戒宁心节言语。
一味醍醐甘露浆，饥渴消除见真素；
他时功满自逍遥，初日炼烹实勤苦。
勤苦之中又不勤，闲闲只要养元神；
奈何心使闲不得，到此纵擒全在人。
我昔苦中苦更苦，木食草衣孤又静；
心知大道不能行，名迹与身为大病。
比如闲处用功夫，争似泰然修大定；
形神虽曰两难合，了命未能先了性。
不去奔名与逐利，绝了人情总无事；
决烈在人何住滞，在我更教谁制御。
掀天声价又何如，倚马文章非足贵；
荣华衣食总无心，积玉堆金复何济。

工巧文章与词赋，多能碍却修行路；
恰如薄雾与轻烟，闲傍落花随柳絮。
缥渺浮游天地间，到了不能成雨露；
名与身兮竟孰亲，半生岁月大因循。
比来修炼赖神气，神气不安空苦辛；
可怜一个好基址，金殿玉堂无主人。
劝得主人长久住，置在虚闲无用处；
无中妙有执持难，解养婴儿须藉母。
缄藏俊辩黜聪明，收卷精神作愚鲁；
坚心一志任前程，大道于人终不负。

注解

宋朝徽宗皇帝宣和年间，有一位曹女士，在当时颇有女才子之名。徽宗皇帝生性好道，又喜欢会做诗文的人。曹女士道学即可以配称第一流，而且诗文确也做得不坏，所以宋徽宗很看得起她。召她到京城居住（宋徽宗时首都在汴京，即是现在的河南开封县），特别优待。又赐封她为文逸真人。

这篇《灵源大道歌》，就是这位曹文逸真人，在那个时候，做给一般学道人看的。流传到现在，差不多经过八百二十多年（从宣和初年算起）。

《孙不二女功内丹次第诗》，比较此歌后出几十年。其余各种女丹经，更在孙不二之后，大概都是明清两朝的作品。

《黄庭经》虽由晋朝魏夫人传出，然不能算是魏夫人自己的著作。谢自然、何仙姑等，虽在唐朝成道，也没有著作流传（乩坛上沙盘中扶出来的诗文，不能算本人著作）。

我们可以说，历代女真亲笔所写正式丹经，当以此篇最古了。全篇共计一百二十八句，所讲的道理，所论的功夫，不限定女子方面，男子亦可通用。现在特把本文依次序分开，每句每字，用白话注解如后。

我为诸君说端的，命蒂从来在真息。

我，曹文逸自称；诸君，指当时并后世修仙学道的人；端的，即是真正而又的确。命蒂，即是吾人生命最关紧要的地方。凡花叶瓜果，和枝茎相连处，都叫作蒂，此处一断，花叶就立刻枯槁，瓜果就不能生长。真息与凡息不同，凡息粗，真息细；凡息浅，真息深；凡息快，真息慢；真息是凡息的根源，凡息是真息的发泄；真息可以化为凡息，凡息也可以化为真息。譬如山中石头缝里流出的泉水，就是真息；江河中风翻浪涌的长流水，就是凡息。

照体长生空不空，灵鉴含天容万物。

照体，是回光返照自己性体。长生，即是性体永久存在。空，是说性体本空。但因为这个性体无所不包，真空与妙有同时显露，所以又说不空。

鉴，是镜子。灵鉴，就是指性体而言。含天容万物，就是把天地万物都包含容纳在这个灵鉴之中。

第二句，说的是命。第三、第四句说的是性。

太极布妙人得一，得一善持谨勿失。

《易经》上说："易有太极，是生两仪。"《道德经》上说："此两者同出而异名，同谓之玄。玄之又玄，众妙之门。"这就是太极布妙的意思。"一"就是道。得"一"就是得道。

老子说：道生一。庄子就说：无极而太极。老子说：一生二。孔子就说：太极生两仪。因此我们可以明白，道就是无极，"一"就是太极，"二"就是两仪，两仪就是阴阳，阴阳就是性命，性命就是神气。

道不可说，"一"不可见。凡可以说可以见的，不是"二"便是"三"。譬如上下、左右、前后、大小、长短、厚薄、多少、轻重、冷热、刚柔、吉凶、利害、善恶、是非、虚实、有无、性命、神气、阴阳，这些相对的都是"二"。

在这些“二”的当中那个就是“三”。有了“三”以后，就能演变而成千成万。所以老子说：“三生万物。”

万物既然是从道中生出来的，我们人类号称万物之灵，自然也是从道中生出来的。离开道就没有世界，也就没有人类。人得“一”，是说每个人都得着大道全体中极小一部分，但可惜微末得很。倘若我们把这点微末东西再弄失掉，恐怕第二世连人也做不成，渐渐要变成下劣的动物。

所以作者劝大众们，幸而生成一个人身，就应该时时刻刻小心谨慎，护持此道，切勿令它丧失。

宫室虚闲神自居，灵府煎熬枯血液。

宫室虚闲，比喻人身没有恶习和各种不良的嗜好，以及心中没有妄想和杂念。果能如此，我们的元神自然安安稳稳住在里面，不致于流离失所，飘荡忘归。然而世上人们，心中常常被七情六欲搅扰，没有片刻清凉。情欲一动，阴火跟着就动。阴火一动，周身气血津液都要受伤。弄得面黄肌瘦，形容枯憔。这个病根，就在于人人心中看不破，放不下。所以说灵府煎熬枯血液。

人的意识与思想发源之处，叫作灵府。

一悲一喜一思虑，一纵一劳形蠹弊。

凡人当失意的时候，就要悲哀。当得意的时候，就要欢喜。遇到困难，不能解决，就要思虑。未得患得，既得患失，更不免时时用尽心思。我们平时所经过的境界，十分之九都是失意，很少有得意的时候。几十年有限光阴，就在忧患中消磨干净。

身心放松是纵，身心紧张是劳。一时放松，一时紧张，就是一纵一劳。我们的肉体受不住这许多刺激，自然要变成衰朽，不可救药了。

形蠹弊，是说身体里面腐坏，等于木头被虫蛀一样。

朝伤暮损迷不知，丧乱精神无所据。

早也吃亏，晚也吃亏，自己糊糊涂涂，不晓得厉害，精神耗丧而昏乱。若问他们：在世做人怎样可以做得好，出世修道怎样可以修得成？他们丝毫没有把握。

细细消磨渐渐衰，耗竭元和神乃去。

因为是细细消磨，所以吾人身体有亏损，尚不致于感受剧烈痛苦。因为是渐渐衰老，所以人生数十年中，每容易忽略过去，不知不觉地头发白了，面皮皱了，不知不觉地血液枯了，筋骨硬了。

元和，就是元始中和之气，又名为先天炁。实在讲起来，就是生天生地生人生物的一种生气。宇宙间生气，本是无穷。但每个人身体上由娘肚子里带来的那点生气，可怜太少。从小到老，几十年中，身体里面所储蓄的生气消耗已尽，我们的灵魂就要和我们的肉体告别了。形神分离，人岂能不死？

只道行禅坐亦禅，圣可如斯凡不然。

禅字可以作定字解。一般唱高调的人，都晓得说：行也在定，坐也在定，甚至于睡卧也在定，不必要做什么功夫。倘若早早晚晚，刻苦用功，反嫌他过于执著，缺乏活泼天机，或者笑他是磨砖做镜。然而这种话只能对程度很高的人说，不能对普通人说。圣人可以这样做，凡夫万万办不到。

萌芽脆嫩须含蓄，根识昏迷易变迁。

草木最初从土里长出的小苗，叫作萌芽。因为它的体质脆弱而娇嫩，经不起损伤。须要培养有法，保护得宜，他日方有成才的希望。这就是比喻人身中一点生气，根基不牢，最容易丧失。须要设法把它含蓄在身内，不让它常常向外面发泄，然后吾人寿命方可延长。

眼耳鼻舌身意，叫作六根。六根所起的作用，就是六识。根与识被尘境所扰乱，陷入昏迷状态，容易由善变恶，由正变邪。若不彻底下一番苦功，恐怕没有什么好结果。

蹉跎不解去荆棘，未闻美稼出荒田。

荒田之中，多生荆棘。倘若懒惰懈怠，游手好闲，不把田中荆棘斩除干净，好的稻谷决不会生长出来。这两句话，比喻人心中妄想以及恶劣的习惯若不去尽，功夫很难有进步，好的效验不易于发现。

九年功满火候足，应物无心神化速。

九是阳数中的极数。九年，表示纯阳之意，不是必定要九个年头。功满是说功夫圆满。火候足，是说用功到了这个时候，可以告一段落。应物，就是在世间做利物济人的事业。无心，就是随缘去做，不是有心要做功德。神化速，就是用自己全神来行教化，功效自然很快。《孟子》说："所过者化，所存者神。"与此处意思相同。

无心心即是真心，动静两忘为离欲。

无心心，就是无念头的心体。普通人心中没有一分钟不起念头，他们认为这个念头是心的本体，其实错了。诸君要晓得，那个无念的心方是真心，有念的心却是假心。

人能认识真心，自然一动一静全是天机，可以做到忘物忘形的境界，这个就叫做离欲。

神是性兮气是命，神不外驰气自定。

古丹经常说："是性命，非神气。"是对功夫深、程度高的人说法。此处说：

“神是性，气是命。”是对普通人的说法。各有用意，并非矛盾。

因为普通人只认得他们自己的肉体，除了肉体以外，从来不注意到神气上去。如果教他们认得神气两个字的作用，比较普通人已算是大有进步，性命二字的真相，只好留待日后他们自己去参悟。

修炼家初等功夫，离不掉神气。须要把自己的神收在肉体里面，然后气方能定得下。

本来二物更谁亲，失去将何为本柄。

二物，就是神与气。这两样东西，本来最亲密不过。神离开气，神无所养；气离开神，气无所驭。没有气来养神，神就要逃亡；没有神来驭气，气就要耗散。失掉一项，即等于失掉两项，请问还有什么东西作我们身体的根本，作我们自己的把柄呢？

混合为一复忘一，可与元化同出没。

混合为一，就是做心息相依、神气合一的功夫。复忘一，就是功夫做到神气合一之后，不要死死的执著舍不得放松，须要把这个合一的景象忘记方好。

既能合一，复能忘一，那时身中气候，自然与元始造化机关同出同没。

出是显露，没是隐藏。化机应该显露时就显露，化机应该隐藏时就隐藏，自己丝毫不做主张。

透金贯石不为难，坐脱立亡犹倏忽。

寻常人精神被肉体限制住了，不能直接达到身外物质上去。修炼成仙的人，精神可以离开肉体，而能支配肉体以外的别种物质，所以说透金贯石不为难。

倏忽，是顷刻之间。坐脱立亡，是坐着或者是立着的时候，我们的神倘若要离开肉体，顷刻就可以离开，不致于被肉体所拘束。

此道易知不易行，行忘所行道乃毕。

这个道理，虽容易明白，却不易于实行。纵能勉强去行持，也难以毕业。必须由勉强而进于自然，由自然而造于浑然，由浑然而致于释然，才是“行忘所行道乃毕”。

莫将闭息为真务，数息按图俱未是。

息，是鼻中呼吸。闭息，是把呼吸暂时闭住。数息，是数自己呼吸，从一、二、三、四数到几十几百。按图，是按照图样做功夫，或用全副精神死守身中某一窍，或动手动脚做各种姿式。

这些法子都不是大道，因为闭息病在勉强，数息未免劳心，按图又嫌执著，对于自然大道相差太远。

比来放下外尘劳，内有萦心两何异。

比来，等于近来。曹真人意思说：修道的人们，在近来这个时候，既然能把身外的一切尘劳都放下了，为什么身内的尘劳却放不下，仍旧有许多东西挂在心头？请问身内百事萦心，比较身外一切尘劳，有何分别呢？

但看婴儿处胎时，岂解有心潜算计。

诸君请看婴儿未出胎在娘肚子里那十个月的时候，婴儿心中可曾经在暗中算计什么？诸君既要学道，何不先学婴儿？

专气致柔神久留，往来真息自悠悠。

老子《道德经》第十章说：“专气致柔能如婴儿乎？”专气，就是专心一致在气上面做功夫。致柔，就是功夫柔和到了极处，没有丝毫刚强急迫的样子。

果能如此，神就可以久留于身中，而不向外驰，“神不外驰气自定”。

气定之后，真息自有发动之时。悠悠二字，是形容真息的样子，深长而久远，和缓而幽闲。

绵绵迤逦归元命，不汲灵泉常自流。

绵绵，微细不绝之意。迤逦，旁行连延之意。元命即人身生命根源。这句是形容真息在身内行动的状态。虽说四肢百骸无处不到，然自有它的归根复命之处。

灵泉，在后文又叫作神水。地面上泉水总是往下流，不会往上流。人要用水，非拿器物汲取不可。人身上的灵泉，却无须汲取，自然会在身中周身循环。真息所到之处，即是灵泉所到之处，因为津能化气，气能化津，充满一身，所以有如此妙用。

三万六千为大功，阴阳节候在其中。

今历法一昼夜共九十六刻，古历法一昼夜共百刻。张紫阳《金丹四百字·序》上说：“天一年十有二月，一月三十日，一日百刻，一月总计三千刻，十月总计三万刻。行住坐卧，绵绵若存。胎气既凝，婴儿显相。玄珠成象，太乙含真。三万刻之中，可以夺天上三万年之数。何也？一刻之功夫，自有一年之节候。所以三万刻能夺三万年之数也。故一年十二月，总有三万六千之数。虽愚昧小人，行之立跻圣地。奈何百姓日用而不知。”此段文章，说得很明白，可以作此处注解。

曹文逸是宋徽宗宣和年间人，距今约有八百七十年。张紫阳是宋神宗熙宁年间人，距今约有九百二十年。两人前后距离不过五十年，所以他们的论调颇有几分相近。

蒸融关脉变筋骨，处处光明无不通。

此二句是说功夫的效验。

蒸是蒸发，融是融化，关是关节，脉是血脉，变是变换。

先蒸发而后方能融化。常常融化，不要让它坚硬，而后方能慢慢地变换。这个功夫，就叫做金丹换骨。

处处光明，即是《孙不二女丹经》中所说“六神来往处，万窍发光明”的意思。无不通，即是周身全部通畅，没有一处闭塞。

三彭走出阴尸宅，万国来朝赤帝宫。

三彭，即是三尸。道书常说，上尸名彭倨，在人头中，令人愚痴没有智慧；中尸名彭质，在人胸中，令人烦恼不清静；下尸名彭矫，在人腹中，令人贪饮食和男女之欲。或名三尸神，又名三尸虫。《太清中黄真经》上有两句：“可惜玄宫十二楼，那知反作三虫宅。”这个意思，就是说吾人洁净美好的身体被许多三尸虫盘踞在里面，弄得秽恶不堪，是很可惜的。

道家斩三尸法子，有用符咒的，有守庚申的，有服丹药的，都不算彻底解决。经常用内炼功夫，运元和之气，充满脏腑，蒸融关脉，变换筋骨，逼令三尸无处藏身，非抛弃他们的老窠逃走不可。坏东西一去，好东西就来了。

万国来朝，比喻五脏六腑四肢百骸的精气神，都会聚会在绛宫一处。绛宫属于心的部位，心属火，其色赤，医家称为君主之宫，所以叫做赤帝宫。

借问真人何处来，从前原只在灵台。

真人，即是真我。吾人肉体有生有死，不能算是真我，只可以叫作假我。除掉有形质的肉体，尚剩下那个无形质的念头，是否可以叫作真我？然而也不是真我。因为那个念头，也是忽起忽灭，不能由自己做主的。再除掉忽起忽灭的念头，另外寻出一个无生无死万劫长存的实体，这个方是真我，又名为真人。

这个真人，从前未曾见过面，此刻第一次认识他。究竟他由何处而来呢？其实他从前就住在我们灵台之中，未尝瞬息离开，并非由外面进来的。

昔年云雾深遮蔽，今日相逢道眼开。

因为历年以来，被云雾遮蔽，把真人的面目隐藏。虽说他从前就住在灵台之中，我们却认识不出。今日功夫做到相当的程度，道眼遂开。道眼既开，如拨云雾而见青天，真人因此露面。

云雾二字，比喻我们的七情六欲妄想杂念。

此非一朝与一夕，是我本真不是术。

这个功夫，不是一朝一夕做得成，须要经过若干岁月。并且不是用什么取巧的法术，讨什么意外的便宜，仅此寻得吾人本来真面目而已。

岁寒坚确如金石，战退阴魔加慧力。

《论语》上有一句话："岁寒然后知松柏之后雕也。"岁寒，是每年天气最寒冷的时候。雕，是树木落叶子。松柏后雕，是说别种树木到这个时候，都已枯槁零落，独有松柏仍旧青翠不雕。比喻修道的人有坚忍的力量，可以耐得困苦，受得折磨，而不致于改变初心。确字，同坚字一样解释。松柏不凋已经称得起坚确，金石比松柏更要坚确。所以此处拿金石比喻修道人的志气，有金石般的志气，自然能够战退阴魔。

阴魔既已去尽，慧力即同时增加。慧是智慧，力是毅力。只有智慧而无毅力，虽可以见道，而不能成道。只有毅力，而无智慧，又恐怕认不清大道，误入旁门。必须智慧与毅力二者俱足，方免遗憾。

皆由虚淡复精专，便是华胥清净国。

心中没有妄想和欲念就是虚。不染一切嗜好并恶习就是淡。仔细研究，彻底明白，就是精。信受奉行，始终如一，就是专。

《列子》书上说："黄帝昼寝，而梦游于华胥氏之国。其国无师长，其民无嗜欲。不知亲己，不知疏物，故无爱憎。不知背逆，不知向顺，故无利害。”其实是一种寓言，等于今人所谓乌托邦之类。人们心中果能十分清净，也同到了华胥国一样。

初将何事立根基，到无为处无不为。

世间无论做什么事，起初总要立一个根基，以后方能有所成就。修道是大事业，更要把根基立稳，方能步步前进。等到功夫纯熟，程度高深，自然显得头头是道。表面上好像无所作为，实际上已是精全气全神全，没有丝毫缺陷。老子《道德经》第三章说：“为无为则无不治矣。”又第三十七章说：“道常无为而无不为。”此篇“到无为处无不为”句，也是根据老子的意思。

念中境象须除拔，梦里精神牢执持。

这两句就是立根基的办法。吾人当静坐的时候，须要把心中杂念打扫干净。等到坐功纯熟之后，杂念可以完全消灭。然后在睡梦之中，也不忘记修道之事，也同平常静坐的时候一样，自己很有主宰。

不动不静为大要，不方不圆为至道。

功夫偏于动，嫌太浮躁；功夫偏于静，嫌太枯寂；性情偏于方，嫌太板滞；性情偏于圆，嫌太巧滑。不能落于两边，而得其中和，才是大道。

元和内运即成真，呼吸外求终未了。

吾人果能在身内运用元始中和之气，流行不息，就可以成道。倘若在外面呼吸上永久执著，不肯放松，到底未有了脱之日。

元气不住神不安，蠹木无根枝叶干。

元气，即是上文所说元始中和之气。不住，即是不能长住于身内而向外面发泄。发泄太多，身体里面的元气，渐渐亏损。元神因为没有元气来培养，遂不能在身中安居而要逃亡。譬如树木被蠹虫所蚀，根本受伤，枝叶自然就干枯。人身中元气，被七情六欲、饥饱寒暑、劳心苦力所伤，身体自然也不能长久。

休论涕唾与精血，达本穷源总一般。

鼻中生出的流质叫做涕；口中生出的流质叫做唾；心中生出的流质叫做血；外肾生出的流质叫做精。虽有四种名称不同，但是这些东西本源却是一样。

达本，是看透它们的根本。穷源，是追究它们的来源。

此物何曾有定位，随时变化因心意。

人身上各种流质，不是分疆划界固定在一处而不许移动的，都是临时因外界的感触和内心的刺激而后生的。

在体感热即为汗，在眼感悲即为泪。

皮肤里面的流质，外感于天气温度太高，就变化为汗，从毛孔中出来。眼睛里面的流质，内感于情意过份悲哀，就变化为泪，从泪腺中流出来。

在肾感念即为精，在鼻感风即为涕。

外肾里面的流质，内感于心中淫欲之念，就变化为精，从精管流出来。鼻黏膜里面的流质，外感于空气中寒冷之风，就变化为涕，从鼻孔中出来。

纵横流转润一身，到头不出于神水。

纵，指人身上下。横，指人身前后左右。流转，是说在身体里面周流循环。润一身，是说身中无一处不走到，无一处不滋润。所以能有这种变化和这种功效，总不离乎神水的作用。

神水难言识者稀，资生一节由真气。

神水这件宝物，它本身的道理太玄妙，颇难以言语形容。而且世间有学问的人虽多，识得神水的人却很少。须知汗、泪、涕、唾、精、血等等，都是神水所生，神水又是真气所生。人身若没有真气，神水就不免要干枯。神水既然干枯，于是乎有眼不能视，有耳不能听，有鼻不能嗅，有舌不能尝，有生殖器不能生育，有四肢百节不能活动。到了这个地步，离死也不远了。

按：学者读丹经最感困难的，就是同样的一个名词，无论在什么方法上都可以混用。即如神水二字，在此处是如此解释。若在别种丹经上，虽有同样的名词，却不能作同样的解释。

请看张紫阳《悟真篇》后序云："金丹之要，在乎神水华池。"又张紫阳《金丹四百字·序》云："以铅见汞，名曰华池；以汞入铅，名曰神水。"这是人元丹法的神水。

又张紫阳《金药秘诀》序云："金水者乃得金气之玄水，又号神水。炼丹之诀，但能引神水入华池，万事毕矣。"许真君《石函记·圣石指玄篇》云："铅砂抟成如土块，六一固济相护爱。用火锻炼一昼夜，火灭渐消土化灰。腾铅倒装入灰池，火发铅熔化神水。"这是天元丹法的神水。

又《明镜匣》云："若人识真汞，黄金内神火；若人识真铅，白金内神水。"白紫清《地元真诀》云："华池神水，神不真金。闪灼先天，发泄乾金。"这是地元丹法的神水。

又灵阳子《洞天秘典》云："阴阳铅汞为神水，神水施为不离铅。谁识丹炉神水，乃为月魄金浆。"伍冲虚《修仙歌》中自注云："暗进者，暗进神水，暗进神火，属烹炼之功。明进者，明进神水，明进神火，属超脱之功。"朱痴伯

《金火灯》云："生铅但有壬水癸水，既成白金，其中方有神水。"这是黄白术的神水。

以上所列各种丹经中神水名词，比较《灵源大道歌》中神水，确有霄壤之别。

又朗然子诗云："夹脊河车透顶门，真修捷径此为尊。华池神水频吞咽，紫府元君直上奔。常使气冲关节透，自然精满谷神存。一朝得到长生路，须感当初指教人。"此诗所指用神水名词，专指口中津液而言，乃狭义的神水。《灵源大道歌》中神水，包括人身一切粗细流质而言，乃广义的神水。义意虽同，而不完全相同。倘若学者只知其一，不知其二，依先入为主，看见名词相同，就说方法是一样，那真是误人而又自误。

天元丹法，重在服食，不重点化。地元丹法，既能点化，又可以进一步炼成服食，而上接天元。黄白术，只能到点化程度而已，不能再往前进。人元丹法，要用同类阴阳，虽有铅银砂汞等名词，其实与五金八石毫无关系。这是三种丹法不同之处。

至于《灵源大道歌》的宗旨，乃是修道，不是炼丹，也不是参禅止观。其中作用，学者应当辨别清楚，不可稍涉含糊。世上流传的各种丹经道书，都病在笼统，理络不清，阅之往往令人厌倦。我深悉其中弊病，所以专重分析，想把科学精神用在仙学上面，以接引后来的同志。因为这个缘故，凡是拙作论调，每不肯附和前人之说，亦自有苦衷，读者能谅解为幸。

再按：《扬善半月刊》第四十一期第六页所载《玉华宫侍书仙子降坛诗》末二句云："为惜前缘开后觉，早留真液渡衰残。"真液二字，正合《灵源大道歌》神水二字的本意。留得住真液，才可以济渡衰残。即是留得住神水，才可以维持生命。这种理论，已成为铁案如山，不能摇动。既然当年曹文逸真人不惜苦口婆心，把第一等修炼的方法宣布流传，诸君总算有缘，虽然在八百年以后出世，但是能读她这篇歌诀，也就如闻其声，如见其人了。因此奉劝诸君，务必努力奉行，不可虚度岁月。否则，转世投胎，未必再有今日机会。

但知恬淡无思虑，斋戒宁心节言语。

"但知"二字的意思，就是只晓得照以下所说的方法去做，其他一切都不去管。恬，是心中安静。淡，是把世间虚荣看得很淡。思，是思想。虑，是忧虑。斋戒，是古人在将要祭祀天地鬼神之前一种预备的行为，如沐浴、更衣、不饮酒、不茹荤、不作乐之类。宁心，是心不妄想。节言语，是口不乱说。

一味醍醐甘露浆，饥渴消除见真素。

牛奶第一转叫做酪，第二转叫做生酥，第三转叫做熟酥，第四转叫做醍醐。醍醐可以算得牛奶中精华所结成的。芭蕉有一种，名叫甘露蕉。花苞中有露水，味甚甘，就是甘露浆，可以算得芭蕉中精华所结成的。一味，就是没有第二样。

因为上面所做的功夫，纯洁而安静，所以身中发生的效验，也是甜美而清凉。

饥则思食，渴则思饮，都是表示吾人身体里面有所欠缺，需要补足，方好维持。假使身内部无所欠缺，自然就不饥不渴，能入大定，自然就能看见本来面目。

凡丝类没有染颜色的叫素。吾人真面目，本是白净无疵，一尘不染，所以叫真素。

他时功满自逍遥，初日炼烹实勤苦。

到了将来功夫圆满之后，自然逍遥快乐。但在当初下功的时候，实未免勤劳而辛苦。

用武火时叫作炼，用文火时叫作烹。如何是武火？打起精神，扫除杂念，端身正坐，心息相依。如何是文火？全体放松，含光内守，绵绵似有，默默如无。

勤苦之中又不勤，闲闲只要养元神。

虽说下手做功夫要耐得勤苦，然又不是劳心劳力动手动脚的事。所以老子《道德经》上有一句口诀，教人“用之不勤”。

既说要勤，又说要不勤，岂非自相矛盾吗？须知所说“不勤”的意思，就是不劳动，不执著，不揠苗助长。所说勤的意思，就是不虚度，不懈怠，不一暴十寒。闲闲，就是表示不勤。能闲闲，方能保得住元炁，能保元炁，方能养得住元神。

奈何心使闲不得，到此纵擒全在人。

奈何世上的人，总是要休息而不可得。虽说因为环境所困，不能完全放下，然而有一半也是历劫以来的习惯，难以改变。做功夫的人，常常被这个念头所累。到了此种地步，或任他放纵，或设法擒拿，全在各人自己做主。

我昔苦中苦更苦，木食草衣孤又静。

曹真人言她自己当日做功夫时期，受过许多困苦。吃的穿的，都是别人家不要的东西。所处的境遇，既孤寂又冷清。

心知大道不能行，名迹与身为大病。

心中分明认得大道是好，无奈不能实行。所以不能实行的缘故，因为受三种之累：一种虚名，二种事迹，三种身体。虚名之累，就是能者多劳；事迹之累，就是权利义务；身体之累，就是衣食住行。

比如闲处用功夫，争似泰然修大定。

修道的人，就怕不得闲。幸而得闲，又被许多有作为的旁门小法所累。比如我们身心，已经得到了清闲境界，与其再要用各种旁门小法功夫，倒不如一切放下，专修大定的功夫为妙。

“争”字与“怎”相同，“争似”犹言“怎若”。按：张紫阳真人《悟真篇》七言律诗第二首云：“大药不求争得遇。”第十三首云：“争如火里好栽莲。”七言绝句第一首云：“争得金丹不解生。”第八首云：“争似真铅合圣机。”第四十首云："争得金乌搦兔儿。"第六十四首云："教人争得见行藏。"凡所有的"争"字，都作"怎"字解。宋朝人文章上面所习用的字眼，和现在人所用的两样。为诸君读道书便利计，特附注于此。

形神虽曰两难全，了命未能先了性。

大道之要，在全神而又全形。全神，普通叫作性功。全形，普通叫作命功。修道的人，能得形神两全最上。如其不能，先做性功以全神。等到有机会时，再作命功以全形，亦无不可。

下文所说，就是了性全神的办法。

不去奔名与逐利，绝了人情总无事。

不去同人家争名夺利，谢绝人情上的往来应酬，就能够达到清闲无事的境界。

决烈在人体住滞，在我更教谁制御。

不贪名利与谢绝应酬，这两件事，看起来很不容易做到。但是事在人为，若真肯下决心，未必一定就有什么障碍。在我自己本身，更是要做就做，教谁来干涉我呢?

住滞，即障碍之意。制御，即干涉之意。

掀天声价又何如，倚马文章非足贵。

掀天，形容其人声价之高。倚马，形容文章下笔之快。但是对于修道都无用处。

荣华衣食总无心，积玉堆金复何济。

上一句说一心向道，不注意于荣华衣食。下句说有钱的人，若不肯修道，等到老病死的时候，虽有钱又何济于事呢？

工巧文章与词赋，多能碍却修行路。

此言成为一个文学家，也无大用，反而成为修行的障碍。

恰如薄雾与轻烟，闲傍落花随柳絮。

此言文人不能成大事业，就像那些薄雾轻烟，和落花飞絮为伴，总觉得飘荡无根，虚而不实。

缥缈浮游天地间，到了不能成雨露。

上句说薄雾轻烟的形状，下句说薄雾轻烟与雨露不同。雨露有益于人世，烟雾无益于人世，而烟雾终久是烟雾，不能变成雨露。

缥缈，形容其漂荡无根。浮游，形容其虚而不实。

名与身兮竟孰亲，半生岁月大因循。

世上没有一个人不喜欢名誉，更没有一个人不爱惜身体。名誉和身体比较起来，哪一样同我最亲近呢？自然是身体最亲切了。可惜世上人半生岁月，就此因循过去。

因循二字的意思，就是遵守旧章。我们抱定人类始祖所遗传的饮食男女习惯，永远不肯改变；服从造化所支配的生老病死定律，绝对不敢违抗。这些都叫作因循。

比来修炼赖神气，神气不安空苦辛。

比来，就是近来，大概指中年以后而言。因为凡人到了这个时候，身体已经渐渐衰朽，全靠在神气上面用功夫，才能有少许补救。神气若不能安居在身内，所做的功夫都是白吃辛苦。

可怜一个好基址，金殿玉堂无主人。

好基址，金殿玉堂，皆指人的身体而言。主人，指人的元神而言。

身体譬如一所房屋，元神譬如这房屋的主人，倘若时时刻刻让他在外面游荡，不肯回到腔子里，就像一所好房子，无人居住，无人打扫，无人修理，渐渐的这个房子就要变坏了。

劝得主人长久住，置在虚闲无用处。

我们应该用种种方法，把房屋的主人劝回来，长久住在家中，不要野心勃勃，常想跑到外面去。并且要把他放在空虚闲静的地方，使他心无所用，然后他的旧习惯始能慢慢改变。

无中妙有执持难，解养婴儿须藉母。

我们的元神，当其寂然不动的时候，不可以说他是有。当其感而遂通的时候，又不可以说他是无。只好说是无中妙有。

凡世间道理，不可拿言语形容，不可用心思推测的，都叫做妙。妙有也是这种道理。既不偏于无，亦不偏于有，因此就难于执持。所谓难于执持，就是说把握不牢，捉摸不定。照这样看来功夫究竟如何下手呢？

但诸君要懂得，世上养育婴儿，全靠母亲力量。我们元神譬喻婴儿，试问元神之母是什么？老子《道德经》第一章云："无名天地之始，有名万物之母。"第二十章云："我独异于人，而贵求食于母。"第二十五章云："有物混成，先天地生。寂兮寥兮，独立而不改，周行而不殆，可以为天下母。吾不知其名，字之曰道。"因此我们可以断定母就是道。若要养育元神，必须凭借道力。

道是什么？道就是阴阳，阴阳就是性命，性命就是神气。初下手功夫，就是以神驭气，以气养神。神气合一，就是修道。

缄藏俊辩黜聪明，收卷精神作愚鲁。

精神发于耳目，叫做聪明；发于言论文章，叫做俊辩。缄，是封闭。藏，收藏。黜，是废弃。

这两句大意，是劝人把自己精神收藏在身体里面，不要发泄在身体外面，要学老子《道德经》上所说“大辩若讷，大巧若拙”的样子，是为修道初步下手的办法。

坚心一志任前程，大道于人终不负。

心要坚定，志要专一，任我们向前途走去，终可以达到目的，那时才晓得大道不负于人。所怕的就是人们自己不肯走这条大道，偏喜欢走邪路旁门，非但今生落一场空，并且来生尚要招得种种恶报，何苦乃尔！

附 录

《古今图书集成·神异典》引《罗浮山志》

《罗浮山志》云：宋徽宗宣和中，有曹仙姑居京城，作诗赠道士邹葆光。时徽宗广求学仙之徒与工诗赋奇女。仙姑与吴妙明，皆征至京师。仙姑明于丹敕，尝作《大道歌》，深得要旨，道流竞传诵之，敕封文逸真人。每遇道流，藐谓无人。独与葆光语，甚见称许，故有此赠。

汪东亭先生对于《灵源大道歌》之意见

体真山人汪东亭曰：《大道歌》，又有人谓是刘祖海蟾著，名《至真歌》。余观历代丹书，凡有女真著作，皆是言汞不言铅，言水不言火。盖女真身属坤体，故不便言阳火，而只说阴符也。惟独此歌更洗刷净尽，通篇无一字及铅，所说无非真汞一物。且灵源者泉窟也。泉窟即神水之根也。本歌云：神水难言识者稀。又云：纵横流转润一身，到头不出于神水。此皆祖述《悟真》所言："本是水银一味，周流遍历诸辰。阴阳数足自通神，出入不离玄牝。"盖玄牝即灵源泉窟。又至真之义，丹经皆指真阳。此歌一味真阴，与至真二字何涉？况刘祖著《还金篇》《还丹歌》，皆是铅汞对峙，何独于此歌只言汞而不言铅耶？余谓文逸仙姑所作，确无疑也。（汪说见于《道统大成》女丹诀中。）

陈撄宁先生与因是子蒋竹庄先生讨论先后天神水

来函之一段：灵泉神水，似指先天，虽后天之津液，从此而出，今即以津液释灵泉，先后天不分，恐致学者误会。

复函之一段：神水二字，原是一种代名词，说后天可，说先天亦可。但在各家道书丹经上，虽其所用名词，往往杂乱无章，而先天与后天的界限，却划分得很严，不便通融假借。

凡所谓先天，都是无形的；凡所谓后天，都是有形的，如涕唾精血汗泪等物，当然属后天。即《灵源大道歌》所云神水，亦不合先天定义，惟比较涕唾精血汗泪等物，其程度则超过一级耳。盖因《大道歌》原文“纵横流转润一身”这七个字，已将神水的界限划定了，俨然是有形的物质，而非无形的先天。至于所谓“神水难言识者稀，资生一节由真气”这个真气，似指先天而言。假使说神水是先天，则神水所赖所资生的真气，更是先天，于是乎有两个先天，恐不合理。愚谓：自先天无形的真炁，一变为有形的神水，自有形的神水，再变为不仅有形而且重浊的涕唾精血泪汗等物，其中显分阶级，可知本篇所谓神水，乃先天无形真炁变后天有形物质时，中间过渡之物，今世医学家所谓内分泌者，或不无关系。

据汪先生云：“灵源者泉窟也，泉窟即神水之根也。”汪意盖谓灵源如山中石隙之泉眼，其水至清洁，而且静止。神水如尚未出山之流泉，其水因流动所经过路程太多，已不免灰沙混入，惟幸其尚未出山，究与江河湖沼浑浊之水不同。故汪不曰灵泉即是神水，而曰是神水之根。可知神水之根乃先天，而神水则非先天矣。

拙注引朗然子诗“华池神水频吞咽”句，的确是指口中津液而言，然较之常人口中涎唾，则有清浊之别。《黄庭内景经》第三章“口为玉池太和官，嗽咽灵液灾不干”，《内景》第三十三章“取津玄膺入明堂，下溉喉咙神明通”，《外景》第一章“玉池清水灌灵根”，《外景》第二章“玉池清水上生肥，灵根坚固老不衰”各等语，皆同朗然子之意。昔日拙作《黄庭讲义》，略有发明。

总而言之，灵源大道，是指先天；涕唾精血，是指后天；而灵泉神水，则是先天变后天时中间过渡之物。若按返还效验，亦可以说是由后天返还到先天时中间过渡之物。

是否有当，敬请指教。

《灵源大道歌》之按语

陈撄宁

撄宁按:《灵源大道歌》，在各家道书中，常名为《至真歌》，谓是刘海蟾真人所作。与此篇对勘，仅题目及作者姓字不同而已，本文未见有何特异处。《至真》《灵源》，刘作、曹作，纷纭聚讼，迄无解决之方。

余观此篇体制，殊不类刘真人手笔。然欲判归仙姑名下，又苦于搜不出证据。虽光绪年间，体真山人汪东亭，曾有论断，理由亦不充足。余后偶阅《古今图书集成·神异典》，见其中引《罗浮山志》一段云云，方知《大道歌》确属曹作。

曹为宋徽宗时人，其名不传，文逸二字乃其封号。曹在当时并有赠罗浮道士邹葆光七言长歌一首传世，格局气味，与《灵源大道歌》极相似。于是数百年疑案遂以大白。

灵源大道歌白话注解题词（一）

吴竹园

大著弘仙学，天花落讲筵；阴阳宣秘谛，造化失威权。
妙论超群教，高风异昔贤；他年如有约，海上访成连。

灵源大道歌白话注解题词（二）

罗浮山人

本是清虚境里来，迷真逐妄里尘埃；
感君指点还源路，识得先天道眼开。

卷七

仙学书信问答

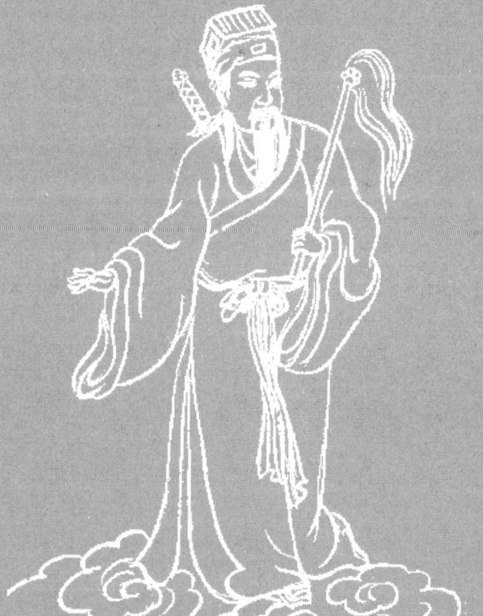

给黄忏华居士的一封信

陈撄宁

忏华兄鉴：

由胡海牙转到来书，敬悉。

所示《庄子》注，如王先谦、郭庆藩、郭象、成玄英等，宁以前皆见过，但此刻手边皆没有。

愚认为郭庆藩注最详，只须备此一种，其他三种都包括在内矣。庆藩注原有木刻本甚好，惟不易得，往年世界书局《诸子集成》中，翻印王郭二注，虽嫌字小，亦胜于无。但世界书局早已停业，故此书无购处。郭象玄英二种太老，不足观矣。无锡蒋锡昌之《庄子哲学》，怀宁胡远睿之《庄子诠诂》，皆可看，将来拟到商务书馆购得后寄上可也。

宁欲于阳历 3 月 1 日往苏州穹窿山，通行证期限半个月，约在阳历 3 月 15 日以前返沪，何时来杭，则未能预计。

宁往年把仙佛两家的界限分得很清楚，但经过西藏密宗捣乱之后，竟无法再为分清。凡是仙家专门学术，都是他门密宗所有的，又绝对不肯公开，必须正式皈依金刚上师，受过灌顶，方可得闻。而且灌顶不止一次，每传授一个法门，必有一次灌顶，大做其生意经，收入的确不少。尚有许多邪教，乌烟瘴气，把“道”字名称弄得恶劣异常，使人掩耳却走。诚为“仙”“道”之大不幸！我若提倡仙学，须防密宗徒窃取而去，作为传法敛财的工具。虽然他们自夸已经有了，但不过粗枝大叶，绝不能像专门仙学之精深而广博，若再公开地发表，正是让他们学了乖。我若弘扬道教，无奈道的名字太不好听，必须费我很多的脑力，才可以把道教名气挽回，我的年龄已迫不及待矣。

按宁当前之景况而论，修养身体，最属切要。其次即是将以往自己所有的撰述，重新分期整理一番，再作第二次出版。口诀与方法亦学密宗一样，绝对不公开，此乃上海极少数同志的意见，问题就在我愿意接受与否。

尚有把自己户口迁移到杭州的问题，以及玉皇山饮食起居是否适合于自己需要的问题，假使不上玉皇山，究竟住在何处的问题，皆待考虑。候这次由苏州回申，再从长计划。若蒙惠函，请寄。

此候撰安

弟撄宁上

公元1951年2月26日

答复河北唐山张让轩君

陈撄宁

谨复者：

前由翼化堂书局转到惠函，辱承过誉，愧悚奚似。仆仅可称为好道而已，不敢自命为得道也。

世风愈坏，人心不古，诚如尊论。惟望修道之士日多一日，庶几可用旋转乾坤之手段，挽回劫运于无形耳。

谨按来函所问各节，逐条答复如后：

（一）“丹田甚暖，心中宁静。”此种景象甚好，乃坎离已交，水火既济之效验。

（二）“全身如酥如雾。”此象亦佳，乃身心安静、筋脉融和之效验。

（三）“有时身忽如无，恐不敢坐。”此种景象，凡习静坐功夫者，常常遇到，不必惊疑，不过顷刻之间，即又回复原状。

（四）“闭目则昏沉，开眼则清亮。”此乃身中阴浊之气尚重，故闭目不免昏沉。若功夫圆满，则身中纯是一片清阳之气，闭目自不觉其昏沉矣。

（五）“守窍在脐肾之中。”修炼下手处甚多，本无一定不移之方位，此守窍法亦可用。即丹经所云“前对脐轮后对肾，中间有个真金鼎”是也。

（六）“胎息不见。”胎息之成功有二种：一由于自然者；二由于勉强者。何谓自然成功？即是大周天入定以后，自然能到此地步。何谓勉强成功？即是专从后天呼吸下手，功夫由浅而深，亦可渐渐做到胎息地步。今阁下所以不见胎息者，一由于尚未到大周天入定之程度，二由于下手未曾专做胎息之功夫也。

（七）“每数十日尚有遗漏一次。”此种现象，若在普通人不能算病，乃精满自溢耳，在修炼家总以长年不漏为妙。来函所云“提气上行”之法，亦不妨试做，看其有效验否。若有效验，即可一直做下去；若无效验，可以作罢；若非徒无益，反生他患，则须立刻停止。阁下与仆相隔太远，其中详细情形，一言难尽，不能断定此法是否和宜也。

（八）“自尾闾第二节内骨间起，似一黍珠，直冲顶上，少停即降入丹田。”此种景象，若不是因于幻想所造成，乃是由于静坐时无思无虑自然发动者，可以说功夫大有进步。然不是大药冲关之象，请勿误会。

总观以上各种效验，虽未造精纯之域，然得到如此程度，亦非容易。仆想阁下必是诚笃之君子，方能有此效验。若能专心努力，持之以恒，将来当更有深造之一日。惟功夫须要顺乎自然，不可太执著耳。仆三十年来，所遇同道中人甚多，程度高低不一。有大成者，有小成者，有刚入门者，有终身无成者。彼辈所经历之途径，皆曾与仆共同参究，知之甚详。若尽量披露，写于纸上，恐数万言不能毕其说，只好留待他时机缘辏合，再行宣布。

先此奉复，余容续谈。

附 录

张让轩君来函

撄翁道长慧鉴：

敬启者，现下人心不古，道德沉沦，世事愈趋愈下，将来不知伊于胡底，殊堪浩叹。（中略）

末学业深慧浅，尘缘障道，口虽念佛，身虽静坐，心不在道，自顾惭愧，不堪教诲。自拜读圆音（孙仙诗注），不啻醍醐灌口，甘露洒心。愿拜求指教，又恐根基浅陋，有辱训导。

今蒙贵刊不弃，示命请益先生左右，实有幸三生，天赐善缘也。谨以拜问数则，渎呈先生座下，不弃菲材是祷。

幼时即有修行心，因入学堂，志为所变。身体太弱，28岁始求乡间道士学静坐，不得法，病作遂辍。33岁得《因是子静坐法》书，遂仿行。年内，书中之效，似已得之。35岁在北平受杨端宇先生、道德社段正元先生指教窍道。有一日晨课，自尾闾第二节内骨间起，似一黍珠，直冲顶上，少停即降入丹田。

现年48岁，功夫未有进步。现相亦惟丹田甚暖，心中宁静，正顶如石压。有时身忽如无，恐不敢坐。亦有全身如酥如雾时。春夏有时闭目则昏沉，开眼景况则清亮。现所守窍在脐肾之中，心中一清，立现微风指面。所惜无师，胎息不见。每数十日内尚有遗漏，红螺山（平北彻祖道场）慕西方丈，教常念一字二字阖辟（提气上行）之止漏妙法，未知是否？望先生兴无缘慈，运同体悲，指示迷津，出诸苦厄。世世生生，感德无量。

敬请道安！

末学张让轩稽首

答复江苏海门蔡德净君

陈撄宁

第一答：此三句，乃排印者稍有错误，今特为改正如下：

“且不仅男女之合”一句，“仅”字下当添“禁”字。“待真永无漏泄而后已”一句，“真”字当改为“其”字。

原文之意，盖谓男女之欲，应该要禁止，以免漏泄。若徒然禁止男女交合，不用其他方法修炼，仍不能免漏泄。必要待其永无漏泄，而后方为载道之器。从此用功，成仙成佛，始有希望。否则终日讲经说教，都属于空中楼阁，毫无实际，结果仍是老病死而已。

世上人患早泄梦遗滑精之病者，十人之中，殆有九人。因为身体不健康，卫生不研究，故尔如此。乃是医学范围内之问题，请问医生可也。

至于讲义上所说永无漏泄者，不在医学范围以内，乃是仙家筑基之功夫，佛家禅定之初步，非一个简单的法子可以和盘托出，显示于人者。譬如现在所流行之太极拳术，不过几十个架子。若按照书本上图样行事，一天学一个架子，不到两个月，就学完了。然实际上并不如此容易。敝人曾见彼等从师日日学习，三年五载，尚没有学好者甚多。学道亦如是也。

第二答：佛家有显教，有密教。显教是普度的，是可以公开的，是人人能

学的；密教是严守秘密的，是不能公开的，是普通人所不能学的。（此处所谓密教，不是由日本传来的密宗，请勿误会）

仙家亦有显教，有密教。显教是吐纳导引、炼气辟谷、服食药草、清思存想、清净坐忘等类法门，数不胜数。凡关于此种问题，敝人知无不言。

至于来函第二条所问者，乃仙家之密教，自古以来不许写在纸上，不许妄传与人。若不谨慎，犯此戒律，必遭谴责。昔者张紫阳真人已亲身历验之矣。请观《悟真篇》后序有云："三传与人，三遭祸患。自今以往，当钳口结舌。虽刀剑加项，亦无复敢言矣。"敝人初不相信，十年以前，曾犯此戒律三分之一，已招引极大之魔难，有五年之久，其困苦非言语所能形容。今实无此大胆敢犯第二次，故对于阁下所问，不能回答，请原谅是幸。

若问仙家密教既不能公开，又何必著书传世，岂非多事？请观魏伯阳真人《参同契》书中云："若遂结舌喑，绝道获罪诛。写情著竹帛，又恐泄天符。"此四句话，已将必须著书传世，而又不敢明言之意，诚恳说出，后学更无疑惑矣。

譬如我们有一把刀，善用之者，可以切菜，可以裁纸，可以削木制器，可以御侮防身，有益于人处甚多。若被小孩玩弄，则断指流血矣。若被强盗拿去，则杀人劫物矣。将归咎于刀乎？刀不任咎也。其过乃在有刀之人，不能谨慎致藏，致招意外之祸。仙家密教，亦如是也。

第三答："男子茎中无聚精，妇人脐中不结婴。"此二句出于《道藏全书》中，外面没有流传之本。又："男子修成不漏精，女子修成不漏经。"此二句乃普通道书注解所常引证者，相传为许旌阳真人之言，其原本亦无处可购。

第四答：阁下所欲解决之问题，总而言之，要得悟大道，超出樊笼，庶免坐待油干火息，再堕轮回。志愿宏深，可敬可佩。

坊间流行之道书，虽有多种，或嫌理论太高，恐无人讲演，不能领会；或嫌口诀隐藏，非明师传授，不能自悟；或嫌意义浅陋，阅之不免生厌；或嫌满纸空谈，到底无下手处；或嫌宗派不同，对于阁下个人之环境，未必相宜，故不敢贸然介绍。据愚见而论，惟有《性命圭旨》一书，最为适用。阁下所急需解决之问题，书中早已代为解决。自始至终，有条不紊，凡圣贤仙佛，一切大道，一切口诀，无不包罗在内。请熟读深思，必有豁然贯通之日。所惜者书坊流行之本，大半是洋纸石印，字小难看，且有错误。须访求木版大字本为要。

再者，翼化堂出版之道书，现在有一百几十种，鄙人犹以为不敷应用。曾劝该局主人，勿惜工本，竭力搜求古版道书，刊印流通，以饷学道之士。并拟抽出余暇，将该书局所有已经发售之道书，分门别类，编成一部书目提要，将其内容大概，以及诸家派别之不同，下手方法之各异，略为分析。并某一部书中，其宗旨如何，其精华何在，亦不惜和盘托出，以便学者之参求。将来按期登入半月刊中，请阁下自己选择性之所好者，购而读之，无须鄙人之代谋矣。

至于鄙人所以不惮烦劳，尽心竭力，以提倡道学为己任者，非欲于此中求何利益，实因昔日从师学道时，即发此愿。奈人事蹉跎，迁延岁月，未能实行。今幸遇机缘，翼化堂主人，堪称同志，或可偿我宿愿，并希望能报吾师传授之恩于万一耳。阁下若喜研究道学者，鄙人固甚欢迎也。

先此奉复，余容续谈。

附 录

蔡德净君来函

敬启者：

前接大札，敬悉一一。今特拟上问题三则，尚祈斧正示为幸。

（一）贵刊第十三期《黄庭经讲义》第八章《断欲》第九、十行曰："且不仅男女之合，又用法闭精窍之门，待真永无漏泄而后已。"此闭精窍之法，请示其详。

（二）第十四期《黄庭经讲义》后《按语》中大意说：已破体之人，欲闭精勿泄，任用何法每感困难无效，有时遗精或反加剧。虽无妨身体之健康，惟修仙志愿付于流水云云。后原文说"当知此事要量体裁衣，因人说法，不可执一以概其余。传道者须有超群之学识，受道者须有天赋之聪明，然后循循善诱，由浅而深，历尽旁门，终归正路。不废夫妻，偏少儿孙之累；不离交合，能夺造化之权"。观以上所言，既非彭老之法，又不离男女之事，妙至极矣。但敝人虽非利根上智，已久欲想出外寻师访友。历尽旁门，终归觉路，得悟大道，超出樊笼。惜碍于经济，乏于学识，薄于机缘，以致坐待油干火熄，堕落轮回，苦不胜言。前接佳音，蒙惠许解答一切，不胜欣幸。故特草上鸦迹，恳祈高明慈悲救苦，指示其中妙诀，则铭感不忘也。

（三）讲义后尾又说："道书所谓男子茎中无聚精，女人脐中不结婴。"又谓："男子修成不漏精，女子修成不漏经。"以上四句，不悉出于何种道书可考？贵局可有出售否？

复次，关系敝人所需解决之问题，书籍上若有所载者，祈介绍数种为感。

此上，《扬善半月刊》社诸大德先生钧鉴。

后学蔡德净谨上

答复南通杨风子君

陈撄宁

（一）普通人顶上皆有气，并且有各种颜色。昔年曾遇一位道友，善于望气，断定人之吉凶祸福，屡试屡验。因为他的一双眼睛，生来与众不同，能于正午时对太阳直视，而目不稍瞬。他的师父见他有此异禀，故把望气之术传授于他。他既得师传，又能刻苦炼习。三年之久，其术遂成。

据他对我说，人头上气有高低，愈高愈好。虽高而中间有折断处，亦不好。气之颜色，黄白紫都好，皆是与仙佛有缘者；红色乃世间富贵中人，但不宜于修道；青色灰色，都属凶恶之气，须防灾祸临身。今观来函所言，有人看见阁下头顶上有红紫黄之气，不知此人的眼睛是否与众不同，是否曾经炼习过望气之术，是否众人皆不能看见，独有此人能见，来函皆未言明，故难代为判定。总而言之，白紫二色为上上，若一心修道，今生可望成功。黄色为中平，乃是品德高上之士，今生安居乐业，无灾无祸，来生福报更胜于今生。红色为上中，世俗求谋，大吉大利。

今阁下自觉顶上为白气，而别人见阁下顶上有红黄紫之气，是四种颜色俱全。虽然都是好气，可惜颜色太杂，未免美中不足，然比较寻常之人，已胜过多倍矣，可喜可贺。

（二）性命二字，若细细解释，纵有千言万语，亦说不尽。今特简而言之：性即是吾人之灵觉，命即是吾人之生机。

（三）性命二者不可分离，所以要双修。但此义颇难明白，今姑作一譬喻，以解释之。

譬如我们有一玻璃镜子，上面沾染了许多灰尘，把镜中的光明完全埋没，变成废物。我们要想镜子常放光明，必须先将上面历年沾染的灰尘设法渐渐除去。除去一分灰尘，即现一分光明，除去十分灰尘，即现十分光明。此所谓修性也。

虽然时时需用除灰尘的功夫，而时时又要保护这面镜子，切切不可毁坏。若偶不当心，失手将镜子打碎，则除灰尘的功夫尚且无从做起，更不必再希望镜子放光。所以我们先要保护镜子，不可打碎。此所谓修命也。

镜本有光，因尘埋而不灭；光不离镜，因镜破而光销。镜之光明譬如性，镜之质体譬如命，所以要性命双修。

（四）道法二字，范围亦至广大，更非几句话所能说得清楚。简而言之，道就是吾人返本还原的一条大路，法就是我们走这条路的法子。譬如要从上海到南京，有四种走法。第一种两脚步行；第二种乘轮船；第三种乘火车；第四种乘飞机。时间的快慢，虽有分别，而结果皆可以达到目的地。就恐怕是把方向认错，乘轮船的到了宁波，乘火车的到了杭州，乘飞机的到了北平，两脚步行的又不知去向，永远不会有到南京之一日。所以修道首先要研究方法，此之谓道法是也。

另外尚有一个解释，乃道无术不行。术就是法术，可以作为行道之助。故曰道法并行。

附 录

杨风子君原函

撄宁先觉有道：

敬肃者，风子自习静坐数年，后因遗精而辍。好习乩，于习乩期中，常以吾之心神，似与虚空中诸圣诸神相往来。

忽一日，有人见吾顶上有红紫黄之气，惊而告我。我亦自觉其为白气，由囟门进出，若呼吸然。于出气时，似香烟之缥缈，恍惚身登太虚。有人能见此气，有人不能见之。吾诚不知斯气也，何气也？是佳境欤？是幻相欤？务乞先觉破吾疑团为祷。

再，修持人，每以“性命双修，道法并行”为口号。敬询何谓性？何谓命？何谓道法？如何谓为性命双修、道法并行？

均祈一一详示，以度有缘。

肃此敬请　道安！

后学杨风子启清明节

答复杨风子君

陈撄宁

谨复者：

来函言，贵地某女士修道多年，最近忽得疯病，问有何挽救之方。今特依愚见答复如下：

（一）女嫁男婚，乃人伦之正轨；阴阳交感，亦天道之常经。修行法门甚多，不必定要禁绝夫妇之事。倘有生来根器，与众不同，情欲之念，其为淡薄者，则实行断绝房事，未尝不好。设若欲念颇旺，难以克制，而又不能遂其愿者，必须用种种方法，调和身心，使欲念渐渐淡薄，而后达到自然无欲之境界。切不可勉强压迫，违背人情，致滋流弊。

（二）因为打坐炼功夫，而生各种奇怪病症者，时有所闻，试列举如下：

或哭或笑

见神见鬼

自言自语歌唱不休

手舞足蹈全体摇动

胸腹胁肋之中结成痞块

印堂山根之内如多一物

肝火太旺常常动怒

终日忧闷愁眉不展

眼中看见各种幻相

梦中现出各种异境

诸如此类，不可胜数。有终身不愈者；有服特别方药而获愈者；有用精神治疗法而获愈者；有停止坐功从事游戏散心而获愈者；有因做此种功夫受病，改做他种功夫而获愈者。病之情状，各不相同，故治法亦不能一概而论。

（三）某女士环境如何？程度如何？仆皆不知其详。故对于其致病之由，不敢妄发议论。果如来函所言，的确是因修道做功夫而得此病，则必须改变其旧日之习惯，停止一切坐功。最好令人陪伴她出门，到山林清幽之处游玩，寻一点乐趣，使其心怀开畅，或可望有转机。至于绳捆索缚，禁止自由，大约是出于无可奈何之举动，不得已而为之耳。

（四）修道虽是美事，但非人人能做的，必须上根利器，方可成就。普通人走这条路，常常走不通。世间上智少而中材多，与其劝人修道，不如劝人修慧。果能福慧兼全，修道自然易矣。若有福无慧者，虽其人环境甚佳，而不能辨别是非邪正，难免盲修瞎炼。若有慧无福者，虽其人能闻一知十，彻悟玄机，而为环境所困，不能实行修证。此二种皆有缺憾。若福慧两门俱不足者，今生更难有希望，只好守戒持斋、积功累德、清心寡欲、读书穷理，以待机缘而已。故仆平日虽提倡道学，亦听人自己发愿，自己研求，决不勉强劝人修道。盖深知此事之不易也。

先此奉复。余容续谈。

附 录

杨风子君来函（问道函）

撄宁先觉有道：

敬肃者。敝地有先天道者，其教义为男不婚女不嫁。既婚嫁者，禁绝房事。一般因环境之逼迫而入道者，颇不乏人。近来掘港永贞堂有一女弟子，其修持之久，已历十余年。现年三十余岁，忽于去腊思想错乱，似疯非疯。其老师季某，无法治之，迄今更剧。其老师竟以绳背梏其手，兼桎其足，禁其自由，以免意外。

风子有感于中，夫学正道所以求真自由寻真快乐也，而某女弟子竟因学道失自由快乐，吾恐使后学者，视修持为畏途，则其阻道之罪不浅。吾固有救正之心，奈无救正之力，素仰先觉抱济世渡人之宏愿，故敢冒昧直陈，请求挽回之方，以便转告而救正之。如能详述其致病之由，则更为美满矣。

肃此，敬请道安！

后学杨风子泐

4月13日

（回函务乞披露《扬善半月刊》为祷，原函请附其后可也）

答复苏州张道初先生来函问道

陈撄宁

接奉11月25日来函，所询各节，深悉阁下好道之诚心，仆甚愿作详细之答复。奈因本刊改编伊始，稿件拥挤，篇幅有限，故不能登载长函。今只得先作简单之说明，略申大意。尚有许多未尽之言，请待下期陆续登出，以付雅望。

第一问：可否请将却病摄养之真功详赐指授？

答曰：普通方法，请阁下注意本刊每期中所登载“延寿须知”一部。特别方法，要看各人身体之现状及环境之适宜与否。故不能一概而论。

第二问：初学之人，先须守何戒？

答曰：学佛有佛家之戒律，学仙有仙家之戒律，此皆门内人所应当遵守者。阁下现在尚未踏进修行一门，故不必问戒律之事。

至于世上做人的道理，请注意本刊每期所登载之“先哲格言”“名贤模范”两部。

第三问：摄养期内，必须茹素否？初乃有职务之人，茹素颇感不便，尚有通融之法否？

答曰：按照仙佛二家的戒律说，是定要茹素；按照医药卫生学理说，不必一定吃素，有时吃素反不相宜。故此事只随缘而已。

第四问：读书有明理之益，但不知何书为最详、最完备、最明显、最有裨于初学？

答曰：坊间通行之道书，以及道院秘藏之道书，仆历年以来，皆已阅遍。能称完备者，不明显；能称明显者，又不完备。都有缺点。若再求益于初学之道书，更难之又难。

仆当年学道之时，就与阁下心理相同，想觅得一部完备明显而又便于初学之道书，裨可作为入门之一助。直到今日，已经过三十五年矣，尚未觅到。只好不辞僭妄，亲自动手编辑几部道书，以慰世间好道之士。

已经出版者，有《孙不二女丹诗注》及《黄庭经讲义》二种。未曾出版者，有《仙学入门》《口诀钩玄录》《女丹诀集成》《仙学正宗》《五祖七真像传》数种。虽不敢说最完备明显，但比世间通行之道书，切于实用，请阁下注意。

第五问：《吕祖诗解》中，每言详注于六部经中。但不知此六部经是何书名？

答曰：《吕祖诗解》，是常遵先君所作，故我不能回答。

第六问：《道藏百种精华录》一书，内容详备否？有裨于初学否？又《金笥宝录》一书，现有出售否？

答曰：《百种精华录》，既然有一百种之多，内容当然丰富。至于是否能有裨于初学，这句话我不敢说。因为编辑此书的人，是一个外行，对于中国道学源流派别，以及各家丹诀，皆未曾实地研究。徒依据前人肤浅的议论，作为精华录之绪言，并且在各书提要中妄下批评。

当年此书卖预约券之时，仆曾经写过一封信去质问，没有接到回音，又不知守一子究竟是何人。我想大概是投机营业的性质，所以就不再去质问了。好在所收的都是古书，学道的人，把它当做参考之用，未尝没有益处。但其定价太昂，颇以为憾耳。

《金笥宝录》，外面没有出售，听说翼化堂正在预备发行此书，大约不久可以出版。

第七问：《太乙金华宗旨》，下手功夫与他书稍异，何故？

答曰：此书是从上丹田下手，别种道书，或从中丹田下手，或从下丹田下手，地位不同，自然有异。

第八问：修佛教净土宗旨，如现在闭关于姑苏穿心街报国寺中之印光法师，及海上太虚法师与丁福保先生，《佛学半月刊》社中之范古农老先生等，将来修至若何地步，方称得道生西？吾能证明否？

答曰：印光法师年龄已经不小，快要往生西方了，这是当然的结果，用不着什么证明。太虚法师恐怕未必是纯粹的净土宗。我看他人很聪明，或者有点别的花样，不过局外人无从知道罢了。至于丁福保、范古农二位大居士，此刻尚在世间，并未到西方去，阁下何妨直接通信去问一问。请他们自己回答比较确实些，我们非净土宗，说出话来，总不免隔靴搔痒。

答复无锡汪伯英来函问道

陈撄宁

汪君原函

夫子大人慈鉴：

久失禀候，抱惭殊深。

此次接奉来谕，辞旨恳切，拟意周到，虽慈君之训，无以逾此。敢不书绅勒铭，五中敬佩。

弟子前次想到上海暂居之意者，盖一方面得亲近左右，一方面可入室行功。积数载辛勤，炼到不食不睡地步，然后再在社会做事。家中衣食，暂赖先君担负。其实不自量德力，痴心妄想。

先君于八月中忽然弃养，抱恨终天，年仅知命，遽尔委化。虽修短有数，然安知非小子无状积孽所致耶？兹则家中惟老母弱弟，仰事俯畜，不可复辞。远游之念，从此消灭；学道名山，只得期诸异日。苟或寿夭不测，惟有听天由命，修身以俟之耳。

再者《半月刊》上种种文字，虽皆是仁者之言，琳琅满目，无美不臻，其中或含玄义，或系格言。而能雅俗共赏，智愚咸明者，厥惟夫子之文章。昔人称白香山诗，老妪多解，对此犹有逊色矣。

弟子自恨无力，为衣食所困，俟后倘稍有余款，定向翼化堂将《黄庭经讲义》并《孙不二诗注》，购买数十部，或数百部，公诸同好。愿天下有心人都成了仙佛也。

兹有几种问题，关于道学前途者甚巨，拟恳夫子在《半月刊》上，不吝赐教是祷。

撄宁按：古语云人之患，在好为人师。余虽学道有年，实未尝敢以师资自命。因为自己晓得功修欠缺，不免内心惭愧。纵然偶尔弄几本书，涂几篇稿子，也不过是提倡的意思。眼见得中华民族自古相传之道术，快要没落尽了，都市中人，一天到晚，酒色财气，妻子衣食，忙得脑筋昏乱，无暇顾及此事；岩壑中几位先进老前辈，又绝尘逃世，不肯出来负荷此等责任。把这个千斤重的担子，压在我微弱的身上，如何能承受得起？《黄庭讲义》《不二诗注》，仅仅发挥一点学说，也算不得什么著作，汪君推奖太过，我觉得惭愧十分。至于我心中的志愿，现在尚未达到万分之一。因为此等重大事业，本不是个人所能包办，必须多结识几位同志，都有牺牲精神，并超等天才，大家组织一个团体，然后做起来总有几分希望。汪君以为然否？

来函称呼，太客气了，下次请改口为妥。所有各种问题，限于篇幅，不能作答，留待次期可也。

答复汪伯英君儒道释十三问

陈撄宁

第一问：佛道两家都有显教密教，儒家是否也有显教密教？再显教密教，到后来是否可以融通？

答曰：儒家亦有密教。《论语》上说：夫子之文章，可得而闻也；夫子之言性与天道，不可得而闻也。所谓可得而闻，就是儒家的显教；所谓不可得而闻，就是密教不能公开之意。

《中庸》上说：君子之道，费而隐。这个费字，就是显教；这个隐字，就是密教。

显教与密教，在理论上本来是融通的，没有什么冲突。其所以分为显密两派者，就是公开与不公开的缘故。

第二问：《黄庭》《参同》《悟真》，都是属于密教一类。何种书籍，是完全属于显教？

答曰:《参同》《悟真》,完全是密;《天仙正理》《金仙证论》,大半是显,而小半是密。《参同》《悟真》之密,是故意不肯明说;《正理》《证论》之密,是玄微处不能用语言文字形容。另有陈希夷、邵康节一派,非显非密,亦显亦密。程度高者见为显,程度低者见为密。

若问完全是显者,可谓绝无。因为人的程度有高低不同,此人见为显者,他人或又以为密耳。

第三问:各种书籍,诸家的注解,多是不同。固然仁者见仁,智者见智。有的书籍,本来明畅,一经注解,反而隐晦;有的书籍,始则隐约,一经注解,便能了彻;有的注和不注,相差不远。

虽然注者和读者的意见各有不同,是要凭自己的理智去测度,再将近取诸物、日用寻常之事去印证。

但是弟子有一个疑团,最不能打破的,便是口诀。譬如书上所说的一贯心法、直养无害、惟精惟一、致中致和,弟子认为亦是修养的秘诀。照此做去,施于外,则天地位,而万物育;施于内,则精神宁,而魂魄安。久久行之,肉体上一定会起变化。

始终抱定这个主意,积之又积,从微而著,由色身透出法身,养刚大充塞宇宙,乃是道体的自然。极浅显而易明,何以说当日孔门弟子除颜曾而外,性天之道,鲜有得闻?

但是弟子认此种亦是显教,悟则可以顿悟,证则非积久不可。至于颜曾所闻者,或亦是密教。显教积久自悟,密教非师莫明。书还没有说破,想来大约如此。但是此种密教,与《黄庭》《参同》《悟真》的理,是否相同?

答曰:君所说的一贯心法、直养无害、惟精惟一、致中致和、天地位、万物育、精神宁、魂魄安,这些都是理论,不是口诀。请问一贯如何"贯"法?直养如何"养"法?致中和如何"致"法?惟精惟一、允执厥中如何"执"法?这些实行的法子,才可以称得起"口诀"二字。

儒家显教,亦有口诀,请看我所作的《口诀钩玄录》,将来就能彻底明了,现在不必着急。儒家的密教,完全在一部《易经》上面。《参同契》就是从《易经》中脱化出来的,《悟真篇》又是从《参同契》中脱化出来的,如何能说是两样?

第四问：《黄庭》《参同》是古人修养的秘籍，其中词多譬喻，本不易明。经诸家注解，便能懂得许多。至夫子的《讲义》，是完全成了显教。虽一毫不懂的，看了亦能懂得。照如此说，何以前人要隐约其辞，不肯直接说出？若说惧泄天机，则后人难道不惧？若说文化理智不同的关系，及天然的时运气数，故书上每每说，以俟以后之君子，则将来的天机，或者要完全泄尽，和盘托出，不能写的，也能写在纸上，亦未可知。是否？请示。

答曰：《黄庭经》与《参同契》，这两部书中间的作用，有相同者，有不相同者。我的《黄庭经讲义》，是把可以公开的道理与方法直说出来。至于《参同契》书中的作用，一大半是不能公开的。所以《参同契》的讲义，到现在不能落笔。将来何时可以公开宣布、和盘托出，我现在不敢预言。

口诀不肯轻传的理由，有许多关系，并非惧泄天机。请看拙作《口诀钩玄录》，就明白了。

第五问：《悟真篇》是讲男女阴阳逆行造化之事，便是最上乘者。人己两利，与三峰采战，截然不同。若此法通行，最便利于世俗男女。因世间人大多是一夫一妇，何以天不肯将此法普遍流通，度尽无量众生？岂非与天不爱道之说相矛盾乎？

再者，既是如此，释道两家，何以或山中习静，或寺内参禅？多是一己孤修，致虚守静，藏器待时；静极而动，一阳来复，以后天摄先天，藉先天御后天；恍惚之中寻有象，杳冥之内觅真精。逮夫内真外应，地天交泰，上降下升，水火既济；阳不亢而阴不极，铅不走而汞不飞；魂魄相拘，精神固结，金情自恋木性，离女自交坎男。久而久之，一身浊阴，并无丝毫走失，但悉为清阳所化，变为纯阳，而不是亢阳。因为阳中有阴，刚中有柔，纯粹以精。是阴化于阳，不是阳埋于阴。

弟子始初认《悟真篇》，也是这个道理。其他一切丹经，多认它是这个道理。便是夫子的《诗注》《讲义》，弟子多认是这种道理。

但执此以观彼，一则是男女双方之事，一则乃自造自化之机。二者相较，大相径庭；二者混淆，未免大错。这也是弟子一个绝大疑团，未知夫子能否破格开恩，略示一二。不然这个闷葫芦，实在难以捉摸。至祷至祷。

答曰：《悟真篇》的作用，不是人己两利，乃是有利于己，无害于人；不是上上等的法子，乃是上中等的法子。三峰采战，结果两败俱伤，乃是下下等的法子。人己两利上上等的法子，向来是口传，不载于书中，故世间莫晓。

世上人虽然多是一夫一妇，但是小人多而君子少，所以他们不能行君子之道。《中庸》上虽然说："君子之道，造端乎夫妇。"但又说："君子之道，费而隐，夫妇之愚，可以与知焉。及其至也，虽圣人亦有所不知焉。""夫妇之不肖，可以能行焉，及其至也，虽圣人亦有所不能焉。"圣人尚且不知不能，何况愚夫愚妇？

独坐孤修，致虚守静，这个法子比较容易实行。自己要就做，不必征求对方之同意，也不必定要废弃人事。见效虽迟，流弊较少。我所提倡的，就是这一派。此派最紧要的，是"玄关一窍"。既不是《参同》《悟真》之法，亦不是冲虚、华阳之法，乃是陈希夷、邵康节他们传流下来的。你将来看拙作《口诀钩玄录》，就可知其大概矣。

这三种不同的法子，他们用的名词，彼此都是一样的。我当年初学道时，弄得头脑发昏，寝食俱废。幸遇明师，始能打破疑团。今特公开发表，以度有缘。免得作书的人，看书的人，传道的人，学道的人，都在闷葫芦中打滚。详见《口诀钩玄录》中，今不赘述。

第六问：显教是可以普度，密教是不能普度，大约因资格关系。但不知要有怎样的资格，方能受密教真传？倘使心诚力久，能否有豁然贯通自悟的一日，还是究竟非师莫明？

答曰：普通的人，都不合密教的资格。若问怎样资格，就可以得密教真传，此层将来可以发表，现时不能奉告。因为说出来文字太长，没有许多功夫写。

显教可以普度，这句话也不能一概而论。佛家显教，只有净土可以普度，其余各宗就不能普度；儒家显教，只有《论语》可以普度，别种经书就不能普度；道家显教，只有《感应篇》一类的文章，勉强可以普度，其余的修炼方法，虽然可以公开，未必就能普度，因人类知识高低万难平等之故。

至于豁然自悟，不要师传，恐怕自古至今，没有此例。只有虽得真传而不能全懂者，虽能全懂而不能实行者，虽能实行而不能成功者，今世尚不乏其人也。

第七问：学仙者，仙道已成，则游戏人间，和光混俗，施符咒水，济困扶贫，度脱众生，积累功德，其属易易。如昔日传记所载许真君、吕祖师等，斩妖除邪，则为人所畏；神通变化，则为人所羡；讲因说果，则为人所信；崇善黜恶，则为人所尊。而今乃不此之图，惟凭乩训，没有善根者何能相信？未免不为其易，而为其难。不知神仙何故如此，令人疑惑不明。

答曰：君若是个聪明人，就用不着发此问；君若是个书呆子，我就回答你，仍旧是不能醒悟。所以此事只好作为疑案而已。

第八问：现在有许多道门，如同善、先天、金丹、无为、道德学社等，出来的乩训，都说关圣现任玉帝，弥勒业已降生。但征之经典，未免矛盾。故佛道徒一概斥此种为外道，或曰灵鬼凭借。但不知双方孰是孰非？然无论真假，总有一方免不了诬圣之过。

答曰：这些婆婆妈妈的问题，恕我不能回答。佛教徒斥他们为外道，还是一句客气话；灵鬼之说亦不彻底。总而言之，人的知识程度，高低不同，斥者自斥，疑者自疑，信者自信。

第九问：北平乩训，内有阿弥陀佛向释迦佛叩头。弟子曾以此致问，据施君来信，谓系礼敬使然。但照佛经上说，释迦在娑婆成佛，系此土佛；弥勒系西方佛祖，先释迦而成佛，为观世音菩萨本师。今以世间理解，何以先佛向后佛礼拜？譬如三皇五帝向孔子礼拜，似乎不顺。

答曰：俗语有云：行客拜坐客。阿弥陀是西方极乐世界的佛，释迦牟尼是此土娑婆世界的佛；阿弥陀由西方世界到此土来，可算是行客；释迦原在此土不动，可算是坐客。不是先佛拜后佛，乃是行佛拜坐佛耳。按世间俗例，亦无不合。

君谓此言有理否，实在讲起来，可以说根本不成问题，哪里值得研究？

第十问：敝处的同善社，它的内容不能深悉。只是它的书籍，还觉得不错，事情也很为合理。有一部书叫《毅一子》，是宿儒杨某所做。书中的道理，与夫子之言很为合拍，讲的是孔门一贯心传。惜乎此人闻道之后，已与道合真了。现在又非常秘密，甚少杰出人才，得不到他们的真消息。所以此时乡间，感觉知音稀少，孤掌难鸣。

答曰：同善社不过是一种机关，若有人才，它就会兴旺；若无人才，它就要衰败。并非同善社本身有什么讲究。

当日同善社极盛的时代，有许多社员拉我进去，我笑而不答。盖意在言外矣。

第十一问：凡诵经咒，有说冥中可当钱用，有说超度亡灵。如今且休论他谁是谁非，总之清心忏罪，消孽去戾，默合阴阳于无形，也是情理之当然。

不过经义易明，咒语难懂。然而诵咒愈病等事，每有灵验。弟子也曾经试过，果然有效。照此看来，当诵咒时，暗中神灵，究竟得到什么好处？又有诵此咒则灵，诵彼咒则不灵，岂非“圣而不可知之之谓神”乎？是即所谓不可思议者乎？

答曰：诵咒这件事，常有灵验，其中有个所以然的道理，并非不可思议。因为这个道理最深奥，最难解说，与普通人听闻，只得用“不可思议”四字搪塞而已。

第十二问：书上口诀，很多很多，苟悟其理，可随便拈来作自己修养的方法，或印证自己的经验。如此则人人可以自悟，人人可以修为，不假外求，本来自有。这是弟子一向的观念。

但既是如此，何以又有不能公开的秘诀？惧泄遭谴的天机？而这种秘密天机，是否即是“一见黄龙后，始悔错用心”与“聪慧过颜闵，不遇明师莫强猜”的呢？若是则以吕祖颜闵之天资，尚不免错用强猜，况其下者乎？或者黄龙明师，原是恍惚杳冥中的一物，仙师故作此寓言乎？倘若是，则至显便是至密，至密便是至显，疑团就容易解散了。

夫子说《参同》《悟真》，非得人传授，自己绝不能了解。照如此说，一定另有一种密教，自己绝难自悟。但弟子不求急悟，能否请夫子将不能自悟之理由略示一二？

答曰：秘诀的确是有的，遭谴的事也不是欺骗人的。但是否因为泄露天机而后遭谴，则无从证明。

聪慧人，只能自悟其理，然而究竟如何做法，难以自悟。吕祖参黄龙一段公案，所以表示既完命功之后，尚要继续做性功，不可自满自足，半途停止。“黄龙”二字是否寓言，尚待研究。

明师是指人而言，不是譬语。性功可以自悟，命功不能自悟。而且性功定要自悟，言语文字，都不相干，如何可以传授？命功是有作为的事，虽得传授，尚未必能实行，况无传授乎。请看世上一切学业，如工程师、电机师、化验师、药剂师、照相馆、汽车夫等等，若无人传授，能自悟否？

第十三问：慧过颜闵，不能强猜，如以天纵之圣人生而知者，若不传授，是否可以自悟？

答曰：假使圣人可以生而知之，则黄帝何必求道于崆峒，仲尼亦不起犹龙之叹矣。黄帝孔子，且不能自悟，况不如黄帝孔子者乎？所以说慧过颜闵，不能强猜，盖实语也。

释迦牟尼在这个世上，可算是绝顶聪明的人，尚且非师不能自悟。他的师父，就是外道仙人。佛经上说得很明白，他初次出家，就跑到跋渠仙人苦行林中，一心求道；再至阿罗逻大仙处，学习禅定；复以未足，又至迦兰大仙处，更求深造，反复论议。得传以后，还要在雪山六年苦行，日食一麻一麦。身形消瘦，有若枯木，不得已方受牧女乳糜之供。坐菩提座，降伏魔军；入四禅定，断除业种。然后方能廓然大悟，睹明星而成正觉。

普通一切凡夫，他们的资格，比较释迦牟尼如何？若要无师自悟，岂不成笑谈？有师尚且未必就能自悟，况无师乎？

答复石志和君十问

陈撄宁

第一问：俗云男为八宝之躯，女系五漏之体。究竟何为八宝？何为五漏？敬祈开示。

答曰：八宝者，乃金银珠玉珊瑚玛瑙水晶琥珀之类，皆是珍重的东西，比喻男子身体之可贵；五漏者，乃眼耳鼻舌身五根，一遇色声香味触五尘，即不免有漏。又中国医书谓女子有五种带下病，亦可以说是五漏。此等俗语，乃旧日重男轻女之习俗所造成，不合男女平等之原则。老实说一句，女子有漏，男子何尝不漏？

第二问：永明禅师之《四料简》，可否信从研究？

答曰：此乃净土与参禅二者之比较，是佛教内部之问题。阁下若为佛教之信徒，自然应当研究，否则可以不必注意。

第三问：庵庙皆为圆门，设方门者，则非僧尼之所居。此种俗论，不卜出自何典？

答曰：佛典中常有圆融、圆成、圆明、圆觉、圆顿、圆满、圆寂等名词，故僧尼所居之房屋，皆做圆门。一者所以显扬佛教之义旨，二者所以表示不同于在家之俗士也。

第四问：佛教兴旺，道教反而晦暗，不卜何故？

答曰：阁下所谓兴旺与晦暗，皆指其外表而言，与根本问题毫无关系。至其表面上所以有盛衰之别者，则因彼二教信徒，一善于宣传，一不善于宣传之故耳。

第五问：无家业之人，发心学佛，即入寺庙，发心学道，不卜可有地方安插？

答曰：发心学佛之人，若不愿做和尚，仅以居士身入寺庙中白住，恐怕出家人未必能容，只可充当寺庙中斋公香伙杂役之类而已。若是有资格负重望之大居士，暂时借寺庙养静，和尚们当然十分欢迎。至于普通学佛之人，不能援以为例。

学道之居士，门路更窄，除了出家做道士而外，不能久住道观中。只有三种资格之人可住：一者是某道观的大施主护法；二者能按月津贴膳宿费；三者与方丈当家有特别交情，或密切之关系者。

在家修道之团体，各埠虽不在少数，大半是经济困难，无力安插闲人。因为这个年头比较往日太平时代，真有天地之别。

第六问：六通中有漏尽通者，窃谓若将精漏尽，其人已死，乃说得道，不卜怎解？

答曰：漏尽通这个名词，出于佛教经典中。凡是读过佛书的人，皆能了解，不是说将精漏尽。若如来函所言，真要变成笑话。兹特解释如下：

六通者，一如意通；二天眼通；三天耳通；四他心通；五宿命通；六漏尽通（又名无漏通）。何谓漏？一者欲漏；二者有漏；三者见漏；四者无明漏。以不取彼四种漏故，乃名远离诸漏，所以叫做无漏通。无漏者，即诸漏已尽也，故又名漏尽通。

现在一般学道的人，不懂佛经，偏喜欢用佛经中名词，望文生义，强为解释，笑话百出。曾见有一种书上，解释阿弥陀佛，谓阿弥是一个人的名字，如阿宝阿福阿金阿根之意；陀佛者，是把佛驮在背上。真可谓破天荒的大笑话。

第七问：现今道门林立，有所谓东正、西乾、中州、无极、玄修等等门头，不知何邪何正？

答曰：这些名目，都是在家修行人们结合的团体，无所谓邪正，全视乎各人信仰与不信仰而已。

第八问：八十尚可还丹，道书每有载录。小子意中，若遇老者，拟劝其修净土，不卜可否？

答曰：随缘说法，亦无不可。

第九问：佛教中之弘化社，实为佛教中之一大组织。不卜道教中可有如此团体？

答曰：道教中秘密团体，虽亦不少，但公开组织的，尚无所闻。

第十问：佛教杂志，价目俱低，《扬善刊》涨价，不卜何故？

答曰：仆只管撰稿之事，并学理研究、通函问答等类，至于涨价与否，归发行部负责。他们或者有一种理由，仆概不过问。

本社复信

栖西大和尚慧鉴：

接奉来书，得悉大和尚为佛教徒修净土法门者，想早已六根清净，应无恶事为外人所谤毁。

但据来书云："尔社以扬善为名，岂可谤毁人乎？"此意是怪本刊有谤毁大和尚之言语。查本社自发行以来，纯以扬善为宗旨，并未扬人隐恶之事。即各处投稿，如有扬人恶事者，概不登载。

自接来函后，即刻仔细检查各期本刊中，并未见有指名宣传大和尚隐事之言语。而来函又不肯说明在第几期第几页上，毁谤者是几句什么话，故敝社无从查考，无从更正。或者投稿诸君劝诫文字上无心中偶有一二语触犯大和尚，亦未可知。最好请第二次来函，将本刊第几期第几页有哪几句话是谤毁大和尚者，指明出来，以便敝社转向投稿诸君询问他们从何处得来的消息。若有不确实之处，本社当特别更正。

至于怪敝社寄上本刊，因此惹起大和尚无明一层，本社不负责任。盖本社发行部账簿上面，并无尊处订阅之户名，从何而知贵寺坐落何省何县，从何而知大和尚法号上下？敝社对于贵寺毫无关系，素不往来，何故不取分文，白送本刊与大和尚阅览？试问可合乎情理？想是别位大慈善家大居士等，在敝社购买大批《扬善刊》，各处分送，因此寄到贵寺，与本社无关。

特此答复。并候

净安！

《扬善半月刊》社复

附 录

浙江省余姚县廊厦乡弥陀讲寺寄来的一封怪信

半月刊社鉴：

昨阅社刊，悉尔社注于道学。但尔社以扬善为名，岂可谤毁人乎？道家之法用尽，是止生天，何能出三界焉。吾辈佛教阐扬净土一法者，是为悲现代之业重众生也。因净土一法，最易了生死，故皆导之。佛法无量，何能宣尽？奈尔等不肯参究也。自不达佛理，只能诽谤，堕地狱有日矣。

尔社刊下次再勿寄来，无暇阅尔之虚文也。予本度生为念，不忍坐视，故特致书示之。

希望早醒！

衲栖西沕 2 月 9 日

答复济南张慧严君问双修

陈撄宁

慧严先生青鉴：

返沪后，获读大札。内附邮票一元，订阅《扬善刊》，已转交与发行部照办矣。

据云：始而学道，略有所得；继而学佛，禅密兼修；现在专从性体用功，庶不致误入歧途。此等见解，甚为正确，果能勤行不懈，必能彻悟圆通。

至于阴阳感应之理，取坎填离之方，虽属玄妙，然必外缘具足，方能实行。否则，终等于望梅止渴而已。幸有陈邵一派功夫口诀，可以代替，免使学者失望。将来拟在《钩玄录》上公开发表，接引同志。

此书至今尚未脱稿，仅编完四章。第一章：学说之根据。第二章：书名之意义。第三章：应具之常识（第一节：道家与道教之异同。第二节：道家与儒家之异同。第三节：道家与佛家之异同。第四节：道家与神仙家之异同）。第四章：口诀之来源（第一节：传授口诀之慎重。第二节：口诀不肯轻传之理由）。以上四章，已按期在《扬善刊》上登过，惜排印者校对不精，偶有错字耳。

自《扬善刊》总号第三十二期起，即已登载《口诀钩玄录》，将来仍须续登。尊处此次订阅《扬善刊》，不知从第几期算起，最近已出至总号第四十七期矣。自第三十二期以后，每期中除《钩玄录》外，尚有别种关于道学之材料甚多，如要阅者，请直接向《扬善刊》社发行部补购可也。仆对于《扬善刊》只任撰稿之义务，至于编辑发行等事，概不过问。

今夏拟赴浙省天台山暂住数月，此山乃佛教天台宗之发源地，亦即仙家南宗张紫阳真人之故乡也。拙作《口诀钩玄录》拟于山中完成之，秋季携到上海付印，今冬即可出版。知关远念，特此奉告。

再者，来函问清净独修及运用琴剑二法优劣之比较，若详细说明，非片言可尽，今故作简单之答复如下：

一身之阴阳，见效甚缓而力薄，但易于实行；彼我之阴阳，见效甚捷而力厚，但难于实行。

况且，双修法中，复有种种不同：

（一）有人己两利者；

（二）有大利于己而无害于人者（以上二种口诀，乃历代神仙家秘密传授，永不公开）；

（三）有人己利害互相调和者（此乃古代知识阶级男女养生之术）；

（四）有损人利己者（此乃江湖术士不顾道德之行为，亦是妖魔精怪等类之修炼法）；

（五）有损己利人者（此乃对方程度比自己高强，我虽欲藉助于彼，无形中反被彼所利用）；

（六）有人己俱损者（此乃学术不足，性情不纯，未得真诀，错走旁门之故）。

世人徒闻双修之名，罕能了彻其内容与实际，故赞美者等于隔靴搔痒，而毁谤者亦是李戴张冠，都嫌堕于捕风捉影之病。必得上智之士，方得问津，非普通人所能胜任。仆平日劝人总以清净独修为本，久矣不谈此调，今承垂询，故略言之。

陈撄宁复

1924 年 5 月

答复浦东李道善君问修仙

陈撄宁

道善先生鉴：

昨日由西湖山中返沪，得读惠书，深悉阁下好学之诚，曷胜钦佩。

今人见解，大都不甚高明，每将儒释道仙四者混为一谈。仆无可奈何，亦只得随声附和。其实，所谓神仙者，必有确凿之证据，要似来函所云“许旌阳拔宅飞升，王子乔跨鹤而去”，方可称为真正神仙。但今世未能一见者何也？盖今之修法已非古之修法，自然今之神仙不及古之神仙矣。

数日前，在杭州与友论道，伊等戏称我为“神仙复古派”，或称我为“科学化唯物派的神仙信仰者”，我均笑而受之。今敢谓，苟欲拔宅飞升，非全家服食天元神丹不可，仅恃自己一身炼就阳神，无济也。苟欲跨鹤而去，非身外有身、阳神出现不可，仅学老庄之清净无为，乐天安命，无济也；再学孔孟之诚意正心修身养气，亦无济也；更进而学释氏之参禅打坐念佛作观，仍无济也。因为这些功夫都偏重于心性方面，对于肉体上不起变化，且容易令人固执“贵心性而贱肉体”之谬见。到了结果，肉体老病而死，心性亦无存焉。故以上所说的功夫，只可以修佛修道，为圣为贤，断断乎没有做神仙的资格。

盖神仙者，乃精神与物质混合团结锻炼而成者，彼偏重心性如儒释道三教，偏重肉体如医药卫生体操运动，皆不足以达到长生不死、白日飞升之目的。充其量，则心性功夫仅能坐脱立亡，肉体功夫仅能延年祛病。至于拔宅飞升、阳神冲举之实事，于古则有征，于今则无据。

仆尝谓神仙家之方术，乃三教范围以外独立的一种学问，自从好事者将儒释道经典中的名辞义理，附会到神仙书上，致使天下后世学仙者，一误再误，指鹿为马，歧路亡羊，甚可叹也。在附会之意，以为非如此不足以表示玄妙，非如此不足以令人尊崇。岂知，理论愈玄妙，则去实际愈远；地位愈尊崇，则真面目愈晦。于是乎，昔之肉体飞升者，今则为死后生天矣；昔之口传面授者，今则为乩坛降笔矣；昔之仙寿过千年者，今之仙不满百岁矣；昔之仙采药炼丹者，今之仙静坐止念矣；昔之仙出神尸解者，今之仙无疾而终矣。种种考证，种种比较，皆是今不如古。倘吾人自甘暴弃则已，设有上智之士，怀抱大愿，不惑于清净之空谈，不堕于寂灭之幻海，而欲抗追往哲，开示来兹，舍三元大丹而外，岂有他道哉？！

现因急须赴山，故不及约期相晤，异日若有机缘，再图良觌。

手此奉复，言不尽意。

答复石志和君八问

陈撄宁

（第一问）《七真传》之《孙不二励夫》一节，阅之足打破无子观念，然世俗每以“不孝有三，无后为大”相责。在认道未真，人每以此所感，遂致衰老病死。小子虽有志于道，尚恨未能决裂，敢祈夫子一指示之，俾得把握。

答曰：有后无后，不是自己可以做主，世上人不生儿子，就硬派他一个不孝的罪名，未免不近情理。盖因为中国古时人口太少，所以造出这种议论，使大家努力制造小国民，希望能达到强国强种之目的，并非什么天经地义。历代以来，从没有把这个罪名定在国家法律条文上，可知此说是行不通的。

现在国内一般人民，屡受灾祸，家家破产，处处逃荒，弄得自身都要饿死，哪里再有余力养儿育女。若再迷信无后不孝之说，真可谓自寻烦恼。

（第二问）学道者是必脱却情枷爱锁，方许进步。若堂上衰老房中弱小所留恋，是否违反割爱学道乎？

答曰：割爱果能保证成道，则不妨暂时割爱学道。俟将来自己道成之后，再来救度他们，未尝不好。但只怕割爱未必就能成道，徒然惹起家庭之怨恨，而且自己心中亦有所不安，还是维持现状为妙。

（第三问）历古仙佛，莫不从静坐中来。然有被俗务牵缠，终日不暇休息，苦于临寝时坐一二小时，不卜可否生效？抑照子午卯酉四时以坐乎？敬乞示知。

答曰：普通在世上混俗之人，若要按照子午卯酉四个时辰专做功夫，恐难如愿。只得于临睡坐一二小时，晨起坐一二小时。虽无大进步，然比较不坐总好些。

（第四问）释教坐关者，可惜多属拜经之举。兹有一学道廿载年逾四旬之真姑，客岁为环境所迫而削发，今年拟作求戒坐关之举，不卜有无损益？统乞详示。

答曰：求戒坐关之举，虽不敢说一定有益，但亦不能说一定有害，听其自然可也。至于将来之结果如何，则视本人之福慧而已。

（第五问）多少箴中之“多梳头，少洗浴”二句，窃常诵之，盖因浴后每患遗精滑精耳。然在卫生家，则非沐浴不可。两说似皆有理，致未能决择，幸祈释之。

答曰：浴后患遗滑，这是因为自己身体太虚弱，不是人人都如此。假使本来身体健康，则愈洗浴而精神愈旺矣。

卫生家赞成冷水浴，此法颇有效，可惜虚弱者不能用此法。但水太热亦不相宜。浴后常患遗滑者，水太热之害也。

（第六问）体质薄弱，学道维艰。剑侠事迹，令人神往。曾闻古代系先授术而后学道，近代是以学道得证而法自通。此论可确否？体弱可医否？

答曰：体弱之人，最要得适宜之运动，切不可整日枯坐室中。最好是学练太极拳，身体将来可望转弱为强。

若要学剑侠之功夫，医身体之虚弱，未免小题大做。剑侠门中，决不肯收这样的徒弟。他们皆是师寻弟子，不许弟子寻师。

练剑与学道，本是两条路，不可混为一谈。

（第七问）“气足不思食”，的为确论。然有所谓辟谷者，不卜功夫到何地步方可以行？史载张良归隐，即辟谷学道。殊属不解，此莫非是仙传乎？

答曰：气足不思食，是自然的辟谷。张良之辟谷，是人为的辟谷。即是专做一种辟谷的功夫，或是不吃烟火食，而吃别的药草果实等类。这也叫做辟谷，盖谓不食五谷也。非谓一概绝食。

至于气足不思食者，乃真能断绝一切食物，而无须用他种食品代替。此则非修道功有成就者不能。

（第八问）阅《息战论》，得悉江神童希张其人。窃谓在儒则谓之圣，在道则谓之仙，在释则谓之佛。然而五教行持，将来超证时系何种名称乎？

答曰：五教调和，在事实上办不到，仅成为理想而已。世间笃信一教者，尚且难得成功，何况五教混杂。故超证后如何名称，可毋庸问也。

答复北平学院胡同钱道极先生

陈撄宁

道极先生惠览：

6月8日来函，备悉种切。

所言注重实行，不尚空谈，此意正合下怀。又言某某社传道，以金钱之多寡，而定阶级之高下。非但贵省如此，该社之在他省者亦不能免除此等陋规。请问：道若可以拿金钱购买得来，尚成其为道乎？大题目已经弄错，小关节无须再研究了。

死后成就这句话，在世界各宗教中皆如此说，我偏不肯附和他们。若果一般修道的人们，对于自己的肉体，尚且无法安排，仍旧与普通人同样的结果，妄说死后上天堂，死后生西方，死后免除轮回，岂非天下死尸个个都成了道果么？将谁欺？欺人乎？欺己乎？

从前有许多人常常劝我念佛求生西方，我说西方虽好，我不愿去。他们问是什么意思。我说这就是吴子玉先生不住租界不出洋的意思，你们若能懂得吴先生的意思，就懂得我的意思。无奈他们仍旧不能明白我的苦心。今试设一譬喻以明之。我们所居之世界等于中国，西方极乐世界等于欧美，我们既生为中国人，没有本领将中国改造完善，徒然羡慕外人，个个都想抛弃本国，往外国跑，试问成何体面？我们已经生在这个世界，总算与此界有缘。若嫌此界不好，何不拿出实力来再改造一下？个个人摇头叹息，束手无策，个个人希望死后往生西方极乐世界，不必说他是一种梦想，就算成为事实，亦是表示我们自己毫无能力，完全要仰仗他力（指阿弥陀佛而言）来救拔我们。较之仰仗国联，仰仗欧美，来帮助中国，同是一种幼稚的思想，可笑又可怜也。故我发愿绝不求生西方，更不求生天堂，定要永久长住在这个世界上，改造此世界，方见得道家真实的力量比任何宗教为伟大。

来函又云得纯阳祖师修舍秘诀，系借镜调神，阴神出壳之法。此言恐误。纯阳祖师绝不教人出阴神，若果教人出阴神者，亦不得称为吕纯阳矣。非但吕祖如此，即张紫阳亦不赞成此法。请观《悟真篇》云：鉴形闭气思神法，初学艰难后坦途；倏忽纵能游万国，奈何屋旧却移居。此诗所谓鉴形，即是来函所云“借镜调神，阴神出壳”之法也。

辟谷之方甚多，将来拟在《扬善刊》上陆续发表，以便同志之研究。

修行人为实行简单生活之故，常有不论四季只穿一件衲衣者，取其便也。若来函所云，夏衣棉，而冬衣纱，似乎是有心卖弄，非出于自然。高见以为如何？

此复，余容后叙。若有疑问，请尽量地发挥出来，当本我素愿，一一答复，绝不嫌烦。至于来沪面谈，刻下尚非必要，俟将来机缘成熟，再议可耳。

复南京立法院黄忏华先生书

陈撄宁

忏华先生：

接读6月18日惠函，辱承雅意，示买山偕隐之方，强我著书，以关尹老聃相比。窃思合作同参，本是当年之定议，今日重提，理应践诺。然而事有碍难遵命者，敢为君约略言之。

回忆同游庐山之日，距今已十有六年。当日除君与我堪称健步而外，崔女士与彝珠，皆习于都市生活，向不徒行，乃亦鼓其勇气，竭力追攀。从莲花洞直上小天池，陡绝逾十五里，云路崎岖，几经喘息，居然乐而忘疲。次日复相随跳涧爬岭，扪松滑石，而达三叠泉。日当午，众都饥渴，一罐菠萝，争食赛琼浆甘露。归途已届深夜，虽手足胼胝，而乐且未央。此景此情，恍惚如梦。记得君等下山时，我送至岩畔，相去数十步，崔女士掉头仰视而呼曰：买山计划，勿忘勿忘。我亦因风报以回响曰：不敢忘不敢忘。日后又接彝珠自沪寄数封书，无非促成此事。故我住庐山，为时最久，自秋徂冬，结果竟无所获，仅做得一卷山居同乐会章程，并几幅造屋图，几张调查表而已。对于崔吴二人，固不能无歉。乃曾几何时，一则是金粉埋黄土，一则是红颜易白头矣。能毋起令威化鹤之感乎？

君等当年旅沪，屈居敝舍，亲见我辟室两间，烧炼外丹炉火。工作亘昼夜，砂汞银铅，鼎池灰炭，常堆积盈庭。彝珠性复好客，逢星期日，大有座上常满樽中不空之盛概。如黄邃之，如谢季云，如高尧夫，皆此道中坚分子。郑君鼎丞，虽蛰伏京门，未及参加，而与有助焉。彼时君对于此道，固未遑讨论，但每值文字余暇，亦辄从容下楼，袖手旁观我等丹炉中所变化之景象以为快，然乎否乎。

试问聚六人（郑黄谢高陈吴）之财力费十载之钻研，所为何事？岂不欲重浊点金，轻清换骨，剖三元之秘钥，吞九鼎之神符（神符乃外丹专门名词），学黄帝之骑龙，效旌阳之拔宅。当时豪气，诚足以薄孔颜面抗老释，超五祖而驾七真。孰料两次垂成，皆因两次沪战而遭破坏，驯至药材散失，同志流亡。谢郑黄三君于数年间先后辞世，高君远适他方，音书断绝。五人仅剩一我，如何能胜此重任耶？惟以多年苦心，并数百次之实验，证明古神仙所遗留各种外丹口诀，确有可凭，决非欺罔，庶几不致被一般空谈心性贱视物质之假道学先生所迷惑，是则万分不幸中之一大幸耳。从此改变方针，另起炉灶，将曩日外炼精神转而对内，同时并发三大愿，以为自己长劫修持之准鹄。第一大愿，拟以三十年完成之；第二大愿，拟以三百年完成之；第三大愿，拟以无限量时间完成之。溯自“民国”创造以来，转瞬已二十四年矣，有何功绩可见？今限三十年短促光阴，完成伟业，若不广遭魔难，暂作牺牲，岂得有些微之侥幸乎？孟子曰：故天将降大任于是人也，必先苦其心志，劳其筋骨，饿其体肤，空乏其身，行拂乱其所为，所以动心忍性，增益其所不能。故每当百无聊赖之时，抚膺痛泣，未尝不慷慨回环诵此章书以自慰也。

昔者孔无黔突，墨无暖席（见《淮南子》），释迦雪山枯坐，老子西走流沙，彼四圣哲，虽身世出处不同，而志行坚苦如一。我虽不敏，何敢后之。将来纵使入山，亦不过崖沿栖身，蒲团永夕，饥餐柏叶，渴饮寒泉而已。若夫购地卜居，烟霞啸傲，水边林下，岁月优游，此则达官名士之清标，非所论于我之今后矣。

来函谓当年既为吕碧城作《女丹诗注》，复为王聘老作《黄庭讲义》，故今亦援例要求将《钩玄录》再作钩玄，以玄之又玄之道相授。夫道乃宇宙公物，本无所私，然非遇其人，不可妄授。当日吕女士对于道学，实无所得，若果有得者，后来必不至改而学佛。王聘老虽或闻知，亦仅十之一二，又为逆境所困，礼教所拘，既未曾超脱于凡尘，岂能逃大化之洪冶。君之为人，我所素稔，才情双茂，显密圆通，阅世不为不深，而本来面目始终未变。品格如斯，可谓无憾矣。道不传君，将谁授乎？惟是默察机缘，犹有所待耳。

我今希望于君者，即从速寻得一名山胜地，作为君等他年修道之根据。更于近处筑石室数方，供我藏书之用，并须能经久远，足避三灾。书虽不多，要皆仙学之精华，人间之孤本，辗转传授，而及于我。历年以来，因无法保存，已嗟零落。今欲急丁整理，重行校勘，亲任抄胥，俾成一部有系统的天府奇观，琅环秘典。然后藏之石室，以俟有缘，且为名山生色不少。果能助我了此志愿，则平生所学，当与君共之矣。

夫以道而言，愈融和则范围愈广，儒释道仙，四者原可互摄；以术而言，愈分析则畛域愈严。我既专弘仙学，则凡儒释道三教教义有不能苟同者，皆在排斥之列，然对于三教圣贤，固未尝失其敬仰也。彼禅宗之诃佛骂祖，亦犹此心耳，岂真狂妄哉？君本达人，必能领悟。

谨布区区，未罄衷曲。

答复海门县佛教净业会蔡君四问

陈撄宁

第一答：《救荒本草》，上海各家书店皆无此书。仆于三十年前，见过一部《农政全书》，内有《救荒本草》。

第二答：辟谷经验良方，另外抄录附寄。

第三答：拜师之举，愧不敢当。仆自审没有为人师之资格，还是随便谈谈为妙。敝寓地址，恕不奉告。

第四答：入道门是否与信佛条件有碍，这个问题，若以宗教家狭隘之眼光看来，一定说是有碍。譬如天主不信耶稣，耶稣不信回教，回教不信佛教，依此类推，自然佛教不信道教，亦无足怪。若按照修菩萨行当学尽世间一切法的大悲大愿看来，又可说是无碍。此事全在阁下自决而已，他人不能阻止，亦不能劝驾也。

仆幼读儒书，二十岁学道，三十岁学佛，四十岁又学道，今年过五十矣。回忆四十年间，于三教中，出入自由，不见其有碍也。假使信佛者不可以入道，则信儒信道者，亦不可以入佛矣，何其见之小哉！要知三教不外一心：儒曰仁心，道曰道心，释曰菩提心。名虽异而实则同。“红莲白藕青荷叶，三教原来共一根”，佛与道有何界限可分别乎？阁下的眼光，要放开远大。看他们和尚道士，彼此早已化除界限，视同一家，我们在家人，反而强为分别，岂非多事乎？

释迦牟尼的师父，岂不是外道仙人么？弥勒菩萨，岂不是住在天宫么？龙树菩萨，岂不是专修长生之术么？楞严二十五圣，位位圆通；善财五十三参，人人解脱。敢谓世出世间，有一法而非佛法乎？释迦说法四十九年，都无一字；达摩东来，传佛心印，不立文字，敢谓三藏十二部中，有一法真是佛法乎？是法非法，尚不能言，有碍无碍，又何必问？

虽然，以上所论，亦仅发表我个人之意见，破学者之执着而已，不是引诱阁下弃佛学道，幸勿误会。（蔡君原函不录）

答复南通佛学研究社问龙树菩萨学长生事

陈撄宁

启者：

仆僻处山中，信札往还，颇多周折。凡遇各省市寄来之信函，尚堆积盈筐。纵愿尽心竭力，以副好道诸君之雅望，奈问者前后相续，势无了期，只得请发问诸君稍宽假以时日为幸。

今又接《扬善刊》社转到一信，仆认为关系重要，不能不提前作答。特将原函先为登出，与众共见。（原函如下）

前于友人处，见贵刊《问答专刊》一期内，有陈撄宁君《答海门蔡君》一函，说龙树菩萨当初亦欲学长生法云云。此说不悉究竟可否属实乎？请该陈君指出此事，载于佛家《大藏》内何部何卷何页何行，方知此言之不谬也。

此致《扬善半月刊》编辑部

幽谷散人

（回示请即于贵刊上发表，不须另寄可也。南通东乡佛学研究社寄）

撄宁按：幽谷散人，当然是个别号。此君真姓名，我不知道。今观来函上面邮局所盖之图章，有海门二字，或者此君与蔡德净君是同乡，亦未可知。

蔡君之为人，太谦恭了，而此君之口气，又太傲慢。两位都是佛教中人，其性格不同者如此。

原函云，请“该陈君”指出此事。试看这个“该”字，俨有上级官长命令下级属员的口气，又像是地方官员出告示的口气。可惜学得不甚完全，最好改为“仰该陈撄宁迅速切实指出此事，毋得违抗，致干未便”，那就神气活现了。

来函又云：“此说不悉究竟可否属实？”这句话是疑心我伪造故事。来函又云：“方知言之不谬也。”似乎我从前所说许多话，早已失了信用，不足以取信于人，今日说话必须要有证据，若寻不出证据，就算是谬言，毫无价值了。来函又叫我指出载于大藏内何部经中。不但指出何部，并且要指出何卷；不但要指出何卷，并且要指出何页；不但要指出何页，并且要指出何行。此君还算是代我留点余地，笔下容情，否则更要叫我指出第几行中第几个字，岂不难死我么？

仆阅《道藏》全书时，是在“民国”元、二、三年间；阅佛教《大藏经》时，是在“民国”三、四、五年间。距今已相隔二十年。所阅过的书，十分之九都不能记忆。万万料不到今日躲在穷谷之中，尚有人来考我《大藏经》的卷数页数行数。此刻我身边所携带的，除却行李而外，别无长物。文房四宝，尚不齐备，如何能把几千卷《大藏经》整个儿搬到山里来？主试官出的题目，又刻毒不过，论理是要交白卷子了。像清朝的科举考试，“民国”的学校考试，中央的文官考试，交白卷子朋友，哪一届没有？至多不过榜上无名而已。对于他们本人，未必发生何等妨碍，下次仍旧可以应试。假使我今日也同他们一样交白卷子，我想也没有什么要紧。

但是仔细研究起来，行为虽然一样，结果大不相同。他们下次仍旧可以应试，我下次就不能再开口说话了。这次失掉信用，拿不出真凭实据，下次纵肯老着面皮，勉强说几句话，其感化人心之程度，绝不会有今日这样普遍。如此一来，我多年提倡道学与仙学的精神，岂非白白地牺牲了么？我个人牺牲尚不要紧，甚至于连带我们老祖宗轩辕黄帝所遗传于后世子孙的少许超人之学术亦同归于尽，岂非更加添我的罪过么？在佛教徒一方面看，我是个妄语者；在道家与仙家一方面看，我是个不肖子孙。请问如何是好？

天下事常常会绝处逢生。正在着急得无可奈何时，跑到树林外兜几个圈子，坐在山坡大石头上，默想从前所看过的各种佛书。如《付法藏因缘传》，如《龙树菩萨传》，如《景德传灯录》《指月录》等书，虽然记载龙树菩萨用影身法，跑到王宫里同宫女妃嫔发生关系，以及他种奇怪事迹颇多，但无从证明他是学长生术者。忽然心血来潮，想起佛典中几段文章，足以证明此事真实不虚，足以证明吾言的确不谬。特把它默写出来，寄与《扬善刊》社公开发表。阅者诸君庶几相信“该陈某”不是个妄语者。

佛典中原文如后：

原文：龙猛菩萨，善闲药术。餐饵养生，寿年数百，志貌不衰。

撄宁按：龙猛就是龙树，幽谷散人既是一位佛学研究家，当然早已晓得，用不着“该陈某”再来饶舌。若有怀疑，可请教于别位佛学大家，他们必能有满意之答复。

原文：引正王既得妙药，寿亦数百。王有稚子，谓其母曰：“如我何时得嗣王位？”母曰：“以今观之，未有期也。父王年寿，已数百岁，子孙老终者，盖亦多矣。斯皆龙猛福力所加，药术所致。菩萨寂灭，王必徂落。夫龙猛菩萨，智慧弘远，慈悲深厚，周给群有，身命若遗。汝宜往彼，试从乞头。若遂此志，当果所愿。”

撄宁按：引正王跟龙树菩萨学长生法，所以他也能活到几百岁。他的王子王孙都已老死了，只留得最后的最小的一个儿子尚存在世间。但这个稚子的母亲，必定是引正王几百岁以后续弦之妻，绝非原配。若不预先声明，恐又要发生问题。因为这个母亲是不会长生术的，如何也能活几百岁老而不死呢？

于是王子听了他母亲的话，跑到龙猛所住的地方，乞取龙猛之头。其言如后。

原文：今龙猛菩萨，笃斯高志，我有所求，人头为用。招募累岁，未之有舍，欲行暴劫杀，则累尤多，虐害无辜，秽德彰显。惟菩萨修习圣道，远期佛果，慈沾有识，惠及无边，轻生若浮，视身如朽，不违本愿，垂允所求。

撄宁按：此段乃王子正式乞头之文。

原文：龙猛曰：“吁！诚哉是言也。我求佛圣果，我学佛能舍，是身如响，是身如泡，流转四生，往来六趣。宿契弘誓，不违物欲。然王子有一不可者，其将若何？我身既终，汝父亦丧，顾斯为意，谁能济之？”

撄宁按：此段乃龙猛允许给头与王子之文。

原文：龙猛徘徊顾视，求所绝命。以干茅叶，自刎其颈，若利剑割断，身首异处。王子见已，惊奔而去。门者上白，具陈始末，王闻哀感，果亦命终。

撄宁按：干茅叶就能把头割下来，说得好，是菩萨之神通；说得不好，就是魔术家的障眼法。这在乎学人自己用智慧去参悟，我不过照原文写下来，恕我不能解释是什么理由。

至于龙树不死，引正王亦不死，龙树一死，王即命终，这也是莫名其妙的一件事。但其中有个缘故。

“民国”二年，月霞法师与我闲谈，偶及此事。他说这位国王在龙树门下学长生术，曾经发过愿，要与龙树同时死。所以龙树不死他亦不死，因此王子永远不能嗣王位，遂演出向龙树乞头这段公案。可惜我未问月霞法师，引正王发愿之语出于何书。

以上所默写的五段原文，足以证明“该陈某”在《扬善半月刊》第四十二期《问答专刊》上面答复海门佛教净业社蔡德净先生之问，是没有错误，不是随自己意思捏造的。若定要问我究竟出于佛家《大藏》内何部何卷何页何行，那分明是考我，只好拚着交白卷子。我身边没有全部《大藏经》，此事须得请求幽谷散人并读者诸君谅解。

再者，龙树菩萨号称千部论师。这个名字，学佛的人们都知道的。我现在要问一句：一个人做一千部书，要多少年方做得完？平均算一年做二部，一百年做二百部，一千部书也要费五百年光阴。况且他不是出娘胎就会动笔，总要先学几十年。又如《大智度论》这部书，亦是龙树所造。鸠摩罗什以秦人好简，故裁而略之，已有百卷。若备译其文，将近千有余卷。试思：仅此《大智度论》一部，就非几十年功夫做不成。尚有九百九十九部书，请问要多少年方能竣事？龙树菩萨的寿命，起码也得五百年，或许超过此数。他若不学长生之术，如何能到此年龄？这是显而易见的事，用不着什么证据。若再要求证据，这位先生脑筋未免太简单了。

现在世上人都抱着短命的思想，所以世事越弄越糟，只有用长生之学说可以稍为补救补救。这也是一种善意，并非恶意。我不懂一般佛教徒专门反对长生，硬要走短命这条路，究竟是何用意？！

刘仁航先生来函

撄宁道兄大鉴：

久违德范，思共时积。偶阅《扬善半月刊》大著，于我心有怦怦焉，用敢贡其愚于左右，请在贵报发表，以共有志有缘者之研究。

（一）化声何人，是否前曾投稿于《佛化新青年》杂志之张化声？若是，则弟亦曾见过，其所论从动物冬眠，爬虫及下等动植物生理变化，以考究人在母体胎盘中生活状态，证明人类生理生态，绝非如常人迷信永不可变化者，其论正合科学。弟之大同学案，述新大同学有六纲：一曰新物质；二曰新人种（即用优生学汰人类劣种）；三曰坤化世界，复母性以祛雄杀；四曰美艺世界，建美艺以代恶劫；五曰诸天物质交通世界；六曰即身成仙佛，游神十方，与各交通，其根据亦建设于生物学进化论。因由进化论证明极小动物与极大动物乃至植物，均非如人肉眼所见永不变化者，而可以互相变化以至无极也。如热带有肺鱼，淫季则为鱼而游，干季无水，难得生存，则变成有肺，而又能呼吸生存于空气之沙中；南冰洋之企鹅，在飞游与走之间；澳洲驼鸟在禽与兽之间，均同。爬虫类亦能走能游，因生理习惯适应于环境也。又如龟可以不食不动，为若干年之生存。又有冬虫夏草，产于四川，各省药铺皆有卖者，其虫群居，长二三寸，冬为虫而动，夏则变为草，入药用作补剂。凡此皆足证明动植物生理可随环境意志为变化，乃进化论之根据，而人类肉眼所能见者也。

（二）若本此例以论却病长生与成仙之三级，今各国用无药却病者甚多。最近数十年，日本有一女宗教家，为大本教主，专以祈祷创一教，有三四百万人。上海有数处传教堂，各国人皆有。又如宗教哲学会，以祈祷却病，愈者极多。又如弟之以心力哲学疗病修养，虽万里外可治愈。昔南洋中学学生戴臣清双目失明十年，沪上医院治遍而无效，在敝处三月全愈，王校长奇之，为登报宣扬。但此皆仙家原理中极平常之事。试观历代方术传，许多奇事，常与帝王有关，史家秉笔直书，固非民间迷信或小说造谣所可比拟也。

（三）论及长生，尊述举龙树事，究竟远隔印度，难得其详。今举印度仙人来中国者言，秦汉间有千岁宝掌菩萨来华，至唐时始灭度，已千二百余岁（载于《指月录》）。再论人人共知之达摩，来华时已百四十岁，又面壁九年始西归。但此皆古人也。近人如四川之李青云，前年始死，各报载其照片，为256岁，其友数人，均二百余岁。又弟之友人李芳孝，常来余家，并给小儿钱，今年百十四岁，去年在杭讲演，省政府曾奖励之，舍间尚有伊相片，至今手不带杖，眼不带镜也。又据理门韩云波，述其师某氏为明天启元年人，至今尚在，住古北口，数年前曾到普陀，将来若再来沪，韩君许为我介绍，盖三百余岁人也。

（四）成道一事，仙佛似不相同，而能解脱则一。如何是解脱，虽无定义，然往往修道者尸体不坏，当可作一种证据。如五祖之尸体今存于黄梅，六祖之尸体今存于曹溪，何仙姑之尸体今存于罗浮，玉女仙姑之尸体今存于嵩山玉女峰。友人见之，云极美妙，余得便当托人摄其相片，以供众览。此皆不用埃及之木乃伊化学法而千年不坏，非修道解脱之证据乎？！

以上所述，聊举数例，以为吾兄作注脚，容或有一当耶。兄本有仙骨，更加多年学养，弟望尘莫及，何能测其高深，不过欲联合同志，组织新村，解决大众之生活，并欲供养真人，以为师表，特苦此愿未遂，嗟如之何？仍希吾师悲诲，即颂福。

老友学人刘仁航再拜

愚意对于灵华兄见解，亦甚赞同，惟如此称呼，愧不敢当，望老友勿作过分之举。

弟陈撄宁附白

答复常德电报局某君北派丹诀八问

陈撄宁

第一问：退符到第六规后，尚须吹嘘之火，方算归根否？

答曰：吹嘘之火，此时虽未全停，但不可着意，因为此时乃休歇之时也。

第二问：子时当为活子时矣，但不知卯酉午三时沐浴之久暂，有一定之度数乎？或待时而动，亦如活子时顺其自然之机乎？

答曰：子时既活，则其余各时俱活，故不能拘泥一定之度数。

第三问：小周天以十二时为火矣，大周天以十月为火矣，十月之内，时刻不能离间，而三四月内，尚须饮食，饮食之际，岂不大有妨碍乎？

答曰：此等见解，不免有误。君既知小周天子时当活用，则其余十二个时辰皆活用矣。小周天十二时既可活用，则大周天十个月，何故不能活用乎？须知丹经所谓十月，其意即等于十二时，不是从初一到十五，从十五到三十的算法，所以饮食行动休息，没有什么妨碍。

第四问：采大药时，呼吸之火，自能内运，此时岂不损倾已成之丹乎？或者此时之火已无时无位乎？

答曰：火之作用，有种种不同，未可一概而论。大周天火候，与小周天火候，颇有分别，决无损倾之患。若有损倾者，必是他种原因，非火之咎也。

第五问：丹熟止火（虽不行升降，时刻不可离火，离则丹走），此不可离火，是否指阳光二现之前，及阳光三现之前乎？或三现后仍须如此乎？或三现后即可不如此乎？

答曰：丹熟止火之说，是止小周天升降之火；时刻不可离火之说，乃不可离开温养之火。若要速成，自然一刻不能间断；若不要速成，虽偶有间断，亦无大害。走丹别有原因，非必关于离火之咎。阳光二现三现之景象，乃伍真人自己之经验，不是人人一定都有这个样子，可不必拘泥。

第六问：外丹成后，平日不用吹嘘温火，可保不倾走否？

答曰：你若采取纯洁的先天炁，锻炼成功，保你不会倾走；你若夹杂后天的浊气在内，纵然勉强维持，难免得而复失。火之用与不用，尚是第二个问题。

第七问："终脱胎，看四正"，迁神于上田，仅以一阳寂照于上田即可乎？

答曰："寂照"二字不错，"一阳"二字，未免头上安头，文辞欠妥。

第八问：五龙捧圣，过关服食，除动而后引外，尚有别法否？

答曰：别法都是拔苗助长之类，所谓非徒无益，而又害之，以不用为妙。

又问：家母患水肿病，年余未愈，三日即需西医打针一次。昼夜无睡，咳嗽气喘，痛苦几逾地狱。某某每日泣求诸佛诸大菩萨，诵经忏悔，毫无效果，某某拟求老师发大慈悲，定中作念，令其痊愈，则感戴恩德于无尽矣。

答曰：定中作念，是否就能愈一切危险之病症，此事亦无保证。现在有所谓精神疗病、心灵疗病，据他们自己夸张，可以远隔千里万里，都能使病者痊愈。我想，近在咫尺，尚不见功效，何况远在天边？这些都是营业的性质，故神其说而已。我是一个脚踏实地不说假话的人，定中作念这个事，我做不到。因为我的环境，我的职务，不能容我入定。今体念君是一个孝子，又是一个好道之人，愿为君牺牲若干时间，每日代作解劫消灾之法一分钟，共计二十七日，从阴历二月初六日起到二月十九日止。灵与不灵，难以预料，有效我不居功，乃君之孝思所感应；无效也是意中事，用不着懊恼。因为本人之定业，照理论上说，他人不能强为改变，此事只好尽为子者之心而已。再者收门弟子这件事，我现在不能承认。因为君与我乃第一次通信，彼此未曾谋面，君既不知我的程度如何，我亦不知君之履历如何，此事宜慎重为要。况且我数十年来，就没有收过弟子，盖自审资格不足以为人师也。

特此答复。

答复上海张家弄南车站王君学道四问

陈撄宁

第一问：《金仙证论》及《天仙正理》之作用，是否完全？专炼自己身中之神炁，不赖身外之物资助，是否即可以成天仙之果？

答曰：未破体之童身，修炼道功，见效甚速，不到百日，已得大周天之景象。此人乃昔日安徽师范学堂毕业生，名字叫李朝瑞，我亲自同他谈过话，功夫的确很好。他是从清净法门静坐调息入手，并不需外物资助。若已破体之人，就难一概而论，年老者更觉费事。南派返还功夫，见效虽捷，但未必就是阁下第一次来函所说的办法；北派中虽重清净，但亦不是专靠打坐就能成功，外界资助，当然不可少，却是从虚空中寻求，不是在人身上讨便宜。《证论》《正理》两书，不能就算完全，然而必须要看。

第二问：有工业之人，不能每日限定时刻炼习，亦能有效否？

答曰：先看是何种工业，对于道功上有无妨碍。再看每日工业完毕后，到自己家中，可能得一间静室，足为安神养气之用？可有闲杂人等烦扰？可有尘俗之事萦心？设若永远断绝色欲，不亲妇女，自己妻室可能同意？以上种种，皆是应有之问题。否则，实行试验，尚且不能，有效无效，更谈不到。

第三问：先生是丘祖门下第几字派？

答曰：仆正式之导师，前后共有五位：北派二位，南派一位，隐仙派一位，儒家一位。现在我自己竟不能说是专属于哪一派。若论到龙门派，仆算是第十九代圆字派。以上各派，都是在家人传授，只重功夫，不重仪式，故与出家人不同。另外尚有乩坛传授，未免类乎神话；江湖传授，又嫌落于旁门，故皆不愿奉告。

第四问：可否能收为先生门下？

答曰：孔夫子说：人之患，在好为人师。我最佩服这句话。历年以来，实不敢妄自尊大俨然以师资自命。所以常在《扬善刊》上发表几篇文字者，有三种原因：一则看见今时修行的人们，除了念阿弥陀佛而外，竟不懂道是何物，故本我的夙愿，来试为提倡；二则看见少数学道的人们，偷懒者大半无所成就，用功者甚或做出毛病，恐怕他们半路上灰心，并使反对者有所借口，故本我的经验，鼓励他们前进；三则《扬善刊》宗旨，是贯通三教的，儒教佛教的材料，非常之多，而且流行的出版物，到处可以购得，但是道学仙术的材料，最感缺乏，书籍亦寥寥无几，相形之下，未免偏枯，故自告奋勇，帮助编辑人尽一份义务，不是想于此中得何种利益。至于收门弟子这件事，仆恐怕自己没有资格做人家师表，只得请阁下原谅，勿生误会。虽然有几位好道的同志，如汪君伯英之辈，他们称呼我过于客气，反而令我难受。阁下不必学他们的样子。

总而言之，仆既发愿提倡道学，凡有人肯研究者，都可引为同志。《扬善半月刊》社，可作为学道的同志们互通声气的一种机关，下次若有问题，请直接寄与该社转交于仆可也。敝寓地址，不是固定的，随时可以迁移。

再者传道这件事，要看人的德性品格，是否称得起载道之器，不管他贫贱不贫贱。越是富贵人，越难得入门，因为他的习气太深，有道之士，都是望望而去。况且道不是货物，不是拿钱可以买得来的，阁下不必自恨无钱不能学道。你要晓得秦始皇、汉武帝，贵为天子，富有四海，毕生求神仙，尚不得遇，仅仅求到几个方士而已。所以吕纯阳祖师曰：堆金积玉满山川，神仙冷笑而不睬；直饶帝子共王孙，须把繁华挫锐分。可知这件事，是品德优劣的问题，不是富贵贫贱的问题，凡世间好道的人，千万注意及此。（王君原函不录）

河南安阳县周缉光来函

撄宁道长先生赐鉴：

承赐惠示，庄诵之余，拨开云雾，如见天光。多蒙提挈，感激无似。窃以向道之士，苦无门径，徘徊歧路，终老无成，可为太息。后学既蒙指示，知所适从，不敢自秘，辜负鸿慈，拟请将上次函禀连同惠示，一并登载《扬善刊》，以供学者参考，谅为我钧长所乐许也。

昔年后学在甬江时，结识林君子贞，谓系唐道宗（别号三复子）再传弟子。依他所说，分性命为两途，先由性功下手，非深造至八九分，不能谈命功。自云前在汉口遇一徐先生，系鄂北人，结为忘年之交，授以黄白之术。已炼至三周天，而徐临炉时，忽然尸解。草草成殓，惘然若失。谓徐系唐人李道宾弟子，现李尚住世，昔年曾在黄鹤楼炼丹，功成九转，云云。

今按三复子，系蜀人，著有《圣贤实学》一书。所云专重中和功夫，似乎儒家一派，理论尚属正大光明，不过学圣贤则可，求保形躯，恐未足恃也。

林子贞君又谓三复子有十二大弟子，均已大成，先后上升。其住世立功者，尚有一位陈先生，现在南洋，有时亦来上海。

三复子著作钧长曾否寓目？其人之成就如何？林君所谓黄白之术有无其事？李道宾有无其人？是否尚在世间？颇滋疑惑，伏求钧长明白指示，不胜感祷之至。

专肃奉陈，敬叩道安！

后学周缉光拜上

10月8日

（兹抄呈前次所上芜函，并先生惠示，共二纸，请转付《扬善刊》编辑部照登为感。）

陈撄宁先生复函

（周缉光抄寄）

（上略）前接8月20日惠函，所询各节，因仆之行踪不定，久羁作答，尚祈原谅。

来函中所谓双流刘止唐先生，仆深知其为人。他在四川颇有大名，可惜早已化去。听说此刻是他的孙子继续传道，比较前辈的功夫，不知如何？

所谓伍师子渊，是否即黄岩玄都观之伍止渊道人？我也听人说过，他是龙门派第二十四代，在当今玄门中，亦是不可多得之人才。

刘止唐一派，是儒家功夫，专讲究正心诚意，他目的重在先天；伍止渊一派，是仙家功夫，专讲究采取烹炼，他下手是从后天渐渐地返还到先天。若讲理论，刘派较高；若讲效验，伍派较快。

阁下立志若要学圣贤，请弃伍从刘可也；若立志要学神仙，请以伍传为主，以刘传为辅，先求坚固色身，然后再说明心见性，否则心性功夫尚未透彻，而这个肉体早已朽坏，今生休矣，来世又无把握，将奈何？至于大彻大悟之人，当然不在此例，但非可以教初学也。

辱承垂问，敢伸一得之愚，其余各种理论，具见于每期《扬善半月刊》中，兹不赘述。再者，阁下不必问神人降乩传道之事是真是假，只须自问他传你的口诀，做起来有效无效，对你身体有益无益。这就是实在的证据。若问古来有无其事，这些话太长，非数语所能尽其意，留待他日讨论可耳。

此复，并颂道安！

陈撄宁

附 录

上陈撄宁先生书

周缉光

撄宁道长先生赐鉴：

敬肃者，窃后学最近于《扬善半月刊》中获读《问答专刊》数则，仰见钧长学通三教，道贯人天，秉如椽之大笔，阐扬道要玄微，翻莲花之妙舌，力辟旁门曲径，正义昭然！玄风丕振，厥功之伟，蔑以加矣。

后学奔走衣食，逾二十年，虽身在名场利薮之中，而心无日不求了达性命之不学。寻师访友，十有七载，迄今一无所成。岁月蹉跎，逝水兴叹。今者幸逢钧长宏宣玄旨，诱掖后进，爰不揣冒昧，谨将所学经过情形，掬诚奉陈，就正有道。伏祈垂鉴愚忱，不吝教诲，感且不朽。

后学系浙东黄岩人，历代信仰吕祖。后学幼年具有向道出世思想，因人事未尽，不获如愿。嗣以沾染破除迷信之说，随波逐流，造孽不少。幸根性未昧，尚有自反。于“民国”八年进入双流刘止唐先生之门（系再传门人同里郑文易先生代授），恪守门静条戒，不敢逾越。当时以求道急于求食，闭坐，足不出户者，三载有余。嗣为饥驱，厕身警界，虽在繁剧之中，而静功未敢少旷。如是者继续五六年。郑师谓后学功进三五步，但终不敢自信。

后遇伍师子渊（黄岩人，法名诚鼎，系龙门派下。幼年出家，蒙吕祖乩笔传授，于“民国”十六年秋间，初入大定。阅二十一日，蒙吕祖摄引，朝参上清，劝勉有加，嗣后元神出现。俗眼亲睹，亦有数次。伍师言语谨慎，救世度人之愿，无异钧长，此为后学所深悉），以后学向道情殷，亲为传授。点破一窍，即觉法轮自转，与前之枯坐导引，迥乎不同。于七日内，既不思食，又不思眠，具见六通妙用，落发重生。私心窃喜，以为道在是矣。伍师曰：未也，道本由后天返先天，应从筑基下手，未可躐等。吾传尔者，系开关展窍，先天制伏后天之法。今根基未立，所见无非心光透露变化之妙用耳，毋以此为道也。叮嘱后学先须培养元炁，待来复时自有采取烹炼一段大功夫。且云学有所得，肉体变化自然神妙不可测度，长年驻颜，亦为寻常之事。

按诸先哲丹经，与钧长阐发妙旨，若合符节。但刘门同参诸友，以伍师采取之说，未免涉及后天，而乩笔传授，尤为惝恍无凭。聚讼盈庭，莫衷一是。惟事关性命玄微，自应辨别邪正。神人降笔传道，古来有无此事？非请钧长大发慈悲，尽量指示，不能了此公案。如蒙赐教，请径寄河南安阳督察专员公署为祷。

专上，敬叩道安！

后学周缉光顿首

乙亥年八月

答复苏州张道初君问道函

张化声

道初先生如握：

声于古历三月间已经由汉返湘。承寄惠函，展转传来，得悉向道之忱。声虽蒙师指，得闻奥义，但以身世变幻，光阴荏苒，仅能寻光掠影，未克自身作证。外惭内愧，感想何如？先生私而誉之，置身无地也。所商量之五条，谨具管见于后。

答第（一）、（五）问：修道而欲乞灵于书籍，无异海底捞月。盖万部丹经悉是月影，非真月也。

汉唐宋之作者，满纸乾坤龙虎等词，读之眼花脑涨；明清之书，颇趋朴实，然说法而略理，亦令人无从晓畅。是则全部《道藏》，非为普通人谈玄，实为已得诀者作证明耳。故未得口诀之前，非唯不能修道，且不能读道书。然则岂非挹浮丘袖，拍洪崖肩，始于道有望欤？是又不然。

仙学为中华无上国宝，据载籍所称，前后成功者盈千累万，各以传人为志，度世为心。虽辽阳化鹤，而口口相传之秘诀流布人间者，此得吉光，彼获片羽。有心人，学无常师，不耻下问，自能集腋成裘，窥见全豹。于是本其心得，印之典籍，两两相印，一丝不漏，始可下手。此亦无可奈何之因缘也。是以人世一切，唯英雄为能，至修道则非仅英雄所能矣；人世一切，唯读书人为能，至修道则非仅读书人所能矣。必不获已，伍冲虚柳华阳等之作品，《性命圭旨》《唱道真言》等书，现在陈撄宁之著述，尚可研究。

答第（二）、（三）、（四）问：道家之术，杂而多端，尚不仅南北两派。三元丹法，唯人元乃有彼我，故有种种利害之不同。刻实而论，“邪人用正法，正法亦是邪；正人用邪法，邪法悉归正”，是以法无绝对之利害，在用之者何如耳。例如饮食所以养人，不节亦足以致疾；普通男女性交，据理而论自可调和气血，然而获其利者千万中之一，蒙其害者比比皆是，此又不可不知也。且南派书籍并不少于北派，不过南派向来家法，自己不愿承认，每多遮掩躲闪，使人认识不清耳。

化声才疏学浅，不成为派，且不足为人师。苏沪路线非遥，几点钟可以往返，先生盍于《扬善半月刊》法国道海中求之乎？

此复，并询道安！

七夕 化声复

附 录

张道初君问道函

化声先生道席：

敬肃者，读《扬善刊》中《读化声叙的感想》后，深叹先生之学理可风；读先生《驳复某居士》长函毕，更悉先生乃饱道之士，真使初翘慕无既。兹特冒昧通函，乞指教为荷。

（一）佛重心理，道重生理，诚如先生所言。但初以为者宜先从道家着手。盖肉体一灭，心将安寄？且学修道得法后，更有下列种种之利益：（甲）身心康健，可树不朽之基；（乙）精神清明，可创有为之业；（丙）寿命延长，可得充分光阴，阐扬玄风，增加众生幸福。是以初所读之书，所研之问题，偏重于道家。可惜天机秘密，灵验口诀不许公开，以致初虽读道书百余种，依旧只知虚理；参高明数十位，结果仍无所得。幸而常诵《悟真篇》“不求大道出迷途，纵负贤才岂丈夫？百岁光阴石火烁，一生身世水泡浮”之诗，以自警策，否则早已中止灰心矣。兹大胆请教，究竟须若何而后方许将天机秘密传与实修？

（二）道家北派主清净，南派讲栽接，效果有种种之不同：（甲）有人己两利者；（乙）有损人利己者；（丙）有人己利害调和者；（丁）有人己利害无关者。未卜先生是何派别？愿一闻为快。

（三）南北两派之不同处，一是修炼自身阴阳，一是修炼彼我阴阳。但见效之迟速，亦有南捷北迟之分。故学道者不可不切实认清。但现在流通之道书，大多北派，而南派极少，且字义更为隐微。虽悉心参研，总不得明其诀，可否请先生大发慈悲，俯将南派修炼情形赐予详示为感。

（四）读先生《驳复某居士书》，足见豪情，与若辈之秘不度人者不可并日而语，可否将初收列门墙俾有所归依也？

（五）祈将较为明显与完备之道书，介绍数部，以资参考为祷。

末学张道初谨上

6月2日

竹铭附白：

常君遵先，已于秋初赴湘；陈君撄宁时住山中，偶一至沪，但未闻其与何人同住，所谋亦不得而知；竺潜道人，现在上海，惟此君不愿宣布真姓名，俟征得其同意之后，再行奉告。

附 录

张化声致本社函

撄宁、竹铭、遵先列位先生道席：

声于古六月杪，曾有芜函上达，未卜到否？读撄宁先生答南通佛学社书，知已住山，未卜在何山？与谁人住？别后到西子湖结果如何？所谋已遂否？《半月刊》中有署名竺潜道人者，其真姓名是谁？颇愿知之，诸祈告我。

昨有张君道初来函垂询，特将原复两函寄呈，可否在《扬善刊》上发表？请酌裁之。

中秋日 化声上

与苏州木渎法云寺住持嘿庵法师讨论佛学书

汪伯英

嘿庵法师慧鉴：

在周庄皈光莲社，深蒙不弃，辱承指示，曷胜感激。而因时间倨促，未能作终日谈。为憾。

记得当时与诸君子（指龚缪堂诸居士）共论心病身病之说，窃以为空谈不如履实，目见胜于耳闻。盖有治心病者而不能治身病，亦有治身病者而不能治心病。夫以今日之佛学家，类多注重心病，而略于身病。虽云心病既愈，身于何有。然此乃大彻大悟，当下克证涅槃者，方足语此。下焉者，恐知之而未必能行，悟之而未必即证。故每多大通宗教之法师居士，已悟一切唯心，三界唯识，三途六道，九品五乘，皆在自性之中。心包太虚，法身无际，然而他生老病死，同于常人，衣食住行，不异俗子。若有疾苦，亦须延医服药，未必能真解脱（撄宁按：伊等有时尚要吃点补品，如西洋参、白木耳、桂圆、莲子等）。心外有物，物外有心，心物二者，不能浑融，而有差别。此盖醉心于空谈，而不注意于实践；知上达之理，而忽下学之功。故庶必济之以黄老之学，不弃色身，亦不恋色身；不即说空，亦不离说空；合之则双美，相得益彰。此道学所以为吾国无上之国宝也。而今法师视道家长生之术为毒药，不知何所见而云然？夫道家之以色身证长生，乃初步功夫也。继则由色身透出法身，再则由法身融化色身。一步有一步功夫，一层有一层效验，如人饮水，冷暖自知。不尚空谈，皆重实证，苟明其理，而信受奉行，即生可以成佛。非如净土宗之必须往生西方，经若干劫后而始有成就也。

法师又云：学佛可以成佛，学道只能生天；佛则超出三界，天在六道之中。请问学佛者所学何事？岂非学其空三心、泯四相、破法执、除我慢，使无明尽净，惑业全消，然后乃能超出三界，而不入轮回。若今之学佛者，有几人能脱离生老病死之苦，超出衣食住行之外？若此诸问题，都未能解决，则无明惑业，安能尽净？即生既未能成就，而往生以后，再经几时为佛，说无从证明。今学道者，以法摄先天之炁，融化一身之浊精，使生男育女之物，变为成仙作佛之基。当下淫根斩断，欲念浑忘，所谓精化为气也。此气与寻常之气不同，能充实脏腑，调和营卫。摩顶放踵，睟面盎背，再静以摄之，大而化之，则气满不思食（见道书）。食气者神明而寿矣（见《孔子家语》）。然后复炼气化神，用静定止观之法，效释迦之枯坐雪山，学达摩之面壁禅寺，久而久之，则所谓静极光达通，明极即如来。不食者不死而神，无相则妙相自现。佛法乎？道法乎？成佛欤？生天欤？岂一切名相所能范围之哉！孔子云：先天而天弗违。老子云：无名天地之始。若何能必其只可生天，而不得超出三界之外哉（撄宁按：到了此等程度，三界即在法身之中，等于全体一毫毛耳。若再言出三界，便成笑话）。且云佛云仙，实已落于名相，为万物之母，而非天地之始矣。故禅宗每"有佛之一字，吾不喜闻"与"将三世诸佛一拳打倒喂狗子吃"等口号。佛道根本原理，孰能歧视之？

法师既薄视精气神，敢既请问精气神为何物？夫人在世间，谁能离精气神而生存？惟以后天者精为浊精、气为粗气、神为识神，必以湛然静定至诚专一之法，依次炼之。于是精为元精即化气，气为元炁即化神，神为元神即返虚。其最后一步，是谓炼虚合道。若以佛法名之，亦可谓炼虚合佛。即所谓粉碎虚空，大地平沉之境界也。且夫道之所谓元神者，即佛之所谓法身；而儒之所谓道心者，即佛之所谓菩提心。至其证果，在释则谓之佛祖，谓之菩萨；在道则谓之金仙，谓之真人；在儒则谓之圣人，谓之神人。有时亦互称。如孔子以佛为西方圣人，而以尧舜汤禹为东方圣人。夫西方之佛，既可称圣人，而东方之圣，自亦可云佛。况佛视众生皆是佛，无法执，无我执。禅宗不立文字，直指人心，见性成佛，岂肯因名词之不同，而据判断谓不能出三界脱轮回哉。孟子云：君子亦仁而已矣，何必同？盖圣人智慧圆通，无偏无党，佛法岂可刻舟求剑，胶柱鼓琴哉？小子前者，本拟皈依法师，奈皈依之后，即不准研究教外文字及道家学识，以是未敢造次，恐有违教典耳。

或问：今如印光法师、范老居士（指古农）、江易园、丁福保诸先生等，皆饱学之士，佛道之优劣，彼岂不知？何待尔区区小子，舞文弄墨，效丰干之饶舌乎？余曰：智者千虑，各有得失。诸君研求佛学，详究教海，遂觉得博大精深，无以复加。而不知一人之见识有限，世间之真理靡穷。诸君子长于佛典，而忽于道学，智者之失，亦容或有之。譬昔韩欧，在儒家中，文望尊隆，学者仰之，如泰山北斗，而对释氏则大加排斥。彼岂有憾于释氏哉？盖于释氏之学，未及深研几也。诸公之于道家，殆亦然乎。小子才疏学浅，于不知者，不敢以为知；既知者，不敢以藏拙。盖愚者之所得无几，自不能韬光养晦，且急欲求教于诸先觉前，冀得一公平判断。此区区之志，所以不得不鸣，而不容默尔者也。诸君子苟不拘守门庭，而能破除法执，明以赐教，则又幸矣。

再者，净土法门小子亦颇赞成，行住坐卧念佛以束心，临终设助念团利亡者，以闻识净意识，以耳根摄心根，是诚增上之法，有益无弊。惟与即身成道者相较，则一实一虚，一速一迟，一成就于生前，一有待于身后。自不能无差别也。

或谓学道贵乎一门深入，今吾子忽儒忽佛忽道，诚恐其一事无成也。余曰：一门深入，固为美谈，入主出奴，亦伤雅量，三教之学，各有至理，苟循其道，皆可超凡入圣，强分是非，徒生门户之争，恐三教教主，均不直是举也。余之亦儒亦佛亦道者，盖以儒佛道三教为一理，不存歧视也。惟其中间有取舍者，在儒则敦其伦常，于道则取其方法，皈佛则遵其戒律，或有可以相须而互用者，则用之而不敢滞，惟取其缘之增上耳。

以上一篇文字，读者诸君如有不赞成处，务请来函指教。或反对，或辨难，只要有充分理由，一概欢迎，鄙人绝不自以为是，而存一种我见也。

赐示请即直寄翼化堂书局转交可耳。

告苏州张道初君并全国同胞患肺病者

陈撄宁

阁下往日来函，问治肺病方法，此事我时刻留心，奈无良法可以报命。今幸得二法，一为外国医学家所发明，一为中国民间所传授。二法分用，皆有特效，何况兼而用之，岂不更妙乎？若问什么理由，暂时无暇详说，惟望信受奉行，结果必定圆满。至于普通卫生修养等法，谅阁下早已深知，毋庸赘述矣。

第一法：每日饮食中，绝对地禁用一切盐类，须要淡而无味方好（此法乃西人发明）。切不可信普通人胡说什么人身血份中不可无盐。我曾见理教前辈谢老先生，他一生就不吃盐，年龄已有几百岁了。据别人家说，他还是明朝的人。苏州人习惯，喜欢吃糖，须知糖也不是好东西宜少吃为妙。

第二法：每日必须以山药为主要食品。至于如何吃法，不必拘定。但求保存山药之本性，不可烧得太熟。因为植物受最高或最久之热度，则失其本性故。药店里所卖之淮山药价值太贵，不便常服，可购乡下人家种的土山药日日服之。不可视为平淡无奇，须知此中大有精义。阁下来函问病，是“民国”二十三年冬季事，迟至“民国”二十五年一月方作此书，可以见得我不是草草塞责。

除遵此二法以外，并须忌食一切发病之物，如螃蟹、竹笋、蘑菇、鲜菌以及现时流行的调味粉等类；又须忌食一切兴奋刺激之品，如烟酒、胡椒、咖啡、咖喱、壮阳药等类，数不胜数，最好是自己去研究。写一张表贴在墙上，触目惊心，庶免贻误。

以上二法，凡有肺病的人皆可用。果能深信不疑，永久奉行，无不愈者。至于因为家庭烦恼，环境恶劣，经济困难，而又兼患肺病者，此则出乎医药范围之外，不可错怪此法之无效也。

阁下玉照，曾在常遵先君处见过，确是早慧之像，然而贵恙就根于早慧而来。所幸地阁颇长，尚为寿征。现既一心向道，望好自为之。

江苏掘港杨逢启来函并答问

杨风子　陈撄宁

撄宁先觉有道：

敬肃者，后学曾于4月23日奉上问道函一件，系由《扬善刊》社转交，未知收到否？又未见示答于《扬善刊》中，殊悬悬也。遥想先觉消暑于天台山，著作《口诀钩玄录》，今长夏已过，谅早返沪矣。亦甚念念。

先觉所说江西丰城黄元吉先生所撰《道德经讲义》二册并《乐育堂语录》一册，敝处（即江苏掘港大成书社）现有出售，全部洋壹元贰角，请便于《扬善刊》中一介绍之为祷。

再读先觉答复北平钱道极先生函内有云：我要永久长住在这个世界上改造此世界。斯语深契后学之心，自然敬佩非常。真是有心人也！兹将问道之意，写在后面，敬恳提前答复是幸。

（一）后学前肄业苏州工业专门时，曾入某社学静坐法，得闻初上守玄关，二步下守丹田，三步小周天功夫。自己勤行无间，觉得心膈间有凉风，丹田内有暖气。气由三叉路而至尾闾、夹脊、玉枕，三关皆开。惟至任脉，则无感觉。不识此种景况对否？祈示。

（二）有一次在读书时，忽觉腹内暖气四散上炎，心中恍惚，不知如何是好，惟周身愉快，不知何故？

（三）后忽患遗精，停坐可不遗，常坐则遗。询诸某社之开师，只云少坐，不言理由。又求常州某社之功深者解释，则曰去浊留清。后学奇之，盖因凡精乃元精之变相，凡精浊而元精清，此浊既去，则清从何留得住耶？后因常熟同学袁允中之介绍，至苏州阊门外旅舍中，访晤黄邃之道士（彼时尚有女修士在焉。据云年近六十，而仅有三十许容颜）。渠云：此功不宜于做，停坐即可止遗（南京少年犯此病者亦多）。后学遵命行之，果验。但不知其理由安在？祈指教之，以为同病者告。

上之问题，敬祈详答于《扬善刊》中，后学固感恩，而同病者亦感恩不浅矣。

肃此。敬请道安！

后学杨风子禀
8 月 20 日灯下

答第一问：背后三关皆有感觉者，因为脊骨乃神经之总系也。一到前面任脉部位，便无感觉者，因为任脉部位非神经枢纽，故感觉迟钝。必俟真到大周天功夫，方有感觉。行小周天时，无感觉者甚多，不足怪也。

答第二问：此乃身中玄关触机发动之现象，不必一定要在打坐时，随时皆可显露也。

答第三问：不做功夫不遗精，越做功夫越遗精，许多人都犯此病，自然有一种理由。但这个理由很复杂而费解，说起来起码要几百字，此刻无暇详释，请原谅之。

去浊留清之说，未免强词夺理，不足为训。

袁允中君，我不认识。提起常熟蔡君，我以前曾在他家住过几天，是偕黄邃之君同去的。蔡君本是做同善社的功夫，后来身上做出大病，无可奈何，跑到上海孟德兰路关帝庙中拜希一子张君为师，另求口诀，由此认识黄邃之君。言谈契合，遂结为道友。黄君先教蔡君去病之法，行之有效。蔡君很诚恳地欲以师礼事黄君，而黄则坚持"自己不成功，绝不为人师"之说，常常因此事纠缠不清。余当日亦预闻其说，为彼二人定一折中的办法，即昔贤所谓风仪在师友之间者是也。今者张蔡等既皆逝世，黄亦归道山，回想前尘，不胜怅惘。

宁发愿永久长住此世界，不上天堂，不生极乐，盖欲补救从前一般修道人短命之缺点。忍辱耐苦，以求达此目的，非谓此世界有何乐趣，有何贪恋，舍不得离开。

君称我为有心人，我当呼君为知心人矣。哈哈！

所谓某女修士者，此人姓陈名端书，原籍杭县，年龄已届六十，面容不过三十许，的确不错。她为未出嫁的女子，所以占大便宜。后来此人到海门去了。惜其智慧欠缺，道力亦不足，将来希望可以做到无疾而终，或能预知死期。若要坐脱立亡如古代庞居士一家门样子，我想她难以做到。至于白日飞升如谢自然女真人者，出神超脱如孙不二女真人者，更望尘莫及矣。

愚意拟将本刊作为全国研究仙道同志们的一种介绍物，如某人做功夫有何种效验，某做功夫有何种弊病，皆可在本刊上发表，以便互相研究，利己利人。而且全国可以联为一气，师友如在目前，免得同志们中跋涉山川，长年参访，白费光阴，徒劳心力。不亦善乎？

高见以为然否？

四川省铜梁县佛学研究处来函

撄宁先生道鉴：

敬启者，我中华立国基础，儒仙佛三教鼎立，有互相维持之妙。奈三教信徒，分门别户，势同水火，其于本教真理尚不透彻，总况他宗乎？

当今教风败坏，教徒藉教以谋生者甚多，所以常有打倒之呼号。在扶持名教之高士，不妨听其堕落，起而整顿之，宣扬之。故儒有江、段等，著书立说，不惮焦唇舌敝；佛有印光、太虚等，宏扬佛化，大致可观。而道则寂然无一能者。

余等忝列教中，每念及此，未尝不欷歔长叹也。但限于时，限于地，限于财，限于学识，空抱杞忧而已。

昨于敝邑佛学处披阅报章，得见先生答幽谷散人一书，读竟心旷神怡，手舞足蹈。谓友银君曰：贤者作矣！道将兴矣！友曰：吾等粗识三车，师竟他适，非先生其谁与归？

后学等得悉先生于报端，未免疑问颇多：先生系翼化堂发起否？职任主笔否？如有职权，昌明大道指日可待。（中略）

如蒙赐示，请将隐修何地、通信何处注明，以便寄函请教。

后学银合宗稽首

周合夫

编者按：翼化堂书局，乃张公雪堂所发起，已有八十年之历史。陈撄宁先生与翼化堂不生关系。虽常有道书著作在翼化堂出版，亦是流通性质，不是营业性质。陈先生喜居山中，在沪之日甚少，若有惠函，请寄至敝社，得便代为转交可也。

湖南省常德电报局某君来函（并答）

陈撄宁

撄宁老师尊前：

敬禀者。

（一）前奉谕示，焚香恭诵，只觉老师慈悲爱护之心，有如父母。缘是感恩戴德之功，涕泪横生，莫之能已。常就室中净手焚香，遥为叩首致谢，想师慧眼明察，定能洞鉴也。事务稍暇，并当筹薄款寄上，以表奉事之专虔，譬如孝子之奉慈母，惟诚而已，无他意也。

昨自家中来，老母之病，果蒙老师法力，得以减轻。去岁通夜不能睡着者，今年乃得常安矣。呜乎！老师慈悲，竟至如是；为人谋忠，一至如此。仰山又安能不五中感激，涕泣不已耶？

（二）顷诵《半月刊》所答各谕，足见老师诸宗各派，无所不通。而仰山信仰之笃，毫无谬误，于兹益信；前所大疑大惑，亦因老师各谕，得以瓦释。信夫金丹之道，非经口授，差之毫厘，必远千里也。

（三）兹就所知，绘为五图，不知有误否？乞慈开示。

（四）平日静坐，总觉得非将守山根之法做好，则气不下沉，而元关之气难于会合。但《金仙证论》等书，对此法均从简略，不知何意？

（五）《性命圭旨》所言“通关荡秽、玉液炼形”法，如依其言做去，则既不成功，复觉不安。不知是否指第二图所言法则否？或另有秘诀乎？乞慈并予开示。

答来函第三条：此种玄妙机关，非图画所能表明。来函列（1）母腹先天呼吸图，（2）后天呼吸图，（3）先后天呼吸交合图，大致不差，故存其说，亦未尝不可。并请参考《扬善刊》总号第五十一期《读化声叙的感想》第十七段。此段对于胎儿在母腹中如何生长，说得颇明显，比较他种道书模糊影响之谈，似乎切实一点。千祈注意！

答来函第四条：伍冲虚、柳华阳二位所做的功夫，下手着重在调息，而不在乎守山根。“心息相依，神气合一”是他们最要紧的下手诀。

答来函第五问:《性命圭旨》的特长，在它每篇之理论，颇有透辟精湛之处。至于书中所附载种种图式，皆是由各处采集而来，无足重轻。那些行气导引小法子，利少害多，无须研究。秘诀应当于普通读《性命圭旨》之人所最易忽略处求之。

答来函第一条：令堂大人病有转机，乃是偶然的感应，不足以为典要。总而言之，远隔数千里，精神疗病，颇难有把握。

陈撄宁答

上海南车站某君来函

撄宁先生道鉴：

敬启者。现今世界繁华竞尚，人心日以堕落。正道日昧，邪途日多。故国无道揆，而人无心主。盖国道即人道，人道即国道。国不离人，人不离国；人以立国，国以容人。国政与人心，有互相关系。

国之政犹人之脑，人脑有神经布于全身四肢。心主一念之发，全身应无违。国政有纲纪布于全国，市县乡村无所不到。政主一令之发，全国亦无敢稍违。故贤人治政，奸邪遁迹；若不肖者在位，则贤者隐避。而奸邪无制，民困国危必矣。光景至此，人心即随之而堕落。实因凶恶之境，日以侵袭，迫令善者无立足之地，不得已而变为恶矣。初则善多恶少，渐则善恶各半，久则纯恶而无善。遂至迷而不悟，死而不悔，一味作恶。人心愈用愈险，人生愈谋愈难，天心渐积渐怒，即酿成天地人三灾共同而至，水旱不均，巨风卷地，寒暑过度，瘟疫横流，兵匪盗贼，遍地蜂起，杀戮横行，命如草芥。言之不胜惨怖。由是上观之，劫数亦系人心所造。但敝人亦在苦海中同舟患难，无法求解。虽有慕道之念，奈乎经济力弱，学识全无，一则不能参究仙经，二则未能寻访师友，惟有浩叹而已。

现幸阅《扬善》贵刊，恭读孙仙姑女丹诗注，得悉先生洞达道妙，深通玄理，敝人几欲上问。自忖孽重德乏，未敢辱教。但光阴如箭，时不待人，若再迟迟，恐一旦油干火熄，悔之不及。故今冒亵上叩，伏祈不弃樗材，幸甚幸甚。

敝人阅各仙经圣典，所著静坐修养法，各式不同，难以尽述。现将敝人所习华北哲学会还阳修法，略言初节于下：趺坐身直，口目微启，存想丹田，调息匀细，以心觉察真息。所谓真息者，即凡息吸入，丹田息升；凡息呼出，田内息降。日久则丹田内觉热，渐有美快发生。即注意口中津液，嗽而咽之。此为第一节证验及练法。敝人照法行之，数年无效且有时努力用功，竟觉头昏目眩，神志模糊。未知何故，祈先生指导，而赐一静坐修养妙诀，不胜感德。

撄宁按：某君之病，在于勉强造作，不合自然之法度。此后应当改良，勿求速效。每天抽出闲功夫，早晚静坐各一次。只要静坐时身体端正不摇动就对，不必在静坐中又要播弄什么呼吸，以致画蛇添足。须知道家所谓真息者，另有景象，另有玄机，绝不是　日本冈田氏逆呼吸的做法。冈田氏自己尚且没有做成功，老早得病而死，何况中国人贩洋货，如何能得好结果?

江浙黄岩周敏得君来函

陈撄宁先生赐览：

敬启者，敝人于二月间在上海杂志公司无意中购到三十八期《扬善刊》一册。稍稍注意，又于友人处借来该刊十数期。近方订阅半年，嗣又购到先生所著《黄庭经讲义》《孙不二女丹诗注》，并《天隐子》《五息直指》等书。反复披览，回环想象，不觉引人入胜，如饮甘露琼浆，身心为之启发不少。尤以五十期所载先生《答复黄忏华君》一书，令人不禁作万分同情之热念者也。

窃敝人久欲作书叩询先生，只以俗务繁冗，意念不纯，屡次迁延，心中莫名焦灼。茫茫世态，倏忽流光，如此人生，真意义何在?一误再误，将何以堪?

盖敝人幼入旧塾，母亲早亡，父亲热念为敝人读书，不以贫寒废学。十年窗下，半由塾师教法不良，半亦由于自己心中不知学书之真味。自五岁入学，读至十四岁止，尚不能执笔写数行书；所有童稚无赖之行，不学而会，应有尽有。其时家中依然贫困，难以继续读书，因转习商业，依人糊口。涉足世途，忠厚之天性，尚能渐渐地挥发。平时浑浑噩噩，读过之经书，至此中心犹能连续体念其一二。而求学意趣之导源，却肇始于嗜看一般之小说家言，以开吾人无尽量知识海之先河。时当鼎革之初，敝人年龄正二十上下，已毕业本店，出为支店司账。沪地新书竞出，虽心喜物理化学，亦不拘科哲宗教。固曾尽力购读，但身处商界，职务纷繁，偷看各科书籍。虽不以为苦，但各科有各科专门名词，亦即有各科专门壁障。未有师承，限于光阴，加以鲁钝的心思，无端的杂念，止能得其大概，约略体会。然而心志异常发扬，求学之念如火如荼。

时值欧战初起，影响我国货物来源，敝业首当其冲。货价提涨，如染料洋针等，一倍涨至数十倍，为空前所未有。店东伙友，无不竞获厚利，惟敝人不名一文。盖彼时心目中只有各科学术问题，涨价赚钱之热浪，固熟视而无睹也。未几，乃只身偷渡日本，欲度其半工半读之计划。无如人地生疏，目的难达，老父促回之信继至，孤注一掷之经济又渐告竭，不容为小贩、为苦力，以糊口求学。自违初愿，仅仅走马看花，作数月间之遨游，领略异国风光。慨彼物质之盛，徒唤负负，于是趋回故里，依旧过其店伙生涯。从此乃有家室之累。嗟乎！环境限人，如裤中跳虱，将永无出期乎？一时之急慨固如此，事实之体验则不然。盖天下事不能一蹴而就，而一身之力量又必须铢积寸累。若逞一时之意气，而未有黾勉之行，辛劳之费，暴虎凭河，殆未见其可也。但无情之光阴，异常捷迅，自店伙而改事结造洋袜工业，忽忽迄今，又已十余年矣。虽本业尚未有盛衰之见，而惭愧之年龄已达四十。求学之概念，则愈积愈坚，愈想愈急。曾子吾日三省之省字，二十年来，临事接物固曾时刻体会，历世渐深，尚喜初愿未泯，天真俱在。纵学问未尝实践，自修失其苦功，依过去长时间之观察，此后求学之途径，却已明达透彻，无所迟疑。即了脱家累，愿事苦行，凭我剩余之二十年赴之。数十年不变之思想，终必有之归宿。精诚所至，金石为开。

窃以天地未有穷期，人生未有止境，惟人之灵与学，乃能追溯之，体验之，解析之耳。否则徒然其为天地，徒然其为天地间之人类乎。吾人恶可混混然空过，不复善自勉勖之乎。

今先生坚决提倡仙道，发振神秘之天人绝学，将见庄严大白，光辉灿烂，春风加被，大地融和。敝人何幸，得聆教诲，心中实在为之启发不少。孔子云：四十五十而无闻者，是亦不足畏也已。斯言也，吾人读之，宁不惊心动魄，踽躅彷徨乎？悃悃下情，拳拳叙述，先生可肯鉴其愚诚，格外提携，不以敝人为不可教。俯赐曲引，准于拜列门墙，谨当专一受教，苦志修持，誓不负训。

先生或不以素昧平生而见拒乎？不胜引领翘企之至。谨此叩颂德安！

敝人周敏得拜上

来函备悉，具见至诚，不忍拒绝。将来若有机缘，当图良晤。先此奉复。

撄宁子白

阳历 11 月

致湖南祁阳张化声先生书

汪伯英

化声先生道席：

敬启者，小子学识粗疏，禀性愚钝，自半月刊拜读宏文，顿觉法语仁言，沁人心脾；玄音妙理，发人深思。读之者若饮醍醐，如灌甘露，殊为本刊增光不少。黄老有灵，亦将反哭为笑，破涕作欢。何况卑劣，乃若仆辈。

兹因本刊发行以来，颇受各界欢迎，订阅者每见增加，投稿者亦多踊跃。中华国粹，或者由此而复扬；众生慧根，倘得因而不绝。然生花之毫，广长之舌，不有诸公，大发慈悲，权开方便，则不能收功圆行满之效。仆以是敬体吾夫子撄宁先生之意，祈此后编辑者，取材务精，择言务要。而先生之鸿文，至恳源源赐教，广布法施，以全大造之功，而慰众生之望。其他如竺潜、纯一、净心诸先生一类著作，或新颖透彻，或微妙玄通，均为本刊之所欢迎，而亦阅者之所赞美。盖因其循循善诱，使学人见之，欲罢不能。苟得将引进是门，便卓尔如有所立，使人不入歧途，不堕曲径，同圆种智，同证妙门。此固众生千万之幸，而亦诸公无量之德。是以小子至诚无息，心香拜祷于诸公之前。不识诸公能不我遐弃，法喜充满于小子之愿否？

谨布区区未尽衷曲，并颂

德慧无边　道功圆满

后学汪伯英再拜

答复山西襄垣崔寓蜞君

陈撄宁

谨复者：

接读来函，敬悉阁下好道之诚，曷胜钦佩。承询入门口诀，此事颇感困难。一则未尝晤面，二则初次通函。交浅言深，昔贤所病。况且程度高者，每厌闻简易之谈；程度低者，又莫识精微之义。所以自古及今，凡传授口诀，皆是因人说法，不可先存成见。来函既称学道多年，岂能说毫无所得？若有所得，岂肯置之度外，竟不一试？果曾试行，短期数月，长年数载，无论成功与否，其中利弊情形，必有可供研究者。何妨将亲身实验之状，略为吐露，亦如杨逢启君之直言无隐，庶几人己两蒙其益。宁忝属同志，苟遇相当机会，愿贡一得之愚，幸承辱教。

再者，来函云：慈善刊物，不为世人重视。此意敝社编辑诸君久已知之，现在正思努力改进，务求适合时代之需要。将来纵不免登载此种文字，亦趋重积极一方面。至于消极劝诫文字，虽有佳作，不能不割爱矣。并以奉告。

附录

崔君原函

撄宁先生道鉴：

久仰高风，叩谒无缘，恭维道履吉祥为颂。

敬肃者，不佞倾心道学，业有年矣。所恨未得其门而入，遂致抱憾终天。间常浏览三教经典，最喜读仙道诸书，或亦性之所近耳。

顷阅第六十二期《扬善半月刊》，见有先生答杨逢启之函，末尾有“拟将本刊作为全国研究仙道同志们一种介绍物，如某人做功夫有何种效验，某人做功夫有何种弊病，皆可于本刊上发表”等语。此举诚为切要。尤其注重仙道，更属空前盛事。每观近来各种慈善刊物，在半登载千篇一律、平淡无奇之劝诫文字。一般人士醉心尘事无意于道者，固多不看，即在慕道之士，尤觉老生常谈，更不愿看。况此种劝诫文字，古今人佳作甚多，印行亦广，何待刊物之宣传。所以慈善刊物，不为世人重视者，职此故也。先生此意，果能见诸实行，将来《扬善半月刊》必能一新阅者眼目。前途之光明进步，正未可量。

不佞犹有恳者，先生道德崇高，如蒙大发慈悲，不弃微末，将仙道入门口诀，慨予见赐，则不佞感恩图报，誓以毕身。

专此敬颂　道祺！

不佞后学崔寓踑顶礼

复苏州张道初先生函

汪伯英

道初先生惠鉴：

捧读还云，极感盛意。因悉人苦不明此道，若明此道，真所谓四海之内，皆兄弟也。老子云：同于道者得道，同于德者得德，同于失者得失。盖不明此道，骨肉未免为行路；苟明此道，胡越可以为一家。信哉斯言。

来示所谓修道切径，不外乎三元丹法；而三元丹法，皆在乎得诀；得诀之后，急须谋法财侣地。然此数者，皆不能预期。若有预期之念，反生躁妄之心。以为我志已坚，胡天尚不鉴我苦衷，而真师不传我以道，授我以诀乎？如此则不免萌怨望之心，生灰志之念矣。是乃学道者之所忌也。

吾师常云：此等事只许师寻弟子，不许弟子寻师，向例如此，非自今日始。而弟则以为，虽只许师寻弟子，亦容许弟子寻师。其说如何，请申愚见，约略论之，可分为二：

（一）从消极方面说，上有父母，中有妻孥，下有儿女。仰事俯畜，服劳奉养，义何容辞？昔人云：成仙成佛且成人。盖子道不可不尽，伦常不可不敦。惟有存慈悲心，行方便事，静则一念不生，动则万善俱随，以尽人道。久而久之，弟子虽不寻师，师亦必寻弟子矣。吕祖云：我之求人，甚于人之求我。紫阳云：欲向人间留秘诀，未逢一个是知音。可为证也。（或有人云：若有志学道者，虽有父母妻子，尽可毅然舍去，暂时不顾，俟道成之后，再来报答，不亦善乎？余曰：能保此生必定成就乎？苟能必成，似亦可行。然施于妻子，谓之割爱，只为不尽人情。若施于父母，谓之辜恩，恐怕有违天理。且委父母于不顾，心必不安，心不安而学道，道何能成？故必求心安而方能学道也。）

（二）从积极方面说，父母已有归宿，妻子不致冻馁，而求道之念胜于求财，好德之心过于好色。所蓄之志，猛似烈焰，坚若金刚，富贵不能淫，贫贱不能移，威武不能屈，置生死于度外，忘得失于心中，断臂立雪不足贵，焚顶烧指未为奇。如此而寻师，师必得矣。弟子可以寻师矣。此是第一向之观念。怀而未宣，用敢就正先生。然否？尚祈赐教。

再炼己持心之道，弟则以为彻始彻终宜行之。未得诀前固宜行，得诀之后亦未可舍。盖性功为根本，命功为辅佐。有杀身以成仁，无求生以害仁。性功既已精纯，命功一蹴可几；性功若未锻炼，命功卒岁难成。故或先性而后命，或先命而后性，或性命双修，兼程并进。必抵于性命混合无形，善恶俱归大化，不死不生，无声无臭之境。然后始彻底，始为解脱。不然，诚不免为释氏所讥谓"饶经八万劫，终究落空亡"也。兹则或先性功，或先命功，惟随缘耳。

然以上种种，弟能言之也，愧未能达也。所冀者，导师之指示，同志之勖勉，与先生等之不时赐教耳。

专此奉覆，敬请 道安！

教弟汪伯英顿首

又复张道初先生书

汪伯英

道初先生净鉴：

连读两函，因俗务烦冗，未遑即覆，颇以为歉。承示各节，今即就愚见，奉告如下，然否尚祈审之。

（一）"只许师寻弟子，不许弟子寻师"二语，在《半月刊》中，或者专指学剑而言。然举一例百，道家以术全命之法，何独不然？否则奚分显教与密教耶。（按：密教者，实有难言之隐，非穷理尽性之君子，实不能与之言也。）

（二）自古以来，小人多而君子少，下愚多而上智少。欲求有闻道资格者，恨难其人。盖小人则不能公开，下愚则无法公开。

（三）其人虽无闻道资格，而因震于仙术之神奇，道学之玄妙，于是弃其高堂，抛其家室，废其职业，出外寻师。然其根本无精明之学识，坚决之志愿，徒因一念好奇，乘兴而出，终至黑貂裘敝，金百斤尽，师寻不得，废然而返。或有无颜回家，流为乞丐；或有形惭枯瘦，饿死他邦。徒贻笑于里人，受家庭之唾骂耳。

（四）若无闻道资格之人，即遇真师，真师亦未必即肯将口诀与方法传授；即肯传授，本人亦未必真能实行；即能实行，自身亦未必便有效验。盖普通人得之，倾命则有之，固躬则未也（《阴符经》云：君子得之固躬，小人得之倾命）。于是徒生谤毁，在事实上有损无益。故自古仙真，但先教人穷理尽性，修身积德，从消极方面着手。必待机缘成熟，然后方授之真诀。庶几事半功倍，不致心力徒劳也。

（五）剑术之事，虽为绝技，然其人品德优良，志念坚决，欲借术以护道者，师亦未尝不可寻。盖道本通夫术，而术亦可进乎道。且至诚者，金石为开，亦视其本人之志向为何如耳。

（六）尊函所云，消极方法，即修身积德甚善，若积极方法，随处留意者，仍只算是师寻弟子，不可谓弟子寻师。夫随处留意者，须待机缘凑合，方能会遇。若弟子寻师者，必要舍去一切，或登山涉水，或跨县经州，始可谓之寻。然此必有非常学识，抱坚苦卓绝之志者，方足当之。故云不许弟子寻师者，为普通人言也，非谓上智之君子言也。尊意云何？

（七）炼己持心，虽是性功，然性功全凭于悟，本无所谓诀。即有诀，亦可以公开，其得与不得，视各人之知见。若命功则必须传授。所谓慧过颜闵，不能强猜。吕祖云：性要悟，命要传。此之谓乎。按：命功亦有两说，如儒家之精一道理，龙门之清净功夫，下手修持，亦称命功。而聪明者尚能领略得到。至若《黄庭》《参同》《悟真》等法子，以乾坤为鼎器，用坎离为药物，颠倒运用，借假修真，于一时辰内，夺天地之造化；只片晌功夫，结玄妙之黍珠。如此精微之理，若无师指，其谁能猜？

北平学院胡同钱道极君致陈先生函

撄宁老师赐鉴：

不聆教诲，又是一年。光阴如箭，世事日非，教国无方，徒深叹息。

顷阅《扬善》半月刊总号第六十三期所载敝同宗钱心君之《仙佛判决书》、编辑先生之会议录及吾师之覆函，始悉该刊近来之经过。

前以该刊材料日少，精神日颓，尚疑创办人无恒心，非能立志宏道者。今读吾师之函，始知其中真相，又不禁为编者诸公惜，更叹其太无勇猛之气。凡世间创业，尚须要有坚忍不拔之恒心，况欲作砥柱而挽狂澜，更非有绝大之毅力不可。当年各教主创教时，谁不是在艰难困苦中、遭人极端反对中过来者？编辑诸公当创行《半月刊》时，曾未虑到当此他教盛兴、道学衰微时，而作此大声疾呼之先导，定惹起他教反对，而必有一应付之方乎？何今一遇小波折，而即逐渐退步，甚至凡关于道功道学之一文一字亦不敢登刊耶？况《扬善刊》所提倡者，乃我中华民族固有之实践实证真功夫真学识。吾以为刊中若登载虚伪学理，欺人之功夫口诀，则可怕他之指责。若果真皆是真实功夫，遇到反对者，则正是发扬之好机会。计不出此，而反畏缩，使人得机以乘，吾甚为刊中诸公所不取。

俗谓道高一尺，魔高一丈，更谓道由魔中成。诸公学理宏深，岂不知此乃必经之阶级耶。吾以为编辑诸公，今既得此宏扬之好机会，更应牺牲一切，广搜古圣先贤及当代有道高士之真学识功夫，提起精神而奋斗，终有功行圆满之日。若如前数期刊物，而故意敷衍，不但为《扬善》之遗羞，且恐为大道之障碍。切望编辑诸先生提起真精神，拿出真学问，打破一切虚伪空谈，以慰阅者之望，定可博得多数读者之同情。但不知《扬善》主人及编辑诸公有此勇气否？

道极并非反对他教者，乃系尚实践实证，不尚空谈者；乃系有志自立，而不作依赖者；更是欲长生而济世，不欲早死而作自了汉者。故而欢迎实在的功夫，绝非有门户之见而盲从者。吾特为《扬善刊》掬此热血，不知该社诸公以为然否？依弟子愚见，尚望吾师作一兴奋剂，与《扬善刊》诸公注射一下，以慰众读者之望。

是以切叩，专请道安。

弟子钱道极顿首拜

撄宁曰：钱道极君，我未曾见过面，此信称呼太客气了。虽然称呼一层，是各人的自由权，我无法可以阻止，但总觉得心中不安。我是个学仙的人，不是个学佛的人。佛教徒最喜欢收人做弟子，譬如一个法师，有一万人皈依他，他也不会拒绝；有十万人皈依他，他也不嫌多。自古至今的神仙家，都没有这种习气。假使有这种习气，必定是宗教家而非神仙家。至于普度众生之说，也是宗教家口吻。后人七扯八拉，把神仙学说混入道教之中，又把道教混入佛教之中，又把佛教同儒教联合起来，于是乎三教一贯的招牌就出现于世了。一方面学仙，一方面讲教，到了结果，仙也学不成功，教也讲不圆满。自北七真祖师王重阳以后，皆是如此，非今日始。因为那个时候没有乩坛替他们宣传，所以三教一贯之势力，尚不十分发达。今日一般坛弟子们，还要五教一贯，将儒、释、道、耶、回五个教主，列于平等地位，又弄出一个老祖，驾于五个教主之上。自以为这种法子很高明，其实是：出了大门，一步行不通。若关起门，在房间里，开开沙，寻寻热闹，混混无聊的光阴，却是未尝不可。钱君既是一位研究家，对于神仙与宗教的分别，宗教与乩坛的分别，当然看得很清楚，我不过顺带说几句，好让大众心里明白而已。

本刊编辑诸公，虽有时采纳我一部份意见，然亦不能完全牺牲他们自己的意见。钱君叫我作一兴奋剂与编辑诸公，恕我难以应命。我不知兴奋剂如何作法，只有将钱君原函转寄与本刊编辑部，我的义务就算尽到了。编辑诸公若有高见，尚望随机发表，以释群疑。

撄宁附白

编者按：钱君函中之意见，我们可以完全接受，用不着再注射什么兴奋剂。然而意见是理想，办事是实行；理想最容易，实行顶困难。本刊因种种关系，不能充份发表我们的意见，这是毋庸讳言。但是比较别人家千篇一律的劝善文章，满纸空谈的心性文章，五教混杂的乩坛文章，总觉得切实一点。除却本刊而外，遍国中定期刊物，不下数千份。若要像本刊这样切实论调，极力提倡道教与仙术，为黄帝老子并历代神仙扬眉吐气者，恐怕没有第二份吧。外面来稿虽多，都是些消极的劝善文章，已为山西襄垣崔寓琪君所不满；调和派一类的文章，今又为钱道极君所厌观。我们做编辑的人，既不能自己杜撰几篇聊以责塞，更不能把抬高佛教压倒道教的文章胡乱登出，因为怕阅者骂我们无识。陈先生不常在上海，他目的重在实修实证，不喜欢做文章，被我们催逼再三，方有稿子送来，中间难免有断绝的时候。此须得请钱君并阅者诸君谅解。

再者陈先生常言，若有人能够代替他尽这份义务，他自己就预备实行做功夫去，不愿意长久的与人辩论是非，到了结果，都是空谈，于事无济。奈目前尚未觅得可以代替陈先生的人。不是说没有人能做佛教、儒教的文章，乃是说没有人能做道教与仙术的文章。也不是说绝对没有人能做道教仙术的文章，乃是说没有人能做抬高道教地位的文章，更加没有人能做把仙术立于宗教之外，与科学相接近的文章。旧脑筋的人，只晓得三教一贯；新脑筋的人，无论甚么教都不信；坛弟子们，只讲迷信，不辨真伪；佛教徒、耶教徒，更不必谈了。所以专门讲道教与仙术的稿子，十分缺乏。吕祖参黄龙的事，若非陈先生极力挽救一下，几乎弄得不能下台。各省各县吕祖乩坛中的坛弟子不下数十万人，全真派的道士，亦不下数万人，千百年来试问可有一个人像陈先生这样出力为吕祖作辩护？仅此伍冲虚《仙佛合宗》上说了几句，尚且牛头不对马嘴。其余的都是默认吕祖真有此事。道教徒这样没出息，佛教徒自然得意洋洋。请问钱君，假使陈先生那几篇稿子不来，我们做编辑的应该如何办法？并非是我们没有勇气，因为这种文章，不是寻常人所能做得出来。假使人人会做，则吕祖参黄龙公案老早就推翻了，何必等到今日，才觉得根本动摇。

再者，唐朝以前，道教与佛教之争论最盛；宋朝以后，道教势力渐渐衰微；明清以来，只看佛教徒摇唇鼓舌，道教徒一声不响，噤若寒蝉。实因人才缺乏，并无其他之原因。今日道教已不成其为教了，若再不提倡，恐怕就要销灭。敝社同人，心雄力弱，孤掌难鸣。素仰钱君热心为道，品学兼优，参访多年，必有所得，务祈根据来函之宗旨，发挥护教之精神，阐扬仙道之真诠，恢复仙道之名誉。若蒙每期惠撰稿件，投登敝刊，岂但敝社同人之幸，实亦千百读者之幸。请勿珍惜，是盼是祷。

编者写至此处，适值本刊创办人张竹铭医师到来。知钱君要注射我们兴奋剂，张君笑曰：打针的事，我也算老内行，我常常替人家注射兴奋剂。可是兴奋剂的性质各有不同，要因病而施，不能随便乱用。医家兴奋剂，有强心脏的，有强神经的，有强肌肉的，有强生殖器的。用之得当，固然是好，用之不当，反而害人。世上办事，亦复如此。过于颓丧，固然不足以有为；过于兴奋，也不能维持长久。《扬善刊》社，就是兴奋剂制造厂，但其性质是和平的而非激烈的。因为有时要容纳读者的意见，并须顾及大众心理，虽不能面面俱到，然范围总须放宽广些。范围一宽广，态度自然就和平了。于是乎讲儒释道三教的文章，我们都欢迎。惟独对于推崇佛教藐视道教的文章，不合我们的胃口。若果有此种稿子寄来，本刊也只好照登。倘若不登出，反而见得我们器量太小。是非公理，全靠大家平心静气研究出来的，不是摩拳擦掌哄骂出来的。时至今日，道教本身衰弱到了极处，国人脑筋，对于道教，麻木也到了极处。《扬善刊》鼓吹了三年，用尽心力，大家才晓得我们中国尚有个最古的道教。稍稍有人注意，稍稍有人研究，现在也有几处道教会，稍稍举办，未尝不是本刊一点微劳。所以本刊就是阅者诸君的兴奋剂，用不着诸君再拿什么兴奋剂注射我们。虽然，钱君须知，兴奋剂要有好材料，方能制造；《扬善刊》要有好文章，方能动人。好文章不能保每期必有，中间偶然缺乏，闹着稿荒，也是常事。譬如第六十五期吕祖参黄龙那几篇，和本期《中华全国道教会缘起》一篇，都是最有效力的兴奋剂，都是最难下笔的大文章。请别人做，料定他们做不出；请陈先生照样再做一篇，料定陈先生也做不出。因为应该说的话，已经说尽，再说就嫌重复无价值。若要将原文全部推翻，另做一篇，又寻不到材料。所以做兴奋剂容易，收集材料真不容易。钱君若能按期供给本刊最有价值的材料，可保我们的兴奋剂层出不穷，岂但无须陈先生替我们注射，我们正想给阅者注射呢。钱君能助我们一臂之力么?

复某居士书

陈撄宁

今接翼化堂转来手书一纸，承询却病延年当先学何功。愚见以为从易筋经、八段锦、太极拳等类入手，比较有效。或者像学校中普通柔软体操亦可。至于坐板疮，宜求外科医生用药治之自愈。未愈时不可打坐，恐有妨碍。既愈后，虽可续行坐功，然坐处宜用软厚之垫子，方免复发。并答去岁 9 月 21 日各问题如后：

（一）出家人自幼至老，不犯女色，亦不能长生者，其原因在只守戒律，而不懂修炼的功夫。譬如一枝蜡烛，点在风中，则消灭得快；点在室内，则消灭得慢。然其结果，总归消灭而已。俗家人风中之烛也，出家人室内之烛也。况且年幼者多犯手淫，年长者不免遗精，虽不犯女色，而其害更甚于女色。此等出家人与俗人又何异乎？

（二）古代养生家，一方面不断绝尘俗之事，一方面仍可维持其身体之健康者，盖因伊等善于运用其精力。譬如经济人家，将祖遗财产谨慎保存，而不敢浪费，仅用自己在外面所赚得之金钱，故无忧贫乏。今之卫生家，则尽量挥霍，连本带利，一概用光，故不免破产耳。

（三）守尸鬼之说，乃佛家骂仙家的一种丑名词，我已经将他痛驳，请看《扬善刊》第六十五期吕祖参黄龙公案，就可明白。这件公案，从唐朝以来直到如今，没有人敢去动摇，现在总算是把他全部推翻，为修仙学道的人出一口闷气。

（四）黄白点金术，我虽曾试验过，但手续太麻烦。红铜变白银，虽是可能，而不免亏本。故劝阁下不必学此术。

（五）南派丹诀，当此时代，极不相宜。我现在与同志诸君所讨论者，皆北派清静之法，拟将来在《扬善刊》上公开研究，请注意可也。

（六）去岁秋间，曾三上黄山，本想觅一修炼之胜地。然事与愿违，徒劳跋涉。在黄山时，辗转接到大函，彼时曾作复书，由山中邮政代办所寄奉，未知此函达到否？我今岁不住上海，已迁移到乡村。此处未通邮政，信札往还，甚为不便。虽可由翼化堂转交，但日期耽搁多矣。亦无可奈何之事也。

（七）养生术自然很重要，然欲精于此，必须先有医学知识。自古修道之人无不兼学医，葛洪、孙思邈其尤著者也。

请问修仙能说不是迷信么

汪润才

读贵刊《仙佛判决书》之后，已知现在的佛法，都不过是念经拜佛。自己没有真功夫，而乞灵于泥塑木雕之偶像，到老来终归一死，与平常人丝毫无异，的确是愚夫愚妇的迷信。但是要希望成仙，难道不是迷信么？若说不是迷信，请问有什么证据？至于以前书上所载的，虽然好像真有其事，但终不能给我亲眼看见，我终有疑惑。况且我中国四万万同胞中，修仙学道的人也不少，何以总不听见有白日飞升的活神仙，在空中行走，像现在的飞机一般？到了结果，也是和念经拜佛的人同归于尽。假使要说修仙的不是迷信，最好请介绍一位白日飞升的活神仙，给我看看。如其不能，或者将人何以能成仙的缘故说明。要浅显透彻，有充分理由，用确切譬喻，使普通人都能了解。那么我也肯承认仙道的确不是迷信。

编者按：汪君所发之问题，是由于读本刊第六十三期《仙佛判决书》而来。但此书乃钱心君所作，照理应该请他自己回答。不过钱君曾经有一句话："虽说仙与佛都是渺茫无凭，但是把两家的理论和宗旨细细比较一番，吾宁愿学仙，而不愿学佛。"据此可知，钱君对于佛固然不信，对于仙也是怀疑。他的《判决书》仅凭两家理论与宗旨，比较的作几句断语，未必有深切之认识，长久之实验，全部之参求。因为他到底是一位青年的思想家，而非专门的实行家。余等以为请钱心君回答，或不能令汪君满意。故将此稿送与陈君，请陈君回答。免得钱君弄出许多疑惑之言，反而失却汪君之信仰。望钱君原谅是幸。

答江阴汪润才君

陈撄宁

愚按：汪君问题虽只一个，若要回答，必须分为若干条，方容易了解。今逐条说明如后：

（一）迷信二字，乃人类所不能免的。假使没有迷信，无论何种事业皆做不成功。现在一般知识阶级，自己以为很聪明，极力在那里破除迷信。请问什么法西斯主义、帝国主义、无政府主义、资本主义、劳农主义，是不是迷信？又如爱美女、爱金钱、爱洋房汽车、爱珍宝古玩、认流氓为义父、拜强盗作门生，花天酒地，如醉如痴，死而不悔，这种人是不是迷信？因为各人的见识不同，所以各人的志愿不同。他们有他们的迷信，我们有我们的迷信，我们既不去管他们闲事，也不许他们胡乱批评我们。故迷信二字简直不成问题。我就是个迷信大家，别人骂我迷信，我认为他是我的知己。

（二）成仙的证据，在书上多得不可胜数。道书上所记载，若怕他们说谎，请看历代以来的稗官野史笔记类文章；若再疑惑这些文章是空中楼阁，请看廿四史列传及各省府县志；若再不相信，请各人到本族祠堂中翻一翻本族家谱，前代总有几位祖宗事迹与史志各传相符合。设若连自己的祖宗都不信，请问世上还有什么事可信？

至于乩坛上的文章，不敢引为证据，置之勿论可也。

（三）亲眼看见，自然是好，可惜古代神仙已经过去，只有与他们同时的人可以亲眼看见，后来的人就难得看见他们。况且同时的人也不是个个都能看见。譬如此刻苏州出了一位神仙白日飞升，苏州人自然可以亲眼看见，你们江阴人只好得之耳闻。等你赶到苏州来看，他老早飞到天空中去了。

你若问，他究竟到何处去？我可以说，他高兴到什么世界，就到什么世界，天空中一个星球就是一个世界，世界正复无穷无尽。你若问，他去了为什么不回来？我就问你，他为什么要回来？你若说他应该回来度众生，我就说与他有缘的众生已经度完，与他无缘的众生，他要度也无法可度，只好丢着不管。你若问，现在的众生，有谁来度，岂非绝了希望么？我就要笑你没出息。老实对你说，自己度自己，倚赖人家是没有用的。

（四）四万万同胞，慕道的人固然不少，真心学道的人却少。各省市，各山林，虽偶尔有几位知名之士，点缀其间，不嫌寂寞，但他们是否真心学道，亦未敢断定。就算是真心学道，也不能白日飞升。盖修炼到飞升之地步，必要经过种种历程，他们所做的功夫，常不合于这种历程，所以我不敢十分恭维他们。

学仙学道学佛，本是三条路径。现在人把三样混而为一，又添些儒教名词在内，等到结果，自己也不知走到哪一条路上去了。这就是不能成功最大的原因。

（五）世间学术，本有普通与专门之别。普通的人人皆能了解，专门的须要高等程度方许入手研究，不能令大众皆知。仙道亦复如是。若要说得明明白白，显示充分之理由，虽亦未尝不可，但究竟还是一种空谈。纵使普通人都能了解，他们仍旧不能实行。我今日所以提倡仙道，因为此种法门快要断绝，想劝化几个有大志愿、有大力量、有大学问的人，共入此门，承担大任。一千万人中能得一人，四万万人中能得四十人，就不算少了。这是惊天动地的事业，决非庸碌之徒所能做到，所以我不望普通人都能了解，让他们钻入别的宗教门中去罢。

（六）凡是就前人已经有过的事实，继续研究而仿效之，这种人只能算第二等角色，尚不能称第一等天才。我希望诸君要有创造的精神，同上帝创造世界一样的伟大。不必问前人已经做过没有，只问我自己愿意做或不愿意做。设若愿意，就立刻做起来。果能一朝，到地球之外，看一看别的星球上面是什么情形，岂非大家都赞成此举么？古人做不到的事，不敢说今人一定做不到；今人做不到的事，不敢说后人一定做不到。现代若有第一等的天才，能竭力奉行本刊封面所标题十条真义，无论何种奇怪事情，没有做不到之理。

自己就是活神仙，何必再要看别人家呢？！

湖北蕲春陈淦樵君来函

撄宁先生有道大鉴：

窃淦樵因避乡乱，授徒邑城。顷在友人处得阅《扬善刊》，祗领先生之论道，源源炳炳示人以金火返还秘要，不啻南北宗紫阳、长春真人之慈悲矣。

维淦樵耽此亦有年，民元初曾购得蜀二仙庵《道藏辑要》廿八函，再三浏览。旋以被人借阅，书已散而难聚。特楚弓楚得，固仍在吾邑也。

每念此道之难，以白龙洞主知药有年，而紫阳仙翁尚有风灯灭，难怨天之警告。况樵者老来铅汞少，又无力冲破尘网哉。近年来稍稍读性相二宗之书。旧岁在京，亦常接善知识受明金刚上师，尤爱欧阳老居士各经论序要。谓抱此精研，已确信于悟性为有益矣。特是命要师传，古人得之皆有仙缘，不可强耳，宜有俟焉。

先生提倡金粟玉田之书，披露铜符铁券之旨，传宗教不离于孝悌，返本毕萃于坤乾。以此授人，师资当世，亦膺箓受图有准矣。淦樵慕仰玄风，无阶登进，颇欲如盲问道于贵刊，谅必不吝教焉。

谨此先通下衷，再聆后诲，无任屏营之至。

肃此 道祺！

蕲邑后学陈淦樵拜启

3月9号

敬询数则，恳为指教是幸。

（一）张紫阳之著作，除《悟真篇》外，似应以《青华秘文》为最显露。因已奏表天庭而允为指教。但“青聪载取青娥去”数句下，书刻只有数圈。是否可以指明？希勿吝教。

（二）《金华宗旨》谈回光最详，然有友言此书有两部，一部至某某处多数行。是否确实？请指示以何本为详？

（三）有人言南派北派，或先命，或先性，起手各有不同。究竟采药少壮老如何可以得手，希略披露如何？

（四）张三丰祖师集中“礼斗法”，贪狼指人心之贪，如诸连珠字，是否含有命功在内？又如蜀新刻《九皇经注》中，多含俗喻，是否亦即命诠？希为指径。

（五）《大洞经》有箓无箓？后学于《道藏辑要》见二部，却有箓。然原书宜有符有箓，藏本无符。后于败簏中得符一本，此三宗于治瘟疫云有效，是否可学？希指示之。

此上撄宁老师，勿吝教为祷。

后学陈淦樵附呈

陈撄宁先生致本社函

陈撄宁

《扬善》编辑部诸位先生鉴：

薪春陈君问题五则，本拟亲自作答，奈僻处乡村，无书可参考，请诸君代答为荷。

再者，道书中托名古仙著述甚多，学者不察，奉为至宝。此事只许吾辈知之，若一旦揭穿，难免令人骇怪。存而不论可耳。（后略）

答陈淦樵君五问

《扬善刊》编者

（一）张紫阳之《悟真篇》，凡属研究仙道者，几于无人不读。然其秘旨，不经传授，鲜有能自悟者。紫阳真人在《悟真篇》上已经说过：任君聪慧过颜闵，不遇明师莫强猜。盖实语也。

至于《青华秘文》一书，又名《金笥宝录》。其中作用与《悟真篇》不同，是否紫阳真人亲笔，尚难断定。然其立论，则较之《悟真篇》易于明了。今查"青聪载取青娥去"下文数圈，第一圈是代表阳宫；第二圈是代表意；第三圈是代表玄珠；第四圈中有一点，是代表阴阳二气交会于中宫，结成一物；第五圈中亦有一点，是代表一点落黄庭。按此数圈，均于文中求其意。全书若此类圈子，极多极多，皆可类推。

（二）《金华宗旨》，虽云为吕祖所作，但是后来的乩笔，其方法是从上丹田守眉心入手者。所论守中、调息、差谬、证验、活法诸节次，尚觉透彻。然种种方法，必须活用。若死守之，则甘露变成毒药。今人修道，未得大效反而做出毛病，其故皆由不知变通，死守一法，不能心领神会耳。

（三）北派先性后命，南派先命后性。入手虽有先后不同，用及其成功则一。至于实行的方法，贵在得真传。仅仅看几部道书，固然无济于事，若看书太多，又容易令人堕入五里雾中，愈看愈糊涂。

"采药"之名词，乃数十个名词中之一个；"采药"之功夫，乃十余段功夫中之一段。姑勿论口诀要人传授，纸上难以显言。即使勉强在纸上写出，亦似隔靴搔痒，阅者仍旧莫名其妙。故来函所问少壮与老年采药之作用，未便用简单之语回答，祈谅之。

（四）《三丰全集》"礼斗法"中，"贪狼"二字，照字义解，是像人心如狼之贪。其礼斗所谓志心朝礼，要教人朝礼身中北斗，默照本命元神。故谓其含命功在内，亦未尝不可。但此种作用，决不是南派的命功，与《三丰全集》中之"玄要篇""无根树词"比较，其意义迥不相同，请分别观之。

（五）《大洞经》种类颇多，版本亦不一律，符箓有完全者，亦有不完全者。至于符箓治病之事，一半虽在于法，一半实由于人。即如道术中之五雷诀、集罡炁、咒水法以及其他的诵经、拜斗、礼神、请圣，皆有种种仪式，种种方法。然同诵一经，同习一法，有灵有不灵，有验有不验。其过不在经与法，乃在于人。亦犹同一题目，而做出来的文章却各有不同，或纸贵洛阳，或名落孙山。所以凡习一艺，学一术，或祈祷，或请圣，苟能以真精神赴之，必有成就，亦必有效验。若反之，便不相应矣。故凡习一切符箓等法术而得灵验者，可一言以蔽之曰：精神之感应耳。

答上海钱心君八问

陈撄宁

第一问：世界上究竟什么是绝对的真理？

答：有口不说话，有心不起念，这个就是绝对的真理。你若一开口，一动念，就落到两边了，就变成相对而非绝对了。所以在语言文字上求真理，都是白费精神。君是研究哲学的，大概因为在哲学中寻不出真理，故发此问。老实说，世界上本来没有真理，犯不着再去研究。纵然被你把真理研究出来，请问有什么用处？遇到生老病死，衣食住行，感受痛苦时，真理能代你解除么？

第二问：儒释道三教书上，都不注重长生，何以贵刊上专讲长生之术？

答：因为他们不讲，所以我们要讲。假使他们肯讲，我们就不必讲了。

儒教是讲普通做人的法则，生老病死，乃人之常理，故不讲长生。释教偏于唯心，若讲肉体长生，即与他自己所标榜的宗旨相冲突，难以自圆其说，故极力反对长生。这是印度人一种习气，传染到中国来，实不足为训。若考吾国道家历史，则与彼等不同。黄帝骑龙上升，群臣葬其衣冠于桥山；老子骑牛出函谷关，西走流沙，不知所终。这两位道祖道宗，皆不现衰老病死之相。虽不注重长生，却是实证长生。孔子只有七十三岁，释迦牟尼也不过八十岁左右，都与普通人无异。比较黄老，差得远了。况且我等今日是研究仙学，不是弘扬宗教，如何可以混为一谈。

我们注重长生的意思，不是贪恋这个地球上有何等快乐，要永久享受，实在是因为将来全地球的人类，都不免恐怖与痛苦。想救拔他们，非有神通不可；想感化他们，亦非有神通不可。空口说白话，是无济于事。但是修炼神通，必定先经过长生这个阶段。倘若不能长生，决定没有真实的神通发现。辰州符、喇嘛咒、催眠术、红枪会那些小玩艺儿，也不能说全无效验，遇到大事，他们就抵挡不住，结果定遭失败。只有仙学这一门，是脚踏实地，一步一步做下去的。果能把自己肉体上普通生理改变过来，神通自然就易于成就了。

现在这个时代，你仅仅有法子免除老病死，仍旧依靠不住。因为杀人的利器层出不穷，一个人没有特别的本领，请问以后如何能治理这个世界？任便他是大宗教家、大科学家、大政治家、大教育家、大慈善家、大实业家、大军事家，只要有像笔管长一支手枪，蚕豆大几粒子弹，就可以把他们一齐送上西天去，何必要劳动外国人再搬弄甚么炸弹、毒气、电柱、死光这些法宝？若把这一类的厉害东西全套表演出来，岂但肉体变成灰烬，就连灵魂都要粉碎，不能团结。岂但送上西天，并且还要请他们入大涅槃呢。假使一个人没有神通，还是早点死了罢，免得将来身历其境。

第三问：佛教书上所说的无量寿与种种神通变化，都是人们所看不见而无从证明的。如今贵刊宗旨，既然专注神仙家的长生，但长生是要能够给人家看得见，又要自己可以作主，不高兴活就立刻化去。并且要做人就做人，要变物就变物，要做佛菩萨就做佛菩萨，要做天尊上帝就做天尊上帝。都是自由作主，而不受造化驱使，又要能与共众见共闻。如现在天空中飞机，人家里无线电等，使凡有耳目者，都不否认，这才算是真实的神仙家。贵刊同志，能有力量做到这种地步么？

答：虽不敢保证我们一定可以做到，总是努力向这条路上走，别人家也不敢小量我们一定做不到。我们抱定本刊封面所标题十条真义，永远做下去，终有一天做到的希望。至于佛、菩萨、天尊、上帝种种名称，我们都不接受。因为佛菩萨是释教，天尊是道教，上帝是耶稣教。我们没有资格做教主，用不着这许多官衔。

第四问：长生不老，变化莫测，神通广大，法力无边，唯心唯物，皆能解决，度人度我，尽可如愿。若果真如此，我敢说无论富贵贫贱，男女老幼，全球上的人类，没有不欢迎，不赞成的。所虑者，就是神仙事业，也是虚空而渺茫，也同生西方生天堂一样，不能给人看见。于是乎人们就不愿注意这一点了。然乎否乎？

答：所虑者亦近乎情理，然只能代表一部份人意思，即是受过新教育一类的人。至于普通人非是不相信，乃是不敢承当。他们以为自己没有这种资格踏进神仙门槛，所以就懒于问津了。另外尚有一种人，本来是想学神仙的，无奈看丹经既看不懂，寻口诀又寻不着，虽然学到些小法子，等到做起来，若不是无效验，便要出毛病。弄得他们渐渐灰心，结果钻到释氏门中去，看看经，念念佛，了此残年罢。可见神仙法门不是普度的东西，请你勿在普度上着想。

第五问：若要引起人家注意，愚见以为现在只有两条路：

（一）将世界上的事，暂时丢开不管，比如我已经死了，再储蓄二三年干粮，当作丧葬之费，于是寻一处清净地方，实行修炼。成功之后，再出现于世，自然能引起全球人类的注意，大家争相仿效。若此庶几可以解决唯物唯心的问题，达到度人度我的志愿。

（二）假使现在没有这个机缘自己去实行，只有极力宣传神仙家学说，使社会上人不论智愚贤不肖，一听此说，多少要明白些此中的意义。上智闻之，立刻研究实行；下愚者闻之，亦手舞足蹈，非常欣慕；富贵人闻之，自然不爱荣华，舍财提倡；贫贱人闻之，亦能认清门路，协力护持。由此推广出去，可以使全国的人，彼此互助，各得其欲。再慢慢扩充到使全球人亦复如是。世界大同的理想，或可由此实现。不知贵刊诸公，高见以为如何？

答：你所说的第一条路，嫌其过于简单，起手下功夫时不能适用，等到做后半段功夫时，可如此办法。第二条路，活像佛教耶稣教传教的样式。神仙学术不是宗教，只能接上智，不能度中材，何况是下愚。请问要这般愚夫愚妇有甚么用处？倒不如让他们归入别种宗教门中去罢。

至于将神仙学术传到国外的话，此事须要慎重。外国人力财力，胜过我们百倍，所缺少的就是这个法子。假使一旦被他们知道，他们立刻就能实行，不比我们中国人能知而不能行，岂非是老虎添了两只翅膀么？我赞成仙术保守秘密，先把佛教传到外国去，让他们钻一钻这个圈套，或可以减少他们一点威风。话虽如此，然而效果也很微薄。像意国的墨索里尼，德国的希特勒，无论你拿来什么宗教去，都降伏不住。日本虽可称为佛教国，但是利用佛教，不是迷信佛教。所以他们国家也是很强横，丝毫不受佛教影响。现在只有我们中国，和其余的几个衰弱小国，是真能信仰佛教者。这件事太不公平，最好是把佛教宣传到几个强霸国里去，使他们信了佛教之后，也渐渐衰弱起来，中国方不至于单独吃亏。大同之梦，或可实现。

第六问：照理论上讲，吾人的确可以形寿长生不死，肉体白日飞升。得以现在论，为什么一个活神仙都看不见？

答：古代神仙，尸解的已经尸解了，飞升的已经飞升了，都是离开这个地球，跑到别的世界上去了，你如何能看见？尚有一两位未曾做到尸解地步的半仙，他又躲在深山古洞之中，人迹罕到之处，永远不肯出来，在那里等候尸解。所以世上人也不能看见他们。

我们的志愿和他们不同，假使将来侥幸成功，必定要长住在地球上面，让世人都可以看见，并且还要管管闲事。别人家没出息，总说今人不及古人，我的见解，认为今人胜过古人，后人还要胜过今人。古人做不到的事，或许今后人能做到，只问我们肯做不肯做。请参看本刊第六十九期《答江阴汪润才君》一篇，大意略同。

再者，君前次所作《仙佛判决书》中有云“虽说仙与佛都是渺茫无凭”这句话，我认为理路不清，观念错误。佛教之西方，同耶教之生天国一样，都是死后的事。说他生西也罢，说他上天也罢，说他变禽兽也罢，说他堕地狱也罢。好在死人总归是不能开口，都是由活人在那里瞎说，真可谓死无对证。不过死人虽不能开口，他家里尚有活人存在。你若说死者灵魂投胎变禽兽，或堕地狱，他的父母夫妻兄弟儿孙等，都要骂你恨你。你若说他生西方，上天堂，他家里人心中虽然有点怀疑，表面上都很愿意承认这句话说得不错。你乐得恭维他几句，博得他们活人一个欢心。所以佛教徒死后总是生西，耶教徒死后总是上天，已经成为公例。你说这件事是渺茫，他们心中又何尝相信是真实呢？也等于过新年时，总说恭喜发财，谁能保证必定发财么？不过一句客气话而已。神仙要有凭有据，万目共睹，并且还要能经过科学家的试验。成功就说成功，不成就说不成。其中界限，俨如铜墙铁壁，没有丝毫躲闪的余地，如何可以同宗教徒一样看待，也说他是渺茫无凭。

譬如我自己是个学仙的人，设若侥幸将来修炼成功，必有特异之处，可以显示给大众看见。倘仍旧不免老病而死，又无丝毫神通，你们切切不要烘云托月，制造谣言，说我已经得道，免得欺骗后人。像这一类的事，前人书中常有，我看了甚为厌恶，所以我自己不愿再蹈这种陋习。

今世修炼神仙之术能完全成功的，我未曾见过，一半成功却是有的。然也不足为奇，这全靠我们后起之秀，发奋有为方可登峰造极，超过前人。自古神仙成功，都是留得肉体在世。就说白日飞升罢，也是连肉体一同去的，况且又在青天白日之下，万目共睹，如何能说他渺茫无凭？

第二等的神仙是尸解，他的肉体虽不能长存，他的阳神却能与大众共见。并且可以在世上做凡人肉体所不能做之事，如何能说他渺茫无凭？假使他不能做到这样地步，他就不配称为神仙。因为他和凡夫没有分别。我最厌恶人家冒充神仙，所以把这条例子定得很严。免得一般狡猾之徒在那里影射，把神仙名声弄坏了。你说渺茫无凭，我是不能承认，只可以说成功的少，每一个朝代，不过几人而已。

第七问：一个普通人，要学神仙，请问须经过多少时间，才可以毕业？

答：这件事永远没有毕业的日子。不过为学者方便计，在全部历程中，勉强划分几个阶段而已。

丹经上常言，第一步功夫要一百天，第二步功夫要十个月，第三步功夫要三年，第四步功夫要九年。这些期限，说得太死板了，与实际上不相符合。此事要看学人年龄之老少，资质之愚智，境遇之顺逆，财力之薄厚，障碍之有无，故难一概而论。你们在学堂中做学生时代，是有毕业的期限，等到出了学堂以后，担负国家社会重大责任时，就永远没有毕业日子，你就学到死也学不完。到了将来进棺材的时候，你尚且要叹息说，今生是虚度了，错误了，来世再学做人罢。你想，做人既如此之难，做神仙岂是容易么？

普通知识阶级中人，若要求神仙全部学术，凭他们自己力量去钻研，大约须费三十年光阴，尚未必能弄得清楚。因为有些书看不懂，有些书又买不着。传口诀的先生，多是一知半解，罕全部贯通者。若由我们指导看书，快仅三年，慢则五年，就可以得到全部仙学一个轮廓。然后再看自己的志愿，要小成就走小路，要大成就走大路。又要审察自己的环境，宜人元就用人元，宜地元就用地元，宜天元就用天元。神而明之，存乎其人。

你若问，专求口诀，立刻实行，免得费功夫看书，岂不省事么？我有个譬喻给你听，现在学西医的，必须进学校，听讲课本。毕业后，再出洋，求深造。学国医的，虽不必进学校，但是也要从师先读三五年医书，然后方可临证实习，尚未敢说不误人性命。走江湖的郎中，牵骆驼，卖膏药，学会几个草头方子，就是一字不识，也能替人医病。比较进学校读医书，岂不省事么？然究竟不能登大雅之堂。凭他那副本领，只能应付乡愚市侩而已。学仙的人，若专求口诀，不肯读书，就等于走方郎中一样。自古没有不读书的神仙，幸勿贪捷径，免误大事。

第八问：拙作《仙佛判决书》，前蒙贵刊登载后，料这篇文章出世，必是惊天动地，掀起绝大风波，因此很注意佛教刊物。但至今尚未见有何举动，而局外人亦没有评论，就是这样无声无息的过去。吾国人心麻木，总算到极顶了。不知诸位编辑先生可曾看见有对于拙作批评的文章，祈指示为荷。

答：宁僻处乡村，不知外面定期刊物之消息。依愚见而论，纵有人批评，亦未必能切中肯綮。佛教徒自然是抱着书本子打滚，说来说去，都是些老僧常谈，吾等闻之已熟。道教徒只晓得清静无为，闭关自守，别人家骂他，他固然不晓得，就是你费尽心力，代他们作辩护，他们也不晓得。至于普通人对于仙佛二者，又是不分家的。说好，二者全是好；说坏，二者全是坏。所以我认为，纵有人批评，亦属无关轻重，可以不必理他。现在这个时代，是动真刀真枪的时代，不是弄笔杆子的时代。说得好听，没有用处。必须要做出一点实在功夫，方足以使人相信。

你若要救国，请你先研究仙学。等到门径了然之后，再出来做救国的工作。那个时候，你有神通，什么飞机、炸弹、毒气、死光，你都可以不怕。此刻专在宗教上辩论，把精神白费了，未免可惜。

宗教这个东西，在以后的世界上，若不改头换面，它本身就立不住。无论道教、佛教、耶稣教、天主教，以及其他的鬼神教、乩坛教，一概都要被科学打倒。岂但宗教如此，连空谈的哲学也无存在之价值。我劝君还是走神仙家实修实证这一条路罢。将来或者尚有战胜科学的希望。

（编者附告：自钱君《仙佛判决书》发表以后，有王隐君投稿一篇，名为《仙佛判决书平心论》，已登于本刊第六十六期。别家刊物上，很少论及此事。惟北平《佛化月刊》上随便说了几句，不知钱君曾经看见否？但亦无甚紧要，不必辩论。最近《佛海灯月刊》第七期，始有圆成居士一篇文章，专对钱君所作《仙佛判决书》加以批评，请钱君注意。）

答江苏如皋知省庐

陈撄宁

撄宁道长先生慈鉴：

敬肃者。前寄上王并真老师双影题词，谅已达左右。王老师现居天津，不知钧长亦有所闻否？

答曰：宁为避嚣故，僻处乡村。尊函若直寄《扬善刊》编辑部者，宁未必定能得见。若写明由《扬善刊》社转交与宁个人者，当可收到。王先生之名，曩亦略有所闻，但不知其详。

原函：师谓学道者不可不有神通，有此方足以卫道。道高一尺，魔高一丈，非神通何以御之。而古今学道者，又多以神通为累，视之无足重轻，或斥之曰小道。鄙意惟在用之者得其权宜耳。又谓道书皆云斩三尸，其说似是而实非。道成之后，三尸即变为护法神，又何须斩乎。以上二说，质之钧长高见以为如何？

答曰：尊师之言是也，愚见亦同。

原函：前阅《扬善半月刊》曾云：日后可将辟谷救荒之方公开。及今思之，大战在即，亟待用此，幸不吝示，早日披露报端，为灾黎之救星，亦生民之大幸。

答曰：宁久有此意，奈搜集此等药方颇费手续，非有闲功夫不可。惜今日尚未有机会，只好俟之将来耳。

原函：世乱日亟，钧长提倡仙学，救时良药。仁人用心，大德可感。如志于此道，亦已久矣。徒以受经济之束缚，环境之支配，虽得略知一二，不能力行。夙夜自思，能不愧煞。拟俟将来学有小成，再当请益。谅蒙慨允，勿以菲材见弃。幸甚祷甚！

答曰：宁自觉资格不足以为人师，惟乐于代人决疑破惑。同志诸君若有问难，固甚为欢迎也。

原函：民二十秋，与上海灵学会杨真如先生通信（杨先生著有《精神祈祷》及《革命的周易》），即有志于此道。杨先生来信云："今世水火深矣。使有为之士尽逃二氏，将谁出而任艰巨哉。愿执事努力学术，毋作出世间想也。《道藏精华录》，曩曾佐圈点之役，故熟览之，非究竟法也。"杨先生此说，恐不尽然，岂佛老绝对出世不与世人谋耶？而今之世，水火深矣，舍二氏之说，何能救此浩劫哉？

宁按：尊意与杨先生之意，虽不能强同，然以救世为目的则同。其不同者在于手段而已，正不妨各行其志。

原函：杨先生所谓究竟法者，提倡人人学易，此却极是。学易所以寡过，所谓"为道日损"，此之谓乎。近年以来，无暇与杨先生通讯，不知其尚在灵学会否。曩者钧长亦尝阅《道藏精华录》，或亦知其人。

答曰：杨君所作《精神祈祷》一书，曾经见过，其本人不知现在何处。余仅知《道藏精华录》为守一子所编辑，实不知杨先生亦与闻此事。

原函：上海有人学会（在北浙江路龙吉里）林品三先生讲《周易》《论语》，对于此道甚觉纯正，亦致函请益，皆蒙训示一二。不知钧长亦知之否？

答曰：林先生乃江西人，年六十余岁，寓哈同路民厚北里。宁曾与其晤谈二次，并蒙一饭之惠，后即无缘再见，至今思之不置。人学会我未去过，地址久已知之。伊送我《周易讲义》多份，苦于尘劳扰攘，不能静心一读为憾。林君的确可称忠厚长者。阁下若再致书与林君时，请代答愚忱是荷。

原函：竺潜道人精易学，恐是沪上另一高明之士矣。诸贤群集，不知何日得闻法语以开茅塞。渴望殊切，思之神往。

答曰：竺潜道人研究易理，已数十年矣。其学派或与林先生异趣，惟亦不吝于接引同志。阁下若欲从事于易，函件可托《扬善刊》社转交与竺潜道人，必有详答。伊另有真名，不愿宣布，料其用意亦与阁下相等耳。宁对于易学，算是门外汉。但因易中一部份关系于仙道者，至为重要，故甚愿同志诸君致力于此。

复济南财政局杨少臣君

陈撄宁

撄宁先生尊鉴：

读《扬善半月刊》，对于先生著作，反复诵习。鼓舞欢欣，不可以言语喻。平素每以为当今学道之士虽多，而求一彻始彻终，深明阴阳造化之理者，实万不获一。黄元吉先生《乐育堂语录》有云："第以此事关乎天命，非无缘无德无福无根之人可以消受得。以故丹道不轻传，惟结有仙缘，种有道根者，方能遇而能知，能知而能行也。"上阳子陈致虚先生注《悟真篇》亦云："非种根夙世，难得信心；非夙世修行，鲜得闻道。"足证大道至尊且重，不但行之维艰，即知之亦谈何容易。

璲不自揣量，雅慕玄宗。奈慧浅福薄，尘累业重，驹光虚度，年已五旬。记得《老残游记》有云：棋残一局，吾人将老，能勿哭焉得乎？彼亦有心人，东西奔走，亦系欲效老残而访道者。太阳流珠，常欲去人；人生难得，无常迅速。稍有知识与思想者，焉能坐以待毙，而不汲汲然求跳出迷津超登彼岸乎？所忧患者，明师难遇，口诀难闻耳。

宁按：以上二段，见解甚是，凡我同志，皆宜借镜。

原函：读《扬善半月刊》"民国"二十三年第一卷第十九期，先生答蔡德净君函有云："仙家亦有显教有密教，显教可以公开，密教是不能公开的。"末后云："比如我们有一把刀，善用之者，可以切菜，可以裁纸，可以削木制器，可以御侮防身，有益于人处甚多；若被小孩玩弄，则断指流血矣；若被强盗拿去，则杀人劫财矣。"此种比喻，轻描淡写，不知者不明先生用意所在。若稍知道者阅之，知先生立言深具苦心，暗中已将不传之秘春光泄漏矣。

宁按：杨先生真能知我者，能于众人不经意处独具只眼。

原函：《道德经》太上有言曰："玄牝之门，是谓天地根。"孔子作《周易·系辞》曰："一阴一阳之谓道。"孟子得孔子真传，亦有言曰："仁也者，人也，合而言之道也。"仁之为字从二人，推其立言本旨，亦即孔子所谓一阴一阳是也。先生近辑《口诀钩玄录》有云："虽伦常日用之间，何处非道之所在。所患者，人不能参透阴阳之消息耳。"黄元吉先生亦云："非学优见识到，不足以语此。"世人习焉不察，如果有人真能参透阴阳消息，则大道即在目前，岂难知乎？

宁按：《悟真篇注》云："路逢侠士须呈剑，不遇知音不鼓琴。"其杨君之谓乎？！

原函：璲私心尝谓《易·系辞》有云"二人同心，其利断金"，此金字不应依世俗见作金银解。果作金银解，即云二人同心有利可也。一利字即足以包括，何必多加断金二字之赘文？盖此二语，即暗藏道机。此系下走揣测之词，未悉先生以为然否？

答曰：孔老夫子自己已经说过："仁者见之谓之仁，智者见之谓之智。百姓日用而不知，故君子之道鲜矣。"《中庸》曰："君子之道，造端乎夫妇。及其至也，察乎天地。"又曰："君子之道，费而隐。夫妇之愚，可以与知焉。及其至也，虽圣人亦有所不知焉。"谨引此数语，以答杨君所问。

原函：再者，古人造字，多具有深意。例如申时之申字，折开讲，系中有一宝。所宝为何？即申金也。吕祖诗云："祖师亲有训，一味水中金。"此类文字，礼应俟将来有缘，敬谒先生时，踵门请教，不应拉杂妄陈。不过因景仰先生之心诚恳迫切，先布区区，借兹代表耳。

宁按：申字之解释，仅据楷书，恐不合造字之本意。篆书申字，可以参考。

原函：《扬善半月刊》内，先生撰述之《黄庭经讲义》及《孙不二女丹诗注》，璲皆汇齐手抄。上下反复，思之务令熟兮。不仅千周万遍回环诵读已也。

惟《口诀钩玄录》，因刊中仅有至本年五月份止，以未获即时全读为憾。

宁按：《扬善刊》内所登《黄庭讲义》及《不二诗注》，皆宁十几年以前旧作，遇有机会，遂与发表。惜排印时误字太多，幸翼化堂有木刻版出售，尚可据以正误耳。《口诀钩玄录》，乃临时所作投登于《扬善刊》者，后因行止无定，环境不宜于著书，故未能继续下去。宁自己亦以为憾也。

原函：璲昔日读黄元吉先生《乐育堂语录》，深恨予生也晚，缘悭福薄，未能于其讲道时，鹄侍雪立，亲聆训诲。今读先生撰述，殆元吉先生复见于今世。何幸如之？

宁按：道家南北两派，各走极端，而实行皆有困难，其势不能普及。惟有陈希夷、邵康节一派，最便于学者。黄元吉先生所讲，即是此派，亦即宁所私淑，而且乐为介绍者。

原函：一劫人身，能有几何；转眼光阴，就是迟暮。倘不能脱离轮回，则生生世世，皆在愁城苦海之中。方今运际下元，人心陷溺，世道沉沦，大道晦塞，不知底止。诚如先生所云“君主政体改革而后，儒教早已同归于尽，道教又不成其为教”也。

宁按：末尾两句，乃拙作《孙不二诗注·凡例》中语。此书成于“民国”13年以前，今日情形，则微有不同。

原函：今得先生出，以阐扬大道，流传高深之学术为己任。则负担之重，关系之大，又岂仅璲私人之欣幸已哉。璲年已五旬，虽身体尚无疾病，但因业重而有家累，只得抱关击柝，以维持现状，不能径行己志。外之法财侣地条件，均不具备，大有日暮途远，束手待毙之势。奈何！奈何！敬恳先生怜而教之，指示道路，幸甚幸甚。

答曰：实行修道之人，最怕有家累。必须设法将家累了脱以后，方好下手用功。年龄虽大，尚无妨碍。法财侣地四项，以前两项为重要。至于侣地二项，尚不十分困难。古今来好道者虽众，每每无所成就，皆因有法者患无财，有财者患无法故耳。既有法而复有财，当可成就矣。又因缺乏一种严密之组织，仅凭个人的理想，随便行动，或作或辍，意志不坚。无团体的力量为之帮助，无群众的精神为之督促。故亦不能有成也。

原函：年岁愈大，返还愈难，古人故常谓下手速修犹太迟也。但既力不从心，不能即行南派栽接之法，只得用北派清静之法，先生著《口诀钩玄录》中，亦有云“我所提倡的就是这一派”。《钩玄录》尚未全读，拟求先生提前详为指示。除此又有所谓学一种投胎夺舍者，此种功夫，未悉如何做法?

答曰：下手速修犹太迟，这句话是勉励学人之语，但亦不可过于执着。在生理一方面说，自然年幼者为优；在阅历一方面说，却又要让年长者为优。一方面有利，一方面有害，利害本是对待的。年幼者虽得效快捷，而难于保守；年长者虽见功迟缓，而易于保守。盖因其阅历已深，不致于被外境所诱惑也。

《口诀钩玄录》是一部正式的修炼专书，不可草率从事。而宁目前之环境，不适宜于著书，故兹编至今尚未曾脱稿。请台端注意本刊，每期总有几篇与仙道有关之作品。但须要连续不断看下去，方有趣味。因为每期材料不同，前后又有联带之关系，凡前期已经说过后，后期即不再说。必须前后统观，始能贯串。

清静功夫，做得好，能出阳神；做不好，只可出阴神。能出阴神，即能投胎夺舍，不必另外做专门投胎夺舍的功夫。古人虽有专从闭息、鉴形、存想等法下手者，其法亦未必就胜过清净功夫。昔日黄邃之君所做的功夫，皆与以上所说不同，他是先从无梦做起。果能做到无梦地步，可谓一半成功。然后再从无梦炼到有梦，并且梦由自己作主。白昼起一念，决定今夜做什么梦，果然如愿以偿。今夜所做之梦，就是白昼想做之梦。常常如此不错误者，则投胎夺舍一层，自然易于达到目的。黄君做此等功夫已十余年，前五年已自言后五年要死，到期遂无疾而终。投胎是否真有把握，宁苦于不能以事实证明，仅相信其异乎常人而已。至于我自己则不愿做此等功夫，亦不愿以此教人。

答广东中山县溪角乡益寿堂刘裕良君八问

陈撄宁

《扬善半月刊》道长诸先生钧鉴：

敬肃者。去秋得阅贵刊第十九至二十二期数册，喜甚。虽未即购阅，但因此得知，世间尚有济人以道，而不望报酬，不嫌烦渎，如贵刊诸先生者。何其幸耶!

□□□女士第二次来函

宁老师尊台前：

敬禀者。弟子以宿业深重，身堕女流。幼时未多读书，只于弟辈书案之旁，窥效诵习而已。所幸家藏善书多种，暇即浏览。尤喜阅《何仙姑宝卷》，因此遂有修行之念。

宁按：在神仙家眼光看起来，男女资格是平等的。若论做功夫效验，女子比男子快。若论将来成就，亦无高下之分。至于普通重男轻女之陋习，乃是人为的，不是天然的。世界各大宗教，如佛教、如天主教，中国内地各种秘密教，如某某门、某某堂、某某社，皆是男女不能平等，独有仙道门中无此阶级。因为别种宗教所接引的，大半是普通人才。真正仙道所接引的，概属上智之士，故能不为陋习所拘。有志者切勿因为自己是女子身遂觉气馁。

原函：随后又得《仙佛真传》《仙佛合宗》《天仙正理》诸书阅之，乃觉仙道系易修实证之事。

宁按：《仙佛合宗》《天仙正理》二书，女子看了，只可以明理，而不能照做；《仙佛真传》，又嫌杂乱无次序，尚不及前两种好。

原函：爰守皈戒，誓出红尘，斯时已届十六七龄。寡母即托媒妁，以定终身。弟子乃将志愿具以禀告。家母非但不信不听，反从而破坏之。破坏不得，便肆意凌虐。

宁按：俗人都是如此。我记得十岁左右，在家中觅到晋朝葛洪所作《神仙传》两本，不敢明明白白的阅看，只得把此书放在大腿上偷看。书桌上面，仍旧摊摆着一本《论语》，以为掩饰。盖恐怕父亲晓得我看异端之书，要打骂也。十三岁时，溜到街上学辰州符，回家来被痛笞一顿。十四岁买了一部《万法归宗》，又被家中人搜去投在火中烧掉。直到十六岁以后，方能自由，他们亦懒得再干涉我了。不过像雷劈枣木印、樟柳神、桃木剑这一类东西，还是不敢公开展览。

原函：乃蒙母舅大人见弟子受百般魔考，并未改初心，遂与怜悯。设计诳母，方得领来此处，系一带发修行之所，原有道姑数位，于以稍慰初衷。但属荒庙穷庵，并无一毫产业。然既至此，亦只有茹苦含辛，自谋生活。艰窘状况，罄竹难书。“民国”十年与二十年，两次水灾，复受许多挫折。

宁按：在家既不免尘事牵缠，出家又感谋生之不易，究竟修道是在家好呢？是出家好呢？的确是一件大问题。不但女子为然，男子修道之困难，亦复如此。宁久欲联络全国同志诸君，妥筹善策，解决这个问题。现在机缘尚未成熟，不知何日方能如愿。

原函：湖自弱冠至今，二十余载，虽常在忧患之中，而法财侣地是求，未尝一日去念。近数年中，又有节妇贞女数人，来庵修行。窃念本身尚未获真传，难期超证，而彼等又将何以结果？爰于前年，亲往首都，以事参访。奈高人隐迹，顾问无由，于是遂入佛教团体。参访多时，所遇皆属恒流，理解难期超脱。

宁按：现在这个年头，出门访道参学，本不容易。曾见有许多出家道士，并在家好道之人，参访一生，足迹遍全国，结果尚无所得。何况地点不出都城，时间又嫌短促，岂能达到目的？

佛教团体，除教人念佛而外，别无法门。我想一定不能满足君之愿望。余前在《旁门小术录》中有几句批评，可以补充此段未尽之意。其言如下：“早寻真师这句话，实在可笑。真师一不登广告，二不散传单，三不挂招牌，四不吹牛皮，五面上又没有特别记号。天下如此之大，一般学道者，从何而知某人就是真师？某真师住在某省某县某山某洞某街某巷？请问如何寻法？我老实说一句，真师是可遇而不可寻。”

原函：但认为该教威仪规律，可以约束后学，兼为普度之资。于是返里削发，妄作佛门之标榜。虽略收劝化之微效，深愧自度未能。

宁按：其情可悯，其志可嘉。

原函：故于去岁三月初九日，实行闭关。意欲下三载静功，为究竟之作用。

宁按：此举甚好，我极端赞成。

原函：湖自入关以来，日三夜三，昼夜共坐六次。最近数月，耳内常闻有风声呼呼，眼中时见有电光灼灼。偶尔似有丝竹之音，鸠虫之鸣。当时使人探之屋外，并无形迹。

宁按：此种现象，凡真做道家功夫的人，皆要经过，不足为怪，切勿疑惧。

原函：至于内呼吸一发觉时，即须打坐，否则反感觉不适之状。坐须二三小时，始觉气足神舒。上列二种现象，不知是好是歹，是何种理由，仰祈师尊有教之。

宁按：此乃自己身上生理内部起一种变化，不是坏事。再做下去，更有妙境。并须参看本刊前数期安徽师范学生李朝瑞君各封信函，及本刊本期广东中山县刘裕良君八问。虽男女生理不同，其逆行造化则同。

原函：《女丹十则》云："女子将赤龙斩去，须要炼之以真火，应之以真符。倘火符差失，不独金丹难结，将有血崩之患。"此言真实不虚，弟子业已经过一次。随后用月余之功夫，方始平复。乃过去事也。至于最短期内，又将赤龙斩去，迄今已半年有余。不料既去而又复返，此殆不知真火真符之过耳。窃思女子修道，超证解脱，全在乎此。若不将此关透澈，未免徒劳而无功，结果仍是老死而已，与凡夫何异乎？

宁按：高见甚是，愚见亦同。

又按：斩赤龙功夫，并不十分困难，比较男子功夫容易数倍。其所以断而复来者，必定有个原因。男子做小周天功夫，常有将阳关闭住至一年半年不漏精者，后来亦复有漏泄之时。若详细研究，皆因其功夫有不合拍处。太过或不及，皆能出毛病，须要认得一个中字。饮食小节，也有关系。吃素的人们，常常欢喜吃蘑菇、竹笋、味精等鲜味之品，极不相宜。应该食淡而无味之菜饭，酱油盐类、胡椒辣椒亦不宜多食。其他小节目甚多，未暇悉举。

原函：踌躇之余，得闻师尊大名，特于日前不揣冒昧，具楮投前。深荷不弃谫陋，大札下颁。捧读再三，欣感莫名。

宁按：我此刻是现外道身，专弘仙学，与佛家宗旨不同。女士既削发皈依佛门，若再从我学道，不怕同门见怪吗？

前几年常有佛门居士，从我学道。偶有一二位居士运气不好，被他们同社中人晓得，大起交涉，骇得他不敢出头。后来又与我商量，要我代守秘密，不必公开。我以为学道是正大光明之事，何必瞒人？若像这样鬼鬼祟祟，成何体面？岂非把仙道的名誉弄坏了吗？他虽有他的苦衷，我却不便允许，只得作为罢论。

不知女士亦有此障碍否？所以我暂时不将女士姓名登出，就是这个意思。

原函：兹特备呈始末，聊渎听闻。倘不以鄙劣为嫌，敬乞师尊大发慈悲，将进火、退符、沐浴、温养、大小周天、文武火候、采取封固、活子时等，种种秘密口诀，详加开示，以便修持。倘获俯如所请，则将来之成就，皆属师尊大人之所赐矣。感激鸿恩，岂有涯哉！

答曰：学佛的人，常常被名词弄昏了。学仙的人，也有这个毛病。将来我可以代你打破这许多疑团，请你不要着急。

原函：承下问十条，谨照答如后：

（一）是出家人；

（二）未曾出嫁；

（三）现年四十六岁；

（四）环境可免冻馁；

（五）俗家距此五十里，父早去世，母还在堂，虽有弟妹，亦不来往；

（六）儒释二教书大略看过，道书如《十二种》《参同契》《悟真篇》《性命圭旨》《修道全指》《仙佛合宗》《天仙正理》《仙佛真传》《吕祖全书》《玄关经》《玄妙镜》《三丰全集》等书，俱已看过；

（七）翼化堂《道学小丛书》已齐备，至于《女子道学小丛书》如《女丹十则》《女功正法》《孙不二女丹诗注》《男女丹功异同辨》四书，亦已俱备；

（八）闭关期限，先拟三月，因在关中得益，故又改为三年；

（九）现在功夫，上座时先守海底，待海底气机发动，即守乳房；

（十）志愿欲做到白日飞升的地步，给大众看看。

又禀者，窃观女丹书云：女命有三。当系指海底、中宫、乳房而言。究不卜女子修炼初下手时，应当守何部为宜？

答曰：守中最宜。这个“中”字，是神气合一之“中”，不是中宫之“中”；是内外感应之“中”，不是执着一身之“中”。至于海底、中宫、乳房，非不可守，但执着一处死守之，则不合大道。

原函：至于弟子现在须用何功夫，方能得着造化？阳生之景，人人皆知，但用之的当与否，未必尽能了解。古云：差之毫厘，失之千里。诚至言也。

答曰：现在姑且用你自己所习惯的功夫，暂时做下去。须要绵绵若存，用之不勤（这两句是《道德经》上所说，初下手正好用得着）。阳生之景，是否准确，先要明白活子时。活子时之发现，是否清真，先要明白活午时。女功修炼，大都是言汞不言铅。宋朝曹文逸仙姑之《灵源大道歌》，在女丹书中，甚有价值，不可不看。若未曾见过，将来我可以抄一份送与你。

原函：弟子每遇道中长者，辄以玄妙相问，皆含糊答应。是不肯明言耶？抑不知耶？

宁按：有三种缘故：一种因为男女之界限，不能畅所欲言；二种因为男子只懂得乾道功夫，关于女子身上生理，不能透彻了解，说出来似乎隔靴搔痒；三种伊等当日从师学道时，不问女功，所以后来别人问他，他就不能回答。以上三种，是男导师之缺点。若女导师虽可免除这三种缺点，又因为她们的程度尚不及你，你问她，她当然回答不出。

原函：伏维师尊大人内外兼全，功果齐备，言论迥异常人，志愿独超往哲。弟子欣忭之余，窃谓三生有幸。虽属邮函往来，何异亲聆尘教。但恐天机口诀，严守秘密，必须当面开示，不肯纸上轻传，是则无可奈何之事矣。窃念师尊大人心存弘道，志切度生，可否为方便故，破格相授。不胜馨香祷祝，拱俟瑶音。

谨此拜白

弟子□□□顿首

答曰：函授亦可，但请勿着急。此事有时节因缘，不能勉强，将来得便拟抄几种女丹口诀，从邮寄奉。不过此事也要看学者智慧福德如何，完全依赖口诀，亦难保必定成功。

复济南张慧严君

陈撄宁

原函：前于秋末曾上一函，谅蒙垂察。迄今未蒙训复，不胜闷闷。

宁按：敝处积存各埠来函，有四十封之多，尊函未曾看见，抱歉之至。

原函：后学幼年体质萎弱，命运坎坷。十四岁失学，以后即无机缘读书。虽天性好道，苦无明师。至三十岁，始略明口诀。奈世态沧桑，师友离散。嗣后不但明师未能访得，即真正同志，亦未觅到，以致绝口不谈命学者数年。非不谈也，实无可谈之人，徒招毁谤耳。

宁按：真正同志，国内不乏其人。惜散处各方，不通声气。本刊即是访求真正同志的惟一介绍物。

原函：在此有限光阴俗务百忙中，不敢轻易虚度，因是而学佛。由五戒再进而菩萨戒，而净，而禅，而藏密。欲探讨密教即身成佛之真归。然访求明师之素愿，未敢须臾忘怀。

宁按：班禅达赖之辈，都是活佛。密教即身成佛，到了极处，也不过像他们一样。请问你愿意不愿意？

原函：今春在《扬善刊》中拜识先生，自庆明师已得，并蒙悲示一切，尤为钦感。

宁按：此言愧不敢当，我仅可以帮助同志诸君研究而已。自己尚未成功，难为人师。

原函：奈后学所处之环境困难，工作忙迫，非遇机不能告假。然不蒙我公首肯，又不敢冒昧进谒。恳乞先生垂怜后学环境限制之苦，多年求道之殷，赐予面诲之缘。尤乞勿以时机有待，见拒门墙之外，则感且不朽矣。

答曰：学道而为环境所困者，岂止阁下一人，遍国中皆是也。若不设法解决此种困难，虽得传口诀，有何用处？无非抱道终身而已。此事须用团体办法，方能有济。现正在筹划此事，请勿着急。

再复北平杨少臣君

原函

撄宁先生道鉴：

上年璲在济南时，曾上书两封，谅早邀鉴察。（中略）

宁按：敝处仅得见尊函一封，连此次来函算，并为两封耳。

五斗米折腰，原非得已。今则免去案牍之劳，俾得一心向上，可谓如愿以偿。（中略）数载之间，心心在道，昔年所怅怅者，同志无人，大道将绝。自读《扬善刊》，得悉师座提倡道学，兼有张化声先生、纯一子、竺潜道人、常遵先诸先生，皆系洞明阴阳造化之理，并以道为己任者。吾国数千年之绝学，至此其将复兴乎！欢欣鼓舞，不可言宣。

璲现在北平，稍缓时日，即拟收拾行李，买车南下。苍苍者天，倘能许我得与师座一晤，并借此得从明道诸先生之后，畅聆法益，殆所谓为之执鞭亦欣慕焉。

旧都市面萧条，景象全非。值此时局，倘再无二三明德达道之人士，救正人心，挽回气数，吾恐周余黎民，靡有孑遗矣。先生有言，今之时欲救国，非从仙学入手，迎头赶上不可。呜乎！能明先生之意者，有几人乎？

谨肃敬请　道安

后学杨璲谨上

复函

陈撄宁

少臣先生道鉴：

顷由翼化堂转到惠书，并致济南市长论道信稿，皆已快读一过。欣慰奚似。

敝处积存各埠同志来函，近日抽暇稍为清理，竟有四十封之多。拟牺牲一月光阴，于本刊上答复之。从7月1日出版第七十三期起，每期“通函问答”门，必有十页左右，请略注意。去岁尊函，亦在其中。

张化声君现居湖南宝庆，常遵先君现居湖南湘阴，纯一子往来苏沪两地，竺潜君常住上海。宁自己现伏处乡村，地点介于松江上海之间，暂时托足而已。

愚意欲借本刊联络全国好道同志，组织一实行修道之团体。但此刻机缘尚未成熟，望阁下稍安毋躁。只求中国大局粗告和平，宁之目的必能达到。俟团体成立，负责有人，宁即披发入山，刻苦修炼去矣。

现代国家社会，无论办何种事业，皆非有严密之组织不可。孤立独行，断难成事，盖不徒修道为然也。惟组织一种团体，必须经过许多官样文章，手续麻烦已极。愚意俟中国道教会正式成立之后，将我们修道团体，附设于道教会之内。名正言顺，免得另起炉灶。此举能否成为事实，要看时局如何。阁下当然赞成此举，并望多邀几位忠实同志，合群策群力以赴之，必有济矣。

《中华全国道教会缘起》，登在本刊，想早已邀览，故不再寄。北平王礼贤医生亦好道，自云参访多年，尚未得诀。此君相信《金丹真传》。又北平钱道极君，亦曾经各处乱撞，尚未立定脚跟。伊尝有求上海之意，可惜敝处团体组织办法没有头绪，虽来亦无济于事，徒劳跋涉耳。尊驾如得暇，不妨就便与王钱二君一晤。张慧严君现状如何？颇以为念。

再者，张化声君精于佛家唯识宗及三论宗，竺潜道人精于禅宗，常君遵先主张儒释道三教一贯，纯一子笃信双修接命之说，不承认余宗别派。宁之志愿，较彼诸君略有不同。因欲集仙学之大成，不便偏守一家言论，且不肯让仙术为富贵人所独占，以致平民无分，故不提倡栽接说，所以异于纯一；因欲维持仙学地位，不屑借用佛典中之名词与理解，以免受佛教徒之轻视，故异于竺潜；因欲专弘道教，不愿受佛家教义所支配，将道教摄入佛教天乘，故异于化声；因希望肉体证得之神通，消灭科学战争之利器，不得不注重实验，谢绝空谈，只讲物质变化，不讲心性玄言，故异于三教一贯；因欲联络全国超等天才，同修同证，共以伟大神通力，挽此世界末日之厄运，非但不赞成生西方，并且不许升天，不许作自了汉，不许厌恶此世界之苦而求脱离，不许欣慕彼世界之乐而思趋附，故异于往昔前辈神仙之宗旨。

忝属知音，用敢掬诚相告。

此复并候　道安。

撄宁

湖南湘阴神童常煐（年十一岁）来函并答

陈撄宁

撄宁先生道席：

径启者。去秋家严由沪返湘，每逢星期日，便以《大学》《中庸》教煐。至“知止而后能定，定而后能静”一章，始知坐功可以开智慧，通神明。于是每日黄昏及亥子之交将睡时，照家严教我秘法静坐，诸事不想，行之不间。

又尝读《坐忘论·收心第三》云：“守根不离，名曰静定。”二段云：“心不着物，又得不动，此是真定正基。”我知道即是不想事静坐之意也。再读三段云：“息乱而不灭照，守静而不着空。”心内生疑：既云不着物，便是心空，又谓守静不着空，那就是还有所。当时以此问家严，应该如何处心。家严说：执心住空则有所，收心离境则合道。即《大学》所云：心不在焉，视之不见，听之不闻，食而不知其味。又《孟子》所云：求其放心而已矣。煐方知就是安心守神。故每日必坐两时。

至前二月中，忽小腹热胀。即问家严，此时告我丹田气动，嘱留意海底及尾闾。到闰月中，忽若有物至尾闾，欲上不能通，一冲一停。又问家严，又告我不要留意，听其自然。由是每坐则一冲，复退还小腹。但是在高小校中上课时，背脊骨、背心中，时有热气在内作胀。再问家严，则笑而不答。煐更心疑。只闻家严对家慈言：吾儿本有慧根，但惜只十一岁，我有多少大道真传，不能告他，只好听他自己去求师耳。

煐想现在我国中，谁是真人，不得而知。每闻家严对人云，访道四十余年，惟有撄宁子是当今惟一无二道学家。故特将此情形记录，上陈慧鉴。如蒙不弃，肯赐教诲，则感荷无量矣。

特具恭叩道安，伫盼覆示。

世愚晚常煐百拜

6月1日

答曰：来函所言静坐之效验，若在大人，不足为奇。所奇者，十一龄小童耳。必是夙种慧根，方能领悟及此。观本期所载广东中山县刘君，以六旬老翁，其效验如彼。贤侄不过十一岁，试做初步静功，效验又如立竿见影。可见仙道功夫不问老幼，皆能有成，就怕人不肯做。《参同契》云：上德无为，不以察求。贤侄现在就具足上德之资格，用不着头上安头，再学什么口诀。只要能每日静坐，不使间断，即足以了却大事，胜过余等百倍。身内一切变化，你莫管他，奇奇怪怪的现象，将来尚层出不穷呢。

令尊大人笑而不答，含有深意。因此我想起古人一首诗云：问余何事栖碧山，笑而不答心自闲；桃花流水杳然去，另有天地非人间。你能悟会此诗言外之意，功夫包有长进。

尊大人前，望代我问候。南岳衡山，不知已寻得修炼之胜地否？我去岁遍游苏浙皖三省名山，结果仍无所获。盖以时节因缘，未能辏合，只得再看机遇耳。

复浙江金华孙抱慈山人（原函并答）

陈撄宁

撄宁先生玄鉴：

敬启者。天台一别，蟾月数圆。每怀高雅，企念殊深。辰维道炁常存，德音广播为颂。

山人寄住赤城二月余，至秋始返金华。前阅贵刊暨道学丛书，思想新颖，议论透彻，别出心裁，独具卓见。大哉圣人之道，待其人而后行。夫天不欲宏道济众则已，如欲宏道济众，当今之世，舍先生其谁耶？

道之兴废，天命早定。应运发皇，显晦有时。惟其蓄之愈久，故发之愈光。譬之花树，为春寒所勒，一旦怒开，倍觉鲜华。以我中华数千年来富有种族历史价值之道学，至今奄奄不振，式微已极。幸得先生具甚深智慧，抱彻底悲心，起而挽回之，补救之，发扬而光大之。中兴国教，普济苍生，欣瞻前途，忭颂无量。

山人疏庸鄙陋，愧无一得贡献。劳劳云水，叹身世之无常；仆仆风尘，怅知音之有几。倘蒙赐教，无任感祷之至。

专此，敬请撰安！

山人抱慈谨启

敬复者：

宁去夏偕马张二君，各处游山，实非流连风景，盖有两种目的：一则寻觅修炼之胜地，一则访求绝俗之高贤。结果他无所遇，仅于赤城紫云洞遇先生一人耳。惜为时间所限，未获畅聆尘教，别后思慕不置。虽白云在望，而青鸟无踪，徒深慨叹。

去秋辗转奉到瑶章，辱承过誉，惭慰交集。理应早日裁答，又以尘劳挫志，急景凋年，半载蓬飘，未遑安处。迟至于今，方能抽暇与先生通问。幸有以谅之。

宁蛰伏农村，朝夕共编氓为伍。蛙鸣阁阁，犬吠狺狺。遥想先生以不食人间烟火之身，徜徉于碧嶂苍松之下，仙凡路隔，未卜何日再接清辉，曷胜翘企。尚希不时将山中消息示我为盼。

敬候道安

撄宁顿首

（附告阅者诸君：抱慈山人乃辟谷术专家，能一月半月不食，而行动自如。）

答苏州张道初君十五问

陈撄宁

张君原函，乃去岁三月二十一日到社。本欲提前作答，所以迟至今日者，实因宁之行止无定，且居沪时甚短促，故对于各埠函，大半未能详细答复。前次又承周敏得君雅意，亲来乡间，约我同游雁荡。余思社中积存问道函件颇多，若再出游，不知何日返沪，是则此等函件永无清理之机会。故决意在乡间作长期休息，并借此一了文字之缘耳。

撄宁

原函：敬肃者，顷接《扬善刊》社寄下3月16日出版《半月刊》一卷。欣悉社中为满足海内好道同志之渴望起见，特商请先生牺牲修养之精神，创作问答专刊一期。初盥诵一过，钦允不已。盖其文非只字字金玉，句句精言，且有惊天动地之见解。如"读黄忏华居士给太虚法师一封信"是有革古辟今之开示。

小子好奇，关于各种怪诞书籍，实浏览多多矣。然如先生之奇文，昔犹未见也。捧读之下，万分倾服。久蓄拜师之念，如怒潮猝至，几莫能遏。但素知先生虚怀若谷，对于拜师之请，概行拒绝。故虽潮沸胸膛，犹未敢贸然启齿。惟先生慈悲，亦将有以度我乎。

兹再附上问道15则，乞指示迷津是祈。

第一问：读先生答无锡汪伯英君第五问，知道仙家亦有上中下等品级，《参同》《悟真》尚非人己两利之上上等法门。

初曾读孙汝忠所著《金丹真传》一书，其书既斥孤坐独修之愚，又深戒三峰采战之妄，似有合于先生所谓神仙眷属之说。未审此法系何种法门？

答曰：《金丹真传》，繁琐无当，不如《悟真篇》之简易。后人疏忽，每每混作一谈。虽以知几子之聪明，且不免为其所误，何况余子。

《金丹真传》之法，比较《悟真篇》又下一等，绝对不是我们所谓神仙眷属之说，请勿误会。

第二问：读先生所著《黄庭经讲义》第四章，知道家修养方法虽多，但起手法门，总在调息。初亦曾屡按调息口诀“不急不滞，勿忘勿助”之法而实地试验，不料不调犹可，一调则反感喘息。屡试屡然，此乃不得其法乎？抑另有不可轻传之调息秘诀乎？务祈示知。

答曰：调息之法，由粗而精，自始至终，皆不可离。其法甚简易，并不烦难。阁下不得其法，所以做起来颇觉吃力，是为太过之弊。以后须要顺其自然，不可过于执着。

第三问：先生所著《孙不二女丹诗注·凡例》第六条有云：女子修仙，除天元服食，窒碍难行，人元双修，誓不笔录而外，古今来仅此一门，堪称大道。请问何谓天元服食？何谓人元双修？并因何故窒碍难行与不可笔录？

答曰：外丹黄白术，炼到一二年后，九转功成，只能点化，而不能服食，此种名为地元。由地元再求进步，炼满九年或十二年，此种名为天元神丹，可以服食。因其手续麻烦之极，令人不敢尝试，故曰窒碍难行。

人元双修，即夫妇同修同证之法。因俗人少所见而多所怪，且非生有夙慧者不能行，非夫妇二人程度相等者，则必遭对方之掣肘，而亦不能实行。故必遇上上根器，而且夫妇二人一心一德者，方许传授。又须经过一种规定之仪式，及严厉之誓辞，否则不准随便轻传。故曰誓不笔录。

第四问：上上等法门，既誓不笔录其诀，但其理可得而闻乎？

答曰：以世俗言，男子偏于阳，女子偏于阴；以丹道言，男子外阳而内阴，女子外阴而内阳。总而言之，不管他们谁是阴，谁是阳，都嫌其偏枯而不完全。此乃人类有身以来最大的缺憾，亦即生死流转惟一的动机。

试观电池，正负线相接，则起轮回；再看磁铁，南北极相遇，则相吸引。其故可思也。

但后天阴阳，虽分为二，而先天一炁，即是整个的，其本性实不欲分离。修道者，贵在利用后天之阴阳，以返还先天之一炁。换言之，即是从偏枯不自然之变态上，逆行造化，以求回复中和自然本性而已。

第五问：得《参同》《悟真》《天仙正理》《金仙证论》等法门而修成者，

曰天仙，曰金仙。未审得上上等法门而修成者，是否亦称天仙金仙？抑如人类然，虽总名为人，其间亦有贤愚阶级之分，而未能一致耶？

答曰：在别种动物眼光中，看人类全体，几乎没有一个人不是神通广大的。而在人类眼光中，看自己同类，其间实有优劣之分，阶级等差，多至不可胜数。依此例推测仙界，其间当亦有阶级之分，程度恐不能一律。

第六问：昔年哪几位仙人系以上上等法修炼成道者，可得闻其姓名乎？

答曰：中国古昔无出家之说，凡修仙学道之人，都是有眷属同居。自从佛教传到中国以后，才有出家制度。于是男子出家叫作和尚，女子出家叫作尼姑。其本意原想脱离家庭之苦恼，而求得身心之清静。孰料一着袈裟事更多，其苦恼依旧不能减少。

道教全真派，即是模仿佛教而作，是后起的，不是古法。古法修炼，皆是夫妇二人同心合意，断绝俗情，双修双证，与孤阴寡阳的制度大相悬殊。刘纲、樊云翘二位，乃夫妇双修中最负盛名者。至于北七真中，如马丹阳、孙不二两位，未免沾染佛教的习气，要讲究抛家离室，各走一边，已失却古神仙的风范了。

第七问：闭阳关法以初所知者有下列数法：

（一）用诸丹经所传风火同用之功，而将阴精炼化，则阳关自闭矣；

（二）用龙虎衣固济外肾，使不漏泄（此法由先祖父所抄《还丹直指》中摘出，但未审龙虎衣究系何物）；

（三）根据古语“用之则成路，不用则茅塞之矣”之理论，以闭之。

除以上三法外，是否另有不可笔录之秘诀？

答曰：风火同用之炼法，可以将精炼稠而变为坚韧，不可使其稀薄而化气。此法有流弊，难以完全信托。

龙虎衣，定是隐语，必须观上下文义与辞句，方可揣测而知，否则不便臆断。

至于“不用则茅塞”这句话，亦不合于事实。人身精窍，地位甚小，里面长满了，自然就要溢出来，不管你用不用。

此外法门尚多，未能悉数，惟在因人说法。

第八问：辟谷法是否依服气而成？

答曰：服气是辟谷法中之一种，另外尚有用药物代食法，或入定不食法。

第九问：心灵学家余萍客所著《精神统一法》及《修养二十派》两书，先生阅过否？有裨于修养之一助否？

答曰：此二书我未曾见过。余君本人，我却会过一面，但未谈及修养之事。此二书，并尊处家藏抄本《还丹直指》，如得便，望从邮局寄到翼化堂转交与我，以便研究。要挂号为妥。

第十问：先生答汪伯英君第五问中有云：三种法门，其用语彼此相同，以致无从辨别。可否请先生将辨别之法详示，俾可跳出闷葫芦？

答曰：外丹与内丹，一个是在炉鼎中烧炼的，一个是在人身内变化的，学者先要把这两条门路认识清楚。铅汞二物，在外丹中是实体的东西，在内丹中却是比喻；精气神三项，在内丹中是正式的名词，在外丹中却是借用。此为第一步辨法。

第二步，又要晓得铅汞二物，在外丹中，亦有真凡之别。凡铅，是初次从铅矿中烧炼出来的；凡汞，是初次从朱砂中烧炼出来的。真铅真汞，是凡铅凡汞经过种种艰难的手续，变化出来的。但真铅真汞，虽只有二个名词，而代表的物件，却不止两样。此乃专门学术，非实验不能明白。不比宗教迷信、哲学空想，可以随便乱谈。

第三步，又要晓得内丹书上，也常有外药字样，也常用炉鼎名称，但与黄白术之作用毫不相干。因为这件东西，不在自己身上，是从外面来的，所以叫作外药。炉鼎二字，有时完全指此物而言，有时完全指彼物而言；有时炉在彼处，鼎在此处；有时鼎属彼家，炉属我家。离合交错，不可究结。通其法者，头头是道，若执着一端以求其解，则满纸皆荆棘矣。

第四步，又要晓得像伍冲虚、柳华阳一类的述作，只讲清净独修，不说阴阳栽接。他们也有内药外药之分，意思是指自己身中本有的名为内药，从虚空感受到自己身上的名为外药。虽也说药从外来，而来源却不相同。这一点学者要辨别清楚。

第五步，又要晓得湖州金盖山闵小艮一派，是调和派。他因为历来修道的，阴阳栽接与清净孤修，常立于反对地位，遂另外开一条门径，将二者合而为一。虽讲清净，而不是孤修；虽说阴阳，而不是栽接。既非《参同》《悟真》之法，亦非冲虚、华阳之法，更非悟元子《道书十二种》之法。学者当知辨别。

第六步，又要晓得悟元子各种著述，在道书中，可以称他是个乡愚愿。他把别人家所用的旧名词概行排斥，换上他自己所造的新名词，实际亦不过尔尔。

第十一问：先生言三教书籍，约有二万卷，读完一半，也需三十年。但以时间关系，初实未能胜此久远之程途。可否恳先生将关于修养最要紧的书籍，指示若干种？俾可循序参读，而又不多费光阴，即得知其概略。

答曰：若专为自己个人修养起见，用不着读许多书。儒家只读《四书》《易经》；道家只读《老子》《庄子》《淮南子》；仙家只读《参同契》《抱朴子》《黄庭经》、汉刘向《列仙传》、晋葛洪《神仙传》；丹家只读晋许真君《石函记》、吴猛《铜符铁券文》、宋张紫阳《浮黎鼻祖金药秘诀序》、范文正公所传《渔庄录》、白紫清《地元真诀》。以上各种书籍，已足供研究之用，且与佛教不生关系，界限甚觉分明，比较普通流行的道书，高得多了。

坊间通行的道书，每喜夹杂佛教名词在内，把神仙真面目反而掩藏起来，于是乎神仙二字，在世俗人眼光中，也等于佛教之生西方、耶教之生天国一样看待，弄得恍惚无凭。吾等应当力矫此弊。

第十二问：《唱道真言》一书，是否北派？

答曰：此书是乩坛笔录，无所谓派。书中道理讲得不错，自成一家言，比较现在的乩坛文章，有天壤之别。

第十三问：人身关窍，以何书所载者最详？

答曰：关窍等类的名词与地位，须要看医家书，如《黄帝内经》《黄帝甲乙经》、针灸家所用之铜人图等。昔贤常谓医道通于仙道，故学仙的人应当知医。

第十四问：相传白日飞升、拔宅飞升，这类故事确否？

答曰：白日飞升的意思，就是表明不在黑夜而在白昼，可以给大众亲眼看见。自然是实有其事。不然，如何安得上白日二字呢？

拔宅的意思，就是说全家的人都成仙，不是说把住宅弄到天上去。此事非服食天元神丹不可，寻常修炼金液玉液结胎出神等作用，仅能了脱个人，而不能超拔全家也。

第十五问：丹经中所用之琴剑及敲竹唤龟、鼓琴招鹤等隐语，究竟作何解释？乞详示。

答曰：琴用指可弹，是调和的意思；剑有尖可刺，是锋利的意思；竹体圆直而虚心，是离卦一方面事；龟属北方玄武，是坎卦一方面事。丹经只言鼓琴招凤，没有招鹤之说。凤属南方朱雀，与北方玄武是相对的，就同青龙白虎一样。剑与琴也是相对的，此处有剑，彼处即有琴。带剑的武夫，不许倚仗自己的利器，随便轻临战阵，与人争强斗胜。只许模仿文人雅事，隐居密室中，鼓琴养性，按剑怡情。任尔英雄，竟无用武之地。朝朝暮暮，长久于斯，自然心平气和，烟消火灭。于是乎百炼钢化为绕指柔矣。丹道所以异于世法者在此。

噫！知之固难，行之尤难。全国四万万同胞中，能明此理者，大约不满四百人，即不及百万分之一也。能略得此诀者，大约不满一百人，即不及四百万分之一也。能全得此诀者，大约不满二十人，即不及二千万分之一也。能实修此道者，大约不满十人，即不及四千万分之一也。能实修又能实证者，大约不满四人，即不及万万分之一也。能实修实证，而且能达到成功之地步，如古人所谓白日飞升，大众可以用肉眼共见者，今时全国中尚无一人也。

以上所言，仅限于《参同》《悟真》一派学者，不是说其他宗派都在此内。

吴幼舟居士来函劝翼化堂焚毁《仙佛合宗》及《慧命经》二书

敬启者：

前蒙贵社赐寄《扬善半月刊》，其中善书目录，有《慧命经》与《仙佛合宗》二书，以邪害正，误人不浅。兹录印光法师《覆郦隐叟书》一段云："《慧命经》系清初魔民柳华阳所著，彼出家为僧，而种性邪谬，故引佛经中文，一一皆以己意妄会，以作炼丹之证。有不便者，则改其字句。而且又自为注其意，欲人以己为千古第一高人。而一班无知无识辈，为之刻板，私相授受，恐明眼人知之，则殃祸不浅。凡看此种书者，皆邪正不分之流。若具眼者见之，当即付之烈火，以免瞎天下后世人之正眼。《仙佛合宗》，其诬谤佛法，比《慧命经》为更甚。夫欲炼丹，即以己炼丹家之言论唱导即已，何得挽正作邪，作掩耳盗铃之计，引人之言，而不依人之义。既慕其名，而反恶其实，岂非丧心病狂求升反坠乎哉？"等语。原文见《印光法师文抄》卷一第七十七页。务恳贵社将此二书板销毁，以后永远不出此二书，以免害人之处。不胜馨香祈祝之至。

端此，敬请执事先生大安！

吴幼舟手上

7 月 10 日

本社复函

幼舟大居士慧鉴：

接奉惠书，敬闻高论。居士既笃信印光法师，想亦是净土专家，念佛生西一派之同志。《印光文钞》，仆等早已阅过，知其专提念佛，抹煞余宗。不特对于外教为然，即其本教中，如禅、密、性、相、止观各宗，亦均不许学人从事研究。此等见解，就如满清时代，三家村里，冬烘先生，只许人读八股文，不许人读经史子集，一样的固陋。居然能博得一部分人之信仰，何哉？盖因目下全国居士界，三百数十万人中，自命为钝根，不堪承受大法者，乃占全体之大多数故也。

佛教徒不赞成印光者，未尝无人。惟以同是佛门弟子，不肯破颜相争，聊复容忍耳。非真肯将《印光文钞》，视作一种金科玉律，而切实奉行也。可知《印光文钞》，在其本教中，势力亦不过尔尔。今欲根据彼之言论，以摧残教外数百年流传之名著，甚至焚其书而毁其板，事出情理之外，断断乎不可能矣。

夫《慧命经》及《仙佛合宗》二书，是正是邪，仆等学识浅薄，不敢表决。仅知此二书由来已久，一始于清初，一作于明朝，全国书坊，皆可以公开买卖，从无私相授受之事如来函所云者。设若真像印光法师所说之邪魔荒谬，诬谤佛法，则数百年来，何以无人起而纠正，乃听其普遍流传，至于今日，始劳印光师之口诛笔伐乎？

翼化堂开设至今，已八十年矣。历年以来，销售此二书，已不知几万部矣。除翼化堂而外，全国中旧式书店，几无不备此二书。历年以来，各省各县各书店，所销售之数，更不知几百万部矣。居士若不相信，何妨亲身试验，到各埠旧式书店中，光顾一次。问彼店伙，《印光法师文钞》有否，彼等必瞠目结舌，不知所对。问《慧命经》《仙佛合宗》有否，彼等必答应曰：有，有。或答应曰：已卖完了。盖《印光文钞》，惟净土宗人，视为至宝，普通社会，并不知有此书名。而《慧命》《合宗》二书，则儒释道三教中人，以及某堂、某院、某门、某会、某社、某坛，几于无人不知有此二书。其势力之伟大，为何如乎？岂《印光文钞》所能比其万一耶？

纵使翼化堂今日接受居士之意旨，永不出售二书，其奈他家书店大卖而特卖何？因此二书，历代以来，皆公开贩卖，无固定之版权也。居士岂能双手掩尽天下之耳目乎？徒令翼化堂一家受损失而已。

他家皆出售，惟独翼化堂不出售；而且翼化堂历年以来皆出售，惟独从今日起不出售。设被顾客质问是什么理由，翼化堂何以应付。若老老实实，将《印光文钞》上言论搬出，以对待顾客，则翼化堂名誉，从兹扫地矣。盖翼化堂，乃善书局，非佛书局；乃三教书局，非一教书局。如何能低首下心受佛教徒所支配乎？彼印光法师之权威，且不足以支配彼教内之佛学书局，如何能支配教外之翼化堂，岂非咄咄怪事乎？

假令该二书内容是诲盗诲淫，伤风败俗，破坏道德，诱惑人心，则社会岂尽聋盲？官厅谁肯放任？早当有人指责其劣点，禁止其发行矣。安得丝毫不闻不问，让该二书自由流布，通国皆知？可见此二书虽未必尽美尽善，纯粹以精，如仆等所悬拟之标准，但亦何至如来函所言“邪魔荒谬”“丧心病狂”，而招焚书劈版之罪耶？

仆等不敏，曩日于该二书，亦稍为浏览。观其用丹家之说，注解佛经，用佛教名词，牵合道籍，弄成释道混杂，仙佛不分，仆等亦有所不满。然而仙佛同源、三教一贯之学理，深入人心者，已数百年于兹矣。除此二书以外，其他书以类似于此者，不下千百种。若尽取而焚毁，虽以专制帝王之威力，亦有所不能。何况无权无势如仆等者，更宜度德量力毋庸多此一举，免致徒劳无功，遂叹息而作罢耳。

今有一事，足为居士告。敝《扬善刊》上面，凡属陈撄宁君之作品，可谓无一句一字不是将仙佛界限划分明白者。此乃陈君眼光远大之处，盖早防有此纠纷也。印光法师之见解，不许将仙道混入佛法之中，以免外道魔民，诬谤佛法。陈撄宁君之见解，不许将佛教混入仙学之内，以免狂辞瞽说，玷辱神仙。二公之见，何其相同，一至于此。但敝刊上其他诸君所投之稿件，仍不免有仙佛同源、三教一贯之论调。是则各人有各人之意识，虽太上老君、释迦牟尼，复生于今日，亦无如此后辈，何况区区敝社同人，能有多大力量，破除数百年来相传之积习乎？

再者《印光法师文钞》，在翼化堂书目中，亦有出售，设若有人来函，劝翼化堂将《印光文钞》焚毁，免得贻误学人，翼化堂能听从其说否？居士闻之，能漠然无动于衷否？有以知其必不然矣。盖仁者见仁智者见智，本学术上思想之自由。而己所不欲，勿施于人，乃良心上公平之裁判。仆等无此勇气，不敢轻举妄动，见笑大方。确难承教。

专此奉复，并候 净安！

《扬善半月刊》社同人谨复

与国医某君论丹道函

陈撄宁

□□大医士道鉴：

多日未晤，忆念良殷。前承垂询人元丹法，惜以时间短促，未能罄所欲言，今补述如后：

考吕祖、紫阳、三丰诸位，皆依此法而修成，末学如仆，何敢有所诽议？

清净派专讲单修，硬将《悟真》《玄要》之秘旨，在自己一身之精气神上摸索，勉强助以曲解，不免厚诬古人。

但如阴阳派夸谈妙鼎，艳说彼家，将先哲所传之调息凝神、守中抱一功夫，概视为修性不修命。照伊等之见识而论，几乎吾辈自己身中，只有性而没有命，命全在别人身内。请问此理可通否？须知天空中轰雷打闪之电，电灯厂机器磨擦之电，干电池药物变化之电，蓄电池随时储蓄之电，此四种电之来源虽不同，而电之性质却是一样。普通静功，譬如蓄电池之电；人元丹法，譬如电灯厂之电；地元丹法，譬如干电池之电；天元丹法，譬如天空中之电。事固有异，而理实无异。果能研究至此，则丹道问题，亦不难解决矣。

天元之道有二：一为天元神丹，乃地元再进一步之作用；一为先天一炁从虚无中来之天元，乃清净独修真凭实据之功夫。彼辈讲阴阳栽接之术者，自己功夫未曾做到此种地步，而且见识不广，囿于一家之言，所以不知人身内有此极平易而又极神奇之现象，每每劝人走一种很艰险的路程，以致抱道终身，永无实行之希望。

全国好道之士，大都是经济力量薄弱，室家累重，生活困难，岂有余力依法设备，势不能不访求外护。流弊甚多，未能悉举。因而人格降低，声名狼藉者，往往有之。何况现代法律条文，比较昔日加倍严密，可谓动辄得咎。与其轻率尝试，贻他日失败之忧，不如慎之于始之为愈也。

专诚奉答，并候暑安！

撄宁上言

致湖南宝庆张化声先生书

陈撄宁

化声先生道鉴：

两蒙惠书，久未作答，一者文字债积欠甚多，酷暑执笔，挥汗成章，蚊芒噬肤，有如锥刺，实不胜其苦闷；二者乡居简陋，不足以容仆役，凡家庭琐屑，皆宁与拙荆分任其劳，自旦至昏，几无暇晷。兼之求诊乞药者踵相接，而村妇牧童，复时来喧扰乱。近之则不逊，远之则怨，孔夫子真不我欺。因此致疏笺候，原谅是幸。

日昨荷黄忏华居士招游浙江省富春江，登严子陵二钓台，直上八百阶。俯仰绿水苍岩，悠然神往。惟一临西台，想及谢皋羽当年痛哭之情，又不禁为民族前途惧也。

古云：大隐市朝，小隐林薮。鄙志不敢求其大，仅慕其小。今小者且不可得，除每日鸡鸣而起，伸纸磨墨，孳孳与人作辩论外，眼所接者，瓜豆禾黍之离离；耳所闻者，老圃老农之絮絮。长此以往，赤松子之游，未必能从；田舍郎之诮，终不可免。先生将何以教我乎？

曩者曾奉尊函，劝我努力弘扬仙道，勿虑孤掌难鸣，并允助我应战。俟数年以后，付托有人，吾等即可把臂入林，寻寒山拾得之遗踪，继修静渊明之三笑。此意早铭肺腑，用是不辞驽钝，甘效前驱。虽则目无全牛，然已势成骑虎。转瞬四载，尚未有了期。所有赠稿诸君，立在一条战线上者甚少，亦可叹矣。

北平刘显亮居士曾云，持论有摄法，有拒法。宁前所用者乃摄法，如答《南通佛学社问龙树菩萨学长生》一篇及问答专刊等皆是；后所用者则拒法，如《吕祖参黄龙》三篇及其他各篇之按语皆是。

宁之本意，原不欲拒人。无奈自古迄今，佛教徒对于外道，都用拒法。虽亦偶有用摄法者，又不肯以平等相待。亦如现代时髦外交，口头上讲共存共荣，实际上却欲惟我独尊者，如出一辙。元明以来，主张三教平等一贯者，未尝无人，然每每为佛教徒所嗤。此愈欲摄，彼愈欲拒；此愈欲亲，彼愈欲疏；此愈谦和，彼愈骄傲。同属同文同种同国之人，何其不近人情如此。是非佛教徒之过，彼教义使然也。若不先折服其教义，而贸贸然与之谈平等讲一贯，焉能不受其排斥哉！

印光法师之辟《仙佛合宗》，不过十百中之一耳，又何足怪？《印光文抄》可以批驳之处极多，宁虽陋其学识，但亦佩服其专诚，故不为已甚。又以道家常喜用佛家之名辞，亦属咎由自取，故不愿回护。设若尽力反击者，恐净土宗根本动摇矣。

今有一问题，须费考虑，即《楞严》十种仙是也。仙道每为知识阶级所鄙视者，十分之九受此影响。愚意拟加以纠正，惟尚未觅得所以措辞之方。和平乎？激烈乎？仅限于十种仙乎？抑攻及全部《楞严经》乎？或置之不理乎？幸高见为我一抉择之。

海内修仙学道人士，车载斗量，不可胜数，惟关于《楞严经》十种仙所处地位之卑劣，从来无一人敢为援手，且多有不知其名者。嗟乎！宁安能借助于彼辈哉？

先生对于佛道两教，研究甚深。为学术计，似宜秉当仁不让之风，破拘守门庭之习，发挥大无畏精神，直抒胸臆，倒挽江河。

是所切盼，专肃奉达。并候 道安！

撄宁顿首

再者，本刊第六十一期汪伯英君《与苏州木渎法云寺嘿庵法师讨论佛学书》，的确是汪君自己手笔，宁未尝增删一字，仅于括弧内加几句按语，以补充其未尽之意耳。汪君之《人生积极大问题答案》，似乎不彻底，无怪尊意致疑于此篇，谓非汪君自力所能办。天下事竟有出人意料之外者，此类是也。假使此篇书曾经宁手写出，决不会如此圆融。因为拙作口气，皆是锋可吹毛，刚能成铁，一动笔就要开罪于人。不能学汪君之谦恭有礼，委婉陈词，三教调和，无偏无党。虽然，愚意亦不愿与人轻启是非之争，只求将仙术拔出于三教范围之外，庶可不受彼等教义之束缚，而能自由发展。并希望由此多造就几位真实的神仙，对于世界上物质的科学，加以制裁，使好战之魔王所恃为杀人之利器，不生效力。然后人类方有幸福可言。否则二次大战，三次大战，以至不计其数次大战，地球众生，将无噍类矣。宗教云乎哉？道德云乎哉？心性云乎哉？

宁再白

复陈撄宁先生惠函

张化声

撄宁先生道席：

读《扬善刊》七十九期所赐瑶函，语重心长，令人感愧无似。曾记得十余年前，据武昌佛学院为大本营，作佛化新运动，法师则有太虚、空有、善因、大敬等，居士则有唐大圆、陈维东、程圣功等。最有趣是大圆，长不满三尺，而心雄万夫，恰似瓦岗寨混世魔王程咬金，任你天神临阵，他都要大挡三板斧。一时意气之豪，抗孔颜而薄汤武，屈《天演》而破《进化》。南征北讨，粗告太平，乃回其锋于同教之支那内学院。课诵之余，开最高军事会议，如何发难，如何应敌。兴高采烈，手舞足蹈。化声则乘机抽身，一溜烟跑到黄鹤楼听戏或看电影去矣。先生视我，岂临阵脱逃者哉？又岂唱息事宁人之高调者哉？夫亦曰同人已足了之耳。

先生提倡仙学，而以前途障碍，不慊于佛教。化声蛰居深山，近来情形，未大洞悉。然以《扬善刊》卜之，窃以为神经亦太敏矣。

苏州法云寺嘿庵和尚，乃月霞法师之弟子，复受业于武昌佛学院，而为三江颇具资格之僧伽也。经汪伯英君圆融之学理，委婉之文辞，调伏其心，已无回响。

印光乃一狭义的念佛僧耳。佛教两雄，太虚与欧阳竟无之言论，彼尚骂为魔说，况他教哉？不如是，不成为印光也。某居士拾其唾余，妄贡谬见，复函辟之，有何不可？贵社更以《慧命经》与《仙佛合宗》两书，招人批评，自损尊严，是亦不可以已乎？

吕祖参黄龙一案，亦善财南询之例耳。在古人当时，不失其人，吾辈居千年后，反引为奇耻大辱，此岂佛教徒之过哉？

钱心君之《仙佛判决》，岂仅哀的美敦书，实对佛门下总攻击令也。相手方头二三等之正角，何曾出脚，仅一二未知名之客串，摇旗呐喊，哓哓不已。此亦大可怜矣。

而先生者，从指甲中放出一线紫光，向普天下和尚精光的头上，飞舞盘旋，化声方屏息静气，默念几声“南无救苦救难灵感观世音菩萨”之不暇，助战云乎哉？

佛道两家之战，能入于愈竞争愈进步之途径，化声不敢扯功，万一煽动客气，酿成混乱的状态，则戎首之罪，化声百口难辞。盖化声《自叙》乃导火线，而《上妙观居士》一书，则正式宣战也。其时化声激于义愤，不顾一切，匹马单刀，从佛教大本营之武昌佛学院杀出。幸而妙观居士，为民族潮流与科学精神所振荡，知难而退。如瑞典挪威之分离独立，以一纸书通过，无取革命流血之惨。而并世佛化大运动家，如刘灵华、黄忏华、唐大圆、马一浮、范古农、刘显亮、王一亭、欧阳德三诸先生，非唯不以狮虫相讥，且有“满堂兮美人，独与余兮目成”之概。此岂口舌所能争？又岂门户所能限哉？其意若曰：佛教局面，现已粗定，中华民族五千年之始祖轩辕黄帝所留遗之一片锦绣江山，荒芜已久，值得老同志再出身手，前去开垦也。“四十年间，于三教中，自由出入，不见其碍”，此乃先生答海门蔡君语，化声愿顶礼斯言。

《楞严》之属辞涵义，在佛藏中独开生面，真伪之辨，聚讼千年，化声以此乃译学问题耳。译者以所译为本质，而变现能译之影像，所谓“展转增上力，二识成决定”。古今中外，仅有意译，所称直译者，不过意译之程度较浅耳。是以三藏十二部，不当执为佛说，亦印度、中华两大民族思想之结晶品耳。

《楞严》之译者，带老庄色彩极浓，谓其贬损仙术，何以解于真仙童子与大觉金仙之尊号？其位置在人天之间者，六道俱得报，七趣之仙趣独证得，下接畜生上齐佛果，而以人天为中心也。是以白日飞升、乘龙跨凤者固仙，千年沉沦、食花餐果者独非仙欤？

同一教派，有旁门，有左道，有千百门中得一法，有千百法中得一诀，散见诸书。而为前人之所批评所诃斥者不胜枚举，岂仅《楞严》哉？是以不修正觉，即修命不修性也。人不炼心，即一具臭骨头，如何立功果也？别得生理，即失其本真，更守异气也。寿千万岁，依止山林，即寿同天地一愚夫之毛女桂父也。

仙不可议，十种仙而带有病态则可议。吾人提倡斯道，固然不可贬低，然亦不必抬高。高者自高，低者自低，亦如其量而判断其程度，说明其派别，指出其途径，详察其病药，发挥其原理，斯亦可矣。何必鳃鳃焉虑及《楞严》焉？

诃佛骂祖，固宗门之大机大用，元始天尊、太上老君等，何尝不当诃当骂？道家之郁郁千年，不绝如线，半由继起无人，半由贻谋未善。五千年之高真与全藏，人自为教，家自成书，姓名鲜真，朝代失考，无根本的组织，无连属的系统。三洞四辅之奇文，以何标准别类？五祖七真之门户，以何原理分支？影响其说，闪烁其辞。白云霁之《道藏》，既以rm凑足卷数，见讥于《四库提要》；而《神仙》《列仙》两传，人称为葛、刘杰作，亦不过矜奇炫异，何尝一毫留心于学术渊源与传授之派别？宜夫近人目全藏为盗赃，而神仙胥鬼怪也。太虚法师之《化声叙》云：自德行、文学、政教以及卜、医、拳、剑之术，皆此本源所发之枝流。此言而出诸佛教领袖之口，可惊亦可痛矣。

今欲提倡仙学，必先整理《道藏》。尤当以先生之《中华全国道教会缘起》及《四库提要不识道学之全体》两文为南针，而编辑一部有系统的《道藏目录》，有源流的道家历史，使人按图索骥，自由选择，自由研究。此吾辈工作之第一步。

长生久视之术，重口诀而轻笔述。汉唐作者，或诗词，或歌曲，自写意象，殊难卒读。散行文体，颇称详明，但满纸乾坤、坎离、龙虎、风火、铅汞、黄婆姹女等法像，致令读者眼花脑胀，得诀者虽可印证，无师者不能独修。宋明之书，似鉴斯弊，趋于朴实，但方法虽明，原理尚略，人亦无从晓畅，致山泽之癯，据为专卖之品。且老尚无为，何以谈政治；庄主逍遥，何以应帝王；《阴符》韬略，何以演为兵；五行八卦，何以流于术。当兹生物学、生理学、生殖学、生态学、发生学、化学、物理学等大明之时，似宜适应新潮，将仙术建筑在科学之地平线上。俾唯心唯物之粗暴权威，消融翔洽于唯生的大化炉中，造成升平和乐的世界。此为吾人工作之第二步。

人生三大问题，乃儒家尊天者所发耳，问题已不彻底，何况答案。盖山河大地，华藏世界，皆吾人妙明真心中物，此为佛教之唯心论；万物与我为一，天地与我并生，此为道教之唯生论。唯心者不失英雄本色，唯生者极自由平等之致。尊天者唯天，如蚕作茧，永无出头之日矣。藤田氏以此自戕其身，岛国人之生死，夫亦太无价值矣。

诣属心交，敢布肺腑，刍荛之言，圣人择焉。未卜先生以为何如？

此复，并请着安！

化声谨复

答化声先生

陈撄宁

承教甚感，尊意欲将世界上唯心与唯物两大敌派，皆归纳于唯生论中，以造成和乐升平之世界，善哉善哉！虽然，愚见认为唯物之科学，将来再进一步，或可与仙合作；而唯心之佛法，对于仙术，常觉格格不入，颇难觅得妥协之机会。世上果真有人要求仙佛合作，第一个条件，必须使仙佛两方，都立于平等地位，像英国之对待美国；切勿从中显分阶级，像英国之统辖印度。如此始有妥协之可言也。

整理《道藏》，确是一件烦重的工作，倘若我辈亦如胡博士那样大胆，轻于尝试（胡适之《陶弘景真诰考》，起首就云：这是我整理《道藏》的第一次尝试），自然容易照办。但请问世上能有几个胡博士呢？所以我辈只好敬谢不敏。况且此等事业，应该由国家文化机关或中华道教会担任，方为名实相符。我辈个人之精神财力，恐不足以语此。

《楞严经》真伪，乃佛教内部之问题，非我辈所当过问。况且像佛经一类的著作，本无所谓真伪，不能说印度有原本就算真的，无原本就是伪的。也许当初有原本，而后来湮没，也许连原本都靠不住。盖释迦牟尼虽然说法四十九年，却未曾亲手写成一部经，都是由后人制造出来的，“如是我闻”四字就是靠不住的代表。尊函“三藏十二部，不当执为佛说，乃中华、印度两大民族思想之结晶”，洵属通论。惟思想非一成不变之物，前人思想，不合于今人之思想者甚多，青胜于蓝，冰寒于水，后来居上，非不可能也。

宁对于儒释道三教，不欲议其得失，免启无谓之争。今只将仙术从三教圈套中单提出来，扶助其自由独立，使世人得知儒教释教道教而外，尚有仙教；理学佛学玄学而外，尚有仙学，于愿已足。较之“中华民国”，从列强条约层层束缚中，努力挣扎，以求自由独立者，其用意正复相同。敌乎？友乎？惟在儒释道三教信徒之自处，不容我预存成见于其间也。

未尽之言，请俟他日写出就正。谨布区区，诸希慧察。

撄宁顿首

致南京欧阳德三先生书

陈撄宁

德三先生惠鉴：

奉到瑶章，辱承盛誉，愧不敢当。

前者湘滨旅次匆匆，炎威肆虐，虽慰识荆之望，难倾积愫之谈。如能一过都门，再图良觌，私衷自引为至幸。惟何日方能赴约，则须视因缘，未能预定耳。

先生仁厚载福，前程无量。世出世间，在菩萨法眼观之，原无差别；度人度己，下手虽有先后之殊，及其成功则一。大乘根器，誓以宏深之愿力，主宰万劫之轮回，天堂何欣？五浊何厌？修龄何慕？短命何嗟？所以坚固团结此身心者，惟持有愿力而已。区区分段生死，安足介意乎？能如此者，自不必言长生；亦正惟能如此者，始可以学长生也。

先生早入圆观，深明实相，毋待饶舌。即如下走，亦非贪生畏死之徒，苟遇可以舍身救世之时机，未尝不欲一捐顶踵。只以不在其位，故不谋其政耳。古云：达则兼善天下，穷则独善其身。仆之境遇，兼善既不可能，独善又嫌量狭。故一面隐居求志，一面投稿于《扬善刊》，聊借文字般若之效力，稍抒人己两利之情怀。收小效当在三十年后，完大功当在五百年后。此刻正是萌芽时代，固不期其有速效也。

普通拙稿，已屡见于《扬善刊》，兹不赘述。但有一事先告罪者，即是为提高神仙地位计，将来难免有诃佛骂祖之论调。彼佛祖在天之灵，或且认为契理契机之举，相视而笑，莫逆于心。而一般肉眼凡夫之佛教徒，则不胜其惶悚矣。此须仰仗台端暨忏华先生等之智慧辩才有以喻解之。

率贡愚忱，诸希朗照。并请道安！

答上海某女士十三问

陈撄宁

第一问：初步入手行功，男女是否相同？

答曰：照我平日所认为最稳妥最超妙的法子而论，初步下手，男女是一样的功夫。做到后来，渐渐发生歧异之状态，这是因为男女生理上不同的缘故，乃出于天然，非由于人为。

第二问：如做斩赤龙功夫，每日应该行功几小时？需要几许时间，始能斩绝？赤龙斩绝之后，应该再做何种功夫？其间是否有段落？

答曰：若要正式做此等功夫，每日应该做四次，每次应该做两个钟头。共计八个钟头，即四个时辰。快者半年可以斩绝，慢的一年可以斩绝。

斩绝之后，自然另有进一步的功夫。初学之人，尚谈不到此。惟月经炼断之后，功夫可以告一段落。若不愿继续做下去，随意休息几年，亦无妨害。但要保守得好，否则月经既断，尚能复来，又要多费功夫。

第三问：每日行功时间，是否有所限定？抑时间愈多愈好？并每日于何时行功最为相宜？或不拘时间俱能行功？

答曰：有几种小法子，是要按准时辰做功夫。若上等法子，可以不拘定时间，每日十二时，做四个时辰功夫已足，太多恐感觉厌倦，反生障碍。

何时行功最宜，亦无一定。惟吃饱之后，及身体疲乏思睡之际，皆不相宜。

第四问：炼丹应素食抑应肉食？或荤素不拘？或各种食物中亦有宜忌之别？至于空气阳光，是否与普通人同样需要？

答曰：素食虽然洁清，但不宜过于清淡；肉食虽然滋养，但不宜多食腥膻。素食中如蘑菇、竹笋、鲜菌之类，味虽适口，但易于发病，宜戒绝之；味精、调味粉、酱油精之类，皆不宜食。肉食亦可权食鸡鸭鱼并蛋类，其他肉类，宜少食为妙。

空气要十分清洁，不可有灰尘煤烟秽浊臭味。房内空气要流通，不可把门窗紧闭。

阳光自然是好，但静室中阳光不宜过大，要稍带阴暗，方能使精神易于安定。如需要充分阳光者，跑到屋外空处摄受可也。

第五问：女子年龄，至多到几岁即不能修炼？男子年龄，至多到几岁即不能修炼？或者只要得诀，不拘年岁可也？

答曰：照普通道理讲，男子六十四岁，女子五十岁左右，天癸将绝，即难再做命功。然这样说法，是死板的道理，不能作为定论。仙家妙术，贵在返老，无中生有，以人力夺造化之权。若为年龄所拘，束手待毙，则仙术亦不足贵矣。

第六问：阅《半月刊》，有谓“男子修成不漏精，女子修成不漏经”。所谓不漏经者，是否指斩赤龙一段功夫而言？又如男子之不漏精，究竟作何解释？

答曰：女子修成不漏经，的确是指斩赤龙功夫而言。男子修成不漏精，盖谓永远没有手淫出精、睡梦遗精、小便滑精、交媾泄精各种现象。

第七问：修炼有性功命功之分，如炼精化气、炼气化神、炼神还虚这三步功夫，哪一种是性功？哪一种是命功？或者这三种全是命功，性功乃另有一种办法？

答曰：上乘功夫，性命原不可分。所谓哪一种是性功，哪一种是命功，乃方便说法耳。姑为启发初机，暂定炼精化气是命功，炼气化神是命功与性功各半，炼神还虚是性功。

第八问：只修性不修命，能否长生？若不能长生，其结果与普通人区别在什么地方？又长生不死与白日飞升，有无区别？

答曰：长生之效果，本是从修命功夫得来，若不做命功，决定不能长生。

专修性功者，其人结果，与普通人当然有别。或有无疾而终者，或有预知死期者，或有顷刻坐化者，或有投胎夺舍者，皆是普通人所难办到的。

长生不死，是初步效验；白日飞升，是最后结果。其程度大有深浅之不同。

第九问：阅丹经谓法财侣地乃四大要素。在丹财方面，若求其完美，至多应需要若干？最低应需要若干？

答曰：此条所问，乃实行方面之事，不是空洞的理论，简单几句话，很难说得清楚，须当分析言之。

（一）按上海生活程度而论，房租每月40元，伙食每月30元，零用每月30元，共计每月100元开销已足。最底限度，亦需每月50元，再少恐不可能。

（二）若离去上海，住到外埠生活程度较低之都市，则50元一月开销，足抵上海之100元。盖房租15元，伙食15元，零用20元，在外埠已算优等生活矣。

（三）若离去都市，住到山林出家人之庙宇中，房租饮食，一概托庙中出家人包办，则每月30元已足。

（四）以上皆是指个人而言，若团体计划，开销当从省。人愈多，开销愈少；人愈少，开销愈大。这是反比例。

（五）我平日主张团体组织，就是为同志们节省开销起见。但机缘尚未成熟，犹有待耳。

（六）有种人能吃苦的，开销可以减少；有种人图舒适的，开销尚须增多。以上所估计之数，乃不苦不乐之中等生活费用。至于医药费、应酬费、旅行费，皆不在内。又如本人家庭父母妻子等一切费用，更谈不到。

第十问：如环境许可，放弃一切，意志坚决，无意外阻碍者，应需若干年始能修炼成功？

答曰：调养身体，回复健康无病之地步，约需三年；斩赤龙功夫二年。以后临时再看情形，不能预先说定。

再者，此专指君本人而言，若换第二个人，又当别论。

第十一问：丹士每多兼练拳术，请问练拳一事，对于丹道，有损耶？或有益耶？

答曰：练得自然合拍，也许有点益处；若蛮干死练，则不免受损矣。但各人身体不同，不能一概而论。若像贵体现在之病态，恐怕练拳不甚相宜，似乎要专门静养为妙。

第十二问：丹道有孤修双修之别，究竟孰利孰弊，孰优孰劣，孰缓孰速？

答曰：这个大问题，自从汉朝以后，一直闹到现在，尚没有解决。盖因环境、家庭、年龄、时代、习俗、礼教、法律、道德、宗教、信仰、学问、志趣、性别、根器、传授种种不同，遂辟开两大歧路，是乃自然之趋势，我不便于其间有所偏袒。

专讲双修与专讲孤修的书籍，我看过几百部；专做双修功夫与专做孤修功夫的人们，我三十七年以来，耳之所闻，目之所见，已不计其数。孤修有孤修之利弊优劣，双修有双修之利弊优劣，叫我如何判断？如何批评？今日若发出赞美双修鄙视孤修之论调，彼财力充足之人，或在家有眷属之人方可从事于此。请问一般经济困难者，以及出家修行者，如何办法？此中未尝没有人才。若曰：无钱不能修炼，非先筹巨款不可；出家不能修炼，非先还俗不可。此语一出，大足以灰志士之心，而短英雄之气，非我所忍言也。

尚有未尽之意，请参看《扬善刊》第七十四期第6页《答苏州张复初君》第三、第四、第六各问，再请参看《扬善刊》第七十六期第8页《与国医某君论丹道函》。

我们不谈丹道，先讲人道。请问一个人生在世上数十年光阴中，究竟是结婚好，还是不结婚好？这个问题，也不易回答。结婚有利有弊，不结婚亦有利有弊，而且各人有各人的利弊。情形甚为复杂，决不能用专制的眼光与独裁的心理去武断，令人心中不服。彼等偏重孤修，或偏重双修，是己而非人者，皆专制独裁之类也。

第十三问：炼丹是否应绝欲？抑节欲即可，或房事与丹道无关？

答曰：无论男女，若平日抱独身主义者，此条就不成问题；若有配偶者，方许研究。

所谓绝欲者，即完全断绝之意。此事要男女双方情愿，若有一方不愿者，即难办到。所谓节欲者，即是有节制而不使太过之意。此事实行较易，稍觉近乎人情，然对于专门炼丹上颇有妨害。

世间男女房事，粗俗已极，与下等动物无异，比较仙道，真有霄壤之殊。

若不于其间别求玄妙之法，以逆行造化，惟知禀承我们人类老祖宗所遗传的劣根性，轻举妄动，如何能跳出轮回而打破生老病死之定律乎？

因未曾征询君之同意，故不将姓名宣布。若君意认为无妨碍者，下次再有问答，即将真姓名登出，如宝应陈悟玄女士一样。盖已得其本人之许可也。

撄宁附白

答宝应陈悟玄女士十问

陈撄宁

第一问：尊云遍国中女丹书，只有廿余种，敝处仅有翼化堂之《女子道学小丛书》及尊著《女丹诗注》，其余不得而知。如有处可买，请示地址。若系宝藏，赐借两种一抄可乎？

答曰：此等书在外面不流通，无处可买，将来得便在本刊上披露可也。

第二问：弟子白天坐功，妄念易止，定静较易。惟夜眠醒时，便觉神旺气足，杂念纷驰，不能定神，殊有妨害。敬乞妙法一纠正之。

答曰：细阅《坐忘论》，熟读《坤宁经》，当能觅得止念之妙法。我的见解，以为杂念这个东西，对于初步功夫并无大害。只要你的身体坐着不动，杂念忽起忽落，听其自然可也。止水无波，谈何容易？

第三问：吾道中福慧兼全之女子，将来可期成就者，师尊访道多年，心目中当有赏识，乞指示数位，聊悦心怀。

答曰：世上人福慧俱无者，占大多数。其少数者，或有福而无慧，或有慧而无福。至于福慧兼全者，乃居极少数。若福慧兼全而又好道者，并且可期成就者，今日女界中诚不易得见。现正在留意访求，若有所知，当以相告。

第四问：有节妇某，19 岁出嫁，24 岁丧夫，身体强壮，心性聪明。所可怪者，月经始终未至。今拟立志修炼，不卜其将来可有得药还丹之希望否？敬乞指示。

答曰：女子终身无月经者，世上不乏其人。若非身有暗疾，便是前生带来的夙根。当真做起功夫来，比较有月经的女子更加便利，因为可以省却斩赤龙一番手续。

从前有一位老牌电影明星，她就是生来没有月经的。人甚聪明，年龄虽大，而容貌不衰。但是她不懂得修炼功夫，飘流放浪，甚可惜也。

第五问：丹经皆谓女子用功与男子不同，又云言汞不言铅。弟子愚蒙，敬祈开示。

答曰：这是因为男女身上生理之不同，是天然的分别，不是故意的造作。

所谓言汞不言铅，不是说女子身上只有汞没有铅。因为旧时代的女子，被旧礼教旧道德所拘束，每每害羞而不肯明言之故耳。

第六问：女丹书云："风欲来即须擒虎，雨将降乃可斩龙，不先不后，及时斩取，方可锻炼也。"此中玄妙，未敢强猜，叩乞吾师详示。

答曰：及时斩取的"斩"字，恐是"采"字之误。详细情形，可参看《孙不二女丹诗注》"斩龙"一首。若再不明白，则笔墨颇难宣达，将来只好口传矣。

第七问：阳火阴符，果系前降后升欤？究竟如何转运，及何时应用？叩乞开示。

答曰：此种作用，玄妙精微，纸上说不明白，非当面问答不可。并且不是短时期所能领悟，必须学道者与传道者常在一起，随时用功，随时指导。若有错误，随时纠正；若有弊病，随时祛除。庶几可以达到圆满之阶段。

第八问：丹经云：安炉立鼎运周天。不知炉鼎究竟安在何处？有谓安在中宫，是否？

答曰：炉是坤炉，在下部；鼎是乾鼎，在上部。中宫非安炉立鼎之处。

第九问：丹熟不许行火候，更行火候必伤丹。究竟丹如何谓之熟乎？

答曰：丹熟者，谓已经结丹也。此时注重在文火温养，不可用武火烹炼。若仍旧像从前一样的猛烹急炼，则已结之丹，不能安于其位，不免有飞走散失之虞，非徒前功尽弃，尚要弄出大病。

第十问：冲虚真人云，丹熟过关服食而入神室之中，乃行大周天温养火候。是否确论？

答曰：甚确。

再答陈悟玄女士问斩赤龙以后应如何保守法

陈撄宁

上月接到来函，无暇作覆，今特拨冗作此数行，聊慰远望。

此等功夫，是活法不是死法，要看各人之身体与环境，而有所变通。世之传道者，常以死法教人，每每做出怪病，皆因不知变通之过也。无论何种口诀，有一利必有一弊。顽固的导师，又遇着愚笨的弟子，于是乎未蒙其利，而先受其弊矣。

医生开方治病，总须当面细细诊察病人。若问病发药，难保不出危险。何况此等与造化争权之大事，并鬼神莫测之玄机，岂可一面不见，仅凭几封问答信函，就能解决！设若做出病来，谁任其咎？

故今日在纸上所能告君者，只有“抱一守中”四个字。所谓抱一者，即心息相依，神气合一而不分离也。所谓守中者，即神气合一之后，浑然大定于中宫，复还未有天地以前混沌之状态也。此乃最上乘丹法，有利而无弊。赤龙既已斩绝，正好继续做此等功夫。果能做到极玄极妙之处，简直可以脱轮回而超劫运，与圣贤仙佛并驾齐肩，俯视人天，游戏生死。区区幻身肉体上少许之变化，可谓不成问题矣。

道之出口，淡乎其无味。君若是上根利器，必能深信斯言。

附原函

敬禀者：

前月既蒙开示于本刊，又承抄寄《灵源大道》，茅塞之心，已渐开矣。此恩此德，感何可言。本不当再渎听闻，只宜静待时机，恭候明命。奈弟子因感火符之紧要，走失之危险，不能不一再要求。

弟子最近数月可告慰者，赤龙斩去而未见来。但以火符未能明其底蕴，窃恐将来难免得而复失，去而复返。是以急于恳求吾师，大发慈悲，俯赐矜怜，天机略泄，真诀一传。俾得炼丹之究竟，而上真正之程途。庶不致于虚延岁月，更不致于空挂修炼之名也。

前者，所答之志愿，以今视之，难免大言不惭之讥。近阅七十四期本刊，尊论飞升事实，尚无一人可能。以弟子愚笨之资，而妄发此超群之志，实惹大方之笑矣。伏维师尊大人，学通各派，志切度生，古今中外，无可伦比。弟子以一念之愚忱，闭关习静，妄事修真，未能投前恭聆法音，歉仄奚似？

兹者录呈疑问数则，叩乞吾师大发鸿恩，详加开示。秘密天机，尤恳函论。弟子如有轻视轻传，誓以灭身。非敢冒昧要求，深恐覆蹈前辙。倘蒙俯怜下悃，曲谅愚衷，则幸甚矣。

所列十条，统乞详示。如蒙俯允，感激无涯。

肃此叩禀，伏维慧察。

宝应湖西岔河镇女弟子陈悟玄稽首百叩

《云笈七签》中“仙籍旨诀部”《道生旨（摘要）》答复山西崔寓踑君

陈撄宁

附 录

崔君原函

撄宁先生道鉴：

谨肃者，寓踑于今岁三月间，曾呈上先生一函，并恳赐仙道入门口诀，当蒙于《扬善》第六十六期答复。捧读之余，且感且愧。所感者，先生虽未即时予以口诀，而恳切之言辞，足使寓踑五体投地。所愧者，虽云学道有年，毫无效果可言，以致迟迟未敢报命。再四思维，惟有将寓踑历年学道之情形，为先生一陈之。

寓踑幼时，每与家严出游，凡遇名山胜境，即觉心中有所感触，留连不忍归去。究竟因何事增感，自己亦莫名其妙。

及至弱冠之年，遂萌学仙之想。凡遇羽流僧道，以及一般教门人士，辄欲与之谈论。当时主观之力尚弱，往往被其劝诱，竟至加入其教者。如此等事，不一而足。入其教者，皆有功法传授。其功法正与不正，固不敢妄加评论，但总觉与寓踑之志愿不合。加之各教门之传师，又属一知半解者居多，传授既不合法，用功恐难见效，故未敢贸然尝试。

如此者数年，故决然舍去，专于丹经典书上用力。每逢研究所得，亦曾略有小试。虽未见多大效验，但深信神仙之事，世所实有，专心致志，必能有成。曾记吕祖有云：七返还丹在人，先须炼己待时。遂服膺斯语。于伦常日用间，实行炼心功夫，以待机缘会合，或有真师之遇。为此者又数年。

迄今四十有三，尚在歧路徘徊。晚景逼人，徒深浩叹。寓踑学道廿余年，所谓名师益友，尚未一遇其人。生平最钦仰者，吕祖、三丰两仙师之言行。及去年读《扬善半月刊》，暨先生所著之《黄庭经讲义》，更佩服先生之言论卓绝。倾慕之忱，无时或息。倘蒙俯鉴愚忱，不以驽骀见弃，而辱赐教益，则感恩无涯矣。

再，寓踑近年，躬耕田园，心钝手拙，措辞用笔，诸多草率。不敬之处，尚祈原谅。另有问题二则，能便中一答否？

肃此，敬请静安！

（一）《云笈七笺》，内有《道生旨》一篇，其所论性命之原理，是否正确？

（二）读诸家气诀，有名“仙家十六字诀”者，又名“十六锭金”，此诀可用否（尹真人《问答篇》亦有此说）？

后学　崔寓踑顿首

十月三十一日

复函（摘要）

于戏！目营万象，心虑异端，神被牵驱，身无管摄，则室家无主，国邑倾颓，固其宜矣。主人不修舍宇，而外经营，则舍宇日有危坏矣。夫人若知神之所主，子母运行，则修身了达之门可见矣。若无所主，但任呼吸喉中，主通理藏府，消化谷气而已，终不能还阴返阳，填血补脑。

按：此段大意，盖言人之心与目，常用于外，则神亦驰于外，身无所主，不免倾危之患。若但听任喉中之呼吸，不以神驾驭之，其功效甚微薄也。

又众人之呼吸，与真人之呼吸殊矣。《南华经》云：众人之息以喉，真人之息以踵。注云：从根本中来。又云：其息深深。此其义也。岂容易哉！若但信其自呼吸，未有得道者。夫一呼一吸，不得神宰，则不全其呼吸耳。若神能御气，则鼻不失息。斯言至矣。

按：此段大意，言气与形，形与神，要相依附而不可离。其法注重内视。

若能胎息道成，精气有主，则使男子茎中无壅精，妇人脐下不结婴。

按：古仙皆夫妇双修，所以有妇人不结婴之说。不结婴者，即不怀胎也。所以能达到不怀胎之地步者，因为妇人之月经已炼断而不来，男子之精门已闭塞而不漏。无论男女，只须有一方面能做到，即可不怀胎矣。若是抱独身主义之妇女，当然是不怀胎，何必待到胎息道成以后，方敢保证永不怀胎？由此可知在家人修道之方法，与出家人绝不相同。

万化之用，莫先乎气；至人之用，莫妙乎神。虚无之中有物，谓之神；窈冥之中有精，谓之气。

按：末句认精与气是一非二，此精非交媾之精，气亦非呼吸之气。

其神与气，来既恍惚，去无朕兆，其来也则难，其去也甚易，是以圣人悲痛而惜之。于戏！世人何容易而驱其气也。不知形者，不可与言气；不知气者，不可与言神。知神者则知道矣。所以王母有金珰玉佩之道，轩辕行内视返本之术，不可不信之。吁！万物有终，而天地长久；人民有死，而真人长生，乃俱阴阳交感之气。人能守其阴阳，则阴阳亦能守人矣。

按：此段要诀，在“阴阳交感之气”一句。

夫崩墙毁堞，土能填之；老木衰果，以枝接之；破车漏船，木能补之；折鼎穿釜，铁能固之；人遇衰老，返神活之。皆上仙成败之言，不可不知也。

按：此段大意，盖即《参同契》所谓：同类易施功，非种难为巧。

夫阳丹可以上升，阴丹可以轻举；阳丹即大还之丹，阴丹即内修返本之理。黄帝问道于广成子，广成子曰：无劳尔形，无摇尔精，少思寡欲，可得长生。夫道之最要，以精为根，以气为带。含真之道，御养之术，诀之在口，不传于笺翰也。但能寂然不动，感而遂通，泯灭万虑，久久习熟，由晦而明，必得道矣。（已完）

按：此段功夫，重在“寂然不动，感而遂通”两句。含真，即《悟真篇》之“太乙含真炁”；御养，即《参同契》之“帝王御政，黄老养性”；阴丹，即玉液还丹；阳丹，即金液还丹。

又按：《道生旨》全篇，共计三千三百余字，其要言仅此而已。余者都是些浮词，且理论亦不甚圆满，可以不必置意。

答河南安阳某女士

陈撄宁

来函读悉，君以廿余岁之人，又是学校出身，居然能笃信此道，誓下决心，诚属不易。虽一时为环境所困，未能如愿，然有志者事竟成，不过迟早问题而已，请勿着急。盖此等事须要机缘辏合，福慧兼全，方可希望达到目的，愈着急则愈无功效。君试想以普通肉体之凡夫，而欲做惊天动地之事业，应如何沉潜刚毅！应如何活泼圆融！应如何险阻艰难！应如何达观穷变！岂是急得来的？若一着急，恐要患神经病，反而前功尽弃，甚为可惜。

论及双修功夫，必须在斩龙以后，方为稳妥。否则对方功夫一时松懈，失却坚忍之力，就像张三丰真人所说：急水滩头挽不住船。是则仙胎未成，而凡胎已结，又添一重魔障矣。

生过子女之后，自然可以再行修炼，回复原状。但比较未曾生育以前，不免要添许多麻烦，没有以前之便利。

至于年龄大小，固有关系。若果对方内功很深，则年龄虽大一倍，亦无妨害。譬如他以劳力所获，赚到100元，他帮助你50元，他自己尚储蓄50元；你以劳力所获，赚到200元，你帮助他100元，你自己亦可储蓄100元。于是乎双方都有150元存款，下次再做，仍是如此。数十次、数百次，亦复如此。等到几年之后，你俩都变成财主了。所怕的就是用老本钱，而不会赚钱。用了几年，本钱精光，贫穷立待，那可真不行了。这就是双修的原理。古人书上，不肯明言，我今日略为泄漏一二，已经算是破天荒的论调，千祈注意。

附 录

女士原函

撄宁夫子大人钧鉴：

后学自从河南一女师毕业后，感觉世事无常，人生莫测，故对于红尘无缘，时怀修道之志。凡《吕祖全书》《天仙正理》《仙佛合宗》《道统大成》《老子道德经》及修道诸书，皆曾阅过，但未有真口诀，徒唤负负耳。

讵料前订阅《扬善半月刊》，见吾师学识丰富，道高德重，实令后学钦佩异常，五体投地。近数日来，愈增慕道之心，终日如痴似颠，废寝忘食。极欲亲诣台前，听传真道。奈因环境所困，未克如愿，诚憾事也。

后学拟于斩断赤龙后，不惜任何牺牲，任何困难，决心亲礼尊颜。务请吾师大发慈悲，矜怜女辈（因女子难于修炼之故，多系受家庭之累，而且学识浅薄，不遇明师），将口诀密传。日后倘有成就，皆吾师之所赐也。感恩之处，笔墨难宣。

肃此，敬请道安！

再将后学之详情，开列于次：

（一）我系在家修炼；

（二）已出嫁数年，但对方亦修道，早断俗情；

（三）我现年 24 岁，对方 48 岁，但身体颇健，能否做双修功夫，请示；

（四）家庭环境，还可维持；

（五）仅有生身母在堂，姊弟各一，我无子女，且决定不要子女，以免碍道；

（六）儒释道三教之书也看过一些；

（七）女子修炼书大概都看过，但惜此等书籍在外面流通者甚少，供不敷求；

（八）我之志愿，希望将来白日飞升，所惧者世事变迁，恐遭意外之危，身体一受损，则目的达不到矣。苟非如此，我坚决之心，可胜过男子百倍。

撄宁附白：君既是女子师范毕业，国文必定很好。我平日所以不收女弟子的缘故，都因为她们程度太浅，难得入门。君立志学仙，阅书亦为不少，比较普通女子，当然两样。今有一题目于此，对于仙道颇有关系，请你做一篇文章，以便同志诸君欣赏如何？题目如后：《儒释道仙四家宗旨异同说》。

答宝应岔河镇石志和君

陈撄宁

君境况如何，我虽不能详悉，然大概可以悬揣而知。在家修炼，自属不易，离家亦未必就有善策。未闻道者难在法，已闻道者难在财。至于侣地二字，尚居次要。有财总好办道，无财则一身之生活且发生问题，如何能实行修道。集团之意，原欲为诸同志谋一种安全计划，奈此举非仓卒所能成功。君此刻在家乡宜暂时维持现状，静待机会可也。

答宝应氾河镇陈悟玄女士

陈撄宁

前接来函，介绍张志德女士学斩赤龙以后的功夫。上月张女士已亲自寻到乡间，停留两日，凡阳火阴符之进退，呼吸升降之循环，已大概与她说明。她读书识字虽不多，而功夫确做得不坏，现年 41 岁，月经已炼断三年矣。所有身中隐秘之情形，我不便细问者，皆由拙荆彝珠女士代我转问。她以前身中之经验，与我所得的口诀，若合符节，可知她不是欺骗我者。因为她是个实行家，功夫已有根柢，所以我一说她就能领会，比较有学问的女子，高明得多多，亦可喜也。

她现在已满意而去，可惜我不知她的通信处。听说在上海杨树浦租一个亭子间，自炊自食，不住在唐公馆，君已有所闻否？

君关期未满，自然不便出关，免得俗人讥诮。阳火阴符之运用，是有为法，重在一个炼字；抱一守中之玄妙，是无为法，重在一个养字。有为法不可以包括无为，而无为法则可以包括有为。

我对张女士所言者，是中等丹法；前次在本刊上对君所言者，乃上乘功夫。切勿生轻视之心而有所不满也。

答上海蒋永亮君

陈撄宁

来函悉读，承盛意为修道集团事条陈利弊，深中肯綮。请俟此事有具体计划时，再专函奉告，以便从长讨论可也。

十几年前在民国路研究仙道的朋友，有谢世的，有远离的，有灰心的，而君之宗旨，至今未变，甚为难得。

近来出版之《扬善刊》，请特别注意，我把全副精神放在上面。凡有拙作，都是破天荒的论调，乃前人所不敢言者。

答广东琼州王寒松君

陈撄宁

两封来函均悉，函中凡关于《扬善刊》编辑之分类，及内容之增加等事，宁无权过问，乃本刊发行人及编辑人之责任。敝寓僻处乡村，不通邮政，各埠来函到社积聚已多，方由编辑部专差将信件送到敝寓。宁若在舍，自然择要作答。但有时远出未归，则不免延搁矣。

宁对于撰稿选材，乃纯粹义务性质，无丝毫利益可言。所以乐此不疲，数年来如一日者，因欲普及仙学之故耳。若以自了汉测我，非我之知音也。果真是自了汉，早已投笔而去矣，舞文弄墨何为哉？为名乎？虚名何益？为利乎？利将安在？

中和子即曹昌祺君，年龄不过廿几岁，服务于商界。月薪所入，亦甚微薄，仰事俯蓄，在在需资，他居然能将坊间所有之道书丹经购买殆尽，此等专心一志之行为，殊非常人所能及。他在本刊第七十八期《性命双修论》中说“世有抱道终身，只图自了，不肯度人，不肯登坛说法为众生一大父母者，殆亦空有所得，而辜负皇天后土者亦多矣”云云。此种论调，未免牢骚之意，诚如来函所言。然他自与我晤谈而后，已复不作此感想矣。

宁常说自己没有资格做人师表，这是真实话，却非过谦，亦非推托。因为我心中时时拿往昔成功的人作为模范，总觉得我的资格欠缺，但不是与时下人相比较。若就时下一般人而论，我亦不必过于客气，以免矫枉过正。修道的人，总以真实为第一要义，骄傲自然是大病，若过于客气，则不免虚假，也有点违背真实之义。今将不必过于客气之理由说明如后：

以学理论，像这样破天荒提倡仙学的定期刊物，全国中只有一份，没有第二份，优劣无从比较，何必过于客气？

以口诀论，本刊虽未曾将南北派口诀和盘托出，然每一期中，总有几处流露出来，聪明而细心的人，自能体会。比较别人家专尚空谈，满纸心性玄言，以及五行八卦、龙虎铅汞等等隐语，犹觉此胜于彼，又何必过于客气？

以普及论，凡全国各埠许多不认识之人来函问道，无论赵钱孙李，有问必答。凡好道诸君，以为通函问答尚有所未尽，必欲亲自面谈者，只须其人具足诚意，我亦未尝拒绝。不管富贵贫贱，男女老少，一律平等相待，并不要他们报酬。事过之后，甚至于把来人之姓名住址一概忘记者。如此之热心弘道，全国中能得几人？又何必过于客气？

以功夫论，现在功夫程度超过于我者，自有其人。然这几位前辈先生，老早就隐藏起来，不肯把这副重担子挑在肩上，正对着来函所谓自了汉三个字的批评。就让他们今日肯出而度人，也不能适合社会大众的心理。因为功夫好的未必会做文章；会做古文的未必会写白话；讲旧道德的未必喜欢新思潮；懂五行八卦的未必懂科学；晓得孤修的难保不辟双修；笃信双修的又看不起孤修；由法术下手的未免带点江湖气；由宗教入门的又脱不了迷信；重口诀的不能谈学理，纵能勉强说几句门面话，又不敢与别教抗衡，被人家几声外道一骂，就哑口无言。如此类者，功夫虽好，但可以利己，而难以利人。我只得当仁不让于师，亦无所用其客气了。倘再客气，则仙学要绝种矣。

阁下须知，我不是宗教家，不像基督教的牧师，劝人信仰耶稣；不像佛教的法师，劝人往生净土。他们以传教为职业，其事易行；我不是以传道为职业，其事难行。牧师传教，是在巨厦洋房；法师讲经，是在丛林大寺；我现时撰稿之处，不过在穷乡僻壤借住农村中几间房屋而已，而工作则比较他们烦难百倍。倘若再有人说我只图自了，不肯公开度世者，未免太觉冤枉。以我此刻这样简陋的生活，发这样宏大的愿心，差不多可以说是来者不拒，请问全国中尚有第二个人肯干此傻事么？

为篇幅所限，其余各问题，下次再答。

又来函要我作自传一篇，亦未为不可。但苦于没有闲暇，现在应该动笔的文章，做不胜做。

答温州瑞安蔡绩民君

陈撄宁

第一问：活午时是不是有中之无、动中之静，如明镜晶莹、清波澄澈？

第二问：活子时是不是无中之有、静中之动，如皓月当空、万里无云，而玉露横秋、丝丝欲滴？

答曰：以上二问，理想上是不错，总须体会到自己身上来，功夫方有着落。

第三问：正子时是不是月当初八、廿三，不明不暗，恰到好处？

答曰：正子时，是一个代名词，不是说每天半夜之子时，更不是说每月上下弦。乃是说人身上阳气发动，并无淫欲之念，而生殖器自然翘举之时。

第四问：清净派是不是静极而阳生？

答曰：人身中静极而阳生，可说是做功夫时期一种现象，不能称为派别。老实说一句，无论男女，抱独身主义，不要配偶，而专心做仙道功夫者，都名为清净派；男女皆有配偶，但不行世俗男女之事，双方同意做仙道功夫者，则名为阴阳派。

第五问：陈抟派是不是睡浓时而一阳来复？

答曰：守中抱一，心息相依，这是陈希夷派的要旨。一阳来复，只可说是现象，不能算是功夫，岂可因此遂名为陈抟派乎？凡睡浓而阳举者，世上青年男子，莫不皆然，能说他们个个都是陈抟派乎？

第六问：静坐调息之法，在于不急不滞，勿忘勿助，不知用如何方法始能到此境界？

答曰：只要你身体端坐不动，自然就能到此境界，不必用什么方法。

第七问：静坐之姿势，趺坐乎？抑如平常坐时任两腿直垂乎？

答曰：随自己的意思，要盘腿就盘，要垂腿就垂，不必拘定。惟盘坐之时间，不能过久，太久则酸痛而麻木，是其缺点耳。

第八问：调息时之呼吸，如平时之听其自然乎？抑系深呼深吸，直至下丹田乎？

答曰：听其自然，就是调息最好之法。不可用深呼吸，若常行深呼吸，非但息不能调，恐怕还要弄出毛病。

第九问：就调字看来，必有调之之法，不知如何调法，而其息乃调？

答曰：端身正坐，不动不摇，听其自然，不加勉强，这就是调息之法。除此而外，另觅调息之法，未免画蛇添足。

附告：末一问，正如来函所言，故不赘述。阁下困于经济，不能出外参学，这也是普通人所常有之境况。好在年力正富，来日方长，先解决生活问题，然后再求出世法可也。承惠玉照一张，已收到。

答江苏海门□□□君

陈撄宁

接8月12日来函，内有问题十则，本想早日作答，苦于没有机会，今已不能再迟延矣。特将可以公开各问答，由本刊发表如后：

第二问：南派栽接法，较北派清净法见效为速，已闻命矣。但不知非南非北之夫妇双修法，比南派见效为何如？

答曰：见效之迟速，不能专就派别与方法而论。凡年龄之老少，家境之贫富，用功之惰勤，天资之愚智，魔障之轻重，俗累之多寡，皆有关系。

第四问：（从略）

答曰：早泄症属于医药范围，因为神经衰弱，感觉过敏，筋络松弛，收缩无力，故有如此现象。世上的男子，百分之九十九，都犯了这个毛病。此事可以请教于医生，他们自有治法。若要用神仙家修炼之术来对付早泄症，未免小题大做，割鸡用牛刀矣。如果经济困难，无力就医，只好借助于古人之导引术，亦甚有效。八段锦中之低头弯腰两手到地之姿势，可以治此症。

第五问：（从略）

答曰：女子做到不漏经地步，约须一二年；男子做到不漏精地步，约须二三年。此亦只就大概而论，非谓板数如此。

据我所知，男子不漏精功夫做成的，前有李朝瑞君，现有张慧严君，但张之程度不及李；女子不漏经功夫做成的，北平有曾道姑，宝应有陈悟玄女士，上海有张志德女士。李朝瑞君本来就未曾漏过，及至结婚以后，仍旧不漏。听说张慧岩君不漏已有三年了，可惜当日未曾多谈，详细情形，我不明白。北平曾道姑，我是在“民国”十年以前会过他；陈悟玄女士现在闭关，尚未期满；张志德上个月到我处访道，住过一夜，据云斩赤龙功夫，在 38 岁时已做好了，今年 41 岁。陈悟玄是自幼修行，未曾出嫁；张志德已嫁，尚有一女儿已 17 岁。

以上五人，做功夫时间之长短，各人不同，可知日数月数年数之说，皆无一定。故不漏之期限，难以预言。

张慧岩君曾受菩萨戒，是正式佛教居士；陈悟玄女士早已削发出家，是正式佛教比丘尼；李朝瑞君笃信孔子之学说，是正式儒教中人；曾道姑乃龙门派嫡传，是正式道教女黄冠；张志德乃西华堂派，属于三教一贯之先天门。以上五人，皆能自由修炼此术，而获绝大功效，可知仙学是在三教范围以外独立的一种科学，无论哪一教信徒，皆可自由求学，对于其本教无丝毫之妨碍。而且一教不信的人们，学此术更觉适宜，因彼等脑筋中不沾染迷信之色彩，用纯粹的科学精神，从事于此，其进步更快也。

第六问：《参同》《悟真》之法，与夫妇双修法，其进行步骤不同之点，与见效迟速难易关头，请指示一极详细比较大纲。

答曰：这些都是学理研究问题，虽数千言亦说不完，留待他日再讨论可也。

第八问：当年彭祖所修之法，与《摄生种子秘诀》一书，属于何派？

答曰：彭祖所修者，可称为房中养生术，乃人己利害调和法；《摄生种子秘诀》，其书粗劣异常，结果两败俱伤，不成其为派也。

第九问：道书常言，子时至巳时属阳，坐功有益；午时至亥时属阴，坐功无益。此说如何？

答曰：其说理由不充足，不必拘泥。

第十问：（从略）

答曰：预备之功夫，必需之手续，自然是有的。但默察君之环境，宜用静坐调息、抱一守中之功夫，不宜从事于别法，以免徒劳而无功也。

答昆明工业学校李忍澜君

陈撄宁

第一问：《因是子静坐法》中言，静坐时眼可轻闭；但同善社之坐法，则曰初步当以平视为宜；其他各种书籍，则曰当半开半闭，以见鼻尖为度，谓之垂帘。此三说不知何者合于正轨？

答曰：我赞成因是子之说，但后二说我亦不反对。因为眼睛之或开或闭，对于功夫上无密切之关系。

第二问：初学静坐，杂念游思，不能除去，故不能得真静境。除杂念游思之法，有曰用数息法，有曰注心于两眉间，有曰注心于脐下丹田。未知以何者为是？

答曰：我赞成数息法，古时苏东坡就用此法。后二法有流弊，不可常用，弄得不好，就要出毛病。

第三问：静坐至虚极静笃之时，下身阳物勃然而举，心中毫无欲念，是名为阳生。此时急当以神驭气，留恋元精。此说然否？

答曰：此说不错。

第四问：非在静坐之时，如睡眠、工作、行走时，亦有阳生之景象否？若有之，能作调药之功法乎？

答曰：非静坐时，虽亦有阳生之景，但不便用调药之法。

第五问：睡眠时，阳举而不自觉，元炁因化淫精而泄去，有何法以救济之？

答曰：此即普通之遗精病，宜常用河车逆转之法以闭固精窍。

第六问：在校中每日早晚静坐半小时，要需多少时日，方有阳生之景？

答曰：20岁以前之青年，不到两星期，已可见阳生之景。

第七问：用小周天之功法已毕，即成漏尽通。现今修成者，实有其人乎？

答曰：漏尽通乃佛教之名词，本不作如此解释。元明清以来，修仙道的人最喜借用佛书之语，以附会仙道，常常惹得佛教徒之厌恶，骂他们是外道。所以我不愿再借用这类的名词。须知仙道是三教以外独立的一种科学，无须倚靠别人家门户。

不漏之功，修成的人甚多，并不稀奇。

答上海民乎实业社某君

陈撄宁

第一问：生已三年余浊精不泄，何故常有腰痛或腹泻等症？

答曰：若是炼精化气功夫已到家者，决无腰病腹泻之病。

来函所谓三年不泄者，是永久独宿乎？抑或偶有男女之事乎？是勉强忍耐使其不泄乎？抑或出于自然毫无勉强乎？是仅认外表无放射之形状，即名不泄乎？抑或既萎之后，小便之时，真真实实，干干净净，无一点之溢出，无一滴之滑溜乎？是做功夫得来之效验乎？抑或不做功夫，清静无为，自然有此现象乎？

以上种种，来函皆未言明，故不能回答。

第二问：欲火最易伤身，以何法能息灭之？

答曰：有积极与消极两种办法。

积极的办法，宜习练武功，如太极拳之类；或做柔软体操，如十五分钟体操之类；或学导引之术，如八段锦、十二段锦之类。

消极的办法，禁止吃兴奋刺激一类的食品，如胡椒、韭蒜、鱼虾以及煎炒烹炸等类；禁止看肉感影戏、画片、小说等类；禁止夫妻同床。

照以上的办法，奉行不怠，则欲火可减去十分之七，尚有十分之三，留作生儿育女之用可也。

第三问：生殖器一举即萎，对于身体是有益乎？或是衰弱之预兆乎？

答曰：若是常常做功夫的人，正当采药之时，有此种现象，可谓曲直从心，有求必应，非坏事也。若不由功夫上得来，而是无缘无故得此现象者，不能不说是病态。

第四问：生现看《张三丰全集》，能获益否？

答曰：《三丰全集》，是一个总名，其书之内容甚为复杂，不能用简单几句话就去判断，应当分别观之。如果会看，不执着一偏之见，自然可以获益。

答直隶涞水赵伯高君

陈撄宁

（前略）请先生费神示以仙道之宗派，入门道之门径，起道宜读何种丹书，习何种道法，方可循序而入？至修养服气炼神，当从何书入手？道书有云：道无法不显，法无道不灵。学道者宜习何法？又有所谓六甲灵文者，是否道中之法？又有火龙真人传吕祖之天遁剑，或谓即道中之法，世有其传否？又闻道家能踏罡步斗，有无其书？是否道中嫡派？（后略）

一答：仙道之宗派。仙道有南北两大派，另有非南非北诸派。名目繁多，数不胜数。

二答：入道之门径。先要博览道书，后要寻师访友，并须常年订阅《扬善半月刊》。因为本刊乃全国仙道门中惟一无二之介绍物也。请勿误会本刊是营业性质，若有人认为本刊是谋利者，则辜负撰稿人及发行人之苦心矣。

三答：宜读何种丹书。宜读伍冲虚之《天仙正理》、黄元吉之《道德经讲义》并《乐育堂语录》。伍派是北派，黄书是非南非北派。

四答：宜习何种道法。道成以后，万法俱备，用不着预先学法；道若不成，法亦无灵，虽学法何用乎？

五答：六甲灵文。此类之法，皆属仙道门中之南宫派，比三元大丹正法要低一级。

六答：天遁剑法。我所闻者，有三男一女是此道中人，但未曾亲眼看见他们显过本领，故不敢为君介绍。

七答：踏罡步斗。此种书在《道藏》中最多，坊间没有单行本，惟四川成都二仙庵道观中有两部刻本。此种道法，属于道教之茅山派与正一派，不过作法时一种仪式而已，灵不灵又当别论。

答上海华德路杨名声君

陈撄宁

（前略）晚梦想欲学佛教徒所鄙视的守尸鬼之法，但年已半百，精力甚衰，血脉难调，始悔前数十载光阴虚度，未曾专心用功。今虽略做功夫，得有下列各种现象，未知是效验或是病态，请先生在《扬善半月刊》中指示，感恩匪浅。（后略）

答曰：来函所述各种现象，总括之有五种：

（一）玄关似动非动，似麻非麻；

（二）背脊筋从下热至泥丸，不静坐不热；

（三）腹中略觉转动，不静坐不动；

（四）下丹田常觉发暖；

（五）四肢及周身常觉肉跳。

以上五种现象，皆是初步功夫所应该经过者，可以说是效验，不能说是病态。请仍旧向前做去，当更有进步也。

答苏州西津桥任杏荪君

陈撄宁

第一问：玄关一窍，是否在两目中间不内不外之处？

答曰：这个是他们的玄关，不是我的玄关。我平日教人的玄关一窍，简直可以和上帝争权，与仙佛并驾，宇宙在乎手，万化生乎身。做得好时，真能自信我命由我不由天，岂是像他们所传的那样浅近。然而我的玄关，却不可以随便乱传于人，须看准是一个载道之器，方许向他点破。不许拿口诀当人情送，不许把传道当生意做。历代以来传授，皆是如此慎重，自然有他的充份理由。我现在虽然用革命的方法来弘扬仙道，但对于这个成例，尚不愿将他打破。故此今日不能在纸上写明，俟有机会，面谈可也。

第二问：人身全部阳精，是否在双目中？

答曰：双目在医书虽说是五脏之精华，但人身性命根源，另有寄托，并不在眼睛上。

第三问：夜间或清晨，无欲而阳举，用猛力呼吸，或目视玄关，均能忝返原状。两法中何法为佳？

答曰：前法太野，后法为佳。

第四问：初下手学道，何法最要？

答曰：读书明理最要，不可先求法子。俟书理透彻之后，法子一说便知。再者，除读书明理而外，尤须立德立品。如果品学兼优，更遇机缘辏合，则得者必是上上等法子；若品德虽好，而学问不足，则所得者当是上中等法子；若学问虽好，而品德欠缺，此种人只能学普通法子；若品学俱无者，此种人对于仙道可谓无缘，纵然勉强要学，只好学一点旁门小术江湖诀而已。

以买卖物件论，代价愈贵，质料愈好；以修仙学道论，代价愈贵，法子愈坏。

世间法与出世间法，是相反的，不可拿俗情来测度。他们传一层功夫，要一层代价，层数愈高者，代价愈多，这已经不合前辈先生的规律。然或者因为开支过巨，经济困难的缘故，尚属情有可原。现在的江湖朋友，传授口诀，竟有讨价两万元者，真可谓大大的笑话。

本条所说，是对阅读本刊诸君而言，不是对君一人而言，因回答问题之便，遂连带论及耳。

答河南安阳□□□女士

陈撄宁

撄宁夫子大人钧鉴：

前呈一禀，幸蒙在《扬善刊》中赐覆，跪读之下，欣慰无似。

所云“愈急则愈无效，应俟机缘辏合”以及“福慧双全，始能了道”诸言，诚为千真万确百世不移之定律也。末段论及双修之方法，吾师虽未将口诀说明，然其中意义，亦颇能领悟。忽觉如梦初醒，茅塞顿开。感恩之处，无时或释。

至吾师所出之《儒释道仙四家宗旨异同说》一题，命□作文，以供好道同志之观赏。□自觉才力不克胜任，虽对于四家书籍，稍阅一二，但均未详细研究。盖儒之忠恕，释之慈悲，道之感应，仙之性情，非学识渊博，经验丰富者，焉敢妄论。故不敢献丑贻笑大方，有负厚望。（后略）

附问题一则：

前读《孙不二女丹诗注·凡例》第六项内云：女子修仙，除天元服食，窒碍难行。弟子对此天元服食一节，不甚明了，敬乞示知。

答曰：天元服食之说，可先看拙作《与朱昌亚医师论仙学书》中之“丹阳谌姆派”一段记述，再看《答苏州张道初君十五问》中之第三问，即可知其大概。

为“中黄直透”法答上海殷羽君

陈撄宁

（前略）1月5日晚，静坐时，阴跷发胀如常，惟方圆约四五寸，较平日为大。逮呼吸稍细，神渐静寂时，此炁突然上冲，直抵岭巅。回忆当时情形，似若轰然作响，惟升不循督，而由黄道直上。霎时气粗心急，头目发胀，隐隐钟磬齐鸣，浑身汗透。第以初历此境，不免惊惶失措。次日四肢乏力，病一日方兴。窃思循督上升，谓之正透，若即循中道，如生之学养不足，未免后凡杂入，而有“闹黄”之弊。惟不明者，何以并未用意引导，而此居然自由闯入黄道？兹将仰叩各点列后，乞夫子垂慈开示。

（一）外阳不举，丹田不热，只阴跷胀跳，此炁亦有可冲之理否？

答曰：有可冲之理，毫不奇怪。

（二）此炁发动时，并无机兆，故不及防护，亦未攻尾闾，但由阴跷上心位，直冲胸部。如任督未通，则此举有害否？

答曰：此时果能端身正坐，稳定如泰山之不摇，万虑皆空，清净似寒潭之彻底，任其自然冲动，自然熏蒸，自然融化，自然凝结，则非但无害，而且有利。若静定功夫未到家者，则其害甚大。

（三）上冲后，以惊惶而停止坐功，此炁未及还归本位，其弊如何？

答曰：惊惶切不可有。此刻所幸者，是自己内部惊惶，尚未发生危险。设若当时不幸，受外界人事之扰乱，或巨声疾响之震骇，必至气散神飞，一身冷汗。小则得癫狂之疾，大则有生命之虞，非同儿戏。以后若不获安全地点，并未有道伴作护法者，切勿轻易尝试。此等超凡入圣成仙道初步下手是很重要的功夫，不在名山洞府中做，仅能在尘俗都市中或普通乡村中做，已经算是委屈了，何况像贵寓所那样地点，我老早就说不合做功夫之用。

（四）此时脑部大胀，是否不循黑道之故？抑或循黑道亦须胀？又凡气粗心急汗出种种现象，是否应该有的？

答曰：别人做得好的，并无脑胀气粗心急汗出之象，我想这些现象是不应该有的。

（五）次日病疲，是否未行全功之故？

答曰：病疲是因为功夫不合法度之故。仅此病疲，尚属万幸。

（六）近日阴跷常跳动，可否置之不理？

答曰：宜暂时将坐功停止，俟财侣地三字完备时再做。若坐功不停，则跳动不停。跳动力大气足时，又要往上冲，冲起来你又招架不了。徒然不理，也无济于事。

总答：接第一次来函之后，余仔细审察，认为此种效验，既非伍柳一派，又非黄元吉一派，疑是从闵小艮方法入门者。但不敢决定，故致书相询。及接第二次来函，观所叙下手功夫次序，方知确属金盖山一派无疑。此派有一种专门术语，叫作“中黄直透”，就与来函所说的现象相同。求仁得仁，本是美事，自无所用其忧惧。惟此等功夫，最要紧是“虚寂”二字，若自问功夫真能到此境界者，尽可放胆做去。倘或未能，则不免“后天闹黄”之弊。你现在公务萦心，白昼奔波劳碌，夜间伏处小房中，勉强习静，地点又不适宜，“虚寂”两个字，当然谈不到。于是乎未得其利而先受其害矣。

再者，此炁发动，多半是由中间直冲上来，并不须你用神意去引导。你若要它改变道路，由督脉上升，则非引导不可。有人虽引导亦不听命令，仍旧由中间直上，竟有欲罢不能之势，我见过数人。余认为君在世间，尚有事业可做，此时若要专心修道，抛弃一切，似乎违背定数，未必能得良好之结果。故劝君今日对于世法，宜采取进取主义；对于出世法，宜采取保守主义。只求能不沾染一切恶习，不使精气神作无谓之消耗，不使堕入室家之累而难以自拔，一方面为社会尽相当之职责，一方面乘时储蓄充分之财力，预备 40 岁以后实行修道之经费。将来若有余力，尚可帮助同志之人，岂不善哉？望三思之。

答云台山赵隐华君

陈撄宁

隐华先生慧鉴：

敝处收到尊函，仅此一封。据上海本刊编辑部云，前次尚有尊函一封，内附问题数则，由上海转寄来乡，但未曾见得。盖敝寓所在，不通邮政，凡有各埠来函，皆由《扬善刊》发行部代收，再送到编辑部。复由编辑部将来函寄到乡间小镇上一家店铺代收，再看机会，托农夫村妇或牧童等和敝寓接近之人带交与宁。转折太多，遂不免贻误，此亦无可奈何之事也。

宁之志愿，对于昔贤，固不敢多让，然求其志愿之满足，则非短时期所能奏效。溯自本刊出版以来，已阅四载，经敝道友张竹铭医师努力维持，再加之以宁个人牺牲一切之精神，逐步改观，始有今日。试问我辈将何所图？则引古语一句答之曰“君子谋道不谋食”而已。

集团一事，正在计划，能成与否，殊未可知。盖谋事在人，成事则不尽由人意也。

宁答张道初君十五问，说得太觉明显，违背古仙戒律，既承明教，下次当格外谨慎矣。

答第一问：常遵先君现在湘阴，杨少臣君现在北平，中和子现在上海，纯一子或在上海或在苏州，潇湘渔父乃常遵先君之别号。以上四位的住址门牌，我不记得，最妥的办法是由阁下作函托《扬善刊》编辑部转交，必可达到。盖本刊负有联络全国修道同志之使命也。

纯一子是医界，中和子是商界，杨少臣是政界，潇湘渔父乃隐逸之士。除纯一子而外，其他三人，皆与宁相识。知关锦注，并以奉告。

答第二问：三元丹法中之天元，有两种意义：一种是由地元再进一步，炼到白雪神符之程度，即名为天元；一种是感受“先天一炁从虚无中来”之功夫，亦名为天元。无论天元地元人元，其药皆是从身外来的，皆可名为外药。南派与北派，其中界限，颇难分清。若以普通习惯之论调，即呼之为北派，亦未尝不可。

答第三问：闵小艮一派之学说，完全见于《古书隐楼藏书》中。请细细研究此书，即他所持之宗旨。若问成功以后，是否与《悟真》一派结果相同，以愚见而论，到究竟地是相同的，惟其间之历程则不同。

答第四问：琴剑二物，施用于何时，我想如阁下现在之程度，一定是早已明了，无须宁之赘言矣。

答第五问：吉亮工、陈翠虚二位，闻名已久，惜未曾见过。惟吉先生与上海黄胜白医师有葭莩之亲，而本刊创办人张竹铭医师又与黄胜白医师有同学之谊，故关于吉亮工先生之事迹，张竹铭君知之颇详。

答第六问：本问所云“采药之前，是否先将己汞炼好”，此语颇难索解。《参同契》云：太阳流珠，常欲去人，卒得金华，转而相因。据《参同契》之意，乃因己汞炼不好，所以要采药。采药之作用，就为的是要炼己汞，不是先将己汞炼好，而后再去采药。譬如地元丹法，因为生朱砂见火容易飞走，所以要得铅气制伏朱砂，并非俟朱砂已死之后，再去采铅气也。果朱砂真死，已不必再用铅矣。先后轻重之间，大有研究。

《钟吕传道集》，理明而法不备，难以照做；《天仙正理》，是孤修法；《金丹真传》，是栽接法。宗旨不同，难以比较优劣。

答第七问：本问所云“何以铅汞难合，魂魄未互入，丁公门外喊死，而三家暂相聚，童子现全身，过后又无验”，宁按此种弊病，凡实行栽接之术者多不能免。三十年间，见过失败之人已非少数，失败之原因各人不同，难以悉举。而其最普通之原因，一则由于缺乏种种预备之手续而轻于尝试，二则由于徒知看死书、守死诀，而不知量体裁衣，随机应变，虽清静功夫亦难免失败，何况用鼎器哉！虽然，失败者成功之母，失败次数愈多，则将来之成功亦愈有希望。盖因其经验丰富，临事小心，善于运用，不至于再被死道书死口诀之所误耳。阁下其勉之。

附 录

赵隐华君原函

撄宁先生有道：

日前寄上芜函一道，未审已否妥达文席？所列询各项，务请拨冗赐覆，以抒积悃。

先生之志，已在《扬善刊》拜悉，深知用意苦矣，而愿宏矣。先生自云异于诸贤之主张，努力脱出三教樊笼之拘束，亟求实验而驾科学。且具大慈悲心，不愿生西方，不愿作自了汉，更欲度尽众生方成道。伟哉斯愿！

先生学通南北，道贯三元，决欲集天下之真修，荟萃一处，察各修者之实验，以证前人之是非。同时有此集团，则能产出莫大之力量，莫大之贡献。利弊迟速，尽簿录之，作为研究之资料。

鄙人不敏，极端赞成和拥护，而盼望诸同志法财侣地四项渐能解决以求进步，亦众生之大幸。关于此集团之事，已有数言奉上，未卜刻下收到否？

七十四期《扬善刊》中，先生致苏州张道初君函，已将大道露却端倪，复再三解释，愚为先生惧虑。

敝人今有数疑问，请求详示。

（一）请将常遵先、中和子、纯一子、潇湘渔父、杨少臣五位详细门牌地址赐下为感。

（二）先生致苏州张道初函第四步答文中云：从虚空感受到自己身上的名为外药。此虚空感受是否指天地间之灵气？三元丹法中，能否将它列入天元？其派是否列入北派？

（三）闵小艮一派，先生指为调和派，虽讲清净而不是孤修，虽说阴阳而不是栽接。到底他是不是丹法修成？并请赐释调和之理。成功达到是否与《悟真》相同？

（四）答张道初第十五问中，先生所说举琴剑二物，究竟施用于何时？古人比喻，愚觉得不明显而不相入，请用较明之白话隐语载出即期。

（五）前答第十五问末云：能略得此诀者不满百人，全得者不满二十人，能实修又能实证者不满四人，以至于达到成功之地步，今国中尚无一人也。此一人是指大家未见，但先生个人曾见之乎？鄙人也见之矣。第十三地球出一人，已证金身，超脱入圣，姓吉名亮工。尚有已得六通者一人，姓陈名翠虚，已在人间行末后一着，云游无踪。斯二师均系《悟真》忠实信徒和实行者，应请补载贵刊为感。世有不乏其人知之者（不止江苏一省）。

（六）采药之先，是否先将己汞炼好？其法取何者为善？以《钟吕传道集》之法、《天仙正理》之法或《金丹真传》呢？

（七）鄙人施行实验多时矣，药之真伪老嫩及圆缺，均采取最上善者。（中略）复将敝先师之经历篇细读，并无差误。请问其中是否有疏虞处？抑时间关系耶？或合法之差参耶？务请详细示知。先生系过来人，请助一臂之力。鄙人法财侣地已具备，将来或有一得之时，也可以帮助先生之使命于万一。

专诚致意，匆匆草草，伏乞原谅，并盼早日赐覆。

此请道安！

后学赵隐华

答福州洪太庵君

陈撄宁

太庵先生阁下：

久慕高风，未亲道范，海天在望，引企为劳。

前阅尊处致张竹铭医师长函，列举修养法门，咸中肯綮。后蒙寄赠大著一册，读竟，深感此书选材之精要，理论之圆融，次序之分明，功夫之切实，所有后天作用，几全备于此小册，叹为观止矣。惟关于先天一层，尚未见泄露。是知而不言乎？抑或对此无上玄机犹有疑虑乎？

窃念阁下春秋快邻花甲，徒恃后天功夫如体操式之修养，健康祛病则有余，续命延龄则不足，似宜及时用功，采取先天一炁，以立丹基，方能万化生身，我命由我，而前途始可见曙光。博雅仁贤，谅不以斯言为河汉也。

长筋术最切实用，容得便当代为宣传，以期普及。

答第一问：《悟真集注》所论聚气开关之法，夹杂旁门，不足深究。其他部分，皆大有可观，材料丰富，在《三注悟真》之上。

答第二问：剑不能用时，当用《悟真篇》之法。清净功夫与服食兼行，亦有效验。

答第三问：用乾鼎不合《参同》《悟真》之本旨，乃后人锦上添花，穿凿附会者。伊等谓纯乾方是真青龙，纯坤方是真白虎，乾坤一交，乾之中爻走入坤宫，坤遂实而成坎，坎离一交，坎之中爻填入离宫，离遂复而还乾。乍闻其说，似乎有理，及正式做起功夫来，竟毫不相干。阁下幸勿为其所误。

再者，宁于“民国”5年，住址在北平西四牌楼大拐棒胡同跨鹤吕祖观中。有一道士，年已五十几岁，当彼30岁时，即患阳痿症，阅二十余年不愈，常戚戚于心。宁慰之曰：“君是出家人，对此可不必注意。”彼曰：“不管出家在家，衰弱病态，总不相宜。”彼在吕祖观做静功一年之后，有一日笑而告我曰：“二十余年之痼疾，今已愈矣，可惜我是个道士，若是俗家人，尚可望生子也。”由此观之，年长而身弱者，清净功夫大足以补其亏损，不必定要做栽接之术。世间修炼同志，常认为年老之人，非用栽接法不可者，未免固执偏见，不识清净功夫中有先天一炁之玄妙也。愚意非不赞成栽接之术，但默察世间好道之徒，大半为经济所困，生活问题尚难解决，岂有余力实行此术？若固执偏见，竟谓非由此途不能成仙了道，请问除却极少数几个富贵人而外，一般财力微薄的人都该死吗？出世法哪有这样不公平呢？（此段补答第二问）

尚有未尽之言，请俟下次详答。遇有必要，当以邮函相告。

先此略覆，以释远念。

附录

洪太庵君原来函四封

一

撄公道长先生尊鉴：

敬启者，昨日得翼化堂主人覆函，承先生不弃，欣慰曷极。盖自拜读大著以来，不惟窃喜师资有自，且以先生之持论，如《口诀钩玄录》第三章“应具之常识”与《孙不二女丹诗注》之“凡例第八”，尤惬鄙怀。道之不明也久矣，今得先生发扬而光大之，岂但好道者沐其光，即凡有疑于道者，亦将以是沾其化。

某频年碌碌，一事无成，而信道之心，则始终不懈。生平道书搜阅不少，然欲求如先生之见解，能抉道家之奥妙，而又适合人世间之环境者，实不可得。此某之所以五体投地也。

今以行将返国，所有问题，当俟到家后请益。兹特先具略历一纸，伏维垂鉴。

顺请道安！

“民国”二十四年一月七日信徒洪太庵拜上

二

竹铭道长先生大鉴：

昨日接25日赐函，昨晚又接到付下之《悟真集注》三卷、《神仙服食法》一册。《神仙服食法》弟意是欲求一种简便无毛病之助道金丹，俾得生精补肾及日常合于修养之食品。盖弟自今年四月间实行素食，深恐缺乏滋养，体力不继，转为求道阻碍。今观该书中所载各方，诚如书末按语所云：世俗大抵均有人事繁扰，室家累赘，有知其法鲜有能实行者。先生处法海中，所与游者，又多先知先觉，当有其他不传之秘方，未审可示一二否？

弟以闻道太晚，年纪已大，而又未能即抛俗务，非先添油接命，使所失之真铅真汞，逐渐恢复，将何以达求道之目的？今何幸得先生不以鄙陋见弃，而许以函询请益，弟何人斯，宁不五体投地！兹唯望俗务得松，天缘有份，决当趋赴仙阶，一聆教诲。

至弟现在自修方法，一长筋以运气，一调息以凝神，一固肾以保精。（中略）综上三节，未知有合于维持肉体之条件否？惟弟深信精气神确为修仙之三宝，精犹电子也，气犹电力也，神犹电光也。无电子，则电力电光何从发生？而吾人得此电子，虽属先天赋予，亦由父母阴阳二电磨荡而来。故由磨荡而生，则谓生门；由磨荡而死，则谓死户。唯能知颠倒逆用之理，则死户可变为生门。亦即阴阳二电和合变化，而演出必然之新生命。此弟所以深信南宗为合于电学之原理，其能与天地长存者，即恢复此阴阳二电之电子是也。

特在今日，如陈撄公所言南派丹诀，当此时代极不相宜，一者年龄问题，二者人格问题，三者外护问题，四者经济问题。设若有一项弄得不稳妥，就要变成法律问题。细思此言，确属至理。

然而破体之人，欲于清静法中，求一点真阳，如闵小艮先生所谈之无遮佛会，恐更难之尤难矣。

愚妄之言，是否有当，愿先生有以教之。

二十五年十月三十日弟洪太庵上

三

竹铭道长先生大鉴：

昨日接读22日覆示，得悉前书荷蒙撄公不以鄙陋见弃，已拟由《扬善半月刊》发表代答，具见先生格外垂青，刍荛之言，始克达到撄公座次。

盖弟自沾撄公法雨而后，即以私淑弟子自居。徒以修养无恒，尚乏心得，而又不学无文，恐混清听，是以未敢修函请益。今承先生抬举，遂使樗栎散材，得近大匠斧斤，其为愉快，何可胜言。

用是不揣谬妄，再将前年所编之《五大健康修炼法》，邮呈两本，到请查收。其中一本，乞为转呈撄公削正。弟于此书，自以静坐一门求师未得，所有东拾西掇，虽敝帚自珍，而属稿多年，不敢付印。乃因友人欲学长筋术者，无书以应，勉强灾梨。然至今不敢公然问世，只做赠本为欲求长筋术才之用而已。此则弟不自量献丑之所由来也。

虽然，长筋一术，弟已修炼十年，深知有益，而且练法简单，时间经济，男女老幼，均可行之。而于修道方面，在北派或可助运气之功，南宗或可收无漏之果。而于女子修仙者，苟能于经前经后早晚行功一次，则真炁挽回，欲斩赤龙，当更易易。亦犹男子活子时来，苟无方法可以伏虎，急用此功，加以收摄，当亦不至走漏也。

区区管见，并此以闻。

二十五年十二月二十九日弟洪太庵顿首

四

撄公老师尊鉴：

昨获赐书，不啻大旱得雨，愉快之情，匪言可喻。惟于拙著之《五大健康法》，推许过当，愧感交集。诚以竹头木屑，方恐见摈于大匠之门，何图马勃牛溲，竟得收录于良医之手。人非木石，宁不感深次骨耶？

至于先天炁一层，后学固深信不疑，特就故纸堆中，求得一知半解。古仙有云：不遇真师莫强猜。此则不特不敢以示人，而且尚望老师大发慈悲，开示一二，俾后学有所印证。

昔黄帝且战且学仙，今后学亦望且尽人事且立丹基。如其不能，尤望老师示以筹备方法，使后学在此一二年中而筹备之，庶几不负老师之一片婆心。

盖后学生于山陬，少而南渡，四十而后移家福州。然性疏懒，不乐交游，是谈玄者尚难其人，况说妙乎？承示注意于《扬善刊》中之尊著，此则后学两三年来所奉为师资者，其默契于心，真不知是何因缘也。

不学无文，草草奉告，伏祈谅之。

（后略）

夏历元旦 ?9 摇后学洪太庵顿首拜

答厦门周子秀君

陈撄宁

子秀先生阁下：

旧岁奉到手教，辱承过誉，愧甚。

大著《仙佛判决书之平心论》已在本刊第八十二期第十一页登出，谅早邀慧览矣。《有益身心之大补药》一卷，亦拟择要抄寄本刊编辑部，知念并闻。

《平心论》毫无左右袒，不愧平心；《大补药》适合众生机，真能疗病。世常谓学佛之士不应再学仙，愚则谓学仙之士尽可兼学佛。盖伊等所谓既学佛不应再学仙者，乃宗教家浅陋之眼光，防彼教徒等为仙学所动摇而叛其本教也；宁所谓已学仙不妨兼学佛者，乃使学者有所比较，挹彼注兹，择善而从也。二者用心之广狭，大有殊矣。

钱君年少气盛，笔端每不肯让人，惟独对于阁下之《平心论》，竟无反响，其故可思。

鄙志已屡见于本刊各期，而第八十八期《答化声先生》一篇，尤觉显露，不识高见以为如何？得暇尚希续教。

亲老家贫，昔贤不免；米盐琐屑，豪杰难支。修道者不幸而遇此等关头，只得尽人力以听天命，别无良策可图。但求留得筏子在，不怕将来不能渡河，请勿以为虑。

附 录

周子秀君来函

撄宁老夫子法座：

久钦山斗，盼切云霓。自去岁于《扬善半月刊》中得读大著，浣薇壮诵，庆幸何如？渴慕之忱，与时俱积。恭维老夫子以掀天盖地之才，抱济世渡人之愿，为仙学中大放光明，兴灭继绝，厥功尤伟。

晚学渴慕高风，愿列门墙，只以家贫亲老，奔走米盐细事，未获趋叩崇阶，亲聆教益。他日有缘，愿执弟子之礼，得闻妙道，庶几不负此生。

兹附呈《读钱君仙佛判决书之平心论》一篇，及《有益身心之大补药》一卷，是否有当，呈请教正。务乞不弃愚蒙而辱教之，实为厚幸。

专此敬请道安！

二十五年九月初一日周子秀稽首

答白云观逍遥散人

陈撄宁

来函未曾将下手用功之方法说明，故不能代为决定其功夫是否合法，更不能指出其错误在于何处。

行小周天功夫而走丹者，常有其事，其弊由于贪睡，或死守下丹田，积精太多而不知运化之故。

至于用静功反致吐血者，甚属罕见。彼等学日本冈田氏静坐法者，则偶有患吐血症者，其弊由于逆呼吸用力过猛，血管破裂之故。《道德经》云：致虚极，守静笃。此一章经文，切须注意研究。世上人做功夫弄出大病，即经文所云“不知常，妄作凶”一类是也。

答瑞安冯炼九君

陈撄宁

（一）玄关一窍，向来本有几种说法，君等所学之玄关，乃最普通之一种。现在全国中传授口诀者，十分之九与此相类，但不及令师口诀之高明。所以他们常常做出毛病，皆由于死守一处之过。果能如来函所言“知而不守，若存若亡”之玄妙，何至于未得其利而先受其害哉?

（二）贵道友林君、刘君初步功夫所获之效验，不能算是坏现象。伊等后来弄得毫无结果者，诚如令师所言为“不知转手”之弊。守玄关所得之效验，各人不同，可参看本刊第八十九期第七页上海殷羽君一篇问答。此篇对于初学最有关系，切不可忽略过去。

（三）令师所传者，的确是清净无为之法，非栽接有为之术。然依愚见而论，凡世间学道者，如果对于最简单之清净功夫尚且做不好，竟欲学彼复杂繁难之栽接术，恐亦徒劳梦想而已。

（四）《金仙证论》所言阳生时候呼吸烹炼等作用，亦不妨算是有为法。其法可以奉行，口诀都在书中。但有两种困难，一则必须有过来人讲解传授，方可试做。做不得法时，须要逐渐改良。若完全照书上行事，未必就能顺利。二则此法年轻人容易见效验，年过五十者，身中阳气衰微，在短时期中，药产之景，恐不易得见，必须有恒心与毅力方可。

附 录

冯炼九君来函

陈撄宁先生：

谨启者。晚学曾购阅《扬善半月刊》，内载先生所答问道各节，及发挥论道鸿文，稔知先生对于修仙派别，无所不知。且抱救世热忱，开示后学。备及周至，曷胜敬佩。用敢奉书席前，请垂训诲。

晚学于十数年前，得师指示玄关一窍。师曰："眼横鼻直，十字街头，形如鸡子之初，譬似中黄之义，即此窍也。善用此窍者，虚怀若谷，知而不守，若存若亡。"师言如此，晚学同学数人，谨受奉行。

中有林姓者，静坐月余，眉间光现，丹田泉涌，俄而相吞相吸，翕聚中田，快乐无比；俄而又降于下田，地雷震动；此后则别无影响矣。又有刘姓者，静坐数月，忽见满室生光，眼见电闪，下田雷大振，振动耳鼓，阳关似有交媾泄精之象，其实未至于泄。第二夜亦有此景象，而阳精遂从而泄出。乃问之师，师曰："汝二人皆得转手地步，惜哉不知转手功夫也。"然二人虽旋得旋失，而身躯即此肥胖，不过二人后来求此功夫皆不可得，而师亦遂归道山矣。

或谓我师所指示是清净无为之术，不是栽接有为功夫。晚学如今对于此道，虽有静坐，毫无进步。自惟年逾五十，渐就衰老，如非得有为功夫，安能延命以求渐臻于至道？晚学尝阅《金仙证论》一书，谓阳生时候，须借呼吸烹炼之功。此功是有为否？其法可奉行否？奉行尚须口诀否？此三者请先生约略言之。

引领求教，如渴思饮，尚祈大发慈心，早垂铎诲。或登之《半月刊》，或专函赐教，不胜盼望之至。

古历六月廿三晚学冯炼九鞠躬

北平杨扫尘君来函并答

陈撄宁

（前略）近数月来，偶有所悟，此间无可与言之人，敬恳吾师分别指示。

读《周易》一书，分上经与下经二卷。上经以乾坤为首卦，下经以咸恒为首卦。六十四卦之中，不取他卦，而独取咸恒者，其中盖有深义存焉。但就咸恒而论，彖曰：咸，感也，柔上而刚下，二气感应以相与，止而悦，男下女，是以亨利贞，取女吉也。咸既释为感，何以不直接用感而用咸？殆以感则有心，咸则无心也。有心之感，即顺则生人；无心之感，即逆则成仙。譬如天地以生气相感触，人类万物，皆缘此而生，本是自然而然，何尝有心？吾人如能观天之道，执天之行，则恍惚阴阳初变化，氤氲天地乍回旋，本二气之良能，夺造化之玄机，有何难哉？象曰：山上有泽咸，君子以虚受人。所谓以虚，即虚其心也；受人，则实腹矣。此古圣人所以独取咸卦为《周易》下经之首，亦即用咸而不用感之理由也。

然无心之感，决非短少时间所能奏效，必须立不易方，铢积寸累，行之既久，而后有成。所以咸卦之后，而又继之以恒卦也。此其一。再则天本在上，地本在下，心火本居上，肾水本居下，此顺行也。《周易》对于顺行方位之卦，一则曰天地否，再则曰火水未济。反之则地天泰，水火既济，大概皆系用逆不用顺之象以示人也。三则阳生于坎，上善若水。《周易》上经除乾坤两首卦外，即继之以屯、蒙、需、讼、师、比六卦。此六卦中，皆有坎卦。坎阳伏阴，取坎填离，坎之为用大矣哉。由此可知古圣人设卦命名，先后次序，均包藏大道，隐寓玄机，非潜心研究，不能得其用意与旨趣。以上系读《易》所悟，不敢自信。

除此外，尚有寻常通用几字，一如“成”字，乃系戊己相合，与道书内刀圭二字之旨相同。更有“存在”二字，存系人得一须用子时，在字须用土，殆所谓“四象五行全借土，三元八卦岂离壬”也。盖吾人不欲存在则已，如欲常存在，则必须明白用土与水之理；不欲有成则已，倘欲有成，非研究戊己合一不可。更有静坐之“坐”字，乃系二人守一土也。日前阅某乩坛诗云：一二三四五,二人守一土；若解其中意，便是西天祖。窃笑斯言与某平日所言相吻合也。（中略）

兹有□□久积于中，不能释然，敬恳吾师开恩指教。窃闻大道不外乎三元大丹，然各道书所记载，以及近人略有识者，均不外乎人元大丹之作用。若天元神丹、地元灵丹，皆未有言及之者。倘详细开示，恐非片言所能尽，只求略指大概，俾粗知一二，即系莫大幸福。再近读道书，其注解内，有四字，并云，非师莫传。意见揣摩，终难下手，亦拟恳一并开示。

撄宁子答曰：来函所论易卦之理，皆甚为中肯。至于所说“成”“存在”“坐”四字之义，亦皆暗合道妙，惟不免被人笑为拆字先生耳。若要研究天元神丹，可看许旌阳之《石函记》及吴猛之《铜符铁券》。至于地元丹法，其书甚多，未能悉举，可先看《道言五种》内之《承志录》及《扬善半月刊》“金丹秘诀”一门。所谓金丹，本指黄白术而言，后来人元丹经，常喜借用地元名词，以致喧宾夺主，而地元反无人过问矣。四字，其作用不便在本刊上公开，他日遇有机缘，当相告也。3 月 12 日曾寄上挂号信一封，关系重要，不知收到否？

附 录

《女丹十则》中一段按语以补答杨君所问

陈撄宁

撄宁按：黄芽白雪，本是外丹之专名，今用作内丹之比喻，于此吾有不能已于言者。考《浮黎鼻祖金药秘诀》第七章云：紫粉如霜，黄芽满室。许真君《石函记·药母论》云：一鼎丹砂可服食，久服回阳能换骨；回阳换骨作神仙，须是神符并白雪；大哉神符真白雪，返魂再活生徐甲。又《石函记·神室圆明论》云：颗颗粒粒真珠红，红英紫脉生金公；金公水土相并合，炼就黄芽成白雪；紫砂红粉乱飘飘，乱飘飘兮青龙膏；红粉少，白虎老，炼就龙膏并虎脑，长生殿上如意宝；点金万两何足道，能点衰弱永不老。试观以上所言，红英、紫脉、黄芽、白雪、红粉、紫砂这些名词，都是外丹炉火中所炼出来的实质实物，实有这种形状，可以看在眼里，可以拿在手中，可以吞入腹内，故叫做金丹。后世修炼家不得真传，或者虽得真传又守秘密，不敢公开，遂一变将吾人肉体上之精气神团结不散者名为金丹，已是不合古神仙之法度，然而尚有迹象可求。再后第二变又将佛教所用的名词如真如、圆觉、涅槃、妙心，儒家所用的名词如无极、太极、天理、良知等类，一概附会上去，都名为金丹。于是后世学仙者，遂堕入五里雾中，弄得脑筋错涨，思想糊涂。理解且不可通，况实行乎？可谓愈趋愈下矣。点汞成金之术，中国人不肯研究，反而被外国人发明出来；长生不老之药，中国人自己不敢承认，将来又要让外国人捷足先登。以五千年开化最古之国家，四百兆优秀文明之种族，竟至数典忘祖，道失而求诸异邦，可胜慨哉！

济南张慧严君来函并答

陈撄宁

（前略）清净之法，简便稳妥，收效迅速，绝无流弊，诚为无上妙道。后学自惭庸愚，俗障未绝，不能专一潜修，仅在百忙中抽闲为之，已觉获益非浅。

窃以我国悠久历史，四万万黄帝子孙，占据世界最大部份民族和土地，所遗家传秘宝之神仙学术，行将断绝，即所有坊间流通之道书，而选一如夫子之著述确切简要者，实所未见。数典念祖，能无惭惧？子兹大道衰微之际，夫子应运而生，诚可谓先夫子而仙者非夫子无以明，后夫子而仙者非夫子无以法，信不妄矣！

后学抱定百折不回之宗旨，仍积极解脱俗务，俾早日实现追随之愿也。祈训谕常颁，以启愚蒙。至祷。

后学张慧严

撄宁答曰：3 月 12 日，曾有信一封挂号寄上，想已达到矣。该信对于庄子《南华经》上一段下手重要功夫，解释得很透彻。自古到今，凡注《庄子》者，皆未见有像我所解释的那样明白。他们大多数是看不懂《庄子》，所有注解，都是隔靴搔痒。其中极少数人，得有真传者，虽能懂得《庄子》之妙义，却又不敢泄漏玄机，草草敷衍过去，于是乎注与不注无异。惟独我今日方大胆的把它说破。《参同契》云：天道无适莫兮，常传于贤者。我认定君与杨君，不愧为贤者，方敢买禁相传。君等他日传人，亦必须慎之又慎。若是普通朋友关系，或是亲属关系，切不可将此道当人情送于他们。昔贤诗云：一言半句便通玄，何用丹经千万篇。即指此道而言也。若后世所传鼎器栽接之术，麻烦极矣，岂是一言半句就能领会？术则繁难，而道则简易，乃术与道之所以分也。未尽之言，下期续布。

答江苏如皋知省庐

陈撄宁

（一）敝处收到外埠来函多极，答不胜答，故偶有遗漏或延迟者，实亦无可奈何之事，请阁下原谅。

（二）宁现时之工作有二：一则古代道书丹经虽汗牛充栋，其论调大半腐旧，而不能适合现代人之眼光，每为知识阶级所鄙视，长此以往，不加改革，则仙道恐无立足之地，宁只得勉为其难。

二则，仙学乃一种独立的学术，毋须借重他教之门面。试观历史所记载，孔子生于衰周，而周朝以前之神仙，斑斑可考，是仙学对于儒教毫无关系；佛法自汉明帝时方从印度流入中国，而汉朝以前之神仙，亦大有人在，是仙学对于释教毫无关系；道教正一派始于汉之张道陵，道教全真派始于元之丘长春，张丘以前之神仙，载籍有名者，屈指难数，是仙学对于道教尚属前辈。不能因为儒释道三教中人偶有从事于仙学者，遂谓仙学是三教之附属品。请问像目下基督教、天主教、回回教等，人才亦复不少，设若将来其中偶有一二人性喜研究仙学，居然侥幸成功，吾等肯承认仙学是耶回两教之附属品乎？肯承认耶稣、穆罕默德二位为仙教之发起人乎？有以知其必不然也。

中国仙学相传至今，将近六千年。史称黄帝且战且学仙，黄帝之师有数位，而其最著者，群推广成子。黄帝至今，计四千六百三十余年，而广成子当黄帝时代，已有一千二百岁矣。广成子未必是生而知之者，自然也有传授。广成之师，更不知是何代人物，复不知有几千岁之寿龄。后人将仙学附会于儒释道三教之内，每每受儒释两教信徒之白眼，儒斥仙为异端邪说，释骂仙为外道魔民。道教徒虽极力欢迎仙学，引为同调，奈彼等人数太少，不敌儒释两教势力之广大，又被经济所困，亦难以有为。故愚见非将仙学从儒释道三教束缚中提拔出来，使其独立自成一教，则不足以绵延黄帝以来相传之坠绪。环顾海内，尚无他人肯负此责，只得自告奋勇，尽心竭力而为之耳。

（三）来书所誉“作普渡慈航”之语，宁自愧无此法力，不敢承当。况且普渡慈航，乃宗教家之美名，宁非宗教家，亦不敢掠他人之美。

至于来书所谓异教纷争之现象，在今日与将来，诚难避免。只求仙学能自由独立，不再蹈前车覆辙，陷入宗教漩涡，则无虑矣。否则宗教迷信有一日被科学打倒之后，而仙学亦随之而倒，被人一律嗤为迷信，正应着两句古语“城门失火，殃及池鱼”，岂不冤枉？

宁观全世界所有各种宗教，已成强弩之末，倘不改头换面，适应环境，必终归消灭，所谓异教纷争者，亦不过最后五分钟之挣扎而已。

（四）尊师王并真先生，宁闻名已久，如蒙其辱教，甚为欢迎。

（五）林品三先生，不知仍在上海哈同路慈厚北里否？惜不知其门牌号数，且宁之足迹罕至上海，故难觅再见之机缘也。

（六）龙积之先生，宁昔日亦曾相识，前年在西湖某医院中尚晤谈一次。

（七）玉照一张已收到，姑妄作两语判断：“慧属中姿，福恐不足。”正宜一面用功研究，渐渐化中慧为上智，一面借医药修福，以补其不足，则于仙道庶几其有望乎。

（八）人元丹法，世间所传授者，亦有几派，其中作用亦不尽相同。《扬善刊》中所发表者，仅此理论，而非口诀。传授口诀之师，各省皆有，无须宁之越俎代庖。故以后凡各埠来函，有问及人元丹法者，恕不答复。若有人要研究此道者，请问其本师可也。

（九）玄关一窍，世间传授者，也有几派，其下手作用，亦至不一律，请看本刊第九十期第八页《答瑞安冯炼九君》各问。至于本刊第八十七期第十一页《答苏州西津桥任杏荪君》第一问玄关之说，乃是因人说法，所以与众不同。若另换他人发问，虽同是一个问题，而答语恐又变矣。

（十）北派清净之法，虽未曾和盘托出，然亦有问必答。办杂志与著书，其性质两样，自不能责备首尾先后层次段落之齐全，则东鳞西爪，亦势所难免。但如七十七期之《灵源大道歌》、八十三期之《二十四家丹诀串述》，清净功夫已包括无余，只须将其读熟，到后来自可豁然顿悟。一旦贯通，方知大道就在目前，丹诀皆成废话。

（十一）本刊上之材料，有时偏重于此，有时又偏重于彼，乃视读者多数人之需要，而酌量其缓急轻重，编者亦无成见。

（十二）下手专做胎息功夫，是一种专门学术，是与服气辟谷之事要合作者。唐宋以前道书中，颇多记载，此等经书皆收入《道藏》内，坊间没有单行本。

其法宜于山林隐逸之士，不宜于尘世普通之人，存而勿论可也。

（十三）黄岩周辑光君，曾亲见吕祖圣像于空中，并历验许多灵异，去岁对宁痛哭流涕而言之。盖深悔自己缘浅，虽蒙吕祖垂慈，而至今尚浮沉人海也。东派陆潜虚是明朝人，西派李涵虚是清朝人，皆吕祖直接传授者。故祈祷吕祖亲传口诀一事，有效与否，全视学者之缘份而已。宁不敢说此事毫无希望，亦不敢保此事必定成功也。

（十四）敝寓在荒村僻壤，车辆不能达，邮政不能通，无大路又无目标，外来生客，万难寻访，恐致迷途，勿劳枉驾。

（十五）宁今年虚度 53 岁，自幼 10 岁看葛洪《神仙传》，即萌学仙之念。13 岁得先父抄本三丰真人《玄要篇》，及白紫清《地元真诀》，读之津津有味，是为平生第一次获见人元、地元两种仙学书籍。16 岁得先叔祖家藏古本《参同契》并《悟真篇》，19 岁得舍亲乔君家藏原版《仙佛合宗》并《天仙正理》，方知出家人修炼之法与在家人大大不同。20 岁得同乡丁君家藏初刻大字版《金仙证论》并《慧命经》，方知和尚也有学神仙之术者。

先父业儒又好道，惟不喜宁学此，家中虽有许多抄本道书，但只可偷看，而不敢公然翻阅。若彼知之，必痛斥也。

先叔祖以名医而精于仙学，故其家藏医书道书，皆为珍本，伺其有暇，辄执经请益。伊尝谓："医许学，仙不许学；书可传，诀不可传。"无奈，只得作罢。

宁平生仙学所亲受家庭之赐者，仅此几本丹经书籍而已。传口诀师虽有几位，皆与家庭无关，即至亲骨肉亦不知我师之姓名，故不足为外人道也。

（十六）地元所以失败者，乃受两次沪战之影响，第一次南北之战，第二次中日之战。彼时因战事而致家破人亡者，不可胜数，烧炼外丹道友四五人，虽幸免波及，然大局已非，不能安心续炼矣。费十载光阴并千百次试验之结果，只有两句话可以奉告："红铜确能变为白银，但不免于亏本。"在外国人眼光中，或认为吾辈为破天荒的大发明家，而在吾辈自己观之，则认为失败耳。古人生活程度既低，原料价值又贱，果能筹备一二百两资本，即可动手烧炼。每月开支，亦不过几两白银已足，故能以点金术充实道粮。吾辈在上海生活开支，每月动需数百金，而材料起码需一二千金方能办到，所点出之物，其数量亦不能超过古人。所以在古人能借此养道，并能以余力济世，在吾辈欲借点金术养活自己一身，且不可能，况欲博施济众乎？此古今时势之不同也。明乎此理，则知仙学在今日实未便墨守成规，而有随时代演变与改进之必要。

（十七）宁对于仙学，是抱定一种试验性质，故有时依口诀行事，有时又变通办理，独出心裁，不依口诀。若问我现在自己做到什么程度，合于哪一部丹经第几层功夫，则不能回答。因为三十七年间所做的功夫，大抵杂乱而无次序，亦不喜死守一家之言故耳。

今姑且将可以宣布者为阁下言之：

甲、地元丹法，证明红铜确能变为白银。死砂干汞，更不成问题。然亦仅能到此程度而止，后来惜未能继续下去。若论及古今讲地元一派的丹经，差不多被我搜罗尽了。至于炼地元灵丹作服食之用者，虽亦曾试验，但难保绝无流弊，故不敢劝人为此。

乙、人元丹法，证明此术确有捷效，但《参同》《悟真》之本文虽可信，而各家注解则不信者实多。《吕祖全书》《三丰全集》，亦讲人元，然其内容，真伪错杂，不能视同一律。又如《金丹真传》一派，较《悟真篇》大有分别，不足以代表张紫阳之学说。至于济一子傅金铨，仅可称为人元丹法之应声虫而已。

丙、天元丹法，证明“先天一炁从虚无中来”之语决非欺人者，但其入手法门，亦有上中下三等。故见效之快慢，用功之巧拙，遂由此而分。伍柳一派，不是上乘，惟李清庵、陈虚白、黄元吉诸公庶几近之。

丁、宁现在内功是取保守主义，以便从事于仙学革命之工作，故无暇再求进步。设若将来继续前进者，尽可自己了脱自己，用不着寻伴侣，用不着访外护，用不着神仙开示，用不着佛祖垂慈。程度仅此而已，固不值识者一笑也。

戊、若我六通之中有几通，老实说，一通也没有。至于出阳神之事，更谈不上，再过二十七年，或许有出阳神之希望。

己、自审资格不足以为人师，故不敢滥收弟子。《扬善刊》只讲学理，俾仙学在各种宗教、哲学、科学以外，独树一帜，于愿已足，别无作用。人家来函，一定要师弟称呼，亦无法禁止耳。

答复逍遥散人

陈撄宁

来函读悉，宁因笔墨太忙，本无暇再作答，但恐阁下不久或云游他方，若错过机会，则此后本刊上所有各答语未必能入阁下之目，故特提前作答。既以慰阁下之望，亦聊尽我一片愚忱而已。

（一）小周天功夫，做到阳光三现，即当止火采大药。阁下当初已经有阳光一现之景，是距三现之程度相差不远，虽说不幸而失败，但这条路径大概不至于忘记，俟身体调养恢复原状之后，仍旧照《天仙正理》之法，再做小周天功夫。不必急求速效，宜用和缓之手段，慢慢前进，自然就能水到渠成，毋须别寻门路。

（二）无论何种断食辟谷之法，仅可以解决吃饭的问题，而不可以达到成仙的目的。如果真到生活困难时候，不妨借重此术，逍遥物外，免致仰面求人。若欲专恃辟谷术作修道之梯航，非古仙之本意也。做命功能结内丹，做性功能入大定，则不必求辟谷而自然辟谷矣。中年人身体上有多少亏损，倘不从积精累气下手，如何能结丹？既不能结丹，如何能出阳神？然积精累气之作用，需要从食物滋养中炼出精华，譬如从几十斤铁中炼出一斤钢来。若下手就断食，是铁尚未有，钢从何来？岂非永远无结丹之望乎？

（三）地元丹法普通人看不懂，人元丹法出家人不能做，阁下皆可不必留意，免得白费心力。天元丹法，可看黄元吉先生所著《道德经讲义》并《乐育堂语录》二书，已足应用，不必他求矣。《天仙正理》一派，也可以算是天元，但嫌其太着迹相耳。

答拙道士、黎道人二君

陈撄宁

敬覆者，顷接惠书，备聆尘教，辱蒙奖饰，愧不可言。

承嘱加强仙学之机构，团结仙道之精神，辟开道眼之宣传，勿使仙道之分裂，鄙志本来如此。请观拙作《中华道教会宣言书》一篇，即是将道教、孔教、诸子、百家、正一、全真、南宗、北派、宗教思想、神仙学说、民族精神、三民主义、新生活运动，混合团结而不可分也。又一篇名《四库提要不识道家学术之全体》，连登《扬善刊》第六十八期、六十九期、七十期，该篇最后结论有云“吾人今日谈及道教，必须远溯黄老，兼综百家，确认道教为中华民族精神之所寄托，信仰道教即所以保身，弘扬道教即所以救国”各句，更可见仆弘道护教之微意矣。

无奈当今之世轻视道教者，实繁有徒，请看商务、中华两家出版书籍，凡关于道教者，皆无好评。而且《道教史》中，居然有佛教痛骂道教之语。《道教概说》《道教源流》等书，亦复偏袒佛教。仆自憾才疏学浅，又苦于辅助之无人，若就道教立场，与彼等作笔战，设不幸而失败，恐重累及道教之全体，故将阵线范围缩小，跳出三教之外，以仙学为立足点，而抵抗彼等之进攻。苟受挫折，亦不过损我一人之名誉，与中华整个之道教固无伤也，并且不至于惹起儒释道三教之争议。愚见认此为最妥的办法，故改变以前之论调耳。

再者，南方习俗，与北方不同，故对于辞气之间，彼此见解，颇难一致。常有南人视为无关轻重之语言，在北人则认为含有侮辱之意味。仆居沪之日最久，已将平津鲁豫之方言遗忘殆尽，一切皆从苏浙之习俗，而未曾顾及北方之忌讳。即如 ×××× 四字，在仆实出于无心，在诸君或疑为有意，此乃南北习俗不同之误会也。又如 ××× 三字，上面亦无道观道院道教等字样，理合一并声明。

来函未标住址，复书无从寄递，谨借本刊奉答。

专此，并候道安！

撄宁顿首

致庐山某先生书

陈撄宁

先生阁下：

迭奉鸿笺，备聆尘论，更蒙惠赠玉照一帧，尤觉丰姿俊拔，当卜无量前程。

修道学仙，诚为美事，但值国家多难，正乃志士效力之秋，若令远祖子房公辟谷从赤松子游，盖在功成名遂之后，深可思也。愚为阁下计，洞天福地，自可怡情，不必念念于归隐；道籍仙经，尽堪博览，不必急急于实行。独善其身，已非今日大局所容许，似宜暂图世务，静待良时，只求不昧夙因，定可还登上界。

庐山景象，迥异当年，游客恐无插足处，辱荷宠招，惟有心感。

专覆，并候暑安！

再者，法师所谓以根尘幻合之身，生死流转，全为业识所驱，道家修命之说，已堕寿者相，纵其长生可企，终是人天小乘云云，都是佛教门面语。以法师之立场，当然作如此说，否则亦不成其为佛教徒矣。但有几句话须请问者，假使现在吾国被强邻侵略，是不是应该抵抗？抵抗之目的，是不是要争取中华民族之生存？抵抗行为，是不是有人我相？生存竞争，是不是堕寿者相？若果无寿者相，则敌人杀我，听其杀死可矣，何必抵抗？没有饭吃，听其饿毙可矣，何必赈灾？疾病损伤，听其夭折可矣，何必医药？推而言之，凡国家之政治设施，社会之慈善救济，学术之生理卫生，皆属多事，以其种种作用，皆不外扶助人类之生存，皆不免堕寿者相耳。若谓此非寿者相，然则孰为寿者相？人类生活寿龄，究竟以几岁为最高限度？过此限度，即为寿者相，而为佛教法律所不容，吾人诚莫名其妙。阁下智慧胜常，能代彼等加以解释否？总而言之，佛教学说，譬如凉泻之剂，根本不适宜于衰弱之中国。昔日中国服凉泻之剂，已千余年矣，结果衰弱到如此地步，今日中国须服温补之剂，若再灌以凉泻药，断其一线之生机，是自速其亡也。最好是将佛教传播于法西斯主义的国家，使其狂躁火性稍为平静，则于人类未尝无益。宁之学说大半散见于《扬善刊》中，偏重积极而反对消极，盖以此故。法师，乃佛教革命派，当然能默喻此意。宁素日虽提倡仙学，却不一定崇拜老庄，因老庄亦难免有引人趋向消极之流弊耳。

答湖南湘乡刘勖纯先生

陈撄宁

勖纯先生大鉴：

惠教敬悉，所论至堪钦佩，本应详细作答，奈为时间所限，故只能用简单语句，略表寸衷，祈垂察之。撄宁顿首。

（一）《扬善刊》中，虽极力提倡仙学，但止注重理论，俾阅读本刊诸君因此可得悉仙学之派别源流，而非以传授口诀为事。盖仙道明师当世尚不乏人，学者有缘，自然遇合，固毋须宁之越俎代庖也。

（二）修道集团，原属同志诸君一种希望，实行颇多困难。宁不反对此事，然亦未尝赞助此事。盖已自处于旁观之地位矣。

（三）请求本刊公开传道，乃门外人之意见，彼等以为佛教耶教概属公开演讲，为何仙道一定要慎重其事，致违普度之旨。愚见亦不主张公开，因仙学与宗教性质不同，难以普度故也。

（四）各处来函问道诸君，彼等早已得师，仍欲与敝社通函研究者，在彼方自属虚心求益，而敝社却不负函授之义务。虽偶或于派别源流上加以指导，亦不外接引缘人之意，与正式传授口诀大不相同。

（五）《扬善刊》中材料，虽以拙稿为最多，然非如尊论所谓公开示世，仅仅为仙道分回一点立足之地而已。此亦有定数存乎其间，不是个人私意作用，将来自有适可而止之时。

（六）伦常道德，未尝不好，可惜仅能安内，而不能攘外。外国强盗早已打到我们家里来了，讲《四书五经》给他们听，是没有作用的。再拿《太上感应篇》及《文昌阴骘文》等类善书劝化人民，亦不过制造出一种极驯良极柔弱的老百姓，毫无抵抗外侮之能力，只有听他们宰割而已。本刊上凡关于消极的劝善文章，概不登载，即以此故。现在吾人所需要者，乃民族精神与国家思想，团结一致，竭力御侮，否则国破家亡，生命且不保，伦常道德从何说起？须知中华民族所以敌不过他种民族者，其最大原因，并非伦常道德不及他人，乃国家思想不能充分发达，而民族精神亦未能团结一致也。

附 录

刘勖纯先生原函

撄宁道长大鉴：

启者，在《扬善刊》中披读教言，知先生欲以神仙真传公开济世，慈悲救度，良堪钦佩。

惟是三期劫运，人民之罹于孽祸汹涌中者，方兴未艾，岂能遽得造就神仙资格？况历代仙佛口诀，绝对不能轻易传授，先生独能撮要开示，非住世天尊而何？

组织修道集团，用意甚善，修但恐天律不能通过，亦付之无可奈何而已。即使公开传道，派别门户，何能冶铸一炉？与其因竞争而闹成意见，相持不下，则何如听其随缘求度之为愈也。加以集会聚众，尤蹈政府查禁之嫌，弟窃期期以为不可也。

至修道自有真传，自应从性命双修入手，然非挈伦常道德以树之根基，亦非修道真品。我辈生斯乱世，一方面了脱自己，一方面指示缘人，而求其免浩劫，挽救无限同胞陷溺于恶浊罪网中，想要筹划一条生路，其本意固应与先生之共之也。

合上列而论，非以仙佛真传为体，以圣贤道学为用，不足以合双管齐下之作用也。先生以为然否？

再读先生出世法几种教训，确合真正修道人原理，是先生又当是正派弟子，非旁门外道中人也。意者公开示世一节，个中别有会心耶？尚希指陈意见，俾开疑塞为幸。

教弟刘勖纯

答上海某女士来函

陈撄宁

（前略）6月26日早晨3时，盘坐少倾，便觉海底温暖，移时脐轮及乳房亦温暖，则时头脑顶门及脚部均热而蠕动。再静到极处，便入于混沌状态，但为时极短。如此者有六次之多。至第七次，顿觉全身紧缩，似乎麻醉，甚至呼吸亦不自然。其时头部胸部均极热，几欲出汗，且尾间背脊重垂难忍。至是即用三不动法以应之，历二十分钟之久，始渐渐轻松，呼吸亦恢复原状。

以上情形，乃月经后第三天，与前次面禀之情形略同。彼时亦在月经后第三天，惟前次有汗，此次尚未到出汗程度，而时间较长。

附问五则：

（一）每在经期前后，常觉血海阴部有暖气涨而蠕动，并连两腿均觉酸麻之状，是否系真阴发动乎？其时虽用意摄回，然有时竟不能摄回，仰恳指示口诀，以免走失而莫能挽救。

答：此种景象，颇似真阴发动，但其气尚嫌不旺，若要收回，并不困难，只须用三不动方法应付之已足。

（二）意运周天，由尾间升顶门，由顶门下降至何处而停？升降快慢有关系否？经期内亦可运行否？

答：由顶门下降至子宫部位，即可停矣；初步练习升降，宜慢不宜快；经期内以不运行为妥，但静坐无妨。

（三）《女丹十则》中“九转炼形法”，生可照做否？

答：若要照书上所说的动作试做亦可，务必小心谨慎，不可勉强行事。如能自然合拍最好，否则宁可不及，切勿太过。

（四）凡遇口生津液，应咽至何处？

答：当然是同吃茶水一样，吞到胃里去。若有人说尚有别路可去，此乃不懂人身生理之言，不可信也。

（五）现在弱体渐觉痊愈，可否赐传正式斩赤龙口诀，以便遵循修炼，借资功夫进步？

答：可先研究《女功正法》并《女丹十则》二书中斩赤龙功夫，得便不妨试做。须要缓和行之，切勿勉强从事，恐怕不合轨道，反而做出病来。试做三个月之后，再看情形如何。假使中间有什么变化，可写信来报告，或面谈亦可。若有错误，要随时改正。

复汪伯英先生书

化声

（按：此信尚是沪战未发生时寄到，搁到于今已一年余矣。兹特补登）

伯英先生道席：

惠函藻饰逾恒，令人惭愧无地。撄师智慧天纵，在仙界固乘愿再来，谓其为仙道之信徒，无宁谓其为仙道之革命家。化声曾劝其示海量于他教，而注鼎力于自教，亦以此也。得先生为之臂助，谨以赤心瓣香，祝前途珍重。

孔子对于柱下史，有问礼犹龙公案，其通达仙术，似无疑义。况《家语》多养生家言，其师承必有所自。不过组织儒教，领徒太早，又萦心政治，席不暇暖，以致功行未满耳。耳顺与从心所欲等，竟不必涂付于六通，上下与天地同流，和者大同于物。在儒教立场，似乎空阔而无边际，一用道家功夫，反若体会出一个有着落的实际理地来。仁者见仁，智者见智，自在当人之证悟。

上古为全神时代，中古为神人杂糅时代，后世为神人分化时代，道佛耶回儒，似无异议。不过一则含幽默之思，一则表实现之境耳。周秦诸子，《淮南》《史记》之所载，尧舜禹汤文武周公神化不测之迹，岂可以荒诞二字，抹煞一切？《春秋》有神降于莘，乃视神居陆地，为稀奇事。至于绝地天之通路，则地球无神仙，人道从此不堪问矣。备知万物情态，悉解异类音声，恐非现代之调查各国生活程度与学习各国语言之类，似已含有他心天耳二通。孔颜重人事，故示现人道；老庄堕体黜聪，无为久视诸说，恐只能养性，而不能了命。且老庄仙阶，并不高明。庄子之薪尽火传，乃其神妙而形不妙；老子之大患有身，恰成尸解之果。其于向上一着，皆未梦见。仙家淡于名闻，著书者少，三洞六辅，诸多伪撰，是以我国虽有仙术，尚无仙学。《道德》《南华》，比较上庶几近之。空谷足音，故为吾人崇尚焉。

养亲为人子应尽之义务，学仙乃人生超凡之鸿图，二者自宜并行不悖。若急求躁进，则必犯欲速之讥；倘伦尽心安，庶不违自然之道。所谓斩绝尘缘一刀两段者，似不当于亲在时言也（按：此不得援太上忘情之例）。《参同》云：从头流达足，究竟复上升。《阴符》云：三返昼夜，往返二三还六。七日恰值来复，人与天地万物，固息息相通（此盖人身中气机流行之现象与时期），大药过关后，即能自身作证，其余所有刻期，未能洞悉。

昔人有句云：呼吸分明了却仙。盖人之死也，无非气绝，气不绝则生不穷，亦自然之理。修炼家招摄天地清灵之炁，乘呼吸之力，将关节脉络，尽量冲开。俾全身气机，流行不息，更借呼吸阖辟之机，将皮肉筋骸，浸润浮游流荡活动，于天地山河、动植飞潜、长宙大宇、森罗万象之大炁圈中，自清自融，自造自化。“小小房廊自家创，花花世界自家看。”颇如古物深卧矿床，经过天地日月之精光神火陶冶锻炼，遂成化石。玛瑙水晶等透明结晶中，多现动物形态，栩栩欲生。不过彼则神已离形，仅视他力，故所表现，如镜中像。此则自他炁融，形神俱妙耳。

狂妄之言，未卜能邀一盼否？

此复，并请慧安！

化声上

《扬善刊》九十二期汪君原函

（上略）

（一）《论语》载：孔子六十耳顺，七十从心所欲。说者谓耳顺者，天耳通也；从心所欲者，即得大神通、大解脱、大自在也。孟子谓：所过者化，所存者神，上下与天地同流也。子夏谓：和者大同于物，物无得而伤碍，夫子盖能之而能不为者也。诸如此类之说，先生以为信乎？敢请决之。

（二）列子（书名亦人名）称：太古神圣之人，备知万物情态，悉解异类音声，会而聚之，训而受之，同于人民，故先会鬼神魑魅，次达八方人民，末聚禽兽虫蛾。又称：黄帝阪泉之战，帅熊罴豹貅虎为前驱，雕鹖鹰鸢为旗帜。又称：黄帝之神游华胥，入水不溺，入火不热，斩挞（斩以刀砍挞以棒打）无伤痛，指擿无痟痒，乘空如履实，寝虚若处床，云雾不碍其视，雷霆不乱其听，美恶不滑（滑作动字解）其心，出谷不踬（踬，跌也）其步。《史记》则载：黄帝生而神灵，弱而能言，幼而徇齐（徇齐亦聪明意），长而敦敏，成而聪明（按：此一节与《内经·素问》所载同，惟末一句《内经》则谓“成而登天”稍异），亦协黄帝教熊罴貔貅虎以与炎帝战于阪泉之野。《墨子》则称：黄帝年逾十五，聪明心虑，无不徇通。《史记·本纪》称：人皇氏继地皇以治，乘云车，驾六羽，出谷口。《五帝本纪》称：帝颛顼静渊有谋，疏通知事，动静之物，大小之神，日月所照，莫不砥属（犹无不通晓也）。《史记》则称其治绝地天通，神人不杂，鸟兽万物，莫不惠和。至于尧舜禹汤文武周公等，亦各有神化不测之记载。论及孔子之神通，则据周秦诸子、《淮南》《史记》《家语》所载者，又均似斑斑可考。五眼六通，具足无遗，三心四相，悉泯不立，比之佛经之动称远劫，似尚较切实。

惟《论语》上有一节，当颜回之未死，而疑之为死，及其既死，而又恸哭丧予。此等事同于常情，不免启后人之疑。或者其故意如此，示同流俗，不欲惊世骇俗乎？抑尚别有所谓耶？又如《庄子》上所载之颜回，似乎早已证道，离形去智，同于大通，孔子亦称之曰：而（同尔）果其贤乎，丘也请从而后。而《论语》上夫子与子贡共话之时，亦有吾与汝不如之叹。且朝闻道，夕死可矣，岂颜子犹未闻道耶？而孔子哭之何耶？

（三）长生不死，照原理而论，似乎极为简易，并不困难。只须实行老庄之堕体黜聪（老子庄子主张忘其肢体去其聪明），无为久视。与太空之气，混而为一，任自然之道，变化于中，念兹在兹，守而弗失，若恍若惚，存而能忘，岂不可以上与造物者游，而下与外死生无终始者为友乎？独惜虽有此种思想，而暂时尚狃于儒门养亲之训，不克纯粹服膺老庄学说，人也而未之于天，不能与天为徒，合而成一。此种态度，不识老庄在天之灵能无笑乎？而先生处旁观之地位，请慧眼观察于仆之今日，果宜暂尽人事，以徐行渐进乎？抑宜立弃尘缘，当下斩绝乎？或可以徐渐，可以立弃，惟心之可安乎？请代为一决。

（四）医经以人生饿七日则死；而易道谓一阳以七日来复；《伤寒论》则以七日而传经，佛家亦以七日一心不乱，七七四十九日而中阴变化；而倏忽谋报浑沌氏之德者，则曰人皆有七窍，以视听食息，此独无有，尝试凿之。日凿一窍，七日而浑沌死，是则七之时义大矣哉。古人之言，不谋而暗合，不知彼等果何取乎七也？岂以天有七星、人有七窍，适为天人相应冥符之数？故往哲仰观天文，则察璇玑玉衡以齐七政；而西人浸开风气，则以一周星期，用符七曜。然则七也者，其为天时人事中外古今医学宗教所共承认为阴阳消息剥复循环生死变化之一大关捩乎？夫生者死之根，死者生之根，阴生阳之极，阳生阴之极，故剥必归复，复必归剥，循环变化。此自然之趋势，造化小儿之弄人，任凭有通天之手段，总不能与之为敌。惟是仁者见仁，智者见智，安之利之，各从其类，亦未尝不可。故晚以为浑沌既七日可死，亦七日可生，七窍既七日可凿，亦七日可复。医家则以七日传经为一候，凡病者及期，非重即轻，非增即减，惟视其体之虚实为变化耳。而今当此生死存亡人鬼升沉之大关头，亦安得不与高明一研究而探讨之。

又《南华·大宗师》篇云：三日而后能外天下，七日而后能外物，九日而后能外生，外生而后能朝彻，朝彻而后能见独，见独而后能无古今，无古今而后能入于不死不生。此一节虽是在庄子借他人之陈迹，以发挥进步之层次，实亦不啻自道其心得。然照三日七日九日而言，则为期可云速极矣，何以后之人三载七载九载亦默尔无闻也？虽然庄子之三日七日九日，想指离形去智而言，若欲使肉体长存，永劫不坏，则似无此理也。先生以为然否？然以三日七日九日而论，依法行之，是否能离形去智？是否能入于不死不生？

后学未及亲证，不免怀疑，而先生崇尚老庄，其中必有独到之处，故敢冒渎清神，愿闻一言以自壮。

（五）人命在于呼吸之间。夫呼吸者息也，一呼一吸为一息。天地以阴阳升降为呼吸，河海以潮水涨落为呼吸，一年以春夏秋冬为呼吸，一日以昼夜早晚为呼吸，呼吸之义理亦广兮哉。呼吸之关乎人生寿夭亦密矣哉。

然既云呼吸者息也，息为人之性命，息长则命长，息短则命短，而儒家称至诚无息。夫无息者性命绝矣，性命绝则与虚空同体矣。“元和内运即成真，呼吸外求终未了。”非真无呼吸也，因其呼吸与天地混而为一，天地之阴阳升降，即我之无形呼吸，混沌昏默，大而化之，无息而无不息，无为而无不为。常人视之，不见其有呼吸，不知其有作用，无为无形，有情有信，不生不死，为生生死死之本，是此理也。儒家亦未尝不知。

由此观之，则除羲农黄帝而外，如尧舜禹汤文武周孔，其造诣亦岂寻常可知哉？庄列诸子之记载，其必有所见而云然，决非后人之凭空设想子虚乌有也。然此等道理，已曾见于先生之《化声叙》中，亦迭载于吾师各期文件之内，则先生之与吾师，其造诣亦岂寻常可测识哉？惟智者默喻之而已矣。

嗟乎，老聃不遇关尹，孰识紫气之东来？黄石不逢子房，谁从赤松而隐去？今者老聃黄石，已有其人，而何子房关尹之久而不得遇也，悲夫。

上呈各节，系后学拘墟之见，敬祈先生不吝指示焉。至于龙虎铅汞金鼎玉炉之说，虽为唐宋元明诸贤所推重，而较之老庄无为致本，坐忘守中之理论，抑又末矣。仆虽不敏，亦安肯舍本而逐末哉。

肃此，敬请道安！

余言不尽

后学伯英再拜

再上张化声先生书

伯英

化声学长先生道席：

捧读还云，诸承惠教，辱荷不弃，感慰何如。

夫吾师博学，并世殊无其俦，而先生才华，当代亦罕其匹。俱是旷代之仙才，竟得并世而相遇，德必有邻，于斯益信，同声相应，岂不其然？

以文章而论，吾师则深沉雄厚，先生则洒脱风流，然其能运喜笑怒骂之笔，骋滑稽突梯之辞，可庄可谐，能擒能纵，则又所谓异曲同工，均登峰而臻绝顶。若遇客教讥讪，狂言诽谤，不知量力，妄自称雄，则二公笔锋所至，遑论用正用奇，无不势如破竹，所向披靡。传有之云：君子有不战，战必胜矣。其斯之谓欤！

吾师为仙道之革命家，诚如钧论。然一人之心思才力，总虞有所不继。先生既志宏绝学，誓扬国粹，则无论分道扬镳，或携手迈进，总祈多多赐教，以广仁风。先生叙文，前于本刊上拜悉，而先生本书，不知今将脱稿否？曷胜悬念。

后学智术浅短，赋性愚鲁，对于仙道，虽间或摇旗呐喊，而实蛇足徒添，无关轻重。老庄堕体黜聪，无为久视诸说，其偏于养性固然，但以性命不可分论之，则似乎性功之极，命功亦在其中。由细及粗，因心变相，非不可能。但须坚固而不休，至诚而无息耳。

昔贤所谓修上一关兼下两关，则功夫至虚极静笃时，精自化炁，炁自化神，神自还虚，性命同时并了。其说似非无据。虽云独修一物，异于《参同》《悟真》之旨，或犯“炊砂”“磨砖”之呵。即与先生之所谓静候其信，感应其情（见《驳覆某居士书》），以术延命之法，亦有不同。然不同者其始，同者其终，经历之途虽异，目的之地非殊。所谓方便多门，归元无二，亦此意也。

《道德》《南华》，则出入于二者之间，若是若非，若离若即，其恍惚杳冥大国小国无为无形有情有信等说，遂开后世仁智之争。而《抱朴子》谓其永无至言者，或亦因其未有明文耳。老庄不贵身形，几与佛家同病，然而长生久视，尽可以道全形。上稽广成，寿千二百，其徒黄帝，乘龙登天。老庄既能妙神，何以不能妙形？况经云：神能飞形。只须多历年月，则功到自然可成，何故不愿耐守，百尺竿头，弗求进步，遂致向上一着，未能梦见，岂其真视生死为赘瘤？齐彭殇无寿夭乎？

养亲学仙，固可并行无碍。然而世出世间，纵觉势不两立，欲求速成，自宜专精深入。即如孔子组织儒教，萦心政治，遂致功行未满；诸葛鞠躬尽瘁，勤劳王室，因此埋没仙才，均可为例。

虽然，劬劳罔极，其恩情固结不可解，若不能保克期取证，可以解决一切，亦岂敢遽达常道？且听天由命，修俟，又安知黄老无灵哉？（按：此一节，因曾见《莲池大师放生文》中有“狐能临井授术”之句，下注“一人堕井中，无法可出，有老狐教之，两目上注磨盘，目不转睛，不数日间，即能飞升出井，白日翱翔。”虽此事属于渺茫，无从取证，而又时间太促，岂有惊天动地之事，竟有如此其易易哉？证以庄子七日九日之说，与夫叔苴子蝉虫蜕化等理而论，似有可能之性。即数日或不能，而延长至一年半载之期，偿得有所成就，亦未可知。然因不敢必，故发此呆问耳。）今先生不吝金石良言，喻之以义，后学敢不承教。

古物深卧矿床，经天地日月之精光神火陶冶锻炼，遂成化石玛瑙水晶等，透明结晶中，多现动物形态，此喻至为确切。曾传神农氏为水晶肚皮，其尝百草走经络，能自见之，故曾一日遇十一毒得神而化之。此即所谓自他悉融之证乎？又道书云“须将此身锻炼得精莹活泼如水晶塔子”，似亦与此理相同。谨再布意，不知然否？倘蒙不吝法施，便中仍祈赐教。

此肃，敬请道安！

后学汪伯英再拜

瑞安某君来函

谨禀者：

荷蒙吾师指示一法，自觉山根有孔开模样，一呼则山根与下丹田两相对动，一吸则下丹田与上山根相动亦然，两间自然两相对。此后就睡，睡醒不觉身中阳生，比较壮年时候，阳旺数倍。因此致令心身不安，一至沉睡，则有梦泄。当下惊醒即坐，不意醒坐时又复泄去，泄后仍举。乃加意存神，注于动处，息息归根，顷刻阳气自回，而下丹田与上山根又两相应动。一呼一吸，候有四五分钟许沉睡，即变为心神爽快，口内如蜜之甜，四肢指尖，似有微麻木及抽缩，两足亦自然发跳动力非常。以上所得之效验，不知合法否？

至若天人合发之景象，则尚未得见。祈夫子指示一切，并请勿宣。

撄宁曰：某君来函所述功夫效验，又与他人不同，可知效验这件事是与人体质有密切关系，未能一概而论。余前次在沪时，见某君之体质乃阳有余而阴不足。阳气固是修炼家所必需者，但如身中真阴不足，不能收摄真阳，则此阳遂变而为亢阳。若无法对付，第二变则为浮阳。再不设法挽回，第三变则为孤阳，至此而大事已坏矣。孤阳且不能生人，如何能成仙乎？

须知仙家所谓纯阳者，与孤阳绝不相同。纯阳的阳字，是指轻清微妙之质体而言。盖谓重浊粗笨之质体皆属阴，非仙家之所贵也。然此轻清微妙之质体，仍是先天之真阴真阳配合而成，绝非孤阳之谓。先天真阴真阳，是如何形状？即静而生阴，动而生阳，动静互相为用也。

此理张复真君参之最透，不妨常与张君讨论之。

陈撄宁先生答某君问道函

□□先生道鉴：

敬复者，日前由张竹铭君转来惠书，辱承错爱，推奖逾恒，实深惭愧。

敝处少数同志，组织一仙学院，宁被迫在此，暂维现状。因笔墨工作太忙，故空闲时间极少，俟至阴历明春，或许有休息之机会，目下对于来函所询各节，不能详细解释，仅能作简单之答复如后：

（一）先生志大才高，见地透彻，又能实行用功修炼，乃今日道门中不可多得之人才，将来成就，定必远大，可为预贺。

（二）三年闭关期内，虽自称无甚进步，以愚见论之，效验亦颇有可观。明春出关以后，只须常常用文火温养，自然身中会见无穷之变化。请勿务近功，勿求速效，须知此三年关中，乃下种入土之时，非开花结果之时。今者种籽既已入土中矣，阳有日光，阴有雨露，月计不足，岁计有余，只须保证得宜，不遭斧斤之斫伐，何患无生长之望？此时只守其自然，顺其自然斯可矣。

（三）精关非不可闭，然亦不必急急求闭。即以世俗而论，富厚之家，重在保守，贫穷之人要能赚钱。徒知保守，而不善于赚钱，虽一钱不用，仍旧是个贫人，又何济于事？假使一人每月能有百元进益，纵每月用去十元廿元，尚有八九十元可以储蓄，固于大体无伤，年岁久远，亦可以变为富人；若每月有千元收入者，即使每月用去百元，不过损其十分之一；若每月没有收入者，则非用自己老本钱，就要担负债务，终必破产。所以理财家以开源为第一义，节流为第二义。能开源又能节流，更好；能开源不能节流，亦无妨；不能开源，仅能节流，虽可获益，颇嫌微末；既不能开源，又不能节流，只有坐以待毙耳。此中消息盈虚，大堪研究。《扬善半月刊》第九十四期第三页《清净独修诸家功法评论》，请注意。

（四）仆往日复杨扫尘君信，解庄子口诀，与尊函所说者，无二无别。今日若向君饶舌，不免河边卖水之讥。谨借用六祖《坛经》上答永嘉玄觉禅师语："如是如是。"再借用六祖答南岳怀让师语："汝既如是，吾亦如是。"

（五）玄关一窍，诚如尊论，较普通修炼家执着上中下三丹田固定之处为玄关者，高过百倍，若非有夙根者，不能悟到此境，可谓再来人也。

（六）《灵源大道歌白话注解》，志在普度，不久即当出版，由丹道刻经会发行。若有人附印，每部大约在二三角之间。听张竹铭君言，各处附印之数，已一二千部。此书对于先生自己虽无甚需要，若以之教初学，比较他种道书似乎易于入门，尊处若有人附印者，请与张君接洽。

（七）《乐育堂语录》《道德经讲义》二书，乃当年黄元吉前辈之门弟子所记录，文字冗繁重复，在所不免。昔日愚见与尊见相同，颇欲加一番整理功夫，使其醒豁动人。但道门中之卓识者，多不赞成此举，谓为泄漏天机，于道有损无益。仆认为彼等未尝无理由，故不敢轻率从事于此，今日请先生对该二书亦取慎重之态度。

（八）孔子曰：不得中行而与之，必也狂狷乎？孤峭亦似狂狷，在孔门原是美德，不能以坏论。老子所谓和光同尘之真人，若行之不得其道，将变为孟子所谓同流合污之乡愿。其实同流合污与和光同尘二者，表面上颇难辨别，所异者在有道无道之分而已，若能以孤峭为骨格，以圆通为运用，则尽美尽善矣。

专此奉达，并候清安！

陈撄宁先生致本社函

《仙道月报》社诸君慧鉴：

二月间，由贵社转到北京钱道极君寄与君等之函件，读毕曷胜叹息。盖东亚所以造成今日之局面者，非一朝一夕之故，先须观察人心，果多数人心厌乱，将来自有治平之望，少数人则无济于事也。余遵孔子之训："不在其位，不谋其政。"惟知尽我本份之责任而已。既非漠然无动于衷，更非借口于时机未熟，而坐待幸运之降临，钱君种种猜想，都不合鄙意。

尝推究杀劫之起源，实由于人心之好斗，而人心所以好斗者，则由于戾气之所钟。宇宙间乖戾之气，深入人心，麻醉众生，如服狂药，狠毒贪嗔，理智全失。此种现象，试问有何法使之复归于平静乎。老子《道德经》云："民不畏死，奈何以死惧之。"可见世俗所信赖"杀以止杀，武装和平"之手段，其收效亦微末矣。余认为欲弭杀劫，须正人心；欲正人心，须平戾气；欲平戾气，则孔门“致中和，天地位，万物育”之大经大法，不可不注意也。苟长此以往，无所补救，乖戾之气，日甚一日，整个世界，且不免毁灭，局部战争之惨酷，又安足言哉。

“致中和”三字，在儒家虽有此名称，苦无入门之法，仅云“喜怒哀乐之未发，谓之中；发而皆中节，谓之和”二语乃解释中和之字义，而非“致中和”之功夫。此等功夫，惟历代道家尚有传授，如《灵源大道歌白话注解》，即是“致中和”功夫真实下手处。凡注解未尽之意，他日得暇，当续有发明，以度有缘。修养之士，果能使一身气候中和，则一身无病；一方气候中和，则一方无灾；国家气候中和，则国家安乐；世界气候中和，则世界太平。是即区区救世度生之志愿也。若世人笑余所提倡之道法为迂且缓者，彼等自可别寻不迂不缓之法。世界如许大，众生如许多，本毋庸强人人同趋一路，惟在各尽其心而已。

请以此函公布于报端，既以答钱君属望之情，兼就正于有道。

答复如皋唐燕巢君

陈撄宁

由《仙道月报》社转到惠函，具悉一切。

《印光法师文抄》乃专门提倡净土宗念佛生西之书，对于仙道毫无关系。

《中华道教会宣言》，原稿见于《扬善半月刊》第六十七期，阁下若有此刊物，不妨查阅之。

至于来函所询命功三日一做，或五日一做，以及做而不坐等法，乃《仙道月报》上登载《性命问答》之语，此说既非拙作，自不能妄为解释，恐有越俎代庖之讥。愚观性命问答前几条，每条之后，附编者按语一篇，理论亦甚圆融，然未必尽合原作者之本意。阁下若要知其究竟，必须通函与《仙道月报》社，托该社将尊函转交于严先生本人。倘能得原作者自己之解释，方可免阁下推测之误会。

仙学院讲义《灵源大道歌白话注解》，现已正式出版，公开问世，如得便亦可向丹道刻经会邮购一部，作为研究。

答复福建福清县林道民君

陈撄宁

由翼化堂转到夏历腊月12日惠函，足见阁下好道之诚，至堪钦佩。

承询仙学院章程，以及入道之手续，此时尚不能报名。敝处少数同志，暂时于清静地点，合租一屋，作为炼习静功，并每星期讲道之用，彼等皆是已经学道多年，而非初入门者，且人数不多，故未有章程之规定。倘将来学道同志人数增加，或者需要章程以便利进行，俟临时再议可也。

特复。

答复河北宁晋县王同春君

陈撄宁

去岁阳历7月下旬，由翼化堂书局转来惠函，内云“慕道心切，寝食俱废，一日不明正道，一日心中难安”各等语，真可谓生有善根笃志好学之人矣。所询各节：（一）出世法以何教为最准确；（二）道教名称及派别；（三）丹经以何种为最有益。此等问题，若详细讨论，虽数万言亦不能尽，今故作简单之说明如下：

（一）就主观而言论，出世法当以仙道为最准确；若就客观而论，各教有各教的好处，全在乎学人自己之信仰，他人不便代作主张。

（二）道教之派别，就出家人一方面说，有正一派与全真派。全真派又分数十派，最通行者曰龙门派。就在家人一方面说，道门亦有数十种，名称各别，颇难一一叙明，惟视学者之因缘遇合而已。

（三）自古传世之丹经，有益于人者甚多。可惜贵县偏僻之区，未必能得见此种书籍，不无遗憾。然纵然使得见几部，恐亦不能完全领会。因丹经本文及注解，都用隐语，而不肯显言之故耳。宋朝曹文逸真人所作《灵源大道歌》，不用隐语，朴实说理，而拙作《灵源大道歌白话注解》，更是和盘托出，一目了然。愚见以为，此书对于普通学道诸君最为有益。拙作此书，原为弘道起见，脱稿以后，即交丹道刻经会设法流通。幸诸位道友踊跃附印，方能出版。此书非营业性质，请勿误会。

答复天台赤城山张慧坤女士

陈撄宁

前次由《仙道月报》社转来华翰，所言各节，不能谓其无理由。惜对于《扬善刊》全部未曾仔细研究，如果当日将该刊从第一期至第九十九期依次序先后逐渐看过一遍，阁下心中必能了然明白该刊编辑之宗旨，及其逐渐改变作风之过程，而无所疑虑矣。

凡《扬善半月刊》中一切仙佛论辩之文章，皆处于被动之地位，迫不得已而为之，否则谁肯无缘无故，浪费笔墨。张化声居士乃儒释道三教之信徒，本非偏重于仙而轻视于佛者，故化声君所作之文章，都是注意于调和仙佛。无奈彼等有意制造清一色之教徒，不容化声君之调和，必欲将佛教之地位抬高于儒道两教之上。化声君迫不得已，起而抗之，遂至多生枝节，其实化声君本意原不欲如此。呜乎！是谁之过欤?

古今中外，无论何种学说，有赞成的，必定有反对的，有反对的，必定有调和的。譬如仙道学说，我本人及我同志诸君，是属于赞成派一方面者；彼毁谤仙道之流，其人甚多，皆属于反对派一方面者；又如化声、竺潜、遵先诸君，皆属于调和派一方面者。世间万事万理，都不免有这三派参预其间，谁也不能把谁消灭，只有自己方能消灭自己。假使受人毁谤而不与之辩论，即同自己消灭自己一样。我等本无意攻击他人，但亦不肯消灭自己，仙佛异同之辩论，遂由此而生，此乃自然之趋势，无足怪也。

古人所作道书，大半属于调和派的性质，所以书中每每杂用儒释二教之名词。儒教中人置之不问，盖早已默许矣，反对派因为要制造清一色的局面，以便抬高彼教之地位，故不欢迎这种调和派的著作，遂极力排斥之。我等因为要保存仙学独立之资格，免其被反对派之轻视，故亦不愿杂用佛教之名词。所最感困难者，就是宋元明清四个朝代所流传的各种仙道书籍，都是调和派的手笔，三教名词随便引用，很少有清一色的著作，因此我所校订出版之道书，其中所引用佛教名词，虽已屡经删改，尚未能完全去尽。倘若将其去尽，又恐怕失了原书的真相，只有等待将来我自作道书，则可以完全不用佛教名词矣。又古道书如老子《道德经》、庄子《南华经》《周易参同契》《抱朴子内篇》《黄庭》“内景”“外景”之类，书中皆无佛教名词，所以道书越古越好。惟古书文理太深，恐难了解耳。

《琴火重光》乃专门讲外丹之书，若非于外丹炉火一门得有真传实验者，决定看不懂。此书由丹道刻经会出版，我不过稍效微劳，代为校订而已。此书出版之后，刻经会办事人送我几部，作为酬劳，我早已将此书分给平日研究外丹诸君，此时手边没有此书，故不能赠与阁下，祈原谅是幸。依愚见而论，凡做内功的人，不必看外丹书，因为这种书另是一件事，对于吾人身体毫无关系，徒费脑力耳。

《仙道月报》编辑者另有其人，凡外来稿件登出与否，由该报编辑者自己酌定之。我非该社办事人，故不便干预其事，仅可代为转交而已。外埠来函寄与月报社者，由编辑人自己答复，其原来函我亦不得而见之。若来函封面写明寄与我名下者，该社方将原函转送敝处。至于答复之早迟，则无一定期限，因为敝处事情太忙，实在没有闲暇应付各种问题。又因为我非《仙道月报》编辑人，来函诸君亦不能强迫我必须答复也。

凡敝处所答复各处关于仙道来函，若已经月报某期上发表者，届时当通知月报社发行部，将某期月报寄赠一份给来函之人，至于下期月报是否再接续寄赠，则不得而知。此指未曾订阅全年者而言。若已经订阅者，自然接续照寄。但值此非常时期，交通困难，邮件亦不能保其不失误，倘日期相隔太久，而订阅诸君仍未收到该报者，请用明信片通知月报社，当可补寄一份。切勿因订报赠报补报等事寄函与我，盖敝处距离《仙道月报》社有十里之遥，往返太不方便，反致多费转折，多延时日。

仙学院自27年阳历5月开办至今，已满一年，时时在飘摇不定之中，所以未曾正式订立章程，更没有道友住院，将来是否续办，亦无把握。外埠道友常有来函相问者，故于此作一总答。

致本社张竹铭先生函

王宏毅　徐乾光

竹铭先生惠鉴：

夙钦道德，仰止弥坚，敬维福慧齐隆，高行卓越，为无量颂。

敬启者，尝阅贵报，载有关于成立仙学院命名及团体学仙一事征求各地同仁之意见，鄙人等对于此举，情深向往。嗣因人事纷纭，未悉究竟，颇滋遗憾。今得复阅贵报，登载仙学院致贵报祝词，是仙学院业经成立，宏愿竟成，对于先生暨诸君子热心毅力，不禁望风下拜。惟院址及简章，均无从详悉，学仙有志，云路无由，爰开后列数端，敢祈指授津梁，不胜感祷之至。

（一）仙学院修教部份，对于不能恭亲听讲者，能否函授，以惠远方朋子？再函授后是否即为该院学员？愚意讲授口诀，当然暂谈不到，然得指示理论，已满足初学之愿，如将来有缘，得亲谒撄宁先生，再恳授密旨。

（二）观摩部份，可否由《仙道月报》身份征求各地道友静功日记（如《溥一子日记》类），再由撄宁先生正误后揭载报端，俾各地本报读者，互为借鉴，使用功者益行奋勉。并今世之不明仙道者，亦因此而明了仙道根源，合乎科学原则，仙道前途，必能无疑的发展。如以日记既多，披阅指示，不胜烦难之时，无妨择优简略登载，无非指点功夫象征的异同利害而已。诸大君子尽系吾道先进，必能擘画裕如，毋待鄙人等烦赘。

以上两端，关系远方求道者及发展上甚巨，尚祈拨冗赐覆，不胜切祷。

专此敬请道安。

王宏毅、徐乾光敬启

复王宏毅、徐乾光先生函

宏毅、乾光先生道鉴：

惠示敬悉，承赞甚愧。仙学院大略情形，已于第五期月报上撄师《答林道民君函》中说明，度早呈台览，恕不重赘。承询两则谨答如下：

（一）仙学院暂时未有函授之例，然阁下等若有疑惑问题寄来者，敝社在可能范围内得请求撄师，或其他诸位道友代为解答，由本报上发表。

（二）各地道友静功，如有日记者，敝社本在征求之例。但有许多道友每每遵着祖师的遗训，谓自己的功夫如何，不可公开宣布，且云宣布之后，对于自己有损无益。此举虽似属于迷信，然而向例如此，故修道者多有此种心理，且以为知者不言，言者不知。今倘有打破此例，只要不违背本誓，而甘愿作野人献曝之举，利人利己，肯将每人做功夫的经过情形寄来者，本报亦无任欢迎。即祈各地道友开诚见示勿辜二位先生之望是幸。

专此敬覆，并请二位先生各地同仁公鉴，并颂玄安不一。

张竹铭谨复

答福建福清县林道民君来函

志真代答

《仙道月报》社执事诸导师台鉴：

径启者，顷读贵报，不觉令人渴慕之至。盖道学之由来，吾国在数千年前早有流传，惟其诀甚秘，非常人所能闻。今者幸矣，贵报发所未发，泄露天机，公开度世，何幸如之？唯尚有未喻数点列于寄下，则感荷盛德，深铭五中矣。

（一）风闻吾国十六年前，北京有同善社总社，分社颁行各省，专教人修道为善，如此类者，全国可有几派？若《出世必要》一书，内云有潘门、姚门、大乘门、道士清静门、和尚三宝门等，惟是要合真实修道之义者，全国共有几门？又孰为最优？想诸先觉道学精深，见闻宏博，敢请详为剖示，将全国各派内容之性质若何，宗旨若何，明以赐教，不胜感荷。

答：十六年前同善社，当时因人才甚多，竭力从事宣传，又立出十六层口诀，故能盛极一时。但因不问好歹，滥收信徒，遂致惹当局注目，疑其行为不轨，聚众敛钱，假善为名，另有作用，故即通令禁止，没收产财，后来即不复公开宣传矣。至于潘门姚门者，乃指传道的先生姓潘姓姚，如四川方面刘止唐派为刘门，唐道宗派为唐门是也。其他尚有金丹门、天仙门、无为门、瑶池门、大乘门、理门、道德学社、先天门、道德会、济生会、红十字会、红卍字会等等，不计其数。内容谁好谁坏，谁是谁非，亦不便于纸上显为分别。就中惟先天一门，对于戒律方面，最为严格，不肯滥收信徒，而普通人亦因嗜欲太多，不敢擅入其门。至于清净门、三宝门，乃道释两教之总名，若论他们支分派别，亦是多得不可胜数，而方法、宗旨、仪式亦是各有不同，但非三两语所能说得尽，兹姑将道释两家的大略说一说。

道家的特长是在说明人生修炼的方法，能将现实的身体改变，如何炼精化气，如何易筋换骨，苟能依法修炼，即生有成仙的希望。但是在尘缘未了之前，上有老，下有小，衣食住问题，不能不为料理。处此地位，只好先尽人事，随缘积功累德，常日则寡欲清心炼己养性，若到能脱离家累斩绝尘缘之时，方可入室行功，专心猛进，走向上一着焉。倘时机未到，则不可心急，且即心急，亦无济于事也。至于宗派，现在最流行者，即是全真、正一。而全真、正一之中，又分出各宗各派，一时实不胜枚举也。

佛家的宗派亦甚多，其缺点，是只修性灵而不管肉体，以为肉体是幻质，可无须注意。不知幻者是真之所化，修炼家倘能化幻为真，炼形归无，方是返本还原，形神俱妙之道。今若弃而不管，则真归真而幻仍幻，善者虽往而恶者犹留，不克化恶为善，神妙而形不妙，其在道理岂能圆满？所以净土宗则念佛往生西方，律宗则以持律为师，真言宗则掐诀念咒，天台宗则止观修性，禅宗则参究话头，均囿于心性片面功夫，而不以性命双修之说为然也。其实亦因性命双修，行持上比较困难，遂安于固陋，不敢承当，反唇相讥，以自我解嘲耳。惟是公理自在人间，有卓识者亦必能鉴别而不为所惑也。

（二）想贵报即刊行问世，必有度我度他之宏愿，为仿徨歧途之南针。今若欲入贵道，有若何之手续，而乃可得道中之三昧？至阅贵报，有仙学院名称，未知院中院长及道师何人？院址何处？受业愿为学徒，有何章程？窃叹人生若梦，为欢几何，先哲有一首诗云，“人身难得今已得，大道难明今已明；此身不向今生度，更向何生度此身”。可谓警切之语矣。故后学求道之殷，迥异常人，未知肯否赐教？临楮神驰，不胜盼祷之至。

答：本社同人，发行月报，乃是恐仙道学术，渐次湮没，故设法将此种学理，合现代化的宣布出来，希望将我们不满意的人生学改进，使渐变而为仙道生涯，即就五浊世界之中，造成神仙世界。使一般青年们的脑海中，都种下这一个根子，明白这仙道的学术，确有研究的价值，的为最高等之人生学，而苟能亲身试验，则有真凭实据，发生于自己身中。将来功之深者，形神俱妙，变化无穷；功之浅者，亦能坐脱立亡，生死自主。但本社同人，只能将此种学理，于纸上阐明，尚有玄微之处，不能笔墨形容，及三元中向来口口相传之妙诀，决不能公开宣布者，本社同人亦何能例外。

仙学院有否章程，已由撄师于第五期报上奉告。阁下远在福建，若有疑惑处，只可纸上往复问答，虽不能将口诀明言，然常常研究，亦能得到相当的悟解。再者在贵省连城县席湖营习善堂内，有个先天门的机关，其中极多先觉之士，不妨就近请益。若能严守戒律，亦可投入其门，则将来庶不致误入歧途也。

专此奉答。

答虞山吴悟灵君十问

《仙道月报》编者

一问：《性命圭旨》《三乘秘密口诀》二书，属于何派？

答：《性命圭旨》内容法门极宽广，包罗亦宏富，于每节下所引各家诗偈歌诀等，对于性命玄机，确亦宣阐尽致。虽尚有许多小法子，不免瑕疵，贻讥大雅，然善读书者正不妨去芜存菁。至云属于哪一派，则因书中方法甚为复杂，故不能断定。

《三乘秘密口诀》，完全是清净派，与伍柳一派，亦仿佛相近。

二问：初学之人，着手功夫，以研究何书为得当，守何窍可免危险？

答：初学之人，学问见解，有程度深浅之不同，研究之书，本不易于抉择。兹姑就仆个人的目光而论，如《乐育堂语录》《道德经讲义》《清净经》《定观经》《心印妙经》《黄庭经讲义》《孙不二诗注》《唱道真言》《灵源大道歌白话注解》《伍柳仙踪》《坐忘论》《性命圭旨》等书，最好都要看过，庶能知所采择，而悟性命之要旨。

若云守窍，当以“规中一窍”为最适宜，但不可死守，当顺气息之自然，从容不迫，若存若亡，要如《参同契》所谓“真人潜深渊，浮游守规中”之象。若不知浮游之旨，便是死守，不论守在何处，终不免要出毛病。

三问：有某会之坐法，教人平坐守眉间一窍为玄关窍，彼等称为先天之功法，未知此法究属如何？

答：平坐守眉间，《太一金华宗旨》中有此法。做得好，当亦有效验，做得不好，便要出毛病，如虚火上升，头昏脑胀，山根刺痛，鼻渊脑漏等等。或问：用同样的方法，如何有做得好做不好之分别？曰：此中有种种问题，如性情、地点、职业、环境、思想、饮食等，均有关系。倘能得性情平和、地点幽静、职业清闲、环境舒适、思想纯洁、饮食淡泊，如此之人，做功夫必定容易有效。又虽说是守眉间，亦不可以死守，死守便执而不化，必定弄出毛病。然不死守则何如？曰：须要守而不守，不守而守。庶几得静观寂照之妙谛，则无流弊矣。

四问：炼清净丹法，可否能加炼导引吐纳之法，以助先天一炁？

答：引导吐纳，足以流通血脉，乃是强身却病之方，虽可以兼行，而不能助先天一炁。因先天一炁，乃静中自然之动机，非动功所能得也。

五问：伍柳派初下手时，是否守下丹田？

答：虽是守下丹田，但不是着意死守，妙在有意无意之间。

六问：阳生之时，是否即做运河车升降之工法？

答：若是做伍柳一派功夫，遇到阳生之时，照例是要运河车的。但其他各派功夫有顺其自然而升降者，亦有专以静定为要务，而鄙弃运转为多事者。法门不同，难以概论，总以合乎自然之运用者，比较无流弊耳。

七问：《金仙证论》中之小药大药如何分别？

答：小药者，在阳关未闭之前，行小周天功夫，静极生动活子时来，即谓之小药；大药则由采小药筑基之功已毕，阳关已闭，此时再于天人合发静极生动时采取先天一炁，即为大药。从此之后，便是大周天之功夫。照丹经上之向例，再过十个月之后，即能脱胎，而可行三年乳哺之功矣。

八问：清净派中之外丹内丹、外药内药，是否均在人身中而得？

答：外丹即是外药，内丹即是内药。丹则状其圆明，药则喻其功效；丹则言其已成，药则言其始生。内者即上药三品精气神因其在于身内，及其团结之时即为内丹；外者即先天一炁由虚无中来者，始为外药，继为外丹，又名还丹。

然先天炁虽自虚无中而来，若非身中之精气神调和团结，开阖自然，则虚无中之气，亦未由致之。所谓“内真外应，寂然不动，则感而遂通”“内药还同外药，内通外亦须通”，均是此理。

九问：天元丹法之书籍，除《乐育堂语录》外，以何书为最合者？

答：古之所谓天元丹法，乃指神丹而论，由地元而上接天元者，可以点化服食，可以拔宅飞升，与《乐育堂语录》无关。至普通所谓天元丹法者，即清净派，所须之各种书籍，已于第二节问题中奉告，恕不重赘。

十问：俞玉吾曰：在先天则凝神入坤脐而生药；在后天则移神入乾鼎而成丹。此二语何意？

答：凝神入坤脐而生药，即是凝神入气穴。心肾相交，水火既济，等到活子时来，即是生药。盖药者即是先天一炁从虚无中来也。移神入乾鼎而成丹，即是得药之后，由河车运药上升于泥丸。乾鼎者，泥丸之异名也。其不曰移药而曰移神者，因得药之后，神与药合在一处，不可分别，神之所至，即药之所至，药之所至，即神之所至也。又凝入坤脐，则以后天招摄先天，故曰在先天；移入乾鼎，则以先天运化后天，故曰在后天。

答如皋知省庐君四问

《仙道月报》编者

一问：上年秋间，静坐片刻，即现我身如金刚，此时之身心至为畅适，历半小时乃止，其后即不见此象。及至冬后，偶有数次，觉身体之上，似麻非麻，似痒非痒，致难再坐。以上两现象，祈示其故。

答：自己的本性灵光，在先天本来与太虚同体，太虚之中无所不有，一落后天，为形所包，气质之性用事，七情六欲扰乱其真，光明遂隐而不现。今能常常静坐，坐中得湛然澄寂，寂中得朗然觉照，气质之性暂时退舍，先天灵光倏然显现，此时亦即玄关一窍露出端倪也。玄关之中，即是先天本性，先天在易，本属乾金，乾金至刚，偶现金刚之相，亦学者静中随心应现或有之景象。然不可着相而生喜悦之心，只须仍前操守，照旧用功，处有如无，视实若虚，则此后身心上当更有不可思议之变化，自然而然，不用安排，时至气化，妙用现前。但无论如何景象，均不可以为喜，亦不可以为奇也。盖一喜一奇，则喜魔奇魔亦随机应现，将影响于心身矣。

至于所谓似麻非麻，似痒非痒，此种感觉，是好是坏，颇难判断。因为做功夫人身体之禀赋，各有不同，在此人感觉是这样，在彼人感觉又是那样，总须要看身体上有无真实受用，以决定其合法与否，不能专以一时之感觉为凭也。

二问：静坐中呼吸，纯任自然为妙，抑如《五大健康法》所云之逆呼吸为佳？如曾患咯血症者，例不能行深呼吸，若习静功，当取何种呼吸法？

答：《五大健康法·长筋术》第二章方法之四云：闭目缄口，一念精专，呼吸由鼻，任其自然。盖静坐而呼吸任其自然，乃是中正和平的王道，虽一时无煊赫之功，却是坦率简易，有利无弊。但行此功时要根据于一念精专上，若不一念精专，而徒讲自然，便与普通人之呼吸无异。逆呼吸与深呼吸，即是吐纳功夫，宜于肥人湿体，若瘦弱多火之躯，幸勿勉强行持。至曾患咯血症者，肺部不宜过于激动，似宜取法于自然之呼吸，较为稳妥。

三问：初步单守上玄关者，与《三车秘旨》后附录之《收心法》所载之法，有优劣否？初学之士以何为准？

答：学道者最紧要的问题，是先须弄明白他的根源，根源既已明了，方法亦容易解决。《三车秘旨》中《收心法》讲得甚明白，其吃紧处在钻杳冥，能钻得杳冥，即可以有把握。守上玄关，大约是指眉心一窍，此法好处在能免除昏沉，然勉强死守，即有虚火上升头脑刺涨或昏晕等毛病，此全在学道者神而明之，临时斟酌，善于运用可耳，优劣则不能评定也。

四问：藏密之圆明观法，近乎中黄直透之诀，何以用圆明观法而成佛，得中黄直透者而成仙？中黄直透为最上一乘功夫，则通三关、运河车又其次焉，何以古仙又云“夹脊双关透顶门，修行径路此为尊”？令人不解矣。

答：藏密是要念咒和观想，念咒和念经一样，不过咒是未译的经，经是已译的咒。但在未译之前，因为不懂他们的读法及解释，总觉得有点神妙的作用，若一经译出及解释之后，则又觉得不过如此而已，所以密宗的咒，最好以不翻译不解释为妙。《金刚经》四句偈云：“若以色见我，以音声求我，是人行邪道，不能见如来。”据此而论，则观想之法，未必是佛教本旨。

道家中黄直透，完全是一种功夫，即是一窍通时窍窍通，得其环中以应无穷之意，所谓仙家顿法是也。功夫到虚极静笃时，精自然化炁，炁自然化神，神自然还虚。始终如此做法，不必再分小周天与大周天、小还丹与大还丹许多名目。

至于通三关、运河车种种作用，乃是仙家的渐法，一步一步走去，由小而大，由浅入深，结果是一样的。譬如一个先生教学生的书，渐法是先教浅近的（如白话文之类），后教深奥的（如经史子集类），一步一步地教去。顿法是起首即将深奥的教他，若深奥的能够明白，则浅近的可以不教自会。不过由浅入深，先易后难，由深入浅，先难后易，及其结果，则是相同。学仙的透中黄与通三关，其理由亦复如此。再者透中黄是性功的效验，通三关是命功的效验，学仙的人，本来有先了性而后了命，亦有先了命而后了性，原不必十分拘泥，只要认清根本源头，则顿亦可以，渐亦可以。若是堕落旁门邪道，则性也不对，命也不对。

古仙诗“夹脊双关透顶门，修行径路此为尊”云云，乃是对一切旁门邪道，不懂真性命者而言，并非对守中黄与中黄直透之功夫而言。且中黄直透之后，其结果夹脊双关亦未尝不通，所谓先了性而后了命也。然而这两种方法，与佛家的念咒观想，似乎难以比较而论。盖仙佛两家立足点有不同也。

复闽省新泉邓雨苍先生书

陈撄宁

敬复者：

昨接端午前三日寄来惠书，并佳作多首，均已拜读一过。景物全非，有如隔世，不料今日彼此虽难得再图良晤，尚能借邮件以通消息，是犹不幸中之幸也。

近闻台从习静山庵，幽居乐道，此固为吾辈本分上事，然在今日能实行达到此种志愿，已可称为大有幸福之人矣。新泉地点，僻处闽西，无关重要，当能长保安全。

细味大作五言律，及竹园先生五言律，闲情逸致，音调颇似唐贤。涵咏再三，令我神往。因思幼年所诵唐人山居诗一首，其词云：“不求朝野知，卧见岁华移；采药归侵夜，听松饭过时。荷竿寻水钓，背局上岩棋；祭庙人来说，中原正乱离。”愚最喜此诗末二句，意谓若非庙中烧香人来说起，竟不知国内有战争之事。此种境界，真可称世外桃源矣。贵处山中亦有几分相似否？功课余暇，甚盼以情况见示，借涤尘怀。更欢迎如本报第七期《温州乐清县杨八洞略述》一类的记载，能详言之尤妙。

盖法财侣地四字，在今日“地”最难得。上海目前米珠薪桂，人心恐慌，较各处山中其生活代价之高低，实有霄壤之别。虽则云壑烟岚，徒劳梦想，倘犹畅读留仙招隐之文章，亦聊以望梅而止渴也。

专此奉达，并候道安！

陈撄宁顿首

致四川灌县青城山易道人书

陈撄宁

心莹大炼师玄鉴：

丁丑阴历七月间曾收到航空信一封，系阁下并成都二仙庵退隐方丈王君、青城山天师洞监院彭君、内江县李君亲笔签名。辱承不弃，邀仆速往青城避乱。且蒙指示水陆程途，雅意隆情，久铭肺腑。惟以彼时扬子江已经封锁，交通既感困难，沿途复多危险，遂致未能赴约，抱歉良深。此后大局日益危迫，海上居民，直似釜底游鱼矣。

今岁春间适逢张梦禅君由沪返川，因托其带交阁下并诸师一函，略伸谢悃，不知已达左右否？今忽由《仙道月报》社转到大著《道教三字经》抄本一册（未见信函），拜读之下，具见宗派源流，朗若列眉，在道门中尚属创作。愚意倘能再经阁下自己手笔，加以简明之注解，则尽美尽善矣。此书传世，将来必有他人代为作注，然终不及原作者自注之确切，高见以为何如？

今借本报邮递之便，附刊数语，以代芜笺，诸希慧察，并候王、李、彭各位大炼师道安！

陈撄宁顿首

复四川灌县青城山易道人书

陈撄宁

心莹大炼师玄览：

前蒙寄赠《道教三字经》抄本一册，已于本报第九期上附函接谢。另有华翰一封，乃是夏历五月十六日所发，最近始收到。信封破烂不堪，白色信笺已变成红色，且有几处污损，惟字迹尚可辨认耳。此信在途中谅遭魔难，居然能寄到此间，诚属万幸。

今者全国中已陷于水深火热矣。阁下此时犹能高隐洞天，从事名山不朽之著述，我辈望风景仰，顿觉有仙凡之隔云泥之叹也。

来函称呼，过于客气，愧不敢当，下次若蒙惠函，请以平等相待是荷。

手此布臆，并颂道安！

答浙省天台山圆明宫虑静道人

陈撄宁

两次来函，均已收到，阁下慕道之忱，至堪钦佩。惟上海今非昔比，许多在上海避难之人，此刻又设法逃往内地各处去了，故劝阁下切勿急于到上海来。目前遍国中无一块安乐土，阁下今日尚能住于名山胜地，未受兵火之灾，幸福已不浅矣。

来函内所附河南省舞阳县明善局各种问题，可写信转请教原寄信人刘先生，当知其详。仆自愧无才，不敢回答。但依愚见而论，那些法门，恐非方外人所能做到，阁下宜从《天仙正理》《金仙证论》等书入手，方不失全真派家风也。

蒙赠玉照，谢谢。

专此奉答，并颂道安！

答北京某君来函

陈撄宁

（一）年老不足虑，惟身弱多病为可虑；身弱多病亦不足虑，惟徒知其方法，而被环境所困，不能实行，为真可虑；或环境尚佳可以实行，而自己历年以来，在世俗所沾染各种习气，未能扫除净尽，致为功夫上之障碍，此则更可虑耳。

（二）论及修道经费，预备几何，方能足用，亦甚难言。盖因各人各地生活程度有高低之不同，则费用自然有多寡之别，须要自己作一精密之预算。总而言之，凡有家累者，必须先筹划一笔安家费，另外自己个人衣食住三项，须可以维持而不患缺乏（并且要清闲无事），此乃最低之限度，省无可省者也。再能稍备云游访道用，及常年补药费则更好。若《道书十七种》之说，在今日非有三万元存款者不必问津，我从来不主张此说。

（三）往年北平某君，虽从我学道，奈以时间短促，来去匆匆，未必能完全领会我意。又以许久没有通信，不知某君是否仍在北平？欲彼代传，恐难如愿。

又凡有一定职业之人，或劳心或劳力，虽可以维持生活，然不能维持身体，欲学长生，须要不劳心、不劳力、无嗜好。

（四）学长生术，贵在明白原理，口诀乃其次也。我教人初步功夫，口诀很简单，只有八个字："神气合一，动静自然。"果能做到如此地步，延长寿命，定有把握。若要明白原理，则《大道歌白话注解》《黄庭经讲义》，不可不看。

（五）人的行踪，有时不能由自己做主。即如丁丑年冬季，我想到天台山去，走了四次，仍未能离开上海。因此戊寅年，遂有仙学院星期讲道之盛会，而《灵源大道歌白话注解》，亦于彼时出版。这也是因缘有定，不由人意安排。

上海租界势难久居（因为消费太巨），将来因缘在于何处，此刻亦未能逆料。惟以目前情形而论，来北京之动机，似尚未发现也。

专此奉复，顺颂健安！

答某君七问

陈撄宁

第一问：静坐时杂念纷扰，难以制止。

答曰：凡静坐遇有杂念纷扰，最好是不去管他。只要身体稳坐不动，任他杂念急起急落，思前想后，等到坐过半个钟头或一个钟头以后，杂念自然就慢慢地平下去了。中间猛然一觉，杂念全消，这也是静坐时常有的现象，用不着勉强制止。

做功夫的时候，杂念纷扰，已经令人厌烦，再加之去杂念这个念头，又是一个杂念。譬如两个人在打架吵嘴，已经在那里难解难分，旁边又添上一个强迫劝和之人，三个人闹成一团，如何能弄得好？劝和原是美意，总要等他们两个火气渐平，用权巧方便之手段，一劝自然息争。若劳神费力，强迫劝和，手段未免太拙。

第二问：以前由尾闾上升之气，至泥丸下降，颇觉顺利。近来突有一股粗气，由尾闾上升，行走颇为滞涩，至夹脊上，辄动摇斜冲左右。

答曰：这种气如何发生，来函未曾言明。究竟是因为做功夫而发生呢，或是不做功夫自然发生？我不知其来源，故难以回答。

第三问：有时尾闾上升之气，至玉枕下，聚成疙瘩，少停再上，觉脊骨泥丸均疼，精神疲倦。

答曰：此种现象不好。

第四问：漏精不能断绝，每漏后一二日，脑及小腹气冷。

答曰：漏精乃普通人所不能免，若一月漏一次，或数月漏一次，于身体健康亦无妨害。若专门修炼家，自以不漏为贵。但要其人有特别之环境，能做特别之功夫，方可使其永远不漏，普通人难以照办。

第五问：坐静念止后，丹田上呼之气，由左胁上冲，至喉下，转右胁下降。

答曰：此种升降之道路，在功夫上不关重要，能免除最好。

第六问：尾闾上升之气，过昆仑，觉有多数水珠，降至鼻梁中间即无。

答曰：功夫做得好时，泥丸之气，化为甘露下降，至口中，乃是常有之事，未闻有降至鼻梁中间之说。此种现象，是否合法，不敢断言。

第七问：由尾闾上升之气，至泥丸后，每觉泥丸疼痛。俟降至承浆，再下不知不觉，究竟如何走法？

答曰：泥丸疼痛，恐不相宜。若是自然上升者，不致于疼痛，或者由于勉强用力运气之故。人身神经总机关，系于背脊骨，所以由后背上升之气，最容易使人发生特别之感觉，及至由前面下降时，则感觉已极微细。凡做功夫者，大概皆如此。

统观以上各节，似乎由于做功夫太执着不化，或者由于用力运气，遂致气行发生障碍。假使功夫做得合法，身体必定舒畅。若感觉身体上某一部有不适之状，如所谓泥丸疼痛者，可知功夫不甚得法，须抛弃一切有为法，而以无为法对治之，可望渐愈。

复小吕宋洪太庵君

陈撄宁

（前略）以前我等所讨论者，皆在法字范围之内。虽然，徒法亦不能有成，观察目下情形，修道之福地最不易得。岷埠是否合宜，不得而知。惟国内受战事之影响，颇难寻一幽栖之处。君故里南安县山中，气候既寒燠调和，风景亦殊不恶。虽“民国”四、五年间，地方遭匪祸，然不过一时之害耳，未必年年闹匪。如果该地人民能安居乐业者，则亦可称为福地矣。闽省北部崇安县相近之武夷山，在仙家历史中素负盛名。其地距海口甚远，且非今日用兵必争之地，不知彼处现在情形如何，有足称世外桃源之资格否？

前几年我游遍苏浙皖三省名山胜境，想谋一修道根据地，为少数同道诸君解决法财侣地四要素中之“地”字问题，已有实现之可能。不料战事爆发，前功皆成画饼。最佳地点，在浙省富春江上游，自杭州西湖出发，不过一日路程。该处有严子陵钓台古迹，两面青山叠嶂，中间绿水漪涟，绵亘数十里不断。而且移步换形，处处引人入胜，民俗淳朴，物产丰饶，诚合隐者之居，亦初步功夫适宜之地。今则该处已划入防线，断绝交通矣。

文章家常有两句陈语：“如入山阴道上，使人应接不暇。”考山阴即今浙江省绍兴县，其地山水秀丽，胜过西湖，游客真有目不暇给之慨。目下该地情状，迥非昔比，本地人苟延残喘，他乡人不敢问津矣。

君学道多年，且素有山水之癖，凡贵省各处名胜，想必周游殆遍，不知可有几处适合于隐居修道之条件否？

天台、雁荡，亦在浙省，若以苏浙皖三省山水比较而观，不能不推浙省为第一。皖省有名之黄山、九华山，皆不合于隐居之条件。苏省句容县之茅山，仅可视为道教香火之地而已。

地字而外，尚有家累亦须筹划一种办法。若家累无了期，则功夫难进步矣。自己个人修道经费，须另外提开，不可算在家庭生活费用之内。

山林隐逸之士，当以农业作根据，不当以商业作根据。因商业风险太大，脑筋常受刺激，修道人恐不相宜。

所谓农业者，不一定要种稻谷，凡杂粮、果树、茶叶、药材、森林、竹笋等类，皆农业也。听说中国今日出口土货，以桐油占第一位，即油桐树所产。

至于西人避暑式之山居，如江西省九江县之牯牛岭，浙江省武康县之莫干山，一切设备，皆极其舒适，该两处华人亦复不少。然彼等生活根据，皆不能离开都市，一旦都市有大变，彼等在山中将难以存身。此种办法，非吾辈所宜仿行者。（后略）

复道友某君书

陈撄宁

（前略）人生所以要修道者，贵在能改命耳。若一切听之于命，则道亦可以不必修矣。世上常有百岁不死之人，书中断无百岁不死之命，故修道者不言命也。

若欲明心见性，当由禅宗下手，法门最为简捷。密宗又是一件事，即如持咒结印观想等等，初做颇有兴味，日久不免使人厌倦，至其将来成就如何，程度恐未能超过喇嘛之上。

谈及丘长春真人之兴龙门派，固由于自己愿力宏深，但亦赖元朝皇帝作彼护法，始足以有为。今日纵有丘长春，奈无元太祖其人何？故来函所希望者，终不过空抱此希望而已。

敝友杭州马君有《洞霄宫七律》诗一首，登在《扬善刊》第七十八期第十页中，该诗对于长春之归附异族，似有微辞。虽然，元朝入关，崇奉道教，本非出于诚意，盖借长春真人之名，资为号召，以收拾一部分之人心耳。大局既定，遂遭摈弃。元始祖至元十八年，听喇嘛僧之言，竟下令焚毁全国道书矣。古今中外野心政治家，利用各种宗教之手段，大都如此。

仆今日仅可称为学道之人，而非成道之人。自问资格，颇觉欠缺，曩者已屡将鄙志宣布于《扬善刊》中矣。至于拙注道书数种，及《扬善刊》上面问答辨论各篇，皆经诸位好道同志敦促而后作者。仆本意原欲遁迹山林，先了脱自己，然后再出而度世。今以机缘未到，只得暂时混俗同尘，素志固未尝稍变也。

来书称谓，过示谦抑，读之令我愧汗不禁。

真正神仙学术，若要彻底研究，颇需岁月。及至一朝实行起来，复有种种障碍，未必皆能顺利。丹经道书，不可不读，亦不可尽信。各省传道诸师，门户甚多，各执一说，仆不愿与人争短较长，故每深自韬晦。《扬善刊》停版以后，方幸从此可以闭门寡过，不料海上同志诸君又有《仙道月报》之创作。仆既称近水楼台，当然未容藏拙，偶或送登几篇稿件，不过借此与海内外同玄互通声气，并为散处四方素未谋面诸道友作一中间介绍人而已，非以此自炫也。

知关垂注，谨以附告。

答复如皋雉宾散人函

严慈光

沪转一函，九月初收悉，询嘱各点，兹特分别谨复。

阁下不明命功三日或五日一做，以及做而不坐等法，曾阅第五期本报陈撄宁先生复函内拜悉一是。那时即拟作答，嗣因他事耽搁。

命功（来函误写命宫）是有为之功，故曰修行；性功是无为之功，亦可谓之修形。阁下能在“理多悟而莫猜误，道须行之勿乱形”上多多揣摩，再将《悟真篇》上七言绝句第四十二首言有为题内“始于有作人难见，及至无为众始知；但知无为为要妙，岂知有作是根基”一篇，详实参究。再请明师指示之后，当知愚言不谬。

欲以功夫治病，请看拙作《性命双修问答》第七十、七十二两题（载第六、七两期本报）即可知其大概。

贵友之症，同样者大都由亏、欲、失、湿、毒五种病根，而患红白两症。细细研究，恐非笔墨所能尽答（本报亦未便登载），既如来函所述“病已四年”，若以命功治之，非但不能有效，而且贻患不堪。最好从釜底抽薪法为治本之道，一面从速求医注射六〇六，较为有效。但看体质强硬与否为定。其他如单方（口传便方）用豆腐浆冲百果汁每早服之，日久亦可渐愈。不知贵友从何而得，望自省之。

所述个人前在南通服务，不错。两年前之事，除本分职务外，并且还领首组织过一个国剧团体（陶社），又改组过理教分会（通善堂），这均是我避免给人知我究道的静中取动之法则也。阁下何以知之？

来函所述“性宫是火水未济”，非也。只知水火既济，乃是“调先天能接命”之功夫。火水未济，从《易》理言之，是坎在内，离在外，属火，离为阳中有阴，为中女；水火既济，是离在内，坎在外，属水，坎为阴中有阳，为中男。未济是失，既济是合；性是坎中满，命是离中虚；性是筑基取坎，命是调药填离。即如十六岁的儿童，或十四岁的童贞，有了命，即可从事炼之，谈不到虚满之别。

又吾人研究道学，能将陈撄宁先生所著之《灵源大道歌白话注解》深读熟记，绝不致有误入歧途之弊。不卜阁下以为然否？

“民国”二十八年九月九日写于兴化

武进王涤心君来函

（上略）久缺问候，时深内疚。欲趋待道席，亲承指授玄奥，奈道途修阻，行旅多艰，故难如愿。伏维道德崇隆，著作广茂，私为颂祝。

涤心近悟元机，在无意中下元忽浑然氤氲，惝恍难凭，惟一着意则茫然无迹。依据未由，气遂躁急，难保直透上达。未知如何方臻元化之妙，敢请指示南针，不胜感荷。（下略）

《仙道月报》社复函

（上略）承示，在无意中下元忽浑然氤氲，惝恍难凭，是欲入混沌之象也。照理当因势利导，随其混沌之象而混沌之，使其昏昏默默而入于无知之境。则久之自有无状之状，无象之象，静中萌动，一阳来复之兆。当此之时，既不必用心着意，亦不必固令无意，妙在有意无意之间，听其自然，顺风以行气可耳。不必急求其直透上达也。如此则气或不至乎躁急矣。

又《玄谈集》中极力主张谓凡诸好道者在做功夫时若遇色身上有何种变化，或有不舒适之感觉发生，可急心息相依在外面虚空之中，久之色身方面只有平和舒适，而决无太过不及之弊，及其他一切不良之影响。仆亦认此法甚为妥善，盖即古人“真空炼形法”之遗意。其原理是利用空中的真阳，来调济人身偏枯不和之弊，老子所谓“外其身而身存”，亦此意也，祈注意及之。

答本埠李宪权先生函并问题七则

张竹铭

宪权先生惠鉴：

承询各节，铭虽略有所闻，尚因困于尘情，未克深造。至于口诀，则口口相传，又不能笔之于书。惟既辱明问，固不容过于缄默，只得逐条将可以言者贡献一二，尚祈高明有以谅之。

（一）筑基者，筑结丹之基也。倘能阳精永远不漏，身体健旺逾恒，精神愉快，营卫调和，则筑基之功，可谓完成。惟筑法亦各有不同，有上乘中乘下乘，有纯粹先天，有夹杂后天，有完全是后天。

所谓分左右，指两肾，或肛门之孔穴，似均嫌着相，而非上乘至善之法，不能获纯洁之先天炁也。即或暂时能保持不漏，然不克久留，终必有变。

（二）心不动而阳微举，谓之活子时。活之云者，无心而自然动之谓也。心不动谓之静，静属阴，阴极则阳生，谓之活子。阳生之时，其举甚微默，似动而非动，但觉欣欣然有生意。当此之时，宜绵绵密密，心息相依于虚空之中。色身上之变化，则听之而已。左呼右吸，不可执也。

若小便高举，乃后天识神用事，或为粗暴之气冲动，不可谓之活子时也。

午时与子时相对，乃是阳极生阴，当渐入于混沌。如何景象，只可意会，难以笔言。

（三）爻，卦中之爻也。八卦每卦共六爻，而每一卦亦能变化八卦，八卦可变六十四卦。六十四卦中，每卦亦有六爻，共计三百八十四爻。修道者肉体中经过八八六十四种阴阳卦气的自然变化，谓之一周天。

而铢者，古时衡名，以十黍为累，十累为铢，二十四铢为两。丹经每云二八,二八者两个八两，合成一斤，一斤为三百八十四铢，亦是一周天之数。

至于如何体验，如何分析，此中含口诀，非笔墨所能形容。否则亦须博览丹经，穷理尽性，虽不能顿期悟解，亦可渐次通明。

老嫩者指采药而言，初生为嫩，久则为老。以卦气言则复卦为嫩，渐临渐泰渐大壮渐夬则为老矣。

（四）琴性柔和属阴，然阴中含阳，故柔和之中有生气；剑性刚和，属阳，然阳中含阴，故刚利之中有杀气。惟琴之阴中含阳，与剑之阳中含阴，故琴剑可以配合，阴阳可以调和。既能配合调和，便能育婴产药，夺造化于天地之间，盗阴阳于乾坤之内。若必欲显言琴剑为何物，则神仙向例，只许口口相传，不许明宣竹帛。

（五）玄关者，玄妙之机关也。囊龠为风箱之抽机，喻人身之呼吸。人能呼吸调和，由外呼吸变为内呼吸，则玄关将不开而自开。

（六）五行是人都知道为金木水火土。以人身而论，则五脏六腑皆在五行之中。吾国医书，谓肺与大肠属金而肺脏魄，肝与胆属木而肝脏魂，肾与膀胱属水而肾脏精，心与小肠属火而心脏神，脾与胃属土而脾脏意。

八卦则所指甚多，若以人身而论，则《易·说卦》云：乾为首，坤为腹，震为足，巽为股，坎为耳，离为目，艮为手，兑为口。但未闻指八卦为精津气血涕唾液神。

（七）此《周易》《洛书》语："天一生水，地六成之；地二生火，天七成之；天三生木，地八成之；地四生金，天九成之；天五生土，地十成之。"此五行生成之数也。丹道合乎易道，故魏伯阳真人作《参同契》，合黄老、周易、炉火三者而一之。（下略）

附录

李君原函

竹铭先生赐鉴：

数月前身染疾病，脉息极弱，经先生神方治愈，使权无任感谢。此后不得传授，不敢妄行矣。

窃思丹经每言人身难得，至道难闻，既识此道而不求诀，未免太觉可惜。今权虽得经书数部，但未明口诀，引为至憾。

久闻足下为此道高贤，个中巨子，兹不揣冒昧，不敢多问，但求筑基之法，千祈足下慈悲为怀，不吝赐教。爰将臆测种种疑问录下，以证明不得口诀之苦衷而求高贤如足下者指示。

（一）筑基是否须分左右？所谓左右者是否指两肾？抑指肾与肛门间之孔穴（此处似有两穴）？

（二）闻活子时系小便高举之时，此时是否当左呼右吸？然午时又以何种现象为标准（是否心中觉热之时，抑瞌睡之时）？

（三）欲辨爻铢老嫩，如何辨法？

（四）所谓琴剑，系指何物？

（五）玄关、橐龠指何物？玄关如何开法？

（六）五行是否精神气血液？八卦是否精津气血涕唾液神？

（七）丹经每言："天三生木，地二生火……"天三地二等名词从何处产生？

凡此种种皆不能明了者，望求足下指教，此德当永铭肺腑。

专此，敬颂台绥！

鄙人李宪权顿首

11月9日

答武进王恕安先生函

志真

恕安老先生惠鉴：

两奉手函均悉，外感诸疾，必须任督通而阳关闭后方能免除。做功夫者能通任脉则可愈内伤，能通督脉则可祛外感。若二脉未通，复有家累，而欲和光混俗，以期其功夫之大有进步，决不能也。

虽然，倘能专志于心息相依，不使间断，则日计不足，岁计有余，久之亦必有不可思议之效果。惟是知能及之，而仁不能守之。盖为同人之通病，半亦为境遇之所驱使。若其非也，则尽人可仙矣，何至如凤毛麟角哉？

专此敬复，祇颂玄安！

志真顿首

承委代办各书已于1月8日会邮

答复某医师书

陈撄宁

某某先生伟鉴：

昨由翼化堂转到惠函，并大作《心影与力象》一册，俱已拜读。篇中列述人类各种毛病，及其矫正之法，甚有益于世俗，钦佩良深。

敝处往岁得到《悟真集注》原版书一部，此书后归杭州马一浮君收藏，恐已遭兵燹之灾矣。翼化堂主人探知《悟真集注》翻刻之版，广州某处尚有藏者，但无印成之书发售，不得已托广友设法，自己买纸，雇工印刷十余部，前几年寄到上海。好道者闻之，群起争购，不数日即已售罄，后来者遂不免向隅。近年广州遭劫，该书木版恐已毁坏。敝寓所有之一部，于沪战初起时失落在漕河泾乡间某祠堂中。目下手边已无此书，故未能应命。

《仙道月报》上所载之拙作《读〈悟真集注〉随笔》，乃昔日旧稿。本无意公布，因该报编辑人屡次要求供给有关仙道之材料，迫不得已，在故纸堆中，寻出摘抄几段付之，聊以塞责而已。不料竟蒙青睐，可谓有缘。

愚见以为，知几子《悟真集注》虽不易得，而陶存存子《悟真约注》大字石印本，翼化堂尚有出售，不妨一览。陶君浙江会稽人，仇君浙江鄞县人，二君康熙年间为最密切之道友。仇氏书中常引陶语，而陶氏书中亦常引仇语，若案头备有陶著《悟真约注》并知几子《参同契集注》，则《悟真集注》虽缺席而无碍也。

专此奉复，顺颂道绥！

陈撄宁顿首

崇德学社向茂伯、周乐水君等来函

编辑先生道席：

敬启者，鄙人等于战前获读《扬善半月刊》，二十八年起又得贵处《仙道月报》发行，鄙人继续定阅。迄今一年将半，但见贵报精确之学理，与肯定之判断，并斥其他宗教之空谈夸诞，只知死后往生，不解生前创造。而积极实践，即生成就，亦贵报所确凿言者。乃事隔数年，报传全国，似乎神仙当立现于目前矣。讵徒闻扶梯之频响，而不见人影之下楼；坐视战祸之蔓延，不施法力以弥止。鄙人等拭目久视，望眼将穿，马首是瞻，骥尾愿附。无奈徒有追随之志，而不获攀援之机；欲忝列门墙，又不被容接，使某等徘徊歧路欲罢不能。内功既不得要领，外行亦茫无所从。且常为空谈夸诞者反唇相讥，谓君等侈言生前创造积极实践者，果何如乎？某等默无以应，用敢转达台端，敬请编辑先生有以教之。（下略）

后学向茂伯、周乐水顿首谨启

《仙道月报》社复函

志真（代答）

茂伯、乐水先生惠鉴：

尊谕敬悉一是，先生阅读敝刊，研究道学，致疑于某等生前创造积极实践之徒托空言，几与其他宗教为一丘之貉。某等亦何敢文饰其辞，强为解释。

惟仙道学术原理之立足点及宗旨，确与其他宗教不同。因其他宗教之目的，本来希望享死后之幸福，不论往生何处，只求一点灵魂之投奔，对于肉体则弃之若遗，以为无关轻重。若仙道则不然，炼精化气，炼气化神，再以神炼形，使形神合一。夫神轻清而飘忽，倏往而倏来，无微不入，无远勿届，至灵至妙而不可测者也。然无形以为之制，则浮游而无依，若浪子之飘泊天涯，而无家可归矣。惟是形则又嫌重浊窒碍，冥顽而不灵，若无神以驾驭，则一团死肉，几块白骨而已。

今吾人之形，虽非无神为驭，怎奈神力太弱，为形所制，所觉不能自由。故其他宗教，欲离形他往，以脱其桎梏。仙道则以为离形他往之非计，遂欲增强神力，助长神通，俾能御形而不为形所役，能炼形而不为形所困。于是神则因形而显，不至飘泊无依；形则以神而灵，不至重浊窒碍。譬如浪子到处可以为家，神仙随在皆能拔宅，朝游北海，暮宿苍梧，均有别墅可居。神能飞形，形不累神，到处逍遥自在。此固神仙即生成就之宗旨，而不能与他教相提并论也。

至于积极实践，则当视机缘，法财侣地则缺一不可。若有所缺，则虽有志而勿能行；若得具备，则苟能行而无弗成也。顾当此浩劫濒临之际，生灵涂炭之时，八方兵革，四海干戈，贫苦者则奔走于衣食，富豪者尚沉缅于淫荒，遂致有志之士，气竭声嘶而无能为力。阳春白雪，和者其谁？于是扶梯频响而无人，战祸有增而靡减，不亦宜乎？

君等徘徊歧路，欲罢不能，可见亦非毫无所知者。而激于义愤，不得其门，殊为可悯。幸居易以俟之，姑稍安而无躁。若遇他教相讥，即以此理谕之，谓道不同不相为谋，各行其志可也。若君等亦认仙道之难成，他教之易学，欲去此而就彼，亦任君等之意而弗强也。

端此奉复，并颂道祺！

本社编辑部谨复

再复崇德学社

本报编辑部

谨复者：

前接贵社向、周二君来函，对于仆等有所质问，业经敝社志真子代答，已在六月一日本报第二版发表。该复函大意，乃企慕形神合一之可贵，故不重视死后往生；慨叹法财侣地之欠缺，故难实行用功修炼。心平气和，略将苦衷奉告，但恐向、周二君阅之，或未能彻底谅解，今特就来函要义，分条答辩如下：

第一条：事隔数年，报传全国，似乎神仙当立现于目前矣。

答曰：一个肉体凡夫，修成神仙，谈何容易，岂是数年短促时间所能成就？《扬善半月刊》第一期发行，系“民国”二十二年七月一日。彼时该刊所登载各种稿件，宗旨注重劝善，范围则包括儒道释三教，一律平等，毫无偏袒。其后因受外界之影响，几经改革，及至“民国”二十五年第六十八期《扬善半月刊》出版以后，方极力提倡神仙学说，并有修道集团之征求。辱蒙海内外诸同志不弃，赞成敝社宗旨者，竟大有其人，察其趋势，似可成立仙学组织初步之基础。

奈“民国”二十六年八月间，战祸骤发，至今已阅四载。国家社会遭逢千古未有之奇变，一切事业皆无法进行。修道集团亦人类高尚事业之一种，当然不能例外。

若问修道何故定要集团，则以仆等平素之愚见，认为研究神仙学术与研究其他科学性质相同，丝毫不涉迷信，必须有系统，有组织，然后方好着手。古人所流传的丹经道书，就是我们的仙学课本。今人能解释古人所作丹经道书上之文句字义，并能前后贯通，不致自相矛盾者，就是我们的仙学导师。著丹经道书的前辈古仙，譬如科学界之发明家，因为他已有成就；今人能解释古人的丹经道书，使学者领悟，譬如科学界之研究家，倘若他毫无心得，决不能解释其中玄妙，盖丹经之难懂，更百倍于各种科学书也。惟往昔许多研究家，其结果未必人人皆成为发明家。以此类推，则今日可称为研究家者，将来是否即能成为发明家，亦难预料。

世间人对于某一种科学，若非下几十年苦功，亦不配称为研究家。试问其研究之目的何在？岂不是希望有所发明？然发明之事，要得各种因缘辏合，方能有成，不是由人心中想做就能做到。但是无研究必无发明，要想做将来之发明家，必先从研究入手，此则可以预言也。

来函批评本报及《扬善刊》，谓有“精确之学理，与肯定之判断”，此区区者不过尽仆等对于仙道研究之本分而已。至所谓“神仙当立现于目前”，乃是发明家之事业，仆等未尝无此志愿，奈以因缘未能辏合，尚有待于他年耳。

第二条：徒闻扶梯之频响，不见人影之下楼，坐视战祸之蔓延，不施法力以弭止。

答曰：所谓扶梯频响，大概指《扬善刊》及本报各篇有关仙道之文字而言；所谓不见人影下楼，则指大众未曾看见有活神仙出世而言。君等当知，敝社同人所以编辑刊物竭力提倡神仙学术者，正因为当代尚未见有活神仙，不得已遂想借报纸鼓吹之力，使全国有志之士，悟彻人命无常，打破名缰利锁，消除世间俗累，摆脱家室牵缠，结成研究仙道之集团，共向最高尚程途，联袂迈进，或许有达到目的之一日，非谓活神仙已出现于目前也。倘真有一位活神仙为大众所共见者，必至举国若狂，争相崇拜，何须再劳报纸之鼓吹，文字之提倡？可知所谓扶梯频响，正因为人不下楼，若一旦看见有人下楼，则扶梯可以不响矣。

至谈到战祸一层，已越出个人修养范围，而涉及国家政治问题，其关系甚为复杂，决非简单几句话所能说明。本报宗旨，绝对不谈政治，请诸君有以谅之。

第三条：奈徒有追随之志，而不犹攀援之机；欲忝列门墙，又不被容接。

答曰：敝社宗旨，原是一方面研究，一方面提倡。惜为时不过数年，偏遇着万方多难，国本动摇，以致心力虚抛，事功不见。各处好道同志，至今消息全无不通音信者有之。即或探悉彼等踪迹所在，然已令人慨叹其今非昔比矣。际兹丧乱之余，衣食住三项，尚且发生恐慌，安有闲情逸兴从事修养？故敝社对于大规模修道集团之组织，决计停止，因此不免令同志诸君有所失望。无怪来函有“不获攀援之机”一语。虽然，时局如斯，岂仆等之咎哉？

至于“欲忝列门墙，又不被容接”之说，似指今春所要求之某事而言。关于此事，有几种理由，可以奉告：

一者，敝社同人，虽发愿提倡仙道，但不敢俨然以师表自居，而滥收弟子，更不欲令学者背其本师而归依仆等，以招人嫌怨。仅想借本报纸之风行，俾海内外好道诸同志，互通声气，奇文共赏，疑义共析，无形中似有一种团结精神之存在而已。

二者，世间事凡于甲乙两方有关者，必得两方之同意，若止有一方面的意思，则其事难成。平时信函往来，师弟称呼，其权每操之于来函之人，在受信方面，颇觉抱歉，然无可奈何。今既蒙不弃，请求实际举行更进一步之仪式，其性质比较平常信函徒有名义称呼，大不相同。在君等一方面，颇属迫不及待；在敝社一方面，则不便率尔引进。幸勿误会敝社拒绝他人慕道之热忱，盖以彼此交谊不深，机缘未熟，与其将来悔之于后，不如今日慎之于初耳。

三者，敝社同人，发行月刊，提倡仙道，固视此种学术为人类所需要，不忍听其受外教之毁谤而无以自存，亦鉴于现代国家社会一切事业，都倾向于集团式的动作，个人单独行为，每不易见功效。海内外好道同志，虽不乏人，惜其散处于东西南北，彼此不相闻问，人力财力，皆苦于分散而不能集中。敝社同人，因是自告奋勇，愿效微劳，负起介绍与联络之责任，遂有《仙道月报》之发行。世间事孤掌难鸣，众擎易举，独善自不如兼善也。或者不谅，常笑仆等明于度人，而昧于度己，自己尚不成仙，偏喜教他人成仙，如何能使人信仰？仆等心中，早有此意，今复闻人言，倍加警惕。从此互相勉励，以后务当注重于自了，而不必急急于度人，俟他年有所成就，再立功行，亦不嫌晚。故对于君等请求之举，未便容接，不料反因此见怪，可知世间事要面面俱到，诚难之又难矣。

第四条：常为空谈夸诞者反唇相讥，谓君等侈言生前创造积极实践者，果何如乎？

答曰：空谈夸诞之徒，大半是沾染宗教家一点陋习，只晓得盲从，而不敢研究。以前之《扬善半月刊》，并现在之《仙道月报》，本意原非为此等人而作，彼辈反唇相讥，亦毫无妨碍。纵有时彼辈自知己错，或亦肯信仰仙道法门，但其眼光中视仙道不过与其他宗教相同，并无关轻重，听之可也。

再论及生前创造，积极实践，固是仆等惟一之希望。然此种伟大思想，要其成为事实，必须经过长久之岁月，绝非短时期中即可判定其结局。他人固不知仆等将来“果何如”，仆等亦不知自己将来“果何如”。惟一息尚存，此志不懈，差堪告慰耳。

专此奉复，顺候道绥！

编辑部同人谨启

为止火问题答复诸道友

陈撄宁

8月1日本报所载《起火与止火》一篇，惹起读者许多疑惑，纷纷来函请求解释“西派三部止火秘诀”。但此篇文章，乃海印山人所作，照理须得作者本人自己解释，方为确切。海印先生既不在上海，而来函发问者又不肯直寄本报编辑部，偏要投递于仆个人之名下，倘一概搁置不答，读者诸君或不免失望。若依来函先后次序，用邮件回复，笔墨工作实嫌太忙，而难以应付。无可奈何，只得在本报上作一次公开的答复，亦仅仅发表我个人之意见而已，读者不可遂认为“西派三部止火口诀”即在于此。诸君若问口诀，须直接请教于海印先生为妥。

欲明白止火之理，先须认识“火”在人身中是何形状。倘对于火之形状尚认识不清，则止火之作用更谈不到。吾人当做功夫的时候，将自己心神注重在身中某一部分，这就是火。世间所传初步下手功夫，有守印堂者，有守绛宫者，有守脐下一寸三分者，有守顶门者，有守夹脊者，有守两肾中间者，有守海底者。凡是心神专注之处，都是火力所到之处（各种守窍之法，虽不怎样高明，若用之得当，亦颇见功效）。

心神何故称之为火？因中国医书以五脏配五行，心藏神，在五行属火，无论人身上何处，若自己用心神在该处紧紧守定，勿使移动，亦不放松，日日如此，经过相当的时间，必觉该部发热发烧，或觉酸麻，或觉膨胀，甚至于有跳跃之状态，此皆神火集中之力所表现。世人做功夫到如此地步，每每私衷窃喜，以为道在是矣，更加死守不放，拚命用功，长久下去，遂成不治之怪症，此皆不善于用火之弊也。譬如煮饭，火太少则饭不熟，火太多则饭变焦。饭不熟尚可添火，饭变焦则无可救药，此时纵想止火，已嫌其迟。故初做功夫者，宁可不及，切勿太过。

火的性质，既已明白，然后可以论及止火。炼精化气一段功夫所谓止火者，乃停止武火而不用，仅以文火微微照顾而已。须知所谓照顾者，乃照顾鼻中出入之息，不是照顾下丹田。若照顾下丹田，则周身精气神都聚会在这个小块地方，渐集渐多，不能容纳，必至冲关而出（按：火太过水沸而溢亦能如此）。

上乘功夫，直截了当，简易圆融，本不分段落，昔人为初学方便说法，勉强分作三段：

第一段虽名为炼精，但不可着在精上，若执着后天有形之精，当做一件宝贝，拚命地死炼，用火愈多，则浊精愈不能化。遗精尚是小事，就怕关在里面舍不得放他出去，又无法使之化气上升，浊精与邪火混作一团，搅扰得身心极不安静，其害更甚于遗精。

第二段虽名为炼气，亦不可着在气上，若执着后天呼吸之气，在身中搬运升降，功夫愈勤，则粗气愈不能化。泄气尚是小事，若关在里面不放他出去，又不能神气合一，心息两忘，而入大定，粗气没有出路，凝结在身中某一部分，成为痞块，或生无名肿毒，其害百倍于泄气。

学者须知，一碗清水，用火烧之，立刻可以化汽；一碗稀痰，经火煎熬，只能变成老痰，两烧则变为痰块，愈烧愈干，愈干愈结，永无化气之希望。先天元精，譬如清水；后天浊精，譬如稀痰。又当知电气磁气，极细极微，无影无形，却富于感应之力；空气、水蒸气，性质粗笨，皆无丝毫感应。先天元炁，譬如磁电，后天粗气，譬如空气、水蒸气也。

第三段虽名为炼神，其实就是止火，神即是火，火即是神，炼即是止，止即是炼。学者能懂得炼神的功夫，就不必再问止火的方法。炼神与止火，其名为二，其实则一。炼精化气者，以元神炼元精也；炼气化神者，以元神炼元炁也；炼神还虚者，以元神自炼也。若问如何谓之自炼？即是以不神之神，作不炼之炼也。到此地步，非但武火要完全停止，即文火亦无所用之，只有浑然一个元神，不见一点火性，如此岂非止火乎？若不肯止火，则炼神功夫即无下手处。

有人疑惑仆自己的功夫尚未到此地步，如何能懂得这许多道理，恐不免捕风捉影之谈，未必就能奉为标准。请看张三丰真人《玄机直讲》上说："一刻之中，亦有炼精化气、炼气化神、炼神还虚之功夫在内，不独十月然也。"若以三丰之语为可信，则仆今日所说亦未尝不可信。盖上乘功夫，本不分段落，一刻之中如此做法，一日一月一年，亦是如此做法，三年五年十年，亦是如此做法，所以称为直截了当，简易圆融也。

伍冲虚、柳华阳之书，硬要明明白白地划分段落，所谓百日筑基、七日过关、十月结胎、三年乳哺、九年面壁，按之实际，皆不相符合。既然与事实不符，何必定要说出一个死板的数目？想是当时遇到一般学道的人，生性愚笨，苦苦追究成功的期限，所以传道者不能不方便说法，以安慰大众迫不及待之心理。后学若执为定论，反被古人所误矣。

附告：仆既非本报编辑人，亦不负何种责任，设诸君对于本报有问题，可直寄本报编辑部，不必写姓名，他们自然有办法。能回答者就回答，不能回答者，或能代为请教于原作者。若来函问仆，除仆自己动笔而外，别无办法，纵勉强越俎代庖，未必就合于原作者的本意，因为各人的意见不尽相同也。至于购书之事，信面请写翼化堂书局收，定报之事，信面请写《仙道月报》社收，最为稳妥。敝寓距离报社甚远，交通极不方便，仆又非书局报社之办事员，此层务希外埠诸道友原谅是幸。

复林道明君

《仙道月报》编辑部

第一答：中国占卜之术，自古相传有太乙、奇门、六壬三种，今人所知者，仅奇门与六壬二种，而太乙则已失传。

所谓南宫派者，如设坛祭炼、画符念咒、踏罡步斗、召神遣将、降妖捉怪、呼风唤雨、五雷五遁、隐形穿壁、变化搬运、障眼定身，如此之类，法术甚多，皆可称为南宫派。

茅山法与南宫派大概相同，因古时学南宫派法术者常在江苏句容县茅山之上，故又称为茅山法。今日之茅山，实无法术可学。

至于闾山，更不知其在何处。小说家言，未可尽信。

正式的道教都是以道德性命为重，以法术为轻，故各种法术在道教中，只可以算是附属品，而不能独立自成一派。

第二答：《玄谈集》作者海印山人，此君不在上海，以前本报所登《玄谈集》详细目录，乃海印山人从邮局寄到敝社，嘱将其披露于报端，而《玄谈集》全部底稿并不在此处。故来函所请求将各篇原文登出，难以遵命照办。

第三答：今将来函所询各种道书详细目录开列于后，以供参考：

（一）《道统大成》子目：《参同契阐幽》《参同契测疏》《参同契口义》《中和集》《入药镜》《金丹四百字》并序、《明道篇》《女真诗》《大道歌》《女丹诀》；

（二）《道书十七种》子目：《一贯真机》《樵阳经》《丹经示读》《渡人梯经》《杯溪录》《道海津梁》《性天正鹄》《外金丹》《玄微心印》《三丰丹诀》《内金丹》《心学》《丘祖全书》《赤水吟》《自题所画》《读法点睛》《五篇注》；

（三）《道书十二种》子目：《周易阐真》《孔易阐真》《会心集》《通关文》《象言破疑》《指南针》《阴符经注》《敲爻歌直解》《百字碑注》《黄鹤赋》《西游原旨》《修真辨难》《修真九要》《指玄访道篇》《无根树解》《黄庭经解》《金丹四百字解》《悟真直指》《参同直指》《悟道录》；

（四）《道学小丛书》子目：《天隐子》《坐忘论》《五息直指》《旁门小术录》《金火丹诀》《三乘秘密口诀》，以上共六种；又《女子道学小丛书》则有：《坤宁经》《女功正法》《女丹十则》《男女丹功异同辨》《女丹诗集》共五种。

至于各书内详细子目，因限于篇幅，不能尽录，敬此附告。

第四答：道书所谓炁穴，即针灸书之气穴，在横骨上二寸，乃足少阴经与冲脉之会，丹经又称为下丹田。虽有人说玄关即是此处，我等则不以为然。至论及炁穴之功用，不过初步炼精化炁时，以此处作起点耳。详细说明，须阅各家丹经，本报篇幅有限，不能将丹经上文字完全抄录，祈原谅之。若问玄关究竟如何，则除看丹经而外，更当就贵省近处访求明师指点，不是通信问答就能弄得明白。本报只讲学理，不谈口诀，盖口诀须要口传，难以见之于笔墨也。

复朱叔和先生函

《仙道月报》编者

叔和先生慧鉴：

屡奉惠书，知足下念道心切，急欲求出世之方，拟解脱尘缘，放弃形体，且欲急求出家，以完此事。某等初疑足下因环境之故，迫走此路，今获来函，知并非因此。衣食足以自给，生活并无问题，则当此之时，更不宜于出家。昔谢灵运先生云：我身虽在家，而心则出家久矣。愿足下体此意以行之。因出家人并不一定可以解脱，而在家人并非一定不能解脱。曾闻出家人之语云：一着袈裟事更多。此虽僧人之语，而道流亦然。此足见出家人之不易解脱。今之缁黄者流，都半鱼鱼鹿鹿，借经忏以奔走衣食，其抗尘走俗，与在家人亦复何异？虽有几位高高在上之讲经法师，威仪棣棣，巍然独尊，似乎出类而拔萃矣，然其中究竟几个人能够解脱？请征诸往事，即可知其例。

至若我国古代之神仙家，如淮南王、葛稚川、许旌阳、钟离权、吕纯阳、张紫阳之流，何尝一定出家？不过随缘修习，因时制宜，或和光混俗而济人利物，或修心炼性而聚气凝神，外功内果，并行不悖。久而不懈，天人感应，自有种种因缘凑合，以助其完成出世之伟业。若不立根本，欲求速达，则无论其在家出家，或已悟道，或未悟道，或已得诀，或未得诀，均不能有成也。若既未悟道，又未得诀，则更属梦想，望梅止渴，画饼充饥耳。

今足下欲负笈从师，机缘恐尚未熟，请先从敦伦立品，戒杀吃素，多积外功，行持数年。俟大局平定，交通方便，然后再访明师而问大道，未为晚也。刻下可将撄师所著《灵源大道歌白话注解》及《黄庭经讲义》《孙不二诗注》、目前出版之《仙道月报》等，反复熟读，则对于大道原理，即可悟其要旨，而思过半矣。

今足下急欲出家，一则于君无益，于事无济；二则某等俱非出家人，虽与出家人偶通音问，然何处观院可以容足下出家，均不得而知，故亦无从援引；三则即使代足下觅得出家之地，或观或院，但须遵守其观院中之章程，朝夕诵经礼忏，有时则为施主奔走，赶赴庆吊之事，否则亦须当其他执事，或代作苦力，试问如此可能立刻达到足下之目的？若欲专做功夫，不问余事，以求了脱生死，则又须付相当代价，膳宿费用，等于自己供给，至其待遇之优劣，自以代价之多寡为鉴别。以上三则情形，不论为僧为道，大致相同，我闻如是，未知尊意云何耳？

又来函所谓怕与人共，怕见凡夫俗子。此种心理，亦不合自然之道。《道德经》云：善者吾善之，不善者吾亦善之。处世之道，自宜和光同尘，与人无违，与物无忤。惟律己则宜严而不宜宽，人之不善则可恕，己之不善则不可恕。故君子处世，和而不流，外圆而内方，忠己而恕人。彼佛家之言曰：随缘不变，不变随缘。亦此意也。幸足下体之。

此复，即颂道祺！

编者谨复

答汤慕玄君十问

海印山人

（一）学道程序，请示大纲。

答：学道程序，不外信、解、行、证四步，此据大纲言也。信心为第一步，解为第二步。信心要深，解悟要彻。

信如发心至湖北武当朝山，信有太和仙境，有可到之理；解则理路分明，如至武当已洞悉其水陆路程，以及沿途食宿等情形，筹有充分之旅费；行则亲历其境界，依所定之路线前进；证则到目的地后，自在逍遥，尽情受用。

证亦有浅深，总以解脱为目标，未到解脱，尚在行位，不能说到证位。所谓解脱者，谓出五浊，超三界，不受分段变易两种生死之谓也。

初学道以信解为急务，及行起解绝，则以证为究竟可也。

（二）修道程序，亦望指示大纲。

答：谭子《化书》有云：忘形以养气，忘气以养神，忘神以养虚，虚实相通，是谓大同。此其大纲程序也。故白真人云：忘形养气气化神，是云大道透三关。元明以来，通云炼精化气、炼气化神、炼神还虚，但不如谭真人所说为圆融耳。

（三）今时学道者众，成道者无闻，症结所在，能指示否？

答：学道乃一普通称呼，其中有真心学道，志在了生死者；有只图名利，假此作幌子者；有一时随喜，旋即放弃，有始无终者；有信从邪师，盲修瞎炼者，皆可谓学道。实际则多与道不相应。

今且约真为生死而学道者言之。有遇真师者，有不遇真师者，有遇真师已得全诀者，有只闻下手功夫者，或得诀仅一半者，此中亦难以一例视之。

再以真为生死，已遇真师，而得全诀者言之。或遇种种逆缘，阻其实修；或自己一时因循，忽大限已到，而不及修；或能放下一切，蓦直前去，毫无阻碍者，是德胜而道备，得成其志也。

大抵修道，必以德为辅，德不足者，每欲下功，魔难随至，我见亦多矣。譬如君一向住栈房，所欠房金小账垫款至多，如依旧住下去，则不致与君算清，若一旦欲出栈房而他适，则账房茶房必向君总算账一次，一切付清了账，方能出栈。此三界之中，亦为我人历劫以来之旅店，所结宿世怨业亦多矣。君发愿欲了生死，离三界，历劫冤对，亦必与君总算账一次，否则日后将无追索之机会。此《西游记》所以示唐僧一发愿至西天取经，即有八十一回魔难发生也。

成道者少，半由于不遇真师，半由于自己蹉跎，或业障阻碍耳。

（四）学仙当吃荤耶？吃素耶？若学佛则教有明文，不成问题，然丹经中并无规定学仙须茹素之戒条。反之，三丰翁云：也饮酒，也食肉，持斋酒肉常充腹。又谓王居士曰：吾为茹素除荤者计曰，善口不如善心，体君子远庖之训可也。又《道情》曰：不断荤腥不犯淫，犯淫丧失长生宝，酒肉穿腹道在心。是明示可以吃荤。然予所疑者，何以佛制戒而仙开戒？立教不同若是耶？先生吃荤乎？抑茹素乎？对此问题有何高见，足为后学遵循乎？

答：拙著《道室随笔》内，有一段讨论荤素问题，拟有暇摘录送登本刊。此问题关于立德方面，我辈修之，皆为老圣法裔，法裔当然须遵守法祖训戒。按老圣三宝，以慈为首，又曰：是以圣人常善救物，故无弃物。又曰：天将救之，以慈卫之。因世人吃荤故，遂致网于山林，罟于渊池，牛羊之巨，鱼龟虾蟹之细，捕捉烹宰无宁日。君试自问，岂符老圣大慈为首之旨，常善救物之训乎？老圣教人恬澹无欲，而世人日烹肥鲜以充口腹，宁非有背恬澹之旨趣乎？若于老圣之长生久视则慕而学之，于老圣之教诫，大慈救物，恬澹无欲，则吐而弃之，则成自私自利，背圣叛道，恐德不足，亦难成仙矣。君既欲长生，当愿物物各得长生，各正性命，方符大慈旨趣耳。

古之善谈仙者，无如《抱朴子》。卷二《论仙》篇曰：学仙之法，当恬愉澹泊，涤除嗜欲。又曰：仙法欲爱逮蠢蠕，不害含气。又曰：仙法欲止绝臭腥，休粮清肠。《微旨》篇曰：求长生者，必欲积善立功，慈心于物，恕己及人，仁逮昆虫云云。悉与《道德经》符合。若杀物以养己，其去仁逮昆虫，爱逮蠢蠕，不害含气之训远矣。去涤除嗜欲之说亦过错矣。三丰翁则云：善口不如善心，体君子远庖之训。而下文继云：养气即能养腹，遵至人臭味之戒可也。此明示饮食太和，足以滋养五脏，不必执《内经》所谓精不足者，补之以味等词。至人臭味之戒，即不食肉之意，《论语》云“色恶不食，味臭不食”是也。

以口与心相较，自然善心优于善口，然岂若乘戒俱急，心口俱善之为更妙哉！予睹丰翁出语元极圆融，君只执其上句，而遗其下文，则成偏见矣。酒肉穿腹道在心，当着重下三字。今之人，酒肉穿腹，心中无道，只贪口味而纵五欲，与三丰境界相去悬殊，似未可执此而生异议也。

总之，仙佛皆重清净心，口既贪乎鱼肉，目必贪乎五色，耳亦贪乎五声，日在五欲境界中吸引，恐与清净心不相应耳。何况杀生增加冤对，我既害彼，彼必思害我，因果循环，丝毫不爽。我辈修道，急欲清理宿欠，减轻业障，岂可再添新债乎？

仆自19岁学道，一向随缘吃荤，直至27岁时，得清初周安士所著《万善先资集》（此书极好），披诵再三，恻隐之心，油然而生。觉杀生以养己命，非大慈之旨，有损天和，损阴德，违孔老仁慈之教，急宜改辙。不意积习既久，茹素数日即思荤，乃因时制宜，时荤时素，一面停止杀生，鱼虾等一切生物皆不买，且每月有余钱时，购而放生焉。如是年余，方吃净素，迄今十七八年矣。仙佛皆以慈心胜，视物如己，古有慈心仙人及太乙救苦天尊，君若以慈为宗，则断荤止杀，不成问题，岂可以仙经所无而疑之乎？

孔子曰：忠恕违道不远，施诸己而勿愿，亦勿施于人。曾子曰：夫子之道，忠恕而已矣。且不谈高深理论，谚云：将心比心。君既不愿被人伤害或杀死，而日以利刃加诸无抵抗之小动物，是不恕也；老圣教人慈救慈卫，而君背之，日杀生命以充口腹，是不忠也；一切蠢动含灵，皆有觉性，此觉性与果地圣人，初无二致，毁灭有情，是不仁也。故此问题，与修德方面，甚有关系，若谓人道不具足，而能得成仙道，仆窃疑之。

（五）仙佛修证判别之点请示知。

答：毕竟水朝东海去，到头云定觅山归。

（六）仙佛修证高下何如？

答：云定家家月，春来树树花。

（七）学仙有碍经世否？经世有碍学仙否？

答：竹密不妨流水过，山高岂碍白鹤飞。

（八）如何是道人家风？

答：行须缓步，语要低声，息息相顾，心心离念，一旦撒手归山，方显逍遥自在。

（九）我公丹书想阅过不少，最相契者何书？

答：《白真人集》。

（十）《道书十七种》，毕竟是正是邪？

答：曾游龙藏，自然眼到立分；若其生长荜门，且任目迷五色。最忌如猪八戒吃人参果，一口吞下去，反问人是何滋味？滋味且置，试道人参果为何必生在五庄观？五庄观是什么？人参果是什么？

与海印山人书

志真

海印先生惠鉴：

《仙道月报》屡蒙宠赐鸿文，增光篇幅，学道同仁，受惠良多，曷胜感佩。并悉先生早岁遇师，得闻西派一贯相承之妙诀，而对于道佛两家经典，又复烂熟于胸中，想见下笔为文则信手拈来，不假安排思索，自然一气呵成。而且新旧贯通，言皆妙谛，仙佛一致，语不支离，既文既博，亦玄亦史。

所著《玄谈集》，论心息相依在外之旨，颇合古仙真空炼形之妙。而引经据典，自成一家，反复辩论，洋洋数十万言，若决江河，沛乎莫之能御。诵左思之赋，士衡寒心，吟崔灏之诗，太白敛手，吾党钦迟已久，景慕匪暂，每欲肃布数行，一罄衷曲，又恐无当大雅，徒费烦辞，是以迁延迄此，未获一致拳拳。

窃思先生智慧超伦，认道真切，更兼博极群书，又复乘戒俱急，言行一贯，信愿双弘，在吾道中堪称绝无仅有者。顾处此五浊恶世之内，又正值万方多难之时，若仆等亦志在立即离尘，求还丹于金液，无奈为事境所迫，尚未获积极进行，遂致招扶梯频响人不下楼之讥。虽操存由己，毁誉由人，无须过计，然而河清何日，人寿有期。即如东亭尊师，亦抱今生未能大成之憾，若无天秩翁最后之来，则恐投胎夺舍，亦难保证。植青莲于火里，岂真易事耶？殷鉴匪遥，私衷能无忧惧？

先生大隐吴门，寄情翰墨，借文字般若之缘，作宏法利生之举，不愿签期票于异日，但愿兑现款于当前，正与仆等之旨相吻合。而所论持斋戒杀之理，有关乎仁慈忠恕之德，亦与鄙衷相冥契。安士先生《万善先资》，其笔墨殊足动人，先生因之而持斋，仆亦由是而茹素；月有余钱，则购而放生，先生如是，仆亦如是。岂真德不孤必有邻？否则何其不谋而暗合哉！

仆今不揣冒昧，敢奉询尊况何如？有否俗累？若欲积极实行，法财侣地四者，可完全俱足？或者虽能俱足，而暂时不愿离家，姑先随缘立功立德立言，以符古人之所谓三不朽事业，在仙则效三千八百，在佛则为六度万行？或者云此亦不过为人间游戏，虚与委蛇，其志则在颜子之三月不违，庄生之九日见独？然三月不违，终不过为地下修文，九日见独，亦未免是空中楼阁，若以神仙家立场而论，似终损黄帝之乘龙，旌阳之拔宅也。或先生别有会心，见解不尽与仆等相同，则先生之行藏，固亦非仆等所能测识。然因忝为一道，故敢妄附相知，倘荷不弃，请将现在之情形，及未来之希望，并愿否合作同参，或预备单独行动，祈约略示知。

至于证道之程度，但求精神之不死不生，能离形去智，同于大通，而不以四大假合之身为意乎？抑愿性命双修，身心并重，二者合而为一，以求形神俱妙乎？抑无适无莫，惟视将来之因缘，而定进前之趋向，能形神俱妙固善，否则弃其大患之身，先了虚灵之性，亦未尝不可。今则未能预定，且亦不先设成见也。

以上三者，在仆则为他人有心，予忖度之，而于尊意云何，究须夫子自道，俾观同志之中，有否小异之点，或竟同心同德同见同情，一同而无所不同，觅异而了不得异乎？此诸数点，均为仆之所愿闻者。

顾有一点，即先生所论心息相依在外之旨，其见解诚超越恒溪，惟言之确凿，似乎舍此一法，余皆不然，则未免异于前哲。即涵虚先生《道窍谈》中所论神息妙用、气息妙用等，亦未尝执定在外身身存。真空炼形之旨，而只此一乘，余二非真，似乎稍欠圆融。今不揣固陋，敢以管蠡之见，就正高明。虽惭弄斧班门，多见其不知量，然而抛砖引玉，窃愿其不徒劳。鄙见如下，幸赐裁成：

（一）心之于身，犹人之于室也；心之与息，犹人之与财也。心常依息，无息则心无所寄，将被迫而离身矣；人常依财，无财则人不能存，将为道旁之饿莩矣。心能依息，而又能善用其息，则息上加息，利中生利。不善用者，则反是。人之用财也亦然。

今心息相依在外者，犹人出外营业也；相依在内者，犹人在家开张也。夫出外营业与在家开张，苟能如端木之理财，皆可获陶朱之富有，因其能相机行事，因地制宜耳。若用不识事务之外行经理，则无论其在内在外，皆须破产。学道之人，若认理不清，智慧欠缺，则绝不能神而明之，临机应变。相依在外则浮游而无根，相依在内则执着而不化，譬如挥金如土之浪子，与一钱若命之财奴，两者皆是处也。

（二）心即神也，息即气也；心为火也，息为风也。心息之依于内，即心定息调，神宁气静，是元和内运，非呼吸外求，火则为文火而非烈火，风亦非狂风而为熏风也；心息依于外者，即“内药还同外药，内通外亦须通，外炉增减要勤功，绝妙无过真种”也。又云：内有天然真火，炉中赫赫长红，丹头和合类相同，温养两般作用（按以上两首西江月，虽紫阳真人另有用意，然妙语双关，深合心息外依之原理）。夫温养者，即心息相依而不离也；两般作用者，即依内依外，各尽其妙也。又《清净经》云“内观其心，心无其心”，即依于内也；“外观其形，形无其形，远观其物，物无其物”，即依于外也。长生久视，炼精化炁、炼炁化神，则依于内也；忘形养气、忘气养神、忘神养虚，则依于外也。外其身而身存，后其身而身先，则依于外也；归根曰静，静曰复命，专炁致柔，能如婴儿，则依于内也。或依于外，或依于内，盖内外本相通耳。若论其至，则内即是外，外即是内，非内非外，即内即外，虚实相通，内外合一。因心息相依，神气既打成一片，外潜通乎造化，内恋结乎命元。精神即造化，造化即精神，故深根固蒂，卷之退藏乎密者，即能大而化之，放之弥纶乎六合也。尚何内外之可言乎？

（三）尝有同道业商者问我曰：海印先生咬定心息相依在外，岂不虞其心息外驰，神气耗散乎？孟子云：气一则动志，志一则动气。又云：持其志，毋暴其气。盖心之所至，气亦至焉，心既向外，气亦随往，恐不合于返观内照，抱元守一之旨也。

余曰：非尔之所知也，岂若普通人之心，奔驰在外则一往而不返，流连荒亡，魂驰魄丧，气动神疲哉，学道人之心，虽云依外，而实不离乎宗也。子为商人，即以财为喻，因人之于财，犹心之于息，定息于内，犹储财于家中而不用也。然慢藏诲盗，多积招殃，亦宜深虑（如修丹者饱暖思淫及走丹等事）。依息于外，犹财不藏于家中，寄存于银行或钱庄以生息也。是虽不藏于家中，而财权仍在掌握，随时可以取用，且有金子可得，犹学道人心息虽相依在外，而元和不离于根源，操纵由己，苟时机一到，即可于虚空中攫得生气也。至普通人之心息外驰，则直将金钱挥霍于声色场中，财一出而不复归矣。是岂可同日而语哉！商人首肯，但不识有当尊意否？幸示及。

（四）先生竭力将道佛贯通，以调和玄释两家之思想，而勾通其学说，证明此之甲，即彼之乙，彼之乙即此之甲，故我之长生，即彼之无生，而彼之无生，即我之长生。在学道同人，亦向来承认此说，为和平公允而无异议者。无如佛教徒则夜郎自大，惟我独尊，其傲慢态度，若有传统之习惯，其固陋之思想，亦终牢不可破。今先生复欲与之调和，彼即不直斥君为外道，亦必曰君援佛入道，以释典附会玄宗，非我类也。幸不鸣鼓而攻，亦必摒君门外。

张化声先生始为《海潮音》编辑，后因稍孱涉道家思想，遂为同人所不容，由是激于义愤，不顾一切，匹马单刀，从佛教大本营之武昌佛学院杀出（按：此为化声先生在第八十八期《扬善半月刊》上之自述）。盖佛教主旨，不屑与道家相并也。此若强欲与之相埒，彼必曰何物狂生，敢与我阿耨多罗三藐三菩提作一字并肩王哉！

故我撄师曾接受彼教之挑战，谓："仙道本来是佛教范围之外，释迦牟尼他自己就不懂仙道，何况后代佛教徒？他们说仙道是外道，这句话老老实实一点不冤枉。他们若说仙即是佛，佛即是仙，使出一种滑头市侩所常用的冒牌手段，弄得鱼目混珠，那才真是冤枉。"又有《辩命歌》后"按语"一则云："儒释道仙，四家宗旨不同，此公偏要融和为一，竭力未必讨好，何苦乃尔？儒家见解，认为人生是经常的，所以宗旨在维持现状，而不准矜奇标异，因此人生永无进化之可言；释家见解，认为人生是幻妄的，所以宗旨在专求正觉（这是佛教本旨，其余都是枝叶），而抹杀现实之人生，因此学理与事实，常相冲突，难以协调；道家见解，认为人生是自然的，所以宗旨在极端放任，而标榜清净无为，以致末流陷于萎靡不振，颓废自甘；仙家见解，认为人生是缺憾的，所以宗旨在改革现状，推翻定律，打破环境，战胜自然，以致思想与行为，往往惊世而骇俗。非但儒释道三家不能融和，即道家仙家，表面上似乎同隶一种旗帜之下，然二者宗旨，亦难以强同。夫士各有志，原不必人人共趋一路，但宗旨不能不决定，言论不能不彻底，门径不能不辨别，旗帜不能不鲜明。否则仙佛圣贤，混作一堆，老庄钟吕，粘成一片，令后之学者何所适从乎？余本不反对儒释道三教之宗旨，但不愿听神仙学术，埋没于彼三教之内，失其独立之资格，终至受彼等教义之束缚，而不能自由发展，以故处处将其界限划分明白。俾我中华特产，卓绝千古的神仙学术，不至遭陋儒之毁谤、凡僧之藐视、羽流之滥冒、方士之作伪、乩坛之乱真，自汉明帝以来，一千八百七十余年，佛教徒所给与仙学界恶嘲谩骂之丑声名，于兹刷尽；自金世宗以来，七百七十余年，北七真所给与仙学界三教同源之假面具，一旦揭开。岂不快哉！岂不壮哉！！"

盖我撄师之意欲以神仙为主体，故不特对于佛教之理事相违有所不满，即对儒道两家亦有微辞。因儒教拘谨束缚，只知保守现状，而道家亦觉空泛难凭，多讲虚无之理，与《抱朴子》所谓"五千言虽出老子，然皆泛论较略耳，其中了不肯首尾全举其事。至于文子、庄子、关令尹喜之徒虽祖述黄老，但永无至言，或复以存活为徭役，以殂殁为休息，其去神仙已千亿里矣，岂足耽玩哉！"其意盖相同也。

虽然为道易，为神仙难，是有目之所共睹，吾师盖不欲其为易，而欲为其难者耳。但不知先生之志欲为其难者乎？抑欲为其易者乎？

谨借本刊之园地，一叩智士之雅怀，如荷推诚，勿吝赐玉。并候起居不宣。

仆志真谨顿

复志真君函

海印

前见本报载有阁下致鄙人函已悉，宋儒周子云：饱暖大富贵，康宁无价珍。鄙人目下旅况，足可偿之。近以时局关系，暂且杜门守拙，一俟大局平静，道路开通，即拟至武当一行。因先师临化前，有十年后求我于武当，必有响应之语也。自民六迄今，已三十余载，未知仙踪是否仍在武当，必亲去一探方知。无论遇与不遇，即在该山觅地建庵专修，仆亦从此遁世矣。家事方面，早已安排妥当，故随时可以离家。

前在乌镇避难时，在兴教观见一吕祖像，容貌甚伟，购而祠之，昕夕礼拜，以求加被，迄今三年。现每日三时，每时礼八十一拜，明岁每日拟增至三百拜。日后或有因缘相值，则仆二十五年来之夙愿遂矣。兹姑积诚以待之。

昔葛仙翁初炼丹时，日在炉边持珠，恭念玉帝圣号一万遍，如是勤苦，积久道成，位至玉虚紫灵普化元静真人。我辈生斯乱世，诸缘不具，障碍百出，奚可不生勤苦之念，而求上真加被耶？故鄙人虽于《玄谈》内广谈虚无，而实际亦不废事修，此节恐非局外人所能知也。

曩者先师在武汉时，约同志八人，组织道社。复有四五同志，随喜参加，总达十余人。及天秩师翁莅汉，此十余人者，直接或间接闻道。逮先师临化时，语其子曰：昔鄂友十余人，唯柯伯（道号葆真）一人成功，余皆摇首示意，可知成道之难，非福慧双全者不能也。

仆今者法财已具，侣地未得，然并不生问题。现今家中亦有静室三间，与外面可以隔断（如沪上之统厢房），家事一概不问，亦可安心下功。姑待三年，逆料“民国”三十三年时，世界总可太平矣。在此三年中，当勤于发愿礼祖，以培栽福德。洎乎撒手归山，然后行入室大事，届时侣地，亦必水到渠成，无待安排者也。

至尊问四条，与往昔闻于先师者颇多枘凿。阁下但向三马路千顷堂购先师所著《三教一贯》细阅之，自然明了，似无待鄙人赘词矣。《玄谈》宗旨，说理贵圆融，行持贵专一，故讲到功夫，即以先师所授者拈出，以期一门深入耳。

合作一层，仆并无成见，但仆宗旨喜脚踏实地做去，不喜浮炫夸张。今世真欲了生死而修道者极少，只能潜修密炼，遇缘接度，以续道脉耳。

化声先生不容于佛徒，至从武昌佛学院杀出，并与佛徒对骂，尽笔战之能事，似觉其龙性未驯，且亦不符老圣"和光同尘"之旨，蒙庄"安时处顺"之说。永明禅师云：匿迹韬光，潜行密用。云岩禅师《宝镜三昧》云：潜行密用，如愚若鲁。又曰：银碗盛雪，明月藏鹭，类之弗齐，混则知处。古圣先贤，罔不俯同尘俗，内修道妙，衣锦尚䌹，潜行密用，唯自得知，人无能识。化声先生若能体老、庄、永明、云岩之训，不妨在佛学院中安炉立鼎，密运周天，无人觉察，是即壶子所谓"杜德机"之妙也。然仆今者所处地位，又异于化声。既不依赖佛学院过生活，不充彼等教授与编辑，不领彼等薪金，隐显行藏，毫无顾忌，说异辨同，不妨自在，孰得兴师而问难哉？

再按三丰翁云：仙是佛，佛是仙，一性圆明不二般；三教原来是一家，饥则吃饭困则眠。仆以二十余年之编参，觉三翁所说，原全与拙见契同。仆今者岂特仙佛圣贤，混为一炉，亦且情与无情，焕然等现；岂特老庄钟吕，粘成一片，亦且臭腐神奇，浑无一致，露柱灯笼，齐转法轮。此则仁智之见，正不必尽同，亦难以尽同者也。

《抱朴子》论老庄列尹，未必具眼，足下幸勿被黑豆换却眼睛。关尹子曰：能见精神则久生，能忘精神而超生。大抵抱朴子在见精神而久生之位，老庄关尹诸大祖师在忘精神而超生之位。一在生位上立足，一在生生位上转功，拙著《玄谈集》内亦论及之矣。

再按《华严经·如来名号品》云：或名释迦牟尼，或名第七仙，乃至云或名持众仙，或名大仙师。是世尊固以仙人自号矣，否则何以不云第七佛而云第七仙乎？今之佛徒，能将此则问题笃思明辩，即不致斥仙为外道矣。

又《华严·光明觉品》云：为度诸众生，此是大仙力。《菩萨问明品》云：非一切如来大仙之过咎。《如来出现品》云：谁于大仙深境界，而能直实具开演。又《华严》偈云：大仙所有施戒法，忍辱精进禅智慧。又云：护持诸佛法，摄取大仙道。是文殊等大菩萨亦称佛为仙矣。而《世主妙严品》：来会诸天，一一冠以佛号。然则何佛而不仙，何仙而不佛哉？

一代时教，始《华严》而终《涅槃》，今考《涅槃哀叹品》云：大仙入涅槃，佛日坠于地。《长寿品》云：云何作善业，大仙今当说。又云：云何为生盲，而作眼目导；云何示多头，惟愿大仙说。又云：一切诸法中，悉有安乐性；惟愿大仙尊，为我分别说。是迦叶尊者亦称佛为仙矣。

文殊为菩萨之首，迦叶为声闻之首，同称佛为仙，岂非三丰所谓“仙即佛，佛即仙”之一证欤？妙正真人云：众生仙佛，同一大圆镜智，乃见谛之论也。

自佛法传入以来，最初名著，当推肇法师（鸠摩罗什之弟子）《涅槃》等四论。但肇论全以老庄精髓立说，将整个道家学说，移作佛论，后世亦未尝议其援道入佛也。最大最妙之著作，当推宋永明禅师之《宗镜录》，一百卷内，引用老子、列子、庄子、亢仓子，以融会佛乘心地法门者，亦难屈指数，后世亦未尝议其援引外道典籍，附会佛法也。又如晋道林禅师《般若对比要抄》云：是故夷三脱于重玄，齐万物于空同，设玄德以广教，守谷神以存虚，齐众首于玄同，还群灵乎本无。观其序般若而谈玄德、揭谷神，岂非融禅玄于一炉，冥众籁于一际哉？又如道安法师《安般经注·序》云：安般寄息以成守（梵语安那般那，此云出入息。《安般经》全谈调息法门），四禅寓骸以成定也；寄息故有六阶之差，寓骸故有四级之别；差者损之又损之，以至于无为；别者忘之又忘之，以至于无欲。亦采用老子语以阐安般调息之妙。其弟子道立，复以老庄三玄征应佛理，具载《高僧传》中。大抵见谛之士，情量尽破，畛域全消，入一际平等之原，冥大小方圆之量，奚有是非彼我之诤哉？

后世佛徒，不肯遍览教典史乘，狃于门户之见，其歧视仙佛也固宜。而足下等反视为理之当然，从而宰割真空，分罗法性，斯亦异矣。

此复，顺颂道祺！

海印手启

12月26日

再与海印山人书

志真

海印先生阁下：

接奉还云，知先生饱暖康宁，得大富贵，获无价珍矣。亦可谓知足者长乐矣。羡贺羡贺！

虽然，宣圣发愤忘食，乐以忘忧；颜回一箪食一瓢饮，居陋巷不改其乐；曾子三日不举火，十年不制衣，捉襟见肘，纳履踵决，曳纵而歌商颂，声满天地，若出金石；陶渊明环堵萧然，不蔽风日，短褐穿结，箪瓢屡空，晏如也；邵康节五十之年，忽感重疾，盛夏之中，伏枕百日，砭灸药石，其效无一，以命委天，心仍安乐。夫彼诸圣贤，或贫或病，既不饱暖，复失康宁，然而泰然处之，若无所事，未尝有戚戚汲汲之心，而羡周子之所谓饱暖康宁也。

若以众人言之，则在未得饱暖康宁之时患不得，既得之矣患不足，亦决不肯即以饱暖康宁为大富贵无价珍者。盖脱略于形骸之外者，不以四大假合为意；而迷恋于声色之中者，则以七情爱恶为缘。前者近忘精神而超生，后者又不及见精神而久生，周子所言，其志则近乎见矣。阁下悦其言而羡其道，又不屑为见，何喜其实而恶其名，爱其情而不足其说乎？

尊府既有静室三间，可以安心下功，又可不问家事，则大隐居廛。积诚以待三年之中，何不湛寂无为，清净坐忘，以期豁然超脱，俾渊默而雷声，尸居而龙现？今乃不此之图，但致力于礼拜，求神而不求己，捐自力而冀他力，恃音声色相以求真人，勤则勤矣，然恐非吕祖之所望于阁下也。

若仆者情量未破，不克见谛，不知大患有身，甘效守尸之鬼，则学葛仙翁之炉边持珠，恭念圣号，礼神拜祖以求幸获，尚或可原。然在祖师之意，亦将笑不能善自努力，而徒求加被。虽或怜其愚而不加责，然必斥其妄而不知本矣。故不自努力而求之于他，以仆之愚，犹知其非彻底究竟之道。乃脚踏实地，一门深入，忘神超生，如阁下者，反为之而弗倦，不亦异乎？

（谨按：在未明原理未得真诀之前，而又为世务所困，不能一门深入，积极精进者，则一方面立功立德，一方面礼神拜祖，以求加被，亦合乎正道。因程度不同，环境各异，原未可执一而论也）。

鄙问三条，既不蒙赐教，亦安敢强求？

尊师所著《三教一贯》，虽未暇细读，亦曾约略遍阅一过，然不足以代表阁下之所欲答以慰仆之所问也。

化声先生善作笔战，亦因代抱不平，如有骨鲠在喉，不能不一吐为快，“龙性未驯”四字，恐彼亦甘居而不辞。虽然今者已久不见其笔墨矣，销声匿迹，恐亦从此遁世矣，不然何见其首而不见其尾？或逆料阁下之欲怪彼龙性未驯，遂预示先机而不吝改过乎？今则此四字者，恐我等反将就之。盖仆因使命在身，遂窃古人立言之名，沉醉于笔墨之中，竟觉乐而忘疲。而阁下者，慈悲心切，洋洋数十万言，谈玄说妙，辩异论同，隐然有顾盼自雄之概。然苟有谤者，宁不可罗织深文而加之辞乎？即为化声君所知将毋笑我等之工于谋人而拙于谋己乎？

至于三教一贯，三教一家，其说亦由来久矣。记得胡适近著《陶宏景〈真诰〉考》之批评中有一节云：“西天灵光，飞锡东渡，自不能不求相当之寄托。环顾海内，儒门淡薄，诸子百家，琐碎而寡要，都非息胎栖神之质，唯老庄派学者，为能出彼玄义灵文，以写此生态，撮此小影。所以由汉及唐，五六百年，为道教接收佛教之时代。”“北地七真，南方五祖，取西来妙意，返哺人天，而大乘根性之天台贤首，与一花五叶之教外别传，又复栈道明修，陈仓暗渡，此数百年为佛道两教同化之时代。”“宋明理学巨子，自朱陆周程，以及诚意阳明，阳奉儒术，阴崇二氏，推衍摆荡，致成儒释道三教混流之怒潮。”盖三教一贯，本为原理之许可，根据象帝之先，无名无形，一而不二，既无所谓仙佛，亦无所谓儒释。无如至无之中，却含至有；空寂浑沦之中，却含无限生机。于是由一而二，由二而三，则三而生万物矣。造化之生机固如此，而宗教学术文化之演进，亦未尝不如此。故黄老儒术兴于东方，而佛耶回兴于西方。是以举其同者，虽五教可以一贯，遑论三教；标其异者，虽一教之中，亦多分宗别派，各是其是，各非其非，有绝难融通之处。

至于仙佛两家，诚有如尊函所印证各节，或以老庄释佛经，或以佛经释老庄，佛典有时亦称佛为仙。然其贬儒道两家为人天小乘，又称老庄孔颜为菩萨化身，寓贬于褒，似扬实抑。其意若曰：老庄孔颜，虽可许之为菩萨，然与佛相较，似终损一筹。此犹为少数和平派佛教徒之所主张。若多数之佛徒，类皆目空万教，惟我独尊，宁肯如阁下所谓人一际平等之原，冥大小方圆之量哉？不然仆等亦何憾于释，何私于道？实因外教侵略，无所不用其极，借势凭权，喧宾夺主，遂使国教日益衰颓，国难日形严重。故有识之士，秉老圣“抑强扶弱”“损有余，补不足”之旨，不屑牺牲精神，不计个人利害，借管城子之力，以聊尽其心而为鸣不平而示正轨焉，岂真同韩子之豪气未除乎（放翁诗：韩子未除豪气在，文章都为不平鸣。此则有异乎彼）？

阁下仙佛圣贤，混为一炉，三教调和，无偏无党，其卓识高见，固已与舍本逐末好异媚外之徒有所不同，而“老庄钟吕，粘成一片，臭腐神奇，浑无二致”，则似觉事理欠符，言行相悖。苟非然者，则何见而不忘，何忘而不见，色即是空，空即是色，尚何有黑豆与眼睛之分别乎哉？

夫《抱朴子》之论老庄列尹，虽未必具眼，然大体亦不错。盖抱朴本为太上再传弟子，其于老庄列尹之为人，未尝不钦佩。但就书论书，则所谓“泛论较略，不肯首尾全举”，及“祖述黄老，永无至言”“存活徭役，殂殁休息”等语，则自是实情不可谓诬。因老庄诸人所谈者，乃大道之原理，造化之根本，芴漠茫昧，恍惚自然，而不详其事。非不知也，又虑愚徒之执着不化，恐画虎不成反类犬，故复示以大患有身薪尽火传之说。其于神仙之专门学术，如长生不死、白日升天等奇迹，龙虎、铅汞、药火、鼎炉之名词，则未暇道及。

后之学者，若将黄帝之《龙虎经》，伯阳之《参同契》，谌母之《铜符铁券》，旌阳之《石函记》，张紫阳之《金药秘诀》《悟真篇》，白紫清之《地元真诀》等一类书籍，与《道德》《南华》《冲虚》《文始》诸经相比较，则判若两途。盖一则言理，一则言事；一则谈道，一则谈化；一则名丹经，一则名道书；一则近科学，一则近哲学；一则是真空，一则是妙有，吾人若谓之谓同也。一则有相，一则无形；一则神奇，一则平淡，谓之谓异也。则道可通夫术，术可进乎道，有可变为无，无可化为有，盖同则其本也，异则其用也。

固执之士，知一而不知二，知道而不知仙，知空理而不知事实。以为铅汞鼎炉，皆属譬喻；长生飞升，悉是寓言。强不同以为同，化实际为乌有，而不知古圣言外之意、环中之妙。则言同非也，言异非也，言非异非同亦非也。若既知其本，复知其用，即明其理，复晓其事，则言同可也，言异可也，言非异非同亦可也。

抱朴子为神仙中杰出之才，精明通悟，德学俱超，则安肯妄论祖师，而漫加訾议哉？

且也道祖既标长生久视，营魄抱一，复言大患有身，死而不亡。而其本身之寿命，则经数百年而不知其所终，其示现之迹，同于神仙而异于孔释。庄子既云寿莫寿于殇子，而彭祖为夭，然又赞成修德就闲，守一处和，千岁厌世，去而上仙，三患莫至，身常无殃。猝然视之，岂不矛盾？不知其因地因人，因是因非，横说竖说，正说反说，各尽其妙，使释氏之徒，亦不敢显撄其锋。于是承其青睐，遂许之为菩萨，或收之为天乘。其实老庄书中，既无四圣六凡之名，更无五乘三途之语，释氏随意安排，象心位置，虽于道家之本来面目无损，而画蛇添足，名义上是非高下之争，所难免矣。

至于三教一贯，本非阁下一人之私言，先哲言之详矣。仆亦久闻其语，且非绝对不赞成者，即在本刊上亦并未反对。苟反对，则何故每期尚将尊稿择要登载？至前函所云，原不过欲互求印证，以便交换知识，且念阁下遍览教典，博学多闻，故思就正高明，借资联络，不料遭君见怪。然仆思前函虽嫌冒昧突兀，而并无开罪愤激之处。乃尊函开场所答但以饱暖康宁囫囵吞枣之辞；次则答以礼神拜祖与尊志矛盾之事；又次则表明惟阁下为能脚踏实地不喜浮炫夸张。又次则不满于化声，以为化声依赖佛学院过生活，而领彼等薪金。然则足下何从知之，即其果领薪金，而能为道德文化学术前途计，主持正义，宁愿牺牲个人之利益，不肯委曲求全，则亦不可不谊不计其利者也。又次则看轻抱朴，谓仆被黑豆换却眼睛。但据足下臭腐神奇一致论，则黑豆眼睛，亦复何别？末则异仆之宰割真空，分罗法性。然真空之含妙有，即真空自愿宰割；法性中现万象，即法性自愿分罗。岂仆之过哉？

虽然，仆岂真无过乎？曰不然，仆之冒昧通函，娓娓不休，是真仆之过也。庸敢辞咎，此后谨当慎之。

专此再覆，即颂玄安！

志真谨启

（补启者：仆与阁下素昧生平，只因读过大作，觉得阁下的学问文章，聪明智慧，殊属不凡，故先通函仰攀，思借他山之助，结一道义之友。不料阁下顾盼自雄，目空一切，恃才傲物，不屑下交。夫阁下之博闻强记，善辩能文，固仆之所弗若。然白璧尚有微瑕，铅刀宁无一割，善辩者每穷于辩，无才者或全其才，此中消息，不可得而知。仆之前函，上半节完全是就正讨论之意，后半节虽有两段引证吾师及《抱朴子》文章，然亦不外乎讨论之意。何图与尊见相左，大肆讥评，层层批驳，不留余地。只得再奉此函，表明鄙见，其辞气较前函，稍为率直。然唯之与阿，相去几何，语言文字，皆为过而不留者，倘能鉴察愚衷，彼此均弗介怀，是为至幸。）

答吴悟灵君问题七则

《仙道月报》编者

（一）问：自习伍柳法以来，尾闾时觉跳动，近日忽觉酸痛，未知有碍做功夫否？

答：做功夫第一种先决条件，是在来源的清浊，与先天后天的分别，不论是用的什么方法。假使由先天得来的造化，跳动的感觉是有的，酸痛是不会的，因为酸痛就是不舒适。既不舒适就是夹杂了后天的浊气，对于做功夫，当然有碍。

再者伍柳一派方法，对于在家而有俗务及不能持斋的人，大都不甚相宜。

（二）问：《慧命经》中之“法轮六候图”，是否指起火止火升降采取之法乎？

答：升降起止，只要听其自然，切不可着意，亦不可松懈。当实行“勿忘勿助，以诚以默”八个字口诀，即得之矣。

（三）问：图中一候是否指阳生活子时乎？

答：是的。

（四）我辈少年人，学何种法门为最合？

答：此事因为人类的体质不同，禀赋各异，于是法门亦不能断定。譬如学者从师，为师者当因材施教；病者求医，为医者当因病施药。若执而不化，万病一方，鲜不误事。但若不求近功，不期速效，而欲觅一有利无弊的修养身心之法，则《唱道真言》《乐育堂语录》《灵源大道歌》等一类的法门最合。

（五）问：余初蒙师传授之口诀，炼习二年余，毫无效验，今恳请社长，传授一最合年轻人之法，未识能允后学之恳请乎？

答：令师传授的口诀，不知是秘密的口诀，还是公开的口诀。如是公开的口诀，请你不妨宣布出来。是否就是指伍柳一派功夫？用功的时候，怎样姿势？如何做法？方好代为判别。若是秘密的口诀，你且先去问你的令师，当然会回答你，并且解释你的疑惑。又令师是在家人还是出家人？吃荤的还是吃素的？有否一种门户的派别？便希示知，方可代为审察。最合年轻人之法门，已详见第四条问答中。

（六）问：性命双修中性功是否指静坐止观？命功如何做法？请细示。

答：性功是养神，命功是炼气，神气合一，便是性命双修。至于详细指示如何做法，不是简单的笔墨所能胜任。静坐止观，亦可以说是性功。

（七）问：《性命真诠》一书，何处可购？内容若何？能代购一部否？

答：此书非卖品，系道友赠送结缘者，刻已送完。后若再有此书，当寄奉一部。内容专讲性命双修之事。

总答：修道学仙的人，最要紧的条件，是须要福慧两全。因福慧两全，法财侣地便容易具足。具足之后，若能专心致志，坚定不移，则目的必有达到之一日。所虑者，有福慧之人，只怕心志不坚，游移不定，不能守之以恒，持之以久，则其结果亦与无福慧者相等，为可惜耳。

或问如福慧不足，或有福无慧，或有慧无福，种种缺憾，当用何法补救？

答：不足者使之足，无者使之有，有者不使之无，如是而已。

问：福慧不足，如何可使之足？修福如何修法？修慧如何修法？

答：福不足者，可随时随地，度德量力，做济人利物之事。但不一定是指有财之人，无财之人更宜修福。只要有财者施财，有力者用力，有智者用智。律身行己方面，当然最要持斋守戒，诸恶莫作。既省金钱，又省是非，如是久久，则贫者自会不贫，无福者自变有福。福既充足，若慧尚不足，自当再行修慧。

修慧之法，大概可以分为二：（一）读书穷理，访求明师，亲近善知识，虔诚恭敬，求其指教，此慧系由外入内者；（二）敬礼神明，精心存养，持诵经咒，不欺暗室，清净洁斋，久之慧性通灵，一诚感格，此慧系由内达外者，在佛家即谓之明心见性。

如是福慧两全，然后专修性命双修的功夫，则于仙道，庶乎近焉。否则等于缘木求鱼，望梅止渴，欲求得道成真，了生脱死，宁非梦想乎哉？

答复王喜仙先生

志真

编者按：原函太长，本刊因限于篇幅未能照登，只节取问题数则，至希王先生与读者诸君原谅。

喜仙先生足下：

展读客冬十一月初八日惠我长函，敬悉足下求知心切，学仙志坚，惜为环境所困，未获从心所欲。然足下年事正富，家庭责任，既未容放弃，修养资粮，亦未能准备，是彼苍之意，犹不欲足下立即离尘也。则足下亦安能逆天以行事哉？

为今之计，惟有克勤克俭，努力于正当之生产，积德累功，而以义为利。行有余力，乃研究仙道学术。如此多历岁月，则将来自有机缘，以达到足下之目的，而实现吾人之理想。今日者只要抱定宗旨，誓不灰心，不躁不怠，不激不馁，如中山先生之努力国民革命。即不幸而即生未获成功，而精神不死，依然可以积极。或者逝而再来，或由后起同志继续负责。夫世法如是，吾辈学出世之仙道者，亦何独不如是？

承列问题八则，谨将管见，附答于后（以下问题对照）：

一问：撄公之思想超绝，学识湛深，凡我同志，无不稔悉。然其生平史迹，除少许人知外，恐大多数人未必皆悉也，仆颇欲一聆为快。先生相处有年，侍侧日久，必有所闻，尚希秉其轻快之笔，为之记述作传，以饷同志，亦一快事也。

答：此事一须得撄师之许可；二仆刻下诸务纷繁，一时不获余暇；三撄师之生平史迹虽可传，而仆之笔墨，拙陋无文，未足以传也。

二问：撄公修炼之法门，是否神仙眷属、《悟真》一派？其程度现到何阶段？据撄公云要二十七年后方能出阳神（此乃“民国”二十六年所说，如今岁又可说二十四年），未卜到第几年始有六通？

答：撄师自己修炼之法门，在《扬善半月刊》上已屡次说明，实无庸赘述。而撄师又常说学者必须要懂得路路皆通、头头是道，则伊修炼之法，岂可以一格拘之？其随处变通，临机应化，不特门外人不获知，即门弟子亦不易测也。至第几年始有六通，撄师既不自言，仆亦岂敢预泄？

三问：在今日全国修仙学道之士，其修炼法门，以何派为最多？何派为次？仙学院诸位同志，其修炼法门，除北派外亦以何派最多？又东、西、南三派及闵小艮、陈希夷等派，其方法异同，及病药长短如何？撄公尝云：南派当此时代，极不相宜，除少许上根器智慧胜常之士，方许问津，非普通人所能胜任也。斯言良是。然白玉蟾真人所修炼之法又如何？破体人可否依法修炼？此就所谓清净人元法乎？除此南派外，陆潜虚东派与李涵虚西派，两派比较如何？闵小艮之调和派与黄元吉之非南非北派，比较又何如？在今日从西派入手的，似乎多过东派，而撄公介绍修炼法门，则首推黄元吉所述之派，仆亦认为良是。惟以学识浅陋，认识不清，敢请述之，俾明底蕴。

答：全国真知修仙者甚少，而仅知学道者较多。虽修仙者不能离乎道，而学道者亦有志在乎仙。然因仙有凭而道无相，仙难诬而道易假，故学道易于学仙也。但亦有达人君子，以为道者无名无形，堂堂正正，只要惟精惟一，允执厥中，忘其肝胆，遗其耳目，则修老庄之道，即可获孔颜之乐而了生脱死。又何必再矜奇炫异，索隐行怪，而求所谓乘龙跨凤、白日升天、驾鸾控鹤、四海遨游之仙哉？此则盖以学仙之怪癖而不如学道之正常也。是以学道多于学仙。

至以法门而论，就道士讲，以全真、正一为两大派。而全真之中以龙门派为最盛。就在家人讲，则某门、某会、某主、某教，多至不可胜数。至于所谓东西南北各种派别，乃是根据道书上分别出来的，至于某门、某会、某社、某教，他们并不注意及此，但知各行其道耳。

闵小艮为金盖山派，乃龙门派之变相；陈希夷睡中得道，其方法当别有一功，亦是别开生面。白玉蟾真人为南宗五祖，但其修炼方法，据吾师云，系从北派入手。但所谓清净者指北派，人元者指南派，至于陆为东派、李为西派，乃因地而分，其方法则大同小异。

闵派之调和，乃介乎南北二者之间。黄元吉非南非北，则自成一派，然因其理论圆融而切实，方法简易而和平，故撄师善之。

四问：先生现在修炼，究用何种法门？在先生与张化声先生书中，获悉先生素崇老庄之说。前撄公曾将《庄子》书上口诀传授与杨少臣、张慧严两先生，或先生亦获此诀而修炼耶？抑从南派下手耶？

答：《庄子》一书，虽屡曾与师讨论研究，惟未尝明示口诀，杨张二君所得者为何，仆亦未曾问过吾师，故不能妄言。惟《庄子》上所谓“真人之息以踵”，则仆诚得之。其他一切出神入化不可思议之境界，不过为纸上谈兵，说食难饱。若欲求亲证，尚须假以岁月，俟积极进行之时，方能实现耳。

南派功夫，撄师既言当此时代极不相宜，则仆何人斯，岂得轻举妄动？何况非实际之所必须乎？

五问：仙学院近况何似？听讲弟子有几多人？撄公所讲授丹经者，据仆所知，计有《灵源大道歌》《悟真篇》《参同契》三种。除此而外，未知现下尚续讲何种？《悟真》《参同》口讲面授外，未卜尚有笔录，或油印本之讲义否？然秘密处恐不足为外人道。仆自恨无福无缘，不获躬逢胜会，窃自怅憾。然预料其讲义，本其嫡派之真传，多年之经验，才学湛深，必有空前之阐明，惊人之论说也。（似《论白虎首经》可见一斑，所以仆尝谓倘能有缘，获听获读，非只各家注解可置之高阁，且可免穷年孜孜，暗中摸索之苦。诚漆室之巨灯，迷津之宝筏。）

答：吾师常言仙学不比宗教，不能普度，惟上根利器，方能闻之。《灵源大道歌》，虽比较大众化，然普通人闻之，亦未必能开悟获益。《参同》《悟真》，则更宜择人而授，并非凡属弟子，皆能听讲。故《灵源大道歌》，可以制版发行，而《参同》《悟真》，则连讲义亦无之。虽有笔录，然其紧要处，仍不许书传，只能口诀。此则仙术之异乎宗教与科学者也。

或问然则此事将来能否有公开之时期，或竟千秋万岁，永远不能公开乎？曰：此则须待事实之证明，刻下不能预言。然其最要条件，须得国家文化之进步，民族智慧之开发，医学生理之阐明，然后仙术之不能公开者，或亦有公开之希望。否则中士闻道，若存若亡，半信半疑，下士闻道则不惟不信，且大笑之矣。

六问：撄公所著之书，已出版者不算外，若《口诀钩玄录（初集）》及《仙学正宗》《仙学入门》三书，度早脱稿久矣。或以种种关系，未能公诸于世。

答：三书既未出版公世，亦尚未能脱稿。

七问：仆虽不得口诀实行修炼，所幸获认大道正法，不致误入歧途，此皆得力往昔所读之书，及拜《扬善刊》《仙道月报》之所赐也。凡旁门外道邪术，实不知所谓，此则差堪少慰。然自惭读书甚鲜，不足以言研究。素悉先生博览群书，识途老马，尚希介绍翼化堂外各种完备道书，以增学识。（蜀二仙庵所刻之《道藏辑要》，未审现下何处流通？斯书可值得一阅否？再者介绍道书，若《金丹赘言》初步入手功夫之类最佳，倘有手抄本秘藏本尤妙。）

答：好的道书，刻下奇缺，即《参同》《悟真》各种热门道书，亦将快要卖完了。其他如《古书隐楼藏书》《道书十七种》《白玉蟾真人全集》《三丰真人全集》、陆西星真人《方壶外史》《参同契集注》等一类道书，欲买之人甚多，但一时无书可购，必须要常常到各书店中去搜罗，有时碰巧，方能遇着。惟《道书十二种》则尚有存者。以上各书，当然皆有研究之价值。

《道藏辑要》，此书须写信到四川去买，全部二十八函，约三百册，战事之前，售价约一百元左右，刻下恐怕要涨上三四倍，尚不知邮局中能否通寄。医学书局出版之《百种精华录》，现下尚可买到，其内容虽不尽善，然因有一百种之多，故亦足资学道同仁之研究。

仆尝欲亟寻初步入手凝神调息诀以资静坐修养，但以未经师授，恐差之毫厘，失之千里，贻害匪浅，故不敢实行。如《五大健康》所云之调息法，吸升呼降，鄙意恐未妥善。似不若《孙不二女丹诗注》书中所述之凝神调息法为愈。又李涵虚《三车秘旨》之收心法调息诀，堪称上乘，而黄元吉先生所讲之听息法亦颇不错。据黄元吉先生云：凝神于脐下，离色身肉皮不远，不内不外，着意而又不着意。又李涵虚真人所说之“钻杳冥”，颇为圆融，岂彼中下之法，死守一窍所能及哉！

撄公有言：人之身体环境等各有不同，故凡传授因人说法。以仆而言，体弱多病，病因似系气血不调，心肾不交所致。平常呼吸之气，非只不达丹田，且或感短促。倘遇紧张及可惊惧之事，则心房怦然不已，手脚冷汗慌措同来；倘用脑过度，则虚火上升，头脑涨痛，甚至胸部闷塞。故自知守山根一窍，非只我所鄙视，其实亦不宜也。是故仆一方面虽在钻研，然坚固色身，延年却病，尤为急要。不然非但不能读书，而修仙之志，恐亦付之流水矣。

先生久处法海之中，对于上乘凝神调息之诀，以及却病良法，久已熟闻，倘不以菲才见弃，至希指示。俾得从事静修，为初步入门之基。则入得杳冥方见道，最初一着好功夫，皆先生之所赐也。先生能满足此小愿乎？

答：足下已知病因为气血不调，心肾不交，及用脑过度则虚火上升，则对治之法，自当不调者使之调，不交者使之交，用脑过度则使勿过度。盖足下所述之病象，似偏重于精神方面，气血不调，则为精神累及物质。以方法而论，则凝神调息及钻杳冥诚皆为降虚火交心肾调气血之好方法，而且不费钱不费力，可以无师自修。不过有一种最重要的条件，乃是要有静室与恒心。若无静室与恒心，则神不易凝，息亦难调，杳冥亦钻之不进。即或偶能钻进，亦钻不能深。要知凝神调息，就是要希望凝神入气穴也。钻得杳冥者，即神已凝入气穴时之现象也。然气穴尚有身内身外之分，凝神于身内之气穴，即凝神脐下，为抱元守一虚心实腹之功也；凝神于身外之气穴，即心息相依在身外，真空炼形之道也。惟杳冥则不论身内身外之气穴，只要神能凝得进即会发现。杳冥之象既现，则道即在乎是矣。

虽然，理论固如是，但《中庸》云：苟不至备，至道弗凝。则德浅福薄者，恐仍不得其门而入。即或能入，又恐有群魔作障。故紫阳真人云：若非积行修阴德，动有群魔作障缘。盖方法虽分清净阴阳、南宗北派，而欲入杳冥之门，得乾坤之窍，则其理同也，其事亦同也。

八问：前者撄公在六十八期《扬善刊》上《翼化堂书局八十周纪念辞》泄漏“玄关一窍”，未卜是黄元吉所述一窍否？窃思古今修仙学道者，为此一窍之迷，不知凡几，而所得者，又多中下之法，甚至错走旁门，而不知此皆受阅书之影响，及庸师传授之害。如有缘者，得读《乐育堂语录》《道德经讲义》二书，及撄公一语破的，庶不致误入歧途。仆尝于二书中钻研玄关一窍，目中虽了了，然苦无下手处，此可见师授之要。此中消息，先生可否一露其端倪乎？

答：紫阳真人云：此窍非凡窍，乾坤共合成；名为神气穴，内有坎离精。盖此窍即杳冥之门，生死之根，阴阳之户，有无之窍，天地之心，动静之关。记得撄师原文有云：八仙齐会玄关窍，十地同归众妙门。足下今虽未得师，若能认得这个关窍，钻将进去，则虽不即中，亦不远矣。对于却病延年之效，亦可探囊而得之矣。

奔走衣食以来，文理久已荒秽，不文之处，尚祈见谅。言长纸短，临颍神驰，敬候赐复，并颂道安。

后学王喜仙谨上

谨按：奔走衣食，实为道之障碍。古人是有谋道不谋食之言，但不是说谋道者即可以不食。虽神仙家有气满不思食之语，然非隐居深山，功夫程度极高者，不能办到。否则只好效伯夷叔齐之饿死于首阳耳。

然古人之为此言，亦有两种意义：一是指衣食有余之人，本无待营谋，则自然可以安心谋道；一是教人应当以谋道为主，不可过分劳心焦虑而谋衣食，则衣食亦自然可得。如孔子所谓言寡尤，行寡悔，禄亦在其中矣；孟子所谓古之人，修其天爵而人爵从之。皆此意也。然斯尚是指孔门仁义之道而言。

若修仙学道之人，倘为衣食所困，家累所迫，则对于功夫方面，的确大有问题。王先生学仙之心甚热，但不知于奔走衣食之外，一天之中有若干时候可资休息。倘真是昕夕鲜暇，竟日忙碌，则虽能找住玄关，钻得杳冥，亦属杯水车薪，难以济事。再若不得玄关，不遇杳冥，则更为徒劳矣。虽然，有志者，事竟成，皇天不负苦心人，王先生幸勿因此而灰心。

复上海某君书

陈撄宁

（前略）

据云五味子难服，想是在口中咀嚼之故。若像吃丸药一样，用白开水吞服，在口中过而不留，则不觉有异味矣。每粒除黑包皮外，其中尚有一粒硬核，形如腰子，味辛而兼苦，皮肉则酸而兼甜，又皮与核都有咸味。一物而五味俱全，遂因此得名。服时须将每一粒连皮带核，敲作扁形，使其中硬核破裂，然后吞服到肠胃中，方可以吸收其核内所藏之药力。若整个囫囵吞下，而核之味不出，其功用偏而不全。此层当注意。

原本《道藏》，上海西门外白云观内有一部，收存于藏经楼中，不轻易让人看见。宁当“民国”二、三年间，住在白云观内，大略将《道藏》翻阅一遍。今闻该观所有《道藏》，早已贴上封条，恐将来无机会可以再看矣。商务书馆影印之《道藏》，战前上海大场宝华寺有一部，后遭兵燹，散失在外，当做废纸出售，每一斤价铜元数枚。某道友购得几十册，皆首尾不完，且有火烧之焦痕。某山某观虽有二部，都在山上，并未携来上海。徐家汇天主教堂图书馆中有一部，得熟人介绍，方可入览，但不能借出。贵友欲阅《道藏》，是何目的？若为著作计，须参考资料，自不妨一阅；若为学道计，则此路甚为迂缓，难以到家，宜另求门径为是。

又据尊函云：“有人做静功者，觉得头部一半皆空。”大凡做静功者，自己每有许多特别的感觉，而为他人所未尝经历者。若欲人人强而同之，其势殆不可能。只求身心安定，气血调和，毫无不适意之状态，即可以算得是好效验。据云“将来全身亦应觉得空寂”，此又似乎近于坐禅功夫，与《天台止观》书中所云“自觉其心渐渐入定，身心泯然空寂”景象颇同。

觉有情四篇

陈撄宁

由仙学而佛学

（答某居士书）

往年以仙学立场，对佛法常抱一种不妥协之态度。今见人类根性日益恶劣，杀人利器层出不穷，且于大自然境界中，仗科学之发明而冒险尝试，扰乱宇宙共同之秩序，恐吾辈所托身之地球将来不免有毁灭之一日。仙学纵修炼到肉体长生，并证得少许神通，究未能跳出旋涡之外，皮之不存，毛将安附（天仙程度较高又当别论，此指地仙而言）。因此近来常与人讲出世之佛法，而不讲住世之仙学。

弟从事于仙学有数十年之久，知者颇多，受累非浅。来访我者品类太杂，男女老少新旧雅俗等等性质各别。其中又有军人、政客、流氓、市侩、耶稣教徒、佛门居士、江湖方士、传道先生、中西医生、科学家、迷信家。而且同一迷信中，复有真迷信，假迷信，半迷信种种不同，令我穷于应付。此刻与人谈佛专重念佛生西，人每不乐闻，访我者遂逐渐减少，彼等所不乐，正我之所乐，是亦藏拙之一道也。

论及烦恼，人皆有之，惟发菩提心者可以减轻烦恼。如十分烦恼之人，若有一种菩提心，则烦恼止有九分，若有七分菩提心，则烦恼止有三分，若菩提心发得十分圆满，则烦恼顿空，俨然成佛矣。烦恼与菩提，乃一物二面，一面多，则一面少，故曰烦恼即是菩提。发菩提心者，不断烦恼，而烦恼自断。不发菩提心，而欲断烦恼，无有是处。（此乃我自己经验所得之言，不是空谈理论。）

烦恼有粗有细，粗者乃人生上之烦恼，细者是工夫上之烦恼。尊意所谓烦恼，当指人事而言。须知吾当初投胎做人，就是预备来受苦，不是来享乐。若要享乐，何不往生极乐世界，其次何不上生色界三禅，再次何不投生欲界诸天，乃偏生于有苦无乐之人间，此皆夙世业障太重，一时难以解脱，只得安命而已，儒家所谓命，即佛家所谓业，若要改变，须用极大之道力与法力（道力就是仙家说，法力就是佛家说）。若因循懈惰，终为业力所牵，今生无办法，来生更生办法，愈转愈下，亦大可惧。

尊函谓“不知何日克赋遂初”。晋孙绰作遂初赋，又作天台山赋，读之令人意远。后居官，与桓温政见相左，温怒曰：“何不寻君遂初赋，而知家国大事耶。”然孙竟未及归隐而殁于官。试思彼千载上作遂初赋者，尚不克遂初，吾辈谈何容易，大抵皆寄托于空想耳。果能由空想而成为事实，则其所处境界，虽非天上，已不似人间矣。此等福报非同小可。古今慧业文人往往福报欠缺，因过去生中，止修悲而不修福之故。禅家者流喜唱高调，每轻蔑人天福报，既无力直取涅槃，又不求往生净土，转世皆有慧而无福。见解的确超过常人，而结习难除，则与常人无异，或反加甚，吾辈今日当痛矫此弊。（现代多有禅净双修者，然禅不徹底，净不勇猛，仍为业力所转。）

隐遁方式，至不一律。昔者葛稚川隐于罗浮，赖地方官供给，陶弘景隐于茅山，有梁武帝护法，孙思邈隐于太白（在陕西郿县），藉医术糊口，林和靖隐于孤山，售梅实自活，严子陵隐于富春，以耕钓为生。他如君平垂帘，韩康卖药，朱桃椎之织屦，许宣平之负薪，岂乐为之，盖不得已。若仅知谋道而不知谋食，将见“西山薇蕨吃精光，一队夷齐下首阳”耳，何足以言隐遁乎。

弟之行止无定，随缘度日而已，假使亡室尚在世间，此刻当已相偕入山，生活方式亦早有计划。今则形单影吊，窒碍多端，以前计划概不适用。自己无家，只有寄居人家或寺观之一法。可去之地方虽多，可无言之人绝少。倘终日闭口结舌，恐他人不耐，若与众敷衍酬对，时作违心之言，人则满意，我又何为。故有几处已托辞不去，有几处尚待实地试验，方知能久住与否。身虽未死而欲学死，将来看何处容许我做活死人者，则往何处耳。

学佛有四步历程，曰信解行证，信为第一步，解为第二步，乃先信而后求解也。弟则先求解而后始肯信，解得彻底，于是信得亦彻底，此刻在第三步行字上面。愚观一般文人学佛，仅得一个解字，虽未尝不信，而其信不坚，尤其于行字未曾注重，惟将佛学作为哲学研究而已。平时不下工夫，命终时仍随业力所流转，尚不及彼斋公斋婆犹能带来往生。

鄙志亦欲隐遁，其目在实行做工夫，而非耽玩林泉之幽趣。但沪上仍多未了事，必俟结束清楚告一段落，方好难开。拟先往西湖访湛翁，然后再随缘赴他处，人生行止都是受缘支配，自己不便强作主张，是则有身之累也。假使将来入山，当从断绝烟火食做起，吃的问题解决，其余皆易办（此处当用仙家学术）。

兄现在之地位不高不低，职务亦颇清闲，又不负重大责任，而且资格甚老，自己若不辞退，地位当可长保。若一朝归隐，必须另讲谋生之道，霞嶂烟峦，只可以赏心而不可以饱腹，松声禽语，只可以悦耳而不可以充肠。昔梅福官南昌尉，弃官隐于会稽，变姓名为市门卒，仍不外乎生活问题，否则何必执此贱役。庄子之漆园吏，亦犹是也。王维送友人归山，有“入云中兮养难，上山头兮抱犊”之句，我辈既不会抱犊，又不惯养鸡，将奈何！

记得二十年前兄有一句话：“人类根本是没有办法的”，此言至今日而益信。但是我们错误在先，今生已经做了人，不得不在无办法中想办法，其要诀就是一个修字。愚者听其自然，不懂得修，智者徒唱高调，不屑于修，皆是误则再误。

人间是梦，三涂是梦，生天生净，未尝不是梦。虽然同是一梦，究有苦乐之殊，昏明之异。与其做苦梦，不如做光明梦，其要诀仍是一个修字。父母爱子女，要劝其修，子女爱父母，要勤其修，人类互相爱，要劝其修，不修则办法矣。

慨慕人生佛教之导师并答客问

近代佛教中高僧颇多，最负盛者二人，曰印光大师，曰太虚大师，不但通国皆知，并且名扬海外，要皆数十年坚苦卓绝之精神有以致此，实非偶然。两师在日，固是双方互相推重，而其所以为教者则大异。印师专弘净土，责无旁贷。太虎大师则以革新佛教为己任，目的在倡导人生佛教，就原有教义上，用综合整理之方法，以适应时机，有似乎马丁路得之改革耶稣教，而手段则比较和平多矣。虽然，此等事业，谈何容易。挺杰出之才，开难行之道，荆天棘地，百折不回。新佛教体系，尚在萌芽，而导师已逝，吾人能不为之长叹息耶。

不才平日与太虚大师极少亲近之缘。惟景仰其人格伟大，思想超拔，常识渊博，器量宽宏，遇事尤能勇往直前，任劳任怨。即使离开佛教而言，亦不失为普通做人的模范。十年前不才提倡神仙学术时，太虚大师于《海潮音》上曾有长篇文字，批评拙著仙学名书，不才颇能谅解其维护本教之苦心，初次不欲在刊物上显然与之开辩论。但间接致函某君，托其转达太虚大师，说明我的用意。彼此并未直接通函，事后亦无下文。

“民国”二十六年春季，忽有素不相识之某君来函云，拟由南京往沪西梅陇乡间造访敝庐。不才急复函劝其勿来，并问其何由得知敝处地址。伊二次来函言，曾随委员长游奉化雪宝寺，与太虚大师闲话，表示自己性虽好佛，亦喜学仙。佛教中像大师这样人物，幸得常蒙开示，亦可以无憾。并且各处尚有许多佛门善知识，遇着机缘，不妨随时参学。独惜仙道人才缺乏，无从问津。外面道门虽多，皆不能令我满意。吾师交游甚广，亦知专门仙学现今尚有人才否。太虚大师说，真正仙学人才，诚感觉寥落，但亦非绝无。余问其人何在，师遂将尊处地名告我，因此得知云云。

不才当日为仙学奋斗，本拟用全副精神，牺牲十载光阴，指摘佛教大藏经中所有一切矛盾及疵累。因感于太虚大师洪度雅量，无形中被其软化，乃将已成之稿焚毁，未成各篇亦弃而不作，仅发表《辩楞严经十种仙》一篇，遂从此停止笔战。震动一时的仙佛论辩，渐渐归于烟消火灭，因此佛教学理上遂少了一个敌人，足见太虚大师手段之高明，而其护持佛教，更具有异胜之方便，迥非其他固执成见拒人于千里之外者所能及。

尝观人世间意气之争，至烈且酷，往往因小不忍弄到不可收拾之地步。假使双方有太虚大师之度量，则化敌为友，直易如反掌。盖以事在人为，原无绝的是非可说。若必欲执著我见，排除异己，丝毫不能通融，天下遂从此多事矣。印光大师在“民国”十年以前经过上海，曾偕高鹤年老居士至舍间谈论多时，所言皆各处风俗人情，及山中住茅蓬之状况。但未言及佛法。因净土宗重在行持，本无话可说也。太虚大师平日未尝劝人往生西方，而且自己亦不专修某一宗。然其综合整理旧佛教而积极建立新佛教之功，实不可没。甚望其转世再来，继续完成其未竟之事业，方契合于大乘菩萨永劫利生之宏愿耳。

太虚大师圆寂后，世人每以隔靴搔痒之言纷纷置议，且有就愚下问者。今略述数条，以见一斑。

甲问：佛教宗旨，惟在依教修持，向不管国家大事。太虚大师平日主张佛教徒应参加政治，而彼个人行动，亦颇带几分政客气味。是否违背佛教本旨。

答曰：君主时代可以如此说，民主时代则不然，凡是国民，皆有选举权及被选举权，僧侣既属国民一分子，当然不能例外。即或自愿放弃，亦为时局所不许，此实无可奈何之事。即如佛教根本戒杀，而政府偏要征和尚当兵，又将何说。

乙问：太虚大师在近代佛教中可谓首屈一指，临终时何以不现瑞相。

答曰：世俗所谓临终瑞相，多指往生西方一类人而言。太虚大师平素志愿，非但不是生西，并且不要生天。今世愿心未了，来世必定还在人间，以人身复转人身，事极寻常，毫无奇特，有何瑞相可言。

丙问：若果如此，以太虚大师之资格，尚且不能跳出轮回，其他资格不及大师者，岂非更无希望。

答曰：此不能一概而论，在乎各人所抱的志愿如何。彼等视人间苦海者，云之惟恐不速，自不愿再来人间。或有视人间为乐园者，迷之惟恐不深，则又不愿舍弃人间。像太虚大师那样资格，决非以人间为乐而贪恋人间，君等总可以相信得过。但我更能相信他决不畏人间是苦而逃避人间。幸勿以普通世俗心理妄加推测。尚有一层意思，应当明白。假使高明之士，个个都要离开世间，别寻乐土。留下无量数根基浅薄之庸流，长久在世间受苦。试问彼等已出轮回者于心安否。还想为无量受苦众生再来一次否。与其他日重入轮回，今日又何必急于跳出。

丁问：往昔所谓高僧者，都享高寿。太虚大师年龄不过六十，遽尔告终，深可惋惜。并闻伊在生时，身体亦不甚健康。是否修养工夫尚有未到处。

答曰：此一问，恰和彼一问相反对，彼方忧愁他不能出轮回，此又惋惜他不能享高寿。须知所谓高僧者有两种，一种是在山林中参禅习定修心养性之高僧，一种是在尘劳中著书立说弘法护教之高僧，前者容易享高寿，后者常不免牺牲自己而利益他人，故难望遐龄。译六百卷《大般若经》之玄奘大师不过六十五岁，译八十卷《华严经》之实叉难陀不过五十九岁，贤首宗圭峰大师不过六十二岁，法相宗窥基大师不过五十一岁，禅宗尊宿永嘉禅师不过四十九岁，著《肇论》之肇法师不过三十一岁，彼等都是高僧中之佼佼者。学佛人士最重愿力，寿命长短无甚关系。教主释迦佛不过八十岁，而世界一百几十岁之长寿者，古今中外颇不乏人，其功德及于人群者，比较释迦佛优劣如何。假使一个人不发大悲度世之心，纵让他活到一千岁，于人类社会有什么利益。又如长年隐居山林之高僧，虽有享高寿者，亦是偶然的现象，而非必然的效果。因为佛家无寿者相，仙家重长生术，两家宗旨各别。世人仙佛混合，认识不清，笼统批评，实嫌未当。再者，凡事不能两全其美，人己不能同时并利。昔天台宗智者大师，因领众故，降低了自己将来的果位，舍却“相似即”之十信位，仅证到“观行即”之五品位，寿命亦不过六十岁（一说六十七岁）。今日太虚大师亦因弘教故，妨害了自己身体的健康，毕生精力用在除旧佈新，哪有工夫再去修养身体，古今真有同概。

戊问：太虚大师既不救生西方，是否决定上生兜率。

答曰：以大师的资格而论，当然可以生兜率天。但是他的志愿并不在此。我想他还要转世再来人间。阿难尊者云，“五浊恶世誓先入”，菩萨发心，应该如是。

覆某先生书

（前略）承教谓三界火宅，宜取涅槃，自是正论。惟涅槃境界须得善恶都莫思量，陈义太高，初机难入，故舍了义而取不了义。若就利生一方面说，证涅槃后，于有情世间不无咫尺天涯之隔，似与鄙愿相违，故舍无为而取有为法。昔者五祖衣法传卢能不传神秀，黄檗谈禅扬归宗而抑牛头，后人遂谓“本来无一物”胜过“时时勤拂试”，向上关捩子，牛头犹未知。愚则不作此解，只认为彼此因缘不同，实无优劣之可言也。庄子见道处自谓超过老子，然实际上老子利人處多，庄子利人处少，世间可以无庄子，而不可以无老子。老子玄言，又非孔子所能及，然老子为教则不若孔教之广大。庄子可比祖师禅，老子可比如来禅，孔子则似净土宗也。

或问既然如此，何不专弘净土，横出三界，自利利他。须知弟平日是现外道身者，究与清一色之佛教徒有别，若改弦易辙，人将谓我无条件投降，四禅天本是佛教与外道共住之境，故不妨趣向耳。密教谓摩醯首罗天王乃大日如来之胜报，显教谓色界天王皆十地菩萨之化身，而弥勒且住欲界天等候下生，往年净土法门尚未普及时，佛教徒常有求生兜率天者，白居易诗云："海山不是吾归处，归即应归兜率天。"白初学仙，无所得，转而学佛，故如是云尔，欲界既可云，色界更无妨矣。

今日全国佛教徒百分之九十以生西为归宿，最怕说升天，其用意盖避免贪求乐欲之嫌。弟不知西方极乐与天界之乐有何差别。若谓净土无男女之欲，然色界又何尝有此一事。若谓生西则寿命无量，三灾所不能到，生天则福报有尽，仍不免堕落，况天灾能坏初禅，水灾能坏二禅，风灾能坏三禅，若生净土，则无诸患，此义弟未尝不知，知而故犯，必另有说，暂不具论。

再者，今人所谓出三界者，皆指往生西方净土一法而言，尊意所谓出三界者，当是指一法不立之禅宗而言。然永明寿禅师则于此二者显分优劣，其言"有禅无净土，十人九蹉路，阴境若现前，瞥尔随他去。无禅有净土，万修万人去，但得见弥陀，何愁不开悟"。永明于向上一着，不能说他无见地，乃轻视本宗而举扬他宗若此，亦深可思也（永明本是法眼宗再传法嗣，而净宗则奉为第六祖）。后世净宗所以盛，禅宗所以衰，大半受了这八句话的影响。弟十年前欲为禅宗争一口气，对于永明之说，曾有不满之表示，今已省前非矣。

三界固是识所变现，西方极乐又何尝不是识所变现，同一唯识，自无所用其欣仰之情，只以外道立场，故宁舍净土而趣色界耳。密教中金胎两部各种曼荼罗作用，亦不离乎识，即华严天台各种观想法门，仍是识的作用，甚至于禅家机锋语录，也是从识中流出。人若无识，即不能开口说话，何况要辨别学人之是非。禅宗诸师只许官家放火，不许百姓点灯，虽可接引一二利根，此风已成过去，诸师若生今日，亦无所施其伎矣。

尊函谓淮南子“形神俱没”之说，近于涅槃，然则贱名撄宁二字，亦可谓庄子之涅槃。当年取此名字，愿认为自己究竟归宿处，但此是未来劫中事，目下尚不欲疾趣寂灭。佛教小乘阿那含果都是先趣色界，后入涅槃，其差别事相有九种之多（见《俱舍论》中）。吾国佛教推崇大乘，而轻视小乘，遂弄得有理可谈，无果可证。而说法开示竟至圣谛亦不为，成佛皆妄想，其流弊更甚。物极则反，于是乎净土宗遂取而代之，信乎时节因缘，非偶然也。（后略）

附录某先生原函

（前略）三界无安，犹如火宅，实为诚谛之言。来教以色界为趣，弟颇未喻其指。三界俱是识所变现，梦幼空花，何劳把捉。妄意《淮南·俶真训》所谓形神俱没，或有近于涅槃境界，未知兄不斥为断见否？（撄宁谨按：众生之病，都陷在“见”字一方面，“断”字正是对症良药，但恐其不能断耳。）

为净密禅仙息争的一封信

上海某君，喜谈禅，亦好道。丙戌春季，特备素筵，招集众宾至其家中，广开论议。来宾有僧、有道、有居士、有商学界，约计廿余人。愚亦忝列末座。

言谈间，各人皆偏重己宗而轻视他宗。禅谓净、密太着相，净、密则谓禅太落空；净谓密即身成佛谈何容易，密谓净带业往生亦无把握；佛讥道，谓学仙的都是妄想，道讥佛，谓求成佛求往生也是妄想。彼此各不相下，席间要愚做公断。愚难为左右袒，只得逃席而去。

事隔数日，遂作此函与某君，聊伸己见。旧稿藏之将近两年，原无公开发表之意。不料为本刊编者所赏识，竟付排印。但此信是对个人说法，贵在当机，恐群众阅之或有误会，因将愚自己平日关于佛法之概念，分条列述，以为先导：

（一）佛法是立体的，不是平面的。

（二）佛法是圆球形的，不是棱角形的。

（三）佛法是代表整个宇宙的，不是专门研究片段事理的。

（四）佛法是普渡一切有情的，不是仅为接引特种根器的。

（五）佛法是大慈大悲、权巧方便、化导魔外的，不是小家寒气、排斥异己、像其他宗教一样的。

（六）佛法是容纳各种复杂矛盾思想的，不是树立一个单纯极端教义的。

（七）就表诠门说，出世间，无一法而非佛法，虽反对佛法者，亦是佛法。因彼等所持反对之论调，在佛经中早已有过。

（八）就遮诠门说，一切法皆非佛法，虽释迦佛亲口所宣者，亦非佛法。因为佛法究竟是不可说的。

（九）绝对的佛法虽不可说，相对的佛法未尝不可说。彼说“有”，此即说“空”；彼说“空”，此即说“有”；彼说“常”，此即说“无常”；彼说“无常”，此即说“真常”。义虽相反，而实则相成的。

（十）众生我见太深，佛故说“无我”以为对治。若执定“无我”为佛法，“有我”即非佛法，亦不尽然。诸经开首“如是我闻”之我，姑且不论，但《大涅槃经》第二十三卷所谓八种“大我”者，又将何说？佛之“我”与众生之“我”体相虽有大小，本性实无差别。譬如大海水与一滴水，水量虽异，而水性则同（《心灯录》“此我”二字并未说错）。

（十一）禅谓教外别传，直指人心，顿悟成佛，高于一切；净谓三根普被，九品往生，花开见佛，高于一切；密谓六大四曼，三密加持，即身成佛，高于一切。实际上谁比谁高，很难判别。他们要施设门庭，建立自宗，不得不如此说。我们作学人的，则不宜偏执。

（十二）佛有三身，众所共喻。禅宗所见者，是自性清静的法身佛；密宗所见者，是万德庄严的报身佛；净宗所见者，是千百亿化身佛。虽然如此，但不可说法、报身为优，化身为劣。更不可说，法身为真实，报、化身为幻妄。因为是三身互融，不一不异。

（十三）顿教一超直入，立地成佛，不历位次；渐教三祇成佛，时间久远，位次重重。说者遂谓顿教胜过渐教，亦未必然。今日之一超直入，安知其往劫中不曾遍历三祇耶？

（十四）已经成佛之后，不妨再入轮回，再度众生，再示现由众生成佛。横竖就是这么一回事。

（十五）所谓成佛，所谓度生，都是梦中说梦，根本上就没有这么一回事。

（十六）弄假作真要度众生，净土法门最为广大，密宗、禅宗皆难普度。设若三种法门皆不逗机时，自不得不借重仙道作为到彼岸之桥梁。

（十七）外道阐提，虽不信佛法，然都有佛性，将来因缘遇合，毕竟成佛，不过时间问题。

（十八）众生莫不被夙业所缚，净、密两宗皆有转移定业之说，惟禅宗不属于此。杀人偿命，欠债还钱，因果分明，不丝毫躲闪，的确称得起硬汉。世人有这样魄力而去参禅，方可许他一门深入。否则，宜兼修净、密为妥。徒唱高调，人己两误。

（十九）疾病缠身，痛苦煎逼，参禅、念佛、持咒皆不得自在，不幸短命而死，来生又复沉迷。因此，健康长寿实为一般学佛人士所必需，勿轻视仙道。《优婆塞戒经》屡言"增长寿命"，又云："菩萨亦应拥护自身，若不护身，亦不能调伏众生。"此即菩萨乘之特点，若声闻乘中则不见有此说。

（二十）古云："为政不在多言，顾力行如何耳。"愚谓：学佛亦不在多言，贵在实修实证。除这封信而外，仅有一封长函尚拟继续发表，此后即不欲浪费笔墨，请阅者谅之。

原函

昨承雅意，招赴清筵，释道同参，法侣云集。备聆诸君高论，各有理由。宁当时未敢多言者，实因诸法平等，本无是非可说耳。然既忝受斋请，又不便始终默尔。今略表愚见，以供笑览。虽立说或不能尽满人意，而爱护佛法之心，亦未敢后人也。

尝谓禅宗一门，须得上根利器，方有入处。而净土则人人可修。参禅顿悟，全仗自力。而念佛往生，则多仗他力。禅宗谓唯心净土，贵在不着相。故曰即心即佛，又曰非心非佛。往生乃西方净土，既要持名，又重观想，虽着相亦无妨也。刻实而言，其妙处就在着相，移花接木，李代桃僵，一转念间，而净秽殊途，圣凡异趣，自他不二，何论东西。业海变成功德水，火坑现出妙莲花，斯则唯心之极致耳（净宗信他力，不敢信自力。禅宗信自力，不诮于求他力。自他不二，是密宗最高的理论，愚借用之以调和禅净之偏执）。

参禅贵在无所求，无所住。念佛则是有所求，有所住。两种法门，比较而观，显然有难易之别。人情畏难而就易，故修净土者日多，而参禅者日少。且有一面参禅，一面仍求生西方者，名为禅净双修。全国佛教徒，百分之九十九，皆趣向净土，大半是受了宋朝永明延寿禅师四料简之影响。明朝莲池大师，现代印光法师，及杨仁山居士，又极力弘扬。于是净土宗更为发达，而禅宗遂衰。

阁下见解，迥异常流，根器自是超拔。奈不识普通一般学佛者之心理，以致曲高和寡，古调独弹。譬如一个人，他的能力，只可以挑得起五十斤重，你偏要他挑一百斤，他自然不敢承当（前代禅师们，多半犯了这个毛病。比较佛祖之善于因人说法，其功德相差，不可以道里计）。并且他还不敢相信，你的力量真能挑一百斤么？恐怕是口头禅吧？因此知音难觅。不遇钟子斯，谁识伯牙琴。将来只好往孤峰顶上寸草不生处，对石头说法去。

再者，佛法入门，先破我执，我执既破，即无人非我是之见。次破法执，法执既破，即无内教外道之分。试问今日有几人能破我法二执者？若见为异，则同者亦异。若见为同，则异者亦同。何谓同者亦异？譬如同是一神教，而有回教与基督教之异。同是基督教，而有旧教与新教之异。同是佛教，而有显教与密教之异。同是密教，而有日本密与西藏密之异。同是日本密教，而有东密与台密之异。同是西藏密教，而有红教与黄教之异。同是显教，而有大乘与小乘之异。同是大乘，而有禅宗与诸宗之异。同是禅宗，而有五家宗派之异。何谓异者亦同？耶稣与天主，新旧虽异，究竟同是基督教。基督教与回教，信仰虽异，究竟同是一神教。天主、上帝、真主，其义一也。禅宗与诸宗，显宗与密宗，修持法门虽异，究竟同是佛教。一神与多神，一多虽异，究竟同是有神教，同是劝人为善，诫人作恶，其大旨并无不同。

某君谓："佛教是出三界之教。其他各教，皆不能出三界"。此说仍是以佛教立场，而批评外教。外教是否承认，尚有问题。即专就佛教而论，出三界与未出三界之说，仍是不了义。必至于无三界可出，无涅槃可证，方是佛教中真了义。盖以涅槃不离三界，无三界即无涅槃。证涅槃当下便是，觅涅槃了不可得。若说三界之外尚有涅槃可证，则又落到第四界，所以名为不了义。虽然如此，纵让你做到真了义，未必就胜过不了义。到那时，你自已就觉得是非优劣之争，皆属多事。

或又谓："净土法门，只可以接引钝根，而不能启发上智"。此乃隔靴搔痒之言。念佛若能念到一心不乱时，即与参禅参到五蕴皆空时无别，实未见谁优谁劣。惟念佛学人，因为心中有佛，都存敬畏，而不敢放肆，故少流弊。参禅者，每以为自己是佛，何必更求他佛，甚至于连佛见也要扫除。遂有对佛像而不屑礼拜者，有天寒烧木佛取暖者，有詈佛为乾屎橛者，有一棒打杀与狗子吃者。其自证如何，姑且不问。但以此教人，总非所宜。

人情大抵喜新厌旧，重神奇而轻平易。净土宗与密宗相比较，似乎密宗来得神奇，净土颇嫌平易；密宗花样翻新可喜，净土已是老僧常谈。其实净业学人之持名，等于真言行者之持咒；净宗观想西方三圣，等于密宗观想二种本尊；净宗以弥陀观音为主体，密宗又何尝离却弥陀观音。故知密宗之于净宗，仍是换汤不换药耳（密宗所谓本尊者，有字、印、形三种。何故名为二种本尊，盖每一种之中，又分为二种。字之二种，一观字义，二唱字声；印之二种，一有形，二无形；形之二种，一非清净，二清净）。

愚兄对于禅净密三宗，本无轩轾。但为防流弊故，不得不推崇净土法门。若有戒律精严之修士，参禅学密，听其自便，原不必人人都要往生西方。惟不持戒而参禅，恐堕于狂禅；不持戒而学密，恐易蹈魔习。反不如老老实实念佛生西，较为稳妥。否则奉行十善，求生天界，亦是美事。总比留滞人间，造诸恶业，轮转苦趣，强得多了（持戒与受戒不同，持戒是力行，受戒是仪式）。

佛家认为生老病死是苦；仙家也认为生老病死是苦。佛家欲解脱生老病死诸苦，专从心性上做工夫，肉体则弃而不管，听其自生自灭。仙家欲免除生老病死诸苦，先从肉体上做工夫，渐渐的脱胎换骨，超凡入圣。论及直截痛快，一刀两断，似乎佛家学说较为彻底。奈生老病死完全是肉体上事，心性上本无所谓生老病死。纵让你心性工夫做得十分圆满，而肉体之生老病死诸苦，依然存在。

阁下幸勿徒唱高调，说什么生老病死都是幻妄，不足介意。尽管让你说幻妄，而当前人生历程上所必经之痛苦，却无法避免。他们笃信念佛往生的，挨到一期寿命告终，身后尚可以得安乐。禅净双修的人们，亦是如此。惟有少数自命不凡之人，专门谈禅，而鄙视一切有为法，那是很危险的。口头禅不必说他。就是真参实悟，也无济无事。譬如连阴之天，多时不见阳光，偶然一霎时云开日朗，大现光明。转瞬又复阴霾蔽空，昏如长夜。请问此种偶然的现象，靠得住么？禅家最重要的手段，是破五阴。这件事是真实工夫，不是空谈理论。请观下文。

《法苑珠林·第十二卷·千人结集部》，引《大智度论》云："大迦叶入定，用天眼观念今众中谁有烦恼未尽应逐出者。唯有阿难一人，烦恼未尽。余九百九十九人，诸漏已尽。大迦叶从禅定起，于人中牵阿难出，语阿难言：断汝漏尽，然后来入。残结未尽，汝勿来也。如是语竟，便自闭门。是时阿难思维诸法，求尽残漏。其夜坐禅经行，殷勤救道。阿难智慧多，定力少，是故不即得道。定智等者，乃可速得。后夜欲过，疲极偃息，却卧就枕。头未至枕，廓然得悟。如电光出，暗者见道。入金刚定，破烦恼山。得六通已，即夜到僧堂，敲门而唤。大迦叶问言：敲门者谁？答言：我是阿难。大迦叶言：汝何以来？阿难言：我今夜得尽诸漏。大迦叶言：不与汝开门，汝从门钥孔中来。阿难答言：可尔！即以神力从门钥孔中入，礼拜僧足忏悔。大迦叶手摩阿难头言：我故为汝，使汝得道，汝莫嫌恨。"（此段原文，具载于罗什所译龙树菩萨《大智度论》第二卷中。玄奘所译《大唐西域记》卷九，亦有同样记录，但文辞简略，不及《智度论》之详。）

以上叙述阿难尊者被大迦叶诃斥后，发愤坐禅，于一夜中，证得阿罗汉果之事实。"民国"初年，闻月霞法师告我言：事见《大智度论》中。后检阅之果然。今阅《法苑珠林》，亦有此说，遂节录之。所谓门钥孔者，即门上用钥匙开锁之小孔，《大唐西域记》中谓之钥隙。古今禅宗负盛名者多矣，请问有几人能以父母所生之肉体，于门钥孔中自由出入而无碍否？此等现象，不是大迦叶教阿难卖弄神通，乃是教阿难拿出证据。否则人人皆可自称诸漏已尽，而冒充罗汉矣。

释迦佛灭后一百余年，小乘上座部与大众部，因彼此见解不同，时起争议，后即显然分裂。重要的问题，就是"大天五事"。五件事中，有四件皆是关于阿罗汉的资格。可见证罗汉果是最不容易的一件事；是由极深禅定工夫上得来的；不是参公案、看话头、打机锋之类所能为力。像这一类的法门，只能使人开悟，而不能使人证果。

前文说，参禅参到五蕴皆空。后文又说，五阴尚未能破，似乎自语相违。其实不然，盖前文就理上说，是暂时的悟。后文就事上说，是永久的证。禅家往往把悟境当作证境，遂致目空一切。这种见解，不是开悟，简直是错误。

平心而论，禅宗法门是顿悟，其他一切法门是渐修，顿与渐本是相对的。若专事渐修，而不求顿悟。则处处碍手碍脚，自己束缚自己。何时能得解脱？若偏重顿悟，而广弃渐修。那一种悟处是不可靠的，刹那间无明业识又起来了；遇到违心之境，你就要厌恶；遇到顺心之境，你就要贪恋；人家辱骂你，你就要动气；人家恭敬你，你就要喜欢；炸弹临头，不免恐惧；热病缠身，不免昏迷。请问此时较彼不悟之人有何分别？到了将来四大分散时，依旧业识茫茫，自己不能做主。何贵于有此一悟？

大凡看某人修行程度之浅深，只要看他习气比较常人减轻多少，不管他悟与不悟。习气减轻一分，业识就除去一分。若习气完全消灭，今生虽尚在人间，来生必不再受轮回之苦矣。否则徒然一悟，而历劫以来之习气仍旧存在，难保不受后有。转世为人，原无不可，只要你不叫苦就罢了。其中有今生修行已到相当的程度，奈色壳子已坏，不得不转世再修。这种人前生习气，所作无几。但因为拖上一个父母遗传的肉体，不免又新添若干习气，幸而不是前生带来的，根蒂不牢，尚容易对付。一朝觉悟之后，肉体上所有习气，就渐渐消灭。往昔因参禅开悟，而有所成就者，大概属于这一流人物。普通人习气种在八识田中，根深蒂固，牢不可拔。纵然一时开悟，也难以保任。不如带业往生，到了西方净土，再继续修行，则永不退堕。

古人抱定一句无尽味而又不能理解的话头，经年累月，死参下去。那原是一种工夫，等于念阿弥陀佛一样。不是因为话头本身有什么玄妙。到了话头工夫成熟，猛然触机开悟。也等于念佛工夫成熟，忽然极乐世界现在面前一样。禅净两门工夫，实无分别。其分别处，在于境界。禅之最高境界是常寂光，净之最高境界是极乐庄严，二者亦无优劣可言。惟念佛工夫成熟，而余业未尽者，尚可带业往生。参禅开悟以后，而余业未尽者，又要去转轮回。故为学人方便计，仍以净土法门为最稳妥。此乃古今大善知识所公认，亦为愚自己所深信不疑者。

说到此处，阁下必定要问："既然净土法门如此之好，你自己为什么不修？"对于这件事而怀疑者，谅不止阁下一人。须知愚在今生是外道立场，当然不求往生西方。况于此世间愿心未了，亦不欲急于离开。譬如一个中国人，从前在西洋留学多年，现在毕业回国，正好为本国尽一番义务。若再教他到外国去，恐怕不合他的志愿。所以我自己将来的去处，是遍历欲界诸天，最高亦不过到色界四禅为止（这是说将来的志愿，不是说现在已有这样程度，请勿误会）。不愿困陷于无色界，亦不愿入涅槃。但愿永久站在“有”字一方面，绝不谈“无”字。更不说“亦有亦无，非有非无”那种骑墙的论调。禅家要离四句，我只要离三句，所以我自认作外道。

世人相信自力者，尽管去参禅；相信他力者，尽管去念佛；相信他力加持自力者，尽管去灌顶。我非但不反对，并且立于赞成的地位，决不劝他们走我这条路。惟有志在修养，意存实验，而于佛法无缘，又不信其他一切道门一切宗教者，我则顺其机而接引之，并随时用高深的学理以扩充其心量，而种未来之善根。他们厌恶老死，我不能不讲长生；他们爱做神仙，我不能不求飞升。若教以往生净土，他们说死后无证据；若教以明心见性，他们说肉体将奈何。像这一类的人，各种宗教皆不能化导。只有我这个法门，尚可以得他们的信仰，姑且用之作为过渡耳。

科学家要用原子力发动火箭，带着肉体上天，其方法笨拙异常，可能性极少。就让他们到了目的地，恐怕环境不适于生存，肉体亦难免毁灭。佛教徒到欲界诸天，是用识体投生。虽然达到目的，但有隔阴之迷，不能记忆前生之事，等于地球上人类一样，亦是缺憾。若用禅定力，不经欲界，直趋色界者，则不至于迷失本性。但中国传布之禅宗，是参禅，不是坐禅，其目的并不在色界。仙学家炼就阳神，白日升天，是用气体上升。因为他们已经造成一个适合彼处环境之身体，所以虽到欲界诸天，亦不必再由彼处天女胎中经过。隔阴之迷，可以免矣。若再加一番炼神还虚工夫，色界诸天，亦能来去自由。但若要再到这个地球上来有所作为，仍非假借肉体不可。因人类的眼睛看不见气体。重浊如空气，尚不能见。何况色界天身是轻清虚灵之气所结成，更非空气之比。

以上所说，都是梦话。但是这个梦我要长久做下去，不愿意醒。设若一朝梦醒，与有情世间相隔绝，就无事可做。西方净土，号称极乐世界。彼土众生，都是大善知识，用不着我去帮闲。还是留在苦恼娑婆世界了一点心愿罢（娑婆世界，包括欲界色界诸天而言。诸天虽比人间安乐，亦不免三灾之患。天上众生，亦有衰老死亡之相，到底是苦恼。）然而我对于阿弥陀佛之大愿力，观世音菩萨之大慈悲，实不胜其钦仰。自己虽不求往生，却希望他人往生，免得下次又来受苦。

至于一般中年人士，尚未到往生之时期者，须要赶快多积功德，勤修福报，暂时维持这个梦幻的人生，免遭意外的灾难。一面再依净土法门，努力修行，以为他日往生之地步。不过话又说回来了。假使全球人类，个个都持十善，个个都行六度，这个世界就是极乐，秽土就变成净土，何必再讲往生。这是我的末后句。

卷八

道家道教研究

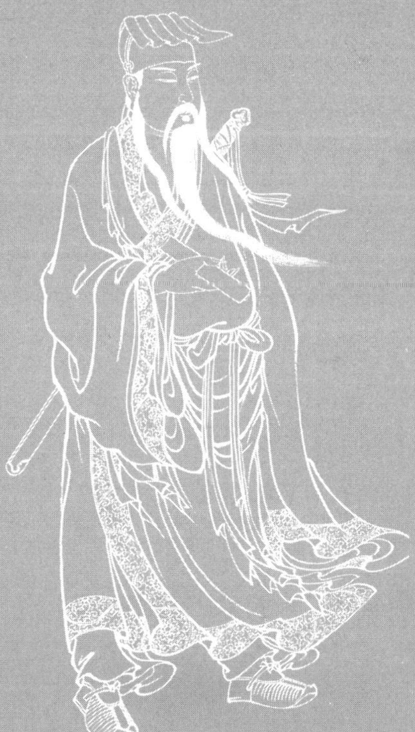

《史记·老子传》问题考证

《老子传》（原文）

老子者，楚苦县（今河南省鹿邑县）厉乡曲仁里人也。名耳，字聃，姓李氏（此从古本《史记》，今本《史记》云：姓李氏，名耳，字伯阳，谥曰聃），周守藏室之吏（管藏书室的官）也。孔子适周，将问礼于老子。老子曰："子之所言者，其人与骨皆已朽矣，独其言在耳。且君子得其时则驾（驾，是乘马车而行），不得其时则蓬累而行（蓬，砂碛上转蓬也；累，转行貌。言人不得志，则生活如飘蓬，流转无定所）。吾闻之，良贾（贾，音古。良贾即会做生意的商人）深藏若虚，君子盛德，容貌若愚。去子之骄气与多欲、态色与淫志（态色即不自然的态度，淫志即过高的志愿），是皆无益于子之身。吾所以告子，若是而已。"孔子去，谓弟子曰："鸟吾知其能飞，鱼吾知其能游，兽吾知其能走。走者可以为罔（罔，即网），游者可以为纶（纶，即钓鱼的丝线），飞者可以为矰（矰，即射鸟之箭），至于龙，吾不知其乘风云而上天。吾今日见老子，其犹龙邪（邪，即耶字）？"

老子修道德，其学以自隐无名为务。居周久之（东周建都在洛阳，即今河南省洛阳县），见周之衰，廼（乃）遂去，至关（即函谷关，在河南省灵宝县西南），关令尹喜曰："子将隐矣，彊为我著书（你自己虽不愿著书，请你勉强为我作一部书）。"于是老子乃著书上下篇，言道德之意五千余言，而去，莫知其所终。

或曰：老莱子亦楚人也，著书十五篇，言道家之用，与孔子同时云。（《汉书·艺文志》有《老莱子》十六篇，列于道家。）

盖老子百有六十余岁，或言二百余岁，以其修道而养寿也。（关于老子年龄一事，我们不必怀疑，今世苏联人活到一百几十岁的还常有，他们都是普通劳动人民，不是专门修养家。老子精于修养之术，二百余岁并非不可能。）

自孔子死（孔子死于公元前四十九年）之后百二十九年（当作105年），而史记周太史儋见秦献公曰："始秦与周合而离，离五百岁而复合，合七十岁而霸王者出焉"。（《周本纪》作十七岁，《秦本纪》作七十七岁，此处又作七十岁，数目字必有错误。）或曰："儋即老子。"或曰："非也。"世莫知其然否。

老子，隐君子也。老子之子，名宗（第二代），宗为魏将，封于段干（魏国地名）；宗子注（第三代），注子宫（第四代），宫玄孙假（第八代）；假仕于汉孝文帝，而假之子（第九代）为胶西王印（音昂）太傅（胶西，国名；太傅，官名），因家于齐焉。（汉朝的胶西国，即今山东胶县、高密县等地。老子后裔因为在此处做官；所以就住家于此。山东省本是古之齐国，故曰，家于齐。）

世之学老子者则绌儒学（绌，同黜，排斥之意），儒学亦绌老子，道不同不相为谋，岂谓是邪？李耳无为自化，清静自正。（《老子传》到此为止。）

司马迁的《老子传》虽只有四百五十六个字，但后人对于本篇中所说的姓名、人名、地名、官名、时代、后嗣、著书等事项提出不少问题，辩论纷纷，莫衷一是；今先将几个重要问题作如下的考证，以求得合理的解决。

老子和老莱子是否一人

《庄子·外物篇》有"老莱子之弟子出薪遇仲尼"一段，共一百八十三字。庄子书上，凡老子皆称老聃，而此处不称老聃，可知老莱子另是一人。

《战国策·齐策》引《道德》经第三十九章，《魏策》引《道德经》第八十一章，皆称"老子曰"；但《楚策》引老莱子语，不称"老子曰"，可知老莱子不是老子。

《汉书·艺文志》:“《老子邻氏经传》四篇，注，姓李，名耳”；又:“老莱子十六篇，注，楚人，与孔子同时”，分明不是一个人。

《史记·仲尼弟子列传》:“孔子之所严事，于周则老子，于楚则老莱子。”可见司马迁早已认为是两个人。

《史记·老子本传》:“老子著书上下篇，言道德之意，五千余言”；又言:“老莱子亦楚人也，著书十五篇，言道家之用，与孔子同时云。”可见，书非一种，人非一人，显然有区别。

老子和太史儋是否一人

老子与孔子同时，比孔子年长，此说不容易推翻。据本传言:“自孔子死后百二十九年，而周太史儋见秦献公。”考《史记·周本纪》烈王二年和《秦本纪》献公十一年，皆有周太史儋见秦献公之事，此时即公元前三七四年（其实在孔子死后105年，不是孔子死后129年），设若这个时候孔子尚在，当为一百七十七岁（孔子生于公元前515年）；老子是孔子的前辈，比孔子年龄高，如果太史儋就是与孔子同时的老聃，也许将近二百岁左右。司马迁恐其说难以取信，只好先把老子年龄说得异乎寻常:“盖老子百有六十余岁，或言二百余岁，以其修道而养寿也。”如果太史儋本是生在战国时代，不是春秋时代孔子所问礼的那个老聃，那末，《老子传》中何必要把太史儋牵涉进去？他们二人有什么关系？我想西汉时代总有些人认为“老聃、老莱子、太史儋”是三位一体，司马迁对于这件事未免怀疑，既不敢肯定，又不敢否定，所以于老子正传之后，再将老莱子附带说几句，让读者自己去分析：老聃，莱子虽同是楚人，虽都和孔子同时，但一则“著书上下篇，言道德之意，一则“著书十五篇，言道家之用”，可见同中有异，未必就是一人。次又将太史儋的言行也叙说几句，让读者自己去判断：一则当面教训过孔子，一则在孔子死后百二十九年才出现；一则莫知其所终，一则亲身见秦献公；一则以自隐无名为务，一则跑到人主面前谈国家大事；一则教孔子深藏若虚，盛德若愚，一则谓秦国将出霸王、预言耸听。

前后言行，这样的不伦不类。并且加以恍惚迷离之论调："或曰，儋即老子。或曰，非也。"看他连用两个"或曰"，就是他自己不肯负责的话。这件事非但司马迁弄不清楚，虽与司马迁同时的一班知识分于也弄不清楚，竟无法下一结论，只好以不了了之，所以说："世莫知其然否。"

老子与孔子是否同时

《礼记·曾子问》一篇中有几处记载孔子问礼于老聃之事："吾闻诸老聃曰"这句话，孔子说了三次，又说："昔者吾从老聃助葬于巷党。"即此可以证明孔子当日曾经见过老子，老子年龄比较高，知识比较丰富，孔子有许多不懂的事情要去请教于他。

《庄子第十二·天地篇》有"夫子问于老聃"一段（约一百五十字）。

《庄子第十三·天道篇》有"孔子西藏书于周室……往见老聃"一段（约二百四十字）。

《庄子第十四·天运篇》有"孔子行年五十有一，而不闻道，乃南之沛见老聃"一段，"孔子见老聃而语仁义"一段，"孔子见老聃归，三日不谈"一段，"孔子谓老聃曰"一段（以上四段共约一千二百余字）。

《庄子第二十一·田子方篇》有"孔子见老聃"一段（四百六十字）。

《庄子第二十二·知北游篇》有"孔子问于老聃……万物皆往资焉而不匮，此其道与"一段（约三百六十字）。

按：孔老相见之事，是庄子的"重言"（庄子曾经说过，他的书中，重言占十分之七），不是虚构，因为他想借重当世所尊崇的前辈和大家所共知的事实，以发扬他自己的学说，如果孔、老非同时的人，而凭空捏造"孔子见老聃"这件事，岂不成为笑话？我们可以相信孔、老见面，是实有其事；孔、老问答之语，却是庄子借题目做文章，未必靠得住。

《吕氏春秋卷一·孟春纪第四·贵公》："荆人有遗弓者而不肯索，曰，荆人遗之，荆人得之，又何索焉？孔子闻之曰，去其荆而可矣。老聃闻之曰，去其人而可矣。故老聃则至公矣。"据此可知老聃与孔子同时。

《吕氏春秋卷二・仲春纪第四・当染》:“孔子学于老聃、孟苏夔、靖叔。”这也可以证明老聃是孔子的先生，二人同时。

《史记卷四十七・孔子世家》：记载孔子适周，问礼于老子，临别时，老子且有赠言。

《史记卷六十七・仲尼弟子列传》:“孔子之所严事（严事，就是尊祟这些人为师），于周，则老子；于卫，蘧伯玉；于齐，晏平仲；于楚，老莱子；于郑，子产；于鲁，孟公绰。”根据以上各书记载，肯定老子与孔子同时，无法可以否认。

《道德经》是否老聃所著

《韩非子卷十・内储说下・六微第三十一》:“权势不可以借人……其说在‘老聃’之言失鱼也。”其后又加解说：“势重者人主之渊也，臣者势重之鱼也。鱼失于渊而不可复得也，人主失其势重于臣而不可复收也，古之人难正言，故托之于鱼。赏罚者利器也，君操之以制臣，臣得之以壅主。故君先见所赏，则臣鬻之以为德；君先见所罚，则臣鬻之以为威。故曰，国之利器不可以示人。”以上是解说《道德经》第三十六章末二句，明明白白的把“老聃”二字提出来了。

《韩非子卷七・喻老第二十一》也同样引此二句：“势重者人君之渊也……故曰，鱼不可脱于渊。赏罚者邦之利器也……故曰，邦之利器不可以示人。”解说与前大致相同。不管他解说的对不对，总可以证明《道德经》确是老聃所作。为什么不用“老聃曰”而用“故曰”？因本篇标题“喻老”二字已很明显，故不必再重复其辞了。

《韩非子卷十八・六反第四十六》:“老聃有言曰，知足不辱，知止不殆。”（这两句在《道德经》第四十四章）以下都是韩非子批驳老子之说，显然与老子意旨不相符合，但也能够证实《道德经》是老聃所作。

《韩非子卷六・解老》《卷七・喻老》这两篇完全是引《道德经》上的辞句，并且都加以“故曰”二字。两篇中共计约有一百个“故曰”。所谓“故曰”，就是指老子所说的话，因为两篇标题早已表示出来了，我们还能够怀疑吗？老子当然就是老聃，难道还有第二个老子吗？

《庄子第三十三·天下篇》："老聃曰，知其雄，守其雌，为天下谿，知其白，守其辱，为天下谷。"（此六句在《道德经》第二十八章）即此可以证明《道德经》是老聃的著作。

《庄子第二十二·知北游篇》："故曰，失道而后德，失德而后仁，失仁而后义，失义而后礼，礼者道之华而乱之首也。"（此五句见《道德经》第三十八章）所引末一句，较今本老子不同。考《韩非子·解老篇》所引前四句，多四个"失"字，亦和今本老子不同。我想《老子》《庄于》《韩非子》这三部书都是秦始皇焚书以前的作品，到现在已有两千多年，经过无数次的传抄和翻刻，彼此字句略有异同，才是各存真相，若一字不差，反而令人怀疑了。

《庄子第十·胠箧篇》："故曰，鱼不可脱于渊，国之利器不可以示人"，（此二句见《道德经》第三十六章）下面接自己解说一句："彼圣人者天下之利器也"，与《韩非子》所谓"赏罚者邦之利器也"，其意义完全两样。我们今日只求能够证明《道德经》是老聃所作已足，庄韩二解，谁对谁不对，可以不去管它。

《说范·敬慎篇》："韩非子问于叔向曰，刚与柔孰坚？对曰，臣年八十矣，齿再堕而舌尚存。老聃有言曰，天下之至柔，驰骋乎天下之至坚。"（《道德经》第四十三章）又曰，"人之生也柔弱，其死也刚强；万物草木之生也柔脆，其死也枯槁"（《道德经》第七十六章）。因此观之，柔弱者生之徒也，刚强者死之徒也。"叔向即羊舌肸，春秋时晋国人，与郑国子产同时。在那个时候，他也引证《道德经》上的成语，认为是老聃之言，可知老聃著书时还在叔向和子产以前，假使在他们以后，他就无从引证了。因此可以断定著《道德经》者确是春秋时代的老聃。《说苑》是西汉刘向所校。刘向是公元以前的人，在当时最称博学，他既采录了叔向引证老聃这几句话，可知他对于老聃著《道德经》这件事没有什么怀疑。

《老子》第五十章研究

【原文】

出生入死。生之徒十有三，死之徒十有三，人之生生而动，动皆之死地亦十有三。夫何故？以其生生之厚。盖闻：善摄生者，陆行不遇兕虎，入军不备甲兵。兕无所投其角，虎无所错其爪，兵无所容其刃。夫何故？以其无死地。

【校订】

（1）本章第四句，《韩非子·解老》作“民之生生而动，动皆之死地”，唐傅弈校定《老子》古本亦同此，河上公、王弼两本和其他版本或碑刻都作“人之生，动之死地”，这两种不同的句法，前一种比后一种多四个字，意思较为明显，又与下文“生生之厚”句有联系，今从《韩非子》但“民”和“人”在字义上是有区别的，“民“是统治者对于被统治者的称呼，“人”是泛指一切人类而言，本章说的是人类生死问题，与国家政治无关，今从诸本把“民’字改作“人”字似更为合理。

（2）“入军不备甲兵”这一句也是《韩非子》所引；诸本“不备”多作“不被”。

【释义】

（1）出生入死。旧注云：“出谓自无而见于有，入谓自有而归于无；出为生，入为死。”这样解释最符合原文意旨。王弼注云：“出生地，入死地”，添了两个“地”字进去，等于蛇足，河上公注，专就情欲一方面说，更谬。现代刊物中也常见“出生入死”这句话，那是描写人们遇到危险，多次由死里逃生的情况，与老子哲学思想无关，不可误会。

（2）生之徒，死之徒。这两个“徒”字，在《说文》上作“步行”解，但徐铉笺云：徒行有相从者，故引伸之为“党类”之称。本章河上公注云；‘生死之类，各十有三”，亦同此义。韩非把“徒”字当做“属”字解，意思也差不多。《老子》第七十六章：“坚强者死之徒，柔弱者生之徒。”《庄子·人间世》：“内直者与天为徒”“外曲者与人为徒”“成而上比者与古为徒”。《庄子·大宗师》：“其一与天为徒，其不一与人为徒。”《庄子·知北游》：“生也死之徒，死也生之始。”又：“若死生为徒，吾又何患。”又如《孟子·滕文公》：“能言距杨墨者，圣人之徒也。”以上这许多“徒”字大概都可以当作“徒党”或“属类”体会，如果作“道途”解，那是讲不通的。《老子》书中共有四个“徒”字，现在有些人都把它当作“道途”解，并且引《庄子·至乐篇》“食于道徒”那句话为证，但古书上“从”“徒”两个字常常弄错，许多《庄子》版本都作“列子行，食于道，从见……”又《列子·天瑞篇》亦作“子列子适卫，食于道，从者见……”《庄》《列》原文究竟是“徒”还是“从”，尚不能确定，如何能够拿它作为证据？纵或“道徒”的“徒”字不错，也只有此处可作“途”字解，《老子》书中四个“徒”字难援以为例。

（3）十有三，等于“十又三”。古书中凡是一个“有”字夹在前后两个数字之间的，都作“又”字解，例如《书经·尧典》：“三百有六旬有六日”，即三百又六旬又六日，也就是三百六十六日；“二十有八载”，即二十又八载，也就是二十八年。近代年老的书画家，在题款时常于自己名下写“年几十有几”，这还是古代文法。河上公注：“十有三，谓九窍四关也。”（四关即四肢）这是根据《韩非子》之说，除此而外，别无其他更为合理的解释。王弼注：“十有三，犹云十分有三分。”这样解释，似乎很合理也很自然，并不牵强、穿凿、附会，容易使人相信，但有一个漏洞，无法弥缝，说见后面“质疑”第二条。

（4）生生，前一个“生”是动词，后一个“生”是名词。“生生”等于俗话所谓谋生活，这件事并无过失，而‘生生之厚”，却是不应该的。《老子》第七十五章又说：“人之轻死，以其生生之厚（或作“求生”之厚），是以轻死。

夫唯无以生为者，是贤于贵生。”又第五十五章：“益生曰祥。”（“祥”字有两种相反的意义，一是吉祥，一是灾祥；此处作灾殃解）《庄子·德充符》篇末段：“言人之不以好恶内伤其身，常因自然而不益生也。”以上所谓“求生”，即是“生生”；所谓“贵生”、‘益生”，即是“生生之厚”。

（5）摄生，“摄”字的本义，王弼无注，《韩非子》亦无解，仅河上公注云：“摄，养也”，意思是“摄生”即是“养生”，这恐怕不对，古书上“摄”字，除此而外，未有作“养”字解的。如果摄生之义和养生相同，为什么老子不用人人能懂的“养”字，偏要用这个罕见而又费解的“摄”字（老子五千文，找不出第二个“摄”字）？其中必有深意，可惜后来各家注解都忽略过去。实际上“摄”字有四种作用：一，摄持自己身心，勿使妄动；二，收摄自己精力，勿使耗散；三，摄取外界物质，修补体内亏损；四，摄引天地生气，延长人的寿命。这四种作用完全无缺，才可以称得起一个善摄生者，本章意旨更着重在第一种作用。

（6）兕，今名犀牛。晋郭璞《尔雅》注：“一角，青色，重千斤。”据《本草纲目》云，犀有牝牡之分，独角者是牝犀，古名为兕，其角不入药；双角者是牡犀，角为药中珍品。

（7）入军，此指敌国之军；或本国的叛军，或虽未明显的背叛，而平日不受本国政府节制之军。若临时因特别事故，进入这种军队中，总是有危险性的。

（8）不备（诸本作“不被”），“备”字用在此处，即有备无患之备，“不备”即自己相信“无死地”，不需要设备以防患；若作“不被”，在理论上很难讲得通。（按古义讲，“不被”也就是“不备”之义，因为“被”，“备”二字都可以作“具”字解。）

（9）甲兵，即全副武装的兵士；这是就我方而言。意谓，到彼方军队中去，或是赴宴会，或是订和约，或是做说客，自己不带卫士。

（10）兵，即兵器，如刀枪剑戟之类，这是就彼方而言。意谓，自己虽不带卫士，无人保护，也不至于受彼方兵刃之害，所以说，“兵无所容其刃。”

（11）死地，《孙子·九地》云：“投之亡地然后存，陷之死地然后生。”按兵家之说，死地是有它一定的形势，但老子所谓死地，与此不同，虽说“入军”，并非双方交战，而且上文也说“人之生生而动，动皆之（往）死地”，更与战事无关。可见本章中“死地”二字仅是一个抽象的名词，意思是说，如果“生生之厚”，虽在安全地方也难保安全，等于自寻死地；若是“善摄生者”，虽到危险地方也没有危险，所以说“无死地”。

【演讲】

人类最大的问题就是“生”和“死”。什么是“生”？婴儿初出娘胎，由孩童到少壮，由少壮到衰老，由衰老到临终，这一段过程都叫做“生”。什么是“死”？人类在生的过程中，不幸得了绝症，无药可医；或碰到意外的危险，丧失了生命；或自己的天年已尽，身上生理机能自然停止的时候，这三种情况只要有一种发现，都叫作“死”。生就是生，为什么要说“出生”？因为本来没有这个人，后来无中生有，当某一时期从大人的肚子里钻“出”一个小人来，这种情况，就说他是“出生”。死就是死，为什么说“入死”？因为世上虽然有了这个人，但又不能永久的存在，将来必定要死，死后必定把尸骸埋“入”土中，年代长远，连枯骨也化为乌有，似乎是更深“入”地下去了，这种情况，就说他是“入死”。

生人和死人同是一个肉体，凭什么现象认为他是活的或者是不活呢？这就要看他的肉体能不能起普通人应有的作用。如果他目能视，耳能闻，鼻能呼吸，口能说话，能饮食，手脚能动，大小便能排泄，这当然是活人；假使他的九窍四肢不能全部起作用，只要其中一两处还能够有作用，也不好说他是死人。人的身体，上七窍，下二窍，再加四肢，共有十三件东西。人在世上，全靠这十三件东西发挥它的本能，才有生活意味，所以说“生之徒十有三”。到了死的时候，也是这十三件东西表示它们都不能够起作用了，所以说“死之徒十有三”。人们为了生活关系，身体外部能动的机关就不能不动，如眼要看，耳要听，口要说话，手要操劳，脚要行走，凡身体外部有一次动作，内部精力必有一次消耗，有千次万次动作，就又千次万次消耗，人生数十年中，逐渐的把先天（胎儿在母腹中自受孕至成形的一段时期为先天，出生以后即为后天）所禀赋有限的一点生命力消耗尽了，即使动作并未过分，但也不免于自然的死亡，况且人们欲望是无穷的，要追求生活上比较更多的意味，很难保不超过本身禀赋的限度，因此就不能终其天年而促短了自己寿命，所以说“人之生生而动，动皆之（“之”等于“往”）死地，亦十有三。夫何故？“以其生生之厚”（即贪图生活享受太过分）。

听说有很会护持自己生命的人（原文“善摄生者”），他在陆地上走，不至于碰到猛兽来伤害自己；他进入敌人军队中，不必要预备甲兵来保卫自己。尽管如此，犀牛也没有地方投掷它的尖角，老虎也没有地方施展它的利爪，敌人的兵器也没有地方容受它的锋刃。这是什么缘故呢？因为善于摄生的人，本身没有招灾惹祸的根由，灾祸就不会临到他自己身上；所以说他“无死地”（即是无自取死亡之道，不是说这个人决定不会遇到意外的危险）。

本章原文自“出生入死”至“善摄生者”，韩非子虽有解说，但嫌太简略，人不易懂，故此篇特补充其说，务使一般人都能够了解，摄生的“摄”字，从古到今，无人注意，故在前“释义”项下把摄生的四种作用全部发扬出来。自“陆行不遇兕虎”至“无死地”，《韩非子》解说最详尽，请看下面“引证”第二条。

【引证】

（1）《庄子·大宗师》：“古之真人，不知说（悦）生，不知恶（读去声）死，其出不䜣（欣），其入不距（拒），翛然而往，翛然而来而已矣”（翛，音消；翛然，谓心无系着。“出”和“来”皆指“生”言，“入”和“往”皆指“死”言）。《庄子·知北游》：“人生天地间，若白驹之过隙，忽然而已（谓时间疾速）。注然勃然（气聚而成形）莫不出焉；油然漻然（光阴如逝水），莫不入焉。已化而生，又化而死。”（以上引庄子二段，证明“出生入死”之义。）

（2）《韩非子·解老》：“人始于生，而卒于死，始之谓出，卒之谓入，故曰，出生入死。人之身三百六十节，四肢九窍其大具也，四肢与九窍十有三者，十有三者之动静，尽属于生焉，属之谓徒也，故曰‘生之徒十有三’。至其死也，十有三具者皆远而属之于死，故曰，‘死之徒十有三’。凡民之生生而生者固动，动尽（停止）则损也，而动不止，是损而不止也，损而不止则生尽（终），生尽之谓死，则十有三具者皆为死死地也（言九窍四肢都是将来死于死地之工具），故曰‘民之生生而动，动皆之死地，亦十有三’，是以圣人爱精神而贵处静。此甚大于兕虎之害（言生生而动之害尤甚于兕虎）。夫兕虎有域，动静有时，避其域，省其时（省，是审察），则免其兕虎之害矣。民独知兕虎之有爪角也，而莫知万物之尽有爪角也，不免于万物之害。何以论之？时雨降集，旷野闲静，而以昏晨犯山川，则风露之爪角害之（此言得感冒病）；事上不忠，轻犯禁令，则刑法之爪角害之（此言犯法受刑）；处乡不节，憎爱无度，则争斗之爪角害之（此言私人仇报）；嗜欲无限，动静不节，则痤疽之爪角害之（此言患痈疽肿毒症）；好用私留，而弃道理，则网罗之爪角害之（此言到处都是危险，如入网罗）。兕虎有域，而万害有源，避其域，塞其源，则免于诸害矣。凡兵革者所以备害也，重生者虽入军无忿争之心，无忿争之心，则无所用救害之备，此非独谓野处之军也。圣人之游世也，无害人之心，无害人之心则必无人害，无人害则不备人，故曰'陆行不遇兕虎'。入军不恃备以救害，故曰'入军不备甲兵'。远诸害，故曰'兕无所投其角，虎无所措其爪，兵无所容其刃'。不设备而必无害，天地之理也，体天地之道，故曰'无死地'焉。动无死地，而谓之'善摄生'矣。"

（3）《庄子·秋水》："知道者必达于理，达于理者必明于权，明于权者不以物害己；至德者，火不能热，水弗能溺，寒暑弗能害，禽兽弗能贼（'贼'同'害'）；非谓其薄之也（'薄'字本义作'迫近'。解，不是厚薄之薄），言察乎安危，宁于祸福，谨于去就，莫之能害也。"（以上引《庄子》一段，证明"无死地"之义。）

【质疑】

（1）本章王弼注："善摄生者，无以生为生（此根据《老子》第七十五章'夫唯无以生为者，是贤于贵生'之义），故无死地也。器之害者莫甚乎戈兵，兽之害者莫甚乎兕虎，而令兵戈所容其锋刃，虎兕无所措其爪角，斯诚不以'欲'累其身者也，何死地之有乎？夫蚖蟺以渊为浅（蚖，即鼋；蟺，即鳝，俗名黄鳝），而凿穴其中；鹰鹯以山为卑，而增巢其上，矰缴不能及（缴，音灼。矰缴即射鸟之短箭），网罟不能到，可谓处于无死地矣，然而卒以'甘饵'乃入于无生之地，岂非生生之厚乎。"按此注分二段，上一段言善摄生者不以嗜欲累其身，故无死地；下一段言水族山禽因为贪求美好的食物而忘其身，遂入于死地。这样解释，也颇有理由，但与《庄子·达生篇》所谓"鲁有单豹（人名）者，岩居而水饮，不与民共利，不幸遇饿虎，饿虎杀而食之”这件事有矛盾：像单豹隐居生活，如此淡泊，总不能再说他是“生生之厚”，为嗜欲而丧其生吧！王弼对此将何以自圆其说？

（2）王弼注：“十有三，犹云十分有三分。”这句话乍看很容易被它蒙混，仔细想来就发现一个大漏洞。照他这样算法，就是全人类中正在生的有十分之三；正在死的有十分之三；虽天年未终，但以生生之厚而短命死的，亦有十分之三；把这三类人合起来算，总数即十分之九，剩下的十分之一到哪里去了呢？老子既未曾说明，王弼也没有交代，岂不是漏洞吗！后世住家有人为王弼作辩护，说其中十分之一就是老子所谓“善摄生者”，这句话经不起核实计算，如果善于摄生的人占人类总数十分之一，那么，像我国今日六亿五千万入口，其中的十分之一，就是六千五百万人，都应该称为修养专家了，这如何能讲得通？假使把摄生当作卫生讲，今日全国人民大搞卫生，其中十分之一懂得卫生方法并且能够实行的人，或许是有的；但老子所谓“摄生”，既不同于今日“卫生”之说，又更超出了古代“养生”术的范围，世间善于卫生的人未必都善于养生，善于养生的人未必都善于摄生，因此“十分之一”就成了问题。一个“十分之一”既无着落，三个“十分之三”同时也连带的站不住脚；王弼注既不足信，后来注家根据王弼注的“十分有三分”而另标新义者，其说亦难以成立。

（3）本章首句河上公注：“出生，谓情欲出于五内，魂定魄静，故生也；入死，故情欲入于胸臆，精神劳惑，故死也。”我们不禁要问，情欲的根源究竟在身体里面还是在身体外面？如果情欲是从外面进来的，怎么能说出于五内（五内即五脏）？如果情欲是从里面发动的，怎么能说入于胸臆？大概注者意思认为情欲一定从外面来的，自己精神被外来情欲所搅乱，故不免劳惑；但情欲虽然可以进来，也可以出去，等它出去以后，自己魂魄就能够安静了。这种见解，好像人们犯了错误，不怪自己立足不稳，反说别人引诱之过，道理是否讲得通，也有疑问，总而言之，与“出生入死”的本义无关。至于王弼注所谓“出生地、入死地”，也未必符合《老子》本义，此处不再赘言。

（4）本章第二、三句河上公注：“其生也，目不妄视，耳不妄听，鼻不妄香臭（即用鼻子的嗅觉，辨别是香是臭，这有什么妄不妄，此说可笑），口不妄言味（即不妄说，不妄食），手不妄持，足不妄行，精不妄施。其死反是（谓九窍四肢动作皆妄，与以上所说相反）。”此注看起来很平常，读者不大注意，若一研究，其中也有许多疑问，这些问题联系到修养方面，关于人们的生死大事，不能不详细讨论。

第一问，“妄”与“不妄”以什么为标准？你说他身体上动作是“妄”，他自己认为是“不妄”；没有一个确定的标准，如何能够解决问题。古代孔夫子教他的门人颜渊，也说过“非礼勿视，非礼勿听，非礼勿言，非礼勿动”。这是儒家最著名的“四勿”教条，往日读《论语》的人，常被“非礼”两个字弄糊涂了。今看此注的“妄”。字，也同“非礼”一样的费解。如果懂得什么叫“非礼”，自然知道什么叫作“妄”：“妄”的反面即是“不妄”，也就无须解释了。可惜儒家和道家这些教条所用的字眼都是抽象的，没有具体说明，学者只好空谈，不能实践。

第二问，先后关系，“生”和“不妄”哪个在先，哪个在后。人们是先要求“生”，而后身体上四肢九窍才“不妄”动呢？或是他本来就“不妄”动，而后才能保持他的“生”命呢？“死”和“妄”哪个在先，哪个在后？人们是预先知道自己不久要“死”，而后身体才任意“妄”动呢？或是他先有“妄”动，而后才至于“死”呢？

第三问，因果关系，“生”和“不妄”哪个为因，哪个为果？若说“生“为因，“不妄”为果，这就要问，凡是“生”在世上的人，他们的九窍四肢都“不妄”动吗？若说“不妄”为因，“生”为果，又要问，凡是身体“不妄”动的人，他们都能够得到长生吗？“死”和“妄”哪个为因，哪个为果？若说“死”为因，“妄”为果，这就要问，凡是将要“死”的人，身体决定要“妄”动吗？若说“妄”为因，“死”为果，又要问，凡是身体“妄”动的人，他们都决定要速死吗？

孔夫子的学生颜渊，穷居陋巷，安贫乐道，切实奉行“四勿”教条，像这样人，一举一动当然是“不妄”的，但年龄不过三十二岁即短命而死。又，孔夫子的旧交原壤，自幼不守礼法，年长更加放肆，母丧时登在树上唱歌，当然算得一个“妄”人，但寿命很长，孔夫子骂他“老而不死是为贼”。由此看来，“妄”与“不妄”，对于人们的“死、生”并无关系。河上公注非但不合《老子》原文意旨，而且理论也脱离实际。注文的毛病就在“不妄”两个字，假使他当初作注时把“能”字代替“不妄”，如：目能视、耳能听。云云，那就没有问题了。

（5）关于“十有三”的注解，除了王弼、河上公两家而外，其他各家还有许多异说，他们所持的理由，都是站不住脚的，因为免使读者厌烦，此处不再赘述。

《南华内外篇》分章标旨

道家向来以“老、庄”并称，但庄子之道与老子不同。老子想用“道”来救世，五千文中有许多地方都是为当世的侯王说教，《老子》第二十七章更明显地说：“圣人常善救人，故无弃人；常善救物，故无弃物”。到了庄子时代，他认为世已无法可救，只能独善其身，抱定宗旨不求有用于世，因此说，“弃世则无累”(《达生篇》)，这完全和老子意思相反。再看《老子》五千文中没有“忘”字，而《庄子》书中“忘”字特别的多，似乎是他独得的秘诀，如所谓忘物，忘形、忘己、忘言、忘功利、忘机巧、忘仁义、忘礼乐、忘道术、忘天下等等(还有许多“忘”字从简未录)，这些理论都脱离实际，非但别人家做不到，就连他本人也难得做到。在《庄子》书中有几处可以看出他未能一切皆忘：

《秋水》篇“庄子钓于濮水”章：他把神龟比喻自己，问楚大夫曰，此龟者宁其死为留骨而贵乎？宁其生而曳尾于涂中乎？最后决定对楚大夫曰：“吾将曳尾于涂中。”观此言，知其尚未能忘生死。(此段和以下四段是否庄周所说，颇难断定，今只以《庄子》书中记载为根据。)

《秋水篇》“惠子相梁”章：庄子又把鹓雏比喻自己，鸱比喻惠子，腐鼠比喻梁国相位；他对惠子说，“鸱得腐鼠，鹓雏过之，仰而视之曰吓，今子欲以子之梁国而吓我邪！”这种口气就是表示以贱傲贵，看不起梁相的意思，知其心中尚未能忘贵贱。

《山木篇》“庄子衣大布”章：他对魏王说：“士有道德不能行，惫也；衣敝履穿，贫也，非惫也。此所谓非遭时也……处势不便，未足以逞其能也。”观此言，知其尚未能忘贫困。

《外物篇》“庄周贷粟于监河侯”章：他嫌对方约定的时间缓不济急，遂假托车辙中失水鲋鱼之言，以形容自己十分窘迫之状。观此一段所记载，知其尚未能忘饥乏。（汉·刘向《说苑·善说篇》另有一段，与此大同小异。）

《列御寇篇》“曹商为宋王使秦”章：曹商自秦反宋，有车百乘，夸耀于庄子，庄子鄙笑他说：“秦王有病召医，破痈溃痤者得车一乘，甜痔者得车五乘，所治愈下，得车愈多，子岂治其痔邪！”据此言，知庄子心中尚未能忘卑污与高洁。

庄周的老朋友惠施在当时已经说：“子之言大而无用”，我们今日也认为惠施的批评是对的，可怪的是先秦古笈有用的书佚亡很多，这部无用的书反而流传两千余年，历代皆有人研究，未曾断过；其原因何在？姑且凭个人见解，分作几种说明如下：

第一种原因：我国历史，当魏晋六朝之间，社会极不安定。许多名门贵族，都悲感身世萍浮；而那班早慧少年，更冲开礼教束缚，遂相率造成挥尘谈玄的风气。《庄子》为三玄之一（三玄指老、庄、周易），其辞谬悠、荒唐、恣纵、曼衍、环玮而连犿，参差而淑诡（以上皆庄子文章的评语，见《庄子·天下篇》），正是他们借以清谈的好资料。

第二种原因：唐朝皇帝崇拜老君，宋朝皇帝信仰道教，庄子被视为老子的继承者，其书由此更抬高了声价，不仅当时道教中人必须熟读，即儒释两教也应该知己知彼，先要懂得它到底说些什么，然后在理论上才能够和它相抗衡，所以《庄子》这部书名气就越弄越大。

第三种原因旧社会所谓读书人，不习惯做生产事业，唐、宋、元、明、清几个朝代，都是以科举考试为他们进身之阶，其中得意者占极少数，失意者占大多数，遇到命运坎坷、百无聊赖的时候，只有在书本子上寻求安慰。《庄子》消极思想、厌世主义和一些伤时嫉俗之谈，不啻代他们自己发泄了心中的牢骚，正好引为同调。

第四种原因封建社会，制度不良，每隔若干年，既要换朝代，有些忧患余生的知识分子，耻于降志辱身、被异姓统治者所利用，如明末清初，桐城方以智削发为憎，太原傅青主黄冠入道，他们平日于《庄子》皆有所得；同时的衡阳王船山，虽死守儒教门庭，不愿寄托佛老篱下，但也著过《庄子解》和《庄子通》。像这一类苦节砺行之士，都算是《庄子》的知音。

第五种原因：已往文章家常喜欢读《庄子》，并且称它为仙才，上乘者袭取其精神，中乘者摹仿其格调，再次者搬运其词藻，我们相信《庄子》给予古今文学界有很大帮助。世人所以爱好《庄子》，如果说是钻研哲理，不如说是欣赏奇文，假使没有那样变幻莫测的文章，光靠它的理论，未必能够使人如此倾倒。

以上所列五种原因，前四种都说明了庄子哲学是以"无用之为用"（《外物篇》庄子答惠子之语）而见重于世，这当然有它的历史背景。我们处于今日社会主义制度之下，那些原因早已不存在了，自应该抛弃玄虚，乐观现实，若再接受庄子的厌世思想，岂非无病而呻，所以我们研究《庄子》，是以批判的精神对待历史遗产，不是盲目地相信他的哲学，读者请勿误会。

《庄子》一书被称为《南华经》，虽始于唐玄宗"开元、天宝"年间，但《隋书·经籍志》子部道家类已著录梁旷所撰《南华论》二十五卷（本三十卷缺），又《南华论音》三卷，可知"南华"之名在唐代以前早已有了；《旧唐书·经籍志》道家类也著录梁旷所撰《南华仙人庄子论》三十卷（即《隋志》的《南华论》），惟不知梁旷是哪个时代的人，仅知他和卢景裕同时注过《老子》。卢景裕是北魏人，殁于东魏兴和年间（公元539—542年），正当南朝梁武帝时代，近在唐天宝以前二百几十年，大约梁旷的时代也相差不远。梁旷为什么称为南华仙人，当然不是凭空的捏造，总有它的来源，注《庄子》者亦有引证东晋王嘉的《拾遗记》云："庄周，字子休，号南华子"，如果其说可信，则"南华"之名在晋代已出现于世。（有人说，《拾遗记》是六朝时代人伪托，非王嘉所撰，但《晋书·王嘉传》也提到他曾著过《拾遗记》），但查今本《拾遗记》，未见"庄周号南华子"这一条，若不是佚文，那就是注家引证有错误。注家又说，庄周隐于曹州之南华山，故其书名《南华经》，这件事也值得怀疑，考《旧唐书·地理志》曹州有"南华县，即汉代之离狐县，累代不改，天宝元年改为"南华"；《新唐书·地理志》亦云："南华本离狐，天宝元年更名。"据此，显而易见的是南华县因庄子而得名，庄子封"南华真人"，其书名《南华真经》，也就是天宝元年的事，如果曹州确实有南华山，这个山名或许因庄子而起，县名既能改，难道山名不能改，未必是先有山名然后才有书名。

研究庄子哲学，应从《南华内篇》入门，读者要先把每一篇大旨和篇中各章的重点弄清楚，再读它的全篇，自可迎刃而解；“内七篇”都能够了解以后，其余“外篇”，“杂篇”也就不难理会了。关于“内七篇”的大旨，初学者在各家注解中，每苦于寻不着头绪，今特再作一次概括的说明：

第一篇 《逍遥游》

全篇要领在“至人无己”一句（“无己”等于佛教所谓“无我相”）。既然“无己”，也就“无功”，既然“无功”也就“无名”，因此就能够达到“无所可用，安所困苦”（本篇结尾二句）这样逍遥自在的境界。本篇共分四章：从“北冥有鱼”至“圣人无名”为第一章，极言“逍遥游”海阔天空之气象。从“尧让天下于许由”至“尸祝不越樽俎而代之矣”为第二章，言“圣人无名”。从“肩吾问于连叔”至“窅然丧其天下焉”为第三章，言“神人无功”。从“惠子谓庄子曰”，至“安所困苦哉”为第四章，言“至人无已”，不求有用，方能显出大用。

第二篇 《齐物论》

此题有两种解释：一谓“齐物”即万物平等之义，“论”即论说，首言“丧我”（即忘我），终言“物化”（即物我同化），泯绝彼此，排遣是非，故曰“齐物”；一谓当时百家争鸣，“物论”至为不齐，只有“不傲倪于万物（傲倪即轻视之意），不遣是非，以与世俗处”，（此三句见于《庄子·天下篇》“庄周闻其风而说之”一段中）则“物论”不齐而自齐。本篇旧分七章。

（1）“南郭子綦隐几而坐”至“无适焉，因是已”为第一章，共有1670字之多，恐怕初学者弄不清楚，今于此一章中再割分六个段落，以便于入门。从篇首至“怒者其谁耶”为第一段，言天籁自吹自止，不知谁在主使，借以引起下文。“大知闲闲”至“吾独且奈何哉”为第二段，言人心变态百出，亦不知谁在主使，若有真宰又不得其形迹，终身疲役，而不知其所归。“夫言非吹也”至“故曰莫若以明”为第三段，言彼此是非各执，争论无穷，只有照之以本然之明，才能浑化其对立之迹。“以指喻指之非指”至“是之谓两行”为第四段，言可与不可，然与不然，分与成，成与毁，凡是对立面者，皆通为一。“古之人”至“此之谓以明”为第五段，言不用滑稽巧辩炫耀于人，只以庸常之道处世，就叫作“以明”。“今且有言于此”至“无适焉，因是已”为第六段，言既知万物与我为一，何必再与人辩论以求其一；“一”本来无名，既已称它为“一”这就算是有名了；既已有名，必有所指的事物，有名之“一”和所指的事物相加，就成为二；再加上本来无名之“一”，就成为三；从此越变越多，其数不可胜计。这与最初求一的宗旨大相违反，倒不如默然而息。（按第四、五、六段皆是针对公孙龙子和惠施等人而言，读者宜参看《庄子·天下篇》末段“惠施多方”以下各说，并看了书中的《公孙龙子》“白马、指物、通变、坚白、名实”五论，然后才知“齐物论”所批评者并非无的放矢。假使当时没有那班人的著作在先，庄子这篇文章也不至于凭空的撰出。《齐物论》中常引用他们的成语以发挥自己的观点，但可惜《公孙龙子》今已大半残缺，而惠子之书又无传，本篇中有些字句是庄周所说或是诸辩者之说，颇不易分别。）

（2）“夫道未始有对”至“此之谓葆光”为第二章，着重在“大道不称”“大辩不言”二句。

（3）“故昔者尧问于舜”至“德之进于日者乎”为第三章，此章不过63个字，完全是寓言，究竟与齐物的本旨有什么关系，各家看法不同，暂时难以肯定。

（4）“啮缺问于王倪”至“而况利害之端乎”为第四章，言居处、食味、色欲，人与动物没有共同的标准，可见人类所谓利害、是非，彼此之间也无共同的标准。

（5）“瞿鹊子问乎长梧子”至“故寓诸无竟”为第五章，共608个字，大意是言达道者不悦生，不恶死，视一切如梦，本毋须置辩，只好因任自然之变化，彼此相忘于无言而已。

（6）“罔两问景”至“恶识所以不然”为第六章，言影之行止坐起，乃随形体而动，其实形体亦不能自主，必另有主使此形体者，而真宰竟不可知。

（7）“昔者庄周梦为蝴蝶”至“此之谓化物”为第七章，言正当入梦时，只见自身是蝴蝶，不知此外尚有庄周之身，忽然梦醒，又只见庄周而不见蝴蝶。这种现象，是庄周梦为蝴蝶呢？还是蝴蝶梦为庄周呢？单就梦醒以后而论，庄周与蝴蝶必有分别；若回忆梦中情况，庄周与蝴蝶竟无所分别。推而论之，自己今日认为是梦醒了，等到将来大觉以后，方知今日仍未曾离开梦境，昔日梦为蝴蝶，不过梦中之梦。在大自然境界里面，人与万物无非是“化”而已。

第三篇　《养生主》

此题也有两种解释：一谓“养生”的“主”要法则，即勿为善而近于好名，勿为恶而陷于刑网，只宜顺中道而行，“依乎天理”“因其固然”，则可“保身、全生”；一谓“养”我“生”命之“主”，勿以有限之精神逐无穷之欲望，“安时而处顺，哀乐不能入”，则可以无损其天真，肉体虽亡，而精神不灭，譬如薪有穷尽之时，而火则继续相传，没有穷尽。本篇共分四章“吾生也有涯”至“可以尽年”为第一章。“庖丁为文惠公解牛”至“吾闻庖丁之言，得养生焉”为第二章。“公文轩见右师”至“神虽王，不善也”为第三章。“老聃死”至“不知其尽也”为第四章。此四章中，只有“庖丁解牛”一章是讲实际养生功夫；“庖丁”比喻做养生功夫的人，“牛”比喻人的肉体，“刀”比喻人的神意，言神意在肉体中游行自如，毫无阻碍，其妙用就是“以无厚入有间”。

第四篇　《人间世》

此篇是教人如何处世之道，共分为四章：“颜回见仲尼”至“而况散焉者乎”为第一章，言暴虐之君，难容直谏，必要先能虚己，然后才能化人。“叶公子高将使于齐”至“此其难者”为第二章，言出使敌国，成功不易，只有“知其无可奈何，而安之若命”，才可以免“阴阳”之患；只有勿传“两喜益美”，“两怒溢恶”之言，才可免“人道之患”。“颜阖将傅卫灵公太子”至“可不慎邪”为第三章，言乖戾之人，难受教导，必须先能正己，而后才能正人；外示亲附之形，而不同流合污；内寓和顺之意，而不自显其名。下又连用三种譬喻：勿螳臂当车，勿引虎发怒，勿使马受惊。以上三章皆说世间难以应付之事；以下还有四段，因其大旨相同：故并为一章，算是本篇第四章；此章四段皆言人生自处之道，但非应世之方。第一段，"匠石之齐"至"不亦远乎"；第二队"南伯子纂"至"所以为大祥也"，第三段，"支离疏者"至"支离某德者乎"；第四段，"孔子适楚"至"莫知无用之用也"；这四段都是说以无用为大用，与《逍遥游》篇末意思完全一致。

第五篇 《德充符》

此篇言人可以忘形，而不可丧德，若德充于内，则信符于外，就能得到世人之爱敬，自不嫌其形貌之异常。此篇共分五章："鲁有兀者王骀"至"何肯以物为事乎"为第一章，要领在"游心乎德之和"及"以其知得其心，以其心得其常心"几句。"申徒嘉，兀者也"至"子无乃称"为第二章，要领在"知不可奈何，而安之若命"及"今子与我游于形骸之内，而子索我于形骸之外"几句。"鲁有兀者叔山无趾"至"天刑之，安可解"为第三章，要领在"犹有尊足者存"。"鲁哀公问于仲尼"至"德友而已矣"为第四章，要领在"才全而德不形"。"闉（武国忠注）跂支离无脤"至"子以坚白鸣"为第五章。要领在"不以好恶内伤其身，常因自然而不益生"。

第六篇 《大宗师》

老子云，道"似万物之宗"。本篇许由称道为"吾师"，可知"大宗师"即"大道"之代名词。本篇共分八章："知天之所为"至"比于列星"为第一章，此章又分七段，首段提出"有真人而后有真知"，下文就接二连三地描写他自己理想上的"古之真人"，这等于《老子》第十五章"古之善为道者，微妙玄通，深不可识，夫唯不可识，故强为之容"。全章的意思相同。此章第二、

三、四、五段皆写“古之真人”；从“死生命也”至“一化之所待乎”为第六段，是教人看破生死以修大道；从“夫道有情有信”至“骑箕尾而比于列星”为第七段，是依据老子学说而阐明“道”的全体大用，但自“狶韦氏得之”以下十三项，老子未曾说过，只能算是古代相传的神话。“南伯子葵问乎女偊”至“参廖闻之疑始”为第二章，言证道浅深之次序及闻道经历之过程。“子祀、子舆、子犁，子来”至“成然寐，遽然觉”为第三章，言生老病死一切任其自然。“子桑户、孟子反、子琴张”至“人之君子，天之小人也”为第四章，言方外和方内，其道不同。“颜回问于仲尼”至“乃入于寥天一”为第五章，言人死是“化”，人生如“梦”，“哭”与“笑”皆无所谓。“意而子见许由”至“此所游已”为第六章，言信义是非之见，为学道的障碍。“颜渊曰，回益矣”至“丘也请从而后也”为第七章，言忘仁义、忘礼乐，虽可以学道，尚未能证道，必须到了“坐忘”的境界，始与道相契合。“子舆与子桑友”至“然而至此极者命也夫”为第八章，言一切在人事上无理由可说者，只有归之于命；此与《列子·力命篇》所谓“不知所以然而然，命也……孰能知其故，皆命也”。同是一个见解。

第七篇　《应帝王》

本篇言帝王应（读去声）世之道；又据郭象说：“无心而任乎自化者应（读平声）为帝王也。”此解亦通。篇内共分七章：“啮缺问于王倪”至“未始入于非人”为第一章，此章重点在前后两句“非人”，注家各执一说，有说“非人”就是“物”；有说非人，就是“天”；有说非人就是“虚伪之人”，我们还要仔细研究，暂时不作肯定。“肩吾见狂接舆”至“而曾二虫之无知”为第二章，言经常法式和礼仪制度不足以治天下，必先治内而后才能治外，先正己而后才能正人。“天根游于殷阳”至“天下治矣”为第三章，言治天下要“顺物自然，而无容私”。“阳子居见老聃”至“游于无有者也”为第四章，言“明王”之治，“功化”皆出于无心。“郑有神巫曰季咸”至“纷而封戎，一以是终”为第五章，此章引证故事以发挥上章“立于不测”之玄旨。“无为名尸”至“故能胜物而不伤”为第六章，言圣人虚心“无为”，以申明前章“游于无有”之妙用。“南海之帝为倏”至“七日而浑沌死”为第七章，总结全篇，读者可与《道德经》第四十九章“圣人在天下，歙歙焉，为天下浑其心，百姓皆注其耳目，圣人皆孩之”。数语相对照，则见老子所说的是正面，庄子所说的是反面，都是要浑沌不要聪明，他们两人宗旨是一样的。

以上“内七篇”大旨，皆已概括的说明。以下再谈《南华经·外篇》。

“外篇”从第八至第十二，共有十五篇，它与“内篇”有显然不同之处，就在每篇的标题。“内七篇”各具专题，每一题都限定三个字，看了它的题目，就晓得本篇重点所在，似乎是先拟出一个题目，而后按照这个题目来做文章。“外篇”则不然，它是先有了文章而缺少题目，不得而已，遂用篇首二字或三字为题，如“骈拇、马蹄、天地、天道、刻意、缮性、秋水、达生、田子方、知北游”等十篇；也有在本篇首句中摘取两字为题者，如“胠箧、在宥、天运、至乐、山木”等五篇，所以这些题目不足以揭示一篇的大旨，自无解释之必要。

今只谈《南华·外篇》十五篇的大旨：

第八篇　《骈拇》

言“仁义非道德之正”。

第九篇　《马蹄》

言“毁道德以为仁义，是圣人之过”。

第十篇　《胠箧》

言“圣人生而大盗起”“圣人不死，大盗不止”。

以上三篇皆不分章，另是一种格局，如果肯定“内七篇”是庄周自己手笔，就可以看出这三篇决非他本人的作品，虽然文章做得很好，疑是老庄学派中能手所为。

第十一篇　《在宥》

此篇共分六章，首章言，“君子不得已而临莅天下，莫若无为”；以后四章皆申明此义，只有末章不同。“崔瞿问于老聃”至“天下大治”为第二章，重点在“故曰绝圣弃智”（此句是引证老子之语）。“黄帝立为天子”至“而我独存乎”为第三章，此章虽是讲修身之道，而治国之道亦莫能外，所以《大学》上说“一是皆以修身为本”；其中广成子告黄帝一段话，历代研究长生之术者，都认为这是最上乘的方法，但作者引此一段话，却是别有用意，宗旨并不在长生。“云将东游”至“起辞而行”为第四章，重点在“徒处无为而物自化”。“世俗之人”至“睹无者天地之友”为第五章。此章内分两段，上段着重在“不物故能物物，物物者非物”。下段着重在“大同而无己，无己恶乎得有有”。“贱而不可不任”至篇末“不可不察也“为第六章，前五章部是讲“无为”，惟独这一章是讲“有为”，作者恐人不懂他立言之意，自己又加以解释云：“无为者天道，有为者人道；主者天道，臣者人道。”意思是说二者各有所宜，此与“天道篇”首章大旨相同，但不知是否契合庄子的本意。

第十二篇　《天地》

此篇仍继承前篇发挥“无为”之旨，共分十五章。首章言：“玄古之君天下，无为也，天德而已矣。”第二章又言：“无为为之之谓天，无为言之之谓德。”以后各章所谓“王德，玄德，象罔、浑沌、混冥”等等，大旨皆同首章。（因章数太多，故不能一一说明）

第十三篇 《天道》

此篇还是讲“无为而无不为”的道理，可与“在宥”篇末章意旨合参。本篇共分六章：首章前半段就出现了十三个“无为”字样，言“上必无为而用天下，下必有为而为天下用”；后半段言“五末”须精神之运，“九变”有先后之序。以下五章皆从正面、反面或侧面申明首章“虚静、无为”之旨。

第十四篇 《天运》

此篇大旨即老子所谓“道法自然”。共分八章：第一章，言帝王治世要顺天；第二章言“至仁无亲”；第三章，言“天乐无声”；以下各章皆借孔子作寓言，第四章，言孔子不能“应时而变”；第五章，言孔子“不闻道”；第六章，言孔子未能忘“仁义”；第七章，言孔子见老聃如“见龙”；第八章，言“六经皆先王之陈迹”“不与化为人，安能化人”。意思是说治世要顺自然之化，读死书是无用的。

第十五篇 《刻意》

此篇言“真人养神之道”。起首列举五种人的行为不同：

⑴高亢异俗之人；

⑵修学教诲之人；

⑶致功立名之人；

⑷避世闲旷之人；

⑸导引养形之人。

最后又抬出纯粹全德之圣人来压倒一切。篇中有“故曰”六段，都是为“养神”而说法。篇末归结到“能体纯素，谓之真人”，可见此篇所谓圣人，与真人名异而实同。

第十六篇　《缮性》

此篇言“隐士存身之道”篇中有五段，皆古今对比，如：“古之治道者”“古之人在混芒中”“古之隐士者”“古之存身者”“古之得志者”，这些都是理想上的古人，因为作者不满意当时的“俗学、俗思”，遂虚拟古人，聊以寄慨而已，理想与事实未必相符合。

第十七篇　《秋水》

此篇共分七章，首章假借“河伯”与“北海若”互相问答之语，以发挥作者自己的观点，读者可与“齐物论”篇合参。此一章中又分七段，到了末段，才把宗旨标出，就是“无以人灭天。无以故灭命，无以得殉名，谨守而勿失，是谓反其真”。以下六章皆申明这个宗旨：“夔怜蚿”章，言天机自动；“孔子游”章，言穷通有命：“公孙龙”“庄子钓”“惠子相”三章，言殉名之患；“游于濠梁”章，虽明言“鱼之乐”，其实暗喻人“反其真”之乐。

第十八篇　《至乐》

此篇共分六章：首章言“富、贵、寿、善”四者皆不足乐，至乐要在“无为”；“庄子妻死”章，言生是“形变”，死不必哀，“支离叔”章，言生是“假借”，死不必恶；“庄子之楚”章，言生是“累”，死是“乐”；‘颜渊之齐”章，言物性“好恶”不同，推之世间所谓苦乐并无一定；“列子行食”章，言“万物出入于机”，推之死生忧欢皆无所谓。

第十九篇 《达生》

此篇宗旨在“形全精复，与天为一……形精不亏，是谓能移。精而又精，反以相天”。这几句话，意思很深奥，读者可与《周易说卦》“穷理尽性以至于命”、《黄帝阴符》“宇宙在乎手，万化生乎身”、《中庸》“可以赞天地之化育”、《周易系辞》“范围天地之化而不过，曲成万物而不遗”等语合参，虽然各书的字句未能一致，但彼此之间的意思颇为接近。本篇首章，言备物不足以养形，养形不足以存生；“列子问关尹”章，言守气全神之道；“仲尼适楚”章，言“用志不分，乃凝于神”；“颜渊问仲尼”章，言“外重者内拙”，也就是说，于外物有所“矜”，则内心失其“巧”；“田开之”章，言“善养生者若牧羊，视其后者而鞭之”，意思是说，在养生法上，“形”和“神”要平均的发展，不要偏重于一方面；“桓公田于泽”章，言人有心病是自伤，鬼不能伤人；“纪省子”章，言以“斗鸡”比喻养生，德全则胜；“东野稷”章，言以“御马”比喻养生，力竭则败；“孔子观于吕梁”章，言以“蹈水”比喻养生，“从水之道，而不为私”则安；“梓庆削木为锯”章，言以“为锯”比喻养生，“齐以静心”“以天合天”则神；末章言理论太高，恐人闻之而惊惑。

第二十篇 《山木》

此篇共分九章，皆言远害全身之道。首章，言“有用”“无用”和“材与不材之间”都难以免患，最好是“道德之乡”；“市南宜僚”章，言“去累、除忧、虚已游世”；“北宫奢”章，言“一之间无敢设”“复归于朴”；“孔子围于陈蔡”章，言“削迹捐势，不为功名，无责于人，人亦无责”；“孔子问子桑虖”章，言“君子之交淡若水，小人之交甘若醴，君子淡以亲，小人甘以绝”；“庄子衣大布”章，言“士不遭时，难逞其能，衣敝履穿，是贫非惫”；“孔子穷于陈蔡”章，言“无受天损、无受人益、无始非卒、人与天一”；“庄子游乎雕陵”章，言螳螂“见得而忘其形”，异鹊“见利而忘其真”，庄周“守形而忘其身”，皆是自召其害；“阳子之宋”章，言“恶者贵而美者贱”，其故在己不在人。

第二十一篇 《田子方》

共分十一章。“首章”着重在“虚缘而葆真”一句，已将全篇的宗旨揭出，意思是说，人要空去外缘以保全自己的天真。以下各章皆申明此义：“温伯雪子”章，着重在“若夫人者，目击而道存矣”，言一见其人，即知他是有道之士，不必多说话，“颜渊问于仲尼”章，着重在“虽忘乎故吾，吾有不忘者存”；“孔子见老聃”章，着重在“先游心于物之初”“行小变而不失其大常”“喜怒哀乐不入于胸次”三句；“庄于见鲁哀公”章，着重在“君子有其道者未必为其服，为其服者未必知其道”；“百里溪”章，着重在“爵禄不入于心”“死生不入于心”；“宋元君”章，着重在“是真画者也”；“列御寇”章，着重在“尔于中也殆矣夫”；“肩吾问于孙叔敖”章，着重在“死生亦大矣，而无变乎已”；“楚王与凡君坐”章，着重在“凡之亡也，不足以丧吾存”。

第二十二篇 《知北游》

此篇全是讲自然之“道”，一篇中就用了44个“道”字。“首章”引《道德经》“知者不言，言者不知”“圣人行不言之教”及“为道日损……无为而无不为”等语，以下各章皆发挥首章未尽之意：“天地有大美”章，着重在“六合为巨，未离其内；秋毫为小，待之成体”；“舜问乎丞”章，着重在“汝身非汝有，汝何得有夫道”；“孔子问于老聃”章，着重在“至则不论，论则不至，辩不若默，闻不若塞”；“东郭于问于庄子”章，着重在道“无所不在”；“婀荷甘”章，着重在“论道而非道”；“泰清问乎无穷”章，着重在“弗知乃知，知乃不知”；“光耀”章，着重在“予能有无矣，而未能无无也”；“大马”章，着重在“物孰不资焉”；“冉求”章，着重在：“无古无今，无始无终”及“物物者非物”数句；“颜渊”章，着重在“至言去言，至为去为”。

以上《南华经·外篇》的大旨皆已揭出，但各篇中有些地方不像庄周自己所作，如“骈拇、马蹄、胠箧、刻意、缮性”各篇，更容易看得出来：

（1）这五篇内容，非“寓言”，非“重言”，亦非“卮言”，与庄周作书的体例不合；

（2）是非利害之间，分析得很清楚，辨别得很彻底，与庄周“不谴是非以与世俗处”的本意相违；

（3）批判世俗流弊，都从正面落笔，使读者一目了然，并无“谬悠、荒唐、无端崖之辞”杂入其间；

（4）通篇格局齐整，结构谨严，为后来文章家论说之祖，不似其他各篇“恣纵”“淑诡”难以捉摸；

（5）而且这五篇中，前三篇措辞愤激，指责圣人，归咎圣人；后二篇语气温和，赞美圣人，惋惜圣人，前后不像一个人的手笔。除这五篇而外，其余十篇也有多少可疑之处，暂置不论。

论《四库全书提要》不识道家学术之全体

陈撄宁

读马端临《文献通考》，见其于《道藏》书目下，作一按语曰“道家之术，杂而多端，先儒论之备矣”云云。后人遂执此言以为道家病，凡《道藏》所收各种书籍除对于道教有直接关系者外，皆认为不应列入《道藏》中。《四库全书提要》批评白云霁之《道藏目录》云：“所列诸书，多捃拾以足卷帙。”意谓诸书多与道家无关，因编者欲凑满卷数，故尔随便拾取几种以壮道教门庭而已。

其由《道藏目录》中剔出各书名如下：

《易数钩隐图》《遗论九事》《易象图说内外篇》《易筮通变》《易图通变》《易外列传》(《四库提要》谓旧皆入易类)；

《素问》《灵枢经》《八十一难经》《千金方》《肘后备急方》《急救仙方》《仙传外科秘方》《本草衍义》(《四库提要》谓旧皆入医家类)；《黄帝宅经》《龙首经》《金匮玉街经》《玄女经》《通占大象历》《星经》《灵棋经》(《四库提要》谓旧皆入术数家类)；

《鬻子》《鹖冠子》《淮南子》《子华子》《刘子》《意林》(《四库提要》谓旧皆入杂家类)；

《华阳隐居集》《击壤集》《宗玄集》(《四库提要》谓旧皆入别集类)；

《太玄经》《皇极经世》(《四库提要》谓旧皆入儒家类)；

---

* 这是陈撄宁先生在三十年代写的研究《道藏》的文章，现由本刊校订后重新刊出。

《公孙龙子》《尹文子》(《四库提要》谓旧皆入名家类);

《墨子》(《四库提要》谓旧入墨家类);

《韩非子》(《四库提要》谓旧入法家类);

《孙子》(《四库提要》谓旧入兵家类);

《鬼谷子》(《四库提要》谓旧入纵横家类);

《江淮异人录》(《四库提要》谓旧入小说家类);

《穆天子传》(《四库提要》谓旧入起居注类);

《山海经》(《四库提要》谓旧入地理类)。

编辑《四库提要》诸君又谓上列各书之分类,"虽配隶或有未安,门目或有改易,然总无以为道家者言,今一概收载,殊为牵强",且将《道藏》与《佛藏》相提并论,谓"二氏之书,往往假借附会,以自尊其教,不足深诘"。伊等不知当日编辑《道藏》之人具有特别眼光,一面既欲与外教学说有所区别,不能不广收博采中国丰富的文化以相抗衡;一面又高瞻远瞩秦汉以前诸子百家之学术皆起源于道家,故将各家著作择其要者录取数种于《道藏》中,亦无不合之处。时贤震于《文献通考》为九通之一,夙负盛名,《通考》既诮道家杂而多端,而《四库提要》一书又是治目录学者之金科玉律,其言更可与《通考》互相印证,于是道家学术益遭世人厌弃,每每数典而忘其祖,甚至据释氏之理论以攻击道家,尤觉荒谬,其识亦与今日欲持全盘欧化以改造中国者同。本篇非宗教论文,故亦未遑置辩。

《汉书·艺文志》谓:"道家者流,盖出于史官,历记成败存亡祸福古今之道,然后知秉要执本,清虚以自守,卑弱以自持,此君人南面之术也。"据此则知道家学术即是治国平天下之学术,含义甚广,不可执一端而概全体。《尚书》《春秋》所记载,固不外乎成败存亡祸福古今之道也,即全部《易经》所记载又何尝不是此道,何尝不是君人南面之术。古代艺文皆掌于史官,民间颇难得见,当日老子实任斯职,孔子若非得老子许可,恐未必能全窥六艺之文。昔道祖老子许传《易经》,今《道藏》全书反不许收藏《易经》一类著作,亦可怪矣。果《易经》与道家无关,魏伯阳何以作《周易参同契》,陈希夷何以传先天八卦图乎?

医道与仙道,关系甚为密切。凡学仙者皆当知医,故将医书收入《道藏》

自是分内应有之事。况《千金方》作者孙思邈及《肘后备急方》作者葛洪皆道门中之铮铮者，更不容漠视。《素问》《灵枢》为医学之祖，黄帝为道家之祖，素灵二书纵非黄帝自作，亦自黄帝遗传之学术，《道藏》中关于黄帝一派之书本嫌过少，收几部医学典籍，又有何妨。

术数之学，不外乎阴阳。阴阳家为九流之一，其源出于道家，所以阴阳家有《黄帝泰素》二十篇，又有《南公》三十一篇。《项羽本纪》载楚南公之语曰："楚虽三户，亡秦必楚。"注谓："南公者道士，识废兴之数。"试观后世太乙、奇门、六壬诸书，皆托始于黄帝，而种种图谶碑记预言，非诸葛亮，即刘伯温。盖常人心目中久存一"惟有道之士才精于此"之感想。可见阴阳术乃道家之副业，亦犹农家种植五谷而外，必兼理蚕桑耳。即令将所谓术数书籍一概收入《道藏》，亦不为过。

淮南王刘安从八公学道故事，人皆知之。《淮南鸿烈》书中形容道之妙处，亦可谓尽致。讲道之文章，除老、庄而外，当无胜过《淮南子》者。杂家之学不过本道家真义而推阐之耳，岂可谓杂家驳而不纯，遂摈于道家门墙之外乎？又如《鹖冠子》，在《汉志》原列入道家，其书虽涉及刑名，而大旨本于黄老，韩昌黎颇喜读之。作者不详姓氏，相传为楚人，居深山，以鹖羽为冠，故名，盖亦道家之流也。《意林》，唐马总编，书中钞集老、庄、管、列诸家言，多与今本不同，可视为道籍中之参考书。以上三种收入《道藏》，未见有何龃龉处。

《华阳隐居集》，陶弘景作。《击壤集》，邵康节作。《宗玄集》，吴筠作。弘景本道家知名之士，不必论。邵子之学出于陈希夷，与程朱之笃守儒教门庭者迥异。希夷先生既经世人公认是道家，则康节先生著作亦未尝不可列入《道藏》。吴筠文章多半趋重仙道方面。对于道教不为无功，况吴本人在唐天宝时自请隶道士籍，则《宗玄集》之收入《道藏》亦得其所。　尹文子虽为名家，其学亦本黄老，故其书以"大道"二字名篇。虽亦泛论治理，而重在正名核实。庄子称其"不累于俗，不饰于物，不苟于人，不忮于众，以禁功寝兵为外，以情欲寡浅为内"，颇有合于黄老之旨，是盖自道以至名，自名以至法者。公孙龙之徒，虽为庄子所不满，然其立论，颇近于道家之玄谈。昔贤谓公孙龙伤明王之不兴，疾名器之乖实，乃假指物以混是非，寄白马而齐彼我，冀时君之有悟焉，可知其书自具深意，非祗以论辩为能事者。《汉志》云"道家出于史官"，

“名家出于礼官”，而掌礼乃史之专职，礼官、史官二而一者也，是名家与道家亦同出一源。《道藏》之有名家，殆如《释藏》之有因明乎。

老子三宝，一曰慈，二曰俭，三曰不敢为天下先。墨子皆得之。兼爱、非攻，慈旨也。节用、节葬，俭旨也。备城门、备高临、备梯、备水、备突、备穴等篇，皆极尽守卫之能事，自处于被动地位，而对于先发制人之战略则绝口不谈，是真能笃实奉行不敢为天下先之古训者。庄子书中，除关尹、老聃而外，独赞墨子，或亦因墨子之学近于道家故耳。墨家素为儒家所排斥，而墨子亦有非儒之篇，儒墨根本难以调和，只有请其加入《道藏》而已。

韩非子有《解老》《喻老》两篇，对于老氏之说可谓别有会心。太史公以老、庄、申、韩合传，言申、韩惨核少恩，皆原于道德之意。又谓韩非子言刑名法术，而归本于黄老。夫韩非子虽为人所诟病，然其学实由道家而出，精要处颇多，不可以耳为目，一概抹杀之。编集《道藏》者，已见及于此矣。

自古道家无不知兵者，所谓有文事必有武备也。如黄帝、力牧、风后、封胡、伊尹、太公、管子、鹖冠子、文种、范蠡诸人，在兵家皆有著作，虽其书不传，然班氏《艺文志》及刘氏《七略》皆载其书名。盖道家最善于沉机观变，不轻举，不妄动，老谋深算，施于战阵常操必胜之权，故兵家学遂为道家之特长，非此不足以定大业。《汉志》道家亦有孙子之名，故《道藏》收《孙子》，未为创举。

《鬼谷子》，《汉志》不录，《隋志》入纵横家，其书有捭阖、反应、内揵、抵巇、飞箝、忤合、揣、摩、权、谋、决、符言十二篇，又有本经阴符七篇。《战国策》云：“苏秦发书陈箧，得太公阴符，简练以为揣摩。”可知纵横之学出于太公，而太公当然是道家人物。鬼谷子既服膺太公之学，而自隐其名，就不欲表见于当世。《史记》又言鬼谷子长于养性治身，是必有味于道家之精义者，苏秦、张仪得其皮毛，已足以玩侯王于股掌，取卿相如探囊，而鬼谷子反敝屣功利，遁迹山林，恬淡自守，观其书中有云“盛神法五龙，养气法灵龟”诸奥语，非深于道者孰能之乎。将其书列入《道藏》，可谓名实相符。

扬子《太玄经》，邵子《皇极经世》，皆《易》之支流。《易经》、哲理既与道家相通，此二书之收入《道藏》自无问题。

《江淮异人录》所记多道流侠客术士之事，《山海经》语涉神怪，《穆天子传》迹遍遐荒，诸如此类，皆儒家不敢言，道家思想本是游乎方之外者，故不妨接受耳。

总而言之，道家学术，包罗万象，贯彻九流，本不限于“清静无为”消极之偏见，亦不限于炼养、服食、符录、经典狭隘之范围也。

原载《道协会刊》第九期

王伟业校订

编者按：已故本会会长、著名道教学者陈撄宁先生，在二十世纪三十年代便对《道藏》书目重作分类，五十年代又曾重加修订。在十年动乱中该稿已散失，现仅存分类举例稿，特予发表，供研究《道藏》书目分类者参考。

复兴道教计划书

皖江陈撄宁 / 拟稿

世界人类为战争所苦，希望和平，亦已久矣。宗教者和平之母也。吾人果欲实现和平，自不能不弘扬宗教。道儒释耶回五教之宗旨，无非劝人为善，诫人作恶，务使天下亿兆生灵咸涵育于慈风惠泽之中，彼此皆能互助合作，而不相侵害。然后人类社会，方得维持，国家治安，庶几长保。此宗教精神所以伟大也。

道教之在中国，本为五大宗教之一，发源于始祖轩辕黄帝，集成于道祖太上老君（即李老子）。儒教孔子，比较老子，算是后辈。释迦牟尼，虽与孔子同时，而佛教则到东汉时代方传入中国。耶回二教，更在儒释之后。可知五教中首推道教为最古。

我辈既属黄帝子孙，对于此种古教，当然要特别爱护，努力弘扬。抱朴素之胸怀，倡不争之道德；秉宏深之愿力，祈世界之和平。虽志欲存古，而不背于潮流；虽功在崇玄，而不妨于客教。凡关于玄门一切事项，当兴者即兴，当革者即革，总以发挥道教真义，而又适合于现代心理为原则。

兹拟复兴道教办法大纲九条，并加以说明，以供海内奉道诸君子之参考。如能联络同志，筹备基金，斟酌缓急，依次举办。化除界限，合方内方外为一家；造就人才，融入世出世为一贯。则社会民众，实受其福利，又岂仅玄门之幸哉。

复兴道教大纲

一、道教讲经坛

二、道学研究院

三、道教月报社

四、道教图书馆

五、道书流通处

六、道教救济会

七、道功修养院

八、道士农林化

九、科仪模范班

大纲要旨说明

一、道教讲经坛

凡是正式宗教，无不首重讲经者。在儒教则讲《四书五经》，在耶教则讲《新旧约圣经》，在回教则讲《古兰经》，在释教所讲大小经典，更是名目繁多，不可胜计。惟独道教历年以来未闻有讲经之事，人皆争先，我独落后。因此各教之优点与特长，容易使大众了解。而道教的好处何在，人皆茫然，莫知所云。近代坊间所出版之道教书籍，虽有几种，惜其内容浅薄，不能为道教争光。社会上偶有一二名人演讲道教，听众亦未必因此有何感化。盖以编辑道书者，及演讲道教者，皆是普通文墨之士，而非专诚信仰道教之人故耳。今欲矫正此弊，应当从演讲道经并宣传道教真义入手，其办法如左。

第一条　地点选择

佛教讲经，向来是在各处寺庙之中。耶教讲经，是在各处教堂之内。彼等不须要选择地点。惟道教讲经，尚属创举，向来未曾有过，故应当选择地点。

总以交通便利，房屋宽舒，最少能容纳百人以上座位者为合格。一切布置，皆要清静而庄严，庶足以壮观赡而保荣誉。

第二条　听众限制

各处耶稣教堂，每逢星期日讲道理，妇人孺子，劳动苦力，目不识字者，以及颇有学问者，挤满一堂。佛教丛林讲经，听众虽稍为齐整，然其中程度亦复高低不等。譬如小学生与大学生同在一堂听讲，同用一种课本。程度高者，每厌闻浅近之言；程度低者，又不识精微之义。讲师往往顾此失彼，殊非良法。将来道教讲经时，凡听讲者，当凭听讲券入场，无券概不招待。听讲券发出时，必须确知其人恰好合于听讲之资格，始赠给之，切勿滥发。讲玄妙的道理，听讲券须给程度高的人；讲普通的道理，听讲券须给程度低的人。

第三条　演讲材料

全部《道藏》数千卷，内容极其复杂。况且外面尚有许多道书，未曾收入《道藏》者，亦不下千余种。试问应该从何处讲起，故不能不拟定一个标准如左。

（甲）老子《道德经》，此经乃道教圣典。大用之，可以治国平天下；小用之，可以修身养性，了脱生死。汉唐宋明历代皇帝，皆崇拜此经，与《四书五经》并重。故此经在道教中之尊贵，等于耶稣教之《新旧约》。有《道德经》，然后有道教；无《道德经》，则道教无所凭藉，亦不能成立。历代注释此经者，有几百家之多，可以想见其价值。将来若要讲经，当从此经始。

（乙）诸子经书，如庄子《南华真经》，关尹子《文始真经》，列子《冲虚真经》，文子《通玄真经》，庚桑子《洞灵真经》，以及《淮南子》，《抱朴子》，谭子《化书》，周子《太极图说》之类，皆可作为演讲材料．但须提要钩玄，择其有益于国家社会之理论，或修养身心之方法，善为说辞，以教世俗。不必徒事考据，搬弄陈言。

（丙）历代名人道教言行录，教外之人不识道教真面目，每每轻视道教，认为历代道教皆是巫觋方士之集合体，不足以言教。而教内之人，又终年忙碌于诵经礼忏，拜斗放炼，亦无暇称述前辈之遗徽，以作后学之模范。致将已往诸贤组织道教之苦心孤诣淹没而不彰。今日若欲提倡道教，宜从《廿四史》及各省府县志中，选择历代道教先贤所行所言足为后世法者，编作讲义，分期演讲，以挽末俗而正人心。则道教对于社会，利益良多，复兴之望，可计日而待。

（丁）各种劝善格言，如孝弟忠信礼义廉耻，一切做人的道德，皆包括在内。但旧式善书，有许多不合于现代人之思想，宜慎重选择，免遭物议。

第四条　演讲时期

按沪地情形而论，每逢星期日，最宜于演讲。因星期日听众皆有闲暇。若星期一至星期六各日，则宜在晚饭后七点至九点之间为适当。凡宗教演讲，不是短时期所能发生功效，须要继续不断，方为有益。并要普遍散布各处，则效力更宏。奈道教演讲人才，今日难以多得。若有经费，可先就上海试办一处。俟人才足够分派时，再推广于各处。设若自己没有固定的场所，只好暂时不办。切勿徒慕虚声，姑借某公共场所，作短期演讲，大登广告，哄动许多男妇老少，来看热闹，等于听话剧一样，人己两方，皆无利益，止有劳神伤财而已。

二、道学研究院

道是何物？道教真义何在？道教对于人类社会有何利益？此等问题，非但教外人难以了解，虽教内人，亦往往不能回答。因为缺少一番研究功夫之故。如果希望道教将来能与他教有同样的发展，不落后尘，必先从研究道学入手。今试拟办法数条，以供采择。

第一条　本院以研究中国古代道学，预备将来弘扬道教、利益国家社会为宗旨。其性质颇似前清各省用地方公款所设立之书院。与现时普通学校性质不同，与道功修养院专重个人修养者亦不同。

第二条　地点不宜在冷僻之区，亦不宜处繁华之境。如杭州西湖之城市山林，颇属相宜。本院乃道教中的文化机关，只可供奉黄帝、老子、孔子三圣牌位。其他神像，不便供奉。

第三条　本院课目如下

（1）道教真义

（2）道教源流

（3）道教清规

（4）道教名人列传

（5）道教应用文章

（6）儒释耶回各教大义

（7）诸子百家精华

（8）中外历史地理

（9）普通科学常识。

第四条　初次试办，止开一班，以四十名为满额，三年毕业，即可算是道教基本人才。第一期毕业后，第二期是否继续开办，须看将来情形如何，再行酌定。

第五条　毕业后之出路，由本院尽力介绍到各省道教大丛林中，担任讲师之职。平均分派，每省不过二人。只患人少，不怕人多。出路一层，可以无忧。

第六条　入学资格，年龄廿五岁以外、四十岁以内，国文精通，脑筋灵敏，身体健康，无一切嗜好，无室家之累，对于将来弘扬道教，具有热心宏愿者，为合格。方内、方外兼收。

第七条　考取入院之后，凡膳宿书籍讲义纸笔等项，皆由院中供给，概不取费。假使本院经济力量尚欠充实，即不收方内学员，而专修方外学员。由各省道观选择合格之道友，保送入院肄业，并由该道观贴补本院学费及膳宿费；毕业后不受限制，听其回到原来道观自由服务。

第八条　凡有志入院研究者，在预备投考之前，须有介绍人一位，否则不能应试。考取及格以后，除原有介绍人外，须再另觅保证人一位，否则不能入院。入院时，须填写志愿书，言明毕业后以弘道为终身义务，并不许半途退学。将来该学人若违犯院规，介绍人与保证人，当连带负责。若是出家道士，志愿入学者，由各大道观住持，作介绍及保证。

第九条　本院设院长一席，请方外年高有德之人担任，或创办人自己担任亦可。须要常年住院，管理院务；若院长因他事不能到院时，得请相当之代理人。又聘请正副主任教师二位，常年住院，每日授课。助教师二位，不住院。又书记兼司账一人，又厨房一人，门房一人，杂役一人或二人。伙食净素，禁止荤腥。

第十条　本院开支各项：院长办公费，教师薪金，佣人工资，师生膳费，讲义书籍等费，房屋装修器具设备等费，日用必需一切杂费。

三、道教月报社

抗战以前，国内各处佛教定期刊物最盛，日刊、周刊、旬刊、半月刊、月刊等，并其他不定期刊物，共有几十种之多。又如耶教、回教、理教，各种定期不定期出版物，亦风起云涌。惟专门道教刊物，独付缺如。八年抗战期内各教所出刊物，多已停止。胜利以后，世界大局安定，各教原有刊物，必将继续出版，以争取民众之信仰心。此时道教若再无所举动，无所表示，恐又不免落后矣。设聘请普通学校出身之人，来做道教文章，办道教刊物，彼等对于道教认识不清，或者要弄出笑话。而本教内长于笔墨之人材，颇嫌太少，难以应用。道学研究院，今日果能创办，则三年毕业以后，讲经的人材，传教的人材，编辑的人材，皆绰然有余。假使目前急于要办道教刊物，则总编辑之人，最关重要。必须先得其人，然后月报方可出版；若无其人，只好缓办。

四、道教图书馆

徐家汇天主教图书馆，颇有名气，里面藏书甚多，并且有一部《道藏》。往年闸北佛教居士林，亦有佛学图书馆，内容尚佳，惜为战争炮火所毁。道教图书馆，从来未曾有过，假使能够成立，真可以称得起道门中伟大的事业。在往日承平时代，搜罗道书，已非容易，况又经过多年兵燹之灾，版本丧失者，不可胜计。将来信道奉道慕道学道之人，要想看古本道书，恐无问津之处。听说杭州玉皇山所藏道书并经史子集不少。

第一步　宜先请专家分门别类，编一部目录，并注明每部卷数册数、作者姓名、朝代、版本新旧样式。

第二步　宜设法在葛岭上面建设一所道教图书馆，将玉皇山所藏道书择其要者，陈列于葛岭图书馆中，托老成可靠的道友管理之，以便游客参观，兼售图书券及茶资，以贴补零碎开支。如此长久下去，则西湖葛岭道教图书馆之名，可与湖山共垂不朽矣。道学研究院，最好与图书馆相近，彼此皆有便利。

五、道书流通处

耶教书籍，各教会中皆可购得，定价甚廉，等于半卖半送。佛教书籍，各大城市，亦有专售之处，价虽不廉，但因其流通甚广，触目皆是，学佛之士，可以自由选购，伊等喜其便利，故亦不嫌价昂。惟独道书在市面流通者甚少，得之不易，全国学道之士，感受困难，常有半途改变宗旨，弃道学佛者。因为佛教的好处，在经典上说得明明白白，使人乐于信从。道教的好处，在佛教书中是一句不肯说的。即在杂书中亦寻不出道教的好处何在，偶有论及道教之事，大半是游戏讽刺一类的文章。而道教专门书籍，普通人又看不见、买不到，自然他们都倾向别一方面去了。

上海书店虽多，惜专门出售道书之店缺乏。往年上海南市翼化堂书局，颇有志于此，曾由各省搜罗许多稀罕之道书出售，学道者颇称便利。后以城内市场破坏冷落，该书局遂致停顿；现在虽已复业，不知各省道书尚能源源而来否。上海如此之大，人口数百万之众，不能不有一处专门流通道书之机关，以为学道的群众谋便利。但此事乃商业性质，与图书馆性质不同，非有多年经验的熟手，不能办理此事。将来若要流通道书，用何法进行，方不至于亏本，不妨先与翼化堂办事人一商，因伊等对于此事颇有经验。

六、道教救济会

宗教家原以济世度人为本务，所以耶稣教天主教，最热心于办医院开学校一类的工作。彼教人才甚多，凡医院学校中，院长校长、医师教师，以及其余职业人等，皆由本教信徒担任，故能诸事顺手，上下齐心。道教人才缺乏，若亦要办医院开学校，则大小职务，都要请道教以外的人担任，未免诸事掣肘，劳而无功，况且常年经费亦不易筹募。但若对于社会救济事业概不过问，似非宗教家应有之态度。今拟先从近处做起，俟有成效，再行扩充。因普通救济事业，已有各慈善机关，专门办理，其范围甚广。道教救济会，初次创办，范围应有限制，方易于着手。限制的意思，就是有钱者出钱，无钱者出力，急难者受惠，凡出钱出力及受惠者，皆以信仰道教之人为限，而不涉及教外。并且只能救急难，不能救贫穷。大意如此，详细办法，临时再议。

七、道功修养院

佛教居士林，早已有过。道功修养院，至今尚未见有人发起。一般好道之士，皆认为此种组织今日甚为需要。兹试言其概略如左：

第一条　道功修养院宗旨，在脱离尘俗，修养身心，不应酬经忏，亦不招待香客，以示与普通道院有别。

第二条　本院宜设于山水名胜区域，不宜在城市中。

第三条　本院创办人，无论方内方外均可，或方内与方外合办亦可。

第四条　创办人造像，及生平事迹，永远供奉于本院内以留纪念。

第五条　设若本院由在家人与出家人合办时，经济负担如何分派，办事权限如何划清，当由彼此商量同意，载于文据之上。

第六条　大殿只一间，供奉三清圣像已足。其他诸神像，一概不供。

第七条　单人住宿的小房间，宜多做几间备用。凡是有志于修养者，皆性喜清静，不愿数人同住一室，妨碍其用功。

第八条　初次试办，暂不建设女道友宿舍，将来看情形如何，再议办法。

第九条　除道友宿舍而外，如饭厅、讲堂、会客室、阅书室、管理室、储藏室、门房、佣人房、厨房、浴室、便所，皆要齐全。

第十条　住院道友，禁止吸烟饮酒，及荤腥肉食。

第十一条　本院宜多备各种修养书籍，以供诸道友阅览，遇有机会，或可延聘修养专家，指导下手用功之法。

第十二条　道学研究院，注重研究学问。弘扬道教，是以利人为宗旨。故凡来就学者，应当酌收月费，或年费，按最低数目计算。

八、道士农林化

道教全真派本旨，重在修行，既要修行，必须先能解决生活问题。然专靠募化，实不足以维持生活。若兼做经忏，虽可以暂顾目前，亦非长久之计。而且于全真派注重清修之本旨，颇有妨碍。况社会情形，日趋改革之势，经忏事业，根基是否稳固，亦有问题。全真派既是讲究清修，似宜远离尘俗，退居山林，靠山吃山，靠水吃水，不靠化缘与经忏谋生，方是正理。所谓农林化者，即是以农业生产，并森林种植，维持道粮，自食其力，不必求人。然后品格清高，方不致被外人所轻视。农业不限定耕田种地，收获米麦，凡植物可以充饥，药草可以疗病者，皆在农业范围之内；森林不限定松柏大树，凡是茶叶、竹笋、棉花、桐子，以及各种果木，只看土地相宜，皆不妨试种。各处荒山未曾开辟者，不计其数，正需人去经营。近来出家人，多半和俗家混居繁华都市之中，除了诵经拜忏而外，无事可做。凡俗家所能做的职业，出家人一概无分，反落得一个不事生产之名。何如隐居山林，自食其力为上策耶。

九、科仪模范班

古代道教真义，入世则治国安邦，出世则成仙了道，本无所谓经忏科仪。自魏晋以降，天师派道教，始着重经忏斋醮等事，而全真派仍贵清修。全真道士，派别甚多，其中以龙门一派为最盛。考龙门始祖丘大真人，前半生在山中苦修苦炼，住洞坐圜，披蓑乞食，后半生则长途奔走，立功济世，传教度人。故全真道众，龙门子孙，应当以丘祖为法。如能入山清修，道成行化，最合于全真派家风。设若久居都市之中，自不能不从事于经忏。无论何种宗教，皆注重祈祷。所谓祈祷者，就是以人的精诚，感动神的灵力。祈祷之仪式，虽各有专门，祈祷之原理，彼此实无二致。原理如何，即在乎至诚感应。故诵经礼忏、焚香上表、钟鼓音乐，皆是一种仪式，而最关重要者，还是正心诚意，然后方有灵感可言。科仪模范班者，其目的在训练一班经忏人材，免除时下种种习气，务必法事认真、精神贯注、衣冠整洁、态度庄严，处处遵照科仪，丝毫不苟，足以为道门之模范，而博得社会之好评。果能如此，则经忏事业，自然可以永久存在，而不至于逐渐衰落。

附启

此稿作于“民国”三十一年（注：即公元1942年），彼时国内情形，与现在大不相同。今为“民国”三十六年（注：即1947年），上海市道教会正式成立。会中办事诸君，欲将此稿付印流通。愚见认为事隔六年，原稿已不适用，需要修改之处颇多，遂仓卒作第二次修改后，再付手民。但此稿仅言大纲，未免简略，恐不足以应用。将来若要实行时，其中细则，须妥为审订，仍有赖于本会办事诸君之深谋远虑，斟酌尽善，拙稿止能作为参考而已。

岁次丁亥（注：1947 年）清明节陈撄宁写于沪上

中华全国道教会缘起

陈撄宁 / 拟稿

编者附告：此篇乃陈君代中华全国道教会而作，由本社向陈君乞得原稿，提前发表。俾大众周知道教在中国所居地位之重要，庶几不至被误认，与其他专讲迷信之教同等看待。惟国内设立道教会者，不止一处，请勿用此篇，以免重复之嫌。

谨告

粤自崆峒演教，轩辕执弟子之礼；柱下传经，仲尼兴犹龙之叹，道教渊源，由来久矣。盖以天无道则不运，国无道则不治，人无道则不立，万物无道则不生，道岂可须臾离乎？

夫道有入世，必有出世，有通别，亦有旁支。

若彼磻溪垂钓，吕尚扶周；圯桥授书，子房佐汉；三分排八阵之图，名成诸葛；一统定中原之鼎，策仗青田。此入世之道也。

又若积精累气，《黄庭经》显示真修；抽坎填离，《参同契》隐藏口诀；勾漏丹砂，谈稚川之韵事；松风庭院，羡弘景之闲情。此出世之道也。

况复由道通于政，则有洪范九畴，周官六部；由道而通于兵，则有《阴符》韬略，孙武权谋；由道而通于儒，则有仲舒、扬雄，濂溪、康节；由道而通于法，则有商鞅、李悝，申子、韩非；由道而通于医，则有《素问》《灵枢》，《千金》《肘后》；由道而通于术，则有五行八卦，太乙九宫。此道家之通别也。

以言醮箓，则江西龙虎，句容茅山，威仪咸备；以言炼养，则北地七真，南方五祖，绪脉双延。此道教之支派也。

至于小术之巫医，则辰州祝由，救急屡惊奇效；卫道之拳技，则武当太极，功夫授自明师。诚可谓道海汪洋，莫测高深之量；道功神秘，难窥玄妙之门矣。

再论及《道藏》全书，阅四千余年之历史，拥五千余卷之缥缃，三洞四辅之归宗，一十二部之释例。尊之者，称为云篆天章，赤文紫字；美之者，比喻琅函琼札，玉版金绳。故勿辩其是非，要可据为考证，历代佚亡典籍，犹多附此而存。岂惟道教门庭之光辉，亦是中华文化之遗产。虽嫌杂而多端，小儒咋舌；所幸博而能约，志士关怀。

请慢嗤迷信，须知乃昔贤抵抗外教侵略之前锋；切莫笑空谈，应恃作今日团结民族精神之工具。

嗟夫！世变已亟。来日大难，强敌狼吞，群夷鸱顾，此何时耶？

倡本位文化救国说者，固一致推崇孔教也。然孔教始于儒家，儒家出于道家，有道家遂有道教。试以历史眼光，观察上下五千年本位文化，则知儒家得其局部，道家竟其全功；儒家善于守成，道教长于应变。事实俱在，毋庸自谦。

故尝谓吾国一日无黄帝之教，则民族无中心；一日无老子之教，则国家无远虑。先武功，后文治，雄飞奋励，乃古圣创业之宏规；以柔弱，胜刚强，雌守待时，亦大智争存之手段。积极与消极，道原一贯，而用在知几；出世与入世，道本不同，但士各有志。

他教每厌弃世间，妄希身后福报，遂令国家事业，尽堕悲观；道教倡唯生学说，首贵肉体健康，可使现实人生，相当安慰。他教侈讲大同，然弱国与强国同教，后患伊于胡底；道教基于民族，苟民族肯埋头建设，眼前即是天堂。

呜呼！管百家之总钥，济儒术之穷途，揽国学之结晶，正新潮之思想，舍吾道教，其谁堪负此使命哉？！

今夫有道自不能无教，无教则道何以弘；有教则不能无会，无会则教何以整。□□等忝属黄帝子孙，生在中华国土，大好河山，慨念先民之遗烈；异端角逐，忍看国教之沦亡？爰集同志，组织此会，根据现行法律，拟定规条，呈请党政机关，准与备案。从兹大道偕八德同流，道儒何妨合作；达变与经常并重，奇正相辅而行。将见禹域风披，具身使臂、臂使指之效；天人感应，征危转安、凶化吉之祥。民族精神，庶有赖焉。

□□□等谨启

道教起源

一、殷周时代的鬼神崇拜

在公元前一千几百年，汉民族古帝王“成汤”开国，建都于亳（今山东曹县南），传了二十代以后，“盘庚”又迁都于殷（今河南省安阳小屯村），所以史书上有“商、殷”两个国号。商殷时代的统治阶级最喜崇拜鬼神，以求消灾降福。他们自己无法和鬼神直接交通，必须凭借巫、祝之力。巫能以歌舞降神，祝能以言辞悦神。巫的专业就是发挥灵感作用，把鬼神意旨传达于人；祝的专业就是奉行祈祷仪式，把人的愿望申诉于鬼神，因此巫、祝两项都是在祭祀时所不可缺少的主要职务。后世神庙中司香火者叫作庙祝，还是古代留下的一个名称。

周朝继商殷而统治天下，自王公大臣以至百姓，皆信仰多神。《周礼》上说，“大宗伯之职，掌建邦之天神、人鬼、地祇之礼”。天子当每年冬至日就要于南郊之圜丘祭昊天上帝，当每年夏至日就要于北郊之方泽祭地祇（北京正阳门外有天坛，是圆形；安定门外有地坛，是方形。天坛即古之圜丘，地坛即古之方泽，二坛皆明朝嘉靖九年开始建筑，清朝复加维修，现为首都著名的古迹）。此外，属于天神一类的，还有青、赤、黄、白、黑五帝和日．月、星、斗、宿、风、云、雷、雨诸神；属于地祇一类的，还有社稷、山川、五岳、四渎、城隍、土地诸神，也应该享受祭祀。属于人鬼一类的，主要是各姓的祖先，其次即为本民族的圣哲贤才和忠孝义烈之士。祖先祠堂归各姓子孙奉祀，其他一切大小庙宇皆由政府或地方公会派专人照管香火，并拨给经费开支。料当时建立许多祠庙，未必都迷信人死真有鬼，鬼皆有灵，也不过象今日建立纪念碑的意思罢了。

以上所说，皆历代封建社会的情况，唐宋以来至于明清，国家祀典和民间风俗，也都大致相同。这些天神、地祇、人鬼三类，就是中国道教所以成为多神教的来源。后世道教做法事，如建醮坛，设斋供，即等于古人祭祀之礼；唱赞词，诵宝诰，即含有言辞悦神之意；上表章，读疏文，也不外申诉和祈祷作用，因此可知汉代以后的道教还是古代巫祝遗风而再加以宗教化。道教所供奉的神，大多数早已列入国家祀典，并且得到社会上一般的信仰，因为这些神都具有历史性和民族性。假使当初没有这样悠久的历史根据和这样广泛的群众基础，凭空地就创造出多神教的道教来，那是不可能的事。（道教只崇拜最尊贵的天神，其余诸神，不过随世俗心理供奉香火而已，并不视为重要。）

二、战国秦汉时代的方士

战国时，当齐威王、宣王朝代（公元前378—前224年），有邹衍这班人，著书讲论五行之德递为终始的气运，到秦始皇即位时，齐国人把此书奏呈，始皇就采用了书上所说的办法。那时燕国另有一些人如宋毋忌、正伯侨、充尚、羡门子高等，创立“方仙道”。据说此道能令人肉体解脱，与鬼神同其变化。邹衍当日以阴阳主运之说显名于诸侯，燕齐海上的方士们虽流传邹衍之书，而不能通晓其说，许多人都成为怪诞迂僻陷佞的投机分子。

齐威王、宣王及燕昭王（公元前211—前279年）等，皆曾经使人往渤海中寻觅蓬莱、方丈、瀛洲三个神山，传闻此山距离尘世不远，但苦于船未到岸就被风吹跑了。间或有到者，即可遇着仙人，并获得长生不死之药。山上的飞禽走兽尽是白色，宫室楼阁皆为金银所构造，远望，景物如在云中，近视，三山反似居水下，等到船将要靠拢，风又把船牵引而去，竟莫能到。当时各国君王对此还恋恋不舍，总想设法满足他们自己的心愿。

素始皇一统天下（公元前221年）之后，将至海上，听许多方士散播这些神话，始皇恐怕错过好机会，就迫不及待的亲自赶到海上来。于是派遣专使带了童男童女往海外求仙采药，去的人回来都说，船到海中，为风所阻，不能登山，只能望见山而已。此后十余年间，始皇仍常出游巡，登琅琊、碣石、会稽诸山，并考验方士们所言是否可信，至死不忘海中三神山之奇药。

汉武帝时（公元前 140—前 87 年），方士李少君对武帝说："如果祭祀灶神，就能召来灵异之物，灵物若到，丹砂就可变为黄金，用这个黄金制造装饮食的器具，人吃了这些饮食就能够延长寿命，可以看见海中蓬莱山上的神仙，见到神仙后，再行封禅典礼（祭祀天地），就可以不死，古代轩辕黄帝就是这样成仙的。我已往在海上遇见神仙安期生，他给我枣子吃，枣子像瓜那么大。安期生常常通行于蓬莱山中，凡人与他情投意合者，就能见到他，不相合者，他就隐藏不见。"于是汉武帝开始亲自祀奉灶神（即炉火之神），又差遣方士到海中求蓬莱安期生，同时又从事把丹砂和诸药物变化为黄金之术。后来李少君得病死了，武帝还认为他是化去，不是真死。（以上报据《史记·封禅书》，《孝武本纪》，《前汉书·郊祀志》，字句略有改变，文义完全相同。）

当时方士得汉武帝宠幸者不止一人，还有齐人少翁，拜为文成将军；有栾大，拜为五利将军；有公孙卿，拜为郎（郎是汉朝的官名）。他们自己都说，知道秘方，能求神仙。日久其方不见效验，又想用欺骗手段，暂时蒙混过关，那些事情被皇帝所发觉，少翁、栾大皆先后伏诛，但公孙卿和其他方士们仍在继续求仙。武帝听公孙卿说，"仙人好楼居，遂于长安作"蜚廉桂观"，于甘泉作"益延寿观"，又于甘泉宫作"通天台"高五十丈，以招致神仙；更于建章宫旁立"神明台"亦高五十丈，上列九室，常置九天道士百人；其余劳民伤财的建筑物尚多，不可胜数。自元光二年遣方士求神仙，到征和四年才悉罢诸方士，中间经过四十五年之久，此时汉武帝已六十八岁，尝对群臣自叹曰："乡时（即昔时）愚惑，为方士所欺，天下岂有仙人，尽妖妄耳，节食服药，差可少病而已。"后年余遂卒。我们看武帝最后这几句话，还算是聪明的，可惜他觉悟太迟了。

三、两汉时期黄老的概念不同

西汉初期，天下经过大乱之后，朝廷用黄老清静之术以治天下，人民稍能安居乐业，所以文景两代（文帝在位23年；景帝在位16年；公元前179—前141年）比较已往几十年可称太平。当时所谓黄老之术是专就国家政治而言，尚未与神仙发生关系。汉武帝在位第二十八年，汾阴巫人于土中得宝鼎献于帝，方士等遂捏造妄语，谓黄帝当年亦得宝鼎，广事封禅，常与神会；又言“黄帝为五城十二楼以候神人”；还言“黄帝且战且学仙，百余岁然后得与神通”，结果是骑龙上天。武帝听了这些话，很为羡慕。从此以后，讲神仙之说者皆托名于黄帝，而老子仍属道家。淮南王刘安（武帝之叔父）虽喜神仙，但他所著《淮南子·内篇》中亦未曾把道家和神仙混为一谈。《前汉书·艺文志》列举各家书目，在道家有黄帝又有老子；在神仙家只有黄帝而无老子，可见西汉时的老子还是他本来面貌。到东汉时，老子身分才起了变化。《后汉书·楚王英传》：“英晚节更喜黄老，学为浮屠（佛陀），斋戒祭祀”；明帝永平八年（公元65年）给他诏书，有“楚王诵黄老之微言，尚浮屠之仁祠，洁斋三月，与神为誓”等语，此时所谓黄老与西汉初期的黄老性质大不相同，前者专属于政治哲学，后者已近于宗教信仰，前后相距不过百余年。再过八十余年，到了东汉桓帝时代（公元147—167年），老子地位更被抬高了。《后汉书·桓帝纪》：延熹八年（公元165年），两番派人“之（往）苦县祠（祠是祭祀之义）老子”；次年又“祠黄老于濯龙宫”；纪论又引前史云：“桓帝设华盖以祠浮屠（佛陀）老子。”《后汉书·祭祀志》：“桓帝即位十八年，好神仙事，延熹八年初，使中常侍（中常侍即宦官）之（往）陈国苦县祠老子，九年，亲祠老子于濯龙（宫），设华盖之坐（华盖，天子宝座上所用以盖覆头顶的装饰；据说创始于轩辕黄帝），用郊天乐（天子祭天所用的音乐）。”此时的老子，在人们心理上既与黄帝之神仙无所分别，又与佛陀之教主同其庄严，简直是一位最尊贵的天神了。

四、东汉张道陵始创道教

张道陵创立道教，已接近桓帝时代，他奉老子为教祖，也是客观的形势所造成，不是单凭自己主观的愿望就能办到。根据当时社会情况，除老子之外，实在找不出第二位有这样资格能够和儒教的孔子、释教的佛陀相抗衡。

或问：战国时代，孔墨都号称显学，两家弟子满天下，老子并没有许多弟子，而且墨子的书中宗教色彩也比老子为浓厚，张道陵何故独看重老子而舍去墨子？这个问题可分作几层研究。

（一）西汉初期偏重黄老，汉武帝才兼事儒术，到了东汉，朝廷又信仰佛教；墨子之教始终无人注意。

（二）老子是孔子的先生，这件事世所公认，墨子身分在当初至多与孔子平等，并未能驾于孔子之上，自从受了儒家的排斥（孟子、荀子皆批驳墨子），墨子名气更低落了。

（三）墨子主张节用、节葬、非乐，富贵人是一概反对的；至于“日夜不休，以自苦为极”，这样就是有劳而无逸，非但违背富贵人的心理，虽贫穷人亦不欢迎。

（四）墨子崇拜鬼神，老子不信鬼神，张道陵偏看重了不信鬼神的老子，而舍去了崇拜鬼神的墨子，有些人很难明白这个理由，现在特为指出：宗教是随着时代进化的，崇拜鬼神，还是上古时代的宗教，儒教只重人事，不重鬼神，佛教更藐视鬼神。张道陵创教，本意要和儒佛二教相抗衡，如何肯自贬其声价，所以“天师道”首先要降伏鬼神，并从而役使鬼神，设若奉墨子为教祖，即等于自己取消了自己，岂非绝大的矛盾？老子虽不信鬼神，但同时又承认鬼神之存在，并不是极端的无神论者。这样正合于张道陵所要求，因此他就说，他的道法是老君（即老子）所传授。

结语

前面所讲的道教起源，如商周时代的巫祝祭祀鬼神，战国秦汉时代的方士求仙采药，虽不能算正式道教，但后来道教确是由这些因素沿变而来，故特依次详加论述，以见我国道教萌芽在历史上逐渐发展的过程。自东汉张道陵于汉安元年（公元142年）得受“正一法文”和“正一盟威秘箓”，遂在各处名山遍设“二十四治”，订立规条，广收徒众，从此道教中第一个教派就开始形成。张角的“太平道”尚在以后几十年才出现；三国两晋时代，道经道派陆续增多。张道陵一生事迹是编写道教史者必不可少的资料，留待将来再作具体研究。今日所讲到此为止。

（此稿是陈撄宁会长在国务院宗教事务局讲学稿，后经第二次整理和补充）

中国道教源流概论

陈撄宁

吾国自轩辕黄帝以后，经历过唐虞夏商周五个朝代。凡称为圣君的，都是以道治天下，凡称为贤臣的，都是以道辅人主。当其时政与教不分，请看全部书经，可以说无一处不是卫国保民之政，又可以说无一处不是敬天化民之道。若要每条列举出来，虽万言不能尽，只得姑从简略，总而言之。

凡古代圣君贤臣，不但是政治手段高尚，就是他们个人自己的品格，也是很纯洁，没有丝毫缺点。因为自己的品格若不好，必不能感化人民，徒然靠着威刑强迫，使别人服从，到了结果，一定是反抗叛乱。所以《大学》上说：正心、诚意、修身、齐家、治国、平天下。这是先后不移的次序。

近代一般为政的人，身既不修，家亦不齐，心意更不堪问，偏要讲究治国平天下的道理，真是可叹。譬如造房子，墙脚尚没有筑好，就在浮土面上做起高楼杰阁，崩溃之灾，可立而待。《大学》虽是儒家之书，然孔子之学，本出于老子，孔子是述而不作的。我们可以说，孔子之道，就是老子之道。老子之道，全载于五千言中。若把一部《道德经》，详细引证讲演，吾恐阅者诸君，或望而生厌。今简言之。

《汉书·艺文志》说，道家者流，出于史官，历记成败存亡祸福古今之道，然后知秉要执本，清虚以自守，卑弱以自持，此人君南面之术也。这几句话，足以包括《道德经》一大部份精义，即儒家所谓“达则兼善天下”之学。

另外老子有一小部份长生久视之术，乃预备“穷则独善其身”的时候所用。

《道德经》上虽有几处说明，奈后世读者不大注意，亦不肯研究，一律视为在世上做事的道理，又弄错了。只有汉朝魏伯阳作《参同契》，借周易学理，阐明人身修炼方法，又以帝王御政，作为譬喻，深有得于黄帝老子养性延命的遗教。到了晋朝，葛洪著《抱朴子内外篇》。外篇谈国家政治，人事得失；内篇专讲神仙秘诀烧炼金丹等事，文辞博而不精。治世理论，既有异于黄老，出世方术，亦不是纯粹《参同契》学派，乃自成其为抱朴子一家言而已。从此而后，治国家的大经大法，落在儒家手中。道家所保留者，仅有一部份修养之术。复以为未足，遂又掺杂方技门类于其中，如按摩、导引、辟谷、服气、药饵、吐纳、禁咒等类，皆属于此。创始者即抱朴子。

此外别有一派，出于东汉时代，无抱朴子之神奇，而有抱朴子之怪诞，乃张道陵所创，当时称为五斗米教。张道陵本为张子房后裔，子房先以黄老之学辅汉高祖定天下，后慕神仙之术，从赤松子游，颇有合于老子功成名遂身退之旨，不愧为道家高士。至于张道陵之教，则去乃祖远甚，完全方士一流，居然能代代相传，绵延不绝，尊为教主，位列朝班，食禄受封，万民信仰，“张天师”三字名号，全国皆知，可谓异矣。

张天师之教，在道门称为正一派，与全真派立于对等之地位。全真教相传始于元朝之丘长春，其教派曰龙门派。其制度极力模仿佛教，如在各处开设丛林，供奉三清圣像，拜诵各种经忏等等行为，与佛教无二。其出家为道士者，必须受戒吃斋断欲，亦与和尚无别。所不同者，仅头上蓄有发髻而已。

正一派道士，同在家人一样，不必如此守规矩，犹有古风。因为中国古来，无出家之制度，只佛门有此耳。

又考正一派虽专习符咒，全真派虽专念经忏，然各自有潜修密炼之诀。正一重在集罡气，全真重在运周天，口诀甚秘，不得其人不传。普通之道士，固难问津，亦且无志于此。

现在吾人谈起道教，总不外乎正一与全真两大派，然两派皆不是道家真面目，岂但不知黄帝老子之遗言，并且不明《参同契》《抱朴子》之学说。道教所以日见衰微，实因人才缺乏之故，岂偶然哉？

撄宁按：此篇仓促做成，急于付印，白话文言，夹在一起，详略之间，亦无暇细审，阅者谅之。

《太平经》的前因与后果

前言

《太平经》是《正统道藏》太平部中第一部经，也可以说是三洞四辅诸道经中最古的一部（周秦诸子不算在内），原书共170卷，残缺甚多，现在所存者不满60卷（《太平经钞》在外），而且字句脱误，篇幅错乱，读之尚未终卷，即感觉苦闷。五十年前一般的读书人并不知有《太平经》这个书名；清朝乾隆、嘉庆年间的学者们虽喜欢考订古籍，也未曾注意到此。惟一的原因，就是除了《道藏》而外，《太平经》别无单行本，而《道藏》又保存在国内少数的几个大道观中，不肯轻易供人阅览，所以这部书就埋没无闻。自从公元1925年涵芬楼影印《道藏》出版后，《太平经》才渐渐地受到研究家的重视。

用现代人的心理和眼光来看1800年以前的古道经，无论如何努力，总嫌格格不入。1912年至1914年，我借住上海白云观，看原版《道藏》（此时涵芬楼影印本《道藏》尚未出世），对于残留的数十卷《太平经》不感兴趣，仅粗枝大叶地浏览一遍，没有多费时间；1940至1942年，第二次在上海看影印版《道藏》又碰着《太平经》，勉强耐心读阅过两遍，仍是索然无味，只好把它放弃；1959年住在北京中国道教协会，第三次看《太平经》，这次下了一个决心，不惜时间，不怕困难，从头到尾细看，同时并参考有关的书籍，才认识了《太平经》在历史上和道教上的重要性。

今将管见所得，先理出几条大纲，然后再依次作补充的说明。

大纲

第一,《太平经》是个简称，是于吉的《太平青领书》和张道陵的《太平洞极经》两种的混合物，作于东汉时代，比较其他道经最先出世，若要研究道教经典来源，此书应该首屈一指。

第二，东汉的《太平经》又脱胎于西汉的《天官历包元太平经》，此书当初只有 12 卷，因为秘密相传，日久年深，漫无稽考，传经者各自运用手腕，逐渐地使它篇幅扩大，数量增多，遂成为后来的 170 卷之巨著。

第三，西汉的《天官历包元太平经》，又是根据秦汉之交燕齐一带海上方士所传授的资料而编写出来的，他们的老祖师就是战国时代以谈天说地、名重诸侯的齐国稷下人邹衍。

第四，有了《太平经》，就产生了黄巾张角的“太平道”。东汉灵帝末年，张角等发动数十万人起义（其中大部分是穷苦的农民），虽不幸失败，但间接的为他人造成了机会。此后群雄并起，共逐汉鹿，曹操更以受降黄巾为终身事业发轫之始，魏、蜀、吴三国遂由此开基。

第五，有了《太平经》，就产生了天师张道陵的“五斗米道”。他的孙子张鲁用“五斗米道”治理汉中，闭关自守，独霸一方，不参与他方的混战，别处受战祸的难民都以汉中为避难所。张道陵的曾孙张盛，于西晋时迁居龙虎山，一姓传至 63 代，历史经过 1800 年，可谓宗教界中特殊的现象。

第六，“太平道”和“五斗米道”在本质上并无多大区别，但因地理上和人事上的关系，彼此结果遂大不相同。于吉往来都市，招摇过市，致遭孙策之忌，枉作牺牲，死得没有价值；张道陵隐居深山，避免众害，专心研究古代的修炼方法，并为后世道教建立一个深远的基础。张角所发动的群众，都在平原；无险可守，容易被人击破；张鲁所占据的地盘，形势巩固，易守难攻，暂时足以自保。张角以行道为手段，以革命为目的，推翻了封建统治的局面，结果曹氏篡汉，天下三分；张鲁以政治为手段，以行道为目的，只谋地方一时期的安全，最后见机投降，专务道业。

大纲的说明

汉朝有三种《太平经》

道经创造的时代，大概都在魏晋以降，而三种《太平经》则出现于汉朝：

（一）《天官历包元太平经》12 卷，传经者为西汉成帝时人甘忠可（根据《前汉书第七十五卷·李寻传》。成帝年代当公元前 32—前 7 年）；

（二）《太平洞极经》144 卷，传经者为东汉顺帝时人张道陵（根据《道教义枢第二卷·七部义》，顺帝年代当公元 126—144 年）；

（三）《太平青领书》170 卷，传经者为与张道陵同时的人于吉（根据《后汉书第六十卷·襄楷传》）。

以上第一种《天官历包元太平经》，在当时算是禁书，世难得见，东晋《抱朴子内篇·遐览》篇中只列《包元经》一卷，或是原书的残余；第二种《太平洞极经》，在六朝梁陈间，孟安排作《道教义枢》时，尚未说它亡佚，到北宋真宗天禧年间，张君房作《云笈七签》时，才说"今此经流亡，殆将欲尽"，后来就更无影踪了；第三种《太平青领书》，即是今《道藏》中残缺不全的《太平经》，此书所言，不外乎天地、阴阳、五行、干支、历数、气运，灾异、鬼神、仙真、男女、邪正、善恶、贫富、贵贱、寿夭，以及国家的治乱兴衰、人事的吉凶祸福，并无后世道经中那些佛道混杂的名词和荒诞无稽的论调，还保持了初期道教的朴素面目，也反映了当时社会一般的情况和人民渴望太平的心理。

两种《太平经》之异同

张道陵的《太平洞极经》、于吉的《太平青领书》，都说是老君所授，而且都在东汉顺帝时代出现，这两种书的名称和卷数虽不一致，内容大概是相同的。今考《道教义枢·七部义》和《云笈七签》第六卷，有同样的记述如下：

（一）"太平者，此经以三一为宗"。此言《太平经》的宗旨，修身以精、气、神三者浑而为一，治国以天、地、人三者合而为一，故曰：三一为宗。

（二）"然其卷数或有不同"。此言《太平经》的卷数或多或少，不是一律。

（三）“甲乙十部，合一百七十卷，今世所行”。此言于吉的《太平经》，全书分为甲乙丙丁戊己庚辛壬癸十部，每部有十七卷，十部共为一百七十卷，是当时所通行的。

（四）“按《正一经》云，有《太平洞极之经》一百四十四卷”。此言张道陵的《太平经》比较于吉的《太平经》少二十六卷。

（五）“甲乙十部，是周赧王时老君于蜀授琅琊于吉（‘于吉’在道书上多作‘干吉’），至汉顺帝时，宫崇诣阙，上其师干吉所得神书百七十卷，号《太平经》”。此言于吉的《太平经》是老君所授。这是道书上惯用的神话，而且周赧王至汉顺帝，其间相距四百多年，更不足信，我们只能以宫崇诣阙上书的时代为凭（宫崇上书事见《后汉书·襄楷传》末段）。

（六）“《洞极经》者，汉安元年，太上亲授天师，流传兹日”。此言张道陵的《太平洞极经》也是老君所授。其实没有这么一回事，都是人的手笔制造出来的。（汉安元年是东汉顺帝年号，即公元142年。）

（七）“此之二经，并是盛明治道、证果、修因、禁忌、众术也”。此言于吉的书和张道陵的书内容性质相同。

两种《太平经》之混合

根据以上所引《道教义枢》和《云笈七签》之说，并参考《后汉书·襄楷传》，可知《太平洞极经》和《太平青领书》都出现于汉顺帝时代，为什么到了北宋时就一存一亡？我想这两种书的名称虽然不同，卷数虽有多有少，实际上无甚区别，既有卷数多的一种行世，那个卷数少的一种就渐渐地归于自然淘汰了。

明《正统道藏》中残留的《太平经》提到“洞极”之说者，已有二十几处，可以证明这两种书名异而实同，今择要列举如下：

（一）“其为道乃拘校天地开辟以来天文、地文、人文、神文，皆撰简得其善者以为《洞极之经》”。（《太平经》第四一卷·第五十五章）

（二）“今天师言，乃都合古今河洛神书善文之属及贤明口中诀事，以为《洞极之经》，乃后开辟以来灾悉可除也”。（《太平经》第八十八卷·第一百二十九章）

（三）“使众贤明共集次之，编以为《洞极之经》，因以大觉贤者，乃以下付归民间”。（卷数章数同上）

（四）“卷投一善方，始善养性之术于书卷下，使众贤诵读，此当为《洞极之经》竟者”。（卷数章数同上。第一个“善”字与“良”字同义，所谓善方即良方；第二个“善”字与“缮”字同，即缮写之义）

（五）“令其群贤共定案之……去其邪辞，以为《洞极之经》”。（《太平经》第九十一卷·第一百三十二章）

（六）“愿问天地何故一时使天下人共集辞策及古今神圣之文以为《洞极经》乎？”（卷数章数同上）

（七）“故今天遣吾下，为上德道君更考文教，吾都合之，从神文圣贤辞，下及庶人奴婢夷狄，以类相从，合其辞语善者以为《洞极之经》，名为皇天洞极政事之文也”。（卷数章数同上）

（八）“故施《洞极之经》，名曰太平，能行者得其福”。（《太平经》第一百一十二卷·第一百八十八章）

（九）“故教人拘校古今文，集善者以为《洞极之经》……故教训人君贤者而敕戒之，欲令勤行致太平也”。（见《太平经钞·辛部》）

（十）“故念吾为真人作道，其大也则洞至无表，其小也则洞达无里，尊则极其上，卑则极其下……然吾乃为太平之君作经”。（洞极二字之义，此处说得很明白，见《太平经》第九十八卷第一百五十七章）

（十一）“右天怨地咎，国之害征，立《洞极经》文”。（《太平经》第九十一卷·第一百三十二章）

（十二）“大集聚政事，考本天地之根，以除天怨地咎、国之害，立《洞极经》”。（见《太平经钞》已部）

除以上所引各条之外，《太平经》中含有“洞极”二字的文句尚不少，几十卷残经中已是如此，推测当时170卷完整无缺的《太平经》演讲“洞极”之说者必定更多，因此可知于吉的《太平青领书》和张道陵的《太平洞极经》这两种书是分不开的，若非一书二名，就是于吉的书已把张道陵的书吞并在内而加以融化了。

再考，张道陵一派，自称“天师”，这个尊号当有来源，今观现在残留的

《太平经》中，“天师”和“真人”互相问答之辞，随处可见，足以断定此经和张道陵有密切关系。

甘忠可创造《太平经》

《前汉书·第七十五卷·李寻传》：“成帝时，齐人甘忠可诈造《天官历包元太平经》十二卷……以教重平夏贺良、容丘丁广世、东郡郭昌等，刘向奏忠可假鬼神罔上惑众，下狱治服，未断，病死。贺良坐挟忠可书，以不敬论。后贺良等复私以相教。”哀帝建平二年（公元前5年）贺良等以左道乱政罪皆伏诛。我想其人虽死，其书未必能够完全消灭，由西汉成帝到东汉顺帝，中间经过一百几十年，12卷的《太平经》逐渐发展为170卷，也是可能的。

还有关于传经人和受经人的乡里一事也值得研究：

（一）造12卷《太平经》的甘忠可是齐人，西汉齐郡即今山东省临淄县一带，东边与寿光县接壤。

（二）得170卷神书的于吉是北海人，东汉北海国即今山东省寿光县东北一带近渤海处，西边与临淄县接壤。（神书即《太平经》又名《太平青领书》）

（三）于吉得神书地点是曲阳，即今江苏省邳县，西北面与山东省连界，汉时届东海郡。

（四）诣阙上神书的宫祟是琅琊人，汉之琅琊即今山东省东南边界近黄海处，海滨有琅琊山，秦始皇曾在此山留住三个月之久。

（五）甘忠可的信徒，如夏贺良是重平人，丁广世是容丘人，郭昌是东郡人；考《前汉书·地理志》，重平县属渤海郡，容丘县届东海郡，东郡属兖州，这些地方都在燕、齐境内。

根据以上诸人乡里关系，我认为于吉的神书是脱胎于甘忠可的《太平经》，而甘忠可的书又是燕、齐海上方士们所流传的旧说重新改编，他们的老祖师就是战国时代齐国稷人驺衍。（驺衍亦作邹衍，稷下在今山东省临淄县城外）

驺衍五德论之继承

（一）汉司马迁谓驺衍“深观阴阳消息，而作怪迂之变、终始大圣之篇，十余万言……称引天地剖判以来，五德转移，治各有宜，而符应若兹”。（节录

《史记·卷七十四·孟轲传》）

（二）《史记·封禅书》《前汉书·郊祀志》同言："齐威、宣之时，驺子之徒论著终始五德之运（注云：今其书有五德终始，五德各以所胜为行，秦谓周为火德，灭火者水，故自谓水德）"；又言："驺衍以阴阳主运，显于诸侯（注云：今其书有主运，五行相次转用事，随方面为服），而燕齐海上之方士传其术，不能通"。

（三）西汉甘忠可遂继承驺衍五德终始之说造《太平经》，"以言汉家逢天地之大终，当更受命于天"。后来夏贺良等复继承忠可之说，对哀帝言："汉历中衰，当更受命，成帝不应天命，故绝嗣。今陛下久疾，变异屡数，天所以谴告人也。急宜改元易号，乃得延年益寿、皇子生、灾异息矣。"（引号内语句见《前汉书·李寻传》）

（四）东汉襄楷又继承甘、夏之说，当桓帝延熹九年（公元 166 年），诣阙上疏，言琅琊宫崇所献于吉神书"专以奉天地、顺五行为本，亦有兴国广嗣之术，而顺帝不行，故国胤不兴，孝冲、孝质，频世短祚"。（见《后汉书·襄楷传》）

总观以上诸说，差不多是一个系统。驺衍当日既然著书十余万言（《汉书·艺文志》有"邹子"四十九篇、"邹子终始"五十六篇），游说齐、梁、赵、燕各国，名震王公（《史记·孟轲传》云：王公大人初见其术，惧然顺化），必有不少的传人，甘忠可生长在驺衍故乡，更容易觅取驺衍遗留的书籍而加以改造，因此《天官历包元太平经》遂出现于世。甘忠可、夏贺良等死后，《太平经》一书必定被其他信徒们宝为秘传，私相授受，为了配合时代的需要，书中不能不陆续地添入许多新资料，质虽未变，而量已大增；后来东汉的于吉又生长在甘忠可的故乡（驺衍、甘忠可，同是山东临淄县人，于吉是山东寿光县人，二县东西连界），必是得着历年以来逐渐增广的太平经而更加扩充之，因此遂有 170 卷之巨著。

驺衍遗说之影响

西汉甘忠可、东汉于吉的书都是战国时代驺衍的一脉相传，除以上所列举各项事证而外，在今日残留的《太平经》中尚有蛛丝马迹可寻。《史记·孟轲传》略述驺衍之说云："中国者于天下乃八十一分居其一分耳。中国名曰赤县神州（后来我国常自称为神州，本于此）。赤县神州内自有九州，禹之序九州是也，不得为州数。中国外如赤县神州者九，乃所谓九州也，于是有裨海环之（裨海即小海）。人民禽兽莫能相通者，如一区中者，乃为一州。如此者九，乃有大瀛海环其外，天地之际焉。"（《史记》这一段文章很不易懂，今特详细的加以解释：驺衍说，中国虽大，但和天下相比就觉得甚小，不过八十一分之一而已。中国叫作赤县神州。中国境内原有九洲，即当初大禹王所划分的，虽有州的名称，但不具备州的条件，不能算是九州。中国境外尚有八个州，也和赤县神州一样，连中国算，就是九个，这才称得起九州。九州之外有小海环绕。凡是叫作州的，必有界限，人类和兽类彼此两方都不能交通，好似各在一区之中，若具备这样条件，才可以称为一州，九州皆是如此。若就大处说，九个州也自成一个大区，因有裨海在九州外面环绕，更不能和别处相通。像这样有裨海环绕的大区也有九个，每一个大区内皆有九州，九九共有八十一州。八十一州之外再有大瀛海环绕，大瀛海之外已经是天和地相连接之处，其大无外，不可测量了。）

以上仅是驺衍一家之说，在别种古书上都未曾见过；他所说天下有九个九州，共为八十一州，中国是八十一州中的一个州，也与现实状况不相符合。今观《太平经》中却有类似驺衍的论调，如第九十三卷"国不可胜数诀"篇中云："中部有八十一域，次其外复一周，天下有万国，乃远出到洞虚无表。"此处所谓"八十一域"，等于驺衍说的"八十一州"；此处所谓"次其外复一周"，等于驺衍说的"有大瀛海环其外"；此处所谓"洞虚无表"，等于驺衍说的"天地之际"。再者，司马迁批判驺衍之书，谓"其语宏大不经……然要其归，必止乎仁义节俭君臣上下六亲之施"。今观现在残留的《太平经》，其中有些辞句虽不免依托神人之言，然究其宗旨，仍注重伦常道德，倡导君明、臣忠、父慈、母爱、子孝、妻顺、兄良、弟恭，人人乐善，以求天佑而致太平。统观前后诸说，可见《太平经》是受了驺衍遗书的影响。

黄巾张角与《太平经》的关系

《后汉书卷六十·襄楷传》末段云："初，顺帝时，琅琊宫崇诣阙，上其师于吉于曲阳泉水上所得神书百七十卷（原注：神书即今道家《太平经》也，其经以甲乙丙丁戊己庚辛壬癸为部，每部一十七卷），号《太平青领书》，其言以阴阳五行为家，而多巫觋（觋音西）杂语，有司奏崇所上妖妄不经，乃收藏之，后张角颇有其书焉。”据此，可知张角的太平道根源所在。

《后汉书卷一百一·皇甫嵩传》言：张角的徒众“皆着黄巾为标帜……角称天公将军，角弟宝称地公将军，宝弟梁称人公将军”；这种标帜和称号都是和《太平经》有关系的。襄楷早已说过：“宫崇所献于吉神书，专以奉天地、顺五行为本。”按五行衰旺顺序，火衰，土必代旺，汉朝是以火德王，汉运既衰，代汉而兴者必是土德，土色黄，故着黄巾，以表示顺五行之意。

《太平经》中又言：“天以道治，地以德治，人以和治。天地人三相得，乃成道德。天主生，地主养，人主成。上士法天，其道乎；中士法地，其德乎；下士法人，其仁乎：非此三统道德仁，非为太平之君矣。”此外言天地人三种关系者，在经文中触目皆是，未能悉举。张角弟兄三人以天公、地公、人公为称号，必是由《太平经》而来的。

黄巾起义

《后汉书卷八·灵帝纪》：“中平元年春二月，巨鹿人（汉有巨鹿郡，在今河北省界内）张角，自称黄天，其部师有三十万（按此句当作‘其部帅有三十六方’。原文‘师、万’二字错误）。皆着黄巾，同日反叛。”（此事在公元184年）《后汉书卷一百一·皇甫嵩传》：“初，巨鹿人张角自称大贤良师，奉事‘黄老道’……遣弟子八人，使于四方，以善道教天下，十余年间，众徒数十万，连结郡国，自青、徐、幽、冀、荆、扬、兖、豫八州之人莫不毕应（东汉全国十二州，仅有益、凉、并，交四州未受波及），遂置三十六方，大方万余人，小方六七千，名立渠帅……诸方一时俱起……州郡失据，长吏多逃亡，旬日之间，天下响应，京师震动。”看史家记述黄巾起义，声势如此浩大，应该有所成就，但因缺少革命的经验，结果不免失败，而东汉王朝也从此一蹶不振，终至灭亡。张角等最初高举义旗，代表广大农民群众，打倒封建恶势力的愿望，后来总算是实现了。

曹操与黄巾的关系

后汉中平元年（公元184年）曹操虽然带兵打过黄巾，但以附隶在皇甫嵩军队之下，不起主要作用，事后只博得一个东郡太守官阶。初平三年（公元192年）青州黄巾百万，攻入兖州，曹操以少数兵力，出奇设伏，屡次制胜，受黄巾降卒三十余万、男女百余万口，收其精锐者，号为青州兵（此时张角弟兄三人已经死了八年，这些黄巾虽号称张角的同党，其实还是一般的饥饿流离的民众）。曹操本苦兵少，一旦得到这许多降卒，军容突然大盛，因此遂由东郡太守跃升为兖州牧（兖州即今山东省西北部连河北省西南部在内。东汉时兖州有国三、郡五、城八十、人口四百万左右。东郡是兖州五郡中之一郡，东郡太守等于清朝的知府，兖州牧等于清朝的督抚）。

后汉建安元年（公元196年），曹操又进讨汝南、颍川黄巾，收降其众各数十万人，朝廷遂拜操为镇东将军，封侯爵；此后步步高升，为司空、为丞相、为魏公、为魏王。假使当时没有黄巾，曹操就不能取得这样地位以发展他的雄才大略，因此可以说，他一生的事业是黄巾所造成的。曹操对于当时的人民是有功或有罪，或功罪各半，这些问题与《太平经》无直接关系。本篇暂不讨论。

建安二十五年（公元220年）曹操殁，曹丕遂自称天子，继之刘备称帝于蜀（公元221年），孙权称帝于吴（公元222年），汉朝天下遂分裂为三国（魏国共46年，蜀国共43年，吴国共59年，后来三国皆统一于西晋。此章详情见《后汉书·灵帝纪、献帝纪》《三国志·魏志·武帝操传、文帝正传》《蜀志·刘备传》《吴志·孙权传》）。

有了《太平经》，而后才有张角的“太平道”；有了“太平道”，而后才有黄巾起义，黄巾自身虽无所成就，但反面的助长了曹操的威势；有了曹操之扫荡群雄，挟天子以令诸侯，而后才有曹丕之颠覆汉室、取帝位而代之；此事距张角等最初起义时不过36年，可见这部《太平经》在历史上的重要关系。

张鲁在汉中大行五斗米道

《三国志·魏志卷八·张鲁传》：张鲁，字公祺，沛国人（沛国即今江苏省徐州北面的沛县），祖父陵（即张道陵），顺帝时（公元126—144年）客于蜀，学道鹤鸣山中（山在今成都西面大邑县），从受道者，出五斗米（因此当时称为“五斗米道”）。陵传子衡，衡传于鲁（张鲁是张陵之孙）。鲁据汉中（即清朝陕西省汉中府所辖区域），自号师君，其来学者，皆教以诚信不欺，有病自首其过

（等于后世宗教家所谓忏悔之意），大都与黄巾相似（原注引《典略》云：东方有张角，汉中有张修，角为太平道，修为五斗米道，修法略与角同。裴松之云，张修应是张衡之误。愚按，张衡是张道陵之子，即张鲁之父，虽奉行五斗米道，但同时另有一人叫作张修，也是五斗米道；《后汉书·灵帝纪》："中平元年秋七月，巴郡妖巫张修反，寇郡县。"原注："张修号为五斗米师。"据此可见张修和张衡本是二人，非误。）。犯法者先加三原（先经过三次宽免其罪），然后行刑。不置长吏，皆以祭酒为治（在本道中有资格者名曰祭酒，用他们管理行政事务）。诸祭酒皆作义舍于路（义舍是给行路人休息的小屋），悬置米肉，以给行旅，食者量腹取足（义舍内有米有肉，让人尽量吃饱，不收费用），民夷便乐之（百姓和夷人都感觉这件事很便利，大家都很欢乐。那时所谓夷人，即今日的少数民族）。雄据巴汉，垂三十年（巴是巴中郡，即今四川省北面的南江、广元、昭化、剑阁、通江、巴中、苍溪、阆中、南部等县；汉是汉中郡，即今陕西省南面的佛坪、留坝、凤、洋、沔、略阳、城固、褒城、南郑、西乡、宁羌、镇巴等县。垂三十年，即将近三十年，从公元 188 至 215 年，实际只有二十八年）。韩遂、马超之乱，关西民奔鲁者数万家（事在汉献帝建安十六年，即公元 211 年。关西渭函谷关之西，即河南、陕西二省交界处，该处难民逃奔到张鲁所管辖的区域来避难，大家都认为汉中是安全地方）。以上节录《张鲁传》并《后汉书·刘焉传》，所以字句微有异同。详情见二传原文及裴松之、李贤二注中。

《后汉书·献帝纪》："建安二十年（公元 215 年）秋七月，曹操破汉中，张鲁降。"又《张鲁传》并《刘焉传》皆言，张鲁降后，曹操待以客礼，拜为镇南将军，封阆中侯，邑万户；鲁五子皆封列侯（万户侯是侯爵中之最大者，其次几千户或几百户不等，每户应纳的租税皆归封侯者所有，但土地和人民仍属于国家）。

五斗米道传为道教正一派

考南宋人所编纂的《历世真仙体道通鉴》，得知张鲁五个儿子的名字；他的第三子名盛，字元宗，"历官奉车都尉、散骑侍郎，封都亭侯，尝喟然叹曰'吾先世教法，常以长子传授，而诸兄皆不娶，可使至此遂无传乎！'西晋永嘉中（公元 307—312 年），夜望大江之东有瑞气彻天，谓其妻曰，'是可以成吾丹矣’。乃弃官南游，至鄱阳郡（即今江西省鄱阳县一带地方），望之曰，‘近矣’。即山行五日，至一处，山岭秀丽，登而喜曰，‘吾得之矣’。山顶有真人丹穴并灶存焉，乃昔日炼丹修养之地，遂就其井灶左右结庐。居一年，妻卢氏来寻之，遂与同居此山，得一子。居九年，丹成，一日尸解而去。人呼其山为龙虎，子孙多居山之东北。”（龙虎山在今江西省贵溪县西南，两山相对，形势一如龙昂，一如虎踞，有古时丹井丹灶及飞升台遗址；又有上清宫、天师府。）按望气和成丹尸解诸说，疑是作者有意附会，恐不足信，但因原文是如此，不使删改，故照录之。

龙虎山为道教正一派发祥之地，自张道陵第四代孙张盛迁来此山后，世世安居，未曾移动，今已传至63代。我国姓氏的家世谱系常嫌中断，无法稽考，若求一姓家谱相续不断者，除山东省曲阜县孔夫子后裔而外，就要数到张天师了。

五斗米道和《太平经》的关系

张道陵是东汉沛国人，这个地方即今江苏省沛县，再往东南即是邳县，汉时名为曲阳，于吉的神书得于此处。沛、邳二县相距很近，因此，张道陵的《太平洞极经》和于吉的《太平青领书》可能是一个来源，所以他们的道法也大概相同。关于洞极之说，在今日残留的太平经中有不少的资料，本篇已择要列举如前，此外还有一件事更能够证明“五斗米道”和《太平经》的关系：

《后汉书·刘焉传》和《三国志·张鲁传》二注中都说，张鲁的政治“依月令春夏禁杀；又禁酒，流移寄在其地者不敢不奉”。今按春夏二季，生气当令，禁止屠宰，是体天地好生之德，尚不难理解，但饮酒非杀生可比，何故也要禁止？就因为他是一个笃实奉行《太平经》教义者，所以把饮酒、造酒都当作罪恶。

《太平经》第六十九卷有云：“人君好纵酒者皆不能太平，其治反乱，其官职多战斗而致盗贼……故当断酒。”

《要修科仪戒律钞》卷十四《饮酒缘》（此书在《道藏》洞玄部戒律类）引《太平经》云：“真人问曰：‘凡人饮酒洽醉，狂咏便作，或即斗死，或相贼伤，或缘此奸淫，或缘兹高堕，被酒之害，不可胜记。念四海之内有几何市，一日之间消五谷亿万斗斛，复缘此致害，连及县官，或命子孙呼嗟，上感动皇天，祸乱阴阳，使四时五行之气乖反。如何故作狂药以相饮食，可断之否？’神人曰：‘善哉！但使有德之君教敕言，从今以往，敢有无故饮酒一斗者（汉时一斗约等于今日的二升），笞二十（笞音痴，等于清朝刑罚打二十下小竹板子）；二斗，杖六十（饮酒二斗者，以大木棍打六十下）；三斗，杖九十；一斛，杖三百。以此为数，广令天下，使贤人君子知法畏辱，必不敢为，其中愚人有犯即罚，作酒之家亦同饮者（造酒者与饮酒者同罪）。’”

观以上《太平经》文，可知张鲁禁酒是有所根据，不是单凭自己意思创立教条。前已证明于吉的《太平青领书》和张道陵的《太平洞极经》是分不开的，现从禁酒这件事上着想，更能够断定两种书是一个来源，所以《张鲁传》中说，鲁的道法与黄巾相似，而《典略》所记载“五斗米道”与“太平道”种种作用，彼此也没有多大差别。《典略》原文见《后汉书·刘焉传》注和《三国志·张鲁传》注中所引。

张鲁避免太平道的名称

张鲁的道既然和张角一样，都是由《太平经》产生出来的，为什么张鲁不用“太平道”这个名称，而叫作“五斗米道”？原因就在于他的志愿和张角不同。张角领导数十万黄巾起义，要想推翻汉朝的统治；而张鲁只希望在当时全国混乱之中维持局部的安全。张鲁占据汉中一块地盘，实际上已不受朝廷节制，但表面上仍算是国家官员之一（《后汉书·刘焉传》云：“朝廷不能讨，遂就拜鲁为镇夷中郎将，领汉宁太守，通其贡献。”《三国志·张鲁传》亦同此说），所以他要避免与黄巾同样的名称，虽然他也奉《太平经》为圣典，却不肯自己承认是“太平道”，人家无法称呼，只好撇开教义不管，按照事实代他取个名字，直叫作“五斗米道”；或见其独霸一方，就呼为“米贼”；或见其道中有鬼卒、鬼吏之名，就称为“鬼道”（米贼、鬼道，皆见张鲁本传），这些都是不体面的称呼；后世所谓天师道、正一派、龙虎宗几种名称，比较用得合适，而且好听得多了。

五斗米道不是剥削

有人说，“五斗米道”取费太多，非一般人所能负担，未免近于剥削。我说，今日如果要论断这件事，应先了解当时当地社会实际情况：

（一）汉朝升斗之量最小，不能和今日的量制同等相看。清朝名医徐灵胎所作《医学源流论》中有一篇《论古今方剂大小》，他说，“余亲见汉时六升铜量，容今之一升二合”，按这个比例折算，可知汉时的量制等于今日的量制的五分之一，那时一升等于今日二合，一斗等于今日二升，五斗只有今日一斗，不为过多。

（二）当时汉中居民超出十万户以上，土地肥沃，物产丰富，百姓不忧贫乏，五斗米还能负担得起。

（三）出五斗米也是听各人自愿，以此为受道者入门的表信，或作为祭酒们祈祷的酬劳，并非强迫行事；若真要剥削敛财，以张鲁当日的威权，尽有其他各项抽捐加税的方法可行，不需要玩弄这种花样。

（四）张鲁治理汉中，特别注重《太平经》所谓生、养、施三德政中的一个“施”字，使诸祭酒皆作义舍于路旁，以便行旅，又把些米肉放在义舍中，任过客自由饱食，不取膳费，像这样博施济众，当然是靠平日五斗米的储蓄而来，否则从何处得到许多粮食？（以上二、三、四项皆详见《刘焉传》和《张鲁传》并两传的小注中。）

（五）我们把剥削罪名加在张鲁身上，虽不合实际情况，若说他在那里制造迷信，他就无可推托了。但要晓得1700年以前的社会，迷信是很难破除的，当时稍有一点作为的人，都想利用他人的迷信来做自己所认为应该做的事业；即如黄巾起义，也是张角利用太平道，才能够发动数十万群众，倡导革命先声；张鲁亦复如此，只是两人目的不同而已。

孙策杀于吉

张鲁同时的人有勇于破除迷信者，即孙权之兄孙策。《三国志·孙策传》注引《江表传》言孙策杀于吉一段故事，今照原文录之如下：

“时有道士琅琊于吉，先寓居东方，往来吴、会（即今江苏省吴县和浙江省会稽县），立精舍，烧香，读道书，制作符水以治病，吴、会人多事之（两地人民多奉于吉为师）。策尝于郡城门楼上集会诸将宾客，吉乃盛服（于吉身上穿着华美的服装），杖小函，漆画之，名为仙人铧（铧即铁锹，上装长木柄，可以掘地，后世游方道士常有携带此物作挖掘药草之用，名为方便铲。于吉那时又在长木柄的另一头挂了个漆画的小匣子，大概是他的药箱），超度门下，诸将宾客三分之二下楼迎拜之，掌宾者（招持员）禁呵不能止，策即令收之（孙策令人捉拿于吉），诸事之者悉使妇女入见策母，请救之。母谓策曰：'于先生亦助军作福，医护将士，不可杀之。'策曰：'此子妖妄，能幻惑众心，远使诸将不复相顾君臣之礼，尽委策下楼拜之，不可不除也。'（孙策廿三岁已封侯爵，所以他自视为君，而视诸将士为臣。于吉由楼下经过，诸将士撇开孙策不管，跑到下面去迎拜于吉，因此孙策怀恨，一定要杀他。）诸将复连名通白事，陈乞之（诸将士连名上呈文，请求赦免于吉）。策曰：'此子已在鬼箓，勿复费纸笔也。'即催斩之，悬首于市。诸事之者尚不谓其死，而云尸解焉，复祭祀求福。"（一班信徒们还不认为于吉是真死，说他灵魂借此脱离肉体成仙，大家又祭祀他，求他降福给各人。）

孙策手下这些将官，迷信的程度太深，原不足怪，而孙策本人虽自命为破除迷信（孙策训将士，有"焚香、读邪俗道书，此甚无益，诸君未悟"一段话），我看他也不彻底。他自从赌气杀了于吉之后，心中总未免怀有鬼胎，时常见到于吉显灵，因此神经错乱，竟不得善终，本以破除迷信称雄，结局仍然死于迷信。（《孙策传》注引《搜神记》云："策既杀于吉，每独坐，仿佛见吉在左右，意深恶之，颇有失常。后治创方差，而引镜自照，见吉在镜中，顾而弗见，如是再三，因扑镜大叫，创皆崩裂，须臾而死。"）

于吉真假的问题

有人说："孙策所杀的于吉是冒名，不是真于吉，因为他在东汉顺帝时代已为人师，再从那时算至建安五年，多则七十余年，少则五十六七年，如果于吉尚存，当有一百多岁，恐怕没有这样长的寿命。"我认为此说理由颇欠充分，世间活到百岁以外的人非罕见，不能仅从年龄上辨别真假。于吉确实年龄究竟几何，后人虽无法推测，但晋朝虞喜作《志林》时，早已论及此事。他说："顺帝时琅琊宫崇诣阙上师于吉所得神书于曲阳泉水上，白素朱界，号太平青领道，凡百余卷。顺帝至建安中五六十岁，于吉是时已近百年，年在耄悼，礼不加刑（耄是老，悼是幼，古礼刑罚不加于老幼）……吉罪不及死，而暴加酷刑，是乃谬诛，非所以为美也。”今按于吉得神书这件事，大家都以《后汉书·襄楷传》为根据，《后汉书》是六朝刘宋时人范晔所撰，于吉死在东汉建安五年（公元200年），《后汉书》成于刘宋文帝元嘉年间，已在于吉死后二百几十年了；虞喜是西晋和东晋之间的人，距离于吉死时不过一百多年，他作《志林》时，范晔的《后汉书》尚未出世，《志林》所言必另有根据，比较更为可信。当时文献充足，考证便利，设若于吉真假有问题，虞喜是晋朝一个博学家，自能辨别清楚，不应该胸无主见，人云亦云（虞喜《志林》见《三国志·孙策传》注所引）。

我们生在虞喜之后——一千六百余年，时代既不像晋朝和三国那样接近，考证的资料也没有当时那样丰富；各种道书上虽也提到干吉（即于吉），但惜所说并非一致，而且神话太多，不足以供考证，今日想要为于吉作辩护，事实上很感觉困难。《太平经》固然是由于吉传出，但于吉之死与《太平经》毫无关系，后人何必定要用李代桃僵之说来翻一千七百年前的旧案？孙策是三国时枭雄之一，少年狂妄，目中无人，他只晓得顺我者生，逆我者死，不懂什么叫作仁慈和法律，虞喜偏拿古礼去责备他，谓于吉罪不至死，年老不宜加刑，这些部是隔靴搔痒之谈。

道儒两家对于吉的批判

宋末元初赵道一所编《历世真仙体道通鉴》中的《干吉传》（“于吉”在道书上多作“干吉”），原文有一千余字，首言干吉得《太平经》时乃“汉成帝河平二年甲午”（公元前27年），末言“孙策平江东，进袭会稽，见士民皆呼吉为干郎，事之如神。策招吉为客在军中，将士多疾病，请吉噀水辄差（喷水到病人身上，病即愈）。策欲迎献帝，讨曹公（时为汉献帝建安五年，即公元200年），使吉占风色（占卜天气如何），每有神验，将士咸崇仰吉，（中有百余字，大意与《搜神记》相同，故不重录）……策遂杀之”。编者在本传后附以评语，今录如下：“《道德经》曰，‘夫佳兵者不祥之器，物或恶之，故有道者不处'。干吉乃致身军旅之中，而为孙策所杀，虽曰兵解也，然使干吉退藏于密，积行累功，又安知不证飞升之品乎？后之学仙者当以处佳兵为深戒。"

同时马端临作《文献通考》，在神仙书目《太平经》项下有按语云："按顺帝至孙策据江东时，垂七十年，而于吉在顺帝时已宫祟之师，则必非稚齿（稚齿即幼年），度期死时当过百岁，必有长生久视之术，然亦不能晦迹山林以全其天年，而乃招集徒众，制作符水，袭黄巾、米贼之为，以取诛戳，则亦不足称也。"

观以上所引《仙鉴》和《通考》两种批判，一是用道家的眼光来看于吉，说他违反老子佳兵不处之戒，致为孙策所杀，虽曰尸解，未证飞升；一是按儒家的立场斥责于吉，说他不能晦迹山林，而乃招集徒众，自取诛戳，虽能长生，亦不足观。这两人意思都是怪于吉行为失检，而不怪孙策滥杀无辜，持论实非公允。关于年龄问题，在《仙鉴》上没有提到，我们仅从西汉河平二年（公元前27年于吉得老君授《太平经》）算至东汉建安五年（公元200年于吉被害），已有227年了，他自己年龄最少应该有二百六七十岁，《仙鉴》作者赵道一，未尝因为年岁过高就说他是假的；《通考》作者马端临，测度于吉死时当在百岁以外，是从东汉顺帝时代算起，只认为他有长生久视之术，也不怀疑有第二人冒名，但说他"制造符水，袭黄巾、米贼之为，以取诛戮"，好像死罪是不可避免的，这显然是谬论，比较晋朝虞喜的见解差得远了。

张角、张鲁、于吉三人情况不同

就《太平经》的系统上说，于吉和二张虽共属一个道门，但就他们所经过的事迹上看来，即知张角和张鲁彼此所处的时局、所走的路线绝不相同，而于吉也不能和二张相提并论。

张角正当汉灵帝年代（公元168—189年），朝廷昏乱，阉竖掌握大权（阉竖即宦官，普通叫做太监）；党狱钩牵，忠良尽遭法网（凡是反对宦官的人皆有罪，因一人之罪，牵连到父子、兄弟、亲族、朋友、门生、属吏，皆不能幸免，这样办法，当时称为"钩党"，因此被害者无数，详情见《后汉书·党锢传》及《宦者传》）；更加苛捐杂税，层层盘剥；灾荒饥馑，民不聊生。张角乘此机会，领导黄巾起义，手段在发动群众，目的在颠覆汉室，志愿在顺天应人

（《易经》上说：革命是“顺乎天而应乎人”。黄巾的标语是：“苍天已死，黄天当立。”后来兖州黄巾又给曹操书曰：“汉行已尽，黄家当立，天之大运，非君才力所能存。”中平元年，黄巾起义，吕疆言于灵帝曰：“党锢久积，人情多怨，若久不赦宥，轻与张角合谋，为变滋大，悔之无救。”）这次掀起全国革命高潮以后，张角等虽遭不幸，而黄巾反日见增多，其故有四：一、黄巾化整为零，散布各处；二、黄巾溃败后与其他革命集团合并，仍以黄巾为号；三、有些集团本无革命思想，他们也冒名黄巾以壮声势；四，在当时原有许多集团自立名号，在外人弄不清楚，一概叫作黄巾。因此，《党锢传》中就说：“其后黄巾遂盛，朝野崩离。”

张鲁在汉献帝时所碰到的局面就两样了。汉运将要告终，枭雄同时并起，宦官已被歼灭，天子等于囚徒，战祸经年累月，民间十室九空，几人称帝称王，国内一团混乱（曹操自夸曰：“设使国家无有孤，不知当几人称帝，几人称王。”此语见《三国志·魏志·曹操传》裴注所引《魏武故事》）。张鲁于此时占据汉中，手段在以教为政（如《张鲁传》中所说：“其来学者，皆教以诚信不欺，有病自首其过；犯法者，先加三原，然后行刑；不置长吏，皆以祭酒为治。”这些办法，都是用宗教上的感化主义，代替政治上的措施），目的在保境安民，志愿在继承遗教（即张鲁的祖父张道陵所遗传的“五斗米教”），只求于万方多难之中维持一片干净土，暂时不受糜烂之灾，于愿已足，别无其他的奢望；有四点可以证明：一，拒绝群下尊称汉宁王号；二、不欲坚守关隘抵抗曹兵；三、封藏宝货仓库留给国家；四、始终接受朝廷官爵名义（张鲁于公元188年攻取汉中，原是奉了益州牧刘焉的意旨行事，刘焉死后，其子刘璋，暗弱无能，张鲁不愿承奉，璋遂杀鲁母及鲁弟，鲁因此叛璋独立，时在公元200年左右，后人就说张鲁于此年占据汉中，其实他在十年之前早已掌握汉中政权了，至公元215年方归顺汉朝，首尾共计廿八年，名义上仍是一个汉宁太守，并未自立别种称号）。

于吉平日的行为和他遭难的经过，史无明文，只有《孙策传》裴注所引《江表传》提及此事，本篇已节录于前，但裴注又引《搜神记》一段文章，比较《江表传》所说，颇不一致。裴注《三国志》完成于南朝宋文帝元嘉六年（公元429年），距离于吉之死不过229年（于吉死在公元200年），当时裴松之自己就说：“《江表传》《搜神记》，于吉事不同，未详孰是。”今日距离裴松之作注的时代又过了1530年，更难偏信一家之说，只好再将《搜神记》原文录之如下，以充实参考资料。

《搜神记》曰：“策欲渡江袭许（“许”即许昌，是汉献帝都城），与吉俱行，时大旱，所在熇厉（熇音郝，熇厉即酷热，策催诸将士使速引船，或身自早出督切）。孙策有时亲自早晨出去切实督察，见将吏多在吉许（这个“许”字作“处”字解，言将士和属吏多在于吉之处），策因此激怒言：‘我为不如于吉耶？而先趋务之（意谓，我比不上于吉吗？你们偏要先去奉承他）。便使收吉至（‘收’字作拘拿解），呵问之曰：‘天旱不雨，道途艰涩，不时得过（道路不能即时顺利通行。此指水路而言），故自早出，而卿不同忧戚（责骂于吉说，你不和我们一同心焦），安坐船中，作鬼物态（装模作样），败吾部伍（破坏我军营纪律），今当相除（不容许你存在）。’令人缚置地上暴之（叫人把于吉捆绑起来放在地上，让烈日去晒他），使请雨，若能感天日中雨者，当原赦，不尔，行诛（日中即午时，若午时有雨，就可放他，若无雨，就要杀他）。俄而云气上蒸，肤寸而合（云气零碎集合），比至日中，大雨总至，溪涧盈溢，将士喜悦，以为吉必见原（大家认为于吉可以免罪），并往庆慰（往于吉处庆贺及慰问）；策遂杀之（孙策言而无信，仍把于吉杀了）。将士哀惜，共藏其尸，天夜，忽更兴云覆之（夜间有云盖覆尸体之上），明日往视，不知所在（不见其尸何在）。”

看上段记载于吉当时经过的情况，虽与前文所引《江表传》不同，惟因孙策手下一班将士十分信仰于吉，遂招惹孙策的愤嫉，必欲杀之以泄愤，这些情况在两种记载上差不多是相同的。今日就事论事，孙策固然是擅用威权，滥杀无辜，而于吉当时偏要和孙策部下诸将士们混在一起，究竟他心中抱着什么目的？想要做些什么事情？我们无法推测，因为他表面披上了神秘的外衣，不像张角、张鲁等行迹光明，容易使人理解，所以不能把他和二张作比较的论断。但是于吉和《太平经》也有直接的关系，而且死非其罪，史家又无明文详叙其事，故不嫌烦琐，将《孙策传》裴注所引两种不同的记载先后并录于此，以备观览。原文字句有简古之处酌加语体解释，希望后来的读者得到一些便利。

现代各种道门派别名称

陈撄宁

先天道　归一道　还源道　圣贤道　五台道　茅山道　太上门　混元门　天师门　天仙门　天地门　大乘门　大儒门　皇极门　真武门　金丹门　无为门　全真派　正一派　理教　夏教　清门教　天理教　三圣教　八卦教　太谷教　救世新教　同善社　悟善社　道德学社　宗教哲学研究社　红卍字会　中教　道义会　一心天道　龙华会　某某乩坛（各省各县名目繁多不可胜数）

以上所列各种名称，仅据已知者列入，未知者尚多，难以备举。凡此数十种名称，除正一、全真两派而外，其余各派，对于道教，皆有或深或浅之关系。有秘密的，有公开的，有以前守秘密而现在公开的，有半秘密半公开的。全国合而计之，人数当在一千万以上。拘泥之士，每嫌道教杂而多端，不及其他宗教之纯粹。愚则谓道教伟大之处，就好在杂而多端，惟其如此，方足以包罗万象。他的短处，即是他的长处，独惜派别虽多，人才虽众，而正式的道教公认为世界五大宗教之一者，尚未有坚强之组织，并改革之精神。世界潮流，进化太速，急起直追，尚恐落后，停滞不动，何以图存？道教诸君，似不能不预为谋也。

再者，我国古代所遗传之神仙学术，本与宗教性质不同。各种宗教，皆言死后魂灵如何如何，独有仙学只讲生前，不说死后。又凡宗教首重信仰，信仰者，仰仗他力也；仙学贵在实证，实证者，全赖自力也。所以神仙学术，可说是科学而非宗教。但自汉朝以后，仙学和道教，常结不解之缘，道教中人成仙者亦不少。既然在历史上有过密切的关系，今日我辈研究仙学诸同志，若为修炼便利之计，则与道教中人合作，比较容易进行。惟须妥筹办法，详定章程，务使双方皆得其益，而无流弊。愚见如此，未知同志诸君以为然否?

道教知识类编

编辑大意

《道教知识类编初集》主要是为本会设立的道教徒进修班编写的一本教材。培养道教徒知识分子，这在道教历史上还是创举。因此有关道教专业课的各种教材都要临时编写，没有现成材料可以利用，本稿是根据道教徒进修班第二学年教学计划编写的，给学员讲解道教基本知识，以便他们在这个基础上循序渐进地学习其他高深的科目。

本稿的编写，也是为道教徒提供他们应当懂得的道教常识。现有的名山、宫观大都分布在风景秀丽的地区，保存着不少历史文物。因而前去游览和访问的国内、国外各界人士，他们希望了解道教的一般情况。对于答复来访者的询问，本稿也可以给各地道友一些帮助。

本稿的编写，采用名词、术语释义的方式，分为道教名人、教理教义、道经道书、道派、道教神名、仙名、道术、道称、宫观和名山等十大类叙述道教知识。如果这部稿子想做得完全，估计道教专门名词，术语当有几千条，字数可能超出 100 万，不是目前所能办到的。但是我们抱有这种愿望，因此把现在已经写成的稿件作为初集，将来时间允许，二集、三集也许能够继续下去。

编写本稿，又是为道教研究积累一些资料。本会研究工作开始不久，对于道教史料和学术方面的许多问题尚待继续研究。这部稿子在资料的搜集上以及观点的说明上都不够完备，倘有缺点和错误，希望读者随时指正。

一、名人事略

茅盈

茅盈，西汉咸阳（陕西省咸阳县）人。高祖茅蒙，字初成，在东周末，拜鬼谷先生为师，隐居华山，修炼成道；曾祖茅偃，仕于秦昭王之世，有功业于当时；祖父茅嘉，仕于秦庄襄王朝，秦始皇即位，嘉屡立战功，殁后，始皇命以相国之礼葬于长安龙首山；父茅祚，志在农亩，不愿出仕（按此时已到西汉前期）。祚有子三人，长子茅盈，字叔申；次子茅固，字季伟；少于茅衷，字思和。茅盈生于汉景帝中元五年（公元前145年），自幼好道，十八岁弃家入恒山（即今山西省浑源县北岳），在山中采药为食，并读老子《道德经》及《周易传》；24岁遇师，学服气法；再过20年，又遇上仙授以妙道；四十九岁离师返家（按此时为汉武帝天汉四年，即公元前97年），父母尚存。

至汉宣帝时，二弟皆官居要职，茅固为“执金吾”（官名），茅衷为西河太守。汉元帝初元五年（公元前44年）四月三日，茅盈在家中宴会宾客六百余人．次日即与亲族告别往句曲山（山在今江苏省句容县境，自茅氏弟兄于此成道后，遂改名茅山）。临行时对人言：“真仙贵在隐迹，不宜炫耀，吾所以不默遁者，盖欲以此道劝诱二弟之追慕醒迷也。”事后，二弟闻之，各辞官回乡里（按，茅盈于49岁出山回家，到此时已经过了53年，入茅山时当为102岁。二弟年龄当亦不小）。茅固、茅衷在家学习茅盈之遗书，久而无所得，遂决计入山寻兄，面求秘诀。汉元帝永光二年三月六日渡江，见兄于东山。茅盈对二弟言：“年老不能学升霄之术，汝等将来只可作地仙。”茅固、茅衷乃住山依法修炼，竟获成就。

本地居民，感三茅君之德，有诗歌为证，其词曰：“茅山连金陵，江湖据下流。三神乘白鹄，各治一山头。甘雨灌旱稻，陆田亦复柔。妻子咸保室，使我无百忧，白鹄翔青云，何时复来游。”除此而外，茅蒙当日在华山成道时，民间也有一首歌谣。《史记·秦始皇本纪》：“三十一年十二月更名腊曰嘉平。”《集解》引《太元真人茅盈内纪》曰：“始皇三十一年九月庚子，盈曾祖父蒙（按本传作‘高祖父蒙’，相差一代）乃于华山之中，乘云驾龙，白日升天（这是古代传说的神话，由来已久，故照录之）。先是其邑谣歌曰：‘神仙得者茅初成，驾龙上升入泰清，时下玄州戏赤城，续世而往在我盈，帝若学之腊嘉平。’始皇闻谣歌而问其故，父老具对：‘此仙人之谣歌，劝帝求长生之术。’于是始皇欣然乃有寻仙之志，因改腊曰嘉平。”

按：茅氏弟兄三人与道教茅山派大有关系，他们的历史尚在张道陵以前，不能不详为叙述。晋葛洪《神仙传》卷九虽有“茅君”一篇记载，仅478字，人无名号，事无年代，不足以资考证，今只以《太元真人东岳上卿司命真君传》为根据，此传共有3260字左右，文章格调似是晋代人手笔。刘宋人裴骃《史记集解》所引《茅盈内纪》一段，也见于此传中，不知是一是二，孰先孰后，但可确定《内纪》出世必在《集解》以前，至晚也是东晋人的作品。

张道陵

张道陵（公元34—156年）道教的创教者，原名张陵，东汉沛国丰（今江苏省丰县）人。他通达五经，曾入太学，明帝时（公元58—75年）做过巴郡江州令，后弃官隐于江西龙虎山修道，顺帝（公元126—144年）时和弟子前往四川鹤鸣山（一作鹄鸣山），永和六年（公元141年）作道书24篇，自称“太清玄元”，并用符水咒法为人治病，奉其道者，须出五斗米，因此在当时称为五斗米道。传说他晚年炼丹成功，服了半剂，便升仙而去，道教徒尊张道陵为“天师”，其后子孙承袭他的道法，居龙虎山，世称“张天师”。

补充一：道陵，字辅汉，为留侯子房（张良）八世孙，于东汉光武帝建武十年（公元34年）正月十五日生于吴地天目山。7岁读《道德经》二篇，十许遍而达其旨，于天文地理河洛图纬之书皆极其妙，通习坟典（凡是古书都可称为坟典），所览无遗。从学者千余人，天目山南三十里、西北八十里皆有讲诵之堂（东天目山在浙省临安县境，西天目山在浙省于潜县境）。后举“贤良方正直言极谏科”（此是汉朝选举人才的科目之名），中之（即合格之意，清朝叫作中举）。东汉明帝水平二年（公元59年）拜巴郡江州令（江州在今四川省巴县），时年26岁。久之退隐北邙山（在今河南省洛阳县境），朝廷征为博士，不起；和帝即位，征为太傅，封冀县侯，三诏不就，时为永元四年（公元92年），遂自河洛入蜀。（以上根据南宋末赵道一所编《历世真仙体道通鉴》卷十八《张天师》，这一篇记载共有7800字左右，今只摘录其中与人事有关者一百几十字，神话及与上文重复者皆不录。）

补充二：陵与弟子入蜀，住鹄鸣山，得正一盟威之道，能治病，百姓奉之为师；弟子户至数万，即立祭酒（古代社会上一般年高有德、为众所尊敬者，都叫作祭酒，这不是道教中专用的名词），分领其户，有如官长；并立条制（规条制度），使诸弟子随事轮出米绢器物纸笔樵薪等；领人修复道路，不修复者，皆使疾病。陵又欲以廉耻治人，不喜施刑罚，使有疾病者皆疏记生身以来所犯之罪，乃手书投水中，与神明共盟约，不得复犯法，当以身死为约；从此以后，所违犯者皆改为善矣。（以上根据晋葛洪《神仙传》卷四《张道陵》。原传共1300字左右，神话及与前两段重复者皆不录。）

补充三：张道陵精思西山，太上亲降，汉安元年（公元142年）五月一日授以“三天正法”，命为天师，又授“正一科术要道法文”。其年七月七日又授“正一盟威妙经”重为三天法师正一真人（见《云笈七签》卷六）。又，太上以汉安二年（公元143年）正月七日中时，下二十四治：上八治，中八治，下八治，以付天师张道陵奉行布化（见《云笈七签》卷二十八）。按“二十四治”就是在各处分设二十四个行道布化的机构，所以后世又叫作二十四化。那些地点都在山中，不在城市，大多数是在蜀汉境内。

张道陵住世123岁，于东汉桓帝永寿二年仙去（公元156年）。道法子孙相传，至今已有六十三代。（按：张天师的年龄，各种道书及四川省志、徐州府志所记载皆同，大概不会错误。惟原本有“乘驾龙车，白日升天”之说，荒诞无稽，故改用“仙去”二字。）

魏伯阳

魏伯阳（生卒年不详）东汉炼丹术家。会稽上虞（今浙江上虞县）人。传说他曾和弟子三人入山炼丹，丹成，为了考验弟子，自己首先服丹而死，另一弟子服丹也死，其余二人不敢服丹，即便出山。二人去后，他和已死的那个弟子便起而仙去。他著有《参同契》三卷，假借周易爻象以论作丹之意，为后世学道者所宗（说见葛洪《神仙传》）。

《神仙传》原文是“伯阳作《参同契》《五行》《相类》凡三卷”。今考《参同契》书中只有“三相类”之说，彭晓注本又有“五位相得而各有合”一种表解，但皆非魏伯阳所作的书名。

补充一：真人魏伯阳不知师授谁氏，得古文《龙虎经》，尽获妙旨，乃约周易撰《参同契》三篇，演丹经之玄奥，密示青州徐从事，徐乃隐名而注之。至后汉孝桓帝时，公复传授与同郡淳于叔通，遂行于世。（说见五代时彭晓所作《周易参同契通真义序》）

补充二：浙省上虞县西南二里有金罍山，上有道观，即魏伯阳故宅，西晋太康年间，得金罍于井（罍音雷，装酒的器具），遂名为金罍观。《上虞县志》：入金罍山高数丈，魏真人选胜修炼，著《参同契》于此；旁有丹井，井窦上九下一。又云：县南十里许，有百楼山，迭嶂重峦，山半平广数十亩，魏公亦曾卜居。

于吉

于吉，后汉琅琊（今山东临沂北）人，一作干吉，或作干宝。相传他在曲阳泉水上得神书，衍成170卷，名《太平青领书》（一称《太平经》）。汉顺帝时（公元126—144年），他的弟子琅琊人宫崇，曾进献此书于朝廷，不合统治者的心理，遂禁止流通。后来张角获得此书，奉行其道。

一说，三国时，于吉往来江东吴地，烧香读道书，用符水为人治病，时人多崇奉他，孙策忌而杀之，事在东汉建安五年（公元200年）。

补充一：于吉遭难时的情况，在《三国志·孙策传》裴注所引《江表传》《志林》《搜神记》各书中说得很详细，“道协会刊”第一期71至75页已经转载，可供参考，故不重述。

补充二：凡与道教有关的各书，如《太平经复文序》《神仙传》《洞仙传》《犹龙传》《历世真仙体道通鉴》和别种道书，都把“于吉”写成“干吉”，而得《太平经》这件事，则大概相同。《洞仙传》是隋唐以前的作品，也说“干吉”被孙策所杀，《体道通鉴·干吉传》亦同此说，但以“兵解”二字聊为掩饰。

考证：琅邪这个地名尚有问题。考《前汉书·地理志》，琅邪郡包括51个县，其中有一个县也叫琅邪；《后汉书·郡国志》琅邪国包括13个城，其中有一个城也叫琅邪。琅邪若是指一县或一城而言，就是今山东省诸城县东南一带近海处，该地因海边有琅邪台而得名；若是指一郡而言，范围就广了，但琅邪郡虽统辖51县，其首县名东武，仍在今山东省诸城县境；若是指一国言，其都城名开阳，在今山东省临沂县境。琅邪一作琅琊。

左慈

左慈（生卒年不详），东汉末方士，字元放，庐江（今安徽省潜山县）人。曹操招致方士，左慈与甘始、郤俭皆至魏国，并为军吏（事见《三国志·魏志·华陀传注》引入帝《典论》及东阿王《辩道论》）。某日，曹操宴会宾客，想吃吴松江鲈鱼，左慈便以铜盘贮水，用竹竿于盘中钓出一鲜鲈鱼；操嫌鱼少不足以供客食，更钓，又得一条，座客皆大惊异（事见《后汉书·左慈传》）。他常以幻术戏弄曹操，操屡欲杀之，皆不得逞。继而，他又往荆州谒刘表，复到江东见孙策，二人都恶其幻术惑众，但无法加害。最后入霍山炼九转丹，遂乃仙去（以上节录葛洪《神仙传》）。葛洪的从祖葛玄，由左慈处得受“太清、九鼎，金液”三种丹经（见《抱朴子内篇》卷四）。左慈亦善于辟谷，曹操欲试其术，令断谷食将一月，而颜色不衰（见《抱朴子内篇》卷二所引陈思王《释疑论》）。（附注：陈思王即曹丕之弟曹植，字子建，为三国时代的大文学家，初封东阿王，后改封陈王，殁后谥曰思，故世人又称他为陈思王。）

葛玄

葛玄，字孝先，三国时句容（今江苏省句容县）人。生于东汉桓帝延熹七年（公元164年），幼而好学，13岁博通古今，十五六岁名振江左（指扬子江下游地方）。性喜老庄之道，不愿仕进，遇左元放（左慈）授以九丹金液仙经及炼炁保形之术，入天台山修炼（山在浙东天台县境）。年十八九于仙道已有所得，遂周旋于括苍（群山总名，在浙东仙居、缙云一带）、南岳（即衡山，在湖南省衡山县境）、罗浮（在广东省博罗、增城二县境）诸山，寻求炼丹之地，后由玉笥（山在江西省峡山县境）至阁皂（山在江西省青江县境），认为此处最佳，即于此建立灵宝法坛。当时吴主孙权及太子孙登皆仰慕其名，待以客礼，从之问道，故尝往来吴国都会。嘉禾二年（孙权的年号，公元233年）正月辞太子出京，在阁皂东峰建卧云庵，筑坛立灶，谢绝人事，专炼九转金丹，三年丹成。

他已往数十年，凡住过22处名山修炼，皆未见功效，惟于阁皂方得成就，因此感慨而作流珠歌云："流珠流珠，役我形躯，奔驰四海，历览群书，披寻不悟，情思若愚，焚遍金石，烧竭汞珠，资财荡尽，拊膝长吁。吾年六十，功效踌躇，赖师指授，元气虚无，杳冥中起，恍惚中居，真阴真阳，一吸一呼；先存金鼎，次认玉炉，离火激海，坎水升虚，玉液灌溉，洞房流酥。天机真露，万类难如。真人度人，要大丈夫。天长地久，同看仙都。念兹在兹，语吾记吾。"吴赤乌七年（公元244年）八月十五日午时仙去，世寿81岁。道教中尊称为"太极左仙公"，北宋徽宗崇宁三年（公元1104年）封为"冲应真人"，南宋理宗淳佑六年（公元1246年）加封为"冲应孚佑真君"。弟子中有张泰、孔龙、郑思远、释道微等，晋抱朴子葛洪是其侄孙。（原传共计7700余字，所有一切神话及道教经忏符箓等事，又五言诗三首，皆一概不录。）

许逊

许逊，晋代道士。字敬之，汝南（今河南汝南县）人，家住南昌。他20岁时学道于吴猛，后举孝廉，拜为旌阳县（今湖北枝江县北）令。后弃官东归，周游江湖，以道术为民除害。传说东晋宁康二年（公元374年）在南昌西山，举家42口拔宅飞升。宋代封为"神功妙济真君"。世称许真君或许旌阳。

补充：生于三国时吴大帝赤乌二年（公元239年）。少时从人打猎，射中一母鹿，鹿胎坠地，母鹿犹舔其子，不久而死，许伧然感悟，即折弃弓矢，永不打猎．因立志向学，博通经史，尤嗜道术。闻豫章（南昌）吴猛得丁义神方，乃往师之，尽传其秘。后访名山栖真之所，得逍遥山金氏宅，遂徙居之（原注：今逍遥福地玉隆万寿宫是也）。日以修炼为事，不求显达。尝买一铁檠（檠即灯架），发现黑漆剥落处露出真金，次日即送还原售主，乡里皆仰慕其高风。朝廷屡加礼命，不得已于西晋太康元年（公元280年）任蜀郡（郡字宜删去）旌阳县令，时年42岁。就职后，击贪鄙，除烦细（即废除烦扰百姓的琐碎规条），脱囚累（即开脱无罪受累之囚犯），吏民悦服，咸愿自新。凡听讼必先教以忠孝慈仁勤俭之道，具载文件，言之甚详。又恐路远者难以家喻户晓，因择平素有德望之耆老使其劝化，故争讼之风日销竟至于无讼。邻县流民慕其治绩，咸来依附，境内户口日见增多。后知晋室将乱，乃辞官东归，启程时，送者蔽野（言送行的人太多，郊野都布满了），有随至其家愿为服役而不返者。乃于宅东隙地结茭以居（茭是干草，谓结草为屋以住人），状如营垒，多将自己原姓改姓许，故号许家营。其在蜀者感恩怀德，则立生祠画像，奉之如神明，遗爱深入人心如此。及东晋乱离，江左频遭灾祸，惟许所居周围百余里甚平安。至孝武宁康二年（公元374年）八月一日上升，世寿136岁。（原传共6300字，今只摘录人间事实，所有神话如镇蛟斩蛇、行符咒水、拔宅飞升等类，一概不录。）

考证：《晋书·地理志》蜀郡辖六个县，其中无旌阳县；南蜀辖十一个县，旌阳县亦在其内。但晋时南郡属于荆州，即今湖北省境，不是四川省，《历世真仙体道通鉴·许真君传》为什么称"蜀郡旌阳县"，而他书又称"蜀旌阳县"？因为在三国时，南郡划归刘备所管，算是蜀国境界之内，一般文人习惯，喜用旧地名，所以仍旧称"蜀旌阳县"，转了几手以后，又加上一个"郡"字，遂称"蜀郡旌阳县"。另有一说："旌阳县属汉州，后诏改为德阳县，以表真君之德及民也。"按《后汉书·郡国志》，广汉郡原有德阳，故《晋书·地理志》广汉郡亦有德阳，可见晋代的德阳县名是沿用汉代的旧名，不是新改的。旌阳改为德阳之说，见于《许真君传》"弃官东归"句下小注中，不知何据？

葛洪

葛洪，东晋道教理论家、医学家。字稚川，自号抱朴子。丹阳句容人，葛玄的侄孙。少好神仙导养之法，从葛玄的弟子郑隐受炼丹术，又博览群书，精通医学。司马睿为丞相，用为掾，后任咨议、参军等职。因以往有军功，赐爵关内侯。咸和初（公元326年），被召为散骑常侍兼大著作的官职，他固辞不就，一心想去炼丹，闻交趾出产丹砂，求为勾漏（今广西北流县）令。携子侄经过广州，为广州刺吏邓岳款留他住罗浮山，从事著书和炼丹生活，后来就在山中尸解。

补充：《晋书卷七十二·葛洪传》："洪少好学，家贫，躬自伐薪以贸纸笔（即亲自砍柴卖给人家以换取纸笔等物），夜辄写书诵习（夜间常常抄书诵读和温习），性寡欲，无所爱玩，为人木讷（木是朴实，讷是不会花言巧语），不好荣利。后师事南海太守鲍玄（即鲍靓，字太玄），玄以女妻洪（道书上称为鲍姑）。洪博闻深洽（谓葛洪所学极博，又能深入理解），江左绝伦（江东一带地方无人能够及他），著述篇章，富于班马（他写作的书籍文章比汉朝的班固、司马迁还要丰富)。”据《晋书·葛洪传》及《抱朴子·自序》将他的著述名目和卷数列举如下,《抱朴子内篇》20卷、《抱朴子外篇》50卷、《神仙传》《隐逸传》《良吏传》《集异传》各10卷、《移檄章表》20卷、《碑诔诗赋》100卷、《金匮药方》100卷、抄经史百家言310卷、《肘后备急方》4卷,以上共计654卷;此外尚有《抱朴子养生论》《大丹问答》《葛洪枕中记》《稚川真人较证术》《抱朴子神仙金汋经》《葛稚川金木万灵论》,各篇皆见于《道藏》中。本传又言,葛洪在罗浮山与广州刺史邓岳书云:“当远行寻师,克期便发”,岳得信,急赶到山中,而洪已坐化,遂不及见。时年81岁。(注:葛洪生殁年月无考,是否81岁,也有问题。)

寇谦之

寇谦之(公元365—448年)南北朝时代北魏著名道士,字辅真,上谷平昌人,南雍州刺使寇赞胞弟。早年好道,学张鲁之术,经年没有见效。后来他从仙人成公兴入嵩山修道7年,到神瑞二年(公元415年)十月,托言太上老君从天下降,授他“天师”之位,并赐以《云中音诵新科之诫》20卷,令他依此改革“三张伪法”,又传授他导引、服气的口诀。泰常八年(公元423年)又有老子的玄孙李谱文传授他录图真经和劾召鬼神等法,并嘱他辅佐北方的太平真君云云。

始光元年(公元424年),他献道法于北魏太武帝,得宰相崔浩之助,太武帝诏请他入朝,在魏都平成(今山西省大同县)东,建立天师道场,称为新天师道。魏太武帝到坛前受符箓,自称为“太平真君”,并改元为“太平真君元年”。从此北魏各朝皇帝即位,照例都要往道坛行受符箓的仪式,而道教在北魏也一直受到崇奉和利用。太平真君九年(公元448年)五月,寇谦之羽化,年84(详见《魏书·释老志》)。

考证:宋贾善翔《寇天师传》和赵道一《历世真仙体道通鉴·寇谦之传》皆说谦之是“上谷平昌人”。今考《前汉书·地理志》上谷郡只有昌平县,但无平昌县;《后汉书·郡国志》上谷郡无昌平县,亦无平昌县;《魏书·地形志》上谷郡亦无平昌县,另有两个平昌郡,九个平昌县,皆与上谷郡无关。以上二传所谓“上谷平昌人”,地名恐有错误。关于“寇谦之”记载,最早的要算《魏书·释老志》，仅言他是南雍州刺史“寇赞”之弟，但未言是何处人。查《魏书卷四十二·寇赞传》，只说寇赞“上谷人”，再查《北史卷二十七·寇赞传》，亦同此说，皆无“平昌”二字。考西汉上谷郡所辖十五县，其中有“昌平、居庸、军都、逐鹿”四县，皆在今北京市的西北部，疑所谓上谷“平昌”者，即上谷郡“昌平”县之误。若不言县只言郡，西汉上谷郡治在“沮阳”，就是今日北京市区以外西面的“怀来”县境界。

以上郡县古今地名考证，对于寇谦之虽无关重要，但在历史研究工作上，我们是应该这样做的。

陆修静

陆修静（公元406—477年）南朝刘宋著名道士，字元德，吴兴东迁（今浙江省吴兴县东）人。元嘉末（公元453年），在京都卖药，文帝命左仆射徐湛宣诏他，他固辞而去，后南游庐山，在瀑布岩结庐幽栖。泰始三年（公元467年），宋明帝令江州刺史请他入京问道，并于北郊天印山建造一座崇虚馆款待他。此时他广集道经，加以整理甄别，鉴定其中经诫、方药、符箓等1228卷，分为三洞，奠定了《道藏》的初步基础，撰《三洞经书目录》，为最古的一部道藏目录. 又编著道教斋戒仪范等书100余卷，道教仪式因此完成。他在京羽化，由弟子奉葬于庐山。刘宋王朝下诏以他的庐山故居为简寂观，谥简寂先生。宋徽宗宣和间，封为丹元真人。

考证：按《云笈七签》及《历世真仙体道通鉴》皆言陆修静殁于刘宋元徽五年（公元477年），寿72岁。据此推算，应该生于东晋义熙二年（公元406）。但自唐宋以来相传庐山故事，谓释慧远送客，照例不过虎溪，有一日送陶渊明、陆修静出来，在路上谈得很契合，竟把旧例忘记了，不知不觉的走过这条溪，三人相与大笑。因此后代画家遂有虎溪三笑图，描摹一僧一道一俗忘形之交的风趣。这个故事如果是真，也很有意味，可惜是后人捏造的。今考慧远殁于东晋义熙十二年（公元416年），寿83，而陆修静此时刚11岁，断不能与老和尚做朋友。

陶弘景

陶弘景（公元 456—536 年）南朝齐、梁时的道教学者、医学家、药物学家。字通明，自号华阳隐居，又称贞白先生，丹阳秣陵人。生于南北朝时期宋孝建三年（公元 456 年），殁于梁武帝大同二年（公元 536 年），享年 81 岁。他的一生，经历了南朝的宋、齐、梁三个朝代。

他曾从陆修静的弟子孙游岳学道家符图经法。20 岁以前，任南齐诸王侍读。仕齐拜左卫殿中将军，后来历游名山，寻访真逸，于阴阳、五行、风角、星算、山川、方物、医术、本草等无不通晓。后隐居句容句曲山（即茅山），从事丹道，并勤于著述。梁武帝时，礼聘不出，但朝廷大事多向他咨请，时人称为“山中宰相”。

他的思想脱胎于老庄哲学和葛洪的神仙道教，并杂有五行家和佛教观点。对历算、地理、医学等都作过一定的研究。曾整理《神农本草经》，增加新药和当时的化学药物，写成《本草经集注》（现存敦煌残本），后世编纂本草书籍者，都据为蓝本。此外，他造有浑天象，著有《真诰》《真灵位业图》《登真隐诀》《药总诀》等书，共计 200 余卷。

考证：陶弘景一生经历过三个武帝。从 1 岁至 9 岁，是南朝刘宋孝武帝时代，到 24 岁（公元 479 年）宋亡。25 岁后，仕于南齐；37 岁时，脱朝服挂于神虎门（一作神武门），辞官归隐，是南齐武帝永明十年壬申岁（公元 492 年）。他往各处名山洞府寻师访友，搜集道书，皆 37 岁以前之事。梁武帝即位，是天监元年（公元 502 年），此时陶弘景已 47 岁，他入山已有 10 年了；在梁朝又经过 35 年，始终没有做官，于梁武帝大同二年（公元 536 年）三月十二日去世。他殁后 13 年，梁武帝才被侯景困死于台城。研究陶弘景历史，若不把这三个武帝分析清楚，恐难免错误。当时所以称为“山中宰相”者，因他以山林隐士的身份受朝廷特别知遇，向来少有，使人人羡慕不已，故送他一个清高而又名贵的头衔，并非真在山中做梁朝的宰相。

补充：弘景一生虽历宋、齐、梁三朝，只在齐朝任过闲散官职，如“振武将军”“左卫殿中将军”“奉朝请”等名目，都是虚衔，实际做的是诸王“侍读”，即是教王子读书兼管一切文墨事件，他做得厌倦了，故决意辞官，入山修道。在29、30、31岁这三年中早已拜孙游岳为师，算是陆修静再传弟子。陆的著作虽多，全副精力专用在阐扬道教，而陶则博览兼通，无所不备，如萧纶所撰碑文说："淮南鸿宝之诀（淮南王刘安有《鸿宝宛秘书》，言神仙事）、陇西地动之仪（汉张衡发明地动仪器，能测知陇西地震）、太乙遁甲之书（太乙九宫和奇门遁甲），九章历象之术（天文算术）、幼安银钩之敏（晋索靖，字幼安，善书法，笔画如银钩）、允南风角之妙（风角即侯八方之风以占吉凶，允南不知何人），太仓《素问》之方（汉淳于意，为太仓令，精医术）、中散琴操之法（晋嵇康，为中散大夫，善弹琴），咸悉搜求，莫不精诣；羿射、荀棋、苏卜、管筮，一见便晓．皆不用心；张华之博物（晋张华撰《博物志》），马钧之巧思（三国时马钧有巧思，曾发明翻车，后世叫做水车），刘向之知微（知微即知机。刘向预知王氏代汉，弘景亦预知梁武帝太清三年之事），葛洪之养性（弘景仙学是葛洪一派），兼此数贤，一人而已。"这些话都符合事实，并不夸张。

《梁书卷五十六·侯景传》："先是丹阳陶弘景隐于华阳山，博学多识，尝为诗曰：'夷甫（晋，王衍）任散诞，平叔（魏，何晏）坐谈空，不意昭阳殿，化作单于宫。'大同（公元535—545年）末，人士竞谈玄理，不习武事，至是侯景果居昭阳殿。"《南史卷七十六·陶弘景传》："弘景妙解术数，逆知梁祚复没，预制诗云（诗同上），秘在箧里，化后（即羽化），门人方稍出之。"《南史》又云："帝使造年历，至己巳岁而加朱点，实太清三年也（梁武帝死于是年）也。"

《南史》云："父为妾所害，弘景终身不娶。"《华阳陶隐居内传》亦云："先生既冠，而不肯婚。盖一生不迩于声色也。"关于年龄一事，萧纶所撰碑文言"春秋八十有一"是对的；《南史》《梁书》及《历世真仙体道通鉴》皆云，"卒时年八十五"，这个数字显然错误。

《正统道藏》"腾"字号有《真灵位业图》，"临"字号有《养性延命录》，大家都认为是陶弘景所作，但他的侄子陶翊撰《华阳隐居先生本起录》中并无这两种书名，我们不敢相信是弘景自己的手笔。

孙思邈

孙思邈（？—682年）唐代道教学者，医学家，华原（今陕西省耀县东南）

人。通老庄百家之说，擅长阴阳推步，尤精于医学。他长期居于终南山和太白山，曾和高僧道宣友善。隋文帝、唐太宗、高宗都曾请他出去做官，他一概因辞不就，而愿山居著述，并为群众治病。后人尊称他为药王；宋徽宗崇宁二年（公元 1103 年）追封他为妙应真人。著作有《千金要方》《千金翼方》《摄生论》《福寿论》《保生铭》《存神炼气铭》《摄养枕中方》等书行世。

补充：节录《旧唐书卷一百九十七·方技·孙思邈》："七岁就学，日诵千余言，洛州总管（官名）独孤信（人名）见而叹曰，'此圣童也，但恨其器大难为用也。'周宣帝时（在位仅一年，公元 578 年），思邈以王室多故，隐居太白山（在陕西省郿县，最高处 4113 公尺），隋文帝辅政（隋文帝即杨坚，当时为北周宰相，后篡位称帝）；乃征为国子博士（官名，其职务等于今日大学教授），称疾不起（托辞有病，不就职）。尝谓所亲曰，'过五十年当有圣人出（此是预言，暗指唐太宗），吾方助之以济人'。及太宗即位（贞观元年公元 627 年），召诣京师，嗟其容色甚少，谓曰，'故知有道者诚可尊重'。将授以爵位，固辞不受。显庆四年（公元 659 年）高宗召见，拜谏议大夫（官名），又固辞不受。上元元年（公元 674 年）辞疾请归（自言有病要回山），特赐良马及鄱阳公主邑司以居焉（高宗不许他久住山里，故把旧日的公主府第赐给他住）……思邈自云'开皇辛酉岁生'，至今年九十三矣（按，隋开皇二十年是庚申，即公元 600 年；次年改仁寿元年，才是辛酉，即公元 601 年。原文所谓年九十三，不知算到何年为止？尽量的算到他临终那一年永淳元年，即公元 682 年，也不过八十二岁，这显然是错误的）。询之乡里，咸云数百岁人（这也不合实际，未免虚夸），话周齐间事，历历如眼见，以此参之，不啻百岁人矣（这句话太觉笼统）……太子詹事（官名）卢齐卿，童幼时请问人伦之事（问自己将来的前途如何），思邈曰：'汝后五十年，位登方伯（州长），吾孙当为属吏（我的孙子应在你手下做一个小官），可自保也（你须要自己保重）。后齐卿为徐州刺史，思邈孙溥，果为徐州萧县丞（丞是官名，位在县令之次）。思邈初谓齐卿之时，溥犹未生（思邈当初对齐卿说那番话的时候，溥尚未出世），而预知期事，凡诸异迹，多此类也。永淳元年（公元 682 年）卒。"《新唐书卷一百九十六·隐退》也有《孙思邈传》，内容比旧传大致相同，但较为简略。

考证：孙思邈卒于唐高宗永淳元年，《新唐书》和《旧唐书》所记载是一致的，《历世真仙体道通鉴》卷二十九《孙思邈传》言，“永徽三年（公元652年）二月十五日解化，年百有余岁”，比永淳早三十年，与正史记载不合，今只以新、旧《唐书》为凭。惟思邈生于何年，各书皆未言及，关于他的确实年龄尚有问题。《旧唐书》虽记载‘思邈自云，开皇辛酉岁生”，而事实上有矛盾；开皇是隋文帝年号，辛酉是开皇二十年的后一年（公元601年），如果真是这年生的，算到唐太宗即位时（贞观元年，公元627年），只有27岁，为什么《新唐书》说他‘年已老而听视聪瞭，帝叹曰：‘有道者，欲官之，不受’”？《旧唐书》也说，太宗“嗟其容色，甚少”。假使是27岁的人，容色甚少，何足为奇。况且他在隋朝以前早已隐居太白山了；隋文帝当初在北周辅政，尚未称帝时，就要请他出来做官了，“开皇辛酉岁生”这句话如何讲得通呢?

经过种种考证，现在敢断定他说的那句话是半真半假，“辛酉”是真的，“开皇”是假的。所谓“辛酉”是西魏文帝大统七年之辛酉，即公元541年：何以知道？因为独孤信曾赞美他是圣童。考独孤信在公元557年被宇文护所逼死，思邈与独孤信相见，必是557年以前之事，从公元541年他出生时算起，到二人相见时，他不过十几岁，所以独孤信称他为童；再从541年算到北周宣帝时（公元578年），他已有38岁，正是宜于在山中过隐士生活的年龄，若是青少年，未必会隐居山中；隋文帝杨坚在北周辅政时，想请他出山做博士，也适合时宜，若年纪太轻，恐不足以名震权贵；他于北周宣帝时对人说，“过五十年当有圣人出”，从周宣帝（公元578年）算到唐太宗即位（公元627年），正是五十年；此时他的年龄已有87岁（从公元541至627年），所以《旧唐书》云“嗟其容色甚少”，《新唐书》云“年已老而听视聪瞭”。以上凡史家所记载的事实都能够讲得通，故可断定他是生于公元541年辛酉岁。从541年算到永淳元年（公元682年），可知孙思邈真年龄为142岁。

编者按：孙思邈固然是道教名人，也是古今医学界中杰出之士，他的著作大部分收在《正统道藏》内，《千金方》是唐代医书第一流著作，并且流传到海外，今日研究中医者仍视为要典。关于他的年龄一事，向来就没有弄清楚，九十余岁、百余岁、一百数十岁、数百岁，史书及道书所言极不一致，可谓遗憾；幸而《旧唐书》尚有“思邈自云，开皇辛酉岁生”这句话，才能算出他的确实年龄。《新唐书》因这句话与他已往事迹不符，就把它删除了，不知他所说的话是半假半真，这个“辛酉”不对，再往上推六十年换一个“辛酉”就对了，为什么他要说开皇年间生？因为唐高宗不许他回山，定要留他住在都城里，大众若知他年龄甚高，慕名来访者必多，苦于应接不暇，故少说几十年，以免惊世骇俗；为什么指明“辛酉”？因为他要使后来人有线索可寻. 假使他当日不说“辛酉”，只说开皇某年生？我们到今天还算不出他究竟是多少岁数。现在可以确定，不是这个“辛酉”，必是上一个“辛酉”。至于他殁的年岁，南唐沈汾《续仙传》和宋末元初赵道一《历世真仙体道通鉴》皆说是唐高宗永徽三年（公元654年），又与新、旧《唐书》相矛盾。《旧唐书》上说，“显庆四年（公元659年），高宗召见，拜谏议大夫，又固辞不受；上元元年（公元674年）辞疾请归，特赐良马及鄱阳公主邑司以居焉”。《新唐书》亦同此说。这都是永徽三年以后的事：如果他已经死了，这些话使无着落，所以我们只承认永淳元年，而不相信永徽三年。

司马承祯

司马承祯（公元647—735年）唐代著名道士，河内温（今河南省温县）人，字子微，号白云子，从嵩山道士潘师正受传符箓和辟谷导引服饵的方术，住居天台山。武后、睿宗、玄宗迭次召见他，玄宗并从他亲受法箓，请他居王屋山阳台观。又命他以三种字体书写老子经刊正文句。殁后谥号为“贞一先生”。所著有《天隐子》《服气精义论》《坐忘论》《道体论》等，皆见于道藏中。

补充：南唐沈汾《续仙传·司马承祯传》：“卢藏用早隐终南山，后登朝，居要官，见承祯将还天台，藏用指终南山曰：‘此中大有佳处，何必天台？’承祯徐对曰：‘以仆所观，乃仕途之捷径耳。’藏用有惭色。”（今查《唐书·司马承祯传》中无二人对话，惟《卢藏用传》中有之。因此后世文章家遂借“终南捷径”这句话以讽刺人们利用机会而取得进身之阶者。）其余事迹散见各家传记中，不能备录。

考证：《新唐书》，《旧唐书》《续仙传》《历世真仙体道通鉴》这四种书皆言“年八十九”，但并无生卒年月，惟《衡岳志》和《茅山志》言“开元二十三年卒”（公元735年）。按89岁推算，当生于唐太宗贞观二十一年（公元647年）。

杜光庭

杜光庭（公元 850—933 年），唐代道士，括苍人，一说缙云人，字宾圣，号东瀛子。他原习经史，工于词章，唐懿宗设万言科，他投考未中，入天台山为道士，僖宗时，召他充麟德殿文章应制。后随僖宗避难至蜀，遂久留成都不返。王建据蜀时，赐号为广成先生，进户部侍郎。终老青城山。所著有《常清静经注》《道德真经广圣义》《道门科范大全集》《洞天福地记》《广成集》等。

补充：光庭尝谓“道法科教，自汉天师及陆修静撰集以来，岁月绵邈（时间久远），几将废坠”。遂考真伪，条例始末（此二句意谓，辨别真假，定出条例，首尾依次说明）；郑畋荐其文于朝，僖宗召见，赐以紫服象简，为道门领袖，当时推为扶宗立教，海内一人。中和初（公元 881 年），从僖宗入蜀（因黄巢攻破长安之故），遂在青城山白云溪结茅而居。唐昭宗大顺二年（公元 891 年）西川节度使（地方官最有权威者，等于清朝的总督）王建据成都，后十二年（公元 903 年）封蜀王，再后四年（公元 907 年）朱全忠篡位，唐亡梁兴，王建遂在蜀称帝，聘光庭为皇子师，并谓之曰：“昔汉有四皓（即商山四皓，是汉高祖时代四个年老的隐士），不如吾一先生足矣。”光庭不乐居宫中，乃荐许寂、徐简夫自代。王建治蜀初，用张格为相，大小事每令咨禀（一切政务，王建每令张格请教于杜光庭），蜀相徐光溥，志学之年（15 岁时）亦曾执弟子礼，盖光庭非止善辞藻（辞藻即诗赋文章和道教青词等类），实有经济之才。王建死，其子王衍袭位，尊光庭为传真天师兼崇真馆大学士。

考证：光庭生于唐宣宗大中四年（公元 850 年），24 岁以试科举不中，遂入天台山为道士（山在今浙江省天台县境，距离他的家乡不远），其师应夷节乃陶弘景第七代弟子，光庭算是第八代。他随唐僖宗入蜀时，年已 32 岁；王建霸蜀，是唐昭宗大顺二年，他已 42 岁：王建称帝时，他已 58 岁；后唐起兵灭蜀，王衍投降，前蜀告终，孟知祥为西川节度使时（公元 925 年），他已 76 岁；孟知祥霸蜀时（公元 933 年），他已 84 岁，遂于本年十一月羽化；次年（公元 934 年）孟知祥称帝，是为后蜀，杜光庭已不在世间了。总的说来，他前半生与唐朝有关系，后半生与“前蜀”关系最深，“后蜀”可谓与他无缘。

《正统道藏》内有杜光庭的作品十五种：《道德真经广圣义》50 卷，《常清静经注》1 卷,《录异记》4 卷,《神仙感遇记》5 卷,《道教灵验记》15 卷,《天坛王屋山圣迹记》《洞天福地岳渎名山记》各 1 卷,《墉城集仙录》6 卷,《广成集》17 卷,《道门科范大全集》87 卷。此外关于"道仪"等类的书尚有 5 种,连上 10 种共计 190 卷左右。

二、教理教义

第一部分：教理概论

老子《道德经》是道教的圣典

凡是一种宗教，必有一种信仰，有信仰，必有所以信仰之理由，用语言文字来说明这个理由，使人们能够了解而容易入门者，这就是宗教家所谓"教理"；某一宗教根据本教中经典著作，扼要地并概括地提出几个字或几句话作为信徒们平日思想和行动的准则，而且对于全部"教理"都可以契合，不显然发生抵触者，这就是宗教家所谓"教义"。

道教最高的信仰就是"道"，第一部讲"道"的书即《老子道德经》，后来道家和道教中许多名人著作都根据老子这部书而加以充分的发挥，或给予象征的演化。假使当初没有《道德经》，后人也就不可能无原由的凭空创造出一个道教。这个教我们若仅从表面形式上看，诚不免"迂诞谲怪"(《隋书经籍志》对道教的批评)、"杂而多端"(《文献通考》关于道教的按语)；如果脱去它的外衣，观察它的本质，尽管派别分歧，茫无系统，其间仍然有它自己独立的精神一贯到底，2500 年来未尝断绝，由此可见老子哲学思想之伟大。(老子时代虽不可考，惟自古以来都承认老子与孔子同时，而且年龄比孔子较长；孔子时代，大家知道得清楚，就是生于公元前 551 年，殁于公元前 479 年；从孔子生年算到现在，已有 2514 年，所以老子到现在也有二千五百多年。至于道教中传说"老君住母胎八十一年，于商朝武丁九年降生"，到现在已有三千几百年了，这些话无人相信，我们不能把它作为根据。)

道家和道教是分不开的

先秦、西汉的“道家”和东汉以后的“道教”，两者面貌不同，如何能够结合？就是因为他们有一个共同的信仰。信仰什么？就是老子之道。东汉张道陵创教以前，只有“道家”而无“道教”，但“道教”的思想萌芽早已潜伏在“道家”诸子之内，后来才逐渐得到发展。自从“道教”产生以后，“道家”之书除了仅有几种古籍而外，并无新的著作流传，我们就盲目地认为它的继承永远断绝了吗？其实不然。

历三国、两晋、南北朝、隋、唐、五代、宋、元、明、清，整个的“道教”完全被“道家”哲学精神所笼罩，其中知识分子包括在朝、在野、方内、方外一切信仰的人士，凡关于治国修身之道，他们都崇拜老子；关于隐逸全真之道，他们都效法庄子（庄子在道家的资格等于儒家的孟子，儒家则孔孟并称，道家则老庄并称）；关于神仙变化的传说，他们都根据《列子》的幻想而扩大之，更加捉影绘声，描摹尽致（列子书中穆王、汤问二篇，汉刘向已说它迂诞恢诡，非君子之言，但刘向也不能不承认列子是道家）。在这样情况之下，偏重于理论性的“道家”和偏重于宗教性的“道教”，被此打成一片，实际上已分不开了。

历代以来道教界尽管受尽了儒家的排斥和外界的讥笑，而道教自己半入世、半出世的作风，竟立于不败之地，其原因何在？就是它的数理教义深入人心，普及社会各阶层，适合群众所需要之故。我们今日研究道教，对于这个重大的社会问题必须认识清楚，否则，就不能批判的接受。诋毁者固然是隔靴搔痒，赞美者亦未必恰如其分。已往学者们总是弄不明白，“道家”哲学思想为什么混杂于“道教”的宗教信仰中？“道家”的老子为什么变成“道教”的天尊？他们常常著书立说，企图把“道家”与“道教”分开，使太上老君坐不稳三清宝座，但惜徒费纸笔，那些文章并无丝毫效果，因为他们既不懂社会群众心理，又不察道教历史根源，只算得一个书生的见解而已。

太平经继承老子遗教

东汉出世的《太平经》为道教中第一部经典，托名老君（即老子的尊称）所传授，这虽是道教惯用的一句门面话，但其书受《老子》影响很深，我们是无法可以否认的。今略举几条例证如下；

（一）《老子·第四十二章》说：“道生一,一生二,二生三”；《太平经钞·戊部》就说：“元气恍惚自然，共凝成一，名为天也；分而生阴成地，名为二也，因为上天下地，阴阳相合施生人，名为三也。”

（二）《老子·第四十章》说：“反者道之动;”《太平经·第五十八篇》就说：“反其华还就实，反其伪还就真，未穷者宜反本，行极者当还归，天之道也……极上者当反下，极外者当反内，阳极反阴，阴极反阳。”

（三）《老子·第七十七章》说：“天之道损有余而补不足，人之道则不然，损不足以奉有余；”《太平经·第一百三篇》就说：“财物乃天地中和所有，以共养人也，此家但遇得其聚处，本非独给一人，其有不足者，悉当从其取也。愚人无知，以为终古独当有之，不肯周穷救急，使万家乏绝。”

（四）《老子》专讲道德，“道”字和“德”字在5000文中，共计有120字之多;《太平经》原有170卷，现在的残本只有57卷，而其中“道”字和“德”字已多得不可数计，假使原书完整无缺，“道德“二字在全部书中必定比残本中所有者还要多出两三倍，所以我们认为这部《太平经》就是《老子道德经》的继承者。

（五）文章是有时代性的。《道德经》是对东周时代列国诸侯王说法,《太平经》是对东汉时代一般老百姓布教;《道德经》文章很古雅，理论很高深,《太平经》则避免那些高深的哲理，专揭露当时社会的病态，文章也就通俗化了。两部书的格调虽然大大不同，它们想救世的宗旨都是一致的,《太平经》托名为老君所传授，并非毫无理由。

魏伯阳是老子的信徒

道教中第一部讲炼丹的书是东汉魏伯阳的《周易参同契》，后人称它为“万古丹经王”，其中有许多字句都是借用《老子》的成语，例如：“引内养性，黄老‘自然’；无平不陂，道之‘自然’；施化之道，天地‘自然’；阴阳相饮食，交感道‘自然’；以类辅‘自然’，物成易陶冶；‘自然’之所为兮，非有邪伪道。”以上有六个‘自然’，都是根据《老子》“道法自然”这一句最高的教义而来。又如“以无制有，器用者空”，此即《老子》所谓“有之以为利，无之以为用”。又如：“反者道之验，弱者德之柄”，即是从《老子》“反者道之动，弱者道之用”变换出来的。其他如：“含德之厚，归根返元。抱一毋舍，可以长存。上德无为，不以察求；下德为之，其用不休。知白守黑，神明自来。先天地生，巍巍尊高。”这些字句都是发源于《老子》，凡是读过《老子道德经》者自能够看出，不必一一说明。我们不敢肯定魏伯阳的炼丹法（指内丹而言）即是老子的修养法，但说他是老子的信徒，总不会错误吧。

葛玄、葛洪都属于老子系统

三国时代的葛玄（即抱朴子葛洪的叔祖父）传出一卷《常清静经》，标题为“太上老君说”，虽不免近乎神话，但经中也是发挥老子的“清静”两个字教义；又如经中云：“大道无名，长养万物，吾不知其名，强名曰道”以及“上德不德，下德执德”这些话都以《老子道德经》为根据的。（《清静经》后来被列入玄门早课之一，出家道士每天都要念诵。）

东晋葛洪撰《抱朴子内篇》，专讲神仙之术，不大信仰老、庄。他在《释滞》篇中说，“五千文虽出于老子，然皆泛论较略，其中不肯首尾全举其事，但诵此经而不得要道，直为徒劳；至于文子、庄子、关令尹喜之徒，虽祖述黄老，但永无至言”。再看他在《畅玄》《道意》两篇开端，对于道的理解，完全由《淮南子·原道训》而来，《淮南》又是西汉以前道家学说之总汇，东汉高诱作《淮南叙》，谓“此书旨近《老子》，为大明道之言”，葛洪虽想独树一帜，分道扬镳，但是他论道谈玄，既未能越出《淮南》的范围，也就不能脱离老子的系统，所以他只好自己承认《抱朴子内篇》属于道家了。

老子与太上老君

两晋以来，道教中人奉“老子”为教主，遂尊称为“太上老君”。考刘向《列仙传》及葛洪《神仙传》中的“老子传”，皆未有这个尊号，惟《抱朴子》中已把“老子”和“老君”混而为一。如《抱朴子·杂应篇》：“老君真形见，则起再拜，老君真形者，思之；姓李，名聃，字伯阳。”又如《抱朴子·地真篇》：“老君曰，惚兮恍兮，其中有象；恍兮惚兮，其中有物”这四句，本是《老子》原文，此处改作“老君曰”，可见葛洪撰《抱朴子》时，“老君”尊号在道教中早已普遍流行，否则，他不会把这个尊号写在书上。《抱朴子》中虽有“老君”二字，但如“太上老君”四字连在一处的名称，尚未曾见到，或者又是后来增加的。

南北朝时，北魏嵩山道士寇谦之，自言遇见“太上老君”下降，赐他《云中音诵新科之诫》20卷，并授以天师之位，教他除去三张伪法，清整道教；后又遇老君玄孙李谱文，赐他《录图真经》六十余卷，教他辅佐北方太平真君。当时北魏太武帝对于寇谦之甚为信仰，新天师道遂大行于世（详情见于《魏书第一百十四卷释老志》）。今按，寇谦之的道和张道陵的道虽有所不同，但新旧两派天师道都奉“老子”为教主，可见他们仍属一个系统。“太上老君”尊号见于正史者，也从此时开始。

“太上”二字是至高无上之义，也就是说没有比这个更高上的了。老子自己在《道德经》中早已说过：“太上，不知有之；其次，亲之誉之。”《左传》也说“太上有立德，其次有立功”；《礼记》又说“太上贵德，其次务施报”。所谓立德、贵德，正合于老子无为而治的教义，故曰“太上”；所谓立功、施报，也并非不好，但已博得人民的爱戴和歌颂，比较“自然”之道只能算是第二义，故曰“其次”。现就教理教义而论，道教中人把“太上”这个尊号奉给老君，我们认为是很恰当的。

老子书盛行于隋唐时代

《隋书·经籍志》云：“道士讲经，以《老子》为本，次讲《庄子》及《灵宝》《升玄》之属。”“其受道之法，初受五千文箓；次受三洞箓。”又云：“今之受道者；经四十九年始得授人。推其大旨，盖亦归于‘仁爱清静’；积而修习，渐致长生。”按，所谓“五千文箓”，当然与《老子》有关系。“仁爱清静”这四个字也是出于《老子》书中，如《道德经》第八章“与善仁”；第三十八章“上仁为之而无以为……故失德而后仁，失仁而后义”，第十章“爱民治国，能无为乎”；第十三章“爱以身为天下”；第十五章“孰能浊以静之而徐清”；第四十五章“清静为天下正”。即此可见，道教的真实信仰，还是注重在老子《道德经》，其余一切不过宗教仪式而已。所以我们今日谈及教理教义，仍以老子学说为中心思想。

《老子》一书，唐朝最为盛行，非但道教中人必须诵习，就是教外的一般读书人也要研究，否则即不能应科举考试。唐中宗令贡举人都习《老子》；唐玄宗开元二十一年，诏贡举加试《老子》策（全国各地方文学有资格之人被选拔来京应试者，叫作贡举人；策是应试文各种体制中之一种；就《老子》书上义理出题目考试他们，他们做的文章叫作《老子》策）。又令士庶家藏《老子》一本（凡是读书人家都应该有一本《老子》）；开元二十五年，置崇玄学于玄元皇帝庙（在老子庙中讲老子之学）；开元二十九年，求明《道德经》及《庄》《列》《文子》者；天宝十四年，颁《御注老子》并《义疏》于天下。以上皆正史所记载，可见唐朝皇帝信仰老子之教到如何程度。以下再看几位道教名人之言。

道教名人信仰老子之教

唐睿宗问道于司马承祯，对曰："'为道日损，损之又损，以至于无为'（此是《道德经》第四十八章原文），失心目所知见，每损之尚不能已，况攻乎异端而增智虑哉。"帝曰："治身则尔，治国若何？"对曰："国犹身也，故'游心于淡，合气于漠，顺物自然，而无容私焉，则天下治矣'。"（此是《庄子》第七篇中原文，承祯借用之）后来南宋人赵道一为司马承祯作传，附以评语曰："此诚得太上之深旨。《道德经》云：'我无为而民自化，我好静而民自正，我无事而民自富，我无欲而民自朴'，即此义也。"

唐明皇问道于吴筠，对曰："深于道者无如老子《五千文》，其余徒费纸札耳。"复问神仙冶炼法（此指长生变化及金石外丹之事），故曰："此野人事，积岁月求之，非人主所宜留意。"（这是山林闲散之人做的事，还要经多年辛苦勤求，不是皇帝所应当研究的）唐宣宗问长生术于罗浮山人轩辕集，集只以"彻声色，去滋味"等语相告。这种话似乎平淡无奇，但也是根据《道德经》"五色令人目盲，五音令人耳聋，五味令人口爽"（"爽"字作"伤"字解）这三句教义而来，很合于养生之道，可惜皇帝听不懂。

宋太宗问陈希夷曰："若昔尧舜之为天下，今可至否？"陈对曰："土阶三尺，茅茨不剪，其迹似不可及，然能以'清静'为治，即今之尧舜也。"这几句话的意思是说，社会是向前发展的，在数千载之下，若要回复到数千载之上那种简陋的生活状况，教皇帝住泥土地、茅草屋，当然是不可能。惟治国之道，在精神不在形式，尽管外界繁华，日新月异，只要人主心中不为它所迷，仍能够保持内部思想的纯洁，这就是老子“清静为天下正”的教义，虽然是宋代的皇帝，也可以媲美于古代的尧舜了。

公元1221年丘长春西往雪山见成吉思汗时，首先劝他“若要统一天下，必在乎不嗜杀人”，这句话也是根据老子教义而来，《道德经》第三十一章早已说过：“夫乐杀人者，则不可以得志于天下矣。”邱长春的意思和老子的意思完全相同。

《悟真篇》巧妙的运用道德经

第一部炼内丹的著作《参同契》引《老子道德经》中的字句，前面已经说过；还有与《参同契》齐名的北宋张紫阳所撰《悟真篇》(专门修炼家常以“参同、悟真”并称)，其中引用《道德经》的成语更多；今将《悟真篇·七言绝句》和《道德经》有关的各首诗列举如下：

第十首：“虚心实腹义俱深，只为虚心要识心，不若炼铅先实腹，且教守取满堂金。”(《道德经》第三章：“是以圣人之治，虚其心，实其腹”；又第九章：“金玉满堂，莫之能守。”)

第十二首：“道自虚无生一气，便从一气产阴阳，阴阳再合成三体，三体重生万物昌。”(《道德经》第四十二章：“道生一,一生二,二生三,三生万物；万物负阴而抱阳，冲气以为和。”)

第二十三首：“用将须分左右军，饶他为主我为宾，劝君临阵休轻敌，恐丧吾家无价珍。”(《道德经》第三十一章：“偏将军居左，上将军居右”；又第六十九章：“用兵有言，吾不敢为主而为客……祸莫大于轻敌，轻敌几丧吾宝。”)

第三十九首：“要得谷神长不死，须凭玄化立根基，真精既返黄金室，一颗明珠永不离。”

第四十首：“玄牝之门世罕知，休将口鼻任施为，饶君吐纳经千载，怎得金乌搦兔儿。”(《道德经》第六章：“谷神不死，是谓玄牝；玄牝之门，是谓天地根。”)

第四十一首："异名同出少人知，两者玄玄是要机，保命全形明损益，紫金丹药最神奇。"（《道德经》第一章："此两者同出而异名，同谓之玄，玄之又玄，众妙之门。"）

第四十四首："恍惚之中寻有象，杳冥之内觅真精，有无从此自相入，未见如何想得成。"（《道德经》第二十一章："惚兮恍兮，其中有象，窈兮冥兮，其中有精"；又第四十三章："无有入无间。"）

第五十一首："万物芸芸各返根，返根复命即常存，知常返本人难会，妄作招凶往往闻。"（《道德经》第十六章："夫物芸芸各复归其根；归根曰静；是谓复命；复命曰常，知常曰明；不知常，妄作凶。"）

历代以来凡是讲修炼功夫的书籍引用老子之说者，多至不可胜数，今只将其中最有权威的著作《参同契》和《悟真篇》两种举出，即足以代表一切。由此可见道教中专门修炼法也是受老子学说所支配。

张三丰用老子哲学讲玄关

元末明初张三丰，是大家久已闻名的，他有一篇《道要秘诀歌》，完全把《老子》第一章最高深的哲学理论运用到实际修炼功夫上面，比较《参同》《悟真》容易明白，今特转录于此。

《道要秘诀歌》：道要歌，效用多，不知道要必遭魔。看玄关，调真息，知斯二要修行毕。以元神，入气海，神气交融默默时，便得一玄真主宰。将元气，归黄庭，气神团结昏昏际，又得一玄最圆明。一玄妙，一玄窍，有欲观窍无观妙。两者玄玄众妙门，异名同出谁知道。看玄关，无他诀，先从窍内调真息。气静神恬合自然，无极自然生太极。古仙翁，常半语，天机不肯完全吐。或言有定在中央，或言无定自领取。到如今，我尽言，此在有定无定间。有定曰窍无曰妙，老君所说玄又玄。指分明，度有情，留与吾徒作赏音，闻而不修为下士，超凡入圣亦由人。初学者，实难行，离了散乱即昏沉。松不得兮紧不得，贵在绵绵与勿勤（可参看《老子》第六章）。用功夫，牢把握，须将神气分清浊。清是先天浊后天，后天窝里先天出。扫开阴浊现清阳，闭塞三宝居灵谷。这灵谷，即窍儿，窍中调息要深思。一息去，一息来，心息相依更相偎。幽幽细细无人觉，神炁冲和八脉开。照此行持得妙窍，玄关何必费疑猜。（此歌是根据口口相传的字句写下来的，比较已往木刻本《三丰玄要篇》上所载大不相同，因为这种功夫与老子哲学有关，故把它在此处公开发表，以证明老子之道无往而不适宜。）

继承和发扬道教优良传统

老子是我国古代第一流的哲学家，他的哲学理论先从整体“宇宙观”出发，然后将“自然”之道、“治国”之道、“修身”之道三者都归纳于一个共同的自然规律中，在理论上并没有三种看法。后之学者如果能够懂得他所说的道理，就可以“达则兼善天下，穷则独善其身”（此二句借用《孟子》成语），在人生短短的数十年间，不至于感觉前路茫茫，进退失据，寿夭莫测，我命由天，这就是“道家”处世的哲学精神和“道教”超世的修炼方术结合一起，互相为用的优越性，也就是我们所谓“道教优良传统”。

以上所引孟子两句话见于《孟子·尽心篇》第九章，这本是儒家的教义，今借用来讲道教，也未尝不可。所谓“达则兼善天下”指的是身在朝廷，凡有措施，泽惠遂能普及于百姓。例如西汉初期曹参为齐相时，实行黄老清静无为之术，齐国大治，后为汉惠帝丞相，仍复如此，影响到窦太后（文帝之后，景帝之母）也好黄帝老子之言，汉景帝也不能不读老子之书，因此酿成文景两朝四十年太平气象；唐初名臣魏徵，早年曾做过道士，又撰过《老子义》五卷，当然算是道教中人，他为官时，直言敢谏，前后上疏二百余封，纠正了当时政治上及唐太宗行为上许多错误，所以“贞观”政治在唐朝二百几十年中比较最好。所谓“穷则独善其身”不是说生活困难，是说没有际遇，不能大行其道，只好隐居山林，将治国之道变为修身之道；例如孙思邈真人，由北周末至唐初，隐居太白山，数十年不出，专门研究医学，完成了唐代第一部伟大的医学著作《千金方》和《千金翼方》，永远流传于后世，本人活了140岁左右；陈希夷先生，由五代至宋初，隐居华山，研究易卦象数之学及修养功夫，享寿118岁，他的学术皆有继承之人。我国历史上诸如此类者甚多，此处仅举数例以见大概。

《道德经》上有许多话都是“吾道一以贯之”（借用《论语·里仁篇》孔子一句成语），不管它是讲“自然”之道或是讲“治国”之道，后人也可以把它当作“修身”之道去体会，并且可以在自己身中用功夫实际试验，如魏伯阳的《参同契》，张平叔的《悟真篇》，张三丰的《道要秘诀歌》，都是这样去理解《老子》。宋元以降至于清代流传的许多道书，每喜欢把老子哲学与修养方术联系起来，讲得头头是道，教外的研究家就不同意那种说法，以为尽属牵强附会，失却《老子》本义。我们今日准备钻研道教中全部学术，自不宜先有成见，而且这类书籍也确实不少，在道教中早已算得一个学派，他们的书上理论和身上功夫是分不开的，后人未曾做过这样功夫，对于那些书恐难轻下批判。《老子》本义究竟如何，古今迄无定论，我们从道教优良传统上着想，还是保存这一派的学说，留待世间爱好“长生久视之道”者自己去探讨和证验《老子》第五十九章：“是谓深根固蒂长生久视之道。”

第二部分：教义分解

道

《道德经》中所说的“道”是道教的理论基础。《云笈七签》以《道德经》为第一部，《道教义枢》也以《道德义》作为开宗明义第一义。道教为什么要以“道”名教呢？就是因为他们对于老子之道，一要研究，二要信仰，三要继承，四要发扬，所以《道典论》中说，道士者，要“以道为事”。

“道”字通常是当“道理”讲，但老子所说的“道”并不同于一般的道理，他自己说：“为学日益；为道日损，损之又损，以至于无为，无为而无不为矣。”又说：“反者道之动，弱者道之用。”相反地，他说：“保此道者不欲盈。”又说：“物壮则老，是谓不道。”概括地来说，他的“道”是以“清静为宗、虚无为体、柔弱为用”的一种“道”。

他所谓“道”就是他的宇宙观，他认为“道“是天地“万物的本源”，又是“宇宙的原动力”，也是“大自然的规律”，《道德经》第二十五章说：“有物混成，先天地生，寂兮寥兮，独立而不改，周行而不殆，可以为天下母，吾不知其名，字之曰道。”《淮南子·原道训》引申了老子的这一意思说：“夫道者，覆天载地，廓四方，八极，高不可际，深不可测，包裹天地，禀受无形。”将“道”说成为天地万物的本源；《清静经》根据了老子以上的话，解释“道”字说：“大道无形，生育天地；大道无情，运行日月；大道无名，长养万物。”唐吴筠在《玄纲论》中也说：“道者，何也？虚无之系，造化之根，神明之本……万象以之生，五行以之成。”即将“道”说成了宇宙的原动力；老子又说：“道生一，一生二、二生三，三生万物。”《玄纲论》从而解释说：“生生成成，今古不移谓之道。”将“道”又说成为大自然的规律。

“道”是老子的宇宙观，又是他的方法论，他将“道”运用在许多不同方面；他的社会思想主张“无为而治”；他的人生观是“清虚以自守，卑弱以自持”（见《汉书·艺文志·诸子略》）；他的修养方法是要“深根固蒂，长生久视”，他认为以“道”为准则，通过一定的修炼，人就可以返本还原，和大自然之“道”同一体性，而处于永恒不变的境地。这也就是老子所说的“谷神不死”。后来的仙学就是在他这一思想基础上成长起来的。

道教的根本信仰就是老子的“道”；他们说修道，所修的也就是这个“道”，所以在后来道教中，“道”字还当做“导”字或“通”讲。河上公在《道德经》注中说，“道”就是“导执令忘，引凡入圣”的意思。《自然经》中则说，“道”是“导末归本”的意思，他们皆训“道”为“导”。《消魔经》中说，“道”能“通生万法，变通无壅。”又训“道”为“通”，不论训“导”训“通”，他们的目的则是为了要“令忘”“入圣”“归本”“生法”；更彻底说，也就是希望取得同老子一样的和“道”同一体性的后果。

“道”在道教中既是他们的理论基础，也是他们的根本信仰，他们将大自然现象的“道”予以人格化，变成了“老君”。在葛仙翁（葛玄）《五千文经序》中说：“老君体自然而然，生乎太无之先，起乎无因，经历天地，始终不可称载，穷乎无穷，极乎无极也，与大道而轮化，为天地而立根，布气于十方，抱道德之至纯。”“老君”后来又变成道教中的三清尊神“元始天尊、灵宝天尊、道德天尊”，成为他们信仰中的最高尊神，所以道教中有“太上老君一炁化三清”之说。

道德

道教中以“道”“德”并称，以“道”和“德”作为一个事物的两个不同面，两者是整体和局部、一般和特殊的关系。《道教义枢·道德义》中说：“道德一体，而具二义，一而不二，二而不一。”所以在道经中“德”字有时作“道的本体”讲，有时作“道的特性”讲，有时作为“道的总体表现”讲。《道德经》

中所说的“上德”“玄德”“常德”，“道尊而德贵”的“德”，都指的是这个“德”。老子在解释“上德”时说：“上德不德，是以有德……上德无为，而无以为。”解释“玄德”说：“长之畜之，成之熟之，养之复之；生而不有，为而不恃，长而不宰。”解释“常德”说：“常德不忒，复归于无极……常德乃足，复归于朴。”又说：“道生之，德畜之。”即或以“道”“德”并称，或以“德”解释成为“道”的某一方面。所以《自然经》说：“德”就是“得于道果”的意思；《太平经》中说：能够“成济众生，令成极道”的就是“德”；唐玄宗在《道德经》御注序中说：“道之在我”就是“德”。

道教中以“道”和“德”作为他们信仰、行动的总准则，他们要修道，还要积德，所以“道”和“德”同为道教的教理、教义中的基本原则。老子哲学中其他的理论观点，如“清静”“无为”“抱一”“知足”等，也都是从“道”“德”的基本原则中引申和发挥出来的。

“德”字一般常被解释为“优点”或“特点”，如中国儒家即以“孝、悌、忠、信、礼、义、廉、耻”等都归于“德”字的概念中。在道教中，有时也采用这样的解释，如《道德经》说：“下德不失德”，此处所谓“德”字即指的是社会上做人的优点；又如《抱朴子》说：“非积善阴德，不足以感神明”；“乐人之吉，愍人之苦，赒人之急，救人之穷，手不伤生，口不劝祸，不自贵，不自誉，不嫉妒，不佞谄，如此乃为有德，受福于天”，以及后世道书中无数的“积功累德”之说，这些都是老子所谓“下德不失德”，只就人类社会相互间的关系而言，并非指道教中最高的教义。若问最高的教义如何？那就是老子所谓“上德不德”，“上德无为而无不为”。人们如果能达到这样境界，“道”和“德”也就没有什么分别了。

无为而无不为

在《道德经》中曾有两处提到这句话，第三十七章说：“道常无为而无不为。”第四十八章又说：“为学日益，为道日损，损之又损，以至于无为，无为而无不为矣。”两处的意思是都肯定了“无为而无不为”就是“道”；所以，它既是“道”的本性，也是“道”的现象，同时又是“道”的作用。

在道教中，他们首先以“无为而无不为”作为他们社会政治思想中的一个最高准则，《庄子·天地篇》中说："古之畜天下者，无欲而天下足，无为而万物化。"他在《应帝王篇》中又说："游心于淡，合气于漠，顺物自然而无容私焉，而天下治矣。"是完全同意老子的政治思想的。《列子·黄帝篇》中说，华胥之国是顺自然而治的，他所说的"自然"事实也就等于"无为而无不为"。西汉初年，汉文帝和景帝（公元前179—141年）曾以这种思想和主张来治理天下，实行清静无为与民休息的政治，使战国以来严重的经济破坏情况获得好转，成为我国历史上著名的"文景之治"。后来《太平经》中，更以"无为而无不为"作为致太平的根本，它说："上古所以无为而治，得道意，得天心者。"又说："垂拱无为，弃不祥也。"它还将"无为而无不为"直接说成了"道"，它说："王者行道，天地喜悦；失道，天地为灾异。"又说："夫王者静思道德，行道安身，求长生自养。"很明显地，它所说的"道"就是老子的"道"，实在也就是"无为而无不为"。

同时道教中还以"无为而无不为"作为他们处世哲学中的主要原则，《淮南子·原道训》中说："所谓无为者，不先物为也；所谓无不为者，因物之所为。"《文子·上仁篇》中说："夫道退故能先，守柔弱故能矜，自身卑下故能高人，自损弊故坚实，自亏缺故盛全，处浊辱故新鲜，见不足故能贤，道无为而无不为也。"

在道教个人修养方面，"无为而无不为"这句格言更适合于他们清静功夫的标准。老子自己在解释"道常无为而不无为"时说："侯王若能守之，万物将自化，化而欲作，吾将镇之以无名之朴。无名之朴，夫亦将无欲，无欲以静，天下将自定。"他的意思是说，清静功夫做到"无为而无不为"的境界时，即有万象将萌的动机；为了遏止这一动机，则应镇之以"无名之朴"。"无名之朴"是什么？就是"无欲"，"无欲"即是"清静"。这里所说的"天下"，是指人身中的小天地。后来道教中的《清静经》就是进一步发挥了老子的这一原理。所以就道教修养方法上说，"无为而无不为"，也是他们取得"长生久视之道"的一种手段。

清 静

老子说："清静为天下正。"在《道德经》中，"清静"和"无为"是两个颇相类似的概念，同时，它和“寡欲”也有着一定的联系，它们都是“道”的部分表现。在后来道教中常以它和“无为”或和“寡欲”作为一个联用的术语，如道书中常说“清静无为”，或说“清心寡欲”。

在《道德经》中，它和“浊”也是相对的名词，并且还有着相生相化的关系，老子曾经说过：“浑兮其若浊，孰能浊以静之徐清。”这两句话指的是道家清静功夫，他是说，静功做到混然一气的境界时，更继续静下去，即会生出光明。老子并认为这都是“道”的表现。《清静经》中则更说得直截了当，它说：“夫道有清有浊。有动有静。”指出“清”和“浊”是“道”的一种表现的两个不同面。

所以，在老子的宇宙观中，“清静”是大自然最早的形态；在他的社会政治思想中，“清静”则是他理想领导人物的政治风格，在修养方面，“清静”则又指修养过程中的一种境界。在这最后的一方面，后来道教中是做了更多的发挥，他们的重要经典之一，即上面所说《清静经》就是这样撰著出来的。

在《清静经》中说：“大道无形，生育天地；大道无情，运行日月；大道无名，长养万物。”此处所说的“无形”“无情”和“无名”是都说明了“道”的“清静”的现象。经中认为修养功夫主要就是效法“道”的“清静”，不但要“清静”，而且要“常清静”，要“真常应物，真常得性，常应常静”。“常应常静”就是“清静”的最高境界，也就是做到了“道”的“无为而无不为”。“常清静”在经中又叫“真清静”，就是要“心无其心”“形无其形”，“物无其物”，能够“唯见于空，并且观空亦空”，最后才达到“湛然常寂”。

抱一

老子说：“载营魄抱一，能无离乎？”“抱一”是道教中最基本的修养功夫，简单地说，就是在静坐的时候要做到“神气混然”的境地，所以“一”就是“混然一气”的意思。

“一”字一般解释很多，但在道教中最主要的解释是以“一”为“形变之始”，也就是所谓“元气”，他们似乎是把“一”当作物质来解释的。《庄子·天地篇》中说：“泰初有‘无’，无‘有’、‘无’名，‘一’之所起。”这和老子所说“道生一”的意思是一样的，老子说“道生一”；庄子则说，从“无”中生出了“一”。至于“一”究竟是什么？庄子又说：“有一而未形，物得以生谓之德。”是说“一而未形”就是万物的根源，它的“生生”作用便是“德”。他又说：“留动而生物，物成生理谓之形。”认为由“一”的存在和变化产生了“物”，从“物”所生成的生理而有了“形”。总的来说，他以“一”为万物的根源，是“形”之所始。《列子·天瑞篇》中说：“太易者未见气也；太初者气之始也；太始者形之始也；太素者质之始也。”下文又说：“一者，形变之始。”他的说法和庄子是一致的，认为“一”是形变之始，也就是大自然演化过程中的一个阶段；但他却更具体地指出了“一”就是“气”。

历来道教中对于“一”的解释主要即是根据庄子和列子的说法，但进一步地肯定了“一”是“气”。《云笈七签》卷五十六引《元气论》说：“一者，真正至元纯阳一气，与大道同心，与自然同性。”卷六十一又引《五厨经气法》说：“一气和太和，得一道皆泰，和乃无一和。”在“一气和太和”注中说：“一气者，妙本冲用，所谓元气也。冲用在天为阳和，在地为阴和，交合为泰和也，则人之受生皆资一气之和以为泰和。”在“得一道皆泰”注中说：“得一者，言内存一气以养精神，外全形生以为车宅，则一气冲用与身中泰和和也。”他们将“一”说成“纯阳一气”将“一气”说成“元气”。至于老子所说的“抱一”，就是这里所说的“内存一气以养精神……”三句话的意思，所以“抱一”的主要教义是指道家修养法的基本功夫。

此外，“一”字在道教中也有时解释为“道”，也有时解释为“无为”，但都不能算是他们主要的解释。同时“一”字在《道德经》中不仅指修养功夫；也是老子政治思想中的一个重要概念，如他说：“侯王得一以为天下贞”，“圣人抱一为天下式”，这两个“一”字不能作“元气”解。

“抱一”在《庄子》和《太平经》中则说成“守一”，他们的意思是大致相同的，不过《庄子》之言简而精，《太平经》之言则繁而杂。

抱朴

《老子》第十九章说：“见素抱朴，少私寡欲。”“朴”就是“朴素”的意思，《说文》说：“朴，木素也。”在《道德经》中“朴”字也有时作为“敦厚”来解释，《老子》第十五章说：“敦兮其若朴。”

"朴"字的意义在《道德经》中有时也可当作的"道"字解，如第三十二章云："朴、虽小，天下不敢臣；侯王若能守之，万物将自宾。"又有时说成"归朴"，如第二十八章云："常德乃足，复归于朴。"《庄子》和《列子》中则说成"复朴"，庄子说："明白入素，无为复朴。"列子则说："雕琢复朴，块然独以其形立。"（《庄子》第七篇中也同样有这两句）它们的含义是差不多的，"朴"字都是指朴素之道而言。

"朴"字在《道德经》中有时用在修养方面，说的是做静功时所要求达到的一种境界，如第三十七章云："化而欲作……吾将镇之以无名之朴"；这一章经文似乎是讲治国之道，若把它作修身之道讲，更切合于实际。他又将"朴"字作为政治领导方面最理想的标准，如第五十七章说："我无欲而民自朴"，政治的作用都是上行下效，在上者如果能做到无欲的地步，民间风俗也就变为淳厚了，上无欲，下亦无欲，无欲即是朴。老子这个教训是针对着封建时代一班侯王们而言的，因为他们都犯了多欲的毛病。

老庄这种归真返朴的思想，后来则发展成为道教的人生现。东汉魏伯阳在他的《参同契·自序》中说自已是"郐国鄙夫，幽谷朽生，挟怀朴素，不乐权荣"；晋代嵇康也在他的《幽愤诗》中说："托好老庄，贱物贵身，志在守朴，养素全真。"嵇康好道，他作了一篇《养生论》很有名，此诗又说"守朴、全真"，但惜他能说不能行，后来被仇人所诬害，司马昭把他杀了，可见理论要结合实际，空谈是无用的。魏伯阳自序末段有云，"委时去害，依托丘山"，他自己真能实行做到，所以他的结局比较嵇康竟有霄壤之别。

寡欲

老子说："见素抱朴，少私寡欲。"同时他还说过一些"无欲""不欲"等和"寡欲"相类似的名词。

在老子的修养方法中，对于"人欲"的节制，是认为非常重要的，《道德经》第四十六章说："罪莫大于可欲，祸莫大于不知足，咎莫大于欲得。"他这一认识，是从他的"道"中体会出来的。《道德经》第三十四章说："大道汜兮，其可左右。万物恃之以生而不辞；功成不名有，衣养万物而不为主。故常无欲，可名于小矣；万物归焉而不为主，可名于大矣，是以圣人终不为大，故能成其大。”他说，“道”的伟大是说不完的，从大的方面来说，是万物归焉而不辞；从小的方面来说，就是“无欲”，但圣人务小不务大，而结果却能成其大。他认为“道”的本来面目就是“无欲”；“无欲”的后果则是成就了“道”的伟大，所以主张“寡欲”。

后来道教中对于老子的“寡欲”精神，主要是表现在他们的戒律中，较早的有“道民三戒”“录生五戒”“祭酒八戒”“想尔九戒”“老君二十七戒”；后来又有“初真十戒”“中极三百戒”和“天仙十戒”，一共是320戒，虽说“戒重于因，律重于果”，但它们是都尽量的发挥了老子“寡欲”的精神。

同时在道教经典中，对“寡欲”也做了不少理论方面的解释，《云笈七签》卷八十七《太清神仙众经要略》中说：“夫民之生性，莫非气烦，气烦则嗜欲生焉。原夫嗜欲之本势，不逾于口实五味，体充衣暖，男女偶适之间而已矣。”又说：“夫嗜欲之茂，好利而恶害，喜荣而忿辱……故其向荣也靡知足；其喜，故其触辱也莫知已。”说明了“欲”的根源和它的弊害。在卷九十《七部要语》中说：“喜怒乱气，嗜欲伤性……如水性欲清，泥沙污之；人性欲平，嗜欲害之，与性相害，不可两立。”更进一步说出了“欲”对于“气”和“性”的关系，也就是它在修养方面的弊害。

柔弱

老子说：“弱者道之用”，认为“柔弱”就是“道”的作用。他在谈修养方法的时候说：“专气致柔，能如婴儿乎？”在谈论物理的时候说：“天下柔弱莫过于水，而攻坚强者莫之能胜，其无以易之！”在谈到人的生理现象时说：“人之生也柔弱，死也坚强。”此外，他还说过：“柔胜刚，弱胜强。”又说：“天下之至柔，驰骋天下之至坚。”相反地，他则说：“物壮则老”，“强梁者不得其死”，“勇于敢则杀”，是明确地指出了“柔弱”的功用和“刚强”的弊害。

在后来道教中，“柔弱”主要是用于他们的气功修养方面，《云笈七签》卷九十一《七部名数要记·十三虚无》条说：“呼吸中和，滑泽细微谓之柔；缓形从体，以奉百事谓之弱。”卷五十九引《墨子闭气行气法》说：“凡欲行气，先安其身，而和其气，无与气争。若不安和，且止；和乃为之，常守勿倦也。”是非常细致地说明了“柔弱”和“气”的关系。在《七部名数要记·九守》第九篇中又说："圣人持养其神，和弱其气，平夷其形而与道沉浮；如此，则万物之化无不偶也，百事之变无不应也。"是更进一步地强调了"和弱其气"，也就是"柔弱"在修养方面的作用。

在道教戒律中，也以"柔弱"作为他们的主要条例，他们一要奉行"柔弱"：在《道教五戒十善》中以"忍性容非"为第四善；《名君二十七戒》中以"行无为，行柔弱，行守雌勿先动"为最上三行；《老君崇百药》中以"体弱性柔"为一药。相反地，他们以'刚强"为戒：《化胡经十二戒》中说："戒之勿刚强，当可自屈折，强者必先摧，刚者必先屈"；《老君说百病》中认为"以力胜人""语欲胜人"都是百病之一，这又是他们在立身处世方面发挥了老子的"柔弱"思想。

不争

是老子处世哲学中的一个重要准则，它是从"道"的某一特征而体会出来的。老子说："圣人之道，为而不争。"什么叫"为而不争"呢？就是一切作为都要顺乎自然；他的"不敢进寸而退尺"便是这个意思。同时这也是他论证自然现象而获得的认识，他说："天之道，不争而善胜。"又说："上善若水，水善利万物而不争。"

至于他为什么要提倡"不争"呢？这在上面已经说过"不争而善胜"；此外，他还说："夫唯不争，故无尤矣。"又说："夫唯不争，故天下莫能与之争。"由此可见他是以"不争"为手段，以"善胜""无尤"和"莫能与之争"为目的；要达到这样目的，就必须用这种手段，如《道德经》第六十八章说得更明显："善为士者不武（士即小军官），善战者不怒，善胜敌者不与，善用人者为之下，是谓不争之德。"这都是高人一着的作用。

在一部《道德经》中，"不争"的精神随处都有表现，如"知足""知止""不有""不恃""不自见""不自是""不自伐""不自矜"，这些都是从不争的思想所引申出来的；甚至于把"不敢为天下先"列入三宝之一，在文字上虽然换了一个说法，在精神上并未改变"不争"的原则。

他这种"不争"思想，又成为后来道教人生观中的重要特征，它和"抱朴""寡欲"有着互相关联的意义。在道教戒律中，它也是一项最基本的条科，如《道教十善》中即规定着“四念容非忍性”，“五念谏诤触恶”也都是“不争”精神的体现和发挥。

精气神

历代以来道书中讲修养方法，总不能离开“精、气、神”，并且认为这三件事有一连串的作用，如所谓“虚化神，神化气，气化精，是顺则生人；炼精化气，炼气化神、炼神还虚，是逆则成仙”。凡是内丹家言，在他们的口诀上或许有繁简巧拙之不同，而在理论上并无多少差别。我们看《老子》书中虽亦有“精、气、神”这三个字，但每一个字是独立的，不与其他两个字发生关系，如第二十一章“窈兮冥兮，其中有精，其精甚真，其中有信”。此章只讲“精”字，未曾提到“神，气”二字；第十章“专气致柔，能如婴儿乎”。第四十二章“万物负阴而抱阳，冲气以为和”。这两章只讲“气”字，未曾提到“精神”二字；第六章“谷神不死，是谓玄牝”。第三十九章“神得一以灵”。这两章只讲“神”字，未曾提到“精、气”二字。《老子》书中有些地方确与修养功夫有关系，那是无可否认的，但古代修养法讲的都是原则，并不像后人那样具体的说明，如果把唐宋以来炼内丹之说解释《老子》，恐未必能够名实相符。

再看《庄子》书上对于“精气神”如何说法。《庄子·达生篇》：“夫形全精复，与天为一……形精不亏，是谓能移，精而又精，反以相天。”此则单讲“精”；又云：“至人潜行不窒，蹈火不热，行乎万物之上而不栗，是纯气之守也。”此则单讲“气”；《庄子·刻意篇》：“纯粹而不杂，静一而不变，淡而无为，动而以天行，此养神之道也。”此则单讲“神”；除此而外，精气神三个字分开散见于各篇中的尚不少，但未看出其间相互的关系，更未发现它们一连串的作用。虽然其中有许多至理名言足为后世修养家所应该取法，苦于他的文章不容易使人领会，他的理论又不适合于晚近道书上制定的那一套公式，因此常被人们忽略过去，甚为可惜。

老庄书中虽有精气神三种名词，但未指出三者的产生孰先孰后。惟《太平经圣君秘旨》有云：“夫人生本浑沌之气，气生精，精生神，神生明”；又云：“气转为精，精转为神，神转为明。”照这个排列次序看来，是先有气，后有精，再后才有神，不管他说的对与不对，总算有了一个先后次序。还有这三者相互的关系，在《圣君秘旨》中也曾说过，如云："神者受之于天，精者受之于地，气者受之于中和，相与共为一。故神者乘气而行，精者居其中，三者相助为理。"又云："欲寿者当守气而合神，精不去其形，念此三合以为一。"这也就说明了三者之间互相依存的关系。后来梁朝道士孟安排所撰《道教义枢·法身义》即根据此说，认为"气、精、神"是三义一源。《无上玉皇心印妙经》又进一步的加以发挥，如云："上药三品，神与气精，恍恍惚惚，窈窈冥冥，存无守有，顷刻而成，回风混合，百日功灵……出玄入牝，若亡若存，绵绵不绝，固蒂深根。人各有精，精和其神，神合其气，气合其真……神依形生，精依气盈……三品一理，妙不可听……"所言上乘修养功夫，比较《圣君秘旨》更为透彻。

再者，精气神有先后天之分，上乘修养功夫所讲的都是先天，不是后天，各家道书中常说："元精非交感之精，元气非呼吸之气，元神非思虑之神。"这也是道教的重要教义之一，为世间学道的人士所当研究的。

三、道派

方仙道

方仙道原先是我国古代的一个学术流派，它指的是战国时期信奉"神仙家"和"阴阳家"学说的燕齐方士们。"方仙道"是中国早期道教的前身，它的发展和变化产生了中国道教。

"方仙"两个字，在这里我们有必要分别述说一下：

"方"是"方术"，同时也是"方士"的意思。"方术"本来指"一家之学"而言，《庄子·天下篇》说"天下之治方术者多矣"即是此义。后来，秦始皇相信神仙，《史记·秦始皇本记》说，当他知道卢生逃走了以后，曾大怒说："吾……悉召文学、方术士甚众，欲以兴太平，方士欲以练求奇药。"从此像练求奇药一类的事件便叫做"方术"；练求奇药的人便叫做"方士"。因此，《后汉书·方术列传》中的人物便是一些讲求道术，擅长方技的人们了。他们即都是"方仙道"的流裔。

“仙”是说“神仙思想”，在古代的各家学派中，“神仙思想”是自成流派的,《汉书·艺文志》中有“神仙家”，它说“神仙者，所以保性命之真而游求于其外者也，聊以荡意平心，同死生之域，而无怵惕于胸中”。但从“方仙道”来说，他们除了“神仙家”的学说而外，还应当包括“阴阳家”的学说在里面。关于“阴阳家”,《汉书·艺文志》说：“阴阳者，顺时而发，推刑德，随斗击，假鬼神而为助者。”

我国最早见于史籍的方士是苌弘，他是周灵王时候（公元前571—545年）的人,《史记·封禅书》说：“苌弘以方事周灵王；诸侯莫朝周，周力少；苌弘乃明鬼神事，设射狸首。狸首者，诸侯之不来者，依物怪欲以致诸侯。诸侯不从，而晋人执杀苌弘。”苌弘，卫人，周大夫。他不但是“方士”，同时也是“阴阳家”,《汉书·艺文志》“阴阳家”21家中有《苌弘》15篇。

“方仙道”兴起于战国时期燕齐沿海一带地方，据《史记·封禅书》说，是由于当时的方士们看到驺衍以“阴阳主运，五德终始”学说受到诸侯们尊敬，显赫于一时；他们也就竞传驺衍之术，所谓“形解销化，依于鬼神之事”，逐渐形成了“方仙道”。驺衍是齐国稷下人，他是阴阳家，但也是方士,《汉书·楚元王传》中说他曾传《重道延命方》。

“方仙道”的代表人物，据《史记·封禅书》说，是宋毋忌、正伯侨、充尚和羡门子高，他们都是燕人。由于齐威宣王和燕昭王相信海上神山（蓬莱、方丈、瀛州）中有仙人和不死之药，大征方士到海中去求仙，“方仙道”从此兴盛起来。

秦始皇和汉武帝都是最相信神仙的人，其时也是“方仙道”最流行的时期。在秦始皇时候，像徐福、卢生，韩终、侯生、石生都是有名的方士，他们和早期方士们一样，以海上神仙和不死之药作为号召；他们所要寻求的神仙是谁?其中卢生提出了是寻求羡门和高誓。在秦始皇这一次求仙活动中，最脍炙人口的是徐福故事。《史记·秦始皇本纪》中说：“二十八年（公元前219年）……齐人徐氏（福）等上书，言海中有三神仙，名曰：蓬莱、方丈、瀛洲；仙人居之，请得斋戒与童男女求之。于是遣徐氏发童男女数千人入海求仙人。”在《史记·淮南王衡山王列传》中还说秦皇帝对他“资之五谷种种百工而行。徐福得平原广泽，止王，不来”。又《始皇本纪》中说他曾“请善射与俱”。徐福求仙的结果，则是诈取了五谷种籽，技术人材，并配备了不少的武装设备做了海外移民活动，去而不返了。同时方士卢生也向秦始皇建议说："方中人主宜微行"，皇帝的行踪是不应当让人知道的；因而始皇便大兴土木，修缮了我国历史上以豪华著称的阿房宫（同上书）。这两件事情，都是曾使秦国大耗财帑，竭丧元气，博得更多民怨，而为后来亡国的重要原因之一。

汉武帝时候著名方士有李少君、少翁、栾大、公孙卿等，他们所传的"方"，大抵以求仙、采药、辟鬼、望气、炼丹、祠灶为号召，其中尤以封禅祠祀为重要方术。他们所不同于早期方士的，除了方术增多，范围也更广泛之外；更重要的，是提出黄帝来作为方仙的旗帜。当时最受武帝信任的方士是栾大，曾被封为五利将军、乐通侯，还把公主嫁结了他。此时被遣入海求仙的方士多达数千人，他们所献的奇方也竟以万计。

武帝以后，西汉皇帝像宣帝、成帝、哀帝和王莽也多数相信方士。方士的流裔一直到东汉末年还很活跃，像于吉、张道陵、左慈、葛玄他们都是方士，同时也是早期道教中的重要人物。

至于"方"的内容，《汉书·郊祀志》谷永上成帝言祭祀方术书中说："……盛称奇怪鬼神，广崇祭祀之方，求报无福之祠，及言世有仙人，服食不终之药，逢兴轻举，登遐倒景，览观玄圃，浮游蓬莱，耕耘五德，朝种暮获，与山石无极，黄冶变化，坚冰淖溺，化色五仓之术者，皆奸人惑众，挟左道，怀诈伪以欺罔世主。"武帝叔父淮南王刘安也是相信方士的人，曾招致宾客方士数千人整理了当时方士的传方，集体撰著了专言神仙黄白之术的《淮南中篇》（又名《淮南枕中鸿宝苑秘书》）八卷，计二十余万字。但这部书在当时已经是禁书了，只有成帝时候的刘向因为他父亲刘德与治淮南王狱，曾看到这部书，并将它献给宣帝；不料，结果却闯了大祸，几乎杀身。在《隋书·经藉志》中有《淮南万毕经》及《淮南变化术》各一卷，《唐书·艺文志》中有《淮南万毕术》一卷，相传即为其书；但今并不传，清人孙冯翼和叶德辉曾都有辑本，这便是秦汉以来方士们传方的惟一遗留。

黄老道

黄老道是方仙思想和黄老之学的结合。黄老之学是中国道教的理论基础，它发展成为了黄老道；黄老道也就是中国早期道教的开始。

黄老之学，是秦汉以来学术上的一个主要流派。“黄”指“黄帝”，它所代表的是古代“神仙家”和“阴阳家”思想。《汉书·艺文志》神仙10家中，黄帝著述即占去4家，共21卷之多；阴阳家21家中有《黄帝泰素》20篇，又阴阳家16家中有《黄帝》16篇，此外还有风后、力牧，鬼容区等人作品，他们都是黄帝的臣子。

“老”指“老子”，老子所代表的是“道家”思想。道家和神仙家与阴阳家的思想是本有共同之处的。《老子》说：“深根固蒂，是谓长生久视之道。”《庄子》中更谈到不少神仙事例和道家修养方法，这都是古代神仙家思想在道家学说中的具体反映；《史记·太史公自序》说：“道家因阴阳之大顺，采儒墨之善，撮名法之要。”老子自己在《道德经》中也说：“万物负阴而抱阳。”是道家学说中根本即包含了阴阳家的思想在里面。因此，黄帝和老子学说后来便自然结合起来形成所谓黄老之学。

我国最早研究黄老之学的人，《史记·乐毅传》末太史公说，是河上丈人。河上丈人出处不详，但我们可以推出，他和环渊、庄周都是直接继承老子的人。他和齐国的一些稷下先生们差不多同时，也许还要略早一点。关于黄老之学的流传脉络，太史公说：“乐臣公学黄帝、老子，其本师号曰河上丈人，不知其所出。河上丈人教安期生，安期生教毛翕公，毛翕公教乐瑕公，乐瑕公教乐臣公，乐臣公教盖公，盖公教于齐高密胶西，为曹相国师。”

后来由于窦太后（*汉景帝之母*）和景帝的提倡，又因为曹参以清静无为学说在政治上得到了成功，黄老之学，于是大兴。它和当时的儒家学说此起彼伏，数百年来，互不相下。汉初窦太后好黄老，黜儒学；武帝以后又尊儒术而抑黄老，《后汉书·仲长统传》中说：“贵清静者，以席上为腐谈；束名实者，以柱下为诞辞。”即是说明这两个学派的斗净情况。当时以研究黄老之学而著名的人物有：陈平、田叔、黄生、邓章、郑当时、司马谈等人。此时，方士们也喜欢研究黄老，如司马季主、严君平等都是以方士身份而研究黄老之学的人。《汉书·王贡两龚鲍传》说：“（*严*）君平卜筮于成都市……才日阅数人，得百钱足自养，则闭肆下帘而授《老子》……依老子、庄周之旨著书十万余言。”他们不但研究黄老，并且还以老庄之书授徒，这是方士们和黄老之学结合的开始。

东汉初，佛教在中国流传渐广，《后汉书·楚王英传》说：“楚王英诵黄老之微言，尚浮屠之仁祠。”又交通宾客、方士，作“金龟玉鹤，刻文字以为符瑞”。方士们又进一步利用黄老，使它和浮屠在当时社会中等同并列起来。

东汉末期，延熹中（公元158—166年）桓帝事“黄老道”，开始祭祀老子。《后汉书·襄楷传》说他还在宫中立黄老、浮屠祠。《后汉书·王涣传》又说桓帝为了相信黄老道的缘故，“悉毁诸房”。黄老道的名称始见于此时，黄老之学也在此时正式发展成为黄老道。《隶释》卷三有延熹八年的《边韶老子铭》，其中说，当时信道的人附会了老子“天地所以能长且久者，以不自生也”和“谷神不死，是谓玄牝”的话，说老子“离合于混沌之气，与三光为终始，观天作谶，降升斗星；随日九变，与时消息。规矩三光，四灵在傍；存想丹田，太一紫房。道成身化，蝉蜕度世，自羲农以来，世为圣者作师”。（注）他们将老子进一步神化起来。《御览》第一也引后汉王阜《老子圣因牌》说：“老子者道也，乃生于无形之先，起于太初之前，行于太素之元。浮游六虚，出入幽冥。观混合之末别，窥清浊之未分。”更将老子说成了“道”的化身。当时的黄老道是已经将老子作为他们的教祖了。《襄楷传》襄楷上桓帝书中说：“或言老子入夷而化胡。”更说明他们尊奉老子的目的，就是为了想抵制佛教。

此时的黄老道，没有什么组织，也没有什么更多的宗教色彩，只是在崇奉黄老的前提下公认老子是他们理想的教祖；老庄之书便是他们的经典。他们就是这样地在当时社会中自然形成了一个和佛教抗衡对垒的信仰集团，东汉末年所兴起的“太平道”和“五斗米道”都是它的流派。这种情况从东汉桓帝时起，一直到南北朝期间止，许多人并不是“天师道”徒，但却应当说是相信道教的人。《南史·顾欢传》中说，顾欢“好黄老”；《魏书·释老志》中说：“太宗践位，遵太祖之业，亦好黄老。”他们所信奉的即是黄老道，所以我们说，黄老道是中国早期道教的开始。梁刘勰在《灭惑论》中分道教为三品，以道家的清静之学为上品；他所说的道家，事实也就是黄老道。

注：铭中“斗”字、“世”字原缺；此处根据《混元圣纪》补入。

太平道

太平道是“黄老道”的支流，也是中国早期道教组织形态的一种。

“太平道”创始于汉灵帝时巨鹿人张角。《后汉书·皇甫嵩传》说：“初巨鹿张角自称大贤良师，奉事‘黄老道’，畜养弟子，跪拜首过；符水咒说以疗病，病者颇愈，百姓信向之。角因遣弟子八人使于四方，以善道教化天下，转相诳惑，十余年间，众徒数十万．连结郡国，自青、徐、幽、冀、荆、扬、兖、豫八州之人无不毕应。”《三国志·张鲁传》注引《典略》说：“张角为太平道。太平道：师持九节杖为符祝，教病人叩头思过，因以符水饮之，病或自愈者，则云此人信道；其或不愈，则云不信道。”《后汉书·襄楷传》说：“初，顺帝时，琅琊宫崇诣阙，上其师于吉于曲阳泉水上所得神书百七十卷，皆缥白素朱介，青首朱目，号《太平青领书》，其言以阴阳五行为家而多巫觋杂语。有司奏崇所上妖妄不经，乃收藏之。后张角颇有其书焉。”

根据以上三处资料，我们可以看出，“太平道”的开始，缘起于事奉“黄老道”；它的主要经典则是《太平青领书》；它的发展情况，是以善道教化、符水治病为基础，十数年间，徒众数十万，遍布八州。

《太平青领书》一般都认为就是现在《道藏》中的《太平经》。它脱胎于西汉时齐人甘忠可的《天官历包元太平经》，是战国时代阴阳家驺衍学说的继承，秦汉之际燕齐方士们就把它作为传授的资料。《汉书·李寻传》说，甘忠可诈造《天官历包元太平经》十二卷，传授夏贺良、丁广世、郭昌等人，但由于刘向反对，说他“假鬼神罔上惑众”，忠可以此死于狱中。哀帝时，由于李寻赞助，此书一度大行；后来夏贺良等也终以左道乱政罪名伏诛，李寻亦获重罪。此书遂成为禁书，秘密地流传在民间，日久年深，由于传经者递相增补，篇幅日繁，到了宫崇手中时，已变成一部 170 卷的巨著了。

关于《太平青领书》的内容，《襄楷传》中说得很简单，仅说：“专以奉天地、顺五行为本，亦有兴国广嗣之术。”又说：“而多巫觋杂语。”这与今日《道藏》中残留的《太平经》内容也差不多，并不带有革命意味。惟《前汉书·李寻传》引证了甘忠可《天官历包元太平经》，“言汉家逢天地之大终，当更受命于天，天帝使赤精子下教我此道。”这句话不见于今日残本《太平经》中，但张角等黄巾起义时所宣传的“苍天已死，黄天当立”那种谶记式的标语，未必没有来源，也许受了甘忠可预言的影响。

自从黄巾军失败以后，太平道在中原的庞大声势也同时受了打击而一蹶不振。再过十余年，最初传授《太平青领书》的人于吉又出现于吴（江苏吴县）、会（浙江会稽县）等地方，仍旧以符水治病，吸引了许多徒众，并且博得孙策手下诸将士的信仰，因此触动孙策之怒，惨遭杀害。太平道后来遂无复兴的机会。

五斗米道

五斗米道和“太平道”同为“黄老道”的继续，但由于后来不断壮大与发展，使它不仅成为早期道教的组织形态之一，更是中国道教的开端。

“五斗米道”创始于汉顺帝时（公元126—144年）沛国人张陵。《三国志·张鲁传》和《后汉书·刘焉传》中说：顺帝时。张陵在四川鹤（鹄）鸣山中学道，“造作符书，以惑百姓，从受道者，出五斗米”，故世称为“五斗米道”。张陵死后，他的儿子张衡、孙子张鲁继承他的事业。两传注并引《典略》说：熹平中（公元173—177年），张衡（据《三国志·张鲁传》裴松之注说，原文张衡误作“张修”）在汉中传道，受道的人叫做祭酒和奸令，祭酒主为人讲习《老子五千文》；奸令又叫鬼卒，主为人治病，治病不用医药，是“加施静室，使病人处其中思过”；并利用符水请祷，“书病人姓字，说服罪之意，作三通：其一上之天，着山上；其一埋之地；其一沉之水；谓之三官手书”。病家要出五斗米为谢；因此，当时的人便称他们为“五斗米师”。张衡弟子很多，汉中人多“信行衡业”；请他们治病的人也更多，都“竞供事之”。张衡死了以后，张鲁继行衡业，并多加增饰。在《刘焉传》和《典略》中说：张鲁以鬼道教民（此句根据《张鲁传》），自称师君，其弟子初入道的叫鬼卒，入道日久便叫祭酒。祭酒各有部众，部众多的，又叫理头。在他掌握汉中之后，“不置长吏，以祭酒为理”；又“皆校以诚信，不听欺妄”。并“起义舍于路，悬置米肉以给行旅，食者量腹取足；过多，则鬼能病之”；“犯法者，先加三原，然后行刑”；“又依月令，春夏禁杀，又禁酒”；“有病但令首过而已”。他这些措施所博得的结果，是“民夷信服”。

关于“五斗米道”的最早根源，早期资料中没有记载，但我们可以相信而且是应当提出的有三点：

（一）《张鲁传》中说张陵曾“造作道书”，但没有具体说出书名；《魏书·释老志》则说：“张陵曾传天官章本千有二百……其书多有禁秘，非其徒也，不得辄观。至于化金销玉，行符敕水，奇方妙术，万等千条，上云羽化飞天，次称消灾灭祸。”说他不但造作道书，并且还有许多方术。同时他是“沛国丰人”，即现在的江苏徐州丰县地方，其地接近燕齐，所以他和海上方士们应当有着一定渊源的，我们相信他是燕齐方士的流裔。

（二）由于张衡曾以《老子五千文》作为他们所奉行的主要经典；近代在敦煌又发现了六朝人所写张陵撰著的《老子想尔注》并且还是张衡传本。这在当时情形来看，张氏父子应当是“黄老道”的事奉者。

（三）根据六朝人孟安排《道教义枢·七部义》说，张陵曾传《太平洞极经》。现在道藏本《太平经》中还有二十几处引到《洞极经》的话。虽然《洞极经》的真伪（是张陵自传或后人伪托）和它与《太平青领书》的关系，是于吉根据了甘忠可的《包元太平经》和张陵所传的《洞极经》合成为《太平青领书》，或后人将《洞极经》窜入于吉书中，现在还有待考证，但两者可以肯定是有关系的。同时张衡和张鲁的一些措施中，如教人有病思过、置义舍、禁酒等，都和《太平经》经义相符；《典略》也说“衡法略同张角”。因此我们认为“五斗米道”和“太平道”两者当同出一源。

“五斗米道”的壮大和发展，是在张鲁时期，这是由于他在军事上、政治上的成功。《后汉书·刘焉传》说，益州牧刘焉“任鲁以为督义司马”，张鲁因此掌握了兵权，又有刘焉的后援，于是他先杀了汉中太守苏固，既得汉中，复杀了别部司马张修而并其部众；刘焉死后，更袭取了巴郡，遂雄据巴汉之地，一直到建安二十年（公元 215 年）投降曹操为止，前后 28 年。这一时期他在所据地盘范围之内，曾大行“五斗米道”。他降曹以后，曹操对他也很好，“拜镇南将军，封阆中候，邑万户，将还中国，待以客礼，封鲁五子皆为列侯”。所以“五斗米道”并不因张鲁失势而中辍，并且随着张鲁为东迁，更广泛流传在江东一带地方；到两晋时期，它发展成为“天师道”，盛行于当时的士大夫阶层中。

“五斗米道”所持行的经典，根据正文记载，我们可以承认的只有《老子五千文》，并相信《太平经》和它也有一定的渊源。

天师道

天师道是“五斗米道”的继续，在两晋时期，它传播到江东一带地方。东晋末年，开始有了“天师道”的名称。当时士大夫中，像王、谢之家的贵族大地主多是世奉天师道的人们。

在张鲁之后，继行“五斗米道”的人是犍为陈瑞。晋人常据《华阳国志》说：“瑞初以鬼道惑民，其道始用酒一斗、鱼一头；不奉他神，贵鲜洁。其死丧产乳者，不百日，不得至道治。其为师者曰祭酒。父母妻子之丧，不得抚殡入吊，及问乳病者。”他的徒众很多，有一千多人，连巴郡太守唐定都是他的信徒。后来他的组织渐大，宗教仪式也更隆重起来，“作朱衣、素带、朱帻、进贤冠”自称“天师”。当时益州刺史王浚见他发展得太快，势力庞大，便借口“不孝”的罪名将他杀掉，“诛瑞及祭酒袁旌等，焚其传舍”。

陈瑞被杀是西晋武帝咸宁三年（公元 277 年），即孙皓天纪元年的事，键为一带地方还属于吴地；其时是张鲁降曹后 62 年。此后，“五斗米道”即传入三吴之地。

杜子恭是当时“五斗米道”中最著名的传道师，《宋书·自序》说：“钱塘人杜子恭，有道术，东土豪家及亲邑贵望并事之为弟子”，一直到他死后，他还很受当时人们的尊敬，《南齐书·孔稚珪传》说：稚珪的父亲孔灵产“东出过钱塘北郭，辄于舟中遥拜杜子恭墓”。

杜家是世传“五斗米道”的人，《南齐书·高逸传》说：他的后代杜运，运子道鞠，道鞠子京产，京产子栖，世传“五斗米道”并有时望。

杜子恭事迹，历史记载不多，只有《晋书·孙恩传》说：“子恭有秘术，尝就人借瓜刀，其主求之，子恭曰，即相还耳。既而刀主行至嘉兴，有鱼跃入船中，破鱼，得瓜刀。其为神效往往如此。”若问他的师承是谁？据《洞仙传》说，他是张陵再传，是陈文子的弟子，并承镇南（即张鲁）授法，典阳平治，谥曰“明师”。但这一段记载，若从时间上来考证，似乎不甚可信。

他的弟子，在历史中曾见记载的有沈警和孙泰。沈警见《沈约传》，是沈约的高祖。孙泰是孙秀族人，《孙恩传》说：“恩叔父泰，字敬远，师事钱塘杜子恭……子恭死，泰传其术……诳诱百姓，愚者敬之如神，皆竭财产、进子女，以求福庆。”当时权贵中，像会稽王司马道子（晋孝武帝弟）、广州刺史王怀之、太子少傅王雅先都很相信他的道，连世子元显也“数诣泰，求其秘术”；黄门郎孔道、郡阳大守桓放之、骠骑咨议周勰都是他的弟子。后来，他“以为晋祚将终，乃扇动百姓，私集徒众，三吴士庶多从之”，阴谋叛逆，由于会稽内史谢辅的检举，他乃被会稽王道子所杀。他死后，弟子也是他侄子孙恩继承了他的事业；孙恩死后，他另一弟子卢循，也是孙恩的妹夫又继承了孙恩，他们这一次以宗教形态而组成的起义活动一直到东晋安帝义熙七年（公元411年）才为刘裕所扑灭。

此外，两晋时期著名的豪族王、谢之家也都和“五斗米道”有一定渊源，《晋书·王凝之传》说：“王氏世奉五斗米道。”在孙恩发兵进攻会稽的时候，凝之正在做会稽内史，直到兵临城下，他还要入“靖室请祷”，说什么“已请大道鬼兵相助”，以是终于被孙恩所杀。此外，一时名士像殷仲堪和郗愔，他们都是王家亲戚，《世说新语》说：仲堪曾娶王临之女；《晋书·郗鉴传》说：王羲之是郗愔姊夫，他们也都是事奉“五斗米道”的人。

至于谢家和“五斗米道”的关系，钟嵘《诗品》说：“初钱塘杜明师夜梦东南有人来入其馆。是夕，灵运生于会稽；其家以子孙难得，送谢灵运于杜治养之，十五方还。”说明谢家也是相信“五斗米道”的。但这里所说杜明师，我们认为应当是杜运，而不是杜子恭。以上是两晋“五斗米道”在当时士大夫阶层中流播的情况。

“天师道”的名称，在正史中最早见于《晋书·郗超传、何充传、殷仲堪传》，从此“天师道”也就替代了“五斗米道”的名称。它从东晋末年（公元380年左右），到北魏寇谦之改革天师道时止（约在公元440年），六十年间一直不断在活跃地流传着，《隋书·经籍志》则说：“三吴及滨海之际信之逾甚。”

“天师道”的经典，历史上没有明确记载，但《郗愔传》说：愔“与姊夫王羲之、高士许询并有迈世之风，俱栖心绝谷，修黄老之术”。又《魏书·释老志》说：崔浩信道，“仰祷斗极，以延父命，求以身代，叩头流血，步余不息，性不好老庄之书，每读不过十行辄弃之”。从这些话来看，似乎当时“天师道”中所奉行的经典，主要还是老庄之书，所以两晋以来的玄学风气也就因之而风行一时了。

北魏太平真君年间（公元440—450年）寇谦之新天师道在北方大行，《魏书·释老志》说他“清整道教，除去三张伪法”，又“显扬新法，宣布天下”，并提出了《云中音诵新科之诫》新的道教经典。继寇谦之后，南朝陆修静在宋明帝时（约公元465年前后）也对南朝道教做了进一步的整理工作，《广弘明集》卷四说，陆修静是“祖述三张，弘衍二葛、郗、张之士”。道教中的集大成者。他还编订了《三洞经书目录》，清理了魏晋以来道教中的新出经典。从此，由“五斗米道”发展而成长起来的“天师道”也就有了新的转变。

道教经箓派

道教经箓派是“五斗米道”进一步的发展，是中国道教以经箓授受的开始，其流派为唐代道教大宗。

道教中以经箓相授，始于东晋衰帝时杨羲（公元330—387年）、许谧（公元305—376年），《云笈七签·经教相承部》唐李渤《真系》说：“今道门以经箓授受，所自来远矣。其昭彰尤著，使搢绅先生不惑者，自晋兴宁乙丑岁（公元365年）众真降授于杨君（羲），杨君授许君（翙，公元341—370年，许谧第三子），许君授子玄文，玄文付经于马朗。景和乙巳岁（公元465年）……陆君（修静）南下，立崇虚馆，真经尽归于馆……陆授孙君（游岳），孙君授陶君（弘景），陶授王君（远知），王君又从宗道先生（藏矜）得诸胜诀云，经法秘典，大备于王矣。王授潘君（师正），潘君授司马君（承祯），司马君授李君（含光），李君至于杨君，十三世矣。”

杨羲籍贯不明，《真诰·真胄世谱》附《杨羲传》和《真系·晋茅山真人杨君传》都说他似是吴人，来居句容。他是晋简文帝在东府为相王时府中的舍人，是许谧所推荐。许家原是事奉天师道的，《真胄世谱》说：许谧之兄许迈是祭酒李东的弟子。李东，曲阿人，曾“受天师吉阳治”，为“左领神祭酒”。同时他又是孙秀的孙女婿，和世奉天师道的王羲之更有莫逆之交，为一同探研要道的朋友。他们的经箓出于扶乩，向来是天师道中用以降神的工具，所以“道教经箓派”完全是天师道的进一步发展。

许谧是当时乩坛供养者；杨羲是乩手，又是记录，即传达众神旨意的人，《真诰·叙录》说：“凡三君手书，今见在世者，经传大小十余篇多（许）掾（许谧第三子）写；真授四十卷多杨书。”这些经箓主要出于杨羲手笔，关于他传写经箓的情况，《叙录》也说得很清楚，“杨书中有草行多儳黵者，皆是受旨时书，既忽遽贵略，后更追忆前语，随复增损之也。有谨正好书者，是更复重起，以示长史耳”。《叙录》又说：“二许应修经业，既未得接真，无由见经。故南真先以授杨，然后使传。传则成师。”所以前面《真系》说：“杨君授许君。”

这一事件的开始，实在是在兴宁二年（公元364年），《叙录·真经始末》说：是年“紫虚元君上真司命南岳魏夫人下降，授弟子琅琊王司徒公府舍人杨某，使作隶字写出，以传护军长史句容许某（谧）并第三息上计掾某某（翙）”。次一年，他们就搞得热闹了，《世谱·杨传》说：“兴宁三年乙丑岁，众真降授。”这里所说的众真，《真系·杨传》说是：“上相青童君、太虚真人赤君、上宰西城王君、太元茅真人、清灵裴真人、桐柏王真人、紫阳周真人、中茅君、小茅君、范中候、荀中侯、紫元夫人、南岳夫人、右英夫人、紫微夫人、九华安妃、昭灵夫人、中候夫人。”

他们的乩坛设立在京都（就是建业，现在的南京）和句容雷平山中（即许谧的家宅和他的别墅中）。

他们所传授的经箓，《叙录》中说，有《上清经》《黄庭经》《七元星图》《灵宝五符》《西岳公禁山符》《中黄制虎豹符》等。其中主要是《上清经》。《云笈七笺》卷四《上清经述》中说：《上清经》共有31卷，是南岳夫人魏华存（即以上所说魏夫人）降乩时所遗留下来的，里面包括了“太上宝文、八素隐书、大洞真经、灵书紫文、紫度炎光、石精玉马、神虎真文、高仙羽玄”等经，这些都是西城王君传授给魏夫人的；此外还有王君传授的《黄庭经》和正一真人张君别授的《治精制鬼法》，也都应当包括在《上清经》中，所以《上清经》实际不止31卷。这一部分经典就是后来陆修静《三洞经书目录》中所说的洞真部经典。其中《黄庭经》因为曾有王羲之写《黄庭》换鹅的故事和它曾见于晋唐小楷中，所以更是一部有名的道教经典；现在道藏中还有《黄庭内景、中景、外景》等经。

此外杨羲还向许氏父子传授了“三天正法”，这大概就是《茅山志》中所说的《太上三天正法经》。现在道藏正乙部中也有《太上正一咒鬼经》《太上正一法文经》《太上三五正一盟威录》《太上正一延生保命录》等经，这些经典一般都说是张陵所传，其实也都是出于杨、许等伪托。

以经箓相传，造构道书的，在当时来说，也不止杨、许等一二人，就是在许谧家中，即还有晋陵人华侨，也是许家乩坛中负责传达诸真意旨的一人；此外，葛洪的从孙葛巢甫也曾造构《灵宝经》,《真诰·叙录》说它并曾“风教大行”。

关于这一批经箓的流传和推广，是由于南朝初期的王灵期,《叙录》中说：“复有王灵期者……诣许丞（许翙之子，名黄民，字玄文）求受上经……乃窃加损益，盛其藻丽……并增重贶信，崇贵其道，凡五十余篇。趋竞之徒，闻其丰博互来宗禀。”当时流传的区域，据《叙录》说：“京师及江东数郡，略无人不有，但江外尚未多耳。”

这个道派一直延续到南北朝时宋明帝太始年间，经过陆修静对于当时道教的整理工作后，它和天师道、葛洪金丹派都汇归一流：在隋唐之际，从王远知起，一直到晚唐五代时期的闾丘方远和杜光庭止；脉络分明，成为唐代道教的大宗。

道教正一派

道教正一派：是张陵后裔住在江西信州的一个支派；它从北宋时起，经历代封建王朝的扶植培养成为了一个和全真道教势力均衡，南北相望的道教大宗。

东汉末年，张陵祖孙父子创建了“五斗米道”，他们的流裔在魏晋时期分布于江东一带，发展成为了天师道；南北朝时候，天师道又经过了寇谦之和陆修静的整理改革，它和当时的其他道派们都混归一流，但张氏子孙中继承祖业的还不乏其人,《太平广记》中说：“梁武初未知道，因陶贞白（弘景）诣张天师道裕，乃为立玄坛三百所。”张道裕的名字，不见于《汉天师世家》，但他确为张陵后代；他是张陵以后历史上最早的张姓天师。《通考》说：“天宝六载以后，汉天师子嗣真教，册赠天师为太师。”这说明了张氏世业一直到唐代还不曾衰歇；他们并且也自称天师。同时这也是封建王朝扶植天师世系的开始。但此处所谓天师是谁？他居住的地方在那里？《通考》上没有明载。

道教正一派的根源，应起始于北宋时期的信州张正随。真宗在大中祥符九年（公元1016年）赐他为贞静先生。《历代通鉴辑览》卷七十三说：“初汉张鲁子自汉中徙居信州龙虎山，世以鬼道惑众，正随其后也。至是，召赴阙，赐号。王钦若为奏立授箓院及上清观，蠲其田租。自是凡嗣世者皆赐号。”（注一）《元史·释老志》说：“正一天师者，始自汉张道陵，其后四代日盛，来居信之龙虎山。”（注二）天圣八年（公元 1030 年）又赐信州龙虎山道士张乾曜号澄素先生（《宋史·徽宗本纪》）。徽宗政和七年五月诏以张虚白为通元冲妙先生（《宋史·徽宗本纪》）（注三）。这就是龙虎山天师世系的开始。但因为唐代尊奉李老君，宋代尊奉赵玄朗；他们对天师世系的扶植，不过只做了一般性的封赠而已。宋代对天师比较重视一些，也仅限于“嗣世者皆赐号”。此时天师的任务，主要就是传授道箓和替人捉鬼拿妖，所以《通鉴辑览》说，这还是五斗米道自汉以来所留传下来的鬼道的本事。他们在宋代虽然世有封号，但并没有组成什么道派，只是在道教符箓方面自成系统，为有名的“三山（龙虎、阁皂、茅山）符箓”之一。

在元代，由于偶然的机会，龙虎山天师得到了当时封建统治阶级的非常宠信。至元十二年（公元 1275 年）四月，世祖“遣兵部郎中王世英、刑部朗中肖郁持诏召嗣汉四十代天师张宗演赴阙”。（《元史·世祖本纪》）宗演在《汉天师世家》中作 36 代。世祖为什么要忽然诏召张宗演呢？《元史·释老志》中说：“世祖已平江南，遣使召之。至，则命廷臣效劳，待以客礼。乃见，语之曰：‘昔岁已未（元宪宗九年，公元 1259 年，时世祖尚来即位）朕次鄂渚，尝令王一卿往访卿父；卿父使报朕曰，后二十年，天下当混一。神仙之言，验于今矣。’因命坐赐宴，别赐玉蓉芙冠、组金无缝服，命主江南道教，仍赐银印。”清熊赐履《学统》卷五十，更说得奇突：“元世祖未得位时，常遣所信王先生者渡江为间，不得达，留宿淮西者久之。欲归，惧诛；念北人好鬼，可以计脱也，从农家录得张氏妖书一册以献，因谬言：‘臣过江至龙虎山，见嗣汉天师张，有神术，能前知，为乡人尊敬信颂，共称天师，语臣曰，殿下入正宸极而宋亡，宋亡而天下可一也。因以书授臣为信。’世祖喜，心识之。后平宋，以为信，召宗演自龙虎山至京，问之曰：‘卿曩与王先生言，今验矣！卿何道知之乎？’宗演眙愕，曾不知所出，不能对。世祖曰：‘往吾所遣王先生，广颡巨目长身，言与卿见于龙虎山，卿忘之耶？’宗演乃诡辞对曰：‘是年，臣先臣嗣教，臣不知，今传绪乃在臣。’世祖曰：‘是而父耶？宜而之不知也。’”这实在不能不说是一出非常的喜剧。龙虎山天师从此获得了掌握江南道教的大权，这是后来道教正一派所以能够壮大的根源。大德八年（公元 1304 年）成宗授张与材（三十八代天师，宗演次子）为“正一教主，主领三山符箓”。（《元史·成宗本纪》）“正一”的头衔此时正式加到了龙虎山天师的头上，这是道教正一派以“正一”命名的开始。当时的天师虽然已经负担起管领江南道教的任务，在道派方面，则仍和全真、太乙、真大、茅山等一样，同为许多道派中的一个流派而已。

明代为了“检束天下道士”（《明会典》），建立道箓司，制定“凡道士有二等，曰全真，曰正一”。从此正一和全真即成为中国道教中的两个最大宗派了。明清以来，龙虎山天师照例是世有封赠的。

道教正一派从来没有什么组织，也不习诵什么经典，《通鉴辑览》说他们“世以鬼道惑众”。《明史·方伎传》则说：“张氏自正常（四十二代天师）以来，无他神异，专恃符箓，祈雨驱鬼，间有小验。”也许这就是历代封建统治阶级扶植培养他们的主要原因吧？

注一 《宋会要》：“大中祥符八年，召信州道士张乾曜于京师上清宫置坛传箓度人。”乾曜是张正随的儿子。《汉天师世家》中说正随是二十四代，乾曜则为二十五代。《汉天师世家》是第五十代天师明张国详所修张氏牒谱：但牒中所记，多和正史出入很大，不足根据。

注二 傅勤家《中国道教史》考证：张盛是张鲁之弟张卫的后代；并非张鲁子。

注三 明王圻《续文献通考》：虚白，南阳人。《汉天师世家》则以虚白为二十六代天师，乃乾曜之子。

全真道教

全真道教：是南宋时期北方新起的一个道教最大宗派。后来北宋张伯端所传留的道派被称为道教南宗；全真之学即称为北宗。

“全真道”创始于金人王喆（公元1112—1170年）。王喆，陕西咸阳大魏村人，本名中孚，字允卿，生于北宋政和二年。在他14岁的时候，北宋亡国，咸阳一带地方，初属张邦昌（公元1127年），后来又入刘豫之手（公元1130—1137年），最后沦陷于金人。他自幼读书，通经史，曾入京兆府学。在刘豫统治时期，以“秦民未附，岁又饥馑”（金完颜琦《全真教祖碑》），他家中遭遇到一次劫掠，财产荡然。元李道谦《甘水仙源录》卷一，说他此时还“献赋春官，迕意西黜”，于是他即从此“脱落功名，日酣于酒”（金麻九畴《邓州重阳观记》)。后来盗案破获，他家产恢复，天眷初(公元1138年)，再以“财雄乡里’(金刘祖谦《终南山重阳祖师仙迹记》)。此时他更名德威，字世维，又应武举试，结果也失败了(注)，《教祖碑》说：“天遣文武之进，两无成焉”。他因此心意灰颓，益发沉湎于酒。他所著《教化集》中有《悟真歌》云：“豪气冲天恣意情，朝朝日日长波醉。压幼欺人度岁时，诬兄骂嫂慢天地。不修家业不修身，只凭望他空富贵。浮云之财随手过，妻男怨恨天来大。产业卖得三分钱，二分吃着一酒课。他每衣饮全不知，余还酒钱说灾祸。”说明他此时的苦闷是很深痛的。此外，近人陈教友在《长春道教源流》中根据元人商挺《题甘河遇仙宫诗》：“子房志亡秦，曾进桥下履……重阳起全真，高视仍阔步。矫矫英雄姿，乘时或割据。妄迹复知非，收心活死墓。”认为他“且曾纠众与金兵抗”，不过“金时碑记，有所忌讳，不敢显言”罢了。

正隆四年(公元1159年)，他48岁，在甘河镇遇到两个形貌全同的人，授以要道口诀，他从此入道，并改名为喆，字知明，号重阳子。此时他自己有《遇仙诗》诗说：“四旬八上得遭逢，口诀传来便有功。一粒丹砂色愈好，玉华山上现殷红。”次年，在醴泉再遇异人，乃抛妻别子，去南时村穴居，榜其室云“活死人墓”。后又迁居刘蒋村，与和玉蟾、李灵阳等各筑茅庵，结伴同修。大定四华(公元1164年)于甘河再遇一先生饮以仙醪。七年，他忽然焚去所居茅庵，出外云游。在山东宁海等地先后收了马钰、谭处端、邱处机、刘处玄、王处一、郝大通、孙不二等七个弟子；这在后来道教中称为北派七真。他在马钰家中时，曾筑“全真庵”自住，这是他后来以“全真”名教的开始。八年，在文登建三教七宝会；九年，又先后在查山建三教金莲会、福山建三教三光会、蓬莱建三教玉华会、掖县建三教平等会，公开向群众传教。

他的教是综合了释、道两教的理论，并益以中国儒家的学说；《四库提要》中说：“金大定中，王喆聚徒宁海州，立三教平等会，以《孝经》《心经》《老子》教人讽诵，而自名其教曰全真。”《教祖碑》说：“先生劝人诵《道德》《清静经》《般若心经》《孝经》，云可以修证。”《仙迹记》说他：“凡接人初机，必先使读《孝经》，《道德经》，又教以孝谨纯一；及其立说，多引六经为证据。其在文登、宁海、莱州，常率其徒演法建会者五，皆所以明正心诚意、少私寡欲之理，不主一相，不拘一教也。”他自己诗中，在谈《修行》时说：“心中端正莫生邪，三教搜来做一家。义理显时何有异，妙玄通后更无加。"《孙公问三教诗》中说："儒门释户道相通，三教从来一祖风。悟彻便令知出入，晓明应许觉宽弘。"说明了他主张三教合一的理由。至于他为什么要兼修"释"和"道"，他诗中也说过，《答战公问先释后道》诗说："释道从来是一家，两般形貌理无差。识心见性全真觉，知汞通铅结善芽。"《问禅道者何》诗说："禅中见道总无能，道理通禅绝爱憎。禅道两全为上士，道禅一得自真僧。"这些都是后来道教北宗主张性命双修的根据。但也有人认为全真主旨根本还是出于老庄。元·元和子《长春观碑》说："全真之教……大抵绝贪去欲，返朴还淳，屈己从人，懋功崇德，则为游藩之渐；若乃游心于淡，合气于漠，不以是好恶内伤其生，可以探其堂奥矣。"陈教友在《长春道教源流》中认为，王喆所以主张三教合一，也是老子治学方法的余绪，他说："道家采儒墨之要，史迁固言之矣，重阳以此为学，即以此为教。"他们都认为全真之学基本上还是宗老庄的。

至于全真两个字的意思是什么？他自己的诗中已经解释过，"明心见性"就是全真。他在题"全真庵"的长歌中说："气血转流浑不漏，精神交结永无津。慧灯内照通三耀，福注长生出六尘。"是更具体地解释了全真两个字。元·徒单公履在《冲和真人潘公碑》中则将全真说成是"道"，他说："浑沦圆周，无所玷缺，在山满山，在河满河，道之全也；极六合之内外，尽万物之洪纤，虽神变无方，而莫非实理，道之真也。"将全真说成为道的两个不同方面。至于元·虞集在《非非子幽室志》中说："志之所存，求返其息，谓之全真。"则未免解释得过于抽象了一些。

他生于宋徽宗政和二年壬辰岁十二月二十二日，殁于金大定十年庚寅岁正月四日，寿龄实数57岁多十三日，虚数算59岁。遗著有《重阳全真集》十三卷、《重阳教化集》三卷，《重阳分梨十化集》二卷、《重阳金关玉锁诀》一卷、《重阳授丹阳二十四诀》一卷（以上五种见《道藏》太平部）、《重阳立教十五论》一卷见《道藏》正一部），但各书中不免有后人窜改或伪托之处，恐不能完全相信。

他死后，由弟子马钰继承教业。马钰先在山东传教，后来又返关中，在大定二十一年，全真教遭到当地官府的猜疑，经京兆府将他牒发还乡，这是全真教受到封建统治阶级的第一次打击。他在不得已的情况之下，便将关中教事托付给丘处机，自己携带了十三个弟子重返山东行教。他此时曾有诗说：“玉枢金枷誓不担，无心短帽与轻衫，修真劝善遭官难，除此前来已诘三。”又说：“腹内丹经免得担，麻衣纸袄胜褴衫。我今拂袖返宁海，道伴云游十有三。”两诗颇能说明他当时心中的悲愤和仓促登途的凄凉情况。大定二十三年他在山东莱阳羽化。他死后，他的六个师弟继续在各地传教。后来由于金世宗对他们的信任，大定二十七年征王处一“至燕京，居之天长现……明年……还山，复来征”（元姚燧《王宗师道行碑铭》）。二十八年，不但曾征王处一，同时也诏征了邱处机，让他主持“万春节醮事”，并和他在“寿安宫长松岛讲论至道”（《教祖碑》）。以是全真之教大兴。金·元好问《紫微观记》说，当时相信全真的人很多，“南际淮，北至朔漠，西向秦，东向海，山林城市，庐舍相望，什百为偶，甲乙授受，牢不可破”。又元人高鸣《清虚宫重显子返真碑铭》也说：“十庐之邑，必有香火一席之奉。”以是在章宗明昌二年（公元 1191 年），封建统治阶级害怕他们造反，“惧其有张角斗米之变”（《紫微观记》），即以“惑众乱民”的罪名“禁罢全真”（《金史·章宗纪》）。但不久以后，章宗在承安、泰和间（公元 1196—1208 年）又“屡诏玉阳（王处一）、长生（刘处玄）至阙下，赐居修真观，以待召问。”（《仙迹记》）对玉阳更“赐紫，号体玄大师”。（《王宗师道行碑》以是全真教在民间的势力更“势如风火，愈扑愈炽”，姚燧《重修玉清万寿宫碑》。）

王喆弟子中最为老寿的是邱处机。金末元初时，他还在山东传教，元·陈时可《长春真人本行碑》说：“师既居海上，达官贵人敬奉者日益多。”又说：‘贞佑甲戌（公元 1214 年）之秋，山东乱……时登及宁海未服，公请师抚谕，所至皆投戈拜命，二州遂定。”他在当时声望动人，于此可见。

在公元 1219 年，他应元太祖成吉思汗邀请，“经数十国，为地万有余里，历时四载”（《元史·释老传》）在大雪山和成吉思汗会见。成吉思汗问以“长生久视之道……深契其言”（《元史·邱处机传》）；尊称他为神仙，“爵大宗师，掌管天下道教”（元陶宗仪《辍耕录》）。他由大雪山回来之后，即住在当时燕京的太极宫（原为金代有名的“十方大天长观”）。此时他因为看到蒙古兵“践蹂中原，河南北尤甚，民罹俘戮，无所逃命”（《邱处机传》）。他便让他的弟子们“持牒招求于战伐之余，由是为人奴者得复为良，与濒死而得更生者，毋虑二三万人”（同上）。全真道以是益发兴盛起来。《甘水仙源录》引元好问《怀州清真观记》说：此时“黄冠之人，十分天下之二，声焰隆盛，鼓动海岳”。元·宋子真《通真观碑》则说，此时天下之人对全真之学是“翕然宗之，由一以化百，由百以化千，由千以化万，虽十族之乡，百家之闾，莫不有玄学以相师授，而况通都大邑者哉！”处机死后，他的嗣教弟子在元代世居长春观（即“太极宫“改称），并代袭道教大宗师称号，从此北方的全真便和南方的正一同为中国道教中的两个最大宗派了。

道教全真派又称“道教北宗”。一般的传说，它和宋代张紫阳的金丹派都源出钟、吕，仅所在地区及修炼方法有所不同，因此就称张紫阳一派为南宗，王重阳一派为北宗。他们认为王喆在甘河和醴泉所遇到的异人就是吕洞宾和刘海蟾，《金莲正宗记》《仙源像传》《七真年谱》皆主此说。但有些学者则不同意这个说法，如元·宋子真《通真观碑》说：“重阳祖师王公以师心自得之学，阐化于关右。”元徐琰《郝宗师道行碑》说：“金季重阳真君不阶师友，一悟绝人，殆若天成。”都不说他学有师承。近人陈教友在《长春道教源流》道一、道六两卷中，考证更为详细，肯定王喆学承钟吕之说完全出于附会，他指出南北分宗的根源，是在元宪宗八年（公元1258年）释道之争，道教受到挫折以后，当时全真掌教大宗师张志敬为了维持全真道教的地位和信誉起见，即托言王喆之学系出于纯阳和海蟾，并请求封建统治阶级对他们予以封赠；因此在至元六年（公元1269年）元世祖便下诏赠教主东华紫府少阳帝君，钟离正阳开悟传道真君，吕真人纯阳演正警化真君，刘真人海蟾明悟弘道真君，王真人重阳全真开化真君，令掌教张志敬执行。因此即构成了王重阳师授于吕洞宾刘海蟾的传说，南北两宗遂亦由此而分。

注：《仙迹记》说王喆在天眷间“又隶名武选”，所说与《教祖碑》不同。

真大道教

真大道教，本名“大道教”，创始于金初沧州乐陵人刘德仁（公元1122—1180年），道号无忧子。他生于北宋宣和四年（公元1122年），从小死了父亲，6岁时遭遇到靖康之变，随家徙居盐山太平乡。他幼时，“不喜与儿辈嬉，见蝼蚁避而不履”。（元严实《重修隆阳宫婢》）“及长，读书通大义”。（《宋学士

文集》五五《书刘真人事》)

皇统二年(公元1142年),即他21岁的时候,托言老子授书,创建了“大道教”。据说:是在“金皇统二年冬十一月,迟明既望,似梦非梦,有老人须眉皓白,乘青犊车至,授玄妙道诀而别,不知所之”。(同上)又一说:“一日晨起,有老叟乘犊车相过,摭《道德经》要言授之,曰:善识之,可以修身,可以化人,乃授笔一支而去。”两个说法大致相同,不过一个说明是梦,一个则肯定为事实。

他的教旨有九项:“一曰视物犹己,勿萌戕害凶嗔之心;二曰忠于君,孝于亲,诚于人,辞无绮语,口无恶声;三曰除邪淫,守清净;四曰远势力,安贫贱,力耕而食,量入为用;五曰毋事博弈,毋习盗窃;六曰毋引酒茹荤,衣食取足,毋为骄盈;七曰虚心而弱志,和光而同尘;八曰毋恃强梁,谦尊而光;九曰知足不辱,知正不殆。”(同上)主要都是根据《道德经》中的意思。他教导弟子“去恶复善”(《道园学古录》五十《崇应广化真人岳公碑》),要求“守本分,不务化缘,日用衣食,自力耕桑赡足之”(元赵琳清《大道延祥观碑》),“以耕耘蚕织为业,四体不贪安逸”(《隆阳宫碑》)。在道家炼养方面,他也主张老子的“见素抱朴,少思寡欲,虚心实腹,守气养神”(元杜成宽《改建先天宫记》)。对于“飞升化炼之术、长生久视之事,则曰,吾不得知”(《延详观碑》)。他平常也不拜奉神鬼,“唯以一瓣香朝夕恳礼天地”。(同上)

他传教的同时,也替人治病,“乡人疾病者,远近来请治……效如影响焉”(《隆阳宫碑》),但不用符药针艾,全凭“默祷虚空以至获愈”(《延祥观碑》)。并替人驱狐役鬼;他驱役神鬼,不假符箓,《先天宫记》中说他“以无相驱役鬼神”。又善于劾召之术,“赵氏为狐所祟,真人劾之,里中茔兆自焚,狐数百鸣啸赴火死,人尤神之”(《书刘宜人事》)。因此,相信他的人很多,“受其教戒者,风靡水流,散于郡县”(《岳公碑》)。金大定十五年(公元1175年),诏居京城天长观,赐号东岳真人,大道教从此流传更广,“传其道者遍中国”。(《书刘真人事》)

关于他的教,《元史·释老志》说,是“以苦节危行为要,而不妄取于人,不苟侈于己”。吴澄《草庐集》二十六《天宝宫碑》说,是“志在利人”。《岳公碑》则说他是宋室遗民,“豪杰奇伟之士”,“草木衣食,佯狂独往”,所以便创造了大道教。他的教中没有什么宗教仪式，他母亲死了，不过“丧祭一遵世教”（《书刘真人事》）。他死于大定二十年（公元1180年），享年59岁，前后行教38年。

他死后垂四十余年，其教赓续不绝，在金正大六年（公元1229年），大道教曾一度被禁止；其时正是金末元初，兵戈俶扰的时候，大道教也就只得以隐晦自存，其详不可得而闻了。他第五传至郦希诚，元宪宗时诏居燕城天宝宫，赐大道教名为“真大道”。六传至孙德福，在至元五年（公元1269年）曾奉诏统辖诸路“真大道”，此时他们和全真、正一、太一等同为当时道教中的主要支派。第八传至岳德文，其教更盛，“西出关陇至于蜀，东望齐鲁至海滨，南极江淮之表”（《岳公碑》），处处都有奉其教戒的人；仅江南一带，即有奉教弟子“三千余人，庵观四百”（同上），其教至元末不衰。

太一教

太一教创始于金天眷中（公元1138—1140年）道士萧抱珍。抱珍，卫人（卫在今河南卫辉一带地方），以传授“太一三元法箓”著名。元王鹗《重修太一广福万寿宫碑》说：“初，真人既得道，即以仙圣所授秘箓济人，祈禳诃禁，罔不立验；天眷初，其法大行。”他的教因此也就叫做“太一教”。“太一”两个字是说“元气浑沦，太极未判，至理纯一”的意思。他开始传教是在家中，后来因“所居湫隘，不可以竭香火斋洁之虔”，于是便在“州东三清院故址，葺茅而居”。此时相信他的人很多，“远迩向风，受录为门徒者岁无虑千数”（元王恽《秋涧集》六一《韩君碣铭》）。金黄统八年（公元1148年），金熙宗因他名声很大，即使李琮将他驿召赴阙，悼后对他尤加礼敬，敕所居观额以“太一万寿”四字。他卒于金大定六年（公元1166年），前后行教垂三十年。元宪宗二年（公元1252）元世祖忽必烈尚居潜邸，曾敕封他为“一悟真人”。

他死后，由弟子韩道熙仍袭萧姓，在万寿观嗣教。大定九年（公元1169年），金世宗敕在观内建立“万寿”额碑。因此，太一教“声教大振，门徒增盛”（《秋涧集》四七《二祖行状》），达数万人之多；其流布区域，“东渐于海”（同上）。至于太一教为什么传播得这样快？是由于他们教中传道的任务并不仅限于嗣教者一人，其他弟子也多负此责，如萧抱珍弟子中的侯澄即曾得到抱珍“便宜行化”的许可（王若虚《滹南遗老集》四二《侯公墓碣》），在赵州和真定两地建立太一堂，“奉持香火，以符药济人”；后来这两个太一堂改称为太清观和延祥观。所以太一道就这样很快地流传开来，得和“全真”“真大”同为当时北方道教中的主要流派。

抱珍四传至萧辅道（抱珍再从孙），世祖曾以“安车来聘”（《秋涧集》三八《清跸殿记》），并赐号中和仁靖真人。

五传李居寿，《元史·释老志》说：“至元十一年（公元 1274 年），建太一宫于两京，命居寿居之，领祠事，且禋祀六丁，以继太保刘秉忠之术（注）。十三年，赐太一掌教宗师印。”他的名字曾五见《元史·世祖本纪》，其宠遇之厚，可想而知。

六传李全佑，七传蔡天佑，在元代道教中都是极有声望的人；其教至泰定间（公元 1324—1327 年）不衰。

注：陈垣《南宋初河北新道教考》卷四《太一篇》：“刘秉忠至元十一年卒。”《危太朴（素）文集》卷八《送郭真人还玉笥山序》言：“是时，常山刘文正王，以沉机大略，最为亲幸，且通秘术，用兵之际，役使鬼神，多著奇效。乃作祠宇于宛平之西山，开平之南山，以祠太一六丁之神，俱号灵应万寿宫。”灵应万寿宫，即《释老传》所谓太一宫。宛平、开平，即《释老传》所谓两京。

附记：本类“真大道”“太一教”资料根据陈垣《南宋初河北新道教考》。

四、道经道书

道藏

《道藏》是我国道经、道书的一部大总集，其中包括了明代以前道教中的绝大部份经典。它是在历代帝王的支持下由道士们自己汇集和编纂起来的。

《道藏》的内容，主要是由道家书、方书、道经和有关的传记四大部分组成的。其中最早出现的是道家书，它就是诸子书中的道家部分，《汉书·艺文志》中有“道，三十七家”，大概为先秦人著作。这些书是道教理论的来源，而

《老》《庄》是更为最重要的根据。其次是方书，包括面很广，其中有古代神仙家、阴阳家和房中家的书，但晋葛洪《抱朴子·遐览篇》所收集的方书中也包括了许多道经在里面；同时，一般的方技书，像医、卜、星、相之类，也应当说是方书。再其次是道经，最早的有汉代人著作，如于吉所传的《太平经》；《三国志·张鲁传》中说，张陵自己也曾造作道书，但多数道经则为魏、晋、南北朝人所作。现在我们所能看到的最古道经仅有《太平经》残本。又其次是和道教有关的一些传记书，其中最古的大概要算《山海经》《穆天子传》《列仙传》之类的书了。此外，在《道藏》中还有些儒家书、杂家书和集部等书。儒书中最重要的是和《易经》有关的一些著述；集部所出较晚，大抵为历代修纂《道藏》时编入的。

道书目录最早见于载笈的，当推《抱朴子·遐览篇》，其中列举“经”类137种，共434卷；“记”类29种，共51卷；“法”类5种，共15卷；“文”类4种，共10卷；“录”类3种，共4卷；“集”类2种，共2卷；“杂”类（如养生书、升天仪、微言、九宫、囊中要、大禁、夺筭律、立亡术、道要、道意、大览、肘后等）12种，共150卷；“图”类13种，共13卷；“符”类共620卷；统计以上九类，共有1299卷（这个数字比较确实，以往诸家所引《遐览篇》，都不免错误）。继葛洪之后，刘宋·陆修静有《三洞经书目录》，梁·孟法师有《玉纬七部经目》，陶弘景有《陶隐居经目》，阮孝绪有《仙道录》（七录外篇之二），北周时有《玄都经目》，《隋书·经籍志》中有《道书总目》，初唐时道士尹文操也有《玉纬经目》。其中最主要的则为陆修静的《三洞经书目录》和北周的《玄都经目》。陆目共收集道经、道书1228卷，其中实有的是1090卷，这些书大致说来，就是《抱朴子·遐览篇》所提到的一些方书，以及东晋以来杨羲、许谧、葛巢甫等人所传出的经笈符箓。这一批书由陆修静整理并编出目录之后，刘宋皇帝将它存放在华林园中，一直流传到唐初，它还大致完整，这就是《开元道藏》收集和编纂的主要根据。《开元道藏》本身也有目录，它的名字叫《三洞琼纲》，是在唐玄宗主持下，由道士张仙庭负责编纂的，其中所收集道经、道书为3744卷。

继《开元道藏》之后，宋代曾五次兴修《道藏》，第一次是在太宗时期，它是由徐铉和王禹偁负责领导修纂的，他们根据唐藏并搜求了更多的民间道经、道书共7000多卷，去其重复，仅得3737卷，这是宋初的第一部《道藏》。第二、三次重修都在真宗时期，并且都是由王钦若负责编修的。在大中祥符年间，先由王钦若等人根据宋初《道藏》增补了622卷，共为4359卷，并撰成篇目上进，赐名《宝文统箓》。后来在天禧年间又修补了一次，增为4565卷，以千字文为函目，始于“天”字，终于“宫”字，共得425字，故称为《天宫宝藏》。第四次是在徽宗政和年间编出了《万寿道藏》，一般又称它为《政和道藏》。第五次是在南宋淳熙间，名叫《琼章宝藏》。但其中最有名的还是《政和道藏》，我国《道藏》也从此时才有了正式刊本，它的卷数是5400多卷。金章宗根据宋藏，又编纂成《大金玄都宝藏》，计六千几百卷。元初全真教道士宋德方等募缘再修道藏，也名为《玄都宝藏》，其时《道藏》卷数已发展为七千几百卷了，后被焚毁，故卷数不全。明代在永乐年间曾修纂了一次，但没有成功；正统年间又继续修纂，编成了《正统道藏》，计5305卷，并刊行多部，分颁国内各大名山道观中珍藏。现在北京白云观中还有当时的赐经碑存在。万历年间又刊布了《续道藏》，计180卷，以上明代的正、续两部《道藏》，共计5485卷，它也就是我国现在所保存的明版《道藏》。“民国”十四年左右，上海涵芬楼又将明版《道藏》影印了一次，除将原版缩小外，并将梵夹本改为线装本，因此，《道藏》在外面始有流传。

现传《道藏》的分类是三洞、四辅、十二类。

三洞即“洞真”“洞玄”“洞神”，它是根据陆修静的《三洞经书目录》承袭下来的。“洞”字作“通”字解，即通真、通玄、通神之义。这些道经不是一个来源，当初各有它自己的传授系统，所以分为三洞，后来道经愈出愈多，系统早已混乱，《道藏目录》仍用三洞名称，那就毫无意味了。

四辅是“太清”“太平”“太玄”和“正一”，这在唐藏中是没有的，宋初修纂第一次《道藏》时还只有六部，宋晁公武《读书志》中说：“道藏书六部：一曰大洞真部，二曰灵宝洞玄部，三曰太上洞神部，四曰太真部，五日太清部，六曰正一部。”《通志》七十二说：“《太玄经》以讳故，祟文改为太真”，所以此处的太真部就是太玄部。后来王钦若等修纂《宝文统箓》时，才根据了《玉纬七部经目》的分类法加上了现在道藏中所谓的四辅；这也就是在《晁志》所说的六部外，又加上了太平部。王钦若等为此还曾编撰了《三洞四辅经目》。

四辅中的经典，主要是收集了当时民间流传的一些道经、道书，在原有三洞之外又做了一些补充。

十二类是：本文、神符、玉诀、灵图、谱录、戒律、威仪、方法、众术、记传、赞颂、表奏。十二类在宋代以前原称十二部，后来因为这个“部”字和三洞四辅共称七部的“部”字相同，七部指的是各书的系统，十二部指的是各书的性质，两种名称不宜混淆，所以就把“十二部”改称“十二类”。《道教义枢》和《云笈七签》中关于十二类的解释很多，阅者不容易明了，今再作简单的说明如下：

第一，本文类。先出现道经，而后才创立道教，经是教的本源，所有三洞经文都归此类。

第二，神符类。“神”是神妙莫测，“符”是信如符契，所有三洞符箓都归此类。

第三，玉诀类。“玉”是宝贵之物，“诀”是解决疑问，古人写道经，常用金书，因此各道经的注解都叫做玉诀，取金玉两相配合之义。

第四，灵图类。“灵”即灵异，“图”即画图，道经道书中凡是以图为名者，都归此类。

第五，谱录类。“谱”是谱系，“录”是记录，凡高真上圣的功德名位和应化事迹，旨归此类。

第六，戒律类。“戒”是劝善止恶的告诫，“律”是应当道守的条文，凡与戒律有关的经书及功过格等，皆归此类。

第七，威仪类。“威”是气象庄严，“仪”是斋醮仪式，《道藏》中这一类书很多，大约有六百卷左右。

第八，方法类。本意指设坛祭炼及身内修持各种方法，后来与“众术类”混杂不分。

第九，众术类。本意指外丹炉火、五行变化和一切术数，后来又与“方法类”各书相混杂。

第十，记传类。如《十洲记》《冥通记》《列仙传》《神仙传》、各种碑铭，各种山志等。

第十一，赞颂类。“赞”是赞美，“颂”是歌颂，如步虚词、赞颂灵章、诸真宝诰等。

第十二，表奏类。“表”是表白愿望，“奏”是上奏天庭，凡祈祷时所用的表文，以及宋明两代文章中所谓青词、近代道教中所谓疏头，皆属此类。

唐代以前道教经书，因为有宗派系统，所以分成七部，自宋代而后，三洞四辅久已混乱，并非原有的面貌。明代重修《道藏》仍沿用七部旧规。至于十二类的划分，虽不能说它不对，但各类中所收之书，未必都合于定例，常常发现其中有许多错误；三洞项下各分十二类，已嫌重复，而四辅项下又不分类，更嫌芜杂不清。凡是做研究工作者，如果想检查某一种书，就得把全部《道藏目录》都要翻遍，非但浪费时间，还恐怕难免遗漏。本会陈撄宁会长有鉴于此，曾根据《道藏》全书的内容、性质作了初步分析，将它分为十四大类，即：道家类、道通类、道功类、道术类、道济类、道余类、道总类、道史类、道集类、道教类、道经类、道戒类、道法类、道仪类等，并拟编写一部新的“道藏分类目录提要”，以供给后来学者们研究上的便利；但因这项工作繁重，不能草率从事，现在尚无暇进行。（原版《道藏》共4735册，缩印本《道藏》共1120册，包括1476种书。）

此外，《道藏》还有两种节本：首先是宋代的《云笈七签》，它是北宋张君房等人根据《天宫宝藏》而编纂的，全书为122卷，完全是北宋《道藏》的雏形，其中所节录的经典原本，有些到后来已失传了，所以它的存古之功不可埋没。张君房自序中说：他是“掇云笈七部之英，略宝蕴诸子之奥”。再者，清朝嘉庆年间（公元1796—1820年），蒋元庭又根据《正统道藏》选择其中一部分，编成了《道藏缉要》，包括道书299种，共219册，分装28函；清光绪末期，因原版《道藏辑要》市上已经罕见，成都二仙庵道院又将它翻刻了一次，并有所增加，这也算是《道藏》的节本，其中还有一些在明版《道藏》以外的晚出的道书，可惜选择不精，有用之书嫌少，无用之书嫌多。40年前，上海某书局还出版了《道藏精华录》，内容包括道书100种，那些书也是由明版《道藏》和《道藏辑要》中选择出来的，其实所选者并非全是精华，而道书精华亦不止于此，该书本属营业性质，也就毋须苛求了。

道德真经

《道德真经》即老子周老聃著。老聃之名，最早见于《庄子》书中，其他如《礼记》《韩非子》《吕氏春秋》《说苑》各书中也多提到老聃。关于他的历史，向来无确实记载，司马迁的《老子传》亦难使人相信，汉刘向的《列仙传》、晋葛洪的《神仙传》上面都有老子的事迹，更不足为凭（《史记·老子传》已转录于《道协会刊·创刊号》；《列仙传》见缩印本《道藏》第138册；《神仙传》不见于《道藏》，收在其他丛书中）。

老聃的学说，据《汉书·艺文志》说，是“出于史官”，是从历史上的“成败、存亡、祸福”中吸取了经验教训而得出的哲学理论。《史记·太史公自序》则说它是各家学说的总和。他说道家之学，“其为术也，因阴阳之大顺，采儒墨之善，撮名法之要”，是集诸家之大成。但这样说法似乎不够完备，它还观察并研究了宇宙间的自然现象，从自然规律中求得了更多的论证. 如他谈长生，就是从“天长地久”的道理而推想出来的。他在《道德经》中说：“天地所以能长且久者，以其不自生，故能长生。是以圣人后其身而身先，外其身而身存。”他说的“不争”，则是研究了水的特性而获得的结论。如他说：“水善利万物而不争。”又说：“江海之所以能为百谷王者，以其善下之。”他谈“柔弱”，则是根据了“万物草木之生也柔弱，其死也枯槁”。因而发现了“坚强者死之徒，柔弱者生之徒”的道理。所以说，老聃的哲学是观察了多方面的自然现象和社会现象，而得出他自己的结论。

《道德经》全部内容，主要是发挥作者对于“道”和“德”两个名词的涵义；又可以说，这两个名词也就代表了老子的哲学思想。

他所说的“道”既阐明了他的宇宙观，也包括了他的人生哲学和修养方法的原理。至于“道“究竟是什么？研究老聃哲学的，各人所见不同，自古至今没有定论；我们的领会则是：“道”就是“空”，就是太空的“空”，但在《道德经》中未曾看见一个“空”字，因为他把“无”字代替了“空”字，这在本经中是有根据的。如第十一章说：“三十辐，共一毂，当其无，有车之用；埏埴以为器，当其无，有器之用；凿户牖以为室，当其无，有室之用。”这一连串的“无”字，意思都当“空”字讲，并非绝对的无，这“道”是无形无象的存在于太空中，它和太空是分不开的。“道”是宇宙的本源，万物化生是出于它的运动和变化，所以本经第二十五章说：“有物混成，先天地生，寂兮寥兮，独立而不改，周行而不殆，可以为天下母，吾不知其名，字之曰道。”第二十一章又说：“道之为物，惟恍惟惚，惚兮恍兮，其中有象；恍兮惚兮，其中有物；窈兮冥兮，其中有精；其精甚真，其中有信。”这里很清楚地说明了“道”的一切。至于什么叫做“德”？“德”也就是“道”，不过“道”是它的总体，“德”是由“道”中分化出来的个体。万物的化生都是得了“道”的微末一部分，它们所得的一部分就叫做“德”。如《道德经》第五十五章说：“含德之厚”，第五十九章又说：“是谓重积德”，所说的就是这个“德”。老子对于“道”和“德”的解说，就是他的宇宙观：将它运用在社会生活方面，就是他的社会政治思想。将它运用于身体内部，以控制人的生理过程（生、老、病、死），得出了他的修养法。以上说明老聃哲学的全貌，也就是一部《道德经》的真诠所在。

《道德经》在先秦诸子中被列为道家书。西汉初年，黄老之学大兴，研究老聃学说的人从此多起来了，《道德经》在黄老学派中被视为主要的经典；东汉桓帝时，黄老之学衍变成为黄老道，他们此时神话了老聃，说老聃就是老君化身，《道德经》于是更渲染上了一层宗教色彩。道教中经典，最初他们自己创造出来的就是《太平经》，这部书比较汉魏以后继续出现于世的许多道经完全两样，大概也受了《老子》的影响不少。

东汉张陵父子创立“五斗米道”，开始以《老子五千文》教导他的弟子，《道德经》从此成为道教中必读之书；到了唐代，唐玄宗又设立崇玄馆，令馆内诸生讲习道经，并以《道德经》为众经之首，于是这部经就更普遍地受到道教徒们的尊奉和信仰了；从张道陵创教时算起，1800年来公认为它是教中第一部经典。

《道德经》注本很多，其中时代较早而为人所知的，则有汉《河上公章句》、汉·严遵《道德指归》和魏·王弼《老子注》。这三种注本皆曾流行于唐代，但我国历来学者大抵都否定河上公本和严遵本。唐·刘知几说，《老子》无河上公注，欲废之而立王弼注，唐·陆德明《经典释文·老子道德经音义》也只取王弼注，但以河上公作为参考；惟司马贞则主张二注并用，谓其各有所长。这三个人在当时都号称博雅，但他们的见解并不一致。严遵的《道德指归》虽收入《道藏》中，原书已残缺一半，可置之不论；河上公《老子注》，文字既不似汉代人手笔，理解亦瑕瑜互见，似是南北期时道流所伪托；王弼注本亦未能使人满意。现传《道德经》注本中，最早的应当说是近代在敦煌所发现的《老子想尔注》残卷，它是南北朝人所写的系师（张鲁）传本，据近人饶宗颐考证，注是张陵所著；在罗振玉《道德经考异》中也有南北朝人写本一种，只可惜如今皆非全璧了。此外，比较完整的《道德经》古本，还有唐人碑刻，像玄宗开元二十六年的经幢，中宗景隆二年和昭宗景福二年的碑刻等，这些都要算是难得的古本了。此外，像傅弈校定本、李荣注本等现在还都存在于《道藏》中。这些古本大抵是篇章不分，或是只分篇而不分章的。

后来研究《道德经》的人，因为《道德经》的理论可以运用在许多方面，仁智之见，有所不同，取舍之间，也就各有所异了。清谈家将它看成玄言；纵横家将它看成权谋；大用之，则为国家施政方针；小用之，则为个人处世哲学；更有把它当作兵书看的，如宋人所撰《道德真经论兵要义述》之类。在道教中虽有一些人想发挥老子的修养法，而对于本书的认识不足，所说未免支离，如白玉蟾的《道德宝章》、李清庵的《道德会元》，每喜用禅门的话头附会《老子》，当然文不对题；又如明陆西星的《老子玄览》、清李西月的《东来正义》都是用《参同契》《悟真篇》金丹之说而隐约其辞的来解释《老子》，也是费力不讨好的一件事；惟清代黄元吉所撰《道德经讲义》全部用修养法作注，虽亦不免有牵强附会之处，但比较尚属可观（此书原名《道德经注释》是清光绪十年即公元1884年的作品，到了公元1920年第二次翻印时，才有人把它改名《道德经讲义》。原作者是黄裳，字元吉，清代江西省丰城县人）。

古今有关于《老子》的撰述，现存于世者，重要的约有90种左右（连《道藏》所收50种在内），如果专门从事研究工作，像这些书都应该注意，此处不能一一介绍。

南华真经

《南华真经》即《庄子》，战国时蒙人庄周著。（公元前369—前286年，据马叙伦《庄子年表》，“蒙”是地名，属春秋时宋国，故址在今河南省商丘县。）

据《汉书·艺文志》记载，原书共52篇，但后来流传下来的只有33篇，即内篇 7，外篇 15，杂篇 11；其他 19 篇均早已亡佚。我国学者中有人认为，其中只有内 7 篇是庄周原著，外、杂 26 篇则是老庄学派后学们的述作。明代的李贽和王夫之都主张此说，近人罗根泽对此也做过详细考证，他们的说法，已大致为我国学术界所公认。

《史记·庄子传》说，他是楚国蒙人，曾为蒙漆园吏，和梁惠王、齐宣王同时。楚威王闻庄周贤，使使厚币迎之，许以为相。庄周笑谓楚使者曰："千金，重利；卿相，尊位也。子独不见郊祭之牺牛乎？养食之数岁，衣以文绣，以入太庙，当是之时，虽欲为孤豚，岂可得乎？子亟去，无污我！我宁游戏污渎之中自快，无为有国者所羁。终身不仕，以快吾志焉！"此外还有他在生活方面及与当时学者们讲论学术的一些故事，则散见于《南华经》和其他子书中。

庄周的学说，基本上是继承了老聃的思想，《庄子传》说他："其学无所不窥，然其要本归于老子之言。"又说他作书目的也是为了要"明老子之术"。这话是可以相信的。我们看庄子书中关于"道"的概念和老子所谓"道"，大体也差不多，如《庄子·大宗师篇》中说："天道，有情有信，无为无形，可传而不可受，可得而不可见，自本自根，未有天地，自古以固存。"这和《老子》第二十一章所说的："道之为物，惟恍惟惚……窈兮冥兮，其中有精。其精甚真，其中有信。自古及今，其名不去。"并没有什么两样。但庄子只强调了老子消极的一面，对其积极的一面，他似乎避而不谈。而且他对于政治，更是抱消极的态度，"宁游戏于污渎之中自快，无为有国者所羁"；又在《南华经·秋水篇》中以神龟自喻，宁生而曳尾于涂中，而不愿死而留骨于庙堂之上。这种思想与老子《道德经》"贵以身为天下，则可以托天下；爱以身为天下，则可以寄天下"的意旨不相符合，庄子所言者是"穷则独善其身"，而老子所言者是"达则兼善天下"，因两人的生活环境不同，故其志趣遂大有差别。

他不同于老聃的另一个特点，就是他发挥了老聃的"长生久视"，成为他自己的神仙思想。如《逍遥游篇》中说："藐姑射之山，有神人居焉，肌肤若冰雪，淖约若处子，不食五谷，吸风饮露，乘云气，御飞龙，而游乎四海之外；其神凝，使物不疵疠而年谷熟。"这是我国文献中对于神仙的最早的描写。此外，他多处谈到道家的修养功夫，如《大宗师篇》中说："古之真人，其寝不梦，其觉无忧，其食不甘，其息深深。真人之息以踵。"后来道教在修养法方面，接受了庄周的思想。

《南华经》的外、杂诸篇，大抵是老庄学派后学们的作品，据现代哲学研究家的分析认为：其中一部分是庄子后学所作，一部分是老子后学所作，一部分是杨朱学派的后学所作，一部分是宋趼、尹文学派的后学所作。杨朱和宋趼、尹文也都是老聃弟子，他们对于老聃学说的发挥，虽各有偏颇不同，但总的来说，不失为是一个学术体系下的产物。

《南华经》的编定成书，虽然是在西汉初期，但当时研究黄老之学的人们则只重“老”而不重“庄”，一直到了汉成帝时，从严遵起，才开始以老庄并论。《汉书·王贡两龚鲍传》说他“依老子、严周（庄周）之旨，著书十万余言”。继严遵之学的是扬雄和班嗣，扬雄是他的弟子，班嗣则是扬雄的朋友，《前汉书·叙传》说：“嗣虽修儒学，然贵老、严（庄）之术。”这就是庄周学说流传的开始，魏晋时期，玄谈之风大盛，当时名士以《老》《庄》《易》为三玄。魏正始（公元240—248年）年间的何晏、王弼更是喜欢庄子学说的人。《晋书·王弼传》说：“魏正始中，何晏、王弼等祖述老、庄。”庄周的学说，从此大行；到了两晋时期，又有了进一步发展，此时著名的道教家葛洪所撰《抱朴子·内篇》第一篇就是《畅玄》他所说的“玄”，其实就是老、庄所说的“道”，不过他更接近庄子一些，而且更具体地将“仙”和“道”联系到一起。他说，“第一等通玄道的人，可以乘流光，策飞景，凌六虚，贯涵溶。出乎无上，入乎无下……逍遥恍惚之中，倘佯仿佛之表，咽九华于云端，咀六气于丹霞，徘徊茫昧，翱翔希微”。次一等的“则能肥遁勿用，颐光山林……动息知止，无往不足……吟啸苍崖之间，怡颜丰柯之下，养浩然之气于蓬荜之中，与浑成等其自然与造化均其符契，泰尔有余欢于无为之场，忻然齐贵贱于不争之地，合醇守权，无欲无忧”。这是不折不扣的接受了庄子的思想。他所说第一等得玄道的，实际上就是庄周所描写的“藐姑射山之神人”；第二等通玄道的，则完全是《南华经》中所谓“真人”的印象。从这里可以看出两晋道教和玄学的关系，也可以说明庄周思想给予当时道教的影响。后来的道教家也非常重视庄子的，如唐代的名道士成玄英、孙思邈、李含光，宋代的陈景元、褚伯秀，他们都曾注过《南华经》，这些注本现在都还存于《道藏》中。在唐代的崇元馆中，它和《老子》《列子》《文子》都是生徒们的必修课本，都是准以明经例考试的道教经典之一；它和《文子》《列子》《庚桑子》还曾敕称为四子真经（《旧唐书·玄宗本纪》）。所以《南华真经》在道教中的地位，一直被视为仅亚于《道德真经》的一部经典。到了清朝，道教全真派中每逢戊日，定要讲习《道德》《南华》《文始》《谭子》《黄庭》等经（王常月《初真戒·入戒要规》）。

《南华经》注本，最早为晋司马彪本，它是21卷,52篇。据唐·陆德明《经典释文·序录》说，内篇7，外篇28，杂篇14，解说3。它的篇数和《汉志》所说"《庄子》五十二篇"数字相符，所以它是《南华经》的最早注本，也是最完整的注本，可惜其书早已散佚。它现有辑本两种：为孙冯翼辑，在《问经堂丛书》中；一为茅泮林辑，在《古逸丛书》中。现存《南华经》最早的注本是晋郭象本，它的篇数为33篇，即前面所说现有《南华经》的实在篇数。据《世说新语》说，向秀尝为《庄子》解义，惟《秋水》《至乐》二篇未竟而卒。郭象见秀义不传，便将它窃为己注了。此外，历代注《南华经》的人也很多，但都以郭本为宗，所以在这里也就不必多说了。至于所佚亡的19篇，除解说3篇外，还有16篇，其中有篇目可考的9篇，据关锋考证，说是阏奕、意修、危言、游凫、子胥（《释文·序录》）、惠施（《北齐书·杜弼传》）、畏垒虚（《史记·老庄列传》）、马捶（《南史·文学传》）、淮南王庄子要略（清人俞正燮《癸巳类稿》）等篇。近人马叙伦的《庄子佚文》中还辑有阏奕、游凫、于胥等篇佚文。

阴符经

《阴符经》又称《黄帝阴符经》。经文很短，共有400余字；但据一般说，从"观天之道"起，至"我以时物文理哲"为止，是它的原文，仅300余字，所以《悟真篇》云："阴符宝字逾三百。"自"我以时物文理哲"以下100余字，说是后人增补，但这一段文字，是宋代以来即已经有了的，如朱熹在注《阴符经》时，即非常赞赏其中的"自然之道静，故天地万物生；天地之道浸，故阴阳胜"几句话，他说："四句说得极妙。"又说："浸字下得最好。"也有人说：这一段最早见于柳公权书《阴符》（《宣和书谱》有唐柳公权书《阴符经》），如《黄帝阴符经注解》引高氏《纬略》说，"蔡端明云：柳书《阴符经》之最精者，善藏笔锋"。那么，应当更早了。至于它究竟是多少字？因为各家传本不同，我们也不能肯定。

《阴符经》字数虽然不多，但一般传本总将它分为三篇或三章。大概是从“观天之道”至“知之修炼，谓之圣人”为上篇，又叫《演道章》，或称《神仙抱一演道章》；从“天生天杀”至“小人得之轻命”为中篇，又叫《演法章》，或称《富国安民演法章》；从“瞽者善听”至“昭昭者进乎象矣”为下篇，又叫《演术章》，或称《强兵战胜演术章》。但某些传本，也有不分篇章的；有的虽分篇章，却不用篇目，即篇目的名称，也常有不同。

它的内容，各家看法并不一致，悬殊很大，有的认为它是谈道家修养方法的书，但其中又有谈“道”和谈“丹”之分；有的认为它是纵横家的书，所谈部是权谋术数；也有人认为它是兵家的书。比较来说，以第一种看法为多，因为在《阴符经》上篇中是很清楚的说出“知之修炼是谓圣人”。可见它的宗旨所在，是说道家的修养方法，主要是“观天之道，执天之行”，并认为能够做到这一点就可以“宇宙在乎手，万化生乎身”，也就是掌握了长生久视的自主之权。宋代的学者，像周敦颐、程颐、程颢、朱熹他们都很喜欢《阴符经》，对这一部书十分推重。但当时也有一些学者则不同意他们的看法，如黄震说：“经以符言，既异矣；符以阴言，尤异矣。”又说它：“言用兵而不能明其所以用兵，言修炼而不能明其所以修炼，言鬼神而不能明其所以鬼神，盖异端之士掇拾异说而本无所定见者，此其所以为阴符欤！”是完全否定了这一部书。

《阴符经》的作者和他的出现时代，各家说法不同，唐·李荃《阴符经疏·自序》说：这一部书是他在嵩山虎口岩中所得到的寇谦之藏书，经文是黄帝所撰，经义是骊山老母所传。宋人黄庭坚首先否定了这种说法，他在《山谷题跋》卷四中说：“《阴符经》出于唐·李荃，读其文知非黄帝书也。”朱熹在《阴符经考异》中也说：“《阴符经》恐是李荃所为……只因他说起，便行于世。”但近代学者也有人认为经疏是李荃所作，经文则不一定出于李荃之手，因为有些较早于李荃的人，如吴筠在他的《形神可固论》中，欧阳询在《艺文类聚》中都曾经引过《阴符经》的经文；同时他们还相信初唐的书法家褚遂良也确实写过《阴符经》。

李荃的身世，历史记载不多，只有《神仙感遇传》中说：他号达观子，居少室山，好神仙之道，常历名山博采方术。开元中为江陵节度副使，有将略，尝作《太白阴经》及《中台志》。后入名山访道，不知其所。但据他自己的《进太白阴经表》及《太白阴经自序》中说：他在肃宗乾元二年（公元759年）曾做过“正议大夫持节幽州军州事、幽州刺史、并本州防御史”等官，在代宗永泰四年（公元765年）还做过“河东节度使都虞侯”。此外，他著作见于记载得还很多，除了上述三种而外，还有《孙子注》，见《道藏》太玄部《孙子》十家注中；《青囊括》一卷，《六壬大玉帐歌》十卷，并见《崇文总目》中；《阃外春秋》残卷，见《鸣沙石室佚书丛编》中。

在我国道教中，对于《阴符经》也非常重视的，常将它和《道德》《南华》视为同等地位的道教经典。宋元名道士中，如王道渊、侯善渊、蹇昌辰、黄居真、任照一等皆曾注过《阴符经》，其书均见今道藏中。据《金莲正宗记》说：王重阳在甘河镇再遇异人所传授给他的秘典，也就是《阴符经》。他的弟子刘处玄也曾经注过《阴符》。但他们大抵都不甚喜欢李荃注，如《云笈七笺》中只收张果注，而不收李注。

补充：关于《阴符经》的注解及杂著，在宋郑樵《通志》上所载书目共有39种之多，明《正统道藏》所收的成书也不下20种，后之学者纵然把这些注解都阅遍了，恐怕仍旧不能明白《阴符经》是怎么一回事。《战国策》言：苏秦得“太公阴符之谋，伏而读之”；而《史记·苏秦传》则言：“得周书阴符，伏而读之。”《隋书·经籍志》有《太公阴符钤录》一卷、《周书阴符》九卷，皆列入兵家一类中，此或是苏秦当日所读之书，但其书今已失传。至于《道藏》中现存之《阴符经》，很容易看出它是专门修炼家言，与兵家无涉，凡以兵家的权谋术数作注者皆文不对题，其间亦有不谈兵而泛论国家政治及人事得失者，都与《阴符经》的宗旨相去甚远。宋儒朱熹虽不识《阴符经》作用，但也有几句好评；而黄震的见解又不及朱子，对于此书的名称尚未弄清楚，就盲目地加以诋毁，更难令人心服。

《阴符经》原文有300余字的，也有400余字的，何种版本为可靠？今日已无从断定。所幸其中要紧的话在各种版本上都一致保存，大体尚无妨碍。惟注解总嫌芜杂，阅之徒乱人意。有些地方，经文并不难懂，如果看了注解以后，再和经文两相对照，就觉得满纸都是荆棘。不知它在那里说什么话？即如经文“君子得之固躬，小人得之轻命”，本意是说正派人得到这个法子，能够使自己身体坚固；邪派人得到这个法子，反而轻易促短自己的寿命；有些版本把“固躬”改作“固穷”，或许因为《论语》有“君子固穷”之说，遂妄改之，但不思与上文“其盗机也，天下莫能见，莫能知”三句怎样可以连在一起？“盗机”的作用和“固穷”的品格究竟有什么相干？又如经文“天人合发”一句，本是修炼家的专门术语，注家不得其解，把它改作“天人合德”，一字之差，竟至点金成铁。而且“天人合发”的“发”字是根据上文“天发杀机、人发杀机”两句而来，若把“发”字改为“德”字，试问有何根据？又如“天发杀机，龙蛇起陆”，原文只有两句，后来各种版本把两句改成四句，而改法又不相同：(1)“天发杀机，移星易宿；地发杀机，龙蛇起陆。”(2)“天发杀机，龙蛇起陆，地发杀机，星辰陨伏。”(3)“天发杀机，星辰陨伏；地发杀机，龙蛇起陆。”现在看他们所添改的四句都不及原来的两句好，反而觉得累赘。原文是“天”与“人”相对待，不需要把“地”排列进去：他们把“天、地、人”三才并列，遂失却原文的意旨。原文“龙蛇起陆”是隐语，不是真有这件事，而他们当真的认为龙蛇在地下潜藏不住，都跑到地面上来了，因此就凭自己的理想，加入“地发杀机”一句；又因“天发杀机”没有下文，变成孤立的句子，于是再用“星辰陨伏”或“移星易宿”以补足原文语气，读者更莫名其妙。又如经文“其盗机也，天下莫能见，莫能知”，而李荃的注本上则多了两个“不”字，作“天下莫不能见，莫不能知”，这是显然的错误，但李荃并未加以校正，而且将错就错的曲为之说，原来是很容易看懂的话，竟弄得非常难懂，所以后人读《阴符经》最好不要看注解。

《阴符经》在唐以前尚未出现于世，据李荃自序云，“得之于嵩山虎口岩石室中”，后人遂疑是李荃自作而自注之，但观其注文与经文常多背谬，如果是他作伪，当不至于自相矛盾如此；而且经文格调有些像《鬼谷子》，又有些像《周易·系辞》，唐朝人不会做这种文章。先秦古籍完整者少，经过后人搜集缀述者很多，《阴符经》究竟出于谁的手笔虽不可知，但原作者最晚也是战国末期的人。因为战国时代有这样风气，凡道家、术数家、方技家等撰著，每喜加上一个“黄帝”称号，意思说，书中记载都是自古相传的名言和经验，希望读者不要轻视，并非教人确信这部书真是黄帝所作。《汉书·艺文志》所列各家书目，其中有21种书托名于黄帝，今只存《黄帝内经》一种，其余各种都已亡佚。官家收藏之书，年代久远，尚且不容易保存，何况私人的抄本。《黄帝阴符》若非藏在嵩山石室中偶尔被李荃所发现，当早就和《太公阴符》《周书阴符》同归泯灭了。

太平经

《太平经》是东汉于吉所传《太平青领书》的简称。它是东汉方士们的著作，是最早的一部道经。据范晔《后汉书・襄楷传》说："桓帝延熹九年（公元166年），襄楷上疏曰：'臣前上琅琊宫崇受于吉神书，不合明听。'复上书曰：'前者宫崇所献神书，专以奉天地、顺五行为本，亦有兴国广嗣之术，其文易晓，参同经典。而顺帝不行，故国胤不兴。'"《襄楷传》又说："初，顺帝时，琅琊宫崇诣阙，上其师干吉于曲阳泉水上所得神书百七十卷，皆缥白素、朱介、青首、朱目，号《太平青领书》。其言以阴阳五行为家，而多巫觋杂语。有司奏崇所上妖妄不经，及收藏之。后张角颇有其书焉。"同书唐章怀太子李贤注说："神书即今道家《太平经》也。其经以甲乙丙丁戊己庚辛壬癸为部，每部一十七卷也。"

此书最早见著录者，晋葛洪《抱朴子・遐览篇》所载道教书目，其中有《太平经》50卷，又有《甲乙经》170卷。在西晋时期，《太平青领书》已经叫做《太平经》了；它为什么又有《甲乙经》之名呢？《太平经》是它的本名，《甲乙经》则因它分为甲乙丙丁等10部而得名。至于50卷和170卷的卷数所以不同，料想当时就有两种传本。

现在《道藏》中的《太平经》就是《太平青领书》所流传下来的残本和五代时间丘方远《太平经钞》的合编。但这里所说的《太平青领书》是否全为于吉所传的原本呢？当然其中不免有后人改写增窜的地方，可是大体上还保存着东汉晚期著作的本来面目。现传《太平经钞》中的第一章，即有人认为是后人窜入的；又如《太平御览》（据涵芬楼影印宋本及清人鲍廷博刊本）卷666所引《太平经》中的神仙方士传记竟涉及到魏晋南北朝人，更显然地看出其中有混乱之处。

《太平经钞》即是《太平青领书》的节本，不过因为《太平青领书》流传日久，散失不全，在后来编纂《道藏》的时候，使将两者合而为一了。据宋贾善翔《犹龙传》卷四说："今于正经外，又有《太平（经）钞》十卷，不著撰人名氏。"宋邓牧《洞霄图志》卷五则说："先是《太平青领书》自汉于真人传授，卷帙浩繁，复文隐秘，先生（指闾丘方远）抄为二十卷，文约旨博，学者便之。"但前者说10卷，后者则说成20卷，疑卷数有缺。

据本会陈撄宁会长考证，现传《太平经》中还包括了部分的《太平洞极经》在里面，全书中曾有二十几处引到《洞极经》的话。

《太平青领书》的作者是谁？陈撄宁会长说：这一部书是脱胎于西汉的《天官历包元太平经》，《天官历包元太平经》又是根据秦汉之际燕齐一带海上方士所传授的资料而编写出来的，此书当初只有12卷，因为秘密相传，日久年深，传经者各自运用手笔，逐渐地使它篇幅扩大，数量增多，遂成为后来170卷的巨著。所以我们在这里也就不妨说它是东汉方士们的著述。

《太平青领书》的卷数，传说不同，但较多的说法，则为170卷，其书分甲乙丙丁戊己庚辛壬癸十部，每部为17卷。现在《道藏》中的《太平经》共为67卷；但其中还包括了《太平经抄》10卷，所以实存的《太平青领书》残本只有57卷。

《太平经》的基本内容，前面《襄楷传》襄楷疏中说，是"专以奉天地，顺五行为本，亦有兴国广嗣之术"。范晔说，是"以阴阳五行为家，而多巫觋杂语"。《神仙传》说，是"专论阴阳、否泰、灾眚之事，有天道，有地道，有人道，云治国者用之，可以长生，此其旨也"。他们的分析，大致是对的，不过这一部书内容庞杂，思想观点常有一些自相矛盾的说法。总的说来，它是我国古代道家和阴阳家的余绪，而更多地渲染了当时的巫觋方士，图书谶纬的色彩，因此就驳杂不纯了。

《太平经》中关于"道"和"道、德"的思想，继承了老子的说法。如在《太平经抄·乙部》中说："夫道何等也？万物之元首，不得名者。"又说："道无所不化。"《太平经抄·乙部》又有几处说："君宜守道，臣宜守德，道之与德，若衣之表里。""夫君贵道德，下刑罚；小人反，下道德，上刑罚。""夫王者静思道德，行道安身，求长生自养。"这些都是道家的传统观念，《太平经》并没有打破这个圈子。所以有些近代学者们说，这一部书是上承老子遗教。除了"道德"而外，《太平经》更着重于老子所常说的"自然"和老子还未曾说过的"元气”，如《太平经钞·乙部》中说：“元气自然，共为天地之性也。”又说：“故元气乐即生大昌，自然乐则物强。”它认为“元气”和“自然”是天地的根本；万物的昌强，都要以它为转移。所以又说：“元气打道，以生万物。”“故元气守道，乃行其气，乃生天地。”将“元气”和“道”说成并行不悖的两种事物；此处所谓“道”似乎专指自然变化的规律而言。它所说的“元气”，实际上不过是老子“道”的意思，也并非奇特。同时它又将“神”和“道”两者联系起来，如在《太平经抄·乙部》中说：“与道合同，录身正神。”又说：“阳者为道，阴者为刑。阳者为善，阳神助之；阴者为恶，阴神助之。”在《太平经》中不少地方表现出宗教唯心论和有神论。

《太平经》的社会思想认为天人一体，人的一切能够影响天道；人治不和，天必降以灾祸，小至损伤疾病，大至灭国亡家，都与此有关。如《太平经抄·乙部》中说：“天人一体，可不慎哉！”又说：“太阴、太阳、中和三气共为理，更相感动，人为枢机，故当深知。”又说：“作道治正，当如天行；不与人相应，皆为逆天道。”

此外，《太平经》中还提到不少的道家修养方法，其中主要的就是“守一”。“守一”的名词最早见于《庄子》，不过《太平经》中的“守一”是更浓厚地渲染了神道设教的色彩，如《太平经圣君秘旨》中说：“守一既久……群神将集，故能形化为神。”又说：“守一大法，凡害不害……百神千鬼，不得相尤。”

《太平经》的流传，可以分为两个阶段：（1）在黄巾张角的太平道兴起以前，这部书一向是秘密相传的。在历史上可考的传经人有甘忠可、夏贺良、帛和、于吉、宫崇等人，其中最主要的当然还是于吉，我们在前面已经谈到他受经和演经的记载。《三国志·孙策传》注引《江表传》说：“时有道士琅琊于吉……往来吴会，立精舍，烧香，读道书，制作符水以治病，吴会人多事之。”这里所说的道书疑即是《太平经》。自黄巾失败以后，《太平经》虽成了禁书，但我们相信它一直还流传在民间，因为《抱朴子·遐览篇》中曾有过著录。（2）《太平经》的再度出现，是在南北朝时期，《道学传》卷十五说：“梁初，昆仑山渚平沙中有三古漆笥，内有黄素写干君（即于吉）所出《太平经》三部……（桓）闿因就村人求分一部，还都供养，先呈陶（弘景）君。陶君云：此真干君古本。”又，《太平经复文序》中也说：“南朝丧乱，《太平》不复行；暨梁，陶先生弟子桓法闿……于溪谷间得《太平》本文。”从此《太平经》再传于世。

历代以研究《太平经》而著名的，前后有二人：第一个是南北朝陈宣帝时候的名道士周智响，《太平经复文序》中说：“周智响善于《太平经》义，常自讲习，时号太平法师。”第二个则是晚唐时期的闾丘方远，这在前面已经谈到，此处不再多述。这部书一直流传到宋元时代，还是完整不缺的，《宋史·艺文志》和元·马端临《文献通考》中都曾有著录，而且还都是完整的170卷。它的开始残缺，大概是在明代，虽然白云霁《道藏目录详注》著录仍为170卷，但《正统道藏》中的《太平经》第一至第十卷则已非《太平经》原文，而为《太平经钞》了，此书的残缺，应始于此时。清代贺龙骧刊印《钦定道藏全书总目》时，《太平经》仍存119卷。他在《国朝坊刻道书目录》中还著录了《道藏》以外的坊刻本《太平经》100余卷。可惜今已不见。只有《正统道藏》的57卷本，是现存《太平经》的惟一传本。

此外，在《道藏》中还有《太平经圣君秘旨》，它和《太平经钞》一样，也是《太平经》的节本，内容着重于《太平经》中修养法资料的收集。据《太平经合校·前言》中悦，疑还是闾丘方远所选辑。此外，如《云笈七签》《要修科仪戒律钞》《道典论》并其他各道书中也有一些《太平经》的佚文，值得参考。

黄庭经

《黄庭经》为我国早期道经之一，现传《黄庭经》二种：一为《太上黄庭内景玉经》，一为《太上黄庭外景玉经》。另有《太上黄庭中景经》一种，疑为后人著作，仅见《道藏》中；一般提到《黄庭》，大抵都不包括《中景》在内。

《内、外景经》中，首先出世的是《外景》，所谓《黄庭经》实在就是它的本名。后来因为又出现了《内景》，《外景》的名字即从此替代了《黄庭》本名，所以《黄庭经》也就成为两者的总称，又是它们的简称。

《外景经》在晋葛洪《抱朴子·遐览篇》中曾有著录。《抱朴子》成书于元帝建武中（公元317—318年），《外景》此时已有传本。宋欧阳修在《删正黄庭经序》中说：“世传《黄庭经》者，魏晋间道士养生之书也。”所指的便是这一部书。又世传此书系由晋代魏夫人（名华存）所流传下来的。《外景经》的出世时间，大约在西晋初年。其书到了西晋末年已非常流行，如宋欧阳修即曾亲眼见到永和十三年（公元 357 年）的《黄庭》石本。晋代著名的书法家王羲之也曾经写过《外景》。

这一部书的作者，在经文中说："老子闲居作七言，解说身形及诸神。"是托言老聃所著，但《外景》传人之一的王褒，在唐释道世《法苑珠林》卷六十九中，说他曾撰《洞玄经》，我们疑此经系出王褒之手，但此人并不是西汉末年的词赋家王褒，而是一个和撰作《化胡经》王浮一样的魏晋间道士。

《内景经》据务成子注叙说，它一名《太上琴心文》，一名《大帝金书》，一名《东华玉篇》。《云笈七签》说，其书也是魏夫人所传，但《上清经》是授自王褒，《内景》则授自旸谷神王。

其作者，经文托言为玉宸君。但根据经中提到了《洞玄经》，又提到了《大洞经》，两者都是南北朝时期所流行的道教经典。又经内所提到的一些神名，如玉宸君、玉清虚无老、紫清上皇大道君都是南北朝以前不曾有过的神名。又如第三十六章说："《黄庭内经玉书》畅，授者曰师受者盟，云锦凤罗金钮缠，以代割发肌肤全，携手登山歃液丹，金书玉景乃可宣。"更是陆修静以后才出现的道教中的繁文缛节。同时这一部书在《旧唐书》中还没有著录，所以它的出世时间最早也在南北朝以后，而极有可能是出于晚唐五代的道流之手。我们所见到《内景经》最早的本子就是《云笈七签》中梁邱子和务成子的注本。

《中景经》在宋郑樵《通志》中曾有著录，今《道藏》中有李千乘注本。其书作者无考，注经人李千乘的时代、身世亦不详，惟李书在《宋史・艺文志》有著录，其人似为南宋以来道流。

《黄庭经》的内容，是一部专谈养生方法的道教经典。它的理论和我国古代的医家学说有关。

《黄庭》两个字的本义："黄"在五色中是代表中央的颜色，所以"黄"字在这里是隐喻"中央"的意思；"庭"为阶前空地，它表示身中部位，也隐喻着"中空"的意思。"景"字一般作"景象"解；"黄庭外景"四个字联系在一起，就是说修养功夫的"中空景象"。换句话讲，也就是静功做到玄关出现时的一切景象。若要附会其说，则老子《道德经》中所谓"窍妙""谷神""玄牝"等名词，亦可作为"黄庭"同样的解释。《外景经》中说："扶养性命守虚无，恬淡无为何思虑"，"恬淡无为守德园"，"清静无为神留止"。老子的清静无为就是《黄庭经》中神气合一的基本法则。

同时，它还更具体地提出了所谓“内观”，或称为“内视”的修养方法。经中说：“窥视天地存童子”，“坐于庐下观小童”。这里所说的“天地”，是指自己的身体；“童子”也就是说内观的时候要恬淡无欲像童子一样。“内观”在经中又常说成“存神”，它们的意思是差不多的。如《内景经》中说：“泥丸九真皆有房……但思一部寿无穷。”即指的是存神方法。

此外，经中还提出了一些有关修持的重要问题。如说：“仙人道士非有神，积精累气以成真，人皆食谷兴五味，独食太和阴阳气”，“嘘吸庐间以自偿，保守完坚身受庆，方寸之中谨盖藏，精神还归老复壮”，是说明呼吸服气和养生的关系。如说：“口为玉池太和官，嗽咽灵液灾不乾，体生光华气香兰，却灭百邪玉炼颜”，“取津玄膺入明堂，下溉喉咙神明通”，是说嗽津的功效。如说，“长生至慎房中急，何为死作令神泣，忽之祸乡三灵灭。但当吸气炼子精……专闭御景乃长宁，保我泥丸三奇灵”，“急守精室勿妄泄，闭而宝之可长活”，是说养生必须断欲，这也是魏晋以来方士所主张的“还精补脑”的思想。关于养生方术中在身体上应当重视的某些部位和它们彼此间的关系，经中也都一一提及，如所说泥丸、关元、丹田、命门，都是身体中不可忽视的部分；又如它也说明了心和舌、肝和目等类生理上的相互关系。总的来说，这部书是有一定内容的，但术语连篇，措词晦涩，常使读者不易理解，所以历来传授《黄庭》的人都采取了持诵的方法。

《黄庭经》传本很多，在历代名人法帖中，王羲之以后，有六朝人写本的《黄庭》；唐代书法家褚遂良，宋代书法家米芾、黄庭坚等也都曾经写过它。所以这一部道经，不但是在道教中，即在文人学士的阶层里也是非常流行的，如唐李白诗中有：“山阴道士如相见，应写黄庭换白鹤。”宋陆游诗有：“白头始悟颐生妙，尽在《黄庭》两卷中。”

《黄庭经》现存的最早注本，也是最通行的注本就是的面已经提到的梁邱子、务成子注本。清人董德宁在他的《黄庭经发微》凡例中说：《黄庭》注本，“世之所行者，皆梁邱子所注；即偶有别本，亦是从梁注所出”。这是确切地说明了梁注本的流传情况。

梁邱子和务成子的时代身世均无考，据近人考证认为他们是南宋以前的道流；但这话说得太笼统一些，我们因为此书曾见于《云笈七签》，并且在郑樵《通志》中有过著录，疑心他们是五代时人。

《黄庭经》的卷数，从来没有定说，较早的记载作一卷或二卷不等，《唐书·艺文志》中《老子黄庭经》作一卷；前述陆游诗则作二卷。一般《内景》不分卷，但里面却分作 36 章。《外景》三卷，不分章，但也有些本子不分卷而分做 24 章。历代名道士及著名道教家注《黄庭》的也很多，如金代的刘处玄，明代的陆西星，清代的李涵虚等皆曾注过《黄庭》。后来的道教全真派中更以它作为讲习功课之一。

清静经

《清静经》全称为《太上老君说常清静妙经》，后来道教中则简称为《清静经》，又称为《常清静经》。道教全真派曾以它作为日常持诵的功课经之一；他们在领受初真戒时也必须要善持此经，所以它在后来道教中被视为一部非常重要的经典。

《清静经》在宋郑樵《通志》中曾著录董朝奇等六家注本，经名作《太上混元上德皇帝说常清静经》，其书今均不传。今《道藏》中有白文本及各家注本共 7 种，经文 391 字，经后有仙人葛翁、左玄真人、正一真人三篇赞语。

《清静经》的作者，据经文起句为“老君曰”，系托称老君所著。葛玄赞说：此经是东华帝君所授，皆口口相传，不记文字，他才书而录之，因以传世。所以后来道教中都相信它是晋葛玄所传。但宋代学者黄震在论《阴符经》文中说：“后世有伪为道书者曰《清静经》。”已肯定它不属早期道经；近代学者更认为它是唐、五代以来道流所作。现传《清静经》注本，最早的是五代杜光庭注本；此外，《道藏》中还有无名氏注本，注中列举持诵此经的实验，其故事多出唐代。同时我们所看到的最早刊本，有宋太平兴国五年的石刻本，以上关于《清静经》出世时代的论断，大致是可相信的。但在《云笈七签》卷十七有《老君清净心经》，其书并见《道藏》太清部，经文约 600 余字，它的内容和现在流传的《清静经》基本相同，两者的关系如何？孰先孰后，是谁因袭了谁，这一点也值得考证和研究。金元以来的名道士都很重视《清静经》，如金代的侯善渊，元代的王玠、李道纯等都曾注过此经，因此，它即更普遍地流传开来。

《清静经》的内容，以发挥“清静”两字为主，简明地叙述了道家修养方法的基本原理，它认为修养方法主要是清静，静到极处，就是“心无其心”，“形无其形”，“物无其物”，“唯见于空”。甚至“观空亦空……无无亦无”的时候，则四大都无，性光常照而入于“常静常应”的境地了，如此，也就是入道。它的说法，主要是根据老子清静无为的理论；但它只片面谈到了修性，过分强调“心”的作用，而忽略了道家传统的修命一面。总的来说，此经言简意赅，确能指出“清静”中自己受用处，并无其他荒诞无稽的神话，在道经中尚不失为纯正的作品。

《清静经》的传本，在道教讽诵时所使用的大都为白文本；注本中所最通行的是水精子增注的《混然子纂图本》。

混然子就是王玠，元长洲人，亦云善化人，字介玉，一字道渊，是当时的名道士，著述很多。他所纂经图，明白易晓，条理畅达，融会贯通，很能说明经中微奥，其书存《道藏》中，但水精子增注本已于王图略有改异，然大致还不失王本旧范。

水精子，时代身世未详。据我们推想，大概是明、清间人，如经注中所引“观音古佛”的称号，则是明中叶以后才出现的称号。

高上玉皇本行集经

《高上玉皇本行集经》一般简称为《皇经》它是现在道教中主要的一部经，每逢较大的道教节日，他们一定要吟诵此经。

《玉皇经》最早见于《道藏》，它出世时间不详，作者亦无考。经卷前有托名天枢上相张良的序，后面还有他的奏陈表文。据近代学者考证，有人认为是隋唐道流所作。

“玉皇”这一个名称最早见于六朝人所撰道经中，《云笈七签》引《大洞经》说：“玉清文始东王金晖仙公号曰玉皇二道君。”《真灵位业图》中在“上皇道君”之次也有“玉皇道君”的名位。《真灵位业图》相传为梁陶弘景所撰。当时玉皇的地位并不是独一无二的最高尊神。后来唐人诗中也常常出现这个名称，韩愈《李花诗》说：“夜引张彻投卢同，乘云共至玉皇家。”柳宗元《界围岩水帘诗》说：“忽如朝玉皇，天冕垂前旒。”更为脍炙人口的是元稹的诗：“我是玉皇香案吏，谪居犹得住蓬莱。”从以上诗中口气来看，此时玉皇的地位升了格已经成为宇宙间的第一尊神。但正式提出玉皇尊号的，还是在宋代。《宋史·礼志》说在真宗祥符五年（公元 1012 年）上玉皇大帝尊号为“太上开天执符御历含真体道玉皇大天帝”。徽宗政和六年（公元 1116 年）再上玉帝尊号为“太上开天执符御历含真体道昊天玉皇上帝”。俗传“玉皇大帝”的名称系开始于此时。道教中普遍地供奉玉皇，则时代更后，而是在明朝初年；从那时起各地道观中才更多的构建了玉皇阁和玉皇殿。在道教派系中首先讽诵《玉皇经》的，一般传说始于全真派。根据以上资料来看，《玉皇经》是有极大可能性为明代人的著作，最早当也不会早于宋代。

这一部道经，因为它是经忏中的讽诵经典，所以没有什么思想内容可言。全书分为三卷五章，即“清微天宫神通品第一”“太上大光明圆满大神咒品第二”“洞玄灵宝玉皇功德品第三”“天真护持品第四“、“洞玄灵宝报应神验品第五”等五个章节。其主要内容就是述说玉皇的来历和正告读经的信男善女们要重视这一部经典，最后更提出了一些持诵灵验的事例；这些事例是假托唐代故事。从这里我们也可以看出，本经作者的撰作目的，就是希望大家将它看成隋唐以前的道经；这更显然地证明它是述作于隋唐之后了。经中还说：“味之者可以神治太和，诵之者可以心离诸漏，神功妙范，诚修真至命之密言也。”同时在它的第二章中还有不少的符和咒，所以它即自然地发展成为后来道教中最主要的一部讽诵经典了。

本经体例大致模仿释典，在隋代佛藏中有一部《佛本行集经》，这大概就是“玉皇经”所以叫做“本行集经”的来由。

《玉皇经》的最早传本，就是《道藏》本，也就是前面所说天枢上相的张良校正本；但一般讽诵时的经卷本，则全为白文。此外还有一些乩注本，它们大概都是明代以后人们的伪托之作。

分析道教界今昔不同的情况

陈撄宁会长在政协全国委员会三届三次会议上的发言

主席、各位代表、各位委员：

在未听周总理报告以前，关于我国对外政策和国内三面红旗的任务，我本有许多话想说，自从听过总理两次报告以后，凡是我心里蕴藏的疑团，报告中都已得到解决，所以我就无话可说了。这两种报告，简直是我国今日的政治教科书，值得我们好好的学习。

还有政协陈副主席报告两年来工作总结和今后应当做的几项工作，我完全同意。

政府今日发扬民主作风，叫我们对于政府工作尽量地批评，不必稍存顾虑。我看十余年来政府工作都是大公无私，处处为全民谋福利，成绩早已有目共睹，但因我国过去的经济基础十分贫乏，再加连续三年的自然灾害，给各方面带来一些暂时困难，幸由政府领导着全国人民努力予以克服，目前颇有好转的气象。这次政府工作报告，我已经读了几通．中央首长们勇于负责的精神，使我良心上受了极大的感动，实在提不出什么意见。

我在政协名单上列于宗教组，已往几十年我喜欢研究道教中自古相传的学术，因此认识道教朋友很多，近五年来又在中国道教协会工作，关于道教界今昔不同的情况，比较能够深入了解，现在就我本工作岗位上说几句话，以供大会诸公关心道教者参考。

我国目前正当社会主义建设阶段，各界人士都在鼓足干劲为社会主义总路线服务，道教界当然也不在例外，所以我们就不能用旧时代的眼光来看新时代的道教。

道教是汉民族自己的宗教，它没有世界性，在国际上不发生重大关系。道教中人大概都是倾向保守，因此他们的人数本来就不多，清代光绪年间听老一辈说，那时全国道教徒只有八万人左右，后来更是越过越少；在解放前几年，他们自己估计，全国道教徒人数仅及光绪年间的十分之五；去岁中国道教协会召集全国道教代表会议时，大家估计现在道教徒人数比解放前又减少了一半（社会上信仰道教学术的人士，其数比正式道教徒要超过几倍，今不算在内）。

往昔各大城市及人口繁密的乡村，总有道观（大庙）、道院（小庙）、或俗家道士（无庙）杂居其间，可以说，某处有医生，某处就有道士，医生为病人服务，道士为亡人服务；凡是带有服务性的行为，在社会上都承认它是一种职业，因此，道士也就职业化了。道教本旨并非专为度亡而设，后来道士所以变成职业，不能不说是社会心理的反映；群众既然相信超度这件事于亡者有利，道士也乐于接受群众的邀请，以便解决自己生活问题。其他非职业化的道士大概都是靠香会、施主、庙产为主；游方道士也有借医（卖草药）卜星相以博暂时糊口之资的，但是极少数。

自辛亥革命以后至全国解放以前，各省军阀的混战，反动派挑起的内战，反对日寇侵略的抗战，三十年中没有停过，国家风雨飘摇，百姓流离失所，活者尚且自顾不暇，哪有余力顾到死者，民间对于职业道士的需要范围，就一年比一年缩小，他们纵或不为饿殍，也得改业谋生。再加农村破坏，香会不能按期举行；经济萧条，施主无法解囊乐助；仅靠庙产收入，又不及往年之多，非职业道士也大受影响（几个畸形发展的市区在例外）。这些就是解放前道教人数所以减少的原因。

再看解放以后至于今日，国内呈现了从来未有的安定，经济基础十分巩固，人民生活都有保障，为什么道教人数减少的趋势并未曾扭转？我们应该从两方面看问题：在社会方面是，科学知识日益普及，群众觉悟日益提高，生者既不需要于杳茫中求安慰，死者也不需要在神座下求超升，人民信仰的程度就随着日益薄弱；在道教徒本身方面是，长期经过学习，努力自我改造，思想耻于落后，还俗准许自由，他们追求幸福的将来，当然不屑留恋过去。这些就是解放后道教人数所以继续减少的原因。

观察前后两种原因，前一种是社会破坏，后一种是社会进步；前一种显示人民生活穷困，后一种显示人民觉悟提高（道教徒也包括在内），前一种现象令人悲观，后一种现象又使人乐观，道教人数减少，在近五十年来虽然前后相同，而其所以减少的原因，则极端相反，研究现代道教史者应有两种不同的看法。

有人不免要问：照这样看法，无论社会情况是混乱或是安定，道教徒总是逐年的减少下去，那末，我国有两千五百年历史的道教（从东周老子时代算起），岂非注定要消灭吗？我对于这个问题，也有两种看法，一是道教的形式，一是道教的精神。即如出家与在家、蓄发与剪发、吃素与吃荤，道装与便装，以及斋醮祈祷、诵经礼忏各种科仪，这些都是道教的形式；又如气功疗病（如吐纳、调息、行气、布气、聚气、散气、六字气诀，十六字诀等），动功健身（如按跻、导引、五禽戏、龙虎功、八段锦、太极拳等），静功养性（如止念、存神，守中、抱一、定观、坐忘等），药食延龄（如各种丹药法、各种服食法等），其他高深的如内丹、外丹、老庄哲学，尚未包括在内，这些都是道教的学术，而道教的精神也就寄托在这些学术上面。形式随着时代的进化，不敢保证它永久不变；学术因为群众所需要，非但能够长远流传，而且将来还可以逐渐发展，只要道教学术一日存在，道教精神也就一日有所寄托，我们何必预抱杞人之忧？

全国道教徒现在情况，其中百分之九十几都有正当职业：他们散居在乡村的，就参加人民公社和农民一样的劳动，若道众比较集中的地方，自己还组成农业生产队（例如湖北黄陂木兰山、西安八仙宫等处）；住在名山道观的，就从事于育护森林及种植果树（例如四川灌县青城山、陕西周至县楼观台、辽宁千山、山东崂山、江苏茅山等处）；住在城市的，多参加手工业或小工厂（例如杭州女道众织布、上海女道众织袜、武昌女道众做纸盒、沈阳男道众为塑料厂工人）；住在郊区近城市的，就大量生产蔬菜（例如北京白云观、西安八仙宫），住在名胜风景区的，都是为游客服务（例如四川青城山、杭州玉皇山、黄龙洞等处，西岳华山道士几年前就把“华山服务社”牌子挂出来了）；还有其他特殊的，也是因地制宜，各尽所能，如成都青羊宫道士，向来以专门园艺技术出名，他们就制造盆景，培养四时花木，以供城市美化之用；江苏茅山道士在当地政府支持下，成立了烤胶厂（用土产毛栗壳熬成胶，为制皮革工业及油漆工业所需要）；茅山野生草药，种类繁多，他们大半都能认识，并且准备设法保护药草根苗，勿使中药来源断绝。以上所举例子，略见一斑，全国各地方诸如此类的情况尚多，未能悉举。

回忆解放以前几十年间，据我亲眼所见，全国道教徒在社会上没有出路，在政治上没有地位，处处受到人家歧视，若要还俗就业，恐不免被群众所讥笑，而实际也无业可就；若仍旧困守本行，又苦于这件事太无意味，反落得一个靠迷信吃饭之名，以致光阴虚度、郁闷终生者不在少数，因此道教中就埋没了一些有用的人才。这项损失，应该归咎于已往社会制度不良，非道教本身之过。

解放后十余年来，我国社会制度起了根本变化，道教虽还是那个古老的面貌，而道教徒的面貌却是焕然一新。已往到各处云游挂单的，现在已成为某一处固定的劳动力；已往不事生产的，现在也获得先进生产者荣誉；已往悲观厌世的，现在对前途很抱乐观；而且出家与返俗绝对自由，方外和方内一律平等，道教中人有做各级人民代表的，也有做省市政协委员的，丝毫不受歧视。他们经过长期学习，大部分人已认识到整个国家命运就是道教徒自己的命运，只要一心一意靠拢了党，服从领导，积极参加社会主义建设事业，能够做到维护群众利益，个人利益也就在其中，今后用不着再为自己个人打算。其中思想搞不通的人未尝没有，但就全体而言，只居极少数，他们将来也还有逐渐自我改造的可能。以上就是今日道教界的普遍情况。

目前道教人士所最关切的问题，不在宗教生活的外表形式，而在优良传统的学术精神，很想继续把它发扬光大，为人民长寿健康作出一定的贡献。中国道教协会有责任帮助他们实现这种愿望，并得到政府大力支持，因此就拟定了“培养道教知识分子计划大纲”，准备于最近期间开办“道教徒进修班”，其中课目分三大类：（1）普通课目，如道教真义、宗派源流、主要经典、道教仪范等；（2）高级课目，于普通课目外再加道教历史、道教名人传记、老庄哲学、诸子百家精华等；（3）专门课目，如动功、静功、气功、医药、针灸、内丹、一切却病延龄修养方法；此外尚有政治学习和劳动实践。

道教徒进修班有两种目的：（1）培养道教一般知识分子，将来分配在各处道教名山、各大宫观，担任管理及本教事务工作；（2）培养道教专门学术人才，以便进一步深入研究，继承和发扬道教优良传统。入进修班者以正式的青年道教徒为限，学习期间是用师父带徒弟方式，与学校性质不同。

道教协会内部研究工作，同时也在进行。研究的重点放在我国两千五百年以来道教历史和四千七百余卷《道藏》全书上面，但因头绪纷繁，今日未能一一详述。

中国道教协会第二届全国代表会议情况报告摘要

陈撄宁

中国道教协会在党和政府领导之下，于 1957 年 4 月第一次召集全国道教界代表会议，正式成立机构。按照会章规定，每三年召开一次代表会议，修订本会章程和改选负责人，所以第二次代表会议应在 1960 年秋季举行；但自 1958 年起，我国实现了连续三年的大跃进，各地道友响应党和政府的号召，积极参加了伟大的社会主义建设事业，在这个期间大家都很忙。因此，第二届全国代表会议，便不得不推迟举行。

1961 年本会讨论了召开第二届全国代表会议的问题，认为道教界人士，经过了对总路线、大跃进和人民公社三面红旗的学习，在思想认识上有了很大的进步：参加劳动生产的道友日益增加，在改变过去的寄生习惯而走向自食其力的道路方面，也有了很可喜的收获。在这一新情况之下，及时的召开第二届全国代表会议来总结过去的工作，明确今后的中心任务，改选领导机构，进行时事政策教育，增强信心，继续前进，这是必要的；后经常务理事会讨论，决定于 1961 年下半年召开全国代表会议。

会议自去年 11 月 1 日至 9 日在北京举行。代表名额共 103 人，除因事因病请假的四人外，有 99 位代表出席了会议，包括来自全国 26 个省（市）的道教徒代表。其中全真派 85 人（内有坤道 12 人），正乙派 14 人，他们的平均年龄在

60 岁以上。

会议讨论并通过了第一届理事会工作报告和修改章程的报告。中共中央统战部张执一副部长和国务院宗教事务局肖贤法局长也应邀为代表们分别作了关于国内外形势的报告和关于宗教政策的报告。大家经过学习和讨论，表示热烈拥护。会议通过了“中国道教协会第二届全国代表会议决议”，选举了第二届理事 65 人。代表们还在北京白云观举行了祝愿世界和平、祖国富强的道场。会议期间，党和国家的领导人国务院习仲勋副总理、中共中央统战部张执一副部长等接见了全体代表。

由于此次会议遵循了党所提倡的“知无不言”的精神，采用了神仙会的方式，大家精神愉快，心情舒畅，对目前国内外形势，宗教政策、道教前途以及本会的工作方向等问题，进行了充分的讨论。现将讨论情况分别介绍如下：

一、对于目前形势的认识

这几年来各地道友们虽然都参加了当地宗教界的学习组织. 受到了一般的时事政策教育，但是对于国际、国内形势的认识还不十分透彻。代表们听了张执一副部长的报告，认识到当前国际形势的基本特点是“东风压倒西风”，战争是帝国主义的本性，对于美帝国主义的侵略阴谋我们应当提高警惕。代表们全面地认识国内的大好形势，全国人民在三面红旗的光辉照耀下，虽然遭受了连续三年的特大自然灾害，但是工农业生产仍然取得了很大的成绩。会上，大家坚决表示，今后要节衣缩食，和全国人民一同克服暂时的困难。

在讨论张副部长的报告中，谈到思想改造问题。有的代表说，过去不愿听“改造”两字，认为犯错误的人才需要改造，现在认识了改造是一件好事。改造就是学习，不学习就不能为社会主义服务。

二、贯彻宗教政策中的问题

关于宗教政策在各地贯彻执行的情况，这是宗教界人士非常关心的问题，也是这次会议讨论的重点之一，我想比较着重谈谈这一方面的情况。

解放后十余年来，道教界已经发生了较大的变化，已往到处飘泊无依靠的，现在过着安定而有保障的生活；已往不事生产的，现在也参加了劳动生产。而且，出家和还俗完全自由，方内和方外一律平等。在旧社会道教徒受到歧视，在新社会一般的社会地位和政治地位都提高了。道教界人士有做各级人民代表的，有做省、市政协委员的。思想搞不通的人未尝没有，但就全体而言，只居少数，这些人将来也还有逐渐自我改造的可能。

以上基本情况，说明了党和政府的宗教政策在各地的贯彻执行是有很大的成绩的，我们向党和政府表示衷心的感谢！但是，某些地区少数干部未能正确理解宗教信仰自由政策的精神；同时一部分道友对这一政策也缺乏全面的认识。由于这两方面的原因，有些地方曾经发生了一些问题。

代表们听了肖局长关于宗教政策问题的报告后，表示很满意，肖局长很恳切、坦率地解释宗教政策，代表们深受感动，消除了许多顾虑。进一步认识了宗教信仰自由政策是长期的，信教和不信教是自由的，应当互相尊重。并且认识到贯彻宗教政策是干部和教徒双方面的事情。少数干部在执行政策中发生的一些问题，并不是政策本身的问题，而是干部对中央政策学习不够，应当提出善意的批评和建议。

三、对于道教前途的看法

对于道教徒个人的前途，道友们经过几年来政治学习和劳动实践，多数人认识到只要拥护党的领导，坚决走社会主义道路，为社会主义建设贡献自己的力量，他们和全国人民一样，有着光明的前途。但是，道教界人士对于整个道教的前途问题不免忧心忡忡。看到年轻的道教徒差不多都还俗了，剩下的都是老年人，他们后来的光阴也很有限，继承者又无其人，年轻人不愿出家，偶尔有人要来出家，他们也不敢收徒弟。

听了肖局长的报告，经过会议的讨论，代表们认识了时代在向前发展，人民生活越过越好，出家的人和信教的人自然会减少。但是宗教信仰在群众中的影响是相当长期的，因而宗教的存在也可能是相当长期的。现在党和政府又支持本会培养道教青年知识分子的工作，解除了大家那种后继无人的顾虑。

我对于这个问题也有两种看法，一是道教的形式，一是道教的精神。即如出家与在家，蓄发与剪发，吃素与吃荤，道装与便装，以及斋醮祈祷、诵经礼忏等各种科仪，这些都是道教的形式，又如气功疗病，动功健身，静功养性，药食延龄，其他高深的如内丹、外丹、老庄哲学等，这些都是道教的学术，而道教的精神也就寄托在这些学术上面。形式随着时代的进化，不敢保证它永久不变，学术因为群众所需要，非但能够长远流传，而且将来还可以逐渐发展，只要道教学术一日存在，道教精神也就一日有所寄托，我们何必抱杞人之忧？

四、关于本会今后的工作方向

道教协会在1957年4月成立，到二届全国代表会议时已经有四年多了。本会成立以来在团结道教界人士为社会主义建设服务方面，作了一些工作，在推动道教界进行思想改造和参加劳动生产方面，也取得了一些成绩；在学术研究方面，对道教的历史资料也做了一些整理工作。代表们认为这几年道教协会的工作是有成绩的，同时也提出了不少意见。他们批评道教协会和各地道教徒的联系少，除了开会见面，会后缺少经常的联系，上下不通气，不能及时反映道教徒的意见和要求。对于下面反映上来的问题又不能及时解决。

这次会议明确了今后道协的工作方向，决定以研究工作和培养道教知识分子为中心任务。我国道教有两千多年的历史，文化遗产很丰富，道教界人士有义务有责任整理和研究这一部分祖国的文化遗产。今后要有计划、有步骤地搜集、整理资料，开展研究工作。计划在今后几年内编写出一部比较完善的“中国道教史”。为了继承道教的文化遗产，更好地开展研究工作，需要在道教徒中培养出一批具有学术研究能力的人才，今后道协应当担负起这个任务。

本会第二届全国代表会议在11月9日结束，接着召开了第二届理事会，选举了常务理事。根据代表会议决议的精神，常务理事会讨论了以下几项工作：一、道协研究工作计划及1962年的工作任务；二、培养道教知识分子及开办道教徒进修班问题；三、关于保护道教经典及文物古迹问题；四、关于北京白云观管理问题。对以上问题都作了具体规划。现在道协已经着手进行。

本会第二届代表会议得到中共中央统战部和国务院宗教事务局的支持和帮助，会议开得很成功，代表们很满意。一致通过了如下的决议：团结全国道教徒，在中国共产党和人民政府的领导下，和全国人民一道，坚决走社会主义道路，积极参加社会主义建设和反对帝国主义、保卫世界和平的斗争，协助政府贯彻宗教信仰自由政策，加强爱国主义和社会主义学习，结合生产劳动，进行自我改造。

总结此次会议的主要收获是：一、中央统战部张执一副部长和国务院宗教事务局肖贤法局长关于当前形势和有关宗教政策的两个报告，解除了道友们对宗教信仰自由政策的某些疑虑，缓和了会前的紧张情绪，澄清了“中央政策不兑现”的错误认识，密切了道友与党和政府的关系，增强了克服暂时困难的信心，调动了道教界的积极性。代表们普遍表示感激党和政府的关怀和支持，今后一定要听党的话，努力改造思想，为社会主义建设服务。二、通过这次会议，加深了道友们对道协的信任，他们感到道协真正是自己的组织，为他们做了许多工作。有的代表说，过去在思想上与道协有隔阂，今后愿意多联系。有的道友得知召开会议的消息后，来信提出工作建议和有关问题，或抄送所在庙观保存的道经文物清单。半年来道协收到各地代表和道友来信将近200件，这是近二三年来未曾有过的现象。三、进一步了解了各地道教界的情况，为今后工作的开展打下良好的基础。四、锻炼了本会工作干部，增长了业务知识，取得了一些工作经验。

以上是本会召开第二届全国代表会议的经过情况，请各位批评和指正。

在道教徒进修班开学典礼上的讲话

陈撄宁

各位首长、各位道长、各位学员：

道教徒进修班这件事，自从 1961 年 11 月道协第二届全国代表会议之后就开始筹办，中间经过十个月之久，现在正式开学了。我们道教界多年以来的理想和希望总算成为事实了。古代唐朝和宋朝曾经有一个时期注意培养道教的人才，辽、金、元、明、清几个朝代在历史上就没有这件事，辛亥革命以后至解放以前几十年中更谈不到了。只有今日在共产党领导之下，我们已往各人心里所抱的理想才能够实现，大家都一致地感到十分欣慰。假使没有党和政府的大力支持，光靠我们自己力量来办这件事，我想很不容易办到的。我们现在应该对党和政府及直接领导的首长们表示最热烈的感谢。

再谈进修班的筹办经过。道协根据本会宗旨，在去年春天，就提出关于培养道教知识分子的工作，当时曾经草拟了“中国道教协会研究工作及培养道教知识分子计划大纲”。后来又从道协二届全国代表会议的反映和要求来看，道教界目前最关切的问题，就是迫切希望继承和发扬本教优良传统，从而更坚定了我们开展这一工作的信念。自去年二届全国代表会议后，我们就根据会议决议精神，积极筹划开办道教徒进修斑。其目的：（一）培养道教专门学术人才，从事道教学术方面的研究工作；（二）培养道教一般知识分子，从事道教名山，宫观管理和教务工作。

在工作进行中，得到党和政府的大力支持和协助，各位常务理事及道协地方组织积极推荐学员，同时收到不少道友和一般社会人士的来信，要求参加进修班学习。我们按照培养道教知识分子计划大纲所规定的学员条件，选定了进修班的第一期学员。

进修班的教学方法与一般学校不同，它是以师傅带徒弟的方式，根据学员不同情况，成立自学小组，讲授与自学并重，结合研究，循序渐进，逐步培养。学习课目分为三大类：（一）普通课目：如道教真义、宗派源流．主要经典、丛林制度、道教仪范知识等；（二）高级课目：除普通课目外，再加道教历史，道教名人传记、老庄哲学、诸子百家精华等；（三）专门课目：如气功、医药、内丹、外丹和一切祛病延龄的修养方法。此外还有文化课、政治课和参加劳动锻炼。学习期限暂定五年。

以上就是我对进修班情况的简单介绍。现在我想着重谈一谈培养道教知识分子，研究和继承道教学术的意义。

道教是我国汉民族自己创立的宗教，它起源很早，从东周老子时代算起，即有 2500 年历史；若从东汉张道陵创教时算起，到现在也已经有了 1820 年历史。在这样悠久的历史过程中，道教积累了许多丰富的道经典籍和文献资科。现在所保存的明代《正统道藏》全书即有 4700 多卷（包括万历续藏在内），此外散行道书尚多。

若论道教学术思想的渊源，可以追溯到黄老学说及周秦诸子，汉魏以降各个发展时期，又吸收了教外其他的思想，结合教内自己的实践。道教学术内容包括很广，如：气功疗病（吐纳、调息、行气、布气、聚气、散气、六字气诀、十六字诀等），动功健身（按跻、导引、五禽戏、龙虎功、八段锦、太极拳等），静功养性（止念、存神、守中、抱一、定观、坐忘等），药食延龄各种丹药法（各种服食法等），其他高深的，如内丹、外丹、医学、针灸、老庄哲学等，都是道教的学术，而道教的精神也寄托在这些学术上面。其中有很大部分是社会群众所需要的，如针灸、气功、太极拳等，都已广泛地为医疗单位所采用了。老庄哲学也是研究中国学术思想所不可缺少的一部分。

上述道教经典和道教学术，不仅是我们道教的宝贵遗产，也是我们祖国文化遗产的重要组成部分，需要有人整理、研究和继承。但是，目前社会上在这方面的知识专家还不多，道教界在这方面的人材也是很少。为了适应今后事实上所需要，更好地开展道教学术的研究工作，就应该在本教中培养出一批具有一定政治觉悟和道学水平的道教知识分子，以便担负起这项任务。现在第一期学员人数虽然不多，但诸位所负的责任却是很重，希望你们安心学习，刻苦钻研，力争上游，成为道教学术方面的专家，为本教和社会主义文化事业作出贡献，才不辜负党和政府以及全国道友对你们的期望。我的话就讲到这里。

最后，预祝大家在学习上日日新，又日新，并取得辉煌的成绩。

1962 年 9 月 29 日

道藏书目分类

陈撄宁

道藏旧目录共分三洞、四辅、十二类，名称如下：

三洞：洞真部、洞玄部、洞神部

四辅：太玄部、太平部、太清部、正一部

十二类：本文类、神符类、玉诀类、灵图类、谱录类、戒律类、威仪类、方法类、众术类、记传类、赞颂类、表奏类

以上分部之法，体例混乱，芜杂不堪，每欲检阅一书，竟不知此书收在何部，无从寻觅。四辅较三洞亦未见有什么区别。三洞项下虽各分十二类，而四辅项下又不分类，即专用宗教眼光观之，亦觉疏舛可笑。今将七部十二类的旧名目一概取消，只就道藏原有一千五百种（实数只有1476种）书的性质分为十四类。

一、道家类如老子、庄子、列子、文子、淮南子等并各家注解。关尹子乃宋人伪造，亦归入此类。（道家本在道教之先，故列于第一类。）

二、道通类如鬻子、鹖冠子、公孙龙子、尹文子、墨子、孙子、韩非子、鬼谷子、扬子太玄、邵子皇极经世、抱朴子外篇，并各种易经卦象著作。（上列各书虽不专属道家，但与道家相通。）

三、道功类如导引、存想、吐纳、辟谷、服气、胎息、养性、延命、内丹、抱朴子内篇等书。（这一类专在肉体上作功夫，十分之八九是唯物的。）

四、道术类如药饵服食、金石炉火、神丹黄白等书。（这一类专借助于草木

金石，完全是唯物的。）

五、道济类如素问、灵枢、难经、葛洪肘后方、孙思邈千金方、本草图经衍义等书。（这一类都与医药有关。）

六、道余类如黄帝宅经、龙首经、金匮玉衡经、玄女经、白猿经、遁甲、六壬、星历、占卜等书。（这一类书今日无用。）

七、道史类如列传、年谱、通鉴、山志等书。山海经、穆天子传、江淮异人传等入此类。

八、道集类如各家诗文专集等书。金丹歌诀不入此类。

九、道教类如正一、全真两派专讲道教等书。陶弘景的真诰，虽不在两派之内，因其性质相同，亦归此类。

十、道经类如元始、灵宝、太上诸经，皆归此类。凡与修养功夫有关者，虽名为经，不入此类，但须仔细审定。

十一、道戒类如专讲戒律等经书数十种皆入于此。

十二、道法类如道法会元、灵宝大法、三天秘范、灵符秘录等书。

十三、道仪类如济度金书、灵宝玉鉴、赞颂、表奏、忏、仪等书。

十四、道总类如云笈七签、无上秘要等书。

道藏书目索引

（凡已知某一书名，但不知此书在《道藏》全书第几册者，可先查此索引。）

书目索引旧例　皆以首一字相同者排比一处，此法于《道藏》不适用，因《道藏》诸经之名甚长，每有起首三、四、五、六个字全同者，甚有相同十余字之多者，必须一连串地看到末尾几个字，才能够辨别本书是哪一种性质，倒不如用各书名末尾一字作标准，检查时较为便利。《道藏》中有一卷书，书名就占三十个字，若从头上看下去，看到二十八个字，还不能辨别此书的性质，如“太上洞渊三昧帝心光明正印太极紫微伏魔制鬼拯救恶道集福吉祥口口”。

今拟将《道藏》所收一千四百几十种书名末尾一字相同者皆汇集一处，按倒数第二字或第三字笔画之多少，依次排列，以便检查。

原载《道教会刊》第十四期

王伟业校订

卷九

中医针灸静功

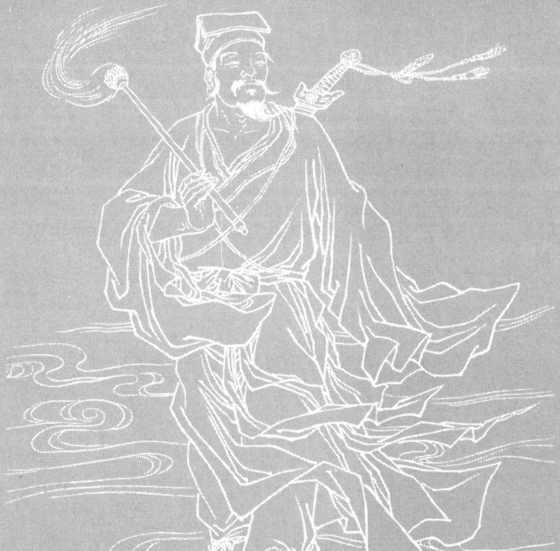

针道秘旨

胡海牙

针灸之道，乃我中华传统医学中不可分割的一部分。然而由于古代医生多有以此为谋生计者，故使此道之精华愈传而愈隐。为了研究针灸学之精髓，使之能更广泛地应用于临床之中，我对此进行过一番探索。并于1953年，邀请先师陈撄宁先生来到杭州银洞桥二十九号慈海医室我的家中，与我共同研究探讨针灸学方面的学理及应用。经过十数年来的多次论证，得到的不过是我们今天《针道秘旨》中不足万言的内容。此篇看似平淡、简单，实是针灸学中的精要，亦是我和老师对中医针灸学研究的成果及我个人多年临床经验的总结。对针灸学的研究和应用，或可有一定的价值。望诸针灸研究者及学习者，勿以此篇短小而轻视之。

一、古今用针之不同

针灸之道，源于“砭石”。所谓砭石，就是用石针扎皮肉治病。《山海经》云：“西山之玉，可以为砭。”

发展到铁器时代，古人改用铁针。开始是用马口铁磨针，磨出来的针很粗，和缝麻袋的针差不多。

发展到现在，除了三棱针以外，全部改为细针。相比之下，根据临床经验，粗针疗效较好。

而且，细针对古人流传的针法也有影响。比如青龙摆尾、白虎摇头、凤凰展翅等传统针法，如果用粗针很容易做出来，用细针就不明显，失去效用。因此，就细针而论，古代针灸中的传统手法，有些已不适用，应当扬弃。

二、禁针与禁灸

古人相传有些禁针和禁灸的部位，均有其形成之原因。比如会阴穴古时禁针（*尤其是女子*），是由于封建礼教的束缚。又如古人禁灸面部，并非灸了会有危险，乃是害怕有损面容的美观。同时更多的禁针穴位，是因为古人用针不慎，出现事故，于是列为禁穴。

现在用针变细，使针刺的危险程度大大降低，只要熟悉解剖学的知识，即使禁针穴位，扎下去一般也没有什么关系。所以不必拘泥古说。

另外，有些地方可以变通施术。比如头部穴位可以斜刺，一则没有危险，二则一针多穴。

三、进针的深度

关于进针的深度，古人留下许多经验，但是不宜拘泥旧说，应当灵活掌握。

比如古人说哑门只能针三至五分深，这一点并不绝对。根据临床经验，再深一点也可以。又如环跳，有云针二寸，有云针二寸半，亦有云针一寸半至二寸半。因人有大小肥瘦之不同，未可一概而论。我的经验，瘦人可针二寸半，胖人需针四寸至六寸才行。

古人进针所以较浅，是因为古时针粗易出事故。如今的针变得细巧，危险性大大降低，所以针深一些也没有关系，但须了解解剖学知识。这是古今针法之不同。

四、取穴的多少

针灸不需要取很多穴位，只需要一个或几个穴位，只要手法正确，即可达到“牵一毫而动全身”的效果。这就叫做“局部针刺，整体调节”。

古云：钉多烂木。针刺太多穴位，出针之时，可能会有忘记拔出的针留在病人身上，给病人带来意想不到的麻烦。

五、得气与不得气

针刺的疗效，决定于是否得气。得气，在病人一般是有酸、麻、胀、沉、抽、颤及触电般等等感觉；医者亦同时得到感觉，有时如鱼吞钩一般，有时针下有气流动等等。不得气，则针下发松发滑。

得气快的病人，痊愈快；得气慢的病人，痊愈慢。

六、留针与不留针

针刺的关键，在于得气与不得气，并不取决于留针时间的长短，故此留针没有多大意义。而得气与否，则取决于手法，手法正确，病人及时得气，就不要留针，出针即可；病人难以得气，仍需多用手法，使之得气，然后出针。

古代并无留针之说，而以得气为原则。《灵枢·九针十二原篇》中说：“刺之而气不至，无问其数。刺之而气至，乃去之，勿复针。针各有所宜，各不同形，各任其所为。刺之要，气至而有效，效之信，若风之吹云，明乎若见苍天，刺之道毕矣。”

七、晕针之说

针刺有时会发生晕针，一般是由于病人体虚，受不了得气的反应，针后会有头晕脑涨、恶心欲呕之感，甚至发生休克。也有的病人怕针，见针就会头晕。

根据临床经验，越是晕针的病人，病好得越快，因为晕针说明病人得气而发生作用。清代中医李守先著《针灸易学》云："晕针者，必获大效，以血气交泰之故。俗云针不伤人，此之谓也。"

针灸书上说，救治晕针，要扎人中或足三里，其实多此一举。既然晕针是由于针刺所致，现在又加针刺，企图救醒病人，岂非自相矛盾?

对于轻度晕针者，起针之后，只需让病人平躺，不放枕头，脚部垫高，使血液回流，补足脑部供血，这样过一会儿就能恢复。或者用热毛巾敷头，也可帮助恢复。再严重一些的晕针，起针之后，以指甲速掐患者的中冲穴，使之醒来，然后喝杯热水，最好是糖开水，可以解除晕针。

八、补泻之说

先辈说过，针刺无补，全是泻。连续扎针一个月，再去称体重，肯定减轻，这就是泻而不补的道理。因此有人研究针灸减肥，效果也很好。

针灸书上讲的所谓迎随补泻、呼吸补泻、捻转补泻等等，其实临床意义不大，纸上谈兵的成分居多。

自古以来，针灸分为两派，一主补泻，一主手法。即使就补泻而言，没有手法，也做不出来。所以归根结底在于手法，手法是针灸的灵魂。

旧社会的医生为了谋生，一般对手法都很保密，所以医家多言补泻，讳谈手法。遂使补泻之说成为"显学"，而懂得"朴学"（手法）的人少之又少。

九、人神之说

古时针灸有人神之说，谓人神走至人身某处，针着即死，故当避之。这种说法在针灸界颇为流行，就连药王孙思邈也受其影响，写入《千金方》之中，更加成为雷打不动的信条。

其实人神之说，缺乏科学根据。如按古代人神说法“初一在足大指”，可是扎着并不会出现问题。

那么，有时下针之后，病人发生死亡，是怎么回事呢？可能是碰到胸腺体质的人，这种人不宜下针，针之而亡，并非人神作怪。人神之说可以休矣！

十、灸的作用

灸法，由于直接作用于人体皮肤上面，起到疏通气血的作用，因此效果很好。我曾治过一个黄疸病人，经过服用中药而愈。但是不久后患有便血，服用各种药物无效。改用灸法，在命门、肾俞同时灸之，共灸七炷，一次痊愈。

十一、进针与出针

有的书上讲，进针之时，先让病人吸气或咳嗽一声，同时针入经穴，这样可以转移病人的注意力，使其放松而不紧张，克服有些病人的怕针情绪。

出针之时，对于外关、太阳等容易出血的部位，要在出针后捺住穴眼。其他不出血的穴位，捺一下也可以。

十二、七字手法

古人流传下来许多手法，有些已不适用。根据我的临床经验，七字手法已够用。

七字手法，即进、退、捻、捣、弹、卧、探七法。下边分别解释：

进：插针进入。

退：提针退出，或不出皮肤。

捻：转动针体。

捣：上下抽动。

弹：指弹针柄。

卧：留针或斜刺。

探：搜寻感觉。

以上手法，可以运用到一切针法之中。李守先《针灸易学》云："明于穴而手法不明，终身不医一病。"指出了手法的重要性。

十三、针灸与方药之比较

中医方药里边所用汗、吐、泻、和之法，针灸里面都有，这完全取决于手法的正确运用。

对于中暑的病人，要用放血疗法，释放血管内部多余的碳气，此即泻法。

有的时候，用重手法，病人反应强烈，会使病人濒临休克状态，上吐下泻，大小便都能下来，此即吐法。

和法就是平补平泻。

所以针刺治病，如同中医开方用药；手法轻重，如同用药的剂量。

十四、经络与神经

我在临床之中发现，经络学说只是针灸的一个方面，神经的作用不可忽视。

我认为，经络与神经应当统一起来。经络是无形之气，神经是有形通道。经络如同电流，神经如同导线。经络通过神经才能传导，神经通过经络才起作用。离开神经，则经络无法传导，离开经络，则神经不起作用。

这里有两件实例可以说明：

有位患者，战争时期臂丛神经被子弹打断，患肢发凉，不能举动，肌肉萎缩。我告诉他神经已断，无法针治。病人不信，坚持要扎。于是给他免费治疗，结果多次试验无效。如果按照经络理论，应当能够治愈，因为手三阳经打断还有手三阴经，手三阴经打断还有手三阳经，结果无效说明神经线路不通，则经络不起作用。

还有一次，我得到机会在刚刚死亡的病人身上下针。病人呼吸、心跳均已停止，体温逐渐下降。进针之后施用手法，起初尚能得气，此时病人身上气机尚存，又过一会儿身体冰凉之后，就没有得气的感觉了，此时病人气已散逸。可见没有经络之气，神经线路就无法产生作用。既然针刺离不开神经的传导，而神经乃是全身性的，在任何一个穴位上针刺，都会牵动全身神经网络，调动人身自我调节的机能，治疗疾病。这就叫做“局部针刺，整体调节”“牵一发而动全身”，而针灸的机制，也正在于此。

十五、马丹阳十二针

马丹阳针法，初时仅在道教全真派弟子内部流传。后经薛真人外传，才流行开来。据说原先只有十一穴，刊在明·徐风《针灸大全》时，又增加“太冲”一穴，后来出现的针灸经典如《针灸聚英》《针灸大成》中均已转载，成为传统针灸学中的保留项目。

马丹阳十二针，内容如下：

三里内庭穴，曲池合谷接。

委中配承山，太冲昆仑穴。

环跳与阳陵，通里并列缺。

合担用法担，合截用法截。

三百六十穴，不出十二诀。

治病如神灵，浑如汤泼雪。

北斗降真机，金锁教开彻。

至人可传授，匪人莫浪说。

1. 三里：膝眼下，三寸两筋间。能通心腹胀，善治胃中寒，肠鸣并泄泻，腿肿膝胻酸，伤寒羸瘦损，气蛊疾诸般。年过三旬后，针灸眼更宽。取穴当审的，八分三壮安。

2. 内庭：次趾外，本属足阳明。能治四肢厥，喜静恶闻声，瘾疹咽喉痛，数欠及牙疼，疟疾不能食，针着便惺惺。

3. 曲池：拱手取，屈肘骨边求。善治肘中痛，偏风手不收，挽弓开不得，筋缓莫梳头，喉闭促欲死，发热更无休，偏身风癣癞，针着即时瘳。

4. 合谷：在虎口，两指歧骨间。头疼并面肿，疟病热还寒，齿龋鼻衄血，口噤不开言，针入五分深，令人即便安。

5. 委中：曲腘里，横纹脉中央。腰痛不能举，沉沉引脊梁，酸疼筋莫展，风痹复无常，膝头难伸屈，针人即安康。

6. 承山：名鱼腹，腨肠分肉间。善治腰疼痛，痔疾大便难，脚气并膝肿，辗转战疼酸，霍乱及转筋，穴中刺便安。

7. 太冲：足大趾，节后二寸中。动脉知生死，能治惊痫风，咽喉并心胀，两足不能行，七疝偏坠肿，眼目似云朦，亦能疗腰痛，针下有神功。

8. 昆仑：足外踝，跟骨上边寻。转筋腰尻痛，暴喘满冲心，举步行不得，一动即呻吟，若欲求安乐，须于此穴针。

9. 环跳：在髀枢，侧卧屈足取。折腰莫能顾，冷风并湿痹，腿胯连端痛，转侧重欷歔，若人针灸后，顷刻病消除。

10. 阳陵：居膝下，外臁一寸中。膝肿并麻木，冷痹及偏风，举足不能起，坐卧似衰翁，针入六分止，神功妙不同。

11. 通里：腕侧后，去腕一寸中。欲言声不出，恢及怔忡，实则四肢重，头腮面颊红，虚则不能食，暴喑面无容，毫针微微刺，方信有神功。

12. 列缺：腕侧上，次指手交叉。善疗偏头患，遍身风痹麻，痰涎频壅上，口噤不开牙，若能明补泻，应手即如拿。

十六、针灸诗词

吾昔作《西江月》三首，揭示针法大要，曾经先师陈撄宁订正。今披露于此：

其一

针灸治疗疾病，着重气与神经。
中医气兮西名经，破除空谈迷信。
各种祖传秘授，临床运用不灵。
子午流注起纷争，结果毫无凭证。

其二

首创新医学派，何需墨守旧章。
七字手法最简单，胜过许多花样。
务必小心谨慎，一字一法参详。
进退捻捣弹卧探，技术后来居上。

其三

兴奋诱导抑制，贵在调整机能。
全靠医生识病情，配合自然安稳。
头面不宜深刺，胸背也要谨慎。
体虚施灸健施针，用法临时酌定。

师古人心无袭古人迹
——论针灸中经络和神经的关系

胡海牙

经络学说，是针灸学的基本理论，古代在开课授徒、行医临床中，都以这套学说来指导。但经络在肉体上并不能解剖出来，甚至也不能用科学仪器测出，所以一些人便否定经络的存在。但如果用中医的“气”学说来解释，经络则是在治疗中有着关键的作用。

在宋元战乱年间，道人马丹阳在缺少药物的情况下，用针灸为难民治病，屡获奇效。他将自己针灸的方法与心得，著成《马丹阳天星十二穴治杂病歌》。用这十二个穴位就可以治疗全身疾病，非常简便，而且这十二个穴位都在手脚，一般只要按要求去扎，也不会出危险，所以自古不少人都在用它。这部歌诀称“治病如神灵，浑如汤泼雪”，来形容治病收效之快是正确的。

我数十年的针灸体验，当针入肌肤后，确会有种如汤泼雪一样的效果，在针体与身体骤然相触的一瞬，有一股交融生化的力量。所以这句话，是讲治病如神的奥妙全在这股力量上。这股力量就是中医学中所谓的“气”。也是经络学说的实质。

在建国初期，朝鲜有个叫金凤汉的人自称有方法能证明经络的存在，并用自己的名字把经络称为“凤汉体液”等名号，俨然是经络学说的第二代宗师。这件事在医学界引起很大震惊，当时世界上许多人都赶到朝鲜，专门向他学习证明经络的技术，《人民日报》曾以整版的篇幅报导此事，我国也派了专门人员去学习。但这门证明经络实存的技术，只有金凤汉一个人能操作，而跟他学习的许多教授级的人物，在金凤汉处时尚且能做得出来，一旦离开朝鲜，竟没一个人能做出来了。

当《人民日报》刚报导时，我的一个朋友拿来给我看，并让我相信经络是有名有实的。我当时对他说，我扎针灸不靠经络穴位。我这样讲并不是否定经络的存在。虽然经络在解剖学上无迹可循，但当针入肌肤后，确能在针体上感觉得到某种物质的存在，在针灸学上称之为“得气”。从“得气”的角度讲，经络又是存在的，并且在实际治疗上，运用它也的确有效果。

但是我不满足经络的理论。在二十世纪四十年代，我开始用针灸治病，那时对经络也是极尽研究的，临床虽有些效果，但总觉不能令自己满意，更别说像“浑如汤泼雪”般地迅速见效了。后来又用子午流注、灵龟八法等方法，医疗效果和以前的区别不大。从古代中医典籍中，也没有寻找出理想的答案。于是我也不打算再抱定古书寻找出路，想从其他的学科进行一些探索。

当时神经学刚创立不久，我便想从神经学着手研究。这时浙江医学院陈同丰教授因为儿子天生聋哑，来到我的诊所（杭州银洞桥慈海医室），欲向我学习针灸，为其子治疗。我知道他对神经学有研究，便与他商议共同试验神经在针灸中的作用。我白天门诊，晚上到他单位的尸体解剖室，先向他讲解针灸学，再让他用尸体为我讲解神经路线，并将当晚的研究结果应用在第二天的治疗上。我又将在临床中不能解决的问题，带到解剖室中继续研究。

经过一段时间的研究，我体会到针灸离开经络不行，离开神经也不行。在临床中，我可以做到，行针可视经络穴位若无存，下针即有效果。

在针灸学中，直行的叫经，数有十二，横行的叫络，数有十五。但在这二十七道外，尚有奇经八脉、经外奇穴及阿是穴的说法。其中原因，《针灸大成》讲得很妙：“圣人图设沟渠，通利水道，以备不然，天寸降下，沟渠溢满，当此之时，圣人不能后图也。此诸经满溢，诸经不能复拘也。”这说明，气在人身上上下下，只用十二经、十五络是说不通的，有了奇经八脉也似乎未能完全讲透，故而便有经外奇穴、阿是穴的说法。这与我的经验是相同的，这也是我行针时视经穴若无的原因。

针灸的关键是得气。经络有分支遍布全身，而神经比经络更细更多。经络相当于气，而神经相当于气的导体，针灸则是刺激神经，将气传导到病灶部位，使体内与病灶处的气达到平衡状态而产生疗效。此即中医所谓“平则不病，不平则病”。

如果只有气而无导体，则气无法传到病灶；如果只有导体而无有气，则亦不会有效果。一个人死后，经脉俱无，但他的神经尚在，刚死时用针刺激神经，甚至局部还可活动，但时间稍长，也就没有气感了。经络、神经，二者少一个就不会有疗效。

曾经有两个患者，都是军人。一位在执行任务时小臂的臂神经丛被子弹打穿，整条手臂不能活动，当时找我扎针，想恢复手的功能。我得悉他手臂神经丛已断，就告诉他是不会恢复的。他执意要扎扎看，我遂答应为他免费治疗，结果始终未能治愈。如果以经络理论，神经断了，但手三阴经或三阳经尚且存在，应该是会有效果的，没有效果，是气无神经可通过造成的。

另一位军人，由于外伤，其中一条腿被锯掉已经多年，因为腰痛来治疗。我给他针刺两环跳穴时，他有触电感直到脚底，当时腰就不痛了。据患者自述，他腿刚锯掉时，在梦中尚有两腿，后来时间久了，在梦中也就只有一条腿走路了。他惊讶地问我：他那条腿在梦中都没有，为何一经针刺，不存在的腿也能有感觉直到脚底？我的回答是：因为他大脑里的腿没去掉。他另外一条腿的神经已断，但针刺时人的感觉要先经过大脑皮层，而后再反射到病灶，在这过程中唤醒了他大脑对腿部的记忆。由此可见在针灸过程中神经的作用也是不可抹煞的。

但针针扎在神经上也不对，呆板地扎几个穴位，跟开药方似的也不对。我认为这都是没有认识到活泼泼的“气”。如果明白了气，就可以知道经络和神经同样重要。

作个譬喻，经络譬如电，而神经譬如电线，针灸所用的针如一个开关，针刺的手法则是掌握电流大小、开启开关的方法。古人云：“明于穴而手法不明，终身不医一病。”只有通过针刺手法才能使电通过电线到达病灶。这两者是缺一不可的（因为此文是专门探讨经络与神经的关系，手法暂且不谈）。

一般的针灸法，多是用某穴治某病，几个穴位合起来会有什么效果？但如古书中的“青龙摆尾”手法，只是一左一右地摇，其效果便可达“其气遍体交流”；再如头部穴位很多，医书上标明各有各的治疗效果，但高明的大夫往往只用一个穴位便能扎出各种效果；而马丹阳针法更是“三百六十穴，不出十二穴”。其中的道理何在？就在于神经、经络与针刺手法的有机结合。我以前以为马丹阳说的“指下有神功”是迷信，后来自己体会到了，才知道马丹阳的十二穴治百病，不是那么简单。十二穴虽不见得真能治疗一切疾病，但如果明白其中道理，行针时便可以视经穴若无存，而取得比较理想的疗效。

经过多年的验证，我建议，在研究任何一门学问时，都应抱有“师古人心，无袭古人迹”的精神，莫要一味囿于前人的圈套中固守成见。否则，对学问的研究只能是障碍重重。墨守成规，是无进化可言的。

以上所谈，仅是我个人在多年临床实践中总结的一点心得，或可对今日的经络及针灸的临床与科学研究有些许帮助。今整理成文，以供参考。

（此篇论文曾获1999年度世界华人知名医家卓越科研金奖。此文原载于由香港医药出版社出版的《2000年国际综合医学大会医学论坛集》。经重新修改后，首次在大陆地区公开发表。）

海牙君来信问针灸八法

陈撄宁

问：《刺热论》有“庚辛甚，甲乙大汗，气逆则庚辛死”。“甲乙大汗”和“气逆”是什么意思?

答：肝在五行属木，庚日和辛日属金，金能克木。肝木已经有病，再被金日所克，其病要加重，故曰庚辛甚。肝属木，甲日和乙日也属木，与肝是同类，对于肝气有所帮助。若肝患热病的人，遇到甲乙两日，可希望他身出大汗，内热即能随汗出而愈。虽说肝热病遇到庚辛日，其病更甚，但不一定就死。如果病人身中之气逆而不顺，遇到庚辛两日，即难免于死亡了。我认为这些话未必可信，用不着去研究它。

又问：《子午流注法》其中附有八个问题，今回第一个问题。

答：以天干配脏腑，在《黄帝内经》上早有此说，后世各中医书著作，都是根据《黄帝内经》而来。它讲的道理没有科学根据，在实验上毫无用处，你不必相信那一套。

开讲《内经知要》的前导

陈撄宁 / 著　胡海牙 / 校订

《内经》一书，自汉朝以后直到今日，就无人能够完全了解。杨上善的《太素注》、王冰的《素问注》、林亿等的《新校正》，对于《内经》总算有功，但错误之处仍不能免。

世间所有的《内经》注解，当以《太素》为最古，这部书作于什么时代，尚有问题。林亿等在《素问・序》中说："隋杨上善纂而为《太素》。"他们认定作者是隋朝人。据我的考证，《太素》是唐高宗乾封元年以后的作品，早于王冰《素问注》不满一百年。考证资料文繁不录。唐肃宗宝应元年，王冰作《素问・序》，时为公元 762 年；宋仁宗嘉佑年间，林亿等作《新校正》，时为公元 1056—1063 年。

金元四大家，只懂得《内经》中的一部分，因他们会灵活运用，遂成为名医。他们的著作，大概都以《内经》学理为根据，但是片段的发明，没有全部的注释。

金河间人刘完素，字守真，号通玄处士，撰《素问玄机原病式》一卷、《素问病机气宜保命集》三卷、《宣明论方》十五卷。《保命集》作于金世宗大定廿六年丙午，即公元 1186 年。

金考城人张从正，字子和，号戴人，撰《儒门事亲》十五卷。子和在金宣宗兴定年间任太医，时为公元 1220 年左右。

金元间真定人李杲，字明之，号东垣老人，撰《内外伤辨惑论》三卷、《脾胃论》三卷、《兰室秘藏》三卷。李东垣殁于公元 1251 年，其时金亡已十七年之久，所以他亦可称为元朝人。

元义乌人朱震亨，字彦修，人称丹溪先生，撰《局方发挥》一卷、《格致余论》一卷、《脉因证治》四卷并其他各种。金华宋濂为《格致余论》题辞，时在元顺帝至元七年，即公元 1347 年。

（以上刘、张、李、朱，医学界中称为金元四大家。河间，今河北省河间县；考城县，今河南省考城县；真定，今河北省正定县；义乌，今浙江省义乌市。）

王冰《素问注》以前，尚有全元起的《素问注》，今日已不存在。其他如晋皇甫谧的《甲乙经》、王叔和的《脉经》，隋巢元方的《诸病源候论》，虽皆是分条采集《内经》，但嫌割裂太甚，失却《内经》本来面目，并且没有注释。杨氏《太素》，中国虽然亡佚，日本幸有传抄，清光绪间复由日本抄回，于光绪丁酉年（公元 1897 年）刊版流通。此书一出，研究《内经》者获益不少。因此可知，王冰的次注难免错误，林亿的校正亦不算精详，今日尚需要做重新校正的工作。

明朝马仲化撰《素问灵枢注证发微》，很费过一番心力，但未能博得好评。汪讱庵谓："马注《素问》，舛谬颇多，又有随文敷衍，有注犹之无注者，反訾王注逢疑则默，是不自量之过。"《四库全书提要》亦谓马注《素问》"无所发明，而于前人著述多所訾议，过矣。"《中国医学大辞典》上的评语亦同。

愚按：《提要》本，是抄袭汪讱庵之说，人云亦云，已无价值；而《大辞典》又将《提要》上的评语重抄一遍，更觉乏味。《内经》原不易解释，马注诚有缺点，他人所注又何尝尽善？只求其大致不差，无须十分苛责。汪讱庵评马注《灵枢》，谓其："疏经络穴道，颇为详明，有功于后学。"而张隐庵偏说："马氏专言针而昧理，俾后世遂指是经为针传而忽之。"此种批判，实不中肯綮。马氏自己曾经说过："自后世易《灵枢》以《针经》之名，遂使后之学者视此书止为用针，弃而不习，以故医无入门，术难精诣，无以疗疾起危，深堪痛惜……后之学者当明病在何经，用针合行补泻，则引而申之，用药亦犹是矣。切勿泥为用针之书，而与彼《素问》有所轩轾。"这些话说得何等明显，可知医学界忽视《灵枢》，其弊由来已久，马氏方欲矫正之，而张隐庵竟不把这些话放在眼里，反而归咎于马氏，不知是何居心？况且《灵枢》本旨，就是以针治病，不是空谈理论，今讥马氏专言针而昧理，岂非连《灵枢》经文一概贬斥？尤为语无伦次。我看张隐庵的《灵枢集注》，凡是讲针法之处，皆与马注相同，而讲理也未见得胜过马注。马注讲不通的地方，张注仍旧讲不通，何必以五十步笑百步？

（按：马仲化，名莳，号元台子，明朝会稽人，曾在太医院任职，年代无考，但可断定在天启以前，因张景岳的《类经注》中曾提到他的名字。《景岳类经注》完成于明熹宗天启四年甲子岁，即公元1624年。）

吴鹤皋的《素问注》，诚如他自己所说是“一得之言”，惟只能从研究家作为参考，初学入门，不宜先读此书。因为他将《素问》原文变动太多，或者增添，或者删除，或者改易，或者前后字句掉换，都是由自己意思来决定，没有提出确实的证据。经过他这样变动，虽然有比原本较为近理之处，究竟不合注解古书的规律。凡看吴注《素问》，最好和王冰注本同时对照，心中才有分寸。王冰当日已将《素问》原本改过，自序云：“凡所加字，皆朱书其文，使今古必分。”后来刊版，朱墨混淆，早已不能辨别孰是原文孰是改笔。吴氏注本又加一次改订，愈改愈失其真。全元起的注本既不可得见，因此，杨注《太素》在今日可算是独一无二的古籍，为《灵枢》《素问》之功臣。

（按：吴鹤皋，名昆，徽州歙县人，其书名《内经吴注》，完成于明朝万历甲午，即公元1594年。）

清朝张隐庵的《素问集注》《灵枢集注》二书，都是因为看不起前人注解而作的。但仔细研究他自己的注解，其中竟有许多地方和前人意思相同。所不同者，仅在文句形式之变换，于义理无关。汪讱庵说他：“尽屏旧文，多创异解。”其实不然。或者汪氏看见隐庵《自序》中有“前人咳唾，概所勿袭，古论糟粕，概所勿存……前所已言者，何须余言？”这些藐视前人、高自位置的门面话，就被他蒙混过去。我看隐庵两种集注，虽有胜过前人之处，但遇着《灵》《素》经文最难解释的字句，前人在那里穿凿附会，隐庵在这里亦不免牵强支离。他自己说：“注中惟求经义通明，不尚训诂详切。”试问：训诂既失其指归，经义如何得稳贴？纵然讲得一大篇道理，对于灵素原文仍旧不能通过。况且《内经》上所讲的道理，学者已苦其头绪纷繁，注者又从而叠床架屋，竟使人读不终卷，脑筋就要发昏。所以他门下的高士宗，毫不客气地于《素问直解·凡例》

中说："隐庵《集注》，义意艰深，其失也晦。"这个批评，尚与实际相符合。但因他这两部书，集多人的心力，费九载的光阴，然后完成，并非投机取巧，草率从事，在医学上可认为有价值的著作。

（按：张隐庵，名志聪，浙江钱塘人。《素问集注》起稿于康熙三年甲辰，作序于康熙九年庚戌，即公元1670年。同时作《灵枢集注》，完成于康熙十一年壬子，即公元1672年。二书工作时间，首尾共计九年。）

高士宗的《素问直解》，出世后于张隐庵的《素问集注》二十五年，自谓："殚心十载而后告竣，有是经宜有是解，有是解宜付剞劂。注解直捷明白，可合正文诵读。是注体会先圣微意，言言中的，深入浅出，俾千百世后永为竖一不易之说，余之劳心神历寒暑以成此解，亦第藏之名山，传之其人而已。"以上都是作者自己夸大之辞。此外尚有看不起前人注解的话，今摘录如下："《素问》注解不下十余家，非苟简隙漏，即敷浅不经，明显入彀者十不得一。或割裂全文，或删改字句，剽窃诡道，实开罪于先圣，如灵素合刻，纂集类经是已。惟王太仆、马玄台、张隐庵注释俱属全文，然字句文义有重复而不作衍文者，有倒置而未经改正者，有以讹传讹而未加详察者。"像他这样口气，就连其师张隐庵也批评在内，何况别人。他又反对各种医书断章取义地引证《内经》，他说："圣经不容假借，后人著作方书，偏剿袭其义，摘取其文，而经脉针刺之理，三才运气之道，茫乎若迷……当知篇章字句皆属珠玑，毋容稍为去取。"高士宗这些见识和主张，未尝不对，可惜明于观人，而昧于察己，凡是《素问》原文不需要解释的句子，他竟不厌烦琐，每句必解，无非将经文多添几个虚字进去，重复演说一遍，实际上无足重轻。汪讱庵批评马注《素问》，谓其随文敷衍，不料高氏的《直解》也犯此弊，字句冗长，徒占篇幅。《素问》原文有许多难关，前人注解不能顺利通过，高氏《直解》亦复如此。像这些地方，初学者或不易发现，研究家则一目了然。他的《直解》中也有几处胜过前人，应当分别观之，不能一概抹煞，毛病只在于自吹自擂，尊己卑人，主观太甚而已。

（按：高士宗，名栻，浙江钱塘人。清康熙初年，张隐庵在西泠侣山堂讲学，士宗参加听讲十余年，深悔前此辜负医名，后来他就继承隐庵的学派，努力撰述。《素问直解》完成于康熙三十四年乙亥，即公元1695年。尚有《灵枢直解》《金匮集注》《医学真传》等书，未见流行，恐已绝版。）

清嘉庆年间陈修园将《灵》《素》二书择其要者编纂为十二卷，名为《灵素集注节要》，其注全是节录张隐庵的，陈自己毫无只字加入，而书中只题“闽长乐陈念祖修园集注，男元犀灵石参订”。无凡例亦无自序，竟不说明其注之由来，仅有同治年间杨雪沧一篇序文，遂认为此注是修园自己手笔，颇致赞美，谓其阐明古训，语简而赅。我想，近代人阅此书者，不免有同样的误会。

将《素问》《灵枢》混合一处，按门类编辑者，始于杨上善之《太素》，后有张景岳之《类经》。《太素》原书共三十卷，今缺七卷（一、四、七、十六、十八、二十、廿一卷皆缺），其余各卷亦有首尾不全者。《类经》共三十二卷，分为十二类，虽然割裂篇章，倒乱次序，犹将原文全部保留，《灵》《素》篇名亦皆标出，学者称便。《太素》不标《内经》篇名，读者若要和《内经》原文两相对照，甚觉困难。

清乾隆年间，苏州薛生白作《医经原旨》，即用景岳之《类经》为取材之仓库，再任意加以删削串缀，亦不载《灵枢》《素问》的篇名，其书有《太素》之缺点，而无《太素》之价值。分类和注解，完全雷同景岳，而自夸为“数更寒暑，彻底掀翻”。且讥景岳之书为“疑信参半，未能去华存实”。陈修园抄袭张隐庵，陈自己并未表示意见；薛生白抄袭张景岳，绪言中居然大放厥辞，识者观之，作何感想?

今就书的实用而论，景岳《类经》、隐庵《集注》，在医学上自有地位，永久可以流传；生白《原旨》、修园《节要》，皆经文删削太多，既不足供专家之研究，而篇幅仍嫌繁重，亦不受初学之欢迎，两方面一无可取。

薛生白《医经原旨·摄生类》的首段，由景岳《类经》所载“上古天真论”一百○七句中零碎截取十七句，再由“四气调神论”中摘取一句，凑合而成，完全失却原文的意旨，而书名偏叫做“原旨”，早已名实不符，更把原文“上古之人”改作“今时之人”，尤荒谬得出奇。《医经原旨注》完全抄袭景岳《类经注》，而且故弄玄虚，在绪言中偏说：“其据文注释，皆广集诸家之说，约取张氏者为多，苟或义理未畅，间尝缀以愚见。”我看，景岳凡是采取他人之说，皆将作者姓名或书名标出；而生白抄袭景岳《类经注》中所引诸家之说，却把诸家的人名、书名一概隐匿不宣。绪言所谓“广集诸家之说”，诚然不错，但是景岳费的心思，生白仅此重抄一遍，如何能冒充自己所集，竟于每卷之首，皆题“薛雪集注”四字？他说“约取张氏者为多”，其实完全抄袭张氏，并非约取；他说“间尝缀以愚见”，我用景岳《类经注》本对照，未曾看出他的“愚见”在什么地方。因为他既然说过这样一句话，阅其书者，不免相信全部注解中总有几处是他自己的手笔，谁有闲功夫去细细地查对景岳原书。影射之法，巧妙绝伦，败坏学术界高尚的作风，丝毫不知世间有羞耻事。他和叶天士同一时代，同住苏州，两人互相厌恶，天士常看不起他，所以他自名其居曰“扫叶山庄”以泄憾。

李念莪的《内经知要》，汪讱庵的《素灵类纂》，皆是初学入门之书，但《类纂》的内容比《知要》多十分之六七。今则《知要》风行一时，而《类纂》无人过问，料因于喜少畏多的心理。《内经知要》，医界公认为明末清初李士材所作。士材名中梓，华亭人（今之松江），著有《颐生微论》《医宗必读》《病机沙篆》《诊家正眼》《本草通玄》《伤寒括要》等书传世。汪讱庵，名昂，徽州歙县人，有三部书通行于世：《医方集解》成于康熙二十一年壬戌，《素问灵枢类纂约注》成于康熙二十八年己巳，《增订本草备要》成于康熙三十三年甲戌，时汪之寿龄已届八十。汪讱庵对于马仲化、张隐庵之《内经注》皆不满意，然汪氏自己所作的《类纂约注》，也不能使别人满意，可见注解《内经》是很难做的一件事。

《内经》分类的办法，各家亦不相同。《甲乙经》兼采《灵》《素》，所列项目，最为琐碎，计有九十三项，周身穴名又分为三十五项，共计一百二十八项。《太素》约分二十二类，包括全部《内经》。滑伯仁的《素问钞》，分十二类：一藏象，二经度，三脉候，四病能，五摄生，六论治，七色脉，八针刺，九阴阳，十标本，十一运气，十二汇萃。张景岳的《类经》，亦分十二类：一摄生，二阴阳，三藏象，四脉色，五经络，六标本，七气味，八论治，九疾病，十针刺，十一运气，十二会通。较《素问钞》多出“气味，会通”，少去“脉候，汇萃”，其余十类皆同。李士材的《内经知要》，只分八类：一道生，二阴阳，三色诊，四脉诊，五藏象，六经络，七治则，八病能，较景岳所分，少去“标本，气味，针刺，运气，会通”，又将“脉色”一类分为“色诊，脉诊”两类。汪讱庵的《素问灵枢类纂约注》，则分九类：一藏象，二经络，三病机，四脉要，五诊候，六运气，七审治，八生死，九杂论，比较《内经知要》，少去“道生，阴阳”，多出“运气，生死，杂论”。薛生白的《医经原旨》，亦分九类，和景岳《类经》前九类相同，少去“针刺，运气，会通”。陈修园的《灵素集注节要》，分十二类：一道生，二脏象，三经络，四运气，五望色，六闻声，七问察，八审治，九生死，十杂论，十一脉诊，十二病机，比较汪讱庵的《类纂》，大致相同，陈书中望、闻、问三类，皆包括在汪书“诊候”类中；陈书中“道生”类，汪书中虽无其名，而有其实，“道生”类所节录“上古天真论”“四气调神论”，皆散见于汪书“杂论”中。

以上诸家分类之法，颇堪研究。《甲乙》《太素》分类最多，皆无所谓运气；全元起的《素问注》，虽已失传，篇目犹存，亦无今本《运气》七篇之名。可知今本《素问》第十九至第廿二卷中所载七篇大论实非古本《素问》所有，乃王冰采取他书加入，决不是《素问》原缺之第七卷。因此后世医家对于“运气”之说遂有两种意见：一信，一不信。信者就列这一门，不信者既嫌其文繁理奥，又认为不切实用就删除之。《知要》《原旨》二书，不列“运气”类，亦同此意。李士材、汪讱庵、薛生白、陈修园之书皆不列针刺类，因为那个时代所谓儒医者，多轻视此道，不屑研究，《内经》中针灸学术竟无所用之。其他专门针灸医生，只要记得几个穴道，学会几种手法，已自满足，并不想再求高深。而且读书的人极少，像《内经》这样文章，他们实在不敢领教，倒不如直截了当把这一门删除，以免徒占篇幅。近几年来，针灸学术特别发展，针灸书籍层出不穷，往昔轻视针灸的风气已被扭转，也是可喜的现象。凡我同人，若欲于百尺竿头再进一步者，仍须要在《内经》上去钻研。否则，仅知其当然，而不知其所以然，自己心中未免尚有遗憾。

现代医家亦有关于《内经》的选述，其分类之法，较以上诸家并无多大出入，且有比《内经知要》更为简约者。惟书中解释，都喜采用新医学说，是否契合《内经》本意，实未敢断言。《内经》全部理论，包含许多哲学、玄学的思想，不受现代狭隘的医学范围所拘束，若处处拿科学来勘验，某几处合于科学则是之，某几处不合科学则非之；某几处在科学上可以附会则信之，某几处在科学上查无实据则疑之。用如此态度研究《内经》，倒不如专门研究科学化的医术，何必多费脑力，弄到结果毫无所得。

《内经》学理，是天人合一，不是泛论天道，亦非专讲人为；《内经》生理，是整体的气化运行，不是个别的新陈代谢；《内经》病理，是物质精神相互的关系，不是单纯物质片面的异动；《内经》治理，是调节身中各部之机能，平衡脏腑阴阳之偏胜，借针灸药物之作用，以发挥病人自己本有的抵抗力，而战退病魔，不是依赖针灸药物直接去和病症相对敌。学者先宜接受这些原则，并且于古代哲学玄学有少许领悟，然后才可以入内经之门。

《内经》不容易完全了解，有以下几种原因：

一、篇幅繁重

《素问》79 篇，共计 81109 字，其中最长的两篇，如《六元正纪大论》有 9000 余字，《至真要大论》有 7000 余字；《灵枢》81 篇，共计 64956 字，其中最长的如《经脉篇》，有 4362 字；再加《素问遗篇》(《刺法论》《本病论》二篇)，共计 7121 字。三项共计 153186 字，是全部《内经》字的总数。(《素问》字数是依马仲化注本计算；惟《六元正纪大论》一篇，依《图书集成》本计算，因这一篇中，如太阳、太角、太阴、壬辰、壬戌之类，大字之间夹有小字，各本小字数目多少不同，《集成》本比他本小字较少。又《素问》第五十四篇《针解论》之末，有残文 123 个字，不算在内。《灵枢》经文字数，各种版本亦不相同，今依商务印书馆 1955 年 4 月校订本字数计算。)《内经》中有易读的，有难读的，要懂得又要记得，难易通扯，平均计算，一天只能读二三百字，不能再多。假使每天读 200 字，需要二十五个月零十几天；若每天读 300 字，需要十七个月。这是说没有一天间断，若或作或辍，日期就不能预算了。所以寻常读《内经》的人，总是半途而废。

二、名词复杂

经中专门名词，多至不可胜数，世间尚未有《内经》辞典足供参考。

三、训诂失传

经中有些字义，不能用后世通行的字义去解释，隋唐时代的注家且不免弄错，何况近代人。

四、前后矛盾

因为全部内经不是一人的手笔，又不是一时的作品，各篇理论，彼此未能一致，令学者无所适从，注家勉强求其协调，遂不免穿凿附会。

五、知识越出医学范围

如天文、地理、历法、律吕、河图、洛书、干支、运气等类，皆非普通医书上所习见。初学医者本不需要了解这些深奥的道理，但是研究《内经》者却不能置之不管。若要粗浅地能够懂得，就必须耗费更多的脑力。

六、版本字句常有错误

用《甲乙经》《太素》和《内经》对勘，其中往往发现许多不同的字句。遇着《内经》有难解之处，若改从《甲乙》《太素》之字句，则比较容易明白，或者理由更为充足。后人注《内经》者，不将原文先事校正，竟将错就错，望文生义，一误再误，致令学者增加困难。

学者既视《内经》为畏途，但这部书是中国医书之祖，历代名医著述，皆以《内经》为立说之根据，学者不能不略知大概，因此诸家节本遂合于这种要求。《内经知要》在各节本中算是最简略者，上下两卷，不过17372字，只有全部《内经》字数的11.3%，若谓足以包括全部《内经》的要义，恐未必然。惟尝鼎一脔，已知肉味，他日再读《内经》原本，就如逢故友，自可促膝深谈，免格格不入之患，今日之讲也不为无功。

一九五七年丁酉元宵节

陈撄宁写于杭州市银洞巷二号慈海医学研究室

养生健身操二则

胡海牙 / 歌诀　陈撄宁 / 注解

户外健康操

歌 诀

始作深呼吸，擦耳洗面洁。
叩齿三十六，叉腰抖足膝。
双手摩脊背，摆腰前后击。
蛇行肩胛动，完毕做静功。

【注解】

始作深呼吸

呼气时，要尽量使肺中没有浊气存留；吸气时，要尽量使肺部充满空气直到肺尖。用口呼气，用鼻吸气。如此，方为合法（此法初练时要缓慢自然一些）。

这种功夫，要慢慢地练习，不可太急躁、太勉强，更不宜在空气不洁的地方去做（如无空气洁净之环境，戴上口罩去做亦无妨）。

深呼吸，古人名为“吐纳法”。呼吸的作用，着重在呼出身内的浊气，吸入外界的清气。

浊气于人体有害，不可让它丝毫停蓄在身内；清气于人体有益，我们需要大量地吸入。但是，我们日常呼吸，并未完全符合这个原则。呼出者很短，吸入者也很浅，一呼一吸之间，肺部之浊气尚未出得干净，就已改呼为吸，外界之新鲜空气还未吸达肺尖，又变吸为呼，这就是普通呼吸的弱点，也是妨碍身体健康的一个最大的原因。人想要维持身体健康，首先必须矫正呼吸的弱点，所以，就要多做做深呼吸。

擦耳洗面洁

将双手相互摩擦，至微热，然后如洗脸状上下反复按摩面部，并且手指捏耳，沿耳轮来回按摩。

此法古人名为“干沐面”。能帮助加快面部的血液循环，使面部皮肤光润，并能消灭面部皱纹，扫除病容，显露健康人的本色。

叩齿三十六

轻轻用劲叩齿三十六次（次数也可斟情增加，但以不少于三十六次为佳）。注意，不要用力去叩响牙齿，以妨叩破牙齿表面之珐琅磁。

古代修养中常有此法。此法能使精神易于集中，并可预防牙疼。

叉腰抖足膝

身体站立，双眼平视正前方，两脚分开，略宽于肩，双手手心或手背按双肾，以足关节与膝关节的抖动，带动全身的抖动。

此法能治疗全身关节及肾脏诸病。孕妇禁练。

双手摩脊背

用双手手指，沿脊柱及其两边，上下反复地用各种按摩手法进行按摩（也可进行四肢、腰腹及全身的按摩）。

脊柱骨两边，都有神经分出，散布于周身及五脏六腑。使用此法，能使神经舒畅，并能调节脏腑机能，也可以治疗心烦郁闷及失眠症。特别是按摩一至七椎，对治疗颈椎病有特殊的效果，同时也是喘息、咳嗽患者良好的治疗方法。

摆腰前后击

身体站立，两脚自然分开，双膝微曲，双眼平视前方。用腰带动双手自然地前后拍打上半身。在拍打过程中，头部不动，眼睛向前看一个方向，下肢亦不动，仅以腰的摆动来带动双手臂自然甩动，拍击胸腹与腰背。拍打胸腹用手心，腰背用手背，一手在前，一手在后。随着锻炼时间的增加，根据自身承受能力，逐渐加强拍打力度（方法是摆腰幅度增大一些）。

腰的前面有脾胃，腰的后面有两肾，此法左右摇摆，以腰带动两手臂，敲击腰腹，脾胃和肾脏同时受到震动，自然由内部发生抵抗力。因此，脾胃的消化可以增强，腰肾的软弱可以坚固。同样，拍击上半身其他部位，也会震动另外几个脏器，从而加强它们以及全身的功能。

蛇行肩胛动

全身放松，双腿自然分开，弯腰，双臂自然下垂，特别放松颈部，头似倒悬空（这样做习惯以后，到了老年则不易患脑充血），肩胛部似蛇爬行状前后做蛹动（即肩胛前后做划圆运动），其他部位不动。

此法可治疗肩背酸痛，上举不能及胸胁气滞，并对脑溢血、脑血栓等有一定的防治作用。但脑部有疾患的人，在操作此法时，须有人指导。

完毕做静功

做完以上动作后，还要做静功。方法：不拘姿势，以自然舒适为度。自然呼吸，在静功当中，无特殊情况不要动。最少做五分钟，多做更佳。

以上各项，均属于动功范围，动是阳性，静是阴性，阴阳二性互相为用，是矛盾的统一。若仅知动而不知静，身中气候就失去了平衡，所以动功以后应接着做静功。

床上养生操

歌诀

吐纳服气先，抬头击丹田；
屈膝摩肝脾，两足踏空间。
左右转头颈，抱膝打滚眠；
紧缩全身放，摩擦足涌泉。
双臂划圈连，弯腰攀足尖；
轻扣太阳穴，侧卧折腰看。

【注解】

吐纳服气先

身体仰卧，全身放松，吸气用鼻，把新鲜空气当做养生食品，吃到身体里边去。吸气不必定要深入，只须在肺部停留的时间要稍长一些。呼气用口，将体内重浊之气呼出体外。

古人所谓吐纳，与今人所称之深呼吸，二者作用大致相同。而吐纳服气法与深呼吸却有不同的地方。深呼吸着重在一个“深”字，吐纳服气法着重在一个“服”字。“服”，即服食之义。

普通呼吸，因为不在肺部停留的缘故，每分钟大概有十七次（一呼一吸合为一次），吐纳服气，则每分钟不过五六次，或只有四五次。所以，此法有利于增强肺部功能，并可以治疗一些呼吸系统的疾病，如鼻炎等。

抬头击丹田

身体仰卧，把头抬起，不要着枕，双手握空心拳，轮流敲击脐以下之部位。轻重可由自己酌量，时间宜三十秒钟。敲击三十秒钟后，可以休息三十秒钟（休息时，可以着枕）。然后，抬头离枕，再敲再休息。如此反复，以不少于三次为佳。在做这段功夫时，呼吸要自然。

这段功夫中，抬头的原因，主要是使小腹的肌肉紧张起来，能够承受住敲击的锻练。若头一落枕，小腹肌肉就松劲了。这个方法除了有健身的效果外，还可以作为腹部减肥的方法。

屈膝摩肝脾

身体仰卧，将两腿屈起，两足心着床，两膝盖朝天，然后用两手掌紧贴肚脐两侧肋骨下之肌肉上，揉摩肝脾内脏。时间不要超过三分钟，大约揉摩二百余下。在做功夫过程中，精神要安静，呼吸需自然。

两腿屈膝，可以使腹部的肌肉放松，便于揉摩。此法能够增强消化能力，促进新陈代谢，还可以治疗慢性肝炎。

两足踏空间

仰卧，将两腿抬起，先屈后伸。屈时使两脚后跟贴近两股，足尖向上翘起；伸时使两腿朝前挺直，足尖同时向前伸（但勿着床）。如此反复，做三分钟为度。

此法能够强健腿部肌肉、活动腰腿筋骨。

左右转头颈

坐于床上，头部、臀部不动，双臂自然放松，用腰的扭动，带动颈部自然运动。

人经过一夜的睡眠，常会觉得颈项僵硬，就是在平时，颈部也很少运动。此法能使颈部肌肉灵活，免除僵硬之弊，并能防治颈椎病。

抱膝打滚眠

先仰卧，然后将腿屈起，用左手抱定左膝，右手抱定右膝，再向一方滚动。要向左滚动时，用右肘抵床，稍使劲一撑，乘势全身即向左滚动；接着用左肘抵床使劲，乘势全身又向右滚动。如此反复左右滚动，以三分钟为度（注意：做此功夫，床须宽大一些）。

此法是运动背部的与浑身的神经。

紧缩全身放

仰卧，两臂两腿伸直，周身肌肉放松，鼻呼鼻吸，呼吸需自然。突然闭气，不呼不吸，同时两手握拳，横放于胸前，两足屈起，使两膝接近两肘，全身肌肉紧缩。当气闭至不能再闭时，即恢复自然呼吸，并放松全身，恢复原状。如此，以两三分钟为度。

此法可以锻炼全身肌肉，并增强全身抗病能力。

摩擦足涌泉

仰卧，用左手将左脚扳起，放在右大腿上，用右手掌摩擦左脚掌心，使其发热，摩擦一百次左右（约需四十五秒钟），然后将左腿放平放直，再用右手扳起右脚，放在左大腿上，用右手掌摩擦右脚掌心一百次左右，然后将右腿放平放直。如此反复，左右各摩擦三遍为度（大约每次不满五分钟）。

涌泉是肾经穴名，在足掌心中，常做此法，可治肾经虚寒，两足怕冷及末梢神经炎、脉管炎等症。

双臂划圈连

坐于床上（平坐、盘坐皆可），两臂同时并划圆，自然呼吸，划圆时宜缓宜慢，但要空而不空，松而不懈，紧而不僵方为合法。

此法作用，着重在运动肩、肩胛骨、胸部及胁肋等处肌肉，可以治疗肩臂酸痛、胸胁气胀。

弯腰攀足尖

坐于床上，两腿伸直，两足尖朝上，两臂由体侧向上举过头顶，再低头弯腰，两臂由上而下朝前方用两手指攀足趾，然后恢复原状。如此反复，一分钟大约可做六七次，以五分钟为度。

此法可治腰部酸软、精关不固、梦遗早泄等症。

轻扣太阳穴

坐卧皆可，用两手根部轻轻拍击两太阳穴，以一分钟为度。

太阳穴，属经外奇穴，位于两眉梢眼角之后，两颧骨之上。常叩击此处，可以使头目清爽。

侧卧折腰看

先右侧卧，右胁右臂着床，两手横抱腹部，上半身向左向上举起，同时两腿两足亦向左向上举起，头向左转，两眼看两脚跟，稍停约五六秒钟，随之缓缓放下。然后转身，左侧卧，左胁左臂着床，上半身向右向上举起，同时两腿两足向右向上举起，头向右转，眼看两足跟，停约五六秒，缓缓放下，如此反复，以两边各做五次为度（此法老年人不宜，可不做）。

此法能强健胃肠、增加消化，并能使大便通畅。

总则

以上运动，除脏腑有损伤或胃溃疡出血、急性阑尾炎等患者和孕妇外，其他各种慢性病患者及身体无疾患之男女老幼，俱可照作无妨。

做功时间，宜每日清晨起床之前，先做床上运动，做完后全身放松，卧床休息片刻后，下床做“户外健康操”；晚上临睡之前，洗漱完毕后，先做户外运动，然后上床做床上运动，做完后休息片刻，然后全身放松，入睡（在做功前，如觉有大小便，须先解净大小便，再做操）。

这两套运动（健康操），每日能全套做两次最佳，如有其他原因，也可以根据自身的需要，选择几项适合于自己的运动去做，也能获得大益。如此寒暑不间，久久锻炼，对于活动全身关节，调整内脏机能，增强体质健康，会起到理想的效果，可以达到所谓“有病祛病，无病延年”的目的。

（编者按：此两首歌诀，是余1960年国庆前夕所作，由陈撄宁先师亲自作注，却由于各种因素，一直未能公开。此两套运动，既可以强身壮体，防疾祛病，又是修仙的一个颇妙的辅助法门。其中部分内容，与修仙一道关系至密，学人应注意及此。）

内家八段锦

胡海牙 / 解说

歌诀

一、双手托天理三焦
二、左右开弓似射雕
三、调理脾胃单手举
四、五劳七伤往后瞧
五、怒目攒拳增气力
六、两手攀足固肾腰
七、摇头摆尾去心火
八、最后起踮百病消

解说

一、双手托天理三焦

含胸拔背，自然站立，全身放松，两脚分开与肩同宽。两手掌心向上，手指自然分开，中指尖相向，从胸腹前如“托天”状慢慢向上托起。要真如“托天”一样，用暗劲，做到“力从脚跟起，贯到泥丸宫”。托到顶门后，掌自然向外、向上翻转，中指尖始终相向，如此继续向上托起，托到不能再高时，有暗劲一、二、三、四、五、六、七、八，向上顶八次。注意须用意、用暗劲向上顶，胳膊不可上下弯曲、晃动，臂肘始终是直的。做完八个动作后，手臂自然向两边松垂下来，同时全身放松，自然松一口气。歇一会儿后，再做下一遍运动，共做八遍，六十四个动作。

“泥丸宫”，俗也叫顶门，即婴儿头骨未合处。

二、左右开弓似射雕

含胸拔背，马步站立，做到“三平”。“三平”，即小腿与地面垂直，大腿与小腿连成直角，身背又与大腿垂直。做到“三平”很难，年老与体虚的人，可根据自己的身体条件，适当站立即可，不可强求。

站好后，左手虎口张开，食指上指，其他四指如握弓背状，右手如拉弓弦，从胸前用暗劲左右拉开。左手向左一直伸展，同时目视左前方，如欲射大雕状。左手完全伸展后，左右手依旧用暗劲一个伸，一个拉，左手向左再顶八次，然后自然松开、收回，同时全身放松，松一口气。稍歇一会儿后，再换向右方做一遍，也顶八次。如此左右各做八遍。

注意向左右用暗劲顶时，伸直的手臂不能弯曲或来回收缩，始终用的是暗劲，从外表上看不出来。

三、调理脾胃单手举

（编者注：详见“五劳七伤往后瞧”）

四、五劳七伤往后瞧

传统上这两段分开来做。我多年的实践，证明这两段合起来做，效果更好。

全身放松，自然站立，两脚分开与肩同宽。两手手指自然分开，相向，从腹前开始，右手掌心向上，向上慢慢托举；左手掌心向下，向下慢慢挤压。右手托到头一侧时，掌心自然向外翻转，逐渐上举如“托天”状，手臂一直伸到不能再伸时，左手也下压，中指尖自然指向前方，压到不能再下时，用腰带动上半身向左转，转到不能再转时，两手用暗劲一个向上举，一个向下压，同时两眼用力瞧右脚跟。这样举、压、瞧，一、二、三、四、五、六、七、八，连续做八次后，两手松回，上半身也转正，同时全身松一口气。稍歇一会儿，再换过左手举，右手压。如此反复左右侧各做八遍。

做这两段动作时，两腿始终是站直的，不能稍打弯曲。腰也不能来回扭动，而是始终朝一个方向转。

五、怒目攒拳增气力

马步站立，含胸拔背，上身、大、小腿做到“三平”；两手如卷饼式握拳，并以内劲紧贴腰间，拳心向上；两目怒视前方；用暗劲将右拳慢慢冲出，拳心自然翻转向下。冲到不能再冲时，手臂已直，依势用暗劲再向前冲八次。然后全身松开站立，自然松一口气。休息一会儿后，换为左手冲拳。如此左右各做八遍。

如卷饼式握拳，也是用暗劲，这样拳才能攒得紧。不但“攒拳”要“怒目”，“两手托天”“左右开弓”“单手举”“往后瞧”以及后面要解说的“摇头摆尾”“起踮”等，也要“怒目”。“怒目”，能提起全身精神，使一身精、气、神贯足，也锻炼了眼睛视力。戏剧大师如梅兰芳他们的眼神，也都是经过了锻炼的。“怒目”二字，不可忽视。

六、两手攀足固肾腰

全身自然站立，放松，两脚分开与肩同宽。两手用暗劲向后、向上、向前、向下连续慢慢划弧，指尖伸向足前；手臂向下划弧时，上半身带同腰也一齐下划。手伸到不能再伸时，依势用暗劲向足前下压八次，然后全身松开，恢复原站位，同时松一口气，稍休息一会儿，再做下一遍动作。共做八遍。

这一段运动中，两腿始终是直的，不能打弯；两臂也不能弯曲。有的人身子缺乏运动，比较僵硬，开始“攀”不到足，但锻炼久了，循序渐进，也可渐渐“攀”到足。有的人身子软活，手能很容易地“攀”到足，此时可用两手压足前的地面，或手臂稍曲，以两肘“攀足”，使两腿与腰部有绷紧的感觉，即可达到锻炼的效果。

这一段还有两个要领必须掌握，即“两手攀足”时，头颈必须完全放松，脑袋如垂瓜一般，两手臂也要完全放松。下压“攀足”时，也不能上下屈伸，而是用暗劲依次向下压。

我认为，这样依法运动，不但能“固肾腰”，还能有效预防“脑猝中”，即脑血栓一类的疾病，因为这一套运动可使心脑血管保持通畅，对健身强体大有益处。但老年人做这套运动时，尽可能慢一点，以身体感觉舒畅为度，慢慢达到要求的标准。也可在起床前，两手指肚（不可用指甲）紧贴头皮，从前到后梳头五十次，使血液通畅，再下床做这套运动，则更觉适宜了。

七、摇头摆尾去心火

全身放松站立，两脚分开，比肩略宽。以腰带动上半身，如太极拳之“搂膝拗步”向右转，同时右手向右划，左手向右前方推，右脚、左脚以脚跟为圆心，自然外摆、内扣，两腿自然曲成弓步。左手推到不能再推时，右手自然向下压在体一侧。接着左手再用暗劲向前推八次。再用太极拳之“搂膝拗步”法，左手从体前向左一侧划，右手向左前方推，以腰带动上半身亦向左侧转来，注意此时头及上半身是尽量俯地转向左侧的，左脚、右脚自然外摆、内扣，这才是真正的“摇头摆尾”。右手推到不能再推时，用暗劲向前再推八次。如此左右反复，各做八次。

收功后，全身松一口气，休息片刻，再进行下一个动作。

有的传授教人做这一节时，摇摇头，摆摆屁股就完了，不能达到真正“去心火”的目的。

八、最后起踮百病消

全身放松站立，两脚自然分开，与肩同宽。身体缓缓上引，脚跟自然离地，引到不能再引时，用两脚尖支撑全身站立，直到不能支持时，脚跟缓缓着地，随即松一口气，如此共做八遍。

此段过去作“背后七颠百病消”，用脚跟提起顿地，连作七次。这个方法不好，脚跟顿地容易使脑部受到震荡。我将“七颠”改为“起踮”，并改了运动的方式，如此才有益于健康。

此法健身效果甚宏，并特别有利于减肥。市面上的减肥药品，并非对人人有效。服用不当，反而有害。此法则绝对安全，随时随地都可锻练。

这套内家八段锦，结合了传统的八段锦和内家拳法，经常练习，可收到有病祛病、无病延年的效果，也能达到内家拳的技击水准。

做这套运动的时候，要时时记着“道法自然”的训言。得法与否，存乎一心。要反复练习，仔细体味，直到能够自如运用。呼吸要自然，千万不能憋气。动作要自然、舒展、大方。用意，用暗劲、内劲，不用拙力、僵力。每个人要根据自己的身体条件，循序渐进地练习，持之以恒地练习，逐渐达到纯熟境地。长年累月不间断地锻炼，必有奇效。

从运动量来说，最好每天能做两次，早晚各一次。如早晚时间难以安排，每个人也可按自己的条件，灵活地选择其中一些式子，随时随地练习。如走路时可常踮起脚跟，久久自会有奇效发生，等等。关键是运动，要天天坚持。

静功总说

陈撄宁

修炼静功，首先要排除一切杂念，使脑神经绝对安静，这是下手功夫最要紧的原则。但因人们思想习惯，由来已久，要它一旦停止不动，很难办到。为达到这个目的，古人就立出许多法门。比较起来，以庄子“听息”法为最好。

所谓“听息”法，就是听自己呼吸之气，初下手只用耳听，不用意识，并非以这个念头代替那个念头，更不是专心死守鼻窍或肺窍，也不是听鼻中有什么声音，只要自己觉得一呼一吸的下落，勿让它瞒过，这就算对了。至于呼吸的快慢、粗细、浅深，皆任其自然变化，不用意识去支配它。听到后来神气合一，杂念全无，连呼吸也忘记了，渐渐地入了睡乡，就要趁这个机会熟睡一番，切不可勉强提精神和睡意相抵抗。若是在白昼间睡了几次，不欲再睡时，不妨起来到外面稍为活动，或拣树木多、空气清洁的地方，站在那里做几分钟吐纳功夫也好；或做柔软体操，练太极拳也好。但要适可而止，勿使身体感觉到疲劳，到房内或坐或卧，仍旧做听呼吸的功夫，可能入于熟睡的境界。

凡是患神经衰弱的人，大半兼有失眠症，安眠药片不宜常服，只有听呼吸一法，可以根本解决问题，故无流弊，而且与《黄帝内经》上所说“阳入阴”的理论相合。《灵枢·大惑论》云：“卫气常留于阳，则阳气盛，不得入于阴，则阴气虚，故目不瞑。”前人书中常有“心息相依”这一个法门术语，但未说如何依法。苏东坡的功夫是先用数息法，后用随息法。朱子调息的功夫则用《楞严经》“观鼻端白”法，但数息要用意去数，不能纯然无念，观鼻要开眼去观，时候久了，眼神经难免疲劳，只有庄子听呼吸法，心中不需要起念，久听也不觉疲劳，才真合于“心息相依”这个术语，今将这三种方法列举如下，并加以浅释，好让学者自己去实验。

一、苏东坡养生说（见《东坡志林》卷一）

【原文】已饥方食，未饱先止；散步逍遥，务令腹空；当腹空时，即便入室；不拘昼夜，坐卧自便；惟在摄身，使如木偶。……又用佛语，及老庄语，视鼻端白，数出入息，绵绵若存，用之不勤，数至数百，此心寂然，此身兀然，与虚空等，不烦禁制，自然不动，数至数千，或不能数，则有一法，其名曰随，与息俱出，复与俱入，或觉此息，从毛窍中，八万四千，云蒸雾散，无始以来，诸病自除，诸障渐灭，自然明悟，譬如盲人，忽然有眼，此时何用求人指路，是故老人，言尽于此。

【浅释】注意养生的人，食物要有节制，必须等到腹中感觉饥饿时，才可进食，尚未吃得十分饱满，就应停止。每餐后宜到室外空旷地方自由自在地散步，使腹中的食物大部分消化了，此时就回到房里去准备静功。不论是白天或是夜晚，也不论用坐式或用卧式，听各人自便，只要管住自己身体不能让它摇动，像木头人一样，就算合法。身体已经安置好了，即照佛家所说的法门和老子所讲的功夫合起来做，用两眼观看自己的鼻尖，并同时用意数鼻中呼吸出入的次数，要诀贵在勿忘与勿助。“勿忘”就是“绵绵若存”，“勿助”就是“用之不勤”。普通数息法，若数出息，即不数入息，若数入息，就不数出息，一呼一吸只称一次，不能称二次，数到几百次以后，心中寂然如空虚，身体寂然如山石，不需要勉强去禁止或制服它，身心二者自然都安定而不动了。数到几千次以后，无力再数下去，此时另有一个法子叫“随”字诀，当息出时，心也随它同出，当息入时，心也随它同入，有时或感到这个息，如云雾蒸发散布于周身毛孔中（原文“八万四千”是形容身上毛窍之多，不是实在的数字），不由鼻孔出入。功夫做到这样地步，久远以来的各种病苦和障碍，都能逐渐灭除，心里也就自然明白，而开始悟了。譬如瞎子突然眼睛透亮，自己能够看见道路，用不着要求他人指点了。

二、朱子调息箴（《朱子全集》第八十五卷）

【原文】“鼻端有白，我其观之，随时随处，容与猗移（容与，闲暇舒适之义；猗音依，猗移，随顺之义），静极而嘘，如春沼鱼，动极而翕（音习），如百虫蛰，氤氲阖辟，其妙无穷，谁其尸之（“尸”字作“主”字解），不宰之功（后四句节略）。”

【浅释】观鼻端白，原是佛教《楞严经》上二十五个圆通法门中第十四个法门，苏东坡、朱晦庵两人都采用了这句话，但他们的说法并不和《楞严经》相同，朱子的意思是说做这个功夫不论什么时候，顺其自然，不要勉强执着，不要弄得周身难过，气机静到极处，它自然要动，就像春天的鱼类，浮在水面嘘气；气机动到极处，它自然要静，就像冬天的虫伏在土里翕气（翕是聚敛收摄之义），此时身中之气，交互团结有天地氤氲之象，一动一静，有乾坤阖辟之机，妙处是说不尽的。若问是谁在那里作主？其实并无所谓主宰，而是自然的功能。

三、庄子心斋法（《庄子》第四篇《人间世》）

【原文】（颜）回曰：“敢问心斋？”仲尼曰：“一若志，无听之以耳，而听之以心，无听之以心，而听之以气。听止于耳，心止于符。气也者，虚而待物者也。惟道集虚，虚者心斋也。”

【浅释】颜回是孔子的学生，仲尼是孔子的字。颜回问：“心斋”两字是什么意思？孔子说：你应该把心里的念头集中在一处，不要胡思乱想，等到念头归一之后，就用“听”字诀，但不是用耳听而是用心听；这还是粗浅的说法，就深一层功夫讲，也不是用心听，而是用气听，到了这样的境界，耳听早已停止了，神和气二者合为一，心不起作用了。气的本体是虚的，它要等待一种东西来和它相集合，只有“道”这个东西和太虚之气才能集合在一起。功夫如果做到心同太虚一样，就算是心斋。

以上是孔子告颜回所问心斋功夫的做法，这种功夫是一连串做下去的，中间本无所谓阶段，但为学者容易入门起见，不妨在这个功夫中划分几个步骤，再详细的加以说明：

第一步：“一若志。”“若”字作“你”字解，“志”就是思想，也可以说是念头。当起首做功夫的时候，心中思想要专一，不要有许多杂念在里面打扰，杂念如果不扫除干净，功夫很难做得好。

第二步：“无听之以耳，而听之以心。”“无”等于“毋”，也可作“勿”字解。念头归一即就开始做功夫，用“听”字诀。普通所谓听，本是用两耳听各种声音，此处所谓听，绝不是听声音。人们就要发生疑问了，既然是听，必有所听的对象，既不听声音，又听什么？这问题，在各家注解上都找不到明确的回答，今日特为指出：初下手，就是听其中呼吸之气。凡是呼吸系统正常不发生障碍的人，鼻中气息都没有声音，虽气没有声音，但自己都能够知道鼻中气息一出一入，或快或慢，或粗或细，纵然是聋子，也会有这个感觉，所以说“听之以心”。

第三步：“无听之以心，而听之以气。”此处又引起问题了，心是有知觉的，还可以说得上一个“听”字，气是无知觉的，如何也能够用来听？心听的对象是气，气所听的对象是什么？若说用气来听，这句话在理论上讲不通，究竟怎样解释才好？答曰：听息的功夫做得时间长久，心和气已经打成一片分不开了，气不能作为心的对象了，不能再说这个心听那个气，所以说“无听之以心”。此时身中的神和气虽然团结在一起，尚未达到混沌境界，还稍微有点知觉，继续做下去，并不需要许多时间，就完全无知觉了。从有知觉到无知觉这一阶段过程中，与其说以心听息，使心和气互相对立，不如说以气听气，使心和气二者之间灭去裂痕，所以说“听之以气”，不是说以气听气。此处虽仍说“听”，实际上就是不要再着意于“听”，成语所谓“听其自然”“听之而已”“听它去罢”这几个“听”字，是此处最好的解释。

第四步：“听止于耳，心止于符。”初下手做功夫注重“一”字诀，等到念头归一之后，就注意“听”字诀。假如长久地抱住一个“听”字不肯放松，也嫌过于执著。再后就要用“止”字诀了。所谓“听止于耳”就是教人不要再着意于听，此时功夫渐渐地入于混沌境界，身中的神气合一，心的知觉已不起作用。所以说“心止于符”（符即与气符合之义），这种神气合一的状态是无知觉的，外表上看来和睡着一样，但内部的情况是不同的。

第五步：“气也者，虚而待物者也，惟道集虚，虚者心斋也。”以前由浅而深的境界，一步一步地都经过了，最后到了“虚”的境界。这个“虚”，是从无知无觉以后自然得来的，不是用意识制造出来的。如果做功夫时候，心里常常想着要虚，反而不成虚了。全部功夫原是由后天返还到先天，所以第五步功夫，应该就先天境界去体会。若问如何叫做先天，这件事已越出疗养法范围之外，此处不必深谈。普通用静功疗病，只要做到身中神气合一的境界（即心止于符）已足够了。

今将以上所列三种法门作一个总结：苏东坡是先数息后不数，他所谓“随息出入”就是随其自然，不要再去数它；朱晦庵是先做观息，后不观，他所谓“不宰之功”就是顺其自然，不要再去观它；庄子是先听息，后不听，他所谓“听止于耳”就是任其自然，不要再去听它。三人下手的功夫，虽然不同，后来都归到同一条路上，学者可以参考用之。

静功问答

陈撄宁

一问：静功和气功是一是二？

答：静功着重在一个“静”字，不必要在气上做什么功夫；气功着重在一个“气”字，那些功夫都是动的，不是静的。世间各处所传授的气功，有深呼吸法、逆呼吸法、数呼吸法、调息法、闭息法、运气法、前升后降法、后升前降法、左右轮转法、中宫直透法等等，法门虽多，总不外乎气的动作。静功则完全是静，在气上只是顺其自然，并不用自己的意思去支配气的动作，若有意使它动作，就失了“静”字的意义。

二问：静功比较气功，利弊如何？

答：气功做得对的，能够把各种病症治好，做得不对，非但旧病不愈，反而增加新病。静功做得合法，自然能够治好医药所不能治愈的病症；做得不合法，身体上也多少得点益处；退一步说，纵然没有效验，绝不会又做出新的病来。可知气功是有利有弊，静功是有利无弊。

三问：何种人可以做气功？

答：凡是心思细巧，善于灵活运用，自己觉得有少许不对，就立刻停止不做，或者变换一个方式以应付之，像这种人可以做气功。若是心思粗笨，只晓得一味地蛮干，做到身中发生特别的现象时，又不会应付，气功一定要做出毛病。

四问：何种人可以做静功？

答：无论男性女性、年龄老少、心思灵活或不灵活，都可以做。只有性情浮躁、好动不好静的人，不喜欢做这种功夫的人，可以不做。假使他愿意做的话，也能够做出相当的效验来，但比较那些性情安定的人，得效要慢一些。

五问：何种病症宜于用气功治疗？

答：今就中医的学理而论，凡是肺气虚弱，经常患伤风咳嗽者；胃气虚弱，食欲欠佳，消化不良者；三焦湿阻，痰饮停蓄，产生诸症者；中气虚弱，肠不摄水，大便常患溏泄者；肾气虚弱，小便数量过多，时清时浊者；肝气虚弱，筋力懈惰，萎靡不振者；还有西医学理上所谓新陈代谢机能发生障碍者。这些病症，可以用药物治疗，也可以用气功治疗。

六问：何种病症宜于用静功疗养？

答：凡一切本元亏损之病，如头晕、脑胀、眼花、耳鸣、心跳、胆怯、失眠、恶梦、烦躁、惊悸、易怒、易悲、多忧、多虑、情绪纷乱、遇事善忘、上重下轻、肌肉瘦削、少食不够营养、多食不能消化、工作不耐疲劳、生活不感兴趣，这些症状，服药难见功效，检查身体又不知病在何处，惟一的方法，只有靠病人自己用静功疗养，可望痊愈。如果能配合太极拳或柔软体操，静功和动功相辅而行，则见效更快。

七问：普通静坐法和气功是分不开的，现在把静功和气功分为两件事，根据什么理由？

答：静功是静的一方面事，气功是动的一方面事，二者性质不同。普通静坐法，不合静功的原则。你看他们身体外表虽然坐在那里不动，但是他们的思想还在身中运用，没有休息，虽名为静坐法，实际上仍属于动的一方面，算不得真正的静功。

八问：如何才算得真静？

答：第一步，身体不动；第二步，念头不动；第三步，把自己身体忘记，不知道有“我”。

九问：做到这样境界，有什么好处？

答：人们身体上原有天然抗病的力量，但因身体衰弱或遇到其他障碍，致使抗病的力量发挥不出。静功即是帮助他消除障碍，恢复自身本能，把原有的力量发挥出来，病就可望逐渐痊愈。

十问：这三步功夫如何做法？

答：起首做功夫的时候，不论是坐是卧，总要周身放松，不使它有局部的紧张，不让它有丝毫拘束，自己感觉非常的适意，做得恰到好处时，时间虽然经过长久，心中并不厌烦，身上也没有酸疼、麻木各种难以忍受的情况，这样就是肉体已经得到安静了，但思想上的缠缚尚未解除；再进一步，做到心无杂念，万缘放下，已往的事情不回忆，眼前的事情不牵挂，未来的事情不预计，脑筋完全休息，这样就是精神得到安静了，但心中尚知道有一个“我相”存在；更进一步，就入于混混沌沌的境界，似乎睡着了一样，什么也不知道，并且不做梦，此时当然不知有我。假使睡着了还要做梦，梦境中仍然有一个“我”在那里活动，喜、怒、悲、恐、饮食、男女，见景生情，醒时有把握，梦中无把握，这样不能算是真正的忘我。

十一问：正当静坐时候，身体忽然不由自主地动起来了，各人表现的姿式又不相同，即使同是某一个人，而动的姿式亦常有变换，都不是由自己的意思所主动，这是很奇怪的现象，究竟是何理由？

答：这是人身本有的生命力所发挥的另一种作用，若把这件事认为奇怪，那么，人身上奇怪事情就多了。请看肺部的呼吸、心脏的跳动、胃肠的蠕动、食物的消化、体内腺体的分泌、细胞的新陈代谢、须发指甲的生长、精子卵珠的结合、母腹胎儿的形成，哪一件事能由自己做主？人们对于身体内部难以理解的状态并不觉得奇怪，为什么对身体外部不由自主的动作，大家都认为是奇怪呢？

十二问：身内各部的活动，从有生以来就不由自己做主，人人如此，所以不觉得奇怪，但身体外部的动作，一向是受自己意识所支配，今日忽然不听命令，自由动作，恐怕长久下去，弄得不可收拾，终日的手舞足蹈，摇头摆尾，那像个什么样子？不知可有方法能够控制否？

答：只要你功夫做得合法，肺部呼吸顺其自然，身体运动听其自然，等于做柔软体操一样，那就没有妨害，动的时间过长，自然会停止。你若不耐烦，要它半途停止，也可以办得到，功夫不做，精神不集中，再加少许抑制的意思，身体就不动了。但静坐法总以不动为原则，其动是例外，不可误认为凡是学静坐法的人，身体是必定要动的。

十三问：自从第一次动机开始，将来是否每坐必动，永久如此？

答：不是永久如此，等到四肢百节气脉通畅以后，那时静坐身体即可安稳不动。但是，外面虽然安稳，腹内脐下之气将来或不免要冲动，应当预先知道，免得自己临时发生恐慌，不善于应付，以致误事。

十四问：用静坐法到了身体外部自然发动，对于疗养有什么关系？

答：人身上病症，有些是明显的，有些是隐藏的。明显的病症，自己和医生都能够知道；隐藏的病症，就不容易觉察，甚至用种种方法检验也看不出。功夫做到相当的程度，身中气机发动，遇着病的障碍，不能顺利通过，就要和它斗争，因此四肢百节不由自主地运动起来；经过几次运动之后，一部分障碍已被打通，若其他部分尚有障碍时，身体动作，自然又变换一种姿式；等到各处所有障碍逐渐排斥干净，此后虽仍旧用静功，身体也不会再动了。

十五问：身体外部表现的姿式若很柔和，听其自然发动、自然停止，那也无妨。倘若表现过于强硬，竟至拳打脚踢、横冲直撞，一时又不肯停止，如何是好？

答：这件事和病人体质有关。凡是宜于用静功疗养的体质，大概都属于衰弱类型，绝不会有这样强硬的动作，假使是健壮身体，偶然患病，自有对症的医药，不在静功疗养范围之内，也可不必担忧。万一遇着病人体质本不适宜，而下手功夫又有错误，因此发生这个现象，当由指导员随机应变，设法停止他的动作，再酌量病人体质，选择别种合适的法门教他去做，就能免除妄动的流弊。

十六问：凡做静功的，是否人人都要经过“身体自动”这一阶段？

答：并非人人如此，身体动的是少数，不动的是多数。

十七问：大众同做一样的功夫，为什么有动有不动？

答：因为各人体质不同的缘故。比如用同样的药品，治同样的病症，彼此所得效果，却不尽相同，也是这个缘故。

十八问：专就静功原理而论，身体是动好，还是不动好？

答：在古代许多专门修炼的书籍上，只讲静坐时身体内部震动，未曾提到身体外部不由自主的运动。当时一般学静功者，自始自终，都以身体安稳不动为原则，假使中间有动手动脚的现象，其师必定说他是犯了原则性的错误，理应纠正。但据我数十年来耳闻目见，静功做到身体运动不由自主者，颇有其人，结果有好的，也有不好的，很难一概而论。依我的看法，今日学静功，目的本在治病，病愈就是好，病不愈就是不好；动得身体舒畅就是好，动得身体难受就是不好。不能单把动与不动作为好与不好的标准。

十九问：静功做到腹内脐下有气冲动，是否在外部自然运动这个阶段经过以后，腹内才会发生冲动的现象？

答：不能一定。（一）有少数做功夫的人，在外部自然运动将要结束的时期，腹内即开始有气发动；（二）又有些人，外部自动时期虽已经过，而内部并无影响，中间再经过一段完全安静时期，才慢慢的觉得腹内有气发动；（三）更有些人，始终未曾经过外部自动这一阶段，功夫到了相当的程度，他们腹内会有热气冲动，力量甚大；（四）尚有多数人，长年累月的功夫做下去，身体内外并未发现什么特异的状态，但是他们的衰弱身体，自己不知不觉的在无形中已恢复健康。所以做静功的人们，外部的动与不动以及先动、后动、早动、迟动这些变化，实际上没有一定的规律。

廿问：静功到了相当的程度，身体外部不动，而内部有气冲动，临时如何应付？

答：此时身体仍要照旧静坐不动，让那股气自动，只许用轻微的意思照顾它，切不可过份地用意思去帮助它或引导它，也不可强迫地压制它。渐渐的，缓缓的，等候那股气自然蒸发、自然收敛、自然停止、恢复平常状态，再静坐三十分钟，然后下座。动气在半路上未到完全停止的时候，不可由自己意思做主将静坐功夫罢休，更不可受惊骇、被烦扰、起妄念、动恼怒，否则难免要出乱子。

廿一问：静功的疗效，是否能用近代医学上理论加以解释？

答：静功这一法门，在我国秦汉以前早有此说，它的来源是道家，不是医家，而且历代医家并不用静功疗病。隋代名医巢元方《诸病源候论》中虽专用各种导引法以治百病，然导引法只能算动功，不能算静功，所以在中医书上找不出理论根据。若在西医书上去探索，更为困难。惟自巴甫洛夫（苏联的生理学家，生于1849年，殁于1936年）学说出世以后，关于静功疗病的理论，大部分都能够解释。扼要言之，无非使高级神经中枢免除一切障碍，恢复其本能而已。但全部静功修养历程上所显出的特殊现象，仍有难以理解之处。我们今日的任务，只求善于运用古人的成法，帮助近代医家治疗神经衰弱的病症。那些特殊现象，可以暂时置之不论，留待将来再作专门研究。

廿二问：今日所谓静功，在古代修养书上可有同样的名称？

答：唐人书上名为坐忘，宋人书上名为止念，他们的理论有些和我所说的静功相似，惟目的不同：我们以治病为目的，他们以修养为目的。但《古今图书集成》中“静功部”所辑录诸家歌诀，复杂异常，不是纯粹的静功，学者切勿被它两个字的名称弄糊涂了（《古今图书集成》中的“静功部”，在博物汇编“神异典”第293卷至302卷）。

廿三问：今日所谓气功，在古代书上叫做什么？

答：今日各处流传的气功，并非一个简单的法门，是把古代所谓吐纳、闭息、调息、存神、导引等等作用都包括在内。吐纳者，就是由口中呵出肺部的浊气，由鼻孔吸入外界的清气；闭息者，就是由鼻孔吸入新鲜空气之后，使它在肺中停留些时，不要立刻放它出来；调息者，就是呼吸要做到由粗而细、由刚而柔、由疾而缓、由浅而深的境界，但要自然渐进，不可勉强；存神者，就是暂时把精神集中在身上某一固定的地点，不想别的念头；导引者，就是功夫做到下丹田有热气发动时，自己用意思引导这股热气通行身内各处，有病即可祛病，无病亦可健身，但和武术家运气之法不同，又和炼内丹的性质各别，学者须要认识清楚，勿混为一谈。又如华陀五禽戏、八段锦、十二段锦、易筋经内外功及隋代医家所撰《诸病源候论》上许多运动肢体的方法，以往都可以称它为导引法（武术家的运气法、仙学家的内丹法、佛教中的观想法，今日一概叫做气功，因此就把气功这个名词弄得复杂极了）。

廿四问：气功既然包括这许多种类，对于疗病上必各有所宜。今日离开气功，专讲静功，岂非使作用偏向一边，立法尚欠完备吗？

答：这件事也经过几番考虑，不是没有理由。

（一）别种疗病的方法，无论药疗、理疗（即物理疗法的简称），虽是千头万绪，但皆由医师和护士们包办，不需要病人自己费事；惟独讲到气功，却要病人自己去做，他人不能代劳。有些病人嫌麻烦，不愿意做；有些病人虽然肯做，又难得做好。必须在各种方法中选择一种最简单而有效的方法，使病人容易接受，因此就舍难取易，专讲静功。

（二）即如太极拳一类的动作，有刊物图画的说明可以参考，有教师表演的姿式可以模仿，尚且未必人人都能够炼好；何况气功是身体内部之事，书本上不能画出图样，指导员不能演出姿式，全靠病人自己善于领会其中的作用，所以有做得好的也有做不好的。今日为求稳妥无弊起见，因此专讲静功，不讲气功。

（三）各种病症，都需要静功和气功相辅而行，才可以收到效果。即如胃溃疡症，若废除静功，单靠气功很难保证有确实的效验；假使不用气功，专做静功，溃疡也能够痊愈，这是我自己的经验，并且经验不止一次。近来各处以气功疗病著名的，实际上总兼几分静功在内，于无形中起了主要的作用。一般疗养员病愈之后，大家都认为是气功的效果，不知静功在暗地里恢复健康之力甚大，气功只是辅助作用，因此专讲静功。

（四）普通疗养方法，其轻重缓急之间，皆由医师掌握，病人一切听医师安排，对与不对，当然归医师负责；惟独气功这件事，是病人自己主动，医师只负指导之责，设若功夫做出偏差，影响疗效，医师说病人做法不对，病人又说医师指导乖方，错误责任竟不知谁负。静功比较气功容易入门，即使难求速效，也不会弄出岔子。指导员把静功做法对住院病人讲说明白以后，即可让他们自己去做，指导者每日视察病人两次已足，无须时刻注意他们的动作。指导气功和指导静功，事实上显然有难易之分、繁简之异，因此专讲静功。

（五）现在所常见的慢性病，大概属于衰弱一类的居多。有些衰弱病症，经过确实诊断，自可对症用药。如消化机能衰弱，则用健胃药；生殖机能衰弱，则用补阳药；造血器官机能衰弱，则用补血药；新陈代谢机能衰弱，则用补气药，皆有显著的效果。惟高级神经疲劳过度，并其他各种原因，而致逐渐衰弱者，中西医皆无特效药可用。只有使它在一个相当时期之内，完全休息，处于绝对的安静状态，才是本症唯一的疗法。各种气功都不合这个原则，因此专讲静功。

（六）人们日常生活条件所缺少的就是“静”，昼夜二十四小时中，肢体虽有时休息，思想没有片刻能够安定，非但醒的时候脑筋运用不停，就是睡着了也要做梦，而且睡梦里所感觉疲劳的程度，和醒时所感觉者无异。长年累月，精神消耗太多，神经衰弱病症遂由此而起。假使一般无病之人，每天于忙里偷闲做两次静功，如能行持有恒，非但可以预防神经衰弱，并且能够延长寿命，因此专讲静功。

（七）何种气功宜施于何种病症，何种病症不宜用何种气功，这些问题并非简单，必须结合学理与经验，始能做出决定，做指导员颇不容易，纵使指导没有错误，而病人自己的功夫是否恰到好处、不过限度，亦复难言。所以气功弄出偏差，可认为意料中事。静功适用的范围极其广泛，无论什么人、什么病，都可以做，并无所谓相宜或不相宜，指导员自不至于犯错误。做静功的本人只怕不及，不怕太过，出偏差之事很少有所闻，因此不讲气功，专讲静功。

（八）以上所说虽重在静功，但不是将所有的气功一概抹煞，若指导员深悉各种气功利弊，再认清病人的体质和性格，临时可选择一种气功教他去做，对于神经衰弱者所兼患的复杂病症，也容易增加疗效。惟主要作用仍在静功，气功仅居辅助地位而已。

廿五问：指导员应具备哪几种资格？

答：以往老师传授功夫，并不困难，只要把一套呆板的口诀教给学人，就算完事。将来做的对与不对，让他们自己去摸索，教者既不负保证成功的责任，学者亦无刻期见效的要求。因为他们心中别存一种希望，本非以治病为目的，诸学者未必都是人人有病。今天住疗养院的人，皆希望愈病，指导员实际上兼有医师的任务，事情就不像以往传授功夫那样简单。所以做指导员者应具备下列几种资格：（一）要有医学知识；（二）要有临床经验；（三）要性情温和，不嫌病人的麻烦；（四）要虚心博访，不执自己的成见；（五）要能预防做气功的病人将来弄出偏差，及时予以矫正；（六）要能辨别做静功的病人身中发生特殊的现象是好是坏，临时教以应付。

内功（包括佛道两家的静功和一切气功的总称）各种法门，在往昔原是极少数人互相授受，从来没有像今日各处疗养院把它公开地作为普遍医疗之用，这算是新创立的事业。今日做内功指导员者，若不懂老一套方法，根本就无从说起；若只晓得老一套，没有其他学识帮助，也不能满足新事业的要求。如果具备以上所列几种条件，再不断地加以学习和研究，务期方法贯通、理解透彻、经验丰富、运用灵活，才可以称为有资格的指导员。

廿六问：开始准备做静功，应当注意哪几件事项？

答：为求功夫在一定时间内速获效果起见，疗养院负责人和疗养员本人皆应当注意下列的十件事项：

（一）环境的喧寂：凡做静功首要选择环境，最好是山林泉石之间，其次是郊外旷野之处。若市场、里弄有声音喧哗吵闹的地方，皆不相宜，人声、车声、机器声、音乐声、戏曲歌唱声、小儿哭叫声，要一概避免。这样就是使耳根清净，中枢神经不受刺激。

（二）空气的秽洁：四周空气要十分新鲜清洁，无灰尘、无煤烟，无其他一切秽浊气味。如汽油味、厨房味、油漆味、蚊香烟味、消毒药水味，皆有妨碍。室内家具越简单越好。陈列品太多，也容易发出不好的气味。植物茂盛的地方，空气更于人有益。这样就是使鼻根清净，嗅神经不受刺激。

（三）光线的明暗：关于室内光线一事，古代修养家贵在阴阳调和，勿使偏胜，所以说太明和太暗都不合适。我们今日宗旨专在疗病，要使神经绝对的安静，不受丝毫刺激，只怕太明，不嫌太暗。因此室中油漆、装璜、窗帘等，皆宜用浅蓝色，或淡绿色，不宜用大红色及纯白色，电灯光亦不宜太亮。室中陈设品不要有碍眼的东西，窗外望过去不要有讨厌的印象。这样就是使眼根清净，视神经不受刺激。

（四）口味的浓淡：饮食调味，不宜过于浓厚，甜、酸、咸、辣，皆要比平常所吃惯的口味稍为淡薄，白煮清蒸宜多，红烧煎炸宜少，十分鲜味也不相宜。烟酒最好能够戒绝，这样就是使舌根清净，味神经不受刺激。

（五）气候的寒温：气候对于做静功的人影响很大，气候好，可以帮助功夫的进步；气候不好，就要使功夫发生障碍。热到穿单薄衣服要出汗时，冷到穿厚棉衣服不觉暖时，霉天潮湿气重时，做功夫皆难见效验。狂风暴雨劈雷闪电时，功夫亦须停止勿做。正在做功夫时，若气候热，不宜开电扇；若气候冷，不宜烧火炉（热气管子没有关系）。有人说，装了烟囱的火炉就无妨害，这句话不合于卫生学理。烟囱的好处，固然可以排除炉中燃料所发出的碳酸气。同时，火炉的不好处，也能消耗室内空气中所含的氧气。普通无病之人，缺少氧气，尚且有害健康，何况有病衰弱之身体。如果一定要生火炉，切不可把门窗关得严紧，必须让外面空气能够进来才好。但有一层要注意，室内空气虽要流通，又不宜让冷风直吹到病人身上，恐怕受感冒病。总计一年之中，没有半年的好天气，今日好，明日未必好，从事于静功疗养者，若遇着天气相宜，就应该及时下功，不可放过。

（六）食物的营养：含蛋白质的各种食物，虽于身体有益，但也要能够消化，否则，多吃反而有害。凡是患神经衰弱的人，消化力都欠佳，含丰富蛋白质的食物，宜勿过量。其他一切营养品，也要配合适宜，不卫生的零碎食物，皆要禁绝，勿纵口腹之欲，致误恢复健康大事。

（七）世缘的隔离：在正式住院用静功疗养期间，当然不能再担任各种功作，但家庭老幼生活和自己经手事件，也要预先有个安排，免得临时顾虑。住院以后，亲属朋友也要少会晤，外面情况要少接触，不宜多通电话、多看报纸、多写信件，这样，就能够使情绪安定，就能够使神经常处于静的状态，做功夫也容易入门，对于病体有利。

（八）思想的寄托：要费脑力的书，最好不看；带有复杂算式及许多数目字的科学书，更不宜入目。若把看书作为消遣之用者，可随意阅览前人的游记、笔记，或近人的旅行杂志等类。正当做静功时，思想就寄托在“心息相依”的功夫上（即听呼吸法）；出外散步时，思想就寄托在花草树木、山水风景上；每次进餐时，思想就寄托在食物的色、香、味上（疗养院供给病人食物时，对于色香味三种条件，也应该研究）；做柔软体操时或练太极拳时，思想就贯注在肢体运动上。

（九）用功的时间：每日早晨天刚明时，做静功最好，其余时间也随意可做。若用坐功，最少要坐三十分钟，最多不宜超过一小时半。若用睡功，即不拘时间长短，能睡几时就是几时。夜间能一直睡到天明最好，若睡到半夜，翻来覆去不欲再睡时，可起身坐在床上用功；若坐到有浓厚的睡意发生、身体不能支持，然后再卧下，如此没有睡不着的。惟饱餐之后尚未消化时，不可就做静功，亦不可就睡眠，宜使身体稍为活动。

（十）身体的姿式：静功是以身心二者完全休息为原则，姿式不关重要。或盘腿坐，或垂腿坐；或仰卧，或侧卧；两眼或全闭，或半闭（道书上叫做垂帘）；两手或成交互相握，或左右分开；手掌或向上，或向下，皆可随意安排。

惟坐式，自腰以上，身体要正直，不要弯曲，但也不要使劲地硬挺着，四面要凌空，不要有倚靠。卧式自脚至头，要逐渐高起，不要水平，但又不宜使用高枕放于水平线的床上，这样办法，只能使头高，而全身不能顺着斜起之势逐渐地向上增高。此法宜用硬性的床，将头下面的两只床脚垫高六七寸，足部下面的两只床脚不垫，令这张床一头高一头低，就合用了。但遇脑贫血的病人，则不用此法。无论坐式或卧式，都需要身体全部尽量的放松，凡是束缚身体之物皆不宜用。皮鞋要脱去，裤带要解除，勿使身上有一部分受压迫。这样才能够达到完全安静的境界。再者，蚊虫、臭虱、跳蚤也要消灭干净，若有一两个在扰乱，功夫就做不好。其他一切饮食起居事项，尚有未能详言者，可按照医院普通规则办理。

廿七问：静功是在广室中多人共做好，还是在小房中单人独做好？

答：这两种办法各有利弊，不能说哪一种最好。集体做，在彼此互相观摩之下，易收奋勉之功，也易起矜持之态；单独做，在个人行动自由之下，易获幽闲之感，也易生懈惰之情。佛家住丛林禅堂用功的，就是集体办法；住深山茅篷用功的，就是单独办法。虽然他们宗教家别有企图，不合我们疗养的宗旨，但其中的办法也可以作为参考。今日办疗养院者，最好是两种设备皆有，或集体做，或单独做，按实际情况所需，随时酌定。

简谈静功

胡海牙

静功，又称内功。它的历史，几乎和中国的文明史一样古老。早在五千年前，中华民族的祖先轩辕黄帝在治理天下的同时，经常和他的大臣们讨论医学和养生的各种问题，后来人们对这些言论加以记录和整理，编成了著名的《黄帝内经》，内容深邃博大。即使是现代科学飞速发展的今天，也没有人能对它的观点提出挑战。而在防病治病，却病延年等领域，仍发挥着重要作用，这部巨著对静功有着大量的原创性论述。到了近三千多年前的周朝，静功的理论和方法已经非常成熟，静功的实践也在社会上非常盛行。此时成书的《道德经》《庄子》及其他许多著作都被后世奉为静功理论的圭臬。

以后历代养生家对静功又有了更深入的发展，留下了数千种珍贵的著述，而且形成了许多门派。我们通常所说的静功指的是静坐功，其实静功远不止这些，只要做到精神专一，神气内守，行住坐卧都可做功夫。比如，太极拳，就可以作为一种高级的静功来练。俗话说："打拳不练功，到老一场空。"太极拳讲究的就是外形松软慢，内劲轻灵活；动是命，静是性。太极拳是性命双修的运动。太者大也；极者至也；太极者静到极点，柔到极点，然后才能快到极点，硬到极点。练拳时，"刻刻留意在腰间，腹内松静气腾然；尾闾中正神贯顶，满身轻利顶头悬"。其实，上乘内功岂止留意在腰间，而是要神气意贯足，充满全身，绷如弹簧。外物来袭，如钱投鼓，如球碰壁，铿然弹回。拳经云："一粒金丹到指端，指端力似电。"道经云："一粒金丹吞入肚，始知我命不由天。"太极与静功，二而一，一而二，体一而用殊。我跟恩师陈撄宁先生修习仙学多年，练太极拳也有半个世纪，如今虽然年已耄耋，仍然忙于医务活动，论其功，归于太极拳和静功而已。不过初学静功的人，从静坐开始容易见效。

学习静功，对现代人来说非常重要。从中国养生学的立场来看，生命是精、气、神的统一体；精、气、神中，气（能量）是生命的本质。我们的每一项活动，甚至一个眼神，一个念头，无不是消耗体内能量的结果。人体能量的枯竭，就是死亡；失去了生命能量的身体只不过是僵尸一具。人生活在世界上，为了工作、金钱和名誉，常常在过度地消耗自身，导致早衰。

为了确保我们生命的活力和健康的体魄，我们还需要通过运动来补充和平衡身体各部分的能量。一般来说，人体的运动有三种形式：肢体运动、体液运动（如血液循环）和经络的运动。体育运动的目的是为了通过肢体的运动，加快血液循环，从而增加细胞的氧气和营养供应。但这对于有些人来说并不合适。中国传统的静功和太极拳是身心合一的运动，它不是通过肢体的大幅度的快速运动，而是通过意识对气能的作用来舒畅体液和经络的循环，抑制内脏和大脑的过度消耗，使其处于主动的休息状态。多补给，少耗损，使贮能大于耗能。这种运动方式安全可靠，做得好，长期坚持，一定能使人焕发青春，延年益寿，精力百倍，其乐无穷；做得不好，也不至于出现偏差，产生危险。

静功，静是关键的问题，这里的静，就是“入静”，就是要做到“内想不出，外想不入”。做到心灵宁静，没有任何杂念。我们不要把入静片面地理解为肢体静止不动，其核心是神形相守，神气相注；神行即气行，神住即气住；目无所视，耳无所听，心无所知，窈窈冥冥，昏昏默默，乃至停息停脉。最后，静极而动，真气发生，脉络通畅，立证大道之妙。

要达到入静的效果，首先要选择好适当的姿式。练静功，采用坐式或卧式或站式，完全可以随各人自便。总的来说，你采用的姿式，要使周身放松，不使它局部紧张，不让它有丝毫拘束。这样坐的时间虽然长久，心中并不厌烦，身上也没有酸疼、麻木各种难以忍受的情况。如果采用坐式，无论是盘坐还是端坐，都要做到空灵沉稳，含胸拔背，直而不僵，松而不软。至于手印该如何做，是左手在上还是右手在上，是掌心向上还是双手扶膝；盘腿是单盘好还是双盘好，是左腿在外还是右腿在外，这些都是无关宏旨的细节，可根据个人意愿和条件而定。至于什么时间练功合适，可以根据个人的情况而定，白天或夜晚都行，关键是要持之以恒。

意守的问题，在静功修炼中也是至关重要的。几十年来，在我个人的修养实践中，在我指导学生和病人进行静功练习的过程中，我对社会上比较流行的意守法都作过研究和实验，发现它们都难以避免弊端，对初学者来说，不容易做得好。比如，很多人练静功主张守下丹田，长年累月，将全身精、气、神团聚在下丹田一小块地方，难免出现这样或那样的问题。对年轻的男性修炼者来说，尤其不容易做好，他们大多有配偶，万一守得不得法，元阳遂冲关而出，不但前功尽弃，而且其损失比未练任何功的人都要大。先师陈撄宁夫子曾对此打比方说，譬如你将所有的金银财宝不肯分散放置，偏要全部收藏在一个箱子里。有朝一日强盗闯入，逼你打开箱子，将其中所藏搜刮尽净，你一下子就变成一贫如洗的穷人了。不如将贵重之物分散收藏，纵令遇有危险，丧失一部分，其他部分还归你所有。守“祖窍”（两目之间）的法门也比较多见，但有的人守祖窍，把握不好，守出了毛病。我就遇到过因守祖窍而患眼肌痉挛症者。所以如果只守丹田，难免出毛病。提起“丹田”，人们争论也很多，就我来看，丹田无定处，“流遍周身不停滞”，全身上下都可能是丹田。哪里发挥了作用，哪里得气，哪里就是丹田。

从以上的观点出发，我总结了“守皮肤”的意守法，就是将意念放在周身的皮肤上，使其神气贯足，感觉就好像全身浸在游泳池中一样。到一定程度，修炼者会感到气息似云雾蒸发，散布在全身皮肤的无数毛孔之中，无形之气自然凝聚，百脉通畅，营卫全身，持而久之，定能感到精神百倍。

修炼者练习守皮肤的功夫每次可长可短，不管练得长还是短，都有一定好处。不过入静的种种效果一般要在三十分钟后才会出现。所以，每天至少有一次要做到三十至六十分钟。

对静功功法，古人《胎息铭》总结得甚好：“三十六咽，一咽为先。吐唯细细，纳唯绵绵。坐卧亦尔，行立坦然。戒于喧杂，忌以腥膻，假名胎息，实曰内丹。非只治病，决定延年。”要做到“呼吸微末而匀”，从守皮肤入手是比较容易的。

以上谈的是静功修炼的初步功夫，至于中级和高级功夫，还要在炼好初级功夫的基础之上方可学习，尚有待与有志者交流。

跋 言

夫仙道古意，自有熊御极，代代相传，秘而不宣。虽载籍成册，然遗文远旨，代寡能用，旧经秘述，奥而不售，遂令后世学人，昧于源本，承误袭舛，互孳偏见，各逞己能，至道失真，隐而少传。伯阳紫阳，脉脉相承，隐而又隐，不绝如缕。噫！《参同契》参而不契，《悟真篇》悟而真偏。仙道之学，至二阳没，道风久坏矣！降至叔季，五派参演，邪说横行；不耻之徒，置三元丹法于不顾，妄解三家相见之真意，冒南宗之名，以坏仙道，借房中之术，以行邪淫。呜呼！真法大道不闻久矣。

三元丹法，潜含真意，至撄公现，始发幽微，其源清流洁，至本盛末荣。值此国泰民安，学理昌明之际，仙道亦由隐而显。今是书付梓，撮粹撷华，启幽前秘，阐发蕴奥，裨益后学，实乃吾辈学人之大幸，其功伟矣。

吾师海牙，撄公之入室弟子。师生性淳厚，为人豁达，虽耄耄之年亦未尝释卷，尝于不经意处，多见真知灼见，启迪后学。先生以医为生，以仙为业，悬壶济世，疗重症，起沉疴，救人于水火。持《灵枢》，针砭时患，有神针之誉；雅《素问》，参同悟真，享半仙之名。于其所学，实修实证，朝夕研炼，张弛有序：张则筋伸骨缩，操拳养命；弛则挥臂抚琴，雅乐养心。于仙道之学承符古训，悟道修真，息静寡虑，栽培其根本，滋养其元气，激发其精神，陶成其德行。虽深居闹市，亦不求闻达，陋室虽小，心中寄有桃源。闲暇，以治疾疗人，授业解惑为乐，其心无忧，其乐融融。有师如此，人生无憾矣！幸哉，甚幸哉！

予蒙师不弃，忝列门墙，耳提面命，谆谆教诲，口授心传，获益良多；然自愧悟性不敏，未能得窥先生仙道学术之全貌。师尝云：“仙道匪易，亦匪不能。”国忠定当谨尊师言，恪守师训，勇猛壹志，使仙道之学，薪火有接，代代相传，以不负师恩。

是书就帙，承蒙好友北京史原朋先生与香港霍震寰先生鼎力相助，值此校稿之毕，剞劂之时，致以诚挚谢意！

武国忠

乙酉丽月写于京华听息雅室

图书在版编目(CIP)数据

中华仙学养生全书. 下册 / 陈撄宁原著,胡海牙总编,武国忠主编.
—北京:华夏出版社, 2006.1
(2023.7 重印)

ISBN 978-7-5080-3898-8-01

Ⅰ. ①中… Ⅱ. ①陈… ②胡… ③武… Ⅲ. ①道教 - 养生(中医)
Ⅳ. R212

中国版本图书馆 CIP 数据核字(2005)第 147320 号

华 夏 出 版 社 出 版 发 行
(北京东直门外香河园北里 4 号　邮编: 100028)
新 华 书 店 经 销
北京华创印务有限公司
*
787×1092　1/16 开本　　112.75 印张　　1714 千字
2012 年 4 月北京第 1 版　　2023 年 7 月北京第 3 次印刷
ISBN 978-7-5080-3898-8-01
定价: 298.00 元(全三册)
本版图书凡印刷装订错误可及时向我社发行部调换